RAPPORT

AU

CONSEIL DE LA SOCIÉTÉ FRANÇAISE DE SECOURS AUX BLESSÉS

DES ARMÉES DE TERRE ET DE MER

SUR LE

SERVICE MÉDICO-CHIRURGICAL DES AMBULANCES ET DES HOPITAUX

PENDANT LA GUERRE DE 1870-1871

FAUTES PRINCIPALES A CORRIGER

Page	1. Adeline, 1870,	*lisez :*	1871.
—	2. Albert (Pierre) 1872.	—	1852.
—	26. Cadoret,	—	plaie à la.
—	28. Cannet,	*ajoutez :*	résection de l'humérus.
—	37. Cornejols,	*supprimez et voyez :*	Cornéjols.
—	45. Descamps,	*placez après :*	Desbouchages.
—	57. Fieux, Kérieux,	*lisez :*	Querrieux.
—	— Firmin-Girac,	—	Girac (Firmin).
—	60. Fraisse (Germain).	*ajoutez :*	perte de l'œil de gauche.
—	81. Kernen,	*supprimez et voyez :*	Knen.
—	86. Laude,	—	—	Lande.
—	93. Lequiel,	—	—	Leguiel.
—	106. Milleveau.	—	—	Millereau.
—	119. Picquet,	—	—	Piquet.
—	121. Pliger,	—	—	Oliger.
—	137. Schwartz,	—	—	Schvartz.
—	144. Torné,	—	—	Tourné-Ample.
—	150. Weiss, métacarpien,	*lisez :*	métatarsien.

Les autres fautes n'ont pas d'importance.

PARIS. — Imprimerie de J. DUMAINE, rue Christine, 2.

RAPPORT

AU

CONSEIL DE LA SOCIÉTÉ FRANÇAISE DE SECOURS AUX BLESSÉS

DES ARMÉES DE TERRE ET DE MER

SUR LE

SERVICE MÉDICO-CHIRURGICAL DES AMBULANCES ET DES HOPITAUX

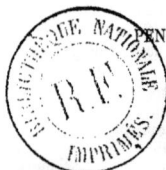

PENDANT LA GUERRE DE 1870-1871

PAR

LE Dʳ J.-C. CHENU

INSPECTEUR GÉNÉRAL, DIRECTEUR DES AMBULANCES AUXILIAIRES
COMMANDEUR DE LA LÉGION D'HONNEUR

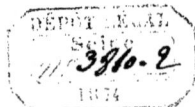

TOME DEUXIÈME

PARIS

LIBRAIRIE MILITAIRE DE J. DUMAINE, ÉDITEUR
RUE ET PASSAGE DAUPHINE, 30

L. HACHETTE ET Cᵉ | VICTOR MASSON ET FILS
BOULEVARD SAINT-GERMAIN, 77 | PLACE DE L'ÉCOLE-DE-MÉDECINE 17

1874

INTRODUCTION

Ce volume contient les renseignements officiels qui permettront à nos confrères de connaître le sort des blessés survivants auxquels ils ont donné leurs soins si dévoués. Il a servi aussi à la Commission des secours chargée d'apprécier les demandes des militaires en instance pour obtenir l'assistance de la Société française de secours aux blessés des armées de terre et de mer.

Les chirurgiens des hôpitaux et surtout ceux des ambulances perdent généralement de vue les amputés et les blessés ou malades qu'ils ont soignés et auxquels ils s'intéressent toujours ; ils ignorent si ces blessés ont obtenu une guérison souvent espérée et même prématurément annoncée ; trop souvent ces blessés, en voie de guérison, meurent et on les croit guéris. Cette absence de renseignements certains tient aux évacuations multipliées et malheureusement forcées des blessés d'une ambulance sur une autre ou sur un hôpital plus éloigné des lignes de combat. C'est pour faire cesser cette incertitude que nous avons entrepris ce travail, classé par ordre alphabétique afin de faciliter les recherches de nos confrères. Nous avons dit, dans un de nos précédents rapports, que tout militaire amputé ou ayant reçu pendant la guerre, dans un service commandé, une blessure qui ne lui permet plus de pourvoir sans difficulté à son existence, a droit à une pension proportionnelle à la perte qu'il a faite : c'est donc à la liste des blessures les plus sérieuses que nous avons consacré ce volume.

L'inscription de ces blessés sur nos listes s'arrête au 1ᵉʳ avril 1873, et ne peut comprendre quelques blessés très-peu nombreux, faisant une rare exception et dont la guérison tardive a entraîné un séjour prolongé dans les hôpitaux et un retard dans la décision dont ils n'ont été l'objet que dans le courant de 1873 et même en 1874.

Le conseil de la Société française de secours aux blessés des armées de terre et de mer, après avoir distribué pendant deux ans des secours aux amputés ou blessés, aux veuves des militaires tués, à leurs enfants ou ascendants dans le besoin, a décidé à la fin de l'année 1872, que, indépendamment des secours éventuels dont elle continuerait la distribution, elle consacrerait, chaque année, une somme de cent mille francs à des pensions annuelles renouvelables de cent francs pour soulager la position de mille amputés ou blessés ayant des charges de famille ou ne pouvant se livrer à des occupations leur permettant d'améliorer un peu leur pension de retraite. Les demandes de secours, venant de toute la France et de l'Algérie, sont adressées avec pièces à l'appui au président de la Société française de secours à Paris, par les comités des départements, par les officiers généraux commandant les divisions ou les subdivisions territoriales et les commandants de gendarmerie. Ces demandes sont remises immédiatement à la commission des secours qui les examine, les apprécie, prend une décision qui ne se fait pas attendre, et le secours est expédié aussitôt.

ÉTATS NOMINATIFS

DES

AMPUTÉS, DÉSARTICULÉS, RÉSÉQUÉS ET BLESSÉS SURVIVANTS

ayant obtenu une pension de retraite ou une gratification renouvelable.

AMPUTATIONS, DÉSARTICULATIONS, RÉSECTIONS.

Tous ces opérés, à part un ou deux qui n'ont aucun droit, ont obtenu ou sont en instance
pour obtenir une pension ou une gratification renouvelable.

ABDALLA-BEN-SAÏD, né à Constantine, 3ᵉ tir. alg. — Congélation des pieds, 2 janvier, Montbéliard. — Amputation de tous les orteils des deux pieds.

ABDELKADER-BEN-HADJ, né en 1845, Ben-Areth (Algérie), 1ᵉʳ tir. alg.—Fracture comminutive du bras droit au tiers moyen, avec perte considérable de substance musculaire, coup de feu, Frœschviller. — Amputé du bras au tiers supérieur.

ABDELKADER-BEN-AMIDA, né en 1845, M'Kahalia (Oran), 2ᵉ tir. alg.—Fracture comminutive du genou droit, coup de feu, Wœrth. — Amputé de la cuisse au tiers moyen.

ABED-BEN-LALA, né en 1844, Mascara (Oran), 2ᵉ tir. alg. — Fracture, broiement du bras droit à sa partie inférieure, coup de feu, Wœrth. — Amputé du bras au tiers supérieur.

ABDEL-KADER-BEN-MOHAMED, né en 1845, Ouléia-Cheikh (Alger), 1ᵉʳ tir. alg.—Fracture comminutive de la jambe gauche au tiers moyen et du pouce de la main gauche, coup de feu, Sedan. — Amputé de la jambe au tiers supérieur ; désarticulation du pouce.

ABDELKADER-BEN-SEBAH, 2ᵉ tir. alg.—Plaie déchirée à la main droite, fracture du médius, coup de feu, Wœrth. — Amputé partiellement du médius, flexion permanente de l'indicateur et de l'annulaire.

ABLIN, François-Marie, 41ᵉ de ligne.—Plaie compliquée à la main gauche, fracture du cinquième métacarpien, coup de feu, Beaugency, 9 décembre. — Amputation de phalanges.

ABRAHAM, François-Adolphe, né le 6 avril 1843, Nointelle, 4ᵉ de ligne.—Fracture comminutive du coude droit, coup de feu, 16 août, Gravelotte.—Amputé du bras droit au tiers supérieur, 17 septembre.

ABRIAL, Jean-Louis, 75ᵉ de ligne.—Plaie compliquée à la main gauche, fracture du médius, coup de feu, 7 octobre, Ladonchamps, Metz. — Amputation du médius, gêne des mouvements des autres doigts.

ADAM, François-Joseph, né le 9 août 1846, Ittlenheim (Bas-Rhin), garde mob. du Bas-Rhin. — Fracture comminutive à la partie inférieure du bras gauche, éclat d'obus, Strasbourg. — Amputé du bras.

ADAM, Joseph-Isidore, né le 6 janvier 1849, Marlenheim (Bas-Rhin), 13ᵉ chass. à pied. — Fracture comminutive du bras droit, éclat d'obus, Frœschwiller.— Amputé du bras.

ADDA-OULD-M'AHMED-BÉLALIA, né en 1844, Ould-Sidi-Ahmed-ben-Mohamed (Oran), 2ᵉ tir. alg. — Fracture comminutive du bras gauche près du coude, coup de feu, Wœrth. — Amputé du bras à la partie moyenne.

ADELINE, Jules, né le 17 août 1847, Pierrefitte (Meuse), 14ᵉ artill.—Fracture comminutive de la jambe droite, coup de feu, 2 décembre, Neuilly-sur-Marne ; esquilles, hémorrhagies. — Amputé de la cuisse au tiers moyen, le 9 juin 1870.

AHMED-BEN-ALI, né en 1825, Guesba (Alger), 3ᵉ tir. alg., sergent.—Fracture comminutive de la jambe droite, coup de feu, Frœschwiller. — Amputé de la jambe.

AHMED-BEN-DJERIZI, né en 1840, Ouled-Salonoun (Constantine), 3ᵉ tir. alg., sergent.— Fracture comminutive de l'avant-bras droit, dénudation des os, lacération des parties molles, éclat d'obus, Sedan. —Amputé de l'avant-bras.

AHMED-BEN-EMBARECK, né en 1835, Ouled-Belafou (Constantine), 3ᵉ tir. alg.—Fracture comminutive du bras gauche, coup de feu, Frœschwiller. — Amputé du bras.

AHMED-BEN-SADI, né en 1851, Beni-Oûrlis (Constantine), 3ᵉ tir. alg.—Fracture comminutive de la cuisse droite et du genou, coup de feu, Montbéliard. — Amputé de la cuisse au tiers inférieur.

AIRAULT, Louis-Philibert, né le 25 mai 1844, Borcq (Deux-Sèvres), 25e de ligne, sergent.— Fracture comminutive du coude droit, coup de feu, Loigny. — Résection de l'extrémité inférieure de l'humérus et de l'extrémité supérieure du cubitus. — Ankylose incomplète du coude.

ALAVALL, André-François-Antoine, né le 1er octobre 1846, Céret (Pyrénées-Orientales), 62e de ligne, sergent. — Fracture comminutive du coude droit, coup de feu, Rézonville. — Amputé du bras au tiers inférieur.

ALBERT, Jean-Philippe, né le 26 mai 1850, Mailhac (Tarn), 30e de ligne. — Fracture comminutive du bras droit, lacération des chairs, coup de feu, 10 décembre, Josnes. — Amputation du bras, près de l'épaule.

ALBERT, Pierre, né le 18 avril 1872, Sillans (Isère), 93e de ligne. — Fracture de l'humérus droit, coup de feu, Gravelotte. — Désarticulation scapulo-humérale.

ALBERTINI, Antoine-Xavier, né le 11 septembre 1847, Piedipartino (Corse), 7e de ligne, caporal.— Fracture comminutive du bras droit, coup de feu, Borny. — Amputé du bras au tiers supérieur.

ALBRECHT, Jacques, né le 7 avril 1839, Molenheim (Bas-Rhin), 6e de ligne.—Plaie compliquée à la main droite, fracture et lacération du pouce, coup de feu, 31 août, Sainte-Barbe. — Amputation du pouce près de l'articulation métacarpo-phalangienne.

ALI-BEN-BOUZIAN, franc-tireur d'Alger, sergent.—Erysipèle, gangrène à la jambe droite, suite de phlegmon, marche forcée. — Amputation de la jambe au lieu d'élection.

ALI-BEN-HADDA, né en 1843, Beni-Messaoud (Alger), 1er tir. alg.—Fracture du coude gauche, coup de feu, Fræschwiller. — Hémorrhagies, amputé du bras au tiers moyen.

ALI-BEN-MOHAMED, né en 1836, Mascara (Oran), 2e tir. alg.—Fracture comminutive de la jambe droite, perte de substance musculaire, coup de feu, Wœrth. — Amputé de la jambe droite au tiers supérieur.

ALIPS, François-Auguste, né à Montiérender (Haute-Marne), gendarme de l'Aube, sergent. — Fracture comminutive de la jambe droite, coup de feu, pont de Neuilly. — Amputé de la jambe au lieu d'élection.

ALLAIN, Toussaint-Magdeleine-Joseph, né le 14 juillet 1844, Perros-Guirec (Côtes-du-Nord), 2e artill. — Fracture comminutive du bras gauche, coup de feu, Chilleur-au-Bois. — Amputé du bras.

ALLARD, Auguste-Médard, 6e de ligne.—Plaie compliquée à la main gauche, coup de feu, 31 août, Sainte-Barbe. — Amputé du médius, atrophie et ankylose des derniers doigts.

ALLARY, Marie-Jean-François, 90e de ligne, sergent.—Plaie compliquée à la main droite, coup de feu, Villejuif, 19 septembre. — Résection du deuxième métacarpien, perte des mouvements de l'indicateur.

ALLÉLY, Jean, 48e de ligne.—Plaie compliquée à la main gauche, coup de feu, 18 août, Amanvillers. — Désarticulation de l'indicateur et perte des mouvements du médius.

ALLIBERT, Jean-Pierre-François, 35e de ligne.—Plaie déchirée à la main droite, coup de feu, 30 novembre, Champigny. — Résection d'une partie du pouce et de son métacarpien.

ALLIEN, Victor-Victorien, né le 7 février 1847, Vernoy (Yonne), 1er de ligne. — Plaies compliquées aux deux mains, éclats d'obus, 18 août, Saint-Privat. — Amputation des deuxième et troisième métacarpiens et des doigts correspondants de la main droite, amputation du cinquième métacarpien de la main gauche et du doigt correspondant, désarticulation de l'annulaire de la même main.

ALLIO, Mathurin, né le 22 mars 1849, Noyal-Pontvy (Morbihan), garde mob. du Morbihan. — Fracture de la jambe droite, coup de feu, Nogent-sur-Seine. — Amputé de la jambe.

ALLIZ, Emile-Julien, né le 23 septembre 1847, Paris, 57e de ligne. — Fracture comminutive de l'humérus gauche, éclat d'obus, Saint-Privat. — Amputé du bras au tiers moyen.

ALQUIER, André-Jean-Dieudonné, né le 19 janvier 1849, Salles d'Aude, garde mob. de l'Aude. — Fracture comminutive de la jambe gauche et du genou, coup de feu, Chénebier. — Amputé de la cuisse.

AMAR-BEN-AHMED, né en 1842, Ouled-Abdelnour (Constantine), 3e tir. alg. — Fracture de l'humérus droit, broiement, coup de feu, Sedan. — Amputé du bras au tiers supérieur.

AMAR-BEN-SAÏD, né en 1836, Tuérah (Alger), 1er tir. alg. — Fracture comminutive du bras droit, coup de feu, Wissembourg. — Hémorrhagies ; amputé du bras au quart supérieur.

AMARTIN, Silvain-Michel, né le 24 janvier 1850, Pérassay (Indre), 4e chass. à cheval. — Congélation des pieds, armée de la Loire. — Désarticulation de presque tous les orteils.

AMBLARD, Bernard, né le 4 avril 1849, Arsonnette (Puy-de-Dôme), 2e zouaves, caporal. — Fracture comminutive de l'humérus droit, coup de feu, Frœschwiller. — Amputé du bras au tiers supérieur.

AMBROIS, Jean-Jacques-Hippolyte, né le 4 février 1842, Lyon (Rhône), 9e chass. à pied, sergent. — Fracture comminutive de l'humérus gauche, coup de feu, Gravelotte. — Amputé du bras.

AMERFORT, Lucien, né le ... janvier 1844, Autun (Saône-et-Loire), 41e de ligne. — Fracture comminutive de l'humérus gauche, coup de feu, Borny. — Amputé du bras.

AMILHAT, Jacques, dit Carrie, né le 26 avril 1839, Bethmale (Ariége), 22e de ligne. — Fracture du pied droit, coup de feu, Mouzon. — Complications, phlegmons successifs. — Amputation de la jambe au tiers supérieur.

AMMAR-BEN-MOHAMED, 3e tir. alg. — Plaie compliquée à la main gauche, coup de feu, Montbéliard, 2 janvier. — Amputation du médius, brides cicatricielles, perte des mouvements de l'indicateur et de l'annulaire.

AMOUROUX, Jean, 4e zouaves. — Plaie compliquée à la main droite, coup de feu, 13 octobre, Bezons (Seine-et-Oise). — Désarticulation des deux dernières phalanges de l'indicateur.

ANCEL, Joseph-Antoine, né le 18 mars 1851, Sainte-Marie-aux-Mines (Haut-Rhin), 39e de ligne. — Fracture comminutive du coude gauche, coup de feu, Vilpion. — Amputé du bras au tiers inférieur.

ANCELOT, Auguste-Louis, né le 8 février 1846, Lunéville (Meurthe), 5e cuirassiers. — Fracture comminutive de l'humérus gauche, coup de feu, Mouzon. — Amputé du bras.

ANDOUARD, Louis, né le 17 février 1838, Valderies (Tarn), 39e de ligne. — Le pied emporté, éclat d'obus, Loigny. — Amputé de la jambe.

ANDRÉ, Bazile, né le 1er juillet 1849, Champenou (Meurthe), 9e chass. à pied. — Fracture comminutive du fémur, cuisse droite, coup de feu, Lorcy. — Amputé de la cuisse.

ANDRÉ, Claude-Marie, né le 27 avril 1842, Saint-Marc (Finistère), 81e de ligne. — Fracture comminutive de l'avant-bras droit, coup de feu, Noiseville. — Amputé de l'avant-bras ; jardin Fabert, Metz.

ANDRÉ, Guillaume-Marie, né le 29 mai 1845, Commano (Finistère), 100e de ligne. — Fracture comminutive de l'humérus gauche, coup de feu, Gravelotte. — Résection de la tête de l'humérus.

ANDRÉ, Romain-Xavier, né à Saint-Orne-Thiviers (Ardèche), 122e de ligne. — Plaie compliquée à la main gauche, coup de feu, Champigny, 2 décembre. — Résection du deuxième métacarpien et perte du doigt correspondant.

ANDRÈBE, Jean, 40e de ligne, caporal. — Fracture de la malléole externe, jambe gauche, coup de feu, Spickeren, 6 août. — Résection de la malléole externe.

ANDRÉ-POYAUD, Cyprien-Joseph, né le 11 octobre 1850, Saint-Paul, d'Isseaux (Isère), 53e de ligne. — Fracture comminutive de la jambe gauche, coup de feu, Montbéliard. — Amputé de la jambe à sa partie moyenne.

ANIZAN, Baptiste, né à Cazarille (Haute-Garonne), 117e de ligne. — Plaie compliquée au poignet gauche, fracture de l'extrémité inférieure du cubitus. — Résection de la partie inférieure de cet os.

Annecy, Léon, né le 31 décembre 1852, Fontainebleau (Seine-et-Marne), 74e de ligne. — Congélation des pieds, 5 décembre, camp de Limoges. — Désarticulation de tous les orteils du pied gauche et de deux orteils du pied droit.

Ansot, Adolphe-Louis-Amand-Damien, né le 11 juin 1845, Moitiers-en-Bauptois (Manche), 26e de ligne. — Fracture comminutive de l'avant-bras droit, coup de feu, Saint-Privat. — Amputé de l'avant-bras.

Antoine, Ferdinand, né le 22 octobre 1850, Haut-du-Them (Haute-Saône), 85e de ligne.— Congélation, Montbéliard. — Désarticulation de tous les orteils du pied gauche et des quatre premiers orteils du pied droit.

Apestéguy, Jean, né le 12 janvier 1844, Hasparren (Basses-Pyrénées), 67e de ligne.—Fracture comminutive du coude gauche, éclat d'obus, Gravelotte. — Résection des extrémités articulaires du coude. Fausse ankylose.

Appolot, Louis-Dumas, né à Prez-sur-Marne (Haute-Marne), 90e de ligne. — Congélation, 13 janvier, Arcey (Doubs). — Désarticulation des orteils des deux pieds,

Archambaut, Jean, né à Flavigny, 96e de ligne. —Fracture du coude droit, coup de feu, Frœschwiller. — Résection de l'olécrane. — Ankylose du coude dans la demi-flexion.

Arcouet, Emile, né le 3 octobre 1847, Lavergne (Charente-Inférieure), 74e de ligne. — Fracture comminutive de l'humérus gauche à sa partie supérieure, éclat d'obus, Wissembourg. — Résection de la tête de l'humérus (10 centimètres), fausse articulation.

Ardit, Victor-Cyprien, né le 9 décembre 1841, Condom (Gers), 42e de ligne, caporal. — Les deux mains emportées et plaie déchirée au cou, éclats d'obus, 30 septembre, Chevilly. — Amputation de l'avant-bras droit au tiers supérieur ; désarticulation du poignet gauche, extraction d'un éclat d'obus à droite du larynx.

Arezchi-ben-Chiboube, 3e tir. alg. — Plaie compliquée à la main gauche, coup de feu, Frœschwiller. — Amputation des deux derniers métacarpiens et des doigts correspondants.

Argaillot, François, né le 24 janvier 1845, à Champs (Cantal), 16e chass. à pied.—Fracture comminutive de la jambe droite, coup de feu, Sedan. — Amputation de la jambe.

Argentier, Célestin-Jean-Baptiste, né le 6 avril 1844, Villard-Reymond (Isère), 33e de ligne. — Fracture comminutive de la cuisse gauche, coup de feu, Metz. — Amputé de la cuisse.

Arij, Sylvestre, 42e de ligne.—Plaie compliquée à la main droite, coup de feu, 2 décembre, Champigny. — Résection des extrémités articulaires phalango-phalangettiennes. — Ankylose des doigts.

Arlaud, Auguste-Aimé, né le 13 novembre 1841, Chantemerle (Drôme), 36e de ligne, caporal. — Congélation, 4 décembre, Orléans. —Désarticulation des orteils du pied gauche.

Arlot, Pierre, né le 22 juillet 1844, Usson (Vienne), 31e de ligne. — Plaie compliquée à la main gauche, coup de feu, Sedan. — Amputation des quatre derniers métacarpiens et des doigts correspondants ; gêne considérable des mouvements du pouce.

Armand, Henri-François, né le 26 août 1839, Aubenas (Ardèche), 14e infant. provisoire, sergent. — Fracture du coude droit, coup de feu, 24 mai, Paris. — Amputé du bras, au-dessus du coude.

Armand, Louis, né le ... octobre 1851, Pontorson (Manche), 26e de ligne. — Fracture comminutive de l'humérus gauche, coup de feu, Moret. — Désarticulation de l'épaule gauche.

Armandie, Anne, né le 21 octobre 1848, Saint-Germain et Mons (Dordogne), garde mob., Dordogne. — Fracture comminutive de la jambe gauche, éclat d'obus, Loigny. — Amputation de la jambe.

Armant, Auguste, 16e de ligne. —Plaie compliquée à la main gauche, coup de feu, 2 décembre, Champigny. — Amputation du doigt médius.

Arnaud, François, né le 10 janvier 1846, Feytiat (Haute-Vienne), 47e de ligne. — Fracture comminutive du genou droit, coup de feu, Frœschwiller. — Amputé de la cuisse droite au tiers inférieur.

Arnaudet, Pierre, né le 5 octobre 1843, Bessines (Deux-Sèvres), 20e de ligne. — Fracture comminutive du bras gauche, coup de feu, Bry-sur-Marne. — Amputé du bras.

Arnaudis, Pascal, né le 18 mars 1845, Peyrolles (Aude), 72e de ligne. — Fracture comminutive de la jambe droite, éclat d'obus, Sedan. — Amputé de la jambe au lieu d'élection.

Arnoux, Jacques-Auguste, né le 27 janvier 1846, Langon (Vendée), 92e de ligne. — Fracture comminutive du bras gauche, coup de feu, Villersexel. — Amputé du bras au tiers supérieur.

Arthaud, Jérémie-Maximin, né le 25 février 1849, Saint-Laurent-en-Baumont (Isère), 89e de ligne. — Fracture comminutive du bras droit, éclat d'obus, Sedan. — Amputé du bras.

Artigaut, François, né le 9 février 1846, Faudoas (Tarn-et-Garonne), 32e de ligne. — Fracture comminutive de la jambe gauche, éclat d'obus, Rézonville. — Amputé de la jambe au tiers supérieur.

Artigue, François, né le 26 novembre 1847, Arreau (Hautes-Pyrénées), 24e de ligne. — Fracture, broiement du pied droit, éclat d'obus, Champigny. — Amputation du pied ?

Artiguelongue, Jacques, né le 6 octobre 1845, Castelnavet (Gers), 34e de ligne, caporal. — Fracture comminutive du bras droit, désordres considérables, éclat d'obus, Sedan. — Désarticulation scapulo-humérale.

Artus, François, 51e de ligne. — Congélation, 12 janvier, Yvré-l'Evêque. — Désarticulation des orteils.

Assier, Joseph-Antoine-Thomas, né le 29 décembre 1844, Ledergues (Aveyron), 97e de ligne. — Fracture comminutive de la jambe gauche, éclat d'obus, Gravelotte. — Amputation de la jambe au lieu d'élection.

Astier, Isidore, né le 31 mars 1835, Monières (Ardèche), garde mob. de l'Ardèche. — Fracture de l'extrémité inférieure du cubitus, avant-bras gauche, coup de feu, 11 janvier, le Mans. — Abcès, phlegmon s'étendant au bras. — Amputation du médius, paralysie de la main.

Aubert, André-Hippolyte, né le 17 juillet 1846, Maillé (Indre-et-Loire), 100e de ligne. — Fracture comminutive du bras droit, coup de feu, Saint-Privat. — Amputé du bras.

Aubert, Constant-Ernest, né le 5 mars 1847, Cornimont (Vosges), 2e zouaves. — Fracture comminutive du genou droit, coup de feu, Frœschwiller. — Amputé de la cuisse au tiers inférieur.

Aubert, Eugène-Alexandre, né le 26 avril 1845, Conches (Eure), 92e de ligne, sergent. — Fracture comminutive de la jambe droite, éclat d'obus, Sedan. — Amputé de la jambe.

Aubert, Joseph, né le 31 juillet 1837, Badonviller (Meurthe), 46e de ligne. — Fracture comminutive de la cuisse gauche, coup de feu, Coulmiers. — Amputation de la cuisse.

Aubert, Joseph-Camille, né le 19 juillet 1844, Richerenches (Vaucluse), 50e de ligne. — Fracture comminutive, broiement du poignet, éclat d'obus, Sedan. — Amputation de l'avant-bras un peu au-dessus de l'articulation radio-carpienne.

Aubertin, Constant, né le 28 janvier 1847, Neuilly-sur-Marne (Seine-et-Oise), 68e de ligne. — L'avant-bras droit emporté à l'articulation du coude, éclat d'obus, Beaumont. — Plaie en séton à travers le moignon, coup de feu au même moment. — Amputation du bras droit au tiers supérieur.

Auboyer, François, né le 3 janvier 1849, Roanne (Loire), garde mob. de la Loire. — Fracture comminutive de la cuisse droite, coup de feu, Beaune-la-Rolande. — Amputé de la cuisse au tiers inférieur.

Auchêne, Jean-Athanase, né le 27 novembre 1846, Morsang-sur-Orge (Seine-et-Oise),

8° cuirassiers. — Fracture comminutive du bras gauche et plaie contuse à l'extrémité supérieure du bras droit, deux coups de feu, Frœschwiller. — Amputation du bras gauche au tiers supérieur.

Augé, Michel-Frédéric-Rescand, né le 25 novembre 1841, Goulier (Ariége), 32° de ligne. — Fracture comminutive de l'avant-pied gauche, coup de feu, Gravelotte. — Amputation tarso-métatarsienne.

Augereau, Pierre, 72° de ligne.—Plaie compliquée à la main gauche, fracture du 4° métacarpien, éclat d'obus, Sedan.—Amputation de l'annulaire et de la moitié de son métacarpien.

Aujalbert, Jean-Louis, 19° chass. à pied.—Plaie compliquée à la main gauche, coup de feu, 15 décembre, Vendôme. — Désarticulation métacarpo-phalangienne de l'annulaire. Extension permanente du médius et de l'auriculaire.

Aujeau, Pierre-André, né le 16 février 1846, Langon (Vendée), 54° de ligne. — Fracture comminutive de la partie inférieure de la jambe gauche, éclat d'obus, Amanvillers. — Amputation de la jambe à sa partie moyenne.

Aulas, Jules-Pierre-Marie, né le 10 novembre 1849, Belmon (Loire), 50° de ligne. — Fractur de la jambe gauche, éclat d'obus, Beaune-la-Rolande. — Amputé de la jambe.

Aumettre, Louis, né le 15 juin 1847, Vicq (Allier), 79° de ligne, caporal. — Fracture comminutive de la main et du poignet gauche, éclat d'obus, Loigny. — Amputé de l'avant-bras à sa partie moyenne.

Aurelle, Jacques, né le 28 avril 1849, Polignac (Haute-Loire), 15° artill. — Fracture comminutive de la jambe gauche, coup de feu, Villers-Bretonneux. — Amputé de la jambe.

Aussel, Bertrand, né le 15 juillet 1843, Sarlat (Dordogne), 93° de ligne.—Fracture comminutive de l'humérus, coup de feu, Saint-Privat. — Désarticulation scapulo-humérale.

Aussignac, Jean, né le 16 août 1843, Pujols (Lot-et-Garonne), 3° chass. d'Afrique. —Fracture comminutive de la jambe gauche, coup de feu, Sedan. — Amputé de la jambe.

Autheman, Joseph-Félix, né le 18 août 1841, Ubraye (Basses-Alpes), 39° de ligne.—Fracture comminutive de la partie inférieure de l'humérus gauche, coup de feu, Créteil. —Amputé du bras au tiers moyen.

Autissier, Henri, 16° chass. à pied. —Plaie compliquée à la main droite, fracture du médius, coup de feu, Frœschwiller. —Désarticulation du médius.

Auzié, Jean, né le 23 novembre 1846, Lamothe-Fénelon (Lot), garde mob. du Lot. — Fracture comminutive de l'humérus gauche, coup de feu, Origny. — Amputé du bras à sa partie supérieure.

Avez, Désiré-Augustin, 24° de ligne.—Fracture du coude gauche, coup de feu, 19 janvier, Saint-Quentin. — Résection de l'olécrane. Ankylose complète du coude à angle droit, atrophie et paralysie de la main.

Avit, Constantin, né le ... mai 1847, Romans (Drôme), 53° de ligne.—Fracture comminutive de l'humérus gauche, coup de feu, Sedan. — Amputé du bras.

Avril, Edouard-Henri, né le 21 mai 1849, Alger, 51° de ligne, sous-lieutenant. — Fracture de la jambe gauche, coup de feu, Gravelotte. — Amputé de la jambe au lieu d'élection.

Bablin, Jean-Maurice, né le 22 janvier 1844, Issoudin (Indre), gendarme. — Fracture de l'avant-pied droit, éclat d'obus, Courbevoie, 24 avril.— Amputation partielle du pied.

Bachard, François-Victor, né le 24 avril 1847, Ivoy-le-Marron (Loir-et-Cher), 69° de ligne. — Fracture du bras droit, coup de feu, Borny. —Amputation du bras au tiers supérieur.

Back, Louis, né le 20 juin 1849, Champey (Meurthe), 40° de ligne. —Plaie compliquée à la main gauche, fracture du pouce et de son métacarpien, coup de feu, Arthenay, 2 décembre. — Désarticulation carpo-métacarpienne du pouce.

Badet, Claude-Philibert, né le 14 mars 1845, Saint-Etienne-sur-Beyssouse (Ain), 53° de ligne. — Fracture comminutive de la jambe gauche, coup de feu, Sedan. — Amputation de la jambe.

BAER, Henry, né le 6 octobre 1845, Soultzmach (Haut-Rhin), garde mob. du Haut-Rhin. — Fracture du genou gauche, coup de feu, Neufbrisach. — Amputé de la cuisse.

BAGARY, Jules-Germain, né le 29 novembre 1845, Gentilly (Seine), 1er chass. à pied. — Fracture comminutive de la jambe au tiers moyen, coup de feu, Frœschwiller. — Amputé de la jambe au lieu d'élection, le 19 août, Haguenau.

BAILE, Joseph-François, né le 26 septembre 1850, Courtheron (Vaucluse), 52e de ligne. — Fracture comminutive de la partie supérieure de l'humérus droit, coup de feu, 17 janvier, Chenebier. — Résection de la tête de l'humérus.

BAILLAT, Eugène-Pierre-Jacques, né le 12 mars 1847, Draguignan (Var), caporal, garde mob. de l'Aude. — Fracture comminutive de l'humérus gauche, coup de feu, Chenebier. — Amputé du bras.

BAILLY, Auguste-Alphonse, né le 6 septembre 1837, Pont-d'Héry (Jura), 84e de ligne. — Plaie compliquée à la main droite, coup de feu, 21 janvier, Pérouse (Haut-Rhin). — Amputation d'une partie de la main et des doigts indicateur et médius.

BAILLY, Jules-Adolphe, caporal, 26e de ligne. — Plaie compliquée à la main droite, coup de feu, Rézonville. — Désarticulation de phalanges de l'index, du médius et de l'annulaire.

BAILLY, Marcelin, caporal, 8e de ligne. — Fracture, broiement du gros orteil, pied gauche, coup de feu, Spickeren. — Désarticulation du gros orteil.

BAIS, Désiré, né à Lyon-la-Forêt (Eure), 24e de ligne. — Plaie compliquée à la main gauche, coup de feu. — Désarticulation de l'indicateur.

BAJAT, Louis-Charles-François, né le 26 mars 1847, Pont-de-Beauvoisin, Grenoble (Isère), 47e de ligne. — Fracture comminutive de la jambe gauche et lacération du pied. — Plaie contuse à la partie externe et supérieure du bras gauche, éclat d'obus et coup de feu, Wœrth. — Amputé de la jambe gauche au lieu d'élection.

BALANDRAUD, Fernand-Jules-Arthur, né le 15 avril 1849, Tournon (Ardèche), 27e de ligne. Plaie compliquée à la main gauche, coup de feu, Poupry. — Amputé du pouce gauche, consolidation vicieuse du premier métacarpien.

BALAT, Blaise, né le 12 juillet 1845, Orgnac (Corrèze), 2e zouaves. — Fracture comminutive de l'avant-bras droit, coup de feu, Frœschwiller. — Résection de l'extrémité supérieure du cubitus, accidents consécutifs. — Amputation du bras.

BALET, Magloire-Cyprien, né le 22 mai 1843, Ivoy-le-Pré (Cher), 28e de ligne. — Fracture comminutive de l'humérus gauche à sa partie moyenne, coup de feu, Saint-Privat. — Amputé du bras.

BALLERY, Louis, né le 3 juillet 1850, Commelles-Vernet (Loire), 30e chass. à pied. — Fracture comminutive de l'avant-bras droit, coup de feu, Neuilly-sur-Seine. — Amputé de l'avant-bras, près du coude.

BALLOT, Antoine, né le 18 mars 1844, Brangues (Isère), 3e de ligne. — Fracture comminutive du coude gauche, coup de feu, Frœschwiller. — Amputé du bras.

BALLUET, François, 50e de ligne. — Plaie compliquée à la main droite, fracture des doigts annulaire et auriculaire, blessure accidentelle par son arme étant en reconnaissance, Langres, 17 janvier. — Désarticulation des doigts fracturés.

BALS, Pierre-Henry, 80e de ligne. — Plaie compliquée à la main droite, coup de feu, Saint-Privat. — Amputation partielle du pouce.

BALUGANI, Génello, né le 12 octobre 1840, Modène (Italie), caporal, 1re lég. garibaldienne. — Fracture comminutive du bras droit, coup de feu, Dijon. — Amputé du bras.

BANAT, Jean-Marty, 42e de ligne. — Plaie compliquée à la main gauche, coup de feu, Champigny. — Amputation de l'annulaire, mouvements de flexion très-restreints des autres doigts.

BANIZETTE, Julien, né le 7 mars 1848, Parsac, Gironde, 89ᵉ de ligne.—Fracture comminutive du bras gauche, coup de feu, Sedan. — Amputé du bras.

BANOS, Jean, 72ᵉ de ligne.—Plaie compliquée à la main droite, fracture de l'auriculaire, coup de feu, Buttes-Chaumont, 27 mai. — Désarticulation de l'auriculaire.

BARBARAS, Ignace, 58ᵉ de ligne. —Congélation des pieds, 11 janvier, Montfort.—Désarticulation des quatre derniers orteils de chaque pied.

BARBÉ, Louis-Marie, né le 4 juillet 1847, Langast (Côtes-du-Nord), 110ᵉ de ligne. — — Fracture comminutive de l'humérus droit, coup de feu, Issy, 3 mai. — Amputé du bras au tiers moyen.

BARBET, Émile-Médéric, né le 31 août 1843, Gonfreville-l'Archer (Seine-Inférieure), 74ᵉ de ligne. — Fracture comminutive du bras gauche, coup de feu, Wissembourg. — Amputé du bras au-dessus du tiers supérieur.

BARBIER, Antoine-François, né le 28 avril 1845, Levens (Alpes-Maritimes), 13ᵉ de ligne. — Plaie déchirée à la main gauche, éclat d'obus, Gravelotte. — Amputation de l'auriculaire et de deux phalanges de l'annulaire et du médius.

BARBIER, Charles-Louis, né le 21 décembre 18449, Lyon (Rhône), 19ᵉ chass. à pied.—Plaie compliquée à la main gauche, coup de feu, Chieul-au-Bois. — Désarticulation des deux dernières phalanges du médius, de l'annulaire et de l'auriculaire.

BARBIER, Fénelon-Théodore, né le 2 février 1843, Merville (Nord), capitaine, 114ᵉ de ligne. — Fracture de la tête de l'humérus gauche, coup de feu, Champigny. — Résection de la tête de l'humérus; perte de l'usage du bras.

BARBIER, Jacques, né le 25 août 1848, Sainte-Marie-aux-Mines (Haut-Rhin), 27ᵉ de ligne. — Plaie compliquée à la main droite, coup de feu, Sedan. — Désarticulation du poignet.

BARBIN, Jean-Pierre, garde mob. de la Loire-Inférieure.—Plaie pénétrante de l'abdomen, issue de l'épiploon, plaie compliquée à la main gauche, deux coups de feu, Champagné, 10 janvier. — Désarticulation du doigt médius.

BARBOT, Louis, né le 7 juin 1843, la Pommeraye (Maine-et-Loire), 1ᵉʳ de ligne.—Plaie compliquée au pied gauche, fracture d'une partie du métatarse, coup de feu, Saint-Privat. —Amputation tarso-métatarsienne.

BARBOT, Louis-Gustave, né le 7 juillet 1845, Paris (Seine), 63ᵉ de ligne. —Plaie compliquée à la main gauche, fracture de l'annulaire, de l'auriculaire et de leurs métacarpiens, coup de feu, Spickeren. —Amputation de l'annulaire et d'une partie du 4ᵉ métacarpien, ankylose de l'auriculaire, cicatrice adhérente bridant les mouvements de l'index et du médius.

BARBOTIN, Pierre-Marie, né le 19 juillet 1848, la Bosse (Ille-et-Vilaine), 3ᵉ zouaves. — Fracture comminutive de la jambe gauche, coup de feu, Frœschwiller. —Amputé de la jambe au tiers supérieur.

BARDOU, Jacques, né le 2 mai 1848, Seix (Ariége), 33ᵉ de ligne. — Plaie compliquée à la main droite, coup de feu, Gravelotte. — Amputation du pouce.

BARET, Louis-Toussaint, né le 1ᵉʳ novembre 1846, Meung-sur-Loire (Loiret), 16ᵉ de ligne. — Fracture comminutive de la partie supérieure de l'humérus droit, coup de feu, Gidy, 3 décembre. —Résection de la tête de l'humérus; perte de la vision de l'œil droit, sans cause indiquée.

BARGET, Barthélemy-Jean, né le 3 mai 1844, Gras (Ardèche), 9ᵉ cuirassiers. —Plaie compliquée au pied droit, coup de feu, Reischoffen. — Amputation tarso-métatarsienne.

BARJETTAS, Jean, franc-tireur libre du Rhône. — Congélation, 29 janvier, les Planches (Jura). — Désarticulation métatarso-phalangienne des orteils.

BARLATIER, Etienne-Félix, né le 30 décembre 1844, Roquevaire (Bouches-du-Rhône), 14ᵉ chass. à pied. — Fracture comminutive du bras droit, éclat d'obus, Sedan. — Amputé du bras.

Barnet, Joseph-Emile, né le 19 février 1849, Sapois (Vosges), garde mob. des Vosges. —Fracture de l'extrémité supérieure de l'humérus gauche, éclat d'obus, Cussey-sur-l'Oignon, 22 octobre. — Désarticulation scapulo-humérale.

Barnicot, Louis, né le 6 février 1847, Guéret (Creuse), garde mob. de la Seine, 12e bataillon. — Fracture des orteils du pied droit, coup de feu, Pierrefitte, 11 octobre. — Amputation des orteils.

Baron, Joseph-Auguste, né le 11 janvier 1841, Paris (Seine), 100e de ligne. — Fracture comminutive de la cuisse droite, coup de feu, Rézonville. — Amputation de la cuisse au tiers supérieur.

Baron, Julien, né le 16 décembre 1848, Pin (Seine-Inférieure), 36e de ligne.—Fracture comminutive du bras gauche, éclat d'obus, Wœrth. — Amputé du bras au tiers moyen.

Baron, Vincent, né le 13 février 1850, Saumur (Maine-et-Loire), 51e de ligne. — Fracture comminutive de la jambe droite, coup de feu, Yvré-l'Evêque. — Amputé de la jambe droite.

Barraud, Joseph, né le 25 mai 1838, Limoges (Haute-Vienne), 1er zouaves. — Fracture comminutive du coude droit et de la partie inférieure de l'humérus, éclat d'obus, Strasbourg, 17 septembre. — Amputé du bras à la partie moyenne.

Barre, Ferdinand, né le 27 avril 1848, Bergerac (Dordogne), caporal, garde mob. de la Dordogne. — Fracture comminutive de la cuisse gauche, coup de feu, Loigny. — Amputé de la cuisse au tiers supérieur.

Barreau, Bernard, né le 1er février 1836, Villefranche (Tarn), 36e de ligne. — Fracture comminutive de la jambe droite, coup de feu, Frœschwiller. — Amputé de la jambe au lieu d'élection.

Barret, Louis-François, né le 21 mars 1848, Busseau (Deux-Sèvres), 94e de ligne. — Fracture de l'articulation tibio-tarsienne gauche, coup de feu, Sedan. — Amputation susmalléolaire.

Barrière, Denis, né le 1er mai 1844, Lanzac (Lot), sergent-major, 17e chass. à pied.— Fracture comminutive de l'humérus droit, coup de feu, Frœschwiller. — Désarticulation scapulo-humérale.

Barrot, Louis, né le 30 novembre 1838, Autun (Saône-et-Loire), 3e d'inf. provisoire.— Plaie compliquée au crâne et fracture comminutive du bras gauche, éclats d'obus, 15 mai, bois de Boulogne. — Désarticulation scapulo-humérale.

Barrué, Michel, né le 6 mai 1842, Beaupuy (Tarn-et-Garonne), 42e de ligne. — Congélation des pieds, 16 janvier, Coutenans. — Amputation partielle des deux pieds dans la continuité des métatarsiens.

Barthélemy, Eugène, né le 6 avril 1853, Orléans (Loiret), caporal, 2e de ligne. — Fracture comminutive du bras gauche, coup de feu, 4 décembre, Arthenay. — Amputé du bras.

Basch, Joseph, né le 10 mars 1845, Reschwoog (Bas-Rhin), 48e de ligne. — Fracture comminutive de la cuisse gauche, coup de feu, Frœschwiller. — Amputé de la cuisse à la partie moyenne.

Bascoul, Pierre, né le 14 septembre 1849, Laval-Roqueuzière (Aveyron), 77e de ligne.— Fracture du poignet gauche, éclat d'obus, 11 octobre, les Ormes, Orléans. — Amputation de l'avant-bras au tiers moyen.

Bascoulergue, Pierre, né le 31 octobre 1846, Messeix (Puy-de-Dôme), 12e de ligne. — Fracture comminutive du fémur gauche, coup de feu, Sainte-Barbe, Metz. — Amputation de la cuisse.

Bassin, Joseph-Timoléon, né le 4 décembre 1843, Echilleuses (Loiret), 35e de ligne. — Fracture comminutive de la jambe gauche et du genou, coup de feu, Chevilly. — Amputé de la cuisse à la partie moyenne.

Bastier, Louis-Antoine-Alexandre, né le 30 mai 1844, Valence (Drôme), clairon, 18e de ligne. — Fracture comminutive de la partie supérieure de la jambe et du genou droit, coup de feu, 17 août, Strasbourg. — Amputé de la cuisse au tiers moyen.

BAT, Jean-Marie, 38ᵉ de ligne. — Plaie compliquée à la main gauche, éclat d'obus, Vendôme, 31 décembre. — Amputation de l'auriculaire, rétraction des tendons fléchisseurs de l'annulaire et du médius.

BATAILLON, Florent, né le 29 mai 1850, Varennes-sous-Montsoreau (Maine-et-Loire), 17ᵉ de ligne. — Fracture comminutive de la jambe gauche, éclat d'obus, Coulmiers. — Amputé de la jambe gauche.

BATARD, Pierre-Marie, né le 2 avril 1842, Evran (Côtes-du-Nord), 63ᵉ de ligne. — Fracture comminutive de l'humérus droit, coup de feu, Spickeren. — Amputé du bras à sa partie supérieure.

BATTESTI, Horace, né le 17 janvier 1838, Nocaris (Corse), sergent, 66ᵉ de ligne. — Fracture comminutive de l'humérus droit, dénudation de l'os, éclat d'obus, Spickeren. — Amputé du bras au tiers supérieur.

BAUDELOT, Pierre-Louis-Philogone, né le 16 janvier 1839, Sorel (Somme), sergent, francs-tireurs de la Somme. — Fracture comminutive de la jambe gauche, éclat d'obus, Péronne. — Amputé de la jambe gauche.

BAUDERON, François, né le 20 novembre 1843, Baudemont (Saône-et-Loire), caporal, 36ᵉ de ligne. — Fracture comminutive de l'humérus droit, perte considérable de substance musculaire, éclat d'obus, Montbéliard. — Amputé du bras à la partie moyenne.

BAUDET, Joseph, né le 5 janvier 1846, Brandivy (Morbihan), 86ᵉ de ligne. — Fracture comminutive de l'humérus droit, éclat d'obus, Bitche. — Amputé du bras.

BAUDET, Joseph, né le 10 octobre 1847, Loix (Charente-Inférieure). artill. mob. de la Charente-Inférieure. — Fracture comminutive de la jambe gauche, éclat d'obus, Autun. — Amputé de la jambe au lieu d'élection.

BAUDET, Mathurin-Thomas, né le 18 septembre 1846, Plaintel (Côtes-du-Nord), 62ᵉ de ligne. — Fracture comminutive de l'avant-bras gauche, coup de feu, Sedan. — Amputé de l'avant-bras.

BAUDHUIT, Bertrand, né le 10 février 1851, Yronde-et-Buron (Puy-de-Dôme), caporal, 91ᵉ de ligne. — Fracture de la jambe droite, coup de feu, Pont-Noyelles, 23 décembre. — Passe la nuit sur le champ de bataille, congélation du pied gauche et des mains. — Amputation de la jambe droite et du pied gauche (Chopart). — Déformation et atrophie des doigts des deux mains.

BAUDIFFIER, François, caporal, 48ᵉ de ligne. — Plaie compliquée à la main gauche, coup de feu, 24 mai, Buttes-Montmartre. — Désarticulation des phalanges de quatre doigts.

BAUDROIT, Louis-Félix, né le 23 mars 1839, Rouen (Seine-Inférieure), caporal-tambour, garde mob. de la Seine-Inférieure. — Fracture comminutive du coude droit. — Plaie contuse à l'œil droit, éclat d'obus, Champigny. — Amputé du bras ; opacité partielle de la cornée.

BAUDRON, François, né le 28 juin 1837, Laval (Mayenne), 13ᵉ chass. à pied. — Fracture comminutive de la jambe droite, coup de feu, la Fourche (Eure-et-Loir). — Amputé de la jambe au tiers supérieur.

BAUDRY, Sosthène, né le 2 avril 1850, Hangard (Somme), caporal, 43ᵉ de ligne. — Fracture comminutive de la jambe gauche, coup de feu, Caulaincourt. — Amputé de la jambe au lieu d'élection.

BAUMANN, Eugène, né le 4 juin 1851, Mulhouse (Haut-Rhin), francs-tireurs des Vosges. — Fracture comminutive du bras droit, éclat d'obus, Pouilly (Côte-d'Or), 22 janvier. — Amputé du bras droit.

BAUME, Auguste-Eugène, né le 26 février 1844, Bourg (Ain), caporal-tambour, 62ᵉ de ligne. — Fracture comminutive du coude droit, éclat d'obus, Loigny, 2 décembre. — Résec tion des extrémités articulaires du coude, le 6 décembre. — Pas de consolidation, ankylose et atrophie de la main, déviée en dedans.

BAUMGARTNER, Georges, né le 23 juin 1846, Guebwiller (Haut-Rhin), 26e de ligne.—Fracture comminutive de l'humérus, coup de feu, Saint-Privat. — Résection de dix centimètres de l'humérus. — Ankylose du coude dans la flexion et atrophie de l'avant-bras.

BAUR, Michel, né le 9 mars 1845, Nordhausen (Bas-Rhin), 2e hussards. —Fracture comminutive de la partie supérieure de l'humérus gauche, lacération des parties molles, coup de feu, Metz. — Désarticulation scapulo-humérale.

BAUSSON, Félix-Sébastien, né le 12 août 1845, Saxon (Meurthe), garde mob. de la Meurthe. — Fracture comminutive de la jambe droite, avec attrition et perte de substance des parties molles, éclat d'obus, Toul. — Amputation de la jambe.

BAUX, François-Auguste, né le 4 juin 1842, Toulonges (Pyrénées-Orientales), sergent, 3e zouaves. — Fracture double de l'humérus gauche, coup de feu. — Plaies à la cuisse gauche et au bas-ventre, coup de baïonnette, Reischoffen. — Amputation du bras.

BAYARD, Charles-Constant, né le 9 juin 1839, Verneuil (Marne), sergent, 3e zouaves. — Plaie compliquée à la main gauche, fracture de l'annulaire et de l'auriculaire, coup de feu, Frœschwiller. — Désarticulation de ces doigts, rétraction des autres doigts.

BAYARD, Jean-Félix, né le 5 mai 1848, Chaussenans (Jura), 8e d'artill. — Fracture comminutive de la jambe gauche, éclat d'obus, Saint-Privat. — Amputé de la jambe.

BAYON, Pierre-André, né le 6 juin 1844, Bourg-Argental (Loire), 32e de ligne.—Fracture comminutive de la main gauche, lacération, coup de feu, Gravelotte. — Amputé du poignet.

BAYSSIÈRE, Etienne, 43e de ligne. — Plaie compliquée à la main droite, coup de feu, Villorceaux (Loiret), 8 décembre. — Amputation partielle de l'indicateur. Rigidité des autres doigts, cicatrices étendues et adhérentes à la face dorsale de la main.

BAZEILLES, Jean, né le 21 octobre 1838, Roquefort (Landes), 45e de ligne. — Fracture comminutive de l'humérus droit, coup de feu, Cravant (Loiret), 8 décembre. — Résection des deux fragments. — Abcès multiples, pas de consolidation définitive.

BAZIN, Ernest-Léandre, caporal, 72e de ligne. — Plaie compliquée à la main gauche, fracture de l'auriculaire. — Désarticulation de l'auriculaire.

BEAU, Antoine, né le 1er janvier 1836, Rémiremont (Vosges), 71e de ligne. — Fracture comminutive du coude et de la partie inférieure de l'humérus droit, coup de feu, Borny. — Amputé du bras.

BEAUCHET, Prosper-Philomène-Jules, né le 16 août 1843, la Neuville-aux-Joutes (Ardennes). — Fracture comminutive de l'humérus gauche et du coude. — Plaie contuse au coude droit et plaie compliquée à la main droite, fracture de l'indicateur, éclats d'obus, Sedan. — Amputé du bras gauche à son tiers inférieur. — Désarticulation de l'indicateur de la main droite.

BEAUFILS, Louis-Joseph-Jean-Marie, né le 27 décembre 1844, Joué (Loire-Inférieure), sergent, 90e de ligne. — Fracture comminutive du coude gauche, coup de feu, Gravelotte. — Résection des surfaces articulaires du coude; cal fibreux, perte des mouvements de l'avant-bras.

BEAUMONT, étudiant en pharmacie, chirurgien de la garde nationale. —Fracture comminutive de la jambe droite avec lacération des parties molles, éclat d'obus, 19 mai, Passy. — Amputation de la jambe au lieu d'élection, nécrose du tibia, séquestre volumineux.

BEAUMONT, Jean-Marie, né le 24 février 1849, Aire (Landes), 58e de ligne. — Fracture comminutive du fémur droit, coup de feu, 30 août, Beaumont (Ardennes). — Amputé de la cuisse.

BEAUMONT, Alfred-Joseph, né le 19 février 1848, Longuenesse (Pas-de-Calais), 6e chass. à pied. —Plaie compliquée à la main gauche, fracture du pouce. — Amputation du pouce, paralysie de l'indicateur et du médius.

BEAUTÉ, Jean-Baptiste-Jules, né le 16 février 1850, Reims (Marne), 5e chass. à pied. — Fracture comminutive de la jambe gauche, coup de feu, Loigny. — Amputé de la jambe.

Beauvais, Philippe, 91e de ligne. — Plaie compliquée à la main gauche, coup de feu, Pont-Noyelles, 23 décembre. — Désarticulation des deux dernières phalanges de l'indicateur.

Bec, Jean-Jules-Prosper, né le 14 août 1837, Saint-Sernin (Aveyron), 26e de ligne. — Fracture comminutive de l'humérus gauche, coup de feu, Saint-Privat. — Amputé du bras.

Béchaud, Jean-Baptiste-Lazare, né le 1er octobre 1841, Vellaire (Vendée), 1er hussards. — Fracture comminutive de la jambe gauche, éclat d'obus, Sedan. — Amputé de la jambe.

Beck, Honoré, 13e de ligne. — Plaie compliquée au pied, coup de feu, 25 mai, gare de l'Est, Paris. — Amputation du deuxième orteil et de la tête de son métatarsien.

Becker, Jean-Pierre, né le 20 mai 1844, Neubeausel? (Bas-Rhin), 16e artill. — Fracture comminutive de l'avant-bras et du coude gauche, éclat d'obus, 22 décembre, Strasbourg. — Hémorrhagies, amputation du bras au tiers inférieur.

Bégaud, Pierre-Louis-Victor, né le 23 janvier 1849, Loix, île de Ré (Charente-Inférieure), artill. mob. de la Charente-Inférieure. — Fracture comminutive de l'humérus droit, coup de feu, Autun. — Amputé du bras.

Begey, Auguste-Joseph, 96e de ligne. — Plaie compliquée à la main, coup de feu, Digny (Eure-et-Loir), 18 novembre. — Amputation des dernières phalanges de l'indicateur.

Béguë, Pierre, né le 9 avril 1836, Condom (Gers), 7e ligne. — Fracture comminutive de l'humérus gauche, coup de feu, Servigny-Sainte-Barbe. — Amputé du bras.

Belgacem ou Si Ameur, né Casurcrt el Djerid (Constantine), 3e tir. alg. — Fracture comminutive de l'avant-bras gauche, éclat d'obus, Frœschwiller. — Amputé de l'avant-bras.

Belgassem ben Mohamed, né Djérid (Tunisie), 1840, 3e tir. alg. — Plaie compliquée à la main droite, fracture du médius et de l'annulaire. — Désarticulation du médius et de l'annulaire, ankylose de l'indicateur et de l'auriculaire.

Beligat, Antoine, né le 20 novembre 1850, Lempty (Puy-de-Dôme), 30e chass. à pied. — Plaie compliquée à la main droite, coup de feu, 19 avril, Neuilly. — Désarticulation du médius et de l'annulaire, ankylose.

Belkacem ou el Hadi, né Beni-Sada (Alger), 1846, 1er tir. alg. — Fracture comminutive de l'humérus, coup de feu, Wissembourg. — Résection? de l'humérus, complication. — Amputation du bras.

Belkassem ben Ali, né Djidjelli (Constantine), 1847, 3e tir. alg. — Fracture, broiement de la jambe droite, éclat d'obus, Sedan. — Amputé de la jambe.

Bel-Kassem ben Kouider, né Béni-Mahoussin (Alger), 1842, 1er tir. alg. — Fracture comminutive du bras gauche, coup de feu, Sedan. — Amputé du bras au tiers supérieur.

Bellanger, Honoré-Désiré-Ernest, né le 3 avril 1846, Boulon (Calvados), 4e lanciers. — Fracture comminutive de la jambe gauche, coup de feu, Sedan. — Amputé de la jambe.

Bellec, Mathurin, 8e de ligne. — Plaies compliquées aux deux mains, coup de feu, Gravelotte. — Amputation partielle de l'annulaire de la main droite et du médius et de l'annulaire de la main gauche.

Beller, Joseph-Adolphe, né le 4 septembre 1848, Grenoble (Isère), 13e d'artill. — Fracture comminutive du bras gauche et du coude, éclat d'obus, Saulce-au-Bois (Ardennes). — Amputation du bras au tiers moyen.

Bellevalée, Arthur-Louis, né le 19 juin 1848, Rouen (Seine-Inférieure), caporal, 15e de ligne. — Fracture comminutive du bras droit, coup de feu, Saint-Privat. — Amputé du bras.

Bélot, François, né le 26 décembre 1850, Doujon (Allier), 15e chass. à pied — Congélation, 16 janvier, Béthoncourt. — Amputation des phalanges des deux pieds.

Beluze, François, né le 31 janvier 1849, Nandax (Loire), 51e de ligne. — Fracture, broiement du coude droit, éclat d'obus, Neuilly-sur-Seine. — Amputé du bras au tiers inférieur.

Belval, Jean-Baptiste-Désiré-Victoria, né le 19 juillet 1843, Warsy (Somme), 21e de ligne.

— Fracture comminutive du fémur droit, coup de feu, Sedan. — Amputé de la cuisse au tiers inférieur.

BENDER, Jean-Baptiste-Claude, né le 20 septembre 1842, Lyon (Rhône), sergent, 1re lég. mobiles du Rhône. — Fracture comminutive du coude droit et plaie déchirée à l'avant-bras, coup de feu, 18 décembre, Nuits (Côte-d'Or). — Résection complète de l'articulation huméro-cubitale; semi-ankylose.

BENECH, Pierre, né le 2 juillet 1828, Saint-Arroumex (Tarn-et-Garonne), sergent, 4e de ligne. — Fracture comminutive de l'humérus gauche, coup de feu, Gravelotte. — Amputé du bras.

BENIT, Marcel, né le 25 mai 1851, Villegly (Aude), lieutenant, 37e de marche. — Fracture comminutive du fémur droit, éclat d'obus, Coulmiers. — Amputé de la cuisse au tiers supérieur.

BENOIT, Antoine, né le 19 octobre 1849, Lyon (Rhône), 16e chass. à pied. — Fracture comminutive de l'humérus droit, perte de substance musculaire, coup de feu, Beaumont (Ardennes). — Désarticulation scapulo-humérale.

BENOIT, Gilbert, né le 26 septembre 1847, Chamalières (Puy-de-Dôme), 80e de ligne. — Les deux jambes écrasées, accident de chemin de fer. — Amputé des deux jambes au-dessous des genoux.

BENOIT, Jean, né le 12 mars 1840, Lusse (Vosges), 73e de ligne. — Fracture comminutive de l'avant-bras gauche, coup de feu, Gravelotte. — Amputé de l'avant-bras.

BEN-YOUNÈS BEN ABD KRIM, né Mascara, 1846, 2e tir. alg. — Fracture comminutive de la jambe gauche, coup de feu, Wœrth. — Amputé de la jambe à sa partie moyenne.

BÉRAU, Jacques, 45e de ligne. — Fracture comminutive de la tête des 2e et 3e métacarpiens et des doigts correspondants de la main droite, éclat d'obus, Arthenay, 4 décembre. — Amputation de l'indicateur, déformation de la main.

BÉRENGUIER, Auguste-Firmin, né le 28 février 1849, Collorbières (Var), 36e de ligne. — Fracture comminutive de l'humérus gauche, éclat d'obus, Orléans. — Amputé du bras au tiers supérieur.

BEREZAY. Désiré-Julien-Marie, né le 11 novembre 1834, Dinan (Côtes-du-Nord), caporal, 65e de ligne. — Fracture comminutive de l'humérus droit, éclat d'obus, Saint-Privat. — Amputé du bras.

BERGA, Jean-François, né le 5 septembre 1837, Chezey-Saint-Martin (Meurthe), sergent, 56e de ligne. — Fracture, broiement de l'avant-pied gauche, éclat d'obus, Wœrth. — Amputation de Chopart.

BERGEY, Pierre, né le 25 mars 1847, Bequey (Gironde), 56e de ligne. — Fracture comminutive du coude et du bras gauche, coup de feu, Wœrth. — Amputé du bras au tiers moyen.

BÉRIARD, Pierre, né le 8 août 1846, Laizy (Saône-et-Loire), 45e de ligne. — Fracture comminutive du coude droit, coup de feu, 8 décembre, Josnes. — Résection de l'articulation huméro-cubitale.

BERMOND, Jacques-Louis, né le 6 juillet 1843, Saint-André (Tarn), 22e de ligne. — Mutilation du bras gauche par boulet, Sedan. — Amputé du bras.

BERMONDET DE CROMIÈRES, Prosper-Marc, né le 15 mai 1850, Saint-Yriex (Haute-Vienne), brigadier, 10e dragons. — Fracture comminutive du coude gauche, coup de feu, 10 septembre, Strasbourg. — Résection de l'articulation huméro-cubitale, fausse articulation, plaie fistuleuse.

BERNADAC, Eugène, né le 15 mars 1843, Larcat (Ariége), 66e de ligne. — Fracture comminutive de la jambe droite et plaie déchirée à la jambe gauche, éclat d'obus, Rézonville. — Amputé de la jambe droite au tiers supérieur.

BERNARD, Jean-Baptiste, né le 28 mars 1845, Vendhuille (Aisne), 63e de ligne. — Fracture comminutive du genou gauche, éclat d'obus, Spickeren. — Amputé de la cuisse à sa partie inférieure.

BERNARD, Léopold-Zéphirin, né le 23 février 1843, Laviron (Doubs), 94e de ligne.—Fracture comminutive de la jambe droite, coup de feu, Gravelotte. — Amputé de la jambe droite.

BERNEZ-CAMBOT, Pierre, né le 16 février 1843, Aressy (Basses-Pyrénées), 36e de ligne.— Fracture comminutive de la jambe gauche, éclat d'obus, Sedan. — Amputé de la jambe au lieu d'élection.

BERNHARD, Sébastien-André, né le 21 juin 1848, Molsheim (Bas-Rhin), 6e chass. à pied.— Fracture, broiement des doigts de la main droite, éclat d'obus, Sedan. — Amputation des doigts indicateur, médius, annulaire et auriculaire.

BERNHARD, Louis, né le 23 janvier 1846, Sainte-Marie-aux-Mines (Haut-Rhin), 45e de ligne. — Fracture comminutive du fémur gauche, éclat d'obus, 8 décembre, Cravant. — Amputé de la cuisse gauche.

BERNICHAN, Pierre, né à Trie (Hautes-Pyrénées), 35e de ligne.— Plaie compliquée au pied gauche, fracture comminutive du 1er métatarsien, coup de feu, 20 novembre, Champigny. — Résection du 1er métatarsien, atrophie et déviation du pied.

BERNIER, Charles-Henri-Anthime, né le 7 novembre 1843, Ingouville (Seine-Inférieure), sergent, 70e de ligne. — Fracture comminutive de la jambe droite, éclat d'obus, Gravelotte. — Amputé de la jambe au tiers supérieur.

BERRIVIN, Jean, né le 27 janvier 1846, Plovan (Finistère), 65e de ligne. — Fracture comminutive de la jambe droite, éclat d'obus, Sedan. — Amputé de la jambe au tiers supérieur.

BERSAC, François, né le 12 novembre 1846, Coulaures (Dordogne), 42e de ligne. — Fracture comminutive de l'articulation tibio-tarsienne, éclat d'obus, 31 août, Foix, près Mézières. — Amputé immédiatement de la jambe au tiers inférieur.

BERTEAU, Désiré, né le 12 août 1850, Curgies (Nord), 135e de ligne. — Fracture comminutive de la jambe gauche, éclat d'obus, Neuilly-sur-Seine. — Amputé de la jambe au lieu d'élection.

BERTET, Joseph-Baptiste, né le 25 janvier 1850, Reilhanette (Drôme), 47e de ligne. — — Plaie compliquée à la main gauche, fracture du 2e métacarpien et de l'index, coup de feu, 9 janvier, Villersexel. —Amputation de l'index et de son métacarpien, ankylose du poignet, paralysie des trois derniers doigts.

BERTHELET, Auguste-Emermond, né le 28 décembre 1846, Couretbuis (Isère), maréchal des logis, 12e d'artill. — Fracture comminutive de l'avant-bras gauche, plaie compliquée à la région sacrée, deux coups de feu, Sedan.—Amputation de l'avant-bras au tiers moyen, cicatrices adhérentes au sacrum, limitant les mouvements de flexion et de torsion de la colonne vertébrale et du bassin.

BERTHÉOL, Jean-Baptiste, 93e de ligne. — Plaie compliquée à la main droite, éclat d'obus, 2 décembre, Patay. — Désarticulation de deux phalanges de l'indicateur.

BERTHET, Jean-Baptiste, 47e de ligne. — Plaie compliquée à la main, coup de feu, Villersexel, 9 janvier. — Désarticulation du 2e métacarpien et de l'indicateur. — Ankylose de l'articulation carpo-métacarpienne.

BERTHIER, Pierre, né le 3 février 1841, Saint-Egrève (Isère), 66e de ligne. — Fracture comminutive du coude droit, coup de feu, Gravelotte. — Amputation du bras à sa partie inférieure.

BERTHOIN, Henri-Joseph, 13e de ligne. — Plaie compliquée à la main droite, coup de feu, 31 août, Sainte-Barbe, Metz. — Désarticulation de l'indicateur.

BERTHOIX, Jean, 50e de ligne. — Plaie compliquée à la main droite, coup de feu, Wissembourg. — Désarticulation de l'annulaire, ankylose du poignet.

BERTIN, Alphonse-Justin, né le 31 mars 1849, Metz (Moselle), garde mob. de la Seine. —

Fracture comminutive du fémur droit au tiers inférieur, coup de feu, le Bourget. — Amputé de la cuisse au tiers moyen.

BERTON, Victor-Léon, né le 26 octobre 1844, Paris, 56e de ligne. — Congélation, 12 janvier, retraite du Mans, gangrène. — Amputation des métatarsiens et des orteils des deux pieds.

BERTRAND, Désiré-Hippolyte, né le 25 novembre 1856, Fluis (Seine-et-Oise), 60e de ligne. — Congélation, armée du Rhin. — Désarticulation de tous les orteils du pied droit.

BERTRAND, Louis, né le 7 juillet 1847, Coulon (Deux-Sèvres), 58e de ligne. — Plaie pénétrante du coude droit, coup de feu, Sedan. — Amputation immédiate du bras au tiers inférieur.

BERTRAND, Sylvain, né le 30 juin 1845, Saint-Laurent-le-Mimier (Gard), 10e chass. à pied. — Fracture comminutive de l'humérus droit, coup de feu, Spickeren. — Amputation du bras.

BERTZ, François-Emile, né le 2 janvier 1843, Mulhouse (Haut-Rhin), 3e de ligne. — Fracture des os du tarse droit, coup de feu, Frœschwiller. — Amputé de la jambe droite.

BESSE, Pierre, né le 20 novembre 1850, Alles (Dordogne), rég. étranger. — Fracture comminutive de l'humérus droit, dénudation, éclat d'obus, Neuilly-sur-Seine. — Désarticulation scapulo-humérale.

BESSE, Victor, né le 30 juillet 1835, Taussac (Aveyron), 74e de ligne. — Fracture comminutive du fémur gauche et du genou, éclat d'obus, Wissembourg. — Amputé de la cuisse au tiers moyen.

BEYNETTE, Jean, né le 5 février 1850, Palisse (Corrèze), 68e de ligne. — Fracture comminutive du bras gauche et du coude, éclat d'obus, Villersexel, 9 janvier. — Amputé du bras au tiers inférieur.

BÉZARD, Paul-Louis, né le 30 janvier 1849, la Bosse (Loir-et-Cher), 38e de ligne. — Fracture comminutive du fémur droit, coup de feu, 23 mai, Montrouge. — Amputé de la cuisse à la partie supérieure.

BIDAULT, Jean-Alexis, né le 20 octobre 1848, Saint-Benoît-sur-Loire (Loiret), 25e de ligne. — Fracture comminutive de l'avant-bras gauche, coup de feu, Saint-Privat. — Amputé de l'avant-bras.

BIDAULT, Louis-Edmond-François, né le 12 août 1848, Chanteau (Loiret), garde mob. du Loiret. — Fracture de l'articulation tibio-tarsienne droite, éclat d'obus, Champigny. — Amputation sus-malléolaire.

BIGARÉ, Charles-Jean-Baptiste, né le 18 juin 1825, Joigny (Yonne), capitaine, 3e dragons. — Plaie compliquée à la main, coup de sabre, Rézonville. — Amputation de phalanges de l'index, du médius et de l'annulaire, cicatrices adhérentes à la face dorsale du poignet.

BIGEL, François-Edmond, né le 7 juin 1850, Lupcourt (Meurthe), 8e d'artill. — Fracture comminutive de la jambe droite, éclat d'obus, Héricourt. — Amputé de la jambe droite.

BIGER, Jean-François, né le 27 février 1842, Plogastel-Saint-Germain (Finistère), 44e de ligne. — Fracture comminutive de l'articulation tibio-tarsienne gauche, coup de feu, Beaune-la-Rolande, 28 novembre. — Amputé de la jambe au tiers inférieur.

BIGOT, Léon-François, né le 5 octobre 1849, Sault-Chevreuil-du-Tronchet (Manche), 41e de ligne. — Fracture comminutive du poignet et de l'avant-bras, coup de feu, Moulin-Saquet. — Amputé de l'avant-bras au tiers moyen.

BILLARD, Jules-Alfred, né le 5 mars 1844, Toury (Eure-et-Loir), 5e d'artill. — Fracture du col de l'humérus gauche, coup de feu, Strasbourg, 4 septembre. — Résection de l'humérus au niveau de l'insertion du grand pectoral, complications, le 28 octobre, à la suite d'une syncope; le blessé fait une chute; ostéo-myélite. — Désarticulation scapulo-humérale.

BILLEBAULT, Alexis-Eugène, né le 11 août 1843, Paris, 71e de ligne. — Fracture comminutive de la jambe gauche, plaie en séton à la partie postérieure de la jambe droite, éclat d'obus, 16 janvier, Héricourt (Haute-Saône). — Amputé de la jambe au tiers supérieur.

BILLET, Jean, né le 11 octobre 1849, Grigny (Rhône), 12e d'artill. — Fracture comminutive du métatarse, pied gauche, coup de feu, Chilleur-au-Bois (Loiret), 3 décembre. — Désarticulation tarso-métatarsienne. — Le tarse, dans l'extension forcée, ne permet pas de point d'appui sur le talon.

BILLIAT, Jules-Arsène-Alexandre, né le 24 septembre 1841, Paris, 39e de ligne. — Fracture comminutive du coude droit, coup de feu, Loigny. — Résection complète des surfaces articulaires. — Perte des mouvements de l'avant-bras et de la main.

BINET, Alexandre-Jules-Marie, 54e de ligne. — Congélation, Sillé-le-Guillaume (Sarthe). — Désarticulation des trois premiers orteils du pied gauche.

BIONDI, César, né le 14 juillet 1839, San Giovanni Perciceto (Italie), légion garibaldienne. — Fracture comminutive du bras droit, éclat d'obus, Tallans. — Amputé du bras au tiers moyen.

BIRAGUE, Auguste, né le 13 mars 1841, Labessière-Candeil (Tarn), 135e de ligne. — Fracture comminutive du bras gauche, éclat d'obus, Saint-Denis. — Désarticulation du bras.

BIRAUX, Auguste-Hippolyte-Aimé, né le 1er décembre 1848, Saint-Ouen-Marchefroy (Eure-et-Loir), garde mob. d'Eure-et-Loir. — Fracture comminutive du fémur gauche, coup de feu, Sainte-Corneille. — Amputation de la cuisse au tiers supérieur.

BIRÉ (de), Henri-Marie-Paul, né le 8 février 1846, Nantes (Loire-Inférieure), capitaine, 104e de ligne. — Fracture comminutive de la jambe gauche, éclat d'obus, Neuilly-sur-Seine. — Amputé de la jambe.

BIRGY, Charles, né le 30 octobre 1841, Village-Neuf (Haut-Rhin), 11e de ligne. — Fracture comminutive du bras gauche, coup de feu, Paris. — Désarticulation de l'épaule.

BISGAMBLIGLIA, Joseph-Antoine, né le 25 septembre 1849, Peri (Corse), 43e de ligne. — Fracture comminutive du fémur droit, coup de feu, Villorceau, 8 septembre. — Amputé de la cuisse au tiers moyen.

BISTON, Louis, né le 12 décembre 1838, Arracourt (Meurthe), 3e inf. de marine. — Fracture comminutive de la tête de l'humérus gauche, plaie en séton au tiers supérieur du bras droit, deux coups de feu, Bazeilles, 1er septembre. — Désarticulation scapulo-humérale.

BLANC, Augustin-Jean-Baptiste, né le 23 novembre 1847, Abeailles ? (Basses-Alpes), 28e de ligne. — Fracture comminutive de l'humérus gauche, près du coude, dénudation, éclat d'obus, Saint-Privat. — Amputé du bras à sa partie moyenne.

BLANC, Benoît, né le 5 juin 1851, Lyon (Rhône), 30e de ligne. — Fracture de l'articulation tibio-tarsienne droite, coup de feu, Sedan. — Amputé de la jambe au tiers inférieur.

BLANC, Joseph, né le 20 décembre 1843, Toulon (Var), 89e de ligne, — Fracture du bras droit, coup de feu, Sedan. — Amputé du bras.

BLANC, Reymond-Suffrein, né le 23 janvier 1832, Mazan (Vaucluse), lieutenant, 24e de ligne. — Fracture comminutive du coude droit, éclat d'obus, Spickeren. — Amputé du bras.

BLANC-GONET, Jean-Marie, 25e de ligne. — Plaie compliquée à la main gauche. — Désarticulation de l'indicateur, atrophie de la main.

BLANCHARD, Jean-Baptiste-Achille, né le 24 novembre 1846, Flagy (Seine-et-Marne), garde mob. de Seine-et-Marne. — Fracture de la jambe droite, coup de feu, Buzenval. — Amputé de la jambe au lieu d'élection.

BLANCHER, Marie-Paul-Camille, né le 4 mai 1847, Allègre (Gard). — Fracture comminutive du fémur gauche, éclat d'obus, Orléans. — Amputé de la cuisse.

BLANCHET, Auguste-Joseph, 34e de ligne. — Ecrasement des orteils du pied droit, éclat d'obus, Bazeilles. — Désarticulation des trois derniers orteils.

BLANCHIER, Léonard, né le 20 juillet 1846, Pézuls (Dordogne), garde mob. de la Dordogne. — Fracture comminutive de la jambe gauche, éclat d'obus, Loigny. — Amputé de la jambe.

BLÉTON, Antoine, né le 23 octobre 1842, Lyon (Rhône), 1re légion de marche du Rhône. — Fracture comminutive du bras gauche, coup de feu, Nuits. — Amputé du bras.

BLONDEL, Pierre-Joseph, né le 28 juillet 1845, Cèques (Pas-de-Calais), garde mob. du Pas-de-Calais. — Fracture comminutive du fémur gauche, coup de feu, Saint-Quentin. — Amputé de la cuisse.

BLONDET, Etienne, né le 21 mai 1849, Saint-Léger (Haute-Vienne), garde mob. de la Haute-Vienne. — Fracture comminutive de la jambe gauche, coup de feu, Lumeau, 2 décembre. — Amputé de la jambe au tiers moyen, 17 décembre.

BLOTTEAU, Pierre, né le 9 mars 1850, Sainte-Radegonde (Charente-Inférieure), 23e chass. à pied. — Fracture comminutive de la jambe gauche, éclat d'obus, Neuilly-sur-Seine. — Amputé de la jambe au tiers supérieur.

BLOUIN, Jean-Baptiste, né le 13 décembre 1837, Chanteloup (Maine-et-Loire). — Plaie à travers la cuisse droite d'avant en arrière, coup de feu; plaie déchirée au côté interne de la jambe droite, éclat d'obus, congélation des pieds, Poupry, 2 décembre. — Désarticulation de tous les orteils des deux pieds.

BOCLET, Jean-Baptiste-Xavier, né le 27 septembre 1844, Thieux (Oise), sergent, 1er de ligne. — Le bras gauche fracassé par boulet, Sedan. — Amputé du bras.

BOCQUILLON, Antoine, né le 3 mai 1849, Wagnon (Ardennes), garde mob. des Ardennes. — Fracture comminutive de la jambe gauche. coup de feu, Saint-Quentin. — Amputé de la jambe au tiers supérieur.

BODIER, Nicolas, né le 18 janvier 1846, aux Noës (Aube), 1er train des équipages. — Arthrite suppurée du genou droit, coup de pied de cheval, Gien. — Amputé de la cuisse.

BODIN, Alfred, né le 20 septembre 1849, Tourcoing (Nord), 15e de ligne. — Fracture comminutive de la jambe droite, éclat d'obus, Saint-Denis. — Amputé de la jambe au tiers inférieur.

BODIN, Jean-Julien-Louis, né le 23 février 1838, Parigné (Ille-et-Vilaine), 86e de ligne. — Fracture comminutive de l'humérus gauche, dénudation, éclat d'obus, Coulmiers. — Désarticulation scapulo-humérale.

BOEUF, Benoni, né le 1er juin 1846 (Var), caporal, 99e de ligne. — Fracture comminutive de la jambe droite, près l'articulation tibio-tarsienne, coup de feu, Frœschwiller. — Amputé de la jambe au tiers inférieur.

BOHARD, Evariste, né le 12 octobre 1825, Rennes (Ille-et-Vilaine), capitaine, 83e de ligne. — Fracture comminutive de l'avant-bras droit et du poignet, éclat d'obus, sous Metz. — Amputé de l'avant-bras.

BOILE, Paul-Etienne, né le 13 février 1849, Vensat (Puy-de-Dôme), 23e de ligne. — Fracture comminutive de l'avant-bras et du poignet, coup de feu, Champigny. — Amputé de l'avant-bras au tiers moyen.

BOIREAU, Jacques-Henri-Adolphe, né le 7 août 1846, Saint-Quentin (Gard), garde mob. du Gard. — Fracture comminutive du bras droit, plaie contuse à la jambe droite, éclat d'obus et coup de feu, Reuilly-l'Evêque, près Langres. — Amputé du bras au tiers supérieur.

BOIS, Victor, né à Granville (Manche), 3e infant. de marine. — Fracture comminutive de la jambe, Pont-Noyelles, 23 décembre, accidents et complications. — Amputé de la jambe en avril 1872.

BOISSET, Lucien-André, né le 14 décembre 1840, Pierrelate (Drôme), sergent, 39e de ligne. — Fracture comminutive de la jambe droite, éclat d'obus, Loigny, 2 décembre. — Amputé de la jambe près du genou.

BOISSY, François, né le 7 septembre 1850, Lyon (Rhône), éclaireurs volontaires du Rhône. — Fracture comminutive de la jambe gauche, éclat d'obus, 18 décembre, Nuits (Côte-d'Or). — Amputé de la jambe au lieu d'élection.

BOLOPION, André-Joseph, né le 22 janvier 1847, Lieucourt (Haute-Saône), 1er train des équipages. — Fracture comminutive de la jambe gauche, éclat d'obus, 13 décembre, Toul.— Amputé de la jambe au lieu d'élection.

Bompard, Jean-Alexis, né le 29 mai 1847, Briançon (Hautes-Alpes), garde mob. des Hautes-Alpes. — Fracture comminutive de la jambe droite, éclat d'obus, Cussey. — Amputé de la jambe.

Bompard, Laurent-Frédéric, né le 26 septembre 1852, Montmorin (Hautes-Alpes), 24e de ligne.—Fracture comminutive de l'avant-bras gauche et du poignet, coup de feu, Montretout. — Amputé de l'avant-bras au tiers moyen.

Bonhomme, Charles-Louis-Etienne, 13e de ligne.— Tumeur blanche, froid et fatigue dans les tranchées. — Amputé de la jambe gauche.

Bonhomme, Thomas, né le 23 avril 1839, Allemans (Dordogne), 14e chass. à pied. — Fracture comminutive du bras droit, dénudation, éclat d'obus, Sedan. — Amputé du bras droit.

Bonhoure, Pierre, né le 18 juin 1839, Tussac (Dordogne), 12e artill. — Fracture comminutive de l'avant-bras gauche, coup de feu, Belfort. — Désarticulation huméro-cubitale.

Boniface, Clément-Joseph, né le 24 novembre 1844, Esnés (Nord), sergent, 85e de ligne. — Le pied gauche broyé par un boulet, Clamart, 2e siége de Paris. — Amputé de la jambe au tiers moyen.

Bonnin, Louis-Alexandre, né le 15 octobre 1850, Saint-Cyran du Jambot (Indre), 38e de ligne.—Fracture comminutive de la jambe droite, éclat d'obus, Montbéliart, 18 janvier. — Amputé de la jambe au tiers supérieur.

Bonjour, Louis-Augustin, né le 17 février 1847, Villeneuve-l'Archevêque (Yonne), 1er de ligne. — Fracture comminutive du fémur gauche et du genou, éclat d'obus, Sainte-Barbe (Metz). — Amputé de la cuisse au tiers moyen.

Bonnard, Paul, né le 9 novembre 1850, Paris, 39e de ligne. — Fracture comminutive du fémur gauche et du genou, coup de feu, Loigny. — Amputation immédiate de la cuisse au tiers inférieur.

Bonnechaux, Etienne-Jean-Baptiste, né le 13 octobre 1843, Lunéville (Meurthe), 57e de ligne. — Fracture comminutive de la cuisse droite, coup de feu, Saint-Privat. — Amputé de la cuisse au quart supérieur.

Bonnel, Pierre, né le 22 novembre 1847 au Bosc (Ariége), 77e de ligne.—Fracture comminutive du poignet et de l'avant-bras gauche, coup de feu, Forbach. — Amputé de l'avant-bras au tiers inférieur.

Bonnenfant, Théophile, né le 19 décembre 1845, Saint-Bonnet (Charente), caporal, 50e de ligne. — Fracture comminutive du bras gauche, éclat d'obus, Sedan. — Amputation du bras au tiers moyen.

Bonnes, Jacques-Joseph, né le 5 novembre 1839, Gibroudes (Tarn), 15e chass. à pied. — Fracture comminutive du bras gauche, coup de feu, Borny. — Amputé du bras au quart supérieur.

Bonnin, Silvain, né le 26 janvier 1843, la Bertonoux (Indre), 17e de ligne. — Fracture du genou droit, coup de feu, Beaumont, 30 août. — Complications. Amputé de la cuisse au tiers supérieur.

Bonnet, Eugène, né le 7 janvier 1844, Paudy (Indre), 9e chass. à pied. — Fracture comminutive du poignet et de l'avant-bras gauche, éclat d'obus, Ladonchamps (Metz). — — Amputé de l'avant-bras.

Bonnet, Félix, né le 20 novembre 1848, Feux (Cher), 97e de ligne. — Fracture comminutive du bras droit, coup de feu, Mouzon. — Amputé du bras au tiers supérieur.

Bonnet, Jacques-Joseph, né le 15 mars 1841, Lamastre (Ardèche), 3e zouaves. — Le bras droit emporté par un boulet, Reischoffen.— Désarticulation scapulo-humérale.

Bonnet, Louis-Emat, né le 4 décembre 1840, Beauchastel (Ardèche) 2e zouaves. — Fracture du fémur droit à sa partie supérieure, coup de feu, Freschwiller.—Résection du fémur, raccourcissement de 15 centimètres, saillie considérable de la hanche, cicatrices profondes, très-étendues et adhérentes.

BONNOT, François, né le 24 décembre 1850, Challuy (Nièvre), 15e chass. à pied. — Congélation, armée de l'Est. — Résection de la tête du 1er métatarsien et ablation du gros orteil du pied droit.

BONTEMPS, Michel-Germain, né le 17 novembre 1840, Libourne (Gironde), 1er zouaves.— Fracture de la main droite, éclat d'obus, Frœschwiller. — Désarticulation du poignet.

BONVALET, Julien-Victor, né le 27 janvier 1850, Vanves (Seine), 114e de ligne.— Fracture comminutive de la jambe gauche, coup de feu, Champigny. — Amputé de la jambe au lieu d'élection.

BOQUET, Charles-Théophile-Léger, né le 3 octobre 1842, Lucheux (Somme), caporal, 33e de ligne. — Fracture comminutive de l'humérus droit, éclat d'obus. — Amputé du bras au tiers supérieur.

BORDAS, Jean-Émile, né le 21 novembre 1849, Paris, 121e de ligne.— Fracture comminutive de la jambe gauche, Neuilly-sur-Seine, 31 octobre. — Cet homme portant son fusil en bandoulière, tomba, le coup partit. — Amputation de la jambe au lieu d'élection.

BORDES, Joseph, né le 29 mars 1848, Lescure (Ariége), 30e de ligne. — Fracture double du fémur droit, coup de feu et éclat d'obus, Mouzon. — Amputé de la cuisse.

BORDY, Ile-Joseph, né le 23 janvier 1840, Deluz (Doubs), caporal, 47e de ligne.—Fracture comminutive de l'humérus gauche, coup de feu, Bellegarde. — Amputé du bras.

BORNE, Pierre-François, né le 5 juin 1846, Salins (Jura), 65e de ligne. — Fracture de l'articulation tibio-tarsienne droite, éclat d'obus, Bapaume, 3 janvier. — Amputation sus-malléolaire.

BOSC, Jean-Bertrand-Antoine, né le 24 mai 1846, Saint-Gaudens (Haute-Garonne), sergent, garde mob., Haute-Garonne. — Fracture comminutive du fémur droit, coup de feu, Echenay-le-Sec. — Amputé de la cuisse au tiers inférieur.

BOSCHER, Mathurin, né le 14 juin 1844, Pipriac (Ille-et-Vilaine), 25e de ligne. — Fracture comminutive de l'humérus droit, coup de feu, Saint-Privat. — Amputé du bras au tiers inférieur.

BOSSARD, Charles-Honoré, né le 12 novembre 1846, Rennes (Ille-et-Vilaine), caporal, 50e de ligne.—Fracture de la jambe gauche, coup de feu, Wissembourg. — Amputé de la jambe.

BOSSOLEIL, Jean, 2e train d'artill. — Plaies compliquées au bras droit et à la main gauche, éclat d'obus, Sedan. — Désarticulation de l'index et du médius, main gauche, paralysie et atrophie de tout le membre thoracique droit, avec flexion permanente de l'avant-bras sur le bras.

BOTTOIS, Eugène-Pierre, 70e de ligne, plaie compliquée à la main droite, éclat d'obus, Saint-Privat. — Amputation du médius, adhérence des gaines tendineuses des autres doigts.

BOU-BEKER-BEL-MÉDI, né aux M'Zila, 1848 (Oran), 2e tir. alg. — Fracture du genou et de la cuisse gauche, coup de feu, Woerth. — Amputé de la cuisse au tiers moyen.

BOUCHACOURT, Louis-Antoine, né le 5 février 1841, Saint-Christophe (Saône-et-Loire), sergent-major. — Fracture comminutive du fémur gauche, coup de feu, Cercottes. — Amputé de la cuisse.

BOUCHE, Antoine, né le 17 août 1845, Chassagnes (Haute-Loire), 42e de ligne. — Fracture comminutive du fémur gauche près du genou, éclat d'obus, Chevilly. — Amputé de la cuisse au tiers moyen.

BOUCHE, Étienne, né le 29 septembre 1849, Pinsot (Isère), 94e de ligne. — Fracture de la jambe gauche, coup de feu, Beaumont. — Amputé de la jambe.

BOUCHÉ, Étienne-Paul, né le 7 octobre 1847, Planchez (Isère), 47e de ligne. — Fracture comminutive de la cuisse droite, coup de feu, Frœschwiller.—Amputé de la cuisse.

Boucher, Henri, né le 17 octobre 1847, Dammarie (Eure-et-Loir), garde mob. d'Eure-et-Loir. — Fracture comminutive de la tête de l'humérus gauche, coup de feu, Lombron (Sarthe), 11 janvier. — Résection de la tête de l'humérus, ankylose presque complète de l'épaule.

Boucher, Jacques, né le 24 mars 1833, Sougé (Loir-et-Cher), 5ᵉ de ligne. — Fracture de l'humérus droit, coup de feu, Villorceaux. — Amputé du bras.

Boudairon, Louis, né le 23 mars 1848, Coucourson (Maine-et-Loire), 90ᵉ de ligne. — Fracture de l'articulation tibio-tarsienne droite, coup de feu, Borny. — Amputé de la jambe au lieu d'élection.

Boudeville, Arthur-Pierre, né le 20 mai 1853, Paris, volontaire de Montrouge. — Fracture comminutive de la jambe droite, coup de feu, Buzenval. — Amputé de la jambe au lieu d'élection.

Boudeville, Prosper-Jean-Baptiste, né le 4 février 1845, Neuilly-le-Vendin (Mayenne), 23ᵉ de ligne. — Fracture comminutive du coude droit, coup de feu, Champigny. — Amputé du bras au quart inférieur.

Boudillon, Jean-Baptiste, garde mob. Isère. — Plaie compliquée à la main droite, coup de feu, Beaugency. — Désarticulation des phalanges de l'indicateur.

Boudon, Guillaume-Antoine, né le 1ᵉʳ février 1842, Saillans (Drôme), 22ᵉ de ligne. — Fracture comminutive du bras gauche, coup de feu, Villorceaux.—Amputé du bras.

Bouillard, Benoît, né le 26 novembre 1844, Avenas (Rhône), 1ʳᵉ légion de marche du Rhône. — Fracture comminutive de l'humérus gauche, coup de feu, Nuits (Côte-d'Or). — Amputé du bras.

Bouillat, Moïse, né le 16 avril 1851, Voiron (Isère), 3ᵉ de ligne.—Fracture comminutive de l'humérus gauche, coup de feu, Fræschwiller. — Désarticulation scapulo-humérale.

Bouillon, François-Victor-Augustin, né le 23 décembre 1844, Montigny-le-Chartif (Eure-et-Loir), 91ᵉ de ligne. — Fracture comminutive du bras gauche, coup de feu, Sedan. — Amputé du bras au tiers supérieur.

Bouju, Louis-Joseph, 59ᵉ de ligne.—Plaie compliquée à la main gauche, broiement du pouce, Servigny, Metz. —Désarticulation du pouce.

Bou-Khatel-ould-m'ahmed-ben-cadour, né aux Ouled-ben-el-Hia, 1846, Oran, 2ᵉ tir. alg. —Fracture comminutive du bras et du coude droits, coup de feu, Woerth.—Amputé du bras au tiers inférieur.

Boulard, François-Léon, né le 26 juillet 1847, Hautot-l'Auvray (Seine-Inférieure), 43ᵉ de ligne. — Plaie en séton au mollet droit, plaie contuse à la face interne de l'avant-bras gauche, plaie compliquée à la main gauche, éclats d'obus, Amanvillers. —Désarticulation de l'indicateur et du médius, main gauche.

Bouldoires, Louis-Michel, né le 29 septembre 1850, Espalion (Aveyron), caporal, 46ᵉ de ligne. — Fracture comminutive du poignet et de la partie inférieure de l'avant-bras droit, éclat d'obus, Béthoncourt.— Amputé de l'avant-bras.

Boulerne, Jacques, né le 15 décembre 1845, Cognehors (Charente-Inférieure), 34ᵉ de ligne. — Fracture de l'avant-bras gauche, coup de feu, Sedan. — Amputé de l'avant-bras au tiers supérieur.

Boullevault, Edmond, 9ᵉ chass. à pied.—Fracture de la partie supérieure de l'humérus droit, 2 coups de feu, château de Bécon, 14 avril. —Résection de la tête de l'humérus.

Bou-Medin-bel-baha, né en 1842 aux Ouled-Leklsend (Oran), 2ᵉ tir. alg. — Plaie compliquée à la main droite. — Fracture du 1ᵉʳ métacarpien et du pouce, coup de feu, Woerth. — Amputation d'une partie du 1ᵉʳ métacarpien et du pouce.

Bouquerod, Claude, né le 28 décembre 1838, Lyon (Rhône), 6ᵉ chass. à pied. —Fracture comminutive de la jambe gauche, éclat d'obus, Bapaume.—Amputé de la jambe au tiers supérieur.

BOUQUET, Jean-Amand, né le 8 mars 1848, Paris, 26e de ligne. — Fracture de la jambe gauche, éclat d'obus, Saint-Privat. — Amputé de la jambe.

BOUQUIN, François, né le 9 juin 1848, Oyrières (Haute-Saône), garde mob. de la Haute-Marne.—Fracture comminutive du fémur gauche, coup de feu, Lonjeau.—Amputé de la cuisse.

BOURASSIN, Charles-Isidore, né le 2 juin 1848, Gien (Loiret), caporal, 11e de ligne. — Le pied droit emporté par un obus, Sedan. — Amputation? du pied.

BOURDELAS, Louis-Jules-Remi, né le 1er octobre 1846, Courville (Eure-et-Loir), sergent-major, garde mob. de la Seine. — Fracture de la jambe droite, coup de feu, Bourget, 30 octobre. — Amputé de la jambe au tiers supérieur.

BOURDON, Joseph-Napoléon, né le 26 mai 1849, Caudebec-les-Elbœuf (Seine-Inférieure), 2e zouaves. — Fracture comminutive de l'avant-bras, coup de feu, Gien.—Amputé de l'avant-bras au tiers supérieur.

BOURDREL, Henri-Augustin-François, né le 8 décembre 1849, Locon (Pas-de-Calais), artill. mob. du Pas-de-Calais. — Fracture comminutive de la jambe gauche, éclat d'obus, Saint-Quentin, 19 janvier. — Amputé de la cuisse au tiers supérieur.

BOURGAUX, Alexis-Nicolas, né le 10 août 1847, Boulogne (Seine), 27e de ligne. — Fracture du coude droit, coup de feu, Arthenay. — Résection des surfaces articulaires du coude, 25 janvier. (Voir observation du docteur Chipault).

BOURET, Henri-Émile, né le 26 mai 1845, Etréchy (Seine-et-Oise), 40e de ligne. — Fracture du fémur droit, coup de feu, Spickeren. — Amputé de la cuisse droite.

BOURGEOIS, Alexandre, né le 20 septembre 1850, Amiens (Somme), 69e de ligne. — Fracture comminutive du bras droit, coup de feu, Villersbretonneux. — Désarticulation scapulo-humérale.

BOURGEOIS, Ambroise-Josias, né le 13 février 1838, Chatelblanc (Doubs), 22e d'artill. — Fracture du poignet gauche, éclat d'obus, Villiers. — Amputé de l'avant-bras au tiers inférieur.

BOURGEOIS, Jules-Nicolas, né le 16 septembre 1848, Nouzon (Ardennes), 20e chass. à pied. — Fracture comminutive de la cuisse gauche, éclat d'obus, Saint-Privat. — Amputé de la cuisse gauche.

BOURGES, Jean-François, né le 23 avril 1837, Plouguenast (Côtes-du-Nord), 15e de ligne. — Plaie compliquée à la main gauche, coup de feu et éclat d'obus, Parigné-l'Evêque (Sarthe). — Désarticulation des quatre derniers doigts de la main gauche, paralysie du pouce.

BOURGÈS, Pierre *dit* Victor, né le 15 mai 1847, Peyzac-de-Montignac (Dordogne), 76e de ligne. — Fracture comminutive de l'humérus droit à sa partie supérieure, coup de feu, Gravelotte. — Résection de la tête de l'humérus.

BOURGOIN, Louis-Auguste, né le 4 mai 1845, Coudrecieux (Sarthe), 54e de ligne. — Le pied droit écrasé par un wagon, en Allemagne. — Amputé de la jambe au tiers inférieur.

BOURGOIN, Louis-Denis, né le 11 décembre 1849, Mézières (Loiret), garde mob. du Loiret. — Fracture comminutive de la jambe droite, éclat d'obus, Champigny. — Amputé de la jambe au lieu d'élection.

BOURGOT, François, né le 31 juillet 1847, Plougean (Finistère), 8e de ligne. — Fracture comminutive de la jambe droite, coup de feu, Gravelotte. — Amputé de la jambe au lieu d'élection.

BOURGONIN, Ernest-Alfred, né le 14 juillet 1850, Angers (Maine-et-Loire), 85e de ligne. — Fracture comminutive de la jambe gauche, plaie compliquée à l'articulation du genou droit, éclat d'obus, 17 mai, Issy. — Amputé de la jambe gauche au lieu d'élection, rétraction musculaire de la jambe droite.

BOURGUIGNON, Jean-Baptiste, né le 3 janvier 1851, Uruffe (Meurthe), 11e chass. à pied. — Fracture du péroné, jambe gauche, coup de feu, Villorceaux, 9 décembre. — Résection du péroné, gangrène, complications, ankylose tibio-tarsienne.

BOURNIQUEL, Auguste, né le 8 avril 1833, Puy-Saint-Laurent (Tarn), sergent, 45e de ligne. — Plaie compliquée à la main gauche, coup de feu, Belfort, 13 décembre. — Désarticulation du pouce.

BOURON, Louis-Xavier, né le 5 décembre 1845, Sainte-Colombe (Seine-et-Marne), maréchal-des-logis, 15e d'artill. — Fracture comminutive de l'avant-bras droit, éclat d'obus, Villers-Bretonneux. — Amputé de l'avant-bras.

BOURSON, Claude-Gustave, né le 14 février 1833, Chevagnes (Allier), lieutenant, 56e de ligne. — Fracture comminutive du fémur gauche, éclat d'obus, Frœschwiller.—Amputé de la cuisse gauche.

BOURTOUMIEU, Jean-Marie, né le 16 mai 1847, Fabas (Haute-Garonne), 3e zouaves. — Fracture comminutive de l'avant-bras gauche, coup de feu, Cussey. — Désarticulation du coude.

BOUTEILLÉ, Jean, né le 24 décembre 1841, Sainte-Foy-d'Aigrefeuille (Haute-Garonne), 33e de ligne. — Fracture comminutive de la jambe droite, éclat d'obus, Coulmiers. — Amputé de la jambe au tiers supérieur.

BOUTELDJA-BEN-KADDOUR, né à Guelma, 1839 (Constantine), sergent, 3e tir. alg.—Fracture comminutive du bras droit, coup de feu, Frœschwiller. — Amputé du bras au tiers supérieur.

BOUTTIER, Amand-Pascal, né le 10 avril 1844, Moitron (Sarthe), 2e de ligne. — Fracture comminutive de la jambe droite, coup de feu, Spickeren, — Amputé de la jambe droite.

BOUVARD, Jean, né le 6 novembre 1848, Tréteau (Allier), 61e de ligne. — Fracture comminutive de l'humérus gauche, lacération des parties molles, éclat d'obus, Sedan. — Désarticulation scapulo-humérale.

BOUVET, Louis-François, né le 1er octobre 1825, Bancourt (Pas-de-Calais), sergent, 2e zouaves. — Fracture comminutive de l'humérus droit, éclat d'obus, Frœschwiller.— Résection de l'humérus, fausse articulation au niveau des attaches inférieures du deltoïde, atrophie et perte de l'usage du bras.

BOUVIER, Jules-Auguste, né le 28 avril 1849, Lac des Rouges Truites (Jura), 40e de ligne. — Fracture comminutive de l'extrémité supérieure de l'humérus droit, éclat d'obus, Arthenay, 2 décembre. — Résection de la tête de l'humérus, fausse articulation mal consolidée.

BOUVIER, Pierre-François-Rémy, né le 1er octobre 1833, Pierrelatte (Drôme), sergent, 18e de ligne. — Fracture comminutive de l'avant-bras droit, éclat d'obus, Sedan. — Résection des surfaces articulaires du coude.

BOYÉ, Victor, né le 29 avril 1839, Firmy (Aveyron), 99e de ligne. — Fracture des méta-carpiens et des doigts de la main droite, éclat d'obus, Frœschwiller. —Désarticulation radio-carpienne.

BOYER, Jules-Maurice-Louis, né le 3 avril 1844 (Paris), 11e de ligne. — Fracture comminutive de l'avant-bras et du poignet gauche, coup de feu, Sedan. — Amputation de l'avant-bras au tiers moyen, le 1er mars 1871.

BOZEC, Joseph, né le 14 décembre 1844, Nostang (Morbihan), 49e de ligne. — Fracture comminutive du bras droit, éclat d'obus, Sedan. — Amputé du bras au tiers supérieur.

BRAHIM-BEN-EL-HADJ-AHMED, né en 1847 (Soudan), 1er tir. alg. —Fracture comminutive de la jambe droite, coup de feu, Frœschwiller. —Amputé de la jambe au tiers supérieur.

BRAHIM-BEN-SAÏD, né en 1840, la Maghrnia (Oran), 3e tir. alg. — Fracture comminutive du fémur droit, coup de feu, Frœschwiller. — Amputé de la cuisse.

BRAGEOT, Julien, 59e de ligne. — Plaie compliquée à la hanche gauche, lésion de l'épine iliaque antérieure et supérieure, plaie compliquée à la main gauche. — Désarticulation des phalanges du médius et de l'auriculaire.

BRAJON, Louis-Ferdinand, 4ᵉ zouaves. — Plaie compliquée à la main droite, coup de feu, Chatillon, 19 septembre. — Désarticulation de phalanges de l'index, etc.

BRAS, Antoine, né le 2 janvier 1846, Sagelort (Dordogne), garde mob. de la Dordogne. — Congélation, armée de la Loire. — Désarticulation de tous les orteils des deux pieds.

BRAUN, Albert-Joseph, né le 22 juin 1849, Freineréville (Meuse), 44ᵉ de ligne. — Congélation, 15 et 16 janvier, Contenant. — Désarticulation de tous les orteils des deux pieds.

BRAUN, Marie-François-Gaston, né le 16 août 1842, Rosheim (Bas-Rhin), capitaine, 17ᵉ chass. à pied. — Fracture comminutive de la jambe gauche, éclat d'obus, Pont-Noyelles, 23 décembre. — Amputé de la jambe au lieu d'élection.

BREIL, Michel, né le 10 septembre 1849, Villesèque (Lot), garde mob. du Lot. — Fracture du coude gauche, coup de feu, Parigné-l'Évêque, 10 janvier. — Résection de l'olécrâne, ankylose complète, extension permanente de la main et des doigts.

BRENET, Marie-Joseph-Désiré, né le 30 septembre 1848, Publy (Jura), 43ᵉ de ligne. — Fracture comminutive du bras droit, coup de feu, Amiens. — Désarticulation scapulo-humérale, le 29 novembre.

BRÈS, Louis-Casimir, né le 14 novembre 1849, Bagard (Gard), 67ᵉ de ligne. — Fracture comminutive de la jambe droite, éclat d'obus, Neuilly-sur-Seine, 2ᵉ siége. — Amputé de la jambe droite au lieu d'élection.

BRESSOT, Jean, 12ᵉ d'artill., maréchal-ferrant. — Plaie compliquée à la main droite, éclat d'obus, Montbéliard, 17 janvier. — Amputation partielle de l'indicateur, mouvements très-restreints des autres doigts.

BREUGNION, Jean-Alexandre-Ferdinand, né le 29 juillet 1848 (Paris), 71ᵉ de ligne. — Fracture comminutive de la jambe droite, coup de feu, Servigny (Metz). — Amputé de la jambe au tiers supérieur.

BRIATTE, Alexandre-Joseph, né le 1ᵉʳ juin 1848, Beaurain (Nord), garde mob. du Nord. — Fracture comminutive du fémur gauche, coup de feu, Saint-Quentin, 19 janvier. — Amputé de la cuisse, amputé une seconde fois.

BRIBES, Gabriel-Félix, né le 17 novembre 1831, les Cabannes (Ariége), capitaine, 19ᵉ de ligne. — Fracture comminutive de la jambe droite, éclat d'obus, Sedan. — Amputé de la jambe au lieu d'élection.

BRIÈRE, Anicet-Hyacinthe-Alexandre, né le 17 avril 1845, la Loupe (Eure-et-Loir), 93ᵉ de ligne. — Fracture comminutive de la jambe droite, coup de feu, Ladonchamps (Metz). — Amputé de la jambe au tiers supérieur.

BRIDEAU, Jean-Baptiste-Alphonse, né le 4 octobre 1848 (Paris), 67ᵉ de ligne. — Plaie compliquée à la main droite, plaie contuse à la jambe, coup de feu, Gravelotte. — Amputation de l'indicateur, main droite.

BRIN, Augustin-Jacques, né le 5 octobre 1839, Saint-Macaire (Maine-et-Loire), 3ᵉ d'artill. — Fracture comminutive du bras gauche, éclat d'obus, Arthenay. — Amputé du bras au tiers supérieur.

BROC, René, né le 4 mai 1849, Angers (Maine-et-Loire), 113ᵉ de ligne. — Fracture comminutive de la jambe gauche, coup de feu, Vanves, 2ᵉ siége. — Amputé de la jambe au lieu d'élection.

BROCHARD, Pierre-François, né le 23 novembre 1848, Céral (Orne), 42ᵉ de ligne. — Fracture comminutive de l'humérus droit, coup de feu, Champigny, 30 novembre. — Amputé du bras au tiers supérieur.

BROCHOT, Simon, né le 23 mai 1847, Grande-Verrière (Saône-et-Loire), garde mob. de Saône-et-Loire. — Congélation, 15 janvier, Chenebico. — Désarticulation des orteils du pied droit et du gros orteil du pied gauche.

BROHAN, Jean-Pierre-Marie, 19ᵉ d'artill. — Plaie à la main droite, coup de serpe, bois de Boulogne, 25 septembre. — Désarticulation du pouce.

Broissand, Valentin, né le 16 juin 1845, Vallières (Haute-Savoie), 66e de ligne. — Fracture de la jambe gauche, coup de feu, Spickeren. — Amputé de la jambe.

Brossard (de), Eugène-Joseph, né le 5 novembre 1847, Issoncourt (Meuse), sergent-major, 84e de ligne. — Fracture comminutive de la jambe gauche, éclat d'obus, Rézonville.—Amputé de la jambe au tiers supérieur.

Brossard, Jean-Baptiste, né le 27 septembre 1843, Rochetrejoux (Vienne), 96e de ligne. — Fracture comminutive du coude gauche, coup de feu, Gravelotte. — Résection du coude.

Broualli, Benoît, né le 13 mai 1845, Vaugneray (Rhône), 2e chass. à pied. — Fracture du bras gauche, éclat d'obus, Saint-Privat. — Amputé du bras.

Broué, Rémond, 6e chass. à pied. — Plaie à la main, coup de feu, Sainte-Marie, 13 janvier. — Désarticulation de l'indicateur.

Brouillet, Étienne-Marie, né le 14 janvier 1832, la Cavalerie (Aveyron), 3e zouaves.—Fracture comminutive du genou et de la cuisse droite; fracture du cubitus à son extrémité inférieure. — Amputé de la cuisse au tiers moyen.

Brouillier, Victor-Paulin, né le 23 décembre 1848, ville devant Behrain (Meuse), 47e de ligne. — Plaie compliquée à la jambe gauche, coup de feu, Frœschwiller. — Amputé de la jambe au lieu d'élection.

Brouqui, Jean, né le 12 juillet 1843, Besse (Dordogne), 93e de ligne. — Fracture comminutive de l'humérus droit, éclat d'obus, Gravelotte. — Désarticulation scapulo-humérale.

Broussé, Bertrand, né le 19 janvier 1835, Castes-de-Candau (Basses-Pyrénées), caporal, 61e de ligne. — Fracture de la jambe gauche, éclat d'obus, Héricourt. — Amputé de la jambe au tiers supérieur.

Brousse, Jean-François, 5e de ligne. — Plaie compliquée à la main droite et plaie contuse à l'avant-bras gauche, éclat d'obus, Sedan. — Amputation de l'indicateur main droite.

Brousse, Gilbert-André, 26e de ligne. — Plaie compliquée à la main gauche, coup de feu, Patay, 1er décembre. — Désarticulation du pouce et de l'indicateur, mouvements restreints des autres doigts.

Broutta, Marc-Félix, né le 24 novembre 1819, Marquise (Pas-de-Calais), lieutenant-colonel de cavalerie en non-activité. — Fracture comminutive du bras droit, éclat d'obus, Frœschwiller. — Amputé du bras au tiers moyen.

Brouxau, Henri-Napoléon-Martin, né le 9 novembre 1849, Pitzgam (Nord), 60e de ligne. — Congélation, Montbéliard, 16 janvier. — Désarticulation tibio-tarsienne du pied droit.

Bruc, Ardon, 4e de ligne. — Plaie compliquée à la main droite, coup de feu, Arthenay. — Désarticulation de phalanges.

Brugel, Baptiste, 30e de ligne. — Fracture de l'auriculaire, main gauche, coup de feu, Ferrières, 28 décembre. — Désarticulation de l'auriculaire.

Brut, Émile-Étienne, né le 1er novembre 1850, Aillion (Ardèche), rég. étranger. — Fracture comminutive de l'avant-bras gauche, plaie pénétrante à l'œil gauche, éclat d'obus et coup de feu, Montbéliard, 17 janvier. — Amputé de l'avant-bras gauche au tiers moyen, perte de l'œil.

Brun, Henri-Adolphe, né le 7 août 1845, Grâne (Drôme), 13e de ligne. — Fracture comminutive du bras gauche, coup de feu, Amanvillers. — Amputé du bras gauche.

Brun, Jean, 35e de ligne. — Plaie compliquée à la main droite, coup de feu, Vanves, 10 mai. — Désarticulation du pouce.

Bruneau, Pierre, né le 17 mars 1846, Sainte-Suzanne (Mayenne), 15e d'artill. — Fracture comminutive de l'avant-bras, éclat d'obus. — Désarticution du coude.

Brunet, Émile-Édouard, né le 14 août 1853, Romans (Drôme), 13e de ligne. — Plaie compliquée à la main gauche, fracture des doigts, éclat d'obus, Patay. — Désarticulation des doigts.

BRUNET, Constant-Eugène, né le 25 mars 1833, Lyon (Rhône), 1re légion de marche du Rhône.—Congélation, 17 janvier, Héricourt.—Désarticulation ou élimination de phalanges de tous les orteils des deux pieds.

BRUNET, Jules-Pierre, né le 22 février 1848, Millau (Aveyron), 2e train d'artill.—Fracture de l'avant-bras gauche, éclat d'obus, Beaune.—Amputé de l'avant-bras au tiers moyen.

BRUNNEU, Joseph, né le 26 mai 1851, Blotzheim (Haut-Rhin), 2e de ligne. — Fracture comminutive de l'avant-bras et du coude, éclat d'obus, Beaugency. — Amputé du bras à 10 centimètres au-dessus du coude.

BRUNTZ, Conrad, né le 25 novembre 1843, Berwiller (Haut-Rhin), 12e de ligne. — Fracture du 1er métacarpien et du pouce, coup de feu, Ladonchamps (Metz). — Amputation du 1er métacarpien et du pouce.

BRUZEAU, Louis-Claude, né le 17 avril 1848, garde mobilisée de Paris. — Fracture comminutive de la jambe gauche, éclat d'obus, bombardement de Paris. — Amputé de la jambe au lieu d'élection.

BUCCHINI, François-Marie, né le 9 janvier 1848, Zicavo (Corse), caporal, 42e de ligne. — Fracture comminutive de la jambe droite, coup de feu, Chevilly. — Amputé de la jambe.

BUCILLAT, Jean-Claude-Joseph, franc-tireur provençal.—Congélation, 17 janvier, Salbris.—Désarticulation de tous les orteils du pied gauche et de toutes les phalanges unguéales du pied droit.

BUET, Ferdinand-Jean-Antoine, né le 5 octobre 1851, Paris, 2e zouaves. — Fracture comminutive de l'humérus droit, coup de feu, Arthenay. — Amputé du bras au tiers supérieur.

BUGEL, Nicolas-Gaspard, tambour, 3e zouaves. — Fracture comminutive de la jambe gauche, 2 coups de feu, Reischoffen. — Amputé de la jambe le même jour.

BUGNON, Louis, né le 20 mars 1848, Etobon (Haute Saône), garde mob. des Vosges. — Fracture comminutive de l'avant-bras droit, coup de feu, Bessoncourt. — Désarticulation du coude.

BUHOT, Émile-Auguste, né le 2 juin 1838, Paris, sergent, 26e de ligne. — Fracture comminutive du coude droit, coup de feu, Gravelotte.—Amputé du bras au tiers moyen 9 septembre.

BUHOUR, Émile-Constant-Étienne, né le 17 avril 1849, Langrune (Calvados), garde mob. du Calvados.—Fracture comminutive de l'humérus droit, coup de feu, Sainte Corneille (Sarthe). —Désarticulation scapulo-humérale.

BUISSON, Benoît, né le 27 septembre 1847, Ris (Puy-de-Dôme), 77e de ligne. — Fracture de l'avant-bras gauche et du poignet, éclat d'obus, Rézonville.—Amputé de l'avant-bras.

BUISSON, Félix, né le 21 août 1845, Modane (Savoie), 74e de ligne. — Fracture de l'avant-bras gauche, coup de feu, Wissembourg. — Amputé de l'avant-bras.

BUISSON, Justin, 114e de ligne. — Plaie compliquée à la main droite, coup de feu, Champigny. — Désarticulation des dernières phalanges du médius, atrophie de la main.

BURRAU, Robert, né le 6 octobre 1851, Limoges (Haute-Vienne), 2e zouaves. — Fracture comminutive de l'humérus gauche à sa partie supérieure, coup de feu, Arthenay. — Résection du tiers supérieur de l'humérus, 25 janvier 1871. (Voir observation du docteur Chipault).

BUREAU, Hippolyte, 17e de ligne. — Plaie compliquée à la main gauche, coup de feu, Sedan. — Amputation de l'indicateur.

BURELLE, Joseph, né le 12 mars 1845, Bar-sur-Aube, garde mob. de l'Aube. — Fracture comminutive de la jambe droite, coup de feu, Châtillon (Paris). — Amputation de la jambe.

BURGALAT, Denis, né le 17 janvier 1844, Saint-Béat (Haute-Garonne), 1er de ligne. — Fracture du poignet droit, éclat d'obus, Saint-Privat. — Amputé de l'avant-bras.

BURGET, Frédéric, né le 22 décembre 1845, Epping-Urbach (Moselle), 4e chass. à pied. —Fracture comminutive de l'humérus gauche, coup de feu, Sedan. —Amputé du bras au tiers supérieur.

BURGUNDER, Romain, né le 8 avril 1847, Mollau (Haut-Rhin), caporal, 56e de ligne. — Fracture de la jambe droite, coup de feu, Woerth. — Amputé de la jambe au lieu d'élection.

BURLE, Isidore, né le 12 avril 1848, Clamensanne (Basses-Alpes), 35e de ligne. — Fracture comminutive du fémur gauche, coup de feu, Chevilly. — Amputé de la cuisse.

BURNIER, Jean-Charles-Auguste, né le 4 décembre 1847, Danemarie (Haut-Rhin), sergent, 3e de ligne.—Fracture comminutive du fémur droit; plaie contuse au flanc droit, éclat d'obus, Frœschwiller. — Amputé de la cuisse.

BURTILLET, François, né le 24 avril 1847, Novalaise (Savoie), garde mob. de la Savoie. — Fracture comminutive de l'humérus droit, coup de feu, Béthoncourt.—Amputé du bras.

BUTEZ, Eugène-François, né le 6 décembre 1850, Dunkerque (Nord), caporal, 68e de ligne. — Fracture comminutive du coude droit, éclat d'obus, Saint-Quentin. — Amputé du bras au tiers inférieur.

BUTY, Jacques-Gabriel, né le 13 janvier 1846, la Plaine (Maine-et-Loire), 98e de ligne. — Plaie compliquée à la main droite, éclat d'obus, Saint-Privat. — Amputation du pouce, gêne des mouvements des doigts.

BUYAT, Pierre-Paul, 50e de ligne. — Plaie compliquée à la main gauche et plaie contuse à l'avant-bras droit, éclat d'obus, Beaune-la-Rolande. — Désarticulation de l'annulaire, de l'auriculaire et de leurs métacarpiens, désarticulation de la phalangette du médius.

BUZIER, Jean, né le 11 janvier 1850, Fontaine-Saint-Martin (Rhône), 11e de ligne.—Fracture de la jambe droite, coup de feu, Thiais, 30 septembre. — Amputé de la jambe.

CABALLERIE, Hyacinthe-Dominique, né le 23 mars 1844, Dorres (Pyrénées-Orientales), sergent, 3e de ligne. — Fracture comminutive du bras gauche, coup de feu, Frœschwiller.— Amputé du bras.

CABANES, Jean-Pierre, né le 3 mars 1847, Bretenoux (Lot), 22e de ligne. — Fracture comminutive du poignet gauche et de l'extrémité inférieure de l'avant-bras. — Amputation de l'avant-bras au tiers moyen.

CABARÉ, Pierre, né le 21 avril 1846, Lesse (Landes), 73e de ligne. — Fracture comminutive de la jambe droite, éclat d'obus, Villepion. — Amputé de la jambe.

CABARET, Victor-Alexandre, né le 27 mai 1852, Douai (Nord), 26e de ligne. —Fracture comminutive de la cuisse gauche, coup de feu, Loigny. — Amputé de la cuisse au quart supérieur.

CABON, Alain, né le 27 octobre 1849, Pluguffan (Finistère), 17e chass. à pied. — Fracture comminutive du bras gauche, coup de feu, Loigny. — Désarticulation scapulo-humérale.

CABOT, Joseph, né le 18 juin 1845, Requista (Aveyron), 46e de ligne. — Fracture comminutive de l'humérus gauche, éclat d'obus, Sedan. — Amputé du bras.

CADET, Jules, caporal au 3e zouaves. — Fracture comminutive de la jambe gauche, coup de feu. — Amputé de la jambe.

CADILHAC, Isidore-Osmin-Camille, né le 13 mai 1846, la Cavalerie (Aveyron), 114e de ligne. — Fracture du bras gauche, coup de feu, Bagneux, 2e siége. — Amputé du bras.

CADILLON, Pierre, né le 10 novembre 1831, Naillat (Creuse), sergent, garde mobilisée de la Creuse. — Fracture du poignet droit, coup de feu, Saint-Quentin.—Amputé de l'avant-bras.

CADORET, François-Marie, né le 28 juin 1848, Plouvenez-Quentin (Côtes-du-Nord), 48e de ligne. — à la main gauche, coup de feu, 27 mai, Paris. — Amputation du pouce.

CADOT, Jean, né le 31 janvier 1847, Bey (Saône-et-Loire), garde mobile de Saône-et-Loire. —Fracture de l'avant-bras gauche, coup de feu, 4 décembre, Orléans.—Amputé de l'avant-bras.

CADOT, Jules-Armand-Louis, né le 20 novembre 1849, Vaux-sur-Aure (Calvados), caporal, 19e de ligne. — Fracture comminutive de la jambe gauche, éclat d'obus, Borny (Metz). — Amputé de la jambe.

CAILLARD, Lucien, né le 13 décembre 1850, Bouzy (Loiret), 51e de ligne. — Fracture comminutive au tiers supérieur de l'humérus droit, coup de feu, 23 mai, Paris. — Désarticulation scapulo-humérale, le même jour.

CAILLE, Jules, né le 11 avril 1837, Saint-Souplet (Nord), garde mob. du Nord. — Fracture de l'humérus droit, coup de feu, 23 décembre, Pont-Noyelle. — Amputé du bras.

CAILLERET, Anatole-Joseph, né le 31 août 1848, Saint-Laurent-Blangy (Pas-de-Calais), caporal, 38e de ligne. — Fracture du pouce de la main droite, coup de feu, 24 mai, Paris. — Désarticulation du pouce.

CAILLOT, Jean-Romain-Paul-Émile, né le 20 mars 1843, Bourg (Ain), maréchal-des-logis, 12e artill. — Fracture comminutive de l'humérus droit, éclat d'obus, Frœschwiller. — Amputé du bras au tiers supérieur.

CAIREAU, Aimé, né le 22 mars 1848, Comméquiers (Vendée), 91e de ligne. — Fracture du poignet, éclat d'obus, Gravelotte. — Amputé de l'avant-bras au tiers supérieur.

CALAS, Jacques-Pierre, né le 28 septembre 1844, Lacaze (Tarn), 119e de ligne. — Fracture comminutive du fémur droit, éclat d'obus, 26 mai, Paris. — Amputé de la cuisse au tiers inférieur.

CALLEN, Jean, né le 2 août 1847, Balizac (Gironde), garde mob. de la Gironde. — Fracture comminutive de la jambe droite, fracture du cubitus côté droit, éclat d'obus, Cercottes. — Amputé de la jambe droite au tiers inférieur, cicatrice irrégulière à l'avant-bras.

CALLET, Laurent, né le 17 juillet 1845, Béon (Ain), 22e de ligne. — Fracture du fémur gauche, coup de feu, Sedan. — Amputation de la cuisse.

CAMINONDO, Dominique, 77e de ligne. — Plaie compliquée au pied gauche, 2 janvier, coup de feu, Montbéliart. — Désarticulation du 3e orteil, ankylose des orteils voisins.

CAMMAL, Antoine, né le 25 février 1839, Saint-Martin-de-Loudre (Hérault), 7e chass. à pied. — Fracture comminutive de l'humérus droit, coup de feu, Loigny. — Désarticulation scapulo-humérale.

CAMPY, Paul dit NÉBOUDET, caporal, 39e de ligne. — Plaie compliquée à la main gauche, 25 janvier, coup de feu, Bussy (Doubs). — Amputation partielle du pouce.

CAMUS, Etienne, né le 31 mars 1849, La Ville-Dieu-en-Fontenettes (Saône), caporal, 67e de ligne. — Fracture comminutive de la cuisse gauche, éclat d'obus, 14 avril, Neuilly-sur-Seine, 2e siége. — Amputé de la cuisse au tiers moyen.

CAMUSET, Félicien-Victor, né le 27 août 1841, Pimorin (Jura), 19e de ligne. — Gangrène des orteils pendant le cours d'une fièvre typhoïde, Metz. — Amputation des trois premiers orteils et de deux phalanges des 4e et 5e orteils du pied droit.

CAMY, Barthélemy, 96e de ligne. — Plaie compliquée à la main droite, coup de feu, Frœschwiller. — Désarticulation métacarpo-phalangienne de l'indicateur, cicatrice adhérente à la face palmaire.

CANDELON, Jean, né le 5 avril 1848, Merlot (Tarn-et-Garonne, 22e de ligne. — Fracture comminutive du bras gauche, éclat d'obus, Sedan. — Amputé du bras.

CANELLE, Marie-Denis-Louis-Ferdinand, né le 16 janvier 1850, Châlons-sur-Saône, 3e zouaves. — Congélation, 15 janvier, Héricourt. — Désarticulation de tous les orteils du pied droit.

CANEZZA, Nicolas-François, né le 31 janvier 1848, Rapallo (Italie), 59e de ligne. — Fracture comminutive de la cuisse droite et du genou, coup de feu, Beaumont. — Amputé de la cuisse au tiers moyen.

CANILHAC, Jean dit BLANCOU, né le 28 août 1844, Puy-la-Roque (Tarn-et-Garonne), 46e de ligne. — Fracture comminutive de l'humérus gauche, éclat d'obus, Sedan. — Amputé du bras.

CANNET, François, né le 23 novembre 1843, Saint-Martin-du-Lac (Saône-et-Loire), 22e chass. à pied. — Fracture comminutive de l'humérus droit à son extrémité inférieure, éclat d'obus, plateau d'Avron. — Immobilité de l'avant-bras et de la main.

CANTIN, Pierre, né le 15 août 1846, Saint-Gervais (Vendée), 94e de ligne. — Fracture du bras droit, en captivité à Glogau. — Amputé du bras à la partie moyenne.

CAPDEPON, Martin, né le 20 novembre 1850, Arette (Basses-Pyrénées), 20e chass. à pied. — Fracture de l'humérus gauche, coup de feu, Gentelle? près d'Amiens. — Amputé du bras au tiers supérieur.

CAPDUR, Paul, 109e de ligne. — Plaie compliquée à la main droite, éclat d'obus, 8 mai, Issy, 2e siége. — Amputation du pouce droit et de la tête de son métacarpien, perte de la phalangette du médius et de l'annulaire, ankylose des doigts.

CAPELLE, Alexandre, né le 22 décembre 1850, Paris (Seine), 33e de ligne. — Congélation, 30 janvier, Pontarlier. — Amputation du gros orteil du pied droit.

CAPELLE, Pierre, 86e de ligne. — Écrasement du gros orteil du pied gauche et de la tête de son métatarsien. — Amputation du métatarsien et du gros orteil.

CAPGRAND, Auguste, né à Bordeaux (Gironde), caporal, 110e de ligne. — Fracture comminutive de la partie supérieure de l'humérus gauche, coup de feu, l'Hay, 29 novembre. — Résection de la partie supérieure de l'humérus.

CAPITAINE, Yves, né le 8 juin 1842, Trégarvan (Finistère), 97e de ligne. — Fracture comminutive de la jambe droite, éclat d'obus, Poupry. — Amputé de la jambe au tiers supérieur.

CARBASSE, Jean-Joseph-Paul, né à Tardèche (Basses-Pyrénées), 38e de ligne. — Congélation, 23 décembre, en chemin de fer. — Désarticulation de tous les orteils du pied gauche, et de phalanges des orteils du pied droit.

CARCENAC, Antoine-Barthélemy, né le 7 janvier 1845, Ambialet (Tarn), 89e de ligne. — Fracture comminutive de la jambe gauche, coup de feu, Sedan. — Amputé de la jambe.

CARDELIN, Jean-Louis, 4e de ligne. — Plaie compliquée à la main, coup de feu, Gravelotte. — Amputation du médius et de son métacarpien, ankylose des doigts voisins.

CARDIN, Guillaume, né le 9 septembre 1850, Gaillan (Gironde), 49e de ligne. — Congélation, armée de l'Est. — Amputé des deux pieds.

CARDON, Charles-Louis, né le 13 décembre 1848, Lieu Saint-Amand (Nord), 11e dragons. — Fracture comminutive du bras gauche, éclat d'obus, Saint-Privat. — Amputé du bras.

CARDON, Côme-Firmin, né le 26 septembre 1841, Buigny-lès-Gamaches (Somme), 15e de ligne. — Fracture comminutive de la jambe droite, éclat d'obus, Soissons. — Amputé de la jambe au lieu d'élection.

CARIO, François, 9e d'artill. — Fracture de l'indicateur droit, coup de feu, Patay. — Désarticulation de l'indicateur.

CARLIER, Casimir, né le 2 février 1845, Verchain-Maugré (Nord), 6e de ligne. — Fracture comminutive du bras gauche, éclat d'obus, Saint-Privat. — Amputé du bras au tiers moyen.

CARLOD, Joseph-Marie-Prosper, né le 14 mai 1825, Veyziat (Ain), 97e de ligne. — Fracture comminutive du bras droit, coup de feu, Gravelotte. — Amputé du bras au tiers moyen.

CARLOTTI, Jean-Pierre, né le 22 novembre 1844, Poggio di Venaco (Corse), sergent-major, 21e de ligne. — La main gauche et l'extrémité inférieure de l'avant-bras emportées par éclat d'obus, Champigny, 30 novembre. — Amputé de l'avant-bras au tiers supérieur.

CARNEZ, Louis-Joseph, né le 22 novembre 1843, Lillers (Pas-de-Calais), 8e de ligne. — Fracture comminutive du bras droit, coup de feu, Gravelotte. — Amputé du bras au quart supérieur.

CARPENTIER, Louis-Paul, né le 21 décembre 1849, Paris (Seine), garde mob. de la Seine. — Fracture de l'humérus gauche, coup de feu, Villetaneuse, 2 octobre. — Amputé du bras au tiers moyen.

CARRÉ, Pie-Jules-Albert, né le 27 mai 1847, Orléans, 16e d'artill.-pontonn. — Fracture comminutive du fémur gauche, 31 août, Strasbourg. — Amputé de la cuisse au quart supérieur.

CARRÈRE, Pierre, né le 6 août 1845, Rozès (Gers), caporal, 34e de ligne. — Fracture comminutive du poignet et de l'avant-bras gauche, éclat d'obus, Sedan. — Amputé de l'avant-bras au tiers supérieur.

CARRIÈRE, Louis, né le 28 avril 1849, Saint-Amans (Aude), garde mob. de l'Aude. — Congélation, 20 janvier, Lure-(Haute-Saône). — Amputation de tous les orteils du pied gauche.

CARRON, Jean-Pierre-Martin, né le 24 mars 1834, Cognet (Isère), 99e de ligne. — Fracture comminutive de la jambe gauche, coup de feu, Frœschwiller. — Amputé de la jambe au tiers supérieur.

CARTIER, Émile-Jacques, né le 29 août 1847, Paris, 50e de ligne. — Fracture de la jambe droite et de l'articulation tibio-tarsienne, éclat d'obus, Wissembourg. — Amputé de la jambe au tiers moyen.

CARTON, Antoine, né le 11 juin 1846, Isserpent (Allier), 94e de ligne. — Fracture du bras droit, coup de feu, Saint-Privat. — Amputé du bras.

CARTREAU, Joseph, né le 21 novembre 1842, Daumerray (Maine-et-Loire), 75e de ligne. — Fracture comminutive de l'avant-bras droit et de la jambe droite. Plaie compliquée à la main gauche, coup de feu, Coulmiers. — Amputé de l'avant-bras et de la jambe. Amputation de phalanges de l'annulaire.

CARY, Augustin, né le 21 janvier 1834, Chazery (Ain), sergent, 47e de ligne. — Fracture de l'humérus gauche, coup de feu, Reischoffen.—Amputé du bras au tiers supérieur.

CAS, Abraham, né le 30 septembre 1847, Chagny (Saône-et-Loire), garde mob. de Saône-et-Loire. — Fracture comminutive de l'humérus droit, coup de feu, Beaune-la-Rolande. — Amputé du bras au tiers supérieur.

CASELLA, Antoine-Guillaume, né le 26 novembre 1837, Espajolo (Corse), 96e de ligne. — Fracture comminutive de l'humérus gauche et du coude, éclat d'obus, Ladonchamps (Metz), 7 octobre. — Amputé du bras au tiers moyen.

CASSAN, Vincent, né le 17 février 1843, aux Cassès (Aude), 72e de ligne.—Fracture de la jambe droite, éclat d'obus, Sedan. — Amputé de la jambe au lieu d'élection.

CASSE, Bernard, né le 3 janvier 1846, Saint-Couat-de-Razès (Aude), caporal, 66e de ligne. — Fracture comminutive de la tête de l'humérus droit, coup de feu, Rezonville (Metz). — Résection de la tête de l'humérus, perte des mouvements de l'épaule et atrophie du bras.

CASSENEUF, Blaise, né le 3 juillet 1850, Jos (Haute-Garonne), 21e chass. à pied. — Plaie pénétrante de l'articulation du coude gauche, coup de feu. — Résection du cubitus, 15 janvier.

CASTEL, garde mob. de la Haute-Garonne. — Plaie compliquée à la main gauche, coup de feu. — Désarticulation des phalangettes des trois derniers doigts.

CASSET, Pierre, garde mob. de l'Ariége. — Congélation, Clerval, 12 janvier. — Désarticulation du gros orteil, et du 4e orteil, pied droit.

CASTEX, Maximin, garde mob. de la Haute-Garonne. — Plaie compliquée à la main gauche, coup de feu, Villersexel, 10 janvier. — Désarticulation des phalangettes des trois derniers doigts.

CASTRES, Gabriel, dit GAY, né le 3 mai 1847, Molleville (Aude), 1er zouaves. — Fracture du bras gauche et du coude, éclat d'obus, Sedan. — Amputé du bras au tiers moyen.

CATALOGUE, Édouard-Stanislas, né à Arpajon (Seine-et-Oise), caporal, 49e de ligne. — Plaie compliquée à la main droite, coup de feu, 23 mai, Paris. — Amputation partielle du pouce droit.

CADRICE, Ernest-Édouard-Émile-Joseph, né le 30 septembre 1832, Aire (Pas-de-Calais), adjudant sous-officier, 21e de ligne.—Fracture de la jambe gauche, coup de feu, Champigny. — Amputé de la jambe au lieu d'élection.

CATROUILLET, Jean-Jacques, 64e de ligne. — Plaie compliquée à la main droite, coup de feu, Borny. — Amputation du pouce et de son métacarpien.

CAVE, Marie Henri-Abel, né le 14 octobre 1845, Chevigny (Jura), 20e de ligne. — Fracture comminutive de la jambe gauche, coup de feu, Sedan. — Amputé de la jambe.

CAVET, Marie-Josselin, né le 28 juin 1843, Cormaranche (Ain), sergent, 11e de ligne. — Fracture du fémur gauche, coup de feu, Beaumont. — Amputé de la cuisse au tiers supérieur.

CAYLO, Benjamin, 7e hussards. — Plaie à la main droite, coup de feu. — Amputation partielle de l'indicateur.

CAZAL, Jean, 98e de ligne. — Plaie compliquée à la main gauche, coup de feu, 29 janvier, Pontarlier. — Amputation du pouce gauche et d'une partie de son métacarpien.

CAZALS, Georges, né le 7 mars 1844, Boissezon (Tarn), 8e cuirassiers. — Fracture de la jambe gauche, éclat d'obus, Patay. — Amputé de la jambe au tiers supérieur.

CAZIN, Théophile-Zacharie, né le 30 juillet 1850, Canteleu (Seine-Inférieure), brigadier, 15e d'artill. — Congélation, armée de la Loire. — Désarticulation de tous les orteils du pied droit.

CELTON, Henri, né le 12 septembre 1848, Poullan (Finistère), 10e de ligne. — Fracture comminutive de la jambe droite, coup de feu, Saint-Privat. — Amputé de la jambe.

CERCY, Jean, né le 28 juin 1848, Chap-des-Beaufort (Puy-de-Dôme), garde mob. du Puy-de-Dôme. — Plaie compliquée à la main droite, coup de feu, Courcelles (Montbéliard). — Amputation du médius et de l'annulaire, ankylose métacarpo-phalangienne de l'indicateur.

CÉRÈDE, Auguste, né le 22 août 1849, Asprières (Aveyron), 93e de ligne. — Fracture, broiement de la main droite, éclat d'obus, fort de Nogent. — Désarticulation radio-carpienne.

CERRUTI, Pierre-Jacques-Marie, né le 14 mars 1836, Biella (Italie) volontaire franc-comtois. — Fracture du pied gauche, coup de feu, Bellegarde. — Amputation de la jambe au tiers inférieur.

CESSÉNAT, Léon-Ferdinand, né le 11 décembre 1845, Vialas (Lozère), 67e de ligne. — Fracture de l'avant-bras et du poignet gauche, coup de feu, Briare. — Amputé de l'avant-bras au-dessus du tiers inférieur.

CHABORD, Louis-Fernand, né le 14 juillet 1844, Vienne (Isère), 17e d'artill., capitaine. — Fracture de la cuisse droite, éclat d'obus, Forbach. — Amputé de la cuisse.

CHADRIN, Jean, né le 7 juin 1848, la Ferté-Hauterive (Allier), 58e de ligne. — Fracture du coude gauche, coup de feu, Sedan. — Amputé du bras.

CHAFFRAIX, Annet, né le 2 mai 1845, Saint-Priest-des-Champs (Puy-de-Dôme), 6e lanciers. Congélation, armée de la Loire. — Amputation des orteils du pied droit, ankylose du pied, large cicatrice adhérente.

CHAGOT, Cyprien, né le 11 décembre 1843, Montigny-sur-Loing (Seine-et-Marne), 2e génie. — Fracture comminutive de l'humérus droit, coup de feu, Paris. — Désarticulation scapulo-humérale.

CHAILLEUX, Jean-Marie, né le 25 mars 1844, Louissert (Loire-Inférieure), 2e zouaves, sergent. — Fracture de l'humérus gauche, coup de feu, Sedan. — Amputé du bras au tiers supérieur.

CHAILLOUX, Auguste, né le 27 décembre 1845, Angers (Maine-et-Loire), 51e de ligne, caporal. — Fracture comminutive de la jambe gauche, éclat d'obus, Noiseville (Metz). — Amputé de la jambe.

CHALABREYSSE, Pierre, 43e de ligne. — Plaie déchirée à la main gauche, éclat d'obus. — Désarticulation des derniers doigts de la main gauche.

CHALBOS, Jean-Pierre, né le 20 mai 1846, Altier (Lozère), 30e de ligne. — Fracture de la jambe gauche, perte considérable de substance musculaire, éclat d'obus, Beaumont. — Amputé de la jambe au lieu d'élection.

CHALNOT, Louis, né le 9 juin 1842, Arc (Haute-Saône), 50e de ligne, sous-lieutenant. — Fracture de l'articulation tibio-tarsienne et du pied droit, éclat d'obus, Beaune-la-Rolande.— Amputation de la jambe au tiers inférieur.

CHALVET, Rémy-Albert, né le 17 février 1850, Saint-Alban-sous-Sempson (Ardèche), 87e de ligne. — Fracture du genou droit, éclat d'obus sous Paris, 2e siége. — Amputé de la cuisse au tiers inférieur.

CHAMANT, Victor, né le 24 décembre 1847, Drouville (Meurthe), 57e de ligne. — Fracture comminutive de la jambe droite, coup de feu, Saint-Privat. — Amputé de la jambe au quart supérieur.

CHAMBON, Émile-François, né le 22 juin 1847, Mulhouse (Haut-Rhin), 37e de ligne. — Fracture de l'humérus droit, coup de feu, Loigny. — Amputé du bras.

CHAMBON, Pierre-Prosper-Ferdinand, né le 17 avril 1844, Burzet (Ardèche), 14e provisoire. — Fracture du pied gauche, coup de feu, 26 mai, Paris. — Désarticulation tibio-tarsienne.

CHAMPELOVIER, Victor, né le 6 mars 1833, Saint-Maurice (Ardèche), 1er génie.— Fracture de l'humérus gauche, coup de feu, le Mans. — Amputé du bras.

CHAMPY, Jean-Baptiste, 12e de ligne. — Plaie contuse à la main gauche, coup de feu, Sainte-Barbe (Metz). — Désarticulation de l'annulaire.

CHANCEL, Barthélemy, né le 6 octobre 1847 Puy-Saint-Pierre (Hautes-Alpes) garde mob. — Fracture de la jambe gauche, éclat d'obus, Cussey.— Amputé de la jambe.

CHANFREAU, Diégo-Antoine-Jean-Périssé, né le 16 juin 1848, Cantillana (Espagne), garde mob. de la Haute-Garonne.— Congélation, Héricourt. — Amputé de tous les orteils des deux pieds.

CHANGARNIER, Jules, né le 8 septembre 1847, Brunoy (Seine-et-Oise), 71e de ligne.— Fracture comminutive de l'humérus droit, coup de feu, Borny. — Amputé du bras.

CHANTELOT, Jean, né le 9 novembre 1848, Saint-Just-en-Chevalet (Ain), garde mob. de la Loire. — Fracture de l'humérus droit, coup de feu, Beaune-la-Rolande. — Amputé du bras au tiers supérieur.

CHANTRAULT, Jean, né le 1er février 1847, Jambles (Saône-et-Loire), 10e d'artill. — Congélation en captivité.— Amputation de tous les orteils du pied gauche.

CHANTRY, Louis-Désiré, 2e zouaves. — Plaie déchirée à la main droite, éclat d'obus, Sedan. — Désarticulation du doigt médius et des deux dernières phalanges de l'indicateur.

CHAOUCH-BEN-SALAH, né en 1846, Tébessa (Constantine), 3e tir. alg. — Fracture comminutive de l'humérus gauche, éclat d'obus, Froeschwiller. — Amputé du bras.

CHAPODO, Amand-Auguste, 67e de ligne. — Plaie contuse à la main gauche. — Amputation partielle du pouce et de deux phalanges de l'indicateur.

CHAPRON, Félix-Charles-Désiré, né le 29 septembre 1849, Rémaland (Orne), 17e chass. à pied. — Fracture du fémur droit, 24 mai, Paris. — Amputé de la cuisse au tiers supérieur.

CHAPUIS, Eugène-Émile, né le 11 août 1850, Bourcia (Jura), 84e de ligne. — Fracture comminutive de l'humérus droit, coup de feu, Clerval. — Amputé au tiers supérieur, 27 février.

CHARBLANC, Antoine, né le 3 janvier 1847, Lyon (Rhône), 89e de ligne. — Fracture de la jambe droite, éclat d'obus, Sedan. — Amputé de la cuisse.

CHARBONNEAU, Jean, né le 20 octobre 1847, Lys (Nièvre), garde mob. de la Nièvre. — Fracture comminutive de l'humérus gauche, coup de feu, Montbéliard. — Amputé du bras au tiers moyen.

CHARBONNET, Julien, né le 6 juin 1845, Grès-Neuville (Maine-et-Loire), 51e de ligne. — Fracture de la jambe gauche, éclat d'obus, Montoy. — Amputé de la jambe.

CHARBONNIER, Annet, né le 13 décembre 1850, Saint-Priest-en-Murat (Allier), 38e de ligne. — Fracture de l'avant-bras gauche, éclat d'obus, Issy, 2e siége.—Désarticulation du coude.

CHARBOTEL, Eugène-Joseph, né le 15 novembre 1840, Lyon (Rhône), 20e d'artill. — Fracture de l'humérus droit, éclat d'obus, Coulmiers. — Amputé du bras au tiers moyen.

CHARDON, Marie-Balthazard, né le 8 janvier 1845, Saint-Bon (Savoie), sergent, 74e de ligne. — Fracture comminutive de l'humérus droit, éclat d'obus, Strasbourg. — Désarticulation scapulo-humérale.

CHARLES, Gaspard, né le 26 avril 1843, Soula (Ariége), 66e de ligne. — Fracture du poignet gauche, coup de feu, Gravelotte. — Amputé de l'avant-bras.

CHARLES, Joseph, né le 21 octobre 1850, Pontoise (Seine-et-Oise), 60e de ligne. — Le bras et l'avant-bras gauche broyés par un éclat d'obus, plateau de Bursurelles, Doubs. — Amputé du bras.

CHARLES, Louis-Paul, né le 22 mars 1845, la Roche-de-Glun (Drôme), 13e de ligne. — Fracture de la cuisse droite, coup de feu, Borny. — Amputé de la cuisse au tiers supérieur.

CHARLIER, Léonard-Louis-Thomas, 21 décembre 1848, Arcueil (Seine), 18e de ligne. — Fracture, broiement du pied gauche, éclat d'obus, Frœschwiller. — Amputation sus-malléolaire.

CHARLOT, Joseph-Drausin, né le 4 août 1850, Vault-de-Lugny (Yonne), 8e chass. à pied, sergent. — Fracture de l'avant-bras et de la main gauche, fracture des phalanges du médius et de l'annulaire, main droite, coup de feu, Frœschwiller. — Amputation de l'avant-bras.

CHARLOT, Philippe, né le 18 mai 1842, Alligny (Nièvre), 19e de ligne. — Fracture de la tête de l'humérus gauche, coup de feu, Champigny. — Résection de la tête de l'humérus, demi-ankylose de l'articulation scapulo-humérale, atrophie du bras.

CHARON, Jean-Baptiste-Auguste, né le 21 février 1846, Prix (Ardennes), garde mob. des Ardennes. — Fracture comminutive de l'humérus droit, éclat d'obus, Mézières. — Amputé du bras.

CHARPILLON, Jean-Louis, né le 25 juin 1847, Lyon (Rhône), 57e de ligne. — Fracture de la jambe gauche, éclat d'obus, Saint-Privat. — Amputé de la jambe au lieu d'élection.

CHARRIER, Jean, 2e génie. — Fracture des orteils du pied droit, éclat d'obus, 22 mai, Trocadéro. — Amputation des deux premiers orteils.

CHARRIER, Joseph-Alphonse-Denis, né le 9 mars 1846, Champroud-et-Gatine (Eure-et-Loir), 47e de ligne. — Fracture de l'avant-bras gauche, coup de feu, Frœschwiller. — Désarticulation du coude.

CHARRIER, Louis, né le 28 novembre 1842, Auxerre (Yonne), 95e de ligne, sergent. — Fracture de l'humérus droit, coup de feu, Patay. — Amputé du bras au tiers supérieur.

CHARRIÈRE, Louis, né le 17 mai 1846, Saint-Paulet-de-Caisson (Gard), 56e de ligne.— Fracture de l'avant-bras gauche, coup de feu, Frœschwiller.—Désarticulation du coude.

CHARRON, Jean, né le 30 septembre 1847, Ozay-le-Brulé (Deux-Sèvres), 42e de ligne, sergent. — Fracture de l'humérus et du coude gauche, éclat d'obus, Villejuif. — Amputé du bras au tiers inférieur.

CHARTON, Pierre, né le 17 novembre 1834, Véance (Allier), 99e de ligne, sergent. — Plaie compliquée à la main droite, coup de feu, Phalsbourg. — Amputation des trois derniers doigts, difficultés des mouvements des autres doigts.

CHASLAS, Pierre, 47e de ligne. — Fracture comminutive du fémur gauche, coup de feu, Reischoffen. — Amputé de la cuisse.

CHASSAGNETTE, Jean, né le 14 novembre 1849, Charenzat (Puy-de-Dôme), 76e de ligne. — Fracture comminutive de l'humérus droit, éclat d'obus, Clamart, 2e siége. — Amputé du bras au niveau du col chirurgical.

CHATAIGNER, Victor-François, né le 2 avril 1843, Saint-Pierre-des-Echambrognes (Deux-

Sèvres), 65e de ligne. — Fracture de l'humérus droit, coup de feu, armée du Nord. — Désarticulation scapulo-humérale.

CHATEL, Jean, né le 8 septembre 1848, Naves (Allier), 58e de ligne. — Fracture comminutive de l'humérus gauche, coup de feu, Sedan. — Désarticulation scapulo-humérale.

CHATELAIN, Eugène-Félix, né le 1er janvier 1849, Arcueil (Seine), 18e de ligne.—Fracture de la jambe gauche, coup de feu, Patay. — Amputé de la jambe.

CHATELAIN, Joseph-Désiré, né le 27 août 1844, Arras (Pas-de-Calais), cavalier de remonte. — Fracture du fémur gauche, éclat d'obus, Sedan. — Amputé de la cuisse au tiers supérieur.

CHATELAIN, Pierre-Eugène, né le 20 février 1843, Montfaucon-d'Argonne (Meuse), 1er bat. d'inf. légère d'Afrique. — Congélation. — Amputé de l'avant-bras au tiers inférieur.

CHATIGNOUX, François, né le 21 décembre 1846, Bussière-Dunoise (Creuse), 50e de ligne. — Fracture comminutive de la partie supérieure de l'humérus, coup de feu, Wissembourg.— Résection du tiers supérieur de l'humérus; inertie du bras.

CHAUBARD, Bertrand, garde mob. de la Haute-Garonne. — Plaie contuse à la main droite, éclat d'obus, Belfort, 31 janvier. — Écrasement du doigt médius. — Désarticulation de ce doigt, gêne des mouvements des autres doigts.

CHAUDESAIGUES, Pierre-Marie-Antoine, né le 6 septembre 1849, Nantes (Loire-Inférieure), 65e de ligne. — Fracture du genou gauche, éclat d'obus, Villers-Bretonneux. — Amputé de la cuisse.

CHAUDEUR, Pierre-Léopold, né le 26 août 1844, Château-Brehin (Meurthe), 11e chass. à pied, caporal. — Fracture comminutive de la jambe gauche, éclat d'obus, Borny. — Amputé de la jambe au lieu d'élection.

CHAUDRON, François-Joseph-Constant-Adolphe, né le 19 décembre 1847, Boult-aux-Bois (Ardennes), 2e zouaves. — Fracture du bras droit, coup de feu, Héricourt. — Amputé du bras au tiers supérieur.

CHAUFFAT, John, né.le 12 décembre 1848, Gy (Suisse), rég. étranger, caporal. — Fracture du coude gauche, coup de feu, Sainte-Suzanne. — Amputé du bras au tiers inférieur.

CHAUFREAU, Antoine-Diégo, garde mob. de la Haute-Garonne. — Congélation, 17 janvier, Héricourt. — Amputation de tous les orteils des deux pieds.

CHAUMONT, Jules-Arthur, né le 23 mai 1846, la Guerche (Cher), 56e de ligne, sergent-major. — Fracture de la jambe gauche, coup de feu, Frœschwiller. — Amputé de la jambe au lieu d'élection.

CHAURENG, Jean-Baptiste, 4e chass. à pied. — Plaie contuse à la main droite, coup de feu, Meudon, 26 avril, 2e siége. — Amputation de l'indicateur, roideur des autres doigts.

CHAUSSE, Frédéric, 48e de ligne. — Plaie contuse au pied gauche, coup de feu, Frœschwiller. — Désarticulation du gros orteil.

CHAUVAUD, Jean, né le 31 juillet 1845, Brie (Charente), 13e d'artill. — Fracture de la jambe droite, coup de feu, Gravelotte. — Amputé de la jambe au tiers supérieur.

CHAUVE, Laurent, né le 10 août 1839, Clamecy (Nièvre), 98e de ligne. — Fracture comminutive du coude gauche, coup de feu, Arthenay. — Amputé du bras au tiers moyen.

CHAUVELLE, Jean, né le 3 janvier 1848, Saint-Genès-Champanelle (Puy-de-Dôme), 74e de ligne. — Fracture du genou gauche, éclat d'obus, Frœschwiller. — Amputé de la cuisse au tiers inférieur.

CHAUVET, Pierre-Étienne, né le 13 mars 1844, Lorris (Loiret), 13e de ligne. — Fracture de la jambe gauche, coup de feu, Frœschwiller. — Amputé de la jambe.

CHAUX, Claude, né le 3 avril 1847, Saint-Martin-en-Bresse (Saône-et-Loire), garde mob. de Saône-et-Loire. — Fracture du coude droit, coup de feu, Beaune-la-Rolande. — Résection des surfaces articulaires du coude.

CHAZELAS, Pierre, né le 18 mai 1848, Saint-Martin-le-Vieux (Haute-Vienne), 47e de ligne.

5

— Fracture comminutive du fémur gauche, coup de feu, Frœschwiller. — Amputé de la cuisse.

Chédorge, Julien-Léger, né le 18 juillet 1850, Orvault (Loire-Inférieure), 56e de ligne. — Fracture de l'humérus droit, coup de feu, Sainte-Corneille. — Amputé du bras au tiers supérieur.

Chemet, Louis-Nicolas-Joseph, né le 25 août 1828, Douai (Nord), 17e bat. de mob. de la Seine, capitaine. — Fracture du genou droit, éclat d'obus, Saint-Denis. — Amputé de la cuisse.

Chenard, Jean-Mathieu, né le 28 novembre 1822, Vitry-aux-Loges (Loiret), 55e de ligne. — Fracture de la jambe gauche, coup de feu, Forbach. — Amputé de la jambe.

Cheneau, Ambroise-Bazile, garde mob. de la Loire-Inférieure. — Plaie compliquée à la main droite, coup de feu, Le Mans. — Amputation de quatre doigts.

Cherpin, Philibert, né le 26 décembre 1841, Sainte-Colombe (Loire), 78e de ligne. — Fracture du fémur gauche, coup de feu, Wœrth. — Amputé de la cuisse.

Chervier, Jean-Claude, né le 9 octobre 1853, Combre (Loire), 8e artill. — Congélation, Patay. — Amputation de la jambe gauche? et amputation tarso-métatarsienne du pied droit.

Chesnier, Auguste, né le 6 avril 1847, Saint-Mars-de-Locquenay (Sarthe), 62e de ligne. — Fracture de l'articulation tibio-tarsienne gauche, coup de feu, Sainte-Barbe-sous-Metz. — Amputé de la jambe au tiers inférieur.

Cheuzeville, Claude-Marie, né le 29 octobre 1842, Poule (Rhône), 9e chass. à pied. — Fracture comminutive de la jambe droite, coup de feu, Lorcy. — Amputé de la jambe.

Chevalier, Étienne, né le 10 septembre 1846, Avignon (Vaucluse), 2e artill. — Fracture, écrasement des trois premiers doigts de la main gauche, éclat d'obus, Bitche. — Désarticulation de ces doigts.

Chevreux, François-Étienne, né le 9 août 1847, Montbard (Côte-d'Or), 8e de ligne. — Fracture de l'humérus gauche, coup de feu, Gravelotte. — Amputé du bras au tiers supérieur.

Chevrier, Guillaume, né le 7 avril 1850, Parempuyre (Gironde), 20e chass. à pied. — Fracture comminutive de l'humérus gauche, éclat d'obus, Pont-Noyelles. — Amputé du bras.

Chevrier, Jean-Joseph-Augustin, né le 30 mars 1843, Eymoustiers (Haute-Vienne), 2e tir. alg., sergent. — Fracture comminutive de la jambe gauche, coup de feu, Wœrth. — Amputé de la jambe au tiers supérieur.

Chevrollier, Lucien-Julien, né le 17 janvier 1843, Simplé (Mayenne), 43e de ligne. — Fracture comminutive du fémur gauche; fracture de l'humérus droit, coups de feu, Saint-Privat. — Amputé de la cuisse; cal vicieusement consolidé de l'humérus, ankylose du coude, atrophie de l'avant-bras et de la main.

Chirat, Jean-Pierre, né le 11 août 1840, Saint-Étienne (Loire), 2e zouaves. — Fracture comminutive de l'humérus droit, éclat d'obus, Frœschwiller. — Amputé du bras au tiers supérieur.

Chobriat, François-Jules, né le 4 octobre 1849, Doucey (Marne), garde mob. de la Marne. — Fracture de l'humérus droit, coup de feu et coup de sabre, Sivry-sur-Ante. — Désarticulation scapulo-humérale.

Chochot, Étienne, 8e de ligne. — Plaie contuse à la main gauche, 15 janvier, coup de feu, Belfort. — Amputation des dernières phalanges de l'annulaire, gêne des mouvements de l'auriculaire.

Chomat, Étienne, né le 7 juillet 1843, Saint-Étienne (Loire), 20e de ligne. — Plaie compliquée à la main gauche. — Amputation du médius et de l'annulaire, ankylose du poignet, atrophie de la main.

Chomette, Jean-Pierre, né le 19 juillet 1845, Tiranges (Haute-Loire), 42e de ligne. —

Fracture comminutive de l'humérus droit, coup de feu, Champigny. — Amputé du bras droit au tiers supérieur.

CHOQUET, François-Joseph-Elie, né le 14 août 1847, Surques (Pas-de-Calais), garde mob. du Pas-de-Calais. — Fracture de la jambe droite, coup de feu, Pont-Noyelles. — Amputé de la jambe au tiers supérieur.

CHRISTMANN, Jean-Frédéric, né le 14 août 1846, Paris (Seine), 28e de ligne. — Fracture du coude droit, coup de feu, Saint-Privat. — Résection de l'olécrâne, ankylose du coude.

CISSÉ, Honoré-Pierre-Victor, né le 10 décembre 1849, Anthon (Loir-et-Cher), garde mob. du Loir-et-Cher. — Fracture du bras gauche, coup de feu, Loigny. — Amputé du bras au tiers supérieur.

CLAIRE, Jean, 38e de ligne. — Plaie contuse à la main droite, coup de feu, fort d'Issy. — Amputation des deux dernières phalanges de l'indicateur.

CLAUDEL, Joseph-Prosper, né le 3 mars 1845, Saint-Mabond (Vosges), garde mob. des Vosges, sergent. — Fracture de la jambe gauche, coup de feu, Cussey. — Amputé de la jambe au-dessous du genou.

CLAUDEL, Nicolas-Célestin, né le 24 mars 1844, Thiéfosse (Vosges), 59e de ligne. — Fracture de la jambe gauche, éclat d'obus, Saint-Privat. — Amputé de la jambe au lieu d'élection.

CLAUDON, Nicolas, né le 9 janvier ? Moras (Drôme), 20e artill., sous-lieutenant. — Fracture comminutive de la partie supérieure de l'humérus droit et de la clavicule, éclat d'obus, 9 novembre, Coulmiers. — Résection de la tête de l'humérus.

CLAUDON, Rémy-Émile, né le 26 septembre 1848, Autrepierre (Meurthe), garde mob. de la Meurthe. — Fracture de la jambe gauche, coup de feu, Héricourt. — Amputé de la jambe.

CLAUZIER, Jean-Louis-Léon, né le 23 octobre 1847, Sognes-et-Goudoulet (Ardèche), 3e zouaves, caporal. — Fracture du bras droit, coup de feu, Reischoffen. — Amputé du bras.

CLAVAUD. André, 1re comp. de pionniers. — Plaie compliquée à la main gauche, coup de feu, Azey, 6 janvier. — Amputation du doigt indicateur, ankylose des autres doigts.

CLAVÉ, Pierre, 61e de ligne. — Congélation, Hautchaud (Doubs), 25 janvier. — Désarticulation de la phalange onguéale du gros orteil, pied gauche.

CLAVERIE-BERGÉ, Pierre, né le 22 août 1843, Accous (Basses-Pyrénées), 66e de ligne. — Fracture du bras gauche, coup de feu, Amanvillers. — Amputé du bras.

CLEDÈRE, Dominique, garde mob. de l'Ariége. — Congélation, 12 janvier, Montbéliard. — Amputation des dernières phalanges des quatre premiers orteils du pied gauche, larges cicatrices adhérentes à la face dorsale du pied.

CLÉMENCEAU, Jean, né le 17 mai 1847, Chalonnes-sur-Loire (Maine-et-Loire), 42e de ligne, musicien. — Fracture de la jambe gauche, coup de feu, Champigny. — Amputé de la jambe au tiers supérieur.

CLÉMENT, né en 1845, Lizos (Hautes-Pyrénées), 61e de ligne. — Congélation, Rioz. — Amputation de tous les orteils du pied droit.

CLÉMENT, Fernand-Cyprien, 109e de ligne. — Plaie contuse à la main gauche, coup de de feu, 30 septembre, Hautes-Bruyères. — Amputation des dernières phalanges de l'auriculaire.

CLERC, Jean, né le 28 juillet 1853, Bordeaux (Gironde), 95e de ligne. — Fracture comminutive de la jambe droite, éclat d'obus, 21 décembre, le Bourget. — Amputé de la jambe immédiatement au-dessous des tubérosités du tibia.

CLERC, Jean-Jacques-Célestin, né le 4 février 1846, Albi (Tarn), 28e de ligne. — Fracture de la jambe droite, coup de feu, Saint-Privat. — Amputé de la jambe.

CLÈRE, Maximilien, né le 1er juin 1836, Langres (Haute-Marne), 3e zouaves. — Fracture de l'avant-bras droit, coup de feu, Frœschwiller. — Ligature de l'artère brachiale. — Résection du coude.

CLÉRET, Louis-Félix, né le 10 janvier 1846, Valognes (Manche), 4° de ligne. — Plaie compliquée, fracture de la main gauche, coup de feu, Ladonchamps. — Amputation des quatre derniers métacarpiens et des doigts.

CLERJAUD, Marie-Pierre, garde mob. de la Vendée. — Plaie déchirée à la main droite, coup de feu, Montretout. — Résection du doigt indicateur, atrophie et ankylose du médius, gêne dans les mouvements des autres doigts.

CLÉVY, Joseph, né le 28 mai 1845, Belmont (Vosges), garde mob. des Vosges. — Fracture comminutive de l'avant-bras, éclat d'obus, Belfort. — Résection du cubitus, atrophie de l'avant-bras.

CLOUET, Léonce-Julien-Raoul, né le 16 février 1851, Paris (Seine), 28° de ligne.—Fracture de la jambe gauche, coup de feu, le Bourget. — Amputé de la jambe au lieu d'élection.

CLOUSY, Clément, né le 5 juillet 1850, Chepniers (Charente-Inférieure), 65° de ligne. — Congélation, armée de la Loire. — Désarticulation des orteils du pied gauche, et élimination d'une partie du gros orteil, pied droit.

COCAR, Émile-Pierre-Marie, né le 3 juillet 1850, Saint-Marc-le-Blanc (Ille-et-Vilaine), rég. étranger, sergent. — Fracture de la jambe droite, éclat d'obus, Neuilly-sur-Seine, 2° siège.— Amputé de la jambe au lieu d'élection.

COCHET-MUCHY, Simon, né le 24 janvier 1848, Lyon (Rhône), garde mob. du Rhône, caporal. — Fracture comminutive de la jambe droite, éclat d'obus, Belfort. — Amputé de la jambe au lieu d'élection.

CODEVERTE, Joseph, né le 5 janvier 1847, Querré (Maine-et-Loire), garde mob. de Maine-et-Loire. — Fracture du pied gauche, coup de feu, Loigny. — Amputation sus-malléolaire.

COETTE, Désiré-Ernest, né le 20 décembre 1846, Rozières (Aisne), 58° de ligne. — Fracture du genou droit, coup de feu, Sedan. — Amputé de la cuisse.

COGNÉ, Jean, 11° chass. à pied. — Plaie contuse à la main gauche, coup de feu, 8 décembre, Villorceau. — Amputation partielle du doigt indicateur.

COIFFARD, Jean, 9° artill. — La main gauche mordue par un cheval, 12 janvier — Amputation partielle des deux derniers doigts.

COIGNET, Charles-Honoré, né le 2 août 1846, Provins (Seine-et-Marne), 14° artill.— Plaie compliquée à la main gauche, coup de feu, Héricourt. — Amputation des doigts indicateur et médius et de la moitié de leur métacarpien; brides cicatricielles limitant les mouvements des autres doigts.

COILLARD, Joseph, né le 12 septembre 1844, Villefranche (Rhône), 3° de ligne. — Fracture comminutive de l'humérus droit, coup de feu, Frœschwiller. — Amputé du bras.

COINET, Jean-Baptiste, né le 10 avril 1844, Jax (Loire), 30° de ligne. — Fracture du genou droit, coup de feu, Montbéliard. — Amputé de la cuisse au tiers inférieur.

COISPINE, Jacques-François, né le 11 mai 1848, Fèves (Moselle), 24° de ligne. — Fracture de la jambe droite, coup de feu, Saint-Quentin.— Amputé de la jambe au lieu d'élection.

COLIN, Joseph, né le 27 mars 1839, Saint-Dié (Vosges), 62° de ligne. — Fracture comminutive de l'humérus gauche, coup de feu, Gravelotte. — Résection de l'humérus dont les fragments sont restés mobiles.

COLLET, Jean-Siméon, né le 26 juillet 1839, Petit-Abergemont (Ain), 66° de ligne.— Fracture du poignet gauche, éclat d'obus, Spickeren. — Amputé de l'avant-bras au tiers moyen.

COLLIGNON, Jean, né le 29 mai 1844, Thonne-de-Thil (Meuse), 26° de ligne, sergent. — Fracture du bras gauche, coup de feu, Ladonchamps. — Amputé du bras.

COLLIGNON, Joseph, né le 15 février 1832, Metz (Moselle), franc-tireur d'Oran, sergent. —

Fracture comminutive du fémur gauche, coup de feu, Verrey. — Amputé de la cuisse au tiers supérieur.

COLLONGE, Jacques-Marie, né le 22 juillet 1827, Lyon (Rhône), 10e de ligne. — Fracture comminutive de l'humérus gauche, éclat d'obus, Sedan. — Amputé du bras.

COLOMER, Joseph-Martin, né le 8 juin 1845, Targasonne (Pyrénées-Orientales), 38e de ligne, caporal. — Fracture comminutive du fémur droit, coup de feu, Loigny. — Amputé de la cuisse au tiers supérieur.

COLONNA, Jean-André, né le 23 avril 1850, Cannelle (Corse), 14e artill. — Fracture de l'humérus droit, coup de feu, Blois. — Amputé du bras au tiers supérieur.

COMBAUX, Jean, 14e de ligne. — Plaie contuse à la main gauche, coup de feu, Sedan. — Amputation du doigt auriculaire, ankylose de l'annulaire et du médius.

COMBES, François-Honoré, né à Dordives (Loiret), garde mob. du Loiret. — Plaie contuse à la main gauche, coup de feu, 2 décembre, Champigny. — Amputation de l'indicateur.

COMTAT, Julien, né le 27 octobre 1850, Saint-Sixt (Haute-Savoie), rég. étranger. — Congélation, Bugé. — Amputation de la jambe gauche, sus-malléolaire.

CONSALVI, Jean-Baptiste, né le 17 mars 1849, Pigna (Corse), 76e de ligne, sergent-major. — Fracture du genou gauche, coup de feu, Brie-sur-Marne. — Amputé de la cuisse au tiers inférieur.

CONSTANT, Antoine, né le 13 juin 1848, Veyre-Monton (Puy-de-Dôme), 72e de ligne. — Fracture comminutive de l'humérus gauche et du coude, éclat d'obus, Sedan. — Amputé du bras au tiers supérieur.

CONSTANT, Jean-Baptiste, né le 25 octobre 1840, Limoges (Haute-Vienne), 71e bat. de mob., lieutenant. — Fracture de la jambe gauche, éclat d'obus, Lumeaux. — Amputé de la jambe.

CONTENSAUX, Auguste, né le 21 décembre 1848, Beaudeguies (Nord), 26e de ligne. — Fracture comminutive de la jambe droite, éclat d'obus, Gravelotte. — Amputé de la jambe.

CONTIER, Paul, né le 19 février 1840, Saint-Martin (Aude), 52e de ligne. — Écrasement du gros orteil, pied gauche, coup de feu, 15 janvier, Montbéliard. — Désarticulation du gros orteil.

CONTY, Alexandre, né le 7 mars 1845, Lyon (Rhône), 1re légion de mob. du Rhône. — Fracture comminutive de la jambe droite, éclat d'obus, Nuits. — Amputé de la jambe.

COQUERILLAT, Théophile, né le 25 février 1846, Chatel-Ensoir (Yonne), 58e de ligne. — Fracture de l'humérus droit, coup de feu, Sedan. — Amputé du bras.

CORBET, Louis-Félix, né le 1er octobre 1847, Gétigné (Loire-Inférieure), 46e de ligne.—Fracture comminutive de l'humérus droit, coup de feu, Clamart, 2e siége. — Désarticulation scapulo-humérale.

CORDELLIER, Prudent-Émile, né le 4 août 1845, Montmirail (Marne), 109e de ligne, lieutenant. — Fracture de l'avant-bras et du poignet droit, coup de feu, Paris. — Amputé de l'avant-bras.

CORDIER, Nicolas-Victor, né le 17 octobre 1843, Montdidier (Meurthe), 75e de ligne, sergent-major. — Plaie compliquée à la main gauche, coup de feu, Bapaume. — Désarticulation des doigts médius et annulaire, amputation partielle de l'indicateur.

CORNE, Célestin, né le 20 septembre 1843, Serres (Doubs), 14e artill., maréchal des logis. — Fracture comminutive de la jambe droite, coup de feu, Beaumont. — Amputé de la jambe au lieu d'élection.

CORNE, Oscar-Pierre-Henry-Fidèle, né le 31 janvier 1834, Thieffrans (Haute-Savoie), garde mob. du Rhône, sous-lieutenant. — Fracture de la jambe gauche, éclat d'obus, Belfort. — Amputé de la jambe.

CORNEJOLS, Denis, 5e cuirassiers, maréchal des logis. — Fracture de l'humérus droit, coup de feu, Mouzon. — Résection de l'extrémité supérieure de l'humérus.

CORNILLE, François, né le 23 août 1849, Changé (Sarthe), garde mob. de la Sarthe. — Fracture de l'humérus gauche, coup de feu, Villorceau. — Amputé du bras.

CORNILLON, Jean-Baptiste, né le 13 novembre 1843, Vienne (Isère), 48e de ligne. — Fracture comminutive de l'humérus gauche, coup de feu, Coulmiers. — Amputé du bras au tiers supérieur.

CORNILY, Yves-Marie, né le 24 novembre 1845, Plouzévidé (Finistère), 97e de ligne, caporal. — Fracture comminutive de l'humérus droit, éclat d'obus, Gravelotte. — Amputé du bras.

CORNUÉJOLS, Denis-Théophile, né le 1er janvier 1846, Pont-de-Salars (Aveyron), 5e cuirassiers, maréchal des logis. — Fracture de l'humérus gauche, coup de feu, Mouzon. — Résection de la tête de l'humérus.

CORRE, Jean, né le 15 décembre 1850, La Chapelle (Allier), 67e de ligne. — Fracture du genou droit, éclat d'obus, Courbevoie, 2e siège. — Amputé de la cuisse au tiers inférieur.

COSTAUX, Joseph, né le 19 février 1846, Reims (Marne), 29e de ligne. — Fracture comminutive de l'humérus gauche, coup de feu, Saint-Privat. — Amputé du bras.

COSTE, Marc-Marius, né le 2 février 1844, Saint-Remy (Bouches-du-Rhône), 3e artill., maréchal des logis. — Fracture de la jambe gauche, éclat d'obus, Werland. — Amputé de la jambe au tiers supérieur.

CÔTE, Jean-Calixte, 63e de ligne. — Plaie compliquée à la main droite, éclat d'obus, 15 janvier, Montbéliard. — Désarticulation du doigt indicateur.

COTTIN, Léonore-Luc, né le 17 octobre 1846, Saint-Martin-du-Vieux, Belleme (Orne), 57e de ligne. — Fracture de l'articulation tibio-tarsienne et du pied gauche, éclat d'obus, Saint-Privat. — Amputé de la jambe au tiers inférieur.

COTTRET, Arthur-Théophile, né le 31 mars 1848, Montmacq (Oise), 1er de ligne. — Fracture comminutive de la jambe droite, coup de feu, Sainte-Barbe. — Amputé de la jambe.

COUANON, Louis-Hippolyte, né le 1er février 1845, Aurillac (Cantal), 83e de ligne. — Fracture de l'humérus gauche, coup de feu, les Tappes (Metz). — Désarticulation de l'épaule.

COUAT, Jean-Marie-Léon, garde mob. de la Haute-Garonne. — Plaie contuse à la main gauche, coup de feu, Beaune-la-Rolande. — Amputation des dernières phalanges du doigt médius.

COUDERC, François, né le 14 décembre 1843, Rocamadour (Lot), 93e de ligne. — Fracture de la main droite, coup de feu, Saint-Privat. — Désarticulation du poignet.

COUDÈRE, Émile-Adolphe, né le 13 juillet 1851, Saint-Quentin (Aisne). — Congélation, Pont-Noyelles. — Amputation ou élimination de tous les orteils du pied droit.

COUDRAY, Victor-Louis, né le 2 décembre 1849, Paris (Seine), 123e de ligne. — Fracture comminutive de la tête de l'humérus, coup de feu, 30 novembre, Villiers-sur-Marne. — Résection de la tête de l'humérus.

COUEDEL, Jean-Baptiste, né le 3 septembre 1847, Fay (Loire-Inférieure), 9e cuirassiers. — Fracture de l'avant-bras gauche, coup de feu, Reischoffen. — Résection du coude, puis amputation du bras.

COULAUD, Paul-Amédée, né le 24 juillet 1845, Paris (Seine), 13e de ligne. — Fracture comminutive de la jambe gauche, coup de feu, Frœschwiller. — Amputé de la jambe au tiers supérieur, le 18 août, Haguenau.

COULMY, Réné-Louis, 20e chass. à pied. — Accident du chemin de fer, à Critot, près Rouen, nuit du 3 au 4 novembre. — Amputation de la jambe droite au lieu d'élection, désarticulation du 4e métatarsien, pied gauche et de son orteil, ankylose tibio-tarsienne et tarso-métatarsienne, atrophie du pied, luxation et fracture de plusieurs côtes.

COULON, Charles, né le 16 novembre 1849, Allériot (Saône-et-Loire), garde mob. de Saône-et-Loire. — Fracture du pied droit, coup de feu, Danjoutin (Belfort). — Amputation du pied.

COULON, Jean-Claude, né le 23 novembre 1848, Pesmes (Haute-Saône), 30e chass. à pied, sergent. — Fracture du pied droit, coup de feu, Buzenval. — Amputation de la jambe (sus-malléolaire).

COUNIL, Léonard, né le 10 mai 1839, Chamboulive (Corrèze), 36e de ligne. — Fracture comminutive de la jambe gauche, éclat d'obus, Strasbourg. — Amputé de la jambe au lieu d'élection.

COUPPEY, Paul-Marie, 15e dragons. — Plaie contuse à la main gauche, coup de feu, Rézonville. — Désarticulation du doigt indicateur.

COURCELLE, Victor-Baptiste, né le 9 novembre 1850, Changé (Mayenne), 5e de ligne, caporal. — Fracture de la jambe droite, coup de feu, Conneré. — Amputé de la jambe.

COURCELLE, Charles-Joseph-Isidore, né le 5 février 1853, Paris (Seine), 43e de ligne, caporal. — Congélation en Allemagne. — Amputation des orteils du pied gauche et des deux premiers orteils du pied droit.

COURONER, Olivier, né le 11 novembre 1850, Guimale (Finistère), 97e de ligne. — Congélation, armée de la Loire. — Désarticulation de tous les orteils du pied gauche.

COURREGELONGUE, Pierre, né le 7 novembre 1847, Parentis-en-Bom (Landes), 58e de ligne. — Fracture comminutive de l'humérus droit, coup de feu, Sedan. — Désarticulation scapulo-humérale.

COURSIMAULT, Raphaël-Zéphirin, né le 2 juin 1848, Ruan (Loir-et-Cher), 90e de ligne. — Fracture de l'articulation scapulo-humérale droite, éclat d'obus, Borny, esquilles nombreuses. — Désarticulation scapulo-humérale, Coislin (Metz).

COURTÈS, Simon-Denis, né le 8 octobre 1845, Joncels (Hérault), 19e chass. à pied. — Fracture de la main gauche, coup de feu, Yvré-l'Évêque. — Amputation des doigts médius et annulaire et d'une partie de leur métacarpien, extension permanente des autres doigts.

COURTIN, Julien, né le 6 janvier 1845, Guer (Morbihan), 10e de ligne. — Fracture comminutive de l'humérus gauche, coup de feu, Gravelotte. — Amputé du bras.

COURTOIS, Louis-Antoine, né le 22 avril 1840, Saffres (Côte-d'Or), 109e de ligne, caporal. — Fracture du coude droit, coup de feu, l'Hay. — Amputé du bras au tiers moyen.

COUSI, Pierre, né le 9 mai 1847, Toulouse (Haute-Garonne), 14e artill. — Fracture de la partie supérieure de l'humérus, lacération du deltoïde, coup de feu, Parigny-l'Évêque. — Résection de la tête de l'humérus, inertie du bras.

COUSINIÉ, Jean-Baptiste, né le 14 juin 1844, Mazamet (Tarn), 87e de ligne. — Fracture de l'articulation huméro-cubitale, éclat d'obus, Strasbourg. — Amputé du bras à sa partie moyenne.

COUSTET, Pierre-Marcelin, 59e de ligne. — Plaie contuse à la main gauche, coup de feu, Sainte-Barbe (Metz). — Amputation des deux dernières phalanges de l'auriculaire.

COUSY, Marie-Joseph-Jean-Antoine, 14e artill. — Congélation, 22 janvier, Héricourt. — Désarticulation des orteils des deux pieds.

COUTURIER, Philibert, né le 19 avril 1845, Failleux (Ain), garde mob. de l'Ain. — Plaie compliquée à la main droite, coup de feu, Pierre-Chatel. — Désarticulation du poignet.

COUZI, Jean, né le 21 novembre 1842, Autoire (Lot), 42e de ligne. — Plaie déchirée à la main gauche, fracture, éclat d'obus, Juranville. — Désarticulation du poignet.

COUZY, Marie-Joseph-Jean-Antoine, né le 25 novembre 1843, Maleville (Aveyron), 14e artill. — Congélation, armée de l'Est. — Amputation de tous les orteils des deux pieds.

COZIC, Jean-François, né le 30 octobre 1848, Quintin (Côtes-du-Nord), 67e de ligne. — Fracture comminutive de l'humérus droit, éclat d'obus, Gravelotte. — Amputé du bras au tiers supérieur.

CRÉMOUX, François, né le 21 septembre 1848, Soulgond (Charente), 25e de ligne. — Fracture de l'humérus droit, éclat d'obus. — Amputé du bras au tiers supérieur.

CRÉFEL, Augustin-Joseph, garde mob. du Pas-de-Calais. — Écrasement des doigts de la main gauche, 16 janvier, accident, gare d'Achiet. — Amputation des deux derniers doigts, flexion du médius.

CRESTIN, Alexandre, 59e de ligne. — Congélation, 7 décembre, Beaumont-la-Chartre. — Désarticulation de plusieurs orteils du pied droit.

CROPSAL, Joseph, né le 5 juin 1847, Nancy (Meurthe), 59e de ligne. — Plaie compliquée à la main gauche, fracture, coup de feu, Borny. — Désarticulation du poignet.

CROSBIE, Joseph, 68e de ligne. — Plaie compliquée à la main droite, coup de feu, Beaumont. — Amputation du doigt indicateur.

CROSSARD, Pierre-Alexandre, né le 4 mai 1844, Nogent (Haute-Marne), 65e de ligne, caporal. — Fracture de l'avant-bras et du poignet droit, et plaie compliquée à la main gauche, coup de feu, Sedan. — Amputé de l'avant-bras droit; atrophie et ankylose [de la main gauche.

CROUZET, Antoine-François, né le 14 mars 1845, Paugres (Ardèche), 37e de ligne.—Fracture du genou et du fémur droit, coup de feu, Sedan. — Amputé de la cuisse.

CROUZET, Jean-Antoine, né le 12 février 1837, Colombier-le-Cardinal (Ardèche), 66e de ligne. — Fracture comminutive de la jambe droite, coup de feu, Loigny. — Amputé de la jambe au lieu d'élection.

CROZE, Isidore, rég. étranger. — Fracture du pouce, main droite, coup de feu, 21 février, Buzy. — Désarticulation du 1er métacarpien et du pouce.

CUIF, Jean-Baptiste, né le 22 janvier 1848, Viel-sur-Rémy (Ardennes), 19e de ligne. — Fracture de la jambe gauche, éclat d'obus, Borny. — Amputé de la jambe.

CULLIERET, Janior, né le 25 août 1848, Cette (Hérault), 21e de ligne. — Congélation, Champigny. — Amputation de tous les orteils du pied droit et des trois premiers orteils du pied gauche.

CUOQ, Louis, né le 9 septembre 1847, Borne (Ardèche), garde mob. de l'Ardèche.— Fracture du genou droit, coup de feu, Saint-Hilliers. — Amputé de la cuisse au tiers inférieur.

CURTIL, Joseph-Marie, né le 13 octobre 1840, Novalaise (Savoie), 47e de ligne. — La jambe droite fracassée au-dessus des malléoles. — Amputé de la jambe.

CUVILLIER, Théophile-Théodule, né le 27 janvier 1848, Cressy-Omencourt (Somme) 1er de ligne. — Fracture comminutive du métacarpe, main droite. — Désarticulation du poignet.

CUXAC, Pascal, né le 5 avril 1844, Dun (Ariége), 17e artill.. — Fracture de la jambe droite, coup de feu, Forbach. — Amputation de la jambe au lieu d'élection.

CUZIN, Simon-François, né le 18 février 1843, Mogneneins (Ain), 56e de ligne. — Fracture de la jambe gauche, coup de feu, Frœschwiller. — Amputé de la jambe au tiers supérieur.

DAGORT, Félix-Étienne, né le 15 septembre 1849, Brest (Finistère), 97e de ligne, caporal. — Fracture comminutive de l'humérus gauche, éclat d'obus, Loigny. — Amputé du bras.

DAINAT, Jean-Jacques-Victor-Louis, garde mob. de l'Hérault. — Plaie compliquée à la main gauche, coup de feu, 29 septembre, Pantin. — Amputation de l'annulaire et de l'auriculaire.

DALMARS, Jean-Auguste, né le 12 février 1846, Hampont (Meurthe), 62e de ligne. — Fracture comminutive du bras droit, coup de feu, Gravelotte. — Amputé du bras.

DAMEZ, Jean-Baptiste, 113e de ligne. — Plaie compliquée au pied, coup de feu, 18 octobre, Châtillon. — Désarticulation du 5e métatarsien et de son orteil.

DANEL, Philippe, né le 30 août 1840, Camphin-en-Pévèle (Nord), 40e de ligne. — Fracture de la jambe droite et séton à la jambe gauche, coup de feu, Loigny, 2 décembre. — Amputé de la jambe.

DANGIERS, Réné-Eugène, né le 17 décembre 1839, Poitiers (Vienne), franc-tireur de Paris. — Fracture comminutive de l'humérus gauche, éclat d'obus, 18 octobre, Châteaudun. — Amputé du bras au tiers supérieur.

DANIAUD, Pierre, 91e de ligne. — Plaie compliquée à la main gauche, coup de feu, Saint-Privat. — Amputation du médius et de son métacarpien.

DANIEL, François-Marie, né le 29 mai 1846, Plessala (Côtes-du-Nord), 44e de ligne. — Fracture du genou droit, coup de feu, Thionville. — Amputé de la cuisse au tiers inférieur.

DANIEL, Jean, né le 12 juin 1846, Loctudy (Finistère), 43e de ligne. — Fracture comminutive de l'humérus droit, coup de feu, Vermand, 18 janvier. — Désarticulation scapulo-humérale.

DANIELOU, Vincent-Jean, né le 23 décembre 1845, Roscoff (Finistère), garde mob. du Finistère. — Fracture et lacération de la main droite, coup de feu, Fréteval. — Désarticulation du poignet.

DANJOU, Émile-Henri, né le 16 mars 1840, au Cateau (Nord), 5e hussards, sous-lieutenant. — Fracture comminutive de la jambe droite, éclat d'obus, Sedan. — Amputé de la jambe.

DANNICHERT, Émile, né le 3 juin 1845, Ingersheim (Haut-Rhin), 2e lanciers. — Fracture du bras gauche, éclat d'obus, Sedan. — Amputé du bras au tiers supérieur.

DANZÉ, Yves-Marie, 46e de ligne. — Plaie compliquée à la main gauche, coup de feu, Beaumont. — Désarticulation du médius.

DANZEL, Jules-Louis-Alexis, né le 16 août 1829, Recques (Pas-de-Calais), 77e de ligne.— Fracture de l'articulation tibio-tarsienne gauche, coup de feu, Forbach.—Amputé de la jambe au tiers inférieur.

DARDART, Florimond-Eugène, né le 18 avril 1834, Paris (Seine), artill. de la garde, maréchal des logis. — Fracture du bras droit et plaie compliquée à la main gauche, éclats d'obus, Gravelotte. — Amputé du bras, perte de deux phalanges de l'indicateur gauche.

DARGAUD, Jean-Marie, né le 14 septembre 1848, Matour (Saône-et-Loire), garde mob. du Rhône. — Fracture comminutive de l'humérus gauche, éclat d'obus, Belfort. — Amputé du bras au tiers supérieur.

DARNIS, Jean, né le 16 juillet 1835, Pinsac (Lot), 47e de ligne. — Plaie compliquée à la main droite, coup de feu, Villersexel. — Amputé du pouce.

DARRINÉ, Jean, né le 14 juin 1847, Pomarez (Landes), 58e de ligne. — Fracture comminutive du bras gauche à sa partie supérieure. — Désarticulation scapulo-humérale.

DAULIAC, Jean, 37e de ligne. — Plaie compliquée à la main droite, coup de feu, le Mans, 11 janvier. — Désarticulation de l'auriculaire.

DAUMONT, Clément-Mathieu, né le 21 septembre 1850, Isle-sous-Serein (Yonne), 36e de ligne. — Fracture comminutive de la partie supérieure de l'humérus gauche, coup de feu, 21 octobre, Malmaison. — Résection de la tête de l'humérus.

DAUPETIT, Jean-Baptiste-Vincent, né le 7 janvier 1849, Dieppe (Seine-Inférieure) artill., garde mob. de la Seine-Inférieure. — Fracture de l'avant-bras, coup de feu, Saint-Quentin. — Amputé de l'avant-bras.

DAUVERGNE, François, né le 13 juin 1850, Ligny (Saône-et-Loire), 61e de ligne. — Fracture de la jambe gauche, coup de feu, Montbéliard. — Amputé de la jambe au tiers supérieur.

DAVID, César, né le 22 mars 1847, Bonvillard (Savoie), 42e de ligne. — Fracture comminutive de la jambe gauche et de l'articulation tibio-tarsienne. — Amputé de la jambe au tiers moyen.

DAVID, Jacques-Antoine, né le 11 avril 1846, Guiseriff (Morbihan), 9e artill. — Fracture de l'avant-bras gauche et du poignet, coup de feu, fort d'Issy, 2e siége. —Amputé de l'avant-bras.

DAVID, Jean-Nicolas, né le 11 juin 1848, Port-Philippe (Morbihan), artill. mob. du Morbihan. — Fracture du fémur au-dessus du genou, éclat d'obus, Saint-Ouen (Eure). — Amputé de la cuisse.

DAVID, Joseph, né le 28 mars 1846, Goncelin (Isère), artill. mob. de l'Isère. — Fracture du pied gauche, éclat d'obus, 14 janvier, Héricourt.—Amputé de la jambe au lieu d'élection.

DAVOUST, Gervais-Edmond, né le 7 août 1844, Olivet (Loiret), 57e de ligne. — Fracture comminutive de l'humérus droit, coup de feu, Gravelotte. — Désarticulation scapulo-humérale.

Davril, Benoit-Frédéric, né le 7 mars 1837, Tigny-Noyelle (Pas-de-Calais), 69ᵉ de ligne. — Scarlatine épidémique, abcès phlegmoneux au coude gauche. — Amputé du bras au tiers inférieur.

Daynac, Jean-Pierre-Frédéric, né le 2 juin 1847, Larroque-Toirac (Loiret), 34ᵉ de ligne. Fracture de l'humérus droit, éclat d'obus, Sedan. — Amputé du bras au tiers supérieur.

Debard, Jean-Antoine, né le 14 mai 1836, Lantriac (Haute-Loire), 1ᵉʳ tir. alg. — Fracture de l'avant-bras gauche, éclat d'obus, Frœschwiller. — Amputé de l'avant-bras au tiers supérieur.

Debout, Marius-Célestin-Honoré, né le 24 septembre 1848, Sénas (Bouches-du-Rhône), 82ᵉ de ligne. — Fracture de la jambe gauche, coup de feu, Sedan. — Amputé de la jambe au-dessous du genou.

Décelas, Jean, né le 18 septembre 1849, Puyréaux (Charente), 89ᵉ de ligne. — Fracture de l'humérus droit, coup de feu, Neuvillet. — Amputé du bras.

Declôitre, Claude, né le 21 janvier 1848, Saint-Martin-d'Estréaux (Loire), 87ᵉ de ligne. — Fracture du pied droit, coup de feu, Strasbourg, 16 août. — Amputation du gros orteil et de son métatarsien, perte du 2ᵉ orteil ; déformation des 2ᵉ et 3ᵉ métatarsiens.

Decormis, Louis-Joseph-Marie, né le 18 novembre 1848, Pourrières (Var), volontaire de l'Ouest, sergent. — Fracture comminutive de l'humérus droit, éclat d'obus, Brou. — Amputé du bras.

Decorne, François, né le 10 décembre 1834, Lavilleneuve (Saône-et-Loire), 18ᵉ de ligne. — La partie inférieure de la jambe gauche emportée par éclat d'obus, Frœschwiller. — Amputé de la jambe au lieu d'élection.

Degain, Pierre, né le 18 octobre 1846, Douzillac (Dordogne), 25ᵉ de ligne. — Fracture comminutive de la cuisse droite, éclat d'obus, Gravelotte. — Amputé de la cuisse.

Degand, Louis-Joseph, né le 1ᵉʳ janvier 1849, Fretin (Nord), garde mob. du Nord. — Fracture du bras gauche, coup de feu, Pont-Noyelles. — Amputé du bras au tiers supérieur.

Degeorges, Louis-Charles-Georges, né le 5 janvier 1851, Paris (Seine), franc-tireur de la Presse. — Plaie compliquée à la main, coup de feu, 21 décembre, le Bourget. — Amputation partielle de l'annulaire et de l'auriculaire.

Delabeye, Jean, né le 29 août 1845, Pont-de-Beauvoisin (Savoie), garde mob. de la Savoie, caporal.— Fracture comminutive du bras droit, coup de feu, Bethoncourt.—Amputé du bras.

Delage, Antoine, né le 13 juillet 1848, Saint-Étienne (Loire), 75ᵉ de ligne. — Fracture de l'humérus gauche, éclat d'obus, Gravelotte. — Amputé du bras au tiers supérieur.

Delame, Louis-Charlemagne, né le 28 janvier 1849, Escaufourt (Aisne), 1ᵉʳ train d'artill. — Fracture comminutive de la cuisse gauche et du genou, éclat d'obus, Verdun. — Amputé de la cuisse au tiers moyen.

Delangle, Edgard-Adrien, né le 15 novembre 1842, Caen (Calvados), 9ᵉ artill., capitaine. — Fracture comminutive de la jambe droite, éclat d'obus, Sedan. — Amputé de la jambe au lieu d'élection.

Delannoy, Clovis-Désiré, né le 18 septembre 1847, Tourcoing (Nord), 5ᵉ artill. — Fracture du pied droit, coup de feu, Gravelotte. — Amputation sus-malléolaire.

Delaporte, Auguste-Baptiste, né le 3 juin 1848, Linière-Bouton (Maine-et-Loire), 90ᵉ de ligne. — Fracture du bras droit, coup de feu, Borny. — Amputé du bras au tiers supérieur.

Delaporte, Hippolyte-Paul-Albert, né le 8 juillet 1843, Hédauville (Somme), volontaire de l'Ouest. — Fracture de l'humérus gauche, coup de feu, Patay. — Résection de la tête de l'humérus, déformation et cicatrice profonde.

Delard, Pierre, né le 15 octobre 1846, Montaigu (Tarn-et-Garonne), 56ᵉ de ligne. — Fracture du bras gauche, coup de feu, Sedan. — Amputé du bras.

DELATTRE, Jean-Baptiste, 15e de ligne. — Fracture des orteils du pied gauche, coup de feu, Champigny. — Désarticulation des 2e, 3e et 4e orteils.

DELAUNAY, Joseph-Marie, né le 4 janvier 1845, Néant (Morbihan), 10e de ligne, sergent. — Fracture de la jambe gauche, coup de feu, Saint-Privat. — Amputé de la jambe.

DELBOSC, Paul, né le 7 octobre 1841, Pamiers (Ariége), 23e artill.—Fracture comminutive de la jambe droite, éclat d'obus, Rézonville. — Amputé de la jambe droite au tiers moyen.

DELCAMP, Jean, né le 11 février 1844, Salviac (Lot), 58e de ligne. — Fracture du fémur gauche, coup de feu, Mouzon. — Amputé de la cuisse.

DELCHER, François, né le 16 juin 1848, Paulhac (Cantal), 98e de ligne. — Fracture comminutive de la jambe gauche, coup de feu, Ladonchamps. — Amputé de la jambe.

DELCROIX, Christophe-Louis-Michel, né le 23 août 1849, Cambrai (Nord), garde mob. du Nord, sergent. — Le pied gauche emporté par obus, Amiens. — Amputé de la jambe.

DELDEBAT, Henri-Aristide, né le 27 novembre 1849, Toulouse (Haute-Garonne), artill. mob. de la Haute-Garonne. — Fracture comminutive de la jambe droite, éclat d'obus, Belfort. — Amputé de la jambe.

DELEPLANQUE, Augustin-Émile, né le 13 décembre 1847, Roubaix (Nord), 59e de ligne. — Plaie déchirée à la main gauche, éclat d'obus, Borny. — Amputation du doigt annulaire, perte de la phalangette du médius.

DELETAIN, Pierre-Louis-Octave, né le 29 mai 1846, Verdelot (Seine-et-Marne), 61e de ligne. — Fracture du fémur gauche, coup de feu, Beaumont. — Amputé de la cuisse.

DELEUZE, François-Désiré-Clément, né le 31 juillet 1846, Villedieu-les-Bailleuls (Orne), 3e train des équipages. — Fracture du bras et du coude, armée de la Loire, chute de cheval. — Amputé du bras.

DELGRANGE, Cyr-Louis, né le 22 mars 1841, Landas (Nord), 65e de ligne. — Fracture comminutive du bras gauche, coup de feu, Bapaume, 3 janvier. — Amputé du bras.

') LIERRE, Victor, 7e de ligne. — Arthrite du coude gauche. — Amputé du bras.

DELLION, Louis-Jean, né le 6 mars 1846, Baufay (Sarthe), 35e de ligne. — Fracture du fémur droit, coup de feu, Chevilly. — Amputé de la cuisse.

DELL'ISOLA, Luigi-Carlo-Giuseppe, né le 18 octobre 1846, Voghera (Italie), volontaires Italiens, sous-lieutenant. — Fracture comminutive du fémur droit, éclat d'obus, Dijon, 23 janvier. — Amputé de la cuisse au tiers supérieur.

DELMAU, Joseph-Laurent-Jean, né le 25 novembre 1843, Saint-Laurent-de-Cerdans (Pyrénées-Orientales), 64e de ligne. — Fracture comminutive de l'humérus droit, coup de feu, Saint-Privat. — Résection de la tête de l'humérus. — Pseudarthrose avec inertie du bras.

DELON, Alphonse-Joseph, né le 22 septembre 1850, Rueil (Seine-et-Oise), 42e de ligne. — Congélation, armée de l'Est. — Amputation des orteils du pied gauche et du 4e orteil du pied droit.

DELORD, Joseph, né le 20 février 1844, Saint-Pierre-des-Machabées (Ariége), 56e de ligne. — Fracture de la jambe gauche, coup de feu, Frœschwiller. — Amputé de la jambe.

DELPECH, Jean, né le 8 juillet 1848, Bourgougnague (Lot-et-Garonne), 35e de ligne.— Fracture comminutive de l'humérus droit, coup de feu, Chevilly. — Résection de l'humérus, inertie du bras.

DELPORTE, Fénelon-Joseph, né le 20 avril 1850, Mastaing (Nord), 17e chass. à pied. — Fracture comminutive de l'humérus gauche, coup de feu, Saint-Quentin. — Désarticulation scapulo-humérale.

DELSUC, Pierre, né à Dierme (Cantal), 21e artill., maréchal des logis. — Fracture du cubitus, avant-bras droit, Champigny. — Résection du cubitus ; atrophie de l'avant-bras ; paralysie de l'annulaire et de l'auriculaire.

DELZENNE, Émile-Louis, né le 13 juin 1844, Nomain (Nord), garde mob. du Nord. — Fracture du fémur droit et du genou, coup de feu, Longpré.—Amputé de la cuisse au tiers moyen.

DEMAÇON, Jean-Baptiste-Émile, né le 20 septembre 1850, Frety (Ardennes), 20e chass. à pied. — Fracture de la jambe gauche, éclat d'obus, Bapaume. — Amputé de la jambe.

DÉMANGE, Aimé-Jean-Baptiste, né le 30 juillet 1849, Crion (Meurthe), 15e de ligne. — La main gauche fracassée par éclat d'obus, Sedan. — Amputé du poignet.

DEMANGE, Pierre-Nicolas, né le 25 septembre 1828, Arracourt (Meurthe), 35e de ligne, capitaine. — Fracture de la jambe droite, coup de feu, Beaumont. — Amputé de la jambe au lieu d'élection.

DEMANGEON, Jean-Baptiste-Ernest, 24e de ligne. — Plaie compliquée à la main gauche, coup de feu, Sedan. Amputation de l'annulaire et de la moitié de son métacarpien, paralysie de l'auriculaire.

DEMONCY ou DEMONCEY, Louis-François-Alexandre, né le 24 février 1834, Essommes (Aisne), 8e de ligne, sergent. — Fracture comminutive de l'humérus droit, coup de feu, Forbach. — Amputé du bras.

DEMYTTENAGRE, Honoré-Gustave, né le 30 mai 1848, Tourcoing (Nord), 106e de ligne. — Plaie compliquée à la main droite, coup de feu, 23 mai, Paris. — Amputation du médius et de l'annulaire.

DÉNÉRY, Louis-Félix, 3e de ligne. — Plaie compliquée à la main gauche, coup de feu, Sillé-Saint-Remy, 15 janvier. — Désarticulation du médius, extension presque complète de l'indicateur, lésion des tendons fléchisseurs.

DENEUFÉGLISE, Henri-Jean-Joseph, 93e de ligne. — Fracture de l'indicateur de la main droite, coup de feu, Gravelotte. — Désarticulation de ce doigt.

DENIS, Henry-Marie-Philomène, né le 30 mars 1837, Auray (Morbihan), 2e zouaves, sous-lieutenant. — Fracture comminutive de l'humérus droit, coup de feu, Frœschwiller. — Amputé du bras au tiers supérieur.

DENIS, Eugène-Alphonse, né le 8 juillet 1836, Coclois (Aube), 10e chass. à pied. — Plaie compliquée à la main gauche, éclat d'obus, Spickeren. — Résection du premier métacarpien et d'une partie du pouce, pseudarthrose, ankylose du poignet; extension permanente des doigts.

DENOULLET, Pierre-Auguste, né le 12 juillet 1841, Lille (Nord), 65e de ligne. — Fracture de la cuisse droite et du genou, coup de feu, Villers-Bretonneux, 27 novembre. — Amputé de la cuisse au tiers moyen.

DEPALLE, Jean, né le 26 août 1849, Saint-Martin-d'Estreaux (Loire), garde mob. de la Loire. — Fracture du coude gauche, éclat d'obus, Héricourt. — Amputé du bras au quart inférieur.

DEPRÉ, Jean-Baptiste, né le 28 octobre 1849, Bruxelles (Belgique), garde nationale de la Seine. — Fracture du bras gauche et du coude, éclat d'obus, Paris, bombardement. — Amputé du bras au tiers inférieur.

DÉPRESEAUX, Edouard-Aimable, né le 23 mai 1844, Liomes (Somme), 70e de ligne. — Fracture comminutive de l'avant-bras gauche, coup de feu, Saint-Privat. — Amputé de l'avant-bras au tiers supérieur.

DERACHE, Charles-Alexandre, né le 4 avril 1848, Vitry (Pas-de-Calais), 63e de ligne. — Fracture du genou, coup de feu, Spickeren. — Amputé de la cuisse droite au tiers inférieur.

DÉRAILLE, François-Régis, né le 26 mai 1848, Raucoules (Haute-Loire), 9e chass. à pied. — Plaie compliquée à la main gauche, éclat d'obus, Gravelotte. — Désarticulation carpo-métacarpienne du pouce; ankylose du poignet.

DENCHÉ, Jacques, né le 7 mars 1841, Plainfaing (Vosges) 89e de ligne. — Fracture comminutive de la jambe gauche, coup de feu, Sedan. — Amputé de la jambe.

DERCOURT, Florent-Nicolas-Eugène, né le 20 novembre 1848, Estrées-lez-Crécy (Somme), garde mob. de la Somme. — Fracture de la jambe droite et fracture du pied droit. — Déformation, atrophie et raccourcissement de la jambe, désarticulation des orteils, élimination de séquestres du tarse et du métatarse, déformation du pied.

DEREPAS, Gustave, garde mob. de Saône-et-Loire. — Plaie compliquée à la main gauche, coup de feu, Patay. — Amputation de phalanges des trois derniers doigts.

DÉREXEL, Jean-Baptiste-Jules, né le 12 avril 1849, Ban-sur-Meurthe (Vosges), garde mob. des Vosges. — Fracture comminutive du bras gauche, éclat d'obus, Cussey. — Amputé du bras.

DERIEUX, Gustave-Arthur-Eugène, né le 18 novembre 1844, Paris, 23e de ligne. — Fracture du genou gauche, coup de feu, Champigny. — Amputé de la cuisse à la partie inférieure.

DEROCHE, Jean, né le 15 avril 1839, Mâcon (Saône-et-Loire), 1er chass. à pied. — Fracture de la jambe droite, coup de feu, Frœschwiller. — Amputé de la jambe.

DÉRON, Claude, né le 29 septembre 1833, Gets (Haute-Savoie), chasseurs du Mont-Blanc. — Fracture comminutive de la cuisse gauche, coup de feu, Chevigny (Côte-d'Or). — Amputé de la cuisse au tiers moyen.

DEROYS, Julien-Alphonse, né le 11 juin 1849, Montblanc (Hérault), 27e de ligne. — Fracture comminutive de l'humérus gauche, éclat d'obus, 11 octobre, Orléans. — Résection de l'humérus, demi-ankylose scapulo-humérale.

DÉSARMÉNIENS, Louis, né le 28 septembre 1843, Saint-Maurice (Puy-de-Dôme), 9e artill.— Fracture de la jambe droite, coup de feu, Wissembourg. — Amputé de la jambe au lieu d'élection.

DESAYDES, Bernard, né le 3 décembre 1848, Bordeaux (Gironde), garde mob. de la Gironde. — Fracture comminutive de la jambe droite, coup de feu, Chenebier. — Amputé de la jambe au lieu d'élection.

DESBOUCHAGES, Jacques, né le 31 octobre 1844, Vivone (Vienne), 9e cuirassiers. — Fracture comminutive de l'avant-bras droit, éclat d'obus, Toury. — Amputé de l'avant-bras au tiers supérieur.

DESCHAMPS, François-Ferdinand, né le 2 septembre 1841, Bassemberg (Bas-Rhin), 2e tir. alg. — Fracture comminutive de l'avant-bras droit, coup de feu, Montbéliard. — Amputé de l'avant-bras au tiers supérieur.

DESCHATRE, Pierre, né le 4 octobre 1849, Saint-Yrieix-les-Bois (Creuse), 37e de ligne. — Fracture de l'humérus gauche, coup de feu, Villorceau, 8 décembre. — Amputé du bras.

DESCAMPS, Victor-Louis, né le 31 août 1814, Arras (Pas-de-Calais), artill., garde nationale de la Seine. — Plaie compliquée à la main droite, coup de feu, Rosny. — Amputation de l'annulaire et de l'auriculaire ; rétraction des extenseurs des autres doigts. Plaie à la partie inférieure et postérieure de la cuisse droite.

DESESQUELLES, Aimé-Paul, né le 10 juillet 1849, Rambouillet (Seine-et-Oise), 19e de ligne. — Fracture comminutive de l'avant-bras droit et du poignet, coup de feu, Champigny. — Ligature des artères radiale et cubitale ; amputation du doigt anulaire, ankylose du poignet.

DESGRANGES, Théodore, né le 21 novembre 1850, à Trucy-sur-Yonne (Yonne), 51e de ligne, caporal. — Fracture comminutive de la cuisse gauche, coup de feu. — Amputé de la cuisse.

DESHONS, Simon, né le 21 décembre 1847, Louzac (Corrèze), 88e de ligne. — Blessures multiples, fracture de l'avant-bras droit, éclats d'obus, Beaumont. — Amputé de l'avant-bras au tiers supérieur.

DESHOULLIÈRES, Antoine, garde mob. de la Vienne. — Fracture comminutive du coude gauche, coup de feu, 11 janvier, le Mans. — Résection du coude, ankylose de l'articulation, atrophie de l'avant-bras, perte des mouvements des doigts.

DÉSIEUX, Guillaume, né le 22 avril 1848, Budos (Gironde), 53e de ligne. — Fracture de la cuisse gauche et du genou, coup de feu, Sedan. — Amputé de la cuisse au tiers moyen.

DÉSINVAL, Charles-Camille, né le 24 mai 1838, Parroy (Meurthe), 9e artill. — Fracture de la jambe droite, coup de feu, Frœschwiller. — Amputé de la jambe.

DESJARDINS, Théophile-Gourier. 26e de ligne. — Plaie compliquée à la main droite, coup de feu, Ladonchamps. — Désarticulation de phalanges de l'indicateur.

DESMONS, Jules-Maurice, né le 1ᵉʳ décembre 1849, Beuvry (Nord), 8ᵉ artill. — Fracture comminutive de l'humérus droit, éclat d'obus, Patay. — Amputé du bras.

DESMOULINS, Jean-Pierre, né le 18 septembre 1850, Alligny (Nièvre), 55ᵉ de ligne. — Fracture comminutive du bras droit, éclat d'obus, Paris, 2ᵉ siége. — Amputé du bras au tiers supérieur.

DESNOS, Louis-René, garde mob. de la Mayenne. — Congélation, 15 janvier, Alençon. — Amputation de tous les orteils du pied gauche et de la tête de leurs métatarsiens, perte du gros orteil du pied droit.

DESPLACE, Pierre-Marie, né le 1ᵉʳ août 1846, Charnay (Rhône), 2ᵉ zouaves. — Fracture comminutive de l'avant-bras droit, coup de feu, Strasbourg. — Amputé de l'avant-bras.

DESPLACE, Thomas, né en 1844, Arsenat (Rhône), garde mobilisée du Rhône. — Plaie compliquée à la main droite et plaie compliquée à la cuisse droite, 2 coups de feu, Nuits, 18 décembre. — Désarticulation de l'annulaire, immobilité de l'auriculaire, faiblesse de la cuisse, lésion du nerf sciatique.

DESPLANQUES, Henri-Désiré, né le 13 juin 1847, Mons-au-Baseril (Nord), artill. mob. du Nord. — Fracture comminutive de la jambe droite, éclat d'obus, Soissons. — Amputé de la jambe.

DESRAY, Adolphe, né le 12 juillet 1852, Luxeuil, (Haute-Saône), 33ᵉ de ligne. — Fracture du coude droit, coup de feu, Sedan. — Résection du coude, ankylose dans la flexion, atrophie, paralysie des quatre derniers doigts.

DESNOUSSEAUX, Auguste-Joseph, 24ᵉ de ligne, caporal. — Congélation, désarticulation de tous les orteils du pied gauche.

DESSIGNE, Florice, né le 5 janvier 1840, Coutiches (Nord), garde mobilisée du Nord, caporal. — Fracture de l'humérus droit, coup de feu, Longpré-les-Corps-Saints. — Amputé du bras au tiers moyen.

DESTRACQ, Pierre-Félix, né le 22 mai 1848, Guiche (Basses-Pyrénées), garde mob. des Basses-Pyrénées. — Congélation, 16 janvier, armée de l'Est. — Amputation de tous les orteils des deux pieds et d'une partie de leurs métatarsiens.

DETOURBE, Antoine-Joseph, 6ᵉ dragons. — Écrasement du pied droit. — Amputation d'un orteil ?

DEUDON, Léopold, Bernard, né le 14 décembre 1845, Clary (Nord), 9ᵉ artill., brigadier. — Fracture comminutive du fémur gauche. — Amputation de la cuisse au tiers moyen.

DEUTSCH, Martin, né le 20 septembre 1843, Dolving (Meurthe), 87ᵉ de ligne. — Fracture comminutive de l'humérus. — Résection de 6 centimètres du corps de l'humérus, inertie complète du bras, qui reste pendant et ballottant.

DEVAILLE, François-Régis, 9ᵉ chass. à pied. — Plaie avec fracture de la main gauche, éclat d'obus, Gravelotte. — Désarticulation carpo-métacarpienne du pouce, ankylose du poignet.

DEVARENNE, Louis-Émile, né le 18 juin 1837, Sézanne (Marne), 39ᵉ de ligne. — Fracture de l'avant-pied droit, coup de feu, Loigny. — Amputation partielle du pied.

DEVAUD, Jean, né le 6 juillet 1842, Isle (Haute-Vienne), garde mob. de la Haute-Vienne, caporal. — Fracture du pied droit, coup de feu, Terminiers. — Amputation du pied.

DEVAUX, Louis-Pascal-Onézime, né le 7 janvier 1839, Deville-les-Rouen (Seine-Inférieure), 23ᵉ de ligne. — Fracture comminutive du fémur et du genou, coup de feu, Villiers-sur-Marne. — Amputé de la cuisse au tiers inférieur.

DEVEAU, Jean-François-Variste-Edouard, né le 17 janvier 1844, Saint-Paul-les-Romans (Drôme), 74ᵉ de ligne. — Fracture comminutive des deux jambes, éclats d'obus, Wissembourg. — Amputation des deux jambes au tiers supérieur.

DEVEAUX, Marc, né le 3 août 1843, Chatelperron (Allier), 56ᵉ de ligne. — Fracture comminutive de l'humérus droit, coup de feu, Frœschwiller. — Amputé du bras au tiers moyen.

DEVENING, Charles, né le 2 décembre 1844, Aberbronn (Bas-Rhin), 16ᵉ artill., brigadier.

— Fracture comminutive de l'omoplate gauche, éclat d'obus, Coulmiers. — Résection de la partie supérieure de l'omoplate, large cicatrice, bridée, adhérente avec points fistuleux, ankylose complète de l'articulation sapulo-humérale.

Devèze, Jean-Baptiste-Philippe, 6e chass. à pied, sergent-major. — Fracture de l'indicateur, main droite, coup de feu, Bapaume. — Désarticulation de ce doigt.

Devillers, Pierre-François-Hyacinthe, né le 1er novembre 1845, Freuvillers (Somme), 8e chass. à pied, sergent. — Fracture comminutive du bras gauche, coup de feu, Frœschwiller. — Amputé du bras au tiers supérieur.

Devin, Simon, né le 11 mai 1849, Metz, 3e zouaves. — Fracture de la jambe droite et de l'articulation tibio-tarsienne, coup de feu, Cussey. — Amputé de la jambe à sa partie inférieure.

• Deweer, François, né le 16 avril 1838, Ruyen (Belgique), rég. étranger. — Fracture du genou et du fémur droits, coup de feu, Orléans. Amputé de la cuisse, pourriture d'hôpital. — Seconde amputation de la cuisse.

Deyrolle, Gustave-Antoine, né le 29 février 1848, Pourrières (Var), 28e de ligne. — Fracture comminutive de la jambe droite, éclat d'obus, Saint-Privat. — Amputé de la jambe.

Dhennin, Adolphe-Joseph, né le 17 avril 1844, Lomme (Nord), 9e de ligne. — Fracture de la jambe droite, coup de feu, Saint-Privat. — Amputé de la jambe droite.

Didierjean, François-Xavier, né le 3 octobre 1842, Orbey (Haut-Rhin), 73e de ligne. — Fracture comminutive de la jambe droite, coup de feu, Juranville. — Amputé de la jambe.

Didiot, Auguste, né le 18 octobre 1839, Sampigny (Meuse), 17e chass. à pied, sous-lieutenant. — Fracture de la jambe gauche, coup de feu, Frœschwiller. — Amputé de la jambe au tiers inférieur.

Diey, Jean-Baptiste-Nicolas, né le 6 décembre 1843, Châtillon-sur-Seine (Côte-d'Or), 45e de ligne. — Fracture de la jambe gauche, coup de feu, Belfort. — Amputé de la jambe au lieu d'élection.

Digeon, Alphonse-Eugène-Paul, né le 10 septembre 1839, Deville (Seine-Inférieure), 22e de ligne. — Fracture comminutive de l'humérus droit, coup de feu, Champigny. — Amputé du bras au tiers supérieur.

Diot, Claude, né le 10 mai 1848, Bruxière-la-Grue (Allier), 83e de ligne. — Fracture de l'articulation tibio-tarsienne droite, éclat d'obus, Sedan. — Amputé de la jambe au tiers inférieur.

Diotel, Jules-Jean-Marie, 75e de ligne. — Fracture comminutive de l'avant-bras droit, coup de feu, Gravelotte. — Résection du radius et du cubitus, perte des mouvements et atrophie de l'avant-bras et de la main.

Dirry, Sébastien, 44e de ligne. — Congélation, 6 décembre. — Désarticulation de tous les orteils du pied droit.

Divoux, Jean-Baptiste, né le 18 juin 1844, Bertrichamps (Meurthe), 8e artill. — Fracture de la jambe droite, éclat d'obus, Rézonville. — Amputé de la jambe.

Dizabo, Bernard, né le 4 mars 1850, Saint-Jean de Marsacq (Landes), 56e de ligne. — Fracture comminutive de l'humérus gauche, coup de feu, le Mans. — Amputé du bras au tiers supérieur.

Doaré, Victorien-Alfred, 51e de ligne. — Plaie compliquée à la main droite, coup de feu, Montretout. — Désarticulation métacarpo-phalangienne de trois doigts.

Dochtermann, Joseph, 94e de ligne. — Fracture de l'humérus droit, éclat d'obus, Gravelotte. — Résection de la tête de l'humérus.

Domas, Amand-Martin, né le 30 janvier 1831, Cateau (Nord), 15e artill. — Fracture, écrasement de l'avant-pied gauche, éclat d'obus, Pont-Noyelle. — Amputation dans la continuité du métatarse.

Donadieu, Guillaume-Martin, né le 14 septembre 1838, Perpignan (Pyrénées-Orientales), garde mob. de l'Indre, capitaine. — Fracture comminutive de la jambe droite, éclat d'obus, Vienne-sur-Blois. — Amputé de la jambe au-dessous du genou.

DONNET, Victor-Auguste, né le 3 décembre 1843, Melve (Basses-Alpes), 4e zouaves. — Plaie compliquée à la main gauche, fracture, éclat d'obus, Châtillon, 19 septembre. — Amputation du pouce et de la moitié de son métacarpien, atrophie de la main.

DORDOR, Jean-Baptiste-Élie, né à Cléron (Doubs), 16e chass. à pied. — Plaie compliquée à la main droite. — Désarticulation de l'indicateur.

DORÉ, Jean-François, né le 11 avril 1845, Auvéville (Seine-Inférieure), 71e de ligne. — Fracture de l'avant-bras et du poignet droits, coup de feu, Metz. — Amputé de l'avant-bras.

DORIER, Paulin-Joseph, né le 3 octobre 1847, Pont de Barret (Drôme), 19e de ligne, caporal. — Fracture du pied gauche, éclat d'obus, plaie en séton au bras droit, et plaie compliquée à la main droite, deux coups de feu, Châtillon, Paris. — Amputé de la jambe au lieu d'élection.

DOREAU, René, né le 9 décembre 1839, Laval (Mayenne), 17e chass. à pied, sergent. — Plaie pénétrante de l'articulation tibio-tarsienne, coup de feu, Frœschwiller. — Résection du tibia et du péroné, raccourcissement de 10 centimètres, ankylose complète de l'articulation tibio-tarsienne.

DOUCET, Renaud-Étienne-Alfred, né le 21 janvier 1843, Artenay (Loiret), 35e de ligne. — Fracture du fémur gauche, coup de feu, Chevilly. — Amputé de la cuisse au tiers moyen.

DOUILLARD, Pierre-François, né le 1er mai 1844, Cugand (Vendée), 93e de ligne. — Plaie compliquée à la main gauche, coup de feu, Gravelotte. — Désarticulation du premier métacarpien et du pouce.

DOUILLÈRE, Henry-Alfred, né le 23 mai 1844, Caumont (Eure), 16e de ligne, sergent.—Fracture du fémur gauche et du genou, coup de feu, Arthenay.—Amputé de la cuisse au tiers moyen.

DRABLIER, Léon, né le 26 mars 1843, Échillais (Charente-Inférieure), 36e de ligne, caporal. — Fracture du fémur droit, coup de feu, Wœrth. — Amputé de la cuisse au tiers moyen.

DRAGUET, Michel, né le 24 avril 1840, Lyon (Rhône), 96e de ligne. — Fracture du genou gauche, coup de feu, Frœschwiller. — Amputé de la cuisse près du genou.

DREUX, Eugène-Albert, né le 22 août 1851, Orléans (Loiret), 8e de ligne. — Fracture de l'avant-bras droit, coup de feu, Créteil. — Amputé de l'avant-bras au tiers moyen.

DREVET, Joseph, né le 1er juin 1848, Doissin (Isère), 16e ligne. — Fracture comminutive du bras droit, coup de feu, Créteil. — Amputé du bras au tiers moyen.

DREYFUS, Abraham, né le 29 mai 1845, Mattersholtz (Bas-Rhin), garde mob. du Bas-Rhin. — Fracture comminutive de la jambe droite, éclat de bombe, Schlestadt. — Amputé de la jambe au lieu d'élection.

DRIGNY, Oscar-Cyrille, 2e de ligne. — Fracture de l'indicateur, main droite, coup de feu, Spickeren. — Désarticulation de ce doigt.

DRIVON, Gaspard-Casimir, né le 21 mars 1825, Arles (Bouches-du-Rhône) 5e chass. à pied, capitaine. — Fracture du bras droit, éclat d'obus, Gravelotte. — Amputé du bras.

DROT, Jacques-Eugène, né le 22 janvier 1848, Auxerre (Yonne), 40e de ligne, sergent-major. — Plaie compliquée à la main gauche, fracture, éclat d'obus, Spickeren. — Amputation des trois derniers doigts.

DROUIN, François-Vincent, né le 17 octobre 1847, Morville-sur-Nied (Meurthe), 33e de ligne. — Fracture comminutive de l'humérus droit, éclat d'obus, Gravelotte. — Amputé du bras.

DROUIN, Léopold, né le 30 mars 1847, Moutiers-aux-Perches, 10e artill., maréchal des logis. — Plaie compliquée à la main droite, fracture, coup de feu, Sedan. — Amputation partielle de l'annulaire.

DAUMEZ, Jean-Baptiste, né le 11 février 1848, Landas (Nord), garde mob. du Nord. — Fracture du poignet droit, éclat d'obus, Saint-Quentin. — Amputé de l'avant-bras au quart inférieur.

DRUON, Charles-Joseph, né le 20 janvier 1835, Hénin-Liétard (Pas-de-Calais), garde mob. du Pas-de-Calais. — Fracture comminutive de l'avant-bras droit, coup de feu, Saint-Quentin. — Amputé de l'avant-bras.

DRUT, Pierre-Léon, né le 24 août 1848, Niort (Deux-Sèvres), 80° de ligne. — Fracture de la jambe droite, coup de feu, Saint-Privat. — Amputé de la jambe, au lieu d'élection.

DRUZ, Pierre, né le 29 mai 1842, Meyrin (Suisse), rég. étranger, caporal. — Fracture comminutive de l'humérus gauche, coup de feu, Orléans. — Amputé du bras.

DUBAR, Gaspard-Joseph, né le 27 décembre 1845, Sainghin (Nord), garde mob. du Nord. — Congélation, 4 décembre, Pont-Noyelle. — Désarticulation du gros orteil droit et de phalanges des autres orteils des deux pieds.

DUBESSY, Pierre, né le 15 février 1846, Nervieux (Loire), garde mob. de la Loire. — Congélation, Héricourt. — Amputation tarso-métatarsienne des deux pieds.

DUBLÉ, Henri, né le 5 juillet 1847, Saint-Lambert-des-Levées (Maine-et-Loire), 3° zouaves. — Fracture du bras gauche, coup de feu, Frœschwiller. — Amputé du bras.

DUBOIS, Jean, né le 18 décembre 1842, Barbasse (Lot-et-Garonne), 19° de ligne. — Fracture, broiement de la main et de l'avant-bras gauche, éclat d'obus, Loigny. — Amputé du bras au quart inférieur.

DUBOIS, Jean-Désiré, né le 22 novembre 1848, Orléans (Loiret), garde mob. du Loiret. — Fracture comminutive du bras droit, éclat d'obus, Champigny. — Amputé du bras.

DUBOIS, Pierre, né le 28 octobre 1847, Vallenay (Cher), garde mob. du Cher. — Fracture comminutive du bras gauche, coup de feu, Juranville. — Désarticulation scapulo-humérale.

DUBOS, Jean, né le 19 février 1846, Léognan (Gironde), garde mob. de la Gironde. — Fracture de la jambe gauche, coup de feu, Buzig. — Amputé de la jambe au tiers supérieur.

DUBOST, Eugène, 94° de ligne, congélation. — Amputation des cinq orteils du pied gauche.

DUBOST, Louis-François, né le 22 juin 1850, Huberville (Manche), 47° de ligne. — Congélation, Chagey. — Désarticulation de phalanges des deux mains.

DUBOUCHET, Mayeul, né le 14 avril 1845, Vaumas (Allier), 71° de ligne. — Fracture comminutive du bras droit, coup de feu, Borny. — Amputé du bras.

DUBREL, Pierre, garde mob. de la Dordogne. — Plaie compliquée à la main gauche, éclat d'obus, Loigny. — Désarticulation de l'annulaire ; perte des mouvements des autres doigts.

DUBROCA, Jean, né le 15 août 1838, Saint-Maurice (Landes), 43° de ligne. — Plaie compliquée à l'épaule droite, fracture de l'humérus, éclat d'obus, Le Mans, 11 janvier. — Amputé du bras au quart supérieur.

DUBUISSON, Henri-Louis-Joseph, né le 22 juillet 1837, Armantières (Nord), 4° de ligne, caporal. — Fracture de la jambe droite, coup de feu, Arthenay. — Amputé de la jambe près du genou.

DUCARNE, Jean-Joseph, né le 3 octobre 1824, Saarn (Allemagne), capitaine, 12° de ligne. — Fracture comminutive de la jambe droite, éclat d'obus, Rezonville. — Amputé de la jambe.

DUCARRE, Jean-Marie, né le 5 mai 1846, Saint-Bonnet-de-Cray (Saône-et-Loire), 18° de ligne. — Plaie compliquée à la main droite, coup de feu, Frœschwiller. — Amputation du pouce et de son métacarpien.

DUCATILLON, Jean-Baptiste-Prosper, né le 25 septembre 1844, Dechy (Nord), 48° de ligne. — Fracture de l'articulation tibio-tarsienne gauche, coup de feu, Frœschwiller. — Amputé de la jambe au tiers inférieur.

DUCHAND, Jules-Prosper, né le 29 décembre 1846, Saint-Symphorien-sous-Choumérac (Ardèche), 18° de ligne. — Fracture, écrasement de la main gauche, éclat d'obus, Frœschwiller. — Amputation des quatre métacarpiens et des doigts.

DUCHEMIN, Paul-Jean, né le 10 avril 1847, Avranches (Manche), 1er génie. — Fracture comminutive de la jambe gauche, éclat d'obus, Strasbourg. — Amputé de la jambe.

7

DUCHÊNE, Nicolas-Modeste, né le 13 janvier 1849, Bellefontaine (Vosges), garde mob. des Vosges. — Fracture du bras gauche, coup de feu, Cussey. — Amputé du bras.

DUCHESNE, Edmond-Ernest, né le 18 mars 1839, Saint-Aubin (Jura), 29e de ligne, capitaine. — Fracture du bras gauche, coup de feu, Servigny. — Amputé du bras gauche.

DUCHESNE, de la Sicotière, André-Antoine-Marie-Prosper, né le 5 décembre 1849, Mortagne (Orne), 3e tir. alg., caporal.—Fracture comminutive de la jambe droite, 2 coups de feu, Reischoffen. — Amputé de la jambe au lieu d'élection.

DUCHET, Jean-Baptiste-Aimé, né le 14 août 1836, Val-Saint-Éloi (Haute-Saône), 3e de ligne, sergent. — Fracture du bras gauche, coup de feu, Frœschwiller. — Amputé du bras gauche.

DUCLOS, Jean, 91e de ligne. — Plaie compliquée à la main gauche, fracture de l'annulaire, coup de feu, Saint-Privat. — Désarticulation de l'annulaire, perte d'une partie des mouvements des autres doigts.

DUCOIN, Boniface-Martial-Joseph, né le 9 octobre 1843, Remy (Pas-de-Calais), 8e de ligne. — Fracture comminutive de la jambe gauche, coup de feu, Forbach. — Amputé de la jambe au tiers moyen.

DUCOURT, Jean-Antoine, né le 17 avril 1846, Tullins (Isère), 9e cuirassiers. — Fracture comminutive du bras gauche, éclat d'obus, Reischoffen.—Amputé du bras au tiers supérieur.

DUCRET, Émile, né le 13 novembre 1848, Houdemont (Meurthe), 11e chass. à pied. — Fracture de l'humérus droit, coup de feu, Borny. — Amputé du bras au tiers moyen.

DUCREUX, Pierre, né le 12 juillet 1851, Saint-Symphorien-de-Marmagne (Saône-et-Loire), 1er zouaves. — Fracture de l'humérus gauche, éclat d'obus, Chilleurs-au-Bois. — Amputé du bras au tiers moyen.

DUCROCQ, Henri-Désiré, 12e de ligne. — Plaie à la main droite, fracture de l'indicateur.— Désarticulation de phalanges de l'indicateur.

DUCROS, Jean, né le 3 août 1844, Fousorbes (Haute-Garonne), 4e hussards. — Fracture comminutive du fémur gauche, éclat d'obus, Sedan. — Amputé de la cuisse.

DUFAUT, Joseph-Régis, né le 29 avril 1847, Vaudevant (Ardèche), 66e de ligne. — Fracture comminutive du fémur droit, coup de feu, Spickeren. — Amputé de la cuisse à la partie supérieure.

DUFFAU, Jean-Augustin, né le 13 avril 1843, Nogaro (Gers), 46e de ligne. — Fracture du fémur droit, coup de feu, Josne, 8 décembre. — Amputé de la cuisse.

DUFFAUD, Firmin-Auguste, né le 15 octobre 1843, Nieigles (Ardèche), 89e de ligne. — Fracture du bras gauche, coup de feu, Sedan. — Amputé du bras.

DUFOURCQ, Pierre-Prosper, 19e chass. à pied. — Plaie à la main gauche, fracture. — Amputation du doigt médius.

DUFOURNET, Jean, né le 24 avril 1851, Gévrier (Haute-Savoie), 47e de ligne. — Fracture du pouce gauche, coup de feu, Parigné-l'Évêque. — Désarticulation carpo-métacarpienne du pouce.

DUFRESNE, Benjamin-Prosper, né le 10 novembre 1844, Laval (Mayenne), 6e de ligne. — Fracture comminutive de l'humérus gauche, coup de feu, Sainte-Barbe (Metz). — Amputé du bras au tiers supérieur.

DUGARDIN, Jean-Baptiste-Joseph, né le 14 juillet 1846, Comphieneu-Carambault (Nord), 11e artill. — Fracture comminutive de l'avant-bras droit, éclat d'obus, Saint-Privat. — Amputé de l'avant-bras au tiers supérieur.

DUGOURD, Augustin-Louis, né le 17 février 1850, Boulogne (Seine), 25e de ligne. — Fracture du bras gauche, coup de feu, Villiers. — Amputé du bras au tiers supérieur.

DUGOURD, Claude-Léopold, né le 28 février 1848, Fourg (Doubs), 15e inf. prov. — Fracture de l'avant-bras gauche, éclat d'obus, Paris, 16 mai. — Désarticulation du coude.

DULAC, Antoine, né le 9 mars 1850, Eglise-Neuve (Puy-de-Dôme), 4e chass. à pied. —

Fracture comminutive de la jambe droite, éclat d'obus, Clamart, 2e siége. — Amputé de la jambe au quart supérieur.

DULIZE, Pierre-Clovis, 41e de ligne. — Plaie déchirée à la main droite, coup de feu, Lorges. — Amputation partielle de l'indicateur.

DULOROY, François-Cirile, né le 23 février 1843, Saint-Martin-d'Abat (Loiret), 35e de ligne. — Plaie pénétrante de l'articulation fémoro-tibiale, coup de feu, Chevilly. — Résection du genou.

DUMAS, Antoine, né le 5 avril 1845, Courçais (Allier), 38e de ligne. — Fracture du genou gauche, coup de feu, Issy, 2e siége. — Amputé de la cuisse au tiers inférieur.

DUMONT, Antoine-Réné, né le 12 octobre 1846, Paris (Seine), 78e de ligne, clairon. — Fracture comminutive de l'avant-bras droit, éclat d'obus, Strasbourg, 12 septembre. — Désarticulation du coude.

DUMONT, Eugène-Denis, né le 29 octobre 1844, Paris (Seine), 21e de ligne. — Fracture du pied gauche et de l'articulation tibio-tarsienne, éclat d'obus, Strasbourg, 8 septembre. — Amputation sus-malléolaire.

DUMONT, Gilles-Auguste, né le 24 mai 1846, Boisyron (Manche), 47e de ligne. — Fracture du coude droit, éclat d'obus, Wœrth. — Amputé du bras au tiers inférieur.

DUMOULIN, Antoine-Gustave, né le 27 janvier 1846, Mesnières (Seine-Inférieure), 63e de ligne. — Plaie et fracture de la main gauche, coup de feu, Spickeren. — Désarticulation de l'indicateur et du médius, atrophie des autres doigts.

DUMOULIN, Claude-Marie, né le 7 novembre 1849, Lyon (Rhône), 53e de ligne, — Plaie compliquée à la main gauche, coup de feu, Héricourt. — Désarticulation de l'auriculaire, phlegmon diffus, main et avant-bras, extension permanente des autres doigts.

DUNAND, Pierre-Maurice, né le 28 mars 1849, Vacheresse (Haute-Savoie), 35e de ligne. — Fracture comminutive du fémur droit et plaie compliquée à la main gauche, éclat d'obus, Belford. — Amputé de la cuisse droite et du doigt médius.

DUNAND-MAGNIN, Joseph, né le 31 octobre 1849, Fillanges (Haute-Savoie), 24e de ligne. — Le bras gauche emporté par boulet, Champigny. — Amputé du bras.

DUNIS, Jacques, 10e de ligne. — Congélation. — Amputation du gros orteil et d'une partie de son métatarsien.

DUNO, Désiré-François-Marie, né le 26 juillet 1845, Guilliers (Morbihan), garde mob. du Morbihan, sous-lieutenant. — Fracture de l'avant-bras gauche, coup de feu, Nogent-sur-Seine. — Amputé de l'avant-bras.

DUPARCHY, Charles-Gustave, né le 31 décembre 1845, Lyon (Rhône), 3e dragons. — Congélation, 5 novembre, siége de Metz.—Amputation médio-tarsienne, pied droit, et désarticulation de deux orteils, pied gauche.

DUPAS, Augustin-Louis-Joseph, né le 1er septembre 1842, Bunneville (Pas-de-Calais), 33e de ligne. — Fracture comminutive de l'humérus gauche, coup de feu, Saint-Quentin, 19 janvier. — Désarticulation scapulo-humérale.

DUPELLE, Charles-Auguste, né le 24 décembre 1845, Estouteville (Seine-Inférieure), 30e de ligne. — Fracture comminutive de la jambe droite, éclat d'obus, Montbéliard, 2 janvier.— Amputé de la jambe au lieu d'élection.

DUPONT, Charles-Alexandre, né le 26 janvier 1845, Gentilly (Seine), 1er chass. à pied. — Fracture comminutive du fémur gauche, éclat d'obus, Wœrth. — Amputé de la cuisse au tiers supérieur.

DUPONT, Constant, né le 2 avril 1850, Rumaucourt (Pas-de-Calais), 72e de ligne. — Plaie compliquée à la main droite, coup de feu, Neuilly, 2e siége. — Amputé du médius, cicatrice adhérente à la face dorsale, atrophie des doigts.

DUPONT, Constant-Isidore, né le 28 janvier 1848, Saint-Germain-du-Crioult (Calvados), 1er zouaves.—Fracture de la jambe droite, coup de feu, Frœschwiller.—Amputé de la jambe au lieu d'élection.

Dupont, Désiré-Honoré-Eugène, né le 14 février 1845, Loré (Orne), 15e chass. à pied, caporal. — Fracture de la jambe gauche, coup de feu sous Paris. — Amputé de la jambe au tiers supérieur.

Dupont, Pierre-Auguste, né le 14 juillet 1846, Quincey (Côte-d'Or), 24e de ligne, caporal. — Plaie compliquée à la main droite, coup de feu, Sedan. — Amputation de l'indicateur, du médius et d'une partie de l'annulaire.

Dupouy, Bertrand, né le 15 décembre 1843, Salle (Gironde), 8e de ligne. — Fracture de l'humérus droit, coup de feu, Gravelotte. — Amputé au tiers supérieur.

Dupouy, Raymond, né le 3 juillet 1850, Miramont-Sensacq (Landes), 61e de ligne. — Congélation, 16 janvier, Héricourt. — Désarticulation de tous les orteils des deux pieds.

Dupré, Jean-Philippe, né le 19 décembre 1844, Siéges (Yonne), 6e artill., maréchal des logis. — Fracture comminutive de l'extrémité supérieure de l'humérus droit, éclat d'obus, Sedan. — Résection de la tète et d'une partie de l'humérus, inertie du bras.

Duprouilh, Benoît, né le 13 avril 1843, Gibret (Landes), 66e de ligne. — Fracture comminutive de la jambe droite, coup de feu, Gravelotte. — Amputé de la jambe.

Dupuis, François, né le 16 mars 1839, Vernoux (Deux-Sèvres), 49e de ligne, sergent. — Fracture du bras droit, éclat d'obus, Wissembourg. — Amputé du bras au tiers supérieur.

Dupuis, Henri-Théophile-Hippolyte, né le 14 mai 1850, Sissy (Aisne), 44e de ligne. — Fracture comminutive de l'avant-bras droit, éclat d'obus, Amanvillers. — Amputé de l'avant-bras au tiers supérieur.

Dupuy, Pierre, 90e de ligne, sergent. — Fracture du médius de la main droite, coup de feu, Borny. — Amputation du médius.

Duquéroix, Paul, né le 3 septembre 1850, Rochechouart (Haute-Vienne), 13e artill. — Plaie compliquée à la main gauche et fracture des 4e et 5e métacarpiens, éclat d'obus, Etaubon. — Amputation des 2 derniers métacarpiens et des trois derniers doigts.

Durand, Auguste, 6e de ligne. — Plaie contuse à la main gauche, éclat d'obus, Sainte-Barbe (Metz). — Désarticulation des deux dernières phalanges de l'annulaire et de l'auriculaire.

Durand, Claude, né le 29 septembre 1845, Puttelange (Moselle), 27e de ligne. — Plaie compliquée à la main droite, coup de feu, Sedan. — Amputation du doigt-indicateur droit, ankylose du pouce, consolidation vicieuse du 1er métacarpien.

Durand, Auguste-Ferdinand, 41e de ligne. — Plaie compliquée à la main gauche, fracture du médius. — Désarticulation du médius.

Durand, Auguste-Louis-Cyprien, 48e de ligne. — Congélation, Yvré-l'Évêque, 12 janvier. — Amputation du gros orteil et de phalanges des autres orteils du pied droit et du pied gauche.

Durand, Jean, né le 16 avril 1843, Nîmes (Gard), 75e de ligne. — Fracture de l'humérus droit. — Désarticulation scapulo-humérale.

Durand, Jean, né le 15 mai 1846, Saint-Seurin-sur-l'Isle (Gironde), 34e de ligne. — Fracture comminutive de la jambe droite, coup de feu, Sedan. — Amputé de la jambe.

Durand, Louis-Paul-Émile, né le 6 juillet 1826, Châtillon-Michaille (Ain), 43e de ligne. — Fracture comminutive de la jambe droite, coup de feu, Le Mans, 11 janvier. — Amputé de la jambe au tiers supérieur.

Durand, Marie-Jean-Baptiste, né le 2 septembre 1846, Arbrissel (Ille-et-Vilaine), 61e de ligne. — Fracture de la partie inférieure de la jambe droite, coup de feu, Beaumont. — Amputé de la jambe au tiers moyen.

Durand, Melchior, né le 6 novembre 1848, Sauzet (Gard), garde mob. du Gard. — Fracture comminutive du bras droit, coup de feu, Saint-Quentin. — Amputé du bras au tiers supérieur.

Durand, Pierre-Auguste, né le 30 mars 1846, Chorges (Hautes-Alpes), garde mob. des

Hautes-Alpes. — Plaie contuse à la main droite, éclat d'obus, 22 décembre, Cussey (Doubs). — Amputation du médius, de l'annulaire et de deux phalanges de l'auriculaire.

DURANT, Valentin-Joseph, né le 15 juillet 1848, Trélon (Nord), 46e de mob. — Fracture du bras droit, coup de feu, Saint-Quentin. — Amputé du bras droit.

DURNERIN, Antoine, 2e zouaves. — Plaie contuse à la main gauche, coup de feu, Frœschwiller. — Désarticulation du doigt médius.

DURON, Louis, garde mob. de la Haute-Garonne. — Plaie compliquée à la main gauche, coup de feu, 4 novembre, Palanque près Besançon. — Désarticulation partielle de l'indicateur et du médius.

DURZIAN, Jacques, né le 15 novembre 1841, Fourques (Gard), 56e de ligne, sergent. — Fracture de l'articulation tibio-tarsienne gauche, coup de feu, 8 décembre, Cravant.—Amputation sus-malléolaire.

DUSSERT, Jean-Baptiste, 3e de ligne. — Plaie déchirée à la main gauche, éclat d'obus, Cercottes, 4 décembre. — Désarticulation du pouce.

DUTARTRE, Jean, garde mob. du Jura. — Congélation, 23 janvier, Byans (Haute-Saône). — Désarticulation des orteils du pied droit.

DUTAUZIA, Bertrand, né le 8 avril 1847, Castelsarrazin (Landes), 4e zouaves. — Fracture de la partie antérieure du pied gauche, coup de feu, Champigny. — Amputation (Lisfranc) de l'avant-pied.

DUTHOIS, Paul-Victor, 2e zouaves. — Plaie contuse à la main droite, fracture, coup de feu, 21 octobre, la Malmaison. — Amputation de l'indicateur et du médius.

DUTISSEUIL, Étienne, 49e de ligne. — Plaie contuse à la main droite, fracture du pouce, éclat d'obus, Arthenay, 2 décembre. — Désarticulation du pouce, mouvements restreints des autres doigts.

DUTRAIN, François-Alexis, né le 14 avril 1848, Vavray-le-Grand (Marne), 97e de ligne. — Fracture comminutive de la jambe gauche, éclat d'obus, Gravelotte. — Amputé de la jambe au lieu d'élection.

DUTRIER, Émile-Louis, garde mob. du Nord. — Plaie compliquée à la main gauche, coup de feu, 18 janvier, Vermant. — Amputation du médius et d'une partie de son métacarpien.

DUVAL, Jean-Baptiste, 2e zouaves. — Fracture du pouce, main droite, coup de feu, Frœschwiller. — Amputation partielle du pouce.

DUVAL, Paul-Armand, né le 13 janvier 1845, Tribehon (Manche), caporal, 50e de ligne. — Plaie pénétrante du genou, fracture intra-articulaire, coup de feu, Wissembourg. — Résection des surfaces articulaires, perte de la rotule.

DUVAL, Joseph, garde mob. des Côtes-du-Nord. — Congélation, 1er février, Pontarlier.— Amputation de trois orteils du pied gauche.

DUVAL, Joseph-Narcisse-Amédée, 43e de ligne. — Plaie contuse à la main droite, coup de feu, Loigny. — Désarticulation du doigt indicateur.

DUVAL, Victor-Paul, né le 21 juillet 1848, Saint-Laurent (Ardennes), 34e de ligne. — Fracture comminutive du bras droit, éclat d'obus, Sedan. — Amputé du bras au tiers supérieur.

DUVERNAY, Jean-Baptiste, 48e de ligne. — Écrasement de phalanges de la main gauche, coup de feu, 9 décembre, Cravant. — Amputation de phalanges.

DUVERNEY, Jean-Antoine, né le 21 mai 1843, Doizieu (Loire), 1er de ligne. — Fracture de la main gauche, éclat d'obus, Saint-Privat. — Amputation du médius et de son métacarpien, flexion permanente et rétraction des autres doigts.

DUVINAGE, Charles-Henri-Honoré, né le 12 mars 1850, Lille (Nord), 17e chass. à pied. — Fracture du coude et de l'avant-bras, coup de feu, Pont-Noyelles. — Amputé de l'avant-bras à sa partie moyenne.

DUWIQUET, Joseph-Remy, né le 1er octobre 1847, Seninghen (Pas-de-Calais), 57e de ligne.

— Fracture comminutive de l'humérus gauche, coup de feu, Saint-Privat. — Désarticulation scapulo-humérale.

Duzac, Ferdinand-Justin-Flavien-Joseph, né le 5 février 1851, Toulouse (Haute-Garonne), 2ᵉ artill. — Plaie contuse à la main gauche, coup de feu, Belfort, 6 décembre. — Désarticulation des deux dernières phalanges du médius, de l'annulaire et de l'auriculaire.

Echalier, Augustin-Victor, né le 2 juillet 1846, La Guerche (Ille-et-Vilaine), 61ᵉ de ligne. — Fracture comminutive de la tête de l'humérus gauche, coup de feu, Beaumont.— Résection de la tête de l'humérus.

Eck, Jean, né le 28 mai 1848, Gertwiller (Bas-Rhin), brigadier, 3ᵉ chass. d'Afrique.— Fracture du genou gauche, éclat d'obus, Sedan. — Amputé de la cuisse au-dessus du genou.

Ecrement, Auguste-Joseph, né le 22 juillet 1847, Noisy-le-Bourg (Haute-Saône), 93ᵉ de ligne.— Fracture comminutive du coude droit, coup de feu, Gravelotte. — Résection de l'extrémité supérieure des deux os de l'avant-bras, pseudarthrose.

El Habib-Bel-Arbi, né le.... 1840, aux Ouled-Baghard-ben-Aouf (Oran), caporal, 3ᵉ tir. alg.—Fracture de l'avant-bras, éclat d'obus. Sedan. — Désarticulation du coude.

El Hadj-Ali ou Krélifi, né le.... 1832, aux Beni-Ismaël (Alger), 1ᵉʳ tir. alg.— Fracture de la jambe droite, coup de feu, Frœschwiller. — Amputé de la jambe au tiers supérieur.

El Kaoussin-ben-Mohamed, né le..... 1849, Béni-Mahmoud (Alger), 1ᵉʳ tir. alg. — Fracture comminutive du coude gauche, coup de feu, Frœschwiller.— Amputé du bras au-dessus du coude.

El Saci-ben-Ammar, né le.... 1850, Daïera (Constantine), 3ᵉ tir. alg. — Fracture de la main gauche, coup de feu, Montbéliard, 15 décembre. — Amputation des trois derniers doigts.

Embareck-ben-Ali, né le..... 1840, aux El Méchères (Constantine), 3ᵉ tir. alg. — Fracture comminutive de la jambe droite, coup de feu, Frœschwiller. — Amputé de la jambe.

Emery, Constant-Eugène, né le 12 juin 1848, Sainte-Jamme (Sarthe), 1ᵉʳ zouaves. — Fracture comminutive du fémur gauche, éclat d'obus, 3 février, Montbéliard. — Amputé de la cuisse.

Ergault, Pierre-Émile, né le 9 décembre 1850, Pleine-Fougères (Ille-et-Vilaine), 64ᵉ de ligne. — Fracture de la jambe gauche, éclat d'obus, Issy, 2ᵉ siége. — Amputé de la jambe.

Erhart, Morand, né le 5 octobre 1839, Bruebach (Haut-Rhin), 85ᵉ de ligne. — Fracture de l'avant-bras gauche, plaie contuse au coude droit, éclats d'obus, Cussey, 22 octobre. — Amputé de l'avant-bras gauche.

Escabasse, Étienne-André-Marius, né le 25 septembre 1849, Annonay (Ardèche), caporal, 32ᵉ de ligne. — Fracture comminutive de l'humérus droit, éclat d'obus, Bazeilles. — Désarticulation scapulo-humérale.

Escoffier, Alfred-Marie, né le 14 mars 1849, Vesoul (Haute-Saône), caporal, 1ᵉʳ de ligne. — Fracture comminutive du fémur droit et du genou, éclat d'obus, Saint-Privat. — Amputé de la cuisse.

Escudier, Vincent-Pierre, né le 22 janvier 1847, Vallon (Ardèche), caporal, 32ᵉ de ligne. —Fracture comminutive de la partie supérieure de l'humérus droit, coup de feu, Forbach.— Résection de la tête de l'humérus, inertie du bras.

Espinoux, Michel, né le 19 mai 1847, Chanterelle (Cantal), 99ᵉ de ligne. — Fracture de la jambe gauche, coup de feu, Frœschwiller. — Amputé de la jambe au tiers moyen.

Espitalier, Jean-Pierre, né le 2 novembre 1822, Saverdun (Ariége), 8ᵉ chass. à pied. — Fracture du bras droit, coup de feu, Cravant, 9 décembre. — Amputé du bras au tiers supérieur.

Estadieu, Auguste, 99ᵉ de ligne. — Fracture du doigt indicateur droit, coup de feu, Frœschwiller. — Amputation de l'indicateur.

ÉTIENNE, Joseph, né le 10 septembre 1844, Vaxoncourt (Vosges), 21e de ligne.—Fracture du coude gauche et de l'avant-bras, éclat d'obus, Sedan. — Amputé du bras.

ÉTIENNE, Jules-Honoré-Ulysse, né le 1er juillet 1846, Vauxlin (Aisne), 61e de ligne. = Fracture comminutive du bras droit, coup de feu, Beaumont. — Amputé du bras au tiers supérieur.

ÉTORÉ, Julien-François, né 24 mars 1844, Plumelec (Morbihan), 8e de ligne. — Fracture du fémur gauche, coup de feu, Saint-Privat. — Amputé de la cuisse à sa partie moyenne.

EUGÈNE, Charles, né le 17 janvier 1849, Marville (Meuse), 8e artill. — Fracture du pied gauche, brûlure à la face, obus, Beaugency, 8 décembre. — Amputation sous-astraga-lienne.

EVENOU, Charles, né le 10 juillet 1843, Lanvallon (Côtes-du-Nord), 73e de ligne. — Fracture de l'articulation tibio-tarsienne droite, éclat d'obus, Saint-Privat. — Amputation sus-malléolaire.

EXERTIER, Pierre-Corneille, dit Bruties, né le 7 septembre 1846, Aix-les-Bains (Savoie), 35e de ligne. — Fracture de la main droite, coup de feu, Chevilly. — Amputation des deux derniers doigts et de leurs métacarpiens, ankylose radio-carpienne.

EYSSAUTIER, Philippe-Chrysostome, né le 31 mai 1848, Barcelonnette (Basses-Alpes), 42e de ligne. — Fracture de l'avant-bras gauche, coup de feu, Champigny. — Amputé de l'avant-bras au tiers supérieur.

FABRE, Émile-Paul, sergent, 22e de ligne. — Plaie contuse à la main gauche, fracture du pouce, coup de feu, Beaune-la-Rolande, 28 novembre. — Désarticulation du pouce, gêne considérable des mouvements de la main.

FABRE, Emmanuel, né le 14 juillet 1847, Viviers (Tarn), 98e de ligne. — Fracture com-minutive de l'humérus gauche, coup de feu, Saint-Privat. — Désarticulation scapulo-humé-rale.

FAINEUX, Victor, né le 24 juin 1850, Saint-Loup d'Ordon (Yonne) 7e de ligne. —Fracture de l'avant-bras droit, éclat d'obus, 9 décembre, Cernay (Loiret). — Amputé de l'avant-bras.

FAIVRE, Léon-Eugène, né le 19 avril 1850, La Cluse et Mijoux (Doubs), 15e chass. à pied. — Fracture comminutive de l'avant-bras gauche, coup de feu, Bethoncourt. — Désarti-culation du coude.

FAIVRE, Louis-Léopold, né le 18 février 1834, Pontarlier (Doubs), 7e artill. — Fracture du pied gauche, broiement, éclat d'obus, Montbéliard, 15 janvier. — Désarticulation tibio-tarsienne.

FALCON, André, né le 3 août 1844, Brignon (Haute-Loire), 50e de ligne. — Fracture com-minutive de l'avant-bras gauche, éclat d'obus, Sedan. — Désarticulation du coude.

FARCY, Henri-Théophile, né le 12 août 1853, Champrosay (Seine-et-Oise), 91e de ligne. — Fracture de l'humérus gauche, éclat d'obus, Sedan. — Désarticulation scapulo-humérale.

FARJOT, Gaspard, né le 23 mai 1847, Saint-Symphorien (Loire), 78e de ligne. — Frac-ture comminutive de la jambe droite, coup de feu, Wœrth. — Amputé de la jambe.

FAUBERTHIE, Jean, 90e de ligne. — Plaie contuse à la main droite. — Désarticulation des dernières phalanges de l'indicateur.

FAUCHERAND, Prosper-Victor, né le 27 septembre 1849, Vif (Isère), mob. de l'Isère. — Le bras gauche emporté par un obus, Vernon, 8 décembre. — Amputation du bras.

FAUCHEUX, Pierre-Célestin, né le 18 mai 1822, Lutz (Eure-et-Loire), garde nationale sé-dentaire de Châteaudun.—Fracture comminutive de la cuisse droite, coup de feu, Châteaudun. — Amputé de la cuisse au tiers moyen.

FAUGÈRE, Thomas, né le 24 septembre 1848, Leignes (Vienne), 74e de ligne. — Fracture du bras droit, éclat d'obus, Wissembourg. — Amputé du bras au quart supérieur.

FAURE, Étienne, né le 22 décembre 1845, Roanne (Loire), garde mob. de la Loire. —

Fracture comminutive de la jambe gauche, éclat d'obus, 28 novembre, Beaune-la-Rolande. — Amputé de la jambe au tiers supérieur.

FAURE, Eugène, né le 4 septembre 1849, Paris (Seine), caporal, 3e zouaves. — Fracture de l'articulation tibio-tarsienne droite. — Amputé de la jambe, partie inférieure.

FAURE, Jean, né le 17 décembre 1848, Objat (Corrèze), 47e de ligne. — Fracture comminutive du fémur droit, coup de feu, Frœschwiller. — Amputé de la cuisse à la réunion du tiers supérieur au tiers moyen.

FAURE, Michel, caporal, 17e de ligne. — Plaie déchirée à la main droite, coup de feu, Bois-les-Dames, 29 août. — Amputation de l'annulaire, main droite, déformation et gêne des mouvements des doigts voisins.

FAURE, Pierre-Frédéric-Prosper, né le 2 août 1823, Paris (Seine), chef de bataillon, 25e de ligne. — Fracture comminutive du fémur droit, éclat d'obus, Gravelotte. — Amputé de la cuisse.

FAVELIER, Claude, 68e de ligne.—Plaie compliquée à la main gauche, coup de feu, Beaumont. — Désarticulation des dernières phalanges du doigt indicateur.

FAVIER, Michel-François, né le 15 décembre 1845, La Batie-Divisin (Isère), maréchal des logis, 12e artill.—Fracture comminutive du bras droit.— Amputé du bras au tiers supérieur.

FAVRE, Michel, né le 10 septembre 1837, Montagny (Savoie), 47e de ligne. — Fracture du bras gauche, coup de feu, Frœschwiller. — Amputé du bras.

FAYE, Jacques), né le 29 juillet 1844, Saint-Bonnet-le-Bourg (Puy-de-Dôme), tambour, 40e de ligne. — Fracture du fémur gauche et du genou, coup de feu, Spickeren. — Amputé de la cuisse.

FÉRAUD, Joseph-Casimir-Valentin, né le 4 février 1848, Romettes (Hautes-Alpes), mob. des Hautes-Alpes. — Fracture comminutive du fémur droit, éclat d'obus, Cussey. — Amputé de la cuisse au tiers moyen.

FÉRON, Pierre-Joseph, né le 16 novembre 1847, Sauchy-l'Estrée (Pas-de-Calais), 93e de ligne. — Fracture de l'avant-bras droit et du poignet, coup de feu, Gravelotte. — Amputé de l'avant-bras.

Ferrandi, Jean-Paul, né le 8 mars 1826, Valle di Bostino (Corse), caporal, 6e de ligne.— Fracture de l'articulation tibio-tarsienne et du pied, éclat d'obus, Saint-Privat. — Amputé de la jambe à sa partie inférieure.

FERRATH-BEN-ALI, né en 1841, Beni-Arès (Constantine), 3e tir. alg. — Congélation, Pontarlier. — Désarticulation des orteils des deux pieds.

FERRATIER, Jean-Louis, né le 8 avril 1850, Saint-Michel-de-Boulogne (Ardèche), rég. étr. — Fracture du fémur gauche, coup de feu, Neuilly, 2e siége. — Amputé de la cuisse au tiers moyen.

FERRÉ, Pierre-François-Jean-Marie, né le 16 mars 1841, Ardevon (Manche), 26e de ligne. — Fracture comminutive de la jambe droite, éclat d'obus, Josnes, 8 décembre.— Amputé de la jambe.

FERRY, François, né le 18 juillet 1845, Saint-Martin-des-Olmes (Puy-de-Dôme), 79e de ligne. — Fracture du bras gauche, éclat d'obus, Mouzon. — Amputé du bras au tiers supérieur.

FERRY, Michel, né le 27 septembre 1845, Saulcy (Vosges), 64e de ligne. — Fracture du coude gauche, coup de feu, Sedan.—Résection de l'extrémité inférieure de l'humérus, inertie complète de l'avant-bras.

FERTAT, Louis-Alexandre, né le 25 août 1850, la Motte-Beuvron, 61e de ligne. — Congélation, 14 janvier, Montbéliard. —Désarticulation des orteils des deux pieds.

FERVAL, Jean, né le 24 août 1851, Salses (Pyrénées-Orientales), sergent, 13e de ligne. — Fracture de l'avant-bras droit et du poignet, coup de feu, Amanvillers.—Amputé de l'avant-bras.

FEUILLASSIER, Joseph-Alexandre, né le 18 septembre 1839, Saint-Crépin (Hautes-Alpes), 94e de ligne. — Plaie contuse à la main gauche, coup de feu, Saint-Privat. — Désarticulation du pouce.

FÈVRE, Henry, 2e d'artill. — Plaie compliquée à la main droite, coup de feu, Paris, 23 mai. — Résection du pouce; ankylose métacarpo-phalangienne; perte de phalanges.

FIBUX, Bertrand-Victor, né le 29 avril 1851, Saint-Étienne (Loire), 1er chass. à pied. — Fracture de la jambe gauche, coup de feu, Kérieux. — Amputé de la jambe au lieu d'élection.

FIÉVET, Adolphe-Désiré, né le 4 février 1844, Autrecourt (Meuse), maréchal des logis, 4e d'artill. — Fracture de l'humérus gauche, coup de feu, Sedan. — Amputé du bras au tiers supérieur.

. FIJEAN, Pierre-François, né le 27 août 1839, Chassey-les-Montbozon (Haute-Saône), 7e de ligne. — Fracture comminutive de la jambe gauche, coup de feu, Servigny.

FILIPPI, Ange-Dominique, né le 29 avril 1845, Tox (Corse), sergent, 82e de ligne. — Plaie compliquée à la main droite, coup de feu; plaie déchirée à la cuisse droite, éclat d'obus. — Désarticulation du pouce; large cicatrice adhérente au fémur.

FILLON, Victor, 30e de ligne. — Congélation, 22 janvier, Montbéliard. — Amputation de tous les orteils des deux pieds et d'une partie des métatarsiens.

FILLON, Victor, né le 13 novembre 1851, Mailleroncourt-Charette (Haute-Saône), 63e de ligne. — Congélation, 2 janvier, Montbéliard. — Amputation de tous les orteils des deux pieds et de la tête des métatarsiens.

FILMET, Charles, né le 13 juillet 1836, Cernay (Haut-Rhin), 10e chass. à pied. — Fracture comminutive de la jambe gauche, coup de feu, Cussey. — Amputé de la jambe.

FIOLLES, Antoine-Philippe, 39e de ligne. — Plaie contuse à la main droite, fracture de phalanges, coup de feu, Loigny. — Désarticulation des deux dernières phalanges de l'indicateur.

FIRMIN-GIRAC, né le 7 novembre 1850, Niort (Deux-Sèvres), 53e de ligne. — Congélation, 15 janvier, Chagey. — Désarticulation des dernières phalanges des orteils du pied gauche.

FIRQUET, Joseph, né le 18 juin 1845, Nancy (Meurthe), 23e de ligne. — Fracture de la jambe gauche, coup de feu, Rézonville. — Amputé de la jambe.

FISCHER, Jacques, né le 7 juin 1838, Voellerdingen (Bas-Rhin), 30e de ligne. — Fracture comminutive du bras droit, éclat d'obus, Sedan. — Amputé du bras.

FISSET, Pierre-Léonard, né le 2 novembre 1845, Greuville (Seine-Inférieure), 2e hussards. — Fracture comminutive du bras droit, éclat d'obus, Sainte-Barbe (Metz). — Amputé du bras.

FLAHAUT, Pierre-Édouard, né le 8 juin 1845, Condette (Pas-de-Calais), 45e de ligne. — Fracture comminutive de la jambe gauche au tiers inférieur, éclat d'obus, Belfort, 7 janvier. — Amputé de la jambe au tiers moyen. — Complication; amputé de la cuisse, 23 septembre, au tiers moyen.

FLAMBEAU, Félix, né le 17 novembre 1852, Paris, 39e de ligne. — Fracture du fémur droit, près du genou, éclat d'obus, Arthenay, 3 décembre. — Amputé de la cuisse au tiers moyen.

FLATRÈS, Jean-Louis, né le 10 décembre 1838, Elliant (Finistère). 4e ? zouaves. — Fracture comminutive de l'humérus droit, éclat d'obus, Gravelotte. — Amputé du bras au tiers supérieur.

FLÉCHON, François, né le 23 octobre 1850, Domsure (Ain), 15e chass. à pied. — Congélation, 15 janvier, Béthoncourt. — Amputation du gros orteil et de phalanges des deuxième et troisième orteils du pied gauche; perte de la phalange unguéale du gros orteil du pied droit.

FLEURY, Eugène-Émile, né le 3 juin 1846, Faverois (Haut-Rhin), artill. mob. du Doubs. — Le bras gauche brisé par un éclat d'obus, Neufbrisach. — Amputé du bras.

FLEURY, Louis-Alexandre-Léopold, né le 30 avril 1854, Bar-sur-Aube, 45e de ligne. — Fracture de la main droite, coup de feu, Belfort, 17 décembre. — Amputation de l'avant-bras.

8

FLOQUET, Louis-Hippolyte, né le 18 septembre 1848, Pontfaverger (Marne), 2e lanciers. — Fracture du coude gauche, éclat d'obus, Strasbourg. —Amputé du bras au tiers inférieur.

FLOUTIER, Albert-Louis, né le 8 octobre 1849, Gallargues (Gard), garde mob. du Gard.— Fracture comminutive de la jambe gauche, éclat d'obus, Pont-Noyelles.—Amputé de la jambe, près du genou.

FOIN, Edme, né le 2 février 1847, Saint-Martin-de-Cronsex (Nièvre), garde mob. de la Nièvre. — Fracture comminutive de la jambe droite, éclat d'obus, 18 janvier, Béthoncourt. — Amputé de la jambe au lieu d'élection.

FOLLIARD, Jean-Baptiste, né le 24 juin 1846, Saint-Jacut-du-Mené (Côtes-du-Nord), 81e de ligne.—Fracture du bras gauche, coup de feu, Saint-Privat.—Amputé du bras.

FONMARTY, Pierre, né le 24 juillet 1847, Grignol (Dordogne), 11e d'artill. — Fracture de l'avant-bras droit, éclat d'obus, Servigny, Sainte-Barbe.—Désarticulation du coude.

FONTAINE, Jean-Marie, né le 6 octobre 1846, Chénas (Rhône), garde mob. du Rhône. — Plaie compliquée à la jambe droite, éclat d'obus, Bellevue-Belfort, 9 décembre.—Amputé de la jambe.

FONTÉMOND, Alexandre, né à Beaucroissant (Isère), garde mob. de l'Isère.—Plaie contuse à la main gauche, coup de feu, Beaugency, 8 décembre.--Désarticulation de deux phalanges de l'indicateur.

FONTVIEILLE, Emmanuel, né le 25 décembre 1847, Capdrot (Dordogne), 54e de ligne. — Fracture comminutive de l'humérus droit, coup de feu, Saint-Privat.—Désarticulation scapulo-humérale.

FORCADE, Louis-Clément, né le 24 novembre 1847, Carpentras (Vaucluse), 29e de ligne.— Fracture du bras droit, coup de feu, Servigny, 1er septembre. — Amputé du bras.

FORESTIER, Joseph-Parfait, né le 14 juillet 1845, Batignolles-Monceaux (Seine), maréchal des logis, 6e chasseurs. — Le pied droit enlevé et coupé très-nettement, éclat d'obus, Sedan. — Amputé de la jambe au tiers inférieur.

FORISSIER, Mathieu, né le 20 février 1843, Thélis-la-Combe (Loire), 89e de ligne. — Fracture comminutive de la jambe droite, éclat d'obus, Sedan. — Amputé de la jambe.

FORISSIER, Pierre, né le 14 août 1844, Saint-Étienne (Loire), 53e de ligne.—Fracture de l'humérus gauche, coup de feu, Sedan. — Amputé du bras.

FORRIER, Léandre-Ferdinand, né le 21 septembre 1845, Raon-l'Étape (Vosges), 94e de ligne. — Fracture comminutive de l'humérus droit, coup de feu, Gravelotte. — Amputé du bras.

FORTANIER, Paul, né le 11 décembre 1840, Brassac (Tarn), 93e de ligne. — Fracture comminutive de la jambe droite, éclat d'obus, Gravelotte. — Amputé de la jambe au tiers supérieur.

FORTUN, François, né le 22 mars 1838, Saint-Laurent (Côtes-du-Nord), 82e de ligne. — Fracture de la jambe gauche, éclat d'obus, Sedan. — Amputé de la jambe.

FOUBERT, Silvain-Constantin, né le ....., Calais (Nord), 90e de ligne. — Plaie contuse à la main droite, coup de feu, Choisy-le-Roy (Seine), 30 septembre. — Désarticulation de deux phalanges de l'indicateur.

FOUCHER, Aimable-Alphonse, né le 11 août 1845, Lison (Calvados), 43e de ligne.—Fracture de la jambe gauche, coup de feu, Amanvillers. — Amputé de la jambe au lieu d'élection.

FOUCHER, Jean-Baptiste-François, né le 15 juin 1835, Narcy (Nièvre), maréchal des logis, 3e artill. — Plaie compliquée à la main gauche, coup de feu, Saint-Laurent-des-Bois, 10 décembre. — Désarticulation du doigt indicateur, fracture de la phalangette du médius et de l'annulaire, ankylose de ces deux doigts, extension permanente; ankylose radio-carpienne.

FOUCHET, Frédéric, né le 9 avril 1852, Paris (Seine), caporal, 2e chass. à pied. — Fracture, broiement de l'humérus droit, éclat d'obus, Saint-Privat. — Désarticulation scapulo-humérale.

FOUGEROUSE, Pierre, né le 27 juillet 1848, Saint-Anthème (Puy-de-Dôme), 97e de ligne.

— Fracture comminutive de l'humérus droit, éclat d'obus, Gravelotte. — Amputé du bras au tiers supérieur.

FOUILLET, Joseph, né le 5 août 1850, Laval (Isère), caporal, 94ᵉ de ligne. — Fracture de l'humérus gauche, coup de feu, Sedan. — Amputé du bras.

FOULON, Auguste, né le 5 juin 1849, Neuilly (Seine-et-Oise), 109ᵉ de ligne. — Fracture comminutive du fémur gauche, coup de feu, l'Hay. — Amputé de la cuisse au tiers supérieur.

FOUQUET, Marius-René, né le 19 avril 1850, Saint-Gemmes-le-Robert (Mayenne), 61ᵉ de ligne. — Congélation, 17 janvier, Héricourt. — Amputation de tous les orteils des deux pieds.

FOURCADE, Louis, né le 3 août 1850, Castelnau (Gers), 89ᵉ de ligne. —Fracture comminutive de l'humérus gauche, éclat d'obus, Montrouge, 2ᵉ siége. — Amputé du bras.

FOURCADE, Pierre-Jean-François, né le 22 novembre 1846, Pia (Pyrénées-Orientales, 2ᵉ de ligne. — Fracture de l'humérus droit, coup de feu, Spickeren. — Amputé du bras.

FOURNEAU, Émile, né le 8 novembre 1846, Templeuve (Nord), garde mob. du Nord.— Fracture de la jambe gauche, coup de feu, 27 novembre, Villers-Bretonneux. — Amputé de la jambe au lieu d'élection.

FOURNEL, Jean-Michel, né le 28 mai 1842, Saint-Genis-l'Argentière (Rhône), 2ᵉ légion mob. du Rhône. — Fracture du coude gauche, coup de feu, 16 janvier, Héricourt. — Amputé du bras au tiers inférieur.

FOURNEL, Jean-Pierre-François, 89ᵉ de ligne. — Plaie déchirée à la main droite, éclat d'obus, Sedan. —Amputation du doigt médius, ankylose de l'indicateur.

FOURNIÉ, Paul, né le 10 avril 1839, Marsoulas (Haute-Garonne), 2ᵉ zouaves. — Fracture comminutive de la jambe gauche, éclat d'obus, Frœschwiller. — Amputé de la jambe au tiers supérieur.

FOURNIER, Bernard, né le 19 mai 1844, Savignac-Ledrier (Dordogne), 54ᵉ de ligne. — Fracture de la jambe droite, éclat d'obus, Amanvillers. — Amputé de la jambe au lieu d'élection.

FOURNIÈRE, Eugène-Victor, né le 23 novembre 1845, Paris (Seine), garde national de Paris. — Fracture du cubitus du bras gauche à sa partie inférieure, coup de feu, Buzenval. — Désarticulation du doigt auriculaire, ankylose de l'annulaire dans la flexion.

FOURNOU, Paul-Henry, né le 6 octobre 1845, Lutz (Hautes-Pyrénées), sergent, 2ᵉ tir. alg. — Fracture comminutive de la jambe gauche, coup de feu, Woerth. — Amputé de la jambe au tiers supérieur.

FOURQUIER, Jacob, né le 11 septembre 1844, Forbach (Moselle), caporal, 8ᵉ de ligne. — Fracture de la jambe droite, coup de feu, Gravelotte.—Amputé de la jambe au lieu d'élection.

FRACHET, Joseph-Marie-Constantin, né le 27 février 1843, Foissat (Ain), 36ᵉ de ligne. — Fracture comminutive de la jambe gauche, éclat d'obus, Frœschwiller. — Amputé de la jambe au lieu d'élection.

FRADIN, Eugène, né le 28 mars 1850, Saint-Fraigne (Charente), 13ᵉ chass. à pied. — Plaie contuse à la main gauche, coup de feu, La Fourche. — Amputation partielle du doigt médius, luxation irréductible de l'articulation métacarpo-phalangienne de l'annulaire.

FRAISSE, François, né le 19 février 1843, Decazeville (Aveyron), 97ᵉ de ligne. — Fracture comminutive de l'humérus gauche, coup de feu, Mouzon. — Amputé du bras gauche.

FRANÇOIS, Auguste, né le 12 novembre 1843, Maizières (Meurthe), sergent, 75ᵉ de ligne. — Fracture comminutive de l'humérus droit, coup de feu, Gravelotte. — Désarticulation scapulo-humérale.

FRANÇOIS, Auguste-François-Joseph, né le 25 octobre 1843, Bapaume (Pas-de-Calais), 86ᵉ de ligne. — Fracture du genou droit, coup de feu, Beaumont. — Amputé de la cuisse.

FRANÇOIS, Charles-Alexandre, né le 31 juillet 1847, Nogent-sur-Seine (Aube), 1ᵉʳ de ligne. — Fracture de la jambe droite, coup de feu, Gravelotte. — Amputé de la jambe.

FRANÇOIS, Grégoire, *dit* LADON, né le ..... 1836, Laval (Mayenne), 66ᵉ de ligne. — Les deux pieds broyés par éclat d'obus, Rézonville. — Amputé des deux jambes au tiers moyen.

FRANÇOIS, Léopold-Joseph, né le 22 février 1831, Gilly (Belgique), rég. étranger. — Fracture du genou droit, coup de feu, Orléans. — Amputé de la cuisse au-dessus du genou, pourriture d'hôpital. — Amputé une seconde fois au tiers moyen.

FRANÇOIS, Nicolas, né le 16 août 1846, Liverdun (Meurthe), 23ᵉ de ligne. — Fracture de l'humérus droit, éclat d'obus, Gravelotte. — Amputé du bras.

FRANÇOIS, Pierre, né le 13 mai 1848, Étain (Meuse), 51ᵉ de ligne. — Fracture comminutive de l'avant-bras gauche et du poignet, coup de feu, Gravelotte. — Amputé de l'avant-bras au tiers supérieur.

FRANTZ, Antoine, né le 20 novembre 1837, Helfrantz-Kirch (Haut-Rhin), 4ᵉ lanciers. — Fracture comminutive de l'humérus gauche, éclat d'obus, Beaune. — Désarticulation scapulo-humérale.

FRATONI, Augustin, né le 4 mars 1850, Cuttoli-Cortichiato (Corse), caporal, 25ᵉ de ligne. — Fracture de la jambe gauche, coup de feu, Gravelotte. Amputé de la jambe au lieu d'élection.

FRAYSSE, Barthélemy, caporal, mobile de l'Aude. — Plaie déchirée à la main gauche, coup de feu, 14 décembre, Morée. — Amputation du doigt indicateur.

FRAYSSE, Germain-Charles-Paul, né le 25 avril 1846, Paris, franc-tireur de Fontainebleau. — Fracture de l'articulation tibio-tarsienne gauche, plaie contuse à la face, deux coups de feu, 10 janvier, Yvré-l'Évêque. — Amputation sus-malléolaire, le 29 janvier, nécrose du tibia, résection de 7 centimètres de cet os, le 3 septembre.

FRÉMAUX, Victor-Joseph, né le 25 septembre 1847, Roubaix (Nord), 96ᵉ de ligne. — Fracture de l'humérus droit, coup de feu, Frœschwiller. — Amputé du bras au quart supérieur.

FRÉNOY, Eugène-Henri, 69ᵉ de ligne. — Plaie compliquée à la main gauche, coup de feu, Saint-Quentin. — Désarticulation métacarpo-phalangienne de l'annulaire, mouvements restreints des autres doigts.

FRÈRE, Léon, né le 5 juin 1850, Beceleuf (Deux-Sèvres), 53ᵉ de ligne, congélation, 10 janvier, Changé. — Amputation des cinq orteils du pied gauche.

FRESQUET, Basile, 100ᵉ de ligne. — Plaie déchirée à la main gauche, coup de feu, Saint-Privat. — Amputation du doigt médius, atrophie de la main.

FREYMOND, dit Butini, Louis-François, né le 4 mars 1841, Montereau-faut-Yonne (Seine-et-Marne), 12ᵉ de ligne. — Fracture de l'humérus ? coup de feu, 30 septembre, Choisy-le-Roi. — Résection de la tête de l'humérus, flexion permanente de l'avant-bras sur le bras.

FRICHE, François-Léon, 19ᵉ chass. à pied. — Écrasement du gros orteil, pied gauche, éclat d'obus, Sedan. — Désarticulation du gros orteil.

FRIEH, François-Joseph, né le 5 mars 1842, Elsenheim, Bas-Rhin, caporal, 63ᵉ de ligne. — Congélation, Montbéliard. — Amputation des trois premiers orteils du pied droit; chute des deux autres orteils. Amputation partielle du gros orteil du pied gauche.

FROC, Pierre-René, né le 9 juillet 1846, Bourgneuf (Mayenne), 5ᵉ de ligne. — Plaie compliquée à la main gauche, coup de feu, Sedan. — Amputation des quatre derniers doigts.

FROMENT, Casimir, né le 10 juin 1845, Aux-Vans (Ardèche), 58ᵉ de ligne. — Fracture comminutive du fémur droit, coup de feu, Mouzon. — Amputé de la cuisse au tiers supérieur.

FROMONT, Félix-Joseph, né le 2 avril 1850, Saint-Cydroine (Yonne), 95ᵉ de ligne. — Congélation, Yvré-l'Évêque. — Amputation de tous les orteils du pied gauche.

FROTTIER, Armand, né le 25 mars 1852 à Aix-en-Othe (Aube), 1ᵉʳ zouaves. — Fracture comminutive de la jambe droite, éclat d'obus, Frœschwiller. — Amputé de la jambe au tiers supérieur.

FROUX, François, né le 28 avril 1846, Jambles (Saône-et-Loire), 56ᵉ de ligne. — Fracture de la jambe gauche, coup de feu, Frœschwiller. — Amputé de la jambe au lieu d'élection.

FUINEL, François-Ferréol, né le 4 juillet 1849, Ceffia (Jura), garde mob. du Jura. —

Fracture comminutive de l'humérus gauche, coup de feu, Beaune-la-Rolande. — Amputé du bras.

FUMOUX, Pierre, né le 12 décembre 1847, Moulins (Allier), 87º de ligne. — Fracture comminutive de l'humérus gauche, éclat d'obus, Neuilly-sur-Seine, 2º siége. — Amputé du bras au niveau du col chirurgical.

FUZEAU, Jean-Auguste, né le 24 juin 1847, Saint-Léger-de-Montbrun (Deux-Sèvres), garde mobile des Deux-Sèvres. — Fracture de l'humérus gauche, coup de feu, 6 octobre, la Bourgonce. — Amputé du bras.

GABAYET, Louis-Philippe, né le 27 juin 1844 à Chotte (Isère), 74º de ligne. — Fracture de l'humérus gauche, éclat d'obus, Strasbourg. — Amputé du bras au tiers moyen.

GABET, André, né le 7 mars 1849, Châtenay (Isère), mob. de l'Isère. — Fracture comminutive de l'humérus droit, coup de feu, 28 novembre, Juranville. — Amputé du bras.

GABIOT, Claude-Gustave, né le 11 août 1831, Grancey-sur-Ource (Côte-d'Or), 22º de ligne. — Fracture comminutive de l'humérus gauche, éclat d'obus, Mouzon. — Amputé du bras.

GABRIEL, Gaspard, né le 4 février 1846 à Hinsing (Moselle), 38º de ligne. — Fracture du fémur droit, coup de feu, Loigny. — Amputé de la cuisse.

GACHARD, Jean, né le 11 avril 1850, Hagetman (Landes), 61º de ligne — Congélation, 15 janvier, Héricourt. — Amputation de tous les orteils du pied droit.

GADIOLLET, Jules-Marie, né le 19 juin 1851 à Thoirette (Jura), 84º de ligne. — Fracture du premier métacarpien et du pouce gauche; plaie en séton à la partie moyenne du bras droit, deux coups de feu, Belfort. — Amputation du 1er métacarpien et du pouce.

GADIOUX, Jean, 49º de ligne. — Plaie contuse à la main droite, coup de feu, 17 janvier, Montbéliard. — Amputation partielle du pouce droit.

GADON, Étienne-François, né le 18 mai 1848, Orbéviller (Meurthe), 9º chass. à pied. — Fracture comminutive de l'articulation tibio-tarsienne gauche, coup de feu, Saint-Privat. — Amputé de la jambe à sa partie moyenne.

GAGNERIE, Édouard-François, mobile de la Sarthe. — Plaie compliquée à la main droite, coup de feu, Coulmiers. — Amputation du doigt médius, rétraction des extenseurs des doigts.

GAILHOT, Pierre, né le 11 octobre 1838, Estable (Haute-Loire), caporal, 47º de ligne. — Fracture comminutive de l'humérus droit et du coude, coup de feu, Frœschwiller. — Amputé du bras au tiers moyen.

GAILLARD, Alexandre-Jean-Baptiste, né le 3 août 1846, Fougères (Ille-et-Vilaine), garde mob. d'Ille-et-Vilaine. — Fracture de l'humérus droit, coup de feu, Conneré.—Désarticulation scapulo-humérale.

GAILLARD, André, 5º de ligne. — Plaie contuse à la main gauche, coup de feu, 15 décembre, Vendôme. — Amputation du doigt indicateur.

GAILLARD, Auguste-Toussaint, né le 1er novembre 1844, Baule (Loiret), 14º de ligne. — Fracture du pied droit, et des orteils du pied gauche, deux coups de feu, Sedan. — Amputation sus-malléolaire, jambe droite, désarticulation des trois premiers orteils du pied gauche.

GAILLARD Jean, 73º de ligne. — Fracture des deuxième et troisième métacarpiens de la main gauche, coup de feu, Saint-Privat. — Amputation de l'indicateur, atrophie de la main.

GAILLOT, Victor, né le 15 mars 1840, Saint-Cosme (Châlons-sur-Saône), maréchal des logis, 2º cuirassiers. —Fracture comminutive du bras droit, coup de feu, Frœschwiller.— Amputé du bras.

GALLAS, Augustin-Alphonse, né le 9 juin 1838, Ymouville (Eure-et-Loir), 3º zouaves. — Fracture du genou gauche, plaie en séton à la cuisse droite, fracture comminutive de la jambe droite.— Amputé de la cuisse au tiers inférieur.—Raccourcissement de la jambe droite.

GALLERAND, Louis-Henry-Hyacinthe, né le 28 septembre 1841, Masles (Orne), maréchal des logis, 7º artill., coup de feu, Sedan. — Résection de 8 centimètres de l'humérus.

GALLET, Léon-Martin, né le 10 novembre 1847, Morchain (Somme), 16ᵉ artill. — Fracture comminutive du fémur, éclat d'obus, Strasbourg. — Amputé de la cuisse.

GALLEZ, Antoine-Charles, né le 20 octobre 1839, Lyon (Rhône), 12ᵉ artill. — Fracture de la jambe droite, éclat d'obus, Bouley. — Amputé de la jambe au lieu d'élection.

GALLEZ, Victor, né à Condé (Nord), 41ᵉ de ligne. — Plaie contuse à la main gauche, coup de feu, Bry-sur-Marne. — Amputation partielle du pouce.

GALLOT, Jules-Louis, né le 3 septembre, 1850, Paris (Seine), 10ᵉ de ligne. — Fracture comminutive du fémur droit, plusieurs coups de feu, 10 janvier, Parigné-l'Évêque.—Amputé de la cuisse droite.

GALMON, Lucien, né le 18 octobre 1846, Saint-Bonnet (Charente), 15ᵉ de ligne. — Plaie contuse à la main gauche, éclat d'obus, Saint-Privat. — Amputation du doigt médius et des deux dernières phalanges de l'annulaire.

GALTIER, François, né le 20 mai 1843, Taussac (Aveyron), 97ᵉ de ligne. — Fracture de la partie antérieure du pied gauche, éclat d'obus, Gravelotte. — Amputation partielle du pied dans la continuité des métatarsiens.

GALTIER, Maurice-François, né le 5 janvier 1843, La Cavalerie (Aveyron), 48ᵉ de ligne.— Fracture comminutive de la jambe droite, éclat d'obus, Sedan. —Amputé de la jambe au lieu d'élection.

GALY-CAILLET, Baptiste, 12ᵉ chass. à pied. — Plaie compliquée à la hanche et à la main gauches, coup de feu et éclat d'obus. —Désarticulation de phalanges de trois doigts, cicatrice large et profonde adhérente à la cuisse.

GALY-MOURÉOUET, Paul, né le 11 septembre 1848, Boussenac (Ariége), 87ᵉ de ligne. — Fracture comminutive de la jambe droite, éclat d'obus, Strasbourg, 1ᵉʳ septembre. —Amputé de la jambe.

GAMBÉ, François-Alexis, né le 26 mars 1842, Émanville (Seine-Inférieure), 20ᵉ de ligne. — Fracture de l'humérus gauche, coup de feu, Neuvy-les-Bois. — Amputé du bras.

GANCEL, Louis-Félix, né le 2 mars 1849, Montargis (Loiret), mob. du Loiret. — Fracture du genou gauche, coup de feu, Buzenval.—Amputé de la cuisse au tiers inférieur.

GANDILLET, Émile-Léon, né le 13 mars 1846, Marolles (Seine-et-Marne), 1ᵉʳ cuirassiers. — Fracture de l'articulation scapulo-humérale, coup de feu, Sedan. — Esquilles nombreuses. Résection de la tête de l'humérus.

GANDON, Joseph, né le 3 juillet 1840, Montpezat (Ardèche), 18ᵉ de ligne. — Fracture comminutive de la jambe droite, éclat d'obus, Sedan. —Amputé de la jambe au lieu d'élection.

GANIVET, Jérôme, né le 4 juillet 1846, Laniscat (Côtes-du-Nord), 85ᵉ de ligne. — Fracture du poignet gauche, éclat d'obus, Cussey. — Amputé de l'avant-bras.

GANTZ, Jacques, né le 16 août 1844, Wihs-en-Plaine (Haut-Rhin), 57ᵉ de ligne. — Fracture de la jambe droite, coup de feu, Saint-Privat. — Amputé de la jambe.

GARBAY, Barthélemy, 90ᵉ de ligne. — Plaie contuse à la main droite, coup de feu, Borny. — Amputation partielle de l'indicateur.

GARCIN, Étienne, né le 31 décembre 1822, Loyes (Ain), sergent, 83ᵉ de ligne. — Plaie compliquée à l'épaule gauche, fracture de la clavicule et de l'acromion, coup de feu, le Bourget. —Résection de la clavicule et de l'acromion. Inertie du bras.

GARCIN, Jean, né le 25 juin 1850, Saint-Romans (Deux-Sèvres), 74ᵉ de ligne. — Fracture comminutive de la jambe gauche, mitraille, Boulogne-sur-Seine, 19 mai. — Amputé de la jambe au tiers supérieur.

GARCIN, Marius, né le 31 mars 1846, Arles (Bouches-du-Rhône), 30ᵉ de ligne. — Le pied et la partie inférieure de la jambe, broyés par boulet, 2 décembre, Arthenay. —Amputé de la jambe au tiers supérieur.

GARDET, Jean-Baptiste, né le 19 mars 1843, La Trinité (Savoie), sous-lieutenant, 11ᵉ de ligne. — Fracture du genou gauche, coup de feu, Beaumont. — Amputé de la cuisse au tiers inférieur.

GARIN, Jean-Marie, né le 31 mars 1834, Laforclaz (Haute-Savoie), 10ᵉ artill. — Fracture du bras droit, coup de feu, Ormes. — Amputé du bras.

GARNIER, Antoine, né le 7 août 1847, Bourgoin (Isère), 10ᵉ artill. — Fracture comminutive du cubitus, bras gauche, coup de feu, Courbevoie, 17 avril. — Résection d'une partie du cubitus, rigidité des doigts.

GARNIER, Charles-Honoré, né le 1ᵉʳ mars 1846, Melun (Seine-et-Marne), 102ᵉ garde nationale de la Seine. — Plaie compliquée à la main gauche, coup de feu, Buzenval. — Amputation de phalanges de l'indicateur, du médius et de l'annulaire.

GARNIER, François-Joseph-Albert, né le 9 juin 1846, Saint-Germain (Haute-Saône), 91ᵉ de ligne.—Fracture comminutive de l'humérus droit, éclat d'obus, Gravelotte.—Amputé du bras.

GARNIER, Jacques, né le 9 mars 1846, Massigny-le-Semur (Côte-d'Or), mob. de la Côte-d'Or. — Fracture comminutive de l'humérus droit, coup de feu, Champigny. — Désarticulation scapulo-humérale.

GARNIER, Pierre-Élisa, né le 2 septembre 1846, Bretonnières (Jura), 6ᵉ chass. à pied. — Fracture de l'humérus droit, coup de feu, Bapaume, 3 janvier; gangrène. — Désarticulation scapulo-humérale, le 20 février.

GARNIER, Yves-Guillaume, né le 6 février 1845, Trévoux (Finistère), 42ᵉ de ligne. — Fracture de l'humérus gauche et du coude, coup de feu, Champigny. — Amputé du bras au tiers moyen.

GARRAULT, Benjamin-René, 9ᵉ de ligne. — Congélation, 5 février, Mayenne. — Amputation partielle du gros orteil, pied droit.

GARRIGOU, Jean-Baptiste, né le 24 juillet 1848, Saint-Daunès (Lot), 95ᵉ de ligne. — Fracture du poignet gauche, coup de feu, Gravelotte. — Amputé de l'avant-bras au tiers moyen.

GARZEND, Jean-Baptiste, né le 22 décembre 1848, La Bathie (Savoie), 42ᵉ de ligne. — Fracture comminutive de la jambe droite, coup de feu, Champigny. — Amputé de la jambe au lieu d'élection.

GASNOT, Eugène-Prosper, mob. de la Sarthe. — Fracture du coude droit, coup de feu, 8 décembre, Villorceau. — Résection des surfaces articulaires du coude, pas de consolidation, inertie de l'avant bras.

GASPARD, Jules-Hubert, né le 22 décembre 1845, Sorbey (Meuse), 79ᵉ de ligne. — Fracture comminutive de l'humérus gauche, éclat d'obus, Sedan. — Amputé du bras au tiers supérieur.

GASTINEAU, Jean-Louis, né le 24 janvier 1847, Bourg-d'Izé (Maine-et-Loire), mob. de Maine-et-Loire. — Fracture du poignet droit et de la main, éclat d'obus, Beaugency. — Amputé de l'avant-bras droit au tiers inférieur.

GATEL, Hyacinthe-Julien-Baptiste, né le 17 mai 1844, Châteaugiron (Ille-et-Vilaine), 12ᵉ de ligne. — Fracture de la jambe droite, coup de feu, Sainte-Barbe (Metz). — Amputé de la jambe.

GAUCHE, Benoît, né le 24 mars 1848, Monthieux (Ain), 3ᵉ zouaves.—Fracture comminutive de la jambe gauche, fracture du sternum, plaie contuse à la fesse, plaie contuse au pied droit, coups de feu, Frœschwiller.—Amputation de la jambe et amputation du 5ᵉ métatarsien, pied droit.

GAUDET, Marie-Félix, né le 27 octobre 1849, Viriort (Ain), 3ᵉ chass. à pied. — Plaie pénétrante du genou droit, coup de feu, Coulmiers. — Amputé de la cuisse.

GAULFIER, Gilbert, né le 13 mars 1849, Ternant (Puy-de-Dôme), mob. du Puy-de-Dôme. — Fracture comminutive du fémur droit, coup de feu, Arthenay. — Amputé de la cuisse.

GAUSSET, Charles-Joseph, 19ᵉ de ligne. — Plaie contuse à la main droite, éclat d'obus, Villiers. — Désarticulation du doigt médius.

GAUTHIER, Armand-Constant, né le 4 novembre 1832, Lannerey (Eure-et-Loir), garde nat. sédentaire d'Eure-et-Loir. — Fracture du fémur droit, coup de feu, Châteaudun. — Amputé de la cuisse au tiers supérieur.

GAUTHIER, Célestin-Philippe, 9e dragons. — Plaie contuse à la main gauche, 23 mai, Arcueil-Cachan. — Amputation du doigt médius.

GAUTHIER, Antoine, 17e provisoire. — Plaie contuse à la main droite, coup de feu, Bois de Boulogne, 19 mai. — Amputation du doigt indicateur.

GAUTHIER, Jean-Marie, né le 1er décembre 1841, Crouais (Ille-et-Vilaine), 38e de ligne. — Fracture de l'articulation tibio-tarsienne gauche, coup de feu, Orléans.—Amputé de la jambe.

GAUTRON, Charles-Ferdinand, né le 8 septembre 1842, Janville (Eure-et-Loir), 1er chass. à pied. — Fracture du coude gauche, coup de feu, Boves. — Amputé du bras.

GAUTRY, Michel-Auguste, né le 3 juillet 1844, Médavy (Orne), 57e de ligne. — Fracture, écrasement de la partie antérieure du pied gauche, éclat d'obus, Saint-Privat. — Amputation tarso-métartasienne.

GAYET, Jean-François, né le 16 avril 1839, Biol (Isère), 57e de ligne. — Fracture comminutive de l'humérus gauche, coup de feu Gravelotte. — Désarticulation scapulo-humérale.

GAZAL, Jean, né le 15 avril 1848, Parlan (Cantal), 98e de ligne.—Plaie compliquée à la main gauche. — Amputation du pouce et de son métacarpien.

GAZEL, Jean-Pierre, né le 22 mars 1844, Bram (Aude), 18e artill. — Fracture du pied gauche et de l'articulation tibio-tarsienne, éclat d'obus, Rézonville. — Amputé de la jambe au tiers inférieur.

GÉHAN, Germain-François, 12e de ligne. — Plaie compliquée au poignet gauche et à la main, coup de feu, Ville-Évrard. — Désarticulation du doigt indicateur. — Ankylose radio-carpienne.

GEISSE, Pierre-Bazile, né le 9 février 1844, Roquérédonde (Hérault), caporal, 22e de ligne. — Fracture de l'humérus droit, coup de feu, Mouzon. — Amputé du bras,

GÉLARD, Yves, né le 9 décembre 1846, Pommeril-Jaudy (Côtes-du-Nord), 98e de ligne. — Fracture du genou droit, coup de feu, Gravelotte. — Amputé de la cuisse.

GÉLIS, François, mob. Haute-Garonne. — Plaie contuse à la main droite, éclat d'obus, Belfort. — Amputation de phalanges du doigt médius.

GÉLIS, Jean, né le 19 mars 1849, Pierrefitte-du-Razeix, mob. de l'Aude.— Congélation, Chennebier. —Désarticulation de tous les orteils du pied droit.

GELLY, Arsène-Auguste, né le 5 décembre 1846, Largentière (Ardèche), 1er zouaves. — Fracture de l'extrémité inférieure de l'humérus droit, coup de feu, Frœschwiller. — Résection de l'humérus ; ankylose huméro-cubitale, atrophie de l'avant-bras.

GELLY, Paul-Denis, 26e de ligne. — Plaie contuse à la main droite, coup de feu, Gravelotte. — Amputation du pouce.

GELOT, François-Victor, né le 24 mars 1845, Provins (Seine-et-Marne), caporal 1er zouaves. — Fracture comminutive de l'avant-bras droit, éclat d'obus, Montbéliard. — Désarticulation du coude.

GÉNARD, Isidore, musicien, 18e de ligne. — Plaie contuse à la main droite, coup de feu, Coulmiers. — Amputation du doigt médius et de la tête de son métacarpien, atrophie et gêne des mouvements des autres doigts.

GENEST, Élie-Alfred, né le 23 juillet 1845, Vernantes (Maine-et-Loire), 9e artill. — Fracture comminutive de la jambe gauche, coup de feu, Frœschwiller. — Amputé de la jambe.

GÉNIN, Benoît-Augustin, né le 22 septembre 1849, Bourgoin (Isère), 9e artill. — Fracture comminutive de la jambe droite, coup de feu, Phalsbourg. — Amputé de la jambe.

GÉNIN, Pierre-Philippe, né le 7 mai 1830, Labenville (Meuse), adjudant, 14e chass. à pied. — Fracture du fémur gauche, coup de feu, Sedan. — Amputé de la cuisse.

GENTIL-PERRET, Jean, né le 23 avril 1847, la Bridoire (Savoie), 96e de ligne. — Fracture comminutive du fémur gauche, éclat d'obus, Wœrth. — Amputé de la cuisse.

GEOFFROI, Denis, né le 27 février 1843, Allichamps (Cher), 72e de ligne. — Fracture comminutive de l'articulation radio-carpienne gauche et de l'avant-bras, coup de feu, Sedan. — Amputé de l'avant-bras au tiers supérieur.

GEOFFROY, François, 91e de ligne.—Écrasement du doigt indicateur droit, accident, tranchée, 9 avril. — Désarticulation du doigt indicateur.

GEORGE, Pierre, né le 27 février 1847, Grézolles (Loire), 76e de ligne. — Fracture comminutive de l'humérus gauche, coup de feu, Montoire. — Désarticulation scapulo-humérale.

GEORGEAULT, Julien-Jean, né le 12 août 1843, Châtillon-en-Vaudelais (Ille-et-Vilaine), 61e de ligne. — Fracture du coude gauche, coup de feu, Bry-sur-Marne. — Amputé du bras.

GEORGEON, Pierre-Émile, né le 10 avril 1838, Santans (Jura), 12e de ligne. — Fracture de la jambe droite, coup de feu, Villejuif. — Désarticulation du genou.

GEORGES, Antoine-Adolphe, né le 22 décembre 1837, Paris (Seine), sergent, 3e tir. alg. — Fracture comminutive de la jambe gauche, coup de feu, Frœschwiller.—Amputé de la jambe.

GEORGES, Claude, né le 24 novembre 1846, Plougar (Finistère), 19e de ligne. — Fracture du genou et du fémur gauches, coups de feu, Borny.—Amputé de la cuisse au tiers moyen.

GEORGES, Henri, 65e de ligne. — Plaie contuse à la main gauche, coup de feu, Spickeren. — Désarticulation du pouce.

GEORGET, Louis-René, 20e de ligne. — Congélation, Montbéliard, 7 janvier. — Désarticulation des orteils du pied droit.

GÉRARD, Gustave-Paul, né le 3 novembre 1838, Paris (Seine), sous-lieutenant, garde mob. de Paris. — Fracture comminutive du genou droit et du fémur, coup de feu, Buzenval. — Amputé de la cuisse.

GÉRARD, Paul-Joseph, né le 19 janvier 1851, Heiltz-l'Évêque (Marne), caporal, 1er bat. volt. du Nord. — Fracture comminutive du fémur droit, coup de feu, Saint-Quentin. — Amputé de la cuisse.

GÉRARDIN, Victor, né le 16 novembre 1837, Saint-Rémy (Vosges), caporal, 88e de ligne. — Fracture du coude gauche, coup de feu, Beaumont. — Amputé du bras au tiers inférieur.

GÉRAUD, Jacques, né le 16 janvier 1850, aux Allemands (Ariége), caporal, mob. de l'Ariége. — Congélation, Vaux (Doubs), 31 janvier. — Désarticulation de tous les orteils des deux pieds.

GERHARDT, Louis-Adolphe, né le 13 mai 1830, Strasbourg (Bas-Rhin), sergent, 36e de ligne. — Fracture comminutive du cubitus, avant-bras droit, et plaie contuse à la main. — Résection de huit centimètres du cubitus, ankylose de tous les doigts.

GERMAIN, Jean-Marius, né le 4 juillet 1848, Cervières (Hautes-Alpes), caporal, 4e de ligne. — Fracture comminutive de l'humérus gauche, coup de feu, Saint-Privat. — Amputé du bras.

GERMANE, Pierre, 68e de ligne. — Plaie contuse à la main droite, coup de feu, Asnières, 27 avril. — Amputation partielle de l'indicateur, ankylose métacarpo-phalangienne.

GERMONT, Jean-Nicolas-Adenise, né le 5 février 1845, Fromelennes (Ardennes), sergent-major, 4e de ligne. — Plaie compliquée et fracture de la main droite, coup de feu, Saint-Privat. — Amputation du poignet.

GÉRÔME, Lucien, né le 18 janvier 1849, Clotte (Charente-Inférieure), mob. de la Charente-Inférieure. — Fracture du pied gauche, coup de feu, Terminiers, 2 décembre. — Amputé de la jambe à son extrémité inférieure.

9

GESTE, Louis-Émile-Adrien, 3e zouaves. — Congélation, Pontarlier, 28 janvier. — Amputation partielle du pied droit, procédé Sédillot.

GEX, Jean-Pierre, né le 1er avril 1849, Saint-Pierre-d'Albigny (Savoie), 44e de ligne. — Congélation, 6 décembre. — Désarticulation des cinq orteils du pied gauche.

GHESQUIÈRE, Louis-Henri, mob. du Nord.— Plaie contuse à la main gauche, coup de feu, Saint-Quentin. — Amputation de l'annulaire ; flexion permanente de l'auriculaire.

GIACOBBI, François, né le 1er juillet 1848, Serraggio (Corse), caporal, 46e de ligne. — Fracture comminutive de la jambe gauche, coup de feu, Beaumont. — Amputé de la jambe.

GIACOMETTI, Bonaventure, né le 22 février 1845, Olivèze (Corse), 56e de ligne. — Fracture du genou et du fémur gauches, éclat d'obus, Phalsbourg.—Amputé de la cuisse.

GIACOMETTI, Toussaint, né le 18 septembre 1839, Partinello (Corse), 100e de ligne. — Fracture du bras droit, coup de feu, Rézonville. — Amputé du bras.

GIANCOLI, Joseph, né le 30 novembre 1842, Pero-Casavecchie (Corse), 28e de ligne. — Fracture comminutive de la jambe gauche, éclat d'obus, Saint-Privat. — Amputé de la jambe au tiers supérieur.

GIAT, Stanislas, né le 24 mai 1842, Provins (Seine-et-Marne), 21e artillerie. — Fracture de l'avant-bras gauche, éclat d'obus, 27 novembre, Villiers (Somme).—Amputation de l'avant-bras au quart supérieur.

GIENSENNE, Nicolas, né le 26 février 1851, Lorry-les-Metz (Moselle), 20e bataillon de chass. à pied. — Fracture de l'avant-bras, coup de feu, Gravelotte. — Amputé de l'avant-bras.

GILES, François, 1er zouaves.—Plaie compliquée à la main gauche, éclat d'obus, Sedan — Amputation du doigt indicateur, gêne considérable dans les mouvements des autres doigts.

GILLET, Joachim, né le 16 septembre 1839, Arradon (Morbihan), 8e de ligne. — Fracture comminutive de l'avant-bras droit, coup de feu, Juranville.—Amputé de l'avant-bras au tiers supérieur.

GILLET, Joseph, né le 23 juillet 1850, Bernec (Haute-Savoie), 21e de ligne. — Fracture comminutive de la partie supérieure de l'humérus gauche, coup de feu, Chagey. — Résection de la tête de l'humérus, inertie du bras.

GILLIAUX, Alphonse-Nicolas, né le 4 août 1849, Ancerville (Meuse), 2e inf. provisoire. — Plaie compliquée à la main gauche, coup de feu, 22 mai, Paris.—Amputation du médius et de son métacarpien, atrophie de l'avant-bras et de la main, sensibilité excessive de la paume de la main.

GILLIER, François-Adolphe, né le 1er avril 1846, aux Louches (Haute-Savoie), 3e de ligne. — Fracture de la jambe droite, coup de feu, Saint-Quentin. — Amputé de la jambe.

GIELON, Laurent-Michel, né le 30 août 1850, Vierzon (Cher), 39e de ligne. — Fracture comminutive de la jambe gauche, éclat d'obus, Neuilly-sur-Seine, 2e siège. — Amputé de la jambe au lieu d'élection.

GIMEL, Antoine-Archipe, né le 29 mars 1846, Strenquels (Lot), 24e de ligne. — Fracture de la partie supérieure de l'humérus, coup de feu, Villiers-sur-Marne, 30 novembre. — Résection de la tête de l'humérus, atrophie et inertie du bras.

GINEERI, Paul-Pierre, 3e zouaves. — Plaie déchirée à la main gauche, coup de feu, Frœschwiller. — Amputation des doigts médius et annulaire.

GINESTET, Antoine, 32e de ligne. — Plaie contuse à la main droite, coup de feu, 11 janvier, le Mans. — Amputation du doigt auriculaire, atrophie de la main, ankylose du doigt annulaire.

GINOUX, Joseph-François, 32e de ligne. — Plaie contuse à la main droite, fracture du fémur droit, coup de feu, Gravelotte. — Amputation du pouce, rétraction de l'indicateur et du médius, paralysie de l'annulaire et de l'auriculaire.

GIRARD, Benoît, né le 9 octobre 1840, Saint-Thurin (Loire), 4e de ligne. — Fracture du pouce de la main gauche, coup de feu, Montbéliard, 16 janvier. — Amputation du pouce.

GIRARD, Jean, né le 15 août 1836, Saint-Frion (Creuse), 8e chass. à pied. — Fracture comminutive de l'humérus gauche, éclat d'obus, Neuville.—Désarticulation scapulo-humérale.

GIRARD, Louis, né le 14 janvier 1844, Saint-Vincent-la-Châtre (Deux-Sèvres), sergent, 10e de ligne.—Fracture de la jambe gauche, coup de feu, Saint-Privat.—Amputé de la jambe.

GIRARD, Louis-Étienne-Ferdinand, né le 12 mai 1845, la Bruffière (Vendée), garde mob. de la Vendée. — Plaie compliquée à la main gauche et fracture, éclat d'obus, Marolles. — Amputation métacarpo-phalangienne du pouce, paralysie des doigts, cicatrice adhérente à la face dorsale de la main.

GIRARDIN, Jean-Ulysse, né le 14 mai 1846, Trévillers (Doubs), 76e de ligne, — Fracture de la jambe gauche, coup de feu, Gravelotte. — Amputé de la jambe.

GIRAUD, Antoine-Marie, né le 25 juillet 1850, Joux (Rhône), 4e chass. à pied. — Fracture comminutive du fémur droit, coup de feu, Montrouge, 2e siége. — Amputé de la cuisse.

GIRAUD, Honoré-Célestin, né le 17 novembre 1838, Digne (Basses-Alpes), sergent, 3e zouaves. — Fracture de l'avant-bras droit, coup de feu, Reischoffen.—Désarticulation du coude.

GIRAUD, Joseph, né le 20 janvier 1847, Cours-les-Barres (Cher), 1er zouaves. — Fracture du coude gauche, éclat d'obus, Frœschwiller. — Amputé du bras au tiers moyen.

GIREN, Paul, né le 14 avril 1849, Étoile (Drôme), 27e de ligne. — Plaie compliquée à la main gauche, fracture, coup de feu, Coulmiers. — Amputation des deux derniers doigts, ankylose métacarpo-phalangienne du médius et du pouce.

GIROIX, Antoine-Joseph, né le 4 mars 1846, Longjumeau (Seine-et-Oise), 25e de ligne. — Fracture comminutive de la jambe droite, éclat d'obus, Gravelotte. — Amputé de la jambe au tiers supérieur.

GIRY, Claude, né le 14 octobre 1848, Saint-Étienne (Loire), 113e de ligne. — Fracture du genou, coup de feu, Champigny. — Amputé de la cuisse au tiers inférieur.

GIRY, Raimond, né le 6 juin 1839, Legny (Rhône), 1re légion mob. du Rhône. — Fracture comminutive de l'humérus droit, coup de feu, 18 décembre, Nuits. — Amputé du bras.

GIULIO, Amédée-Victor, né le 6 septembre 1840, Lyon (Rhône), 1re légion mob. du Rhône. — Fracture de l'humérus gauche, coup de feu, 18 décembre, Nuits. — Amputé du bras.

GIVRE, Jean-Marie, né le 1er août 1847, Tarare (Rhône), 47e de ligne. — Fracture de l'extrémité inférieure de l'humérus droit, éclat d'obus, Frœschwiller. — Résection de 10 centimètres de l'extrémité inférieure de l'humérus, inertie de l'avant-bras et de la main.

GLEIZAL, Louis-Philippe, né à Coux (Ardèche), 27e de ligne. — Fracture de l'omoplate droite, coup de feu, Arthenay.—Résection de l'omoplate ; cicatrice adhérente à l'épaule. Voir observation du Dr Chipault.

GLORION, Claude-Marie, né le 20 avril 1851, Plestin (Côtes-du-Nord), caporal, 14e de ligne. — Fracture comminutive de la jambe droite, coup de feu, Sedan. — Amputé de la jambe au lieu d'élection.

GLUCK, Antoine, né le 27 janvier 1847, à Soufflenheim (Bas-Rhin), 64e de ligne. — Fracture de l'articulation tibio-tarsienne droite, coup de feu, Saint-Privat. — Amputé de la jambe au tiers inférieur.

GOBERT, Benjamin, né le 9 janvier 1831, Cerfontaine (Nord), 75e de ligne. — Fracture comminutive de l'humérus gauche, coup de feu, Bapaume.—Amputation du bras.

GOBERT, Nicolas, né le 24 octobre 1838, Moncel (Meurthe), sergent, 45e de ligne. — Fracture comminutive de la partie supérieure de l'humérus gauche, coup de feu, Frœschwiller. — Résection de la tête de l'humérus.

GOBILLOT, Armand-Éléonor, né le 30 septembre 1850, Saint-Maurice (Seine), 15e d'artill. —Fracture de la main gauche, coup de feu, Villorceau. — Amputation des doigts indicateur, médius, annulaire et la moitié des 3e et 4e métacarpiens.

GODARD, Constant-Jean-Baptiste, né le 31 octobre 1848, Suresnes (Seine), 45e de ligne. — Fracture du fémur gauche, coup de feu, Frœschwiller. — Amputé de la cuisse.

GODARD, Pierre-Théodore, né le 28 juin 1846, Illeville-sur-Montford (Eure), 26ᵉ de ligne. — Fracture comminutive de l'humérus droit, coup de feu, Morée, 2 décembre. — Amputé du bras.

GOÊZEC, Yves, né le 10 octobre 1837, Rosporden (Finistère), 97ᵉ de ligne. — Fracture comminutive de l'humérus droit, éclat d'obus, Loigny. — Amputé du bras.

GOGUET, Alfred-Fernand, né le 19 décembre 1845, Tonnay-Charente (Charente-Inférieure), adjudant sous-officier, 88ᵉ de ligne. — Fracture comminutive de l'humérus gauche, trois éclats d'obus, Sedan. — Amputé du bras.

GOGUET, Claude, né le 21 juillet 1836, Entre-Deux-Guiers (Isère), sergent, 2ᵉ zouaves. — Fracture du genou gauche, éclat d'obus, Frœschwiller. — Amputé de la cuisse au tiers inférieur.

GOLDITÉ, Gaspard, né le 9 août 1833, Hamswasberg (Moselle), 26ᵉ de ligne. — Plaie contuse à la main gauche, coup de feu, Ladonchamps. — Amputation de phalangettes; atrophie de la main.

GOLÉ, François-Émile, né le 13 avril 1850, Lemainville (Meurthe), 39ᵉ de ligne. — Fracture de la jambe droite, coup de feu, Loigny. — Amputé de la jambe au tiers supérieur.

GOMANNE, Henri-Joseph, né le 14 décembre 1837, Quesnoy-sur-Deule (Nord), 94ᵉ de ligne. — Fracture de l'humérus droit, coup de feu, Gravelotte. — Amputé du bras.

GOMO, François, né le 8 novembre 1845, Toul (Meurthe), brigadier, 8ᵉ cuirassiers. — Fracture comminutive de la jambe droite, éclat d'obus, Wœrth. — Amputé de la jambe au tiers supérieur.

GONIN, Gilbert, né le 3 février 1849, Bannegon (Cher), caporal, garde mob. du Cher. — Fracture de l'humérus droit, coup de feu, Villersexel. — Amputé du bras droit.

GONSARD, Bazile-Victor-Théodore, né le 18 janvier 1845, Authon (Eure-et-Loir), garde mob. d'Eure-et-Loir. — Fracture de l'humérus droit, coup de feu, Épernon, 4 octobre. — Amputé du bras.

GONTHIÈRE, Jean-Baptiste-Émile, né le 16 novembre 1832, Nancy (Meurthe), sergent, 51ᵉ de ligne. — Fracture comminutive de la jambe gauche, éclat d'obus, Gravelotte. — Amputé de la jambe.

GOSSE, Lucien, né le 8 octobre 1844, Sainte-Geneviève-en-Bray (Seine-Inférieure), 44ᵉ de ligne. — Fracture comminutive de l'humérus gauche, éclat d'obus, Borny. — Amputé du bras, près du col chirurgical.

GOSSELIN, Pierre-Célestin, 14ᵉ rég. provisoire. — Plaie contuse à la main droite, coup de feu, 20 mai, bois de Boulogne. — Amputation partielle du doigt indicateur.

GOSSELIN, Pierre-Jules, né le 18 mars 1845, Gouville (Manche), 65ᵉ de ligne. — Fracture de l'humérus droit, éclat d'obus, Borny. — Amputé du bras.

GOUAZÉ, Baptiste, né le 1ᵉʳ novembre 1847, Lescure (Ariége), 31ᵉ de ligne. — Fracture comminutive du fémur droit, éclat d'obus, Sedan. — Amputé de la cuisse au tiers supérieur.

GOUDEY, César-Auguste-Alexandre, né le 6 janvier 1847, Grenoble (Isère), sergent, 3ᵉ de ligne. — Fracture de la jambe gauche, coup de feu, Frœschwiller. — Amputé de la jambe.

GOUDOT, Marie-Honoré, 97ᵉ de ligne. — Plaie contuse à la main gauche, éclat d'obus, Gravelotte. — Désarticulation du pouce.

GOULEROT, Jules, né le 4 janvier 1844, Tichey (Côte-d'Or), 13ᵉ de ligne. — Fracture du coude gauche, coup de feu, Rezonville. — Résection des surfaces articulaires. Pseudarthrose.

GOULOT, François, né le 19 mai 1850, Marzy (Nièvre), 15ᵉ chass. à pied. — Fracture comminutive de la jambe et du genou droits, coup de feu, Béthoncourt. — Désarticulation du genou.

GOULU, Pierre-Charles-René, né le 14 novembre 1850, Besançon (Doubs), 3ᵉ zouaves. — Plaie pénétrante du genou gauche, coup de feu, Sedan. — Amputé de la cuisse.

GOUPILLE, Pierre, né le 6 septembre 1846, la Chapelle-Saint-Sauveur (Loire-Inférieure), 7e d'artill. — Fracture de la jambe gauche, éclat d'obus, Sedan. — Amputé de la jambe.

GOURDON, Louis, né le 14 avril 1849, Cholet (Maine-et-Loire), garde mob. de Maine-et-Loire. — Fracture du genou gauche, éclat d'obus, Cercottes. — Amputé de la cuisse.

GOURGUILLON, Joseph-Victor, né le 13 juillet 1821, Épinal (Vosges), capitaine, 27e de ligne. — Plaie contuse à la main droite, coup de feu, Arthenay. — Amputation des doigts annulaire et auriculaire.

GOUSSEREY, Jean-Baptiste, né le 29 décembre 1848, Frotey (Haute-Saône), 15e d'artill. — Fracture de la jambe droite, coup de feu, Villers-Bretonneux. — Amputé de la jambe.

GOUSSU, Léopold-Désiré, né le 16 mars 1845, Cloyes (Eure-et-Loir), 25e de ligne. — Fracture du genou gauche, éclat d'obus, Gravelotte. — Amputé de la cuisse.

GOUTTE, Julien, né le 12 mai 1845, Feurs (Loire), 1re légion mob. du Rhône. — Fracture de la jambe droite, coup de feu, Nuits, 18 décembre. — Amputé de la jambe au tiers supérieur.

GOUY, Émile-Joseph, né le 25 avril 1847, Lambres (Nord), 59e de ligne. — Fracture comminutive du coude droit, éclat d'obus, Saint-Privat. — Amputé du bras au tiers inférieur.

GOUY, François, né le 27 juin 1823, Lostroff (Meurthe), sergent, 68e de ligne. — Fracture de l'humérus gauche, éclat d'obus, Niederbronn. — Amputé du bras au tiers supérieur.

GRABOUET, Joseph, né le 17 mars 1849, Aix (Cher), 22e de ligne. — Plaie compliquée au pied droit, fractures des malléoles, coup de feu, Champigny. — Résection des deux malléoles.

GRACIA, Julien-Marie, né le 1er juillet 1841, Cesson (Ille-et-Vilaine), 48e de ligne. — Plaie pénétrante au coude droit, coup de feu, Josnes. — Résection du cubitus, ankylose du coude, déformation, tuméfaction, atrophie et paralysie de la main.

GRALL, François, né le 12 novembre 1848, Pleyben (Finistère), 61e de ligne. — Congélation, armée de l'Est. — Amputation de tous les orteils du pied gauche.

GRAMOND, Alexis, né le 7 juillet 1850, Roquecor (Tarn-et-Garonne). — Congélation, armée de l'Est. — Désarticulation des trois derniers orteils du pied gauche, perte du 2e orteil.

GRANDEMANGE, Émile-Célestin, mob. des Vosges. — Plaie contuse à la main gauche, coup de feu, Cussey (Doubs), 22 octobre. — Désarticulation du doigt auriculaire, ankylose de l'annulaire.

GRANDEMANGE, Félix, né le 7 janvier 1835, Raon-aux-Bois (Vosges), franc-tireur des Vosges. — Fracture du genou droit, coup de feu, la Bourgonce. — Amputé de la cuisse.

GRAND'HAY, Nicolas-Achille, 6e de ligne. — Plaie déchirée à la jambe gauche, écrasement du 2e orteil du pied droit, 2 éclats d'obus, Saint-Privat. — Désarticulation du 2e orteil.

GRANGE, Auguste, né le 19 juin 1848, Châtillon-sur-Indre, 63e de ligne. — Fracture du coude droit, coup de feu, Frœschwiller. — Amputé du bras au tiers moyen.

GRAPPIN, Denis, né le 27 septembre 1835, Bellevesvre (Saône-et-Loire), 38e de ligne. — Fracture comminutive de l'humérus gauche, éclat d'obus, Loigny. — Amputé du bras au quart supérieur.

GRASLIN, François-Alexandre, né le 26 juillet 1838, Tauxigny (Indre-et-Loire), tambour, 60e de ligne. — Fracture comminutive de l'humérus gauche, éclat d'obus, Saint-Privat. — Amputé du bras au tiers supérieur.

GRASSET, Jean-Baptiste, né le 28 septembre 1846, Lespéron (Ardèche), 56e de ligne. — Fracture du coude gauche, coup de feu, Wœrth. — Amputé du bras au tiers moyen.

GRAVE, Benjamin, 68e de ligne. — Plaie contuse à la main droite, coup de feu, Bapaume. — Amputation partielle de l'indicateur.

GREFFEUILLE, Jean, né le 8 janvier 1847, Agde (Hérault), 22e de ligne. — Fracture comminutive de la partie supérieure de l'humérus gauche, coup de feu, Mouzon. — Résection de la partie supérieure de l'humérus.

Grégé, Théodore-Bénoni, né le 12 novembre 1847, Yermenouville (Eure-et-Loir), mob. d'Eure-et-Loir. — Fracture du poignet droit et de la main, coup de feu, Maintenon. — Amputé de l'avant-bras au tiers inférieur.

Grégoire, Herman-Marie-Félix, né le 17 avril 1852, Lunel (Hérault), 1er de ligne. — Écrasement d'une partie de l'avant-pied droit, éclat d'obus, Sedan. — Amputation des deux premiers orteils et du premier métatarsien.

Grenié, Joseph-Marie-Julien, né le 13 février 1843, Dinan (Côtes-du-Nord), sergent, 2e zouaves. — Fracture du pied gauche, coup de feu, Wœrth. — Amputé de la jambe au tiers inférieur.

Greuzat, Gilbert, né à Montluçon (Allier), 135e de ligne.—Plaie contuse à la main droite, coup de feu, Neuilly, 19 mai. — Désarticulation du doigt indicateur.

Griffon, Blaise, 18e de ligne. — Plaie contuse à la main gauche, coup de feu, Châtillon, 19 septembre. — Désarticulation de phalanges des trois derniers doigts.

Gril, François, né le 15 janvier 1841, Auch (Gers), franc-tireur du Gers. — Fracture de l'humérus droit, coup de feu, Dijon. — Désarticulation scapulo-humérale.

Grimal, Henri-François, 43e de ligne.—Plaie compliquée à la main gauche, éclat d'obus, Amanvillers. — Amputation des deux dernières phalanges de l'annulaire, rétraction des doigts dans la paume de la main.

Grimaud, Jean-Baptiste-Léon, né le 29 septembre 1843, Vinay (Isère), 2e de ligne. — Fracture comminutive de l'humérus droit, coup de feu, Spickeren. — Amputé du bras près de l'articulation scapulo-humérale.

Grimaud, Joseph-Auguste, né le 21 décembre 1844, Tartonne (Basses-Alpes), 13e de ligne. — Fracture de l'humérus droit, coup de feu, Saint-Privat. — Amputé du bras au tiers supérieur.

Grimm, Georges, né le 31 août 1840, Gutzenhausem (Bas-Rhin), 47e de ligne. — Écrasement de la main droite, éclat d'obus, Frœschwiller. — Amputation, dans la continuité, des quatre derniers métacarpiens.

Grimmer, Jean-Pierre, né le 2 septembre 1849, Tenteling (Moselle), 50e de ligne. — Fracture de la jambe droite, coup de feu, Beaune-la-Rolande. — Amputé de la jambe.

Grolier, Émile-Marcelin, né le 23 février 1849, la Salle (Hautes-Alpes). — Fracture comminutive de l'humérus droit, éclat d'obus, Cussey. — Amputé du bras un peu au-dessous du col de l'humérus.

Gros, Jean-Baptiste, né le 19 juin 1836, Cordon (Haute-Savoie), 90e de ligne. — Fracture du poignet droit, coup de feu, Orléans. — Amputé de l'avant-bras.

Gros, Louis-Félix-Claude, né le 1er janvier 1831, Anneyron (Drôme), capitaine, 8e de ligne. — Fracture de l'humérus droit, coup de feu, la Varenne Saint-Hilaire.— Désarticulation scapulo-humérale.

Grosrenaud, Constant-Émile, 63e de ligne. — Congélation, Montbéliard, 17 janvier. — Amputation de phalanges des deux pieds.

Grosse, Christophe, né le 19 mars 1849, Guessling (Moselle), 42e de ligne. — Fracture comminutive du fémur droit, coup de feu, 28 novembre, Juranville. — Amputé de la cuisse au tiers supérieur.

Gruson, Charles-Henri, né le 20 août 1836, Estaires (Nord), 42e de ligne. — Plaie contuse à la main gauche, coup de feu, Mézières. — Désarticulation du doigt annulaire, flexion des doigts dans la paume de la main.

Guay, Ferdinand-Victor-Julien, né le 2 janvier 1848, Saint-Germain-de-Coulomer (Mayenne), 2e zouaves. — Fracture de la jambe gauche, coup de feu, Frœschwiller.—Amputé de la jambe au tiers supérieur.

Guédon, Jean-Marie-Victoire, né le 27 juillet 1841, Pleiber-Christ (Finistère), 43e de ligne. — Fracture comminutive de l'humérus droit, éclat d'obus, Villorceau. — Amputé du bras.

GuÉDY, Félix, sergent, 56e de ligne. — Plaie compliquée à la main gauche, coup de feu, 2 janvier, Sainte-Corneille.—Amputation partielle de l'indicateur ; ankylose des autres doigts.

GuÉLEN, François, né le 24 novembre 1844, Leuhan (Finistère), 64e de ligne. — Fracture du fémur gauche et du genou, éclat d'obus, Saint-Privat. — Amputé de la cuisse.

GuÉMÉNÉ, Louis, né le 23 avril 1845, à ? (Loire-Inférieure), 12e cuirassiers. — Fracture du pied droit, coup de feu, Gravelotte. — Amputé du pied.

GuÉNÉE, André-Marie, né le 4 octobre 1845, Auteuil (Seine), sous-lieutenant, 2e de ligne. — Plaie compliquée au coude gauche, coup de feu, Mouzon. — Amputé du bras.

GuENEL, Pierre-François, 33e de ligne. — Plaie contuse à la main droite, coup de feu, Servigny, (Metz).—Amputation du doigt médius.

GuÉNOT, Jean, né le 28 août 1848, Nolay (Nièvre), garde mob. de la Nièvre. — Fracture de l'humérus droit, éclat d'obus, Montbéliard. — Amputé du bras.

GuÉREL, Charles-Ernest, né le 1er janvier 1848, Vierzon (Cher), franc-tireur du Rhône. — Fracture du coude gauche, coup de feu, 21 janvier, Dijon. — Résection des têtes articulaires ; ankylose complète du coude.

GuÉRIN, Jules-Isidore, né le 19 avril 1847, Guy-les-Nonains (Loiret), garde mob. du Loiret. — Fracture du genou gauche, éclat d'obus, Héricourt. — Amputé de la cuisse au quart inférieur.

GuERINAT, François, né le 9 décembre 1847, Saint-Pierre-les-Bois (Cher), 3e zouaves. — Congélation, Sainte-Marie-aux-Mines, retraite de l'armée de l'Est. — Amputation des orteils des deux pieds.

GuERRY, Pierre-Louis, né le 17 août 1847, la Jaudonnière (Vendée), 56e de ligne. — — Plaie contuse à la main, coup de feu, 11 janvier, le Mans. — Amputation du premier métacarpien.

GuICHEMERRE, Jean, 77e de ligne.—Plaie contuse à la main droite, coup de feu, 11 janvier, le Mans. — Amputation de phalanges de l'indicateur et du médius.

GuIDE, Joseph-Marie, né le 22 août 1826, Nice (Alpes-Maritimes), chef de batail., garde mob. des Alpes-Maritimes.—Plaies compliquées aux deux jambes, fracture de la jambe gauche, éclats d'obus, Autun. — Amputé de la jambe gauche.

GuIDICELLI, Ange-François, né le 1er janvier 1847, San-Damiano (Corse), 61e de ligne. — Fracture du genou gauche, coup de feu, Beaumont. — Amputé de la cuisse au tiers inférieur.

GuIDICELLI, Jean-André, né le 23 avril 1841, Palasca (Corse), 67e de ligne.—Fracture du coude gauche, coup de feu, Gravelotte. — Amputé du bras au tiers inférieur.

GuIDICELLI, Jean-Thomas, né le 24 janvier 1840, Aléria (Corse), 7e de ligne. — Plaie contuse à la main gauche, fracture, éclat d'obus, Borny. — Amputation du médius, de l'annulaire et d'une phalange de l'indicateur.

GuIEU, Étienne-Joseph, né le 9 février 1836, Sainte-Apollinaire (Hautes-Alpes), 1er de ligne. — Fracture du métacarpe, main droite, coup de feu devant Metz. — Amputation des trois derniers doigts et des métacarpiens correspondants.

GuIGARD, Théodore-Joseph, né le 13 février 1850, Clerieux (Drôme), 98e de ligne. — Congélation, 19 janvier, Belfort.—Amputation des orteils des deux pieds et de quelques-uns des métatarsiens.

GuIGON, Louis-Émile, né le 3 juin 1848, Lussas (Ardèche), 1er zouaves. — Broiement du poignet gauche, éclat d'obus, Frœschwiller. — Amputé de l'avant-bras au tiers inférieur.

GuIHENEUF, Pierre-Joseph, né le 21 septembre 1848, Nort (Loire-Inférieure), 35e de ligne. — Fracture du genou, coup de feu, Chevilly. — Résection de l'extrémité inférieure du fémur, ankylose du genou, raccourcissement considérable.

GuIHÉRY, Joseph-Amand, né le 25 avril 1848, Piré (Ille-et-Vilaine), 3e zouaves. — Fracture du pied droit, coup de feu, Frœschwiller. — Amputation sous-astragalienne.

GUILBERT, Désiré-Camille, né le 1er janvier 1845, au Quesnoy (Somme), 19e chass. à pied.
—Fracture comminutive du fémur gauche, éclat d'obus, Frœschwiller.—Amputé de la cuisse
au tiers supérieur.

GUILHOT, Jean-Élie-Lasaignes, né le 10 février 1826, Desaignes (Ardèche), sergent, franc-
tireur de la Presse. — Fracture du bras droit, coup de feu, le Bourget. — Amputé du bras au
tiers inférieur.

GUILI, Casimir, né le 20 septembre 1831, Sainte-Reparata (Corse), sergent, 97e de ligne.
— Fracture du fémur gauche, éclat d'obus, Rezonville.—Amputé de la cuisse au tiers moyen.

GUILLAUD, Urbain, né le 18 octobre 1844, la Chapelle-Saint-Sauveur (Loire-Inférieure),
97e de ligne. — Fracture de l'humérus gauche et du coude, coup de feu, Gravelotte. — Amputé du bras.

GUILLAUME, Ernest-Valery, né le 9 septembre 1830, Orléans (Loiret), chef d'escadron d'é-
tat-major auxiliaire. — Fracture de l'humérus gauche, éclat d'obus, Hécourt (Eure). — Amputé du bras.

GUILLAUMET, Hernes-Edmond, né le 10 décembre 1850, La Ferté-Gaucher (Seine-et-Marne),
110e de ligne. — Plaie contuse à la main gauche, coup de feu, Buzenval. — Phlegmon s'é-
tendant de la main à l'avant-bras, désarticulation partielle du doigt médius.

GUILLEMARD, Étienne, 15e chass. à pied. — Congélation, 15 janvier, armée de l'Est. —
Amputation des deux premiers orteils des deux pieds.

GUILLEMOT, Mathurin, né le 23 juillet 1846, Plémet (Côtes-du-Nord), 64e de ligne. —
Fracture comminutive de l'avant-bras gauche, coup de feu, Borny. — Amputé de l'avant-
bras au tiers supérieur.

GUILLERM, Yves-Marie, 97e de ligne. — Plaie pénétrante de poitrine, côté droit, coup de
feu. — Congélation 10 au 11 janvier, le Mans. — Amputation des trois premiers orteils des
deux pieds.

GUILLET, Hippolyte, né le 6 octobre 1850, Saint-Christophe-entre-deux-Guiers (Isère), 3e de
ligne. — Congélation en captivité à Mayence, le 20 janvier. — Amputation du gros orteil
du pied droit et de tous les orteils du pied gauche.

GUILLIEN, Antoine, né le 10 décembre 1840, Préty (Saône-et-Loire), sergent, 70e de ligne.
— Fracture de la jambe gauche, coup de feu, Saint-Privat. — Amputé de la jambe.

GUILLOT, François, né le 18 décembre 1846, Prélot (Haute-Saône), 12e artill. — Fracture comminutive du fémur droit, éclat d'obus, Belfort. — Amputé de la cuisse au tiers
supérieur.

GUILLOTEAUX, Auguste, né le 10 janvier 1850, Fumay (Ardennes), 73e de ligne. — Fracture de l'humérus droit, coup de feu, Saint-Quentin. — Résection de la tête de l'humérus.

GUILLOZ, Charles-François-Alexandre, né le 7 mars 1836, Rougemont (Doubs), 6e chass.
à pied. — Fracture de l'humérus droit, coup de feu, Sedan. — Amputé du bras au tiers
moyen.

GUILMET, Désiré-Pierre, né le 28 novembre 1844, Saint-Loup (Deux-Sèvres), 25e de ligne.
— Fracture du poignet droit, éclat d'obus, Gravelotte. — Amputé de l'avant-bras au tiers
inférieur.

GUINET, Benoît, né le 14 novembre 1836, la Guillotière (Rhône), 16e chass. à pied. —
Fracture comminutive des deux bras, éclat d'obus, Sedan. — Amputé des deux bras.

GUINET, Charles-Fidèle, né le 22 mai 1845, Réthondes (Oise), caporal, 2e zouaves. —
Fracture comminutive du fémur gauche, éclat d'obus, Frœschwiller. — Amputé de la cuisse
au tiers supérieur.

GUIRAUD, Guillaume, né le 17 février 1848, Péchaudier (Tarn), 1er zouaves. — Fracture
de l'humérus droit, éclat d'obus, Sedan. — Amputé du bras au tiers supérieur.

GUIRAUD, Louis, né le 12 juillet 1844, Saint-Antonin-Lacalm (Tarn), 18e artill. — Congélation en captivité. — Amputation de tous les orteils du pied droit et des phalangettes des orteils du pied gauche.

GUITARD, François, né le 23 juillet 1846, Lanzac (Lot), 53e de ligne. — Fracture du coude gauche, coup de feu, Sedan. — Amputé du bras au tiers inférieur.

GUITTARD, Jean, né le 3 décembre 1844, Vigan (Lot), 12e de ligne. — Fracture de l'humérus droit, coup de feu, l'Hay. — Amputé du bras au tiers supérieur.

GUITTON, Auguste-Léon, né le 3 décembre 1850, Joué-Etiau (Maine-et-Loire), 51e de ligne. — Fracture de l'humérus gauche, coup de feu, Patay, 2 décembre. — Résection de la tête de l'humérus.

GUNTZ, Donat, né le 31 janvier 1852, Nothalten (Bas-Rhin), 18e artill. — Congélation, 10 décembre, armée de la Loire. — Amputation de tous les orteils du pied droit.

GUY, Louis-Albert-Fernand, né le 16 décembre 1848, Orléans (Loiret), caporal, mob. du Loiret. — Fracture du poignet gauche, explosion, Paris. — Amputé de l'avant-bras au tiers inférieur.

GUYOT, Jules-Etienne, né le 24 décembre 1849, Vieux-Champagne (Seine-et-Marne), 64e de ligne. — Fracture comminutive de la jambe droite, coup de feu, Sedan. — Amputé de la jambe.

GUYOT, Pierre-Marie, né le 19 mai 1845, Nort (Loire-Inférieure), 51e de ligne. — Fracture de l'humérus droit, coup de feu, Loigny. — Désarticulation scapulo-humérale.

HAAS, François-Joseph, 3e génie. — Plaie contuse à la main gauche, coup de feu, Champigny. — Désarticulation de l'auriculaire, atrophie de la main.

HABERT, Jean-Baptiste-Appollinaire, né le ....., Lyon (Rhône), sergent, 11e de ligne. — Plaie déchirée à la main gauche, coup de feu, Beaumont. — Amputation des doigts médius et annulaire.

HAILLOT, Jean-Baptiste, né le 18 décembre 1824, Viterne (Meurthe), 61e de ligne. — Fracture de l'humérus droit, coup de feu, Villersexel. — Amputé du bras au tiers supérieur.

HAINAULT, Célestin, 32e de ligne. — Plaie contuse à la main gauche, coup de feu, Gravelotte. — Désarticulation du pouce.

HAIRY, Jean-Victor-Pierre, né le 10 août 1840, Cigné (Mayenne), 33e de ligne. — Fracture du coude droit, coup de feu, Arthenay. — Amputé du bras.

HALTER, Laurent, né le 3 juillet 1840, Schirrhein (Bas-Rhin), caporal, 6e de ligne. — Fracture, écrasement du pied droit, éclat d'obus, Sainte-Barbe. — Amputation médio-tarsienne.

HAMARD, Julien-Joseph, né le 18 mars 1844, Bécherel (Ille-et-Vilaine), 40e de ligne. — Fracture comminutive de l'humérus droit, coup de feu, Spickeren. — Amputé du bras.

HAMED-BEL-BILKASSEM, 3e tir. alg. — Contusion violente, au genou gauche, arthrite suppurée. — Amputé de la cuisse.

HAPPEY, Alphonse-Albert, né le 3 mars 1848, Grosley (Eure), 1er artill. — Fracture du genou gauche, éclat d'obus, Gravelotte. — Amputé de la cuisse au tiers inférieur.

HARDOIN, Louis-Charles, né le 30 décembre 1849, Morsang-sur-Orge (Seine-et-Oise), mob. de Seine-et-Oise. — Lacération des deux jambes et des articulations tibio-tarsiennes, éclat d'obus, fort Nogent, 29 décembre. — Amputé des deux jambes au lieu d'élection.

HASLER, Charles-Abram, né le 19 mars 1841, Lausanne (Suisse), caporal, rég. étranger. — Fracture de l'humérus gauche, coup de feu, Droué. — Désarticulation scapulo-humérale.

HASLIN, Louis, né le 4 juin 1850, Reuilly (Indre), 61e de ligne. — Congélation, Montbéliard, 12 janvier. — Amputé de tous les orteils du pied gauche.

HASSEIN-BEN-SMAÏ, né le ..... 1836, Souk-Arras (Constantine), 3e tir. alg. — Plaie compliquée à la main gauche, coup de feu, 30 novembre, Mézières. — Amputation du doigt médius, atrophie de tout le membre supérieur, ankylose de l'indicateur et de l'annulaire.

10

HASSELMANN, né le 11 septembre 1847, Dingsheim (Bas-Rhin), caporal, 1re légion de marche du Rhône. — Fracture du fémur gauche, coup de feu, Nuits. — Amputé de la cuisse au tiers supérieur.

HAUER, David, né le 28 juillet 1831, Fenestrange (Meurthe), 20e artill. — Fracture comminutive de l'humérus gauche, plaie avec fracture du maxillaire inférieur, plaie en séton à la jambe gauche, plaie en sillon profond, région mammaire, coups de feu, Sedan.—Amputé du bras au tiers supérieur.

HAULET, Etienne-Joseph, né le 19 décembre 1845, Montmirey-la-Ville (Jura), 35e de ligne. — Fracture comminutive de l'humérus droit, coup de feu, Chevilly —Résection de la tête de l'huméras.

HAUTREUX, Victor, né le 14 octobre 1846, Bousse (Sarthe), 83e de ligne. — Fracture, broiement de la partie inférieure de la jambe gauche, éclat d'obus, Rezonville. — Amputé de la jambe.

HAVART, Charles-Joseph-Maxime, né le 29 mai 1843, Licques (Pas-de-Calais), 12e de ligne. — Fracture comminutive du pied gauche, coup de feu, Saint-Privat. — Désarticulation tibio-tarsienne,

HAVÉ, Albert, né le 10 octobre 1850, Saint-Denis-le-Thiboult (Seine-Inférieure), 19e de ligne. — Fracture de la jambe droite, éclat d'obus, Beaugency. — Amputé de la jambe.

HAY, Fortuné-Joseph, né le 23 janvier 1844, Fresnicourt (Pas-de-Calais), 20e de ligne. —Fracture du pied et de l'articulation tibio-tarsienne gauche, éclat d'obus, Sedan.—Amputé de la jambe au tiers inférieur.

HÉBERT, Elfride-Alexandre, né le 5 mars 1840, Magny-en-Vexin (Seine-et-Oise), 106e bat. garde nationale de la Seine. — Fracture du coude droit, coup de feu, Buzenval. — Amputé du bras au tiers supérieur.

HÉBERT, Jean-Xavier, 53e de ligne. — Plaie contuse à la main gauche, coup de feu, Montbéliard, 16 janvier.— Amputation du doigt annulaire, ankylose du médius dans la demi-flexion.

HEINRICH, Colombanus, né le 30 juin 1835, Markolsheim (Bas-Rhin), 11e de ligne. — Lacération de l'avant-pied gauche, plaie compliquée à la cuisse gauche. — Amputation des orteils, paralysie de la jambe.

HEINRICH, Ferdinand, né le 18 juillet 1849, Sigolsheim (Haut-Rhin), 45e de ligne. — Plaies compliquées aux deux mains, éclats d'obus, Belfort. — Désarticulation du poignet droit; amputation de l'annulaire, de l'auriculaire et de leurs métacarpiens, main gauche.

HEINTZ, Pierre, né le 23 avril 1846, Schleithal (Bas-Rhin), mob. du Bas-Rhin, artill. — La jambe droite emportée par éclat d'obus, Strasbourg, 2 septembre.—Amputation immédiate de la jambe au lieu d'élection.

HEISSAT, Jean-Louis, né le 17 juin 1845, Ranrupt (Vosges), 8e de ligne. — Fracture comminutive de la jambe droite, coup de feu, Forbach. — Amputé de la jambe au tiers supérieur.

HELBERT, Thomas, né le 21 décembre 1842, Mitzach (Haut-Rhin), 40e de ligne. — Fracture de la partie supérieure de l'humérus droit, coup de feu, Spickeren. — Résection de la tête de l'humérus.

HÉLIÈS, Jean-François-Bertrand, né le 12 août 1830, Saint-Gaudens (Haute-Garonne), 20e de ligne. — Le bras gauche emporté par un boulet, Sedan, — Amputé du bras au tiers supérieur.

HELLE, Jacques, né le 20 mai 1822, Château-Lambert (Haute-Saône), capitaine, 54e de ligne.—Fracture du col du fémur droit, plaie à la main gauche et à la région lombaire, fausse ankylose coxo-fémorale, raccourcissement. — Amputation du pouce, main gauche.

HÉLYE, François-Ernest, né le 29 avril 1848, Bois-l'Évêque (Seine-Inférieure), 49e de ligne. — Fracture de l'avant-bras gauche, coup de feu, Sedan. — Amputé de l'avant-bras au quart supérieur.

HÉMERY, Jean-Baptiste-Joseph, né le 17 septembre 1836, Humbercourt (Somme), 135ᵉ de ligne. — Fracture comminutive de l'humérus droit, coup de feu, Épinay. — Désarticulation scapulo-humérale.

HÉMERY, Jules-Amable-Joseph, né le 5 février 1848, Beaumetz-les-Loges (Pas-de-Calais), 79ᵉ de ligne. — Fracture de la jambe gauche, éclat d'obus, Sedan. — Amputé de la jambe au lieu d'élection.

HENRY, Claude-Edmond, né le 15 janvier 1846, Manonville (Meurthe), 12ᵉ dragons. — Fracture comminutive de la partie supérieure de l'humérus gauche, éclat d'obus, Forbach. — Résection du tiers supérieur de l'humérus, inertie du bras par défaut de rapprochement de l'humérus de la cavité glénoïde.

HENRY, Joseph-Olympe, 59ᵉ de ligne. — Fracture de l'extrémité inférieure de l'humérus, coup de feu, Conneré, 11 janvier. — Résection de la partie inférieure de l'humérus, ankylose du coude dans la flexion.

HENRY, Victor-Nicolas, né le 24 février 1849, Gemmelaincourt (Vosges), mob. des Vosges. — Fracture comminutive de l'avant-bras droit, éclat d'obus, Belfort. — Désarticulation du coude.

HENSCHEL, Marie-Auguste, né le 10 juin 1845, au Val d'Ajol (Vosges), 67ᵉ de ligne. — Fracture de la jambe gauche, coup de feu, Gravelotte. — Amputé de la jambe au lieu d'élection.

HENTZLER, Joseph, né le 1ᵉʳ août 1849, Wangenbourg (Bas-Rhin), 96ᵉ de ligne. — Fracture comminutive du fémur gauche, éclat d'obus, Strasbourg. — Amputé de la cuisse au tiers moyen.

HÉQUET, Modeste-Firmin, né le 15 janvier 1847, Cagny (Somme), 26ᵉ de ligne.—Fracture du fémur gauche, coup de feu, Ladonchamps, 7 octobre. — Amputé de la cuisse.

HÉRAUD, Jean-Baptiste, né le 1ᵉʳ septembre 1848, Siévoz (Isère), 63ᵉ de ligne. — Congélation, armée de la Loire. — Amputation des orteils du pied droit.

HERBONNEZ, Clovis-Joseph, né le 1ᵉʳ septembre 1846, Rœux (Pas-de-Calais), 26ᵉ de ligne. — Fracture de l'humérus gauche, coup de feu, Gravelotte. — Désarticulation scapulo-humérale.

HERGUÉ, Emile-Marie-Léon, né le 10 juin 1848, Castines (Meurthe), 41ᵉ de ligne.—Fracture de l'humérus droit et du coude, coup de feu, Borny. — Amputé du bras.

HERLEQUIN, Victor-Zacharie, né le 16 avril 1846, Javigny (Marne), 74ᵉ de ligne. — Fracture de la jambe droite, coup de feu, Wissembourg. — Amputé de la jambe au tiers supérieur.

HERMIER, César-Alfred, né le 4 avril 1837, Combon (Eure), 3ᵈ zouaves. — Fracture, broiement du pied gauche, éclat d'obus, Villersexel. — Désarticulation tibio-tarsienne.

HERPIN, Eugène-Alexandre, né le 5 mars 1846, Saint-Marc-d'Eczeune (Orne), caporal, 68ᵉ de ligne.—Fracture de la jambe gauche, coup de feu, Beaumont. — Amputé de la jambe.

HERVÉ, Adolphe-Désiré, né le 14 juillet 1846, Congé-sous-Orne (Sarthe), 35ᵉ de ligne.— Plaie compliquée au pied droit, coup de feu, Chevilly. — Désarticulation du 5ᵉ orteil.

HERVÉ, Jean-Baptiste, 1ᵉʳ génie. — Congélation, Autun. — Amputation du gros orteil et des phalanges des autres orteils du pied droit.

HERVIEU, Jacques-Victor, né le 28 avril 1848, Tessy-sur-Vire (Manche), 21ᵉ de ligne. — Plaie compliquée au mollet gauche, éclat d'obus, Strasbourg, 20 septembre, gangrène. — Amputé de la cuisse au tiers inférieur, le 22 septembre.

HESSE, Lucien, né le 26 mars 1850, Joinville (Haute-Marne), 4ᵉ zouaves. — Fracture comminutive de l'avant-bras droit, coup de feu, Champigny. — Désarticulation du coude.

HEURÉ, Nicolas-Joseph, né le 3 novembre 1847, Froncles (Haute-Marne), caporal, 68ᵉ de ligne. — Fracture de la jambe gauche, éclat d'obus, Beaumont. — Amputé de la jambe au lieu d'élection.

HEUSAI, Louis-Victor, né le 24 avril 1845, Pont-Saint-Maxence (Oise), sergent, 1er zouaves. — Fracture du poignet droit, coup de feu, Frœschwiller. — Amputé de l'avant-bras.

HEYMAN, Charles, né le 5 juin 1842, Sarreguemines (Moselle), 40e de ligne. — La jambe droite emportée par un obus, Spickeren. — Amputé ? du genou.

HILTZ, Louis, né le 8 août 1853, Ribeauvillé (Haut-Rhin), 3e zouaves.—Fracture du fémur droit, coup de feu, Beaune-la-Rolande. — Amputé de la cuisse.

HINCOURT, Louis-Auguste, né le 11 décembre 1843, Dourdan (Seine-et-Oise), 51e de ligne. — Fracture comminutive du bras droit, coup de feu, Villorceaux. — Amputé du bras.

HIRTZEL, Nicolas, 30e de ligne. — Plaie contuse à la main droite, coup de feu, 16 janvier, Montbéliard. — Amputation du doigt indicateur.

HITTÉ, Pierre-Ernest, né le 7 novembre 1845, Sahurs (Seine-Inférieure), 96e de ligne. — Plaie pénétrante du coude droit, fracture, coup de feu, Frœschwiller. — Résection du coude, perte des mouvements de flexion et d'extension de l'avant-bras.

HOCQUARD, Jean-François-Pierre, né le 24 février 1848, Marsal (Meurthe), 8e cuirassiers. — Fracture comminutive de l'humérus droit, coup de feu, Reischoffen. — Désarticulation scapulo-humérale.

HOCQUAUX, Jean-Georges, 55e de ligne. — Congélation, armée des Vosges. — Amputation du gros orteil, pied gauche.

HOEGELY, Joseph, mob. du Haut-Rhin. — Plaie contuse à la main gauche, éclat d'obus, Belfort, 9 janvier. — Désarticulation du pouce.

HOLLEBECQ, Jules-Désiré-Joseph, né le 5 janvier 1849, Wambréchies (Nord), 62e de ligne. — Entorse tibio-tarsienne, Sedan. — Amputé de la jambe gauche au tiers inférieur.

HOLLEBECQUE, Julien-François, né le 2 août 1848, Wervicq-Sud (Nord), mob. du Nord.— Fracture comminutive du genou gauche et du fémur, éclat d'obus, Vermand. — Amputé de la cuisse au tiers moyen.

HOM, Louis-Marie-Gilbert, né le 11 octobre 1834, Saint-Georges-de-Mons (Puy-de-Dôme), capitaine, 28e de ligne. — Fracture du fémur gauche, coup de feu, Pierrefitte. — Amputé de la cuisse.

HONORÉ, Noémi, 47e de ligne.— Plaie compliquée à la main gauche, coup de feu, Frœschwiller. — Amputation de l'annulaire, ankylose de l'auriculaire.

HOUDRÉ, Louis-Antoine, né le 5 avril 1850, Vitry-aux-Loges (Loiret), 59e de ligne. — Congélation, 11 janvier, armée de la Loire. — Désarticulation médio-tarsienne du pied droit.

HOUET, Alphonse-Emile, né le 4 octobre 1845, Grandelain (Orne), 93e de ligne. — Plaie compliquée à la main droite, coup de feu, Gravelotte. — Amputation des doigts indicateur et médius, perte de la phalange unguéale du pouce.

HOULÈS, Jean, né le 11 mai 1846, Camarès (Aveyron), 99e de ligne. — Fracture de l'humérus droit et du coude, coup de feu, Frœschwiller. — Amputé du bras au tiers moyen.

HOUILLON, Nicolas-Jules, né le 13 octobre 1846, Thiébauménil (Meurthe), mob. de la Meurthe. — Fracture du genou droit, coup de feu, Neupatelize. — Amputé de la cuisse au tiers inférieur.

HUART, Charles-Emile, né le 1er mars 1844, Ywuy (Nord), 54e de ligne. — Fracture de la jambe droite, coup de feu, Bitche. — Amputé de la jambe au lieu d'élection.

HUART, Louis-Etienne, né le 21 janvier 1825, Arcis-sur-Aube (Aube), 2e zouaves. — Plaie compliquée à la main gauche, plaie compliquée à l'œil droit et au nez, 2 coups de feu, Frœschwiller. — Amputation des doigts indicateur et médius, perte de l'œil, dont l'orbite est vidé.

HUBERT, Jean-Désiré, né le 9 juillet 1850, Cherbourg (Manche), 60e de ligne. — Congélation, 14 janvier, Belfort. — Amputation des trois premiers orteils du pied droit.

HUBERT, Louis-François, né le 23 janvier 1850, Dunkerque (Nord), 65e de ligne. — Fracture du poignet droit, éclat d'obus, Vermand. — Amputé de l'avant-bras.

HUE, Edmond-Alphonse, né le 16 décembre 1847, le Lorcy (Manche), mob. de la Manche.

— Fracture du 2ᵉ métatarsien, pied gauche, coup de feu, 24 octobre, Dreux. — Résection du 2ᵉ métatarsien, atrophie du pied.

HUGARD, Laurent-Paul-Marie, né le 7 août 1846, Chambéry (Savoie), mob. de la Savoie. — Fracture de la jambe gauche, coup de feu, Béthoncourt.—Amputé de la jambe au lieu d'élection.

HUGON, Antoine, né le 10 septembre 1840, Saint-Léger-de-Malzieu (Lozère), 56ᵉ de ligne. — Fracture du bras droit et de l'avant-dernière fausse côte du côté droit, 2 coups de feu, Orléans. — Amputé du bras.

HUGON, François-Frédéric, né le 16 janvier 1846, Paris (Seine), 19ᵉ de ligne.—Fracture comminutive du fémur gauche, coup de feu, Borny.—Amputé de la cuisse au niveau du grand trochanter.

HUGON, Jean, né le 23 novembre 1837, Daulhiac (Lot-et-Garonne), 90ᵉ de ligne.—Fracture de l'humérus droit et du coude, coup de feu, Borny. — Amputé du bras au tiers moyen.

HUGONIN, Joseph, né le 6 janvier 1847, Viriville (Isère), 57ᵉ de ligne. — Fracture de l'humérus droit, éclat d'obus, Verdun. — Amputé du bras au tiers moyen.

HUGONNARD-BRUYÈRE, Alexis, né le 2 février 1843, Oyeu (Isère), 10ᵉ chass. à pied.—Fracture du poignet gauche, coup de feu, Spickeren. — Amputé de l'avant-bras.

HUGUET, Camille-Félix-Gabriel, né le 18 octobre 1842, Méral (Mayenne), sous-lieutenant, 15ᵉ de ligne. — Fracture de la partie supérieure de l'humérus, éclat d'obus, Amanvillers. — Résection de la tête et d'une partie (4 centimètres) du corps de l'humérus.

HUGUIN, Modeste, né le 9 novembre 1849, Annonville (Meuse), 65ᵉ de ligne. — Fracture du fémur gauche et du genou, coup de feu, Villers-Bretonneux. — Amputé de la cuisse.

HUILLER, Jean-Pierre, né le 23 juillet 1847, Montboyer (Charente), 54ᵉ de ligne. — Fracture du poignet gauche, éclat d'obus, Bitche. — Amputé de l'avant-bras au tiers supérieur.

HUMANN, George, né le 6 juin 1848, Ernolsheim (Bas-Rhin), mob. du Bas-Rhin. — Fracture comminutive du fémur et du genou droits, éclat d'obus, 24 août, Strasbourg.— Amputé de la cuisse.

HUMBERT, Jean-Baptiste, né le 8 décembre 1844, Fréland (Haut-Rhin), caporal, 57ᵉ de ligne. — Fracture de l'humérus droit, éclat d'obus, Saint-Privat. — Amputé du bras au tiers supérieur.

HUSSOT, Jules-Pierre, né le 1ᵉʳ septembre 1848, Belfort (Haut-Rhin), 14ᵉ mob. de la Seine. — Fracture comminutive du fémur gauche, coup de feu, le Bourget. — Amputé de la cuisse au tiers supérieur.

HUZARD, Marie-Auguste, né le 6 septembre 1851, Paris (Seine), 26ᵉ de ligne. — Fracture de l'humérus gauche, coup de feu, Gravelotte. — Désarticulation scapulo-humérale.

IGOLEN, Frédéric, né le 18 novembre 1846, Pernes (Vaucluse), musicien, 36ᵉ de ligne. — Fracture du fémur droit, éclat d'obus, Strasbourg. — Amputé de la cuisse au tiers moyen.

IMBAUD, Annet, né le 20 avril 1849, Pontgibaud (Puy-de-Dôme), 76ᵉ de ligne. — Fracture de l'humérus droit et du coude, coup de feu, Champigny. — Amputé du bras au tiers moyen.

IMBERT, Louis-Henri-Emmanuel-François-de-Paul, né le 9 décembre 1850, Mirabel (Ardèche), sergent, 9ᵉ de ligne. — Fracture comminutive de l'avant-bras droit, coup de feu, Saint-Privat. — Amputé de l'avant-bras au tiers supérieur.

IMBERTIE, Jean-Martel, né le 3 septembre 1846, Siorac-de-Belvès (Dordogne), garde mob. de la Dordogne.—Congélation, armée de la Loire. — Amputation des orteils des deux pieds et d'une partie de quelques-uns des métacarpiens.

INGRENEAU, Alexandre, né le 16 février 1831, Saint-Aubin-le-Cloud (Deux-Sèvres), sergent, 18ᵉ chass. à pied. — Fracture de la jambe gauche, éclat d'obus, Saint-Quentin. — Amputé de la jambe.

INSKY (D'), Paul-Louis, né le 26 août 1840, Kromal (Russie), lieutenant, corps des vengeurs.

— Fracture comminutive de l'avant-bras gauche, coup de feu, Abbevillers. — Amputé de l'avant-bras à deux centimètres au-dessous de l'articulation huméro-cubitale.

IZAMBERT, Louis-Alfred, né le 10 décembre 1848, Barbezieux (Charente), caporal, mob. de la Charente. — Fracture de la jambe droite, coup de feu, Chambon.—Amputé de la jambe au tiers supérieur.

JACOB, Charles, né le 18 janvier 1847, Wolshein (Bas-Rhin), garde mob. du Bas-Rhin. — Fracture comminutive de l'humérus droit, éclat d'obus, 30 août, Strasbourg. —Amputé du bras à sa partie supérieure.

JACQUART, Henri-Joseph, garde mob. du Nord. — Plaie contuse à la main gauche, 2 janvier, Bapaume. — Amputation du doigt médius, cicatrices douloureuses.

JACQUELIN, Alexis-Pierre, né le 27 novembre 1837, Chambon (Loir-et-Cher), sergent, 1er de ligne.—Fracture du poignet droit, éclat d'obus, Saint-Privat.—Amputé de l'avant-bras.

JACQUEMET, Élie, né le 23 février 1841, Saint-Pierre d'Allevard (Isère), 97e de ligne.— Fracture de l'avant-bras et du poignet gauche, coup de feu, Gravelotte. — Amputé de l'avant-bras.

JACQUES, Guillaume-Marie, né le 4 mars 1848 à Silfiac (Morbihan), 91e de ligne.—Fracture comminutive de l'humérus gauche, éclat d'obus, Sedan.—Amputé du bras au tiers supérieur.

JACQUIER, Alexandre-Eugène, né le 25 juillet 1849, Châlons-sur-Marne (Marne), 54e de ligne. — Fracture du poignet et de la main, éclat d'obus, 9 novembre, Orléans. — Amputé de l'avant-bras au tiers inférieur.

JACQUIN, Augustin-Maurice, né le 13 janvier 1844, Isches (Vosges), 8e de ligne. — Fracture de l'humérus droit, coup de feu, Créteil. — Amputé du bras au quart supérieur.

JACQUIN, Jacques-Joseph, 15e chass. à pied.—Plaie contuse à la main droite, coup de feu, 25 janvier, Vercelles. — Amputation du doigt médius et d'une partie de l'indicateur.

JACQUOT, Jean-Claude, né le 29 octobre 1839, Virey (Haute-Saône), 11e de ligne. — Fracture comminutive de l'humérus gauche, coup de feu, Lacluze. — Désarticulation scapulo-humérale.

JAEGHER (de), Désiré-Benjamin, né le 17 octobre 1847, Vieux-Berquin (Nord), 75e de ligne. — Fracture de l'humérus gauche, coup de feu, Villers-Bretonneux.—Amputé du bras au tiers supérieur.

JAGAILLOUX, Baptiste, né le 27 août 1845, Saint-Merd-les-Oussines (Corrèze), 21e chass. à pied. — Fracture de l'avant-bras droit et du coude, coup de feu, Hautes-Bruyères.—Amputé du bras près du coude.

JAHAN, Eugène-François, né le 29 mars 1848, Niort (Deux-Sèvres), 2e zouaves. — Fracture comminutive du fémur gauche, éclat d'obus, Frœschwiller. — Amputé de la cuisse au tiers supérieur.

JALLADEAU, Paulin, né le 7 janvier 1840, Charroux (Vienne), caporal, 39e de ligne. — Fracture de la jambe droite, éclat d'obus, Loigny. — Amputé de la jambe.

JAME, Pierre-Victor, né le 1er octobre 1848, au Pertre (Ille-et-Vilaine), 49e de ligne. — Plaie compliquée à la jambe droite, coup de feu, Sedan. — Amputé de la jambe.

JAMELIN, Lucien-Jean, né le 19 avril 1850, Houssay (Mayenne), 10e section d'ouvriers d'administration. — Congélation, siége de Paris. — Désarticulation de tous les orteils du pied droit et du gros orteil du pied gauche.

JAMET, Marie-Claude-Simon, né le 4 janvier 1847, Lalouves (Ardèche), garde mob. de l'Ardèche. — Fracture de la jambe droite, coup de feu, le Pavillon, près Elbeuf.—Amputé de la jambe au lieu d'élection.

JAMOIS, Jean, 85e de ligne. — Plaie contuse à la main droite, coup de feu, Vincennes. — Amputation partielle de l'indicateur et du médius.

JANIN, Jacques-Jules, né le 20 septembre 1850, Genas (Isère), caporal, 62e de ligne. — Fracture du radius, avant-bras droit, coup de feu, Changé. — Résection du radius, déformation du poignet, paralysie de la main.

JANSOONE, Émile-Henri, 8e de ligne. — Fracture du gros orteil, pied gauche, coup de feu, Gravelotte. — Désarticulation du gros orteil.

JARGNAS, Jean, né le 1er octobre 1852, Alais (Gard), 35e de ligne.—Fracture comminutive du fémur gauche, éclat d'obus, Belfort. — Amputé de la cuisse au tiers supérieur.

JARLAN, Jean-François, né le 3 octobre 1835, Parizot (Tarn), sergent-major, 87e de ligne.— — Plaie compliquée à la jambe droite, explosion de mine, 8 août, Strasbourg. — Amputé de la jambe au lieu d'élection.

JARRIER, Louis, né le 29 février 1848, Beaufay (Sarthe), 100e de ligne.—Fracture du pied droit, coup de feu, Rezonville. — Amputation sus-malléolaire.

JAUDON, Alexandre, né le 4 novembre 1849, Ardentes (Indre), 91e de ligne. — Fracture comminutive du fémur droit, coup de feu, Pont-Noyelles. — Amputé de la cuisse au tiers supérieur.

JAUX, Léon-François, 97e de ligne. — Plaie compliquée à la main gauche, éclat d'obus, Gravelotte. — Amputation de l'annulaire, de l'auriculaire et de leurs métacarpiens.

JAUZION, Maurice-Frédéric, né le 15 novembre 1845, Rochegude (Gard), 56e de ligne. — Fracture comminutive de la jambe gauche, coup de feu, Beaugency. — Amputé de la jambe au lieu d'élection.

JEAN-MARCEL, né le 21 juillet 1851, Grasse (Alpes-Maritimes), 44e de ligne. — Plaie pénétrante au coude droit, coup de feu, Beaune-la-Rolande. — Résection des deux os de l'avant-bras, non-consolidation, inertie de l'avant-bras.

JEANNE, Auguste-Albert, né le 8 janvier 1845, Loisy-en-Brie (Marne), 1er de ligne. — Fracture comminutive de l'humérus droit, coup de feu, Gravelotte. — Résection de la tête de l'humérus.

JEANNE, Jean-Louis, né le 21 septembre 1844, Agneaux (Manche), 6e de ligne.—Fracture comminutive de l'humérus gauche, éclat d'obus, Sedan. — Désarticulation scapulo-humérale.

JEANNEQUIN, Arsène-Constant, né le 1er juillet 1849, Hauterive (Orne), garde mob. de l'Orne. — Fracture comminutive de l'humérus droit, coup de feu, Lombron. — Désarticulation scapulo-humérale.

JEANNOT, Dominique, né le 17 novembre 1852, Autun (Saône-et-Loire), 2e zouaves. — Congélation. — Amputation de la tête de tous les métatarsiens et des orteils des deux pieds.

JEANVOINE, Joseph, né le 20 février 1835, Hertigny (Vosges), éclaireurs des Vosges, coup de feu à la main droite, Beaumont.—Amputation des deux premiers doigts de la main droite, ankylose de l'annulaire.

JEAUMEAUX, Barthélemy-Louis, né le 6 décembre 1846, Malleret (Creuse), 3e chass. d'Afrique. — Fracture comminutive de l'humérus gauche, éclat d'obus, Sedan. — Désarticulation scapulo-humérale.

JEDOR, Jean-Baptiste-Adolphe, né le 14 avril 1853, Sarrebourg (Meurthe), 96e de ligne. — Fracture du coude et de l'humérus, coup de feu, Frœschwiller. — Amputé du bras au tiers moyen.

JÉGARD, François-Marie, né le 28 septembre 1844, Saint-Caradec (Côtes-du-Nord), sergent, 59e de ligne.—Plaie contuse à la main gauche, coup de feu, Saint-Privat.—Amputation partielle du doigt indicateur, perte de l'usage du pouce et des deux derniers doigts.

JEOFFRE, François, né le 1er septembre 1850, Chamboulive (Corrèze), 61e de ligne. — Congélation, armée de l'Est. — Amputation partielle des deux pieds.

JÉRÔME, Joseph-Victor, né le 19 octobre 1836, aux Ableuvenettes (Vosges), sergent, 18e de ligne. — Fracture du cubitus et du premier métacarpien, main droite, 17 août, Strasbourg. — Désarticulation du pouce et de son métacarpien, ankylose du coude.

JOLIVARD, Simon-Auguste, né le 28 février 1841, Meillant (Cher), 11e artill. —Écrasement du gros orteil, pied droit, et plaie compliquée à la main droite, éclat d'obus, Ville-Évrard. —

Amputation du gros orteil, résection du quatrième métacarpien, ankylose de l'annulaire et déviation du médius.

JOLY, Alexandre-Hilaire, né le 4 mai 1835, Beaune (Côte-d'Or), franc-tireur de la Côte-d'Or. — Fracture de l'humérus droit, coup de feu, Dijon. — Amputé du bras.

JOLY, Constant-Joseph-Marie, né le 24 mars 1851, Plélan (Ille-et-Vilaine), 52e de ligne. — Fracture comminutive de l'humérus droit, éclat d'obus, 17 janvier, Chenebier. — Amputé du bras.

JOLY, Dominique, né le 15 juillet 1843, Cheust (Hautes-Pyrénées), 17e chass. à pied. — Fracture de l'humérus gauche, coup de feu, Frœschwiller. — Amputé du bras.

JOLY, Pierre-Eugène, né le 25 novembre 1841, Savigny-sur-Malain (Côte-d'Or), 42e de ligne. — Fracture de l'humérus droit, coup de feu, Champigny. — Désarticulation scapulo-humérale.

JOLY, Victor-Théophile, né le 26 mai 1847 aux Voivres (Vosges), 10e chass. à pied. — Fracture du coude et de l'humérus gauches, coup de feu, Spickeren. — Amputé du bras.

JONCRET, Pascal, 26e de ligne. — Plaie contuse à la main gauche, coup de feu, Origny, 8 janvier. — Désarticulation du doigt indicateur.

JONQUIÈRES, François-Dominique-Flavin, né le 9 octobre 1845, Montrejeau (Haute-Garonne), garde mob. de la Haute-Garonne. — Fracture de l'articulation tibio-tarsienne gauche, coup de feu, 28 novembre, Beaune-la-Rolande. — Amputé de la jambe à la partie moyenne le 26 janvier suivant.

JORIEUX, Alphonse, né le 18 août 1834, Valenciennes (Nord), 65e de ligne. — Fracture de la jambe gauche, coup de feu, Saint-Quentin. — Amputé de la jambe.

JOSET, Joseph-Lucien, né le 7 février 1853, Joigny (Ardennes), franc-tireur des Ardennes. — Congélation, Mézières, 1er janvier. — Amputation des orteils du pied droit.

JOUARD, Victor, né le 19 septembre 1847, Grancey-sur-Ource (Côte-d'Or), 18e de ligne. — Plaie compliquée à la main gauche, fracture de métacarpiens et de doigts, coup de feu, Frœschwiller. — Désarticulation des deux dernières phalanges du médius et de l'annulaire, rétraction des autres doigts.

JOURDAIN, Philidor-Adonice, né le 22 février 1845, Momignies (Belgique), garde mob. du Nord. — Fracture de la jambe gauche, coup de feu, Villers-Bretonneux, 27 novembre. — Amputé de la jambe.

JOURDAN, François, né le 3 décembre 1843, Bas-et-Lezat (Puy-de-Dôme), 45e de ligne. — Plaie compliquée à la main droite; plaies contuses à l'épaule et à la cuisse gauches, 3 coups de feu, Strasbourg, 16 août. — Amputation du pouce de la main droite.

JOURDAN, François-Xavier, né le 13 décembre 1839, Montélimar (Drôme), sergent, 50e de ligne. — Fracture comminutive de l'humérus, coup de feu, Wissembourg. — Résection de la partie supérieure de l'humérus, (7 centimètres,) inertie du bras.

JOVIRE, Jules, né le 3 décembre 1848, Angers (Maine-et-Loire), 43e de ligne. — Plaie compliquée à la main gauche, éclat d'obus, Villorceau, 8 décembre. — Amputation du doigt indicateur, flexion permanente de la main sur l'avant-bras, atrophie.

JUDE, Hippolyte-Jean-Jules, né le 15 avril 1830, Besançon (Doubs), maréchal des logis, trompette, 12e cuirassiers. — Fracture comminutive de l'humérus droit, coup de feu, Rezonville. — Désarticulation scapulo-humérale.

JUISTE, Pierre, né le 15 février 1845, Sablons (Gironde), caporal, mob. de la Gironde. Fracture du poignet et de l'avant-bras ? éclat d'obus, Montbéliard, 2 janvier. — Amputé de l'avant-bras au tiers supérieur.

JULIEN, Jean-Louis-Pierre, né le 28 décembre 1847, Milhau (Aveyron), 96e de ligne. Fracture de l'humérus droit, coup de feu, Frœschwiller. — Amputé du bras.

JULLIA, Louis, né le 18 février 1848, Lautrec (Tarn), 34e de ligne. — Fracture de la jambe droite, éclat d'obus, Bazeilles. — Amputé de la jambe au tiers supérieur.

JULLIEN, Ernest-Manuel, dit Germain, né le... décembre 1845, Laval (Mayenne), 48e de ligne. — Les deux jambes enlevées par éclats d'obus, Frœschwiller. — Amputé des deux jambes.

JULLIEN, Jules-Théodore, né le 13 octobre 1831, Grenoble (Isère), chef de bat., 25e de ligne. — Fracture de l'humérus gauche, coup de feu, Rezonville. — Amputé du bras.

JULOU, François-Marie, né le 19 février 1844, Callac (Côtes-du-Nord), 49e de ligne.—Plaie compliquée à la main gauche, et plaie contuse à la cuisse gauche, éclat d'obus et coup de feu, Sedan. — Amputation du doigt auriculaire et de son métacarpien, paralysie des autres doigts.

JULOUX, Pierre-Marie, né le 27 mars 1847, Meslan (Morbihan), 50e de ligne. — Fracture de l'humérus gauche, coup de feu, Sedan. — Amputation du bras au quart supérieur.

JUSTER, François-Adolphe, né le 25 juin 1848, Belmont (Haute-Saône), mob. de la Haute-Saône. — Fracture de la jambe gauche, coup de feu, Marnay. — Amputé de la jambe.

KALTEMBACK, Xavier, né le 16 avril 1847, Avanne (Doubs), 73e de ligne.— Fracture comminutive du fémur gauche, coup de feu Gravelotte. — Amputé de la cuisse.

KAPPLER, Auguste, né le 15 septembre 1838, Neugartheim (Bas-Rhin), artill., mob. du Haut-Rhin. — Fracture comminutive de la jambe droite, éclat d'obus, Belfort. — Amputé de la jambe au lieu d'élection.

KARCHER, Félix, né le 12 janvier 1850, Rosenwiller (Bas-Rhin), 3e zouaves. — Fracture comminutive de l'humérus droit et plaies déchirées au bras, éclat d'obus et coup de feu, Beaune-la-Rolande (Loiret), 28 novembre. — Amputé du bras au tiers moyen.

KBELLEC, Joseph-Marie, né le 6 juin 1849, Landaul (Morbihan), 114e de ligne. — Plaie pénétrante de l'articulation scapulo-humérale, coup de feu, Bourg-la-Reine, 2 mai. — Résection de la tête de l'humérus, ankylose du coude, atrophie du membre.

KECK, Thomas, né le 21 décembre 1847, Ruhl (Haut-Rhin), artill., mob. du Haut-Rhin. — Fracture comminutive de la jambe gauche, éclat d'obus, Neuf-Brisach. — Amputé de la jambe au lieu d'élection.

KERNEL, Joseph, né le 2 octobre 1846, Steige (Bas-Rhin), 48e de ligne. — Fracture comminutive de la jambe gauche, coup de feu, Frœschwiller. — Amputé de la jambe au lieu d'élection.

KERNEN, Pierre-Marie. — Plaie pénétrante de poitrine, fracture de la 4e côte, coup de feu, plaie contuse au pouce droit, éclat d'obus, congélation, Conneré (Sarthe), 9 janvier.—Amputé de tous les orteils du pied gauche et des deux premiers orteils du pied droit.

KIEFFER, Michel, né le 28 avril 1846, Puttelange (Moselle), 94e de ligne. —Plaie pénétrante de l'articulation radio-carpienne droite, coup de feu, Gravelotte. — Amputé de l'avant-bras.

KIEFFER, Xavier, né le 19 juillet 1848, Reguisheim (Haut-Rhin), 1er artill. — Broiement de la jambe droite, partie moyenne, éclat d'obus, Saint-Privat. — Amputation de la jambe au tiers supérieur.

KLEIN, François, né le 7 février 1849, Wintzenheim (Haut-Rhin), 85e de ligne. — Fracture de l'humérus gauche, éclat d'obus, Beaune-la-Rolande (Loiret), 28 novembre. — Amputation du bras.

KLEIN, Joseph, né le.... 123e de ligne.—Fracture de l'indicateur droit, Villers-sur-Marne, 30 novembre. — Résection partielle, ankylose de ce doigt dans la flexion.

KLEIN, Louis-Alfred, né le 19 juillet 1849, Maizières (Meurthe), 33e de ligne. — Fracture du fémur gauche et de l'omoplate droite, 2 coups de feu, les Ormes (Loiret), 11 octobre. — Esquilles du fémur, claudication, résection d'une partie de l'omoplate, les mouvements du bras droit très-limités.

KLEIN, Pierre, né le 24 mars 1845, Douai (Nord), 8e de ligne. — Fracture comminutive du fémur gauche, coup de feu, Gravelotte. — Amputation de la cuisse au tiers supérieur.

KLEINPETER, Michel, né le 2 septembre 1836, Gambsheim (Bas-Rhin), 97ᵉ de ligne. — Fracture comminutive du fémur droit, éclat d'obus, Gravelotte. — Amputation de la cuisse.

KNECHT, Ferdinand, né le 25 mars 1846, Heidwiller (Haut-Rhin), 11ᵉ de ligne. — Congélation, Metz (Moselle), 2 novembre. — Amputation des orteils des deux pieds.

KNEN, Pierre-Marie, né le 2 mars 1842, Languidic (Morbihan), 58ᵉ de ligne. — Fracture de la 4ᵉ côte et plaie pénétrante du poumon, coup de feu, congélation, Conneré (Sarthe), 11 janvier, balle non extraite, logée dans les muscles dorsaux.— Amputation de tous les orteils du pied gauche et des deux premiers du pied droit.

KOCH, Jean-Martin, né le 7 août 1827, Gunsbach (Haut-Rhin), 10ᵉ de ligne. — Congélation, Mer (Loir-et-Cher), 11 décembre. —Amputation des orteils du pied gauche.

KOCHRLEN, Thiébault, né le 24 mars 1846, Burnhaupt-le-Haut (Haut-Rhin). — Plaie compliquée au pied droit, coup de feu, Borny. — Amputé de la jambe au tiers inférieur.

KOHLER, Georges, né le 25 octobre 1849, Siérentz (Haut-Rhin), 45ᵉ de ligne. — Fracture comminutive de l'avant-bras gauche, éclat d'obus, Belfort. — Amputation de l'avant-bras.

KRÉMER, Jean, né le 30 janvier 1852, Kontz-Haute (Moselle), mob. de la Moselle. — Fracture de la jambe gauche, éclat d'obus, Thionville. — Amputation de la jambe.

KRETZ, Joseph, né le 30 octobre 1849, Benfeld (Bas-Rhin), 13ᵉ chass. à pied. — Fracture comminutive de l'humérus gauche, coup de feu, Frœschwiller, 6 août. — Amputation du bras.

KUHN, Jean, né le 23 juin 1849, Guebwiller (Haut-Rhin), 45ᵉ de ligne. — Plaie contuse à la main gauche, coup de feu, Belfort, 26 janvier. — Amputation de l'auriculaire, ankylose de l'annulaire et du médius, déviation du poignet.

KURTZ, Louis, né le 8 août 1842, Stozheim (Bas-Rhin), 37ᵉ de ligne. — Fracture de l'articulation tibio-tarsienne, coup de feu, Noiseville (Moselle), 31 août. — Amputé de la jambe au tiers moyen.

LABBÉ, Antoine, né le 25 janvier 1836, Saint-Jean-de-Losne (Côte-d'Or), 83ᵉ de ligne. — Fracture des métatarsiens, pied droit, coup de feu, Beaugency. — Amputation partielle du pied.

LABISE, Jean-Marie, né le 5 mars 1852, Villefranche (Rhône), 2ᵉ zouaves. — Congélation, 1ᵉʳ décembre, Neuville-aux-Bois. — Amputation sus-malléolaire des deux jambes.

LABORIE, Pierre, né le 24 décembre 1843, Fournoulès (Cantal), 28ᵉ de ligne. — Fracture de l'humérus droit, coup de feu, Saint-Privat. — Amputé du bras.

LABRE, Antoine-Augustin, né le 24 septembre 1850, Genne-Ivergny (Pas-de-Calais), 68ᵉ de ligne. — Fracture du genou, éclat d'obus, 25 avril, Courbevoie. — Amputé de la cuisse gauche au tiers inférieur.

LABRO, Jean, né le 24 octobre 1847, Saint-Cirq-Lapopie (Lot), 22ᵉ de ligne. — Plaie compliquée à la jambe gauche, coup de feu, Beaumont. — Amputé de la jambe.

LACHAUD, Prosper, né le 29 mars 1846, au Puy (Haute-Loire), 7ᵉ de ligne. — Fracture comminutive de la jambe droite, coup de feu, Loigny. — Amputé de la jambe au tiers supérieur.

LACHENAL, Albert-Victor, né le 4 décembre 1850, Château-Thierry (Aisne), 1ᵉʳ zouaves. —Double fracture du bras droit, 2 coups de feu, Frœschwiller. — Amputé du bras au quart supérieur.

LACOMBE, Pierre-Noel, né le 1ᵉʳ août 1844, Toulon (Var), sergent-major, 67ᵉ de ligne. — Fracture comminutive de l'humérus droit, coup de feu, Gravelotte. — Résection de la tête de l'humérus.

LACOME, François, né le 22 mai 1843, Saint-Lizier-du-Planté (Gers), 37ᵉ de ligne. — Fracture de l'avant-bras gauche et plaie contuse au thorax, même côté, coup de feu, Sedan. — Amputé de l'avant-bras.

LACORNE, Pierre, né le 13 avril 1845, Genouilly (Saône-et-Loire), garde mob. de Saône-et-Loire. — Fracture de la jambe droite, coup de feu, Belfort. — Amputé de la jambe.

LACOTTE, Pierre, né le 5 septembre 1848, Agonac (Dordogne), 14e artill. — Fracture comminutive de la jambe droite, éclat d'obus, Lure. — Amputé de la jambe au lieu d'élection.

LACOUR, Pierre-Irénée, né le 29 juin 1849, Concy-la-Ville (Aisne), 17e de ligne. — Fracture comminutive de la jambe droite, éclat d'obus, Montmesly. — Amputé de la jambe au lieu d'élection.

LACOURT, Joseph, né le 6 mars 1835, Pfetterhausen (Haut-Rhin), garde mob. du Haut-Rhin. — Fracture de l'humérus gauche, éclat d'obus, Belfort. — Amputé du bras.

LADEVIE, Léger, né le 13 juin 1847, Picheraude (Puy-de-Dôme), garde mob. du Puy-de-Dôme. — Fracture de la jambe droite, coup de feu, Montbéliard, 2 janvier. — Amputé de la jambe.

LADIGUE, Joseph, 25e de ligne. — Plaie compliqué à la main droite, éclat d'obus, Saint-Privat. — Désarticulation de deux phalanges de l'annulaire et de l'auriculaire, ankylose des doigts.

LAFAURIE, Jean, né le 10 juin 1843, Montaut (Landes), 26e de ligne. — Plaie contuse au coude droit, éclat d'obus, Bry-sur-Marne. — Résection du coude.

LAFEINTE, Raymond, né le 17 décembre 1846, Paulhac (Haute-Garonne), 3e de ligne. — Fracture du coude gauche et plaie contuse au flanc droit, coup de feu, Fræschwiller. — Amputé du bras.

LAFFOND, Jéan, né le 11 juin 1849, Donnezac (Gironde), garde mob. de la Gironde. — Fracture des os du tarse, pied droit, éclat d'obus, Cercottes. — Amputé de la jambe au quart inférieur.

LAFFORGUE, Jacques, garde mob. des Hautes-Pyrénées. — Plaie déchirée à la main droite, coup de feu, 2 novembre, Menesquiville. — Amputation de l'indicateur et du médius.

LAFON, Jérôme, né le 10 juillet 1844, Manzac (Dordogne), 54e de ligne. — Fracture comminutive de l'avant-bras droit, coup de feu, Saint-Privat. — Amputé de l'avant-bras près du coude.

LAFON, Pierre, né le 8 décembre 1825, Lalandusse (Lot-et-Garonne), 3e zouaves, capitaine. — Fracture comminutive de l'humérus gauche, coup de feu, Reischoffen. — Désarticulation scapulo-humérale.

LAFONT, François-Victorien, né le 23 mars 1847, Plieux (Gers), garde mob. du Gers. — Congélation, armée de la Loire. — Amputation de tous les orteils des deux pieds.

LAFORÊT, Jean-Baptiste, né le 19 août 1849, Azérables (Creuze), 7e de ligne. — Fracture comminutive de la jambe gauche, coup de feu, le Bourget. — Amputé de la jambe.

LAFOSSE, Pierre, né le 29 juin 1840, Cette (Hérault), garde mob. de l'Hérault. — Congélation, 18 janvier, camp de Sathonay. — Amputation des cinq orteils du pied gauche.

LAGARRIGUE, Jean, né le 20 janvier 1847, Bouzies (Lot), garde mob. du Lot. — Fracture du coude droit, coup de feu, Ley-sur-Cravant, 8 décembre. — Amputé du bras.

LAGRANGE, Jean-Louis, né le 11 octobre 1851, Montcorbon (Loiret), franc-tireur de Seine-et-Marne. — Fracture comminutive de l'humérus droit, coup de feu, Varize. — Désarticulation scapulo-humérale.

LAGUET, Marien, né le 10 octobre, 1847, Saint-Gervais (Puy-de-Dôme), 82e de ligne. — Fracture du coude droit, éclat d'obus, Sedan. — Amputé du bras.

LAHAILLE, Jean-Pierre, né le 5 octobre 1847, Louvie-Juzon (Basses-Pyrénées), 4e cuirassiers. — Fracture du poignet et de l'avant-bras gauches, éclat d'obus, Toul. — Amputé de l'avant-bras.

LAHEYNE, Edouard-Benjamin, né le 1er mars 1835, Meteren (Nord), 15e artill. — Fracture comminutive de la jambe droite, éclat d'obus, Pont-Noyelles. — Amputé de la jambe au lieu d'élection.

LAIGLE, Casimir-Joseph, né le 7 avril 1840, Witternesse (Pas-de-Calais), 91e de ligne. — Fracture du fémur et du genou gauches, éclat d'obus, Gravelotte.—Amputé de la cuisse.

LAINÉ, Pierre-Paul-François, né le 27 novembre 1846, Sainte-Geneviève (Manche), 35e de ligne. — Fracture des métacarpiens de la main gauche, éclat d'obus, sous Paris. — Désarticalation du poignet.

LAIR, Jean, né le 17 novembre 1848, Bonnefond (Corrèze), 96e de ligne. — Fracture comminutive de l'humérus droit, éclat d'obus, Frœschwiller. — Désarticulation scapulo-humérale.

LAIR, Pierre-René, dit Charles, né en 1838, Saint-Hilaire-les-Landes (Mayenne), 84e de ligne. — Plaie pénétrante de l'épaule gauche, fracture de la tête de l'humérus, coup de feu, Gravelotte. — Résection de la tête de l'humérus, ankylose scapulo-humérale.

LAKDAR-MOAGNI, né le ..... 1842 (Alger), 1er tir. alg., sergent. — Fracture comminutive de la jambe droite, coup de feu, Wissembourg. — Amputé de la jambe au tiers supérieur.

LALANNE, Etienne, né le 24 avril 1847, la Glorieuse (Landes), 52e de ligne. — Fracture du genou droit, éclat d'obus, Sedan. — Amputé de la cuisse.

LALAURIE, Justin-Frédéric, né le 15 avril 1841, Bagnac (Lot), 22e artill. — Fracture de la jambe gauche, éclat d'obus, Champigny. — Amputé de la jambe au lieu d'élection.

LALLIER, Alfred-Firmin, 19e de ligne. — Plaie contuse à la main gauche, coup de feu, Champigny. — Désarticulation du doigt médius, flexion difficile des autres doigts.

LALLIGANT, Jean-Claude, 4e zouaves. — Plaie déchirée à la main gauche, coup de feu, Frœschwiller. — Amputation du doigt indicateur.

LALU, Antoine-Valentin, né le 31 janvier 1844, Braye-en-Laonnois (Aisne), 74e de ligne.— Fracture du fémur droit, coup de feu, Wissembourg. — Amputé de la cuisse au tiers supérieur.

LAMARTINE, Marc, né le 18 octobre 1848, Charrin (Nièvre), garde mob. de la Nièvre. — Plaie compliquée au bras droit, coup de sabre, Arthenay. — Amputé du bras.

LAMBERT, Pierre, né le 31 janvier 1844, Illy (Ardennes), capitaine, 26e de chass. à pied.— Fracture comminutive de l'humérus droit, éclat d'obus, Amanvillers. — Amputé du bras au tiers supérieur.

LAMBERT, Pons, 62e de ligne. — Plaie contuse à la main droite, coup de feu. — Désarticulation des deux dernières phalanges du médius.

LAMBIN, Eugène-Emile, né le 4 septembre 1838, Louviers (Eure), 76e de ligne. — Plaie compliquée à la main gauche, coup de feu, Champigny. — Amputé de l'avant-bras.

LAMBIN, Romain-Léon-Théodore, né le 8 novembre 1848, Armentières (Nord), 48e de ligne, caporal. — Fracture comminutive de la jambe gauche, coup de feu, Villers-Bretonnéux. — Amputé de la jambe au tiers supérieur.

LAMBLOT, Joseph, 71e de ligne. — Plaie contuse à la main gauche, coup de feu, Borny. — Amputation du doigt indicateur.

LAMBOLEY, Joseph-Constant, né le 4 mars 1844, le Clerjux (Vosges), 3e train des équipages. — Fracture de la jambe et du genou, chute, armée de l'Est. — Amputé de la cuisse près du genou.

LAMBRET, Pierre, né le 29 février 1848, la Chapelle-de-Bragny (Saône-et-Loire), garde mob. de Saône-et-Loire. — Fracture de la jambe droite, coup de feu, Danjoutin-Belfort. — Amputé de la jambe.

LAME, Gustave-Narcisse, né le 4 septembre 1850, Vauclusotte (Doubs), 63e de ligne. — Congélation. — Amputation des deux pieds.

LAMOUROUX, Antoine, né le 1er janvier 1847, Aynac (Lot), 34e de ligne. — Fracture du poignet gauche et de l'avant-bras. — Amputé de l'avant-bras au tiers supérieur.

LAMOUROUX, Louis, né le 2 août 1843, Saint-Médard-de-Bresque (Lot), 93e de ligne. — Plaie compliquée à la main gauche, coup de feu, Rezonville. — Désarticulation du poignet.

LAMURE, Antoine, né le 19 novembre 1843, Bessenay (Rhône) 1re légion garde mob. du Rhône. — Fracture du poignet droit et plaie au bras, coup de feu, 18 décembre, Nuits. — Amputé de l'avant-bras.

LANCELOT, Pierre-Marie, 23e de ligne, sergent. — Plaie contuse à la main droite, coup de feu, Stiring-Wendel. — Désarticulation du doigt annulaire.

LANDAIS, Pierre, né le 25 décembre 1833, Chantrigné (Mayenne), garde mob. de la Mayenne.—Fracture du coude droit, coup de feu, Beaumont.—Amputé du bras près du coude.

LANDE, Paul-François, né le 6 juin 1849, Valognes (Manche), 109e de ligne. — Fracture de la tête du fémur, coup de feu, l'Hay. — Résection de la tête du fémur.

LANDOIS, Joseph, né le 2 octobre 1848, Schlestadt (Bas-Rhin), 57e de ligne. — Fracture du poignet gauche, coup de feu, Saint-Privat. — Amputé de l'avant-bras au tiers supérieur.

LANDREIN, Laurent, né le 10 décembre 1835, Kernivel (Finistère), 1er zouaves. — Ecrasement des deux dernières phalanges de l'indicateur et du médius, main gauche, éclat d'obus, Sedan. — Amputation de ces doigts.

LANDRY, Jean-Baptiste-Sulpice, dit CAILLOUX, né le 19 janvier 1843, Monneville (Oise), 61e de ligne. — Fracture comminutive du fémur droit et du genou, éclat d'obus, Beaumont. — Amputé de la cuisse au tiers moyen.

LANET, Emile-Gustave, né le 27 février 1846, Lorient (Morbihan), 24e de ligne. — Fracture comminutive du coude gauche, coup de feu, Forbach. — Résection des surfaces articulaires, inertie et atrophie de l'avant-bras, soutenu seulement par les parties molles.

LANFRANCHI, Toussaint, né le 1er novembre 1837, Venzolasca (Corse), 25e de ligne. — Fracture de l'humérus droit, éclat d'obus, Gravelotte. — Amputé du bras au tiers supérieur.

LANG, Emile-Charlès, né le 14 septembre 1843, Haguenau (Bas-Rhin), 32e de ligne, sergent. — Fracture comminutive de la jambe droite, coup de feu, Rezonville. — Amputé de la jambe.

LANGELIER, François-Prudent, né le 25 février 1850, Vilaine-la-Carelle (Sarthe), 6e chass. à pied. — Fracture de la jambe gauche, coup de feu, Marseille, 4 avril. — Amputé de la jambe au lieu d'élection.

LANGE-SERRE, 43e de ligne. — Plaie contuse à la main gauche, coup de feu, le Mans. — Désarticulation des deux dernières phalanges de l'indicateur.

LANGEVIN, Pierre, né le 2 février 1844, Mouzillon (Loire-Inférieure), 90e de ligne. — Fracture de l'humérus droit et du coude, coup de feu, Borny. — Amputé du bras au tiers moyen.

LANGLOIS, Nicolas-Edouard-Alphonse, né le 1er juillet 1836, Saint-Thibault (Oise), franc-tireur de la Nièvre, capitaine. — Fracture comminutive de l'humérus droit, coup de feu, armée de la Loire. — Amputé du bras au tiers supérieur.

LANTCHR, Jacob, né le 6 mai 1848, Phalsbourg (Meurthe), 27e de ligne. — Fracture des os du tarse, pied droit, éclat d'obus, Beaumont. — Amputation sus-malléolaire.

LAPALUE, Jean-Antoine, né le 27 février 1849, Caignac (Haute-Garonne), 27e de ligne. — Plaie compliquée à la main droite, coup de feu, Poupry. — Amputation des deux dernières phalanges du médius et de l'annulaire, ankylose et extension permanente des autres doigts.

LAPÉROUSE, François, né 5 le février 1840, Frangy (Haute-Savoie), 39e de ligne. — Fracture comminutive du fémur gauche et du genou, éclat d'obus, Loigny. — Amputé de la cuisse au tiers moyen.

LAPEYRE, Jean, 30e de ligne, caporal. — Plaie contuse à la main droite, coup de feu, Mouzon. — Amputé du doigt médius.

LAPIERRE, Jean-Marie, né le 4 mars 1841, Aigueperse (Rhône), 1re légion garde mob. du Rhône. — Fracture de l'avant-bras gauche, coup de feu, 18 décembre, Nuits. — Amputé de l'avant-bras au tiers supérieur.

LAPISSE, Jean-Antoine-Honoré, né le 28 mai 1846, Montricoux (Tarn-et-Garonne), 4e chass. à cheval. — Fracture de l'humérus droit, coup de feu, Forbach. — Amputé du bras au tiers supérieur.

LAPLANCHE, Auguste, 67e de ligne. — Fracture du gros orteil, pied gauche, coup de feu, Gravelotte. — Amputation du gros orteil.

LAPORTE, Jean-François-Alfred, né le 9 février 1845, Harcy (Ardennes), 54e de ligne, sous-lieutenant. — Fracture de l'humérus gauche, coup de feu, Saint-Privat. — Amputé du bras au tiers supérieur.

LAPORTE, Jules, né le 6 février 1843, Guise (Aisne), 87e de ligne. — Fracture de l'avant-bras droit et du coude, coup de feu, Strasbourg. — Amputé du bras au tiers moyen.

LAPOSTOLLE, Jean-Eugène, né le 13 janvier 1850, Laperrière (Côte-d'Or), 87e de ligne. — Fracture du genou droit et du fémur, éclat d'obus, avril, Paris. — Amputé de la cuisse au tiers moyen.

LARAMY, Pierre, né le 7 janvier 1846, Aytré (Charente-Inférieure), artill. mob. de la Charente-Inférieure. — Fracture comminutive de l'humérus droit, éclat d'obus, Autun. — Amputé du bras.

LARBI-BEN-MILOUD, né le ..... 1842, Ouled-ben-Ali (Oran), 2e tir. alg. — Fracture de la partie antérieure du pied gauche, coup de feu, Orléans. — Amputation partielle du pied dans la continuité du métatarse.

LARDEMER, Augustin-Charles, né le 16 octobre 1847, Saint-Léger (Pas-de-Calais), garde mob. du Pas-de-Calais. — Plaie compliquée à la jambe droite, éclat d'obus, Péronne. — Amputé de la jambe.

LARQUIER, Dominique, 1er de ligne. — Plaie contuse à la main gauche, éclat d'obus, Saint-Privat. — Résection du 4e métacarpien et perte de l'annulaire.

LARRÉ, Jean, né le 6 décembre 1847, Pouyastruc (Hautes-Pyrénées), 97e de ligne. — Fracture comminutive de l'humérus droit, éclat d'obus, Gravelotte.—Désarticulation scapulo-humérale.

LARRÈRE, Guillaume, né le 17 décembre 1845, Castelnau-Chalosse (Landes), 87e de ligne. — Fracture de l'humérus gauche, 27 septembre, éclat d'obus. — Amputé du bras.

LASSALLE, François-Louis-Joseph, né le 29 janvier 1843, Licques (Pas-de-Calais), 87e de ligne. — Fracture comminutive de l'avant-bras gauche, coup de feu, 23 septembre, Strasbourg. — Désarticulation du coude.

LASSAGNE, Baptiste, né le 4 mars 1845, Allègre (Haute-Loire), 73e de ligne, le pied gauche emporté par un boulet, Saint-Privat. — Amputé de la jambe.

LASSALZÈDE, Blaise, 10e de ligne. — Plaie déchirée à la main droite, coup de feu, Rezonville. — Désarticulation de l'indicateur.

LASSERRE, Cyrille, 72e de ligne, caporal. — Plaie compliquée à la main gauche, coup de feu, 26 mai, Villejuif. — Amputation du doigt médius et de son métacarpien.

LASSERRE, Paul-Michel, né le 4 juillet 1847, Caujac (Haute-Garonne), 58e de ligne. — Fracture du coude gauche et de l'humérus, coup de feu, Sedan. — Amputé du bras.

LAUDE, Paul-François, 109e de ligne. — Fracture de la tête du fémur, coup de feu, l'Haÿ. — Résection de la tête du fémur.

LAURENT, Benoît-Louis, né le 15 mars 1842, Hazebrouck (Nord), 99e de ligne. —Fracture comminutive de la jambe droite et de l'articulation tibio-tarsienne, éclat d'obus, 19 août, Strasbourg. — Amputé de la cuisse au tiers inférieur.

LAURENT, Théodore, né le 7 novembre 1839, Rouffac (Haut-Rhin), garde nationale de Strasbourg. — Fracture de la jambe droite, éclat d'obus, Strasbourg, perte de la vision de l'œil gauche, graviers. — Amputé de la jambe.

LAURENT, Victor-Claude, né le 3 août 1852, Saint-Saulze (Nièvre), 1er chass. à pied. — Fracture de la jambe gauche, éclat d'obus, Boves. — Amputé de la jambe.

LAURIN, Charles-Ambroise, né le 7 décembre 1846, Fontaine (Aube), 45e de ligne. — Broiement de la jambe droite, éclat d'obus, Neuilly-sur-Seine, 2e siége.—Amputé de la jambe au tiers supérieur.

LAVAL, Jean, né le 24 décembre 1845, Saint-Sory (Lot), 88e de ligne.—Fracture des trois derniers métacarpiens et de l'annulaire de la main gauche, coup de feu, Beaumont. — Désarticulation de l'annulaire, atrophie de la main.

LAVAL, Denis, né le 14 septembre 1845, Chamboulive (Corrèze), 4e zouaves.—Plaies contuses au coude droit et à la main droite, coup de feu et éclat d'obus, Montretout. — Désarticulation du doigt médius, ankylose du coude à angle droit.

LAVALEUR, François, né le 17 mai 1850, Fontaine-notre-Dame (Nord), 75e de ligne. — Fracture, lacération de la main droite, éclat d'obus, Saint-Quentin.—Désarticulation du poignet.

LAVAUD, Jean, 6e de ligne. — Plaie déchirée à la main gauche, 18 août. — Amputation du médius et d'une partie de son métacarpien, ankylose de l'annulaire.

LAVERDINE, Narcisse, né le 10 janvier 1848, Gien (Loiret), 2e artill.—Fracture du bras gauche, coup de feu, 4 septembre, Bitche. — Amputé du bras.

LAVERGNE, Arthur, 72e de ligne, caporal. — Plaie compliquée à la main droite, coup de feu, 23 mai, Paris. — Amputation partielle de l'indicateur.

LAVINAL, Jean, né le 6 juillet 1848, Saint-Céré (Lot), 3e chass. d'Afrique. — Fracture du poignet droit, éclat d'obus, Sedan. — Amputé de l'avant-bras au tiers inférieur.

LAVOINE, Tiburce-Népomucène, né le 29 novembre 1846, Sotteville-sur-Mer (Seine-Inférieure), garde mob. de la Seine-Inférieure. — Fracture des métacarpiens, main droite, éclat d'obus, Villiers. — Amputé de l'avant-bras.

LAVOLLÉE, Pierre-Marie, né le 24 octobre 1849, Fougeray (Ille-et-Vilaine), garde mob. d'Ille-et-Vilaine. — Fracture du poignet droit et plaie déchirée à la main, éclat d'obus, Beaugency. — Amputé de l'avant-bras.

LAVY, Edouard, né le 6 juin 1848, Épernay (Marne), 34e de ligne. — Fracture du coude gauche et de l'avant-bras, coup de feu, Sedan. — Amputé du bras au tiers inférieur.

LE BATARD, Louis-Désiré, né le 26 octobre 1849, Sainte-Honorine-du-Fay (Calvados), garde mob. du Calvados. — Fracture comminutive de la jambe gauche, coup de feu, Dreux. — Amputé de la jambe.

LEBAUPIN, Jean-Baptiste, né le 2 novembre 1844, Bouguenais (Loire-Inférieure), 90e de ligne. — Fracture de l'articulation tibio-tarsienne droite, coup de feu, Borny. — Amputé de la jambe au tiers inférieur.

LE BAUT, Michel-Yves, né le 14 mars 1848, Brasparts (Finistère), garde mob. du Finistère. — Fracture du fémur gauche, coup de feu, la Magdeleine-Bouvet. — Amputé de la cuisse au tiers supérieur.

LEBEAU, François-Louis, né le 9 mars 1851, Clavy-Warby (Ardennes), 20e chass. à pied. — Fracture du coude droit et de l'avant-bras, coup de feu, Bapaume. — Amputé du bras au tiers inférieur.

LEBEU, Emile-Jules, 24e de ligne. — Congélation, 24 décembre, armée du Nord. — Amputation des orteils du pied gauche.

LEBLOND, Etienne-François, 43e de ligne. — Plaie contuse à la main gauche, coup de feu, Gravelotte. — Désarticulation du doigt médius, cicatrice adhérente et étoilée, gêne des mouvements des autres doigts.

LEBLOND, Frédéric, né le 2 avril 1846, Hunting (Moselle), 9e chass. à cheval. — Fracture de la jambe droite, coup de feu, 5 novembre, sous le fort de Nogent. — Amputé de la jambe.

LE BOT, Joseph-Marie, né le 6 mai 1841, Péaule (Morbihan), 77e de ligne. — Plaie compliquée à la main droite, coup de feu, Forbach. — Désarticulation de l'annulaire, cicatrice bridant les autres doigts, atrophie de la main.

LEBOUC, Henri-Eugène, né le 25 novembre 1848, Marigné (Sarthe), garde mob. de la Sarthe, sergent-major. — Fracture comminutive de la jambe droite, éclat d'obus, Beaugency. — Amputé de la jambe au tiers supérieur.

LEBOUCHER, Séraphin-Philémon, né le 28 octobre 1858, Saint-Jacques-sur-Darnétal (Seine-Inférieure), 49e de ligne. — Ecrasement du pied droit, éclat d'obus, Beaumont. — Amputé de la jambe au tiers inférieur, réamputé de la jambe auprès du genou.

LE BOUDER, Ferdinand-Magdeleine, né le 20 février 1843, Lannion (Côtes-du-Nord), 50e de ligne, sergent. — Fracture comminutive de la jambe droite, éclat d'obus, Wissembourg.— Amputé de la jambe.

LE BOURVELLEC, Aubin, né le 26 août 1820, Languidic (Morbihan), 83e de ligne. — Fracture de l'humérus gauche et de l'articulation du coude, coup de feu, le Bourget. — Résection des surfaces articulaires.

LEBRET, Louis-Arnould, né à Rouen (Seine-Inférieure), 24e de ligne. — Fracture de l'olécrane, coude droit, coup de feu, Spickeren. — Résection de l'olécrane, semi-ankylose du coude.

LEBRUN, Eustache, né le 29 septembre 1849, Onnaing (Nord), 3e zouaves. — Fracture comminutive de l'humérus gauche, éclat d'obus, Frœschwiller. — Amputé du bras au quart supérieur.

LEBRUN, Gustave-Henry, né le 25 novembre 1836, Antony (Seine), 53e de ligne. — Fracture de l'humérus droit, coup de feu, Chagey, 15 janvier. — Amputé du bras au tiers supérieur.

LE CANU, Amand-Emile, né le 28 février 1850, Moon (Manche), 62e de ligne. — Fracture de la tête de l'humérus droit, coup de feu, 10 janvier, Changé. — Résection de la tête et du corps de l'humérus, 9 centimètres, inertie du bras.

LECANU, Pierre-Jean-Guillaume, né le 13 novembre 1845, Sassetot-le-Mauconduit (Seine-Inférieure), 23e artill. — Fracture comminutive de l'humérus droit et du coude, éclat d'obus, Gravelotte. — Amputé du bras au tiers moyen.

LECERF, Maxime, né le 23 février 1849, Ivors (Oise), 26e de ligne. — Fracture comminutive de la jambe gauche, éclat d'obus, Loigny. — Amputé de la jambe près du genou.

LÉCHAPPÉ, Prosper-Jean-Louis, 4e artill. — Piqûre pendant le travail de l'atelier, panaris. — Désarticulation de l'indicateur de la main droite.

LECROIX, Henri-Louis, né le 30 mars 1845, Falaise (Calvados), 43e de ligne. — Fracture du pied gauche, éclat d'obus, Amanvillers. — Désarticulation du pied ?

LECLAIR, Pierre, né le 19 mars 1846, Aigrefeuille (Loire-Inférieure), 65e de ligne. — Fracture du poignet droit, coup de feu, Saint-Privat. — Amputé de l'avant-bras.

LECLERC, Antoine-Honoré, né le 13 mai 1845, Saint-Martin-Osmonville (Seine-inférieure), 99e de ligne. — Plaie compliquée à la jambe gauche, coup de feu, Sedan. — Amputé de la jambe au lieu d'élection.

LECLERC, Louis, né le 11 juillet 1845, Paris (Seine), 1er génie. — Fracture du pied gauche, partie antérieure, coup de feu, Reischoffen. — Amputation médio-tarsienne, 13 septembre. — Ankylose tibio-tarsienne.

LECLERCQ, Auguste-François-Salvador, né le 22 septembre 1850, Wambercourt (Pas-de-Calais) 68e de ligne. — Fracture du genou gauche, éclat d'obus, Courbevoie, 2e siége. — Amputé de la cuisse au tiers inférieur.

LECLERCQ, Félicien-Joseph, né le 4 juin 1850, Bérelles (Nord), 24e de ligne. — Congélation, 24 décembre, Pont-Noyelles. — Amputation de tous les orteils des deux pieds.

LECOANET, Louis, né le 25 août 1839, Jeuxey (Vosges), 1er chass. à pied, sergent. — Fracture du coude gauche, coup de feu, Frœschwiller.—Résection du coude, inertie complète de l'avant-bras.

Lecocq, Charles-Alfred, né le 3 avril 1846, Alliancelles (Marne), 11e de ligne, sergent-major. — Fracture de l'articulation tibio-tarsienne gauche et du pied, coup de feu, Beaumont. — Amputé de la jambe au tiers inférieur.

Lecointe, Charles-Théodore, 70e de ligne. — Congélation en captivité, à Magdebourg. — Amputation d'orteils du pied gauche, atrophie et déviation des gros orteils des deux pieds.

Lecointre, Victor-Léon, né le 25 mai 1850, Francheville (Eure), 35e de ligne. — Fracture comminutive du fémur et du genou, coup de feu, Champigny. — Amputé de la cuisse au tiers moyen.

Le Collen, Yves-Marie, né le 26 février 1836, Pleumeur-Gautier (Côtes-du-Nord), 57e de ligne. — Fracture de l'humérus gauche, coup de feu, Chenebier. — Amputé du bras au tiers supérieur.

Lecomte, Isidore-Honoré, né le 12 décembre 1846, Saint-Germain-de-Martigne (Orne), garde mob. de l'Orne. — Fracture de l'avant-bras, coup de feu, 11 janvier, le Mans. — Amputé de l'avant-bras au tiers supérieur.

Lecomte, Jules-Isidore, né le 11 janvier 1850, Corbeny (Aisne), 4e chass. à pied. — Fracture comminutive de la jambe gauche, éclat d'obus, Santeau (Loiret). — Amputé de la jambe au lieu d'élection.

Lecomte, Pierre-Paul-Fulgence, né le 12 février 1848, Soizé (Eure-et-Loir), 59e de ligne. — Plaie compliquée au coude gauche, éclat d'obus, Saint-Privat. — Amputé du bras au tiers moyen.

Le Corbelier, Désiré, né le 19 décembre 1836, Saon (Calvados), 97e de ligne. — Fracture du coude droit et de l'humérus, éclat d'obus, Gravelotte. — Amputé du bras au tiers moyen.

Lecordier, Victor-Anguste, né le 27 avril 1846, Mortain (Manche), 47e de ligne. — Fracture comminutive de la jambe droite, coup de feu, Frœschwiller. — Amputé de la jambe au lieu d'élection.

Le Corre, Guillaume, né le 26 avril 1849, Plozévet (Finistère), 40e de ligne. — Fracture de la jambe gauche, éclat d'obus, Sedan. — Amputé de la jambe.

Lecot, Alcide-Philidor, né le 11 février 1842, Auneaux (Eure-et-Loir), 17e chass. à pied, caporal. — Fracture du genou droit, coup de feu, Saint-Quentin. — Amputé de la cuisse.

Le Courant, Louis-Joseph-Guillaume, né le 26 mars 1825, Pont-Aven (Finistère), garde mob. de la Loire-Inférieure, caporal. — Fracture comminutive de l'avant-bras, intéressant l'articulation huméro-cubitale. — Amputé du bras près du coude.

Le Coz, Louis-Samuel, né le 10 avril 1844, Saint (Morbihan), 58e de ligne. — Fracture de la jambe droite, coup de feu, Sedan. — Amputé de la jambe.

Lécrinier, Elie-Hippolyte, né le 19 novembre 1847, Igny (Seine-et-Oise), 5e artill., brigadier. — Fracture des deux bras, éclat d'obus, sous Paris, 2e siége. — Amputé des deux bras.

Le Dall, Yves-Marie, né le 26 mars 1842, Peneran (Finistère), 1er de ligne. — Plaie compliquée à la main gauche, éclat d'obus, Saint-Privat. — Amputation des trois derniers doigts, ankylose et paralysie de l'indicateur.

Ledard, Anatole, né le 21 septembre 1848, Pont-sur-Yonne (Yonne), 20e chass. à pied. — La main droite et l'avant-bras gauche emportés, brûlure de l'œil droit par explosion d'obus, Gravelotte. — Amputation de l'avant-bras gauche, désarticulation du poignet droit, perte de l'œil droit.

Ledieu, Réneld-Ange-Placide, né le 2 décembre 1846, Bevillers (Nord), garde mob. du Nord, 46e de marche? — Fracture du coude, éclat d'obus, Saint-Quentin. — Résection du coude.

Ledrappier, Charles-Constant, né le 20 juillet 1838, Val-d'Ajol (Vosges), 71e de ligne. — Plaie compliquée à la main et au poignet droits, coup de feu, Borny. — Amputé de l'avant-bras au tiers inférieur.

Le Dréan, Mathurin, né le 23 avril 1840, Plougoumelen (Morbihan), 5e de ligne. — Fracture comminutive de l'humérus droit, coup de feu, Sedan. — Amputé du bras.

Ledru, Eugène-Léopold, né le 7 janvier 1841, Paris (Seine), 38e de ligne, sergent. — Fracture du fémur gauche, coup de feu, Loigny. — Amputé de la cuisse au tiers supérieur.

Lefebvre, Jean-Louis-Victor, né le 17 avril 1852, Romainville (Seine), 3e tir. alg., sergent. — Fracture comminutive de la jambe droite, coup de feu, Frœschwiller. — Amputé de la jambe au lieu d'élection.

Lefèvre, Hector-Irénée, né le 27 juin 1846, Wailly (Somme), 10e de ligne. — Fracture comminutive de l'humérus gauche, coup de feu, Gravelotte. — Amputé du bras au tiers supérieur.

Lefèvre, Léopold, né le 22 mars 1849, Vaudy (Ardennes), 99e de ligne. — Plaie compliquée au coude droit, coup de feu, Sedan. — Amputé du bras au tiers moyen.

Lefèvre, Louis-Alexandre, né le 24 novembre 1850, Plomion (Aisne), 56e de ligne. — Fracture du genou et de l'avant-bras droits, coup de feu, 11 janvier, Conneré. — Amputé de la cuisse et de l'avant-bras.

Le Foll, Yves-Marie, 59e de ligne. — Plaie contuse à la main droite, coup de feu, Saint-Privat. — Amputation partielle de l'indicateur.

Le Fort, François, né le 9 avril 1832, Plouay (Morbihan), 48e de ligne. — Fracture des métatarsiens du pied gauche, coup de feu, Frœschwiller. — Amputation médio-tarsienne.

Lefort, François-Théodore, né le 23 janvier 1851, Pierre (Meurthe), 65e de ligne, sergent. — Fracture comminutive de l'humérus gauche, coup de feu, armée du Rhin. — Amputé du bras.

Lefort, Victor-Auguste, né le 26 août 1842, Crissé (Sarthe), 60e de ligne. — Plaie compliquée à la jambe droite, coup de feu, Héricourt. — Amputé de la jambe.

Le Gao, Hervé, né le 9 février 1837, Plougouver (Côtes-du-Nord), 100e de ligne. — Fracture de l'humérus gauche, coup de feu, Gravelotte. — Amputé du bras.

Le Gall, Gabriel, né le 2 août 1842, Brélevenez (Côtes-du-Nord), 94e de ligne. — Fracture comminutive de l'humérus droit, coup de feu, Gravelotte. — Désarticulation scapulo-humérale.

Legendre, Nicolas-Jacques, né le 19 juillet 1844, Sancy (Moselle), 18e chass. à pied. — Fracture comminutive de la jambe droite, éclat d'obus, 27 novembre. — Amputé de la jambe.

Legendre, Victor, né le 5 novembre 1847, Frolois (Côte-d'Or), volontaires de l'Ouest. — Fracture de la jambe gauche, coup de feu, Patay. — Amputé de la jambe, ankylose du genou.

Léger, Etienne, né le 15 mai 1838, Lyon (Rhône), caporal, 73e de ligne. — Plaie compliquée au coude droit, éclat d'obus, Beaune-la-Rolande. — Amputé du bras au tiers inférieur.

Léger, Jacques, né le 9 janvier 1847, Menetou-Ratel (Cher), 4e artill. — Broiement de la main droite, éclat d'obus, Borny. — Désarticulation du poignet.

Léger, Pierre-Antoine, né le 13 juin 1850, Bourges (Cher), 46e de ligne. — Fracture du coude droit, coup de feu, Issy, 2e siége. — Amputé du bras.

Le Goasduff, Etienne, né le 17 novembre 1844, Plouguerneau (Finistère), 97e de ligne. — Fracture de la jambe gauche et du genou, éclat d'obus, Châtillon, sous Paris. — Amputé d'abord de la cuisse au-dessus du genou, puis réamputé au tiers supérieur.

Le Goff, Yves-Marie, né le 16 octobre 1845, Gouarec (Côtes-du-Nord), 70e de ligne. — Fracture, broiement de l'avant-pied gauche, éclat d'obus, Gravelotte. — Amputation partielle, Chopart.

Le Gouérou, Maurice-Guillaume, né le 5 octobre 1842, Guengat (Finistère), 15e de ligne. — Fracture de la jambe droite, coup de feu, Saint-Privat. — Amputé de la jambe au lieu d'élection.

Legrand, François, 54e de ligne. — Plaie compliquée à la main droite, coup de feu, 12 octobre, Metz. — Amputation partielle de l'indicateur.

LEGRAND, Gustave-Arthur, né le 4 avril 1850, Valenciennes (Nord), 91° de ligne, caporal. — Plaie compliquée à la jambe droite, coup de feu, Saint-Quentin. — Amputé de la jambe au lieu d'élection.

LEGRAND, Pierre-Arthur, né le 30 septembre 1839, Quesnoy (Nord), 3° zouaves, sergent. — Fracture de la tête de l'humérus droit, coup de feu, Frœschwiller. — Résection de la tête de l'humérus, ankylose scapulo-humérale, amaigrissement considérable du bras.

LEGRIS, Jean-Jacques-Henri, né le 9 février 1845, Bernaville (Somme) 27° de ligne. — Fracture du genou droit et du fémur, éclat d'obus, Sedan. — Amputé de la cuisse.

LEGUET, François, né le 28 octobre 1832, Reboursin (Indre), 29° chass. à pied, lieutenant. — Fracture comminutive de l'humérus droit, coup de feu, Saint-Privat. — Amputé du bras au quart supérieur.

LE GUÉVELLO, Jacques-Marie, né le 5 avril 1841, Naizin (Morbihan), 5° chass. à pied. — Fracture de la jambe droite, éclat d'obus, Orléans. — Amputé de la jambe.

LE GUIADER, Yves-Marie, né le 16 septembre 1837, Prat (Côtes-du-Nord), 67° de ligne.— Fracture comminutive de l'extrémité supérieure de l'humérus gauche, éclat d'obus, Saarbruck. — Résection du tiers supérieur de l'humérus, inertie du bras.

LE GUIEL, Emile-François-Marie, né le 25 mars 1848, Guérande (Loire-Inférieure), 84° de ligne. — Fracture de la jambe gauche, fracture des os et du carpe et des 4 derniers méta-carpiens, fracture du maxillaire inférieur, coup de feu, Peltre (Metz). — Amputé de la jambe au lieu d'élection, perte de l'usage du membre supérieur par ankylose, gêne considérable dans la mastication.

LE HECH, Yves-Marie, né le 2 juin 1848, Ploumilliau (Côtes-du-Nord), 54° de ligne. — Fracture de l'humérus gauche, éclat d'obus, Amanvillers. — Désarticulation scapulo-humérale.

LE JEUNE, Jean, né le 22 mars 1847, Garlan (Finistère), 110° de ligne. — Fracture com-minutive de la jambe droite, coup de feu, 26 mai, Paris (Seine). — Amputé de la jambe au lieu d'élection.

LE JOLIFF, Allain-Marie, né le 19 juin 1850, Plouaret (Côtes-du-Nord), 26° de ligne. — Fracture de la jambe droite, coup de feu, Moret. — Amputé de la jambe.

LEKAL-BEN-MAAMAR, né en 1836, aux Soumatas (Alger), 1er tir. alg. — Plaie déchirée à la main gauche, coup de feu, Arthenay. — Désarticulation des doigts médius et annulaire, déviation des autres doigts.

LEKAL-OULD-AHMED, né en 1836, Oued-el-Hanam (Oran), 2° tir. alg. — Fracture commi-nutive de l'humérus gauche et du coude, coup de feu, Wœrth. — Amputé du bras au tiers supérieur.

LELEU, Emile-Jules, né le 18 septembre 1850, Armboust-Cappel (Nord), 24° de ligne.— Congélation, armée du Nord. — Amputation des orteils du pied gauche.

LE LOUREC, Yves-Noël, né le 25 décembre 1840, Pluzenet (Côtes-du-Nord), 80° de ligne. — Fracture du coude droit et de l'humérus, coup de feu, Borny. — Amputé du bras au tiers moyen.

LEMAIRE, Georges-Alexandre, né le 2 mai 1847, Laon (Aisne), 3° chass. à pied. — Fracture du genou gauche, éclat d'obus, Loigny, 2 décembre. — Amputé de la cuisse, 3 décembre.

LEMARCHAND, Georges-Albert, né le 27 février 1849, Havre (Seine-Inférieure), 50° de ligne. — Fracture comminutive de la jambe gauche, éclat d'obus, Sedan. — Amputé de la jambe.

LEMARIÉ, Jean-Baptiste-Joseph, né le 15 septembre 1849, Semblançay (Indre-et-Loire), 79° de ligne. — Plaie contuse à la main droite, éclat d'obus, Loigny. — Désarticulation de deux phalanges du doigt médius et d'une phalange de l'indicateur et de l'annulaire, perte de l'usage de la main.

LEMASSON, André, né le 17 septembre 1848, Nieul (Haute-Vienne), garde mob. de la Haute-Vienne. — Fracture, broiement du pied droit, éclat d'obus, Lumeau. — Amputation sus-malléolaire.

LE MASSON, François, né le 6 novembre 1839, Peuvenan (Côtes-du-Nord), 40e de ilgne.— Fracture de la jambe gauche, éclat d'obus, Sedan. — Amputé de la jambe au lieu d'élection.

LE MENTEC, Joseph-Isidore, né le 28 septembre 1848? 66e de ligne.—Fracture de l'articulation scapulo-humérale droite, coup de feu, Sainte-Barbe. — Résection de la tête de l'humérus et de 8 centimètres de cet os, atrophie et paralysie du bras.

LE MERDY, Pierre, né le 14 mai 1844, Pouldergat (Finistère), 68e de ligne. — Fracture du coude droit et de l'extrémité inférieure de l'humérus, coup de feu, Beaumont. — Amputé du bras au tiers moyen.

LEMIRE, Louis-Augustin, né le 26 mars 1840, Sainte-Austreberthe (Seine-Inférieure), 2e zouaves. — Fracture comminutive de la jambe gauche, éclat d'obus, Arthenay.— Amputé de la jambe au tiers supérieur.

LEMOINE, Auguste, né le 30 décembre 1842, Paris (Seine), 124e de ligne. — Fracture, broiement du coude, éclat d'obus, Champigny. — Résection du tiers inférieur de l'humérus et des extrémités supérieures du radius et du cubitus, inertie de l'avant-bras.

LEMOINE, Edouard, né le 30 mars 1845, Saint-Sever (Calvados), garde mob. du Calvados. — Plaie compliquée à la main droite, coup de feu, Lafourche. — Désarticulation du poignet.

LEMOINE, Emile-Noël, né le 25 décembre 1847, Emmerin (Nord), garde mob. du Nord — Fracture du bras droit, coup de feu, Villers-Bretonneux. — Amputé du bras.

LEMOINE, Henri-Désiré, né le 8 avril 1848, Saint-Python (Nord), 93e de ligne. — Fracture comminutive de la jambe droite, coup de feu, Saint-Privat. — Amputé de la jambe au tiers supérieur.

LEMOINE, Henri-Stanislas, né le 9 juillet 1848, à Reims (Marne), 18e de ligne.—Fracture de la tête de l'humérus gauche, coup de feu, Froeschwiller.—Résection de la tête et du tiers supérieur de l'humérus, inertie du bras.

LEMONNIER, Jean-François, né le 22 novembre 1846, près Saint-Lô (Manche), garde mob. du Calvados. — Plaie contuse à la main gauche, coup de feu, 4 septembre, Dreux. — Désarticulation des doigts annulaire et auriculaire.

LEMONNIER, Louis-Alexandre, né le 25 novembre 1839, Boscroger (Eure), 6e chass. à cheval, brigadier. — Le pied emporté par un éclat d'obus, Sedan. — Amputation de la jambe au lieu d'élection.

LE MONNIER, Théodore-Jean, né le 27 mars 1833, Ernée (Mayenne), 32e de ligne. — Fracture de la jambe gauche, Coulmiers. — Amputé de la jambe.

LE MOULEC, François-Marie, né le 28 mai 1849, Kergrist-Moëlon (Côtes-du-Nord), 109e de ligne.—Fracture du genou gauche et du fémur, coup de feu, Paris, 2e siége.—Amputé de la cuisse au tiers supérieur.

LEMPIRE, Jean-Baptiste, 15e artill. — Plaie contuse à la main droite, coup de feu, Sedan. — Désarticulation des deux dernières phalanges de l'indicateur.

LENGANEY, Alfred-Albert, né le 24 octobre 1848, Sassetot-le-Mauconduit (Seine-Inférieure), 4e dragons. — Congélation, Metz. — Amputation de tous les orteils des deux pieds.

LENORMAND, Eugène, 2e zouaves. — Congélation, 8 décembre, Gien. — Amputation des orteils des deux pieds.

LENTZ, Jean-Pierre, né le 8 août 1845, Morspieh (Moselle), 8e artill. — Fracture de l'humérus droit et du coude, éclat d'obus, Rezonville. — Amputé du bras.

LÉON, Henri-Joseph-Paul, 6e chass. à pied. — Plaie contuse à la main gauche, coup de feu, Issy, 10 mai. — Désarticulation de l'annulaire.

LÉON, René, né le 13 janvier 1842, Thoire-sous-Dinan (Sarthe), 39e de ligne. — Plaie compliquée à la jambe droite, coup de feu, Loigny. — Amputé de la jambe.

LÉONARD, Jean-Baptiste, garde nationale mob. de la Seine. — Fracture du gros orteil, pied droit, coup de feu, Buzenval. — Désarticulation de cet orteil.

LE PARC, Guillaume-Marie, né le 15 février 1844, Landeau (Côtes-du-Nord), 42e de ligne. — Plaie contuse à la main gauche, coup de feu, Champigny. — Amputation des deux dernières phalanges de l'indicateur ; hernie sus-ombilicale, chute de deux mètres de hauteur au moment de la blessure.

LE PARC, Mathurin, né le 22 janvier 1848, Canihuel (Côtes-du-Nord), 62e de ligne. — Fracture comminutive de la jambe droite, coup de feu, Sainte-Barbe. — Amputé de la jambe au lieu d'élection.

LE PAUTREMAT, Yves-Marie, né le 4 mars 1846, Vannes (Morbihan), 19e de ligne. — Fracture du coude, éclat d'obus, Borny. — Amputé du bras un peu au-dessus du tiers inférieur.

LEPERS, Louis-Charles, né le 30 septembre 1845, Marc-en-Barœul (Nord), 1er zouaves. — Fracture comminutive de l'humérus gauche, éclat d'obus, Frœschwiller, — Amputé du bras, près de l'articulation scapulo-humérale.

LEPETITCORPS, Mathieu-Joseph, 25e de ligne. — Plaie contuse à la main gauche, fracture du 3e métacarpien. — Amputation du médius et de la tête de son métacarpien.

LÉPINE, Jacques, né le 16 avril 1838, Semur (Côte-d'Or), 5e cuirassiers. — Fracture du fémur gauche et du genou, coup de feu, Mouzon. — Amputé de la cuisse.

LE POULENNEC, Guillaume-Jean, né le 16 février 1848, Trélévern (Côtes-du-Nord), 85e de ligne. — Fracture comminutive du poignet et de la main gauches, coup de feu, Clamart, 2e siége. — Amputé de l'avant-bras au tiers supérieur.

LEPRÊTRE, Jean-François-Michel, né le 7 juillet 1830, Boulogne-sur-Mer (Pas-de-Calais), 21e de ligne, caporal. — Fracture du poignet droit, coup de feu, Champigny. — Amputé de l'avant-bras au tiers moyen.

LE PRISET, Yves-Marie, né le 11 juin 1846, Cambez (Côtes-du-Nord), 52e de ligne. — Fracture de la jambe droite, coup de feu, Sedan. — Amputé de la jambe.

LE QUÉAU, Alain, né le 15 octobre 1846, Edern (Finistère), garde mob. du Finistère. — Fracture comminutive de l'humérus gauche, éclat d'obus, la Madeleine-Bouvet. — Amputé du bras au quart supérieur.

LE QUÉLEC, François-Marie, né le 2 décembre 1846, Crach (Morbihan), 78e de ligne. — Fracture comminutive du fémur droit, coup de feu, Wœrth. — Amputé de la cuisse.

LEQUIEL, Émile-François-Marie, 84e de ligne. — Fracture de la jambe droite; fracture du radius, du carpe et du métacarpe, main gauche; fracture du maxillaire inférieur, coup de feu, Peltre (Metz). — Amputé de la jambe au lieu d'élection ; ankylose du poignet.

LERICHE, Jean-Marie-Joseph, né le 3 mars 1846, Vitré (Ille-et-Vilaine), 50e de ligne. — Fracture comminutive de l'avant-bras droit, éclat d'obus. — Amputé de l'avant-bras au tiers supérieur.

LE ROUX, Jean-Louis-Marie, né le 17 décembre 1848, Tréflaouénan (Finistère), 50e de ligne. — Fracture de la jambe gauche, coup de feu, Wissembourg. — Amputé de la jambe.

LE ROUZEZ, Yves-Maurice, garde mob. des Côtes-du-Nord. — Plaie compliquée à la main droite, coup de feu, Paris. — Désarticulation du doigt médius; paralysie de l'indicateur.

LEROY, Antoine-Prosper, garde mob. des Ardennes. — Plaie contuse à la main droite, coup de feu, Saint-Quentin. — Amputation partielle du doigt indicateur.

LE ROY, Ferdinand, né le 16 avril 1848, Gonneville-sur-Honfleur (Calvados), garde mob. du Calvados. — Fracture comminutive de l'humérus droit, coup de feu, Dreux. — Désarticulation scapulo-humérale.

LE ROY, Michel-Jacques, né le 30 janvier 1848, Loctudy (Finistère), 38e de ligne. — Fracture du poignet gauche et de l'avant-bras, éclat d'obus, Paris, 24 mai. — Amputé de l'avant-bras au tiers supérieur.

LEROY, Paul-Alphonse, né le 20 octobre 1848, la Hoguette (Calvados), 58e de ligne. — Fracture comminutive du fémur gauche, coup de feu, Conneré. — Amputé de la cuisse.

LÉRY, Louis-Marie, né le 28 mai 1846, Rennes (Ille-et-Vilaine), 2e dragons. — Fracture de l'avant-bras droit, coup de feu, Pange (Metz). — Désarticulation du coude.

LESAGE, Pierre-Paul-Lucien, né le 21 février 1846, Neuville-en-Hoz (Oise), 90e de ligne. — Fracture de l'humérus gauche et du coude, éclat d'obus, Borny. — Amputé du bras.

LE SAOUT, Jean-François, né le 18 avril 1844, Plouzin (Finistère), 46e de ligne. — Plaie pénétrante du coude droit, coup de feu, Beaumont. — Résection d'une partie du cubitus ; ankylose complète du coude.

LESCAUT, Henri-Aimé-Joseph, né le 16 septembre 1840, Lambersart (Nord), 43e de ligne. — Fracture du genou gauche et du fémur, coup de feu, Villorceaux. — Amputé de la cuisse au tiers moyen.

LESEC, Victor-Eugène, né le 28 août 1847, Paris, garde mob. de la Seine, sergent. — Fracture du fémur droit, coup de feu, le Bourget. — Résection d'une partie du fémur, perte de l'usage du membre inférieur.

LESÉNÉCHAL, Louis, né le 26 novembre 1842, Vezins (Manche), 43e de ligne. — Plaie compliquée à la main droite et au poignet, éclat d'obus, Beaugency. — Amputé de l'avant-bras.

LESORT, Louis, né le 29 décembre 1848, Donzy (Nièvre), garde mob. de la Nièvre. — Plaie pénétrante du genou droit, coup de feu, Orléans. — Amputé de la cuisse au tiers inférieur.

LETESSIER, Louis-Pierre, né le 18 septembre 1845, René (Sarthe), 1er chass. à pied. — Fracture comminutive du fémur gauche, coup de feu, Wœrth. — Amputé de la cuisse.

LETHET, François-Valentin, né le 31 juillet 1847, Argoules (Somme), 7e de ligne. — Fracture du pied droit, coup de feu, Borny. — Amputé du pied ?

LETIERCE, Pierre-Guislain-Joseph, né le 15 avril 1834, Mouchy-le-Preux (Pas-de-Calais), 14e chass. à pied. — Plaie compliquée à la jambe gauche, éclat d'obus, Héricourt. — Amputé de la jambe au lieu d'élection.

LÉTRILLARD, Louis-Pierre-Valentin, né le 10 juillet 1849, Paris (Seine), 27e de ligne. — Fracture de l'humérus droit, coup de feu, la Bourgonce. — Amputé du bras au tiers supérieur.

LE TRIVIDIC, Yves-Marie, né le 15 mars 1844, Lannion (Côtes-du-Nord), 79e de ligne. — Fracture du genou droit, éclat d'obus, Mouzon. — Amputé de la cuisse au tiers moyen.

LEULEY, Louis-Henry, né le 11 juin 1848, Tissey (Yonne), 62e de ligne. — Fracture de l'avant-bras droit, coup de feu, Colombey. — Désarticulation du coude.

LEVACHER, Henri-Eugène, né le 22 avril 1847, Paris (Seine), franc-tireur de Paris. — Plaie contuse au poignet et à la main gauches ; plaie à l'œil gauche, éclats d'obus, Alençon. — Amputation de l'indicateur, perte de la vision de l'œil gauche.

LEVEILLÉ, Antoine-Élie, né le 11 juillet 1847, Blet (Cher), garde mob. du Cher, sous-lieutenant. — Fracture de la partie supérieure de l'humérus gauche, coup de feu, Juranville. — Résection de la tête de l'humérus.

LEVELU, Antoine, né le 5 juin 1848, Saint-Maurice (Seine), 109e de ligne. — Fracture comminutive de la jambe droite, éclat d'obus, 8 mai, Issy. — Amputé de la jambe au tiers supérieur.

LÉVÊQUE, François, né le 28 mars 1843, Maretz (Nord), 10e chass. à pied. — Broiement de la main gauche, éclat d'obus, Spickeren. — Amputé de la main.

LEVESQUE, Félix, né le 8 juillet 1848, Nantes (Loire-Inférieure), 3e zouaves. — Fracture comminutive du fémur gauche, coup de feu, Frœschwiller. — Amputé de la cuisse au tiers supérieur.

LEVET, Pierre-Auguste, né le 31 décembre 1836, Saint-Pierre-d'Allevard (Isère), 3e de ligne, 30ᵉ de marche. — Fracture de l'humérus gauche, coup de feu, Arthenay. — Amputé du bras au tiers supérieur.

LEVY, Ernest, né le 11 avril 1852, Paris (Seine), 45ᵉ de ligne. — Fracture de l'humérus droit, coup de feu, Josnes, 8 décembre. — Amputé du bras.

LEYMARIE, Etienne, le 12 mars 1822, Altillac (Corrèze), 6ᵉ comp. cavaliers de remonte. — Plaie compliquée à la main droite, éclat d'obus, 24 mai, Paris (Seine). — Désarticulation des doigts annulaire et auriculaire.

LEZY, Louis-Napoléon, 68ᵉ de ligne. — Plaie contuse à la main droite, coup de feu, 13 avril, Neuilly. — Désarticulation du doigt indicateur.

LHERMENIER, Auguste-Anna, né le 31 juillet 1853, Fougères (Ille-et-Vilaine), 9ᵉ de ligne. — Congélation, 20 janvier, Ballon (Sarthe). — Amputation des cinq orteils du pied gauche.

LHERRON, Guillaume-Marie, né le 19 juillet 1844, Plouigneau (Finistère), 98ᵉ de ligne. — Plaie compliquée à la main droite, éclat d'obus, Gravelotte. — Amputation du doigt annulaire et perte du médius, rétraction des autres doigts.

L'HÔTE, Charles-Emile, né le 14 décembre 1844, Dompaire (Vosges), 51ᵉ de ligne, lieutenant. — Fracture du fémur gauche et du genou, coup de feu, Villorceau. — Amputé de la cuisse.

LHUILLIER, Charles, né le 2 juillet 1846, Niderhoff (Meurthe), 23ᵉ de ligne. — Le bras gauche emporté par boulet, Gravelotte. — Amputé du bras.

LIANDRAT, Auguste, garde mob. de l'Isère. — Plaie contuse à la main gauche, coup de feu, Beaugency. — Amputation partielle de l'indicateur.

LIÉBAUT, Jean-Baptiste, né le 12 novembre 1840, Dijon (Côtes-d'Or), 74ᵉ de ligne. — Fracture de la jambe gauche, coup de feu, Wissembourg. — Amputé de la jambe au tiers moyen.

LIMET, Pierre-Antoine-Alphonse-Adolphe, né le 3 mai 1848, Bray-sur-Lu (Seine-et-Oise), rég. étranger, caporal. — Fracture comminutive de l'humérus droit, éclat d'obus, Montbéliard. — Amputé du bras.

LIMONET, Jean, né le 18 avril 1839, Varennes-le-Grand (Saône-et-Loire), 1ᵉʳ de ligne. — Plaie compliquée à la jambe droite, coup de feu, Gravelotte. — Amputé de la jambe.

LODIEU, Pierre-Guislain, né le 3 février 1845, Biache-Saint-Vaast (Pas-de-Calais), 33ᵉ de ligne, caporal. — Écrasement du pied gauche, éclat d'obus, plaie à l'œil gauche, coup de feu, Patay. — Amputé du pied ? perte de l'œil.

LOHIER, Casimir, né le 25 février 1836, Luçon (Vendée), 51ᵉ de marche, 95ᵉ de ligne, lieutenant. — Fracture comminutive du fémur gauche et du genou, éclat d'obus, Cravant. — Amputé de la cuisse.

LOISEAU, Francis-Auguste, né le 26 décembre 1840, Puteaux (Seine), 36ᵉ de ligne, caporal. — Fracture comminutive de l'humérus droit, coup de feu, Frœschwiller. — Amputé du bras au tiers supérieur.

LOISEAU, Zénon-Renelde-Joseph, né le 6 mars 1849, Solrinnet (Nord), garde mob. du Nord. — Fracture comminutive de la partie supérieure de l'humérus droit, coup de feu, Saint-Quentin. — Résection de la tête et de 7 centimètres de l'humérus, perte de la plupart des mouvements du bras.

LOMBARD, Pierre, né le 21 novembre 1845, Aviernoz (Haute-Savoie), 45ᵉ de ligne. — Fracture comminutive du fémur droit, coup de feu, Frœschwiller. — Amputé de la cuisse.

LONGUET, François-Aimé-Isidore, 10ᵉ de ligne. — Plaie contuse à la main gauche, coup de feu, Saint-Privat. — Amputation du doigt médius.

LONIARD, François, né le 28 avril 1842, Busseau (Deux-Sèvres), 5ᵉ chass. à pied. — Entorse, tumeur blanche à l'articulation tibio-tarsienne droite. — Amputé de la jambe.

LORIER, Jean-Louis, né le 5 novembre 1841, Paris, 52ᵉ de ligne. — Fracture de l'humérus gauche, coup de feu, Montliart, Loiret. — Amputé du bras.

LOSSER, Guillaume-Marie, 47ᵉ de ligne. — Plaie contuse à la main gauche, plaie contuse à la cuisse gauche, balle enkystée. — Amputation du doigt médius.

LOUBET, François, né le 15 décembre 1841, Suc-sur-Sentenac (Ariége), 87ᵉ de ligne, coup de feu à l'avant-bras gauche, Patay. — Amputé de l'avant-bras.

LOUIS, Jean, dit Malieurat, né le 5 juin 1847, Pommiers (Indre), 95ᵉ de ligne. — Fracture de l'humérus gauche et du coude. — Amputé du bras au tiers moyen.

LOUIS, Louis, dit Triquenot, né le 21 février 1851, Épernay (Marne), 12ᵉ artill. — Fracture de l'avant-bras gauche et plaie à l'œil gauche, éclats d'obus, Belfort. — Amputé de l'avant-bras et perte presque complète de la vision de l'œil gauche.

LOULIER, Eugène, né le 19 mars 1840, Saint-Barthélemy-le-Meil (Ardèche), 37ᵉ de ligne. — Fracture du genou droit et du fémur, coup de feu, Changey. — Amputé de la cuisse.

LOURME, Louis-Joseph-Alexis, né le 9 janvier 1841, Ennetières-en-Weppes (Nord), 91ᵉ de ligne. — Plaie compliquée à la main droite, coup de feu, Pont-Noyelles. — Désarticulation du poignet.

LOUVET, Alexandre-Louis, né le 11 novembre 1849, la Chapelle-Saint-Remy (Sarthe), garde mob. de la Sarthe. — Fracture du fémur droit, éclat d'obus, Sougy, Loiret. — Amputé de la cuisse.

LOUVET, Augustin-Désiré-Clément, né le 24 mars 1839, Douvres (Calvados), 4ᵉ zouaves. — Fracture du fémur gauche et du genou, coup de feu, Champigny. — Amputé de la cuisse au tiers moyen.

LOUVET, Émile-François-Joseph, né le 5 novembre 1840, Boulois (Doubs), 74ᵉ de ligne. — Fracture de l'extrémité inférieure de l'humérus droit. — Résection du coude.

LOUVIERS, Vital, né le (?) avril 1849, Domfront (Orne), 114ᵉ de ligne. — Plaie compliquée à l'avant-bras gauche et à la main, 2ᵉ siége. — Amputation du doigt indicateur et de la moitié de son métacarpien, paralysie et atrophie des autres doigts.

LOY, Jules-Isaac, 18ᵉ de ligne. — Plaie contuse à la main gauche, coup de feu, Wœrth. — Désarticulation des deux dernières phalanges du médius et de l'annulaire.

LOYAUTÉ, Philippe-Edmond, né le 19 décembre 1845, Écaquelon (Eure), 10ᵉ artill. — Fracture du pied droit, éclat d'obus, Neuilly, 2ᵉ siége. — Amputation sus-malléolaire.

LOYER, Claude-Eugène, né le 3 août .... Bar-le-Duc (Meuse), 29ᵉ de ligne, capitaine. — Fracture de l'avant-bras et du coude, coup de feu, Borny. — Amputé du bras, près du coude.

LUBAS, Jean-Alexandre, né le 13 septembre 1850, Puymaurin (Haute-Garonne), 13ᵉ artill. — Congélation, armée de la Loire. — Amputé des orteils des deux pieds.

LUDWIG, François-Joseph, né le 6 août 1846, Obernai (Bas-Rhin), 43ᵉ de ligne. — Fracture de l'avant-bras gauche, coup de feu, Amanvillers. — Amputé de l'avant-bras au quart supérieur.

LURGUIE, Geraud, né le 22 janvier 1844, Albas (Lot), 80ᵉ de ligne. — Plaie compliquée au bras gauche, coup de feu, Saint-Privat. — Amputé du bras au tiers supérieur.

LUTZ, Pierre, né le 6 janvier 1845, Thal (Bas-Rhin), garde mob. du Bas-Rhin. — L'avant-bras droit emporté par un obus, Strasbourg. — Amputé du bras au tiers inférieur.

LYONNET, Jean-Louis, né le 1ᵉʳ janvier 1849, Riotard (Haute-Loire), garde mob. de la Haute-Loire. — Fracture comminutive de la jambe droite, éclat d'obus, Montbéliard, 2 janvier. — Amputé de la jambe au-dessus du lieu d'élection.

LYZÉE, Jean-Jacques, né le 3 janvier 1847, Jallais (Maine-et-Loire), 94ᵉ de ligne. — Fracture de la jambe gauche, coup de feu, Gravelotte. — Amputé de la jambe au lieu d'élection.

MAAMAR-BEN-SADECK, né en 1838, aux Beni-Tamoun (Alger), 1ᵉʳ tir. alg. — Fracture de l'avant-bras droit et du poignet, coup de feu, Wissembourg. — Amputé de l'avant-bras.

MABILLEAU, Auguste, né le 14 mai 1847, Allones (Maine-et-Loire), 15ᵉ chass. à pied. —

Fracture du poignet gauche et de la main, éclat d'obus, Borny. — Amputé de l'avant-bras au tiers inférieur.

MACAREZ, Léon-Célestin-Auguste, né le 12 mai 1834, Paris (Seine), garde nationale de la Seine, 159e bat. — Congélation, gangrène. — Amputé de la jambe droite au lieu d'élection.

MACHAVOINE, Adolphe-Ferdinand, garde mob. de l'Yonne. — Plaie compliquée à la main droite, coup de feu, le Mans, 12 janvier. — Amputation de l'indicateur, ankylose du médius dans l'extension permanente.

MADOUX, Jean-Baptiste-Félix, né le 2 janvier 1842, Pont-Faverger (Marne), 2e bat. de chass. — Fracture de l'humérus gauche, coup de feu, Villers-Bretonneux. — Amputé du bras.

MAESTRACCI, Louis, né le 25 février 1842, Muro (Corse), 22e de ligne. — Fracture de l'humérus gauche, coup dè feu, Sedan. — Amputé du bras.

MAGDELEN, Pierre-Adrien, né le 28 avril 1840, Méaudre (Isère), 68e de ligne. — Plaie compliquée à la jambe gauche, éclat d'obus, Beaumont. — Amputé de la jambe au lieu d'élection.

MAGNERON, Jean, né le 16 décembre 1844, Verrines-sur-Celles (Deux-Sèvres), 11e artill. — Fracture comminutive de l'humérus gauche, éclat d'obus, Gravelotte. — Désarticulation scapulo-humérale.

MAGNIN, Pierre, 110e de ligne, caporal. — Plaie contuse à la main gauche, coup de feu, la Bastille, 26 mai. — Amputation du doigt médius, gêne des mouvements des autres doigts.

MAHÉ, Jean, né le 6 mars 1822, Pontivy (Morbihan), 10e artill. — Fracture comminutive de la jambe gauche, éclat d'obus, Sedan. — Amputé de la jambe.

MAHEUT, Evariste-Placide, né le 11 février 1847, Beuzeville-la-Guérard (Seine-Inférieure), 43e de ligne. — Fracture de l'humérus gauche et du coude. — Amputé du bras au tiers moyen.

MAHMED-BEN-MOHAMED, né.... 1840, Ouled-Kebbab (Constantine), 3e tir. alg. — Fracture comminutive du genou gauche, coup de feu, Frœschwiller. — Amputé de la cuisse un peu au-dessus du tiers inférieur.

MAIDON, Charles, né le 25 novembre 1850, Port-Denvaux (Charente-Inférieure), 24e chass. à pied. — Congélation, Montbéliard, 19 janvier. — Désarticulation de tous les orteils du pied gauche. Le pied fortement déjeté en dedans, pied-bot.

MAILFAIT, Adolphe, 16e de ligne. — Plaie contuse à la main droite, coup de feu, Arthenay. — Amputation du doigt indicateur.

MAILLAC, Théodore, né le 29 décembre 1842, Saint-Jean-de-Barrou (Aude), 22e de ligne. — Fracture comminutive de l'humérus gauche, éclat d'obus, Sedan. — Désarticulation scapulo-humérale.

MAILLARD, Auguste, né le 29 septembre 1848, Fains (Meuse), 47e de ligne. — Plaie pénétrante de l'articulation tibio-tarsienne gauche, coup de feu, Frœschwiller. — Amputé de la jambe un peu au-dessus du tiers inférieur.

MAILLARD, Henri-François, né le 12 janvier 1835, Paris (Seine), 20e chass. à pied. — Fracture comminutive de l'humérus gauche et de la jambe droite, coup de feu, Saint-Privat. — Amputé du bras et de la jambe.

MAILLARD, Jules-Alfred, 41e de ligne. — Plaie contuse à la main droite, coup de feu, Courcebœuf, 12 janvier. — Désarticulation partielle du doigt indicateur.

MAILLARD, Victor, né le 26 janvier 1846, Bretagne (Haut-Rhin), 29e de ligne. — Fracture de l'humérus droit et du coude, coup de feu, Saint-Privat. — Amputé du bras au tiers moyen.

MAILLET, François, né le 17 janvier 1842, Châtillon (Ain), 2e zouaves. — Coup de feu à la main droite, Arthenay. — Désarticulation du doigt indicateur.

MAIRET, Nicolas-Maxime, né le 14 avril 1849, Bligny-le-Sec (Côte-d'Or), 35e de ligne.

13

— Fracture comminutive de l'avant-bras gauche, éclat d'obus, Belfort. — Désarticulation du coude.

MAISONNEUVE, Antoine, 96e de ligne. — Plaie compliquée à la main droite, plaie contuse à l'avant-bras droit, plaie contuse à l'épaule gauche, fracture du temporal gauche avec dépression. — Désarticulation du pouce et de son métacarpien, longue cicatrice adhérente à l'avant-bras, cicatrice profonde et adhérente à l'épaule.

MAITROT, Félix, né le 21 octobre 1844, Pourlans (Saône-et-Loire), sergent, 87e de ligne. — Fracture de la jambe gauche, éclat d'obus, Neuilly, 2e siège. — Amputé de la jambe au lieu d'élection.

MAJOURAU, Jean-Frédéric, né le 15 janvier 1841, Bordeaux (Gironde), 40e de ligne. — Fracture comminutive de l'humérus droit, coup de feu, Lumeau. — Amputé du bras au tiers supérieur.

MALAGNOUX, Jean, 59e de ligne. — Plaie contuse à la main droite, coup de feu, Conneré. — Amputation partielle de l'indicateur.

MALAGUZZI, Sigismond-Casimir-Giuseppe-Marie, né le 4 mars 1841, Reggio (Italie), sergent, rég. étranger. — Plaie compliquée à la main droite, coup de feu, Montbéliard. — Amputation de l'annulaire et de l'auriculaire, extension permanente du médius.

MALAVAL, Jean, né le 8 mai 1847, Voutezac (Corrèze), 87e de ligne. — Coup de feu au bras gauche, Strasbourg, 3 septembre. — Amputé du bras.

MALET, Fortuné-Auguste-Frédéric, né le 6 mars 1845, Satelles (Lozère), 3e de ligne. — Plaie pénétrante de l'articulation tibio-tarsienne droite, coup de feu, Frœschwiller. — Amputé de la jambe au tiers moyen.

MALLAVIER, Gustave, né le 11 avril 1847, Sireuil (Charente), garde mob. des Ardennes. — Fracture du genou droit, coup de feu, Saint-Quentin. — Amputé de la cuisse.

MALLET, Charles, né le 18 mai 1837, Paris (Seine), 7e de ligne. — Fracture de l'articulation tibio-tarsienne droite, éclat d'obus, Orléans, 11 octobre. — Amputé de la jambe au tiers moyen, le 14 octobre.

MALLET, Charles-Aimé, né le 10 juillet 1844, Douai (Nord), 65e de ligne. — Fracture du genou droit, éclat d'obus, Saint-Privat. — Amputé de la cuisse au tiers inférieur.

MALLET, Pierre-Auguste-Henri, 16e de ligne. — Plaie contuse à la main droite, coup de feu, Arthenay. — Désarticulation du pouce.

MALOUX, Laurent, né le 8 janvier 1849, Garchizy (Nièvre), garde mob. de la Nièvre. — La jambe gauche et le pied écrasés par une roue de wagon, Guetin (Cher). — Amputé de la jambe au tiers moyen.

MALPEAUX, Charles-Louis-Henri, né le 17 octobre 1843, Sainte-Marie-Cappel (Nord), 72e de ligne. — Fracture du fémur gauche, coup de feu, Sedan. — Amputé de la cuisse.

MALTKORN, Auguste-Louis, né le 9 janvier 1851, Rouen (Seine-Inférieure), 2e zouaves. — Fracture comminutive de l'humérus droit, éclat d'obus, Frœschwiller. — Amputé du bras au tiers supérieur.

MALVESIN, Césaire, né le 18 juin 1844, Pers (Cantal), 91e de ligne. — Plaie pénétrante du genou droit, coup de feu, Pont-Noyelles. — Amputé de la cuisse au tiers inférieur.

MAMALET, Julien-Auguste, né le 29 novembre 1821, Strasbourg (Bas-Rhin), 4e zouaves, capitaine. — Fracture comminutive de la jambe droite, éclat d'obus, Rezonville. — Amputé de la jambe au lieu d'élection.

MAMÈS, Jean-François, né le 1er février 1843, Marsais-Sainte-Radegonde (Vendée), 42e de ligne. — Fracture du poignet droit, coup de feu, Champigny. — Amputé de l'avant-bras au tiers inférieur.

MANCEAU, Eugène-Léon-Pierre, né le 8 août 1850, Meaux (Seine-et-Marne), 2e génie. — Fracture comminutive de l'avant-bras droit, éclat d'obus, Villers-Bretonneux. — Amputé de l'avant-bras au quart supérieur.

MANCEAU, Marie-Théodore, né le 10 mars 1851, Meudon (Seine-et-Oise), 1er zouaves. — Fracture de la jambe gauche, éclat d'obus, Châtillon, 18 septembre. — Amputé de la jambe au tiers supérieur.

MANCIET, Joseph, né le 12 juillet 1848, Buanes (Landes), 28e de ligne. — Ecrasement des métatarsiens, pied droit, éclat d'obus, Saint-Privat. — Amputation partielle du pied.

MANDEREAU, François, né le 9 décembre 1848, Fontenay (Indre), 99e de ligne. — Plaie compliquée à la jambe gauche, coup de feu, Frœschwiller. — Amputé de la jambe au lieu d'élection.

MANENT, Jean-Pierre, né le 20 juin 1850, Esbareich (Hautes-Pyrénées), 85e de ligne. — Fracture de la jambe droite, coup de feu, Paris, 2e siège. — Amputé de la jambe au lieu d'élection.

MANGIN, Joseph-Alexandre, né le 9 juillet 1847, Auboué (Moselle), garde mob. de la Seine. — Fracture comminutive de la partie inférieure de la jambe gauche, coup de feu, Stains. — Amputé de la jambe au tiers moyen.

MANGIN, Joseph-Auguste, né le 13 février 1837, la Grande-Fosse (Vosges), 75e de ligne, sergent. — Écrasement des 2e, 3e et 4e orteils du pied droit, éclat d'obus, Gravelotte. — Désarticulation de ces orteils, semi-ankylose des deux autres.

MANGIN, Pierre-Gabriel-Alphonse, né le 5 décembre 1839, Mesnils (Seine-et-Oise), 24e de ligne, capitaine. — Écrasement des os du tarse gauche, éclat d'obus, Bapaume. — Désarticulation tibio-tarsienne.

MANNOURY, François-Isidore, né le 19 septembre 1849, Saint-Germain-Langot (Calvados), garde mob. du Calvados. — Plaie compliquée au bras droit, coup de feu, Dreux. — Amputé du bras.

MANSOT, Pierre-Auguste, né le 14 novembre 1848, Dieppe (Seine-Inférieure), 64e de ligne. Plaie déchirée à la main gauche, éclat d'obus, 18 avril, Asnières. — Amputation des trois derniers doigts et d'une partie des métacarpiens correspondants.

MANTAÜX, Vincent-Elisée, né le 19 juillet 1846, Epenancourt (Somme), 26e de ligne. — Fracture double de la jambe gauche, éclats d'obus, Gravelotte. — Amputé de la jambe au lieu d'élection.

MANTEI, Pascal, dit Cielindi, né à Corte (Corse), 34e de ligne. — Fracture comminutive de la jambe gauche, éclat d'obus, Bazeilles. — Amputé de la jambe.

MARANDE, Eugène, né le 7 décembre 1844, Neuveville (Vosges), 41e de ligne. — Fracture comminutive du fémur droit, éclat d'obus, Borny. — Amputé de la cuisse.

MARCEL, Claude, né le 31 décembre 1848, Châlons (Saône-et-Loire), 16e artill.-pontonnier. — Fracture de l'extrémité supérieure de l'humérus gauche, éclat d'obus, 9 septembre, Strasbourg. — Résection de la tête de l'humérus, cicatrice de 17 centimètrés large et profonde à la partie supérieure du bras.

MARCELIN, Joseph-Auguste, né le 2 mai 1845, Villiers-les-Offroicourt (Vosges), 8e de ligne. — Broiement du pouce droit, coup de feu, Gravelotte. — Amputation du pouce.

MARCEFOIL, Jean, né le 7 juin 1839, Saint-Étienne-sur-Usson (Puy-de-Dôme), 45e de ligne. — Fracture de la jambe droite, coup de feu, Montoire. — Amputé de la jambe.

MARCHAND, Célestin-Auguste, né le 8 janvier 1844, Drosnay (Marne), 40e de ligne. — Fracture comminutive de l'humérus gauche, coup de feu, Spickeren. — Amputé du bras.

MARCHAND, Eugène-Alexandre, 10e de ligne. — Plaie contuse à la main gauche, coup de feu, l'Hay. — Amputation du doigt indicateur, gêne dans les mouvements des autres doigts.

MARCHAND, Jean-Alcide, né le 21 août 1838, Crançot (Jura), 48e de ligne, sergent. — Plaie compliquée au bras gauche et au coude, coup de feu, Frœschwiller. — Amputé du bras au tiers moyen.

MARCHAND, Philippe-Sébastien, né le 10 octobre 1842, Favières (Meurthe), 97e de ligne.

— Fracture de l'humérus droit et du coude, éclat d'obus, Gravelotte. — Amputé du bras au tiers moyen.

MARCHAND-LIFFOZ, André, né le 10 octobre 1842, Bellentre (Savoie), 64e de ligne. — Plaie compliquée au pied droit, coup de feu, Sedan. — Désarticulation tibio-tarsienne.

MARCHETTI, Antoine-Philippe, né le 28 juillet 1839, Catteri (Corse), 80e de ligne. — Fracture comminutive de la jambe gauche, coup de feu, Gravelotte.—Amputé de la jambe au lieu d'élection.

MARCHON, Jules-Léopold, 39e de ligne. — Fracture comminutive du fémur gauche, coup de feu, Beaugency. — Résection de dix centimètres du corps du fémur, consolidation avec cal volumineux et difforme.

MARCILHAC, Baptiste-Joseph, né le 17 janvier 1841, Saint-Côme (Aveyron), 62e de ligne. — Plaie compliquée au poignet droit, coup de feu, la Belle (Sarthe). — Amputé de l'avant-bras au tiers moyen.

MARCILHAC, Jean-Baptiste, né le 27 août 1836, Saint-Chély-d'Aubrac (Aveyron), 28e de ligne, caporal. — Fracture comminutive du fémur, éclat d'obus, Pierrefitte, 19 septembre. — Amputé de la cuisse.

MARÇONIÉ, Antoine, né le 12 janvier 1843, Bach (Lot), 55e de ligne. — Fracture comminutive de l'humérus gauche, coup de feu, Rezonville. — Désarticulation scapulo-humérale.

MARÉ, Charles, né le 16 juillet 1842, Belfort (Haut-Rhin), infirmiers militaires, sergent.— Fracture du poignet et de l'avant-bras gauche, éclat d'obus, Belfort. — Amputé de l'avant-bras près du coude.

MARIE, Aimé-Victor, né le 5 août 1850, Paris, 6e de ligne, sergent. — Fracture du genou droit, plaie contuse au genou gauche, éclats d'obus, Sainte-Barbe. — Amputé de la cuisse droite le 10 septembre 1870, résection de l'os saillant, en février 1871, ambulance badoise, nouvelle résection en juillet 1871, déclaration de l'amputé.

MARILLER, Pierre, né le 30 mai 1843, Romenay (Saône-et-Loire), 23e de ligne. — La jambe droite broyée par un boulet, Gravelotte. — Amputé de la cuisse près du genou.

MARIN, Guillaume-André, né le 6 mars 1847, Laudun (Gard), 114e de ligne, caporal. — Fracture du fémur droit, coup de feu, Bagneux. — Amputé de la cuisse au tiers moyen.

MARIN, Victor-Anatole-Emile, 85e de ligne. — Plaie contuse à la main gauche, éclat d'obus, Saint-Privat. — Amputation du doigt médius, gêne dans les mouvements des autres doigts.

MARINTHE, Louis-Charles, né le 3 avril 1848, Reims (Marne), 2e zouaves. — Plaie compliquée à la jambe droite, coup de feu et coup de baïonnette, Frœschwiller. — Amputé de la jambe.

MARIOTON, Eugène-Charles-Albert-Frédéric, né le 12 mars 1843, Paris, 4e zouaves. — Fracture du poignet gauche et de la main, coup de feu, le Raincy. — Amputé de l'avant-bras au quart inférieur.

MARIOTTI, Paul-Baptiste, né le 20 janvier 1836, Crocicchia (Corse), 22e de ligne. — Plaie compliquée à la jambe gauche, coup de feu, Sedan. — Amputé de la jambe.

MARIUS, Baptistin-Blida, né le... octobre 1843, Marseille (Bouches-du-Rhône), 13e de ligne. — Fracture du poignet droit et de la main, coup de feu, Gravelotte.—Amputé de l'avant-bras.

MARMIESSE, Etienne, né le 22 décembre 1850, Villefranche (Aveyron), 56e de ligne. — Plaie compliquée au genou droit et à la cuisse, coup de feu, Sainte-Corneille. — Amputé de la cuisse.

MAROIS, Laurent-Sylvain, 95e de ligne. — Plaie contuse à la main gauche, coup de feu, Sainte-Barbe. — Désarticulation du doigt indicateur.

MARQUIS, Isidore-Hippolyte, né le 17 mars 1834, Saint-Mammès (Seine-et-Marne), 16e artill. — Fracture du fémur droit et du genou, 10 septembre, Strasbourg. — Amputé de la cuisse.

MARSOT, François, né le 9 mars 1849, la Vaivre (Haute-Saône), 87e de ligne. — Fracture de la jambe droite, coup de feu, 23 mai, Paris, rue Poissonnière. — Amputé de la jambe au lieu d'élection, le 26 mai.

MARTAGUET, Pierre, né le 31 décembre 1846, Bayas (Gironde), 67e de ligne. — Broiement du pied et de l'articulation tibio-tarsienne, éclat d'obus, Gravelotte. — Amputé de la jambe au tiers inférieur.

MARTELLAT, François, garde mob. du Rhône. — Plaie compliquée à la main droite, éclat d'obus, Belfort, 6 décembre.—Amputé du doigt annulaire et d'une partie de son métacarpien.

MARTIAL, Guillaume, 67e de ligne. — Plaie déchirée à la main droite, coup de feu, Gravelotte. — Amputation du doigt indicateur.

MARTIN, André, 37e de ligne.—Plaie contuse à la main et à l'avant-bras gauches, coup de feu, Sedan. — Amputation du doigt indicateur.

MARTIN, Antoine-Joseph, né le 21 février 1847, Morenchies (Nord), garde mob. du Nord. — Fracture du fémur droit, coup de feu, Saint-Quentin. — Amputé de la cuisse.

MARTIN, Baptiste, né le 20 avril 1827, Sainte-Geneviève (Aveyron), franc-tireur-éclaireur de la garde nationale de la Seine. — Fracture comminutive de la jambe gauche, éclat d'obus, Arcueil, 17 septembre. — Amputé de la jambe.

MARTIN, Ferdinand, né le 18 juillet 1846, Kembs (Haut-Rhin), 23e de ligne. — Fracture comminutive de l'humérus droit, éclat d'obus, Gravelotte. — Amputé du bras.

MARTIN, Georges, né le 10 mars 1845, Port-Dieu (Corrèze), garde mob. de la Corrèze. — Congélation, armée de la Loire, 29 décembre. — Amputation des orteils des deux pieds.

MARTIN, Jean-François, né le 13 avril 1843, Saint-Peray (Ardèche), 74e de ligne, sergent-major.— Plaie compliquée à la main gauche, éclat d'obus, Saint-Privat. — Amputation des doigts indicateur et médius.

MARTIN, Jean-Marie, né le 20 septembre 1843, Mussy-sur-Dun (Saône-et-Loire), 91e de ligne. — Fracture de l'humérus gauche, coup de feu, Sedan. — Amputé du bras au tiers supérieur.

MARTIN, Joseph, né le 22 janvier 1846, Jetterswiller (Bas-Rhin), 2e zouaves. — Fracture du pied droit, coup de feu, Frœschwiller. — Amputation sus-malléolaire.

MARTIN, Laurent, né le 29 juin 1840, Salonner (Meurthe), 33e de ligne. — Fracture du pied droit, coup de feu, Saint-Privat. — Amputation (?) du pied.

MARTIN, Louis-Anatole, né le 27 janvier 1845, Jarnages (Creuse), 47e de ligne. — Plaie compliquée à la jambe gauche, coup de feu, Frœschwiller. — Amputé de la jambe au lieu d'élection.

MARTIN, Marius-Toussaint, né le 12 septembre 1848, la Garde (Var), 28e de ligne. — Fracture comminutive de l'humérus droit, coup de feu, Saint-Privat. — Amputé du bras au tiers supérieur.

MARTIN, Philippe, né le 2 mai 1847, Vauvert (Gard), 77e de ligne.—Fracture de la partie supérieure de l'humérus gauche, coup de feu, Forbach. — Résection de la tête de l'humérus, ankylose scapulo-humérale, atrophie.

MARTIN, Pierre, 20e chass. à pied. — Plaie déchirée à la main gauche, coup de feu, Neuilly, 18 avril. — Amputation de deux phalanges de l'indicateur.

MARTIN, Pierre-Jean-Baptiste, né le 13 juillet, Chambon (Lozère), 35e de ligne. — Plaie pénétrante avec fracture du genou droit, coup de feu, Chevilly. — Résection des surfaces articulaires du genou, raccourcissement de six centimètres, pseudarthrose dans l'extension, atrophie de la jambe.

MARTY, Jacques, 3e zouaves. — Plaie contuse à la main gauche, coup de feu, Beaune-la-Rolande. — Résection du 2e métacarpien, ankylose radio-carpienne, atrophie de la main.

MARY, Auguste-François-René, né le 26 juillet 1846, Juilley (Manche), 64e de ligne. — Congélation, Metz. — Amputation de tous les orteils des deux pieds.

MASSAU, Jean-Pardou, né le 7 octobre 1844, Montastruc (Lot-et-Garonne), 20e chass. à pied. — Fracture de l'avant-bras droit et de la main, éclat d'obus, Sedan. — Amputé de l'avant-bras.

MASSE, Joseph, né le 18 juillet 1841, Scorbé-Clairvaux (Vienne), 40e de ligne. — Fracture du fémur gauche et du_genou, éclat d'obus, Loigny. — Amputé de la cuisse.

MASSET, Nicolas-Auguste-Edmond, né le 23 novembre 1848, Sorcy-Bauthémont (Ardennes), 19e de ligne.— Fracture comminutive du coude droit, coup de feu, Borny.—Amputé du bras.

MASSOL, Auguste, 62e de ligne. — Plaie contuse à la main, coup de feu, le Mans, 10 janvier. — Amputation de l'indicateur.

MASSON, Adam-Auguste, né le 1er décembre 1837, Paris (Seine), 19e chass. à pied. — Plaies contuses à la poitrine, séton, sein gauche, main gauche et à la jambe, 3 coups de feu, Dury. — Désarticulation du pouce, rétraction du tendon d'Achille.

MASSON, Ernest-Philippe-Claude, né le 11 juillet 1849, Montdidier (Somme), 43e de ligne. — Plaie déchirée à la main gauche, plaie compliquée au poignet droit, 2 coups de feu, la Varenne Saint-Hilaire. — Désarticulation du doigt annulaire et d'une partie du médius, main gauche, ankylose du poignet droit, rétraction de l'annulaire et de l'auriculaire, main droite.

MASSONEAU, Pierre, né le 18 mars 1850, Lathus (Vienne), 65e de ligne. — Congélation, armée de la Loire, 25 décembre. — Désarticulation des orteils des deux pieds.

MASSOT, Aimable-Joseph, né le 12 avril 1845, la Chapelle-Ouzerain (Loiret), garde mob. du Loiret. — Fracture comminutive de l'humérus droit, coup de feu, Montretout. — Désarticulation scapulo-humérale.

MASSOT, François-Auguste, 2e de ligne. — Plaie compliquée à la main droite, coup de feu, Nogent-sur-Marne. — Amputation de l'indicateur.

MASSOT, Mathurin-François, né le 8 avril 1848, Trémorel (Côtes-du-Nord), 11e de ligne. — Fracture comminutive de la jambe gauche, coup de feu, Beaumont.—Amputé de la jambe au tiers supérieur.

MATERNATI, Antoine, né le 17 décembre 1851, Ajaccio (Corse), 80e de ligne.—Plaie compliquée à la main droite, éclat d'obus, Gravelotte. — Désarticulation du poignet.

MATHA, Jean, né le 16 mars 1851, Anzex (Lot-et-Garonne), 31e de ligne. — Plaie compliquée au genou droit, coup de feu, la Bourgonce. — Amputé de la cuisse au tiers supérieur.

MATHIEU, Célestin-Félix, né le 14 octobre 1846, Esboz-Brest (Haute-Saône), 11e de ligne. — Fracture de l'humérus gauche, coup de feu, Sedan. — Amputé du bras au tiers supérieur.

MATHIEU, Désiré-Adonaïs, né le 28 décembre 1842, le Thour (Ardennes), sapeurs-pompiers de Belfort, sergent. — Fracture comminutive de l'humérus droit, éclat d'obus, Belfort. — Amputé du bras.

MATHIEU, Joseph-Cézard, né le 2 novembre 1850, Montgriffon (Ain), 27e de ligne. — Congélation, 15 janvier, Montbéliard. — Désarticulation des cinq orteils du pied gauche.

MATHIOT, Constant-Emile, né le 19 mai 1841, Nomexy (Vosges), garde mob. des Vosges. — Fracture comminutive de la jambe gauche, éclat d'obus, Cussey.— Amputé de la jambe.

MATHIOT, François-Prosper, né le 5 juin 1846, Martincourt (Meurthe), 29e de ligne. — Fracture comminutive du fémur droit, éclat d'obus, Saint-Privat. — Amputé de la cuisse.

MATHIS, Nicolas-Eugène, né le 26 janvier 1842, Prévocourt (Meurthe), 57e de ligne, sergent. — Fracture de la partie supérieure de l'humérus droit, coup de feu, Saint-Privat.—Résection de la tête de l'humérus, perte des mouvements de l'épaule.

MATISSE, Nicolas-Remy-Elie, né le 12 août 1828, Voncq (Ardennes), 2e cuirassiers, lieutenant. — Fracture comminutive de l'humérus gauche, éclat d'obus, 19 septembre, Châtillon, Paris. — Désarticulation scapulo-humérale.

MATRAY, Antoine-Alphonse, né le 24 avril 1848, Cours (Rhône), garde mob. du Rhône.

— Plaie compliquée à la main gauche et au bras droit, éclat d'obus, 26 janvier, Belfort. — Amputation des doigts annulaire et auriculaire et d'une partie de leurs métacarpiens.

MAUDOUX, André, né le 16 décembre 1844, Meulan (Seine-et-Oise), 4e de ligne, caporal. — Fracture du genou gauche, éclat d'obus, Arthenay. — Amputé de la cuisse au tiers moyen.

MAUGAIN, Jacques, né le 13 janvier 1850, Laroche-en-Brenil (Côte-d'Or), 23e de ligne. — Tumeur blanche au genou gauche, fatigues. — Amputé de la cuisse au tiers moyen.

MAUPAS, Auguste-Louis, né le 10 juillet 1850, Saint-Valery-en-Caux (Seine-Inférieure), 89e de ligne. — Fracture comminutive de la jambe droite, coup de feu, Paris, 2e siége. — Amputé de la jambe au tiers supérieur.

MAURE, Pierre-François, né le 25 août 1843, Franois (Doubs), 12e de ligne. — Plaie compliquée au genou droit, coup de feu, Saint-Privat. — Amputé de la cuisse.

MAUREL, Laurent-Jean-Baptiste, né le 14 octobre 1845, Utelle (Alpes-Maritimes), 13e de ligne. — Fracture de la jambe droite, coup de feu, Saint-Privat. — Amputé de la jambe.

MAURER, Sébastien, né le 3 avril 1841, Amerschwirh (Haut-Rhin), 30e de ligne, caporal. — Fracture comminutive de la jambe gauche, éclat d'obus, Arthenay. — Amputé de la jambe au lieu d'élection.

MAURIC, Gédéon-François, né le 12 septembre 1834, Tulette (Drôme), 75e de ligne, sous-lieutenant. — Plaie compliquée au coude gauche, coup de feu, Gravelotte. — Résection du coude, mouvements très-bornés de l'avant-bras.

MAURY, Jules, né le 23 mai 1849, Saint-Georges (Aveyron), 34e de ligne. — Fracture de la jambe gauche, éclat d'obus, les Ormes. — Amputé de la jambe.

MAVAYRAUD, Junien, né le 12 novembre 1843, Maisonnais (Haute-Vienne), 65e de ligne.— Fracture de l'humérus droit, coup de feu, Saint-Privat. — Amputé du bras.

MAYER, Jean-Théodore, né le 8 avril 1828, Belfort (Haut-Rhin), sapeurs-pompiers de Belfort, caporal. — Fracture du coude gauche et de l'humérus, éclat d'obus, Belfort.—Amputé du bras au tiers moyen.

MAZÉ, Michel-François, né le 7 mai 1846, Loperec (Finistère), 48e de ligne.— Plaie compliquée au genou droit, coup de feu, Frœschwiller. — Amputé de la cuisse au tiers moyen.

MAZÉAS, Henry-Marie, né le 6 août 1836, Beuzec-cap-Sizun (Finistère), 82e de ligne, sergent. — Fracture comminutive de la jambe gauche, éclat d'obus, Sedan. — Amputé de la jambe.

MAZIER, Philippe-Augustin, né le 8 janvier 1845, Amiens (Somme), 13e de ligne. — Fracture comminutive de l'humérus gauche, coup de feu, Strasbourg. — Désarticulation scapulo-humérale.

MAZUELLE, Emile-Stemphin, 2e chass. à pied, caporal. — Plaie contuse à la main gauche, coup de feu, 13 avril, Courbevoie. — Désarticulation du doigt auriculaire, flexion permanente de l'annulaire.

MAZUIR, Pierre-Marie-Frédéric, né le 20 janvier 1845, Montcey (Ain), 2e génie.—Fracture du genou gauche, coup de feu, Sedan. — Amputé de la cuisse.

M'BARK BEN MOHAMED, né ..... 1842, l'Oued-Bousselah (Constantine), 3e tir. alg. — Fracture comminutive de la jambe gauche, éclat d'obus, Frœschwiller.— Amputé de la jambe.

MECAOUD BEN MOHAMMED-BEN-ZAAROUR, né ..... 1839, Eulma-Massela (Constantine), 3e tir. alg. —Fracture du fémur droit, éclat d'obus, Sedan. — Amputé de la cuisse.

MEHR, Joseph, né le 29 janvier 1837, Wittelsheim (Haut-Rhin), 74e de ligne. — Fracture comminutive de l'humérus droit, éclat d'obus, Neuf-Brisach.—Amputé du bras au col de l'humérus.

MEIFFRET, Cyrille-Augustin, né le 9 juillet 1844, Revest (Var), 30e de ligne.—Fracture du fémur gauche, éclat d'obus, Beaumont.—Amputé de la cuisse.

MEICHE, Casimir-François, né le 17 mai 1837, Saint-Calais (Sarthe), 12e de ligne. — Plaie compliquée au bras droit, coup de feu, Saint-Privat. — Amputé du bras.

AMPUTATIONS, DÉSARTICULATIONS, RÉSECTIONS.

MÉLINE, Louis-Julien, né le 13 juin 1848, Val d'Ajol (Vosges), garde mob. des Vosges, lieutenant. — Fracture de la jambe droite, coup de feu, Cussey. — Amputé de la jambe, près du genou.

MENG, Jean-Baptiste, né le 21 juillet 1847, Guebwiller (Haut-Rhin), 67e de ligne. — Fracture comminutive du bras droit, éclat d'obus, Gravelotte. — Amputé du bras.

MENGIN, Joseph, 75e de ligne. — Écrasement des trois orteils médians du pied droit, éclat d'obus, Gravelotte. — Désarticulation de ces orteils.

MENZIN, François-Léopold, né le 27 octobre 1836, Clézentaine (Vosges), 100e de ligne. — Plaie compliquée à l'avant-bras gauche et au coude, coup de feu, armée du Rhin. — Amputé du bras au tiers inférieur.

MÉRAND, Yves-Marie, né le 9 juillet 1836, Plouaret (Côtes-du-Nord), 35e de ligne. — Fracture comminutive du bras droit, coup de feu, Chevilly. — Amputé du bras au tiers supérieur.

MERCIER, Eugène-Arthur, né le 7 août 1852, Brognon (Ardennes), 8e chass. à pied. — Plaie contuse à la main droite, coup de feu, Chilleurs-aux-Bois. — Amputé du pouce et d'une partie de son métacarpien.

MERCIER, Nicolas-Auguste, né le 15 mai 1846, Vesaignes-sur-Marne (Haute-Marne), 37e de ligne, caporal. — Fracture de l'humérus droit, coup de feu, Sedan. — Amputé du bras.

MÉRIGLIER, Jean, né le 26 mars 1848, Sainte-Marie-de-Vaux (Haute-Vienne), garde mob. de la Haute-Vienne. — Fracture de la jambe gauche, coup de feu, Terminiers, 2 décembre. — Amputé de la jambe.

MÉRIGOT, Louis-Alexandre, né le 17 mai 1846, Paris, 2e zouaves. — Fracture du fémur droit, coup de feu, Wœrth. — Amputé de la cuisse.

MERLE, Jean-Louis, né le 26 novembre 1851, Paris, 3e zouaves. — Fracture du coude droit et de l'avant-bras. — Amputé du bras au tiers inférieur.

MERMILLOD, Pierre-Émile, né en 1845, Paris, 2e zouaves, caporal. — Plaie compliquée au coude, coup de feu, Frœschwiller. — Résection de l'extrémité inférieure de l'humérus, en captivité en Allemagne. Nécrose. Seconde résection à Versailles, atrophie et paralysie du bras.

MERSADIER, Victor-Laurent, 50e de ligne. — Plaie contuse à la main droite, coup de feu, 15 décembre, Vendôme. — Désarticulation du doigt médius, gêne des mouvements des autres doigts.

MESLIN, Prosper, né le 12 février 1851, Auxerre (Yonne), 43e de ligne. — Plaie compliquée à la partie inférieure de la jambe gauche et à l'articulation tibio-tarsienne, éclat d'obus, Amiens. — Amputé de la jambe au tiers moyen.

MESPOUILLÉ, Auguste-Louis, né le 4 avril 1853, Paris, 48e de ligne. — Fracture comminutive de l'humérus gauche, éclat d'obus, Frœschwiller. — Désarticulation scapulo-humérale.

MESSAOUD BEN AKRICH, né en 1830, Tobza (Constantine), 1er tir. alg., caporal. — Fracture de la jambe droite, coup de feu, Frœschwiller. — Amputé de la jambe au tiers supérieur.

MESSAOUD BEN MOHAMMED, né en 1848, Beni-Toufout (Constantine), 3e tir. alg. — Plaie compliquée au genou droit, coup de feu, Frœschwiller. — Amputé de la cuisse au tiers moyen.

MESSAOUD BEN RABAT, né le ..... 1842, El-Miliah (Constantine), 3e tir. alg. — Fracture de la jambe droite et du genou. — Amputé de la cuisse au tiers inférieur.

METGY, Jean, né le 19 octobre 1843, Chalinargues (Cantal), 45e de ligne. — Fracture comminutive de la jambe droite, éclat d'obus, Josne. — Amputé de la jambe au lieu d'élection.

MÉTRY, Jean-Baptiste, né le 13 juillet 1841, Bar-sur-Aube (Aube), 94e de ligne. — Fracture du poignet gauche et de la main, coup de feu, Etrepagny. — Amputé de l'avant-bras.

MEUNIER, Alphonse, né ....., 47e de ligne, caporal. — Fracture de l'avant-bras droit à son extrémité inférieure, coup de feu, Frœschwiller. — Résection des os de l'avant-bras, non-consolidation.

MEYER, Arthur, né le 13 juin 1849, Laon (Aisne), 3e zouaves, sergent. — Fracture double de l'humérus gauche, deux coups de feu, Reischoffen. — Amputé du bras.

MEYER, François-Xavier, né le 27 avril 1847, Bœrsch (Bas-Rhin), 87e de ligne, coup de feu (?) à l'avant-bras gauche, 10 septembre, Strasbourg. — Amputé de l'avant-bras.

MEYER, Georges, né le 2 octobre 1847, Gunders-Hoffen (Bas-Rhin), 2e artill. —Plaie compliquée à la jambe gauche, éclat d'obus, Beaune. — Amputé de la jambe au tiers supérieur.

MEYER, Isaac, garde-mob. de la Haute-Saône. — Congélation, 16 février, Belfort. — Désarticulation des orteils du pied droit.

MEYER, Jean, né le 21 mai 1837, Munster (Haut-Rhin), compagnie franche de Strasbourg. — Fracture du pied gauche, coup de feu, Strasbourg. — Amputation sus-malléolaire.

MEYNIEUX, Jean-Baptiste, né le 11 juillet 1840, Limoges (Haute-Vienne), 78e de ligne. — Fracture comminutive de la jambe droite, coup de feu, Sedan. — Amputé de la jambe.

M'HAMED-BEL-ABIB, né en 1834, Guelma (Constantine), 3e tir. alg. — Fracture du fémur gauche et du genou, éclat d'obus, Frœschwiller. — Amputé de la cuisse.

MIARD, Jean, né le 24 mars 1842, Colombier-sur-Uxelles (Saône-et-Loire), 3e artill. — Fracture comminutive de la jambe droite, éclat d'obus, plateau d'Avron. — Amputé de la jambe au tiers supérieur.

MICHAUD, François, né le 2 décembre 1849, Montpellier (Charente–Inférieure), garde mob. de la Charente-Inférieure. — Fracture comminutive de l'avant-bras gauche, éclat d'obus de 200 grammes, Poupry, 2 décembre.—Amputé du bras au tiers moyen, le 7 décembre; le 13 décembre, trismus, ostéo-myélite; résection de dix centimètres de l'humérus, Orléans, sort guéri le 20 juin 1871.

MICHAUD, Jean-Victor, né le 23 juillet 1847, Vallois (Meurthe), 57e de ligne. — Fracture de l'avant-bras gauche et du poignet, coup de feu sous Metz. — Amputé de l'avant-bras au tiers moyen.

MICHAUT, Claude-Aimé, né le 21 janvier 1837, Robert-Espagne (Meuse), 67e de ligne. — Fracture comminutive de l'extrémité inférieure du radius, avant-bras droit, coup de feu, Gravelotte. — Résection de l'extrémité inférieure du radius, déviation et flexion en dedans de la main.

MICHAUT, Étienne, né le 10 février 1845, Brinay (Cher), garde mob. du Cher. — Fracture de la jambe droite, éclat d'obus, Juranville. — Amputé de la jambe.

MICHEL, Auguste-Eugène, né le 14 juin 1850, Bazancourt (Marne), 1er de ligne. — Fracture du genou droit, coup de feu, Villersexel. — Amputé de la cuisse.

MICHEL, Claude-François, né le 30 août 1844, Bourg (Ain), 97e de ligne. — Fracture comminutive de l'humérus droit, éclat d'obus, Gravelotte. — Amputé du bras au tiers supérieur.

MICHEL, Victor, 1er zouaves. — Plaie contuse à la main gauche, coup de feu, Héricourt. — Désarticulation du doigt médius.

MICHOULIER, Jean-Baptiste, né le 21 décembre 1846, la Chapelle (Jura), 18e dragons. — Congélation, armée de la Loire. — Désarticulation des orteils du pied droit et de la 2e phalange du gros orteil, pied gauche.

MIGAULT, Jacques, né le 6 février 1848, Vauçais (Deux-Sèvres), 84e de ligne.— Fracture comminutive de la partie supérieure de l'humérus gauche, coup de feu, Ladonchamps. — Résection de 8 centimètres de l'humérus, non-consolidation; inertie complète du bras.

MILA, Alexis, 212e bat. garde nationale de la Seine.—Plaie contuse à la main gauche, coup de feu, Buzenval. — Amputation du doigt médius.

MILLE, Firmin, né le 29 juin 1850, Amiens (Somme), 29e de ligne. — Plaie compliquée au pied droit, coup de feu, la Cluse. — Amputation du pied (Chopart).

MILLEREAU, Henri, né le 1er octobre 1846, Clamecy (Nièvre), 33e de ligne, caporal. —

14

Fracture du coude droit, coup de feu, Sainte-Suzanne. — Résection du coude, ankylose complète.

MILLET, Antoine-Arcade, né le 12 janvier 1854, Fontaine-Denis (Marne), 5e de ligne. — Fracture de l'articulation tibio-tarsienne gauche, plaie déchirée à la main gauche, éclats d'obus, Beaune-la-Rolande. — Amputé de la jambe au tiers moyen.

MILLEVEAU, Henri, 33e de ligne, caporal. — Fracture du coude droit, coup de feu, Sainte-Suzanne, 15 janvier. — Résection des surfaces articulaires, ankylose complète, perte des mouvements des doigts.

MILLON, Félix, né le 25 janvier 1832, Boulogne-sur-Mer (Pas-de-Calais), 18e chass. à pied. — Fracture comminutive de la jambe droite, coup de feu, Boves. — Amputé de la jambe au tiers supérieur.

MILLOT, Éloi, né le 1er décembre 1838, Oisy (Nièvre), 3e zouaves. — Double fracture de l'avant-bras gauche, éclat d'obus et coup de feu, Frœschwiller. — Désarticulation du coude.

MILLOT, Jean, né le 21 mai 1848, Arleuf (Nièvre), garde mob. de la Nièvre. — Fracture du coude droit, éclat d'obus, Arthenay, 10 octobre. — Tentatives de conservation ; complications. — Amputé du bras au tiers supérieur le 8 novembre.

MILLOT, Jean-Baptiste, 23e de ligne. — Fracture comminutive de la jambe gauche, coup de feu, 11 janvier, au Tertre. — Résection des os de la jambe, raccourcissement considérable.

MILLOT, Jean-Laurent, né le 2 octobre 1846, Carvol-l'Orgueilleux (Nièvre), 79e de ligne. — Fracture comminutive de l'humérus gauche, coup de feu, Mouzon. — Désarticulation scapulo-humérale.

MILOUD-BEN-ABBOU, né en 1838, Achaacha (Oran), 2e tir. alg. — Fracture du coude droit et de l'avant-bras, coup de feu, Wœrth. — Amputé du bras au tiers inférieur, le 9 août.

MIME, Pascal, né le 26 septembre 1839, Limoges (Haute-Vienne), 19e artill. — Fracture du coude gauche, éclat d'obus, Frœschwiller. — Amputé du bras au tiers moyen.

MIMMAS, Jules-François, né le 26 mars 1848, Paris, 3e voltigeurs de la garde. — Fracture comminutive de l'avant-bras droit et de la main, éclat d'obus, Rezonville. — Désarticulation du coude, le 22 août.

MIMOUN-OULD-YAYA, né en 1839, Saïdor (Oran), 2e tir. alg. — Fracture des orteils du pied gauche, coup de feu, Orléans. — Amputation de tous les orteils.

MINIER, Désiré-Ariste-Ferdinand, né le 25 juin 1849, Villermain (Loir-et-Cher), garde mob. de Loir-et-Cher. — Fracture de la jambe droite, coup de feu, Faverolles. — Amputé de la jambe.

MIOT, François-Auguste, né le 24 mai 1850, Cossé-le-Vivion (Mayenne), 62e de ligne. — Fracture comminutive de la jambe gauche, deux coups de feu, Changé. — Amputé de la jambe au tiers supérieur.

MIR, Etienne, né le 24 avril 1846, Cenne-Monesties (Aude), garde mob. de l'Aude. — Plaie compliquée à la main gauche, coup de feu, 14 décembre, Morée-Saint-Hilaire. — Désarticulation du doigt médius, paralysie des autres doigts.

MIRAMAND, Jean-Pierre, né le 5 janvier 1849, Saint-Maurice-de-Lignon (Haute-Loire), 38e de ligne. — Plaie compliquée à la main droite, fracture des trois métacarpiens médians, coup de feu, Châtillon, 2e siége. — Amputation partielle du pouce, consolidation vicieuse des métacarpiens.

MIRAND, Rodolphe-François, né le 5 février 1845, Paris (Seine), garde mob. de la Seine. — Entorse du pied droit, plaies contuses aux deux mains, perte de l'indicateur des deux mains, coup de feu, fort d'Issy. — Amputé de la jambe au tiers inférieur.

MIREY, Louis-Achille, né le 23 décembre 1832, Caen (Calvados), 24e de ligne, capitaine. — Fracture de la jambe droite, coup de feu, Villiers. — Amputé de la jambe.

MIRLIN, Charles-François-Jules, né le 10 avril 1837, Conflans (Haute-Saône), 6e chass. à pied, sous-lieutenant. — Plaie compliquée à la jambe droite, coup de feu, Sedan. — Amputé de la jambe.

Mock, Frédéric, né le 20 mai 1842, Steinseltz (Bas-Rhin), 70e de ligne. — Broiement de la main et du poignet droits, coup de feu, Metz. — Amputé de l'avant-bras au tiers inférieur.

Mockers, Louis-Xavier, né le 20 septembre 1849, Still (Bas-Rhin), 18e de ligne. — Fracture comminutive de la jambe gauche, éclat d'obus, Strasbourg. — Amputé de la jambe au lieu d'élection.

Modaine, Victor, né le 27 janvier 1850, Paris (Seine), 20e de chass. à pied. — Plaie compliquée à la jambe gauche, coup de feu, Saint-Quentin. — Amputé de la jambe.

Mohamed-Bagratim, né le ..... 1836, Beni-Zeroual (Oran), 2e tir. alg. — Fracture du radius, avant-bras gauche, coup de feu, 20 janvier, Montbéliard. — Résection de 10 centimètres à la partie inférieure de cet os, forte abduction de la main, ankylose du poignet et des doigts dans l'extension.

Mohamed-ben-Ahmed, né le ..... 1846, Azel-ben-Zara (Constantine), 3e tir. alg., caporal. — Fracture du coude droit, coup de feu, Frœschwiller. — Résection du coude, ankylose.

Mohamed-ben-Ahmed, né le ..... 1834, Ourlal (Constantine), 3e tir. alg. — Congélation, Tours. — Désarticulation des orteils des deux pieds.

Mohamed-ben-Ahmed, né le ..... 1845, Oued-Barania (Constantine), 3e tir. alg. — Fracture du poignet droit, coup de feu, 30 novembre, Mézières. — Amputé de l'avant-bras au tiers supérieur.

Mohamed-ben-Chaben, 3e tir. alg. — Plaies contuses à la main et à la cuisse (?), coup de feu, Frœschwiller. — Désarticulation du doigt indicateur.

Mohamed-ben-Draoui, né le ..... 1837, Beny-Hayan (Alger), 1er tir. alg. — Fracture du pied droit, coup de feu, Wissembourg. — Amputé de la jambe au tiers inférieur.

Mohamed-ben-el-Bacha, né le ..... 1840, Ouled-Adj (Constantine), 3e tir. alg. — Fracture comminutive du fémur gauche et plaie compliquée au genou, coup de feu, Frœschwiller. — Amputé de la cuisse.

Mohamed-ben-el-Hadj, né le ..... 1831, Sidi-bel-Abbès (Oran), 2e tir. alg. — Plaie compliquée au genou gauche, coup de feu, Wœrth. — Amputé de la cuisse un peu au-dessus du tiers inférieur.

Mohamed-ben-Hacen, né le 14 mars 1830, Alger, 1er tir. alg., lieutenant. — Fracture du genou droit, éclat d'obus, Sedan. — Amputé de la cuisse au tiers moyen, réamputé au tiers supérieur.

Mohamed-ben-Miloud, né le ..... 1845, Kheneucha (Alger), 1er tir. alg. — Fracture comminutive de l'humérus droit et du coude, coup de feu, Wissembourg. — Amputé du bras au tiers moyen.

Mohamed-ben-Mohamed, né le ..... 1836, El-Afroun (Alger), 1er tir. alg. — Fracture comminutive de la jambe droite, coup de feu, Frœschwiller. — Désarticulation du genou.

Mohamed-ben-Seliman, né le ..... 1847, Taourist-Abdallah (Alger), 1er tir. alg. — Fracture de l'humérus gauche, coup de feu, Frœschwiller. — Amputé du bras au tiers moyen.

Mohamed-bou-Chentouf, né le ..... 1834, Ouled-el-Mimoun-el-Djebala (Oran), 2e tir. alg. — Fracture de l'articulation tibio-tarsienne gauche, coup de feu, Wœrth. — Amputé de la jambe au tiers moyen.

Mohamed-ould-Ahmed-ben-Kharas, né le ..... 1837, Oulad-Khelouf (Oran), 2e tir. alg. — Plaie compliquée à l'articulation tibio-tarsienne droite, coup de feu, Orléans. — Amputé de la jambe au tiers moyen.

Mohamed-ould-Moktar, né le ..... 1826, Beni-Amet (Oran), 2e tir. alg., sous-lieutenant. — Fracture comminutive de la partie supérieure de l'humérus gauche, coup de feu, Wœrth. — Résection de l'extrémité supérieure de l'humérus, cicatrices étendues, atrophie du bras.

Mohamed-ould-Zerouki, né en 1850, Ouled-Maahla (Oran), 2e tir. alg. — Fracture de l'extrémité supérieure de l'humérus droit, coup de feu, Wœrth. — Résection de la tête et du col de l'humérus, longues cicatrices adhérentes à la partie postérieure de l'épaule et à la partie antérieure du bras.

MOHAMED-BEN-HACEN, né le 14 mars 1830, Alger, 1er tir. alg., lieutenant. — Fracture du genou droit, éclat d'obus, Sedan. — Amputé de la cuisse au tiers moyen, le 1er septembre.

MOINE, Jean-Baptiste, né le 14 septembre 1838, Labalme (Ain), 4e hussards.—Broiement du genou droit, éclat d'obus, 22 mai. — Amputé de la cuisse.

MOINET, Léon-Louis-Léon-Paul, né le 17 octobre 1850, Braye (Aisne), 79e de ligne. — Fracture comminutive du bras gauche et de l'avant-bras droit, éclats d'obus, 16 mai, sous Paris. — Amputé du bras gauche et de l'avant-bras droit.

MOIROUX, Jean-Marie, né le 22 novembre 1845, Vonnas (Ain), 22e de ligne. — Plaie compliquée à la jambe gauche, éclat d'obus, Sedan. — Amputé de la jambe.

MOISSON, Jean-Baptiste, né le 31 mars 1850, Aron (Mayenne), 17e chass. à pied. — Plaie compliquée à la main droite, coup de feu, Saint-Quentin. — Amputé de l'avant-bras un peu au-dessus du poignet.

MOKTAR-OULD-MOHAMED-BEN-BACHIR, né en 1844, Metchatchïl-ou-Adja (Oran), 2e tir. alg. — Écrasement de la jambe droite, accident de chemin de fer, Montbéliard. — Désarticulation du genou.

MOLLINGER, Auguste, né le 3 janvier 1847, Colmar (Haut-Rhin), 47e de ligne, caporal. — Fracture comminutive de l'humérus droit, éclat d'obus, Bois-Commun. — Amputé du bras au tiers supérieur,

MOLTÈS, Martin, né le 10 novembre 1844, Assembach (Haut-Rhin), 31e de ligne. — Plaie compliquée à la main gauche, coup de feu, Sedan. — Amputé de l'avant-bras.

MOMBOUCHÉ, Pierre, né le 28 août 1844, Monbazillac (Dordogne), 96e de ligne. — Fracture comminutive de l'humérus gauche, coup de feu, Frœschwiller. — Amputé du bras au tiers supérieur.

MONCHOVET, Antoine, né le 18 août 1843, Trévoux (Ain), 19e de ligne. — Plaie pénétrante de l'articulation tibio-tarsienne droite et éclat d'obus, Châtillon. — Amputé de la jambe au tiers inférieur.

MONCOEUR, Benjamin, capitaine, 31e de ligne. — Fracture de l'humérus, Sedan. — Amputé du bras au tiers supérieur.

MONDET, Félix-Guillaume, garde mob. de la Seine. — Fracture comminutive de l'humérus gauche et de la clavicule, coup de feu, Saint-Denis. — Résection de la clavicule au tiers interne, atrophie, paralysie et raccourcissement du bras.

MONGELLAZ, Charles, né le 21 octobre 1848, Cruet (Savoie), garde mob. de la Savoie. — Plaie compliquée à l'avant-bras droit, coup de feu, Bethoncourt. — Amputation du doigt médius, lacération des tendons, immobilité des doigts.

MONNERAT, Pierre, né le 19 mars 1846, Challignac (Charente), 85e de ligne. — Plaie compliquée à la jambe droite, coup de feu, Chieul. — Amputé de la jambe au lieu d'élection.

MONNERY, Mathieu, né le 21 septembre 1848, Propières (Rhône), 99e de ligne. — Fracture de la main droite et du poignet, coup de feu, Sedan. — Amputé de l'avant-bras au tiers inférieur.

MONNIER, Ernest-Désiré-François, né le 3 janvier 1851, Cambrai (Nord), 48e de ligne. — Fracture comminutive de la jambe droite, coup de feu, Josne. — Amputé de la jambe au lieu d'élection.

MONNIER, François-Auguste, né le 21 juin 1846, Saint-Ouen-de-Nimbré (Sarthe), 79e de ligne. — La jambe gauche, partie inférieure emportée par un boulet, Sedan. — Amputé de la jambe.

MONNIER, Jules, né le 21 octobre 1843, Saint-Germain du Pert (Calvados), 1er zouaves. — Fracture comminutive de la jambe gauche et du pied, éclat d'obus, Sedan. — Amputé de la jambe au tiers supérieur.

Monod, Marie, né le 9 janvier 1848, Frangy (Haute-Savoie), 67° de ligne. — Plaie compliquée au genou droit et à la jambe, éclat d'obus, Saarbruck. — Amputé de la cuisse au tiers inférieur.

Monnot, Louis-Théophile, né le 16 septembre 1847, Varzy (Nièvre), garde mob. de la Nièvre, caporal. — Plaie déchirée à la main droite et plaie contuse à la cuisse droite au niveau du grand trochanter, 2 coups de feu, Montbéliard. — Amputation du doigt annulaire et de son métacarpien, ankylose du poignet, atrophie de la main.

Monribot, Pierre, né le 3 décembre 1827, Saint-Cyrac (Dordogne), 34° de ligne, sergent. — Fracture du genou gauche et du fémur, coup de feu, Sedan. — Amputé de la cuisse au tiers moyen.

Monrocq, Louis, né le 11 mars 1847, Notre-Dame-de-Cenilly (Manche), 54° de ligne. — Fracture comminutive de la partie inférieure de la jambe droite, coup de feu, Amanvillers. — Amputé de la jambe au tiers supérieur.

Montané, Maurice-Jean, né le 23 septembre 1846, Pointis-Inard (Haute-Garonne), garde mob. de la Haute-Garonne. — Plaie pénétrante du genou gauche et fracture du fémur, coup de feu, Échenoz-le-Sec. — Amputé de la cuisse au tiers moyen.

Montémont, Emmanuel-Ernest-Joseph, né le 8 mars 1850, Dommartin (Vosges), 36° de ligne. — Entorse, Vendôme. — Désarticulation tibio-tarsienne.

Montigny, Jean-Pierre, né le 17 mars 1845, Percy (Manche), 26° de ligne. — Fracture du poignet gauche et de l'avant-bras, coup de feu, Gravelotte. — Amputé de l'avant-bras.

Montmagnon, Vincent, 3° chass. d'Afrique. — Fracture du 2° métacarpien, main gauche, coup de feu, 4 décembre, Orléans. — Résection du 2° métacarpien; flexion permanente de l'indicateur. (Voir observation du Dr Chipault.)

Montmory, Ernest-Benoît, né le 7 décembre 1841, Paris, 58° de ligne. — Fracture de la jambe gauche, coup de feu, Mouzon. — Amputé de la jambe.

Montpellier, Robert-Charles, né le 6 janvier 1835, Colmar (Haut-Rhin), garde mob. du Haut-Rhin, sergent. — Fracture comminutive de l'humérus gauche, éclat d'obus, Belfort. — Désarticulation scapulo-humérale.

Montubert, Jean-François, né le 8 avril 1845, Odenas (Rhône), 66° de ligne.—Plaie compliquée à la jambe droite, coup de feu, Saarbruck. — Amputé de la jambe au tiers supérieur.

Moracchini, Ours-Dominique, né le 20 mars 1848, Venticeri (Corse), 2° chass. d'Afrique. — Fracture de la partie inférieure de la jambe droite, coup de feu, Metz. — Amputé de la jambe.

Morard, Jules-François, né le 18 février 1850, Thézilleux (Ain), 87° de ligne. — Écrasement de l'extrémité antérieure du pied gauche, éclat d'obus, 23 mai, Paris. —Désarticulation tarso-métatarsienne.

Moreau, Alphonse-Romain, né le 7 juillet 1847, Valenciennes (Nord), 65° de ligne, caporal.—Fracture comminutive de l'humérus droit, éclat d'obus, Bapaume.—Amputé du bras.

Moreau, Charles-Augustin, né le 28 août 1840, Bonnoncourt (Meuse), franc-tireur de Paris. — Fracture du coude gauche, coup de feu, Châteaudun. — Amputé du bras au tiers moyen.

Moreau, Charles-Eugène, 72° de ligne. — Plaie déchirée à la main gauche, éclat d'obus, Sedan.—Désarticulation de l'annulaire; ankylose du médius.

Moreau, Eugène-Alexandre-Albert, né le 22 juillet 1848, Niort (Deux-Sèvres), garde mob. des Deux-Sèvres, capitaine. — Fracture de l'humérus droit, coup de feu, Nompatelize. — Amputé du bras au quart supérieur.

Moreau, François-Gustave, né le 25 octobre 1852, Liversine (Aisne), 2° zouaves. — Fracture de la jambe gauche, coup de feu, Frœschwiller. — Amputé de la jambe.

Moreaux, Antoine, 4° zouaves.—Plaie contuse à la main gauche, coup de feu, 19 janvier, Garches. — Désarticulation de l'annulaire; ankylose du médius.

MOREL, François-Marie, né le 30 décembre 1842, la Vernaz (Haute-Savoie), 21e de ligne. — Fracture de l'articulation tibio-tarsienne droite, coup de feu, Sedan. — Amputé de la jambe au lieu d'élection.

MOREL, Jean-Baptiste, né le 20 septembre 1839, Lusse (Vosges), 62e de ligne. — Fracture de la jambe droite, coup de feu, Gravelotte. — Amputé de la jambe au lieu d'élection.

MORÉNON, Louis-François-Alexandre, né le 29 janvier 1850, Digne (Basses-Alpes), 68e de ligne, adjudant sous-officier. — Coup de feu à la main gauche, Sedan. — Amputation de l'indicateur et du médius; mouvements des autres doigts très-limités.

MORÈRE, Jean-Exquerté, né le 21 janvier 1834, Soulan (Ariége), gendarme à la comp. de l'Ariége. — Plaie contuse à la main droite, coup de feu, 6 avril, Neuilly. — Désarticulation de l'annulaire; ankylose du médius et de l'auriculaire.

MORET, Émile-Ferdinand-Eutrope, né le 25 février 1852, Meounes (Var), 21e de ligne. — Fracture du gros orteil du pied droit, coup de feu, Beaumont. — Amputation du gros orteil et de son métatarsien.

MORICIÈRE, Louis-Julien, né le 1er janvier 1844, Saint-Mars-sur-Calmont (Mayenne), 8e de ligne. — Fracture de l'avant-bras gauche et du coude, éclat d'obus, Saint-Privat. — Amputé du bras au quart inférieur; complications. Désarticulation scapulo-humérale.

MORIEC, Pierre-Marie, né le 13 mars 1848, Plumergat (Morbihan), 35e de ligne. — Fracture de l'humérus droit, coup de feu, Paris. — Amputé du bras au tiers supérieur.

MORILLE, Auguste-Charles, 42e de ligne, sergent-fourrier. — Fracture du gros orteil, coup de feu, 1er mai, Issy. — Désarticulation du gros orteil; ankylose du 2e orteil.

MORIN, François-Émile, né le 11 juin 1847, la Carneille (Orne), garde mob. de l'Orne. — Plaie compliquée au bras gauche, coup de feu, Saint-Allerin. — Désarticulation scapulo-humérale.

MORIN, Mathurin-François, né le 2 septembre 1849, Morieux (Côtes-du-Nord), garde mob. des Côtes-du-Nord. — Fracture du coude droit et de l'humérus, coup de feu, Morée-Saint-Hilaire. — Amputé du bras.

MORIN, Pierre-Victor, né le 2 mai 1848, Saint-Pierre-le-Vieux (Vendée), 73e de ligne. — Plaie compliquée au poignet droit et à la main, éclat d'obus, Saint-Privat. — Amputé de l'avant-bras.

MORITZ, Jacques, né le 5 octobre 1848, Zutzendorf (Bas-Rhin), garde mob. du Bas-Rhin. — Fracture comminutive de l'humérus gauche et fracture du maxillaire inférieur, éclat d'obus, Strasbourg. — Amputé du bras.

MORIZUR, Yves, né le 10 décembre 1824, Goulvea (Finistère), 63e de ligne, sergent. — Fracture de l'humérus droit, coup de feu, Spickeren. — Amputé du bras.

MORON, Michel, né le 3 février 1845, Grandval (Puy-de-Dôme), 19e chass. à pied, caporal. — Plaie compliquée au coude gauche, coup de feu, Frœschwiller. — Amputé du bras au tiers moyen.

MORTIER, Henry-Joseph, né le 15 avril 1845, Lespesses (Pas-de-Calais), 26e de ligne. — Fracture comminutive de l'humérus droit, coup de feu, Gravelotte. — Amputé du bras.

MOTAY, Emmanuel-Eugène, né le 5 janvier 1846, Monnetay (Jura), garde mob. du Jura. — Plaie compliquée au bras gauche, coup de feu, Beaune-la-Rolande, 28 novembre. — Amputé du bras.

MOUCHE, Raoul-Arthur, né le 18 avril 1847, Brezolles (Eure-et-Loir), garde mob. d'Eure-et-Loir, sergent. — Congélation, Lombron, 11 janvier. — Amputation des trois premiers orteils du pied droit et de leurs métatarsiens, des deux derniers orteils du même pied droit et de tous les orteils du pied gauche.

MOUGEOT, Nicolas-Auguste, né le 16 août 1845, Sommevoire (Haute-Marne), 68e de ligne, caporal. — Fracture de l'humérus droit, coup de feu, Beaumont. — Amputé du bras au tiers supérieur.

MOUILLET, Pierre-Honoré, né le 4 février 1847, Puits-des-Mèzes (Haute-Marne), 12e de ligne, sergent. — Fracture comminutive de l'humérus droit et du coude. — Amputé du bras au tiers moyen.

MOULLESEAUX, Pierre, né le 29 juin 1848, Belfort (Haut-Rhin), garde mob. du Haut-Rhin. — Fracture de l'humérus droit, éclat d'obus, Belfort. — Amputé du bras.

MOULY, Jean, né le 22 octobre 1844, Billom (Puy-de-Dôme), 9e chass. à pied. — Plaie pénétrante du genou, fracture du fémur, éclat d'obus, Saint-Privat. — Amputé de la cuisse.

MOUSSARD, Auguste-Benoît, né le 9 juillet 1841, Neuvelle-les-la-Charité (Haute-Saône), garde nationale mobilisée de la Seine, capitaine. — Fracture comminutive de la jambe droite, éclat d'obus, Paris. — Amputé de la jambe.

MOUT, Jean, 2e zouaves, caporal. — Plaies contuses à la main gauche et à la cuisse droite, coup de feu, Frœschwiller. — Amputation partielle de l'indicateur et de l'auriculaire.

MOUTERDE, Emmanuel, né le 29 mai 1841, Lyon (Rhône), 1re légion mob. du Rhône, caporal. — Fracture de l'humérus gauche et plaie à la face, côté gauche, 2 coups de feu, 18 décembre, Nuits. — Amputé du bras.

MOUTON, Jean-Baptiste, né le 15 janvier 1846, Rive-de-Gier (Loire), 13e de ligne. — Plaie compliquée à la main droite, coup de feu, Servigny, Metz. — Désarticulation du doigt médius et de son métacarpien, ankylose du poignet et du coude.

MOUTRILLE, Jean-Pierre-Auguste, né le 24 juillet 1827, Pagny-la-Ville (Côte-d'Or), 4e zouaves. — Fracture du poignet gauche et de l'avant-bras, coup de feu, Rezonville. — Amputé de l'avant-bras au tiers supérieur.

MOUYAUX, Antoine, né le 20 janvier 1838, Phalsbourg (Meurthe), 1er dragons. — Fracture du coude droit, éclat d'obus, Gravelotte. — Amputé du bras.

MOY, Louis-Marie-Charles, né le 16 septembre 1841, Merdrignac (Côtes-du-Nord), 27e de ligne. — Fracture de l'humérus droit, coup de feu, Arthenay. — Amputé du bras au tiers supérieur.

MOY, Pierre-Honoré, né le 17 janvier 1847, Rogerville (Seine-Inférieure), 37e de ligne. — Plaie compliquée au coude droit, coup de feu, Champigny. — Amputé du bras.

MOYAT, Louis-Adolphe, né le 23 juillet 1847, Havrincourt (Pas-de-Calais), 56e de ligne, sergent. — Plaie contuse à la main, coup de feu, Sedan. — Amputation du pouce et de son métacarpien.

MOYSE, Jules-Marie, né le 29 mai 1841, Fuligny (Aube), 38e de ligne. — Plaie compliquée au genou gauche, coup de feu, Loigny. — Amputé de la cuisse au tiers inférieur.

MUCHERIE, Philippe-Auguste, né le 1er mai 1846, Champagne (Seine-et-Oise), 24e de ligne, sergent. — Fracture comminutive de la jambe gauche, coup de feu, Spickeren. — Amputé de la jambe au lieu d'élection.

MULLER, Jean, né le 21 février 1846, Rohrbach (Moselle), 36e de ligne. — Broiement du pied gauche, éclat d'obus, Frœschwiller. — Amputé de la jambe au tiers inférieur.

MULLER, Jean-Baptiste, né le 18 juillet 1849, Mutzig (Bas-Rhin), 96e de ligne. — Fracture comminutive de la jambe droite, éclat d'obus, Strasbourg. — Amputé de la jambe au lieu d'élection.

MULOT, Alexandre-Jacques-Léopold, né le 8 octobre 1835, Fontaines (Yonne), 109e de ligne, sergent. — Fracture de la tête de l'humérus gauche, coup de feu, l'Hay. — Résection de la tête de l'humérus, inertie du bras, mouvements de l'avant-bras limités.

MULOT, Jean-Baptiste, né le 29 janvier 1846, Paris (Seine), 138e de ligne. — Fracture de la jambe gauche, coup de feu, Épinay. — Amputé de la jambe au lieu d'élection.

MURAY, Félix, né le 9 février 1846, Montsoreau (Maine-et-Loire), 14e artill. — Fracture comminutive de l'humérus gauche, coup de feu, Sedan. — Amputé du bras.

MUSTAPHA-BEL-HADJ, né le... 1850. Elma (Constantine), 3e tir. alg.—Congélation, Gien.— Désarticulation des orteils des deux pieds.

MYLLE, Henry-François, né le 21 février 1849, Bergues (Nord), 2e zouaves. — Fracture comminutive de l'humérus droit, éclat d'obus, Arthenay. — Amputé du bras au tiers supérieur.

NADÉ, Jean-Pierre, né le 23 juillet 1847, Hestroff (Moselle), 1er de ligne. — Fracture comminutive de l'humérus gauche, coup de feu, Saint-Privat. — Désarticulation scapulohumérale.

NAÉGELEN, Silvère, né le 30 janvier 1837, Niederbrouck (Haut-Rhin), 86e de ligne. — Plaie compliquée à la jambe gauche, coup de feu, Beaumont. — Amputé de la jambe.

NAMARTRE, Bernard-Germain, né à Samaton (Cher), 42e de ligne. — Fracture du poignet gauche et du 3e métacarpien, coup de feu, Châtillon, 19 septembre. — Amputation du doigt médius et de son métacarpien.

NAUDON, Louis, 85e de ligne. — Plaie contuse à la main droite, coup de feu, 30 mai, Paris. — Amputation du doigt indicateur.

NAUDY, Dominique, né le 29 août 1845, Savignac (Ariége), 3e de ligne. — Fracture du coude droit, coup de feu, Beaumont. — Amputé du bras.

NAVARRE, Barthélemy, né le 6 août 1844, Aragonet (Hautes-Pyrénées), 80e de ligne, sergent-major.—Écrasement du pied gauche et de l'articulation tibio-tarsienne, par éclat d'obus, Verdun. — Amputé de la jambe au tiers inférieur.

NENET, Pierre, né le 15 février 1845, Limoges (Haute-Vienne), 47e de ligne. — Plaie pénétrante du coude gauche, coup de feu, Frœschwiller. — Résection du coude.

NEUMANN, Frédéric-Ferdinand, né le 19 octobre 1846, Strasbourg (Bas-Rhin), 110e de ligne, sergent. —Fracture de l'humérus gauche et du coude, coup de feu, l'Hay, 30 septembre. — Amputé du bras au tiers moyen, le 5 novembre suivant.

NEUVILLE, François, né le 26 mars 1843, Archignac (Dordogne), 83e de ligne. — Plaie compliquée à la main et au poignet gauche, coup de feu, Gravelotte. — Amputé de l'avantbras.

NEVEUX, Augustin, né le 4 avril 1849, Frèsnes-en-Woëvre (Meuse), 34e de ligne.—Fracture comminutive du fémur droit et du genou, éclat d'obus, Arthenay. — Amputé de la cuisse.

NEVO, Eugène, né le 20 janvier 1848, Lorient (Morbihan), garde mob. du Morbihan, sergent. — Fracture du pied droit et de l'articulation tibio-tarsienne, coup de feu, Groslay.— Amputé de la jambe au tiers inférieur.

NEYRAUD, Pierre, né le 27 juillet 1843, Saint-Cyr-au-Mont-d'Or (Rhône), 14e d'artill. — Fracture comminutive de l'humérus droit, coup de feu, Sedan. — Amputé du bras.

NEZAN, Jean-Baptiste-Victor, né le 17 août 1848, Niort (Mayenne), 11e chass. à pied. — Fracture comminutive de l'humérus droit, coup de feu, Borny. — Désarticulation scapulohumérale.

NICOLAS, Jean-Marie, né le 13 septembre 1847, Saint-Etienne (Loire), 54e de ligne. — Plaie compliquée à l'articulation tibio-tarsienne droite, éclat d'obus, Paris, 2e siége. — Amputé de la jambe au tiers moyen.

NICOLLE, Casimir-Alfred, né le 6 septembre 1847, Hommet-d'Arthenay (Manche), 7e de de ligne, caporal. — Plaie compliquée à la main gauche, éclat d'obus, 13 août, Metz.—Amputation des quatre derniers doigts.

NIÉGER, Abel, né le 27 août, à Colmar (Haut-Rhin), 51e de ligne, chef de bataillon. — Fracture de la partie antérieure du pied droit, coup de feu, 21 mai, Paris. — Amputation sous-astragalienne.

NIGON, Pierre, 40e de ligne, sergent. — Plaie compliquée à la main gauche, coup de feu, Sedan. — Résection du 5e métacarpien, inertie de l'auriculaire.

NIGOND, Eugène, 97e de ligne. — Plaie compliquée à la main droite, coup de feu, Beaugency. — Désarticulation du pouce.

NIVET, Charles-Constant, né le 3 octobre, Clichy-la-Garenne, 91e de ligne. — Fracture du genou droit, éclat d'obus, Gravelotte. — Amputé de la cuisse au tiers inférieur, à Vionville, ambulance prussienne, évacué successivement sur Mars-la-Tour, Ulm et Berlin.

NODIÈRE, Jean, né le 17 septembre 1842, Gannat (Allier), 26e de ligne, caporal. — Fracture de la jambe droite, coup de feu, Morée. — Amputé de la jambe.

NOEL, Antoine, né le 26 octobre 1845, Seltz (Bas-Rhin), 8e cuirassiers. — Fracture comminutive de l'humérus gauche, éclat d'obus, Sedan. — Amputé du bras au tiers supérieur.

NOEL, Augustin, 51e de ligne. — Plaie contuse à la main droite, éclat d'obus, 8 décembre, Cernay. — Amputation partielle du doigt indicateur.

NOEL, François-Joseph, né le 8 juillet 1845, Lunéville (Meurthe), garde mob. de la Meurthe. — Plaie pénétrante du coude, éclat d'obus, Beaune-la-Rolande. — Amputé du bras au tiers inférieur.

NOIR, Jean-Claude, 1re légion du Rhône. — Plaie compliquée à la main gauche, coup de feu, 18 décembre, Nuits. — Désarticulation des doigts annulaire et auriculaire.

NOIRJEAN, Jean-Louis-Joseph, né le 19 mars 1831, Lindre-Basse (Meurthe), 99e de ligne. — Fracture du coude gauche, coup de feu, Arthenay. — Amputé du bras au tiers moyen.

NOIRY, Grégoire, né le 4 novembre 1847, Andrezieux (Loire), 9e d'artill. — Fracture comminutive de l'humérus gauche et du coude, coup de feu, Strasbourg. — Amputé du bras.

NOURY, Jean, né le 15 novembre 1847, Saint-Martin-de-Pantaléon (Saône-et-Loire), 46e de ligne, caporal. — Fracture de la jambe gauche, coup de feu, Paris, 2e siége. — Amputé de la jambe au lieu d'élection.

NOUVIER, Ignace, né le 11 février 1851, Strasbourg (Bas-Rhin), 63e de ligne. — Congélation, 15 janvier, Montbéliard. — Amputation ou élimination de tous les orteils des deux pieds.

NOUVILLIER, Charles-Auguste, né le 1er novembre 1850, Épernay (Marne), 24e ou 21e chass. à pied. — Fracture comminutive du fémur droit, coup de feu, Grandvillars. — Amputé de la cuisse au quart supérieur.

NOVAT, Léon-Pierre, né le 11 avril 1850, Cutteville (Seine-Inférieure), 15e d'artill. — Fracture de l'humérus droit, éclat d'obus, Neuilly-sur-Seine, 2e siége. — Amputé du bras.

NUSBAUMER, né le 25 septembre 1850, Planches-les-Mines (Haute-Savoie), 2e génie. — Fracture de la jambe droite, éclat d'obus, Paris, 2e siége. — Amputé de la jambe au lieu d'élection.

OBER, Boisil-Cassien, né le 24 juillet 1848, Saint-Pierre-Broucq (Nord), 64e de ligne. — Fracture comminutive de la jambe droite, éclat d'obus, Thionville. — Amputé de la jambe au lieu d'élection.

ODE, Martin, né le 6 octobre 1851, Manosque (Basses-Alpes), 37e de ligne. — Fracture de l'humérus gauche, éclat d'obus, Coulmiers. — Amputé du bras.

OFFELLE, Étienne-Jean-Jacques, né le 3 août 1846, Nontron (Dordogne), 25e de ligne. — Fracture de l'épaule droite, coup de feu, Saint-Privat. — Résection de l'humérus, atrophie du bras.

OGER, Pierre-François, né le 17 mai 1848, Azelot (Meurthe), 67e de ligne. — Plaie compliquée à la jambe gauche, éclat d'obus, Gravelotte. — Amputé de la jambe au lieu d'élection.

OLIGER, Jean-Georges, né le 20 juillet 1837, Blotzheim (Haut-Rhin), 5e chass. à pied. — Fracture comminutive de l'extrémité inférieure de l'humérus droit et du coude, coup de feu, Gravelotte. — Résection des surfaces articulaires du coude, paralysie de la main.

OLIVESI, Antoine-Paul, né le 14 avril 1844, Moca-Croce (Corse), 3e de ligne. — Fracture du fémur droit et du genou, coup de feu, Frœschwiller. — Amputé de la cuisse.

OLIVIER, François-Sébastien-Clément, né le 12 février 1847, Port-Vendres ((Pyrénées-

15

Orientales), 25e de ligne. — Plaie contuse à la main droite, coup de feu, Gravelotte. — Désarticulation des doigts indicateur et médius.

OLLAGNON, Jean, né le 31 août 1846, Lyon (Rhône), 13e de ligne. — Plaie pénétrante du genou droit, coup de feu, Amanvillers. — Amputé de la cuisse au tiers inférieur.

OLTZ, Jacques, né le 1er mars 1849, Brumath (Bas-Rhin), 7e de ligne. — Fracture de la jambe droite et de l'articulation tibio-tarsienne, éclat d'obus, Saint-Privat. — Amputé de la jambe.

ORIGINAIRE, Pierre-Antoine, né le 27 février 1836, Saint-Barthélemy-le-Blein (Ardèche), 12e cuirassiers, maréchal des logis. — Fracture comminutive de la jambe, coup de feu, Gravelotte. — Résection d'une partie du tibia, consolidation incomplète.

ORRIAL, René, 90e de ligne. — Plaie compliquée à la main gauche, coup de feu, Choisy-le-Roi. — Résection du 2e métacarpien; ankylose du doigt indicateur.

ORTA, Laurent, né le 4 novembre 1843, Lyon (Rhône), 1re légion du Rhône. — Plaie compliquée à la jambe gauche, coup de feu, Nuits. — Amputé de la jambe.

OURY, Louis-Joseph-Désiré, né le 28 octobre 1845, Saint-Amand (Loir-et-Cher), garde mob. du Loir-et-Cher. — Fracture de la jambe droite, coup de feu, Loigny. — Amputé de la jambe au tiers supérieur.

OUVRIER, Antoine, né le 31 mars 1844, Cros de Montanat (Cantal), 94e de ligne. — Fracture de la jambe droite, coup de feu, Gravelotte. — Amputé de la jambe.

OVIDE, Octave, né le 28 avril 1849, Serqueux (Seine-Inférieure), 36e de ligne. — Plaie compliquée au bras gauche et au coude, coup de feu, Supille. — Amputé du bras, près du tiers supérieur.

PACCALLET, Jean-Marie, né le 16 août 1841, Lavalla (Loire), 4e de ligne. — Fracture du cubitus, avant-bras droit, coup de feu, Arthenay. — Résection du cubitus à son extrémité inférieure, ankylose du poignet et des trois derniers doigts.

PACEWIEZ, Ladislas-Gustave, né le 26 mars 1838, Meneton-Salon (Cher), 45e de ligne, sous-lieutenant. — Fracture de la jambe droite, coup de feu, Montmartre, Paris, 23 mai. — Amputé de la jambe.

PACTHOD, Amédée-Louis, né le 26 avril 1851, Annecy (Haute-Savoie), 22e de ligne. — Plaie pénétrante du coude gauche, coup de feu, Champigny. — Résection des surfaces articulaires, atrophie de l'avant-bras, extension permanente des quatre derniers doigts.

PADEY, Anthelme, dit SANFRAY, né le 20 janvier 1845, Meyrieux-Trouet (Savoie), garde mob. de la Savoie. — Plaie compliquée à la main droite, éclat d'obus, Béthoncourt. — Amputation du doigt médius, perte de l'usage du pouce.

PAGÉ, Edouard-Léon-Charles, né le 10 novembre 1850, Vicq (Vienne), 29e de ligne, caporal. — Fracture du poignet et de la main gauches, coup de feu, Neuville-aux-Bois. — Amputation du doigt indicateur et de son métacarpien, déformation du poignet.

PALIER, Pierre, né le 25 septembre 1845, Saint-Geniès (Dordogne), 96e de ligne. — Lacération de la main gauche, éclat d'obus, Fræschwiller. — Désarticulation de l'indicateur du médius et de l'annulaire, perte d'une partie de l'auriculaire.

PALTOT, Louis-Jean-Baptiste-Victor, né le 19 juin 1841, Boutancourt (Ardennes), 21e artill. — Fracture de la jambe droite, éclat d'obus, le Bourget, 30 octobre. — Amputé de la jambe.

PAMPHILE-POTHIN, né le ..... juillet 1843, Castres (Tarn), 93e de ligne. — Plaie compliquée au poignet gauche et à l'avant-bras, coup de feu, Gravelotte. — Amputé de l'avant-bras au tiers supérieur.

PANIÉ, Gustave-Antoine-Joseph, né le 9 octobre 1848, Valenciennes (Nord), 35e de ligne, caporal. — Fracture du coude gauche, éclat d'obus, Belfort. — Amputé du bras au tiers inférieur.

PAOLI, Charles-François, né le 18 février 1850, Ambeigna (Corse), 91e de ligne, caporal. — Plaie compliquée à la main droite, coup de feu, Gravelotte. — Amputation du pouce et de l'indicateur.

PAOUEILHAC, Guillaume, né le 27 août 1845, Castex (Gers), garde mob. du Gers. — Fracture du radius, avant-bras gauche, coup de feu, Yvré-l'Évêque. — Résection de la tête du radius, gêne considérable dans les mouvements de tout le membre supérieur.

PAQUIN, Pierre-Émile, né le 29 avril 1849, la Chapelle (Jura), 22e de ligne. — Fracture comminutive du fémur droit, coup de feu, Montbéliard. — Amputé de la cuisse.

PARIS, Joseph-Athanase, né le 20 août 1837, Paris (Seine), 24e chass. à pied. — Fracture du poignet droit, coup de feu, Rezonville. — Amputé de l'avant-bras au tiers supérieur.

PARMENTIER, Adolphe-Charles, né le 27 septembre 1847, Courbevoie (Seine), 62e de ligne. — Fracture de l'humérus droit, coup de feu, Sainte-Barbe (Metz). — Désarticulation scapulo-humérale.

PARRET, Joseph-Dominique, né le 25 février 1840, Goult (Vaucluse), 77e de ligne. — Plaie compliquée au poignet droit et à la main, coup de feu, Gravelotte. — Amputé de l'avant-bras au tiers moyen.

PARROT, Antoine, né le 29 décembre 1844, Néris (Allier), 75e de ligne, sergent. — Fracture du fémur gauche et du genou, coup de feu, Saint-Quentin. — Amputé de la cuisse au tiers moyen.

PASBECQ, Jules-Théodore-Joseph, né le 29 avril 1844, Bersée (Nord), 23e artill. — Congélation, 14 janvier, à Cosel, en captivité. — Amputation des cinq orteils du pied gauche et de la tête des quatre premiers métatarsiens.

PASCAL, Jacques, né le 1er novembre 1842, Sainte-Ferréole (Corrèze), 44e de ligne. — Fracture du pied gauche, éclat d'obus, Beaune-la-Rolande. — Désarticulation médio-tarsienne, atrophie et déformation de la jambe.

PASCAL, Jean-Honoré-Gratien, né le 22 avril 1827, Peyroules (Basses-Alpes), garde mobilisée du Rhône, lieutenant. — Congélation, armée de l'Est. — Amputation des trois premiers orteils du pied gauche et de la dernière phalange des 4e et 5e orteils; les deux pieds tuméfiés et douloureux.

PASDAU, Jean-Pierre, né le 1er juin 1846, Bretagne (Gers), 23e de ligne. — Fracture de l'avant-bras droit et plaie contuse au bras gauche, coup de feu et éclat d'obus, Rezonville. — Amputé de l'avant-bras.

PASCAUD, Jean-Théodore, né le 3 mai 1846, Saulgond (Charente), 87e de ligne. — Fracture comminutive de la jambe droite, éclat d'obus, Strasbourg, 10 septembre. — Amputé de la jambe.

PASQUELIN, Claude-Marie, né le 29 février 1848, Château-Chinon (Nièvre), 17e artill. — Fracture de la jambe gauche, coup de feu, Forbach. — Amputé de la jambe au lieu d'élection.

PASQUET, Bernard, 9e de ligne. — Plaie contuse à la main droite, coup de feu, Buzenval. — Amputation du pouce.

PASQUET, Jérôme, né le 24 juillet 1840, Rouvres-les-Bois (Indre), 74e de ligne. — Écrasement des orteils du pied gauche, éclat d'obus, Wissembourg. — Désarticulation des deux premiers orteils.

PASSAT, Antoine, né le 6 octobre 1844, Saint-Victor (Allier), 43e de ligne. — Fracture de l'humérus gauche, coup de feu, Sedan. — Amputé du bras.

PATOUILLARD, Jean-Pierre-Louis, né le 14 mai 1845, Étables (Ardèche), 74e de ligne. — Plaie compliquée à la main gauche et au poignet, éclat d'obus, Frœschwiller. — Amputation partielle du doigt annulaire; ligature de l'artère cubitale, atrophie de l'avant-bras, ankylose des doigts.

PAUBEL, Jean-Baptiste, 80e de ligne. — Fracture de l'humérus gauche et de la main, 2 éclats d'obus devant Metz. — Consolidation vicieuse de l'humérus, ankylose du coude, désarticulation partielle du médius, atrophie des doigts.

PAUCHARD, Pierre, né le 30 avril 1841, la Grande-Verrière (Saône-et-Loire), 29e de ligne. — Plaie compliquée au bras gauche, coup de feu, la Cluze. — Amputé du bras.

PAURON, Alexandre, né le 23 octobre 1845, Champcevrais (Yonne), 26e de ligne. — Fracture de la jambe gauche, coup de feu, Ladonchamps, 7 octobre. — Amputé de la jambe.

PAUTHIER, Herman, né le 9 octobre 1840, Cour (Doubs), 8e de ligne. — Plaie compliquée à la jambe gauche et à l'articulation tibio-tarsienne, coup de feu, Saarbruck. — Amputé de la jambe au tiers moyen.

PAUTRET, Théodore-Joseph-Jean, né le 24 juin 1842, Saint-Martin-de-Landelle (Manche), 37e de ligne. — Fracture du poignet gauche et de la main, coup de feu, Villorceau. — Amputé de l'avant-bras.

PÉAN, Alexandre-Hyacinthe, né le 3 mai 1847, Assé-le-Riboul (Sarthe), garde mob. de la Sarthe. — Coup de feu à la jambe droite, armée de la Loire. — Amputé de la jambe.

PÉCOULT, Désiré-Étienne-Théodore, né le 2 août 1849, Vinon (Var), 89e, garde mob. du Var. — Congélation, 17 janvier, Héricourt. — Désarticulation ou élimination des orteils des deux pieds.

PÉGUET, Jean-Marie, né le 5 mai 1846, Pers-Jussy (Haute-Savoie), 3e de ligne. — Fracture du poignet droit et de la main, éclat d'obus, Frœschwiller. — Amputé de l'avant-bras.

PÉLISSIER, Antoine-Louis, né le 23 mars 1844, Alais (Gard), 20e de ligne. — Plaie compliquée au coude gauche, coup de feu, Sedan. — Amputé du bras.

PELLECUER, Claude-Jules, né le 17 janvier 1844, Nîmes (Gard), 56e de ligne. — Fracture de la jambe gauche, coup de feu, Frœschwiller. — Amputé de la jambe au lieu d'élection.

PELLEGRIN, Jean-Louis, né le 29 avril 1848, Annot (Basses-Alpes), 35e de ligne. — Fracture de l'avant-bras gauche et du poignet, coup de feu, Villet. — Amputé de l'avant-bras à la partie supérieure.

PELLERIN, François, né le 1er octobre 1850, Fousseis (Vendée), 59e de ligne. — Plaie contuse à la main gauche, coup de feu, 15 janvier Saint-Remy. — Amputation de l'annulaire gauche, flexion permanente de l'auriculaire.

PELLERIN, Guillaume-Étienne-Marie, né le 15 mai 1848, Saint-Abraham (Morbihan), 8e chass. à pied. Écrasement de la partie antérieure du pied, coup de feu, Frœschwiller. — Amputation de la partie antérieure du premier métatarsien et de son orteil, ankylose des autres orteils.

PELLET, Jean-Baptiste-Henry, garde mob. de la Seine. — Plaie compliquée à la main gauche, explosion de dynamite, armée de Paris. — Amputation du pouce et de son métacarpien, désarticulation de phalanges des trois derniers doigts; cicatrice adhérente à l'avant-bras.

PELLET, Pierre-Jules, né le 29 juin 1848, Sainte-Cécile-d'Andorge (Gard), 77e de ligne. — Plaie transversale du thorax et fracture de l'humérus gauche, coup de feu, Forbach. — Amputé du bras, plaie fistuleuse au niveau de la dixième côte.

PELLETIER, Célestin, né le 7 juillet 1842, Pons (Charente-Inférieure), 49e de ligne. — Fracture comminutive de la jambe gauche, éclat d'obus, Bry-sur-Marne. — Amputé de la jambe.

PÉLISSIER, Jacques, garde mob. des Pyrénées-Orientales, caporal. — Plaie contuse à la main droite, coup de feu, 16 janvier, Héricourt. — Désarticulation du doigt indicateur.

PELLISSIER, Pétrus-Isidore, né le 3 février 1849, le Puy (Haute-Loire), 3e zouaves. — Fracture comminutive de la jambe droite, coup de feu, Frœschwiller. — Amputé de la jambe.

PÈNE, Yves-Marie, né le 9 juin 1848, Plouigneau (Finistère), garde mob. du Finistère. — Plaie compliquée au poignet gauche et à l'avant-bras, coup de feu, 11 janvier, Chanteloup. — Amputé de l'avant-bras au tiers moyen.

PENHOET, Claude-Julien-Marie, né le 22 avril 1838, Vannes (Morbihan), lieutenant, garde mob. du Morbihan. — Fracture du coude gauche, coup de feu, la Malmaison, 21 octobre. — Résection du coude.

PÉNI, Félicien, né le 27 décembre 1830, Scey-en-Varais (Doubs), 6e artill., capitaine. —

Fracture de la jambe gauche, coup de feu, Courbevoie. — Amputé de la jambe au lieu d'élection.

PENIN, Jean-Baptiste, né le 16 juillet 1837, Hampont (Meurthe), 12e artillerie, maréchal des logis chef. — Fracture comminutive de la jambe droite, coup de feu, Sedan. — Amputé de la jambe au tiers moyen.

PENNAFORTE, Jean-Antoine, né le 11 avril 1833, Cosaglione (Corse), 24e chass. à pied. — Fracture des métacarpiens et des doigts de la main gauche, coup de feu, Rezonville. — Désarticulation du poignet.

PÉPIN, Jean, 8e chass. à pied. — Congélation, 18 janvier, Sainte-Marie-aux-Mines. — Désarticulation des deux gros orteils.

PÉQUIGNOT, Alfred, né le 12 mars 1849, Rioz (Haute-Saône), 98e de ligne. — Fracture de l'humérus droit et du maxillaire inférieur, éclats d'obus, Gravelotte. — Amputé du bras droit; perte d'une partie du maxillaire inférieur.

PÉRENNEC, Jean-Louis, 72e de ligne. — Plaie contuse à la main gauche, éclat d'obus, Saint-Quentin. — Désarticulation du doigt indicateur.

PERFÉZOU, Pierre, né le 11 janvier 1836, Telgruc (Finistère), 18e de ligne. — Fracture comminutive du genou droit, éclat d'obus, Sedan. — Amputé de la cuisse.

PÉRICHON, Pierre, 95e de ligne. — Plaie contuse à la main droite, coup de feu, l'Hay. — Amputation du doigt médius.

PÉRIÉ, Jean, 44e de ligne.—Plaie contuse à la main (?), coup de feu, Juranville, 28 novembre. — Amputation de l'auriculaire et d'une partie de son métacarpien.

PÉRIER, Antoine, 67e de ligne. — Plaie contuse à la main gauche, coup de feu, Gravelotte. — Amputation du doigt annulaire.

PERLAUD, Augustin, né le 18 juillet 1850, Antran (Vienne), 85e de ligne. — Plaie compliquée à la jambe droite, fractures multiples, éclat d'obus, Vanves, 2e siége. — Amputé de la jambe au lieu d'élection.

PERMEZEL, François, né le 21 juillet 1847, Domessin (Savoie), garde mob. de la Savoie. — Fracture de la partie antérieure du pied droit, coup de feu, Bethoncourt, 16 janvier, congélation du pied gauche. — Amputation partielle du pied droit, perte du gros orteil du pied gauche.

PERNET, Gustave-Désiré-Eugène, né le 16 décembre 1850, Mostaganem (Oran), 91e de ligne, caporal-fourrier. — Fracture de l'avant-bras gauche, lacération des parties molles, imprudence, coup de feu, Metz. — Amputé de l'avant-bras.

PERNIN, Bernard, né le 3 mars 1850, le Fay (Saône-et-Loire), 91e de ligne. — Plaie compliquée à la main gauche, coup de feu, Saint-Cloud, 2e siége. — Amputation du 2e métacarpien et de l'indicateur ; ankylose et déviation du médius.

PÉROCHE, Alphonse, né le 30 novembre 1848, Nogent-les-Vierges (Oise), 1er de ligne. — Fracture de l'humérus gauche, éclat d'obus, Saint-Privat. — Amputé du bras.

PÉRONI, Jacques-Antoine, 85e de ligne. — Plaie contuse à la main droite, coup de feu, Metz, 15 octobre. — Désarticulation partielle de l'indicateur.

PERRET, Émile-Jean-Jacques, né le 26 mars 1835, Nantes (Loire-Inférieure), garde mob. de la Loire-Inférieure. — Plaie compliquée à la jambe gauche, coup de feu, Champagné. — Amputé de la jambe.

PERRIER, Louis, né le 11 mai 1845, Saint-Pierre-d'Albigny (Savoie), 74e de ligne.—Plaie contuse à la jambe droite, plaie déchirée à la main droite, éclats d'obus, Wissembourg. — Amputation des doigts indicateur, médius et annulaire.

PERRIN, Jean-Nicolas, né le 25 novembre 1848, Voyer (Meurthe), 67e de ligne. — Fracture de l'humérus droit, coup de feu, Gravelotte. — Amputé du bras au tiers supérieur.

PERRON, Simon-Marie, né le 28 juin 1848, Boz (Ain), 23e de ligne. — Plaie pénétrante du genou gauche, coup de feu, Forbach. — Amputé de la cuisse près du genou.

Perrot, Jean-Antoine, né le 22 janvier 1826, Lyon (Rhône), 26e de ligne. — Fracture du genou gauche et du fémur, éclat d'obus, Saint-Privat. — Amputé de la cuisse.

Perrot, Joseph-Virgile, né le 18 janvier 1850, Aillianvillé (Haute-Marne), 42e de ligne. — Congélation, Héricourt, 16 janvier, gangrène de la jambe droite. — Amputé de la jambe au quart supérieur.

Perrot, Yves-Marie, né le 15 avril 1849, Plougouvelin (Finistère), 51e de ligne. — Fracture de la jambe gauche, coup de feu, Loigny. — Amputé de la jambe.

Perrotte, Louis-Adolphe, né le 17 mai 1845, Pont-Aven (Finistère), 25e de ligne. — Fracture comminutive de la jambe gauche, éclat d'obus, Bellevue, Metz, 7 octobre. — Amputé de la jambe au tiers supérieur.

Perruchon, Louis-Alfred, né le 16 mars 1850, Saint-Martin (Yonne), 9e artill. — Plaie compliquée à la jambe droite, coup de feu, Montbéliard, 2 janvier. — Amputé de la jambe.

Pessant, Pierre, né le 7 juin 1843, Préchac (Gironde), 74e de ligne. — Fracture du genou droit, éclat d'obus, Neuf-Brisach. — Amputé de la cuisse.

Peter, Jean-Baptiste-Emile, né le 26 mars 1850, (?) (Haut-Rhin), 8e chass. à pied. — Plaie contuse à la main droite, coup de feu, le Mans, 11 janvier. — Désarticulation du doigt annulaire.

Petetin, Joseph-Emile, né le 31 octobre 1837, Plaisia (Jura), 40e de ligne, caporal. — Fracture de l'articulation tibio-tarsienne gauche, coup de feu, Luméau. — Résection des deux malléoles, ankylose tibio-tarsienne.

Pétiau, Pierre-François, 95e de ligne. — Plaie contuse à la main gauche, coup de feu, Saint-Privat. — Amputation du doigt médius.

Petit, Alexandre, né le 20 octobre 1837, Saint-André (Eure), 2e tir. alg. — Fracture comminutive de l'humérus gauche, coup de feu, Wœrth. — Désarticulation scapulo-humérale.

Petit, Amédée-Auguste, né le 4 avril 1845, Rouen (Seine-Inférieure), 99e de ligne. — Fracture de l'articulation tibio-tarsienne droite, coup de feu, Frœschwiller. — Amputé de la jambe au tiers moyen.

Petit, Edmond-Célestin, né le 24 mars 1850, Saint-Victor-d'Épine (Eure), garde mob. du Calvados. — Fracture de l'humérus droit, coup de feu, Glos. — Amputé du bras.

Petit, François, 1er zouaves. — Plaie contuse à la main droite, coup de feu, Chilleurs-aux-Bois. — Désarticulation partielle du doigt indicateur.

Petit, Joseph, né le 23 décembre 1846, Saint-Jean-de-Thouars (Deux-Sèvres), 3e train des équip. milit. — Congélation, Beaugency, 7 décembre. — Désarticulation ou élimination des orteils des deux pieds.

Petit, Louis-Alfred, né le 21 janvier 1847, Hautvillers (Marne), 2e zouaves. — Fracture comminutive de la jambe droite, coup de feu, Sedan. — Amputé de la jambe au tiers supérieur.

Petitet, André, né le 22 août 1836, Marcillat (Allier), 6e chasseurs. — Fracture comminutive de la jambe gauche, éclat d'obus, Sedan. — Amputé de la jambe au lieu d'élection.

Petit-Genez, Léon-Jean-Baptiste, né le 6 octobre 1844, Labaroche (Haut-Rhin), 74e de ligne. — Plaie compliquée à la jambe gauche, coup de feu, Wissembourg. — Amputé de la jambe au tiers supérieur.

Petitguyot, Jean-Claude-Alfred, né le 15 septembre 1848, Salins (Jura), 2e génie. — Fracture du poignet droit et de la main, éclat d'obus, Belfort. — Amputé de l'avant-bras au tiers inférieur.

Peugeot, Charles-Frédéric, né le 25 octobre 1846, Montbéliard (Doubs), 2e zouaves. — Fracture comminutive de l'avant-bras droit et du poignet, éclat d'obus, Gien. — Amputé de l'avant-bras au tiers moyen.

Peuillor, Pierre-Eugène, 9e comp. d'ouvr. d'artill. — Congélation, 2 janvier, Mézières. — Désarticulation du gros orteil et perte des phalanges des autres orteils.

PEYRE, Louis, né le 13 juillet 1846, Sauliac (Lot), 50e de ligne, caporal. — Fracture, broiement de la main gauche, éclat d'obus, Sedan. — Amputé de l'avant-bras, près de l'articulation radio-carpienne.

PEYRELADE, François, né le 9 décembre 1832, Neuvic (Corrèze), 66e de ligne, sergent. — Plaie pénétrante à l'épaule droite, fracture de la tête de l'humérus, coup de feu, Forbach. — Résection de la partie supérieure de l'humérus, cicatrices adhérentes jusqu'au coude, atrophie de tout le membre.

PEYRIN, Victor-Frédéric, né le 7 décembre 1845, Notre-Dame-de-Vaulx (Isère), 89e de ligne, adjudant sous-officier. — Fracture de l'humérus droit, éclat d'obus, Sedan. — Amputé du bras.

PEYRONNET, Jacques, né le 13 novembre 1849, Saint-Hilaire (Puy-de-Dôme), 7e de ligne. — Plaie compliquée à l'articulation tibio-tarsienne gauche, coup de feu, Bry-sur-Marne. — Amputé de la jambe au tiers inférieur.

PEYROUZELLE, Jean, né le 7 septembre 1846, Puymaurin (Haute-Garonne), garde mob. de la Haute-Garonne. — Fracture de la main gauche, éclat d'obus, Héricourt. — Amputé de l'avant-bras au tiers inférieur.

PHILIBERTY, Alphonse-Cyrus, né le 21 septembre 1844, Bône (Constantine), 1er zouaves, sergent. — Fracture du genou droit, coup de feu, Frœschwiller. — Amputé de la cuisse au tiers moyen.

PHILIPPE, Alban, né le 21 février 1847, Inguiniel (Morbihan), 76e de ligne. — Fracture de l'humérus gauche, coup de feu, Villiers. — Amputé du bras au tiers supérieur.

PHILIPPE, Jean-Auguste, né le 19 août 1844, Montgarden (Manche), 10e de ligne. — Fracture de la jambe gauche, éclat d'obus, Saint-Privat. — Amputé de la jambe.

PHILIPPE, Laurent-Augustin-Joseph, né le 9 août 1844, Puisieux (Pas-de-Calais), 12e cuirassiers. — Plaie compliquée à la main gauche, fracture du métacarpe, coup de feu, Gravelotte. — Désarticulation du doigt annulaire, inertie des doigts.

PHILIPPO, Henri, né le 2 mars 1847, Deulemont (Nord), garde mob. du Nord. — Fracture du genou droit et du fémur, coup de feu, Villers-Bretonneux. — Amputé de la cuisse à la partie moyenne.

PIAT, Félix-Charles-Arthur, né le 12 janvier 1848, Compiègne (Oise), 1er de ligne. — Fracture de l'humérus gauche, coup de feu, Servigny, Metz. — Amputé du bras.

PICARD, François-Adrien-Théodore, 60e de ligne. — Plaie déchirée à la main droite, éclat d'obus, Gravelotte. — Amputation du doigt médius.

PICARD, Jean-Louis, né le 20 mai 1848, Ploërdut (Morbihan), 43e de ligne. — Congélation, Lorry. — Désarticulation des cinq orteils du pied droit et des trois derniers orteils du pied gauche.

PICARD, Jean-Pascal, né le 24 mars 1845, Montpellier (Hérault), 40e de ligne, sergent. — Fracture comminutive de la jambe gauche, biscaïen, Sedan. — Amputé de la jambe.

PICHET, Front, né le 4 janvier 1840, Bourdeilles (Dordogne), 65e de ligne, sergent. — Fracture comminutive de l'humérus gauche, éclat d'obus, Sedan. — Amputé du bras.

PICQUET, Sylvain-Louis-Joseph, 53e de ligne, caporal. — Fracture comminutive du fémur droit, coup de feu, Sedan. — Résection de l'extrémité inférieure du fémur, 8 centimètres.

PIDOUX, Marie-Joseph, né le 14 février 1847, Fruges (Pas-de-Calais), 80e de ligne. — Fracture comminutive de l'avant-bras gauche, éclat d'obus, Saint-Privat. — Désarticulation du coude.

PIEDNOIN, Charles, né le 16 février 1845, Lassay (Mayenne), 47e de ligne, caporal. — Le coude gauche et l'avant-bras emportés par un boulet, Frœschwiller. — Amputé du bras.

PIERRE, René, né le ..... juin 1828, Tours (Indre-et-Loire), 1er tir. alg., caporal. — Plaie compliquée à la jambe gauche, éclat d'obus, Wissembourg. — Amputé de la jambe près du genou.

PIERRON, Georges-Ambroise, né le 23 février 1841, Audincourt (Doubs), 15ᵉ chass. à pied. Congélation, armée de l'Est. — Désarticulation des deux gros orteils, suite de gangrène.

PIERVILLE, Arsène, né le 4 mars 1851, Etival (Vosges), 13ᵉ de ligne. — Fracture de l'humérus gauche, coup de feu. — Amputation du bras.

PILLARD, Joseph, né le 30 décembre 1845, Paris (Seine), garde mob. du Rhône, caporal. — Fracture comminutive de la jambe gauche, éclat d'obus, Belfort. — Amputé de la jambe.

PILLIER, Alfred-Charles, né le 7 juillet 1846, Gué-de-Longrois (Eure-et-Loir), 47ᵉ de ligne, sergent. — Fracture comminutive de l'humérus droit, coup de feu, Beaumont. — Amputé du bras.

PILLIOT, Pierre-François, né le 22 mai 1849, Confracourt (Haute-Saône), garde mob. de la Haute-Saône. — Fracture de l'avant-bras droit et de la main. — Désarticulation du coude.

PINCHON, Virgile-Noël, né le 18 février 1834, Angoulême (Charente), 35ᵉ de ligne, capitaine. — Fracture comminutive de l'humérus droit, coup de feu, Bry-sur-Marne. — Résection de l'humérus au tiers inférieur, pseudarthrose.

PINÇON, Sylvain, né le 1ᵉʳ novembre 1845, Oulches (Indre), 48ᵉ de ligne. — Plaie compliquée à l'avant-bras droit et au poignet, coup de feu, Frœschwiller.—Amputé de l'avant-bras près du coude.

PINEAU, Jean-Henri, né le 21 janvier 1851, Andilly-les-Marais (Charente-Inférieure), 3ᵉ zouaves. — Fracture du coude droit, coup de feu, Reischoffen. — Tentative de conservation, arthrite suppurée. — Amputé du bras au tiers supérieur.

PINELLI, Séraphin, né le 9 février 1846, Murzo (Corse), 36ᵉ de ligne, sergent. — Fracture comminutive de la jambe droite, coup de feu, Frœschwiller. — Amputé de la jambe au lieu d'élection.

PINGET, Joseph-Marie, né le 2 décembre 1849, Burdignin (Haute-Savoie), 119ᵉ de ligne. — Plaie pénétrante de l'articulation tibio-tarsienne gauche, coup de feu, Châtillon-sous-Paris. — Amputé de la jambe au tiers moyen.

PINLET, Jean, né le 17 mai 1844, Cambressol (Corrèze), 47ᵉ de ligne, sergent. — Fracture comminutive de la jambe droite, plaie contuse à la jambe gauche, fracture de la main gauche, éclat d'obus, Sedan.—Amputé de la jambe droite au lieu d'élection. — Désarticulation du poignet.

PINON, Annet, né le 29 décembre 1850, le Brugeron (Puy-de-Dôme), 46ᵉ de ligne. — Plaie compliquée à la main gauche, coup de feu, 6 mai, Clamart. — Amputation des doigts indicateur, médius et annulaire.

PINOT, Pierre-Auguste, né le 18 avril 1845, Saint-Bresson (Haute-Saône), garde mob. de la Haute-Saône. — Fracture comminutive de l'avant-bras gauche, éclat d'obus, Belfort. — Désarticulation du coude.

PINOTIE, François-Xavier, né le 21 septembre 1846, Strasbourg (Bas-Rhin), 16ᵉ chass. à pied. — Broiement de la main droite, éclat d'obus, Frœschwiller. — Désarticulation du poignet.

PINQUIÉ, Jean, né le 24 septembre 1835, Saint-Simon (Lot), 17ᵉ chass. à pied.—Fracture du genou gauche, coup de feu, Frœschwiller. — Amputé de la cuisse.

PINTRE, Charles, né le 14 mai 1847, Marigny (Vienne), 86ᵉ de ligne.—Plaie compliquée à la jambe gauche, coup de feu, Beaumont. — Amputé de la jambe.

PIOGÉ, Henri-Louis-Auguste, né le 3 mai 1850, Paris, 3ᵉ zouaves. — Fracture de la partie inférieure de la jambe droite, coup de feu, Cussey. — Amputé de la jambe.

PIQUEMAL, Charles, né le 11 février 1849, Cette (Hérault), 16ᵉ de ligne. — Plaie contuse à la main droite, coup de feu, Champigny. — Désarticulation du pouce.

PIQUET, Silvère-Louis-Joseph, né le 20 juin 1844, Nantua (Ain), 53ᵉ de ligne, caporal. — Fracture comminutive du fémur au tiers inférieur, coup de feu, Sedan. — Résection de 8 centimètres du fémur.

PIRIOU, Louis-Raphaël-Daniel-Jean-Baptiste, né le 24 mai 1841, Pont-Labbé (Finistère),

1er régiment d'éclaireurs, sergent.—Plaie compliquée au pied gauche, coup de feu, les Alluets. — Amputation sus-malléolaire.

Pitiot, Nicolas, né le 9 janvier 1846, Valbenoite (Loire), 39e de ligne. — Fracture de l'humérus droit et du coude, coup de feu, Paris, 2e siége. — Amputé du bras au tiers moyen.

Pivet, Mathieu, né le 21 mai 1843, Montigny (Cher), 28e de ligne. —Fracture de la jambe droite et de l'articulation tibio-tarsienne, éclat d'obus, Saint-Privat. — Amputé de la jambe à la partie moyenne.

Pizzorni, François, né le 22 août 1846, Lamac (Corse), 46e de ligne. — Plaie compliquée au coude gauche, coup de feu, Pierrefitte. — Amputé du bras.

Plaissis, Constant-Gabriel, né le 14 septembre 1847, Saint-Christophe (Mayenne), 24e de ligne. — Fracture comminutive de l'humérus droit avec plaie à l'épaule droite, plaie contuse à la région lombaire, éclats d'obus, Spickeren. — Amputé du bras, déformation de l'épaule, larges cicatrices déprimées qui limitent les mouvements du tronc.

Planche, Alexandre-Constant, né le 31 décembre 1849, Vernon (Eure), 2e chass. à pied. —Fracture de la jambe gauche et du genou, éclat d'obus, Saint-Quentin. —Amputé de la cuisse au quart inférieur.

Plantegenet, Louis-Eusèbe, 6e hussards, maréchal des logis. — Congélation, 22 décembre, Orléans. — Désarticulation de phalanges des orteils des deux pieds.

Plé, Pierre-Alfred, né le 31 mars 1845, Lillebonne (Seine-Inférieure), 96e de ligne. — Fracture comminutive du fémur droit, coup de feu, Wœrth. — Amputé de la cuisse au tiers supérieur.

Pliger, Jean-Georges, 5e chass. à pied. — Fracture de l'articulation du coude, coup de feu, Gravelotte. — Résection des surfaces articulaires, pseudarthrose, paralysie de la main.

Pluot, Joseph-Anatole, né le 5 avril 1843, Bagneux (Marne), 32e de ligne. — Fracture comminutive de la jambe gauche, coup de feu, Chenebier. — Amputé de la jambe.

Poignand, Jean-Claude, né le 13 mars 1847, Rioz (Haute-Saône), 50e de ligne, caporal. — Fracture de la jambe droite et du genou, coup de feu, Sedan. — Amputé de la cuisse au tiers inférieur.

Poindextre, Jean-Auguste, né le 29 avril 1844, Montaigu (Manche), 10e de ligne. — Plaie compliquée à la main droite, coup de feu, Servigny, Metz. — Amputation du doigt médius, atrophie de la main.

Poirier, Alexandre, né le 16 février 1847, Montluçon (Allier), 12e de ligne. — Fracture comminutive du fémur droit, coup de feu, Saint-Privat. — Amputé de la cuisse au tiers supérieur.

Poirrier, Félix-Alfred, né le 4 décembre 1849, Nantes (Loire-Inférieure), 95e de ligne.— Fracture comminutive du fémur droit et du genou, éclat d'obus, le Bourget. — Amputé de la cuisse au tiers supérieur.

Poirot, Constant-Joseph, né le 13 juin 1841, Uzemain-la-Rue (Vosges), 13e dragons. — Congélation. — Désarticulation de tous les orteils du pied gauche.

Poiroux, Laurent, né le 13 avril 1843, Saint-Gemmes-sur-Loire (Maine-et-Loire), 19e de ligne, caporal. — Plaie compliquée à la jambe gauche, coup de feu, Borny. — Amputé de la jambe, près du genou.

Poisson, François-Jean, né le 29 avril 1847, Nouans (Sarthe), 12e chass. à pied. — Fracture de l'avant-bras gauche, coup de feu, Peltres, Metz. — Amputé de l'avant-bras.

Poizot, Auguste, né le 28 novembre 1847, Busigny (Nord), 46e de marche, sergent. — Congélation, Saint-Quentin. — Amputation partielle du pied.

Pollet, Joseph-Vincent, né le 18 juillet 1846, Tourcoing (Nord), garde mob. du Nord, sergent. — Plaie compliquée à la main droite, coup de feu, Saint-Quentin. — Amputation du doigt indicateur et d'une partie du pouce.

16

POMMET, Tony, né le 3 avril 1843, Annoisin-Châtelans (Isère), 13e de ligne. —Fracture du poignet droit et de la main, éclat d'obus, Borny. — Amputé de l'avant-bras.

PONS, Marius-Justin-François, 33e de ligne.—Plaie contuse à la main droite, coup de feu, 2 décembre, Marchenoir. — Amputation du doigt indicateur.

PONSONNAILLE, Jean-Louis, garde mob. de la Lozère. — Congélation. — Désarticulation des deux gros orteils.

PONTIÉ, Génulphe-Jules-Joseph, né le 4 janvier 1845, Lauzerte (Tarn-et-Garonne), corps de mitrailleuses (?). —Fracture comminutive de l'humérus gauche, éclat d'obus, Avron.— Désarticulation scapulo-humérale.

PONY, Pierre-Marie, né le 10 mai 1849, la Motte (Côtes-du-Nord), 2e chass. à pied. — Plaie compliquée au poignet gauche, coup de feu, Villers-Bretonneux. — Amputé de l'avant-bras.

POQUET, Silvain-Jules, né le 21 septembre 1846, Azay-le-Ferron (Indre), garde mob. d'Indre-et-Loire. — Fracture de la jambe gauche, coup de feu, Beaule. — Amputé de la cuisse.

PORT, Jacques-François, né le 10 mars 1846, Genève (Suisse), 3e inf. de marine, sergent. — Fracture comminutive de la jambe gauche, éclat d'obus, 20 mai.—Amputé de la cuisse au tiers inférieur.

PORTANERI, Rosalinde-Marie, né le 18 janvier 1841, Tourette-de-Nice (Alpes-Maritimes), 43e de ligne. — Plaie compliquée à la jambe gauche, coup de feu, Villorceau. — Amputé de la jambe au lieu d'élection.

PORTIER, Pacifique-Marie-François, né le 29 novembre 1843, Trélivan (Côtes-du-Nord), 65e de ligne. — Fracture de l'humérus droit, coup de feu, Sedan.— Amputé du bras.

POTIER, Désiré-Joseph, né le 14 avril 1844, Boutignies (Nord), 10e artill. — Fracture de la jambe gauche et du genou, éclat d'obus, Sedan. — Amputé de la cuisse au tiers inférieur.

POTIER, Louis-Joseph, 59e de ligne. — Plaie contuse à la main droite, coup de feu, Servigny, Metz. — Amputation partielle du doigt médius.

POTTIER, Honoré-Désiré, né le 24 avril 1850, Montmartin-en-Graignes (Manche), 10e artill. — Fracture comminutive de l'humérus droit, éclat d'obus, Châtillon, 2e siége. — Désarticulation scapulo-humérale.

POTTIER, Narcisse, né le 28 juillet 1842, Bourghelles (Nord), 75e de ligne. — Plaie contuse à la main gauche, coup de feu, Villers-Bretonneux. — Amputation des doigts indicateur et médius.

POTY, Jean-Théodore, né le 26 décembre 1848, Bordeaux (Gironde), 53e de ligne.—Plaie compliquée à la jambe droite, coup de feu, Sedan. — Amputé de la jambe au tiers supérieur.

POUCHET, Eugène-Clément, né le 26 décembre 1838, Marolles (Eure-et-Loir), 114e de ligne. — Fracture comminutive de la jambe droite et du genou. — Résection du genou.

POULET, Etienne-Emile, né le 25 décembre 1847, Rochetoirin (Isère), 47e de ligne. — Fracture de l'articulation tibio-tarsienne droite, coup de feu, Frœschwiller. — Amputé de la jambe au tiers inférieur.

POURQUÉRY, Pierre, né le 1er mai 1849, Biron (Dordogne), 81e de ligne. — Fracture comminutive de la partie supérieure de l'humérus gauche, coup de feu, Thiais, 30 septembre. — Résection du tiers supérieur de l'humérus.

POURSÉVIGNE, Pierre-Honoré, né le 24 janvier 1845, Saint-Sever (Landes), 77e de ligne.— Plaie compliquée à l'avant-bras gauche et au poignet, coup de feu, Forbach. — Amputé de l'avant-bras, près du coude.

POUTEAU, François, né le 9 septembre 1848, Saint-Céneré (Mayenne), garde mob. de la Mayenne.—Blessure accidentelle (?), armée de la Loire. — Amputé de la cuisse droite.

POUTEAU, Jean, né le 14 septembre 1850, Deux-Evailles (Mayenne), garde mob. de la

Mayenne. — Congélation, le Mans, 12 janvier. — Désarticulation des orteils du pied droit et de trois orteils du pied gauche.

POUVEREAU, Laurent, 13e de ligne. — Plaie contuse à la main droite, coup de feu, Borny. — Amputation du pouce.

PRABOIS (de), Séraphin-Jules-Eugène-Jean-Philippe, né le 1er janvier 1845, Grenoble (Isère), 67e de ligne. — Plaie pénétrante du genou gauche, fracture du fémur. — Amputé de la cuisse à la partie moyenne.

PRADEAU, Etienne, né le 2 avril 1831, Limoges (Haute-Vienne), 58e de ligne. — Fracture de la jambe droite et du genou, coup de feu, Sedan. — Amputé de la cuisse.

PRAT, Joseph-Claude, né le 20 avril 1845, Larajosse (Rhône), garde mob. du Rhône. — Plaie compliquée au poignet droit et fracture de l'avant-bras, éclat d'obus, Belfort. — Amputé de l'avant-bras au tiers supérieur.

PRAX, Pascal-Armand, garde mob. de l'Aude. — Plaie contuse à la main droite, coup de feu, Yvré-l'Évêque. — Amputation de l'indicateur.

PRÉAT, Pierre, 35e de ligne. — Plaie contuse à la main gauche, coup de feu, Champigny. — Amputation du pouce.

PRESTAT, Joseph-Edouard, né le 15 juillet 1849, Saucourt (Haute-Marne), 27e de ligne. — Fracture comminutive du fémur gauche, éclat d'obus, Clamart. — Amputé de la cuisse au quart supérieur.

PRÉVOST, Georges-Louis, né le 21 novembre 1847, Mézières (Ardennes), 40e de ligne. — Plaie compliquée au coude gauche, coup de feu, sous Metz. — Amputé du bras.

PRIMGARBE, Charles-Dominique, né le 24 décembre 1842, Reuville (Seine-Inférieure), 45e de ligne. — Plaie compliquée à la main gauche, coup de feu, Belfort. — Amputation des quatre doigts, ankylose du poignet.

PRIN, Joseph-Louis, né le 5 octobre 1849, Sedan, 20e chass. à pied. — Fracture du métacarpe, main gauche, coup de feu, Beaugency. — Amputation du doigt médius et d'une partie de son métacarpien; consolidation vicieuse des 2e et 4e métacarpiens; ankylose de l'indicateur et de l'annulaire.

PRINGUET, Égésippe-Félix, né le 21 juin 1846, Lille (Nord), garde mob. du Nord. — Fracture du pied droit et de la jambe, éclat d'obus, Vermont, 8 décembre. — Amputé de la jambe au tiers inférieur.

PRODHON, Sébastien-Justin, né le 6 octobre 1843, Saint-Ciergues (Haute-Marne), 68e de ligne, caporal. — Fracture de l'humérus gauche et du coude, coup de feu, Beaumont. — Amputé du bras.

PRONTEAU, Jules-Pierre, né le 9 mars 1840, Paris, 20e chass. à pied, sergent. — Fracture du coude gauche, coup de feu, Servigny, Metz. — Amputé du bras.

PROUS, Martin, né le 4 janvier 1844, Vertou (Loire-Inférieure), 90e de ligne. — Fracture de l'humérus droit, coup de feu, Borny. — Amputé du bras.

PROVOR, Marie-Joseph-François, né le 9 juillet 1837, Condé-sur-Huine (Orne), 91e de ligne. — Plaie compliquée à la jambe droite, coup de feu, Pont-Noyelles. — Amputé de la jambe.

PRUDHOMME, Jean-François-Charles, né le 2 décembre 1840, la Chapelle-Saint-Remy (Sarthe), 2e zouaves. — Fracture comminutive de la jambe gauche, éclat d'obus, Sedan. — Amputé de la jambe au tiers supérieur.

PRUVOT, Philippe-Édouard, né le 20 avril 1836, Bertry (Nord), 31e de ligne. — Plaie compliquée au coude gauche, coup de feu, Coulmiers. — Amputé du bras au tiers moyen.

PRUVOT, Théodore, né le 21 septembre 1850, Bertry (Nord), 135e de ligne. — Plaie déchirée à la main gauche, fracture du 1er et du 3e métacarpien, coup de feu, Saint-Quentin. — Désarticulation du 1er métacarpien et du pouce.

PUECH, Jacques-Louis, né le 10 avril 1846, Sauveterre (Tarn), 28e de ligne. — Fracture du fémur gauche et du genou, coup de feu, Saint-Privat. — Amputé de la cuisse.

Puech, Victor, né le 9 août 1837, Saint-Projet (Tarn-et-Garonne), 7e lanciers. — Fracture de l'humérus gauche, coup de feu, Bois-Commun. — Amputé du bras.

Puissant, Marie-Alexandre, né le 20 avril 1848, Pourrain (Yonne), 62e de ligne. — Fracture de l'humérus droit, éclat d'obus, Gravelotte. — Amputé du bras.

Quartier, Félix-Augustin, né le 21 mars 1847, Saint-Denis-de-l'Hôtel (Loiret), 64e de ligne, caporal. — Écrasement du pied droit, éclat d'obus, Saint-Privat. — Amputation de la jambe, sus-malléolaire.

Quéhan, Hippolyte-Désiré, né le 6 octobre 1837, Grenelle (Seine), 3e zouaves. — Plaie contuse à la main (?), coup de feu, Beaune-la-Rolande. — Désarticulation du pouce et de son métacarpien.

Quenouille, Jean-Louis, né le 9 février 1846, Brinon (Cher), 31e de ligne. — Fracture de la jambe droite, éclat d'obus, Sedan. — Amputé de la jambe au lieu d'élection.

Querro, Francis-Marie, né le 2 juillet 1852, Pontivy (Morbihan), 1er de ligne. — Fracture comminutive de l'humérus droit, éclat d'obus, Saint-Privat. — Amputé du bras.

Quesnot, Théodore-Marie-Émile, né le 11 novembre 1845, Saint-Pierre-sur-Dèves (Calvados), 2e grenadiers (garde), 97e de ligne. — Le pied droit emporté par un éclat d'obus, Gravelotte. — Amputé de la jambe au tiers inférieur.

Quidu, Joseph-Marie, né le 4 mars 1848, Seglien (Morbihan), garde mob. du Morbihan. — Plaie compliquée au coude droit, coup de feu, la Madeleine-Bouvet. — Amputé du bras au tiers supérieur.

Quinaut, Gabriel, né le 27 décembre 1841, Valigny (Allier), garde mob. du Rhône, sergent. — Fracture comminutive de l'humérus gauche, éclat d'obus, Belfort. — Désarticulation scapulo-humérale.

Quinot, Antoine-Louis, né le 11 novembre 1843, Rampillon (Seine-et-Marne), 20e chass. à pied. — Plaie compliquée au poignet droit, coup de feu, Amanvillers. — Amputé de l'avant-bras.

Quinten, Georges, né le 28 février 1829, Haussen (Prusse), 67e de ligne, sergent. — Plaie pénétrante au genou droit, coup de feu, 23 mai, Paris. — Amputé de la cuisse.

Quintin, Paul-Louis-Nicolas, né le 5 décembre 1850, Châteaulin (Finistère), 2e chass. à pied. — Fracture, broiement du poignet gauche, éclat d'obus, Bapaume. — Amputé de l'avant-bras.

Rabillon, Louis-Charles, né le 29 mars 1849, Mehun-sur-Yèvre (Cher), garde mob. du Cher. — Fracture de l'humérus droit, coup de feu, Blois. — Amputé du bras.

Rablade, Jean, né le 15 janvier 1847, Sore (Landes), 58e de ligne. — Fracture comminutive de l'avant-bras gauche, coup de feu, Mouzon. — Désarticulation du coude.

Rabin, Jean-Isidore, né le 10 mai 1846, Moirax (Lot-et-Garonne), garde mob. du Lot-et-Garonne. — Congélation, Azé. — Désarticulation sous-astragalienne du pied gauche.

Rabusseau, Jean, 3e zouaves. — Fracture par écrasement de la jambe droite, 29 juillet 1870, Toulon (Var), en débarquant. — Amputé de la jambe au lieu d'élection.

Racine, Jean-Anatole, né le 3 août 1848, Grancey-le-Château (Côte-d'Or), 79e de ligne. — Plaie contuse à la main gauche, coup de feu, Sedan. — Amputation du doigt médius, atrophie de l'avant-bras.

Raffin, Paul-Jean-Baptiste-Marie-Claude-Alphonse, né le 11 février 1847, Roanne (Loire), garde mob. de la Loire, caporal. — Fracture comminutive du coude gauche, coup de feu, Beaune-la-Rolande. — Résection des surfaces articulaires, pseudarthrose.

Raffin-Callot, François-Michel, né le 20 janvier 1846, Allevard (Isère), 41e de ligne. — Plaie pénétrante du genou gauche, éclat d'obus, Beaugency. — Amputé de la cuisse.

Rager, Jean-Louis, né le 23 octobre 1824, Pont-Audemer (Eure), gendarmerie de la Corse, capitaine. — Plaie pénétrante du coude droit, fracture intra-articulaire, coup de feu, pont de Neuilly, 2e siége. — Résection du coude.

RAGONNEAU, Pierre, né le 29 octobre 1850, Parigny-les-Vaux (Nièvre), 15e chass. à pied. — Fracture du pied droit et de l'articulation tibio-tarsienne, coup de feu, Béthoncourt, 15 janvier. — Amputé de la jambe au tiers inférieur.

RAGOT, Jean-Marie-Anne, né le 21 octobre 1834, Domagné (Ille-et-Vilaine), 94e de ligne. — Fracture de l'humérus gauche, coup de feu, Gravelotte. — Amputé du bras.

RAGUEBOOM, Edouard-Louis-Joseph, 43e de ligne. — Fracture de la jambe droite et plaie contuse au bras gauche. — Amputé de la jambe.

RAGUÉNÈS, Jacques-Marie, né le 31 mai 1845, Loc-Brivalaire (Finistère), garde mob. du Finistère. — Congélation, Chanteloup. — Amputé des deux pieds.

RAIBALDI, Joseph-François-Jean-César, né le 12 mars 1836, Castellare-de-Mercurio (Corse), 3e zouaves, sergent. — Fracture du genou gauche et du fémur, coup de feu, Beaune-la-Rolande. — Amputé de la cuisse.

RAIDOT, Marie-Auguste, né le 6 janvier 1847, Clézentaine (Vosges) 18e de ligne. — Fracture de la jambe droite, coup de feu, Strasbourg, 22 septembre. — Amputé de la jambe.

RAISOULET, Joseph-Théophile-Maur, né le 13 janvier 1848, Lagarde (Var), 28e de ligne. — Fracture comminutive de la jambe gauche, éclat d'obus, Saint Privat. — Amputé de la jambe au lieu d'élection.

RAMAIN, Jacques, né le 8 juin 1846, Beauzère (Haute-Loire), garde mob. de la Haute-Loire. — Fracture de la jambe gauche, coup de feu, Beaune-la-Rolande. — Amputé de la jambe près du genou.

RAMBOUR, Charles-Roger, né le 27 mars 1833, Haugest-sur-Somme (Somme), 96e de ligne, sous-lieutenant. — Plaie contuse à la main droite, coup de feu, 28 avril, Paris. — Désarticulation métacarpo-phalangienne de l'indicateur et du médius.

RAMEIL, Pierre-Eugène-Jean, né le 21 février 1836, Palau (Pyrénées-Orientales), 3e zouaves. — Fracture de la tête de l'humérus droit, coup de feu, Frœschwiller. — Résection de la tête de l'humérus, atrophie du bras.

RANDOU, Arthur-François, né le 3 mars 1848, Saint-Jouin (Seine-Inférieure), garde mob. de la Seine-Inférieure. — Fracture comminutive du fémur gauche, coup de feu, Fresne-l'Archevêque. — Amputé de la cuisse au tiers supérieur.

RANVIER, Guillaume, né le 25 mars 1844, Saint-Parize-le-Chatel (Nièvre), 46e de ligne. — Fracture comminutive de l'humérus droit, éclat d'obus, Sedan. — Amputé du bras.

RASPAUD, Jean, né le 6 août 1846, Bezac (Ariége), 36e de ligne. — Fracture du genou gauche, éclat d'obus, Sedan. — Amputé de la cuisse au tiers inférieur.

RATEAU, Jean, né le ... décembre 1844, Nouée (Haute-Vienne), 96e de ligne. — Fracture comminutive de la partie supérieure de l'humérus droit, coup de feu, Frœschwiller. — Résection de la tête de l'humérus, plus de mouvements d'élévation du bras.

RAUSCHER, Chrétien, né le 7 septembre 1848, Wingen (Bas-Rhin), garde mob. du Bas-Rhin.—Broiement de l'avant-bras droit, éclat d'obus, Strasbourg.—Désarticulation du coude.

RAUTUREAU, Pierre-Augustin, né le 26 août 1843, la Guyonnière (Vendée), 75e de ligne. — Plaie compliquée à la jambe droite, coup de feu, Gravelotte. — Amputé de la jambe au tiers moyen.

RAVEAU, Louis, 18e de ligne. — Plaie contuse à la main gauche, éclat d'obus, Frœschwiller. — Amputation du doigt médius et de la tête de son métacarpien.

RAVIART, Henri-Casimir, né le 21 septembre 1849, Nivelle (Nord), 33e de ligne. — Fracture comminutive de l'humérus gauche, éclat d'obus, Sedan. — Amputé du bras.

REBOUL, Jean-Louis, né le 2 décembre 1838, Sénéchat (Gard), 36e de ligne. — Fracture de l'humérus gauche, coup de feu, Wœrth. — Désarticulation scapulo-humérale.

REBOURS, Mathurin-François, né le 28 août 1844, Plaintel (Côtes-du-Nord), 69e de ligne. — Plaie compliquée à la jambe droite, éclat d'obus, Puteaux, 2e siége.—Amputé de la jambe au lieu d'élection.

REGHIGNAT, Anatole-Martial, né le 4 juin 1841, Chambon-Ville (Creuse), 35e de ligne. — Fracture comminutive de l'articulation tibio-tarsienne droite, coup de feu, Chevilly. — Résection de l'articulation, extraction d'esquilles.

REDOIS, Jacques, né le 15 novembre 1849, Touvois (Loire-Inférieure), 40e de ligne. — Plaie compliquée à la jambe droite, coup de feu, Loigny. — Amputé de la jambe au lieu d'élection.

REDONDY, Jean-Baptiste, né le 17 novembre 1845, Nohèdes (Pyrénées-Orientales), 18e de ligne. — Fracture comminutive de la jambe gauche, 3 coups de feu. — Amputé de la jambe au lieu d'élection.

RÉFRÉGÉ, Léon-Auguste, né le 8 janvier 1845, Saint-Georges (Aveyron), garde mob. de l'Aveyron. — Fracture comminutive du fémur gauche, éclat d'obus, 23 janvier, Dijon. — Amputé de la cuisse au tiers supérieur.

REGIMBEAU, Pierre-Louis, né le 3 janvier 1837, Paris (Seine), 29e de ligne, caporal. — Fracture de la jambe droite, coup de feu, 1er février, la Cluze. — Amputé de la jambe au lieu d'élection.

RÉGIN, Frédéric, né le 7 mars 1844, Kaysersberg (Haut-Rhin), 10e chass. à pied. — Fracture du fémur droit, coup de feu, Spickeren. — Amputé de la cuisse.

REIBEL, Arbogast, né le 19 juillet 1831, Kertzfeld (Bas-Rhin), 62e de ligne. — Plaie déchirée à la main droite, coup de feu, Gravelotte. — Amputation des doigts médius et annulaire, perte de la 1re phalange du pouce.

REILHES, Pierre, né le 21 octobre 1845, Cuq-Toulza (Tarn), 3e de ligne. — Fracture de la jambe droite, coup de feu, Frœschwiller. — Amputé de la jambe.

REINBOLT, Ignace, né le 15 octobre 1827, Schwabriller (Bas-Rhin), 10e artill. — Fracture de l'humérus gauche, éclat d'obus, Soissons, 14 octobre. — Amputé du bras.

REITZ, Mathias, né le 10 juin 1820, Nancy (Meurthe), 3e train des équipages. — Plaie compliquée au poignet gauche et à l'avant-bras, coup de feu, Pontarlier. — Amputé de l'avant-bras.

REIX, Jean-Baptiste, né le 17 octobre 1850, Lazeaux (Corrèze), 61e de ligne. — Congélation, 15 janvier, les Roches. — Amputation de tous les orteils des deux pieds.

REMAUD, Eugène-Charles-Firmin, né le 11 octobre 1840, Bournezeau (Vendée), 1er de ligne, caporal. — Congélation, Viand, janvier. — Désarticulation ou élimination de tous les orteils du pied droit et d'une partie de ceux du pied gauche.

REMY, Jean-François, né le 4 janvier 1846, Sausheim (Haut-Rhin), 20e de ligne. — Fracture des extrémités articulaires de l'humérus et du cubitus, coude droit, coup de feu, 21 septembre, Arancy. — Résection du coude, non-consolidation, inertie de l'avant-bras.

REMY, Nicolas-Hyacinthe, né le 30 juin 1849, Kerprich-lès-Dieuze (Meurthe), 9e chass. à pied. — Fracture de la jambe gauche, 28 novembre, coup de feu, Corbeil. — Amputé de la jambe au lieu d'élection.

REMY, Nicolas-Jules, né le 11 août 1844, Magnioray (Haute-Savoie), 11e de ligne. — Plaie compliquée à la jambe gauche, coup de feu, Beaumont. — Amputé de la cuisse.

RENARD, Elie-Marie, né le 24 février 1846, Vautorte (Mayenne), 62e de ligne. — Fracture du poignet droit et de l'avant-bras, coup de feu, Sainte-Barbe, Metz. — Amputé de l'avant-bras au tiers moyen.

RENAUD, Joseph-Eugène, né le 5 août 1843, Paris (Seine), 57e de ligne. — Broiement de l'avant-bras gauche et du coude, éclat d'obus, Saint-Privat. — Amputé du bras au tiers inférieur.

RENAUDET, François, 70e de ligne. — Plaie contuse à la main droite, coup de feu, Gravelotte, plaie contuse au bras droit, par roue de voiture, Stettin, Prusse. — Amputation partielle du doigt indicateur.

RENCUREL, Jean-Jacques-Auguste, né le 14 avril 1846, Marseille (Bouches-du-Rhône), 37e de ligne. — Plaie compliquée à la jambe gauche, éclat d'obus, Beaugency. — Amputé de la jambe.

RETOUR, Pierre-Mathurin-François, né le 1er juin 1848, Melleray (Mayenne), 8e artill. — Écrasement du pied gauche, éclat d'obus, Fond-de-Givonne. — Amputation partielle du pied.

REUVOL dit REVEL, Edmond, né le ..... novembre 1837, Figeac (Lot), 45e de ligne, sergent. — Fracture du cubitus, avant-bras gauche, éclat d'obus, 23 novembre, Cravanche. — Résection de la partie moyenne du cubitus, paralysie des trois derniers doigts.

RÉVEILLON, Alexandre-Maxime, né le 28 novembre 1846, Frencq (Pas-de-Calais), 64e de ligne, coup de feu (?) Buzancy. — Amputé du bras gauche.

REVERDY, Pierre, né le 2 mai 1846, Villeurbanne (Rhône), garde mob. du Rhône. — Fracture de l'humérus gauche, coup de feu, 25 décembre, Belfort. — Désarticulation scapulo-humérale.

REVERTÉGAT, Isidore, garde mob. du Var. — Congélation, 11 janvier, armée de l'Est. — Amputation partielle du gros orteil.

RÉVIAL, Hilaire-Gérôme, né le 16 septembre 1842, Curgy (Saône-et-Loire), 3e artill. — Fracture comminutive de la jambe droite, éclat d'obus, Mont-Chevis. — Amputé de la jambe au tiers supérieur.

REVOLET, Eugène-Pierre, né le 13 octobre 1835, la Tronche (Isère), garde mob. de l'Isère, sergent. — Fracture de l'humérus droit et plaie contuse à la poitrine, coup de feu, Beaune. — Amputé du bras.

REY, Bertrand-Paul, né le 23 septembre 1849, Castelsarrazin (Tarn-et-Garonne), 47e de ligne. — Plaie pénétrante du coude droit, coup de feu, Montmesly. — Résection des surfaces articulaires, ankylose du coude.

REY, Jean, né le 13 avril 1846, Beauzac (Haute-Loire), 36e de ligne. — Plaie pénétrante de l'épaule gauche, fracture de la tête de l'humérus, coup de feu, Froeschwiller. — Résection de la tête de cet os, pseudarthrose.

REY, Jean, 4e zouaves, sergent. — Plaie contuse à la main droite, coup de feu, Bry-sur-Marne. — Amputation partielle du doigt indicateur.

REY, Jean-Baptiste, né le 7 septembre 1837, Pontcharra (Isère), 2e zouaves. — Fracture du poignet gauche et de l'avant-bras, coup de feu, Froeschwiller. — Amputé de l'avant-bras au tiers supérieur.

REYMOND, Jean-Baptiste, né le 23 juillet 1842, Sorbier (Loire), 2e de ligne. — Plaie compliquée à la jambe droite, coup de feu, Spickeren. — Amputé de la jambe.

REYNAUD, Honoré, né le 27 janvier 1836, Nîmes (Gard), 39e de ligne. — Fracture du genou droit et de la jambe, coup de feu, Parigny-l'Évêque. — Amputé de la cuisse.

REYNAUD, Jean-Louis, né le 25 décembre 1848, Chazelles-sur-Lyon (Loire), 32e de ligne. — Fracture de l'avant-bras droit et du coude, coup de feu, Rezonville. — Amputé du bras au tiers inférieur.

RHAMDAM-BEN-MESBAH, né le ..... 1843, Ouadia (Alger), 1er tir. alg. — Fracture du genou gauche, coup de feu, Froeschwiller. — Amputé de la cuisse au tiers inférieur.

RIALET, Joseph-Marie, né le 25 décembre 1845, Caro (Morbihan), 10e de ligne. — Fracture comminutive de l'humérus droit, coup de feu, Gravelotte. — Désarticulation scapulo-humérale.

RIBAULT, Victor, né le 4 août 1849, Domfront-en-Champagne (Sarthe), garde mob. de l'Orne. — Plaie pénétrante du genou gauche, fracture de la jambe, coup de feu, Lombron. — Amputé de la cuisse au tiers inférieur.

RIBIÈBE, Casimir, né le 7 janvier 1847, Souspierres (Drôme), 53e de ligne. — Plaie compliquée à la jambe gauche, coup de feu, Sedan. — Amputé de la jambe.

RIBOULEAU, Hilaire-François, garde mob. de Loir-et-Cher. — Plaie contuse à la main gauche, coup de feu, Loigny. — Amputation des doigts indicateur et médius.

RIBRAUD, Eugène, né le 13 novembre 1847, Millau (Aveyron), 76e de ligne. — Fracture comminutive du radius, avant-bras gauche, coup de feu, Champigny. — Résection du tiers inférieur du radius, ankylose du poignet, déformation et atrophie de la main, paralysie des doigts.

RICARD, André, né le 30 novembre 1848, Bédarieux (Hérault), 3e chass. à pied. — Plaie compliquée au pied droit, coup de feu, Vilpion, ostéite. — Amputé de la jambe.

RICARD, François, né le 20 août 1847, Saint-Vincent-de-Paul (Landes), 30e de ligne, caporal. — Fracture du bras droit et plaie contuse à la main gauche, 2 coups de feu, Sedan. — Amputé du bras.

RICAUD, Jean-Louis, 35e de ligne. — Plaie contuse à la main droite, coup de feu, la Bourgonce, 6 octobre. — Amputation des doigts médius et annulaire.

RICCETTI, César, né le 5 novembre 1841, Piève (Corse), 2e zouaves. — Fracture comminutive de l'humérus droit, éclat d'obus, Frœschwilller. — Amputé du bras au tiers supérieur.

RICHARD, Auguste, né le 26 septembre 1850, Sedan (Ardennes), 1er zouaves. — Plaie compliquée au coude droit, éclat d'obus, Orléans, 3 décembre — Amputé du bras au tiers moyen.

RICHARD, Charles, né le 31 janvier 1842, Limon (Nièvre), 33e de ligne. — Fracture du poignet droit, éclat d'obus, Sedan. — Amputé de l'avant-bras.

RICHARD, Jean-François-Xavier, né le 2 décembre 1848, Haillainville (Vosges), 9e cuirassiers, maréchal des logis. — Fracture comminutive de l'humérus droit, coup de feu, Reischoffen. — Amputé du bras au tiers supérieur.

RICHARD, Nicolas, né le 5 mai 1846, Huez (Isère), 43e de ligne. — Fracture de l'humérus gauche, coup de feu, Amanvillers. — Amputé du bras.

RICHARDOT, Auguste-Alexandre, né le 25 novembre 1839, Epagne (Aube). — Congélation, armée de la Loire. — Désarticulation des orteils du pied droit et d'une partie de ceux du pied gauche.

RICHER, Luce-François, né le 4 mars 1843, Ménétréol-sur-Sauldre (Cher), 28e de ligne. — Plaie compliquée au bras gauche, coup de feu, Saint-Privat. — Amputé du bras.

RICHERT, Charles-Edouard, né le 13 mai 1842, Bouxwiller (Bas-Rhin), franc-tireur d'Alsace-Lorraine, adjudant-sous-officier. — Fracture du coude gauche, coup de feu, Strasbourg. — Amputé du bras.

RICHIER, Félix-Laurent, né le 18 février 1850, Valdeblore (Alpes-Maritimes), 5e de ligne. — Écrasement du pied gauche, accident de chemin de fer. — Amputé de la jambe.

RIDEAU, Charles, né le 26 août 1847, la Chapelle-sur-Loire (Indre-et-Loire), 21e de ligne, sergent. — Plaie au pied droit avec fracture, coup de feu, Champignyr — Amputation du 4e métatarsien et de son orteil, désarticulation du 2e orteil.

RIDEL, Charles-Victor, né le 27 avril 1849, Godefroy (Manche), 82e de ligne. — Plaie en séton au mollet gauche, fracture comminutive du tibia, coup de feu, Villorceau, 8 décembre. — Résection, consolidation incomplète, atrophie de la jambe. Voir observation du Dr Chipault et rapport du Dr Desprès.

RIDELLE, Adolphe-Stanislas, né le 31 août 1848, Belbœuf (Seine-Inférieure), 3e zouaves. — Fracture de l'articulation tibio-tarsienne gauche, coup de feu, Frœschwiller. — Amputé de la jambe au tiers moyen.

RIEU, Claude-Privat, 50e de ligne. — Plaie contuse à la main droite, coup de feu, Villersexel. — Amputation partielle du doigt indicateur.

RIEU, Pierre-Régis, né le 27 octobre 1848, Sablières (Ardèche), 2e artill. — Fracture de la jambe gauche, éclat d'obus, Chilleur. — Amputé de la jambe gauche,

RIGAULT, René-Louis, né le 15 avril 1850, Rosiers (Maine-et-Loire), 51e de ligne. — Fracture comminutive de l'humérus gauche, coup de feu, Patay. — Amputé du bras.

RIO, Joseph-Charles-Marie, né le 15 octobre 1847, Carnac (Morbihan), artill. garde mob. du Morbihan. — Écrasement du talon, pied gauche, éclat d'obus, Saint-Ouen (Eure). — Amputation (?) du pied.

RIQUIER, Paul-Antoine-Jules, né le 10 avril 43, Paris, 2e zouaves, sergent-major. — Fracture de l'humérus droit et du coude, coup de feu, Frœschwiller. — Amputé du bras au tiers moyen.

RIVAL, Antoine, né le 4 juin 1845, Chazelles-sur-Lavieu (Loire), 44e de ligne. — Congélation, 16 janvier, Coutenant. — Désarticulation ou élimination de tous les orteils du pied gauche et d'une partie des phalanges du pied droit.

RIVIÈRE, Antoine, né le 31 août 1847, Courry (Gard), 72e de ligne. — Fracture comminutive de l'humérus droit, coup de feu, Sedan. — Amputé du bras au tiers supérieur.

RIVIÈRE, Jacques-Alphonse, né le 4 août 1844, Lyon (Rhône), 68e de ligne. — Plaie compliquée à l'épaule droite, coup de feu, Beaumont, gangrène (?). — Désarticulation radio-carpienne.

RIVIÈRE, Jean, né le 3 octobre 1847, Villette-Serpuize-Thuzelles (Isère), 88e de ligne. — Fracture comminutive de la jambe droite, coup de feu, Mouzon. — Amputé de la jambe au lieu d'élection.

ROBERT, Désiré, né le 7 mai 1848, Meursac (Charente-Inférieure), 11e d'artill. — Plaie compliquée à l'avant-bras droit et au coude, éclat d'obus, Borny. — Amputé du bras au quart inférieur.

ROBERT, Joseph, né le 15 décembre 1840, la Souche (Ardèche), 3e de ligne. — Fracture comminutive de l'humérus gauche, éclat d'obus, fracture du maxillaire inférieur, coup de feu, Wœrth. — Amputé du bras.

ROBIC, Yves, né le 8 avril 1848, Ploërdut (Morbihan), 7e de ligne. — Fracture comminutive de la partie supérieure de l'humérus gauche, coup de feu, Servigny. — Résection de la partie supérieure de l'humérus.

ROBIN, Henri, né le 5 mai 1849, Châteauroux (Indre), 9e de ligne. — Plaie compliquée au coude gauche, coup de feu, Saint-Privat. — Amputé du bras à la partie moyenne.

ROBIN, Jean, né le 16 juin 1849, Pins (Charente), 135e de ligne. — Fracture du genou gauche, éclat d'obus, Puteaux, 2e siége. — Amputé de la cuisse au tiers inférieur.

ROBIN, Jules, né le 20 janvier 1843, la Chapelle-sur-Oreuse (Yonne), 43e de ligne. — Fracture comminutive de l'humérus gauche, éclat d'obus, Amanvillers. — Désarticulation scapulo-humérale.

ROBIN, Louis, 61e de ligne. — Congélation, 15 janvier, armée de l'Est. — Désarticulation de phalanges des quatre premiers orteils du pied droit.

ROBIN, Louis, né le 31 mars 1850, Tréban (Allier), 15e chass. à pied. — Fracture de l'articulation tibio-tarsienne gauche et du pied, éclat d'obus, Bethoncourt. — Amputé de la jambe au tiers inférieur.

ROBIN, Pierre, 6e de ligne. — Plaie contuse à la main gauche, coup de feu, Sedan. — Amputation du doigt indicateur.

ROBLIN, Louis-Mathieu, né le 30 avril 1830, Promery (Nièvre), 90e de ligne. — Fracture comminutive du coude gauche et de l'avant-bras, coup de feu et éclats d'obus (6). — Amputé du bras au tiers moyen.

ROCH, Claude-Désiré, né le 15 décembre 1841, Lyon (Rhône), 38e de ligne. — Fracture, broiement du pied gauche, éclat d'obus, Saint-Peravy. — Amputation sus-malléolaire de la jambe.

ROCHE, Antoine-Fortuné, né le 17 février 1844, la Roline (Basses-Alpes), 97e de ligne. —

17

Fracture comminutive de l'humérus droit, éclat d'obus, Gravelotte. — Amputé du bras au tiers supérieur.

Roche, Louis-Eugène, né le 5 juin 1847, Rochemaure (Ardèche), 2º train d'artill.—Plaie compliquée à la main et au poignet droits, éclat d'obus, Strasbourg. — Amputé de l'avant-bras au tiers inférieur.

Rochet, Dominique-Félix, 3e chass. à pied, caporal. — Plaie contuse à la main gauche, coup de feu, Paris, 24 mai. — Amputation du doigt annulaire.

Roelants, Corneille, né le 12 décembre 1844, Borgerhout (Belgique), rég. étranger. — Plaie compliquée au poignet droit, coup de feu, Cercottes. — Amputé de l'avant-bras.

Roger, Jean, garde mob. du Cher. — Plaie contuse à la main droite, coup de feu, Héricourt. — Amputation particlle du doigt indicateur, atrophie de l'avant-bras et de la main.

Roget, Benoît, né le 27 mars 1839, Saint-Cosme (Saône-et-Loire), 77e de ligne, sergent. —Coup de feu, les Ormes, près Orléans, 11 octobre. — Amputation de la cuisse gauche au tiers supérieur ; hernie inguinale double et volumineuse.

Rohais, Arsène, 43e de ligne. — Plaie contuse à la main droite, coup de feu, Amanvillers. — Désarticulation métacarpo-phalangienne de l'annulaire et de l'auriculaire.

Rohr, Pierre, né le 22 février 1847, Rimeling (Moselle), 67e de ligne. — Fracture de l'avant-bras droit et du coude, 2 coups de feu, Gravelotte. — Amputé du bras au tiers inférieur.

Rolland, Antoine-Joseph, né le 17 avril 1845, Boule (Drôme), 5e de ligne. — Fracture comminutive de l'humérus gauche, coup de feu, Sedan. — Désarticulation scapulo-humérale.

Rolland, Joseph-Félix, né le 18 octobre 1840, Chatenay (Isère), 16e chass. à pied.—Plaie compliquée à la main droite, coup de feu, Spickeren. — Désarticulation métacarpo-phalangienne du pouce.

Rollet, Joseph-Charles, né le 4 novembre 1847, Besançon (Doubs), caporal, 23e de ligne.— Fracture de la jambe droite, coup de feu, Rezonville. — Amputé de la jambe.

Romageon, Hippolyte, né le 21 juin 1844, Redenan (Gard), 21e chass. à pied. — Plaies contuses aux mains, coup de feu, l'Hay. — Amputation particlle de tous les doigts de la main gauche ; ankylose du poignet droit, paralysie de la main droite.

Romagnat, Antoine, né le 18 juin 1849, Lempdcs (Puy-de-Dôme), 95e de ligne. — Fracture comminutive de la jambe gauche, éclat d'obus, le Bourget, 30 octobre. — Amputé de la jambe au lieu d'élection.

Rommé, Jacques-Joseph, né le 9 septembre 1845, Saint-Paul-le-Gaultier (Sarthe), 97e de ligne. — Plaie compliquée à la jambe gauche, éclat d'obus, Gravelotte:—Amputé de la jambe au lieu d'élection.

Rommevaux, Nicolas, né le 25 septembre 1845, Bourbonne (Haute-Marne), 68e de ligne, caporal.—Plaie compliquée à la main (?) coup de feu, Bois-les-Dames.—Amputation partielle des doigts indicateur, médius et annulaire.

Rondy, Jean, né le 17 juillet 1844, Villeneuve-d'Allier (Haute-Loire), 96e de ligne. — Fracture de l'avant-bras droit, coup de feu, Frœschwiller. — Résection de la partie moyenne du radius.

Roques, Adrien-Jean-François, 4º zouaves. — Plaie contuse à la main droite, coup de feu, Villers, 2 décembre. — Amputation partielle des doigts indicateur et auriculaire.

Rosset, Marie-Anthelme, né le 4 août 1841, Traize (Savoie), 42e de ligne. — Fracture du pied gauche et de l'articulation tibio-tarsienne, coup de feu, Champigny. — Amputé de la jambe au tiers inférieur.

Rossi, Jean, né le 25 avril 1839, Ajaccio (Corse), 12e de ligne. — Fracture de l'avant-bras droit et du poignet, coup de feu, l'Hay. — Amputé de l'avant-bras.

Rossignol, Louis, né le 2 juin 1850, Tharot (Yonne), 7º chass. à pied. — Fracture comminutive de l'humérus gauche, coup de feu, Vienne près Blois. — Amputé du bras au tiers supérieur.

Rostaing, Honoré-Pierre, né le 24 août 1836, Vaujany (Isère), 12e de ligne, sergent. — Coup de feu au bras droit, Servigny. — Amputé du bras.

Roth, François-Antoine, né le 23 février 1844, Ebersheim (Bas-Rhin), 20e de ligne. — L'avant-bras gauche et la main emportés par un éclat d'obus, Sedan. — Amputé de l'avant-bras au tiers supérieur.

Rouaix, Raymond, né le 31 juillet 1848, Esplas (Ariége), 30e de ligne. — Plaie compliquée à la jambe gauche, coup de feu, Beaumont. — Amputé de la jambe au lieu d'élection.

Roualo, Joseph-Marie, né le 24 août 1849, Arzano (Finistère), 30e de ligne. — Fracture de l'avant-bras gauche et du coude, éclat d'obus, Arthenay. — Amputé du bras.

Rouard, Jean, né le 5 août 1820, Détain (Côte-d'Or), garde nationale sédentaire de Dijon. — Plaie compliquée à la jambe droite, coup de feu, Dijon. — Amputé de la jambe au lieu d'élection.

Rouault, Jean-François, né le 1er février 1850, Fœil (Côtes-du-Nord), 10e artill. — Fracture comminutive du fémur droit et du genou, éclat d'obus, pont de Neuilly, 2e siége. — Amputé de la cuisse.

Rouche, Oscar-Eugène, né le 9 juillet 1842, Thouarcé (Maine-et-Loire), 6e de ligne. — Coup de feu à la jambe gauche, Sainte-Barbe. — Amputé de la jambe.

Roudaut, Jean, né le 20 décembre 1848, Kerlouan (Finistère), 11e artill.—Fracture comminutive de l'humérus droit, éclat d'obus, Châtillon. — Amputé du bras au tiers supérieur.

Roudil, Théophile, né le 2 janvier 1844, Saint-André-de-Roque-Pertuis (Gard), 17e de ligne. — Fracture comminutive de l'avant-bras droit, coup de feu, Montmesly. — Résection de l'extrémité inférieure du radius, ankylose de l'articulation radio-carpienne.

Rougeventre, Gabriel-Louis, né le 2 août 1845, Paris, 2e zouaves. — Fracture de l'humérus droit, coup de feu, Frœschwiller. — Désarticulation scapulo-humérale.

Rougier, François, né le 24 octobre 1838, Saint-Aulaire (Corrèze), 16e chass. à pied. — Plaie compliquée à l'articulation tibio-tarsienne, coup de feu, Saint-Laurent-des-Bois. — Amputé de la jambe au tiers moyen.

Rouillé, Germain, né le 31 octobre 1835, Langonnet (Morbihan), 48e de ligne. — Fracture de l'humérus gauche et du coude, coup de feu, Frœschwiller. — Amputé du bras au tiers moyen.

Rouler, Germain, né le 6 novembre 1835, Carhaix (Finistère), 48e de ligne, sapeur. — Fracture du coude gauche, coup de feu, Frœschwiller. — Amputé du bras au tiers moyen.

Rousseau, Pierre-Raphaël, né le 26 mai 1849, Blanzais (Vienne), 17e de ligne. — Fracture comminutive de la jambe droite, éclat d'obus, Châtillon. — Amputé de la jambe au lieu d'élection.

Roussel, Antoine-Auguste, né le 14 avril 1839, Vigan (Lot), 44e de ligne. — Fracture comminutive de l'humérus gauche, éclat d'obus, Beaune-la-Rolande. — Amputé du bras au tiers supérieur.

Roussel, Charles-Léon-Jules, né le 2 mai 1846, Dancevoir (Haute-Marne), 37e de ligne. — Plaie pénétrante de l'articulation tibio-tarsienne droite, coup de feu, Sedan. — Amputé de la jambe au tiers inférieur.

Roussel, François, né le 10 septembre 1847, Latronche (Corrèze), 88e de ligne. — Fracture du coude droit et de la 6e côte du même côté, coup de feu, Beaumont.—Amputé du bras au tiers moyen.

Rousselle, Jules-Nicolas, né le 13 avril 1848, Neufchâteau (Vosges), 69e de ligne. — Fracture de la jambe droite, coup de feu, Borny. — Amputé de la jambe.

Roussin, André-Aimable, né le 9 août 1829, Belval (Manche), 16e de ligne. — Fracture du genou gauche et du fémur, éclat d'obus, Arthenay. — Amputation de la cuisse au tiers moyen.

Roux, Benoît-Cyprien, né le 18 octobre 1846, Lussac (Ardèche), 56° de ligne. — Fracture de l'humérus droit et plaie contuse à la cuisse gauche, coup de feu, Frœschwiller. — Amputé du bras au tiers supérieur.

Roux, Jean-Baptiste-Auguste-Vincent, né le 22 janvier 1850, Avignon (Vaucluse), 89° de ligne, caporal. — Fracture comminutive du fémur gauche et de la jambe droite, coups de feu, Sedan. — Amputé de la cuisse et de la jambe.

Roux, Jean-Baptiste-Edmond, né le 21 novembre 1851, Saint-Médard-en-Jolles (Gironde), 1er tir. alg., sergent-major. — Fracture du fémur gauche, 4 coups de feu, Wissembourg. — Amputé de la cuisse à la partie moyenne, à Munich. — Résection du fémur saillant, à Bordeaux.

Roux, Jean-Siméon, né le 5 janvier 1846, Meyzieux (Isère), rég. étranger, caporal. — Fracture de l'humérus gauche et du coude, éclat d'obus, 2 janvier, Montbéliard. — Amputé du bras.

Roux, Joseph, né le 24 août 1847, Faverges (Isère), 73e de ligne. — Plaie compliquée au pied gauche, coup de feu, Sarrelouis. — Amputation sus-malléolaire de la jambe.

Roux, Joseph-Benjamin, né le 6 septembre 1837, Malafretaz (Ain), 109e de ligne. — Fracture du fémur droit et du genou, coup de feu, l'Hay. — Amputé de la cuisse.

Roux, Marie-Antoine, né le 15 août 1849, Saint-Florent (Cher), garde mob. du Cher. — Fracture de l'humérus droit, éclat d'obus, Juranville. — Amputé du bras.

Rouzaud, Joseph-Sabathié, né le 14 août 1848, Auzort (Ariége), 30e de ligne. — Blessure accidentelle, chute, Sedan. — Amputé de l'avant-bras au tiers moyen.

Rouzé, Victor-Augustin, né le 1er octobre 1851, Lesquin (Nord), 38e de ligne. — Fracture de l'articulation tibio-tarsienne gauche, attrition des parties molles de la jambe, éclat d'obus, Clamart, 2e siége. — Amputé de la jambe au lieu d'élection.

Roy, Auguste-Romain, né le 16 novembre 1832, Flaugebouche (Doubs), volontaire du Rhône. — Plaie compliquée au bras gauche, éclat d'obus, 18 décembre, Nuits. — Amputé du bras au tiers supérieur.

Roy, Louis-Jean-François, 12e de ligne. — Plaies contuses à la main et à la cuisse gauches, éclat d'obus, Saint-Privat. — Désarticulation du doigt indicateur.

Roy, Louis-Julien, 77e de ligne. — Fracture de la jambe droite, chute ; carie, complications. — Amputé de la jambe au lieu d'élection.

Roy, Pierre, né le 25 février 1845, Decazeville (Aveyron), 42e de ligne. — Fracture comminutive de la jambe gauche et du genou, coup de feu, Champigny. — Amputé de la cuisse au tiers inférieur.

Roy, Marie-Eugène-Constant, né le 23 juin 1849, Montigny-les-Charliez (Haute-Saône), 53e de ligne. — Plaie déchirée à la main gauche, éclat d'obus, Arthenay. — Résection de la partie inférieure du 2e métacarpien, rétraction permanente du doigt indicateur et de l'auriculaire.

Royal, François-Joseph, né le 7 octobre 1846, Colmar (Haut-Rhin), 30e de ligne. — Le pied et la jambe gauches broyés par un boulet, Montbéliard. — Amputé de la jambe au lieu d'élection.

Royer, Augustin-Charles, né le 1er janvier 1848, Urville (Aube), 62e de ligne, caporal. — Fracture comminutive de la jambe droite, éclat d'obus, Sedan. — Amputé de la jambe au tiers supérieur.

Rudinger, Joseph, né le 22 février 1846, Bennwihr (Haut-Rhin), 1er d'artill. — Fracture de la jambe droite, éclat d'obus, Gravelotte. — Amputé de la jambe au tiers supérieur.

Ruffey, Alexis-Alfred, né le 18 août 1846, Onoz (Jura), 2e zouaves. — Plaie compliquée au bras droit, coup de feu, Frœschwiller. — Amputé du bras au tiers supérieur.

RUFFIN, César-Auguste-Joseph, né le 27 juillet 1835, Raismes (Nord), 15e artill. — Fracture comminutive de l'humérus droit, éclat d'obus, Saint-Quentin. — Amputé du bras.

RUINAUT, Bernard, né le 24 décembre 1840, Gaillères (Landes), 28e de ligne. — Plaie pénétrante du coude gauche, coup de feu, Saint-Privat. — Résection des surfaces articulaires, ankylose du coude.

SABATIER, Jean, né le 12 mars 1849, Sainte-Sigolène (Haute-Loire), garde mob. de la Haute-Loire. — Fracture comminutive de l'humérus droit, coup de feu, Ladon. — Résection de l'humérus à sa partie moyenne, pseudarthrose.

SABATIER, Joseph-Hippolyte, né le 9 septembre 1842, Vacquières (Hérault), 53e de ligne, caporal. — Plaie compliquée au genou gauche, coup de feu, 15 janvier, Chagey. — Amputé de la cuisse au tiers moyen.

SABATIER, Joseph, né le 20 octobre 1846, Pamiers (Ariége), 36e de ligne. — Fracture comminutive de l'humérus droit, éclat d'obus, Frœschwiller. — Désarticulation scapulo-humérale.

SABOUL, Jean-André-Léopold, né le 10 décembre 1835, Jaujac (Ardèche), 60e de ligne, sergent. — Fracture de l'humérus gauche et du coude, éclat d'obus, Saint-Privat. — Amputé du bras au tiers supérieur.

SABOUL, Louis-Antoine, né le 29 janvier 1844, Saint-André-de-Bourlène (Ardèche), 9e cuirassiers. — Fracture de la jambe gauche, coup de feu, Reischoffen. — Amputé de la jambe près du genou.

SABOURIN, André, garde mob. des Deux-Sèvres. — Fracture de l'avant-pied droit, coup de feu, Beaune-la-Rolande. — Amputation partielle du pied.

SACHET, Pierre, né le 28 mai 1848, Savigny-en-Septaine (Cher), 11e chass. à pied. — Fracture de la main droite et du poignet, éclat d'obus, Saint-Privat. — Amputé de l'avant-bras.

SADACK-BEN-MOHAMED, né le ..... 1852, Constantine (Algérie), 3e spahis. — Congélation, 8 janvier, Montoire. — Désarticulation de tous les orteils du pied gauche et de quelques-uns du pied droit.

SAFANION, Jean-Pierre, né le 11 mars 1845, Pouilly-les-Feurs (Loire), 18e de ligne. — Fracture de l'extrémité inférieure du radius, avant-bras gauche, éclat d'obus, Frœschwiller. — Résection du radius, déviation de la main en dedans, cicatrices profondément adhérentes, mouvements des doigts très-limités.

SAGE, Narcisse-Oscard, né le 19 novembre 1850, Crouzes (Doubs), 15e chass. à pied. — Congélation, 16 janvier, Bethoncourt. — Amputé des orteils et d'une partie des métatarsiens des deux pieds.

SAGNE, Pierre, né le 22 novembre 1845, Chamboulive (Corrèze), 12e chass. à pied. — Fracture de l'avant-bras gauche, éclat d'obus, Gravelotte. — Désarticulation du coude.

SAGNES, Jean-Baptiste-Ganderic, né le 17 octobre 1838, Boudignoux (Haute-Garonne), 1er zouaves, caporal. — Fracture comminutive de la jambe gauche, éclat d'obus, Sedan. — Amputé de la jambe au tiers supérieur.

SAÏD-BEL-KASSEM, 1er tir. alg., caporal. — Plaie contuse à la main gauche, coup de feu, Wissembourg. — Amputation du doigt indicateur, perte des dernières phalanges des autres doigts.

SAÏD-BEN-MOHAMED, né le ..... 1831, Beni-Mimoun (Constantine), 3e tir. alg. — Fracture de la main gauche et du poignet, coup de feu, Frœschwiller. — Amputé de l'avant-bras gauche.

SAÏD-OU-AMAR, né le .... 1837, Ouled-M'Ahmer (Alger), 1er tir. alg. — Plaie compliquée à la jambe droite, coup de feu, Frœschwiller. — Amputé de la jambe au tiers supérieur.

SAILLARD, Jean-Marie, né le 23 février 1846, Plélan (Ille-et-Vilaine), 61e de ligne. —

Plaie compliquée à la main droite, éclat d'obus, Sedan. — Amputé de l'avant-bras au tiers supérieur.

SAINT-AUBIN, Jean-Marie-Louis, né le 2 août 1847, Luzy (Nièvre), 3e chass. d'Afrique. — Fracture de l'humérus droit, coup de feu et coup de sabre, Sedan. — Résection de la tête de l'humérus.

SAINTE-MARIE, Pierre-Marcel, né le 2 mars 1853, Corbeil (Seine-et-Oise), 119e de ligne, caporal. — Fracture comminutive de la jambe droite et plaie en séton à la cuisse, même membre. — Amputé de la cuisse à sa partie moyenne.

SAINT-ORENS, Labarbe, né le 9 mars 1844, Bordères (Landes), 20e chass. à pied. — Plaie compliquée à la jambe droite, coup de feu, Rezonville. — Amputé de la jambe au lieu d'élection.

SAKER-BEN-AHMED, 3e tir. alg., caporal. — Plaie contuse à la main gauche, coup de feu, Sedan. — Amputation du doigt médius.

SALA-BEN-TAOUTAOU, né le ..... 1834, Philippeville (Constantine), 3e tir. alg. — Fracture de l'humérus droit, coup de feu, Sedan. — Amputé du bras.

SALAH-BEN-ALI, né le ..... 1846, Zourra (Constantine), 3e tir. alg.— Fracture comminutive de la jambe gauche, éclat d'obus, Frœschwiller. — Amputé de la jambe au lieu d'élection.

SALAUN, François-Joseph, né le 3 avril 1848, Plougastel-Daoulas (Finistère), 10e de ligne. — Coup de feu à la jambe gauche, Gravelotte. — Amputé de la jambe au tiers supérieur.

SALAUN, Jean-Michel, 25e de ligne.— Plaie contuse à la main gauche, éclat d'obus, Saint-Privat. — Amputation partielle du doigt indicateur.

SALENAVE, Jean, 20e de ligne. — Plaie contuse à la main gauche, coup de feu, Sedan. — Amputation des doigts indicateur et médius.

SALGUES, Pierre-Jean-Joseph-Barthélemy, 97e de ligne. — Fracture comminutive de l'avant-bras (?), coup de feu, Gravelotte.—Résection des deux os de l'avant-bras, ankylose du poignet, paralysie et déformation de la main.

SALLES, Alexandre-Augustin, 1er chass. à pied. — Plaie déchirée à la main gauche, coup de feu, Pont-Noyelles. — Amputation du doigt annulaire.

SALMON, Isidore, né le 5 avril 1841, Vic (Meurthe), 44e de ligne. — Fracture comminutive du fémur droit, éclat d'obus, Chieulles-sur-Metz, 23 septembre. — Amputé de la cuisse au tiers moyen le 25 septembre, réamputé au tiers supérieur le 14 octobre.

SALOMON, Bonaventure, né le 21 novembre 1841, Saint-Zorioz (Haute-Savoie), 42e de ligne, sergent. — Fracture du fémur gauche, coup de feu, Chevilly. — Amputé de la cuisse au tiers moyen.

SAMARAN, Raymond, 53e de ligne. — Plaie contuse à la main gauche, coup de feu, Chagey. — Désarticulation du doigt auriculaire; ankylose de l'annulaire et du médius.

SAMPOUX, Jean-Eugène-Émile, né le 20 octobre 1846, Niort (Deux-Sèvres), 13e de ligne. — Fracture comminutive de la partie inférieure de l'humérus gauche, coup de feu, Gravelotte. — Amputé du bras à sa partie moyenne.

SANIEZ, Joseph-Augustin-Carloman, né le 17 août 1846, Zoualques (Pas-de-Calais), garde mob. du Pas-de-Calais. — Écrasement des trois derniers doigts de la main gauche, éclat d'obus, Saint-Quentin. — Amputation de ces doigts.

SANNE, Jean, né le 9 septembre 1841, Tarare (Rhône), 27e de ligne. — Fracture comminutive du bras gauche, éclat d'obus, Bitche. — Amputé du bras au quart supérieur.

SANNIER, Charles-Émile, né le 20 décembre 1845, Pont-Rémy (Somme), 3e dragons. — La main gauche coupée par un coup de sabre, Gravelotte. — Amputation de l'avant-bras, près de l'articulation radio-carpienne.

SANSOT, Célestin, né le 17 février 1847, Lamarque (Hautes-Pyrénées), 19e chass. à pied.

— Plaie compliquée à la main [gauche, coup de feu, Beaumont. — Amputation des doigts médius et annulaire et d'une partie des métacarpiens correspondants.

SANTAIS, Oscar-Arsène, né le 22 janvier 1838, Fécamp (Seine-Inférieure), 7e de ligne. — Fracture du coude et de l'humérus droits, éclat d'obus, Saint-Privat. — Amputé du bras.

SANTARELLI, Ange-Marie, né le 10 novembre 1844, Pastriciola (Corse), 3e de ligne, sergent. — Plaie compliquée à la jambe droite, coup de feu, Frœschwiller. — Amputé de la jambe.

SAQUÉ, Pallade-Jean-Sauveur, né le 31 janvier 1846, Prats de Mollo (Pyrénées-Orientales), 3e de ligne. — Fracture de la main droite, éclat d'obus, Sedan. — Désarticulation du poignet.

SAQUET, Germain-François, né le 22 janvier 1844, Truel (Aveyron), 52e de ligne.—Chute, accident. — Amputé de la cuisse gauche.

SARIA, Etienne-Pierre-Emmanuel, né le 16 avril 1844, Saint-Cyprien (Pyrénées-Orientales), 8e chass. à pied. — Fracture du coude gauche, coup de feu, Frœschwiller. — Amputé du bras au tiers moyen.

SAUGER, Pierre-Aimable, 8e de ligne. — Plaie contuse à la main droite, coup de feu, Sainte-Barbe. — Amputation partielle du doigt médius.

SAUGNACQ, Bertrand, né le 25 décembre 1845, Saint-Paul (Landes), 77e de ligne, sergent. — Fracture de la jambe gauche et du genou, coup de feu, Forbach. — Amputé de la cuisse au tiers inférieur.

SAUGRAM, Louis-Alexandre-Jules, (numéro de régiment effacé.) — Plaie contuse à la main gauche, coup de feu, Patay. — Amputation de l'indicateur.

SAULE, Nicolas, né le 1er mars 1838, la Maison-Dieu (Nièvre), 20e de ligne, caporal. — Fracture de l'humérus droit, coup de feu, fort de l'Est, Paris. — Amputé du bras droit.

SAULNIER, Joseph-Marie, né le 15 janvier 1847, Taninges (Haute-Savoie), 56e de ligne. — Plaie pénétrante à l'épaule gauche, fracture de l'humérus, coup de feu, Frœschwiller. — Résection de la tête et de cinq centimètres du corps de l'humérus.

SAUNIER, Eugène, né le 16 mai 1844, Paris, garde national, caporal. — Fracture de la jambe gauche, 27 avril, Asnières, biscaïen. — Amputé de la jambe au lieu d'élection.

SAUTOU, Jean-Pierre, né le 11 janvier 1849, Beaumont (Lot), 90e de ligne. — Fracture de l'humérus, éclat d'obus, Choisy-le-Roy. — Résection de la tête et d'une partie du corps de l'humérus.

SAUVAGE, Florentin-Augustin, né le 12 mars 1840, Saint-Ouen-de-Thonberville (Eure), 2e zouaves. — Plaie compliquée à la jambe droite, coup de feu, Frœschwiller. — Amputé de la jambe.

SAUVAGE, Théophile-Louis-Charles, né le 20 septembre 1850, Lestrein (Pas-de-Calais), 20e chass. à pied. — Plaie contuse à la main droite, coup de feu, Bapaume.—Désarticulation du pouce.

SAUVAGEOT, Jean-Baptiste-Emilaud, né le 17 janvier 1846, Chassagne-le-Haut (Côte-d'Or), 30e de ligne.—La partie inférieure de la jambe gauche enlevée par un éclat d'obus, Arthenay. — Amputé de la jambe près du genou.

SAUX, Pierre, né le 16 avril 1849, Saint-Gaudens (Haute-Garonne), 29e de ligne. — Fracture du poignet, fracture de la jambe gauche, éclats d'obus, Chifleurs-aux-Bois.—Amputé de l'avant-bras, consolidation vicieuse de la jambe, raccourcissement, rétraction des orteils.

SAVARY, Alexandre-Marie, 13e chass. à pied. — Fracture du coude droit, coup de feu, 14 décembre, Morée-Saint-Hilaire. — Résection de l'humérus; paralysie de l'avant-bras et de la main.

SAYET, Jacques, né le 23 mars 1841, Cusset (Allier), 51e de ligne. — Coup de feu à la jambe droite, le Mans. — Amputé de la jambe au lieu d'élection.

SCAGLIA, Bernardin, né le 4 octobre 1826, Zicavo (Corse), garde mob. de la Seine, lieutenant. — Fracture du fémur droit et du genou, coup de feu, 30 octobre, le Bourget. — Amputé de la cuisse au tiers moyen.

SCHAAFF, Nicolas, 67e de ligne. — Plaie déchirée à la main gauche, éclat d'obus. — Désarticulation partielle des doigts indicateur et médius.

SCHAAL, Théophile, né le 22 décembre 1842, Rosstait (Bas-Rhin), 119e de ligne. — Plaie contuse à la main droite, éclat d'obus, Champigny. — Désarticulation du doigt indicateur.

SCHAER, Charles, né le 21 mars 1848, Sainte-Marie-aux-Mines (Haut-Rhin), garde mob. du Doubs. — Fracture du radius, avant-bras gauche, à la partie inférieure, éclat d'obus, 10 septembre, Neuf-Brisach. — Résection du radius, perte de l'usage de la main.

SCHALLER, Michel-Côme, né le 27 septembre 1841, Grandelbruch (Bas-Rhin), 1er artill. — Plaie compliquée au bras droit et au coude, éclat d'obus, Saint-Privat. — Amputé du bras au tiers moyen.

SCHAMMEL, Pierre-Charles, né le 24 juillet 1845, Bouzonville (Moselle), garde mob. de la Seine, sergent. — Fracture de la jambe gauche et du genou, coup de feu, le Bourget. — Amputé de la cuisse au tiers inférieur.

SCHEYER, Jean-Pierre, né le 12 mars 1849, Valleray (Moselle), garde mob. de la Moselle. — Congélation, Coblentz, en captivité. — Désarticulation des orteils des deux pieds.

SCHIEX, Eugène-Ferdinand-Florentin, né le 26 décembre 1844, Roissy (Seine-et-Oise), 4e de ligne. — Plaie compliquée au bras gauche, coup de feu, le Mans. — Désarticulation scapulo-humérale.

SCHIRMANN, Ferdinand, né le 10 octobre 1849, Tagolshinn (Haut-Rhin), 45e de ligne. — Les deux pieds emportés par éclat d'obus, Belfort. — Amputé des deux jambes.

SCHLEGEL, Antoine, né le 23 décembre 1849, Andlau (Bas-Rhin), 87e de ligne. — Écrasement du genou droit, éclat d'obus, 25 août, Strasbourg.—Amputé de la cuisse au tiers moyen.

SCHLOSSER, Ignace, né le 26 août 1839, Walbourg (Bas-Rhin), 1er chass. d'Afrique. — Fracture de la jambe droite, coup de feu, Sedan. — Amputé de la jambe au lieu d'élection.

SCHMAUCH, Jean, né le 22 juin 1851, Dettwiller (Bas-Rhin), 38e de ligne, sergent-major. — Fracture de l'humérus droit et du coude, éclat d'obus, Issy, 2e siége. — Amputé du bras au tiers moyen.

SCHMIDT, Jules, né le 31 octobre 1844, Paris (Seine), 21e de ligne, caporal. — Plaie à l'avant-bras droit, coup de sabre, Wœrth. — Amputé de l'avant-bras près du coude.

SCHMIT (?), né le 24 août 1845, Paris-Batignolles, garde mob. de la Seine, sergent. — Fracture de l'avant-bras gauche, éclat d'obus, le Bourget. — Amputé de l'avant-bras au quart supérieur.

SCHMITT, Ignace, né le 31 juillet 1843, Benheim (Bas-Rhin), 57e de ligne. — Fracture de la partie supérieure de l'humérus droit, coup de feu, Gravelotte. — Résection de sept centimètres de l'humérus, atrophie et inertie du bras et de l'avant-bras.

SCHNEIDER, Émile-Isidore, garde mob. de la Seine-Inférieure. — Plaie compliquée à la jambe droite, éclat d'obus, Villiers-sur-Marne. — Résection d'une partie notable du tibia.

SCHNEIDER, Jean-Baptiste, né le 26 mai 1846, Vigneulles (Moselle), 3e cuirassiers. — Fracture comminutive de la jambe gauche, éclat d'obus, Strasbourg. — Amputé de la jambe au tiers supérieur.

SCHNEIDER, Nicolas-Georges, né le 23 avril 1849, l'Allemand-Rombach (Haut-Rhin), 99e de ligne. — Fracture comminutive de la partie supérieure de l'humérus droit, coup de feu, Champigny, 2 décembre. — Résection de la tête de l'humérus.

SCHRODT, Frédéric, né le 4 avril 1839, Schiltigheim (Bas-Rhin), 3e de ligne, sergent-major. — Fracture du coude gauche et de l'humérus, plaie compliquée à la jambe gauche, coup de feu, Frœschwiller. — Amputé du bras gauche, cicatrice profonde et adhérente à la jambe.

SCHVARTZ, Jean-Nicolas, né le 10 février 1836, Hombourg-Haut (Moselle), 96e de ligne, sergent. — Plaie à la main gauche avec écrasement des doigts, éclat d'obus, Sedan. — Désarticulation des quatre doigts.

SCHWAB, Joseph, né le 17 janvier 1842, Strasbourg (Bas-Rhin), garde nationale de Strasbourg, ouvrier civil du génie. — L'avant-bras droit emporté par un éclat d'obus, 24 septembre, Strasbourg. — Amputation immédiate du bras droit au tiers supérieur.

SCHWAB, Philippe, né le 1er mai 1845, Houssen (Haut-Rhin), 93e de ligne. — Fracture comminutive de la partie supérieure de l'humérus gauche, coup de feu, Saint-Privat. — Résection de la tête de l'humérus, pseudarthrose.

SCHWARTZ, Jean-Isidore, né le 31 janvier 1826, Sarreguemines (Moselle), 47e de ligne, capitaine. — Fracture comminutive de l'humérus gauche, coup de feu, Reischoffen. — Résection de l'extrémité supérieure de l'humérus.

SCHWARTZ, Jean-Nicolas, 96e de ligne, sergent. — Écrasement des quatre doigts de la main gauche, éclat d'obus, Sedan. — Amputation de ces doigts.

SCHWERZIG, Remy, né le 18 juillet 1841, Hochstadt (Haut-Rhin), 3e chass. d'Afrique. — Fracture de l'humérus gauche et du coude, coup de feu, Sedan. — Amputé du bras.

SCHWERTZLER, Louis-Félix, né le 23 décembre 1840, Houssen (Haut-Rhin), 26e de ligne, sergent. — Plaie compliquée au bras gauche, coup de feu, Gravelotte. — Désarticulation scapulo-humérale.

SÉBERAC, Jean-Baptiste, né le 14 avril 1833, Sézat (Ariége), 23e artill., maréchal des logis. — Plaie compliquée au bras droit, fusée d'obus, Gravelotte. — Amputé du bras au tiers inférieur.

SECHET, Joseph-Marie, né le 9 décembre 1850, Saint-Macaire (Maine-et-Loire), 10e artill. — Congélation, armée de la Loire. — Désarticulation ou élimination de tous les orteils des deux pieds, atrophie des doigts des mains.

SÉGUIN, Jacques-François, né le 2 novembre 1837, Saint-Dizier (Haute-Marne), 12e de ligne. — Plaie déchirée à la main gauche, coup de feu, Choisy-le-Roi, 30 septembre. — Amputation des doigts médius, annulaire et auriculaire, ankylose de l'indicateur.

SEJOTTE, Eugène, né le 29 octobre 1845, Saint-Léger (Haute-Vienne), 20e chass. à pied. — Coup de feu au bras gauche, Loigny. — Amputé du bras.

SELIMAN-BEN-DJENIDI, né le ..... 1837, Bousaada (Constantine), 3e tir. alg. — Fracture de la jambe gauche et du genou, éclat d'obus, Frœschwiller. — Amputé de la cuisse.

SELLE, Alfred-Ferdinand, né le 3 juin 1848, Moulins-Lille (Nord), 26e de ligne. — Plaie compliquée à la jambe gauche, coup de feu, Paris, 2e siége. — Amputé de la jambe.

SÉNÉCHAL, Charles-Joseph, garde mob. du Nord. — Plaie contuse à la main gauche, coup de feu, Saint-Quentin. — Amputation des doigts indicateur et médius, ankylose des autres doigts dans la demi-flexion, cicatrice étendue et adhérente.

SENGÈS, Jean-François, né le 7 juillet 1836, Terrebasse (Haute-Garonne), 43e de ligne. — Plaie compliquée à la main gauche, éclat d'obus, Amanvillers. — Désarticulation de l'auriculaire et de l'annulaire, flexion permanente des autres doigts ankylosés dans la paume de la main.

SENOUILLET, Hilaire, 1er train d'artillerie. — Congélation, armée de la Loire. — Amputation partielle du gros orteil gauche.

SERIS, Étienne, né le 19 mars 1847, Captieux (Gironde), 58e de ligne. — Lacération de la main gauche, coup de feu, Mouzon. — Désarticulation du poignet.

SEULFORT, Théophile, né le 11 février 1848, Marvilles (Nord), 15e artill. — Fracture du coude droit, éclat d'obus, Saint-Quentin. — Amputé du bras.

SÉVÉNIER, Philippe, né le 5 novembre 1844, Labeaume (Ardèche), 75e de ligne. — Plaie compliquée au bras gauche, coup de feu, Gravelotte. — Amputé du bras au tiers supérieur.

SEVERIN, Jean, né le 14 mars 1846, Theillay (Loir-et-Cher), 16e de ligne, caporal. —

Fracture comminutive de l'humérus droit, coup de feu, la Provenchère. — Amputé du bras au tiers supérieur.

SEVIN, Jules-François, né le 23 mai 1850, Villejuif (Loire), 1er artill., brigadier. — Écrasement du pied droit, éclat d'obus, Servigny (Metz). — Amputation tarso-métatarsienne.

SEYER, Jean-Baptiste, né le 1er janvier 1846, Badonvillers (Meurthe), 14e de ligne. — Fracture comminutive du fémur gauche, coup de feu, Châtillon, 2e siége. — Amputé de la cuisse au tiers supérieur.

SGHIR OU SKILEF, 3e tir. alg. — Plaie contuse à la main gauche, coup de feu, Frœschwiller. — Désarticulation du pouce.

SIBEUD, Louis-Victor-Eugène, né le 31 août 1840, Valence (Drôme), 98e de ligne, lieutenant. — Fracture de l'humérus droit, coup de feu, Saint-Privat. — Amputé du bras.

SIMALAS, Jean, né le 24 mai 1843, Saint-Amand-Tallende (Puy-de-Dôme), 2e zouaves. — Fracture du poignet gauche et de l'avant-bras, coup de feu, Arthenay. — Désarticulation du coude.

SIMEONI, Jules, né le 29 janvier 1844, Lazzi (Corse), 19e chass. à pied. — Plaie compliquée à la jambe droite, éclat d'obus, Sedan. — Amputé de la jambe au lieu d'élection.

SIMON, Benjamin-Lucien-Oscar, 10e de ligne. — Plaie contuse à la main gauche, coup de feu, l'Hay. —Désarticulation du doigt indicateur.

SIMON, Benoît, né le 5 juin 1841, Caluire-et-Cuire (Rhône), 1re légion, mob. du Rhône. — Fracture de l'humérus gauche, plaie compliquée à la cuisse droite et au scrotum, ablation d'un testicule, plaie contuse au mollet droit, 3 coups de feu, Nuits (Côte-d'Or), 18 septembre. — Amputé du bras.

SIMON, Charles, né le 4 novembre 1849, Husseren (Haut-Rhin), 45e de ligne. — Fracture du coude gauche et de l'humérus. — Amputé du bras au tiers moyen.

SIMON, François, né le 5 décembre 1848, Livry (Calvados), 12e artill. — Fracture comminutive de l'humérus droit, coup de feu, Meudon, 2e siége. — Désarticulation scapulo-humérale.

SIMON, HENRI, né le 5 janvier 1847, Sin-le-Noble (Nord), 96e de ligne. — Plaie compliquée à la jambe gauche, éclat d'obus, Sedan. — Amputé de la jambe au lieu d'élection.

SIMON, Jean-Joseph, né le 11 décembre 1839, Laloie (Jura), 10e artill., maréchal des logis. — Fracture de la jambe gauche, éclat d'obus, Sedan. — Amputé de la jambe.

SIMON, Jules-Isidore, né le 17 mars 1849, Saint-Maixent (Sarthe), 53e de ligne. — Plaie compliquée au pied gauche, coup de feu, Montbéliard. — Amputation du 2e orteil et de la tête de son métatarsien, ankylose du gros orteil, subluxation du 3e orteil.

SIMON, Ulysse-Ernest, né le 28 novembre 1847, Bercenay-en-Othe (Aube), 70e de ligne, sergent. — Coup de feu à la jambe droite, Gravelotte. — Amputé de la jambe.

SIMONDAN, Louis-François, 48e de ligne.—Plaie contuse à la main (?), éclat d'obus, Wœrth. — Amputation partielle du doigt indicateur.

SIMONET, Antoine, né le 13 mars 1845, Vayrac (Lot), garde mob. du Lot. — Éclat d'obus à la jambe droite, Aurigny. — Amputation de la jambe.

SIMONNEAUX, Louis-Marie, né le 21 septembre 1846, Rennes (Ille-et-Vilaine), garde mob. d'Ille-et-Vilaine, sergent-major. — Fracture comminutive de l'humérus gauche, coup de feu, Champigny. — Résection d'un tiers de l'humérus.

SIRE, Claude-Emmanuel, né le 30 avril 1838, Omancey (Doubs), 91e de ligne. — Plaie compliquée au bras gauche, coup de feu, Sedan. — Amputé du bras au tiers supérieur.

SIMON, François-Urbain, né le 26 février 1847, Lac-du-Villers (Doubs), garde mob. du Doubs. — Fracture comminutive des os du tarse, pied droit, coup de feu, 23 septembre, Vonjancourt. — Amputation susmalléolaire de la jambe.

SLANO, Henri-Charles, 27e de ligne. — Plaie contuse à la main droite, coup de feu, Poupry. — Amputation du doigt indicateur, cicatrice adhérente.

SOHIER DE GAND, Louis-Remi, né le 15 octobre 1837, Juaumont (Ardennes), 59e de ligne, capitaine. — Plaies déchirées à la main droite et au pied gauche, éclat d'obus, Saint-Privat. — Désarticulation des trois orteils médians, perte partielle du gros et du petit orteil ; perte des quatre derniers métacarpiens et des doigts correspondants.

SOLDANI, Christophe, né le 9 février 1839, Ochiatana (Corse), 13e de ligne. — Plaie compliquée au coude droit, coup de feu, Amanvillers. — Résection des surfaces articulaires, ankylose du coude.

SONDORF, Henri-Alexandre, né le 13 août 1844, la Ferté-sous-Jouarre (Seine-et-Marne), lieutenant, 13e de ligne. — Fracture du coude gauche, éclat d'obus, Beaumont. — Amputé du bras au tiers inférieur.

SORET, Eugène-Henri, 9e artill. — Plaie contuse à la main gauche, coup de feu, Reischoffen. — Amputation partielle de l'annulaire et de l'auriculaire.

SORET, Léon-Alfred, né le 17 octobre 1847, Elbeuf (Seine-Inférieure), 96e de ligne, sergent. — Fracture comminutive de la jambe droite, éclat d'obus, Reischoffen. — Amputé de la jambe au lieu d'élection.

SORIN, Antoine-Louis, né le 12 octobre 1848, Paris, 67e de ligne. — Fracture comminutive de l'avant-bras droit et du coude, coup de feu, Gravelotte. — Amputé du bras au tiers inférieur.

SOUCHET, Ernest-Savinien, né le 18 novembre 1841, Montargis (Loiret), 20e chass. à pied. — Plaie compliquée au pied droit, coup de feu, Saint-Privat. — Amputé de la jambe.

SOUCHET, Hippolyte-Joseph, né le 20 décembre 1849, Rennes (Ille-et-Vilaine), 2e zouaves. — Fracture de l'humérus droit et plaie contuse à la main gauche, éclats d'obus, Arthenay. — Amputé du bras au tiers supérieur, ablation du doigt auriculaire et de son métacarpien, ankylose du poignet.

SOUCHON, Louis, 59e de ligne. — Plaie contuse à la main gauche, coup de feu, Saint-Privat. — Désarticulation du doigt auriculaire.

SOUILLART, François-Louis-Joseph, né le 5 janvier 1835, Locon (Pas-de-Calais), garde mob. du Pas-de-Calais. — Plaie à la main droite, coup de sabre, Saint-Quentin. — Amputation des doigts indicateur et médius.

SOULARD, Joseph-Constant, né le 30 avril 1845, Chatellier (Ille-et-Vilaine), 75e de ligne. — Plaie contuse à la main droite, coup de feu, Gravelotte. — Amputation du pouce, ankylose du 1er métacarpien, cicatrice adhérente.

SOULAS, Albert, né le 31 mai 1846, Viols-le-Fort (Hérault), 28e de ligne. — Plaie compliquée à la jambe gauche, coup de feu, Saint-Privat. — Amputé de la jambe au tiers supérieur.

SOULET, Jean-Baptiste, né le 21 novembre 1843, Montredon (Tarn), 97e de ligne. — Fracture du coude droit, éclat d'obus, Gravelotte. — Amputé du bras au tiers moyen.

SOULIER, Alcide-Pierre, né le 2 novembre 1849, Vias (Hérault), 19e de ligne. — Fracture de la jambe gauche, coup de feu, Châtillon. — Amputé de la jambe au lieu d'élection.

SOULIER, Nicolas, né le 16 juillet 1841, Clermont-Ferrand (Puy-de-Dôme), 51e ligne. — Fracture comminutive de l'avant-bras gauche et du coude, éclat d'obus, Sedan. — Amputé du bras au quart inférieur.

SOUMILLAC, Pierre-Lubin dit Lubin, né le 3 avril 1850, Château-Garnier (Vienne), 36e de ligne. — Plaie compliquée à la jambe droite et à l'articulation tibio-tarsienne, éclat d'obus, Paris, 2e siége. — Amputé de la jambe au tiers supérieur.

SOURIMANT, Clet-Antoine, né le 14 novembre 1847, Morlaix (Finistère), garde mob. du Finistère. — Plaie pénétrante du coude gauche, coup de feu, l'Hay. — Gangrène de l'avant-bras et du bras. — Désarticulation scapulo-humérale.

SOUXON (DE), Sébastien, 17e chass. à pied. — Plaie contuse à la main gauche, coup de feu, Sedan. — Amputation des doigts annulaire et auriculaire.

SOVICHE, Auguste-Jean-Baptiste, né le 28 août 1828, Saint-Étienne (Loire), 11e de ligne, chef de bataillon. — Fracture comminutive de l'avant-bras gauche au tiers inférieur, fracture comminutive de la jambe droite, coup de feu, Sedan. — Résection du tibia au tiers inférieur, atrophie de la jambe, atrophie de l'avant-bras.

Specht, Antoine, 94e de ligne. — Plaie contuse à la main droite, coup de feu, 28 mai, Paris, barricade Caumartin. — Désarticulation partielle du pouce.

Speh, Charles-Philippe, né le 25 avril 1845, Strasbourg (Bas-Rhin), 97e de ligne, sergent. — Fracture de la jambe droite et du genou, coup de feu, Gravelotte. — Amputé de la cuisse au tiers moyen.

Speisser, Antoine, né le 10 juin 1848, Geispolsheim (Bas–Rhin), 19e de ligne. —Fracture comminutive de la jambe droite, éclat d'obus, Borny.—Amputé de la jambe au lieu d'élection.

Spir, Jean-Baptiste, né le 14 janvier 1849, Lyon (Rhône), 29e de ligne. — Coup de feu à la jambe droite, Neuville. — Amputé de la jambe.

Steckler, Charles-Paul, né le 23 janvier 1850, Paris, 57e de ligne. — Fracture comminutive de la jambe gauche, coup de feu, Nuits. — Amputé de la jambe au lieu d'élection.

Stemmer, Joseph, né le 9 avril 1847, Strasbourg (Bas-Rhin), 1er de ligne, sergent-major. — Fracture comminutive de la jambe droite, coup de feu, Saint-Privat.—Amputé de la jambe.

Storet, Alfred, 70e de ligne. — Plaie contuse à la main gauche, coup de feu, Gravelotte. — Désarticulation du doigt médius.

Striebel, Michel-Antoine, né le 27 février 1850, Strasbourg (Bas–Rhin), 29e de ligne. — Fracture du genou gauche, coup de feu, Pontarlier. — Amputé de la cuisse.

Stucky, Théophile-Jules-Adolphe, né le 11 mars 1849, Diemtigen (Suisse), légion des volontaires de l'Ouest, sergent. —Plaie compliquée à la main gauche et au poignet, éclat d'obus, 12 janvier, Yvré-l'Évêque. — Amputé de l'avant-bras.

Suau, Barthélemy, né le 20 mars 1843, Fontanes (Lozère), ouvrier d'administration militaire. — Plaie compliquée à la jambe droite, coup de feu, Sedan. — Amputé de la jambe au lieu d'élection.

Suchail, Jean-Pierre, né le 25 décembre 1845, Araules (Haute-Loire), 73e de ligne, sergent.—Lacération de la main gauche, coup de feu, Saint-Privat.—Désarticulation du poignet.

Suchet, Cyrille-Sébastien, né le 25 octobre 1848, Goamas (Ardèche), 57e de ligne.—Fracture comminutive de la jambe droite, éclat d'obus, Gravelotte. — Amputé de la jambe au tiers supérieur.

Suciat-Sabry, Remy, né le 6 novembre 1849, Asson (Basses-Pyrénées), 72e de ligne. — Plaie compliquée à l'avant-bras gauche et au poignet, éclat d'obus, Champigny. — Amputé de l'avant-bras au tiers supérieur.

Sureau, Pascal-Gustave-Alcide, né le 27 avril 1850, Orléans (Loiret), 3e zouaves. — Fracture de l'avant-bras droit, éclat d'obus, Reischoffen. — Amputé du bras.

Surget, Pierre-Jacques-Marie, né le 9 décembre 1845, Héric (Loire-Inférieure), 1er de ligne, caporal. — Broiement de la main gauche, éclat d'obus, Sainte–Barbe. — Désarticulation du poignet.

Sury, Louis, né le 30 avril 1850, Ham (Somme), 3e zouaves, caporal. —Fracture de la tête de l'humérus, coup de feu, Sedan. — Résection de 8 centimètres de la partie supérieure de l'humérus.

Sury, Louis, 71e de ligne. — Plaie contuse à la main droite, coup de feu, Servigny. — Amputation du doit indicateur.

Tabutiaux, Amédée-Louis, né le 8 mars 1839, Paris (Seine), 3e inf. de marine, caporal.—Congélation. — Désarticulation de quatre orteils.

Taddei, Antoine, né le 28 juillet 1835, Omessa (Corse), 67e de ligne. — Fracture comminutive de la jambe droite, 2 coups de feu, Gravelotte. — Amputé de la jambe droite.

Tagournier, Edouard-Gilbert, né le 23 décembre 1850, Montmarault (Allier), 78e de ligne, caporal. — Fracture comminutive de la partie supérieure de l'humérus, éclat d'obus, Wœrth. — Résection de la tête de l'humérus, ankylose scapulo-humérale.

TAILLAND, Louis-Jacques, né le 29 avril 1848, Bourg-Saint-Andéol (Ardèche), 3e zouaves. — Plaie contuse à la main gauche, coup de feu, Beaune-la-Rolande. — Amputation partielle du pouce.

TAILLEFER, Jean-Baptiste, 39e de ligne. — Écrasement du doigt indicateur de la main droite, coup de feu, Arthenay. — Amputation des deux dernières phalanges.

TAILLEFIED, Ferdinand, né le 11 mars 1842, Colombières (Calvados), 39e de ligne. — Eclat d'obus au bras droit, Patay. — Amputation du bras.

TAJAN, Jean-Gabriel, né le 26 juin 1842, Latoue (Haute-Garonne), 31e de ligne. — Fracture comminutive de l'humérus droit, éclat d'obus, Loigny. — Désarticulation scapulo-humérale.

TALLEU, Clément-Joseph, né le 13 décembre 1850, Ebblinghem (Nord), 65e de ligne. — Plaie compliquée à la main gauche, coup de feu, Saint-Privat. — Amputé de l'avant-bras.

TALLON, Honoré-Alexandre, né le 16 janvier 1846, Louviers (Eure), 3e zouaves, sergent. — Plaie pénétrante du genou gauche, fracture de l'humérus gauche, plaie contuse à la cuisse gauche. — Amputé de la cuisse au tiers moyen.

TALLOT, François-Hippolyte-Balthazar, né le 5 janvier 1848, Vallon (Allier), 16e artill. — Fracture comminutive du pied droit et de la jambe, éclat d'obus, Strasbourg, 27 septembre. — Amputé de la jambe au lieu d'élection, extraction d'un volumineux séquestre du tibia, le 28 mars.

TAMBON, Jean-Nicolas, né le 27 mai 1848, Marseille (Bouches-du-Rhône), 19e artill. — Fracture de la main gauche et du poignet, éclat d'obus, Sedan. — Amputé de l'avant-bras.

TAP, Jean-François, né le 16 juillet 1846, Girons (Ariége), garde mob. de l'Ariége. — Fracture du coude gauche, éclat d'obus, Arthenay. — Amputé du bras.

TARANNE, Louis-Marin, né le 16 mars 1840, Poupry (Eure-et-Loir), 7e de ligne. — Plaie compliquée au bras droit et plaies contuses aux jambes, coups de feu, Loigny.—Amputé du bras.

TARDAT, Jean, né le 17 juin 1840, Champniers (Charente), 3e zouaves, sergent. — Fracture comminutive du fémur droit, éclat d'obus, Reischoffen. — Amputé de la cuisse au tiers supérieur.

TARGÉ, Louis-Victor, né le 27 décembre 1850, Secondigni (Deux-Sèvres), 53e de ligne. — Fracture de l'avant-bras gauche et du coude, coup de feu, Chagey. — Amputé du bras.

TASTEVIN, Casimir-André, né le 4 octobre 1844, Balazue (Ardèche), 39e de ligne. — Fracture comminutive de la jambe gauche et plaie contuse à la main gauche, éclats d'obus, Vanves, 17 mai. — Paralysie de la jambe, ankylose tibio-tarsienne et atrophie. — Amputation du doigt annulaire, rétraction des doigts dans le creux palmaire.

TAUDIÈRE, François-Louis, né le 11 août 1834, Sauzay (Deux-Sèvres), 3e zouaves. — Plaie contuse à la tête, coup de feu, Beaune-la-Rolande. — Congélation du pied droit pendant la nuit. — Amputé de la jambe.

TAVERNE, Étienne, né le 6 novembre 1848, Vitrac (Dordogne), 5e de ligne. — Piqûre à la main droite, accident, phlegmon, gangrène. — Désarticulation de la main.

TELLIER, Alexandre-Joseph, né le 28 mars 1848, Versailles (Seine-et-Oise), 25e de ligne. — Fracture de l'humérus gauche, éclat d'obus, Gravelotte. — Amputé du bras.

TENDIL, Louis, né le 20 septembre 1842, Roche-Colombe (Ardèche), 66e de ligne. — Fracture comminutive de l'humérus gauche, éclat d'obus, Spickeren. — Amputé du bras au tiers supérieur.

TERNET, Alphonse, né le 5 février 1850, Paris (Seine), 81e de ligne. — Fracture de la jambe gauche et du pied, coup de feu et éclat d'obus, la Bourgonce, 6 octobre. — Amputation partielle du pied (Chopart), complications. — Amputé de la jambe au lieu d'élection, le 26 novembre.

TESSIER, Alphonse-Louis, né le 3 janvier 1837, Vincennes (Seine), 112e de ligne.—Fracture de l'extrémité supérieure de l'humérus, coup de feu, le Bourget, 22 décembre. — Résection de 10 centimètres de l'humérus, le 24 décembre.

TESSIER, Blaise, né le 10 octobre 1847, Folles (Haute-Vienne), garde mob. de la Haute-Vienne. — Plaie compliquée au pied gauche, coup de feu, Lumeau. — Amputation de la jambe (susmalléolaire).

TÊTE, Jean, né le 7 mars 1847, Dieulouard (Meurthe), 57e de ligne. — Fracture de la jambe gauche, coup de feu, Saint-Privat. — Amputé de la jambe.

THAMAILLON, Pierre-Agricol, né le 20 janvier 1848, Avignon (Vaucluse), 57e de ligne, caporal. — Fracture (broiement) du pied gauche, éclat d'obus, Saint-Privat. — Amputé de la jambe au tiers inférieur.

THÉRAIN, Henri, né le 10 septembre 1849, Bully (Seine-Inférieure), 114o de ligne. — Fracture des orteils, pied gauche, coup de feu, Champigny. — Amputation des orteils.

THÉROU, Louis-Jean, né le 21 janvier 1847, Nîmes (Gard), garde mob. du Gard. — Fracture du doigt médius, main droite, coup de feu, Pont-Noyelles. — Désarticulation du médius.

THEVENIN, Jacques, né le 5 octobre 1843, Reugny (Allier), 6e de ligne. — Fracture comminutive de l'humérus gauche, éclat d'obus, Sedan. — Résection de la tête de l'humérus, perte considérable de substance du muscle deltoïde, impossibilité des mouvements d'élévation.

THÉVENIN, Alexandre-Jean-Marie, né le 25 juin 1849, Ivry (Seine), 76e de ligne. — Fracture comminutive de l'humérus gauche, coup de feu, Champigny. — Amputé du bras au tiers supérieur.

THÉZARD, Michel-Nicolas, né le 15 août 1827, Geffosses (Manche), 45e de ligne, caporal. — Plaie contuse à la jambe gauche, coup de feu, Fontaines. — Amputé de la jambe au lieu d'élection.

THIBAUD, Jean, né le 22 juin 1848, Brillac (Charente), 34e de ligne. — Fracture comminutive de la jambe gauche, éclat d'obus, Sedan. — Amputé de la jambe.

THIBAULT, Alexandre, né le 31 mars 1851, Paris (Seine), 3e zouaves. — Plaie compliquée au genou gauche, coup de feu, Chenebier. — Amputé de la cuisse au tiers inférieur.

THIBAULT, Alexis-Eléonor, né le 31 janvier 1845, Gisay-la-Coudre (Eure), 94e de ligne.— Fracture comminutive de l'humérus droit, coup de feu, Rezonville.—Désarticulation scapulo-humérale.

THIÉBAUT, Charles-Augustin, né le 28 août 1840, Bannoncourt (Meuse), franc-tireur de Paris. — Plaie compliquée à l'avant-bras gauche et au coude, coup de feu, Châteaudun. — Amputé du bras au tiers moyen.

THIÉBAUT, Joseph-Auguste, né le 17 juin 1850, Domptail (Vosges), 15e chass. à pied. — Congélation, armée de l'Est. — Désarticulation des quatre premiers orteils du pied droit et des trois premiers orteils du pied gauche.

THIÉBEAULT, Michel, né le 12 juin 1840, Blanot (Côte-d'Or), 1er chass. à pied. — Fracture de la jambe droite et du genou, coup de feu, Wœrth. — Amputé de la cuisse au quart inférieur.

THIERRY, Hippolyte, né le 21 décembre 1841, Paris (Seine), 3e zouaves. — Fracture du coude droit, coup de feu, Beaune-la-Rolande. — Résection des surfaces articulaires, ankylose du coude, extension permanente des doigts.

THINSSELIN, Joseph, né le 4 septembre 1847, Hénaménil (Meurthe), 33e de ligne. — Fracture de l'avant-bras gauche et du coude, coup de feu, Sainte-Barbe. — Amputé du bras.

THIRIAT, Alphonse, né le 31 mai 1846, Valenciennes (Nord), 19e de ligne. — Plaie contuse à la main gauche, éclat d'obus, Formery. — Amputation des trois derniers doigts.]

THIRIET, Joseph, né le 28 mars 1845, Crevic (Meurthe), garde mob. de la Meurthe. — Congélation, Héricourt. — Amputation ou élimination des 2 derniers orteils, pied gauche, et des 3 derniers orteils, pied droit.

THIRION, François-Alfred, 59e de ligne. — Plaie contuse à la main droite, coup de feu, Saint-Privat. — Désarticulation des deux dernières phalanges de l'annulaire et de l'auriculaire.

THIRION, Jules-François, né le 20 août 1850, à Alger, 46e de ligne, sergent. — Fracture comminutive de l'humérus gauche, coup de feu, Nancy. — Résection de l'humérus, atrophie de tout le bras.

THIRION, Nicolas, né le 8 novembre 1848, Biberskirsch (Meurthe), 67e de ligne. — Fracture comminutive de la jambe gauche, éclat d'obus, Gravelotte. — Amputé de la jambe au lieu d'élection.

THIRRIOT, Jean-Nicolas, né le 4 septembre 1838, Thillot (Meurthe), 94e de ligne, caporal. — Plaie compliquée à la jambe gauche, coup de feu, Rezonville. — Amputé de la jambe.

THIVOLLET, Jules, né le 5 octobre 1833, Saint-Jean-de-Bournay (Isère), 57e de ligne, caporal. — Fracture de l'humérus gauche et du coude, éclat d'obus, Amanvillers. — Amputé du bras.

THOMAS, Benoît-Étienne, né le 4 février 1850, Bras (Var), 62e de ligne. — Plaie compliquée au poignet gauche, coup de feu, Changé ; variole. — Amputé de l'avant-bras.

THOMAS, Charles-Louis, 44e de ligne.—Plaie contuse à la main droite, coup de feu, 22 mai, Paris. — Désarticulation du doigt médius.

THOMAS, Félix, né le 17 janvier 1841, Paris (Seine), 99e de ligne.—Fracture de la jambe gauche et du genou, coup de feu, Frœschwiller. — Amputé de la cuisse au tiers inférieur.

THOMAS, Jean-Marie, né le 15 avril 1846, Lanmodez (Côtes-du-Nord), 4e hussards. — — Fracture de l'humérus gauche, éclat d'obus, Sedan. — Amputé du bras.

THOMAS, Jean-Baptiste-Joseph, né le 17 juin 1841, Mazinghien (Nord), garde mobilisée du Nord. — Plaie compliquée à l'avant-bras gauche et à la main, 2 coups de feu, Bapaume. — Ankylose du poignet, amputation du doigt médius, extension permanente des doigts.

THOMAS, Sigisbert, né le 25 juillet 1844, Saint-Léonard (Vosges), 3e artill. — Plaie contuse au pied gauche, éclat d'obus, Champigny. — Amputation des quatre derniers orteils, cicatrice adhérente au tendon d'Achille.

THOMAS-GOUNET, né le 31 mai 1847, Neschers (Puy-de-Dôme), 77e de ligne. — Fracture de la partie supérieure de l'humérus gauche, coup de feu, Forbach. — Résection de la tête de l'humérus, atrophie et paralysie du bras, large cicatrice à l'angle de l'omoplate.

THOMASSON, Guillaume, né le 6 août 1845, Saint-Germain-des-Prés (Dordogne), 100e de ligne. — Fracture de l'humérus gauche, éclat d'obus, Gravelotte. — Amputé du bras.

THOUVENY, François, né le 8 janvier 1832, Gélacourt (Meurthe), 59e de ligne, capitaine. — Fracture comminutive de la jambe droite, coup de feu, Borny. — Amputé de la jambe au lieu d'élection.

THUGNOT, Jean, garde mob. de la Côte-d'Or. — Plaie contuse à la main gauche, coup de feu, Champigny. — Amputation du doigt médius.

THUMARA, Arthur, né le 29 juillet 1844, Paris (Seine), tirailleur de Saint-Hubert. — Fracture du coude droit, coup de feu, Paris. — Amputé du bras au tiers moyen.

THUROT, Émile-Hyacinthe, né le 22 avril 1848, Luxémont (Marne), garde mob. de la Marne. — Fracture comminutive de l'humérus droit, coup de feu, Sivry-sur-Ante.—Désarticulation scapulo-humérale.

TILLY, Jean, né le 1er février 1846, Plouisy (Côtes-du-Nord), 116e de ligne.—Plaie compliquée au coude gauche, coup de feu, Montmesly. — Amputé du bras au tiers moyen.

TIROT, Joseph-Florimond, né le 19 mai 1846, Louches-Saint-Hilaire (Somme), 37e de ligne. — Plaie compliquée à la main gauche, coup de feu, Saint-Privat. — Hémorrhagies. — Désarticulation radio-carpienne.

Tisné, Jules, 2e zouaves. — Plaie contuse à la main droite, coup de feu, 18 janvier, le Mans. — Amputation du doigt médius.

Tison, Céleste-Ludovic-Victor, né le 24 avril 1850, Neuville (Orne), 19e de ligne. — Plaies à la jambe gauche et au pied, compression par la chaussure, marches forcées, armée de la Loire, gangrène. — Amputé de la jambe gauche.

Tissier, Jean, né le 10 novembre 1848, Mont-Saint-Vincent (Saône-et-Loire), garde mob. de Saône-et-Loire. — Fracture comminutive de la jambe droite, éclat d'obus, Belfort. — Amputé de la jambe.

Tissot, Claude, né le 9 avril 1849, Sennecy-le-Grand (Saône-et-Loire), 3e zouaves. — Plaie contuse au genou droit, coup de feu, Beaune-la-Rolande. — Amputé de la cuisse au tiers moyen.

Tixier, Alexandre-Abdon, né le 15 avril 1845, Saint-Sylvain-Montaigu (Creuse), 47e de ligne. — Fracture comminutive du fémur gauche, coup de feu, Frœschwiller. — Amputé de la cuisse au tiers moyen.

Tondu, Victor, né le 5 avril 1849, Courpalay (Seine-et-Marne), garde mob. de Seine-et-Marne. — Plaies contuses à la main et à la cuisse gauches, éclats d'obus, Buzenval. — Amputation de trois doigts (?).

Torné, Dominique, 35e de ligne. — Fracture de la partie supérieure de l'humérus gauche, coup de feu, 30 septembre, Chevilly. — Résection de la tête de l'humérus, pseudarthrose.

Tortech, Jean, né le 9 novembre 1848, Saint-Girons (Ardèche), 13e de ligne. — Coup de feu au genou droit, Novion-Porcien. — Amputé de la cuisse au tiers moyen.

Tosel, Ignace-Sébastien, né le 23 janvier 1842, Nice (Alpes-Maritimes), 4e chass. d'Afr. — Fracture du fémur gauche et du genou, coup de feu, Sedan. — Amputé de la cuisse.

Tournay, Édouard-Hubert, né le 28 novembre 1837, Paris (Seine), 65e de ligne, capitaine. — Plaie compliquée à la main gauche, coup de feu, Gravelotte. — Désarticulation de l'indicateur, du médius, de l'annulaire et résection de la tête du deuxième métacarpien.

Tourné-Ample, Dominique, né le 24 octobre 1845, Campan (Hautes-Pyrénées), 35e de ligne. — Fracture de la partie supérieure de l'humérus gauche, coup de feu, Chevilly. — Résection de la tête de l'humérus, pseudarthrose, cicatrice adhérente.

Tournié, Antoine-Gabriel, né le 26 décembre 1845, Coupiac (Aveyron), 30e de ligne. — Fracture de la jambe gauche et du genou, coup de feu, Sedan. — Amputé de la cuisse au tiers inférieur.

Tournier dit Fillon Cadet, Eugène-Félix, né le 23 juin 1847, Semons (Isère), 47e de ligne. — Fracture du bras gauche, coup de feu, Beaumont. — Amputé du bras.

Toussaint, Jean-Georges, né le 9 avril 1839, Sainte-Marie-aux-Mines (Haut-Rhin), 60e de ligne. — Fracture comminutive de l'humérus gauche, coup de feu, Malroy. — Désarticulation scapulo-humérale.

Trannoy, Auguste, né le 10 novembre 1846, l'Ecluse (Nord), 6e d'inf. provisoire. — Fracture de l'humérus droit, coup de feu, Paris, 25 mai. — Amputé du bras au tiers supérieur.

Trannoy, Joseph, né le 11 janvier 1846, Crèvecœur (Nord), garde mob. du Nord. — Fracture de la jambe droite et du genou, coup de feu, Villers-Bretonneux. — Amputé de la cuisse.

Traschler, Michel, né le 6 juin 1839, Maxstadt (Moselle), 13e chass. à pied, sergent. — Broiement du poignet gauche, éclat d'obus, Wœrth. — Amputé de l'avant-bras au tiers moyen.

Treffort, Pierre, né le 2 février 1848, Bissy (Savoie), garde mob. de la Savoie. — Plaie compliquée à la main droite, éclat d'obus, Bethoncourt, 16 janvier. — Désarticulation du doigt annulaire, perte partielle de l'indicateur, flexion permanente du médius et de l'auriculaire, ankylose des doigts.

TREMBLET, Jean-Antoine, né le 24 juin 1839, Marcoux (Loire), 11e dragons. — Fracture du genou gauche, éclat d'obus, Saint-Privat. — Amputé de la cuisse.

TREUVEY, Clément-Séraphin, né le 28 janvier 1843, Arbois (Jura), 2e train d'artill. — Plaie déchirée à la jambe droite, éclat d'obus, Héricourt. — Amputé de la jambe au lieu d'élection.

TREY, Jean-Marie, né le 30 novembre 1848, Guchen (Hautes-Pyrénées), 35e de ligne.— Fracture comminutive de l'humérus gauche, éclat d'obus, Sedan. — Résection de la tête de l'humérus.

TRINSARD, Jacques-Marie, né le 3 mars 1846, Indre (Loire-Inférieure), 61e de ligne. — Plaie compliquée à la jambe gauche, coup de feu, Beaumont. — Amputé de la jambe au tiers supérieur.

TRIQUENOT, Louis, 12e d'artill. — Fracture du poignet gauche et plaie contuse à l'œil gauche, éclats d'obus, Belfort. — Amputé de l'avant-bras au tiers supérieur, perte de la vision de l'œil gauche par tissus cicatriciels sur la cornée.

TROUVÉ, Jean, section d'ouvriers militaires. — Écrasement du doigt annulaire, main gauche, Metz, 7 septembre. — Amputation de ce doigt.

TRUBERT, Joseph-Marie-François, né le 16 janvier 1844, Saint-Méen (Ille-et-Vilaine), 12e d'artill. — Fracture de la jambe gauche, coup de feu, Pont-Noyelles. — Amputé de la jambe au lieu d'élection.

TRUCHON, Benjamin-Gabriel, né le 28 octobre 1849, Issoudun (Indre), 33e de ligne. — Plaie compliquée à la jambe gauche, coup de feu, Poupry. — Amputé de la jambe au tiers supérieur.

TUAILLON, François-Eugène, né le 13 juillet 1841, Sainte-Marie-en-Chanois (Haute-Saône), 3e cuirassiers. — Congélation, armée de la Loire, carie des os du tarse. — Amputé de la jambe au lieu d'élection.

TULOUP, Nicolas, né le 5 juillet 1842, Chesnay-le-Châtel (Saône-et-Loire), garde mob. de Saône-et-Loire. — Fracture de la jambe droite, éclat d'obus, Pouilly. — Amputé de la jambe au lieu d'élection.

TURC, Aubin, né le 23 janvier 1847, Dieulefit (Drôme), 4e de ligne. — Fracture comminutive de l'humérus droit, coup de feu, Gravelotte. — Désarticulation scapulo-humérale.

TURCAN, David-Joseph, né le 6 février 1843, Valavoire (Basses-Alpes), 17e chass. à pied. — Plaie compliquée à l'avant-bras gauche et au coude, coup de feu, Frœschwiller.—Amputé du bras au tiers moyen.

TURIN, Simon-François, né le 3 décembre 1844, Avignon (Vaucluse), 32e de ligne. — Fracture de l'humérus droit et du coude, coup de feu, Gravelotte. — Amputé du bras au tiers moyen.

UNGLEIN, Jean-Augustin, né le 12 mai 1844, Vasperviller (Meurthe), 48e de ligne. — Fracture comminutive de l'avant-bras gauche, coup de feu, Patay. — Amputé de l'avant-bras au tiers supérieur.

URVOIS, Emile-François-Marie, né le 13 mai 1848, Redon (Ille-et-Vilaine), 1er de ligne. — Plaie compliquée au poignet droit, éclat d'obus, Saint-Privat. — Amputé de l'avant-bras.

URDEL, Aimé, né le 6 avril 1852, Caen (Calvados), 73e de ligne. — Fracture de la jambe gauche et du genou, coup de feu, Beaune-la-Rolande. — Amputé de la cuisse.

VADEL, Augustin, né le 6 juin 1846, Lacroix-sur-Meuse (Meuse), 40e de ligne, coup de feu, Sedan. — Amputé du bras droit.

VAGINAY, Antoine-Marie, né le 18 mai 1843, Bourg-de-Thisy (Rhône), 56e de ligne. — Plaie compliquée à la jambe gauche et au genou, coup de feu, Frœschwiller. — Amputé de la cuisse.

VAILLES, Jacques-Valentin, né le 16 mai 1845, Chauffour (Corrèze), garde mob. du Lot. — Fracture comminutive de l'avant-bras droit, coup de feu, Aurigny. — Amputé de l'avant-bras.

VAILLON, Eléonor-Léon, né le 5 août 1832, Frasnes (Doubs), 1er zouaves, capitaine. — Plaies contuses à la région orbitaire droite, à la main droite, à la partie supérieure de l'épaule droite, à la partie supérieure de la cuisse droite et plaie compliquée au pied droit, éclats d'obus et coups de feu, Sedan. — Perte de l'œil droit; amputation médio-tarsienne du pied droit.

VALADE, Guillaume, né le 1er juin 1848, la Chapelle-Auzac (Lot), 34e de ligne. — Fracture comminutive de l'humérus gauche et du coude, coup de feu, Sedan. — Amputation du bras au tiers moyen.

VALÉE, Joseph-Hubert, 6e bat. de chass. — Plaie contuse à la main droite, coup de feu, Sedan. — Amputation du doigt médius.

VALÉRY, Léon, né le 23 septembre 1844, Gaillac (Tarn), 43e de ligne. — Plaie compliquée à la jambe gauche, coup de feu, Saint-Privat. — Amputé de la jambe au lieu d'élection.

VALETTE, Frédéric-Benjamin, né le 22 mai 1844, Lacaune (Tarn), 87e de ligne. — Fracture comminutive de la jambe droite, éclat d'obus, Strasbourg. — Amputé de la jambe.

VALETTE, Pons-Achille, né le 8 juillet 1849, Limoux (Aude), 40e de ligne, sergent. — Fracture des doigts de la main gauche, éclat d'obus, Sedan. — Amputation de ces doigts.

VALLANCE, Nicolas-Alfred, né le 14 février 1843, Nancy (Meurthe), 13e chass. à pied, caporal. — Plaie compliquée au coude droit, coup de feu, Vœrth. — Amputé du bras.

VALLARD, Nicolas-Gabriel, né le 20 août 1827, Heudicourt (Meuse), gardien de batterie. —Fracture comminutive de la jambe droite; fracture des os propres du nez, éclats d'obus, Toul, 15 septembre. — Amputé de la jambe au lieu d'élection.

VALLÉE, Arnaud-Ambroise, né le 30 mars 1845, Saint-Denis (Seine), 12e artillerie. —Fracture de la jambe droite, éclat d'obus, Frœschwiller. — Amputé de la jambe au lieu d'élection.

VALLIGNY, Louis-Philippe, né le 6 janvier 1846, Saint-Amand (Cher), 45e de ligne. — Plaie compliquée à la main gauche, coup de feu, Frœschwiller. — Désarticulation du poignet.

VALLON, Eugène-Marie, né le 11 avril 1844, Nogentel (Aisne), 6e de ligne. — Fracture comminutive de la jambe gauche, éclat d'obus, Saint-Privat. — Amputé de la jambe.

VALLON, Salvy-Joseph, né le 13 décembre 1844, Riols (Tarn), 86e de ligne. — Plaie contuse au coude gauche, éclat d'obus, Beaumont. — Résection des surfaces articulaires, pseudarthrose.

VALLUET, Victor-Arthur, né le 27 septembre 1846, Véreux (Haute-Saône), 76e de ligne. — Fracture comminutive du fémur gauche, coup de feu, Forbach. — Amputé de la cuisse au tiers supérieur.

VALOIS, Fleury, né le 15 décembre 1850, Saint-Symphorien-de-Lay (Loire), 53e de ligne. — Fracture comminutive de l'extrémité inférieure de l'avant-bras droit, éclat d'obus, Chagéy. — Résection du radius et du cubitus, extension permanente de la main.

VANALDERWERELT, Pierre-Joseph, né le 7 janvier 1829, Wervicq (Nord), 2e zouaves. — Plaie compliquée au coude droit, coup de feu, Arthenay. — Amputé du bras au tiers moyen.

VANHERZÈLE, Jean-Baptiste, né le 9 janvier 1834, Watrels (Nord), rég. étranger. — Plaie déchirée à la main gauche, éclat d'obus, Orléans, 4 décembre. — Désarticulation des 2e et 3e métacarpiens et des doigts correspondants.

VANNESTE, Henri-Gustave, né le 3 octobre 1851, Tourcoing (Nord), 10e de ligne. — Fracture de l'humérus gauche, coup de feu, l'Hay, 30 novembre. — Amputé du bras.

VANNIER, Pierre-Alexandre, né le 6 décembre 1848, Assi-le-Bérenger (Mayenne), 19e de ligne.—Fracture comminutive de la jambe gauche, éclat d'obus, armée de la Loire. — Amputé de la cuisse au tiers inférieur.

VAREIL, Joseph-Jean, né le 15 juillet 1846, Castres (Tarn), 20ᵉ chass. à pied. — Fracture comminutive de la jambe droite, coup de feu, Moulins-lez-Metz. — Amputé de la jambe.

VARIN, Louis-Augustin, né le 3 septembre 1835, Metz (Moselle), 49ᵉ de ligne, sergent. — Fracture du coude droit, éclat d'obus, les Tappes, Metz. — Amputé du bras à la réunion du tiers moyen au tiers inférieur.

VASSEUR, François-Alphonse, né le 29 novembre 1841, Acheux (Somme), 15ᵉ de ligne. — Fracture de la jambe droite, coup de feu, Soissons. — Amputé de la jambe au lieu d'élection.

VASSIER, Jules, né le 1ᵉʳ avril 1843, Montpezat (Gard), 89ᵉ de ligne. — Fracture comminutive du fémur gauche, coup de feu, Sedan. — Amputé de la cuisse au tiers supérieur.

VAUTRIN, Joseph, né le 21 septembre 1841, Douxnoux (Vosges), 47ᵉ de ligne. — Fracture comminutive de l'humérus droit, éclat d'obus, Frœschwiller. — Désarticulation scapulo-humérale.

VAVASSEUR, Pierre-Orelli, né le 16 octobre 1838, Emanville (Eure), 135ᵉ de ligne. — Plaie compliquée à la jambe gauche, coup de feu, Epinay. — Amputé de la jambe au lieu d'élection.

VEDEL, Louis-Marie-Adolphe, 96ᵉ de ligne. — Fracture de la jambe droite, éclat d'obus, Strasbourg, 17 septembre. — Résection de quatre centimètres des deux os.

VEILLEUX, Louis-Désiré, né le 24 juin 1849, Houx (Eure-et-Loir), 2ᵉ chass. à pied. — Plaie contuse à la main gauche, coup de feu, 24 mai, Paris. — Amputation partielle des doigts médius et annulaire.

VEITH, Michel, né le 6 décembre 1837, Paris, 8ᵉ de ligne. — Congélation, Villersexel, 17 janvier. — Désarticulation des cinq orteils du pied droit et des phalanges onguéales des quatre premiers orteils du pied gauche.

VELTIN, Dieudonné, né le 3 janvier 1848, Fléville (Meurthe), 55ᵉ de ligne, sergent. — Fracture comminutive de l'humérus gauche, coup de feu, Paris, 27 mai. — Désarticulation scapulo-humérale.

VERDIER, Auguste, né le 5 juin 1852, Angers (Maine-et-Loire), 51ᵉ de ligne. — Fracture de l'avant-bras gauche et du coude, éclat d'obus, Gravelotte. — Amputé du bras.

VERDIER, Blaise, né le 14 août 1840, Saint-Ybard (Corrèze), 47ᵉ de ligne. — Plaie compliquée au bras gauche, coup de feu, Beaumont. — Amputé du bras au tiers supérieur.

VERGNIAUD, Joseph, né le 16 avril 1831, Issigeac (Dordogne), 84ᵉ de ligne, capitaine. — Plaie compliquée à la main droite et plaie contuse à la cuisse gauche, 2 coups de feu, Gravelotte. — Résection des 4ᵉ et 5ᵉ métacarpiens, les doigts renversés sur la face dorsale de la main, cicatrices profondes à la cuisse.

VÉRIZAUT, François, né le 9 avril 1846, Tulle (Corrèze), 47ᵉ de ligne. — Fracture comminutive de la jambe gauche, éclat d'obus, Wœrth. — Amputé de la jambe au lieu d'élection.

VERNATIER, Edmond-François-Achille-Simon, né le 21 novembre 1849, Saint-Pierre-les-Nemours (Seine-et-Marne), garde mob. de Seine-et-Marne. — Fracture du genou droit, coup de feu, Rueil, 21 octobre. — Amputé de la cuisse au tiers moyen.

VERNE, Marie-Ziller-Jules, né le 4 avril 1842, Saint-Didier-d'Aussiat (Ain), 27ᵉ de ligne. — Plaie compliquée au coude droit, coup de feu, 6 octobre, la Bourgonce. — Résection de l'olécrane, ankylose huméro-cubitale, extension permanente de l'avant-bras.

VERNEY, Jean, né le 23 novembre 1844, Saint-Etienne (Loire), 56ᵉ de ligne, coup de feu, Frœschwiller. — Amputé du bras droit.

VERNIN, Pierre-Félix, 93ᵉ de ligne. — Plaie contuse à la main droite, coup de feu, Gravelotte. — Désarticulation du premier métacarpien et du pouce.

VERPILLAT, Joseph-François, 10ᵉ chass. à pied. — Plaie contuse à la main gauche, coup de feu, 18 septembre, Strasbourg. — Amputation du doigt indicateur.

VESTIZON, Pierre, né le 22 octobre 1842, Saint-Ours (Puy-de-Dôme), 2ᵉ zouaves. — Plaie pénétrante du genou droit, fracture du fémur, coup de feu, Arthenay. — Amputé de la cuisse.

VEYNACHTER, Michel, né le 16 février 1847, Puttelange-les-Rodenak (Moselle), 1er de ligne.
— Plaie compliquée au genou gauche, éclat d'obus, Gravelotte. — Amputé de la cuisse au tiers moyen, accidents, réamputé au tiers supérieur.

VEYRARD, Jean-Baptiste, né le 10 septembre 1848, Saint-Thomas-la-Garde (Loire), garde mob. de la Loire. — Fracture de la jambe gauche et du genou, coup de feu, Ladon.— Amputé de la cuisse au tiers inférieur.

VEYRIER, Laurent, 72e de ligne. — Plaie contuse à la main gauche, coup de feu, 1er mai, Neuilly. — Désarticulation partielle de l'annulaire.

VEZARD, Joseph, né le 23 mars 1848, Selles-sur-Cher (Loir-et-Cher), 10e artill. — Fracture comminutive de la jambe gauche, éclat d'obus, Thorigny-l'Évêque. — Amputé de la jambe.

VEZAT, Hippolyte, né le 16 juillet 1850, Auriac (Corrèze), 16e de ligne. — Congélation, Héricourt, 17 janvier. — Amputation de tous les orteils du pied droit et résection partielle des métatarsiens correspondants.

VIALA, Antoine, né le 22 juillet 1843, Cadalen (Tarn), 87e de ligne. — Fracture comminutive de la jambe droite, Strasbourg, 27 septembre. — Amputé de la jambe.

VIDAL, Bernard, né le 26 juillet 1845, Casteleulier (Lot-et-Garonne), 42e de ligne, caporal. — Plaie compliquée à l'avant-bras gauche et au coude, coup de feu, Champigny. — Amputé du bras au tiers moyen.

VIDAL, Jean-Sauveur, garde mob. des Pyrénées-Orientales. — Broiement du pouce, main droite, éclat d'obus, Héricourt. — Désarticulation du pouce.

VIENNET, Emile, né le 12 novembre 1847, Nods (Doubs), 12e chass. à cheval, brigadier. — Fracture du coude droit et de l'avant-bras, coup de feu, Buzancy. — Amputé du bras.

VIGNAL, Auguste, né le 25 août 1848, Saint-Prejet-d'Allier (Haute-Loire), 97e de ligne. — Plaie compliquée à la jambe droite, coup de feu, Gravelotte. — Amputé de la jambe au lieu d'élection.

VIGNES, Jean, né le 14 octobre 1845, Puymirol (Lot-et-Garonne), garde mob. du Lot-et-Garonne. — Fracture comminutive du bras gauche, éclat d'obus, Chartres. — Amputé du bras au tiers supérieur.

VIGNON, François, né le 20 mai 1841, Septème (Isère), 36e de ligne. — Fracture comminutive de l'avant-bras gauche et du poignet, éclat d'obus, Wœrth. — Amputé de l'avant-bras au tiers moyen.

VIGUIÉ, Pierre, né le 10 mars 1846, Parizot (Tarn-et-Garonne), 30e de ligne. — Plaie compliquée à la main gauche, coup de feu, Mouzon. — Désarticulation de l'annulaire et de l'auriculaire.

VILAIN, Alphonse, né le 29 décembre 1829, Dunkerque (Nord), 146e bat. garde nationale de la Seine. — Contusion au genou gauche, plaie contuse au poignet droit, phlegmons. — Amputé de l'avant-bras au tiers moyen.

VILLECHAUVIN, Jean, né le 8 juillet 1841, Chantérac (Dordogne), 28e de ligne. — Plaie compliquée au pied, coup de feu, Saint-Privat. — Amputation partielle du pied.

VILLELONGUE, Claude-Marie–Eugène, né le 4 mars 1847, Lyon (Rhône), 70e de ligne, lieutenant. — Plaies compliquées aux deux mains, coup de feu, Gravelotte. — Amputation de la main (?) gauche, désarticulation du pouce, main droite.

VILLETTE, Eugène-Dominique, né le 23 août 1848, Toury (Eure-et-Loir), 83e de ligne. — Plaie contuse à la main gauche, coup de feu, Ladonchamps, 7 octobre. — Désarticulation du pouce.

VILLIARD, Jean, né le 27 octobre 1852, Chambéry (Savoie), 59e de ligne. — Fracture de la jambe droite, coup de feu, Morée. — Amputé de la jambe au lieu d'élection,

VILLIN, Auguste, né le 3 août 1847, Homblières (Aisne), 6e de ligne. — Fracture comminutive du genou gauche, éclat d'obus, Saint-Privat. — Amputé de la cuisse.

VILQUIN, Gustave, né le 17 juin 1850, Villeselve (Oise), 69e de ligne. — Écrasement des métacarpiens de la main gauche, gare d'Amiens, 18 octobre. — Désarticulation du doigt auriculaire, paralysie de la main.

VINCENT, André-Prosper, né le 11 janvier 1839, Saint-Martin-le-Vinoux (Isère), 64e de ligne. — Fracture comminutive de l'humérus gauche, éclat d'obus, Loigny. — Amputé du bras au tiers supérieur.

VINCENT, Eugène-Léon, né le 6 août 1849, Joannas (Ardèche), garde mob. de l'Ardèche. — Plaie compliquée à la jambe droite, coup de feu, Mollans (?).—Amputé de la cuisse.

VINCENT, Jean, né le 14 février 1847, Saint-Jean-d'Ardières (Rhône), 8e artill. — Fracture comminutive de la jambe gauche, éclat d'obus, fond de Givonne. — Amputé de la jambe.

VINCENT, Julien, né le 24 août 1847, Mazeyrolles (Dordogne), 97e de ligne. — Plaie compliquée (dénudation) à la jambe droite, éclat d'obus, Gravelotte. — Amputé de la jambe au lieu d'élection.

VINCENT, Louis, né le 16 décembre 1844, Chaunay (Vienne), 23e artill. — Fracture, broiement des métacarpiens, main droite, éclat d'obus, Gravelotte. — Amputé de l'avant-bras.

VINCENT, Marie, né le 21 juillet 1837, Vienne (Isère), 71e de ligne. — Plaie compliquée à l'avant-bras droit et au coude, coup de feu, Borny. — Amputé du bras.

VINCENT, Vincent, né le 26 septembre 1844, Nancy (Meurthe), 80e de ligne. — Fracture de l'humérus droit et du coude, coup de feu, Saint-Privat. — Amputé du bras au tiers supérieur.

VINDIOLET, Antoine, né le 12 avril 1848, l'Hornède (Puy-de-Dôme), 3e zouaves.—Fracture du genou droit, coup de feu, Frœschwiller. — Amputé de la cuisse.

VINKARTE, Joseph-Isidore, né le 5 mars 1838, Maisey (Côte-d'Or), 5e cuirassiers. — Fracture comminutive de la jambe gauche, éclat d'obus, Mouzon. — Amputé de la jambe.

VINTROLL, Charles, né le 31 mars 1849, Paris (Seine), 17e de ligne. — Plaie contuse à la main gauche, coup de feu, Champigny. — Désarticulation partielle de l'annulaire, rigidité des autres doigts.

VISSE, Apollon-Alexandre, né le 26 juin 1850, Haussy (Nord), 17e chass. à pied. — Plaie compliquée au coude droit, coup de feu, Pont-Noyelles. — Amputé du bras.

VITOUX, Arthur-François, né le 17 avril 1850, Paris (Seine), 56e de ligne. — Fracture de la jambe gauche, coup de feu, Saint-Corneille. — Amputé de la jambe au lieu d'élection.

VIVIER, Louis-Jacques-François, 59e de ligne. — Plaie contuse à la main droite, coup de feu, Conneré, 10 janvier. — Désarticulation du doigt indicateur.

VIVIER, Mathieu, né le 20 novembre 1837, Chouvigny (Allier), 2e légion de marche du Rhône. — Fracture comminutive de l'humérus gauche, coup de feu, Nuits. — Amputé du bras au col de l'humérus.

VIZOS, Jean, né le .... janvier 1852, Evreux (Eure), 94e de ligne. — Fracture (?), coup de feu, Gravelotte. — Amputé de la jambe gauche.

VOEGELÉ, Antoine, né le 2 août 1849, Minversheim (Bas-Rhin), 87e de ligne. — Fracture comminutive de la jambe gauche, coup de feu, Strasbourg, 8 septembre. — Amputé de la jambe au lieu d'élection.

VOILLAT, François-Joseph, né le 10 juillet 1849, Clermont-Ferrand (Puy-de-Dôme), garde mob. du Puy-de-Dôme. — Congélation, armée de la Loire. — Désarticulation tarso-métatarsienne.

VOILLOT, Jean, né le 27 mars 1849, Bornoux (Nièvre), 69e de ligne. — Fracture de la jambe droite, coup de feu, Courbevoie, 2e siége. — Amputé de la cuisse au tiers inférieur.

VONIN, Charles-Antoine, né le 24 octobre 1850, Besançon (Doubs), 2e zouaves. — Fracture comminutive de la jambe droite, coup de feu, Sedan. — Amputé de la jambe au tiers supérieur.

VORBE, Paul-Aristide, né le 23 novembre 1838, Verrière-de-Joux (Doubs), 2e de ligne. — Fracture de la jambe droite, coup de feu, Spickeren. — Amputé de la jambe, près du genou.

VOSSENAT, Antoine-Célestin, 4e chass. à pied. — Congélation, Héricourt. — Désarticulation de tous les orteils du pied droit.

VOUX, Pierre, franc-tireur du Midi.—Congélation, 28 janvier, Mont-sur (?) (Haute-Saône). — Amputation des quatre derniers orteils du pied droit.

VUILLEMIN, Joseph, né le 14 décembre 1841, Metz (Moselle), 17e chass. à pied. — Fracture comminutive de l'humérus droit, coup de feu, Frœschwiller. — Désarticulation scapulo-humérale.

WALLAËRT, Désiré-Henri, né le 25 juin 1845, Bailleul (Nord), garde mob. du Nord. — Plaie compliquée à la jambe droite, coup de feu, Saint-Quentin.— Amputé de la jambe droite.

WALMER, Louis, né le 26 juin 1851, Strasbourg, franc-tireur de Strasbourg. — Fracture comminutive du fémur gauche, éclat d'obus, 27 septembre, Strasbourg. — Amputé de la cuisse immédiatement au tiers moyen.

WARDAVOIR, Augustin-Joseph, 37e de ligne. — Plaie contuse à la main gauche, coup de feu, Morée, 16 décembre. — Amputation de l'annulaire.

WAVELET, Hippolyte-Louis-Joseph, né le 19 juillet 1847, Arras (Pas-de-Calais), 84e de ligne. — Fracture comminutive de la jambe gauche, éclat d'obus, Gravelotte. — Amputé de la jambe au lieu d'élection.

WECKEL, Charles-Albert, né le 30 janvier 1849, Strasbourg, 45e de ligne. — Plaie compliquée à la jambe gauche, coup de feu, Belfort. — Amputé de la jambe.

WEINREBER, Conrad-Georges, né le 26 novembre 1852, Guebwiller (Haut-Rhin), 84e de ligne. — Fracture comminutive de la jambe droite, coup de feu, Gravelotte. — Amputé de la jambe au lieu d'élection.

WEISGERBER, Georges, né le 21 août 1847, Alt-Eckendorf (Bas-Rhin), 96e de ligne. — Fracture comminutive de la jambe gauche, éclat d'obus, Strasbourg. — Amputé de la jambe au lieu d'élection.

WEISS, Jean, né le 24 septembre 1852, Seingbouze (Moselle), garde mob. de la Moselle. — Congélation, sous Metz. — Amputation ou élimination de tous les orteils des deux pieds et de la tête du 1er métacarpien, pied droit.

WILLEMAN, Joseph-Henry-Elie, né le 18 avril 1848, Saint-Omer-Capelle (Pas-de-Calais), 65e de ligne. — Le bras gauche emporté par un boulet, Saint-Privat. — Désarticulation scapulo-humérale.

WIMETZ, Louis-Victor, né le 6 juin 1837, Marck (Pas-de-Calais), 2e zouaves, caporal. — Plaie compliquée à la jambe droite et au genou, coup de feu, Frœschwiller. — Amputé de la cuisse au tiers inférieur.

WIRTH, Victor-Michel, né le 29 septembre 1848, Brumath (Bas-Rhin), artill. de la garde mob. du Bas-Rhin, maréchal des logis. — Fracture de la jambe gauche, éclat d'obus, Strasbourg. — Amputé de la jambe.

WOLFF, Joseph-Guillaume, né le 8 août 1845, Guebwiller (Haut-Rhin), 90e de ligne. — Plaie compliquée à la jambe gauche, coup de feu, Borny. — Amputé de la jambe.

ZAEPFFEL, Georges, né le 5 août 1845, Oberhai (Bas-Rhin), 4e chass. à pied. — Fracture comminutive de l'humérus gauche, coup de feu, Saint-Quentin. — Amputé du bras au tiers supérieur.

ZAMBO ou ZAMBAUX, Nicolas, né le 6 avril 1830, Paris, 296e bat. de la garde nationale, franc-tireur. — Plaie pénétrante du coude, coup de feu, Issy, 9 mai. — Amputé du bras.

ZIEGELTRUM, Jean-Baptiste, né le 6 mai 1841, Blotzheim (Haut-Rhin), 20e chass. à pied.

— Fracture comminutive de l'humérus gauche, et plaie contuse à la main droite, éclat d'obus, Sainte-Barbe. — Amputé du bras.

ZOETE, Adolphe-Ernest-Alphonse, né le 20 octobre 1839, Bergues (Nord), garde mob. du Nord. — Plaie compliquée au coude gauche, éclat d'obus, Bapaume. — Amputé du bras au tiers moyen.

ZUKOWSKI, Jean, né le 24 juin 1834, Dublin (Pologne), sergent, rég. étranger. — Plaie contuse à la main gauche, coup de feu, Orléans. — Désarticulation du doigt indicateur.

Voir, à la suite des blessés, l'état supplémentaire des amputés.

BLESSURES DIVERSES ET MALADIES.

ABADIE, Julien, né à Gimont (Gers), garde mob. du Gers. — Plaies compliquées au bras gauche, à l'aisselle et à la poitrine, 2 coups de feu, 11 janvier, Yvré-l'Evêque.

ABADIE, Philippe, né le 6 janvier 1846, Pantorrs (Hautes-Pyrénées), 30° de ligne. — Fracture comminutive de l'extrémité externe de la clavicule et de l'acromion (épaule droite). — Ankylose incomplète de l'articulation, cicatrice adhérente à la partie postérieure de l'épaule.

ABADIE-DOULÉ, Etienne, 25° de ligne. — Plaie compliquée à la main gauche, perte de phalanges de l'annulaire et de l'auriculaire, éclat d'obus, Gravelotte. — Atrophie de la main.

ABBADIE-LATAPIE, Jacques, né le 14 mai 1840, Louvic-Juzon (Basses-Pyrénées), 88° de ligne. — Plaie à la face, désorganisation de l'œil gauche, fracture des 2°, 3° et 4° métacarpiens, main droite, coup de feu, Beaumont.

ABBÉ, Pierre-Honoré, né le 6 mai 1837, la Roche (Haute-Savoie), 10° artill. — Plaie pénétrante de poitrine, coup de feu, Sedan. — Épanchement thoracique gauche, déformation de la poitrine, affaiblissement considérable.

ABBO, Louis-Pierre, 100° de ligne. — Hydarthrose du genou, fatigues et captivité.

ABDALLAH-BEL-HACHEMI, 2° tir. alg., caporal. — Plaies en séton peu profond aux deux cuisses.

ABDALLAH-BEN-SAÏD, 3° tir. alg. — Perte complète des orteils des deux pieds, congélation, Montbéliard, 2 janvier.

ABDALLAH-BOU-KALFA, né en 1844 ?, aux Achaoua, Constantine, 3° tir. alg. — Plaie contuse à la face, projection de pierres par éclat d'obus, Sedan. — Désorganisation du globe oculaire.

ABDELKADER-BEL-ARBI, né en 1838, aux Akerma-Cheraga (Oran), 2° tir. alg. — Perte de l'indicateur, du médius et de l'annulaire, main gauche, éclat d'obus, Wœrth.

ABDELKADER-BEN-AOUGAD, né en 1847, Bordjia (Oran), 2° tir. alg. — Plaie pénétrante à l'épaule droite, coup de feu, Wœrth. — La balle traverse l'épaule de haut en bas et de dedans en dehors, paralysie du deltoïde, relâchement de la capsule articulaire.

ABDELKADER-BEN-CHERF, 2° tir. alg., caporal.—Fracture du bras gauche et plaie en séton au thorax, coup de feu, Frœschwiller. — Consolidation vicieuse, cal volumineux.

ABDELKADER-BEN-MOUSSA, né en 1844, aux Ouled-Boktals (Alger), 1° tir. alg. — Fracture du fémur droit au tiers supérieur, coup de feu, Wœrth. — Consolidation vicieuse, raccourcissement de 5 centimètres.

ABDELKADER-BEN-SENOUSSI, 2° tir. alg. — Plaie compliquée à la main gauche, coup de feu, Montbéliard, 20 janvier. — Rétraction des doigts.

ABDELKADER-OULD-AHMED-BEN-CADOUR, né en 1846, Chelafa (Oran), 2° tir. alg. — Fracture comminutive à la partie inférieure de la jambe gauche; plaie compliquée à la partie inférieure du bras gauche, lésion de l'humérus, 2 coups de feu, Frœschwiller. — Incurvation de la jambe en dedans, raccourcissement, cicatrices profondes et adhérentes.

ABDEL-KADER-OULD-ELD-ARBI-BEL-KHEIR, 2° tir. alg. — Plaie déchirée à la face plantaire, pied droit, coup de feu, Wœrth. — Cicatrice dure et gênant considérablement la marche.

20

ABDERRHAMAN-BEN-DJELLOUL, 1er tir. alg. — Plaie contuse au conde gauche, coup de feu, Frœschwiller.—Ankylose incomplète de l'articulation qui conserve une partie des mouvements de pronation et de supination.

ABDERZEK-BEN-MESSAOUD, 3e tir. alg. — Fracture du radius gauche, coup de sabre, Arthenay, 10 octobre. — Cal difforme et volumineux, plus de mouvements de supination.

ABEC, Léon-Clément, 24e de ligne.—Fracture des os du tarse gauche, coup de feu, Boves, 27 novembre. — Déformation du pied, engorgement persistant.

ABED-BEN-AMAR, né en 1845, Sbeah (Alger), 2e tir. alg. — Fracture comminutive de la partie supérieure de la jambe gauche, éclat d'obus, Frœschwiller. — Esquilles du tibia, destruction des muscles jumeaux et soléaires, cicatrices profondes, flexion permanente de la jambe.

ABEILLE, Hippolyte-Joseph, né le 18 novembre 1849, Catignac (Var), 27e de marche. — Plaie en séton à la partie supérieure de la cuisse droite et au scrotum, lésion des testicules, coup de feu, Arthenay, 2 décembre.

ABEL, Antoine-Auguste, né le 5 février 1843, Orange (Vaucluse), 1er de ligne. — Fracture de la jambe gauche, coup de feu, Sainte-Barbe. — Consolidation incomplète, ankylose du genou.

ABELLUÉ, Esprit-Joseph-Vincent, 1er zouaves.—Fracture du fémur gauche, coup de feu, Sedan. — Nécrose, coxalgie, flexion permanente de la cuisse.

ABIVEN, François, né le 7 juin 1849, Guisseny (Finistère), 26e de ligne.—Plaie contuse à la tête, coup de feu, fracture du bras gauche, chute consécutive à la blessure, Patay, 1er décembre. — Hémiplégie du côté gauche.

ABRAHAM, Jules, né le 22 mai 1849, Maurecourt (Seine-et-Oise), garde mob. de Seine-et-Oise. — Congélation, le Drancy. — Paralysie des membres inférieurs, du sphyncter de l'anus et de la vessie.

ABRAHAM, Guillaume, 65e de ligne. — Plaie contuse profonde à la partie supérieure de la cuisse gauche, coup de feu, Saint-Privat. — Projectile non extrait.

ABRIC, Pierre, 30e de ligne. — Fracture du maxillaire inférieur, coup de feu, Sedan. — Consolidation vicieuse, longue cicatrice adhérente (joue droite).

ABT, Henry, 33e de ligne.—Large plaie contuse à la cuisse gauche, coup de feu, Sainte-Barbe, 31 août. — Ankylose incomplète.

ACHARD, Adrien-Jean-Louis, 25e de ligne. — Plaie compliquée au coude droit, coup de feu, Bry-sur-Marne. — Ankylose presque complète dans la demi-flexion.

ACHARD, Jacques, 62e de ligne. — Fracture comminutive de l'humérus droit, coup de feu, Change, 10 janvier. — Consolidation vicieuse, large cicatrice adhérente.

ACHARD, Joseph, né le 8 avril 1848, Saint-Vincent (Haute-Loire), 15e artill. — Fracture comminutive du coude droit, éclat d'obus, Villorceaux. — Ankylose complète du coude, dans la flexion à angle droit.

ACHARD, Pierre-André, né le 1er mars 1845, Saint-Étienne-Lardeyrolle (Haute-Loire), 84e de ligne. — Plaie compliquée à la cuisse droite, coup de feu, Gravelotte. — Perte de substance du condyle externe, ankylose du genou, cicatrices profondes qui limitent l'extension de la jambe sur la cuisse.

ACHIARDI, Joseph-Louis, né le 27 septembre 1843, Saint-Étienne-du-Mont (Alpes-Maritimes), 18e de ligne. — Fracture comminutive de l'humérus gauche au tiers supérieur, coup de feu, Châtillon. — Plaies fistuleuses, cicatrices profondes, ankylose de l'épaule et atrophie du bras.

ACKERMANN, Blaise, 76e de ligne, sergent. — Fracture comminutive du bras gauche, coup de feu, Rezonville. — Cal difforme, plaie fistuleuse, amaigrissement considérable du bras.

ACKERMANN, Jean-Baptiste, né le 20 octobre 1838, Laitre-sur-Amance (Meurthe), 21e de ligne. — Fracture comminutive de la jambe droite, coup de feu, Strasbourg, 10 septembre. — Raccourcissement de quatre centimètres, rétraction des muscles du mollet ; extension du pied sur la jambe, ankylose tibio-tarsienne.

ACLOQUE, Camille, né le 1er avril 1841, Alger, 8e chass. à pied, sergent. — Kératite double, taches épaisses sur la cornée des deux yeux, en captivité à Ingolstadt.

ADAM, Arthur-Louis, artill. mob. du Morbihan. — Plaie compliquée à la face, fracture du maxillaire inférieur, éclat d'obus, Saint-Ouen, 4 janvier. — Déformation de la face.

ADAM, Alexis, né le 2 décembre 1849, Candé (Loir-et-Cher), garde mob. de Loir-et-Cher. — Plaie compliquée au genou droit, coup de feu, Patay. — Ankylose du genou, rétraction des muscles fléchisseurs.

ADAM, Auguste-Jean-Baptiste, garde mob. de la Mayenne. — Plaie déchirée à la main droite, coup de feu, Gesvres (Mayenne), 22 janvier. — Perte de l'usage de l'indicateur.

ADAM, Constant, 30e de ligne. — Plaie compliquée à la main gauche, coup de feu, Sedan. — Ankylose métacarpo-phalangienne de l'annulaire et de l'auriculaire.

ADAM, Eugène-Émile, 11e de ligne.—Plaies multiples, brûlures, Chambord, 9 décembre. — Cicatrices bridées à la main droite.

ADAM, Hubert, 43e de ligne. — Plaie contuse à l'avant-bras droit, coup de feu, Amanvillers, 18 août. — Pronation permanente.

ADAM, Jean, 70e de ligne, caporal. — Vaste plaie contuse à l'épaule droite, éclat d'obus, Sedan. — Cicatrice profonde et douloureuse.

ADAM, Jean-François-Auguste, 32e de ligne. — Plaie déchirée à la main gauche et plaie contuse sous le mamelon droit, 2 coups de feu, Forbach. — Perte presque complète des mouvements de flexion des trois premiers doigts.

ADAM, Joseph-Pierre, 7e artill. — Fracture du tarse et du premier métatarsien, pied gauche, éclat d'obus, Sedan. — Ankylose incomplète, et gêne considérable dans la marche.

ADAM, Victor-Désiré, né le 27 janvier 1836, Ledignan (Gard), 6e artill., maréchal des logis. — Fracture du fémur à sa partie supérieure, éclat d'obus, Héricourt, 15 janvier. — Ankylose coxo-fémorale.

ADDE, Jean-Adolphe, né le 26 juin 1849, Saint-Samson (Mayenne), 39e de ligne. — Fracture comminutive du tibia, coup de feu, Loigny. — Phlegmons nombreux, destruction des tendons, consolidation vicieuse, ankylose tibio-tarsienne.

ADE, Henry-Louis-Arsène, 7e de ligne.—Plaie compliquée à l'aine droite, coup de feu, Borny. — Atrophie du membre inférieur droit.

ADELINE, Louis-François, né le 15 mai 1848, Paris (Seine), 2e zouaves. — Plaie déchirée à la jambe gauche, éclat d'obus, Frœschwiller. — Cicatrice large et adhérente à la partie supérieure de la jambe et du genou.

ADENOT, Charles-Jean-Baptiste, né le 16 août 1847, Saint-Jean-de-Losne (Côte-d'Or), 16e artill. pontonn.—Plaie compliquée au coude droit, coup de feu, Strasbourg, 2 septembre. — Ankylose du coude avec flexion permanente.

ADER, Tancrède-Hubert, né le 19 janvier 1846, Libourne (Gironde), 2e zouaves. — Fracture comminutive de l'avant-bras gauche, près du poignet, coup de feu, Sedan. — Ankylose de l'articulation radio-carpienne avec renversement de la main qui présente sa face dorsale à la face antérieure interne de l'avant-bras, atrophie et paralysie de la main.

ADOLPHE, Charles, né le 19 juillet 1840, Lille (Nord), 91e de ligne.—Fracture du cubitus gauche, coup de feu, Paris, 2e siége. — Plaie fistuleuse, ankylose du coude, du poignet et des doigts.

ADOUE, Jean-Baptiste-Joseph, né le 12 décembre 1840, Paris (Seine), 17e de ligne. — Plaie compliquée à la main droite, ablation du pouce, coup de feu, Yvré-l'Évêque. — Ankylose de la main et du poignet.

ADONIS, Louis-François-Augustin, né le 26 mars 1845, Marboué (Eure-et-Loir), 31e de ligne. — Plaie en séton, du tiers supérieur interne de la cuisse droite à la partie externe correspondante, coup de feu, Sedan, Givonne; lésion du nerf sciatique. — Atrophie de tout le membre pelvien.

ADRASTE, René, garde mob. de Loir-et-Cher. — Plaie compliquée à la main gauche, éclat d'obus, Loigny. — Cicatrice longue et large, limitant les mouvements de la main.

AFCHAIN, Auguste, 33e de ligne. — Plaie compliquée au pied (métatarse), coup de feu, Sedan. — Gêne considérable des mouvements.

AFCHAIN, Ernest, 65e de ligne. — Plaie compliquée à la main droite, fracture des 2e et 3e métacarpiens, coup de feu, Villers-Bretonneux. — Consolidation vicieuse.

AGENEAU, Augustin, garde mob. de la Vendée. — Plaie contuse à la tête, coup de feu. — Méningite; *tétanos* guéri. Ambulance de Marans (Sans autres renseignements).

AGÉNOR, Baptistin-Félicien-Joseph, 3e de ligne. — Fracture comminutive de l'avant-bras, éclat d'obus. — Consolidation vicieuse du radius; perte des mouvements de supination.

AGIER, Antoine, 13e chass. à pied. — Fracture comminutive de l'avant-bras gauche, coup de feu, Wœrth. — Consolidation vicieuse; perte des mouvements de pronation et de supination.

AGNEL, Ferdinand-Auguste, 5e chass. à pied.—Fracture de la clavicule et du bras droits, coup de feu, Saint-Privat. — Gêne dans les mouvements.

AGNÈS, Claude, 18e de ligne. — Plaie en séton au côté gauche du thorax, fracture de deux côtés, éclat d'obus, Frœschwiller. — Cicatrices adhérentes.

AGNÈS, Gustave-Camille, né le 5 mars 1846, Lahaye-du-Puits (Manche), 4e de ligne. — Plaie contuse à la partie supérieure de la cuisse droite, coup de feu, Gravelotte. — Gêne considérable dans les mouvements de l'articulation coxo-fémorale.

AGOSTINI, Joachim-Martin, 9e de ligne, caporal. — Fracture du péroné, jambe gauche, coup de feu, Hautes-Bruyères, 30 septembre. — Cicatrice adhérente.

AGRAFEIL, Pierre, né le 27 septembre 1849, Saint-Pompon (Dordogne), garde mob. de la Dordogne. — Plaie compliquée à la main droite et à l'avant-bras, coup de feu, Coulmiers. — La balle traverse la partie moyenne externe de la main et sort à la partie inférieure interne de l'avant-bras. — Déformation, paralysie et amaigrissement de la main, ankylose du poignet.

AGUETTAZ, Jean-François, 2e artill. — Fracture du 1er métacarpien, main droite, coup de feu, Bitche, 17 septembre. — Consolidation vicieuse, ankylose du pouce.

AGUTTES, Théodore, 3e cuirassiers, brigadier. — Fracture transversale de la rotule, Marchenoir, 4 novembre, chute. — Consolidation imparfaite, les deux fragments réunis par un cal fibreux.

AHMED-BEL-AÏD, 2e tir. alg. — Congélation, armée de l'Est. — Perte des orteils des deux pieds.

AHMED-BEL-HADJ, né en 1837, Orléansville, 1er tir. alg. — Plaie déchirée à l'avant-bras droit, fracture du péroné gauche, 2 coups de feu, Wissembourg. — Paralysie et atrophie de la main, cicatrices adhérentes à la jambe.

AHMED-BEN-ALI, 3e tir. alg. — Congélation. — Perte de phalanges de sorteils du pied gauche.

AHMED-BEN-AOMAR, né en 1840, Addada (Alger), 2e tir. alg. — Fracture comminutive de l'humérus droit, coup de feu, Wissembourg. — Atrophie et paralysie du bras.

AHMED-BEN-BAGHDAD, né en 1847, Zatima (Alger), 1er tir. alg. — Fracture comminutive de l'épine de l'omoplate gauche, coup de feu, (?) 22 janvier.—Ankylose incomplète de l'épaule.

AHMED-BEN-BRAHIM, 3e tir. alg. — Vaste plaie déchirée au bras et à l'avant-bras droits, éclat d'obus, Sedan. — Perte de substance musculaire, cicatrice difforme, paralysie partielle de la main.

AHMED-BEN-CHIRCK, né en 1843, Houled-Kelouf-Souhalia (Oran), 2e tir. alg. — Fracture comminutive de l'humérus droit; fracture comminutive de l'extrémité inférieure du radius, gauche; plaie compliquée au périnée, 3 coups de feu, Wœrth. — Fistule urinaire; ankylose scapulo-humérale droite; ankylose du poignet gauche.

AHMED-BEN-DJELLOUL, 1er tir. alg. — Plaie compliquée à l'aisselle gauche, coup de feu, Wœrth. — Paralysie et atrophie du bras.

AHMED-BEN-DREIDI, né en 1846, Berrania (Constantine), 3 tir. alg. — Congélation, Orléans. — Perte des orteils du pied droit.

AHMED-BEN-MAHMED, 3e tir. alg.—Fracture du poignet droit, coup de feu, Frœschwiller. —Ankylose radio-carpienne, déformation considérable de la main, les doigts dans la flexion permanente, en griffe.

AHMED-BEN-MOHAMED, 3e tir. alg. — Plaie compliquée au pied gauche (talon), coup de feu, Montbéliard, 2 janvier. — Rétraction du tendon d'Achille, déformation du pied.

AHMED-BEN-MOKTAR, né en 1837, Mascara (Oran), sergent, 2e tir. alg. — Froid pendant la captivité. Atrophie musculaire progressive avec paralysie incomplète des mouvements des deux membres thoraciques et principalement des mouvements d'extension des deux mains.

AHMED-BEN-SODIA, 2e tir. alg. — Fracture avec large plaie de la jambe gauche, coup de feu, Wœrth. — Dépression des muscles du mollet, cicatrice profonde et adhérente.

AHMED-BEN-TAMMA, né en 1838, aux Zemouls (Alger), 3e tir. alg. — Congélation, Orléans, 22 décembre. — Perte de tous les orteils du pied droit, nécrose des surfaces articulaires des métatarsiens correspondants, chute de la dernière phalange des trois premiers orteils du pied gauche.

AHMED-BEN-ZÉROUKI, né en 1844, Beni-Habiba (Alger), 2e tir. alg. — Fracture comminutive de la jambe droite, coup de feu, Wœrth. — Cicatrice transversale, profonde et étendue au tiers supérieur de la jambe, esquilles nombreuses.

AHMET-BEN-ALI, 3e tir. alg. — Plaie compliquée à l'épaule gauche, fracture de la clavicule, coup de feu, Sedan.— Perte de substance de l'extrémité sternale de la clavicule, cal difforme.

AIGNEL, Jacques, 57e de ligne. — Plaie compliquée à la main droite, coup de feu, Chenebier, 16 janvier. — Lésion des tendons, perte des mouvements du pouce.

AIGON, Joseph-Firmin, 20e dragons (?) — Plaie compliquée à la main droite, coup de feu, Créteil, 30 septembre. — Flexion permanente de l'annulaire et de l'auriculaire.

AIGRAIN, Pierre, 18e de ligne, sergent. — Fracture des os du tarse, éclat d'obus. Plaie au bras gauche, coup de sabre, Sedan. — Ankylose de l'articulation tibio-tarsienne.

AIGUEBÉ, Charles, né le 4 mars 1850, Strasbourg (Bas-Rhin), 30e de ligne, caporal. — Fracture de la partie supérieure du crâne, perte de substance osseuse, plaie contuse à la région sacrée, éclats d'obus, plaie à la cuisse droite, coup de baïonnette, Arthenay. — Troubles cérébraux, perte de la mémoire, faiblesse des membres inférieurs.

AILLET, Jean, 126e de ligne. — Plaie compliquée à la face, éclat d'obus, plaies contuses à l'épaule et au cou, coup de feu, Gravelotte. — Paralysie de la face, côté droit.

AIMAIN, Jean-Antoine-Elie, 84e de ligne.—Fracture comminutive de l'humérus droit, coup de feu, Gravelotte. — Consolidation vicieuse.

AIMARD, Thomas, garde mob. de la Nièvre. — Plaies à la fesse et à la cuisse droites, éclat d'obus, Bethoncourt, 16 janvier.

AINÉ, Claude, légion de marche du Rhône, éclaireurs. — Plaie à la région dorsale, coup de feu, 18 décembre à ?. — Cicatrice déprimée au niveau de la 6e vertèbre dorsale.

AITELLI, Paul-Félix, né le 1er novembre 1821, Aiti (Corse), gendarme de la Corse. — Affaiblissement considérable des facultés intellectuelles, commotion, chute après blessure à l'épaule gauche, coup de feu, Meudon, 2e siége.

AJUTI, François-Hercule-Aciscule, né le 12 novembre 1838, Pisauré (Italie), légion garibaldienne, capitaine. — Plaie compliquée à l'avant-bras, fracture du cubitus, coup de feu, Talant (Dijon), 21 janvier. — Atrophie de la main, extension permanente du pouce et de l'indicateur, flexion incomplète des autres doigts.

AKERMANN, Jean, né le 10 octobre 1851, Saint-Etienne (Loire), 18e chass. à pied. — Fracture comminutive de la jambe gauche à son extrémité inférieure, coup de feu, Pont-Noyelles. — Ankylose tibio-tarsienne.

ALADELLE, Antoine, 98e de ligne. — Plaie pénétrante de poitrine, fracture de la clavicule, coup de feu, Saint-Privat. — Gêne de la respiration.

ALAGNON, Alexis-Jean-Baptiste, garde mob. du Lot. — Plaie déchirée à la main droite, coup de feu, Villiers. — Ankylose de l'indicateur, difficulté de flexion des autres doigts.

ALAMAGNY, Benoît, né le 24 février 1843, Flagy (Saône-et-Loire), 5e cuirassiers. — Fracture du poignet gauche, coup de feu, Mouzon. — Ankylose du poignet.

ALAMEL, Marcelin-Jean, né le 1er juillet 1844, Rozières (Ardèche), 3e cuirassiers. — Perte de la vision de l'œil gauche, ophthalmie grave en captivité.

ALARD, Julien, 66e de ligne, caporal. — Fracture de l'humérus droit, coup de feu, Amanvillers. — Ankylose de l'épaule; atrophie du bras.

ALARY, 20e de ligne. — Plaie pénétrante de l'articulation tibio-tarsienne droite, coup de feu, Sedan. — Semi-ankylose.

ALAUX, Julien-Alexis, né le 11 juillet 1847, Saint-Salvadon (Aveyron), 13e de ligne. — Plaies compliquées au sommet du crâne et à l'épaule droite, éclats d'obus, Sainte-Barbe, Metz. — Paralysie et rétraction des fléchisseurs de l'avant-bras et de la main.

ALAZARD, Guillaume-Alfred, garde mob. du Lot. — Ablation de l'indicateur droit, coup de feu, Ley-sur-Cravant (Loiret), 8 décembre.

ALAZARD, Joseph-Auguste, 1er train d'artill. — Congélation, plateau d'Avron, 22 décembre. — Déviation du pied droit de dehors en dedans, rétraction des fléchisseurs du gros orteil et des orteils voisins.

ALAZAY, Paul-Célestin, né le 12 avril 1844, Bédarrides (Vaucluse), 80e de ligne. — Fracture de la jambe gauche, coup de feu, Saint-Privat. — Consolidation vicieuse et cicatrices adhérentes.

ALAZET, Jean-Michel, né le 1er novembre 1844, Appy (Ariége), 5e de ligne, sergent. — Fracture du fémur gauche, partie inférieure, coup de feu, Sedan. — Déformation et incurvation du membre en dedans, rétraction des muscles de la jambe, déviation du pied en dehors. Balle non extraite.

ALBARET, Ferdinand-Joseph, né le 23 mars 1847, Gardanne (Bouches-du-Rhône), 53e de ligne. — Fracture comminutive de l'avant-bras au tiers inférieur, coup de feu, Sedan. — Nombreuses esquilles du cubitus.

ALBAUX, Théodore, né le 16 septembre 1844, Saint-Germain-la-Ville (Marne), 1er de ligne. — Plaie compliquée à la jambe gauche, coup de feu, Saint-Privat. — Ankylose de l'articulation tibio-tarsienne dans l'extension; atrophie du membre et cicatrices adhérentes multiples.

ALBERNY, Joseph, né le 2 juillet 1830, Salles-sur-l'Hers (Aude), 75e de ligne, sergent. —

Plaie pénétrante de poitrine et séton au bras gauche, coup de feu, Gravelotte. — Plaie fistuleuse et gêne de la respiration.

ALBERNY, Pascal, né le 8 juillet 1843, Fourdon (Aude), 68e de ligne. — Plaies contuses multiples à la région dorso-lombaire, coup de feu, Arthenay, 2 décembre. — Déviation de la colonne vertébrale; incontinence incomplète des selles et de l'urine, paralysie et atrophie de la jambe gauche à demi-fléchie.

ALBERT, Jean-François, né le 13 mai 1849, Saint-Amans-Soult (Tarn), 53e de ligne. — Fracture comminutive de l'humérus droit au tiers inférieur, coup de feu, Beaune-la-Rolande. — Ankylose du coude, raccourcissement du bras, et flexion de l'avant-bras sur le bras.

ALBERT, Marie-Léger, né en mars 1838, Saint-Brieuc (Côtes-du-Nord), volontaire de l'Ouest. — Plaie à la main droite, fracture des deux 1er métacarpiens, coup de feu, Patay. — Consolidation vicieuse, cal volumineux, extension permanente du pouce et de l'indicateur.

ALBERT, Louis-Pierre, 93e de ligne. — Plaie contuse au côté droit du thorax, coup de feu, Gravelotte.

ALBERTI, Martin, né le 11 décembre 1847, Lumio (Corse), 20e de ligne. — Hémiplégie droite; phlegmon à la région axillaire; large cicatrice. Captivité en Allemagne, fatigues.

ALBERTINI, Fabien, 83e de ligne. — Fracture de la jambe gauche au tiers supérieur, coup de feu, Ladonchamps-sous-Metz, 7 octobre. — Perte de substance musculaire avec adhérences des tendons, déformation de la jambe, ankylose incomplète des articulations fémoro-tibiale et tibio-tarsienne.

ALBISER, Antoine, né le 25 janvier 1840, Mulhouse (Haut-Rhin), 43e de ligne. — Plaie contuse à la jambe droite, fracture du péroné, coup de feu, Gravelotte. — Large cicatrice adhérente.

ALBISER, Jean, né le 13 juillet 1824, Wittenheim (Haut-Rhin), 8e de ligne. — Fracture de l'humérus gauche au tiers supérieur, coup de feu, Paris, 2e siége. — Cal volumineux et vicieux avec atrophie du deltoïde.

ALBRAN, Jean-Baptiste, 17e chass. à pied. — Plaie compliquée à la main droite, coup de feu, Sedan. — Plaie fistuleuse et tuméfaction considérable.

ALDIGIER, Etienne, né le 13 mars 1849, Coren (Cantal), 72e de ligne. — Fracture du péroné, jambe droite, coup de feu, Saint-Quentin. — Consolidation vicieuse, cicatrices adhérentes.

ALEXANDRE, François, 11e chass. à pied. — Congélation, Villorceau, 8 décembre. — Perte de la phalangette des trois premiers orteils du pied gauche.

ALEXANDRE, Joseph, né le 27 février 1850, Ouzouer (Loiret), 48 de ligne. — Congélation, le Mans, perte partielle des orteils.

ALEXANDRE, Jean-Baptiste, né le 11 octobre 1848, Autun (Saône-et-Loire), 56e de ligne. — Plaie pénétrante de l'articulation tibio-tarsienne droite et fracture de la malléole externe et de l'astragale, coup de feu, Groslay, 21 décembre. — Ankylose complète de l'articulation; le pied dans l'extension. — Balle non extraite.

ALEXANDRE, Jean-Marie, 71e de ligne. — Fracture du maxillaire supérieur et de la voûte palatine, ablation de plusieurs dents et lésion de la langue, coup de feu, Orléans, 9 novembre. — Gêne dans la mastication et l'articulation des mots.

ALFONSI, Jean-Paul, 24e de ligne, caporal. — Fracture comminutive de la jambe droite, coup de feu, Saint-Quentin (Aisne), 19 janvier. — Consolidation vicieuse.

ALI-BEL-ARBI, né en 1844, aux Beni-Blidgers (Constantine), 3e zouaves. — Plaie pénétrante de l'abdomen, coup de feu, Frœschwiller. — Double cicatrice à la région épigastrique gêne des fonctions digestives.

ALI-BEN-AHMED, 3e tir. alg. — Plaie compliquée à la main droite, coup de feu, Frœschwiller. — Flexion de l'annulaire dans la paume de la main.

ALI-BEN-AHMED, 3ᵉ tir. alg. — Plaie contuse à la jambe gauche, au tiers inférieur, coup de feu, Frœschwiller. — Longue cicatrice adhérente.

ALI-BEN-AHMED, né en 1853, Bail (Constantine), 3ᵉ tir. alg. — Plaie pénétrante de poitrine, coup de feu. Luxation double irréductible du maxillaire inférieur; coup de crosse, Sedan. — Hémoptysie et épanchement. Balle non extraite. Écartement de la mâchoire inférieure (4 millimètres.)

ALI-BEN-BOEDJA, 3ᵉ tir. alg. — Fracture des 3ᵉ et 4ᵉ métacarpiens, main gauche, coup de feu, Frœschwiller. — Ankylose du médius et de l'annulaire.

ALI-BEN-CHÉRIF, 3ᵉ tir. alg. — Plaie pénétrante à l'articulation scapulo-humérale gauche, coup de feu, Frœschwiller. — Ankylose, atrophie du bras.

ALI-BEN-DJAFAR, 3ᵉ tir. alg. — Plaie contuse à la cuisse droite et deux autres plaies au même membre, coup de feu et éclats d'obus, Sédan, balle non extraite.

ALI-BEN-EL-HADI, 3ᵉ tir. alg., caporal. — Fracture du 4ᵉ métatarsien, pied (?), coup de feu, Frœschwiller. — Chevauchement considérable du 4ᵉ orteil sur le 3ᵉ.

ALI-BEN-MAHDI, né en 1837, Constantine, 1ᵉʳ tir. alg. — Plaie contuse à la cuisse droite, coup de feu, Frœschwiller. — Rétraction musculaire.

ALI-BEN-MANSOUR, né en 1841, aux Beni-Ratem (Alger), 1ᵉʳ tir. alg., caporal. — Fracture comminutive du fémur (?), coup de feu, Frœschwiller. — Plaie fistuleuse et raccourcissement du membre de 6 centimètres.

ALI-BEN-MOHAMED, né en 1840, Ouze-Gheima (Constantine), 3ᵉ tir. alg., caporal. — Fracture de l'humérus gauche au tiers inférieur, coup de feu, Sedan. — Ankylose du coude; l'avant-bras est fléchi sur le bras et les doigts dans la paume de la main.

ALI-BEN-MOHAMMED, né en 1848, Oulad-Aziz (Alger), 1ᵉʳ tir. alg. — Plaie pénétrante de l'articulation radio-carpienne des deux mains, coup de feu, Montbéliard. — Ankylose des deux poignets et perte complète des mouvements des doigts.

ALI-BEN-RAMMOUN, né en 1847, M'Kahlia (Oran), 2ᵉ tir. alg. — Plaies compliquées au pied gauche, éclats d'obus, Wœrth. — Ankylose complète de l'articulation tibio-tarsienne.

ALI-BEN-TAHAR, né en 1840, aux Ouled-Embark (Constantine), 3ᵉ tir. alg. — Dculeurs rhumatismales, en captivité. — Déviation prononcée de la colonne vertébrale et du bassin.

ALIBERT, Jean-Baptiste, né le 19 octobre 1848, Saint-Jean-Lachalen (Haute-Loire), 9ᵉ chass. à pied. — Fracture de l'extrémité inférieure du radius gauche, coup de feu, Saint-Privat. — Gêne des mouvements de flexion du poignet et des doigts.

ALINGRI, Joseph, né en septembre 1842, Salvaget (Tarn), 32ᵉ de ligne. — Fracture de l'articulation huméro-cubitale droite, coup de feu, la Bourgonce (Vosges), 6 octobre. — Ankylose, perte de substance osseuse.

ALI-OU-SAID, 1ᵉʳ tir. alg. — Fracture des 3ᵉ et 4ᵉ metacarpiens de la main gauche, coup de feu, Frœschwiller. — Cicatrice adhérente bridant les mouvements des doigts.

ALLAGNAT, Jean-Claude, 47ᵉ de ligne. — Fracture de la jambe droite, 11 août à (?). — Consolidation incomplète, gêne dans la marche.

ALLAIN, Julien-René, 97ᵉ de ligne. — Plaie compliquée au pied droit, coup de feu, Conneré (Sarthe), 11 janvier. — Cicatrice adhérente aux os du tarse.

ALLAIN, Pierre-Marie, garde mob. du Finistère, sergent. — Plaie contuse aux régions inguinale et périnéale, coup de feu, Fretteval, 14 décembre. — Cicatrice adhérente aux parois abdominales.

ALLAINMATE, Jacques, 20ᵉ de ligne. — Plaie contuse à la main droite, coup de feu, Loigny. — Perte des deux dernières phalanges de l'indicateur droit.

ALLAIRE, François, né le 26 août 1846, Saint-Symphorien (Charente-Inférieure), 35ᵉ de ligne. — Plaie contuse à la région cervicale; fracture des apophyses épineuses des 3ᵉ et 4ᵉ vertèbres cervicales, coup de feu, Chevilly, 30 septembre. — Affaiblissement de la mémoire.

ALLAIRE, Louis, né le 30 mai 1846, Etrocungt (Nord), garde mob. du Nord. — Fracture de l'avant-bras droit, luxation en dedans du poignet, coup de feu, Pont-Noyelles. — Ankylose radio-carpienne avec perte des mouvements des doigts.

ALLARD, Alexandre-Augustin, garde mob. du Nord. — Plaie contuse à la jambe gauche; éclats d'obus, Vermand (Aisne), 18 janvier. — Cicatrices adhérentes et profondes.

ALLARD, Julien, né le 18 février 1850, Esperaza (Aude), 66e de ligne, caporal. — Fracture comminutive de l'humérus (?), coup de feu. Amanvillers.—Ankylose de l'épaule, atrophie du bras.

ALLARD, Henri, né le 9 août 1845, Angers (Maine-et-Loire), 9e artill. — Luxation coxofémorale droite, en haut et en dehors, choc d'un canon, Frœschwiller. — Demi-flexion permanente de la cuisse; raccourcissement du membre.

ALLARY, Victorin-Joseph, né le 17 mai 1849, Pierrelatte (Drôme), 41e de ligne. — Fracture de la jambe droite, coup de feu, Châtillon, 2o siége. — Consolidation vicieuse et incomplète.

ALLE, Jean-Baptiste-Honoré-Amédée, 24e chass. à pied, sergent-fourrier. — Plaie contuse à l'épaule gauche, lésion du plexus brachial et fracture de l'omoplate, coup de feu, Bellevue-sous-Metz, 7 octobre. — Atrophie de l'épaule et du bras.

ALLÈGRE, Pierre-Auguste, 91e de ligne.—Plaie contuse à la face, côté droit, éclat d'obus. Bapaume, 3 janvier. — Désorganisation du globe oculaire; cicatrices adhérentes et bridées autour de l'orbite.

ALLÈGRE, Joseph, né à Vals (Loire), 48e de ligne. — Plaie pénétrante à la région iléosacrée; projection d'une baguette de fusil, Frœschwiller. — Mouvements limités dans l'extension et la flexion du tronc sur le bassin.

ALLÈGRE, Thomas, 89e de ligne. — Plaie contuse au bras droit, éclat d'obus, Sedan — Large cicatrice à la partie postérieure du bras, limitant les mouvements de rotation de l'avant-bras.

ALLEMAND, François-Célestin, 32e de ligne. — Fracture comminutive du tibia gauche, coup de feu, la Bourgonce (Vosges), 6 octobre. — Consolidation vicieuse

ALLEMAND, Jean-Etienne-Vincent, 48e de ligne. — Plaie contuse à la main droite, coup de feu, Frœschwiller. — Perte des deux dernières phalanges de l'annulaire.

ALLEMAND, Victorin-Louis, 39e de ligne. — Fracture de la malléole interne, pied droit, coup de feu, Orléans, 11 octobre. — Consolidation irrégulière, ankylose tibio-tarsienne.

ALLENIC, François-Marie, 59e de ligne. — Plaie contuse à la région fessière droite et fracture de l'os iliaque, coup de feu, Borny. — Atrophie du membre inférieur droit.

ALLET, Joseph, né le 3 juin 1843, Breuil-le-Vert (Oise), 26e de ligne. — Fracture du poignet gauche, coup de feu, Gravelotte. — Ankylose du poignet, atrophie de la main.

ALLEX, Jean-Baptiste, garde mob. de l'Isère. — Plaie à la jambe droite, coup de feu, Yvré-l'Évêque (Sarthe), 11 janvier. — Perte de substance musculaire, douleurs.

ALLIAUME, Emile-Auguste, 6o de ligne, caporal. — Plaie compliquée à l'épaule droite, coup de feu, Saint-Privat. — Mouvements de l'épaule douloureux.

ALLIAUME, Louis-Flore, 78e de ligne. — Plaie déchirée à la main droite, coup de feu, Sedan. — Ankylose des articulations métacarpo-phalangiennes dans la flexion.

ALLIBERT, Jean-François, né le 23 janvier 1835, Saint-Appolinaire-de-Rias (Ardèche), 35e de ligne. Plaie contuse à la main droite, coup de feu, Champigny.—Perte de la première phalange du pouce et d'une partie du métacarpien correspondant.

ALLIBERT, Joseph, né à Chichilianne (Isère), 41e de ligne. — Plaie contuse à la cuisse droite, coup de feu, Beaugency, 8 décembre. — Cicatrices adhérentes, balle non extraite.

ALLIEZ, Pierre-Étienne, né à Pollestre (Pyrénées-Orientales). — Plaie contuse à la cuisse gauche, coup de feu, Arthenay, 2 décembre. — Gêne considérable dans la marche.

ALLINIEU, Pierre, 13e de ligne, caporal. — Plaie contuse à l'avant-bras gauche, coup de feu, Arthenay, 2 décembre. — Ankylose incomplète du coude et du poignet gauches.

ALLION, Jean-François, garde mob. de Loir-et-Cher. — Fracture de l'humérus droit, éclat d'obus, Loigny. — Ankylose du coude.

ALLO, Yves-Louis-Marie, 48e de ligne. — Plaie à la région dorsale ; fracture de la dixième côte, coup de feu, Yvré-l'Evêque (Sarthe), 11 janvier. — Cicatrice adhérenteétendue limitant les mouvements du tronc.

ALLONCHERY, Edouard-Louis-Joseph, 67e de ligne. — Plaie compliquée au poignet droit, coup de feu, Saint-Quentin (Aisne). — Ligature de l'artère radiale. Consolidation vicieuse. Ankylose complète ; paralysie atrophique et déviation de la main.

ALLOVON, Jean-Pierre, 13e de ligne. — Plaie contuse à la jambe gauche, coup de feu, Gravelotte. — Rigidité de l'articulation tibio-tarsienne.

ALLUQUETTE, Louis-Gabriel, 8e de ligne. — Plaie contuse à la jambe gauche ; fracture superficielle du tibia, éclat d'obus, Héricourt. — Issue d'esquilles, cicatrice adhérente.

ALLUSSE, Joseph, né le 28 avril 1833, Bailleul (Sarthe), 1re légion de marche du Rhône, lieutenant. — Plaie pénétrante de poitrine; lésion grave du poumon droit, coup de feu, Nuits (Côte-d'Or), 18 décembre. — Pleuro-pneumonie grave; hémoptysies, adhérences des plèvres, dyspnée continue et toux. Rétrécissement du thorax.

ALLUSSON, Auguste-Alexandre, 12e de ligne. — Fracture du maxillaire inférieur et abla- tion des incisives. — Fracture de l'os iliaque gauche, 2 coups de feu, l'Hay, 25 novembre. — Cicatrices adhérentes à la hanche gauche.

ALLUSSON, Pascal-Ferdinand, né le 12 août 1847, aux Sables-d'Olonne (Vendée), garde mob. de la Loire-Inférieure. — Fracture de l'humérus gauche à sa partie moyenne ; chute, Droué (Eure-et-Loir). — Pas de consolidation; pseudarthrose.

ALMES, Victor-Philippe, né le 12 janvier (?), Clermont-l'Hérault (Hérault) gendarme de l'Hérault. — Hémiplégie droite, paralysie incomplète de la langue, fatigues, siége de Paris.

ALOUIS, André-Lazare, né à Salazar (?), 94e de ligne, sapeur. — Fracture du tibia gauche à son tiers inférieur, coup de feu, Gravelotte. — Atrophie de la jambe.

ALQUIER, Edmond-Raphaël, 28e de ligne.—Fracture comminutive de l'avant-bras gauche, coup de feu, le Mans, 10 janvier. — Paralysie des fléchisseurs, extension permanente des doigts.

ALUSSE, Jean-Baptiste, 79e de ligne.—Plaie contuse au pied droit et perte du gros orteil. — Eclat d'obus, Sedan.

AMALRIC, Joseph, 93e de ligne. — Plaie à la main gauche, coup de feu, Gravelotte. — Perte des 2e et 3e phalanges de l'indicateur.

AMALRIC, Joseph, 30e de ligne.—Plaies contuses au genou et à la main gauches, 2 coups de feu, Sedan. — Perte d'une phalange de l'indicateur.

AMAN, Paul, 2e génie. — Fracture du coude gauche, éclat d'obus, Villers-Bretonneux (Somme). — Ankylose du coude et extension de l'avant-bras.

AMANS, Jean, 17e de ligne. — Fracture du poignet droit, coup de feu, Beaumont. — Momification de la main, flexion permanente des doigts.

AMAR-BEN-AHMED, 2e tir. alg. — Plaie pénétrante de poitrine, plaie contuse à la région sacrée, 2 coups de feu, Wœrth. — Pneumonie chronique; balle non extraite; cicatrice adhé- rente au sacrum.

AMAR-BEN-AHMED, né en 1844 (?), 3e tir. alg. — Plaie pénétrante à l'épaule gauche, coup de feu, Sedan. — Ankylose scapulo-humérale.

AMAR-BEN-AHMED, né en 1850 (?), 3ᵉ tir. alg. — Plaie contuse à la main gauche, coup de feu, Montbéliard, 13 janvier. — Ankylose de l'indicateur et du médius.

AMAR-BEN-EL-FODHIL, 3ᵉ tir. alg. — Plaie compliquée à l'avant-bras gauche, coup de feu, Orléans, 10 octobre. — Abcès consécutifs, atrophie de l'avant-bras, roideur dans les mouvements du coude.

AMAR-BEN-MESSAOUD, né en 1840, aux Righa-Dahara, 3ᵉ tir. alg., caporal. — Plaie compliquée à la cuisse gauche, éclat d'obus, Sedan. — Section du nerf sciatique; paralysie et atrophie du membre.

AMAR-BEN-MOHAMET, 3ᵉ tir. alg. — Fracture comminutive de l'humérus droit au tiers supérieur, coup de feu, Sedan. — Esquilles, gêne dans les mouvements.

AMAR-BEN-TAIEB, né en 1837, aux Ouled-Ameur (Constantine), 3ᵉ tir. alg. — Perte des trois premiers doigts de la main droite, coup de feu à (?). — Atrophie de la main.

AMARDEIL, Jean-Léon, né le 29 avril 1843, Baulon (Ariége), 66ᵉ de ligne. — Plaie compliquée à la main gauche; ablation des deux derniers doigts, coup de feu, Gravelotte. — Atrophie des autres doigts.

AMARÉ, Sermin, 47ᵉ de ligne. — Plaie contuse à la partie postérieure de la cuisse droite, coup de feu, Villersexel, 9 janvier. — Gêne considérable dans les mouvements du genou.

AMARTIN, Jean-Baptiste, né le 1ᵉʳ février 1848, Issoudun (Indre), 25ᵉ de ligne. — Fracture de la jambe gauche, coup de feu, Gravelotte. — Ostéite chronique.

AMAU, Paul, né le 20 octobre 1844, Coutençon (Seine-et-Marne), 2ᵉ génie. — Fracture du coude et du cubitus droits, éclat d'obus, Villers-Bretonneux. — Ankylose du coude dans l'extension.

AMBEC, Louis-Pierre-Jean, 46ᵉ de ligne. — Fracture de l'humérus droit, coup de feu, Sedan. — Cal difforme, atrophie du bras.

AMBROIS, Etienne-Eugène, né le 28 août 1846, Lailly (Loiret), garde mob. du Loiret. — Plaie contuse à la face, coup de feu, Buzenval. — Amaurose traumatique de l'œil gauche, atrophie du globe oculaire, perte de la vision de ce côté.

AMBROIS, Louis-Julien, né le 22 avril 1844, Boulogne (Seine), 54ᵉ de ligne. — Plaie contuse à la région iliaque droite, coup de feu, l'Hay, 30 septembre. — Tumeur blanche des vertèbres cervicales, déviation de la tête (Il peut y avoir ici une erreur, par application de deux lésions au même individu : nous trouvons en effet dans nos notes un autre Ambrois qui serait du 9ᵉ de ligne.)

AMBROISE, Alexandre, né le 24 mars 1848, Saint-Pois (Manche), 94ᵉ de ligne. — Fracture du poignet droit, coup de feu. — Ankylose des articulations métacarpo-phalangiennes des trois derniers doigts.

AMBROISE, Nicolas-Alfred, 70ᵉ de ligne, caporal.—Plaie contuse à l'avant-bras droit, coup de feu, Sedan. — Gêne notable dans les mouvements de la main.

AMED-BEN-ABDALLAH, 3ᵉ tir. alg. — Plaie contuse de la face, côté droit, éclat d'obus, Frœschwiller. — Désorganisation du globe oculaire et adhérence des paupières.

AMED-BEN-M'RASI, né en 1847, aux Ouled-Chérif-Gharaba (Alger), 2ᵉ tir. alg. — Fracture comminutive de l'avant-bras droit à sa partie moyenne, éclat d'obus, Wœrth. — Cal volumineux, cicatrices étendues, profondes et adhérentes.

AMEDRO, Jules-Oscar, né le 16 juillet 1848, Saint-Pierre-les-Calais (Pas-de-Calais), 11ᵉ cuirassiers. — Laryngite, Metz, fistule trachéale, nécessitant le maintien d'une canule.

AMELANT, Hilaire-Michel, 8ᵉ chass. à cheval. —Fracture de la cavité glénoïde et luxation irréductible de l'épaule gauche. — Chute, 12 février.

AMELINE, Alphonse-Henri, né à Bourgneuf (Loire-Inférieure), 35ᵉ de ligne. — Plaie compliquée à l'avant-bras gauche, coup de feu, Champigny. — Atrophie de l'avant-bras et de la main.

AMÉLINEAU, François-Benjamin, né le 12 mars 1844, Sables-d'Olonne (Vendée), éclaireurs de l'Ouest, sous-lieutenant. — Plaie pénétrante du coude gauche, de dedans en dehors, coup de feu, Courcebœuf. — Ankylose du coude, cicatrices multiples et adhérentes.

AMETEAU, Joseph, 40ᵉ de ligne.—Fracture comminutive de la jambe gauche, coup de feu, Spickeren. — Cal volumineux.

AMBUR-BEN-MOHAMED, 1ᵉʳ tir. alg. — Plaie compliquée à la jambe droite, coup de feu, Frœschwiller. — Cicatrice profonde et adhérente au tibia.

AMIEL, Célestin, 114ᵉ de ligne. — Plaie déchirée à la cuisse gauche, partie supérieure, éclat d'obus, Champigny. — Cicatrice étendue et adhérente sous la crête iliaque.

AMIEL, Jean, garde mob. de l'Aude. — Plaie compliquée au bras gauche, coup de feu, Morée (Loir-et-Cher), 14 décembre. — Ankylose du coude.

AMIEL, Jean-Silvain, 31ᵉ de ligne. — Plaie contuse au bras droit, coup de feu, Sedan.— Large cicatrice adhérente qui limite les mouvements d'élévation du bras.

AMIEL, Pierre, 12ᵉ de ligne. — Plaie compliquée à la jambe droite, fracture comminutive du péroné, coup de feu, Saint-Privat. — Faiblesse notable du membre.

AMIEL, Pierre-Firmin, né le 17 novembre 1846, Toulouse (Haute-Garonne), 1ᵉʳ de ligne. — Fracture comminutive de l'humérus droit, coup de feu, Sainte-Barbe-sous-Metz. — Ankylose du coude dans la flexion, atrophie de l'avant-bras et de la main.

AMIET, Léon-Valentin-Aubin, né le 19 avril 1849, Roise (Eure-et-Loir), 51ᵉ de ligne. — Fracture comminutive de l'humérus gauche à son extrémité supérieure, l'Hay. — Ankylose de l'épaule.

AMILHAT, Joseph, 18ᵉ d'artill. — Vaste plaie déchirée à la cuisse gauche, éclat d'obus, Beaugency. — Perte de substance des muscles postérieurs de la cuisse, vaste cicatrice adhérente.

AMIOT, Louis-Joseph, né le 31 août 1845, Besançon (Doubs), 91ᵉ de ligne. — Plaie pénétrante de l'articulation radio-carpienne gauche, coup de feu, Sedan. — Ankylose et atrophie du poignet et de la main.

AMIOT, François-Léopold, né le 14 novembre 1846, Saint-Brisson (Haute-Saône), garde mob. de la Haute-Saône. — Plaie compliquée à la jambe gauche, éclat d'obus, Belfort. — Ankylose tibio-tarsienne, atrophie de la jambe.

AMISSE, Alexandre-Laurent, né le 18 août 1814, Rennes (Ille-et-Vilaine), garde mob. d'Ille-et-Vilaine. — Plaie compliquée au bras gauche, éclat d'obus, Champigny. — Plaie fistuleuse, amaigrissement du bras.

AMMAR-BEN-MOHAMMED, 3ᵉ tir. alg., caporal. — Plaie compliquée à l'épaule gauche, coup de feu, Sedan. — Ankylose scapulo-humérale, atrophie du bras.

AMODRU, Jean-Baptiste, né le 12 février 1834, Besançon (Doubs), francs-tireurs du Doubs, adjudant-sous-officier. — Plaie compliquée au genou droit, coup de feu, Autoreille (Haute-Saône), 14 décembre. — Ankylose du genou avec demi-flexion de la jambe sur la cuisse.

AMOR-BEN-CADDOUR, né en 1839, Milianah (Alger), 3ᵉ tir. alg. — Plaie compliquée de la jambe droite et fracture comminutive du pied droit, coups de feu, Frœschwiller. — Ankylose du pied, fléchi sur la jambe, qui est considérablement atrophiée.

AMOUR DE DIEU, 125ᵉ de ligne. — Fracture de l'os iliaque droit, coup de feu, Bry-sur-Marne, 30 novembre. — Gêne dans les mouvements de la hanche et du membre inférieur.

AMOUREUX, Edmond-Louis-Aimé, 10e hussards. — Fracture du péroné droit à son tiers inférieur, éclat d'obus, Schelestadt, 23 octobre. — Ankylose tibio-tarsienne.

AMOUROUX, Pierre, 3e de ligne. — Fracture du calcanéum gauche, coup de feu, Frœschwiller. — Difficulté notable de la marche.

AMSELLE, Léon, 18e de ligne. — Plaie contuse à la région occipitale gauche au-dessous et en arrière de l'apophyse mastoïde, coup de feu, Strasbourg, 30 août. — Diminution de l'intelligence, paralysie partielle de la sensibilité et de la motilité du côté droit, tête inclinée à gauche.

AMY, Jean-Joseph-Auguste, né le 18 novembre 1842, Pannessières (Jura), 53e de ligne. — Fracture comminutive de l'humérus droit, fracture du pied gauche, 2 coups de feu, Sedan. — Gêne dans les mouvements de l'épaule et du coude. — Cal difforme au-dessous de l'articulation tibio-tarsienne.

ANASTASIE, Louis-Édouard, né le 1er avril 1845, Paris (Seine), garde mob. de la Seine. — Fracture comminutive des malléoles, pied droit, coup de feu, Épinay, 30 novembre. — Plaies fistuleuses, ankylose de l'articulation tibio-tarsienne.

ANASTASY, Jean-Firmin, né le 25 septembre 1849, Saint-Pierre (Martinique), (nègre), artill. de la garde nationale de la Seine. — Congélation, le Bourget, 22 décembre. — Atrophie des membres inférieurs.

ANCEL, Remy-Jacques, 37e de ligne. — Plaie compliquée à la jambe gauche, coup de feu, Paris-Bastille, 26 mai. — Cicatrice profonde et adhérente au péroné, gêne notable des mouvements du pied.

ANCELET, Alfred-Augustin, 2e cuirassiers, brigadier. — Plaie pénétrante au genou droit, coup de feu, Frœschwiller. — Claudication, balle logée dans le condyle interne du tibia; extraction jusqu'ici impossible.

ANCELIN, Benoît-Théophile, 93e de ligne. — Plaie compliquée à l'avant-bras droit et à la main, fracture des trois derniers métacarpiens, coup de feu, Gravelotte.—Rétraction des fléchisseurs, amaigrissement considérable et roideur de la main.

ANCELLET, Pierre, 7e de ligne, caporal. — Plaie compliquée au bras droit, lésion du nerf radial, coup de feu, Cernay, 9 décembre. — Flexion permanente de la main sur l'avant-bras.

ANDIGNÉ (D'), colonel d'état-major.—Plaie contuse au mollet gauche, fracture de l'avant-bras droit, coup de feu, Sedan. (Un chasseur saxon lui a volé sa montre et sa croix sur le champ de bataille.)

ANDOIRE, Jean-Baptiste, né le 7 décembre 1847, Bourgon (Mayenne), 29e de ligne. — Plaie contuse à la région lombaire, coup de feu à (?). — Gêne considérable des mouvements de flexion du tronc sur le bassin.

ANDRÉ, Auguste, né le 17 août 1845, Arches (Vosges), 85e de ligne. — Plaie contuse à la région iliaque gauche, éclat d'obus, Cussey, 22 octobre. — Vaste cicatrice adhérente s'étendant de la région iliaque à l'abdomen.

ANDRÉ, Augustin, né le 16 mai 1844, Saint-Nabord (Vosges), 94e de ligne. — Plaie compliquée à la main droite, ablation de l'annulaire et d'une partie de son métacarpien, coup de feu, Ladonchamps 7 octobre,. — Extension des doigts, atrophie de la main.

ANDRÉ, Désiré-Auguste, né le 2 février 1846, Anveau (Aisne), 35e de ligne. — Plaie contuse à la partie supérieure et postérieure de la cuisse droite, coup de feu, Chevilly, 30 septembre. — Atrophie du membre inférieur.

ANDRÉ, Divy, 59e de ligne. — Plaie à la main droite et ablation des deux dernières phalanges de l'indicateur, éclat d'obus, Saint-Privat.

ANDRÉ, Etienne, né le 17 juin 1844, Chézeaux (Haute-Marne), 9e cuirassiers.—Fracture de l'humérus droit, coup de feu, Reischoffen. — Esquilles, amaigrissement du bras, ankylose du coude et paralysie de la main.

ANDRÉ, Étienne, *dit* RANG, 17° de ligne, sergent. — Fracture comminutive de la rotule gauche et de l'extrémité inférieure du fémur, coup de feu, Beaumont (Ardennes). — Balle non extraite, ankylose complète du genou et atrophie de tout le membre.

ANDRÉ, Eugène-Désiré-Jules, 45° de ligne. — Plaie déchirée à la cuisse gauche, lésion de nerf poplité; plaie contuse à la cuisse droite, coup de feu et éclat d'obus, Fontaine (Sarthe), 27 décembre. — Paralysie du pied gauche.

ANDRÉ, François, 69° de ligne. — Plaie compliquée à la main gauche, coup de feu, le Mans, 11 janvier. — Ankylose du doigt médius.

ANDRÉ, François-Alexis, né le 18 octobre 1847, Couture-d'Argenson (Deux-Sèvres), garde mob. des Deux-Sèvres. — Mutilation de la main droite, fracture du métacarpe, coup de feu, la Bourgonce (Vosges), 6 octobre. — Perte absolue du mouvement des doigts indicateur, médius et annulaire, paralysie de la main.

ANDRÉ, Frédéric, 18° chass. à pied. — Plaie déchirée au mollet droit, éclat d'obus, Verneville près Gorze (Moselle), 18 août. — Perte considérable des muscles du mollet, cicatrice profonde et adhérente.

ANDRÉ, Jean, né le 4 février 1847, Saint-Étienne (Loire), 19° chass. à pied. — Fracture du tibia gauche et de la rotule, coup de feu, le Mans. — Carie, plaie fistuleuse, ankylose du genou dans la flexion.

ANDRÉ, Jean-Baptiste, né le 29 janvier 1840, Rongieux (Var), 44° de ligne. — Fracture double de la clavicule droite et de l'omoplate, coup de feu, la Cluze.—Consolidation vicieuse.

ANDRÉ, Jean-Yves, né le 10 janvier 1841, Plougouven (Morbihan), caporal, 85° de ligne. — Plaie contuse à la main droite, recul du levier du chassepot, Orléans. — Gêne considérable des mouvements de la main.

ANDRÉ, Léon-Justin, né à Guinches (?), 26° de ligne, caporal. — Plaie contuse au dos, coup de feu, Gravelotte. — Large cicatrice adhérente limitant les mouvements du tronc.

ANDRÉ, Léon-Louis, volontaires de l'Ouest. — Plaie pénétrante de l'articulation huméro-cubitale, coup de feu, Patay, 2 décembre.— Mouvements d'extension de l'avant-bras limités.

ANDRÉ, Louis-Frédéric, né le 2 juin 1848, Monville (Seine-Inférieure), 17° chass. à pied. —Fracture comminutive de l'humérus gauche, 2 coups de feu, Sedan. — Ankylose du coude dans la flexion et perte du mouvement des doigts.

ANDRÉ, Mathurin, 46° de ligne. — Congélation, Beaugency, 8 décembre. — Perte des dernières phalanges du pied droit, plaie fistuleuse, tuméfaction du gros orteil.

ANDRÉ, Pierre-Adolphe, 67° de ligne, caporal. — Plaie pénétrante au pli inguinal et à la fesse, côté gauche, fracture du pubis, coup de feu, Gravelotte. — Gêne considérable du membre inférieur.

ANDRÉ, Pierre-Eugène, né le 30 septembre 1847, Saint-Arnould-les-Bois (Eure-et-Loir), garde mob. d'Eure-et-Loir.—Congélation des pieds, Sargé, 29 décembre. — Atrophie de la jambe droite avec rétraction du tendon d'Achille, extension du pied sur la jambe, perte de toues orteils avec saillies des cinq métatarsiens.

ANDRÉ, Pierre-Zéphirin, 125° de ligne, sergent. —Plaie pénétrante de poitrine, à gauche, et fracture de la 1re côte, éclat d'obus, Loigny.

ANDRÉ, Prigent, né le 16 août 1837, Ploueder (Finistère), garde mob. du Finistère. — Panaris profond, piqûre d'une épingle souillée par des pus de pansements, ambulance de la marine à Brest, perte du pouce de la main gauche et d'une partie de son métacarpien.

ANDRÉ, Quentin, 8° chass. à pied. —Fracture de côtes, côté gauche, coup de feu, Frœschwiller. — Cicatrices adhérentes.

ANDRÉA, François-Antoine, né le 9 juillet 1837 à Truchtersheim (Bas-Rhin), 24° chass. à pied. — Fracture comminutive du maxillaire supérieur, coup de feu, Gravelotte. — Consolidation très-vicieuse avec chevauchement des fragments, défaut de parallélisme des arcades dentaires; ankylose double temporo-maxillaire avec déviation considérable de la bouche à gauche. — Mastication presque impossible.

ANDRÉANI, Joseph-Marie, 52e de ligne. — Fracture du cubitus gauche, éclat d'obus, Sedan. — Paralysie partielle de la main.

ANDREAU, Pierre-Alexis-François, né le 6 janvier 1843, Saint-Paul-du-Bois (Maine-et Loire), garde mob. de Maine-et-Loire.—Fracture comminutive de l'avant-bras gauche, coup de feu, Monnaie, 20 décembre. — Consolidation avec cal volumineux et difforme.—Atrophie de l'avant-bras et de la main.

ANDREU, Célestin-Armand, né à Toury (Loiret), 23 juillet 1844, 1re inf. de marine. — Fracture comminutive de l'avant-bras (?), coup de feu, Bazeilles, 1er septembre.

ANDRIEU, Urbain, né le 2 décembre 1845, Frayssines (Lot), 19e de ligne. — Plaie compliquée au bassin; lésion de l'os coxal droit et du rectum, coup de feu, Borny. — Paralysie du rectum; incontinence des matières fécales.

ANDRON, Léonard, né le 30 janvier 1850, Ourtain (Gironde), 94e de ligne. — Fracture comminutive et plaie compliquée à la jambe gauche, coup de feu, Paris, 25 mai. — Raccourcissement du membre de 10 centimètres.

ANGELLOZ-NICOUD, Claude, né le 9 décembre 1850, Grand-Bormand (Haute-Savoie), 4e chass. à pied. — Plaie contuse au pied gauche, éclat d'obus, Clamart. — Cicatrices adhérentes, étendues, ankylose du gros orteil.

ANGELY, Auguste, garde mob. du Rhône. — Plaie compliquée à la main gauche, coup de feu, Nuits (Côte d'Or), 18 décembre.—Flexion de l'auriculaire et de l'annulaire.

ANGER, François-Joseph-Louis, né le 9 octobre 1846, Hirel (Ille-et-Vilaine), 12e de ligne. — Fracture comminutive du fémur droit, coup de feu, Saint-Privat. — Cal difforme. Raccourcissement du membre.

ANGLARE, François, 65e de ligne. —Fracture comminutive du radius gauche, coup de feu, Villers-Bretonneux (Somme), 27 novembre.

ANGLÈS, Célestin-Simon, né le 8 août 1845, Ledergues (Aveyron), 46e de ligne. — Fracture comminutive du coude gauche, coup de feu, Beaumont (Ardennes).—Ankylose du coude, flexion du membre, notablement amaigri.

ANGLEVIEL, Léonard-Antoine, né le 18 mai 1843, Saint-Jean-du-Gard (Gard), 99e de ligne. — Large plaie déchirée au mollet droit, éclat d'obus, Saint-Privat. — Rétraction du talon sur la jambe.

ANGUERBAND, Pierre, 2e de ligne.—Plaie compliquée au coude gauche, coup de feu, Spickeren. — Ankylose huméro-cubitale.

ANINOT, Jacques-Victor, garde mob. de l'Aveyron.—Fracture comminutive du coude gauche, coup de feu, Dijon (Côte-d'Or), 21 janvier. — Cicatrices adhérentes.

ANIZAN, Baptiste, né le 30 avril 1849, Cazarith (Haute-Garonne), 17e de ligne. — Broiement du carpe de la main gauche et fracture du cubitus à son extrémité inférieure, coup de feu, Montmesly. — Perte de l'extrémité inférieure du cubitus. Ankylose complète radiocarpienne.

ANKEN, Henry-Louis, né le 5 juin 1841, Gouzeaucourt (Nord), 31e de ligne. — Mutilation de la main droite, éclat d'obus, Loigny. — Elimination des os du pouce, de l'indicateur, du médius et des deux métacarpiens correspondants. Déformation de la main, qui est paralysée.

ANNE, François-Auguste, 9e de ligne, caporal. — Plaie contuse au pied gauche, fracture comminutive des 3e et 4e métatarsiens, coup de feu, l'Hay 30 septembre.

ANNE, Jacques-François-Julien, dit Pinot, 14e de ligne. — Plaie compliquée, fracture de la main gauche, coup de feu, Beaugency. — Ankylose du pouce.

ANNÉE, Pierre-Alexandre, né le 15 octobre 1838, Bernay (Eure), 1er zouaves. — Plaie pénétrante de l'abdomen et fractures des 5e, 6e, 7e et 8e côtes, côté droit ; le projectile entre à la région lombaire droite, coup de feu, armée de l'Est. — Douleur et gêne dans la station verticale et la marche. — Amaigrissement et dyspepsie.

ANNEQUIN, Auguste-Jean-Baptiste, 84e de ligne. — Plaie profonde à la cuisse gauche, coup de feu, Gravelotte. — Cicatrice adhérente.

ANNEQUIT, Pierre, 5e artill. — Plaie contuse à la jambe gauche, éclat d'obus, Beaune-la-Rollande. — Cicatrices profondes et adhérentes. — Rétraction et raccourcissement du membre.

ANOUILH, Bernard, né le 2 mai 1850, Cerizols (Ariége), 58e de ligne. — Fracture comminutive du bras droit, coup de feu, Saint-Remy. — Ankylose du coude.

ANSON, Benoît, né le 3 octobre 1848, Thalamont (Ain), 13e de ligne. — Plaie compliquée à la région axillaire droite, coup de feu, Gravelotte. — Paralysie et atrophie de la main.

ANTHOSSERR, Louis-Amédée, 6e artill. — Plaie pénétrante de poitrine, coup de feu, Champigny, 2 décembre. — Dyspnée.

ANTIGNY, Silvain, né le 21 décembre 1847, Antigny (Vienne), 96e de ligne. — Fracture de la clavicule gauche, coup de feu, Frœschwiller. — Consolidation incomplète, gêne des mouvements du bras.

ANTOINE, Benoît-Léon, 77e de ligne. — Plaie contuse à la main droite, coup de feu, Forbach. — Ankylose de l'indicateur dans l'extension. — Atrophie.

ANTOINE, Edouard, 47e de ligne. — Plaie en séton à l'avant-bras droit, coup de feu, Villersexel, 9 janvier. — Mouvements de flexion très-limités.

ANTOINE, Joseph-Emile, né le 1er mars 1848, la Chapelle-sur-Chézy (Aisne), 2e de ligne. — Fracture partielle du maxillaire supérieur et de la partie latérale du maxillaire inférieur, coup de feu, Spickeren. — Fistule salivaire, déformation de la bouche, articule à peine quelques mots.

ANTOINE, Louis-Alfred, né à Méry-sur-Seine (Aube), 4e chasseurs d'Afrique. — Fracture comminutive du cubitus droit, plaie en séton à la cuisse droite, 2 coups de feu, Sedan.

ANTOINE, Lucien, né le 1er juillet 1848, Lerrain (Vosges), 11e de ligne. — Plaie compliquée à l'œil droit, coup de feu, Beaumont (Ardennes). — Désorganisation du globe oculaire.

ANTOINE, Nicolas-Joseph, né le 1er mai 1848, Ferdrup (Vosges), 14e de ligne. — Mutilation de la face, éclat d'obus, Sedan. — Consolidation vicieuse du maxillaire inférieur, gêne dans l'articulation des mots et la mastication.

ANTOINE, Pierre-Seste, dit Rolland, 48e de ligne. — Plaie à la main droite, ablation de la première phalange du pouce, coup de feu, Frœschwiller. — Ankylose métacarpo-phalangienne.

ANTOINE-CAGIL, né en avril 1843, Bordeaux (Gironde), 54e de ligne. — Plaie déchirée à la jambe gauche, éclat d'obus, Saint-Privat. — Cicatrice très-étendue et adhérente, atrophie du membre.

ANTOINETTE, Charles-Romain, 1re inf. légère d'Afrique. — Fracture du gros orteil du pied droit, coup de feu, Beaune-la-Rollande. — Cal vicieux.

ANTOMARCHI, Vincent, né le 19 février 1848, Marseille (Bouches-du-Rhône), 4e zouaves. — Fracture comminutive du coude droit, coup de feu, Villiers-sur-Marne, 30 novembre. — Atrophie du bras, paralysie de la main.

ANTONETTI, François, né le 23 septembre 1843, Venzolasca (Corse), 72e de ligne, sergent. — Fracture fronto-pariétale droite, éclat d'obus, Sedan. — Enfoncement et perte de substance osseuse, cicatrice profonde et adhérente. — Affaiblissement considérable des facultés intellectuelles.

ANTONINI, Paul-Augustin, 1re inf. légère d'Afrique. — Plaie pénétrante au genou droit, coup de feu, Beaune-la-Rollande. — Ankylose, raccourcissement du membre.

ANTONINI, Valérien, 51ᵉ de ligne. — Plaie contuse à l'épaule gauche, éclat d'obus, Saint-Privat. — Ankylose scapulo-humérale.

ANTONY, Ignace, né le 16 décembre, Blodelsheim (Haut-Rhin), 50ᵉ de ligne. — Plaie contuse à la main droite, ablation des doigts indicateur et médius et d'une partie des deux métacarpiens correspondants, éclat d'obus, Héricourt, 15 janvier.—Le pouce immobilisé par une cicatrice adhérente bridée, mouvements des autres doigts très-bornés.

ANTRAYGUES, Jean, garde mobile du Lot. — Plaie contuse au scrotum, coup de feu, Gué du Loir, 6 janvier. — Atrophie du testicule gauche, fistule urinaire.

ANTZ, Mathieu, 27ᵉ de marche (52ᵉ de ligne). — Plaie contuse à l'articulation tibio-tarsienne gauche, coup de feu, Arthenay, 2 décembre. —Ankylose.

ANTZENBERGER, Joseph, né le 30 octobre 1846, Neuve-Eglise (Bas-Rhin), 43ᵉ de ligne. — Fracture comminutive du maxillaire inférieur, coup de feu, Amanvillers. — Perte de substance et adhérence de la langue, perte considérable de substance osseuse des deux branches, il ne reste que six dents implantées dans un fragment médian et mobile. — Parole et mastication presque impossibles.

APPERT, Pierre, né le 9 décembre 1848, Saint-Georges-des-Groseillers (Orne), 42ᵉ de ligne. — Plaie contuse au bras droit, coup de feu, Champigny.—Rétraction musculaire de l'avant-bras sur le bras, engorgement du pied gauche, congélation.

APPERT, Louis-Paul, né le 17 décembre 1841, Châtillon-sur-Loing (Loiret), 26ᵉ de ligne, clairon.—Fracture comminutive de l'humérus gauche, tiers inférieur, coup de feu, Patay, 2 décembre. — Ankylose du coude.

APPERT, Pierre-Charles, né le 17 février 1844, Couterne (Orne), 138ᵉ de ligne.—Fracture comminutive de l'humérus gauche, près le col chirurgical, coup de feu, le Bourget, 21 décembre. — Consolidation vicieuse, ankylose de l'épaule.

APPOLLOT, Nicolas-Théophile, né le 14 septembre 1851, Villiers-lez-Aprey (Haute-Marne), 20ᵉ chass. — Plaie contuse à la région claviculaire droite, coup de feu, armée de l'Est. — Paralysie et atrophie de tout le bras, flexion permanente des doigts.

APPOLLOT, Louis-Damas, né le 10 septembre 1849, Prez-sur-Marne (Haute-Marne), 60ᵉ de ligne. — Perte complète des orteils des deux pieds, congélation, Arcey.

ARBELLOT-REPAIRE, Jean-Baptiste-Charles, né le 3 septembre 1842, Bussière-Poitevine (Haute-Vienne), 43ᵉ de ligne. — Fracture comminutive du fémur gauche à son tiers supérieur, coup de feu, Coulmiers, 9 novembre. — Accidents inflammatoires graves, plaies fistuleuses persistantes, raccourcissement considérable de la cuisse, œdème du membre et ankylose du genou dans la flexion.

ARBEZ, Claude-Emile, né le 22 janvier 1836, Bois d'Amont (Jura), gendarmerie mobile, brigadier. — Fracture comminutive du coude gauche, coup de feu, pont de Neuilly-sur-Seine, 7 avril. — Ankylose complète du coude dans la flexion et pronation forcée de la main.

ARBOUX, Adrien-Pierre, 52ᵉ de ligne. — Fracture comminutive de l'os occipital, éclat d'obus, Sedan. — Perte de substance osseuse, cicatrice adhérente, amaurose incomplète de l'œil droit.

ARCHAIMBAUT, Léon-Victor, né le 8 juillet 1843, Paris (Seine), 20ᵉ chass. à pied. — Plaie compliquée aux régions inguinale et pubienne, déchirure des corps caverneux et de l'urèthre, éclat d'obus, Amanvillers-sous-Metz. — Esquilles extraites du pubis.

ARCHAMBAULT, Eugène-Julien, 29ᵉ ligne.—Plaie contuse au bras gauche, tiers supérieur, coup de feu, la Cluse (Doubs) 1ᵉʳ février. — Mouvements difficiles.

ARCHAMBEAU, Jean-Baptiste, né le 9 octobre 1847, Dompierre (Charente-Inférieure), 97ᵉ de ligne. — Plaie contuse à l'arcade sourcilière gauche, coup de feu, Gravelotte. — Perte complète du globe oculaire par expulsion de l'orbite.

ARCHER, Benoît, né le 10 février 1845, Beaulieu (Haute-Loire), garde mob. de la Haute-Loire. — Plaie contuse à la main gauche, coup de feu, Héricourt. — Rétraction des doigts.

22

ARCHER, François, 20e de ligne.—Plaie contuse à la main droite; ablation de l'indicateur, coup de feu, Beaugency, 4 décembre.

ARCHIMBAUD, Georges, né le 15 juin 1844, Augerolles (Puy-de-Dôme), 25e de ligne. — Plaie contuse à l'œil droit, éclat d'obus, Gravelotte. — Désorganisation du globe oculaire.

ARCHIMBAULT, Pierre, né le 7 mars 1841, Sainte-Saline (Deux-Sèvres), 33e de ligne. — Congélation, Arthenay, — Ankylose de l'articulation tibio-tarsienne droite.

ARDAILLE, Denis, né le 31 août 1854, le Havre (Seine-Inférieure), 9e chass. à pied.—Fracture comminutive de la jambe droite, tiers inférieur, coup de feu, Lorcy. — Ankylose de l'articulation tibio-tarsienne, atrophie et raccourcissement du membre.

ARDAILLON, Joseph, né le 11 juillet 1848, Santeuil (Corrèze), 17e de ligne.—Plaie à travers la main gauche, coup de feu, le Drancy. — Atrophie de la main et flexion incomplète.

ARDOIN, Jean-Désiré, garde mob. de la Charente. — Plaie compliquée à la cuisse droite, coup de feu, Chambon, 30 novembre. — Esquilles; périostite intense; décollement étendu.

ARDOUIN, François-Félix-Mathurin, 12e cuirassiers. — Plaie contuse au bras gauche, coup de feu, Rezonville. — Paralysie du pouce et des deux premiers doigts de la main.

ARDOUIN, Jean, 44e de ligne, caporal. — Plaie contuse à la main gauche, coup de feu, Beaune-la-Rolande. —Paralysie des trois derniers doigts.

ARGAULT, Ernest-François, né le 30 mai 1850, Neuilly (Seine), garde mob. de la Seine, 14e bataillon. — Fracture comminutive de la jambe droite, coup de feu, le Bourget, 30 octobre. — Esquilles, cicatrices adhérentes, flexion forcée du pied et atrophie du membre.

ARGELLIER, Marie-Paul-Félix, né le 29 janvier 1842, Saint-Etienne (Loire), 14e de ligne. — Plaie contuse à la cuisse droite, coup de feu, le Mans. — Large cicatrice adhérente, en étoile, gonflement du genou.

ARGENSON, Théodore-Triphon, 56e de ligne. — Plaie pénétrante de poitrine, côté gauche, coup de feu, Frœschwiller. — Pneumonie traumatique. — Dyspnée.

ARGOU, Louis, né le 23 avril 1848, Cadelain (Tarn), 72e de ligne. — Plaie contuse à la cuisse gauche, coup de feu, Champigny.

ARLABOSSE, Jean-Baptiste, 13e de ligne. — Plaies contuses au genou droit, partie interne, et à l'abdomen, région sous-ombilicale, 2 éclats d'obus, Patay, 2 décembre.

ARLABOSSE, Pierre, né le 19 janvier 1839, Saint-Affrique (Aveyron), 46e de ligne. — Plaie pénétrante de l'abdomen, lésion intestinale; plaie contuse à l'avant-bras, 2 coups de feu, Sedan. — Anus artificiel au flanc gauche.

ARLIN, Pierre, 25e de ligne. — Fracture de la jambe gauche, coup de feu, Gravelotte. — Cicatrices adhérentes; atrophie de la jambe.

ARMAGNAC, Grégoire, né le 15 mars 1846, Saint-Orens-Pouy-Petit (Gers), garde mob. du Gers. — Variole épidémique, 1er mars 1871, Vendôme (Loir-et-Cher). — Cécité complète et irrémédiable avec opacité complète des deux cornées.

ARMAND, Claude, né le 1er février 1846, Lyon (Rhône), 4e dragons.—Contusion au genou droit, chute, 1er mars 1871, à Libourne (Gironde). — Tumeur blanche, ankylose et amaigrissement considérable de tout le membre.

ARMAND, Etienne-Noé, né le 1er novembre 1839, Serignan (Vaucluse), 51e de ligne. — Fracture comminutive des deux avant-bras, coup de feu, Château-Renault (Indre-et-Loire), 20 janvier 1871. — Déformation des avant-bras et ankylose des articulations radio-carpienne et métacarpo-phalangiennes.

ARMAND, François, garde mob. du Loir-et-Cher. — Fracture du 1er métatarsien du pied droit, coup de feu, Loigny. — Ostéite.

ARMAND, François-Xavier, 92e de ligne. — Plaies en séton profond aux deux cuisses, coup de feu, Chennebier, 17 janvier. — Gêne considérable des mouvements.

ARMAND, Pierre, né le 5 février 1848, Lyon (Rhône), 77ᵉ de ligne. — Plaie compliquée à la cuisse droite, coup de feu, Saint-Privat. — Gêne des mouvements de tout le membre.

ARMANDIE, François, garde mob. de la Dordogne. — Plaie contuse à la cuisse droite, coup de feu, Loigny.

ARMANDOU, Antoine, 95ᵉ de ligne. — Ablation de la phalangette de l'indicateur droit, coup de feu, Noisseville (Metz). — Extension permanente de ce doigt.

ARMBRUSTER, Joseph, né le 26 janvier 1836, Schelestadt (Bas-Rhin), capitaine, 4ᵉ chass. à pied. — Plaies contuses à la cuisse droite et au pli fessier, coup de feu, Saint-Privat. — Affaiblissement considérable de la vue, staphylômes, expédition de Cochinchine.

ARMOIRY, Napoléon-Charles, 95ᵉ de ligne, sergent. — Fracture du plancher de l'orbite gauche, coup de feu, Noisseville. — Ectropion; perte partielle de la vision.

ARNAC, Edouard, 46ᵉ de ligne. — Fracture de la 2ᵉ phalange du pouce, de la 1ʳᵉ de l'indicateur et des 4ᵉ et 5ᵉ métacarpiens de la main gauche, coup de feu, Beaumont (Ardennes).

ARNAL, Victor, 38ᵉ de ligne. — Fracture comminutive du fémur gauche, éclat d'obus, Champigny, 2 décembre. — Cal difforme et incurvation en dehors du membre, qui est notablement raccourci.

ARNAUD, Antoine, né le 27 mars 1847, à Chorges (Hautes-Alpes), garde mob. des Hautes-Alpes. — Taie épaisse sur la cornée de l'œil droit, variole épidémique, armée de l'Est, perte presque complète de la vision de l'œil droit.

ARNAUD, Antoine, né le 14 janvier 1844, Candillargues (Hérault), 98ᵉ de ligne. Plaie compliquée à la main droite; fracture du 3ᵉ métacarpien; section des tendons extenseurs de l'indicateur et du médius; ablation du pouce, éclat d'obus, Saint-Privat.

ARNAUD, Antoine-Jean, né le 8 janvier 1845, Digne (Basses-Alpes), garde mob. des Basses-Alpes.— Plaie compliquée à l'articulation tibio-tarsienne gauche, coup de feu, Pâque. — Ankylose de l'articulation et déviation du pied.

ARNAUD, Auguste, né à Vals (Ardèche), 52ᵉ de ligne (37ᵉ de marche). — Plaie contuse au coude gauche, fracture de la tête du radius, coup de feu, Guillonville (Eure-et-Loir), 1ᵉʳ décembre. — Consolidation vicieuse, atrophie de l'avant-bras.

ARNAUD, Casimir-Jean-Pierre, 32ᵉ de ligne. — Fracture comminutive de l'humérus droit, coup de feu, Stiring-Wendel, 6 août. — Paralysie du bras.

ARNAUD, César-Frédéric, né le 12 juin 1835, Saint-Jean-d'Hérans (Isère), 67ᵉ de ligne, sergent. — Plaie compliquée au coude droit, coup de feu, Gravelotte. — Atrophie du bras, difficulté de la flexion des doigts.

ARNAUD, Charles, garde mob. du Nord. — Fracture du calcanéum, pied gauche, coup de feu, Pont-Noyelles. — Déviation du pied en dedans, mouvements d'extension très-restreints.

ARNAUD, Charles, né le 21 décembre 1832, Avrillé (Vendée), garde mob. de la Vendée, capitaine. — Fracture comminutive de la jambe droite, tiers supérieur, coup de feu, Fretteval (Loir-et-Cher), 14 décembre. — Ankylose du genou et raccourcissement de 6 centimètres du membre.

ARNAUD, Claude-Benoît, né le 6 décembre 1846, Liergues (Rhône), 21ᵉ de ligne, caporal. — Plaie compliquée au pied gauche, fracture de l'astragale, coup de feu, Champigny, 2 décembre. — Ankylose tibio-tarsienne et atrophie de la jambe.

ARNAUD, Henri, 52ᵉ de ligne. — Fracture du sternum, coup de feu, Chenebier (Haute-Saône), 17 janvier. — Cicatrice adhérente et gêne dans les mouvements du thorax.

ARNAUD, Jean, né le 5 avril 1843, Alluy (Nièvre), 12ᵉ de ligne. — Fracture comminutive de l'humérus gauche au tiers supérieur, éclat d'obus, Saint-Privat. — Cicatrices profondes adhérentes; ankylose du coude; atrophie et paralysie du bras et de la main.

ARNAUD, Jean, né le 16 septembre 1844, Augmontel (Tarn), 1ᵉʳ train d'artill. — Fracture du péroné droit; luxation de l'articulation tibio-tarsienne droite, coup de feu, Villepion, 2 décembre. — Déformation et atrophie de la jambe.

ARNAUD, Jean-Baptistin, né le 14 février 1848, la Garde (Var), 24e chass. à pied. —Plaie contuse au coude droit, éclat d'obus, Rezonville, — Ankylose du coude dans la flexion, atrophie du membre.

ARNAUD, Pierre, 65e de ligne. — Plaie contuse à la jambe droite, coup de feu, Saint-Privat. — Atrophie de la jambe.

ARNAUD, Pierre, dit CHÉRI, 52e de ligne. — Plaie contuse à la cuisse droite, éclat d'obus, Sedan. — Rétraction de la jambe sur la cuisse.

ARNOLD, Alphonse, 21e de ligne. — Plaie pénétrante de l'articulation coxo-fémorale gauche, coup de feu, Frœschwiller. — Esquilles; ankylose de l'articulation.

ARNOLD, Jean-Jacques-Emile, né le 23 octobre 1834, Bischwiller (Bas-Rhin), 4e légion de marche du Rhône, capitaine. — Arthrite du coude droit; froid, armée de l'Est; tumeur blanche. — Ankylose de l'articulation.

ARNOUILH, Bernard, 58e de ligne. — Fracture du bras droit, coup de feu, Saint-Rémy, 15 janvier. — Consolidation vicieuse; ankylose du coude.

ARNOULD, Charles-Félix, né le 21 juillet 1844, Val-d'Ajol (Vosges), 68e de ligne, sergent. —Fracture comminutive de l'os malaire et du rebord inférieur de l'orbite de l'œil droit, coup de feu, Neuilly-sur-Seine, 13 avril. — Perte complète de l'œil.

ARNOULD, Jean, 17e artill.—Vaste plaie déchirée d'une épaule à l'autre, coup de feu à (?), 6 août. — Cicatrice bridée.

ARNOULD, Xavier, né le 17 septembre 1849, Valhey (Meurthe), 1er de ligne. — Plaie contuse au genou gauche, coup de feu, Sedan. — Ankylose du genou dans la flexion.

ARNOULT, Louis-Désiré, 24e de ligne. — Fracture comminutive de la jambe gauche, coup de feu, Spickeren. — Consolidation vicieuse; saillie prononcée de la partie inférieure du tibia.

ARNOULT, Pierre-Léon, 3e de ligne. — Fracture comminutive du péroné et plaie contuse au genou droit, éclat d'obus, Sedan.— Cal vicieux et saillie des fragments.

ARNOUX, Charles-Dominique, né le 14 janvier 1847, Epinal (Vosges), garde mob. des Vosges. — Fracture comminutive du maxillaire supérieur gauche, perforation de la cloison nasale et perte de l'aile gauche du nez, coup de feu, Sainte-Marie-aux-Mines. — Cicatrices larges, irrégulières et bridées de chaque côté du nez; ectropion prononcé des deux paupières inférieures; affaiblissement de la vue et perte absolue de l'odorat.

ARNOUX, François, 12e cuirassiers, brigadier.—Fracture comminutive du radius gauche, coup de feu. — Esquilles, déviation du poignet gauche.

ARNOUX, Jean, 32e de ligne. — Ablation des deux dernières phalanges de l'indicateur, main gauche, coup de feu, Sainte-Barbe-sous-Metz.

ARNOUX, Pierre, 17e de ligne.—Plaie contuse au genou gauche, coup de feu, Montmesly. — Ankylose du genou et demi-flexion de la jambe.

ARPAYAN, Adrien, né le 25 mai 1839, Saint-Etienne-d'Orthec (Landes), 84e de ligne. — Kératite double, captivité, fatigues. — Perte totale de la vision de l'œil droit, opacité de la cornée; taies superficielles sur la cornée de l'œil gauche.

ARPHEL, Pierre, 59e de ligne. — Fracture comminutive de la jambe gauche, coup de feu, Conneré (Sarthe), 10 janvier. — Cal volumineux et consolidation très-vicieuse du tibia.

ARPIN, Jean, 73e de ligne. — Plaie contuse à la main gauche, coup de feu, Gravelotte. — Paralysie incomplète des trois premiers doigts.

ARRIAT, Charles, 15e inf. provisoire. — Plaie contuse à la main gauche avec ablation des deux dernières phalanges du médius, Paris, 23 mai. — Ankylose de l'indicateur.

ARRIBAT, Pierre, né le 2 mai 1845, Laguyole (Aveyron), 30e de ligne. — Fracture comminutive du tibia près l'articulation tibio-tarsienne, coup de feu, Sedan. — Rétraction du pied sur la jambe, ankylose, consolidation vicieuse.

ARRIGHI, Augustin-Antoine, né à Lactia (Corse), 80e de ligne. — Plaie pénétrante de poitrine de haut en bas, d'arrière en avant et de gauche à droite, coup de feu, Saint-Privat.

ARRIGHI, Dominique-Barthélemy, 56e de ligne. — Plaie contuse à la cuisse (?), coup de feu, Frœschwiller. — Pourriture d'hôpital, perte de substance musculaire.

ARRIGHI, Pascal, né le 15 mai 1848, Corte (Corse), 3e zouaves. — Plaie compliquée à la main gauche, coup de feu, Frœschwiller. — Déformation des doigts, atrophie de l'avant-bras.

ARRIVETS Joseph-Paul-Emmanuel, né le 12 juin 1844, Auch (Gers), 67e de ligne, sergent. — Fracture comminutive du fémur gauche, tiers inférieur, coup de feu, Gravelotte. — Cal vicieux, raccourcissement de 5 centimètres.

ARROUJAT, Mathurin, né le 10 mars 1845, Bazères (Landes), 77e de ligne. — Plaie en séton à la partie moyenne et postérieure de la jambe droite, lésion du tibia, éclat d'obus, Forbach.

ARTAULT, Alexandre, 45e de ligne. — Fracture comminutive du fémur (?), coup de feu, Belfort, 31 janvier. — Raccourcissement du membre.

ARTEAULT, Louis, né le 30 mai 1847, Châtellerault (Vienne), 11e de ligne. — Plaie contuse au coude droit, coup de feu, Gravelotte. — Ankylose du coude, flexion de l'avant-bras sur le bras.

ARTIBUS, Jean-Félix, 94e de ligne. — Plaie contuse à la cuisse droite, coup de feu, Gravelotte. — Cicatrices adhérentes.

ARTIGUES, Bernard, né le 8 décembre 1845, Arlan (Haute-Garonne), 67e de ligne, sergent. — Plaie compliquée à l'avant-bras droit, coup de feu, Gravelotte. — Atrophie et flexion des doigts.

ARTIGUES, Émile-Étienne, né le 8 novembre 1839, Lavelanet (Ariége), 2e zouaves. — Fracture du maxillaire droit et plaie pénétrante à l'épaule droite, coup de feu, Frœschwiller. — Ankylose complète de l'articulation scapulo-humérale.

ARTIGUEVIELLE, Pierre, 22e de ligne. — Plaie contuse au bras gauche et à la poitrine, coup de feu, Sedan.

ARTU, Edouard, né le 12 septembre 1844, Orgeval (Seine-et-Oise), 1er chass. à pied. — Fracture de la 1re phalange du pouce de la main droite, fracture comminutive de la jambe gauche, 2 coups de feu, Bapaume, 3 janvier. — Consolidation avec incurvation et raccourcissement de la jambe de 3 centimètres, ankylose de l'articulation tibio-tarsienne. Déformation du pouce.

ARTUFEL, Joseph-André, 17e de ligne. — Fracture du pouce droit, coup de feu, Montmesly. — Ankylose.

ARZALIER, Baptiste, 10e chass. à pied. — Otorrhée chronique avec perforation des deux membranes du tympan; privations, captivité en Prusse. — Surdité.

ASCOET, Michel, 62e de ligne. — Plaie compliquée à la main droite, coup de feu, Gravelotte. — Ankylose du médius et de l'indicateur, consolidation vicieuse du troisième métacarpien.

ASCOURT, Joseph, 46e de ligne. — Fracture comminutive de l'humérus gauche, coup de feu, Villorceau, 10 décembre. — Esquilles nombreuses, cal volumineux, ankylose du coude.

ASER, Louis, 18e de ligne. — Plaie contuse à l'œil gauche, éclat d'obus, Strasbourg, 21 septembre. — Perte de la vision de cet œil.

ASPOT, Jean-Marie, né le 12 mai 1847, Plougras (Côtes-du-Nord), 11e de ligne. — Fracture comminutive du péroné gauche et plaie à la partie inférieure de la cuisse droite, 2 coups de feu, Beaumont.

AssELIN, Albert-Ferdinand, né le 24 mai 1844, Paris (Seine). — Fracture de l'extrémité inférieure de la jambe droite, coup de feu, Villorceau. — Ankylose tibio-tarsienne.

AssÉMAT, Jean-Louis, 28e de ligne. — Plaie contuse à l'épaule gauche, coup de feu, Saint-Privat. — Abcès multiples, atrophie.

ASTIER, Louis, 37e de ligne. — Plaie contuse à la main gauche, coup de feu, Guillonville, 1er décembre. — Cicatrices adhérentes.

ASTIER, Sylvain, 100e de ligne. — Ablation des deux dernières phalanges de l'indicateur droit, coup de feu, Maillié, 5 janvier.

ASTRUC, Joseph, 52e de ligne. — Plaie par écrasement au pied droit, éclat d'obus, Sedan.

ASTRUC, Léonce-Casimir, né le 8 septembre 1850, Générargues (Gard), 48e de ligne. — Fracture comminutive du pied droit, éclat d'obus, Yvré-l'Évêque, 11 janvier. — Ankylose tarso-métatarsienne et métatarso-phalangienne du pied.

ASTRUZ, Pierre, né le 10 août 1842, Poisy (Haute-Savoie), 139e de ligne. — Variole épidémique, staphylôme double de la cornée, désorganisation de l'œil droit. — Cécité complète.

AT, Jean-Salvy, né le 18 octobre 1847, Crespinet (Tarn), 17e de ligne. — Perforation du globe oculaire gauche, coup de feu, Beaumont (Ardennes).

ATHANASE, Jules, né le 11 juin 1850, Troyes (Aube), 45e de ligne. — Fracture du calcanéum gauche : section du tendon extenseur de l'annulaire gauche, coup de feu et coup de sabre, Josnes, 8 décembre.

ATOCHE, Zacharie, 58e de ligne. — Plaie contuse au genou droit, coup de feu. — Ankylose du genou, extension permanente de la jambe.

ATSMAN-OULD-ASSEM, 2e tir. alg. — Fracture comminutive de la jambe droite, coup de feu, Wœrth. — Raccourcissement et incurvation de la jambe.

AUBÉE, Pierre-Napoléon, 1er chass. à pied. — Plaie contuse à l'épaule droite, coup de feu, Beaugency, 8 décembre. — Cicatrice profonde et adhérente.

AUBÉNY, Jean, 58e de ligne. — Fracture du troisième métacarpien, main droite, section des tendons, coup de feu, Saint-Rémy, 15 janvier. — Paralysie et atrophie du médius.

AUBERT, Auguste, 17e de ligne. — Plaie pénétrante à la région sacro-iliaque, coup de feu, Montmesly. — Gêne considérable dans les mouvements de flexion du tronc sur le bassin.

AUBERT, Edmond-Jean-Baptiste, garde nationale de l'Yonne. — Plaie pénétrante de l'abdomen, côté droit; fracture de l'os iliaque, lésion des intestins, coup de feu, Esnon (Yonne), 18 novembre. — Esquilles, cicatrices adhérentes.

AUBERT, Jean, 5e hussards. — Fracture de l'olécrane coude droit, coup de feu, Savigné-l'Évêque (Sarthe), 6 janvier. — Ankylose du coude.

AUBERT, Jean-François, 53e de ligne. — Fracture de l'humérus droit, éclat d'obus, Orléans, 11 octobre. — Consolidation avec incurvation.

AUBERT, Louis-Jules-Isidore, né le 23 novembre 1848, Voiscreville (Eure), 47e de ligne. — Fracture de l'humérus gauche. Plaie contuse à la partie gauche du thorax, coup de feu, Metz, 18 août. — Atrophie du bras, cicatrice adhérente allant de la neuvième côte jusqu'à la symphyse sacro-iliaque.

AUBERT, Pierre, né le 31 mai 1845, Saint-Auzeau, Charente, 50e de ligne, sergent-major. — Plaie compliquée à l'épaule gauche, coup de feu, Sedan. — Ankylose complète de l'articulation scapulo-humérale et atrophie de tout le membre.

AUBERT, Victor, 89e de ligne. — Plaie contuse à l'avant-bras droit, coup de feu, Sedan. — Cicatrice adhérente.

AUBERTY, Jacques, 35e de ligne. — Plaie contuse à la cuisse droite, coup de feu, Chevilly, 30 septembre.

AUBIN, Jean-Baptiste-Etienne, né le 26 décembre 1842, Vilsiers (Maine-et-Loire), garde mob. de Maine-et-Loire. — Variole, désorganisation des deux globes oculaires. — Cécité complète.

Aubin, Julien-Marie, né le 2 octobre 1849, Allineuc (Côtes-du-Nord), 40e de ligne. — Plaie pénétrante de poitrine, perforation de la base du poumon droit, coup de feu, Arthenay. — Gêne des fonctions respiratoires.

Aubin, Pierre-Paul, 10e de ligne. — Plaie contuse à la jambe droite, coup defeu, Saint-Privat.

Aubrée, François-Charles-Désiré, 41e de ligne, caporal. — Désorganisation du globe oculaire droit, éclats d'obus, Châteaudun.

Aubriot, Émile, garde mob. des Vosges.— Fracture du radius gauche, au tiers inférieur, coup de feu, Cussey-sur-l'Oignon, 22 octobre. — Ankylose de l'articulation radio-carpienne, cicatrice adhérente, atrophie.

Aubriot, Pierre-Alphonse, garde nationale de la Seine. — Fracture du cubitus gauche, tiers inférieur, coup de feu, Montretout. — Rétraction permanente de l'auriculaire, amaigrissement de l'avant-bras et de la main.

Aubrun, Jean-François-Eugène, né le 14 novembre 1849, Rezay (Cher), garde mob. du Cher. — Fracture comminutive du fémur droit, au tiers inférieur; plaie contuse à la partie supérieure de la même cuisse; plaie déchirée aux orteils du pied droit, coup de feu et éclat d'obus, Juranville. — Raccourcissement de 7 centimètres de la cuisse, consolidation vicieuse.

Aubry, Alexandre-Gabriel, né le 8 août 1848, Montrillard (Loir-et-Cher), 3e zouaves, caporal-fourrier. — Fracture comminutive du fémur droit, coup de feu, Malmaison, 21 octobre. — Cicatrices multiples et adhérentes; ankylose du genou. —Raccourcissement et amaigrissement du membre.

Aubry, Auguste, 62e de ligne. — Albugo des deux cornées, armée de la Loire. — Affaiblissement considérable de la vision.

Aubry, Eugène, né à Lahaye (Vosges), 42e de ligne.—Plaie contuse à la cuisse gauche, coup de feu, 25 mai, pont d'Austerlitz (Paris). — Abcès nombreux, cicatrices larges, profondes et adhérentes; atrophie du membre, la jambe fléchie à angle droit.

Aubry, Florentin-Marie-Pierre, né le 5 décembre 1848, Segré (Maine-et-Loire), garde mob. de Maine-et-Loire, lieutenant. — Plaie compliquée à la jambe gauche, coup de feu, Loigny (Eure-et-Loir). — La balle entrée à la partie externe et inférieure de la jambe est sortie au-dessous de la malléole interne après avoir fracturé le tibia, nombreuses esquilles — Ankylose de l'articulation tibio-tarsienne.

Aubry, François-Gevreste, né le 31 août 1847, Saosnes (Sarthe), 15e chass. à pied. — Plaie compliquée à l'avant-bras gauche; lésion au nerf médian, coup de feu, Bethoncourt. — Ankylose du coude et du poignet. Paralysie du membre.

Aubry, Jean-Adolphe, 10e de ligne, caporal.—Plaies contuses au thorax et à la hanche, côté gauche, 2 coups de feu, Saint-Privat.

Aubry, Joseph, 15e chass. à pied. — Vaste plaie contuse à la cuisse droite, coup de feu, Borny. — Cicatrice profonde et adhérente.

Aubry, Joseph-Victor, né le 15 juillet 1825, Badonviller (Meurthe), 10e cuirassiers, capitaine. — Plaie compliquée à la partie antérieure et supérieure de la cuisse gauche, éclat d'obus, Sedan. — Cicatrice large de 6 centimètres, longue de 20 centimètres, étendue horizontalement de la partie externe à la partie interne de la cuisse. Atrophie du membre et douleurs névralgiques.

Aubry, Nicolas-Joseph-Auguste, garde mob. des Vosges. — Plaie contuse à la main droite, coup de feu, Cussey (Doubs), 22 octobre. — Ankylose du pouce.

Aubry, Paul-Louis, garde mob. de la Mayenne. — Plaies contuses à la cuisse et à la jambe droites, éclats d'obus, Patay, 2 décembre. — Perte de substance musculaire.

Aubry, Romain, 6e artill., brigadier. — Ablation du dernier orteil et du métatarsien pied droit, coup de feu, Villersexel. — Congélation des pieds, perte partielle des orteils des deux pieds.

AUBURTIN, Jacques, né le 31 août 1836, Metz (Moselle), éclaireur de la Seine. — Plaies contuses à la cuisse droite, éclat d'obus, la Chapelle-Sedan, 1er septembre. — Cicatrices volumineuses. — Fracture comminutive de la jambe droite, tiers supérieur, coup de feu, Buchy, 4 décembre. — Cal volumineux et difforme; raccourcissement de 8 centimètres.

AUBUSSIER, Jean-Ciliau, 33e de ligne, sergent. — Plaie contuse à l'épaule gauche, éclat d'obus, Saint-Privat.

AUBY, Marie-Joseph, né le 18 avril 1845, Paris (Seine), garde mob. de la Seine. — Plaie compliquée à l'épaule droite; fracture de la tête de l'humérus et de l'acromion, coup de feu, Stains, 21 décembre. — Ankylose scapulo-humérale.

AUCAGNE, Auguste-Marie, né le 18 novembre 1843, Poule (Rhône), garde mobilisée du Rhône. — Plaie contuse au creux poplité droit, éclat d'obus, Héricourt. — Flexion permanente de la jambe sous la cuisse.

AUCLAIR, Jean, né le 15 octobre 1850, Anzème (Creuse), 65e de ligne.—Plaie en séton au genou gauche, coup de feu, Issy, 1er mai. — Cicatrice vicieuse au creux poplité.

AUDARD, François-Auguste, né le 28 avril 1845, Bagneux (Indre), 81e de ligne.—Fracture comminutive de l'humérus gauche, tiers supérieur; luxation irréductible de la tête de l'humérus, sortie de la cavité glénoïde, coup de feu, Gravelotte.

AUDARD, Jean-Claude, 50e de ligne. — Plaie contuse à la main droite; ablation des deux dernières phalanges de l'indicateur, plaie contuse à la jambe droite, 2 coups de feu, Héricourt, 16 janvier. — Ankylose du doigt médius.

AUDAT, Jean, 22e artill. — Plaie compliquée à la main droite, coup de feu, Champigny, 30 novembre. — Cicatrices adhérentes comprenant les tendons extenseurs et fléchisseurs des doigts médius et annulaires, qui sont ankylosés.

AUDE, Lucien, 32e de ligne. — Ablation complète de l'indicateur et du pouce de la main droite, éclats d'obus, Sainte-Barbe-sous-Metz.

AUDEBERT, Jean, né le 30 mars 1846, Sainte-Eulalie-d'Ans (Dordogne), 3e de ligne. — Fracture comminutive de l'avant-bras, tiers supérieur, coup de feu, Frœschwiller.—Ankylose du coude dans la flexion, atrophie et paralysie.

AUDEBERT, Laurent-Jules, garde mob. de Seine-et-Marne. — Plaies contuses à la cuisse droite, 2 coups de feu, Garches (Seine), 19 janvier. — Hémorrhagies fréquentes et abondantes.

AUDET, Sébastien, né le 5 décembre 1841, Lamure (Rhône), 28e de ligne. — Plaie contuse à la cuisse gauche, coup de feu, Pierrefitte.—Larges cicatrices adhérentes.

AUDEUX, François-Marie, 15e de ligne. — Fracture de la rotule gauche, chute sur le genou, Saint-Ouen, 25 janvier 1871. — Consolidation vicieuse.

AUDFRAIS, Jean-Marie, 97e de ligne, caporal. — Plaie compliquée à la jambe gauche, fracture du tibia, coup de feu, Gravelotte. — Extension permanente du pied.

AUDIARD, Symphorien, né le 28 novembre 1845, Vernes (Haute-Loire), 20e de ligne. — Plaie contuse à la main gauche; ablation du pouce et d'une partie de son métacarpien, coup de feu, Sedan.

AUDIART, Auguste-Jean-Baptiste, né le 11 septembre 1847, Nantes (Loire-Inférieure), 76e de ligne. — Plaie pénétrante de poitrine; fracture de l'omoplate et de la clavicule gauches, coup de feu, Sedan. — Gêne dans les mouvements respiratoires.

AUDIAT, Pierre, né le 4 mars 1850, aux Cellites (Charente), 49e de ligne. — Plaie compliquée à la main gauche, coup de feu, la Fourche (Loiret), 6 janvier. — Perte des 2e et 3e métacarpiens; paralysie de la main.

AUDIBERT, François, 2e génie. — Fracture du bord alvéolaire du maxillaire supérieur; perte des dents molaires, éclat d'obus, Paris, 27 mai, rue du Temple.

AUDIGER, Célestin-Joseph, né le 29 octobre 1845, Retiers (Ille-et-Vilaine), sergent, 24e de ligne. — Plaie contuse à la poitrine au niveau de la 3ᵉ côte, coup de feu, Spickeren. — Gène des mouvements d'ampliation du thorax et de ceux de l'épaule et du bras gauches.

Audin, Constant, né le 26 mai 1847, Proizy (Aisne), 15ᵉ artill. — Plaie contuse à l'œil gauche. — Procidence de l'iris et cataracte traumatique; perte de la vision de l'œil gauche.

Audinot, Louis, 14ᵉ chass. à pied.—Fracture du fémur gauche, coup de feu, Héricourt, 15 janvier. — Consolidation vicieuse.

Audios, Pierre, 38ᵉ de ligne. — Plaie à la main droite; ablation de la 3ᵉ phalange de l'indicateur, coup de feu, Loigny.

Audoine, Pierre, 17ᵉ de ligne. — Plaie contuse à l'épaule droite, coup de feu, Montmesly, 30 novembre. — Abcès multiples à la région dorsale.

Audoineau, Louis, né le 2 février 1846, Bussière-Galant (Haute-Vienne), 15ᵉ de ligne. — Plaie compliquée à l'épaule droite, coup de feu, Saint-Privat. — Luxation de l'humérus, atrophie des muscles de l'épaule et du bras, balle non extraite.

Audonnet, Jean-Firmin, né le 30 janvier 1847, Allone (Charente), garde mob. de la Charente. — Plaie contuse à la main gauche ; fracture comminutive de la jambe droite, 2 coups de feu, Montbéliard. — Ankylose des articulations métacarpo-phalangiennes, cicatrice adhérente et étendue à la partie antérieure et moyenne de la jambe.

Audoubert, Pierre, 65ᵉ de ligne. — Plaie contuse au bras droit, coup de feu, Coulmiers, 9 novembre. — Cicatrice adhérente au bras et flexion de l'avant-bras.

Audoui, Pierre, 86ᵉ de ligne. — Plaie contuse à la cuisse gauche, coup de feu, Beaumont (Ardennes). — Présence du projectile dans la fosse iliaque.

Audouin, Pierre, 49ᵉ de ligne. — Plaie compliquée à la jambe gauche, coup de feu, la Fourche, 6 janvier. —Amaigrissement considérable du membre.

Audouin, Michel, né le 16 août 1848, Faux (Dordogne), garde mob. de la Dordogne. — Fracture du calcanéum, pied gauche, coup de feu, Patay. — Exostose et carie du calcanéum.

Audoux, Nazaire, né le 27 juillet 1849, Chollet (Vienne), 14ᵉ de ligne. — Fracture des 4ᵉ et 5ᵉ métacarpiens de la main droite, coup de feu, Champigny, 2 décembre. — Ankylose des quatre derniers doigts.

Audouy, Louis-Henry, garde mob. de l'Aude. — Plaie compliquée à l'avant-bras droit ; coup de feu, Morée-Saint-Hilaire, 14 décembre. — Gène des mouvements de flexion de l'avant-bras et des doigts.

Audouy, Noël, 48ᵉ de ligne. — Fracture du calcanéum, pied droit, éclat d'obus, Froeschwiller. — Ankylose du tarse.

Audouy, Pierre, 30ᵉ de ligne. — Fracture de l'articulation radio-carpienne, coup de feu, Sedan. — Atrophie de la main.

Audri, François, né le 15 avril 1841, Calviac (Dordogne), 6ᵉ de ligne, sergent. — Fracture des apophyses épineuses des premières vertèbres lombaires, éclat d'obus, Sedan. — Paralysie incomplète des extrémités inférieures; difficulté dans la station verticale.

Audriot, Pierre, 90ᵉ de ligne. — Plaie déchirée au mollet gauche, éclat d'obus, Paris, 21 mai. —Perte de substance musculaire.

Audry, Mathieu, né le 7 juin 1846, Cazoulès (Dordogne), 2ᵉ de ligne. — Fracture des métacarpiens de la main gauche, coup de feu, Spickeren. — Ankylose et atrophie de la main.

Auffray, Henri-Gilles, 1ᵉʳ zouaves. — Fracture comminutive de l'humérus droit, coup de feu, Sedan. — Atrophie de l'avant-bras et de la main.

Auffret, Noël, 54ᵉ de ligne. — Plaie contuse à la jambe gauche, coup de feu, Amanvillers-sous-Metz. — Claudication prononcée.

Augagne, Auguste-Marie, légion du Rhône.—Vaste plaie contuse à la jambe droite, éclat

23

d'obus, Héricourt, 15 janvier. — Gangrène et pourriture d'hôpital, cicatrice adhérente de 17 centimètres, rétraction des muscles fléchisseurs, flexion de la jambe sur la cuisse.

Augé, Charles-Henri, né à Villedieu (Indre), 24e chass. à pied. — Fracture de l'humérus droit et plaie à l'épaule, coup de feu, Ladonchamps, 7 octobre.

Augé, Jean-Baptiste, 87e de ligne. — Plaie compliquée au cou, fracture de la clavicule, coup de feu, Patay, 2 décembre. — Cal difforme, lésion des cartilages thyroïdes et cicatrice adhérente à la région cervicale.

Augé, Joachim, 39e de ligne. — Plaie compliquée à l'avant-bras droit, coup de feu (?). — Lésion des os, cicatrice adhérente.

Auge, Pierre, 82e de ligne. Plaie compliquée au bras droit, coup de feu, Beaugency. — Amaigrissement notable du bras.

Auger, Anthelme-Armand, 99e de ligne. — Fracture du fémur gauche, coup de feu, Frœschwiller. — Claudication et douleurs persistantes.

Auger, Claude, 75e de ligne. — Plaie à travers le scrotum et la fesse gauche, coup de feu, Gravelotte.

Auger, Louis-Pierre-Valère, dit Chapelle, né le 3 novembre 1836, Méry-sur-Oise (Seine-et-Oise), 31e de ligne. — Plaie contuse à la région temporale gauche, coup de feu, Coulmiers. — Perte de la vision de ce côté.

Auger, Jean, 33e de ligne. — Plaie compliquée à la jambe droite, tiers supérieur, coup de feu, Arthenay. — Large cicatrice adhérente au tibia.

Auger, Louis-Auguste-Aristie, né le 27 juillet 1827, Ablois (Marne), garde nationale de la Seine. — Fracture du fémur gauche, tiers moyen, coup de pied de cheval à Saint-Denis, 11 février. — Ankylose du genou et raccourcissement du membre,

Auger, Marie-Pierre-Frédéric, né le 2 mai 1848, Cheffois (Vendée), garde mob. de la Vendée. — Plaies contuses à la face, 2 coups de feu, Chanteloup. — Cicatrice allongée à la région maxillaire supérieure droite; adhérence de l'aile du nez à la cloison. — Perte de l'œil droit.

Augeul, Julien, né le 11 février 1845, Renazé (Mayenne), 28e de ligne. — Plaie contuse au jarret droit, coup de feu, Saint-Privat. — Pourriture d'hôpital, ankylose du genou, flexion permanente des orteils, large cicatrice plissée, atrophie du membre.

Augier de la Jallet, Auguste-Benjamin, né le 16 octobre 1827, Fontenay-le-Comte (Vendée), 95e de ligne, capitaine. — Fracture comminutive de l'avant-bras gauche, coup de feu, Saint-Privat. — Déformation de l'avant-bras, fausse articulation des deux os près du coude, atrophie du membre.

Augoyard, Philibert, 1er de ligne. — Plaie contuse à la jambe droite, éclat d'obus, Sedan. — Large cicatrice adhérente à la partie externe de la jambe.

Auguet, Jacques-Élie, né le 13 mai 1846, Thaumiers (Cher), 3e rég. du génie. — Bronchite tuberculeuse, fatigues, blocus de Metz et captivité.

Auguste, Adolphe, 52e de ligne, clairon. — Plaie contuse à l'épaule droite, coup de feu, Pezval, 15 décembre.

Auguste, Paul-Louis, né le 14 mars 1845, Pierry (Marne), garde mob. de la Seine. — Désorganisation du globe oculaire droit par une pierre projetée par éclat d'obus, fort d'Issy.

Aulagnon, Jean, 2e zouaves. — Plaie pénétrante de poitrine avec fracture de la 8e côte, coup de feu, Cercottes, 4 décembre.

Aulaguet, Claude, 48e de ligne. — Plaie contuse à la main droite, coup de feu, Montbéliard, 17 janvier. — Flexion permanente de l'indicateur.

Aulnette, Jean-Marie-François, né le 20 avril 1847, au Sel (Ille-et-Vilaine), 7e artill. — Fracture comminutive de la jambe gauche, tiers inférieur, éclat d'obus, Sedan. — Cal vicieux, ankylose métatarso-phalangienne, atrophie et déformation du pied.

AUMARÉCHAL, Pierre-Désiré, 21e de ligne. — Plaies compliquées à la cuisse droite, à la base du cou et au poignet droit, 3 coups de feu, Frœschwiller.

AUMOND, Louis-Victor, né le 25 août 1850, Nueil (Deux-Sèvres), garde mob. des Deux-Sèvres. — Perte des phalanges unguéales des orteils du pied droit, congélation, armée de la Loire. — Rétraction des tendons fléchisseurs.

AUMONIER, Philibert, né le 15 décembre 1847, Lournaud (Saône-et-Loire), 84e de ligne.— Plaie déchirée à la jambe droite, tiers inférieur, coup de feu, Servigny-sous-Metz. — Cicatrices adhérentes, atrophie et perte presque complète des mouvements de la jambe.

AUNET, Pierre, 83e de ligne. — Plaie contuse à la partie supérieure et antérieure de la cuisse gauche, coup de feu, Beaugency. — Contraction musculaire permanente.

AUNEVEUX, Jules-François, né le 30 novembre 1849, Paris, 37e de ligne. — Fracture de l'humérus, coup de feu, Paris, 26 mai. — Paralysie du bras.

AUPÉRIOL, Jean-Ursin, 100e de ligne. — Fracture comminutive de l'avant-bras droit, coup de feu, Saint-Privat. — Paralysie atrophique de la main.

AUPETIT, Jean, 10e chass. à pied. — Fracture comminutive de la jambe droite, coup de feu, Beaugency. — Engorgement persistant de l'articulation tibio-tarsienne.

AUXAT, Sylvain, 71e de ligne. — Plaie compliquée à la main gauche, fracture des 3e et 4e métacarpiens, coup de feu, Montretout. — Extension permanente du médius et de l'annulaire.

AURENQUE, Henri, 8e chass. à pied, sergent. — Plaie profonde à la cuisse (?), tiers supérieur, coup de feu, Loigny. — Congélation, perte de la phalange unguéale du gros orteil gauche.

AURIENTÈS, Jean, 66e de ligne. — Congélation, 4 janvier (armée du Nord). — Perte des deux dernières phalanges des deux premiers orteils du pied droit.

AURIÈRES, Pierre-Jean, né à Lévignac (Aveyron), 36e de ligne. — Plaie compliquée à la jambe droite, fracture de la crête du tibia, coup de feu, Frœschwiller. — Cicatrices profondes et adhérentes.

AUROUSSEAU, François, 47e de ligne, caporal. — Plaie contuse à la cuisse gauche, coup de feu, Beaumont (Ardennes).

AUROY, Félix, garde mob. du Cher, caporal. — Fracture du cubitus gauche au niveau de l'olécrane, coup de feu, Juranville. — Ankylose du coude.

AUSSEL, Bernard, garde mob. du Lot. — Ablation de l'auriculaire droit, coup de feu, Ley-sur-Cravant, 8 décembre. — Rétraction de l'annulaire, cicatrice adhérente à la face palmaire de la main.

AUSSOURD, André, 45e de ligne. — Plaie contuse à la cuisse droite, partie supérieure externe, coup de feu, Sedan. — Hernie inguinale droite.

AUTEROCHE, Marien, né le 13 novembre 1847, Château-Gay (Puy-de-Dôme), 3e chass. à cheval. — Fracture comminutive de l'avant-bras droit, tiers supérieur, coup de feu, Saint-Privat. — Phlegmon profond, fausse ankylose de l'articulation huméro-cubitale, ankylose complète de l'articulation radio-carpienne, demi-flexion du membre.

AUTESSERRE, Jean, 100e de ligne. — Plaie compliquée à la main droite; fracture comminutive du 2e métacarpien; lésion de l'extenseur propre du pouce, coup de feu, Gravelotte. — Raccourcissement de 3 centimètres de l'indicateur et demi-flexion en dedans du pouce.

AUTHESSERRE, Joseph, 71e de ligne. — Plaie compliquée à la région sacrée; fracture du sacrum, coup de feu, Borny. — Difficulté des mouvements de flexion du tronc sur le bassin.

AUTHIER, Antoine, garde mob. du Puy-de-Dôme. — Plaie contuse à la main gauche, perte du médius, coup de feu, Romorantin, 20 décembre.

Autié, Pierre-François-Joseph, 3e de ligne. — Large plaie contuse à la cuisse gauche, partie postérieure, coup de feu, Frœschwiller. — Cicatrices adhérentes ; contraction des muscles, flexion de la jambe sur la cuisse.

Autier, André, né le 1er août 1840, Dame-Sainte (Cher), 46e de ligne. — Fracture de l'humérus gauche, coup de feu, Sedan. — Esquilles, cicatrice adhérente.

Autin, dit Outin, Jules-Marie, 90e de ligne. — Luxation de l'articulation radio-carpienne gauche en dehors, coup de feu, Borny.

Auvin, François, né le 4 juin 1846, Ruffec (Charente), garde mob. de la Charente. — Fracture du coude gauche, éclat d'obus. — Ablation des deux dernières phalanges de l'annulaire gauche, coup de feu, Bethoncourt, 17 janvier. — Ankylose complète du coude dans l'extension.

Auvinet, Louis-Philippe, né le 2 août 1847, Saint-Philibert (Vendée), 54e de ligne. — Fracture du maxillaire inférieur, section de la langue, coup de feu, Paris, 24 mai. — Consolidation vicieuse, mastication, phonation et déglutition difficiles.

Auvret, Joseph-Pierre, 25e de ligne. — Ablation de la première phalange du pouce droit, coup de feu, Loigny.

Auxiette, Gabriel, né le 18 septembre 1849, Verdun (Cher), 16e chass. à pied. — Plaie contuse à la région sourcilière gauche, éclat d'obus, Orléans, 11 octobre.—Perte de la vision de l'œil gauche.

Auzannet, Arsène, garde mob. de l'Yonne. — Plaie compliquée à l'épaule gauche, coup de feu, Villorceau, 8 décembre. — Atrophie du bras et de l'avant-bras.

Auzin, François, né le 20 octobre 1850, Saint-Jacques (Cantal), 70e de ligne. — Arthrite rhumatismale ; tumeur blanche du genou, armée de Versailles, fatigues.

Avazeri, Jacques-Louis, 33e de ligne. — Plaie contuse à la main droite, coup de feu, Arthenay, 2 décembre. — Ankylose de la main.

Aveline, Louis-François-Eustache, 24e de ligne.—Plaie compliquée à la région axillaire droite, coup de feu, Spickeren. — Tumeur d'apparence anévrysmale.

Avenier, Pierre-Marie, né le 12 septembre, 1840, la Tronche (Isère), francs-tireurs de l'Isère. — Fracture comminutive de la partie supérieure du fémur gauche, coup de feu, Dijon, 26 novembre. — Ostéite, ankylose coxo-fémorale ; plaies fistuleuses; atrophie du membre.

Avérous, 98e de ligne. — Plaie contuse à la main gauche, perte de l'indicateur, coup de feu, Gravelotte.

Avias, Antoine, rég. étranger, caporal. — Plaie compliquée à la main droite, perte partielle de l'indicateur, coup de feu, Neuilly-sur-Seine, 16 avril.

Avice, Edmond-Henri, né le 14 octobre 1850, Gainneville (Seine-Inférieure), 16e de ligne — Désorganisation complète du globe oculaire gauche, coup de feu, Coulmiers.

Avignon, Jules-Marie, né le 19 décembre 1849, Florac (Lozère), 54e de ligne. — Fracture comminutive de la jambe droite, coup de feu, Paris, 2e siége. — Plaie fistuleuse et cicatrice adhérente.

Avinent, Jean-Pierre, 95e de ligne. — Plaie à la main gauche; ablation de la phalangette du pouce, coup de feu, Saint-Privat.

Aviron, Antoine, 5e artill. — Vaste plaie contuse à la jambe gauche et deux autres plaies à la hanche droite, 2 éclats d'obus, Champigny, 30 novembre.

Avon, Jean-François, né le 17 octobre 1837, Monteux (Vaucluse), 75e de ligne. — Fracture comminutive du coude gauche, coup de feu, Gravelotte. — Atrophie et ankylose du coude à angle obtus.

Avril, Marie-Ange, 7e chass. à pied. — Fracture du maxillaire inférieur, branche horizontale côté droit, perte de plusieurs dents, coup de feu, Metz, 18 août. — Cicatrice vicieuse adhérente.

AVRILLON, Ursin, né le 27 décembre 1851, Pellevoisin (Indre), 11e chass. à pied. — Plaie pénétrante de l'articulation tarso-métatarsienne gauche, coup de feu, la Flèche. — Ankylose des articulations du pied. Atrophie de la jambe.

AYEL, Joseph, 73e de ligne. — Plaie pénétrante au pied gauche, coup de feu, Saint-Privat. — Œdème péri-articulaire.

AYGLON, Martin-Henri, 46e de ligne. — Fracture de la jambe gauche, coup de feu, Beaumont (Ardennes). — Cal difforme.

AYLIES, Dominique, né le 1er août 1847, Bassour (Gers), garde mob. du Gers.—Plaie contuse et profonde à la cuisse droite, partie postérieure, coup de feu, Yvré-l'Évêque, 15 janvier. — Flexion permanente de la jambe sur la cuisse.

AYME, Alexis, 3e zouaves. — Plaie compliquée au pied gauche, partie postérieure, coup de feu, Frœschwiller. — Perte de substance osseuse; cicatrices adhérentes au calcanéum.

AYROLLES, Pierre, garde mobile du Lot.—Plaie compliquée à la jambe gauche, partie supérieure, lésion du nerf poplité, coup de feu, Origny, 10 décembre. — Paralysie atrophique de la jambe.

AZÉMA, Come-Isidore-Pierre, né le 15 avril 1840, Argelès-sur-Mer (Pyrénées-Orientales), 94e de ligne, sergent-fourrier. — Fracture comminutive de l'humérus gauche, coup de feu, Gravelotte. — Perte de substance. Consolidation vicieuse. Atrophie du membre.

AZÉMA, Joseph, né le 17 juillet 1842, Boissezon (Tarn), 91e de ligne. — Fracture comminutive du fémur gauche, coup de feu, Bapaume. — Consolidation vicieuse, raccourcissement, ankylose du genou.

AZIMON, Charles-Constant-Raymond, né le 4 mai 1851, la Chapelle-Saint-Denis (Seine), 30e de ligne, caporal. — Fracture de la malléole interne, jambe droite, coup de feu, Borny.— Cal volumineux, luxation du pied en dehors et dans l'extension permanente, rétraction du tendon d'Achille, ankylose tibio-tarsienne.

BABAULT, Adrien-Aimable, 47e de ligne, caporal. — Plaie contuse au genou gauche, éclat d'obus, Beaumont (Ardennes).

BABEL, Émile, né le 20 septembre 1845, au Val-d'Ajol (Vosges), 64e de ligne. — Plaie contuse traversant d'avant en arrière le creux axillaire droit, coup de feu, Borny. — Atrophie et paralysie du bras.

BABLET, Antoine, garde mob. du Cher. — Fracture du fémur gauche au tiers supérieur. Plaie contuse au bras gauche, 2 coups de feu, Juranville, 28 novembre.

BABON, Claude-Auguste, né le 9 décembre 1847, Tantonville (Meurthe), caporal sapeurs-pompiers. — Plaies contuses à la région sacrée et à l'avant-bras, 2 coups de feu, Paris, 2e siége. — Gêne des mouvements du membre inférieur droit.

BABON, Auguste-Ernest, né le 18 novembre 1849, Heiltz-l'Évêque (Marne), garde mob. de la Marne. — Plaies étendues à l'épaule droite et au côté gauche de la face, coups de sabre, de lance et de crosse de fusil, Passavant, 25 août. — Perte de substance de l'os molaire. Cicatrices adhérentes.

BABOUB-BESSE, Joseph-Jean, né le 14 mai 1845, Saint-Pierre-d'Allévard (Isère), 3e chass. à pied. — Fracture double et compliquée du maxillaire inférieur, éclat d'obus, Frœschwiller. — Consolidation vicieuse et défaut de parallélisme des deux arcades dentaires.

BABOUIN, Edouard-Paul, né à Issoudun (Indre), caporal, 47e de ligne. — Plaie déchirée au mollet gauche, coup de feu, Beaumont (Ardennes). — Cicatrice adhérente très-étendue.

BACCHIONI, Ours-Pierre, né le 31 juillet 1839, Corté (Corse), 29e de ligne.—Plaies contuses à la cuisse, à la jambe et au pied, coup de feu, Lacluse.—Gêne considérable des mouvements.

BACH, Charles, né le 16 décembre 1841, Strasbourg, 6e artill. — Kératite double, armée de la Loire. — Diminution notable de la vue.

BACH, Jean, né le 13 mai 1851, Ballersdorf (Haut-Rhin), 92e de ligne. — Perte complète du gros orteil gauche et des deux dernières phalanges des 2e, 3e et 5e orteils du même pied, congélation, armée de l'Est, 21 janvier.

BACH, Jean, 2e zouaves. — Fracture compliquée du maxillaire inférieur gauche et lésion des muscles du cou, côté droit, coup de feu, Chagey, 15 janvier.

BACH, Jean-Jules, né à Pateyrac (Dordogne), sergent-major, 11e de ligne.—Plaie contuse au pied gauche, coup de feu, Beaumont (Ardennes).

BACHELET, Alfred-Léopold, né le 24 mai 1846, Oissel (Seine-Inférieure),1er gé nie. — Carie de l'os iliaque droit, plaie fistuleuse, fatigues et captivité à Stettin.

BACHELET, Pierre-François, né le 31 mars 1847, Gaudemont (Pas-de-Calais), 2e train d'artill.— Coxalgie droite, fatigues et captivité.—Déformation de la hanche, abduction de la cuisse.

BACHELIER, Michel, né le 29 juin 1850, la Jarrie (Charente-Inférieure), 64e de ligne. — Plaie compliquée au côté droit de la face, coup de feu, Paris, 2e siége. — Gêne de l'articulation temporo-maxillaire, diminution de la vision de l'œil droit.

BACHMANN, Jean-Frédéric, franc-tireur du Haut-Rhin. — Plaie compliquée au bras droit, tiers inférieur, coup de feu, Beaune-la-Rolande, 28 novembre. — Paralysie cutanée et faiblesse du bras et de l'avant-bras, flexion des doigts de la main.

BACHOLET, René, 100e de ligne. — Plaie à l'avant-bras droit, coup de feu, Gravelotte. — Amaigrissement considérable de l'avant-bras et de la main.

BACHOUX, Alexandre, 42e de ligne. — Fracture comminutive de l'omoplate droite et de la 7e côte, coup de feu, Chevilly (Seine). — Mouvements du bras très-limités.

BACON, Louis-Joseph, 67e de ligne. — Large plaie contuse à la cuisse droite, coup de feu, Gravelotte. — Perte de substance musculaire et cicatrice adhérente.

BACQUÉ, Dominique 100e de ligne. — Plaie compliquée à la cuisse droite, lésion du fémur, coup de feu, Rezonville. — Atrophie du membre.

BACQUET, Joseph-Alfred, né le 24 février 1841, Eppeville (Somme), 39e de ligne. — Fracture comminutive de la jambe gauche, éclat d'obus, Vendôme, 15 décembre. — Consolidation vicieuse avec incurvation, atrophie de la jambe, ankylose tibio-tarsienne et extension permanente du pied.

BACUET, Jules-Eloi, 11e de ligne. — Plaie contuse à la cuisse gauche, coup de feu, Beaumont (Ardennes). —Cicatrices adhérentes.

BADEL, Benoît, né le 20 octobre 1848, Chenereilles (Loire), 75e de ligne. — Plaie contuse au poignet droit, coup de feu, Gravelotte.—Phlegmons, ankylose du poignet avec flexion des doigts.

BADER, Pierre-Jean-Baptiste-Jules, né le 20 octobre 1849, Strasbourg (Bas-Rhin), caporal, 18e de ligne. — Plaie compliquée au creux poplité droit, fracture de la rotule, coup de feu, Frœschwiller. — Abcès multiples, arthrite du genou qui mesure 45 centimètres et déformation de l'articulation, ankylose complète du genou, ankylose incomplète de l'articulation tibio-tarsienne avec forte projection du pied en bas et en dedans. Atrophie de la jambe.

BADES, Baptiste, 5e de ligne, sergent-fourrier. — Plaie contuse à la cuisse gauche, coup de feu, Sedan. — Pourriture d'hôpital, vaste cicatrice adhérente.

BADIÉ, Jules-Désiré, né le 16 octobre 1848, Fos (Bouches-du-Rhône), 22e de ligne. — Plaie contuse à la cuisse gauche, coup de feu, Mouzon. — Cicatrice adhérente.

BADIN-BALLOT, Jean-Baptiste, 11e chass. à pied, clairon.—Plaie contuse à l'occiput, séton au-dessus de l'œil gauche, coup de feu. Plaie compliquée à l'épaule gauche, fracture de l'acromion, éclat d'obus, Frœschwiller.

BADIOU, Pierre, 79e de ligne.—Plaie contuse à la cuisse gauche, coup de feu, Gravelotte. — Cicatrice adhérente.

BADOURÈS, Célestin-Dominique, né le 21 août 1847, Toulouse (Haute-Garonne), 19e de ligne. — Fracture du cubitus droit près l'olécrane; lésion du nerf cubital, coup de feu, Châtillon-sous-Paris, 19 septembre. — Atrophie de la main, paralysie des deux derniers doigts.

BADUEL, Jean, né le 28 juillet 1841, Marmanhac (Cantal), garde nationale mobilisée, Seine, 116e bataillon. — Plaie contuse à la jambe gauche, coup de feu, Buzenval. — Hernie musculaire à la partie moyenne de la jambe.

BADUFLE, Jules, 19e de ligne. —Plaie contuse à la cuisse, éclat d'obus, Borny. — Cicatrices adhérentes.

BAÏLLEC, Edmond-Constant-Marie, né le 19 juillet 1842, Barzeau (Morbihan), garde mob. du Morbihan, capitaine. — Pneumonie chronique. — Fatigues et privations.

BAETZLER, Philippe, né le 4 mai 1846, Soufflenheim (Bas-Rhin), 70e de ligne. — Plaies contuses aux deux mains; fracture comminutive des 2e et 3e métacarpiens de la main droite. Perte de l'auriculaire de la main gauche, coup de feu, Ladonchamps-sous-Metz, 2 octobre. — Déformation de la main droite.

BAFFERT, Isidore-Jean, 32e de ligne.— Fracture de l'humérus droit, à son tiers inférieur, coup de feu, Gravelotte. — Fausse ankylose du coude, atrophie de l'avant-bras.

BAGARD, Jean-Baptiste, né le 18 février 1849, Vermont (Vosges), 41e de ligne. — Plaie contuse à la face; désorganisation du globe oculaire droit, éclat d'obus, Châtillon-sous-Paris, 9 avril.

BAGET, François, 56e de ligne. — Congélation des pieds, armée de la Loire. — Cicatrice adhérente de huit centimètres au bord externe du pied gauche.

BAGNARD, Émile-François, né le 10 janvier 1845, Sannois (Seine-et-Oise), 119e de ligne. — Plaies compliquées aux deux jambes, 2 coups de feu, Buzenval. — Fracture comminutive de la tubérosité interne du tibia gauche; ankylose des articulations fémoro-tibiale et tibio-tarsienne; atrophie de la jambe; section complète du tendon d'Achille droit avec extension du pied.

BAGNEAU, Jean, né le 13 novembre 1846 au Mas d'Agenais (Lot-et-Garonne), 34e de ligne —Plaie compliquée au bras gauche; lésion du plexus brachial, coup de feu, Bazeilles. — Atrophie considérable du bras et flexion permanente des doigts.

BAGNOL, Antoine, né le 18 octobre 1848, Avignon (Vaucluse), 81e de ligne. — Fracture comminutive du fémur droit, coup de feu, Noisseville (Moselle), 1er septembre. — Consolidation vicieuse, cicatrices adhérentes, raccourcissement du membre.

BAHEUX, Honoré-Félix, né à Bainethune (Pas-de-Calais), 41e de ligne. — Plaie contuse à la jambe droite, coup de feu, Borny. — Cicatrices adhérentes.

BAHUET, Joseph, né le 3 août 1845, Prosnes (Marne), garde mob. de la Marne. — Fracture comminutive de l'avant-bras droit, éclat d'obus, Saint-Quentin. — Perte de substance du cubitus, consolidation vicieuse.

BAILLE, Joseph, né le 21 décembre 1844, Cette (Hérault), 24e de ligne. — Fracture comminutive du cubitus gauche, tiers inférieur, lésion du nerf radial, coup de feu, Sedan. — Consolidation vicieuse, paralysie de la main, perte des mouvements de supination et de pronation.

BAILLE, Marcelin, né le 25 mai 1848, Arançon (Hautes-Alpes), 4e chass. à pied. — Plaie pénétrante de poitrine, coup de feu, Sedan. — Deux cicatrices adhérentes aux parois du thorax.

BAILLET, Ariste-Joseph, né le 14 mars 1848, Auberive (Haute-Marne), garde mob. de la Haute-Marne. — Fracture comminutive du coude droit, coup de feu, Longeau, 16 décembre. — Perte de substance osseuse, ankylose du coude.

BAILLEUL, Jacques-Marie, né le 19 avril 1849, Mont-Dol (Ille-et-Vilaine), 32e de ligne. — Plaie compliquée à la main gauche, coup de feu, Coulmiers, 9 novembre. — Déformation de la main; chevauchement de l'annulaire sur le médius, ankylose des articulations méta-carpo-phalangiennes.

BAILLEUX, Arsène, 26e de ligne. — Fracture de l'humérus droit, coup de feu, Rezonville. — Cicatrice profonde et adhérente avec dépression de la tête de l'humérus.

BAILLIEZ, Jean-Baptiste-Joseph, 39e de ligne. —Luxation de la rotule, chute, Thionville, 1er décembre. — Plusieurs récidives.

BAILLIEZ, Victor, garde mob. du Pas-de-Calais. — Fracture du maxillaire inférieur et plaies contuses aux régions cervicales et dorsales, coup de feu, Longpré, 28 décembre.

BAILLOT, Louis-Léon-Théophile, 58e de ligne. — Plaie pénétrante aux deux cuisses et lésion du scrotum, coup de feu, Beaumont (Ardennes). — Cicatrices adhérentes.

BAILLOUX, Jean-Jules, 61e de ligne. — Congélation des pieds, armée de l'Est, 15 janvier. — Perte par nécrose de la phalangette de quatre orteils du pied gauche.

BAILLY, Auguste, 78e de ligne. — Plaie contuse au genou gauche, coup de feu, Wœrth.

BAILLY, Augustin, 1er train des équipages, maréchal-ferrant. — Fracture de la jambe gauche au-dessus des malléoles, accident en captivité, 25 novembre.—Consolidation vicieuse, raccourcissement de quatre centimètres.

BAILLY, Charles, 41e de ligne. — Fracture du coude droit, coup de feu, Borny. — An-kylose incomplète.

BAILLY, Charles, né le 1er août 1846, Saint-Paul-de-Varac (Ain), 34e de ligne. — Désor-ganisation du globe oculaire droit, coup de feu, Bazeilles.

BAILLY, Ernest-Joseph-Jules, né le 9 décembre 1848, Notre-Dame-du-Thil (Oise), 100e de ligne. — Fracture comminutive du fémur gauche, coup de feu, Rezonville. — Cal difforme, atrophie de tout le membre inférieur.

BAILLY, Frédéric, 11e de ligne. — Plaie compliquée à la main droite. Perte de deux phalanges aux doigts indicateur et médius, éclat d'obus, Parigné-l'Évêque, 16 jan-vier.

BAILLY, Hippolyte, né le 14 août 1835, Méry-sur-Cher (Cher), 80e de ligne. — Fracture du péroné droit, tiers inférieur, plaie contuse à la partie antérieure moyenne de la cuisse droite, 2 coups de feu, Gravelotte. — Ligature de l'artère fémorale.

BAILLY, Jean, né le 25 février 1841, Allériot (Saône-et-Loire), 136e de ligne. — Plaie pénétrante de poitrine, coup de feu, Buzenval. — Balle entrée au bord de l'aisselle gauche, sortie en arrière de l'omoplate avec fracture de la quatrième côte après avoir traversé le poumon gauche, ankylose incomplète de l'épaule et du coude gauches, paralysie de la main.

BAILLY, Jean, garde mob. de Loir-et-Cher, sergent. — Ophthalmie purulente, fatigues, Sainte-Mère-Église (Manche), 20 janvier. — Perte de la vision d'un œil.

BAILLY, Jean-Marie-Alexandre, 1er de ligne. Plaie pénétrante de poitrine, côté gauche, coup de feu, Sainte-Barbe-sous-Metz, 31 août. — Dyspnée.

BAILLY, Louis-François, né le 7 janvier 1822, Boulogne-sur-Mer (Pas-de-Calais), 33e de ligne. — Affection cérébrale déterminée par le froid, Dunkerque, 10 janvier. — Blépharo-spasme continu et contracture des muscles des globes oculaires, atrophie commençante des yeux.

BAILLY, Nicolas-Victor, né le 17 mars 1843, Bisping (Meurthe), 37e de ligne. — Plaie compliquée au genou droit, coup de feu, Sedan. — Ankylose complète du genou dans la flexion, atrophie du membre.

BAISSE, Baptiste, 2e zouaves. — Plaie contuse à la cuisse gauche, partie moyenne, coup de feu, Frœschwiller. — Cicatrice adhérente.

BAJARD, Jean-Claude, 35e de ligne, caporal. — Plaie contuse au front, coup de feu, Bessoncourt, 15 novembre. — Cicatrice adhérente, perte de substance de la table externe de l'os frontal.

BAJOLET, Joseph, né le 30 août 1848, Metz (Moselle), 24e de ligne. — Fracture comminutive de l'humérus gauche, tiers supérieur, coup de feu, Spickeren. — Cal vicieux avec perte de substance osseuse, atrophie du bras.

BAJON, Jean, 8e cuirassiers. — Plaies à la tête, à l'œil gauche et à la jambe droite. — 8 coups de sabre, Wœrth.

BALADRE, Jean. — Fracture du 3e métatarsien, pied gauche, coup de feu, Origny, 10 décembre. — OEdème du pied.

BALANDROT, Antoine-Léopold, né le 22 décembre 1845, Clérieux (Drôme), 88e de ligne. — Fracture comminutive des trois derniers métacarpiens, main gauche, section des tendons extenseurs. Plaie à la cuisse droite, coup de feu et éclat d'obus, Sedan. — Flexion permanente des trois derniers doigts, atrophie.

BALANSAT, Pierre, né le 17 août 1839, Annecy (Haute-Savoie), 2e chass. à pied. — Plaies compliquées à la jambe et à la cuisse droites, 2 éclats d'obus, Sedan. — Ligature de l'artère fémorale, cicatrices adhérentes et profondes, rétraction de la jambe atrophiée.

BALARD, Émile, 13e de ligne. — Plaies contuses à la cuisse et à l'épaule gauches, 2 coups de feu, Borny.

BALAY, Henri-Gustave, né le 6 janvier 1836, Amiens (Somme), capitaine, garde mobile de la Seine.—Plaie compliquée à la jambe gauche, coup de feu, Épinay, 30 novembre. — Abcès phlegmoneux multiples, cicatrices profondes, extension et déviation du pied gauche avec engorgement, ankylose complète de l'articulation tibio-tarsienne, atrophie de la jambe.

BALBION, Arsène, 88e de ligne. — Fracture comminutive de la jambe gauche, éclat d'obus, Sedan. — Cicatrices profondes et adhérentes.

BALCH, Guillaume-Marie, 16e artill. (pontonniers). — Plaie contuse à la région dorsale, rupture des deux membranes du tympan, éclat de bombe, Strasbourg, 29 août. — Surdité.

BALDACCI, Joseph, 22e de ligne. — Fracture de la clavicule droite, coup de feu, Sedan.

BALDIT, François-Cyprien, 67e de ligne. — Plaie compliquée à la cuisse droite, coup de feu, Gravelotte.

BALDY, Jean, né le 21 juin 1848, Labastide-Murat (Lot), 50e de ligne. — Plaie à la jambe droite, cicatrice difforme. Plaie au-dessous de l'articulation du coude gauche. — Hypertrophie de l'os, ankylose du coude à angle obtus, 2 coups de feu, Wissembourg.

BALDY, Pierre-Clair, 5e de ligne. — Plaie contuse à la cuisse gauche, coup de feu, Sedan.

BALECK, Alexis, garde mobile du Gers. — Plaie compliquée à l'avant-bras droit, coup de feu, Yvré-l'Évêque, 11 janvier. — Amaigrissement du membre.

BALESTE, Antoine, garde mobile de l'Aude. — Plaie contuse à la cuisse droite, coup de feu, Chenebier (Haute-Saône), 16 janvier. — Rétraction de la jambe sur la cuisse.

BALESTE, Guillaume, 25e de ligne. — Plaie contuse à la cuisse gauche, éclat d'obus, Gravelotte. — Vaste cicatrice, atrophie du membre.

BALESTE, Joseph, né le 26 juin 1836, Martel (Lot), 3e chass. d'Afrique. — Plaie compliquée à l'avant-bras gauche, fracture comminutive du cubitus, tiers inférieur, plaie pénétrante de poitrine, 2 coups de feu, Sedan. — Rétraction de la main atrophiée.

BALET, François-Célestin, 9e de ligne. — Plaie pénétrante de poitrine, coup de feu, Gravelotte. — Dyspnée.

BALEZ, Charles, né le 2 novembre 1845, Mazerolles, Hautes-Pyrénées, 20e chass. à pied. — Plaie compliquée à l'avant-bras gauche, tiers inférieur, éclat d'obus, Saint-Privat. — Cicatrices adhérentes et profondes, rétraction de l'avant-bras atrophié.

24

BALGAIRIES, Antoine, né le 24 mai 1847, Maurs (Cantal), garde mobile de la Seine. — Fracture de l'humérus droit, tiers inférieur, coup de feu, Buzenval. — Ankylose du coude dans la flexion à angle droit.

BALGAIRIES, Jean-Antoine, 70e de ligne. — Plaie déchirée au mollet gauche, éclat d'obus, Châtillon-sous-Paris, 4 avril. — Cicatrice adhérente.

BALLAIRE, François, né le 20 octobre 1843, Touchay (Cher), 122e de ligne. — Fracture comminutive de la jambe droite, coup de feu, Champigny, 2 décembre. — Consolidation vicieuse.

BALLÉ, Jean-Pierre, 9e de ligne. — Plaie compliquée à l'épaule droite, fracture de l'acromion, coup de feu, Hautes-Bruyères-sous-Paris, 30 septembre.

BALLEFIN, Charles-Emmanuel, 73e de ligne. — Fracture de l'humérus gauche, coup de feu, Gravelotte. — Atrophie de l'avant-bras.

BALLEGUERRE, Henri-Désiré, né en 1851, Bruges (Belgique), voltigeurs du Nord. — Fracture de l'avant-bras droit, tiers supérieur, coup de feu, Bapaume, 2 janvier. — Arthrite suppurée, ankylose incomplète du coude droit.

BALLEUR, Léopold-François-Isidore, 122e de ligne. — Fracture de la clavicule gauche, Champigny, 2 décembre.

BALLOUX, Joseph, né le 14 décembre 1847, Alligny (Nièvre), 41e de ligne. — Plaie compliquée à l'épaule gauche, fracture de l'omoplate, coup de feu, Borny. — Paralysie et atrophie considérable de tout le membre.

BALLU, Louis-Jean-Pierre, né le 5 février 1850, Nort (Loire-Inférieure), 62e de ligne. — Plaie compliquée à la main droite, coup de feu, Changé. — Rétraction permanente du pouce.

BALLY, Camille-Alexandre, né le 29 mars 1843, Grenoble (Isère), 89e de ligne. — Fracture comminutive de l'articulation tibio-tarsienne droite, coup de feu, Sedan. — Ankylose complète des articulations tibio-tarsienne et fémoro-tibiale.

BALME, Pierre-Alexandre, né le 14 novembre 1847, Mont-de-Lans (Isère), 47e de ligne. — Fracture du col de l'humérus gauche. Plaie compliquée au pied gauche, 2 coups de feu, Fræschwiller. — Consolidation de l'humérus avec convexité externe, atrophie du bras, l'élévation du bras ne peut dépasser l'horizontale. — Ankylose de la 1re phalange du gros orteil.

BALME, Jean-Pierre-Eugène, né le 20 mai 1847, Auris (Isère), 6e artillerie. — Coxalgie, chute de cheval, Reims, 25 août. — Atrophie complète du membre inférieur gauche (manque de soins).

BALME, Joseph, 44e de ligne. — Plaie pénétrante du bassin avec lésion d'anses intestinales et plaie à la région fessière, coup de feu, Beaune-la-Rolande, 28 novembre.

BALMETTE, Jean, né le 20 avril 1844, Espédaillac (Lot), 22e de ligne. — Plaie contuse au coude gauche, coup de feu, Sedan. — Ankylose du coude dans la flexion à angle droit.

BALOCHE, Eugène-Alexis, né le 1er août 1847, Domfront (Orne), garde mobile de l'Orne. — Fracture des maxillaires supérieur et inférieur, côté droit, perte de presque toutes les molaires, perte de l'œil droit, coup de feu, Lorges, 3 décembre. — Difficulté notable dans la prononciation et la mastication.

BALOU, Léonard, né le 21 juillet 1849, Saint-Julien-le-Petit (Haute-Vienne), 14e de ligne. — Plaie déchirée et profonde à la jambe gauche, partie interne et moyenne, éclat d'obus, Verneuil, 7 novembre. — Perte de substance musculaire, large cicatrice bridée et atrophie du membre.

BALSSA, Joseph-Philippe, 37e de ligne. — Plaie compliquée à l'épaule droite, coup de feu, Champigny, 2 décembre. — Atrophie et paralysie incomplète du membre.

BALSSA, Jean, né le 6 mars 1846, Saint-Gemme (Tarn), 67e de ligne. — Fracture du 3e métacarpien, main droite, coup de feu, Gravelotte. — Cal difforme, extension de l'indicateur, du médius et de l'annulaire.

BALUSSON, Marc, né le 25 août 1846, Tailhet (Ariége), caporal, 17ᵉ chass. à pied.—Fracture de l'humérus gauche, tiers supérieur, coup de feu, Bois-des-Dames, 29 août. — Ankylose complète de l'articulation scapulo-humérale.

BALVAY, François, né le 8 juin 1845, Tramages (Saône-et-Loire), garde mob. du Rhône. — Fracture comminutive de l'humérus gauche, coup de feu, Pont-des-Moulins. — Cicatrice adhérente, consolidation avec perte de substance, plaie fistuleuse.

BALVAY, Aimé, né le 5 février 1848, Saint-Vérand (Saône-et-Loire), 85ᵉ de ligne. — Plaie pénétrante de poitrine, coup de feu, Beaune-la-Rolande, 28 novembre. —Empyème gauche, adhérences pleurales, dyspnée.

BALZAGUES, Guillaume-Émile, 53ᵉ de ligne.—Plaie compliquée à l'épaule gauche, fracture de la clavicule et de l'omoplate, coup de feu, Sedan.

BALZAT, Philibert, 17ᵉ chass. à pied. — Plaie contuse à la main gauche, coup de feu, Frœschwiller. — Ankylose du doigt indicateur.

BANA, Marie-Victor-Émile, né le 16 juillet 1848, Lavoye (Meuse), brigadier, 4ᵉ hussards. —Fracture de l'humérus droit, éclat d'obus, Sedan.—Plaies fistuleuses, cicatrices adhérentes, ankylose du coude, atrophie du membre.

BANCHET, Jean, 60ᵉ de ligne. — Plaie contuse à la main droite, coup de feu, Servigny, 1ᵉʳ septembre. — Rétraction des deux derniers doigts.

BANOX, Joseph-Hippolyte-Charles-Fernand, né le 4 mai 1848, Pont-à-Mousson (Meurthe), 99ᵉ de ligne, sergent-major. — Plaie pénétrante de poitrine, fracture des 2ᵉ et 3ᵉ côtes, lésion du plexus brachial côté gauche, coup de feu, Frœschwiller. —Paralysie et atrophie du bras.

BANGETMOSSAZ, Joseph-Louis, né le 27 novembre 1844, Paris, 21ᵉ de ligne. — Plaie compliquée à la région iliaque droite, coup de feu, Frœschwiller. — Balle enclavée, extraction de la balle le 13 janvier 1871, cicatrices adhérentes et atrophie du membre.

BANHOLZER, Daniel, né le 15 août 1846, Eylingen (Haut-Rhin), 64ᵉ de ligne. — Fracture comminutive du fémur gauche, tiers supérieur, coup de feu, Saint-Privat. —Larges cicatrices adhérentes autour de la région trochantérienne, raccourcissement de six centimètres.

BANIÈRE, Jean, 2ᵉ zouaves, sergent. — Plaie contuse à la hanche gauche, coup de feu, Sedan. — Douleurs lombaires persistantes.

BANNERY, Louis-Alphonse, 39ᵉ de ligne.—Fracture de la malléole externe droite, éclat d'obus, Loigny. — Gêne dans les mouvements de l'articulation tibio-tarsienne.

BANNIER, François, 37ᵉ de ligne. — Fracture des 3ᵉ et 4ᵉ métacarpiens de la main droite, coup de feu, Paris, rue de la Roquette, 27 mai. — Consolidation vicieuse.

BANZEPT, Julien, né le 20 février 1844, la Broque (Vosges), 90ᵉ de ligne, sergent. — Plaie compliquée au poignet gauche, coup de feu, Peltres (Moselle), 27 septembre.—Ankylose complète du poignet.

BAPTIER, François, né le 11 novembre 1818, Droiturier (Allier), 17ᵉ de ligne. — Plaie à la cuisse gauche, partie interne et postérieure, coup de feu, Châtillon-sous-Paris, 19 septembre. — Rétraction musculaire.

BAPTISTE, Aristide-Mancel-Baptistin, 9ᵉ chass. à pied. — Fracture du maxillaire supérieur, coup de feu, Arthenay, 10 octobre. — Perte de substance osseuse et de dents (6 incisives, canines, petites molaires).

BAPTISTE, Jean-Baptiste, dit MARCELIN, né le 22 juillet 1829, Bagnères (Hautes-Pyrénées), garde mob. de la Gironde, sergent. — Fracture comminutive de l'humérus droit, tiers supérieur, lésion du plexus brachial, coup de feu, Chanteloup.—Atrophie du bras, flexion permanente de la main.

BAPTISTE, Jean-Morin, né le 28 avril 1849, Pannecières (Loiret), 33ᵉ de ligne. — Fracture comminutive du maxillaire supérieur gauche, perforation de la voûte palatine, coup de feu, Sedan. — Balle entrée au bord externe de l'aile gauche du nez et sortie au-dessous du menton.

BARABIS, Pierre, 30° de ligne. — Fracture du péroné droit, lésion du tendon d'Achille, coup de feu, Sedan. — Cicatrices adhérentes.

BARADA, Baptiste, 28° de ligne.—Plaie contuse à la région dorsale, coup de feu, Saint-Privat. — Large cicatrice adhérente aux vertèbres dorsales.

BARADEL, Georges-Sébastien, né le 20 janvier 1843, Champdray (Vosges), 80° de ligne. — Plaie contuse à la région cervicale, partie inférieure gauche, coup de feu, Saint-Privat. — Gêne dans les mouvements de flexion et de rotation de la tête.

BARAFORT, César-Oscar, né le 29 janvier 1845, Alais (Gard), 67° de ligne. — Fracture de la tête de l'humérus droit, coup de feu, Gravelotte. — Atrophie du moignon de l'épaule ankylosée, cicatrice adhérente, perte du mouvement d'élévation du bras.

BARAQUIN, Eugène-Etienne, 11° artill. — Déchirure du tendon d'Achille et fracture partielle du tibia droit, éclat d'obus, Rezonville.

BARAQUIN, Isidore-Théophile-Léonidas, né le 29 juillet 1849, Guny (Aisne), 8° artill. (mob. Aisne). — Fracture comminutive de l'avant-bras droit, tiers supérieur, coup de feu, Soissons, 13 octobre. — Ankylose complète du coude, atrophie de l'avant-bras, paralysie partielle des doigts.

BARAT, Jean-Blaise, né le 3 février 1846, Venesmes (Cher), 83° de ligne. — Fracture du fémur droit, coup de feu, les Tappes (Metz). — Ankylose du genou, raccourcissement du membre.

BARATTE, Odile, né à Fins (Ille-et-Vilaine), garde mob. d'Ille-et-Vilaine. — Fracture du radius gauche, éclat d'obus, Champigny, 30 novembre. — Cicatrice adhérente.

BARAUD, François-Félix, 13° chass. à pied. — Plaie au thorax, partie inférieure et postérieure du côté droit, coup de feu, Morée-Saint-Hilaire, 14 décembre.

BARAZER, Jean-Marie, 10° de ligne.—Plaie à l'épaule droite, partie postérieure, coup de feu. Plaie à la jambe gauche, coup de baïonnette, l'Hay, 30 septembre.

BARBA, Jean-Baptiste, 89° de ligne. — Plaie déchirée à la cuisse droite, coup de feu, Sedan.

BARBARAS, Ignace, né le 9 janvier 1842, Henridorff (Meurthe).—Congélation, Montfort.— Perte des quatre derniers orteils de chaque pied.

BARBAT, Antoine, né le 25 avril 1833, Beaumont (Puy-de-Dôme), 13° de ligne. — Plaie compliquée au genou gauche, coup de feu, Borny. — Ankylose du genou dans la demi-flexion, atrophie de tout le membre.

BARBAZA, Pierre-Prosper, né le 16 décembre 1838, Latour (Pyrénées-Orientales), 47° de ligne, sergent. — Congélation, en wagon, près Besançon. — Perte partielle des orteils du pied droit, ankylose métacarpo-phalangienne du pied.

BARBAZAN, Jean, 95° de ligne. — Plaie contuse à la main gauche, coup de feu, Noisseville, 31 août. — Perte partielle de l'annulaire, amaigrissement de la main.

BARBE, Louis-Jean-Baptiste, né le 31 mai 1850, Helleville (Manche), 5° chass. à pied.— Fracture comminutive de la jambe gauche, éclat d'obus, la Fourche (Loir-et-Cher), 6 janvier. —Déformation et atrophie de la jambe.

BARBÉ, Joseph-François-Théodore, 15° chass. à pied. — Plaie compliquée au poignet droit, éclat d'obus, Borny.—Atrophie et déformation de la main, demi-flexion et déviation des quatre derniers doigts vers le bord cubital.

BARBEAU, Pierre, 95° de ligne, caporal. — Plaies contuses au bras et au genou gauches, coup de feu, Noisseville (Moselle), 1er septembre. — Cicatrices adhérentes.

BARBEAUX, Marie-Aristide, 53° de ligne, caporal. — Plaie à la main droite, perte de l'indicateur, coup de feu, Arthenay, 2 décembre.

BARBÈRE, Jean, né le 4 février 1846, Cenon (Gironde), garde nationale mobilisée de la Gironde. —Plaie compliquée au genou droit, coup de feu, Cercottes, 4 décembre.—Atrophie complète du membre.

BARBEY, Edouard-Théodore-Florentin, 30ᵉ de ligne. — Plaie compliquée au pied gauche, éclat d'obus, Arthenay, 3 décembre. — Nécrose du premier métatarsien, perte du gros orteil.

BARBIER, Alfred-Diogène, 7ᵉ de ligne. — Fracture du tibia droit, coup de feu, Borny. — Esquilles, ostéite, plaies fistuleuses persistantes.

BARBIER, Charles-Marie-François-Paul, né le 12 décembre 1841, Chamagne (Vosges), 15ᵉ chass. à pied. — Plaie compliquée au genou droit, coup de feu, Borny. — Luxation de la jambe en arrière, ankylose du genou, raccourcissement de six centimètres.

BARBIER, François, 97ᵒ de ligne. — Congélation des pieds, le Mans (Sarthe), 9 janvier. — Ankylose métatarso-phalangienne du gros orteil droit, dans la flexion, l'orteil contracté sous la plante du pied.

BARBIER, Jean-Baptiste, né le 16 janvier 1837, Bessey-les-Citeaux (Côte-d'Or), garde nationale de la Seine, sergent. — Fracture du radius droit, tiers moyen, lésion du nerf radial, coup de feu, Buzenval. — La main droite et surtout les trois premiers doigts sont contractés en demi-flexion.

BARBIER, Alfred-Henri-François, né le 19 décembre 1843, Diges (Yonne), 56ᵉ de ligne. — Plaie contuse au pied droit, éclat d'obus, Frœschwiller. — Engorgement chronique de la face plantaire.

BARBIER, Jean-Joseph, né le 19 mars 1843, Doncières (Vosges), 37ᵉ de ligne. — Fracture du radius gauche, coup de feu, Sedan. — Cicatrices adhérentes, amaigrissement de l'avant-bras et de la main.

BARBIER, Jean-Louis-Constant, 84ᵒ de ligne. — Plaie compliquée à la main gauche, fracture du premier métacarpien, coup de feu, Gravelotte. — Flexion du pouce.

BARBIER, Joseph-Louis, né le 11 février 1842, Saillans (Drôme), 95ᵉ de ligne. — Fracture comminutive de l'avant-bras droit, coup de feu, le Bourget. — Fausse articulation dans la continuité du radius, déviation de la main vers le bord radial, roideur considérable de l'articulation radio-carpienne.

BARBIER, Jules-Césaire, 7ᵉ cuirassiers. — Fracture de l'humérus droit, éclat d'obus, Gravelotte. — Rétraction de l'avant-bras.

BARBIER, Jules-François, né le 16 août 1828, Etampes (Seine-et-Oise), garde nationale de la Seine, sous-lieutenant. — Fracture compliquée du maxillaire supérieur droit, coup de feu, Buzenval. — La balle a traversé les fosses nasales, lésé l'œil gauche et fracturé l'arcade sourcilière du même côté, perte de la vision de l'œil gauche.

BARBIER, Julien, né le 4 mai 1844, Sillé-le-Philippe (Sarthe), 1ᵉʳ de ligne. — Plaie à la face, désorganisation du globe oculaire droit, coup de feu, Saint-Privat.

BARBIER, Louis, 43ᵉ de ligne. — Plaie compliquée au poignet gauche, coup de feu, Villorceau, 8 décembre.—Ankylose incomplète du poignet et de l'articulation carpo-méta-carpienne du pouce.

BARBIER, Paul, 15ᵉ chass. à pied. — Plaie à travers le genou droit, coup de feu, Borny. —Ankylose complète du genou, dans la flexion permanente, raccourcissement de cinq centimètres.

BARBIER, René-Julien, 73ᵉ de ligne.—Plaie contuse au pied droit, coup de feu, Gravelotte. — Œdème du pied.

BARBIÈRE, Jacques, né le 18 décembre 1849, Beaupuy (Lot-et-Garonne), 114ᵉ de ligne. — Variole épidémique. — Cécité complète.

BARBOT, Alcide-Joseph-François, 15ᵉ de ligne. — Plaie à la main gauche, coup de feu, Champigny, 2 décembre. — Perte des mouvements des deux derniers doigts de la main.

BARBOTIN, François-Julien, 45ᵉ de ligne. — Plaie pénétrante de poitrine, lésion du poumon gauche, coup de feu, Frœschwiller. — Ascite.

BARBOULT, Louis-Désiré, né le 8 mai 1848, Nançay (Cher), 56ᵉ de ligne. — Plaie compliquée à la jambe gauche, partie inférieure, coup de feu, Frœschwiller. — Ankylose tibio-tarsienne, amaigrissement considérable du membre.

BARBOUTY, Joseph-Jacques-André, 21e de ligne. — Plaie compliquée à la cuisse gauche, lésion du fémur, coup de feu, Champigny, 2 décembre.

BARBUT, Jacques-Paul-Maurice, né le 25 janvier 1850, Sablières (Ardèche), 87e de ligne. —Plaie à la face, désorganisation complète du globe oculaire gauche, évacuation des humeurs, éclat d'obus, Asnières, 3 mai.

BARCELS, Pierre, 2e de ligne.—Plaie contuse à la main gauche, perte des deux premières phalanges des doigts annulaire et médius, coup de feu, Spickeren.

BARCHAT, François, né le 4 juillet 1853, Besanges (Vosges), 59e de ligne.— Plaie contuse à la région dorso-lombaire, coup de feu, Morée Saint-Hilaire. — Plaie fistuleuse profonde au niveau de l'articulation vertébrale de la 12e côte gauche.

BARCQ, Henri-Louis-Charles, éclaireurs de la Seine.— Plaie compliquée au coude droit, coup de feu, Sedan. — Ankylose du coude et atrophie du bras.

BARDAUD, François, né le 19 février 1848, Eymoutiers (Haute-Vienne), 47e de ligne. — Plaie large et déchirée au bras droit, partie interne, coup de feu, Frœschwiller. — Cicatrice profonde et irrégulière comprimant les nerfs et les vaisseaux, atrophie et paralysie du bras et de la main.

BARDENNE, Joseph-Honoré, 24e chass. à pied. — Plaie compliquée à la hanche droite et à la cuisse gauche, coup de feu, Sainte-Marie, 19 janvier.

BARDIGAN, Constant-Alexis, né le 30 août 1848, Caen (Calvados), 39e de ligne. — Plaie contuse au pariétal droit, partie supérieure et postérieure, coup de feu, pont de Neuilly-sur-Seine, 19 avril. — Nécrose, perte de substance osseuse, cicatrice adhérente étendue et déprimée.

BARDIN, Michel, né le 13 décembre 1840, Blanzat (Puy-de-Dôme), 36e de ligne. — Contusion à la région lombaire, coup de crosse, Frœschwiller. — Carie des vertèbres, plaie fistuleuse.

BARDON, Eloi-Maxime, né le 15 octobre 1846, Campigneulles-les-Grandes (Pas-de-Calais), 15e de ligne. — Fracture comminutive du maxilaire inférieur, coup de feu, Montmesly, 30 novembre. — Déformation de la face, déviation de la mâchoire, écartement restreint des arcades dentaires, cicatrices adhérentes.

BARDON, Gabriel, 75e de ligne. — Plaie contuse à l'avant-bras gauche, coup de feu, Gravelotte. — Atrophie du membre, immobilité du doigt médius.

BARDONNET, François, 3e artill. — Plaie déchirée au pied gauche, éclat d'obus, Cernay, 9 décembre. — Extension des orteils.

BARDSCHÉRÈR, Basile-Antoine, 8e hussards. — Plaie contuse à la main droite, coup de feu, Bourg-la-Reine (Seine), 26 avril. — Flexion permanente des quatre derniers doigts.

BARECK-BEN-KHALED, né en 1830, Biskara (Constantine), 1er tir. alg. — Plaie contuse au creux poplité gauche, plaie contuse à la jambe droite, 2 coups de feu, Sedan.—Balle enkystée dans le creux poplité, hernie musculaire à la jambe droite.

BARDY, Louis-Pierre, 72e de ligne. — Plaie à la main droite, perte de deux phalanges de l'indicateur, coup de feu, Sedan.

BAREL, Henri, né à Saint-Amand (Côtes-du-Nord), 9e de ligne.—Plaie contuse à la main droite, perte des deux dernières phalanges du médius, coup de feu, Saint-Privat.

BARÉOL, Pierre, 136e de ligne. — Fracture de l'humérus gauche, tiers inférieur, coup de feu, Bry-sur-Marne, 30 novembre. — Perte de substance osseuse, cicatrices adhérentes, raccourcissement de 3 centimètres.

BARET, Jean, né le 8 octobre 1849, Castelsarrazin (Tarn-et-Garonne), 44e de ligne. —

Plaie compliquée à l'avant-bras droit, lésion du nerf radial, coup de feu, Juranville. — Atrophie et paralysie de l'avant-bras et de la main.

BARET, Pierre-Victor, né le 10 mars 1848, Champ (Isère), 88e de ligne. — Fracture comminutive du maxillaire inférieur, perforation de la voûte palatine, coup de feu, Beaumont (Ardennes). — Perte considérable de substance osseuse.

BARGETTE, Jean-François, né le 4 août 1848, Lavilatte (Ardèche), 19e artill. — Fracture comminutive de la jambe gauche, coup de feu, Fræschwiller. — Carie du tibia.

BARGUES, Jean, né le 21 mars 1847, Espédaillac (Lot), garde mob. du Lot. — Plaie déchirée à l'avant-bras gauche, éclat d'obus, Origny. — Rétraction absolue et permanente des doigts.

BARIL, François-Eugène, né le 25 avril 1844, Sirod (Jura), 53e de ligne. — Fracture du fémur gauche, tiers inférieur, coup de feu, Sedan. — Consolidation vicieuse, raccourcissement de 5 centimètres.

BARILLÉ, Charles, né le 16 juin 1848, Nantes (Loire-Inférieure), 97e de ligne. — Plaie pénétrante de poitrine, côté droit, coup de feu, Gravelotte.

BARILLIER, Siméon, 65e de ligne, capitaine. — Plaie à la région temporo-pariétale droite, coup de feu, Sivry, 25 août. — Anémie, diarrhée chronique, captivité.

BARILLON, Clément-Adolphe, né le 7 octobre 1851, Serrer (Hautes-Alpes), 53e de ligne, sergent. — Plaie contuse à la main droite, coup de feu, Saint Privat. — Extension permanente et atrophie des trois derniers doigts.

BARILLOT, Alexandre-Florint, né le 8 novembre 1827, Oulsans (Doubs), 59e de ligne. — Fracture comminutive de l'avant-bras, au tiers supérieur, coup de feu, Borny. — Consolidation vicieuse, cal volumineux.

BARIOD, Joseph-Aimé, né le 24 août 1846, Saint-Maurice (Jura), 17e de ligne. — Fracture comminutive de l'avant-bras droit près l'articulation tibio-tarsienne, coup de feu, Beaumont (Ardennes). — Ankylose complète du poignet, atrophie de l'avant-bras.

BARIS, Pierre, né le 5 octobre 1848, Arnes (Landes), 28e de ligne. — Plaie compliquée à l'avant-bras gauche, coup de feu, Saint-Privat. — Esquilles nombreuses, cicatrices adhérentes, déformation de l'avant-bras.

BARIAUD, Jean, 57e de ligne. — Fracture de la malléole externe, jambe droite, coup de feu, Saint-Privat. — Œdème et gène considérable dans l'articulation tibio-tarsienne.

BARIOU, Jean, né le 5 novembre 1849, Saint-Pardoux (Dordogne), garde mob. de la Dordogne. — Large plaie déchirée à la cuisse droite, région trochantérienne, éclat d'obus, Terminiers. — Cicatrice adhérente.

BARLAND, Joseph, né le 28 septembre 1846, Alliergues (Puy-de-Dôme), 17e inf. provisoire. — Fracture du col du fémur droit, chute, Paris. — Consolidation vicieuse, raccourcissement.

BARLÈS, Louis-Henri, 46e de ligne. — Fracture de la crête iliaque, antérieure et postérieure gauche, coup de feu, Villiers, 31 décembre.

BARNIQUEL, Jean-Côme-Sylvestre, né le 9 janvier 1845, Prats-de-Mollo (Pyrénées-Orientales), 53e de ligne. — Plaie contuse à la partie moyenne de la cuisse gauche, coup de feu, Sedan — Atrophie et claudication.

BARNOIN, Joseph-Louis, né le 22 juillet 1848, Malancène (Vaucluse), 39e de ligne. — Plaie pénétrante du genou droit, coup de feu, Loigny. — Ankylose complète du genou avec déformation et flexion de la jambe sur la cuisse.

BARNOLE, Jules, 35e de ligne. — Fracture de la clavicule et de l'omoplate droites, coup de feu, Chevilly. — Paralysie et atrophie incomplètes du bras.

BARON, Alexandre, né le 9 avril 1843, Chenay (Deux-Sèvres), 7e de ligne. — Plaie contuse à la partie antérieure et supérieure de la jambe droite, coup de feu, Bry-sur-Marne, 2 décembre. — Atrophie du membre.

BARON, Auguste, né le 3 juin 1850, Paris (Seine), 94ᵉ de ligne. — Plaie compliquée à l'épaule gauche, fracture de l'épine de l'omoplate, coup de feu, Morée-Saint-Hilaire. — Cicatrice adhérente et profonde.

BARON, Baptiste, né le 10 novembre 1848, Lurigny (Allier), 64ᵉ de ligne. — Plaie compliquée à la partie supérieure et postérieure du bras gauche, coup de feu, Amanvillers. — Esquilles, cicatrice adhérente.

BARON, Gilbert, né le 27 septembre 1849, Saint-Gervais (Puy-de-Dôme), garde mob. du Puy-de-Dôme. — Pleurésie avec épanchement purulent à droite, froid intense, Pontarlier. — Thoracentèse.

BARON, Jacques, né le 31 octobre 1846, Bariottes (Landes), 73ᵉ de ligne. — Fracture de la crête iliaque droite, coup de feu, Saint-Privat. — Nombreuses esquilles, vaste cicatrice s'étendant de l'épine iliaque antérieure et supérieure en arrière du grand trochanter.

BARON, Jean-Théodore, 70ᵉ de ligne. — Plaie déchirée à la main gauche, section des tendons extenseurs du médius et de l'annulaire, éclat d'obus, Châtillon-sous-Paris, 4 avril. — Flexion du médius.

BARON, Marcelin-Jean-Baptiste, 52ᵉ de ligne. — Plaie pénétrante de poitrine, côté droit, poumon traversé, coup de feu, Poupry (Eure-et-Loir), 1ᵉʳ décembre. — Dyspnée.

BARON, Octave, garde mob. de l'Orne. — Plaie en séton profond à la cuisse gauche, coup de feu, la Fourche, 21 novembre.

BARRALIS, Pierre-Félix, garde mob. des Alpes-Maritimes. — Fracture comminutive du radius gauche, coup de feu, Autun, 1ᵉʳ décembre. — Consolidation vicieuse, le radius est soudé au cubitus.

BARRANGER, Pierre-Noël, 54ᵉ de ligne. — Plaies contuses aux deux mains, éclat d'obus, Amanvillers (Moselle).

BARRAS, Léon, 65ᵉ de ligne, caporal. — Plaie à la main droite, coup de feu, Saint-Privat.

BARRAT, Louis-Albert, 17ᵉ chass. à pied. — Plaie à la main gauche, perte des deux dernières phalanges de l'indicateur, coup de feu, Saint-Quentin, 19 janvier.

BARRAT, Pierre-Eugène, né le 16 novembre 1850, Courcelles (Indre-et-Loire), 94ᵉ de ligne. — Plaie contuse à la main droite, chute, Toulon, 8 décembre. — Extension permanente des doigts avec déformation et atrophie de la main.

BARRAU, Alexandre, 72ᵉ de ligne (33ᵉ de marche). — Plaie à la main droite, perte de la première phalange de l'indicateur, coup de feu, Orléans, 13 octobre.

BARRAUD, Auguste-Joseph, né le 23 avril 1838, Rix-Trébief (Jura), 67ᵉ de ligne. — Plaie compliquée au poignet gauche, coup de feu, Gravelotte. — Ankylose complète du poignet, déviation et atrophie de la main.

BARRAUD, Pierre, né le 2 mars 1851, Morterolles (Haute-Vienne), 24ᵉ de ligne. — Fracture de la tête de l'humérus droit et de l'omoplate, coup de feu, Champigny, 30 novembre. — Perte de substance des deux os, cicatrices adhérentes et déprimées. Ankylose de l'épaule.

BARRAULT, Etienne, 3ᵉ zouaves. — Plaie déchirée à l'épaule droite. Plaie contuse à l'avant-bras droit, 2 coups de feu, Frœschwiller.

BARRAULT, Louis-Lazare, 37ᵉ de ligne. — Plaie contuse à la face, côté droit, coup de feu, Paris, place de la Bastille. — Ankylose temporo-maxillaire.

BARRAUX, Joseph-François-Xavier, né le 30 novembre 1847, Meublans (Jura), 1ᵉʳ de ligne, caporal. — Fracture de l'articulation tibio-tarsienne gauche, coup de feu, Sedan. — Consolidation vicieuse, ankylose, atrophie du membre.

BARRÉ, François, 43ᵉ de ligne. — Plaie à l'épaule gauche, coup de feu, Saint-Privat.

BARRÉ, Jacques, 41ᵉ de ligne. — Variole confluente, Châtellerault, 12 mars. — Staphylôme cicatriciel double, cécité complète.

BARRÉ, Jean, garde mob. de la Seine. — Plaie contuse au pied gauche, coup de feu, Buzenval.

BARRÉ, Julien, 11e chass. à pied. — Plaie contuse à la jambe gauche, éclat d'obus, Sainte-Barbe (Moselle), 31 août. — Cicatrice étendue, adhérente à la crête du tibia.

BARRÉ, Louis-François, 11e de ligne. — Plaie compliquée à l'épaule gauche, fracture de la clavicule, éclat d'obus, le Bourget, 21 décembre. — Consolidation vicieuse de la clavicule, cal volumineux.

BARREAU, Frédéric-Michel-Ernest, né le 18 mars 1823, la Rochelle (Charente-Inférieure), 60e de ligne, capitaine. — Fracture de l'épaule gauche, coup de feu, Borny. — Cicatrices adhérentes, partie externe, supérieure et postérieure de l'épaule, ankylose incomplète de l'articulation scapulo-humérale, atrophie du membre.

BARREAU, Jean-Louis, 59e de ligne. — Plaies contuses à la cuisse et à la fesse gauches, coup de feu, Conneré (Sarthe), 10 janvier. — Large cicatrice adhérente et bridée.

BARREAU, Joseph-Augustin, 37e de ligne. — Fracture de la crête du tibia gauche, partie moyenne, coup de feu, Nonville (Vosges), 1er décembre. — Cicatrice adhérente.

BARREAU, Pierre, 88e de ligne, clairon. — Plaie au bras et à l'aisselle, côté droit, coup de feu, Gravelotte.

BARRENNE, Ferréol, garde mob. du Nord. — Plaie compliquée à l'avant-bras gauche, coup de feu, Saint-Quentin. — Atrophie de l'avant-bras et de la main.

BARRÈRE, Jean-Marie, né le 8 mai 1848, Lourdes (Hautes-Pyrénées), garde mob. des Hautes-Pyrénées. — Variole, le Havre. — Désorganisation du globe oculaire droit.

BARRÈRE, Jean-Marie-Maurice, né le 8 mars 1846, Escala (Hautes-Pyrénées), 14e provisoire. — Plaie compliquée à l'épaule gauche, coup de feu, Paris, 26 mai. — Vaste cicatrice adhérente à l'épine de l'omoplate, ankylose de l'épaule, atrophie du membre.

BARRES, Antoine, 97e de ligne. — Plaies compliquées aux jambes, coup de feu, Gravelotte. — Cicatrices adhérentes.

BARRET, Anthelme, 99e de ligne. — Section incomplète du tendon d'Achille, jambe droite, coup de feu, Beaune-la-Rolande. — Cicatrice adhérente et profonde.

BARRET, Augustin, né le 22 janvier 1844, Lebusseau (Deux-Sèvres), 3e train des équipages. — Fracture du maxillaire inférieur, coup de feu, retraite de Montbéliard à Pontarlier, 24 janvier. — Fausse ankylose de l'articulation temporo-maxillaire, fistule salivaire.

BARRET, Charles-Clément, 2e zouaves. — Plaies au-dessus du genou droit, coup de feu, Arthenay, 4 décembre.

BARREZ, Baptiste, 30e de ligne. — Plaie compliquée à la hanche gauche, lésion de l'os iliaque, coup de feu, Sedan. — Nécrose, plaies fistuleuses.

BARRIÈRE, Guillaume, garde mobile de la Dordogne. — Plaie contuse au sein droit, fracture de la 5e côte, coup de feu, Coulmiers, 9 novembre. — Nécrose de la 5e côte, cicatrice adhérente.

BARRIÈRES, François, né le 18 juillet 1844, Cahors (Lot), 15e de ligne, caporal. — Fracture comminutive de l'avant-bras gauche, coup de feu, Épinay, 30 novembre. — Perte de substance osseuse, ankylose du coude dans la flexion.

BARROIS, Toussaint-Nicolas, 67e de ligne, sergent. — Plaie pénétrante de poitrine, côté gauche, coup de feu; large cicatrice à l'épaule gauche, partie postérieure, éclat d'obus, Saint-Quentin. — Hémoptysies consécutives, dyspnée, cicatrice adhérente.

BARROT, Pierre-Joseph, né le 4 novembre 1836, Montselgues (Ardèche), 7e de ligne, caporal. — Plaie contuse à la main gauche, fracture des métacarpiens, coup de feu, Servigny (Moselle), 31 août. — Cicatrice adhérente, rétraction de l'annulaire et de l'auriculaire sur la face palmaire de la main.

BARROY, Georges, 17e de ligne, caporal-tambour. — Plaie compliquée à la jambe droite, lésion du nerf poplité, coup de feu, Bois-des-Dames, 29 août. — Paralysie de la jambe et du pied.

25

BARRY, Jean, né le 14 octobre 1845, Champeaux (Dordogne), 98° de ligne. — Plaie contuse à l'avant-bras gauche, plaie au milieu et à la base de l'os frontal, 2 coups de feu, Ladonchamps, 7 octobre.

BARSAC, Bertrand, 97° de ligne. — Fracture comminutive du fémur droit, coup de feu, Gravelotte. — Consolidation vicieuse, raccourcissement du membre.

BARSACQ, Pierre, 62° de ligne. — Plaie contuse à la main droite, coup de feu, Gravelotte.

BARSOULAT, Charles-Aurèle, garde mobile des Landes. — Plaie pénétrante à la région lombaire droite, lésion du foie, coup de feu, Château-Robert, 4 janvier. — Épanchement pleurétique.

BARSUS, Victor-Charles-Hippolyte, né le 1er novembre 1841, Arinthod (Jura), 40° de ligne. — Plaie compliquée à la main gauche, fracture comminutive du 5° métacarpien et de l'articulation radio-carpienne, coup de feu, Lumeau, 2 décembre. — Ankylose complète du poignet, atrophie de la main.

BARTEL, Jules, 27° de ligne, caporal.—Plaie compliquée à l'articulation tibio-tarsienne droite, coup de feu, Bitche (Moselle), 4 septembre.—Ankylose et déviation du pied en dehors, amaigrissement de la jambe.

BARTHE, François, né le 14 janvier 1844, Verdun (Tarn-et-Garonne), 42° de ligne. — Plaie contuse au thorax, coup de feu, Issy, 2° siége. — Carie de la 8° côte droite, cicatrice adhérente et plaie fistuleuse.

BARTHE, Pierre, né le 8 septembre 1849, Montrejeau (Haute-Garonne), 17° de ligne. — Plaie à la cuisse droite, partie supérieure, lésion du nerf sciatique, coup de feu, Châtillon, 19 septembre. — Balle entrée au niveau du pubis et sortie au milieu de la fesse droite, paralysie du membre.

BARTHE, Pierre, 77° de ligne. — Plaie contuse à la jambe droite et au genou, coup de feu, Forbach. — Atrophie du membre, claudication.

BARTHEL, Joseph, 39° de ligne. — Plaie compliquée à l'avant-bras gauche, fracture du radius, lésion du nerf radial, coup de feu, Orléans, 11 octobre. —.Paralysie de la main.

BARTHÉLEMY, Dominique-Hippolyte, né le 20 janvier 1848, Frémery (Meurthe), 67° de ligne. — Plaie en séton profond à l'avant-bras droit, partie moyenne, coup de feu, Forbach. — Ankylose du coude dans la flexion, paralysie des doigts.

BARTHÉLEMY, Gustave-Jules, né le 20 décembre 1850, Castillon (Gard), 48° de ligne. — Fracture comminutive de l'humérus gauche, coup de feu, Yvré-l'Évêque. — Gêne des mouvements du bras.

BARTHÉLEMY, Jean-Pierre, né le 28 décembre 1834, Coubon (Haute-Loire), 5° chass. à pied. — Fracture du fémur droit, extrémité supérieure, coup de feu, Orléans, 11 octobre. — Ankylose de l'articulation coxo-fémorale, raccourcissement du membre.

BARTHÉLEMY, Pierre-Paul, né le 8 avril 1839, Gap (Hautes-Alpes), 138° de ligne, sergent-major. —Fracture comminutive du coude gauche, coup de feu, le Bourget, 21 décembre. — La balle, entrée au coude, est sortie au-dessous de l'acromion, ankylose du coude dans la demi-flexion, ankylose scapulo-humérale, paralysie de la main.

BARTHÈS, Denis, 48° de ligne. — Plaie contuse à la main droite, perte des deux dernières phalanges de l'annulaire et de l'auriculaire, éclat d'obus, Yvré-l'Évêque, 11 janvier.

BARTHES, Joseph, né le 6 juillet 1839, Rienpeyroux (Aveyron), 64° de ligne. — Plaie contuse au sommet de l'épaule droite, coup de feu, Saint-Privat.—Gêne des mouvements du bras.

BARTHOLI, Paul-Dominique, né le 27 novembre 1841, Palurca (Corse), 22° de ligne. — Plaie contuse à la partie postérieure de l'épaule gauche, coup de feu, Sedan. — Amaigrissement de tout le bras.

BARTHOLOMÉ, Pierre, né le 10 octobre 1843, Sauveta (Lot-et-Garonne), 35° de ligne. — Plaie compliquée à la jambe droite, lésion du tendon d'Achille, coup de feu, Chevilly (Seine)

BARTOIS, Jean, né le 5 avril 1847, Saint-Prix (Allier), 57e de ligne. — Plaie compliquée au creux poplité droit, coup de feu, Gravelotte. — Déformation considérable de l'articulation fémoro-tibiale avec gonflement osseux du condyle interne du fémur; dans la station debout le membre forme dans sa partie inférieure un angle obtus, marche impossible sans appui.

BARTOLI, Angelo-Marie, né le 31 janvier 1845, Sollacaro (Corse), 56e de ligne. — Plaie contuse à la face, coup de feu, Frœschwiller. — Perte de l'œil gauche et destruction de la racine du nez.

BARTOLOMÉI, Jean-Paul, né le 7 février 1841, Scata (Corse), sergent, 66e de ligne. — Plaie compliquée à la main gauche, perte du médius et de l'extrémité inférieure de son métacarpien, coup de feu, Forbach. — Atrophie et extension des trois autres doigts.

BARY, Auguste, 91e de ligne. — Fracture comminutive du péroné, éclat d'obus, Saint-Privat.

BASCLE, Jean-Baptiste, 67e de ligne, sergent. — Plaie à la cuisse droite, coup de feu, Gravelotte. — Cicatrices étendues, bridées et fibreuses au-dessus du genou.

BASCOUL, Antoine, né le 10 novembre 1844, Anglès (Tarn), 87e de ligne. — Large plaie avec fracture de la tubérosité ischiatique gauche, lésion du sphincter anal, éclat d'obus, Strasbourg, 3 septembre.

BASCOULERGUE, Jean-Charles, né le 1er décembre 1846, Saint-Étienne-au-Clos (Corrèze), 42e de ligne. — Fracture comminutive de l'avant-bras gauche, coup de feu, Champigny, 30 novembre. — Consolidation vicieuse, destruction des muscles extenseurs et fléchisseurs, ankylose du poignet, atrophie de la main, paralysie du membre.

BASIN, Bernard, 35e de ligne. — Fracture comminutive de l'avant-bras droit, coup de feu, Chevilly (Seine). — Atrophie du membre.

BASQUIN, Louis-Joseph, né le 10 janvier 1850, au Cateau (Nord), 2e chass. à pied. — Plaie pénétrante du genou droit, plaie contuse à l'épaule gauche et au côté droit du thorax, coup de feu et éclats d'obus, Bapaume. — Présence d'une balle dans le genou.

BASSALER, Baptiste, 89e de ligne. — Fracture de la clavicule et de l'omoplate gauches, coup de feu, Sedan.

BASSET, Charles-Ernest, né le 31 décembre 1843, Sommedieu (Vosges), garde nationale de la Seine, 116e bataillon. — Plaie compliquée au bras droit, lésion des nerfs radial et cubital, coup de feu, Buzenval. — Esquilles nombreuses, atrophie et difficulté des mouvements de la main.

BASSET, Mamert-François, 5e de ligne. — Plaie à la main gauche, perte des deux dernières phalanges de l'annulaire, éclat d'obus, Coulmiers, 9 novembre. — Flexion difficile des autres doigts.

BASSIBEY, Pierre, 37e de ligne. — Plaie compliquée à la jambe droite, coup de feu, Changé (Sarthe), 10 janvier. — Déviation de la jambe en dehors, mouvements d'extension et de flexion du membre très-difficiles.

BASSIER, Jean-Baptiste, né le 5 mai 1846, Saint-Symphorien (Lozère), 30e de ligne. — Fracture de l'humérus droit, coup de feu, Patay, 4 décembre. — Cicatrice adhérente.

BASSIGNY, Jules-Abel, né le 23 mai 1847, Saint-Loup (Haute-Saône), 3e cuirassiers, maréchal des logis chef. — Fracture de la malléole interne, pied gauche, chute, cheval tué sous lui, Sedan. — Gêne considérable dans les mouvements du pied.

BASSON, Jean-Baptiste, 13e de ligne. — Plaie à la face, pénétration dans l'apophyse mastoïde, coup de feu, plaie contuse à la jambe gauche, éclat d'obus, Amanvillers-sous-Metz. — Perte d'une partie du maxillaire supérieur et de cinq dents, plaies fistuleuses à la région buccale.

BASSOT, Joseph-Aimé, né le 16 octobre 1836, Dombrot-sur-Vair (Vosges), 81e de ligne, sergent. — Plaie compliquée à la main droite, coup de feu, Saint-Privat. — Déviation de la main et des doigts, rigidité et difficulté dans les mouvements.

BASSOT, Pierre-André, né le 14 août 1851, Champ (Isère), 79e de ligne, sergent. — Fracture de l'os iliaque gauche, coup de feu, Paris, la Bastille, 26 mai. — Ankylose de l'articulation coxo-fémorale.

BAST (de), Louis-Charles-Félix, né le 7 juin 1846, Paris (Seine), garde mob. de la Seine, sergent. — Fracture comminutive de l'humérus gauche, tiers inférieur, éclat d'obus, le Bourget, 28 octobre. — Esquilles, pseudarthrose du coude.

BASTARD, Sylvain-Jules, 47e de ligne. — Plaie compliquée à l'avant-bras gauche, fracture du cubitus, perte de l'auriculaire, coup de feu, Beaumont (Ardennes). — Flexion des phalanges du médius et de l'annulaire.

BASTÉ,, Jean-Baptiste-Ernest, né le 22 décembre 1850, Bazarnes (Yonne), 51e de ligne. — Fracture du genou gauche, coup de feu, Paris, 23 mai. — Ankylose du genou, balle non extraite.

BASTENTI, Louis, né le 8 septembre 1848, Corté (Corse), 51e de ligne, sergent. — Fracture du temporal, coup de feu, Gravelotte. — Esquilles, troubles de la vue et des fonctions cérébrales.

BASTIÉ, Antoine, né le 16 juillet 1844, Sorèze (Tarn), 80e de ligne. — Plaie contuse à la cuisse gauche, partie supérieure, coup de feu, Saint-Privat. — Cicatrices adhérentes.

BASTIEN, Jean-Baptiste, né le 12 janvier 1829, Lalaye (Bas-Rhin), 62e de ligne. — Fracture compliquée du coude droit, coup de feu, Sainte-Barbe-sous-Metz, 31 août. — Ankylose du coude, paralysie de la main.

BASTIEN, Jean-Baptiste, né le 20 juin 1847, Corcieux (Vosges), 20e artill. — Cataracte traumatique par éclat de pierre, Bitche, 10 septembre. — Perte de la vision de l'œil droit.

BASTIEN. Louis-Charles, né le 17 juin 1849, Corcieux (Vosges), 17e de ligne, caporal. — Plaie compliquée au crâne ; le pariétal gauche a été enlevé sur une étendue de 25 millimètres et les méninges mises à nu, 2 coups de feu, Montmesly, 30 novembre. — Paralysie complète du bras droit, attaques épileptiformes avec convulsions et perte de connaissance.

BASTIEN, Louis, né à Régnonville (Pas de-Calais), 74e de ligne. — Fracture comminutive de l'os iliaque gauche, coup de feu, Wissembourg. — Esquilles, cicatrice adhérente.

BASTIER, Augustin, né le 24 juillet 1848, Ambres (Tarn), 8e cuirassiers. — Fracture comminutive du bras droit, coup de feu, Frœschwiller. — Perte absolue de l'usage du membre.

BATAILLE, Emile-Jean-Joseph, 1er cuirassiers. — Fracture de la malléole externe droite. accident, 2 mai 1871. — Hypertrophie des deux malléoles, œdème du pied et de la jambe, ankylose complète de l'articulation tibio-tarsienne.

BATAILLER, Jean, 59e de ligne. — Plaie contuse à la cuisse droite, partie antérieure et moyenne, coup de feu, Conneré, 10 janvier. — Cicatrice adhérente.

BATALIER, François, 93e de ligne. — Plaie à la poitrine, fracture de la 8e côte gauche, coup de feu, Gravelotte. — Cicatrice adhérente, plaie fistuleuse.

BATAULT, Philibert-Arthur, né le 12 septembre 1837, Beaune (Côte-d'Or), garde mob. de la Côte-d'Or, sous-lieutenant. — Fracture comminutive du genou gauche, coup de feu, Chevilly (Seine). — Nombreuses esquilles, ankylose complète du genou, déformation de la cuisse, raccourcissement de 7 centimètres, consolidation très-vicieuse, plaie fistuleuse persistante, hypertrophie du tibia.

BATH, Joseph, né le 25 novembre 1843, Lyon (Rhône), 72e de ligne. — Congélation, Pont-Noyelles, 23 janvier. — Gangrène du pied droit, perte des orteils avec cicatrice peu solide, ankylose incomplète de l'articulation tibio-tarsienne droite, atrophie de la jambe.

BATHIE, Jean, né le 4 septembre 1845, Montregard (Haute-Loire), garde mob. de la Haute-Loire, caporal. — Plaie contuse au creux poplité gauche, coup de feu, Fréville, 24 novembre. — Cicatrice adhérente, atrophie et paralysie de la jambe, fléchie sur la cuisse.

BATI, Jean-Gustave-Léandre, né le 19 août 1832, Mouilleron (Vendée), 48e de ligne, sergent-major. — Plaie compliquée à la région sacro-iliaque, lésion de la vessie. coup de feu, Wœrth. — Fistule urinaire, incontinence d'urine.

BATISSE, François, né le 4 octobre 1848, Tréziou (Puy-de-Dôme), 91e de ligne. — Plaie compliquée au crâne, côté droit, perte de substance du pariétal, éclat d'obus, Saint-Privat. — Atrophie du bras gauche.

BATISSE, Jean-Baptiste-Antoine, né le 9 mars 1843, Sauviat (Puy-de-Dôme), 1re légion de marche du Rhône. — Fracture comminutive de l'avant-bras gauche, tiers inférieur, coup de feu, Nuits, 18 décembre. — La balle est entrée au tiers supérieur de la face palmaire et sortie au tiers inférieur de la face dorsale, déviation du poignet, atrophie considérable de l'avant-bras, mouvements de pronation et de supination presque nuls.

BATMALE, Jean, 93e de ligne. — Plaie contuse au mollet gauche, coup de feu, Gravelotte. — Cicatrice adhérente, adénite cervicale suppurée en captivité.

BATONNIER, Eugène-Amédée, garde mob. de la Marne, maréchal des logis d'artillerie. — Plaies contuses à la région sous-ombilicale et à la région lombaire, plusieurs autres plaies, 3 coups de lance, 1 coup de sabre, 1 coup de feu, Sivry-sur-Ante.

BATTAILLE, Émile, 1er de ligne. — Plaie contuse à la cuisse droite, partie postérieure, coup de feu, Saint-Privat. — Rétraction de la jambe sur la cuisse.

BATTAIS, Théophile, 1er hussards. — Plaie à la jambe droite, coup de feu, Sedan. — Atrophie du pied, gêne dans les mouvements des orteils.

BATTÉE, Ernest-Hippolyte-Jules, né le 20 janvier 1823, Dunkerque (Nord), capitaine, 41e de ligne. — Plaie compliquée à l'avant-bras gauche, fracture du radius, coup de feu, Borny. — Nombreuses esquilles, consolidation vicieuse, paralysie du pouce et de l'indicateur.

BATTENTIER, Pierre-Vincent, franc-tireur du Doubs. — Plaie contuse au genou droit, coup de feu, Vaivre, 12 décembre. — Arthrite chronique du genou.

BATUT, Jean, né le 6 mai 1846, Puy-Saint-Laurent (Tarn), 67e de ligne. — Fracture comminutive de l'os iliaque gauche, plaie contuse au pli de l'aine, coup de feu, Gravelotte. — Balle non extraite, cicatrice adhérente, ankylose incomplète coxo-fémorale.

BATY, Léon-Joseph-Eugène, né le 17 juillet 1831, Paris (Seine), 92e de ligne, capitaine. — Plaie à la face, éclat d'obus, la Bourgonce, 6 octobre.— Large cicatrice, perte de la vision de l'œil gauche, céphalalgie, vertiges, syncopes fréquentes.

BAUBAY, Joseph, 56e de ligne. — Fracture du fémur au-dessous du grand trochanter, coup de feu, Connéré, 11 janvier. — Perte de substance osseuse, pourriture d'hôpital, cicatrices adhérentes.

BAUBRY, Isidore-Aimé, né le 1er octobre 1850, Gétigné (Loire-Inférieure), 39e de ligne. — Plaie à l'articulation du coude droit, coup de feu, Parigné-l'Évêque (Sarthe), 10 janvier. — Ankylose du coude dans la flexion.

BAUBY, Jean, 43e de ligne. — Fracture de l'humérus gauche et de l'avant-bras, coup de feu, Amanvillers-sous-Metz. — Cicatrices adhérentes à l'avant-bras gauche, atrophie du bras.

BAUCHUE, Pierre-Joseph, né le 7 juin 1839, Saint-Thurial (Ille-et-Vilaine), 27e de ligne. — Fracture comminutive de l'humérus droit, coup de feu, la Bourgonce (Vosges), 6 octobre. — Perte de substance osseuse, semi-ankylose de l'articulation scapulo-humérale, demi-flexion de l'articulation huméro-cubitale, atrophie et extension permanente de tous les doigts.

BAUD, Claude, 1er bat. d'inf. légère d'Afrique. — Fracture du 4e métacarpien, main droite et de l'indicateur, coup de feu, Beaune-la-Rolande.

BAUD, François-Marie-Achille, 52e de ligne. — Fracture comminutive du fémur gauche, partie moyenne, plaies en séton aux deux cuisses, coup de feu, Poupry, 2 décembre. — Raccourcissement de 4 centimètres de la cuisse.

BAUD, Joseph-Aimé, 8e chass. à pied.—Fracture comminutive du péroné gauche, coup de feu, plaie contuse au bras gauche, partie externe et inférieure, éclat d'obus, Frœschwiller.

BAUD, Joseph, né le 8 juillet 1848, Reignier (Haute-Savoie), 55e de ligne. — Fracture des 6e et 7e côtes, côté droit, contusion violente. — Dépression du thorax (cause non indiquée).

BAUD, Marie-Alphonse, 47e de ligne.—Fracture du fémur droit, coup de feu, Bellegarde, 24 novembre. — Raccourcissement de la cuisse.

BAUDE, François, né le 4 mars 1847, Saint-Joseph-de-Rivière (Isère), garde mob. de la Drôme, caporal. — Plaie compliquée au bras droit, tiers inférieur, coup de feu, Buzenval. — Paralysie complète avec éréthisme nerveux de la main, atrophie de l'avant-bras.

BAUDESSON, François-Eugène, 64e de ligne, sapeur. — Plaie contuse à la cuisse droite, éclat d'obus, Saint-Privat. — Cicatrices profondes et adhérentes aux tendons des muscles adducteurs.

BAUDET, François, 32e de ligne. — Fracture comminutive de l'humérus droit, coup de feu, la Bourgonce (Vosges), 6 octobre. — Fausse ankylose de l'articulation scapulo-humérale.

BAUDIC, Trémeux, 24e de ligne, caporal. — Plaie à la main gauche, fracture des os du carpe, coup de feu, Champigny, 30 novembre. — Nombreuses cicatrices à la face dorsale de la main, qui est atrophiée, extension permanente des trois derniers doigts.

BAUBIER, Jean-Adrien, né à Champagne (Jura), garde mob. du Jura, sergent. — Plaie contuse à la cuisse gauche, coup de feu, Thervay (Jura), 18 décembre. — Perte considérable de substance musculaire.

BAUDIER, Joseph, garde mob. de Saône-et-Loire. — Plaie contuse à la cuisse droite au-dessous du grand trochanter, coup de feu, Danjoutin, 8 janvier. — Flexion de la jambe sur la cuisse, rigidité des articulations coxo-fémorale et tibio-tarsienne.

BAUDIN, François, né le 7 décembre 1849, Four (Nièvre), 18e de ligne. — Fracture de la partie externe et supérieure de l'orbite gauche, coup de feu, Montmesly, 30 novembre. — Enfoncement du temporal dans sa portion écailleuse, amaurose paralytique de l'œil gauche, névralgie crânienne, surdité, écartement limité des arcades dentaires.

BAUDIN, Marcelin, 49e de ligne. — Plaies contuses à la jambe et à la cuisse droites, éclats d'obus, plaies à la jambe gauche, deux coups de feu, Ladon (Loiret), 24 novembre.

BAUDIN, Victor-Léon, 3e cuirassiers. — Congélation, armée de la Loire. — Perte de plusieurs orteils des deux pieds.

BAUDOIN, Borromée-Jules, 32e de ligne. — Fracture comminutive du métacarpe, main gauche, coup de feu, la Bourgonce (Vosges), 6 octobre. — Ankylose et hypertrophie des tissus.

BAUDON, Hilaire, 67e de ligne. — Plaies au bras droit et à la main, plaie contuse au coude et à l'articulation métacarpo-phalangienne de l'auriculaire, 2 coups de feu et éclats d'obus, Borny. — Ankylose de l'articulation de ce doigt.

BAUDOT, Jules-Abeilard, né le 9 mai 1847, Apremont (Meuse), 27e de ligne, sergent. — Fracture comminutive de la jambe gauche, coup de feu, Verdun, 28 octobre. — Ankylose de l'articulation tibio-tarsienne, raccourcissement du membre.

BAUDOUIN, Eugène-Albert-Clément, né le 15 mars 1848, Saint-Remy-sur-Avre (Eure-et-Loir), 7e chass. à pied. — Plaie contuse au creux poplité droit, coup de feu, Saint-Privat. — Arthrite du genou, ankylose incomplète de cette articulation.

BAUDOUR, François-Marie, né le 6 octobre 1848, Plougounast (Côtes-du-Nord), 10e chass. à cheval. — Rhumatisme généralisé, Metz. — Paralysie incomplète,

BAUDRIER, Henri-Joseph, né le 24 février 1849, Baugé (Maine-et-Loire), 22e de ligne. — Plaie contuse à la jambe droite, coup de feu. — Congélation, perte totale des quatre derniers orteils du pied gauche, cicatrice adhérente à la face plantaire.

BAUDRY, Fortin-Emile, né le 17 juillet 1843, Sereux (Haute-Saône), 14e de ligne, sergent-major. — Plaie pénétrante de l'articulation tibio-tarsienne droite, coup de feu, Sedan. — Ankylose tibio-tarsienne et atrophie du membre.

BAUDRY, Louis, 54ᵉ de ligne. — Plaie à la face, éclat d'obus, Amanvillers-sous-Metz. — Fracture du maxillaire inférieur, perte d'un grand nombre de dents des deux maxillaires, cicatrices adhérentes et bridées à la joue.

BAUGUIGNÉ, Jean, 5ᵉ de ligne. — Plaie contuse au coude gauche, coup de feu, Tonnin, 9 janvier. — Abcès consécutifs, rétraction du coude, atrophie du biceps.

BAUHOLZLER, né le 4 octobre 1847, Carpach près Altkirch (Haut-Rhin), artill. de marine. — Plaie contuse à la cuisse gauche, partie supérieure externe, coup de feu, Champigny, 2 décembre. — Balle non extraite.

BAULARD, Henri-Jules-Napoléon, éclaireurs du Doubs. — Plaie contuse à la main droite, coup de feu, Pouilly-les-Dijon. — Perte des mouvements de la main.

BAULL, Charles, né le 29 mars 1840, Thionville (Moselle), 1ᵉʳ chass. à pied, sergent-major. — Fracture du fémur gauche, coup de feu, Frœschwiller. — Cicatrices adhérentes à la fesse et à la cuisse, raccourcissement du membre.

BAUMANN, Edouard-Guillaume, né le 25 novembre 1838, Strasbourg (Bas-Rhin), 1ᵉʳ zouaves, sous-lieutenant. — Fracture du bras droit, plaie pénétrante de poitrine, côté droit, 2 coups de feu, Frœschwiller. — Consolidation vicieuse de l'humérus, perte osseuse considérable, ankylose des articulations huméro-cubitale et radio-carpienne, atrophie du membre; fracture de côtes, épanchement pleurétique, lésion profonde du poumon droit considérablement atrophié, fistule profonde communiquant avec la cavité thoracique et où un tube à drainage séjourne en permanence.

BAUMANN, Jacques-Isaac, 8ᵉ artillerie. — Plaie contuse à la cuisse gauche, face antérieure et inférieure, éclat d'obus, Beaugency, 8 décembre. — Large cicatrice adhérente.

BAUMANN, Jean-Martin, né le 17 avril 1850, Colmar (Haut-Rhin), 45ᵉ de ligne. — Plaie à la face, fracture comminutive de l'orbite droit, éclat d'obus, Josnes, 8 décembre. — Perte de substance osseuse et désorganisation du globe oculaire.

BAUMANN, Joseph, né le 29 mai 1839, Andlau (Bas-Rhin), 5ᵉ artillerie. — Plaie à la face, désorganisation du globe oculaire droit, coup de feu, Gravelotte.

BAUME, Pierre-Joseph-Jules-César, né le 12 septembre 1833, Sigues (Var), 15ᵉ de ligne, sergent. — Fracture de l'humérus droit et de l'omoplate, coup de feu, la Malmaison, 21 octobre. — Lésion du plexus bachial, paralysie de la main.

BAUMLER, Jean, né le 13 juin 1828, Remezing (Moselle), 18ᵉ dragons, brigadier. — Froids, décembre 1870. — Atrophie cérébrale, atrophie des deux pupilles, cécité complète.

BAUNAL, Raymond, 54ᵉ de ligne. — Large plaie à la jambe gauche, partie postérieure externe, fracture du péroné, coup de feu et éclat d'obus. — Double cicatrice adhérente, consolidation vicieuse.

BAUNAURE, Maurice-Frédéric, né le 22 septembre 1845, Bellène (Vaucluse), 32ᵉ de ligne. — Plaie compliquée au bras gauche, tiers supérieur, coup de feu, Gravelotte. — Nombreux abcès, plaie fistuleuse persistante au niveau de la tête de l'humérus, cicatrice adhérente à l'épaule gauche.

BAUNAY, Charles-Désiré, 43ᵉ de ligne. — Plaie transversale à la région sacro-lombaire, coup de feu, Gravelotte. — Roideur dans les mouvements du bassin.

BAUR, Joseph-Dominique, 45ᵉ de ligne, sergent. — Fracture de l'apophyse épineuse de la 7ᵉ vertèbre cervicale, éclat d'obus, Belfort, 23 janvier. — Désordres nerveux.

BAURÉ, Jean, né le 15 juillet 1829, Aiguesvives (Haute-Garonne), 20ᵉ d'artillerie, maréchal des logis. — Plaie contuse à la jambe droite, coup de feu, Reischoffen. — Ankylose complète de l'articulation tibio-tarsienne, cicatrices profondes et adhérentes au tibia.

BAURÉ, Jean, 39ᵉ de ligne. — Plaie à la jambe droite, 2 coups de feu, Orléans, 11 octobre. — Large cicatrice adhérente, gène considérable dans les mouvements du genou.

BAURÈS, Jean, né le 2 juillet 1847, Baulou (Ariége), 22ᵉ de ligne. — Plaie au creux poplité gauche, coup de feu, Sedan. — Ankylose du genou dans l'extension.

BAUDÈS, Pierre-Thomas, 25e de ligne. — Plaie contuse à la jambe gauche, coup de feu, Champigny, 30 novembre. — Atrophie et faiblesse du membre.

BAUSSIER, Louis-Pierre, né le 14 mai 1850, Bourgon (Mayenne), 25e chass. à pied.— Plaie déchirée à la cuisse droite (creux poplité), coup de feu, Chenebier.—Semi-ankylose du genou.

BAUTHIAS, André-Toussaint, maréchal des logis, 8e d'artillerie.—Plaie contuse à l'épaule gauche, coup de feu. — Cicatrices adhérentes partie supérieure externe du bras.

BAUTO, Mathurin-Marie, né le 18 septembre 1839, Sérent (Morbihan), 97e de ligne (2e grenadiers de la garde). — Plaie contuse au crâne, coup de feu, Gravelotte. — Balle engagée dans l'épaisseur de l'os pariétal, trépan, cicatrice considérable adhérente, paralysie incomplète du bras droit.

BAUVALET, Victor-Louis-Eugène, né le 26 décembre 1835, Paris, caporal aux francs-tireurs de Paris. — Plaie pénétrante de poitrine, coup de feu, Châteaudun, 18 octobre. —Balle entrée au niveau de la 7e côte droite, fracture de la côte, sortie un peu au dehors de l'apophyse épineuse de la 10e vertèbre dorsale, séton sous-cutané au flanc gauche, cicatrice adhérente à la côte, adhérences pleurales, dyspnée.

BAUVOIRE, Louis-Joseph, 100e de ligne, caporal. — Plaie contuse au genou gauche, coup de feu, Gravelotte. — Hydarthrose.

BAUX, François, 62e de ligne. — Irido-choroïdite chronique double, fatigues, postes avancés de Borny, 2 octobre. — Affaiblissement de la vue.

BAUZET, Vincent, 19e chass. à pied. — Plaie contuse à la jambe gauche, partie externe, éclat d'obus, Sedan. — Vaste cicatrice.

BAVOUX, Joseph-Alix, garde mob. du Jura. — Fracture de l'omoplate, côté gauche, éclat d'obus, Beaune-la-Rolande. — Faiblesse du bras.

BAVU, Ennemond-Joseph, 60e de ligne. — Plaie contuse à la jambe, coup de feu, Saint-Privat. — Cicatrice adhérente.

BAXÈS, Laurent-Joseph, 2e de ligne. — Fracture comminutive de l'avant-bras droit, coup de feu, Spickeren.—Rigidité des doigts, perte des mouvements de pronation et de supination.

BAYARD, Jean-Claude, 56e de ligne. — Plaie compliquée au pied, fracture des 4e et 5e métacarpiens, coup de feu, Conneré, 10 janvier. — Ankylose.

BAYARD, Jean-Lucien-Désiré, né le 8 janvier 1845, Verneuil (Eure), 33e de ligne. — Fracture comminutive de l'avant-bras droit, coup de feu, Rezonville. — Ankylose complète du poignet.

BAYARD, Louis-Joseph, 41e de ligne. — Plaie contuse au poignet droit, coup de feu, Villorceau. — Ankylose incomplète.

BAYART, Henri-Joseph, né à Hervain (Pas-de-Calais), 24e de ligne. — Ablation des deux dernières phalanges des doigts indicateur et médius de la main gauche, éclat d'obus, Loigny, 2 décembre.

BAYCHÈRE, Jacques, garde mob. de l'Aude. — Plaie pénétrante au genou gauche, coup de feu, Morée (Loir-et-Cher), 14 décembre. — Déformation et ankylose incomplète du genou.

BAYET, Joseph-Gabriel-François, né le 12 février 1846, Tresques (Gard), garde mob. du Gard. — Fracture comminutive de la jambe droite, coup de feu, Saint-Quentin (Aisne), 19 janvier. — Consolidation vicieuse, raccourcissement et atrophie.

BAYLAC, Jean, 37e de ligne. — Plaie contuse à la jambe gauche, partie postérieure et inférieure, coup de feu, Sedan. — Perte de substance musculaire, cicatrice adhérente, extension sur la jambe.

BAYLAC, Louis-Ernest-Dule, né le 22 avril 1840, Toulouse (Haute-Garonne), sergent, 1er rég. d'éclaireurs de la Seine. — Fracture comminutive des os du tarse, pied droit, coup de feu, Saint-Romain-de-Colbost, 17 janvier 1871. — Perte de substance osseuse, cicatrices adhérentes et profondes en avant des deux malléoles, marche impossible sans béquille.

BAYLE, Casimir-Marius, né à Saint-André (Basses-Alpes), 17e chass. à pied. — Plaie contuse à la main droite, coup de feu, Frœschwiller.—Rétraction des fléchisseurs de la main, flexion des doigts.

BAYLE, Charles, né le 28 janvier 1846, Pontacq (Basses-Pyrénées), 66° de ligne. — Plaie à la main droite, fracture du 3° métacarpien, coup de feu, Rezonville. — Consolidation vicieuse, flexion permanente du médius, atrophie de la main.

BAYLE, Charles, 87° de ligne. — Plaie au bras droit, partie supérieure, coup de feu (?). — Longue cicatrice à l'angle inférieur du muscle deltoïde.

BAYLE, François, né à Mauléon (Hautes-Pyrénées), garde mob. du Lot, sergent. — Plaie contuse à la cuisse gauche, éclat d'obus, Parigné-l'Évêque, 10 janvier.

BAYLE, Jean, né le 1er février 1845, Ecolay (Loire), garde mob. de la Loire.—Plaie compliquée à la main droite, fracture comminutive des trois derniers métacarpiens, éclat d'obus, Héricourt, 15 janvier. — Ankylose de la main et des trois derniers doigts, vicieusement consolidés et soudés entre eux, déformation de la main.

BAYLE, Joseph, 86° de ligne. — Plaie contuse à l'avant-bras gauche, coup de feu, Beaugency. — Cicatrice adhérente.

BAYLE, Urbain, né le 18 septembre 1849, Lauvette (Lot), 109° de ligne, caporal.—Fracture du maxillaire inférieur gauche et plaie à l'épaule droite, coup de feu, les Moulineaux, 2° siège.

BAYLE, Léonard, né le 8 juin 1844, Saint-Oradoux-de-Chirouze (Creuse), 100° de ligne. — Plaie contuse à la main droite, éclat d'obus, Gravelotte. — Perte de l'indicateur, paralysie du médius et de l'annulaire.

BAYON, Henri-Émile, né le 25 mai 1840, Sains (Somme), 37° de ligne. — Plaie compliquée à la main droite, coup de feu, Loigny. — Perte complète de l'indicateur, ostéite des métacarpiens, atrophie de l'avant-bras.

BAYOR, Jules, garde mob. du Loiret. — Plaies contuses au-dessous de l'angle inférieur des deux omoplates, coup de feu, 29 novembre. — Phlegmons diffus nombreux, cicatrices irrégulières à l'épaule gauche.

BAYSSE, Pierre, 93° de ligne, sergent. — Plaie contuse à la main droite, fracture comminutive du 2° métacarpien, éclat d'obus, Gravelotte.

BAZAL, Jules, 12° chass. à pied. — Plaie à l'épaule et à la jambe gauches, éclats d'obus. — Cicatrice étendue et adhérente à l'épaule.

BAZAT, Jean-Blaise, 83° de ligne. — Fracture comminutive du fémur droit, coup de feu, les Tappes (Moselle), 7 octobre. — Ankylose du genou, raccourcissement du membre.

BAZEM, Auguste-Louis, né le 24 octobre 1849, Paris, 46° de ligne. — Plaie à l'éminence hypothénar gauche, fracture des métacarpiens, plaie à la cuisse droite, éclats d'obus, Villorceaux, 8 décembre. — Extension continue des trois premiers doigts de la main, flexion de l'auriculaire et de l'annulaire.

BAZERQUE, Jean-Bernard, né le 1er mai 1839, Cadiac (Hautes-Pyrénées), 16° de ligne, caporal.—Désorganisation complète du globe oculaire droit, brûlure par éclats de mine, Clamart, 15 septembre 1870.

BAZERQUE, Pierre, dit PÉRÉ, 36° de ligne, caporal. — Plaie à la main gauche, fracture comminutive du 5° métacarpien, coup de feu, Sedan. — Perte de l'auriculaire et du métacarpien correspondant, paralysie de l'annulaire.

BAZILLE, Émile-François, 88° de ligne. — Fracture du crâne à la suture occipito-pariétale, côté gauche, coup de feu, Mouzon. — Cicatrice profonde et déprimée, troubles intermittents de la vue, de l'ouïe, de la parole et de la mémoire, vertiges continus.

BAZILLOT, Alexandre-Florent, 57° de ligne. — Fracture comminutive de l'avant-bras droit, coup de feu, Borny. — Cal difforme.

BAZIN, Alfred-Désiré, né le 20 mai 1850, Orvilliers (Aube), 12° d'artillerie, maréchal des logis.— Fracture de l'apophyse montante et du maxillaire droit ainsi que des cornets des fosses nasales, perforation de la voûte palatine, coup de feu. Plaie à la main droite, brûlure, Clamart, 5 mai 1871.

BAZIN, Augustin-Pierre, garde mob. des Deux-Sèvres. — Fracture du calcanéum et de l'astragale, pied droit, coup de feu, Beaune-la-Rolande. — Arthrite tibio-tarsienne, plaie fistuleuse.

BAZIN, François-Victor, 8e cuirassiers, trompette. — Plaies au bras droit, section incomplète des muscles, 3 coups de sabre, Wœrth.

BAZIN, Paul-Auguste, 19e de ligne. — Fracture de l'os iliaque droit, coup de feu, Borny. — Esquilles, plaies fistuleuses.

BAZINETTE, Étienne, né le 8 novembre 1846, Celles (Dordogne), 5e de ligne. — Fracture de la jambe droite et subluxation fémoro-tibiale en arrière, coup de feu, Sedan. — Déformation de la jambe, qui est atrophiée.

BAZZICOMI, Pierre-Antoine, 27e de ligne, sergent. — Fracture du cubitus gauche, partie inférieure, coup de feu, Arthenay. — Difformité du poignet et atrophie de la main.

BÉAL, Jean, 43e de ligne. — Plaie contuse à la main droite, coup de feu, Villorceau. — Ankylose métacarpo-phalangienne du pouce, luxation du poignet non réduite.

BÉAL, Jean-Arsène-Désiré, 43e de ligne. — Plaie à la main gauche, coup de feu, Saint-Privat. — Perte des deux dernières phalanges de l'annulaire, ankylose de l'auriculaire, fléchi dans la paume de la main.

BÉAL, Jean-Baptiste, né le 9 mars 1850, Saint-Étienne (Loire), 1er chass. à pied. — Fracture comminutive de l'avant-bras gauche, coup de feu, Beaugency. — Esquilles nombreuses, ankylose de l'articulation radio-carpienne, renversement de la main sur l'avant-bras.

BEAU, Médard-Nicolas, garde mob. de la Côte-d'Or. — Plaie contuse au crâne, partie supérieure, coup de feu, Champigny, 2 décembre. — Cicatrices adhérentes, perte de substance.

BEAU, Victor, 72e de ligne, caporal. — Vaste plaie à la cuisse droite, partie supérieure et interne, éclat d'obus, Sedan. — Perte de substance musculaire, cicatrice profonde et adhérente.

BEAUCHESNE, Julien, 97e de ligne. — Plaie à la jambe gauche, fracture du péroné au-dessus de la malléole externe, coup de feu, Coulmiers, 2 décembre. — Cicatrice adhérente.

BEAUCOURT, Charles-Adolphe, garde mob. de Loir-et-Cher. — Plaie à la jambe gauche, plaie contuse au crâne et à la face, côté gauche, 2 éclats d'obus, 1 coup de feu, Patay, 4 décembre. — Longue cicatrice à la jambe.

BEAUCOUSIN, Narcisse-Léon, né le 31 mai 1845, Darnetal (Seine-Inférieure), 27e de ligne. — Fracture de la jambe droite, coup de feu, Beaumont (Ardennes). — Cicatrice adhérente, ankylose de l'articulation tibio-tarsienne.

BEAUD, François-Marie, 52e de ligne. — Fracture du fémur gauche, deux plaies en séton à la cuisse droite, 3 coups de feu, Poupry, 2 décembre.

BEAUDET, Martial, 87e de ligne, sergent. — Plaie contuse au bassin, coup de feu, Patay, 2 décembre.

BEAUDET, Pierre, 56e de ligne. — Plaie contuse au genou droit, coup de feu, Champigny, 30 novembre. — Ankylose incomplète du genou.

BEAUDIN, Jean-Marie, 14e de ligne. — Plaie à la main gauche, coup de feu, Champigny, 30 novembre. — Déformation des deux derniers doigts, gêne dans les mouvements des autres doigts.

BEAUDOIN, Joseph, 8e cuirassiers. — Plaie contuse au pied, lésion des muscles et des tendons, coup de feu, Wœrth.

BEAUDOIN, Joseph-Auguste, né le 14 juillet 1850, la Chapelle (Vosges), 3e génie. — Plaie contuse au front, éclat d'obus, Neuilly-sur-Seine, 7 avril. — Cicatrice adhérente et profonde, céphalalgie et affaiblissement de la vue.

BEAUDON, André, 20e de ligne.—Fracture des os du tarse, pied droit, coup de feu, Sedan. — Ankylose tibio-tarsienne.

BEAUDOIN, Jean-Baptiste-Victor, 2e de ligne. — Plaie à l'avant-bras gauche, fracture du cubitus, partie inférieure, coup de feu, Spickeren. — Ankylose du poignet.

BEAUDREUX, Charles-Jacques, né le 4 novembre 1846, Olivet (Mayenne), 54e de ligne. — Congélation, Maubeuge. — Paraplégie et atrophie.

BEAUDRY, Louis-Auguste-Bienaimé, né le 2 juin 1847, Sottevast (Manche), 7e de ligne. — Plaie à l'avant-bras gauche, coup de feu, Servigny-sous-Metz, 31 août. — Cicatrice adhérente à la partie postérieure externe de l'avant-bras, perte des mouvements d'extension de l'avant-bras et de flexion des doigts.

BEAUFILS, Clément-Arsène, 21e d'artill. — Fracture de la jambe droite, coup de feu, Rueil, 21 octobre. — Arthrite du genou, raccourcissement du membre.

BEAUFILS, Prosper-Alphonse, né le 27 mars 1846, Perreux (Yonne), 25e de ligne. — Plaie compliquée à la face, éclat d'obus, Thionville, 7 octobre.—Ankylose de l'articulation temporo-maxillaire, perte d'une partie du maxillaire supérieur et de la voûte palatine.

BEAUGÉ, François, né le 6 mars 1849, Rennes (Ille-et-Vilaine), 10e de ligne. — Fracture comminutive du fémur gauche, coup de feu, Saint-Privat. — Perte de substance osseuse, atrophie de la jambe.

BEAUGRAND, François-Édouard, né le 10 novembre 1851, Saint-Pierre (Pas-de-Calais), 15e de ligne. — Plaie compliquée à la main droite, fracture des 2e, 3e et 4e métacarpiens, éclat d'obus, Créteil, 30 septembre. — Perte complète de l'usage de la main.

BEAUJARD, Étienne, 15e chass. à pied. — Congélation des pieds, Bethoncourt, 28 janvier. — Élimination du 5e orteil et de la 2e phalange du gros orteil des deux pieds.

BEAUJEAN, Antoine, né le 11 novembre 1847, Boën (Loire), 68e de ligne. — Fracture du péroné droit, coup de feu, Beaumont. — Consolidation vicieuse, amaigrissement.

BEAUJEAUD, Louis-François, né le 12 août 1844, Beugné (Deux-Sèvres), 7e d'artillerie. — Plaie en séton à la cuisse gauche, coup de feu, Sedan.

BEAUME, Gratien, 51e de ligne. — Plaie au bras droit, lésion du plexus brachial, coup de feu, Josnes, 10 décembre. — Atrophie et paralysie du bras.

BEAUMIER, Jean-Louis-Alexandre, né le 24 mai 1838, Saint-Pierre-d'Argençon (Hautes-Alpes), 98e de ligne. — Fracture du genou gauche, articulation largement ouverte, éclat d'obus, Gravelotte. — Ankylose du genou, raccourcissement de trois centimètres.

BEAUMONT, Auguste-Adolphe, né le 1er juin 1846, Pontorson (Manche), 3e train des équipages militaires. —Fracture du radius, avant-bras droit, coup de feu, Sedan. — Consolidation vicieuse, ankylose du poignet, atrophie de la main. [1]

BEAUMONT, Auguste-Bastien, 54e de ligne. — Plaie contuse à la partie supérieure et postérieure de la cuisse droite, plaie contuse à la fesse gauche, partie moyenne, deux coups de feu, Amanvillers (Moselle). — Cicatrices adhérentes.

BEAUMONT, Louis, garde mob. de l'Orne. — Plaie contuse à la cuisse gauche, coup de feu, Courceboeuf, 12 janvier.

BEAUMONT, Nicolas-Auguste, né le 24 octobre 1845, Renauvoid (Vosges), 8e dragons. — Plaie à la face, ouverture du globe oculaire, coup de sabre, Gravelotte. — Perte de la vision de l'œil droit.

BEAUMONT, Pierre-Alphonse, né le 1er mars 1836, Paris (Seine), 119e de ligne. —Fracture du crâne, coup de feu, Buzenval. —Perte de substance du pariétal droit, cicatrice adhérente, affaiblissement de la mémoire et de la vue du côté droit.

BEAUMONT, Paul-Jacques, garde mob. de Maine-et-Loire. — Plaie compliquée à la jambe gauche, coup de feu, Loigny.—Nécrose du tibia, raccourcissement et déformation de la jambe.

BEAUPIED, Paul-Mathurin, né le 17 août 1840, Lanvallay (Côtes-du-Nord), garde mobilisée. — Variole épidémique, désorganisation de l'œil gauche. Armée de la Loire.

BEAUPRÉ, Louis-Constant, né le 20 avril 1849, Plancher-Bas (Haute-Saône), 25e de ligne. — Vaste plaie au mollet gauche, éclat d'obus, Villiers-sur-Marne, 30 novembre. — Perte considérable de substance musculaire, cicatrice profonde.

BEAURY, Jules-Joseph, né le 15 mars 1848, Maulde (Nord), 29e de ligne. — Plaie contuse à la main droite, perte de l'indicateur, coup de feu, Gravelotte.

BEAURY, Jean, 46e de ligne. — Plaie contuse à l'avant-bras gauche, fracture du radius, coup de feu, Josnes, 10 décembre. — Ankylose du poignet, atrophie de l'avant-bras.

BEAUSOLEIL, Jean, né le 10 août 1843, Chabrac (Charente), 2e train d'artill.—Plaies compliquées au bras droit et à la main gauche, éclats d'obus, Sedan.—Atrophie et paralysie incomplète du bras, flexion permanente de l'avant-bras, perte de l'indicateur et du médius gauches.

BEAUSSE, Gatien, né le 9 septembre 1850, Saumur (Maine-et-Loire), 51e de ligne. — Plaie compliquée au bras droit, partie supérieure, coup de feu, Josnes. — Paralysie et atrophie du bras.

BEAUSSERON, Edmond-François-Étienne, né le 14 mai 1843, Reims (Marne), 17e chass. à pied, sergent. — Plaie contuse au genou gauche, coup de feu, Pont-Noyelles. — Arthrite suppurée, ankylose du genou.

BEAUTRAIS, Jean-Marie, 84e de ligne. — Plaie contuse à la jambe droite, coup de feu, Peltre (Moselle), 27 septembre. — Cicatrice adhérente, engorgement du pied.

BEAUVAIS, Léon-Apollonius, 5e chass. à pied. — Plaie compliquée à l'avant-bras droit, fracture du cubitus, coup de feu, Orléans, 11 octobre. — Abcès multiples, gêne considérable dans les mouvements du coude et de l'épaule.

BEAUVAIS, Léonard, né le 16 septembre 1845, Limoges (Haute-Vienne), 42e de ligne. — Plaie contuse au coude droit, éclat d'obus, Juranville, 28 novembre. — Cicatrice adhérente, ankylose du coude, atrophie et flexion permanente de l'avant-bras,

BEAUVAIS, Adolphe-Gustave, né le 14 octobre 1848, Bolbec (Seine-Inférieure), 15e d'artill. — Large plaie contuse à la cuisse gauche, éclat d'obus, Saint-Quentin. — Rétraction de la jambe.

BEAUVAIS, Théophile-Jean-Baptiste, né le 6 avril 1845, Talmas (Somme), garde mob. de la Somme.—Plaie à l'avant-bras gauche, fracture du radius, extrémité inférieure, coup de feu, Breteuil, 12 octobre.—Ankylose du poignet, rétraction des quatre derniers doigts de la main, atrophie de l'avant-bras.

BEAUX, Jean-Marie-Louis, 8e chass. à pied.—Plaie contuse à la main droite, face dorsale, éclat d'obus, Orléans, 4 décembre.—Chute sur le genou, arthrite, ankylose incomplète.

BEAUVILLAIN, Florébert-Henri, né le 12 février 1846, Caudey (Nord), 39e de ligne. — Plaie contuse à la main gauche, éclat d'obus, Orléans, 4 décembre. — Perte de l'annulaire et de l'auriculaire, difformité du doigt médius.

BEAUZELY, Louis, né le 20 mai 1846, Loyeuse (Ardèche), 3e génie. — Plaie contuse à la cuisse droite, coup de feu, fort de Vanves.—Amaigrissement de tout le membre.

BEC, Basile, 46e de ligne. — Plaie contuse au pied droit, fracture du calcanéum, éclat d'obus, Beaumont. — Esquilles, cicatrice adhérente, engorgement de l'articulation tibio-tarsienne.

BEC, Jean, 95e de ligne. — Plaie contuse à la cuisse droite, éclat d'obus, Servigny-sous-Metz. — Perte de substance musculaire, cicatrice adhérente.

BÉCAMEL, Alfred, 89e de ligne. — Plaie contuse au pied gauche, lésion des os du tarse, coup de feu, Sedan. — Cicatrice adhérente.

BÉCANE, Jean, né le 27 juin 1846, Pinsaguel (Haute-Garonne), 66e de ligne. — Désorganisation du globe oculaire gauche, coup de feu, Spickeren.

BECBEDER, Jean-Pierre, né le 12 mai 1832, Charitte-de-Bas (Basses-Pyrénées), gendarme. — Monomanie religieuse, émotions, Paris, 2e siége.

BÉCHADE, André, né le 3 mai 1848, Saint-Martin-le-Vieux (Haute-Vienne), garde mob. de la Haute-Vienne.—Fracture de la jambe droite, coup de feu, Lumeau, 2 décembre. — Consolidation vicieuse.

BÉCHAMP, Jean-Anatole, né le 3 juillet 1845, Bideshoff (Meurthe), 73e de ligne, sergent.— Plaie compliquée au bras gauche, partie supérieure, éclats d'obus; plaie à la face, coup de sabre, Gravelotte.—Perte considérable des parties molles et osseuses du bras.

BÉCHEREL, Charles-Étienne, 94e de ligne. — Plaie pénétrante de poitrine, coup de feu, Gravelotte. — Dyspnée.

BECK, Ernest, né le 23 octobre 1844, Sarreguemines (Moselle), 37e de ligne.—Plaie contuse au poignet droit, coup de feu, Guyonville, 1er décembre. — Ankylose du poignet.

BECK, Ignace, garde mob. du Bas-Rhin. — Plaies compliquées aux mains, éclats d'obus, Châtillon-sur-Seine, 4 avril. — Perte du deuxième métacarpien, main droite et inertie de l'indicateur, perte du pouce de la main gauche.

BECK, Thiébault-Eugène, né le 8 mars 1846, Thann (Haut-Rhin), 1er zouaves, sergent. — Plaie pénétrante du poignet, coup de feu, Sedan. — Adhérence des tendons fléchisseurs des doigts.

BECK, Jean-Baptiste, né à Saasenheim (Bas-Rhin), 14e de ligne, sergent. — Fracture de l'omoplate droite, coup de feu, Champigny, 30 novembre. — Atrophie du bras.

BECK, Jean-Léopold, garde mob. de la Haute-Saône. — Plaie contuse au coude droit, coup de feu, Grosmagny-sous-Belfort, 2 novembre. — Ankylose du coude.

BECK, Louis, né le 8 août 1839, Gueberschwihr (Haut-Rhin), 7e de ligne. — Fracture comminutive du fémur gauche, coup de feu, Borny. — Consolidation vicieuse, raccourcissement de 8 centimètres, déviation et torsion de la cuisse en dehors.

BECK, Nicolas, né le 20 février 1841, Arnon (Belgique), rég. étranger, sergent-fourrier. —Fracture du maxillaire inférieur, coup de feu, Montbéliard. — Consolidation vicieuse.

BECK, Thomas-Bonaventure-Asciscle, né le 1er août 1832, Argelès (Pyrénées-Orientales), 4e de ligne, lieutenant.—Fracture de l'humérus gauche, coup de feu, Rezonville. — Ankylose de l'articulation scapulo-humérale, atrophie de la tête de l'humérus, raccourcissement du bras, atrophie de l'avant-bras.

BECKER, Christophe, 2e de ligne. — Fracture de l'humérus droit, coup de feu, Spickeren.

BECKER, Jean-Paul, 91e de ligne. — Fracture du péroné et de la malléole externe, jambe droite, coup de feu, Gravelotte. — Perte de substance osseuse.

BECKER, Louis-Émile, né le 13 octobre 1850, Vitry-le-Français (Marne), 51e de ligne. — Fracture comminutive de l'humérus et plaie en séton au dos, coup de feu, plaie à l'oreille, coup de baïonnette, Orléans, 11 octobre. — Ankylose du coude dans la flexion.

BECKER, Pierre, né le 10 juillet 1850, Guerting (Moselle), 46e de ligne (51e de marche).— Désorganisation de l'œil gauche, coup de feu, Josnes, 10 décembre. — La balle a pénétré de la base du nez à l'œil.

BÉCLET, Charles-François, né le 30 janvier 1837, Longwy (Moselle)', 17e d'artill. — Fracture du calcanéum, coup de feu, plaies multiples contuses aux jambes et aux cuisses, éclats d'obus, Saint-Privat. — Déformation du calcanéum.

BECQUET, David, né le 15 janvier 1848, Amiens (Somme), 29e de ligne. — Fracture comminutive de l'humérus droit, coup de feu, Borny. — Atrophie de tout le membre, paralysie de la main.

BECQUIN, Victor-Théodore, né le 25 février 1846, Paris, 6e sect. d'infirmiers. — Plaie contuse à la région scapulaire gauche, éclat d'obus, Montmédy, 12 décembre. — Ankylose incomplète de l'articulation scapulo-humérale.

BÉCRIAUD, Alexandre-Joseph, 20e chass. à pied. — Plaie en séton à la main droite, coup de feu, Gravelotte. — Atrophie du doigt indicateur.

BECT, Jean, 8e artill. — Congélation, le Mans, 13 janvier. — Perte d'une partie du gros orteil, pied droit.

Bédérède-Tisné, Jean, né le 5 avril 1846, Doazon (Basses-Pyrénées), garde mob. des Basses-Pyrénées. — Variole épidémique, armée de l'Est. — Leucóma très-large des deux cornées. Cécité complète.

Bédez, Jean-Baptiste, né le 16 janvier 1839, Bonhomme (Haut-Rhin), 62e de ligne. — Plaie contuse au pied droit, coup de feu, Peltre-sous-Metz, 27 septembre.—Ankylose complète du gros orteil.

Bedhet, Jules, né le 18 mai 1849, Paris (Seine), garde mob. de la Seine, — Plaie compliquée à la main gauche, coup de feu, Buzenval. — Ankylose du poignet, atrophie de la main, section du tendon fléchisseur du pouce.

Bédion, Jean-Baptiste, né le 20 juin 1831, Angers (Maine-et-Loire), garde mobilisée de Maine-et-Loire. — Fracture comminutive de l'avant-bras gauche, extrémité inférieure, coup de feu, la Flèche, 24 janvier. — Ankylose de l'articulation radio-carpienne, déformation du poignet.

Bédoré, Charlemagne-Hector, 43e de ligne. — Fracture des os du tarse, pied gauche, coup de feu, Bapaume, 3 janvier. — Déformation du pied et atrophie de la jambe.

Bédou, Jean, garde mob. du Lot. — Plaie à la cuisse gauche, partie supérieure, coup de feu, Gué du Loir, 6 janvier.

Bédouet, Alphonse, né le 2 mars 1840, Louroux-Béconnais (Maine-et-Loire), garde mob. de Maine-et-Loire. — Plaie au coude gauche et à l'avant-bras, fracture de l'olécrane, coup de feu, Parigné-l'Évêque, 10 janvier. — Ankylose du coude, soudure des deux os de l'avant-bras.

Bédouet, Joseph, 25e de ligne. — Plaie contuse à l'avant-bras droit, éclat d'obus, Orléans, 4 décembre. — Phlegmon, atrophie de la main.

Bédu, Louis-Auguste, né le 24 août 1844, Cambrai (Nord), 110e de ligne. — Fracture du crâne (sommet), lésion du cerveau, coup de feu, l'Hay, 30 septembre. — Hémiplégie gauche, nombreuses esquilles extraites, cicatrice profonde et déprimée, tremblement général et gêne dans la parole.

Beffre, Baptiste, 15e de ligne. — Large plaie à la jambe gauche, partie postérieure, coup de feu, Champigny. — Cicatrice déprimée, rétraction des muscles du mollet, extension du pied sur la jambe.

Bégaries, Jean-François, né le 3 mars 1847, Marsous (Hautes-Pyrénées), 17e de ligne. — Fracture comminutive de l'humérus droit, tiers supérieur, coup de feu, Beaumont (Ardennes). — Esquilles, raccourcissement de 4 centimètres du bras, ankylose du coude, paralysie incomplète.

Bégars, Pierre, né le 16 juin 1844, Ortheveilles (Landes), 75e de ligne. — Plaie à la face, région sourcilière gauche, fracture du bord orbitaire, coup de feu, Saint-Privat. — Perte de la vision, amaurose de l'œil gauche.

Bégaud, Henri-Jean-Louis, né le 23 décembre 1838, Saint-Gervais (Vendée), zouaves pontificaux. — Fracture de la branche ascendante du maxillaire inférieur gauche, coup de feu, le Mans, 11 janvier. — Perte de la vision de l'œil droit, ankylose temporo-maxillaire.

Bégel, Henri, 24e de ligne. — Plaie à la région fessière gauche, coup de feu, Sedan. — Balle enkystée profondément dans les chairs, cicatrice déprimée, douleurs persistantes.

Bégeot, Victor-Joseph, né le 29 janvier 1847, Lyoffans (Haute-Saône), 12e artillerie. — Fracture de la jambe gauche, partie moyenne, écrasement par roue de caisson à Loudun (Vienne), 15 février 1871. — Consolidation vicieuse, atrophie et incurvation du membre.

Béget, Claude, 14e de ligne. — Vaste plaie au bras droit, partie supérieure, coup de feu, Sedan. — Cicatrice adhérente.

Bégly, Louis-Jean-Baptiste, 24e de ligne. — Fracture des os propres du nez, de l'os malaire droit avec division du voile du palais, cicatrice irrégulière, profonde, adhérente et transversale à la face.

Bégot, Victor-Alexandre, né le 13 novembre, Anneyron (Drôme), garde mob. de la Drôme, sergent. — Plaie contuse à la partie supérieure et antérieure de la cuisse droite, coup de feu, Buzenval. — Amaigrissement du membre, œdème du pied.

Bégouin, Jean, 55e de ligne. — Plaie à la jambe gauche, coup de feu, Rezonville. — Flexion de la jambe sur la cuisse avec contraction musculaire persistante.

Bégou, Jean, 67e de ligne. — Fracture comminutive de l'omoplate droite, coup de feu, Gravelotte.

Bégué, Alexis, 66e de ligne. — Fracture du fémur gauche, tiers supérieur, coup de feu, Spickeren. — Consolidation vicieuse.

Bégué, Jean, né le 20 juin 1848, Saint-Puy (Gers), 66e de ligne. — Fracture du fémur droit, ouverture du genou, coup de feu, Saarbruck, 2 août. — Ankylose du genou, amaigrissement notable de la cuisse, roideur de l'articulation tibio-tarsienne, insensibilité du pied.

Bégué, Jean, 100e de ligne. — Plaie à l'épaule gauche, partie antérieure, coup de feu, Gravelotte. — Cicatrice adhérente, paralysie incomplète du bras.

Béguéry, Jean, né le 23 octobre 1845, Larbey (Landes), 77e de ligne. — Fracture de l'avant-bras gauche et plaie à la main, coup de feu et éclat d'obus, Forbach. — Atrophie de l'avant-bras, semi-ankylose du coude, extension permanente des doigts, perte de la sensibilité de la main.

Béguet, Clément, 91e de ligne. — Plaie contuse à la main droite, coup de feu, Saint-Privat. — Ankylose.

Béguin, Jacques, 56e de ligne. — Fracture comminutive de l'avant-bras gauche, coup de feu, Reischoffen. — Rétraction des muscles fléchisseurs et paralysie incomplète des trois premiers doigts de la main.

Beignon, Louis-Jacques, né le 10 avril 1850, Saint-Benoît-sur-Mer (Vendée), 54e de ligne. — Fracture comminutive de l'avant-bras droit avec plaie très-étendue, coup de feu, le Mans, 11 janvier. — Ankylose du coude dans l'extension.

Beillard, Jean-Henri, garde mob. de Maine-et-Loire. — Fracture du fémur droit, coup de feu, Monnaie (Indre-et-Loire), 20 décembre.

Béjon, Louis-Auguste, né le 1er juillet 1849, Bellème (Orne), 67e de ligne. — Plaie contuse à la main droite, coup de feu, Paris, 2e siége. — Atrophie, ankylose et déformation de l'annulaire.

Bel, Basile-Paul, 37e de ligne. — Plaie contuse à la main gauche, coup de feu, Sedan.— Ankylose des 2 derniers doigts.

Bel-Aïd-ben-Amed, 1er tir. algér. — Fracture de l'os iliaque, éclat d'obus, Sedan. — Cicatrice adhérente à la région fessière.

Beldent, Pierre-Henri, né le 30 juin 1849, Mayet (Sarthe), garde mob. de la Sarthe. — Large plaie déchirée au mollet droit, éclat d'obus, Coulmiers. — Cicatrice adhérente et profonde.

Béliard, Louis-Félix, 59e de ligne.—Plaie à la cuisse gauche, coup de feu, Connéré, 11 janvier. — Cicatrice adhérente, gêne dans les mouvements de la jambe, marche très-difficile.

Bélin, François, né le 1er avril 1843, Saint-Bauzire (Puy-de-Dôme), 36e de ligne. — Fracture comminutive de l'extrémité inférieure du fémur droit, coup de feu, Sedan. — Raccourcissement de 3 centimètres, ankylose du genou et déviation de la jambe en dehors.

Belin, Jacques, né le 3 avril 1850, Saint-Eanne (Deux-Sèvres), 53e de ligne. — Fracture du fémur droit, coup de feu, Chagey (Haute-Saône), 17 janvier. — La balle a pénétré au-dessous du grand trochanter et est sortie au milieu de la face interne de la cuisse, raccourcissement de 4 centimètres.

Belin, Joseph-Frédéric, 55e de ligne. — Plaie contuse au poignet droit, coup de feu, Azé, près Vendôme, 6 janvier. — Ankylose du poignet.

Bélivier, Auguste, né le 9 février 1846, Argenton (Indre), 35e de ligne.—Plaie compliquée à la cuisse gauche, coup de feu, Chevilly. — Atrophie paralytique, extension permanente du pied et rétraction des orteils.

BELJEULE, Charles-Jules-Pierre, 82e de ligne. — Plaie pénétrante à l'hypochondre droit, coup de feu, Villorceau.

BELDACEM ou KARA, né en 1839, Kairouan (Alger), 1er tir. alg., caporal. — Fracture du coude droit, coup de feu, Frœschwiller. — Ankylose du coude.

BEL-KASSEN ou AHMED, 1er tir. alg.— Fracture du fémur droit, extrémité supérieure, coup de feu, Frœschwiller. — Consolidation vicieuse, raccourcissement.

BELLAIR, Charles, né le 11 juillet 1848, Sorneville (Meurthe), 67e de ligne. — Plaie contuse à la partie supérieure et postérieure de la cuisse droite, coup de feu, Gravelotte. — Large cicatrice adhérente.

BELLAIRE, Charles, 80e de ligne. — Plaie contuse s'étendant de la région cervicale à l'omoplate droite, coup de feu, Beaune-la-Rolande. — Paralysie du bras droit.

BELLAMY, Joseph-Marie, garde mob. du Morbihan. — Plaie à la main gauche, perte de deux phalanges de l'indicateur, coup de feu, Yvré-l'Évêque, 10 janvier.

BELLANGER, François, 2e zouaves. — Plaie pénétrante de poitrine, éclat d'obus, Frœschwiller. — Cicatrice adhérente au thorax, dyspnée.

BELLANGER, François-Anatole, 26e de ligne. — Ablation de l'indicateur gauche, coup de feu, Bellevue-sous-Metz, 7 octobre.

BELLANGER, Henri, garde mob. de la Sarthe. — Plaie contuse au bras gauche et à la poitrine, côté gauche, coup de feu, Villorceau. — Atrophie des muscles pectoraux, cicatrice adhérente.

BELLANGER, Louis-René, 62e de ligne. — Plaie contuse à la cuisse gauche, coup de feu, Sainte-Barbe-sous-Metz.

BELLANGER, Joachim-François-Arsène, né le 30 août 1846, Congrier (Mayenne), 21e de ligne. — Plaie à la partie inférieure de la jambe gauche, coup de feu, Champigny. — Amaigrissement du pied.

BELLE, Hector-Florimond, né le 11 juillet 1846, Esquelbec (Nord), garde mob. du Nord, sergent.— Fracture comminutive de la jambe droite, éclat d'obus, Saint-Quentin.— Esquilles, consolidation vicieuse, déformation et raccourcissement.

BELLEMAIN, Didier, né le 5 décembre 1841, Belley (Ain), 17e de ligne. — Fracture comminutive de la partie inférieure de la jambe gauche, coup de feu, Sedan. — Cal difforme, engorgement considérable des tissus.

BELLEMONT, Jules-Jean-Baptiste, né le 3 août 1849, Combeaufontaine (Haute-Saône), 89e de ligne, caporal.—Plaie contuse à la région lombaire, coup de feu, Sedan.—Balle enkystée, gêne des mouvements du tronc.

BELLENGUEZ, Louis-Alexis-Napoléon, né le 12 juillet 1846, Rémilly-Wirquin (Pas-de-Calais), garde mob. du Pas-de-Calais. — Plaie compliquée à la face, fracture comminutive de la branche horizontale droite du maxillaire inférieur, plaie à la main gauche, coup de feu, Rœulx (Nord), 28 octobre. — Extraction d'esquilles du maxillaire. — Perte d'une partie du pouce.

BELLEPERCHE, Louis-Eugène-Médard, 121e de ligne.—Plaie contuse au bras droit, coup de feu, Champigny, 2 décembre.

BELLET, Auguste-Remy, né le 15 avril 1849, Mont-de-Lons (Isère), 39e de ligne. — Plaie compliquée à la main gauche, fracture des os du métacarpe, coup de feu, Beaugency. — Destruction des tendons extenseurs et fléchisseurs, déformation de la main gauche, extension permanente des doigts indicateur, médius et annulaire.

BELLET, Pierre-Joseph, né le 15 février 1848, Aunceublin (Nord), 93e de ligne. — Plaie contuse à la face, éclat d'obus, Saint-Privat. —Désorganisation du globe oculaire droit.

BELLET, Antoine, né le 19 novembre 1850, Balvagnat (Tarn), 62e de ligne. — Plaie contuse à l'articulation tibio-tarsienne, coup de feu, Change. — Arthrite traumatique.

BELLEVILLE, Claude, 65e de ligne, sergent. — Plaie au pied gauche, fracture du calcanéum, coup de feu, Bapaume.

BELLEVILLE, Claude, 21e de ligne. — Plaie contuse à la main droite, coup de feu, Saint-Remy, 15 janvier. — Rétraction des doigts.

BELLIER, Joseph, né le 26 avril 1843, Lyon (Rhône), 72e de ligne. — Fracture comminutive de la jambe gauche, coup de feu, Pont-Noyelles. — Consolidation vicieuse, déformation avec courbure et atrophie.

BELLOC, Pierre-Paul, 9e de ligne.—Plaie contuse à la main gauche, coup de feu, Beaune-la-Rolande. — Perte de la dernière phalange du médius, ankylose des deux autres phalanges de ce doigt et de l'annulaire.

BELLOCQ, Bernard, 22e de ligne. — Plaie pénétrante du genou gauche, coup de feu, Champigny, 2 décembre. — Ankylose.

BELLOD, Joseph-Maxime-Léon, garde mob. du Rhône, sergent. — Plaie contuse à la jambe gauche, lésion osseuse, coup de feu, Bellevue, 20 décembre. — Cicatrice adhérente.

BELLON, Louis-Jacques, né le 5 décembre 1825, Charpey (Drôme), 66e de ligne, sergent. — Fracture comminutive de l'humérus gauche, coup de feu, Forbach. — Esquilles volumineuses, cicatrices adhérentes, plaies fistuleuses, fausse ankylose de l'articulation du coude, atrophie de l'avant-bras.

BELLOT, François, né le 24 avril 1825, Marcillat (Allier), 12e cuirassiers, brigadier. — Fièvre typhoïde en captivité, entorse chronique du poignet droit, chute. — Emphysème pulmonaire ; affaiblissement général.

BELLUGON, Charles-Georges, né le 27 juillet 1845, Bourgueil (Indre-et-Loire), 2e de ligne. — Plaie contuse au poignet gauche, coup de feu, Spickeren. — Cicatrice adhérente au poignet, fléchi à angle droit sur l'avant-bras.

BELOT, Charles-Alphonse, né le 14 avril 1846, Thuns (Haute-Saône), 2e cuirassiers. — Fracture comminutive du fémur droit, coup de feu, Frœschwiller. — Esquilles nombreuses, consolidation vicieuse, raccourcissement de 8 centimètres.

BELOT, François, né le 17 novembre 1846, Hermeaux (Lozère), 7e de ligne, caporal. — Plaie compliquée au pied droit, coup de feu, Borny. — Esquilles des os du tarse, ankylose de l'articulation tibio-tarsienne.

BÉLOTTE, Charles, 1er chass. à pied. — Fracture comminutive des os du tarse, pied droit, coup de feu, Wœrth. — Ankylose des articulations tibio-tarsienne et tarso-métatarsienne.

BÉLOUET, Jules-Ambroise, 62e de ligne. — Plaie contuse à la cuisse gauche et à la main droite, 2 coups de feu, Noisseville, 31 août. — Cicatrice adhérente au fémur, ankylose des deux dernières phalanges de l'indicateur.

BÉLOY, Emile-Jean-Baptiste-Xavier, né le 24 septembre 1844, Sainte-Austreberthe (Pas-de-Calais), 84e de ligne. — Fracture comminutive du fémur droit, tiers supérieur, coup de feu, Saint-Privat. — Cal difforme, saillie anguleuse prononcée des fragments, atrophie de tout le membre, considérablement raccourci.

BÉLY, Claude, 39e de ligne. — Plaie contuse à la main droite, coup de feu, Nouan-le-Fuzelier, 25 janvier. — Ankylose du doigt indicateur.

BELZACQ, Charles-Claude, né le 26 août 1841, Saint-Léger-des-Aubées (Eure-et-Loir), garde nationale de la Seine, 104e bat. — Vaste plaie contuse au mollet gauche, fracture du péroné, éclat d'obus, tranchées du Drancy, 24 janvier 1871. — *Tétanos grave d'une durée de 40 jours*, traité par injections hypodermiques de morphine, perte considérable de substance musculaire du mollet, cicatrice large et adhérente, roideur des articulations du pied, amaigrissement du membre. Ce blessé est entré le 25 janvier à l'ambulance des ponts et chaussées ; il a été évacué le surlendemain 27 sur l'ambulance de Longchamps ; il en est sorti le 19 avril, et nous le retrouvons salle Saint-Louis, aux Invalides, le 3 août 1871 ; il est pensionné.

BEMMER, Henri, né le 23 juillet 1848, Kirchberg (Haut-Rhin), 33ᵉ de ligne. — Plaie contuse à l'épaule droite, coup de feu, Pont-Noyelles. — Atrophie du bras.

BÉNA, Nicolas-Félix, né le 12 décembre 1826, Saint-Quirin (Meurthe), 84ᵉ de ligne. — Otite double, perforation des tympans (?), froid pendant la captivité (?).

BEN-ABDALLAH-BEN-BRAHIM, 1ᵉʳ spahis. — Congélation à (?). — Perte des cinq orteils du pied droit.

BEN-ABED-BEN-KADDOUR, né en 1842, aux Amamra (Oran), 2ᵉ tir. alg. — Plaie compliquée au bras gauche, fracture de l'humérus, extrémité inférieure, coup de feu, Wœrth. — Fausse ankylose du coude avec demi-flexion, cicatrices profondes et adhérentes au pli du bras.

BÉNAC, Jean, né le 11 mai 1843, Senouillac (Lot), 31ᵉ de ligne. — Fracture du maxillaire inférieur, côté droit, éclat d'obus, Sedan. — Perte d'une partie de la branche horizontale et d'une plus grande partie de la branche verticale du maxillaire, dépression cicatricielle profonde, mastication très-difficile.

BEN-ALI-BEL-HADJ-LAKDAR, 1ᵉʳ tir. alg. — Plaie contuse au bras gauche, tiers supérieur, coup de feu, Wissembourg, 4 août. — Cicatrice profonde et adhérente.

BÉNARD, Adolphe, 41ᵉ de ligne. — Fracture du maxillaire inférieur, perte de six dents, coup de feu, Villorceau.

BÉNARD, Auguste-Jules, 41ᵉ de ligne. — Fracture longitudinale de l'humérus droit, coup de feu, Sedan. — Cicatrice adhérente.

BÉNARD, François-Marie, 28ᵉ de ligne. — Fracture des métatarsiens, pied gauche, coup de feu, Saint-Privat. — Déformation de la voûte plantaire.

BÉNARD, Louis-Désiré, né le 16 décembre 1840, Paris (Seine), 9ᵉ de ligne, sergent. — Fracture comminutive de l'avant-bras droit, coup de feu, Hautes-Bruyères, 30 septembre. — Ankylose du coude.

BÉNARD Jean, né le 22 septembre 1847, Bourges (Cher), 99ᵉ de ligne. — Fracture de l'humérus droit au col chirurgical, coup de feu, Conneré. — Cal difforme.

BÉNAUD, Maurice, 56ᵉ de ligne. — Plaie pénétrante de poitrine, fracture de la 11ᵉ côte gauche, coup de feu, Beaugency. — Perte de substance osseuse, cicatrice adhérente, dyspnée.

BENAZECH, Jean-Hippolyte, 72ᵉ de ligne. — Plaie à la main droite, fracture de l'indicateur, coup de feu, Champigny. — Raccourcissement de ce doigt par perte de substance osseuse.

BÉNAZET, Joseph, né le 25 mai 1838, Lapeyrouse-Fossat (Haute-Garonne), 138ᵉ de ligne. — Plaie contuse au pied gauche, fracture de la malléole interne, coup de feu, le Bourget, 21 décembre. — Ankylose tibio-tarsienne.

BÉNAZETS, Barthélemy-Victor, 83ᵉ de ligne. — Plaie contuse à la main droite, coup de feu, Ladonchamps-sous-Metz, 7 octobre. — Perte partielle de l'indicateur.

BEN-CHAA-OULD-EMBARCK, né en 1839, Mézila (Oran), 2ᵉ tir. alg., caporal. — Fracture du calcanéum, pied gauche, coup de feu, Wœrth. — Nombreuses esquilles, amaigrissement du pied, cicatrice adhérente très-profonde.

BENDER, Jacques, 2ᵉ zouaves. — Plaie à la main gauche, coup de feu, Frœschwiller. — Ankylose métacarpo-phalangienne des doigts médius, annulaire et auriculaire.

BENDER, Jean, 1ᵉʳ tir. alg. — Fracture de la jambe (?), coup de feu, Frœschwiller. — Cicatrice adhérente, varices consécutives.

BENEL, Jean-Nicolas-Edmond, 29ᵉ de ligne. — Plaie contuse à la main droite, coup de feu, Saint-Privat. — Flexion permanente de l'annulaire et de l'auriculaire.

BENET, Gustave-Frédéric, 71ᵉ de ligne. — Fracture de la rotule, genou gauche, coup de feu, Dijon, 30 octobre. — Ankylose du genou.

BENETEAU, Aimé-Florent, 54e de ligne, caporal. — Plaie contuse au coude droit, éclat d'obus, Saint-Privat. — Ankylose du coude.

BENETH, Jean, 23e de ligne. — Fracture de l'humérus gauche, coup de feu, Créteil, 17 septembre. — Abcès nombreux, cicatrices multiples, limitant les mouvements du bras.

BENEULT, François-Michel, 41e de ligne, caporal. — Plaie contuse à la jambe droite, coup de feu, la Chapelle-Saint-Remy, 11 janvier. — Atrophie et flexion de la jambe sur la cuisse.

BEN-FRÉAH-OULD-MILOUD, né en 1835, Metchatchil (Oran), 2e tir. alg. — Plaies contuses à la poitrine, fracture de l'humérus gauche, plaie contuse étendue de la région anale au grand trochanter, côté gauche, coup de feu, plaie contuse au front, coup de sabre, plaie au dos, coup de baïonnette, Wœrth. — Cicatrices étendues à la poitrine, cicatrice profonde et adhérente à l'humérus, ankylose scapulo-humérale, émaciation et raccourcissement du membre.

BENNERY, Louis-Germain, né le 1er août 1850, Bray (Loiret), 39e de ligne. — Fracture comminutive de la jambe droite, coup de feu, Loigny. — Nombreuses esquilles, perte de substance osseuse, cal vicieux.

BENOIST, Edmond, garde mob. de la Mayenne, sergent-major. — Fracture comminutive de l'avant-bras gauche, coup de feu, Beaumont (Sarthe), 14 janvier. — Carie et plaie fistuleuse.

BENOIST, Félix-Etienne, né le 23 décembre 1848, Cheverny (Loir-et-Cher), garde mob. d'Eure-et-Loir. — Plaie compliquée à la main gauche, fracture comminutive des os du carpe gauche, coup de feu, Saint-Péravy, 24 novembre. — Ankylose radio-carpienne.

BENOIST, Henri, 20e de ligne. — Congélation des pieds, Montbéliard, 18 janvier. — Perte de phalangettes et de phalangines du pied gauche et de la dernière phalange du gros orteil, pied droit.

BENOIST, Jean, 53e de ligne. — Plaie au pied droit, fracture du calcanéum, coup de feu, Héricourt, 15 janvier. — Perte de substance osseuse, cicatrice profonde et irrégulière.

BENOIST, Paul-Valentin-Désiré, né le 5 septembre 1845, Langeais (Indre-et-Loire), 98e de ligne, sergent-fourrier. — Plaie contuse à la main gauche, éclat d'obus, Sainte-Barbe-sous-Metz. — Perte de deux phalanges du médius, rétraction permanente de l'auriculaire.

BENOIST-GONIN, Gustave-Samuel, 9e de ligne, sergent-fourrier. — Plaie à la région auriculaire droite, fracture de l'apophyse mastoïde, coup de feu, Gravelotte. — Surdité, côté droit.

BENOIT, Henri-Clément, 1er chass. à pied. — Plaie en séton à la jambe droite, coup de feu, Frœschwiller.

BENOIT, Jean, 66e de ligne. — Plaie contuse à la main gauche, fracture des 3e et 4e métacarpiens, coup de feu, Rezonville. — Difformité de la main, cicatrices adhérentes.

BENOIT, Jean-Baptiste-Emmanuel, 44e de ligne. — Fracture de l'humérus droit, coup de feu, Ladon, 24 novembre. — Cicatrice adhérente et profonde.

BENOÎT, Jean-Claude, 3e zouaves. — Plaie contuse à la main gauche, coup de feu, Beaune-la-Rolande. — Perte des phalangettes des trois derniers doigts.

BENOIT, Jean-Louis, 17e chass. à pied. — Fracture par enfoncement de la partie supérieure du tibia droit. — Plaie contuse à l'aisselle gauche, 2 coups de feu à (?).

BENOIT, Pierre-Grégoire, 2e chass. à pied. — Plaie contuse au bras droit, coup de feu, Saint-Privat. — Perte de substance musculaire, cicatrice adhérente, atrophie et faiblesse du bras.

BENOIT, Simon, 18e artill. — Chute sur le bras, accident, 20 février. — Phlegmons diffus, vastes cicatrices s'étendant du coude à tous les doigts, qui restent fixés dans l'extension et le coude dans la demi-flexion.

BENOIT-LALLEMAND, Jean-Joseph, né le 20 mai 1845, Ugines (Savoie), garde mob. de la

Savoie. — Plaie contuse à l'articulation tibio-tarsienne gauche, éclat d'obus, Chavannes, 13 janvier. — Ankylose de l'articulation tibio-tarsienne, extension permanente du pied sur la jambe.

BENOIT-PÉQUIGNET, Louis-Florentin, né le 27 février 1824, Hauterive-la-Fresse (Doubs), 26e de ligne, sergent. — Plaie contuse à la main droite, éclat d'obus, Gravelotte. — Perte absolue de l'usage de la main.

· BÉNON, Pierre-Maximilien, garde mob. de la Seine. — Plaie contuse, lésion du tibia droit, coup de feu, Buzenval. — Ostéite du tibia, ankylose tibio-tarsienne.

BEN-SAABEUR-BEN-MEDDA, né en 1836, Ouled-bou-Ali (Oran), 2e tir. alg. — Plaie compliquée à la main droite, fracture des 1er et 2e métacarpiens, coup de feu, Wœrth. — Extension permanente du médius et de l'indicateur.

BEN-TAIBA-BEN-CHAA, né en 1837, Beni-Zeronels (Oran), 2e tir. alg. — Plaie compliquée à la main gauche, fracture des 1er, 2e et 3e métacarpiens, coup de feu, Wœrth. — Extension permanente de tous les doigts, sauf le pouce.

BEN-TALEB-BEN-ALIMA, né en 1836, Souk-el-Mitou (Oran), 2e tir. alg., caporal. — Plaie déchirée à la jambe droite, partie supérieure et antérieure, coup de feu, Wœrth. — Cicatrices adhérentes et profondes, incurvation de la jambe en avant.

BÉOUSTÈS, Timothée-Joseph, garde mob. du Gers. — Plaie contuse au sinus frontal, éclat d'obus, Yvré-l'Évêque, 11 janvier. — Cicatrice déprimée, amblyopie traumatique.

BÉQUIER, Louis-Eugène, 46e de ligne. — Fracture des os du tarse, pied droit, coup de feu, Josnes, 7 décembre.

BÉQUIER, Louis-Philippe, 22e de ligne. — Plaie contuse à l'épaule gauche, coup de feu, Sedan.

BÉQUIN, Ambroise-Léopold, garde mob. de l'Eure. — Plaie contuse à la main droite, coup de feu, Champigny, 30 novembre. — Ankylose métacarpo-phalangienne de l'annulaire.

BÉRANGER, Augustin-David, né le 4 février 1850, Bertry (Nord), 72e de ligne. — Fracture comminutive des extrémités osseuses du coude droit, coup de feu, Neuilly-sur-Seine, 2 mai. — Ankylose du coude dans la flexion.

BÉRANGER, Jean-Pierre, né le 17 juin 1845, le Puy (Haute-Loire), 28e de ligne. — Plaie contuse au sommet du crâne, éclat d'obus, Saint-Privat. — Forte dépression du crâne, paralysie progressive des membres inférieurs.

BÉRANGER, Joseph-Edmond-Brutus-César, né en mai 1848, Bourg-Madame (Pyrénées-Orientales), 80e de ligne, sergent-major. — Plaie compliquée à la cuisse gauche, lésion du grand trochanter, éclat d'obus, Sedan. — Arthrite traumatique, plaie fistuleuse et profonde à la région fessière, ankylose de l'articulation coxo-fémorale.

BÉRARD, Auguste-Adolphe, 47e de ligne. — Fracture du 2e métatarsien, pied gauche, coup de feu, Frœschwiller. — Consolidation vicieuse et chevauchement du 2e orteil.

BÉRARD, Eugène, né le 17 décembre 1841, Mondragon (Vaucluse), 57e de ligne. — Fracture du coude gauche, éclat d'obus, Saint-Privat. — Déformation et ankylose du coude en demi-flexion.

BÉRARD, Alexandre-Pierre, né le 10 octobre 1849, Champs-de-Losque (Manche), garde mob. de la Manche. — Congélation, le Mans. — Perte des orteils du pied droit.

BÉRARD, Denis-Marius, 3e de ligne, caporal. — Plaie pénétrante de poitrine, coup de feu, Wœrth. — Dyspnée.

BÉRARD, Jacques, né le 27 janvier 1847, Toulaud (Ardèche), 97e de ligne. — Fracture des os propres du nez et du maxillaire supérieur, éclat d'obus, Gravelotte.—Cicatrices adhérentes, perte de la vision de l'œil gauche.

BÉRARD, Jean, 97e de ligne. — Plaie compliquée au bras gauche, lésion de l'humérus, coup de feu, Gravelotte. — Cicatrice adhérente, diminution de la sensibilité du bras.

BÉRAT, Adrien-Ferdinand, né le 21 septembre 1847, Montmort (Marne), 19e chass. à pied. — Fracture comminutive de la jambe droite, coup de feu, Loigny.—Abcès multiples, atrophie de la jambe.

BÉRAUD, François, garde mob. de la Dordogne, caporal.—Plaie contuse à la main gauche, perte de deux phalanges du médius, coup de feu, Loigny.

BÉRAUD, Pierre, né le 26 avril 1851, Clermont-Ferrand (Puy-de-Dôme), 59e de ligne. — Fracture comminutive du fémur gauche, coup de feu, Morée, 16 décembre. — Consolidation avec cal volumineux et difforme, cicatrices adhérentes et raccourcissement du membre.

BERBIGIER, Paul-Gabriel, 13e de ligne. — Plaie contuse à l'épaule droite, coup de feu, Gravelotte. — Roideur musculaire.

BERBIGIER, Pierre-Auguste, né le 7 avril 1844, Maurines (Cantal), 79e de ligne. — Plaie contuse au genou droit, fracture du condyle interne du fémur, coup de feu, plaie contuse à la jambe droite, éclat d'obus, Mouzon (Ardennes). — Ankylose du genou, cicatrice adhérente, raccourcissement du membre.

BERBOUX, Jean-François, né le 22 mars 1836, Saint-Bertrand (Haute-Garonne), 71e de ligne, sergent. — Plaie compliquée à la cuisse droite, lésion du fémur, coup de feu, Lauvallière, 12 octobre. — Abcès multiples, ankylose de l'articulation coxo-fémorale.

BERCHER, Alfred-Louis-Gustave, né le 18 octobre 1848, Paris (Seine), garde mob. de la Seine (14e bataillon).—Fracture comminutive de l'humérus gauche, lésion des nerfs radial et cubital, éclat d'obus, le Bourget, 28 octobre.—Difficulté extrême des mouvements d'extension de la main et des doigts.

BERCHOUX, Pierre, né le 20 novembre 1849, Saint-Cyr-de-Favières (Loire), 86e de ligne. — Fracture de l'avant-bras droit, coup de feu, Chevilly. — Consolidation vicieuse du cubitus.

BERDIN, Henri-Léon, né à Ligny-le-Chatel (Yonne), 4e zouaves.—Plaie contuse à la région lombaire, fracture de l'épine iliaque antérieure et supérieure, coup de feu, Buzenval.

BERDOS, Léon-Prosper, né le 26 juin 1849, Estramiac (Gers), 14e de ligne. — Plaie contuse à l'avant-bras droit, fracture du radius, coup de feu, Champigny, 30 novembre. — Atrophie et déformation de l'avant-bras.

BÉRENGER, Eugène-Élysée, né le 7 mars 1847, Saint-André (Eure), 91e de ligne, caporal. — Plaie compliquée au bras gauche, coup de feu, Bapaume. — Atrophie du bras, paralysie des doigts.

BÉRET, Ernest-Charles, né le 4 novembre 1836, Saint-Lattier (Isère), 7e de ligne, capitaine. — Plaie contuse au coude droit, lésion du nerf cubital, coup de feu, Servigny-sous-Metz, 31 août. — Ankylose du coude, atrophie du membre, demi-flexion permanente de l'avant-bras sur le bras, paralysie du doigt auriculaire.

BERGDOLL, Jean, né le 14 février 1846, Erth (Bas-Rhin). — Plaie compliquée à la cuisse droite, coup de feu, Nuits. — Ligature de l'artère crurale, atrophie de tout le membre, paralysie du pied.

BERGE, François-Théophile, né le 22 octobre 1846, Tessonnières (Deux-Sèvres), 47e de ligne.—Plaie contuse à l'épaule gauche, fracture de la clavicule et de l'omoplate, coup de feu, Beaune-la-Rolande. — Ankylose de l'épaule gauche, atrophie du bras, flexion de l'avant-bras et insensibilité de la main.

BERGE, Théodore-Constant, né le 26 août 1843, Saint-Viatre (Loir-et-Cher), 30e de ligne. — Fracture du fémur gauche, partie moyenne, coup de feu, Beaumont (Ardennes). — Amaigrissement considérable du membre, raccourci de 7 centimètres, cal difforme presque à angle droit.

BERGÉ, Jean-Pierre, né le 19 juillet 1844, la Hitère (Haute-Garonne), 77e de ligne.—Fracture comminutive des os du carpe, main droite, coup de feu, Forbach.—Ankylose du poignet et de toutes les articulations de la main, cicatrices adhérentes multiples.

BERGEAT, François-Marie, né le 6 janvier 1844, Saint-Clément-les-Places (Rhône), 93e de ligne. — Plaie contuse au genou droit, coup de feu, Gravelotte. — Arthrite, ankylose de l'articulation fémoro-tibiale dans la demi-flexion, cicatrice adhérente au condyle interne du fémur.

BERGEN, Antoine, 1er de ligne. — Fracture de l'humérus droit, coup de feu, Sainte-Barbe-sous-Metz, 31 août. — Cicatrices adhérentes et multiples, atrophie du membre.

BERGER, Antoine, 63e de ligne. — Plaie contuse à la face et au cou, côté gauche, coup de feu, Spickeren. — Cicatrice bridée au-dessous de la mâchoire inférieure.

BERGER, Antoine, 28e de ligne, caporal. — Plaie contuse à la face (?), coup de feu, Saint-Privat. — Gêne dans les mouvemements de la langue.

BERGER, Claude, 66e de ligne. — Plaie à la main gauche, perte des 2e et 3e phalanges du médius et de la 3e de l'indicateur, éclat d'obus, Rezonville.

BERGER, François-Frédéric, né le 26 novembre 1844, Charbuy (Yonne), 2e zouaves.— Plaie contuse à la poitrine, partie moyenne et latérale droite, fracture de côtes, coup de feu, Fræsch-willer. — Cicatrices adhérentes multiples, consolidation vicieuse des côtes.

BERGER, Guillaume, né le 29 janvier 1841, Saint-Laurent-sur-Gorre (Haute-Vienne), 86e de ligne, musicien. — Plaie compliquée à la cuisse gauche, lésion du nerf sciatique et des testicules, coup de feu, Sedan. — Atrophie des testicules, atrophie et paralysie de la cuisse.

BERGER, Jean-Baptiste-Marie-Louis, franc-tireur de l'Isère. — Plaie contuse au bras gauche, coup de feu, Dijon (Côte-d'Or), 26 novembre. — Extension incomplète du coude.

BERGER, Jean-Pierre-Gustave, né le 26 décembre 1836, Brivezac (Corrèze), 3e chass. d'Afrique, maréchal des logis. — Fracture comminutive de la jambe droite, coup de feu, Sedan. — Consolidation vicieuse, difformité et raccourcissement.

BERGER, Joseph, 37e de ligne. — Plaie pénétrante de poitrine, à la base, de gauche à droite, coup de feu, Sedan. — Dyspnée, amaigrissement considérable, bronchite persistante, hypertrophie du foie.

BERGER, Lucien-Alexandre, 68e de ligne, sergent. — Plaie contuse au genou gauche, coup de feu, Beaumont (Ardennes). — Arthrite, balle non extraite.

BERGER, Pierre, né le 24 mai 1836, Lyon (Rhône), 9e de ligne. — Accident à Lyon, 4 octobre. — Phlegmon diffus de l'avant-bras et de la paume de la main, cicatrices adhérentes et multiples, ankylose du poignet droit, les trois derniers doigts fixés dans l'extension, rétraction des troisièmes phalanges en crochet, flexion impossible du doigt indicateur et du pouce.

BERGER, Pierre-Auguste, 63e de ligne. — Fracture de l'os iliaque gauche, coup de feu, Spickeren. — Cicatrice adhérente et déprimée à la région iliaque.

BERGERARD, Emile-Arsène, garde mob. du Loiret. — Plaie contuse à la main droite, perte des deux dernières phalanges de l'indicateur, éclat d'obus, Champigny, 2 décembre.

BERGEREAU, Joseph-François-Aymé, né le 10 janvier 1849, Magnils (Vendée), 10e de ligne. — Plaie compliquée à la main gauche, coup de feu, l'Hay. — Déformation de la main.

BERGERET, Jean-Hector, né le 17 novembre 1848, Dax (Landes), 19e chass. à pied. — Fracture comminutive de l'os iliaque gauche à sa partie externe et au-dessous de la crête, coup de feu, Sedan. — Cicatrice adhérente de 22 centimètres de long s'étendant transversalement du pubis à la fesse, perte de substance osseuse et musculaire, gêne considérable dans les mouvements de flexion et d'extension de la cuisse.

BERGERET, Victor, né le 22 avril 1848, Forges (Vosges), 67e de ligne, caporal. — Fracture des extrémités articulaires du coude gauche, coup de feu, Gravelotte. — Ankylose du coude dans la flexion.

BERGERIOUX, Pierre, né le 21 octobre 1843, Saint-Georges (Indre), 17e de ligne. — Fracture comminutive de la jambe gauche, coup de feu, Bois-des-Dames, 29 août. — Consolidation vicieuse avec saillie des fragments, déformation de la jambe et paralysie du pied.

BERGERON, Pierre, né le 18 mai 1849, Lyon (Rhône), 82e bat. de la garde nationale de la Seine. — Plaie en séton à la cuisse gauche, tiers inférieur, coup de feu, Buzenval.

BERGERY, Joseph-Marien, 33e de ligne. — Plaie contuse à l'épaule gauche, coup de feu, Sedan.

BERGÈS, Jean-Marie, 67e de ligne. — Plaie contuse à la cuisse gauche, coup de feu, Forbach. — Cicatrice adhérente.

BERGEROL, Guillaume-Edouard-Benoît, né le 10 juillet 1836, Souillac (Lot), tirailleurs de la Gironde, caporal. — Fracture comminutive du fémur droit, partie supérieure, Varize (Eure-et-Loir), 29 novembre. — Raccourcissement de la cuisse de six centimètres, déviation du pied en dedans.

BERGOUGNOUX, Pierre, 45e de ligne. — Plaies contuses aux deux jambes, éclat d'obus, Cravant (Loiret), 8 décembre. — Cicatrices très-étendues.

BERGUE, Victor-Désiré, né le 14 mars 1844, Villiers-le-Bacle (Seine-et-Oise), 24e de ligne, sergent. — Plaie contuse au pied gauche, lésion des os du tarse, coup de feu, Bapaume, 3 janvier. — La balle a traversé le tarse de dedans en dehors, ankylose complète du pied.

BERGUERAND, Félicien, né le 7 novembre 1850, Vallorines (Haute-Savoie), 16e chass. à pied. — Plaie compliquée à la fesse gauche, fracture de l'os iliaque, coup de feu, Beaugency. — Gêne des mouvements des membres inférieurs.

BÉRIAUD, Jean, 45e de ligne. — Fracture comminutive des métatarsiens, pied gauche, coup de feu, Frœschwiller.

BERJOTIN, Joseph, né le 22 août 1844, Woippy (Moselle), 3e chass. à pied. — Fracture comminutive de l'humérus gauche, coup de feu, Forbach. — Cal difforme, plaie fistuleuse.

BERLAND, Pierre-Alexandre, né le 14 février 1847, Boiscommun (Loiret), 1re section d'ouvriers d'administration. — Fracture comminutive du fémur gauche, tiers moyen, coup de feu, Bapaume. — Consolidation vicieuse, raccourcissement de 4 centimètres, cal volumineux et saillie considérable en dehors.

BERLIÈRE, Jean-Marie, né le 13 février 1848, Trembly (Saône-et-Loire), 93e de ligne. — Plaie compliquée à l'avant-bras gauche, lésion du nerf cubital, éclat d'obus, Gravelotte. — Ankylose du coude gauche, cicatrice adhérente et profonde à l'épitrochlée, flexion permanente des deux derniers doigts.

BERLIN, Louis-Auguste, né le 14 février 1848, Pont-sur-Yonne (Yonne), garde mob. de l'Yonne. — Plaie contuse au genou droit, coup de feu, le Mans, 12 janvier. — Perte de substance musculaire et cicatrices adhérentes.

BERLINGAUD, Pierre, né le 22 décembre 1844, Broussac (Charente), sapeur-pompier de Paris. — Plaies contuses à la tête, à la jambe et à la main gauches, chute, 2e siége.

BERLIOZ, Joseph-Marie, garde mob. de la Savoie. — Plaie contuse à la jambe gauche, partie interne et moyenne, coup de feu, Bethoncourt, 16 janvier. — Cicatrice avec bride fibreuse.

BERLOT, Eusice, né le 21 juillet 1844, Lye (Indre), 71e de ligne. — Plaie contuse à la face, désorganisation des deux globes oculaires, coup de feu, Borny. — Cécité complète.

BERNABON, Joseph-Jean-Baptiste, né le 23 août 1836, Tours (Indre-et-Loire), volontaires de l'Ouest. — Plaie pénétrante à la région prostatique gauche, coup de feu, Patay, 2 décembre. — Fistule urinaire et rétrécissement de l'urèthre.

BERNAERT, Jean-François, 35e de ligne. — Fracture comminutive de la jambe gauche, plaie contuse à l'épaule gauche, 2 coups de feu, Champigny. — Raccourcissement de la jambe.

BERNARD, Alban, né le 22 octobre 1850, Montmoreau (Charente), 3e zouaves, sergent-major. — Fracture de la clavicule droite, extrémité interne, coup de crosse du fusil. — Fracture comminutive de l'avant-bras, coup de baïonnette à (?). — Esquilles du radius.

Bernard, Alexandre-Ferdinand, 30e de ligne. — Fracture comminutive de l'avant-bras droit, coup de feu à (?).

Bernard, André-Adolphe, né le 21 mai 1846, Paris (Seine), garde mob. de la Seine, 10e bat. — Fracture comminutive de la jambe gauche, au niveau des malléoles, coup de feu, Stains, 21 décembre. — Ankylose tibio-tarsienne, extension du pied sur la jambe.

Bernard, Antoine, garde nationale mobilisée de la Côte-d'Or. — Plaie contuse à la main gauche, fracture du deuxième métacarpien, section du tendon extenseur de l'indicateur, coup de feu, Pont-la-Marche (Côte-d'Or), 9 novembre. — Flexion permanente de l'indicateur.

Bernard, Ambroise-Augustin, né le 1er octobre 1844, Saint-Jean-Nicolas (Hautes-Alpes), 8e de ligne. — Fracture de la tubérosité externe de l'humérus droit, coup de feu, Spickeren. — Flexion permanente des quatre derniers doigts.

Bernard, Auguste-Claude, né le 30 octobre 1849, Beurrières (Puy-de-Dôme), 93e de ligne. Plaie contuse à l'avant-bras gauche, coup de feu, Ville-Evrard. — Abcès consécutifs, gêne des mouvements de la main.

Bernard, Benoît, né le 18 avril 1835, Grièges (Ain), 22e artill., adjudant sous-officier. — Fracture comminutive de la jambe droite, coup de pied de cheval, Vincennes, 4 septembre 1870. — Erysipèle phlegmoneux, cicatrices adhérentes le long de la face interne du tibia, consolidation vicieuse, incurvation de la jambe, raccourcie de 3 centimètres.

Bernard, Benoît, 32e de ligne. — Fracture de la jambe droite, coup de feu, Gravelotte.

Bernard, Célestin, né le 3 avril 1844, Pruniers (Indre), garde nationale mobilisée d'Indre. — Plaie contuse à la cuisse gauche, partie postérieure interne, coup de feu, Blois, 28 janvier. — Fusées purulentes, brides cicatricielles déterminant la rétraction permanente de la jambe sur la cuisse.

Bernard, Charles-François, 13e de ligne. — Plaie contuse à la main droite, coup de feu, Bry-sur-Marne, 30 novembre. — Rigidité de la main.]

Bernard, Charles-Jean, né le 24 octobre 1848, Creux-Laville (Nièvre), garde mob. de la Nièvre. — Fracture des os du tarse, pied gauche, coup de feu, Vaux, 31 janvier. — Ankylose tibio-tarsienne.

Bernard, César-Félix-Joseph, 67e de ligne, caporal. — Plaies multiples à la jambe droite, lésion du tendon d'Achille et de l'articulation tibio-tarsienne, éclat d'obus et coup de feu, Gravelotte.

Bernard, Edouard, né le 30 mars 1851, Moyenmoutiers (Vosges), 40e de ligne. — Plaie contuse à la main droite, fracture des 2e et 3e métacarpiens, coup de feu, les Ormes (Loiret), 11 octobre. — Roideur de l'articulation radio-carpienne.

Bernard, Emile, 75e de ligne. — Plaies compliquées à la jambe gauche, 2 coups de feu, Ladonchamps-sous-Metz. — Ankylose du genou avec rétraction musculaire.

Bernard, Emile-Jean-Louis, né le 10 mai 1845, Marquette (Nord), garde nationale mobilisée du Nord. — Fracture comminutive du coude droit, coup de feu, Saint-Quentin. — Ankylose du coude à angle obtus, atrophie et perte des mouvements de l'avant-bras.

Bernard, Eugène, né à Saint-Philibert (Vienne), 3e zouaves. — Plaie contuse au bras droit, coup de feu, Wœrth. — Cicatrices adhérentes.

Bernard, Eugène-Narcisse, né le 19 août 1838, Corpsnuds (Ille-et-Vilaine), garde mobile du Finistère, capitaine. — Fracture de l'avant-bras droit et du radius, avant-bras gauche, 3 coups de feu, défense de l'Hôtel de Ville, 22 janvier. — Perte de l'usage des deux avant-bras.

Bernard, Félix, né le 28 octobre 1846, Saint-Remy (Vienne), 18e de ligne. — Entorse grave, Frœschwiller. — Gonflement permanent de l'articulation tibio-tarsienne.

BERNARD, François, 3e zouaves.— Plaie contuse à l'avant-bras gauche, face postérieure, coup de feu, Frœschwiller. — Cicatrice adhérente, paralysie incomplète de l'avant-bras et de la main.

BERNARD, François, 81e de ligne. — Plaie contuse au genou droit, coup de feu, Beaugency. — Large cicatrice adhérente au-dessous de la rotule.

BERNARD, François, 113e de ligne. — Fracture de la jambe gauche, coup de feu, fort d'Issy, 1er mai. — Consolidation vicieuse et cal volumineux du tibia.

BERNARD, François, cavaliers de remonte.—Plaie contuse à la jambe (?), coup de pied de cheval, Tarbes, 15 octobre 1870. — Abcès multiples.

BERNARD, François, 95e de ligne. — Plaie contuse à la région fessière, coup de feu, Gravelotte. — Cicatrices profondes et adhérentes.

BERNARD, Jean, 49e de ligne. — Plaie au pied gauche, de la face plantaire à la face dorsale, coup de feu, la Fourche (Eure-et-Loir), 6 janvier.

BERNARD, Jean, 79e de ligne. — Plaies en séton aux deux cuisses, tiers supérieur, coup de feu, Mouzon, 30 août.

BERNARD, Jean-Antoine, 56e de ligne. — Plaie contuse à l'abdomen, coup de feu, Cohernière (Sarthe), 11 janvier. — Balle restée dans le pli inguinal gauche.

BERNARD, Jean-Baptiste-Ferdinand, né le 31 octobre 1838, Laviron (Doubs), 47e de ligne. — Plaie pénétrante du bassin, coup de feu, Villersexel. — Balle enkystée dans les muscles, gêne des mouvements de flexion.

BERNARD, Jean-Célestin, né le 19 mai 1848, Buxerolles (Vienne), 9e artill. — Plaie compliquée à la face, coup de feu, Arthenay.— Fracture des deux os malaires, de la voûte palatine et du maxillaire inférieur, large communication entre la cavité buccale et les fosses nasales, perte de dents, du maxillaire supérieur gauche, cicatrice arrondie de 4 centimètres de diamètre déprimée et adhérente au niveau de la branche montante du maxillaire inférieur, pertuis fistuleux, écoulement continu de la salive, écartement de 2 centimètres entre les mâchoires.

BERNARD, Jean-Joseph, 8e cuirassiers. — Plaie compliquée à la jambe droite, coup de feu, Sedan. — Paralysie de la jambe.

BERNARD, Jean-Marie, 50e de ligne. — Plaies contuses à la cuisse droite, coup de feu, Wissembourg.

BERNARD, Jean-Modeste, 9e de ligne. — Fracture de la jambe droite, plaie contuse au talon droit, 2 coups de feu, Epinay, 23 novembre. — Consolidation vicieuse, saillie des fragments supérieurs, cicatrice adhérente au talon et surmontée d'une excroissance cornée.

BERNARD, Joseph-Pierre, né le 14 novembre 1847, Ars (Charente-Inférieure), artill. de la garde mob. de la Charente-Inférieure. — Fracture de l'os iliaque gauche, éclat d'obus, Autun (Saône-et-Loire), 1er décembre. — Nécrose étendue, suppuration intarissable, flexion permanente de la cuisse.

BERNARD, Jules-Désiré, né le 6 février 1837, Croix (Nord), 12e de ligne. — Plaie contuse à la cuisse droite, section du nerf sciatique, coup de feu, l'Hay, 29 novembre. — Paralysie de la jambe.

BERNARD, Louis-Jean, né le 18 août 1842, Pierrefontaine (Doubs), 40e de ligne. — Fracture comminutive de la jambe droite, au-dessus des malléoles, coup de feu, Lumeau, 2 décembre. — Ankylose de l'articulation tibio-tarsienne, déformation du pied et raccourcissement de la jambe.

BERNARD, Louis-Joseph, né le 13 décembre 1843, Annaullin (Nord), garde mobilisée du Nord. — Plaie compliquée au thorax, côté droit, fracture de la 8e côte, coup de feu, Pont-Noyelles. — Cicatrice adhérente gênant les mouvements d'ampliation.

BERNARD, Louis-Paul, 99e de ligne. — Plaie contuse à la main gauche, coup de feu, Arthenay, 3 décembre. — Perte des deux dernières phalanges de l'annulaire, cicatrices bridées à la première phalange de l'auriculaire et du médius.

BERNARD, Marie-Denis-Joseph, né le 3 août 1850, Etrez (Ain), 62e de ligne. — Plaie compliquée à la jambe gauche, coup de feu, Changé. — Cicatrice adhérente.

BERNARD, Marie-Eugène-Auguste, 99e de ligne. — Plaie contuse à la main gauche, coup de feu, la Malmaison, 21 octobre.

BERNARD, Michel, né le 28 avril 1840, Chardes-Beaufort (?), 1re inf. provisoire. — Plaie compliquée à la face, fracture du maxillaire supérieur, coup de feu, Buzenval. — Perte de la vision de l'œil droit.

BERNARD, Michel-Sylvestre, né le 7 juillet 1848, Velleron (Vaucluse), 81e de ligne. — Ablation des phalanges du pouce de la main droite, coup de feu, Saint-Privat.

BERNARD, Sylvain, né le 21 septembre 1845, Neung-Saint-Beuvron (Loir-et-Cher), 44e de ligne. — Plaie contuse à l'avant-bras droit, fracture du cubitus, coup de feu, Servigny près Metz, 31 août. — Ankylose incomplète du poignet, déformation de l'avant-bras et perte des mouvements des doigts.

BERNARDEAU, Jean, 48e de ligne. — Plaie contuse à la main gauche, perte des doigts annulaire et auriculaire, coup de feu, le Mans, 10 janvier.

BERNARDIN, Constant-Isidore, né le 29 novembre 1845, Fougerolles (Haute-Saône), 8e chass. à pied. — Fracture comminutive du fémur gauche, tiers supérieur, coup de feu, Frœschwiller. — Consolidation vicieuse avec cal volumineux, saillie considérable de la cuisse en dehors, cicatrice adhérente, raccourcissement de 5 centimètres.

BERNARDON, Aubin, 72e de ligne. — Plaie contuse à la cuisse gauche, coup de feu, Sedan. — Mouvements du genou douloureux.

BERNARDOU, Hector-François, né le 29 octobre 1850, Aire (Pas-de-Calais), 15e de ligne. — Plaie compliquée à l'avant-bras droit, fracture du radius, tiers inférieur, coup de feu, Bougival, 21 décembre. — Cicatrice adhérente et déprimée, perte de substance osseuse, le pouce ne peut être opposé aux autres doigts.

BERNAY, Pierre-Marie, né le 18 juillet 1845, Condouvre (Loire), garde mob. de la Loire. — Plaie compliquée à la main gauche, fracture des deux derniers métacarpiens, coup de feu, Beaune-la-Rolande. — Section des tendons extenseurs de l'annulaire et de l'auriculaire.

BERNE, François, 24e de ligne, sergent — Plaie contuse à la main droite, ablation de la phalangette de l'indicateur, éclat d'obus, Sedan. — Ankylose des deux phalanges restantes de l'indicateur.

BERNE, François-Laurent, 8e cuirassiers. — Fracture du cubitus, avant-bras gauche, coup de feu, Wœrth. — Perte de substance du cubitus soudé au radius, atrophie de l'avant-bras.

BERNELEAU, Benjamin, garde mob. de la Charente-Inférieure. — Fracture du calcanéum, pied droit, avec entorse, éclat d'obus, Patay, 2 décembre.

BERNELIN, Louis, né le 30 avril 1845, Lyon (Rhône), 80e de ligne. — Fracture du péroné, jambe droite, coup de feu, Gravelotte. — Consolidation vicieuse.

BERNERD, Etienne, né le 22 mars 1843, Pont-de-Beauvoisin (Savoie), 14e de ligne. — Plaie contuse à la jambe droite, éclat d'obus, Sedan. — Cicatrices irrégulières, extension permanente du pied.

BERNERT, François, 12e artill., maréchal des logis. — Larges plaies contuses à la jambe droite, éclat d'obus, Pont-Noyelles. — Cicatrices adhérentes, perte de substance musculaire, rétraction des muscles postérieurs de la cuisse.

BERNET, Paul, né à Saint-Dizier (Haute-Marne), 35e de ligne. — Plaie contuse à la main gauche, coup de feu, Chevilly. — Paralysie des trois derniers doigts.

Bernhard, François-Joseph, 34e de ligne, sergent. — Congélation du pied droit, Pontarlier (Doubs), 30 janvier. — Perte de la phalangette du gros orteil.

Bernheim, Salomon, 15e de ligne, sergent. — Plaie compliquée au pied droit, lésion des os du tarse, coup de feu, Josnes. —Ankylose calcanéo-astragalienne, redressement permanent du pied sur la jambe.

Bernier, Ernest, né le 16 février 1848, Vierzon (Cher), garde mob. du Cher. — Fracture comminutive du fémur droit, coup de feu, Juranville, 28 novembre. — Débridements multiples, engorgement œdémateux du membre, consolidation vicieuse avec cal volumineux, raccourcissement de 6 centimètres, ankylose du genou.

Bernier, Louis-Hippolyte, 93e de ligne, sergent-major. — Plaie contuse à la main droite, plaie contuse à la région inguinale droite, 3 coups de feu, Saint-Privat.

Bernin, Jean, né le 25 mars 1838, Labergement-Sainte-Colombe (Saône-et-Loire), 1er de ligne. — Plaie contuse à l'épaule gauche, lésion du plexus brachial, coup de feu, Servigny-sous-Metz. — Paralysie et atrophie de tout le membre supérieur.

Berniolles, Jean, 30e de ligne, caporal.— Ablation des deux phalanges du doigt indicateur droit, coup de feu,. Montbéliard, 16 janvier.

Bernissan, Pierre, né le 24 décembre 1850, Mun (Hautes-Pyrénées), 61e de ligne.—Congélation, Blamont (Doubs). — Perte partielle du gros orteil, plaie fistuleuse.

Bernon, Antoine-Justin, 67e de ligne. — Plaies contuses en avant du sternum et à la cuisse droite, partie inférieure, 2 coups de feu, Gravelotte.

Bernon, Alcide-Camille, né le 26 mars 1850, Collet-de-Dèze (Lozère), 87e de ligne, caporal. — Plaie aux cuisses, coup de feu, Paris, 2e siége. — La balle pénètre dans la partie antérieure et supérieure de la cuisse droite, laboure obliquement le périnée et sort à la cuisse gauche au niveau du pli de la fesse.

Bernose, Dominique, 87e de ligne, caporal.—Plaie contuse à la région temporale, luxation de l'œil gauche, éclat d'obus, Strasbourg, 5 septembre. — Affaiblissement notable de la vue.

Bernugat, Vincent-Marie, né le 28 juillet 1851, Surzur (Morbihan), 25e de ligne. — Plaie contuse à la main droite, coup de feu, Gravelotte. — Ankylose du poignet, déformation de la main, rétraction permanente des quatre derniers doigts.

Bérot, Benoît, 59e de ligne. — Fracture de l'humérus gauche, partie supérieure, coup de feu, Borny. — Cicatrices adhérentes, atrophie du membre.

Berquet, Jules, né le 19 septembre 1850, Maing (Nord), 67e de ligne. — Congélation des pieds, Saint-Quentin (Aisne), 20 décembre. — Nécrose partielle du calcanéum des deux pieds.

Berrard, Joseph-Albin, né le 10 avril 1849, Vernantois (Jura), 40e de ligne. — Congélation des pieds, 3 décembre. — Perte complète de tous les orteils des deux pieds.

Berrard, Théophile, né le 25 janvier 1848, Saint-Antoine (Doubs), 16e chass. à pied. — Fracture comminutive du coude gauche, coup de feu, Frœschwiller. — Ankylose du coude, à angle droit.

Berrengut, Jules-Jean-François, 58e de ligne, caporal. — Plaie contuse à la région pubienne, coup de feu, Conneré (Sarthe), 9 janvier. — Rétrécissement cicatriciel du canal de l'urèthre, fistule urinaire.

Berrod, François-Maurice-Alexis, 2e cuirassiers, brigadier. — Fracture de l'os iliaque gauche et plaie contuse à la cuisse droite, coup de feu, Wœrth.

Berruyer, Gaston-Paul, né le 14 août 1848, Paris (Seine), garde mob. de la Seine, 9e bataillon, sergent. — Fracture comminutive de la tête de l'humérus droit, coup de feu, Vanves, 22 octobre. — Ankylose scapulo-humérale.

Berry, Stanislas-Vincent-Antoine, garde mob. de Loir-et-Cher. — Plaie contuse à la main gauche, éclat d'obus, Parigné-l'Évêque, 9 janvier. — Perte des phalangettes des doigts indicateur et du médius.

BERSON, Armand, né le 22 mars 1846, Saint-Maurice-la-Fougereuse (Deux-Sèvres), garde mob. des Deux-Sèvres. — Fracture au tiers inférieur du cubitus droit, coup de feu, la Bourgonce. — Amaigrissement de l'avant-bras.

BERT, Pierre, 89e de ligne. — Plaie contuse à la main gauche, coup de feu, Morée, 14 décembre. — Flexion permanente du doigt indicateur.

BERTAUD, Armand, 1er hussards. — Plaie déchirée à la main gauche, coup de feu, Sedan. — Suppuration prolongée, ankylose du pouce, atrophie de la main.

BERTAULT, Jean-Jacques, garde nationale mobilisée de Maine-et-Loire. — Plaie contuse au pied droit, fracture des deux métatarsiens, coup de feu, Monnaie, 20 décembre. — Cicatrice adhérente et douloureuse.

BERTAUT, Edmond, né le 22 octobre 1850, Champlitte (Haute-Saône), 87e de ligne, sergent. — Plaie contuse à la tête, éclats de pierre, Asnières, 4 mai. — Otorrhée double permanente et rebelle, perte complète de l'audition à gauche et diminution de l'audition à droite, perforation des deux tympans.

BERTAUX, Victor-Joseph, garde mob. du Nord. — Fracture du radius, avant-bras gauche, coup de feu, Pont-Noyelles.

BERTÉ, Charles, né le 17 juin 1850, Badonviller (Meurthe), 60e de ligne. — Plaie en séton à la partie inférieure du bras gauche, coup de feu, Changé (Sarthe), 10 janvier. — Ankylose du coude, atrophie de l'avant-bras et de la main.

BERTERIAU, Jean-Louis, 31e de ligne. — Plaie contuse à la partie interne de la fesse droite, lésion du scrotum, coup de feu, Sedan. — Cicatrice adhérente.

BERTHE, Ernest-Louis-Gustave, 57e de ligne, sergent. — Plaies contuses à la région fessière et à la cuisse droites, éclats d'obus, Saint-Privat. — Cicatrices adhérentes.

BERTHE, Nicolas-François, né le 25 octobre 1822, Combes (Somme), 42e de ligne. — Plaie contuse à la fesse gauche et plaie à l'œil gauche, 2 coups de feu, Champigny. — Cicatrice profonde à la fesse, opacité de la cornée.

BERTHE, Jean-Baptiste-Lucien, 85e de ligne. — Plaie contuse à la main droite, coup de feu, tranchées de Châtillon-sur-Seine, 14 mai. — Perte de l'usage du doigt médius, gêne dans les mouvements des autres doigts.

BERTHÉAS, Charles, né le 13 juin 1840, Saint-Étienne (Loire), 43e de ligne. — Plaie à travers l'articulation huméro-cubitale droite, coup de feu, le Mans, 12 janvier. — Ankylose du coude à angle droit, atrophie de l'avant-bras de la main, cicatrices multiples.

BERTHEAU, Félix-Désiré, né le 10 mai 1846, Ainville-Saint-Liphard (Eure-et-Loir), 24e de ligne. — Fracture de l'articulation huméro-cubitale droite, coup de feu, Spickeren. — Ankylose du coude à angle droit, cicatrice très-longue et déprimée.

BERTHEAUX, Jules-Louis, né le 13 février 1849, Vervins (Aisne), garde mob. de l'Aisne. — Plaie contuse à l'épaule gauche, coup de feu, Soissons. — Arthrite chronique.

BERTHELEM, Guillaume-Marie, 64e de ligne. — Plaie contuse à la cuisse gauche, coup de feu, Borny. — Cicatrice adhérente et profonde avec hernie des muscles externes de la cuisse, balle enkystée dans les chairs.

BERTHELON, Etienne, 5e artill., maréchal des logis. — Plaie contuse à l'avant-bras gauche, éclat d'obus, Rezonville. — Flexion permanente des trois derniers doigts.

BERTHELOT, Alexis-Pierre-Marie, né le 5 avril 1848, Trémorel (Côtes-du-Nord), garde mob. des Côtes-du-Nord. — Plaie contuse à la main droite, face dorsale, fracture du 2e métacarpien, éclat d'obus, Buzenval. — Ankylose des doigts indicateur et médius.

BERTHELOT, Ernest-Jules, 91e de ligne. — Fracture comminutive de la jambe gauche, coup de feu, Pont-Noyelles. — Consolidation vicieuse.

BERTHELOT, Sévère, né le 28 mai 1846, Parly (Yonne), 50e de ligne. — Fracture comminutive du fémur gauche, coup de feu, Wissembourg. — Esquilles nombreuses, consolidation vicieuse avec angle saillant en dehors, plaie fistuleuse, raccourcissement et déformation du membre, déviation du pied en dedans.

BERTHET, Claude.—Plaie contuse à l'épaule gauche, coup de feu, Champigny, 2 décembre.

BERTHET, Claude-François, né le 25 février 1835, Montmançon (Côte-d'Or), 9e artill., maréchal des logis.—Fracture du maxillaire supérieur droit, coup de pied de cheval, Besançon. — Désorganisation du globe de l'œil.

BERTHEUX, Jean-Claude, 40e de ligne. — Plaie contuse à l'articulation scapulo-humérale droite, coup de feu, Loigny.

BERTHIER, Benoît, 18e de ligne. — Plaie contuse au genou droit, fracture du condyle du fémur, coup de feu, Strasbourg, 16 août. — Atrophie de la jambe.

BERTHIER, Louis, 53e de ligne, caporal. — Fracture comminutive de l'humérus, partie moyenne, coup de feu, Sedan. — Perte de substance osseuse.

BERTHIER, Marcel, garde mob. de Saône-et-Loire. — Fracture comminutive des os du tarse, pied droit, coup de feu, Chennebier, 17 janvier. — Perte de substance du calcanéum.

BERTHOD, Louis-Jules, né le 29 janvier 1850, Bercy (Seine), 11e chass. à pied. —Fracture comminutive de la jambe droite, coup de feu, Villorceau. — Ostéite.

BERTHOLLE, Joseph-Alexandre, né le 1er octobre 1835, Ornoy-sur-Aube (Haute-Marne), 90e de ligne. — Fracture du maxillaire inférieur gauche, Dijon, 30 octobre. — Consolidation vicieuse, perte de dents et de fragments osseux.

BERTHOLLET, Laurent-Joseph, garde mob. de la Savoie. — Plaie compliquée à la partie supérieure de la cuisse droite près de l'articulation coxo-fémorale, coup de feu, Orléans, 11 octobre.

BERTHOLLET, Pierre, né le 18 février 1843, Bourget-en-Huile, Savoie, 45e de ligne. — Plaie compliquée à la jambe gauche, éclat d'obus, Belfort, 6 décembre. — Perte d'une partie du péroné gauche et des parties molles environnantes, larges cicatrices, rétraction du tendon d'Achille, raccourcissement du membre, pied équin.

BERTHOMIER, Georges, né le 21 octobre 1847, Montluçon (Allier), garde mob. du Cher. — Fracture du fémur gauche, tiers supérieur, coup de feu, Juranville, 28 novembre. — Consolidation vicieuse, raccourcissement considérable.

BERTHOMIEU, Louis-Prosper, 93e de ligne. — Plaie contuse à la main, éclat d'obus, Gravelotte. — Cicatrice adhérente, ankylose du doigt médius.

BERTHOMIEU, Pierre-Gabriel, né le 6 mars 1849, Lacoste (Hérault), 27e de ligne. — Plaie contuse à la jambe gauche, coup de feu, Orléans. — Cicatrice adhérente.

BERTHON, Ernest-Jean-Baptiste, né le 23 juin 1853, Poitiers (Vienne), 110e de ligne. — Fracture comminutive du maxillaire supérieur droit, désorganisation du globe oculaire, coup de feu, l'Hay, 29 novembre. — Rétrécissement considérable de l'ouverture de la bouche par brides cicatricielles.

BERTI, Auguste, né le 11 mars 1843, Pinerol (Italie), légion garibaldienne, sergent-major. — Fracture comminutive de l'humérus droit, partie inférieure, coup de feu, Talant, près Dijon, 21 janvier. — Consolidation avec cal volumineux et rétraction musculaire, flexion permanente à angle droit de l'avant-bras sur le bras.

BERTIER, Eugène-Ferdinand, 11e de ligne. — Fracture des os du carpe, poignet gauche, éclat d'obus, Beaumont (Ardennes). — Ankylose du poignet.

BERTIER, Jean-Marie, né le 24 février 1848, Mohon (Morbihan), 43e de ligne. — Fracture comminutive de l'avant-bras gauche, coup de feu, Amanvillers (Moselle). — Ankylose et atrophie du poignet, rétraction de tous les doigts dans la paume de la main.

BERTILLIER, Claude, né le 10 mars 1843, Mâcon (Saône-et-Loire), 2e zouaves. — Plaie contuse au bras droit, coup de feu, Frœschwiller. — Cicatrice adhérente.

BERTILLER, Antoine, 2ᵉ zouaves. — Fracture du fémur gauche, coup de feu, Frœschwiller. — Consolidation vicieuse, incurvation et raccourcissement du membre.

BERTIN, Émile, 1ᵉʳ chass. à pied. — Plaie à la main gauche, fracture des 4ᵉ et 5ᵉ métacarpiens, coup de feu, Wœrth. — Flexion permanente de l'auriculaire.

BERTIN, François-Maurice, 13ᵉ de ligne, sergent-fourrier. — Plaie contuse au pied droit, éclat d'obus, Châtillon, 13 octobre. — Roideur dans les articulations tibio-tarsienne et tarso-métatarsienne.

BERTIN, Alfred, né le 25 septembre 1848, Sedan (Ardennes), garde mob. des Vosges. — Fracture comminutive du fémur droit, éclat d'obus, la Bourgonce, 6 octobre. — Cal vicieux, raccourcissement de 8 centimètres, ankylose du genou.

BERTIN, Mathurin, né le 29 juin 1852, Uruffe (Meurthe), 11ᵉ chass. à pied.—Plaie contuse à l'épaule gauche, partie supérieure interne, lésion du plexus brachial, coup de feu, Villorceau. — Perte complète de l'usage de la main gauche, atrophie et rétraction permanente des doigts.

BERTIN, Pascal, 75ᵉ de ligne. — Plaie à la région cervicale droite, éclat d'obus, Gravelotte. — Cicatrice adhérente et étendue.

BERTIN, Pierre-Marie-Joseph, né le 20 octobre 1848, Draveil (Seine-et-Oise), 67ᵉ de ligne. — Plaies contuses au genou et au mollet gauches, coup de feu, Gravelotte. — Mouvements de flexion de la jambe très-difficiles.

BERTIN, Martial-François-Alexandre, né le 2 avril 1848, Villeneuve-d'Allier (Haute-Loire), 97ᵉ de ligne, caporal. — Plaie contuse à la jambe droite, éclat d'obus, Saint-Privat. — Cicatrice irrégulière et adhérente.

BERTON, Jean, né le 11 septembre 1834, Chamagnieu (Isère), 15ᵉ de ligne, caporal. — Plaie compliquée à la face, côté gauche, fracture des deux maxillaires, coup de feu, Saint-Privat. — Perte de substance et cicatrice adhérente, plaie fistuleuse derrière l'angle de la mâchoire, écartement insuffisant des mâchoires.

BERTON, Louis, né le 24 février 1831, Lyon (Rhône), 45ᵉ de ligne. — Fracture comminutive du cubitus droit, coup de feu, Cravant, 8 décembre. — Ankylose du coude dans l'extension, mouvements de pronation et de supination impossibles.

BERTON, Michel, garde mob. de la Seine. — Fracture du fémur gauche, choc par caisson d'artillerie, Buzenval. — Consolidation vicieuse, raccourcissement de 3 centimètres.

BERTON, Pierre, né le 24 janvier 1849, Mainfonds (Charente), 115ᵉ de ligne. — Fracture de la jambe droite, coup de feu, Montmesly, 30 novembre.—Ankylose de l'articulation tibio-tarsienne, extension du pied et amaigrissement du membre.

BERTONÈCHE, Jean-Pierre-Antoine, né le 19 juin 1849, Douai (Nord), 17ᵉ artill., maréchal des logis. — Fracture comminutive de l'humérus gauche et de l'olécrâne, coup de feu, Forbach. — Ankylose complète du coude avec flexion à angle droit de l'avant-bras sur le bras et rétraction des muscles fléchisseurs des doigts.

BERTONNAUX, David, né le 16 juillet 1844, Sciecq (Deux-Sèvres), 43ᵉ de ligne.—Plaie contuse à la face, coup de feu, Villorceau.—Staphylôme opaque, perte de la vision de l'œil gauche.

BERTOUX, Martin, 28ᵉ de ligne. — Plaie compliquée à la région sacrée, coup de feu, Saint-Privat. — Esquilles de l'os iliaque, cicatrices adhérentes et profondes.

BERTRAND, Aimé-Marcellin-Simon, né le 4 mai 1843, Saint-Gabriel (Calvados), garde nationale de la Seine, 193ᵉ bataillon. — Fracture de l'humérus droit, extrémité inférieure, coup de feu, Buzenval. — Ankylose du coude dans l'extension, mouvements de pronation et de supination très-limités.

BERTRAND, Antoine, né le 8 octobre 1849, Saint-Amandin (Cantal), 95ᵉ de ligne. — Plaie contuse à l'avant-bras droit, coup de feu, le Bourget, 21 décembre. — Ankylose du coude dans la flexion, paralysie des fléchisseurs des doigts.

BERTRAND, Auguste, né le 27 mars 1848, Chaudefonds (Maine-et-Loire), 18ᵉ chass. à pied.

— Plaies contuses à la main gauche et au bras droit, partie interne, 2 coups de feu, la Fourche, 6 janvier. — Perte du doigt médius, ankylose des 2e et 3e phalanges du doigt indicateur, ankylose du coude droit.

BERTRAND, Auguste-Nestor, né le 22 mars 1850, Auge (Ardennes), 75° de ligne. — Plaie compliquée au genou gauche, coup de feu, Pont-Noyelles. — Demi-ankylose à angle obtus du genou avec tuméfaction du condyle interne du fémur et déplacement en arrière et en dehors de l'extrémité supérieure du tibia, cicatrice adhérente à la rotule.

BERTRAND, François dit MINGOT, 6e de ligne. — Plaie contuse à la main gauche, lésion des tendons, Saint-Privat. — Mouvements de flexion et d'extension des doigts très-difficiles.

BERTRAND, Hippolyte, 60e de ligne. — Congélation du pied droit, 17 janvier. — Perte des cinq orteils.

BERTRAND, Jean, 81e de ligne. — Plaie contuse à la région sacrée, éclats d'obus, Josnes, 8 décembre. — Large cicatrice adhérente.

BERTRAND, Jean (?), né le 19 janvier 1845, Parigny-les-Vaux (Nièvre), garde mob. de la Nièvre. — Endocardite chronique, avec emphysème pulmonaire, fatigue et captivité.

BERTRAND, Jean, né le 21 août 1845, Bourget-du-Lac (Savoie), 74e de ligne. — Plaie compliquée au coude gauche, fracture de l'humérus, extrémité inférieure, coup de feu, Wissembourg. — Ankylose complète du coude, l'avant-bras dans l'extension et la main renversée en dedans.

BERTRAND, Jean-Antoine-Frédéric, né le 2 août 1845, Chorges (Hautes-Alpes), 1er chass. à pied. — Fracture de la malléole externe pied droit, coup de feu, Frœschwiller. — Ankylose de l'articulation tibio-tarsienne.

BERTRAND, Jean-Antoine, né le 2 juin 1849, Montmiral (Tarn), 22e de ligne. — Plaie compliquée au pied gauche, fracture du tarse et du métatarse, coup de feu, Champigny.

BERTRAND, Joseph, né le 3 mai 1844, Lavelanet (Ariége), 93e de ligne. — Plaie à travers l'articulation huméro-cubitale gauche, coup de feu, Gravelotte. — Ankylose du coude avec extension permanente de l'avant-bras.

BERTRAND, Joseph-Léon, né le 27 mai 1848, les Bourses (Jura), 67e de ligne. — Plaie contuse à l'avant-bras droit, fracture du radius, coup de feu, Forbach. — Perte presque complète des mouvements du poignet et paralysie du pouce.

BERTRAND, Joseph-Michel, 25e de ligne. — Plaie contuse à la main gauche, ablation de l'annulaire, coup de feu, Saint-Privat. — Atrophie de la main.

BERTRAND, Laurent-Auguste, 13e de ligne. — Plaie contuse au poignet gauche, coup de feu, Champigny, 2 décembre. — Ankylose incomplète.

BERTRAND, Louis, 20e artill. — Accident, Rennes, arrachement de la phalangette du doigt médius droit ankylosé dans l'extension.

BERTRAND, Philippe, né le 13 mars 1839, Issoudun (Indre), garde nationale mobilisée du Cher, capitaine. — Plaie compliquée à la partie supérieure externe de la cuisse gauche, lésion du grand trochanter, plaie contuse à la cuisse droite, 2 coups de feu, Blois, 28 janvier — Balle non extraite, vaste abcès, débridements, gonflement considérable du fémur, petites esquilles, marche impossible sans béquilles.

BERTRAND, Simon-François, 89e de ligne. — Plaie contuse à la main droite, perte du doigt indicateur, coup de feu, Autun, 6 janvier.

BERTRAND, Victor, né le 15 juin 1833, Avallon (Yonne), 125e de ligne. — Plaies contuses à la main droite et au côté droit du thorax, fracture de la 5e côte, 2 coups de feu, Bry-sur-Marne. — Cicatrice adhérente au côté droit du thorax.

BERTRAND, Victor-Ernest, 8e artill. — Plaie contuse à la cuisse droite, éclat d'obus, Villorceau. — Cicatrices adhérentes et profondes.

BERTRÉS, Pierre-Joseph, né le 11 décembre 1844, Sarreguemines (Moselle), 10e chass. à pied. — Plaie contuse à la cuisse droite, coup de feu, le Bourget.

Bès, Auguste, train des équipages. — Fracture de la jambe droite, chute, Châteauroux, 14 décembre. — Consolidation vicieuse, raccourcissement du membre.

Bès, Augustin, 32e de ligne. — Fracture du cubitus, avant-bras droit, coup de feu, la Bourgonce. — Cicatrice gênant les mouvements des doigts.

Besançon, Jean, né le 14 septembre 1848, Poiseux (Nièvre), 37e de ligne. — Plaie contuse à la partie supérieure de la cuisse gauche, coup de feu, Mouzon.

Bescoud, Olivier, 38e de ligne. — Fracture comminutive de l'humérus gauche, coup de feu, Loigny.

Beslin, Isidore-Théodore, 93e de ligne. — Congélation du pied droit, Héricourt, 15 janvier. — Perte de la phalange unguéale du gros orteil et ankylose de la phalange restante.

Besnard, Pierre-Gervais, né le 11 octobre 1847, Saint-Georges (Ille-et-Vilaine), 22e de ligne. — Plaies compliquées à la jambe et au pied gauches, fracture du péroné et du métatarse, 2 coups de feu, Sedan.

Besnier, Jean-Baptiste-Philogène, né le 18 août 1842, Terron-les-Vendresses (Ardennes), 2e zouaves. — Plaie compliquée au bras droit, tiers inférieur, éclat d'obus, Sedan. — Cicatrice adhérente à la partie antérieure et moyenne du bras, ankylose du coude dans la demi-flexion, la main dans la demi-pronation, rétraction des doigts.

Besnier, Jean-François, 47e de ligne. — Plaie contuse au pied droit, fracture de la tête du 5e métatarsien, coup de feu, Gravelotte.

Beson, Michel, 33e de ligne. — Plaie contuse à l'hypochondre gauche, coup de feu, Sedan. — Hernie inguinale consécutive.

Bessard, Louis, garde mob. de la Dordogne. — Fracture comminutive de l'humérus gauche, coup de feu, le Mans, 11 janvier. — Esquilles, ankylose scapulo-humérale.

Bessein, Aimé-Théodore, 39e de ligne. — Plaies contuses au genou, à la cuisse droite et à la hanche gauche, 3 coups de feu, Paris, rue du Bac, 23 mai.

Besselle, Noël, né le 9 novembre 1841, Saint-Etienne (Loire), 38e de ligne. — Fracture du fémur droit, coup de feu, Loigny. — Nécrose du fémur, plaie fistuleuse, ankylose du genou et de l'articulation tibio-tarsienne.

Bessenay, Jean-Marie, 7e dragons, maréchal des logis. — Fracture de la jambe droite, chute de cheval, 27 février. — Raccourcissement du membre.

Besserve, Auguste, né le 9 février 1848, Vienne (Isère), 47e de ligne. — Fracture des os du carpe, main gauche, coup de feu, Frœschwiller. — Phlegmons diffus s'étendant à l'avant-bras, ankylose du poignet, perte des mouvements des quatre derniers doigts, qui sont dans la demi-flexion.

Bessette, Pierre, né le 22 avril 1845, Aubusson (Creuse), 47e de ligne. — Fracture du fémur droit, coup de feu, Wœrth. — Consolidation avec cal difforme présentant une convexité antérieure considérable, raccourcissement de dix centimètres, amaigrissement du membre.

Bessia, Jules-Antoine, né le 18 septembre 1849, Geneuille (Doubs), 119e de ligne. — Fracture de l'avant-bras droit, coup de feu, Champigny, 30 novembre. — Consolidation vicieuse, adhérences entre les deux os de l'avant-bras, paralysie incomplète de la main, en pronation permanente.

Bessière, Joseph-Marie, 71e de ligne. — Plaie à l'avant-bras droit, fracture du cubitus, coup de feu, Borny. — Cicatrice adhérente.

Bessière, Louis-Germain, né le 20 mai 1847, Felzins (Lot), 22e de ligne. — Fracture comminutive de la jambe gauche et plaie contuse à la jambe droite, éclat d'obus, Champigny, 30 novembre. — Nombreuses esquilles, consolidation vicieuse, large cicatrice adhérente.

Besson, Antoine, 19e de ligne. — Fracture de l'humérus droit et plaie contuse à la poitrine, coup de feu, Borny.

BESSON, Antoine-Julien, né le 4 septembre 1830, Naut (Aveyron), 9e lanciers, maréchal des logis. — Fracture de l'humérus gauche, partie supérieure, avec luxation scapulo-humérale, chute de cheval, Créteil, 30 septembre, à la suite d'une plaie contuse à la main gauche, coup de feu. — Ankylose scapulo-humérale.

BESSON, Henry, né le 18 octobre 1847, Minzier (Haute-Savoie), 21e de ligne, caporal. — Fracture comminutive de l'avant-bras gauche, coup de feu, Champigny, 2 décembre. — Perte de substance du cubitus, fausse articulation de l'avant-bras.

BESSON, Henri-Emile, né à Arche (Ain), 53e de ligne. — Fracture de l'humérus gauche, coup de feu, Sedan. — Extension incomplète de l'avant-bras.

BESSON, Henri-Joseph, 67e de ligne. — Plaie contuse à l'articulation tibio-tarsienne gauche, coup de feu, Montoire, 1er janvier.

BESSON, Jean-Désiré, 14e artill. — Plaie à la cuisse, partie supérieure interne, éclat d'obus, Villiers, 2 décembre. — Larges cicatrices adhérentes, perte considérable de substance musculaire.

BESSOUAT, Pierre, 88e de ligne. — Fracture des métatarsiens, pied droit, coup de feu, Beaumont (Ardennes). — Consolidation avec cal vicieux, ankylose des 2e et 3e orteils.

BESSY, Jean-Marie, 80e de ligne. — Fracture de l'humérus droit, éclat d'obus, Saint-Privat. — Cicatrice adhérente et irrégulière.

BEST, Jean-François, 10e de ligne. — Plaie contuse à la cuisse gauche, coup de feu, Loigny.

BÉTEILHE, Pierre-Denis-Godefroy-Guillaume, né le 8 avril 1845, Parisot (Tarn-et-Garonne), 47e de ligne. — Fracture de la tête de l'humérus droit, coup de feu, Frœschwiller. — Complications, ankylose scapulo-humérale.

BÉTEILLE, Guillaume-Paul, 89e de ligne. — Plaie contuse à la main droite, coup de feu, Sedan. — Atrophie du pouce, inertie presque complète des doigts.

BETHEGNIES, Albert, né le 20 décembre 1846, Vedevengies-au-Bois (Nord), 11e chass. — Plaie contuse au mollet droit, coup de feu, Aulnoy-d'Arbat, 19 août. — Ankylose tibio-tarsienne.

BÉTHÉRY, Alexandre-Émile-Ducis, garde nationale, de la Seine. — Trois plaies contuses aux régions scapulaire, thoracique et lombaire droites, éclats d'obus, Buzenval.

BÉTOURNÉ, Aristide-Zéphyrin, né à Caen (Calvados), 20e chass. à pied. — Plaie contuse à l'avant-bras gauche, coup de feu, Villers-Bretonneux. — Flexion incomplète des doigts, atrophie de la main.

BETREMIEUX, Émile-Louis, garde mob. du Nord. — Fracture des os du tarse, pied gauche, coup de feu, Villers-Bretonneux. — Ankylose tibio-tarsienne.

BETTEMBOURG, Gabriel, né le 15 novembre 1850, Rethel (Moselle), 21e artillerie. — Plaie compliquée au mollet gauche, éclat d'obus, fort d'Issy, 16 janvier. — Extension permanente de la jambe et immobilité du pied.

BEUCHERIE, Romain-Jean, 12e de ligne. — Plaie pénétrante de poitrine, côté gauche, coup de feu, Saint-Privat. — Gêne considérable de la respiration.

BEUCHEY, Antoine, né le 10 novembre 1832, Frasne-le-Château (Haute-Saône), 39e de ligne. — Fracture comminutive du grand trochanter gauche, coup de feu, Loigny. — Consolidation vicieuse avec perte de substance osseuse, ankylose coxo-fémorale.

BEUDOT, Joseph, 50e de ligne. — Fracture comminutive de l'humérus gauche, coup de feu, Bourg, 17 janvier. — Perte de substance osseuse, cicatrice adhérente, atrophie du deltoïde et du biceps.

BEUDOT, Nicolas, né le 19 mai 1834, Lamarche (Vosges), 2e artillerie. — Plaie contuse à l'avant-bras droit, coup de feu, Sedan. — Cicatrices à la partie externe de l'avant-bras et au coude, paralysie de l'avant-bras et de la main, les doigts restant fléchis.

BEUFRE, Victor-Joseph, né le 19 mars 1849, Gilhoc (Ardèche), 2e artillerie. — Larges

29

plaies contuses aux cuisses, partie supérieure, éclat d'obus, Cercottes, 3 décembre. — Cicatrices adhérentes, atrophie des deux membres inférieurs.

BEUGNET, Henri, né le 19 février 1843, Crevant (Indre), 17e de ligne. — Destruction du globe oculaire droit, coup de feu, Sedan.

BEUGNET, Joseph-Victor-Florentin, 87e de ligne. — Fracture de l'os iliaque droit, coup de feu, Strasbourg, 2 septembre. — Cicatrice adhérente.

BEUGNOT, Cyprien-Félicien, né le 13 août 1844, Briancourt (Haute-Saône), 2e chass. à pied. — Fracture comminutive de la jambe droite, tiers inférieur, coup de feu, Saint-Privat. — Esquilles, perte de substance osseuse, raccourcissement et déviation de dedans en dehors de la jambe et du pied, dont le bord interne porte sur le sol.

BEULAY, François, 29e de ligne. — Plaie contuse à l'avant-bras droit, fracture du radius à (?). — Cal difforme.

BEUNAICHE, Auguste-Denis, 1re comp. de cavaliers de remonte. — Plaie contuse au bras, coup de feu, près d'Alençon (Orne), 15 janvier. — Balle non extraite, ankylose de l'épaule.

BEUNARD, Amand-Julien, né le 22 juin 1848, la Selle-Craonnaise (Mayenne), 29e de ligne. — Plaies contuses au thorax, coup de feu, Claye (Seine-et-Marne).

BEUQUE, Julien-Désiré, 24e de ligne.—Fracture comminutive des os du tarse, pied gauche, coup de feu, Saint-Quentin. — Double cicatrice adhérente, difformité du pied, paralysie des orteils.

BEURCQ, Jean-Louis, 42e de ligne. — Plaie contuse au pied gauche, fracture des deux premiers métatarsiens, coup de feu, Champigny, 30 novembre. — Mouvements du pied très-restreints.

BEURIER, Etienne, 73e de ligne. — Plaie contuse à la main gauche, éclat d'obus, Saint-Privat. — Perte des deux dernières phalanges de l'annulaire et de la dernière de l'auriculaire.

BEURTHON, Jean-Baptiste, garde mob. des Vosges. — Fracture de la clavicule droite, plaie contuse à la main droite, flexion permanente du doigt auriculaire, plaie contuse à l'avant-bras, plaies contuses à la face, au thorax, au bras droit et à la cuisse gauche, coups de feu multiples, Nompatelize, 6 octobre.

BEURTON, Charles-Adolphe, né le 28 août 1844, Hairouville (Meuse), 8e de ligne. — Plaie contuse à l'articulation tibio-tarsienne gauche, coup de feu, Forbach. — Ankylose complète, cicatrice adhérente : la balle a pénétré au niveau de l'astragale et est sortie un peu au-dessous de la malléole interne.

BEUVE, Henri, né le 25 décembre 1844, Paris (Seine), 1er de ligne. — Fracture comminutive de l'humérus gauche, tiers supérieur, coup de feu, Gravelotte. — Consolidation vicieuse, paralysie et atrophie du bras gauche, cicatrices adhérentes multiples.

BEY, Charles-Joseph, garde mob. de la Haute-Loire, sergent.—Plaie contuse au pied gauche, éclat d'obus, Belfort, 6 décembre. — Cicatrice adhérente aux tendons fléchisseurs et à l'aponévrose du pied gauche, mouvements de flexion du pied sur la jambe difficiles.

BEYCK, André, né le 5 janvier 1847, Gambsheim (Bas-Rhin), garde mob. du Bas-Rhin.— Plaie compliquée à la main gauche, fracture du 3e métacarpien et plaie contuse à la jambe gauche, éclats d'obus, Strasbourg. — Hernie musculaire à la jambe, ankylose métacarpo-phalangienne du doigt médius.

BÉYÈRE, Auguste-Félix, 94e de ligne. — Plaie contuse à la main droite, coup de feu, Sainte-Barbe-sous-Metz. — Ablation du doigt indicateur.

BEYSSON, Gaspard, né le 13 janvier 1850, Chenereilles (Loire), 70e de ligne. — Plaie contuse à la jambe droite, éclat d'obus, Châtillon, 2e siège. — Œdème des malléoles.

BÉZAIRIE, Pierre-Joseph, né le 24 septembre 1841, Entraigues (Aveyron), 96e de ligne.— Fracture de l'humérus droit, partie inférieure, éclat d'obus, Frœschwiller. — Ankylose presque complète du coude dans la flexion, abolition des mouvements de pronation et de supination.

Bezançon, Paul-Albert, né le 2 août 1849, Chéroy (Yonne), 3e chass. d'Afrique, brigadier. — Plaie pénétrante de poitrine, lésion du poumon droit, tiers supérieur, coup de feu, Sedan. — La balle est sortie à l'angle inférieur de l'omoplate, hémoptysies fréquentes, hypertrophie du cœur.

Bézannier, Alphonse-Louis, né le 25 mai 1846, Congé-sur-Orne (Sarthe), garde mob. de la Sarthe. — Fracture comminutive de la jambe gauche, coup de feu, Thorigny, 9 janvier. — Atrophie de la jambe et perte considérable de substance.

Béziaud, Charles, 48e de ligne, caporal. — Plaie contuse à la face et à la main gauche, 2 coups de feu, Asnières, 21 mai. — Ankylose de l'articulation métacarpo-phalangienne du pouce.

Bézie, Jean-Baptiste, garde mob. de la Charente-Inférieure. — Plaies contuses à la jambe et à la cuisse gauches, éclat d'obus, Patay. — Larges cicatrices adhérentes, gêne persistante dans les mouvements du membre.

Bézille, François-Désiré, garde mob. du Loiret. — Plaie contuse au-dessous du jarret droit, coup de feu, Luze, 17 janvier. — Roideur de l'articulation fémoro-tibiale, flexion de la jambe sur la cuisse.

Bézombes, Joseph, 55e de ligne. — Plaie contuse à la jambe gauche, fracture du péroné, chute d'un wagon, 22 décembre. — Amaigrissement notable du membre.

Bézut, Jean, 11e chass. à pied. — Plaie en séton profond au-dessous de l'ombilic, coup de feu, Servigny-sous-Metz, 31 août. — Hernie abdominale.

Bézy, Jean-Guillaume, 4e zouaves, capitaine. — Plaie contuse à la région poplitée, coup de feu à (?), 30 septembre. — Rétraction musculaire.

Biache, Louis-Alexandre-Modeste, né le 1er janvier 1846, Gionges (Marne), 26e de ligne. — Plaie contuse au bras gauche, éclat d'obus, Patay. — Cicatrice irrégulière, déprimée et adhérente.

Biagué, Pierre, 67e de ligne. — Plaie en séton à l'avant-bras droit et plaie contuse à la cuisse droite, 2 coups de feu, Gravelotte. — Cicatrices adhérentes.

Biaix, Jean, 15e de ligne. — Plaie contuse à la jambe gauche, fracture du péroné, coup de feu, Saint-Privat. — Cicatrice adhérente.

Bianchi, François-Fidèle, né le 24 avril 1845, Nice (Alpes-Maritimes), 3e de ligne. — Fracture comminutive de l'humérus gauche, coup de feu, Frœschwiller. — Large cicatrice adhérente, ankylose incomplète du coude, atrophie du bras et de l'avant-bras, maintenu dans la pronation forcée.

Bianco, Michel-Louis, 9e chass. à pied. — Plaie contuse à la jambe droite, partie postérieure, coup de feu, Gravelotte. — Atrophie.

Biard, Louis, garde mob. de l'Indre. — Plaies contuses à la cuisse gauche et à la jambe droite, 2 coups de feu, Chagey, 15 janvier. — Cicatrices adhérentes.

Biasini, Augustin, né le 12 mars 1845, Zilia (Corse), 41e de ligne. — Fracture comminutive du radius gauche, coup de feu, Châtillon-sous-Paris, 4 avril. — Atrophie de la main et immobilité des doigts, perte des mouvements de supination et de pronation de l'avant-bras.

Biau, Jean-Antoine, 32e de ligne. — Fracture de la jambe gauche, partie interne et supérieure, coup de feu, Saint-Privat. — Perte de substance osseuse, cicatrice adhérente.

Bibès, Augustin, né le 11 mars 1848, Rieux (Haute-Garonne), 48e de ligne. — Plaie à travers l'articulation huméro-cubitale gauche, coup de feu, Josnes. — Fracture de la tête du radius, ankylose avec déformation de l'extrémité supérieure du radius et du cubitus, ankylose du coude dans la demi-flexion.

Bicais, Hippolyte-Jean, né le 24 juin 1839, Monfuron (Basses-Alpes), 95e de ligne. — Plaie compliquée à la face s'étendant d'un orbite à l'autre, destruction complète des deux globes oculaires, coup de feu, Fréteval, 15 décembre.

BICHE, Hilaire, 3ᵉ zouaves. — Plaie contuse à l'avant-bras droit, fracture du radius, tiers inférieur, coup de feu, Frœschwiller. — Atrophie de la main.

BICKEL, François, né le 18 décembre 1839, Rimling (Moselle), 80ᵉ de ligne. — Plaie contuse au bras droit, partie moyenne, lésion du nerf médian, coup de feu, Saint-Privat. — Atrophie du bras, perte des mouvements de flexion de la main.

BICKEL, Jean, né le 5 juillet 1845, Hamboch-Roth (Moselle), 97ᵉ de ligne. — Fracture comminutive du péroné gauche, tiers inférieur, éclat d'obus, Gravelotte. — Perte de substance osseuse, cicatrice adhérente profonde sus-malléolaire, ankylose tibio-tarsienne.

BIDAULT, Claude, né le 6 décembre 1840, Saint-Germain-du-Plain (Saône-et-Loire), 109ᵉ de ligne. — Fracture de la branche horizontale droite du pubis, lésion des régions iliaque et fessière, coup de feu, l'Hay. — Plaie fistuleuse.

BIDAULT, Eugène-Hector-Athanase, né le 1ᵉʳ février 1846, Annay (Yonne), 33ᵉ de ligne. — Plaie compliquée à l'articulation tibio-tarsienne gauche, éclat d'obus, Arthenay, 2 décembre. — Perte de substance osseuse, ankylose de l'articulation dans l'extension, cicatrice adhérente profonde occupant toute la face postérieure et une partie de la face inférieure du talon.

BIDAULX, Cyrille-Augustin, né le 4 mai 1845, Auréville (Seine-Inférieure), 96ᵉ de ligne. — Fracture comminutive du fémur droit, tiers supérieur, coup de feu, Wœrth. — Consolidation vicieuse, atrophie et raccourcissement de cinq centimètres.

BIDAUT, Léopold-Hippolyte, né le 12 mai 1836, Chervey (Aube), 75ᵉ de ligne, tambour-major. — Fracture comminutive de l'humérus droit, tiers inférieur, coup de feu, Gravelotte. — Atrophie de l'avant-bras et du coude dans la demi-flexion.

BIDAUX, Baptiste-Théodore, né le 11 janvier 1838, la Corneille (Orne), garde mob. de l'Orne. — Congélation, Ivry, 9 novembre. — Atrophie du bras droit et paralysie de la main.

BIDE, Jean, 40ᵉ de ligne. — Plaie contuse au creux axillaire droit, coup de feu, Spickeren. — Rétraction musculaire.

BIDEAU, François, 29ᵉ de ligne. — Plaie contuse transversale à la face, coup de feu, Neuville-aux-Bois (Loiret), 24 novembre. — Perte de substance de l'os malaire, cicatrice irrégulière.

BIDEAU, Louis-Marie, né le 23 janvier 1846, Louannec (Côtes-du-Nord), 26ᵉ de ligne. — Fracture comminutive du fémur gauche, coup de feu, Gravelotte. — Consolidation vicieuse, raccourcissement, déviation et atrophie du membre.

BIDEAU, Jean-Antoine, né le 25 novembre 1850, Bonnefamille (Isère), 21ᵉ de ligne. — Fracture de l'humérus droit, tiers inférieur, coup de feu, Beaugency, 9 décembre. — Ankylose du coude dans la demi-flexion, atrophie du membre.

BIDEGAIN, Christophe, né le 21 septembre 1848, Boulec (Basses-Pyrénées), 94ᵉ de ligne. — Plaie contuse à la cuisse gauche, coup de feu, Gravelotte. — Gêne considérable des mouvements.

BIDET, Antoine, 55ᵉ de ligne. — Variole épidémique. — Abcès profonds, cicatrices multiples avec engorgement du pied gauche et gêne dans les mouvements de la cuisse, même côté.

BIDET, Jules, né le 20 juillet 1845, Sens (Yonne), 1ᵉʳ chass. à pied. — Destruction du globe oculaire gauche, coup de feu, Wœrth.

BIDOIT, Auguste, né le 9 juillet 1829, Montreuil-sur-Mer (Pas-de-Calais), 77ᵉ de ligne, sergent. — Plaie compliquée à l'épaule gauche, fracture comminutive de l'épine de l'omoplate, coup de feu, Forbach. — Points fistuleux multiples le long de l'épine du scapulum, esquilles, semi-ankylose de l'épaule, amaigrissement du bras.

BIDOUS, Jean-Pierre, né le 3 juillet 1835, Longages (Haute-Garonne), gendarmerie de la Seine-Inférieure, brigadier. — Fracture et luxation de l'humérus gauche, coup de feu, Baule (Loiret), 7 décembre. — Difficulté considérable dans les mouvements du bras.

BIDOUZE-PEQUILLÉ, Désiré, 1re section d'ouvriers d'administration. — Plaie contuse à la main gauche, éclat d'obus, Mézières, 31 décembre.

BIELLE, Etienne, 76e de ligne. — Plaie contuse au pied (?), coup de feu, Champigny, 30 novembre. — Paralysie du pied.

BIEN, Adolphe-Louis, 16e de ligne. — Plaie contuse à la main gauche, coup de feu, Montmesly. — Cicatrices adhérentes au pouce et au doigt annulaire.

BIENAIMÉ, Auguste-Victor, né le 8 février 1847, Châtillon-sur-Seine (Côte-d'Or), 8e de ligne. — Fracture de l'humérus gauche, tiers supérieur, coup de feu, Gravelotte.—Phlegmons, longues cicatrices adhérentes au cal et aux extenseurs, abolition des mouvements d'élévation du bras, difficulté dans la flexion des doigts.

BIETZER, Jean, né le 5 septembre 1847, Boulay (Moselle), 1er de ligne. — Fracture comminutive de la jambe droite et de l'articulation tibio-tarsienne, coup de feu, Gravelotte. — Consolidation vicieuse, ankylose complète tibio-tarsienne, atrophie du pied fixé dans l'extension.

BIGEARD, Auguste-Jacques, né le 6 juillet 1849, Fuillet (Maine-et-Loire), garde mob. de Maine-et-Loire. — Plaie contuse à l'avant-bras gauche, lacération des parties molles, coup de feu, Cercottes, 4 décembre. — Atrophie de la main, flexion permanente des quatre derniers doigts.

BIGEARD, Jean-Baptiste, 84e de ligne, caporal. — Plaie compliquée à la jambe gauche, coup de feu, Belfort, 15 novembre. — Ligature de l'artère tibiale postérieure, atrophie du membre.

BIGEARD, Julien-Méderic, né le 6 juillet 1852, Fontaine-Denis (Marne), 14e chass. à pied. — Plaies contuses au bras gauche et à la main droite, 2 coups de feu, Héricourt. — Perte partielle du doigt annulaire, cicatrice profonde au bras.

BIGEAT, Jacques, 47e de ligne. — Fracture du fémur droit, coup de feu, Frœschwiller.— Raccourcissement de la cuisse.

BIGEAU, Louis-Marie, 26e de ligne. — Fracture comminutive du fémur gauche, coup de feu, Gravelotte. — Consolidation vicieuse, déformation, raccourcissement, déviation et atrophie du membre.

BIGENWALD, Edouard, 9e chass. à pied. — Plaie compliquée à la main droite, explosion de fusil, Gravelotte. — Perte du doigt auriculaire et de son métacarpien, déformation du poignet.

BIGNON, Jules-Alfred-Claudius, né le 26 avril 1843, Paris (Seine), 30e de ligne.—Fracture comminutive de la jambe gauche, tiers inférieur, coup de feu, Sedan. — Cal vicieux, perte de substance osseuse, cicatrice adhérente et profonde, raccourcissement de 3 centimètres, ankylose incomplète tibio-tarsienne.

BIGNON, Edouard-Irenée, né le 27 juin 1843, Chassille (Sarthe), 45e de ligne. — Fracture de l'humérus gauche, tiers inférieur, éclat d'obus, Belfort. — Pas de consolidation, le bras reste flottant et inerte.

BIGNON, Jean-Baptiste, 71e de ligne. — Plaie contuse à la poitrine, fracture de la 8e côte, plaie contuse à la jambe droite, éclats d'obus, fort d'Issy, 5 mai. — Dyspnée.

BIGNON, Jean-Michel, né le 7 mars 1838, Avesnes (Nord), éclaireurs de la Seine. — Plaie contuse à la jambe droite, coup de feu, Claye. — Cicatrice adhérente.

BIGOT, Auguste-Alexandre, né le 14 août 1850, Sancergues (Cher), 71e de ligne. — Abcès à la suite de chute à la tranchée, Paris, 2e siége. — Déformation du bras, ankylose du poignet et des doigts.

BIGOTTE, Jules, garde mob. du Nord. — Larges plaies contuses aux deux jambes, éclat d'obus, Bapaume. — Perte de substance des parties molles.

BIGOU, Louis, 16e de ligne. — Plaies contuses à la cuisse droite, à la verge et au scrotum, coup de feu, Arthenay, 2 décembre. — Perte complète du testicule gauche, plaie de l'urèthre guérie par uréthroplastie.

BIGUET, Ulysse-Apollon, né le 17 décembre 1848, Sermaize (Marne), garde mob. de la Marne. — Plaie déchirée à l'avant-bras droit, tiers inférieur, section des tendons extenseurs des trois derniers doigts, coup de sabre, Passavant (Marne), 25 août. — Ankylose de l'articulation radio-carpienne, atrophie de l'avant-bras.

BIHAN, Jean, 94e de ligne. — Plaie contuse à la main gauche, coup de feu, Gravelotte. — Flexion permanente de l'indicateur.

BILGET, Jean-Baptiste, né le 11 septembre 1849, Liebentzwiller (Haut-Rhin), 12e chass. à pied. — Plaie compliquée à l'avant-bras droit, coup de feu, Peltre-sous-Metz. — Flexion permanente du coude, paralysie de la main.

BILHEUST, Ernest-Achille-Léon, 1er chass. à pied. — Plaie contuse à la jambe droite, fracture du péroné, coup de feu, Boves, 27 novembre.

BILLARD, Pierre, 7e de ligne. — Plaie déchirée à la jambe gauche, partie moyenne, coup de feu, Servigny-sous-Metz. — Déchirure de l'aponévrose, hernie musculaire.

BILLARD, Alexandre, 39e de ligne. — Plaie pénétrante traversant le pli inguinal droit et sortant à la fesse, même côté, coup de feu, Loigny.

BILLARD, Joseph-Jean, né le 13 janvier 1850, Tigné (Maine-et-Loire), 11e chass. à pied. — Fracture comminutive de la jambe droite, déchirure du tendon d'Achille, coup de feu, Josnes. — Déformation de la jambe, plaie fistuleuse persistante.

BILLEBAULT, Emile-Antipas, né le 22 mai 1849, Villeneuve-Saint-Mistré (Marne), 95e de ligne. — Plaie à travers l'articulation huméro-cubitale droite, coup de feu, Cravant, 8 octobre. — La balle est entrée au pli du coude et sortie derrière l'olécrane, ankylose du coude, atrophie de l'avant-bras et de la main.

BILLEREY, Aristide, 3e zouaves. — Plaies contuses au bras droit, partie interne, et au thorax, partie supérieure gauche, éclat d'obus, plaie contuse au genou droit, coup de feu, Sedan. — Ankylose incomplète du genou.

BILLET, Julien-Pierre, garde mob. d'Ille-et-Vilaine. — Large plaie contuse au mollet gauche, partie inférieure, éclat d'obus, Marchenoir, 8 décembre. — Cicatrice adhérente, atrophie du membre.

BILLIARD, Désiré, 39e de ligne. — Fracture de la partie supérieure du péroné, jambe droite, coup de feu, Coulmiers. — Gêne notable dans les mouvements du pied.

BILLION, François, né le 24 juillet 1844, Rouzières (Puy-de-Dôme), 40e de ligne. — Fracture de l'humérus droit, tiers supérieur, coup de feu, Spickeren. — Cal vicieux, déformation du membre, paralysie et atrophie de tout le bras.

BILLON, Jean-Jacques, 40e de ligne. — Fracture comminutive du fémur droit, tiers moyen, coup de feu, Sedan. — Raccourcissement de 4 centimètres.

BILLON, Jean-Pierre, 14e artill. — Large plaie contuse au creux poplité gauche, éclat d'obus, Chagey, 15 janvier. — Cicatrice adhérente, mouvements de flexion de la jambe sur la cuisse très-restreints.

BILLON, Jean, né le 16 mars 1849, Saulzais (Cher), garde mob. du Cher. — Plaie compliquée à la main gauche, coup de feu, Juranville. — Flexion permanente des doigts indicateur et médius.

BILLORÉ, Ferdinand-Joseph, 7e de ligne. — Plaie contuse à l'avant-bras droit, coup de feu, Servigny-sous-Metz.

BILLOT, Auguste-François, 20e chass. à pied. — Fracture du fémur gauche, coup de feu, Loigny. — Consolidation vicieuse, raccourcissement du membre.

BILLOT, Eugène, né le 4 juin 1847, Giromagny (Haut-Rhin), 41ᵉ de ligne, caporal.—Plaies compliquées à la jambe gauche et au pied, éclats d'obus, Clamart, 18 mai. — Perte de substance musculaire, cicatrice adhérente, atrophie et rétraction du pied avec paralysie incomplète.

BILLOT, Jean-Marie, né le 14 septembre 1843, Laboussac (Ille-et-Vilaine), 119ᵉ de ligne, caporal. — Fracture de l'omoplate droite, coup de feu, Châtillon-sous-Paris. — Cicatrice adhérente.

BILLOT-LAILLET, 11ᵉ de ligne. — Plaie contuse au dos, fracture des apophyses épineuses des vertèbres dorsales, coup de feu, Beaumont (Ardennes). — Douleurs persistantes.

BINARD, François, 78ᵉ de ligne. — Fracture de la jambe gauche, coup de feu, Frœschwiller.

BINARD, Mathurin, né le 8 juillet 1829, Plemet (Côtes-du-Nord), 76ᵉ de ligne. — Plaie contuse à l'avant-bras gauche et à la main, coup de feu, Bry-sur-Marne.

BINET, Étienne, né le 9 novembre 1844, Rousset (Saône-et-Loire), 17ᵉ artillerie, brigadier. — Fracture comminutive de la jambe gauche, éclat d'obus, Saint-Privat. — Cal difforme, raccourcissement du membre.

BINET, Jules-Alexandre-Marin, né le 12 octobre 1850, Buais (Manche), 54ᵉ de ligne. — Congélation du pied gauche, Sillé-le-Guillaume (Sarthe). — Perte des trois premiers orteils.

BINVIGNAT, Louis, né le 20 avril 1850, les Clefs (Haute-Savoie), 58ᵉ de ligne. — Fracture comminutive de l'avant-bras droit, coup de feu, Paris, 22 mai . — Cal difforme, atrophie, rétraction des tendons fléchisseurs des doigts.

BIOL, Alphonse-Auguste, 56ᵉ de ligne, musicien. — Plaie contuse à la main gauche, lésion des extenseurs, coup de feu, Sedan. —Extension du doigt médius, mouvements de l'indicateur très-limités.

BIOTTEAU, Michel-Marie, né le 5 novembre 1846, Villedieu (Maine-et-Loire), 54ᵉ de ligne. — Destruction du globe oculaire droit, coup de feu, Paris, 23 mai.

BIQUET, Hippolyte, né à Marseille (Bouches-du-Rhône), 59ᵉ de marche. — Perforation des deux yeux, coup de feu, Loigny.

BIRABEN, Dominique-Albert, né à Bayonne (Basses-Pyrénées), 58ᵉ de ligne.—Plaie contuse à la jambe gauche, coup de feu, Champigny, 30 novembre. — Rétraction musculaire, le pied dans une demi-extension.

BIRANBAUX, Frédéric-Séraphin, né le 11 décembre 1843, Aubry (Nord), 37ᵉ de ligne. — Plaie contuse au crâne, côté gauche, coup de feu, Sedan. — Fracture et enfoncement considérable, compression du cerveau, hémiplégie droite incomplète, attaques épileptiques, difficulté dans la parole.

BIRBE, Joseph, né à Groliette (Tarn), 17ᵉ de ligne. — Fracture comminutive de la jambe gauche, coup de feu, Beaumont (Ardennes). — Cal vicieux, cicatrices adhérentes.

BIRBÈS, Henri-Désiré, 79ᵉ de ligne. — Plaie contuse à la main droite, coup de feu, Héricourt, 15 janvier. — Perte de la 1ʳᵉ phalange des deux premiers doigts.

BIRE, Arsène-Alphonse, né le 23 janvier 1848, Paris, 64ᵉ de ligne. — Plaie compliquée au bras droit, érosion de l'humérus, éclats d'obus, Sedan. — Nécrose de la tête de l'humérus, cicatrice adhérente déprimée, perte de substance du deltoïde. — Deux éclats d'obus du poids, l'un de 85 grammes, l'autre de 104 grammes, ont été extraits du bras, en octobre.

BIRON, Jean-Baptiste, né le 23 juin 1845, Phalsbourg, 32ᵉ de ligne. — Plaie compliquée au coude, coup de feu, la Bourgonce (Vosges), 6 octobre. — Ankylose du coude.

BIRON, Louis-Auguste, 17ᵉ de ligne. — Plaies contuses aux faces plantaires, gauche et droite, éclat d'obus, Sedan.

BIRONNEAU, Pierre, garde mob. de la Charente-Inférieure. — Plaie pénétrante de poitrine, lésion du poumon, fracture de la clavicule et de l'angle inférieur de l'omoplate, coup de feu, Vominbert, 4 décembre.

BIROT, Joseph-Pierre, 2ᵉ zouaves. — Plaie contuse au genou gauche et au creux poplité, coup de feu, Frœschwiller. — Flexion permanente de la jambe sur la cuisse.

BIROT, Pierre, né le 7 mai 1849, Saint-Vallier (Charente), 14ᵉ de ligne. — Plaie à la face, fracture du maxillaire supérieur droit, perforation de la voûte palatine, coup de feu, Champigny, 30 novembre. — Consolidation vicieuse, perte de dents, difformité et tic douloureux de la face.

BISCAÇACU, Pierre, 2ᵉ chass. — Plaie contuse à la cuisse droite, partie supérieure et moyenne, coup de feu, Saint-Privat. — Cicatrice adhérente, atrophie du membre.

BISCAN, Jean, né le 15 mars 1842, Villalier (Aude), 37ᵉ de ligne. — Fracture comminutive du fémur droit, éclat d'obus, Patay, 1ᵉʳ décembre. — Ankylose du genou avec extension permanente du pied (pied équin), raccourcissement considérable, atrophie et paralysie presque complète du membre.

BICBARAT, Victor-Simon, né le 23 juillet 1848, Valréas (Vaucluse), 19ᵉ artill. — Destruction du globe oculaire gauche, coup de feu, Sedan.

BISCAREL, Esprit-Auguste, né 7 septembre 1849, Aubignan (Vaucluse), 76ᵉ de ligne. — Plaie pénétrante de l'abdomen, flanc droit, coup de feu, Champigny. — Fistule stercorale.

BISCH, Louis, né le 7 janvier 1837, Mollkirchs (Bas-Rhin), 99ᵉ de ligne. — Fracture comminutive de la jambe droite, coup de feu, Frœschwiller. — Consolidation vicieuse, l'axe de la jambe représente une ligne brisée, atrophie.

BISMES, Jean, 37ᵉ de ligne. — Plaie contuse au thorax, partie supérieure, fracture de la 2ᵉ côte, coup de feu, Sedan. — Perte de substance musculaire, atrophie du bras droit.

BISSAT, Fernand-Henri-Louis-Adolphe, né le 22 décembre 1855, Lille (Nord), francs-tireurs de la Seine, 147ᵉ bataillon. — Plaie en séton au thorax, côté droit, plaie contuse à l'avant-bras droit, 2 coups de feu, Champigny, 30 novembre. — Ankylose du poignet dans la flexion et perte des mouvements de la main.

BISSELLE, Baptiste-Daniel-Ivanhoë, 18ᵉ artill. — Variole grave, staphylôme considérable de l'œil droit, perte de la vision de cet œil, large taie occupant une partie de la pupille de l'œil gauche, vision de cet œil considérablement diminuée.

BISSON, Paul, 43ᵉ de ligne. — Plaie contuse à la main gauche, coup de feu, Saint-Quentin. — Perte de la 3ᵉ phalange du doigt médius, déviation et ankylose de l'indicateur.

BISSON, Pierre-Prosper-Jean, 94ᵉ de ligne. — Plaie contuse à la main droite, coup de feu, Saint-Privat. — Perte des deux premières phalanges de l'indicateur.

BISSUEL, Pierre-Antoine-Auguste, né le 6 février 1844, Valsonne (Rhône), 70ᵉ de ligne. — Fracture comminutive du fémur droit, tiers supérieur, coup de feu, Saint-Privat. — Atrophie et raccourcissement de 6 centimètres.

BISTON, Alfred-Joseph, né le 25 novembre 1846, Charleville (Ardennes), caporal aux éclaireurs des Ardennes. — Fracture comminutive du col du fémur gauche, coup de feu, Mézières, 21 décembre. — Fracture non consolidée, raccourcissement considérable du membre.

BIVÈS, François-Maurice, garde mob. du Gers. — Plaie contuse au pied (?); fracture des os du tarse et des métatarsiens, coup de feu, Yvré-l'Evèque. — Déformation du pied.

BIZE, François-Auguste, né le 4 juin 1849, Perpignan (Pyrénées-Orientales), 14ᵉ de ligne, sergent. — Fracture de l'astragale, pied droit, coup de feu, Châtillon-sous-Paris, 13 octobre. — Ankylose incomplète tibio-tarsienne.

BIZET, Jules, né le 25 juillet 1850, Chantilly (Oise), 8ᵉ artill. — Plaie contuse à la partie postérieure de la cuisse gauche, éclat d'obus, Clamart, 2ᵉ siége.

BIZOT, Joseph, garde mob. du Jura. — Plaie contuse au coude droit, coup de feu, Beaune-la-Rolande. — Rétraction du biceps brachial, flexion permanente de l'avant-bras.

BIZIEN, Jean, 33ᵉ de ligne. — Plaie à travers l'articulation tibio-tarsienne droite, coup de feu, Lessy-sous-Metz, 1ᵉʳ octobre. — Ankylose et déformation de l'articulation.

BLACHE, Louis-Cyprien, né le 26 septembre 1850, Chomérac (Ardèche), 3ᵉ zouaves. —

Fracture du maxillaire inférieur, coup de feu, Frœschwiller. — Cicatrice bridée à l'angle de cet os.

BLACHER, Régis-Adrien, né le 16 décembre 1850, Lyas (Ardèche), 71° de ligne. — Plaie contuse à la région orbitaire gauche, éclat d'obus à (?). — Cataracte traumatique, perte de la vision de l'œil gauche.

BLACHÈRE, Victor, 28° de ligne. — Plaie pénétrante de poitrine, coup de feu, Peltres-sous-Metz, 7 octobre. — Large cicatrice adhérente au-dessous de la clavicule droite, esquilles.

BLAÈSS, Jacques, né le 28 septembre 1841, Ingwiller (Bas-Rhin), 4° zouaves. — Fracture de la clavicule, plaie à l'épaule gauche, coup de feu, Champigny.

BLAINVILLE, Anthime-Onésime, 1er train des équipages. — Congélation du pied droit, fort de Joux (Jura), 27 janvier. — Rétraction des orteils, larges ulcérations à la face plantaire, cicatrices adhérentes.

BLAIRE, Jean-Baptiste, 37° de ligne. — Plaie contuse à l'épaule droite, coup de feu, Loigny.

BLAIS, Louis-Benjamin, 10° de ligne. — Plaie contuse au bras gauche, coup de feu, Sedan.

BLAIS, Pierre, 10° de ligne. — Plaie contuse au bras droit, coup de feu, Charny (Meuse), 1er septembre.

BLAISE, Louis-Jean-Baptiste, 51° de ligne. — Plaie contuse à la main gauche, coup de feu, Gravelotte. — Ankylose carpo-métacarpienne.

BLAISE, Joseph, né à Neuves-Maisons (Meurthe), 27° artill.—Fracture de la jambe gauche, chute, Meudon. — Consolidation vicieuse, raccourcissement et déviation de la jambe.

BLAIZEAU, Victor, 87° de ligne. — Plaie à la région cervicale, coup de baïonnette, Strasbourg, 3 septembre. — Adénite et gêne dans les mouvements du cou.

BLANC, André-Joseph, né le 3 août 1841, la Batié-Montgascon (Isère), 82° de ligne. — Plaie à la face, destruction de l'œil droit, éclat d'obus, Sedan.

BLANC, Claude-Joseph, garde nationale sédentaire de Belfort. — Plaie contuse à l'avant-bras gauche, éclat d'obus, Belfort, 5 janvier. — Cicatrice adhérente, gêne dans les mouvements de l'avant-bras et de la main.

BLANC, Éloi-Lazare, né le 1er décembre 1849, Valensoles (Basses-Alpes), 16° de ligne. — Fracture comminutive de la jambe droite, coup de feu, Créteil, 30 novembre. — Cicatrice large et adhérente, atrophie de la jambe.

BLANC, Firmin, né le 28 mai 1845, Garanou (Ariége), 12° d'artillerie, maréchal des logis. — Fracture comminutive du fémur gauche (grand trochanter), coup de feu, Terminiers, 2 décembre. — Esquilles, perte de substance osseuse, consolidation vicieuse, plaie fistuleuse, cicatrices adhérentes.

BLANC, François, né le 2 juillet 1847, Chaux (Haut-Rhin), 40° de ligne.—Plaie pénétrante de poitrine, fracture des 8° et 9° côtes, côté droit, éclat d'obus, Saarbruck. — Le projectile est logé dans le parenchyme pulmonaire; il s'est établi une communication entre les bronches et la plaie extérieure, gêne considérable dans la respiration, suffocations fréquentes, insomnie.

BLANC, François, 29° de ligne. — Plaie compliquée à la face, perforation de la voûte palatine, coup de feu (?).

BLANC, François, né le 7 décembre 1837, Nîmes (Gard), 81° de ligne. — Plaie de tête, coup de feu, Thiais. — Perte de substance du pariétal droit, cicatrice adhérente fortement déprimée, faiblesse du membre supérieur gauche.

BLANC, François-Aristide-Xavier, 59° de ligne. — Congélation des pieds, Conneré (Sarthe), 12 janvier. — Perte de la phalange unguéale des deux premiers orteils du pied gauche et de celle du gros orteil du pied droit.

BLANC, François-Jules, 81° de ligne. — Plaie compliquée à la main droite, coup de feu,

Noisseville, 1er septembre.—Cicatrice adhérente, ankylose du pouce, perte des deux dernières phalanges du doigt médius.

BLANC, Jacques-Hippolyte, né le 9 février 1840, Montlouis (Pyrénées-Orientales), 16e de ligne. — Entorse tibio-tarsienne droite, Clamart. — Arthrite chronique.

BLANC, Grégoire, né le 4 septembre 1847, Bonneval (Savoie), 99e de ligne. — Fracture comminutive du fémur droit, coup de feu, Frœschwiller. — Consolidation vicieuse, cicatrices adhérentes, raccourcissement.

BLANC, Guillaume, 54e de ligne. — Plaies contuses à la région lombo-abdominale gauche et à l'épaule, coup de feu, Saint-Privat. — Esquilles costales, dyspnée, cicatrices adhérentes.

BLANC, Hippolyte, garde mob. de l'Isère. — Plaie compliquée au bras droit et plaie contuse à la jambe droite, coup de feu, Beaugency. — Paralysie partielle du bras.

BLANC, Jacques-Louis, 62e de ligne. — Plaie pénétrante de poitrine, fracture de côtes, coup de feu, Changé, 10 janvier. — Cicatrices adhérentes.

BLANC, Jean, né le 16 février 1832, Auxerre (Yonne), garde nationale sédentaire de l'Yonne.—Plaie de tête, cicatrices multiples sur tout le corps, coups de feu et coups de sabre, Jonches, 19 décembre. — 2 cicatrices adhérentes sur le côté droit de la tête, dépression et exfoliation du crâne, faiblesse générale, paralysie menaçante.

BLANC, Jean-Baptiste, 28e de ligne, caporal. — Plaie pénétrante de poitrine, coup de feu. — Plaies superficielles au mollet droit, éclat d'obus, Saint-Privat.

BLANC, Jean-Joseph, né le 19 juin 1841, Pragelas (Piémont), légion garibaldienne. — Plaie compliquée à la main gauche, coup de feu, Talant-sous-Dijon, 21 janvier. — Perte des 2e, 3e et 4e doigts, difformité de l'auriculaire, ankylose du poignet.

BLANC, Jean-Michel, 72e de ligne. — Plaie contuse à la cuisse gauche, coup de feu, Orléans, 11 octobre. — Plaie fistuleuse persistante.

BLANC, Joseph-Désiré, 13e de ligne. — Chute sur le genou gauche, Metz, 18 octobre. — Hydarthrose avec ankylose incomplète du genou.

BLANC, Lebreton, 48e de ligne. — Plaie à la main gauche, coup de feu (?). — Perte de la phalangette de l'indicateur, ankylose des doigts dans l'extension.

BLANC, Louis, 1er de ligne, sergent. — Fracture de la jambe gauche, près de l'articulation tibio-tarsienne; plaies contuses au coude droit et à la fesse droite, 2 coups de feu et éclat d'obus, Saint-Privat.

BLANC, Marius-Hilarion, né le 3 juin 1850, Tavernes (Var), 61e de ligne. — Fracture de l'omoplate droite, angle interne, ouverture de l'articulation scapulo-humérale, éclat d'obus, Héricourt, 15 janvier. — Ankylose de l'épaule dans l'adduction.

BLANC, Mathieu, né le 16 juillet 1845, Bergerac (Dordogne), garde mob. de la Dordogne. — Plaie contuse à l'épaule droite, fracture de la clavicule et de l'acromion, éclat d'obus, Coulmiers. — Abcès consécutifs, cicatrice adhérente deltoïdienne.

BLANC, Michel-Adrien-François, 87e de ligne. — Fracture comminutive du fémur gauche, coup de feu, Strasbourg, 7 septembre. — Consolidation vicieuse et raccourcissement de trois centimètres.

BLANC, Jean-Michel-Antoine, né le 16 janvier 1839, Avançon (Hautes-Alpes), 12e chass. à pied, sergent. — Fracture comminutive du fémur gauche, coup de feu, Gravelotte. — Consolidation vicieuse, déformation et raccourcissement considérable de la cuisse.

BLANC, Pascal, 25e de ligne. — Plaie contuse à la main gauche, coup de pistolet, 19 janvier à (?).

BLANC, Paul, né à Nougayrol (Tarn), 3e de ligne. — Fracture des métatarsiens, pied gauche, coup de feu, Frœschwiller. — Ankylose du gros orteil.

BLANC, Paulin, 62e de ligne. — Congélation des pieds, Changé (Sarthe), 10 janvier. — Paralysie des trois premiers orteils, pied gauche, et du gros orteil, pied droit.

BLANC, Pierre, 27e de ligne. — Fracture du péroné, jambe gauche, éclat d'obus, Arthenay, 2 décembre. — Vaste cicatrice adhérente.

BLANC, Pierre, né le 22 mai 1848, Mende (Lozère), garde mob. de la Seine, caporal. — Fracture de la jambe gauche, tiers moyen, éclat d'obus, le Bourget, 30 octobre. — Cicatrice adhérente.

BLANC, Pierre-Ambroise, 3e de ligne, sergent. — Plaie pénétrante de poitrine, lésion du poumon gauche, coup de feu, Saint-Quentin. — Dyspnée, balle non extraite.

BLANCHARD, Alphonse-François, 21e de ligne. — Plaie contuse à la main droite, coup de feu, Champigny. — Atrophie, ankylose et raccourcissement de l'indicateur.

BLANCHARD, Alexandre-Louis-Lucien, né le 31 janvier 1849, Saint-Vincent-du-Bois (Eure), 38e de ligne. — Violente contusion à la face, éclat d'obus, Issy, 2e siége. — Perforation du tympan, côté droit.

BLANCHARD, Ambroise, né le 18 mars 1845, Perroy (Nièvre), 29e de ligne. — Plaie compliquée à la main gauche, coup de feu, Borny. — Ablation du doigt annulaire et des deux premières phalanges du médius, déformation et flexion permanente de l'auriculaire.

BLANCHARD, Auguste-Xavier, né le 1er août 1849, Andelarre (Haute-Saône), 33e de ligne. — Destruction du globe oculaire droit avec perte de substance de l'orbite, coup de feu, Sedan.

BLANCHARD, Emile-Eugène, né le 13 mai 1849, Toulon (Var), 21e chass. à pied. — Fracture du frontal et plaie contuse à la face, éclat d'obus, Villejuif, 22 septembre. — Déformation de la face, vaste cicatrice adhérente, affaiblissement des facultés intellectuelles.

BLANCHARD, François-Jean-Baptiste, 12e artill. — Contusion au genou droit, roue de voiture, Poitiers, 25 mars. — Arthrite chronique.

BLANCHARD, Jean-Baptiste, 69e de ligne. — Plaies contuses à la clavicule droite, au genou droit et à la main droite, coups de feu, Borny.

BLANCHARD, Louis-Auguste-Emile, né le 9 août 1846, Champs (Aisne), 35e de ligne. — Plaie compliquée à la face, les deux maxillaires ont été traversés de part en part, perte complète de la vision de l'œil droit et affaiblissement de la vue de l'œil gauche, coup de feu, Chevilly.

BLANCHARD, Lucien, 9e artill. — Fracture du doigt indicateur droit, éclat d'obus, Frœschwiller. — Ankylose métacarpo-phalangienne.

BLANCHARD, Pierre-Marie, né le 17 octobre 1847, Plougouven (Finistère), garde mob. du Finistère. — Fracture du cubitus gauche, coup de feu, l'Hay, 29 novembre. — Ostéite, plaie fistuleuse persistante, atrophie de la main.

BLANCHARD, Sylvain, 95e de ligne. — Plaie contuse à l'avant-bras gauche, éclat d'obus, Sainte-Barbe-sous-Metz. — Cicatrice adhérente.

BLANCHARD, Gautier-Pierre, né le 27 juin 1848, Juillac (Corrèze), 43e de ligne. — Destruction du globe oculaire gauche, coup de feu, Amanvillers-sous-Metz.

BLANCHET, François, 15e de ligne. — Plaie pénétrante de l'abdomen, éventration à l'aine gauche, coup de baïonnette, Saint-Privat. — Plaie fermée par l'épiploon, hernie inguinale.

BLANCHET, François-Victor-Pierre, né le 4 mars 1847, Outrain (Ille-et-Vilaine), franc-tireur d'Indre-et-Loire. — Fracture comminutive de la main gauche, coup de feu, Patay, 2 décembre. — Cicatrices adhérentes, déformation et atrophie de la main, ankylose du poignet avec extension permanente des doigts.

BLANCHET, Victor, né le 11 avril 1849, Houdainville (Meuse), 64e de ligne. — Fracture de la malléole interne droite, coup de feu, Sedan. — Ankylose tibio-tarsienne.

BLANCHIN, Claude, 20e chass. à pied. — Fracture du radius, avant-bras gauche, tiers inférieur, coup de feu, Servigny-sous-Metz, 31 août. — Extension permanente du doigt indicateur et flexion incomplète des trois autres doigts.

BLANCHON, Louis-Jules, né le 1e septembre 1842, Uzès (Gard), 76e de ligne. — Plaie compliquée au bras droit, lésion du plexus brachial, plaies au thorax, 6 coups de lance, Etrepagny, 29 novembre. — Paralysie du bras.

BLANCHOT, Antoine, né le 5 mai 1838, Auzat-le-Lugnet (Puy-de-Dôme), 83e de ligne. — Fracture extra-articulaire de l'épaule droite, coup de feu, le Bourget, 21 décembre. — Anky-lose de l'épaule, cicatrice adhérente et profonde.

BLANCHOT, Charles-Victor, né le 11 janvier 1842, Paris (Seine), 80e de ligne, caporal. — Plaie compliquée au bras gauche, lésion du nerf médian, coup de feu, Verdun (Meuse), 28 octobre.— Paralysie du bras et de la main, dont les quatre premiers doigts sont dans l'exten-sion permanente et le cinquième dans la flexion.

BLANC-PINGET, Jean-Pierre, 42e de ligne. — Plaie contuse à la main gauche, coup de feu, Champigny, 30 novembre. — Ankylose des deux derniers doigts.

BLAND, François, 50e de ligne. — Congélation des pieds, Héricourt, 20 janvier. — Cica-trices irrégulières.

BLANDIN, Jean, 37e de ligne.—Plaie contuse au pied gauche, face dorsale, coup de feu, Sedan.

BLANDIN, Romain, 58e de ligne. — Plaie contuse à la hanche droite, fracture de l'os ilia-que éclat d'obus, le Mans, 11 janvier. — Cicatrice adhérente à l'os iliaque avec perte de substance osseuse.

BLANDINIÈRES, Georges, né le 20 avril 1850, Poitiers (Vienne), 43e de ligne. — Plaie pé-nétrante de poitrine et plaie contuse à la jambe droite, coup de feu et éclat d'obus, le Mans, 11 janvier. — Large cicatrice adhérente au tibia.

BLANQUART, Désiré-Florimond-Joseph, 13e chass. à pied. — Plaie contuse au côté droit du thorax, coup de feu, Villers-Bretonneux. — Points fistuleux, gêne des mouvements du tronc sur le bassin.

BLANQUART, Charles-Louis-Joseph, 17e de ligne. — Plaie compliquée au cou, lésion du larynx, coup de feu, Forbach. — Aphonie incomplète persistante.

BLANQUIER, Jacques-Joseph-Paul, né à Nissau (Hérault), 27e de ligne. — Plaie péné-trante à l'hypochondre droit, coup de feu, Arthenay.

BLANQUIN, Louis-Edouard-Edmond, 63e de ligne. — Plaie contuse à la jambe gauche, coup de feu, Spickeren. — Cicatrice déprimée et adhérente.

BLANVILLAIN, Arthur-Edme-François, né le 10 juin 1850, Auxerre (Yonne), 109e de ligne. — Fracture comminutive de la jambe droite, coup de feu, Buzenval. — Perte de substance, cal vicieux, raccourcissement considérable.

BLAS, Henri, 65e de ligne. — Plaie contuse au coude droit, coup de feu, Arthenay. — Ci-catrice adhérente, ankylose incomplète du coude.

BLASI, Jean-Clément, né le 3 décembre 1842, Saint-Just près Chomelin (Haute-Loire), 2e de ligne. — Plaie contuse au coude droit et fracture comminutive de l'avant-bras, coup de feu, Beaumont (Loiret), 7 décembre. — Esquilles nombreuses, plaie fistuleuse, ankylose du coude, paralysie de la main.

BLAUD, Pierre, né à Sainte-Marce-le-Cros (Corrèze), 13e chass. à pied. — Plaie con-tuse à la face, région temporo-maxillaire, coup de feu, Wœrth.

BLAUVAC, Ferdinand, 37e de ligne. —Plaie contuse à la main gauche, coup de feu, le Mans. — Ankylose des deux derniers doigts dans la flexion.

BLAVI, Etienne-Alphonse, 15e artill. — Plaie contuse à la cuisse droite, partie postérieure, et à la région inguinale droite, éclat d'obus, Paris, 23 mai. — Cicatrices larges et adhérentes.

BLAY, Denis, né le 7 octobre 1843, Naberat (Dordogne), 4e zouaves. — Plaie compliquée à l'avant-bras gauche, coup de feu, Saint-Privat.—Flexion permanente des 2e, 3e et 4e doigts et perte des deux phalanges de l'auriculaire.

BLAZY, Louis, 33e de ligne. — Plaie contuse au bras droit, coup de feu, Arthenay.

BLAZY, Pierre, né le 17 mars 1842, Bonpas (Ariége), 80e de ligne. —Plaies contuses à la jambe gauche, coup de feu et éclat d'obus, Gravelotte. — Cicatrices adhérentes, perte de substance tendineuse et musculaire.

BLED, Victor, Vital, né le 24 août 1850, Beaumont-Pied-de-Bœuf (Sarthe), 17e chass. à pied. — Fracture du fémur droit, coup de feu, Paris, 24 mai. — Cal volumineux et difforme, ankylose du genou dans l'extension, raccourcissement de 10 centimètres.

BLESSON, Émile-Louis-Eugène, né à Paris (Seine), 24e de ligne. — Plaie compliquée à l'avant-bras gauche, tiers inférieur, lésion des nerfs et des tendons fléchisseurs, coup de feu, Spickeren. — Paralysie du mouvement et de la sensibilité de la main.

BLÉTERY, Jean, né le 28 décembre 1843, Saint-Rirand (Loire), 17e de ligne. — Fracture des os du tarse, pied droit, coup de feu, Beaumont (Ardennes). — Atrophie de la jambe et du pied.

BLÉTRY, Pierre-Louis, né le 23 novembre 1848, Nogenthel (Aisne), 28e (?) artillerie. — Hernie inguinale droite, efforts, siége de Bitche.

BLÉTRY, Pierre, né le 12 avril 1846, Palinges (Saône-et-Loire), 102e de ligne provisoire. — Fracture comminutive du péroné gauche, tiers supérieur, coup de feu, Paris, 22 mai. — Esquilles, atrophie de la jambe et du pied.

BLEUSE, Prosper-Stanislas, né à Origny (Aisne), 114e de ligne. — Fracture comminutive de la malléole interne, jambe gauche, coup de feu, Champigny. — Phlegmons, cicatrices adhérentes, atrophie de la jambe.

BLEUZET, François-Eugène, garde mob. du Nord. — Fracture des 2e, 3e et 4e métacarpiens de la main droite, coup de feu, Saint-Quentin. — Consolidation vicieuse, cicatrices adhérentes, ankylose et déformation des doigts.

BLEY, Jacques-Marie-Stanislas, né le 15 avril 1844, Lyon (Rhône), garde mob. du Rhône. — Plaie compliquée à la face, fracture du maxillaire inférieur, coup de feu, Chavannes, 13 janvier. — Perte de plusieurs dents, nécrose assez étendue du maxillaire, rétrécissement et déformation du maxillaire.

BLEX, Joseph-Antoine, 68e de ligne. — Fracture du fémur gauche, coup de feu, Beaumont (Ardennes). — Consolidation vicieuse, raccourcissement du membre.

BLIAUX, Pierre-Célestin, né le 17 avril 1837, Taillepied (Manche), 26e de ligne. — Fracture comminutive de la jambe gauche, coup de feu, Josnes, 10 décembre. — Paralysie de la jambe.

BLIN, Eugène-Toussaint, né le 13 avril 1852, Villedieu (Manche), 47e de ligne. — Plaies contuses à la jambe gauche, éclat d'obus, Strasbourg, 25 septembre. — Perte considérable de substance du mollet, cicatrice large et étendue.

BLIN, Jean-Baptiste-Théophile-Constant, né le 12 décembre 1828, Hucqueliers (Pas-de-Calais), 110e de ligne. — Fracture comminutive de la jambe droite, coup de feu, l'Hay, 29 novembre. — Perte de substance osseuse, plaies fistuleuses persistantes, extension du pied sur la jambe, rétraction permanente du tendon d'Achille.

BLIN, Jean-Timothée, 98e de ligne. — Plaie contuse à l'avant-bras gauche, éclat d'obus, Patay, 2 décembre. — Perte de substance musculaire, cicatrice profonde et adhérente.

BLIN, Jules-Mathias, 70e de ligne. — Plaie contuse à la partie interne et moyenne de la cuisse gauche, coup de feu, Châtillon-sous-Paris, 4 avril. — Cicatrices adhérentes.

BLIN, Louis-Eugène, 28e de ligne. — Fracture du radius droit, coup de feu, Saint-Privat. — Esquilles, perte des mouvements de pronation et de supination de l'avant-bras.

BLIN, Pierre-Julien, garde mob. de la Sarthe. — Plaie contuse à la cuisse gauche, coup de feu, Mer (Loir-et-Cher). — Vaste cicatrice adhérente au fémur.

BLOAS, François-Louis, 65e de ligne. — Plaie contuse à la main droite, perte de la phalangette du pouce, coup de feu, Saint-Privat.

BLOCH, Abraham, né le 11 juin 1850, Metting (Moselle), 75e de ligne. — Plaies compliquées à l'avant-bras droit et à la main, coup de feu, Landrecies, 23 janvier. — Ankylose du poignet, perte des mouvements de pronation et de supination de l'avant-bras et des mouvements des quatre derniers doigts.

BLOCH, Arthur, né le 8 août 1847, Nancy (Meurthe), 14ᵉ de ligne, caporal. — Fracture comminutive de la jambe gauche, coup de feu, Champigny, 30 novembre. — Raccourcissement de 4 centimètres.

BLOCH, Charles, né le 21 février 1846, Paris (Seine), garde mob. de la Seine. — Fracture de la malléole interne gauche, coup de feu, Stains, 21 décembre. — Ankylose tibio-tarsienne.

BLOCHET, Yves-Marie, 71ᵉ de ligne. — Fracture du maxillaire inférieur, coup de feu, Neuilly, 18 octobre. — Perte d'un grand nombre de dents, cicatrice adhérente de la langue, consolidation vicieuse.

BLOIS, Thomas, né le 5 mai 1849, Villars (Dordogne), 3ᵉ infanterie provisoire. — Albuminurie en captivité, amaurose consécutive.— Cécité complète.

BLOND, Jacques, 6ᵉ de ligne. — Plaie contuse à la cuisse gauche, face antérieure, éclat d'obus, Servigny-sous-Metz. — Perte de substance musculaire, cicatrice large et profonde.

BLOND, Christophe-Pierre, né le 24 novembre 1846, Thorée (Sarthe), garde mob. de la Sarthe. — Plaie pénétrante à la base de la poitrine, coup de feu, Loigny.—Balle non extraite, pleurésie et anémie.

BLONDARD, Gilbert, né le 20 avril 1849, Durdat (Allier), 82ᵉ de ligne. — Plaie déchirée et profonde à la jambe gauche, partie supérieure interne, éclat d'obus, Châtillon-sous-Paris, 28 avril. — Paralysie du pied en extension permanente, atrophie et inertie de la jambe.

BLONDÉ, François-Joseph, né le 2 novembre 1845, Traubach-le-Bas (Haut-Rhin), 10ᵉ chass. à pied. — Destruction complète de l'œil gauche, coup de feu, Yvré-l'Evêque, 11 janvier.

BLONDEAU, Eugène, garde mob. de l'Yonne. — Plaie contuse à la main gauche, coup de feu, Briare, 14 janvier. — Ankylose du pouce.

BLONDEAU, Henri-Marie-Joseph, né à Marseille (Bouches-du-Rhône), 28ᵉ de ligne, caporal. — Plaie contuse à l'épaule gauche, coup de feu, Saint-Privat. — Cicatrices adhérentes, gêne dans les mouvements d'élévation du bras.

BLONDEAU, Jean-Baptiste-Alexandre, né le 24 août 1837, Jars (Cher), 93ᵉ de ligne. — Fracture comminutive de la jambe gauche, partie moyenne, éclat d'obus, Gravelotte. — Consolidation vicieuse, atrophie de la jambe avec extension permanente du pied.

BLONDEAU, Pierre, né le 23 octobre 1845, Charenton (Seine), 96ᵉ de ligne. — Destruction du globe oculaire droit, éclat d'obus, Frœschwiller.

BLONDEL, Emile, né le 31 décembre 1837, Vire (Calvados), 1ᵉʳ hussards. — Plaie contuse à la paroi antérieure et supérieure de l'abdomen, éclat d'obus, Sedan. — Perte considérable de substance des muscles abdominaux, troubles notables dans les fonctions digestives.

BLONDEL, Philibert, né le 20 août 1850, Paris (Seine), 59ᵉ de ligne. — Fracture de la jambe droite, tiers supérieur, coup de feu, Morée-Saint-Hilaire (Loir-et-Cher), 16 décembre.

BLONDIN, François, né le 31 janvier 1839, Cosnes (Allier), 39ᵉ de ligne, sergent. — Fracture comminutive du péroné gauche, coup de feu, Loigny. — Exfoliation du tendon d'Achille.

BLONDOR, Louis-Joseph, né le 12 mars 1845, Chénerailles (Creuse), 47ᵉ de ligne. — Fracture comminutive de la jambe gauche, tiers supérieur, coup de feu, Sedan. — Nombreux abcès, fausse ankylose du genou.

BLOT, Charles-Adolphe, 2ᵉ cuirassiers. — Plaie contuse à la poitrine, fracture du fémur, coups de feu, Frœschwiller. — Consolidation vicieuse, raccourcissement de huit centimètres.

BLOT, Amand-Michel, né le 31 mars 1849, Laons (Eure-et-Loir), 79e de ligne, caporal. — Plaie contuse à l'œil gauche, coup de feu, Germigny (Loiret). — Cataracte.

BLOT, Désiré-Auguste, 54e de ligne. — Plaies contuses à la jambe gauche, coup de feu, Saint-Privat. — Cicatrices adhérentes, atrophie de la jambe.

BLOT, Eugène, 16e de ligne. — Fracture du tibia droit, coup de feu, Arthenay, — Abcès multiples, cicatrice adhérente.

BLOT, Henri-Auguste-François, 70e de ligne, caporal. — Plaie contuse à la tête, coup de feu, Loigny.—Perte de substance du crâne, partie supérieure, fistule persistante.

BLOT, Joseph-Henri-Victor-Marie, 39e de ligne. — Plaie contuse à la cuisse droite et à la main droite, coup de feu, Arthenay, — Perte des 2e et 3e phalanges de l'indicateur, paralysie du doigt médius.

BLOT, Romain-Albert, 13e chass. à pied. — Plaie contuse à la région fessière, coup de feu, Morée-Saint-Hilaire, 14 décembre.

BLOTIÈRE, Jean-Hippolyte, né le 13 avril 1848, Cerisy-Belle-Etoile (Orne), garde mob. de l'Orne. — Plaie compliquée à la face, coup de feu, Saint-Célerin (Sarthe), 11 janvier. —Perte de substance du maxillaire supérieur droit, de quatre dents, lésion de la langue, de la joue droite et de la commissure gauche des lèvres.

BLOUIN, Henri, né le 9 janvier 1850, Montjean (Maine-et-Loire), 59e de ligne. — Plaie contuse au bras droit, coup de feu, Conneré, 11 janvier. — Cicatrice adhérente de l'avant-bras dans la flexion permanente.

BLUM, Félix, 48e de ligne, sergent. — Plaie contuse à la jambe droite, coup de feu, Frœschwiller. — Cicatrice profonde et adhérente aux tendons des fléchisseurs, difficulté des mouvements du genou et de la jambe.

BLUSSON, Dominique-Henri, né à Huisseaux-sur-Meauve (Loiret), 11e de ligne. — Plaies contuses à la jambe gauche et à la cuisse droite, éclat d'obus et coup de feu, Beaumont (Ardennes). — Cicatrices adhérentes.

BOBE, Hippolyte-Auguste, né le 31 octobre 1844, Nanteuil-Notre-Dame (Aisne), 39e de ligne. — Plaie compliquée à la jambe droite, éclat d'obus, Montbéliard, 15 janvier. — Perte de substance du tibia et des muscles fléchisseurs, phlegmons, flexion permanente de la jambe à 30 degrés, cicatrice étoilée et adhérente de 8 centimètres de diamètre.

BOBENRIETH, Emile-Désiré, né le 22 janvier 1849, Husseren (Haut-Rhin), 75e de ligne. — Plaie contuse à la cuisse gauche, partie supérieure, section des troncs nerveux, coup de feu, Juranville, 28 novembre. — Paralysie de tout le membre inférieur.

BOCAGE, Edouard-Auguste-Frédéric, né le 3 septembre 1828, Portbail (Manche), 4e artill. — Plaie compliquée à l'apophyse mastoïde gauche, coup de feu, Champigny, 2 décembre. — Perte de la vision de l'œil gauche avec atrophie de la pupille, hémiplégie faciale gauche.

BOCCIART, Pierre-Antoine-Ludovic, né le 23 décembre 1845, Drap (Alpes-Maritimes), 12e artill. — Désorganisation de l'œil gauche, coup de feu, Chennebier, 16 janvier.

BOCHE, Jean-Baptiste, 47e de ligne. — Ablation du doigt auriculaire de la main droite, coup de feu, Vermond, 18 janvier.

BOCHET, Basile, 35e de ligne. — Plaie contuse au cou, côté gauche, Mézières, 1er septembre. — Paralysie partielle du bras.

BOCHEUX, Eugène-Alfred, 88e de ligne, caporal. — Congélation des pieds, en captivité, 16 décembre. — Altération profonde des parties molles, déformation et gonflement des deux premiers orteils du pied droit.

BOCHO, Félix-Marie, 1er artill. — Plaies contuses au bras gauche, éclat d'obus, Saint-Privat.

BOCHO, Pierre-Marie, 18e de ligne. — Plaie pénétrante de poitrine, fracture de côtes à gauche et plaie en séton à la jambe droite, coups de feu, Sedan.

Bockler, Ferdinand, 1er de ligne, caporal. — Plaie contuse à la main droite, coup de feu, Saint-Privat. — Ankylose et atrophie des deux dernières phalanges de l'indicateur.

Bocognano, François, garde mob. de la Corse. — Plaie contuse à l'épaule droite, coup de feu, Villersexel, 9 janvier.

Boconnier, Henri, 23e de ligne. — Plaie contuse à la main gauche, coup de feu, Frœschwiller. — Atrophie et flexion permanente du pouce, perte des deux dernières phalanges de l'indicateur.

Bocquet, Albéric-François, né le 10 juin 1850, Lille (Nord), 2e chass. à pied. — Fracture comminutive du coude droit, coup de feu, Pont-Noyelles. — Ankylose du coude à angle droit.

Bocquin, François, 11e de ligne. — Plaie contuse au pied droit, coup de feu, Beaumont (Ardennes). — Cicatrices adhérentes.

Bodard, Louis-Auguste, 11e cuirassiers. — Perte de deux phalanges de deux orteils du pied droit (?).

Bodaud, Edmond-Henri, né le 20 août 1852, Gentilly (Seine), garde nationale de la Seine. —Plaies contuses aux deux cuisses, coup de feu, Buzenval.—Oblitération de la veine crurale.

Bodet, Auguste-Athanase, né le 9 décembre 1844, la Petite-Boissière (Deux-Sèvres), 10e de ligne. — Fracture comminutive des os du carpe et du métacarpe, main gauche, coup de feu, Saint-Privat. — Ankylose du poignet et atrophie de la main.

Bodet, Charles, garde mob. de Maine-et-Loire. — Plaie contuse à la fesse droite et à la cuisse gauche, éclat d'obus, Cercottes, 4 décembre.

Bodin, Célestin, 136e de ligne. — Plaie contuse au-dessous de la crête iliaque droite, coup de feu, Champigny, 30 novembre. — Cicatrice adhérente.

Bodin, François-Stanislas, 59e de ligne. — Plaie contuse à la main droite, face palmaire, coup de feu, Paris-Montmartre, 22 mai. — Cicatrice adhérente limitant les mouvements.

Bodin, Jean, 94e de ligne. — Plaies contuses au bras et à la main gauches, coup de feu, Metz, 23 septembre. — Cicatrices adhérentes multiples.

Bodin, Louis, 12e de ligne. — Fracture du 2e métacarpien de la main droite, ablation de deux phalanges de l'indicateur, éclat d'obus, Saint-Privat.

Bodin, Louis-Joseph, 65e de ligne. — Fracture de l'humérus droit. — Plaie en séton à la cuisse gauche, coup de feu, Saint-Privat.

Bodin, Marie-Louis-Félix, garde mob. de la Vendée. — Plaie contuse à l'avant-bras gauche, coup de feu, Chanteloup (Sarthe), 12 janvier. — Cicatrice adhérente.

Bodo, Amand, né le 5 février 1844, Vannes (Morbihan), 64e de ligne. — Plaie contuse à la main gauche, éclat d'obus, Saint-Privat. — Perte de deux phalanges des doigts médius et annulaire, ankylose des doigts indicateur et auriculaire.

Bodoville, Victor-Jean-Baptiste, né le 12 décembre 1847, Châlons (Marne), 8e chass. à pied. — Plaie contuse au côté gauche du thorax, coup de feu, l'Hay.

Bodz, Jacob, né le 19 décembre 1843, Paris (Seine), 57e de ligne. — Plaie pénétrante de poitrine, côté gauche, fracture des 3e et 4e côtes, coup de feu, Amanvillers. — Pleuropneumonie avec épanchement, imperméabilité presque complète du poumon gauche, atrophie du bras gauche.

Boé, Théodore, garde mob. de la Haute-Garonne. — Plaie contuse à la cuisse droite, partie postérieure, éclat d'obus, Belfort, 17 janvier. — Perte de substance musculaire, cicatrices adhérentes, profondes et déprimées, flexion de la jambe sur la cuisse.

Boeglin, Jean-Étienne, né le 2 août 1850, Hirsnigen (Haut-Rhin), 63e de ligne. — Congélation, Montbéliard, 16 janvier. — Perte des cinq orteils des deux pieds et de l'extrémité antérieure des métatarsiens du pied gauche.

Boehrer, Louis, 8e de ligne. — Fracture du radius droit, tiers inférieur, coup de feu, Forbach. — Cal vicieux.

Boely, Jean, né le 5 janvier 1844, l'Hôpital-sous-Rochefort (Loire), 53e de ligne. —

Fracture de l'épaule gauche, coup de feu, Sedan. — Ankylose scapulo-humérale, large cicatrice adhérente, rétraction musculaire.

BOETTGEN, Joseph, né le 2 octobre 1847, Metz (Moselle), 24e de ligne, caporal.—Fracture comminutive de l'avant-bras droit, tiers inférieur, coup de feu, Spickeren. — Consolidation vicieuse, cicatrices adhérentes, ankylose du poignet, atrophie et paralysie d'une partie de la main.

BOEUF, Casimir-Louis, né le 24 octobre 1845, Remuzat (Drôme), 13e de ligne. — Plaie contuse au poignet gauche, coup de feu, plaie contuse au doigt auriculaire de la main gauche, éclat d'obus, Rezonville. — Rétraction des trois derniers doigts.

BOEUF, Jean, né le 15 février 1849, au Thil (Ain), 27e de ligne. — Fracture comminutive du fémur droit, éclat d'obus, Clamart, 19 septembre. — Déformation de la cuisse, raccourcissement de cinq centimètres.

BOEUF, Joseph, 58e de ligne.—Plaie contuse à la région sacrée, coup de feu, la Fourche, 6 janvier. — Cicatrice adhérente.

BOEUFS, Alfred-Auguste, 54e de ligne. — Plaie contuse à la jambe gauche, coup de feu, Amanvillers. — Cicatrice adhérente.

BOFFY, Jules, 51e de ligne. — Fracture de la jambe gauche, coup de feu, Gravelotte. — Déviation du pied en dedans, paralysie de la partie postérieure de la jambe.

BOFFY, Paul-Ernest-Octavien, né le 5 mai 1847, Breuchotte (Haute-Saône), 94e de ligne, sergent-major. — Plaie compliquée à la main gauche, coup de feu, Saint-Privat. — Atrophie considérable et paralysie.

BOGE, Antoine-François, 38e de ligne. — Plaie contuse à la jambe gauche, coup de feu, Loigny. — Ankylose incomplète tibio-tarsienne, atrophie de la jambe.

BOGÉ, Arthur-Philibert-Alcide, né le 21 janvier 1846, Montigny-sur-Crécy (Aisne), 25e de ligne. —Fracture du maxillaire supérieur et des apophyses transverses des 2e et 3e vertèbres cervicales, coup de feu, Ladonchamps-sous-Metz. — Ankylose incomplète temporo-maxillaire gauche et inclinaison permanente de la tête à gauche.

BOHÈRE, François-Léon, 71e de ligne. — Plaie à la poitrine avec fracture de l'omoplate gauche, coup de feu, Servigny, 31 août

BOILL, Georges, soldat au (?). — Plaie contuse à l'articulation scapulo-humérale gauche, coup de feu, Borny. — Cicatrice adhérente, perte des mouvements d'élévation, de rotation et d'abduction du bras.

BOHUON, Pierre-Marie-Joseph, né le 20 avril 1846, Plancoët (Côtes-du-Nord), 35e de ligne. — Plaie contuse à la région orbitaire gauche, coup de feu, Champigny. — Perte de la vision de l'œil gauche.

BOHYN, Augustin, né le 1er juillet 1843, Stekene (Belgique), rég. étranger. — Plaie contuse à la région temporale gauche, coup de feu, Orléans, 11 octobre. — Paralysie des nerfs optiques. — Cécité complète.

BOICHOT, François, né le 2 avril 1848, Nancy (Meurthe), franc-tireur du Haut-Rhin. — Fracture du condyle interne du fémur droit, éclat d'obus, Villersexel, 9 janvier. — Ankylose du genou.

BOIDIN, Jules-Adélaïde, né le 10 mars 1844, Arras (Pas-de-Calais), 64e de ligne. — Fracture de l'humérus droit, partie moyenne, coup de feu, Borny. — Paralysie et atrophie du membre.

BOIGROSSET, Paul, né à Poitiers, Vienne, 11e de ligne. — Fracture du 2e métatarsien, pied droit, coup de feu, Beaumont (Ardennes). — Carie et plaie fistuleuse.

BOILE, Pierre, 79e de ligne. — Fracture de la jambe droite, coup de feu, Mouzon, 30 août.

BOILEAU, François-Marie, 4e de ligne. — Ablation de la 1re phalange du gros orteil droit, coup de feu, Saint-Privat. — Cicatrice adhérente et douloureuse.

BOILEAU, Jean, né le 19 avril 1850, Seilhac (Corrèze), 61e de ligne. — Fracture comminu-

31

tive du radius gauche, partie moyenne, coup de feu, Roches, 16 janvier. — Non-consolidation, paralysie de l'avant-bras et de la main.

BOILEAU, Pierre, né le 15 décembre 1848, Losnes (Côte-d'Or), 109e de ligne. — Douleurs rhumatismales, siége de Paris. — Ankylose de la colonne vertébrale à la région lombaire, déviation du bassin.

BOILEAU, Nicolas, né le 24 décembre 1850, Épinal (Vosges), 34e de ligne, sergent. — Destruction du globe oculaire droit, éclat d'obus, Sedan.

BOILLOD, François-Florentin, 96e de ligne, caporal. — Plaie contuse à la main gauche, éclat d'obus, Sedan. — Perte du doigt annulaire.

BOILLON, Jules-Édouard, 2e cuirassiers, brigadier. — Fracture du radius gauche, coup de feu, Frœschwiller. — Ankylose du poignet.

BOINEAU, Jacques-Louis-Constant, garde mob. des Deux-Sèvres. — Fracture du doigt médius, main droite, coup de feu, Beaune-la-Rolande. — Ankylose avec déviation de ce doigt.

BOINON, François, né le 15 octobre 1850, Virey (Saône-et-Loire), 74e de ligne. — Adénite cervicale suppurée, froid, siége de Paris. — Cicatrices adhérentes, plaie fistuleuse.

BOISRAMÉ, François, 10e de ligne. — Plaie contuse au pied gauche, coup de feu, Gravelotte.

BOIREAU, Hubert-Casimir, né le 30 août 1841, Néons-sur-Creuse (Indre), 38e de ligne. — Fracture de la tête de l'humérus gauche, coup de feu, Loigny. — Ankylose de l'épaule, atrophie du membre.

BOIRET, Claude-Hippolyte, né le 5 février 1848, Châlons-sur-Saône, 2e chass. d'Afrique, brigadier. — Fracture du radius droit, coup de feu, Saint-Privat. — Consolidation vicieuse.

BOIRIE, Bertrand, 20e chass. à pied. — Plaie contuse au mollet gauche, coup de feu, Borny. — Cicatrice adhérente et profonde, œdème du pied.

BOIRON, Antoine, 66e de ligne. — Plaie contuse à la cuisse droite, partie inférieure, interne, éclat d'obus, Gravelotte. — Cicatrice adhérente.

BOIRON, Louis, 79e de ligne. — Fracture des 3e et 4e métacarpiens, main gauche, coup de feu, Beaune-la-Rolande. — Cicatrices adhérentes, perte du doigt médius, atrophie de la main, ankylose de l'annulaire.

BOIRON, Marius-Paul, né le 15 août 1836, Avignon (Vaucluse), 3e dragons. — Congélation générale, plusieurs jours passés dans la neige, armée de l'Est. — Myélite chronique, paralysie des membres inférieurs.

BOIS, Jean, né le 27 octobre 1850, la Chapelle-Péchaud (Dordogne), 59e de ligne. — Plaie contuse à la jambe droite, coup de feu, Beaugency. — Cicatrice profonde et adhérente, perte de substance musculaire, extension du pied, dont la pointe appuie seule sur le sol, amaigrissement du membre.

BOIS, Jules-Frumence, né le 15 juillet 1846, Logron (Eure-et-Loir), 24e de ligne. — Plaie compliquée à l'avant-bras droit, tiers inférieur, plaie contuse à l'épaule gauche, coups de feu, Spickeren. — Cicatrices adhérentes et déprimées, paralysie des doigts.

BOIS-GRISET, César, né le 27 novembre 1848, Theys (Isère), 10e chass. à pied. — Fracture comminutive de l'humérus droit, coup de feu, Spickeren. — Ankylose du coude à angle droit, paralysie de la main, restée dans la demi-flexion.

BOIS-MAIGRE, Louis, 114e de ligne. — Plaie contuse à la jambe gauche, partie externe inférieure, coup de feu, Champigny, 30 novembre.

BOISSAC, Jean, né le 8 mars 1849, la Mazière-Basse (Corrèze), 22e de ligne. — Plaie contuse à la partie inférieure de la cuisse gauche, coup de feu, Champigny. — Flexion de la jambe sur la cuisse.

BOISSEAU, Victor-Honoré, né le 24 octobre 1848, Paris (Seine), 20e chass. à pied. — Fracture des os du tarse, pied droit, plaie contuse au mollet gauche, coups de feu, Servigny-sous-Metz, 31 août.

Boissel, Théodore, né le 4 janvier 1848, Mantes (Seine-et-Oise), 24e de ligne. — Fracture de l'humérus gauche, tiers inférieur, coup de feu, Sedan. — Cicatrice adhérente, ankylose incomplète du coude, paralysie de la main.

Boisselet, Joseph-Aimé, 37e de ligne. — Fracture comminutive de la jambe gauche, coup de feu, Saint-Léon, 15 janvier. — Ankylose tibio-tarsienne, engorgement de tout le membre.

Boisselot, Jean-Baptiste, garde mob. de Saône-et-Loire. — Congélation des deux pieds, Héricourt, 15 janvier. — Cicatrice vicieuse du gros orteil gauche, ostéite de la tête du 1er métatarsien, pied droit.

Boissérie, Pierre, né le 5 janvier 1847, Perpezac-le-Noir (Corrèze), 110e de ligne. — Ophthalmie purulente, tranchées sous Paris. — Cécité complète.

Boisset, François, 5e de ligne. — Fracture du fémur gauche, coup de feu, Sedan. — Consolidation vicieuse.

Boisset, Jean-Baptiste, garde mob. (Isère). — Plaie contuse à la jambe droite, coup de feu, le Mans, 11 janvier. — Cicatrice adhérente, ostéite du tibia.

Boisset, Louis, 13e chass. à pied. — Plaie contuse à la région dorsale, coup de feu, la Fourche. — Dyspnée.

Boissié, Joseph, né le 24 janvier 1845, Montpezat (Lot-et-Garonne), 42e de ligne, sergent. — Plaie compliquée au bras droit, partie interne, coup de feu, Champigny, 30 novembre. — Atrophie du membre, l'avant-bras fléchi sur le bras, paralysie de la main.

Boissier, André, 95e de ligne. — Plaie contuse au front, éclat d'obus, Noisseville, 1er septembre. — Cicatrice profonde à la partie supérieure de l'os frontal.

Boissinot, Jean-André, né le 17 septembre 1823, Maulevrier (Maine-et-Loire), garde mobilisée de Maine-et-Loire. — Plaie à travers le métacarpe gauche, coup de feu, Monay (Jura), 20 décembre. — Ankylose du poignet, atrophie de la main.

Boisson, Armand, né le 23 juillet 1846, Breuil-Barret (Vendée), garde mob. de la Vendée. — Fracture de la jambe gauche, tiers moyen, coup de feu, Chevilly (Seine), 30 septembre. — Nécrose du tibia, plaies fistuleuses.

Boisson, Jean-Prosper, né le 3 février 1845, Cizo (Ain), 53e de ligne. — Plaie à la région axillaire gauche, coup de feu, Sedan. — Paralysie et atrophie de tout le membre.

Boisson, Théodore, né le 5 juin 1843, Saint-Pierre-d'Oléron (Charente-Inférieure), 1er de ligne. — Fracture de la malléole externe droite, éclat d'obus, Saint-Privat. — Abcès multiples, cicatrice adhérente, arthrite, ankylose tibio-tarsienne.

Boisteau, René-Auguste, 46e de ligne. — Plaie contuse à la cuisse et fracture du péroné gauches, fracture du radius (?), 3 coups de feu, Cravant, 8 décembre. — Cal volumineux du radius.

Boiteau, Alphonse-Antoine, né le 15 février 1847, Angoulême (Charente), 6e chass. à pied, caporal. — Fracture comminutive du calcanéum droit, coup de feu, Sedan. — Esquilles, déformation du pied.

Boiteau, Auguste, 67e de ligne. — Plaie en séton à la cuisse droite, fracture du péroné droit, 2 coups de feu, Gravelotte. — Atrophie de la jambe avec paralysie incomplète.

Boiteau, Jean, 50e de ligne, sergent-fourrier. — Plaie contuse à la fesse gauche, coup de feu, plaie contuse au genou droit, partie externe, plaie contuse au front, éclats d'obus, Wissembourg. — Cicatrice adhérente à l'os iliaque.

Boiteux, Jean, garde mob. de la Nièvre. — Fracture comminutive de la tête de l'humérus gauche, coup de feu, Arthenay, 10 octobre. — Ankylose scapulo-humérale, atrophie incomplète de la main.

Boivin, Claude-Marie, né le 13 janvier 1846, Saillenard (Saône-et-Loire), 47e de ligne. — Fracture comminutive du coude droit, coup de feu, Villersexel, 9 janvier. — Ankylose du coude, l'avant-bras dans la demi-flexion.

Boivin, Louis-Célestin, né le 12 juin 1848, Arcy-sur-Eure (Yonne), garde mob. de l'Yonne. — Plaie contuse à la main droite, éclat d'obus, Dijon. — Flexion permanente du doigt indicateur.

Boivin, Louis, 47e de ligne, caporal. — Fracture du 2e métacarpien de la main droite, plaie contuse à l'éminence hypo-thénar, coup de feu, Beaumont (Ardennes).

Boivin-Lapierre, François, train des équipages, capitaine. — Plaie pénétrante de poitrine avec fracture de l'omoplate droite, fracture du 5e métacarpien, main droite, coups de feu, Sedan. — Dyspnée, semi-ankylose de l'auriculaire avec son métacarpien.

Boix, Pierre, né le 10 novembre 1849, Belvès (Dordogne), 3e de ligne.—Plaie compliquée à la main gauche, fracture du 3e métacarpien, coup de feu, Vitrey. — Flexion permanente des doigts.

Bojat, Julien, 47e de ligne. — Plaie contuse à la jambe droite, au niveau du tendon d'Achille, coup de feu, Orléans, 8 décembre. — Cicatrice adhérente.

Bol, Jean, garde nationale du Rhône. — Plaie contuse à la main droite, coup de feu, Nuits (Côte-d'Or), 18 décembre. — Ankylose du pouce.

Boldoduc, Pierre-Jean, 64e de ligne. — Plaie contuse à la cuisse droite, coup de feu, Villersexel.

Bôle, Jean-Constant, né le 20 mai 1850, Amathay (Doubs), 63e de ligne. — Congélation du pied droit, Montbéliard, 18 janvier.— Perte du gros orteil et des deux dernières phalanges des 2e et 3e orteils, les 4e et 5e orteils sont atrophiés et leurs phalanges ankylosées.

Bolevy, Benoît-Marie, né le 20 juillet 1843, Valsonne (Rhône), 12e de ligne. — Fracture comminutive de la jambe droite, tiers supérieur, coup de feu, Saint-Privat.—Cicatrice adhérente.

Boley, Jean-Baptiste-Edouard, 15e chass. à pied. — Plaie pénétrante de poitrine, coup de feu, Bethoncourt, 16 janvier. — Balle non extraite, dyspnée, faiblesse du bras droit.

Bollotte, Etienne, né le 4 février 1844, Chaignay (Côte-d'Or), 98e de ligne. — Destruction du globe oculaire gauche, éclat d'obus, Gravelotte.

Bolmont, Jean-Charles, né le 4 mai 1836, Remiremont (Vosges), 69e de ligne. — Plaie compliquée au bras gauche, tiers moyen, coup de feu, Borny. — Paralysie incomplète du bras.

Bolon, Jean, 53e de ligne. — Fracture comminutive de l'os iliaque droit, coup de feu, Sedan. — Plaie fistuleuse persistante.

Bolozon, Calixte, 8e cuirassiers. — Fracture de la clavicule gauche, coup de feu, Wœrth.

Bolot, François-Constant, né le 20 février 1838, Faucogney (Haute-Saône), 53e de ligne. — Plaie compliquée à la cuisse droite, coup de feu, Chagey. — Atrophie de tout le membre.

Bolot, François-Xavier-Jules, né le 28 octobre 1844, Andornay (Haute-Saône), 76e de ligne. — Fracture comminutive de l'épaule, broiement de la cavité glénoïde et de l'extrémité interne de la clavicule, éclat d'obus, Issy, 4 mai. — Tétanos grave d'une durée d'un mois, ankylose et déformation de l'épaule : Ambulance de Bièvres du 4 avril au 8 août, évacué sur Jouy-en-Josas.

Bombail, Joseph, 66e de ligne. — Plaie contuse au bras gauche, coup de feu, Rezonville. — Rétraction musculaire de l'avant-bras dans la demi-flexion.

Bombard, Léon-Louis, 33e de ligne. — Plaie contuse au coude gauche, coup de feu, Patay. — Ankylose incomplète du coude.

Bomme, Auguste-Désiré, 80e de ligne. — Erysipèle grave, hydarthrose du genou droit, captivité. — Ankylose incomplète.

Bompar, Louis, 78e de ligne. — Plaie contuse à la main gauche, ablation des deux dernières phalanges du médius, coup de feu, Sedan. — Ankylose de l'indicateur.

Bon, Joseph, 2ᵉ zouaves, caporal. — Fracture du cubitus gauche, coup de feu, Gidy, près Arthenay, 29 novembre. — Rigidité du coude.

Bon, Pierre, né le 2 juin 1836, la Chaux (Saône-et-Loire), 12ᵉ de ligne. — Fracture du maxillaire inférieur gauche, coup de feu, Saint-Privat. — Perte de substance osseuse, mastication et prononciation difficiles.

Bon, Pierre-Antoine, 57ᵉ de ligne. — Plaie pénétrante de poitrine, coup de feu, Gravelotte. — Cicatrice adhérente, plaie fistuleuse, dyspnée.

Bon, Victor, né le 22 avril 1846, Monteux (Vaucluse), 2ᵉ inf. provisoire. — Plaie contuse à la jambe droite, coup de feu, Paris, 2ᵉ siége. — Plaie fistuleuse.

Bonacorsi, Antoine-Marc, né le 9 février 1840, Belvedère (Corse), 56ᵉ de ligne. — Plaie pénétrante de poitrine, côté gauche, coup de feu, Frœschwiller. — Hémoptysies fréquentes.

Bonafous, François, 93ᵉ de ligne. — Plaie compliquée au bras droit, coup de feu, Ladonchamps-sous-Metz, 7 octobre. — Ankylose de l'épaule, paralysie de tout le membre.

Bonal, Jean, né le 9 août 1846, Thiézac (Cantal), garde mob. du Cantal. — Fracture comminutive de la jambe gauche, tiers inférieur, coup de feu, le Mans, 12 janvier. — Consolidation vicieuse, cicatrice profonde et adhérente.

Bonal, Pierre-Jean, né le 22 août 1848, Decazeville (Aveyron), 36ᵉ de ligne. — Fracture comminutive de la jambe droite, tiers inférieur, coup de feu, Frœschwiller. — Ankylose du pied.

Bonardel, Louis-Amand, né le 3 juin 1847, Saint-Pierre (Pas-de-Calais), 93ᵉ de ligne. — Fracture comminutive de l'humérus droit, partie moyenne, coup de feu, Gravelotte. — Consolidation vicieuse avec saillie du fragment supérieur, cicatrices profondes et adhérentes, raccourcissement et atrophie du bras.

Bonavent, Paul, né le 8 mars 1842, Santo-Fetges (Pyrénées-Orientales), 46ᵉ de ligne. — Fracture de la branche montante du maxillaire inférieur gauche, coup de feu, Beaugency, 10 décembre. — Le projectile, entré à la commissure des lèvres, a été extrait à la région cervicale, bord postérieur du sterno-mastoïdien, esquilles nombreuses, ankylose temporo-maxillaire, écartement très-limité de la mâchoire.

Bonet, Honoré-Martin, né le 21 juin 1845, Aramond (Gard), 39ᵉ de ligne, sergent. — Plaie en séton à la partie inférieure de l'abdomen dans une étendue de 15 centimètres et plaie à l'aine gauche avec fracture de l'os iliaque, coup de feu et éclat d'obus, Patay, 2 décembre. — Rétraction permanente des muscles extenseurs et rotateurs de la cuisse, consolidation vicieuse, large cicatrice adhérente de 10 centimètres au niveau du bord antérieur de l'os iliaque gauche.

Bonfils, Marie-Ange-Pierre, né le 23 avril 1848, Trémeur (Côtes-du-Nord), 116ᵉ de ligne. — Plaie à la main droite, écrasement, chute d'un arbre, Metz. — Flexion permanente du doigt médius.

Bongard, Pierre, 94ᵉ de ligne. — Ablation du doigt annulaire, main gauche, coup de feu, Gravelotte.

Bonhomme, Antoine, 88ᵉ de ligne. — Plaie compliquée à l'avant-bras droit, coup de feu, Beaumont (Ardennes). — Atrophie et déformation de l'avant-bras et de la main.

Bonhomme, Bernard, né le 13 avril 1849, Bretx (Haute-Garonne), 38ᵉ de ligne. — Plaie compliquée au pied droit, éclat d'obus, Coulmiers, 9 novembre. — Déformation du pied, perte du gros orteil et du 1ᵉʳ métatarsien, rétraction des muscles fléchisseurs du pied.

Bonhomme, Jean, 89ᵉ de ligne. — Fracture du calcanéum gauche, coup de feu, Sedan. — Perte de substance osseuse.

Bonhomme, Joseph-Adrien, né le 18 février 1848, Bédarrides (Vaucluse), 57ᵉ de ligne. — Plaie s'étendant de la partie supérieure du bras gauche à l'angle interne de l'omoplate, coup de feu, Saint-Privat. — Ankylose incomplète scapulo-humérale, atrophie du deltoïde.

BONHOMME, Pierre-Ludovic, né le 29 mars 1846, Sandillon (Loiret), 35ᵉ de ligne, — Fracture comminutive de la jambe gauche, coup de feu, Champigny. — Raccourcissement de 7 centimètres, séquestre du tibia ; atrophie de la jambe, flexion permanente des orteils.

BONHOMMET, Ernest-Joseph, né le 19 février 1846, Laval (Mayenne), 63ᵉ de ligne. — Destruction du globe oculaire gauche, éclat d'obus, Spickeren.

BONHOURE, Jean-Frédéric, né le 25 septembre 1843, Puylaurens (Tarn), 31ᵉ de ligne, caporal. — Plaie contuse à la face, éclat d'obus, Paris, 2ᵉ siége. — Perte absolue de l'œil droit.

BONIFACE, Joseph, 66ᵉ de ligne. — Plaie contuse à la main gauche, éclat d'obus, Spickeren. — Perte de la dernière phalange du doigt médius, ankylose de l'annulaire, atrophie de la main.

BONIN, Louis-Émile, né le 20 avril 1838, Machecoul (Loire-Inférieure), 84ᵉ de ligne, sergent. — Plaie profonde au creux axillaire, coup de feu, Gravelotte. — Atrophie complète de tout le bras gauche, paralysie de l'avant-bras et de la main, flexion de tous les doigts.

BONIN, Victor, 29ᵉ de ligne. — Plaie contuse au thorax, fracture de plusieurs côtes, à droite, coup de feu à (?), armée du Rhin. — Cicatrice adhérente, partie inférieure.

BONINGUE, Jules-Louis, né le 21 juin 1845, Saint-Omer (Pas-de-Calais), 64ᵉ de ligne, sergent. — Fracture du radius gauche, tiers supérieur, 2 coups de feu, Sedan. — Paralysie incomplète du mouvement avec atrophie du bras.

BONJOUR, Francisque, né le 19 avril 1852, Bourg (Ain), garde mob. de l'Ain. — Plaie à travers la main gauche, coup de feu, Talant près Dijon, 22 janvier.

BONNAFOUS, François, né le 12 janvier 1843, Verdalle (Tarn), 93ᵉ de ligne. — Plaie à travers l'épaule droite, coup de feu, Ladonchamps. — Ankylose de l'épaule, paralysie de tout le bras.

BONNAFOUS, Bazile, né le 27 juillet 1848, Cuxac-Cabardès (Aude), 63ᵉ de ligne. — Fracture du maxillaire supérieur droit, coup de feu, Spickeren. — Oblitération consécutive des fosses nasales.

BONNAFOUS, Joseph, né le 23 mars 1847, la Salvetat (Hérault), 3ᵉ de ligne. — Destruction du globe oculaire droit, 2 coups de feu, Fræschwiller.

BONNAIRE, Charles-Isidore, 62ᵉ de ligne. — Ablation du doigt auriculaire, main droite, plaie contuse à la cuisse droite, coup de feu, Yvré-l'Évêque (Sarthe), 11 janvier.

BONNAMY, Louis-Prosper, né le 12 mars 1841, Heurteauville (Seine-Inférieure, 41ᵉ de ligne. — Plaie contuse au coude gauche, coup de feu, Beaugency, 8 décembre. — Ankylose du coude, paralysie incomplète des fléchisseurs des doigts.

BONNARD, Clément, né le 25 novembre 1842, Lyon (Rhône), garde mobilisée du Rhône. — Plaie contuse à la cuisse gauche, coup de feu, Nuits (Côte-d'Or). — Cicatrice adhérente, atrophie.

BONNARD, Denis-Eugène-Sauveur, né le 11 octobre 1837, à Alger, 84ᵉ de ligne, musicien. — Ophthalmie purulente, fatigues. — Désorganisation de l'œil droit, affaiblissement de la vision de l'œil gauche.

BONNARD, Louis-Désiré, 97ᵉ de ligne. — Plaie contuse au creux axillaire droit, éclat d'obus, le Mans, 11 janvier. — Large cicatrice irrégulière et adhérente, rétraction musculaire.

BONNE, Alfred-Jean-Baptiste-Marie-Joseph, 18ᵉ artill., maréchal des logis. — Chute violente sur le sol, chevaux effrayés par éclats d'obus sous Metz, 3 octobre. — Fracture de l'humérus droit, tiers supérieur, consolidation vicieuse.

BONNE, Marie, né le 10 octobre 1848, Avallon (Yonne), 74ᵉ de ligne. — Plaie contuse à la partie postérieure du pied droit, fracture de la jambe droite, coups de feu, Wissembourg. —

Perte de substance osseuse, plaie fistuleuse persistante, atrophie et raccourcissement de plusieurs centimètres.

BONNE, dit FRANÇOIS, François-Julien, né le 6 février 1848, Bellon-sur-Huire (Orne), 8e chass. à pied. — Fracture comminutive de l'articulation scapulo-humérale gauche, coup de feu, Frœschwiller. — Ankylose de l'épaule, amaigrissement sensible du bras.

BONNEAU, Jacques-Edouard, né le 10 avril 1846, la Foye-Monjault (Deux-Sèvres), garde mob. des Deux-Sèvres. — Destruction du globe oculaire gauche, coup de feu, Beaune-la-Rolande.

BONNEAU, Louis, 37e de ligne. — Plaie contuse à la cuisse (?), partie inférieure et postérieure, coup de feu, Sedan.

BONNEAU, Louis-Amédée, né le 16 janvier 1848, Villapourçon (Nièvre), 30e de ligne, sergent. — Fracture des surfaces articulaires du genou droit, coup de feu, Sedan. — Esquilles, ankylose du genou.

BONNEAU, Louis-Augustin, 49e de ligne. — Fracture de l'os malaire et de l'angle externe de l'œil droit, coup de feu, Arthenay. — Affaiblissement de la vision.

BONNEBOUCHE, Jean, 16e de ligne. — Plaie pénétrante de poitrine, côté gauche, coup de feu, Coulmiers. — Dyspnée.

BONNEFOND, Antoine, né à Balbigny (Loire), 74e de ligne. — Plaie pénétrante de l'abdomen, coup de feu, Sedan. — Adhérences péritonéales.

BONNEFOND, François-Joseph, 113e de ligne. — Fracture du maxillaire inférieur, perte de 14 dents, coup de feu, Bas-Meudon, 30 septembre. — Consolidation vicieuse, déviation de l'arcade dentaire.

BONNEFOND, Jean-Baptiste, 12e de ligne. — Plaie contuse à l'avant-bras (?), coup de feu, Saint-Privat. — Perte des mouvements de pronation et de supination.

BONNEFONS, Antoine, 31e de ligne. — Plaie contuse à la fesse droite, coup de feu, Sedan. — Cicatrice profonde et adhérente.

BONNEFOY, Joseph-Adolphe, né le 2 mai 1844, Simiane (Basses-Alpes), 13e de ligne. — Plaie contuse au coude droit, coup de feu, Gravelotte. — Ankylose du coude dans la flexion à angle droit, demi-supination de la main.

BONNEL, Elie-Prosper-Joseph, né le 7 juillet 1843, Souchez (Pas-de-Calais), 8e de ligne. — Plaie à travers l'articulation tibio-tarsienne droite, coup de feu, Gravelotte. — Arthrite traumatique suppurée, plaie fistuleuse, œdème considérable, ankylose tibio-tarsienne.

BONNEL, Joseph, né en 1852, Uzerche (Corrèze), 39e de ligne. — Plaie contuse à la cuisse gauche, fracture superficielle du fémur, coup de feu, Arthenay, 3 décembre. — Esquilles, amaigrissement du membre.

BONNEMAIN, Nicolas, né le 21 juin 1848, Châtillon (Vosges), 40e de ligne. — Plaie contuse au bras droit, coup de feu, Spickeren. — Cicatrice longue et adhérente.

BONNEMAIN, Charles-Victor, né le 12 juin 1835, Reims (Marne), 73e de ligne, caporal. — Fracture comminutive de la jambe droite, extrémité inférieure, coup de feu, Gravelotte. — Ankylose tibio-tarsienne.

BONNET, Charles-Félix-Emile, né le 24 février 1836, Sablet (Vaucluse), 72e de ligne, capitaine. — Plaie contuse au coude (?), coup de feu, Rezonville. — Arthrite traumatique, ankylose du coude avec demi-flexion permanente de l'avant-bras sur le bras.

BONNET, Cyprien-Charles, 14e chass. à pied, caporal. — Fracture de la main droite, extrémités articulaires, coup de feu, Gravelotte. — Ankylose des trois derniers doigts.

BONNET, Emile-Maurice, né le 21 décembre 1844, Marseille (Bouches-du-Rhône), 87e de ligne. — Plaie compliquée à la main gauche, coup de feu, Patay. — Ankylose des doigts indicateur, médius et annulaire, en extension permanente, atrophie de la main.

BONNET, Etienne, né le 27 novembre 1850, Peyrelevade (Corrèze), 79e de ligne. — Plaie compliquée à la région iliaque gauche, éclat d'obus, Paris, 2e siége. — Perte de substance osseuse, cicatrice adhérente.

BONNET, Eugène-René-Léon, né le 2 février 1848, Vertou (Loire-Inférieure), garde mob. de la Loire-Inférieure.—Plaie compliquée à la cuisse droite, section du nerf sciatique, coup de feu, Champigny. — Paralysie et atrophie du membre.

BONNET, Félix-Victorin, né le 26 octobre 1850, la Gand'Combe (Gard), 48e de ligne. — Plaie compliquée à la face, fracture des deux maxillaires, éclat d'obus, Neuilly, 2e siége. — Perte de dents, cicatrices adhérentes.

BONNET, François, 38e de ligne. — Fracture de l'humérus gauche, tiers supérieur, et de l'omoplate, lésion du plexus brachial, coup de feu, château de Bel-Air, Vendôme, 31 décembre. — Paralysie et atrophie du bras.

BONNET, François, né le 14 février 1847, Saint-Baudel (Cher), 7e de ligne. — Plaie compliquée au bras droit, coup de feu, Servigny-sous-Metz. — Atrophie du bras et de l'avant-bras, fléchi sur le bras.

BONNET, François, 87e de ligne. — Ablation des deux dernières phalanges de l'indicateur, coup de feu, Patay.

BONNET, Gui, né le 14 février 1844, Puy-d'Arnac (Corrèze), 47e de ligne.—Fracture comminutive de l'humérus gauche, près l'articulation scapulo-humérale, coup de feu, Frœsch-willer. — Phlegmon diffus, étendu jusqu'au coude, cicatrices multiples, ankylose du coude, amaigrissement du membre.

BONNET, Jean, garde mob. du Lot. — Plaie contuse à l'articulation tibio-tarsienne, coup de feu, Origny, 10 janvier.

BONNET, Jean-André, 10e de ligne.—Plaie contuse au bras gauche, coup de feu, Peltres-sous-Metz, 27 septembre.

BONNET, Joseph, 27e de ligne. — Plaie contuse à l'avant-bras gauche, coup de feu, Orléans, 11 octobre. — Rétraction des trois derniers doigts.

BONNET, Joseph, né le 5 mai 1842, Livron (Drôme), 66e de ligne, caporal. — Plaie compliquée à la région pubienne droite, fracture de la branche descendante du pubis et plaie contuse à la jambe droite, coups de feu, Spickeren. — Pseudarthrose de la branche descendante du pubis, cicatrice adhérente à la partie antérieure de la cuisse.

BONNET, Louis-Charles, 75e de ligne. — Plaie pénétrante de poitrine, fracture du sternum, partie supérieure et médiane, fracture du doigt médius, main droite, coups de feu, Saint-Privat. — Dyspnée.

BONNET, Nicolas-François, né le 21 juillet 1845, Metz (Moselle), 37e de ligne, caporal. — Plaie pénétrante de poitrine, coup de feu, Sedan.—Hémoptysies et pleurésie.

BONNET, Pierre-Aimé, né le 19 novembre 1849, la Grelle (Loire-Inférieure), 40e de ligne. — Plaie contuse à la cuisse gauche, coup de feu, Arthenay. — Claudication.

BONNET, Pierre, né le 13 octobre 1816, Strasbourg (Bas-Rhin), 33e de ligne, sergent. — Fracture de l'humérus gauche, coup de feu, Boves, 27 novembre. — Perte de substance osseuse, cicatrice étendue, bridée et adhérente, atrophie et rétraction du deltoïde et du grand pectoral, atrophie du bras.

BONNET DE MOREILHAN DE POLHÈS (DE), 2e tir. alg. — Plaie contuse à la main gauche, coup de feu, Wœrth. — Perte du doigt annulaire, cicatrice à la base du pouce, atrophie de la main.

BONNEVENT, Albert-Jean, 86e de ligne. — Fracture de l'avant-bras droit, coup de feu, Beaumont (Ardennes). — Consolidation vicieuse.

BONNEVILLE, Joseph-Zéphirin, garde mobile de la Seine. — Contusion à la hanche, fracture probable de l'articulation coxo-fémorale gauche, chute, Arcueil, 20 octobre. — Déformation et faiblesse de tout le membre.

BONNIAUD, Toussaint, 84e de ligne. — Fracture comminutive de l'avant-bras gauche, coup de feu, Sainte-Barbe. — Amaigrissement de l'avant-bras et flexion forcée des quatre derniers doigts.

BONNIER, Jean-François, 39e de ligne. — Plaie contuse à la poitrine, partie antérieure et inférieure, fracture du poignet gauche, coups de feu, Orléans, 11 octobre.

BONNIER-TRIVIER, garde mob. de l'Isère. — Plaie contuse à la région lombaire, coup de feu, Yvré-l'Evêque, 11 janvier.

BONNIN, Armand, 20e de ligne. — Fracture du fémur gauche, coup de feu, Sedan. — Consolidation vicieuse, déviation du membre.

BONNIN, Jules, 69e de ligne. — Fracture comminutive de l'avant-bras gauche, coup de feu, Borny. — Consolidation vicieuse.

BONNIN, Louis, 1er de ligne. — Congélation, Mézières, 1er janvier. — Phlegmon diffus à la jambe gauche, engorgement persistant du membre.

BONNIN, Pierre-Edmond, 3e de ligne. — Fracture comminutive du maxillaire inférieur, coup de feu, Arthenay, 9 janvier.

BONNIOT, Léon, 6e dragons. — Fracture comminutive du maxillaire inférieur, chute de cheval, Libourne (Gironde), 25 novembre. — Consolidation avec chevauchement des fragments, écartement des arcades dentaires.

BONNIS, Bertrand, né à Gahuret (Vaucluse), 21 ans, 19e chass. à pied. — Fracture de l'humérus droit, tiers inférieur, coup de feu, Changé (Sarthe), 10 janvier

BONNISSENT, Jean-Baptiste, né le 2 mai 1835, Theurteville (Manche), 13e de ligne. — Coxalgie gauche, fatigues et froids.

BONNOL, Pierre-Antoine, 35e de ligne. — Plaie à la main gauche, coup de feu, Champigny, 30 novembre. — Perte des deux dernières phalanges de l'indicateur.

BONNOT, Auguste-Léonard, né le 24 décembre 1836, Feule (Doubs), 1er zouaves. — Fracture comminutive du pariétal gauche, coup de feu, Sedan. — Perte de substance des tables interne et externe, cicatrice adhérente et déprimée avec enfoncement, diminution des facultés intellectuelles.

BONNOT, Joseph-Edouard, 30e de ligne. — Fracture du doigt médius de la main droite, perte des deux dernières phalanges de ce doigt, coup de feu, Ormes (Loiret), 11 octobre.

BONNOT, Joseph-Léonard, né le 20 mai 1845, Échigey (Côte-d'Or), garde mob. de la Côte-d'Or. — Fracture comminutive du maxillaire inférieur et perforation de la voûte palatine, coup de feu, Champigny, 2 décembre. — Cicatrice à la langue, consolidation vicieuse.

BONNOT, Louis, 67e de ligne, sergent. — Plaie à la poitrine, au niveau du sternum, plaie à la main gauche, coups de feu, Borny. — Perte des deux dernières phalanges de l'annulaire.

BONNOTTE, Jean-Pierre, né le 17 septembre 1832, Lœuilly (Haute-Saône), 77e de ligne, sergent.—Fracture comminutive de l'humérus gauche, tiers supérieur, coup de feu, Forbach. — Ankylose incomplète de l'épaule, atrophie du membre, extension des doigts.

BONNY, Pierre-Marie, 10e artillerie. — Plaie au cou, partie inférieure et antérieure, coup de feu, Neuilly-sur-Seine, 13 avril. — Cicatrice profonde et irrégulière.

BONON, Marie-François-Louis, né le 19 septembre 1848, Vienne (Isère), garde mob. de l'Isère, sergent. — Plaie à la face, région orbitaire droite et nasale supérieure, coup de feu, Yvré-l'Évêque. — Perte de l'œil droit.

BONSAMI, Jean-André, né le 4 janvier 1842, Gruge-l'Hôpital (Maine-et-Loire), 15e de ligne. — Plaie contuse à la main droite, coup de feu, Bry-sur-Marne. — Phlegmon diffus, déformation de la main, rétraction des fléchisseurs des doigts, perte de la dernière phalange de l'annulaire.

BONTAU, inf. de marine, caporal.—Fracture de la malléole interne, coup de feu, Orléans, 23 décembre. — Ankylose tibio-tarsienne.

BONTÉ, Jules-Pierre, garde mob. de la Seine-Inférieure. — Plaie contuse à l'avant-bras droit, coup de feu, Champigny, 30 novembre. — Cicatrice adhérente.

32

BONTÉ, Louis-Édouard, 135ᵉ de ligne, capitaine. — Myélite rhumatismale, travaux de défense, Saint-Denis, en septembre. — Ataxie locomotrice.

BONTEMPS, Pierre, 72ᵉ de ligne.—Plaie contuse à l'omoplate gauche, éclat d'obus, plateau d'Avron, 30 novembre. — Cicatrice adhérente.

BONVALOT, Charles-Auguste, né le 4 avril 1836, Montbéliard (Doubs), volontaires de Paris. — Fracture du péroné gauche, tiers supérieur, coup de feu, Sedan. — Ankylose du genou.

BONVALOT, Marcel, 15ᵉ de ligne.—Plaie compliquée (le projectile traverse la fesse gauche, le scrotum, le petit bassin et la fesse droite), coup de feu, Buzenval. — Gêne dans les mouvements de la jambe droite.

BONVIN, Jean-Martin, né à Saint-Paul-d'Albertville (Savoie), garde nationale de la Seine.— Fracture comminutive de l'avant-bras gauche, coup de feu, Montretout, 19 janvier. — Extension permanente du bras et de la main.

BONY, Auguste, né le 7 janvier 1849, Bourogne (Haut-Rhin), garde mob. du Haut-Rhin. — Plaie déchirée à la cuisse droite et aux parties génitales, éclat d'obus, Belfort. — Larges cicatrices adhérentes, rètrécissement du méat urinaire avec perte de substance de l'extrémité du pénis.

BONYSSON, François, 6ᵉ chass. à pied. — Plaie contuse à la poitrine, partie supérieure et antérieure, coup de feu, Orléans, 4 décembre. — Paralysie et atrophie du bras droit.

BONYSSON, Pierre, 1ᵉʳ hussards. — Fracture du radius droit, coup de feu, Sedan. — Perte presque complète des mouvements de pronation et de supination.

BONZOM, Joseph, 17ᵉ de ligne. — Rétino-choroïdite avec altération du cristallin et perte partielle de la vision de l'œil droit, fatigues et captivité.

BOONE, Louis-Henry, 7ᵉ cuirassiers, capitaine. — Hydarthrose rhumatismale, siége de Metz. — Ankylose du genou droit.

BOQUET, Jean-Nicolas-Théophile, né le 24 août 1849, Sillingy (Haute-Savoie), 4ᵉ chass. à pied. — Plaie compliquée à la main droite, fracture du 1ᵉʳ métacarpien, coup de feu, Orléans. — Consolidation vicieuse.

BOQUET, Joseph-Auguste, né le 5 novembre 1847, Beaulieu (Ardennes), garde mob. des Ardennes. — Fracture comminutive de la jambe droite, coup de feu, Saint-Quentin. — Cicatrice adhérente, raccourcissement de cinq centimètres, atrophie considérable du membre et ankylose tibio-tarsienne.

BOQUET, Victorien-Pierre, 123ᵉ de ligne. — Plaie contuse à la jambe gauche, au-dessous de la rotule, coup de feu, Champigny, 30 novembre. — Cicatrice large, profonde et adhérente, ankylose incomplète du genou.

BOQUILLON, François, 109ᵉ de ligne. — Plaie contuse au creux poplité droit, éclats de pierre, les Moulineaux, 8 mai. — Cicatrice adhérente, flexion de la jambe sur la cuisse.

BORD, Jean, né le 31 mai 1845, Champagnac (Puy-de-Dôme), 3ᵉ de ligne. — Fracture du maxillaire inférieur, coup de feu, Paris, 23 mai.—Déviation en dedans du fragment alvéolaire droit, cicatrices adhérentes.

BORDA, Jean, né le 4 mai 1844, Briscous (Basses-Pyrénées), 67ᵉ de ligne. — Plaie contuse à l'avant-bras droit, partie moyenne, coup de feu, Gravelotte. — Perte des mouvements de pronation et de supination, rétraction des doigts annulaire et auriculaire.

BORDAIS, Théodore-Alexis, 2ᵉ zouaves. — Fracture du fémur gauche, tiers moyen, coup de feu, Frœschwiller.

BORDAS, Léonard, né le 18 janvier 1846, Nontron (Dordogne), (107ᵉ de ligne), 25ᵉ de ligne. — Fracture comminutive de la jambe gauche et de l'articulation métacarpo-phalangienne de l'annulaire droit, coups de feu, Petit-Bry, 2 décembre. — Consolidation avec incurvation en dehors, cal vicieux, ankylose du doigt annulaire.

BORDAT, Hippolyte-Henri, 17ᵉ de ligne. — Plaie contuse à l'avant-bras gauche, lésion des fléchisseurs et plaie à la poitrine, fracture de la 11e côte droite, coups de feu, Beaumont (Ardennes).

BORDE, Alexis, 6e lanciers. — Congélation du pied gauche, Coulmiers, 18 décembre. — Ankylose et déformation de tous les orteils.

BORDEAU, Henri, éclaireurs de la Seine. — Plaie pénétrante de poitrine et plaie compliquée à l'épaule droite, fracture de l'acromion, coups de feu, Montcouchy, 4 décembre. — Hémoptysies.

BORDEAUX, Henri-Charles, 35e de ligne. — Fracture des deux derniers métatarsiens, pied gauche, et de la phalange des deux premiers orteils, pied droit, 2 coups de feu, Paris, 26 mai.

BORDEL-PERRONCEL, Anthelme, né le 20 mai 1853, Chézéry (Ain), francs-tireurs franco-suisses. — Fracture du radius gauche, coup de feu, Beaugency. — Perte des mouvements de pronation et de supination de la main et des doigts.

BORDENAVE, Pierre, né le 21 juin 1849, Mesplède (Basses-Pyrénées), garde mob. des Basses-Pyrénées. — Plaie contuse au coude gauche, coup de feu, Arcey, 15 janvier. — Rétraction de l'avant-bras sur le bras.

BORDERIE, Laurent, 89e de ligne. — Ablation du pouce droit et des premières phalanges des doigts annulaire et auriculaire, éclat d'obus, Issy, 2 mai.

BORDEROLLE, Louis, 32e de ligne. — Fracture comminutive des métacarpiens de la main gauche, coup de feu, les Ormes, 11 octobre. — Ankylose des trois derniers doigts de la main.

BORDES, Antoine, 6e chass. à pied. — Plaie contuse au poignet gauche, éclat d'obus, Sedan. — Faiblesse de la main.

BORDES, Antoine, né le 30 janvier 1850, Lugant (Landes), 8e chass. à pied. — Fracture du col du fémur droit, éclat d'obus, Coulmiers. — Consolidation vicieuse, raccourcissement de 3 centimètres.

BORDES, Arnaud, garde mob. du Gers. — Fracture du fémur droit, coup de feu, Yvré-l'Évêque, 11 janvier. — Consolidation vicieuse, cal volumineux, incurvation considérable de la cuisse.

BORDET, François, 114e de ligne, caporal-tambour. — Plaie contuse à l'articulation tibio-tarsienne gauche, coup de feu, Champigny, 30 novembre. — Ankylose tibio-tarsienne, cicatrices adhérentes.

BORDIER, Emile, né le 27 août 1850, Bois-d'Arcy (Seine-et-Oise), 60e de ligne. — Plaie contuse à la cuise droite, coup de feu, Busserel. — Rétraction musculaire.

BORDIER, François-Marie, né le 18 juin 1850, Champigny (Seine-et-Marne), 135e de ligne. — Fracture du coude droit, coup de feu, Neuilly-sur-Seine, 27 avril. — Ankylose du coude dans la flexion.

BORDIER, Jules-Clément, 32e de ligne. — Plaie contuse à la région axillaire droite, coup de feu, Arthenay, 2 décembre. — Paralysie du bras.

BORDY, Henri, né le 9 décembre 1837, Lyon (Rhône), 103e de ligne, lieutenant. — Plaie contuse au mollet (?), éclat d'obus, Clamart, 8 mai. — Perte considérable musculaire, larges cicatrices adhérentes et profondes, rétraction du pied.

BORÉ, François-Charles-Alexandre, garde mob. du Loiret. — Perte de l'indicateur de la main droite, coup de feu, Champigny, 2 décembre.

BORÉ, Paul-Augustin-Valentin, né le 27 juin 1849, Lailly (Loiret), 24e de ligne. — Fracture de la table externe du pariétal droit, coup de feu, Sedan. — Cicatrice adhérente.

BOREL, Anacréon, francs-tireurs des Vosges. — Plaie de poitrine, coup de feu, Prauthoy (Haute-Marne), 28 janvier. — Dyspnée, adhérences de la plèvre et atrophie du grand pectoral.

BOREL, Charles-Antoine-Maximilien, 3e zouaves, caporal. — Congélation du pied gauche,

Chagny (Indre-et-Loire), 25 décembre. — Perte de la phalangette du gros orteil et des deux dernières phalanges des deux orteils suivants.

BORELLY, Lucien-Jacques-Alexis, né le 6 janvier 1845, Chusclain (Gard), 114e de ligne. — Plaie pénétrante de poitrine, coup de feu, Champigny, 30 novembre. — Dyspnée, rétrécissement du thorax du côté droit, cicatrices adhérentes.

BORIE, Louis, né le 10 décembre 1844, Salles (Dordogne), 54e de ligne. — Fracture comminutive du radius gauche, coup de feu, Amanvillers-sous-Metz. — Déformation, atrophie, mouvements à peu près nuls.

BORIE, Pierre, 61e de ligne. — Congélation du pied gauche, armée de l'Est, 15 janvier. — Perte de la phalangette du gros orteil et ankylose.

BORIES, Henri, 37e de ligne. — Plaie contuse à la partie externe de l'orbite gauche, coup de feu, Paris, faubourg Saint-Antoine, 26 mai. — Perte de la vision de l'œil gauche.

BORIES, Michel, 3e de ligne. — Plaie contuse au bras gauche, coup de feu, Frœschwiller. — Amaigrissement considérable du bras.

BORME, Joseph-Maurice, 28e de ligne. — Fracture du maxillaire inférieur, coup de feu, Saint-Privat. — Cicatrices adhérentes.

BORNAT, François-Charles, 21e artill. — Plaie contuse à la région lombaire, éclat d'obus, Champigny, 2 décembre. — Compression de la moelle épinière, gêne considérable des mouvements des membres inférieurs.

BORNES, Antoine, né le 16 mai 1845, Loupiac (Cantal), 87e de ligne. — Compression violente de l'abdomen et du bassin, éboulement d'une casemate, Strasbourg, 13 septembre. — Hernie ischiatique volumineuse à droite.

BORNET, Jean, 23e de ligne. — Fracture des maxillaires, côté droit, coup de feu, Stiring-Wendel. — Perte des dents molaires.

BORNET, Pierre-Antoine, né le 29 décembre, Sainte-Geneviève (Meurthe), francs-tireurs de la Meuse. — Plaies contuses au bras gauche et au mollet droit, coup de feu, Nogent-le-Roi. — Flexion permanente des doigts de la main gauche.

BORREAU, Jean, né le 22 janvier 1849, Boyer (Saône-et-Loire), 3e zouaves. — Fracture de l'humérus droit, coup de feu, Beaune-la-Rolande. — Ankylose du coude dans l'extension, œdème persistant de la main.

BORREIL, Pierre-Augustin-Jean, né le 31 janvier 1835, Reynès (Pyrénées-Orientales), 8e cuirassiers, brigadier. — Plaie étendue au cou, au-dessus du sternum, coup de sabre, Frœschwiller.

BORRELY, Grégoire-Henry, 52e de ligne. — Ablation des 2e et 3e phalanges de l'indicateur de la main gauche, Orléans, 11 octobre.

BORTMANN, Théodore, né le 7 février 1839, Châtenois (Bas-Rhin), francs-tireurs d'Oran. — Fracture comminutive de la jambe gauche, coup de feu, Vircey-sous-Salmain, 17 janvier. — Consolidation vicieuse, ankylose tibio-tarsienne, le pied dans l'extension.

BOSC, Jean, né le 25 septembre 1846, Saint-Étienne (Loire), 26e de ligne. — Plaie contuse à la région temporale gauche, coup de feu, Gravelotte. — Perte de la vision de l'œil gauche.

BOSCH, Sébastien, né le 20 décembre 1848, Thal (Bas-Rhin), garde mob. du Bas-Rhin. — Plaie contuse à la face, éclat d'obus, Strasbourg. — Perte de la vision de l'œil gauche, opacité et déplacement du cristallin.

BOSCHEREL, Joseph, garde mob. d'Ille-et-Vilaine. — Plaie contuse à la jambe gauche, éclat d'obus, Marchenoir, 8 décembre. — Cicatrice adhérente au tibia.

BOSQUAIN, Louis-Alphonse, garde mob. de la Seine. — Plaies contuses aux deux jambes, coup de feu, Buzenval.

BOSREDON, 3e tir. alg., sergent-major. — Plaie contuse à l'avant-bras gauche, coup de feu, Mézières, près Cléry (Loiret), 30 novembre. — Cicatrice adhérente, rigidité de la main.

Bossaux, Zéphir-Auguste-Hildebert, né le 24 octobre 1848, Saflamangrie (Aisne), 10e artill.—Fracture comminutive de l'humérus gauche, tiers inférieur, coup de feu, Sedan.

Bossert, Charles, né le 8 avril 1848, Épinal (Vosges), 3e tir. alg. — Fracture du fémur gauche, tiers supérieur, fracture du doigt médius, main gauche, plaie en séton à la cuisse gauche, deux coups de feu et un éclat d'obus, Reischoffen.—Nombreuses esquilles du fémur, cal volumineux, raccourcissement de 12 centimètres, atrophie de la main.

Bossière, Armand-Augustin, né le 19 septembre 1849, Sainte-Marthe (Eure), garde mob. de l'Eure. — Plaie compliquée au bras, éclat d'obus, Château-Robert, 30 décembre. — Rétraction de l'avant-bras sur le bras et de la main sur l'avant-bras.

Bossonet, Jules-Victor, francs-tireurs du Mont-Blanc. — Plaie contuse à la cuisse, tiers supérieur, coup de feu, Messigny (Côte-d'Or), 21 février.

Bossu, Emile, né le 30 janvier 1840, Châtillon-sur-Seine (Côte-d'Or), 16e de ligne, caporal.—Plaie compliquée à l'avant-bras droit, coup de feu, Arthenay, 2 décembre.—Ankylose du poignet, atrophie de l'avant-bras.

Bossuat, Henri-Edme, né à Cosne (Nièvre), garde mob. de la Nièvre, sergent. — Plaie contuse à la cuisse droite, coup de feu, Orléans, 11 octobre.—Cicatrices profondes et bridées.

Botherel, Armand, 10e de ligne. — Fracture des os du métatarse, pied droit, coup de feu, l'Hay, 30 septembre. — Consolidation vicieuse.

Botherèle, Jean-Louis-Mathurin, 24e chass. à pied. — Congélation, 18 janvier. — Perte des ongles des deux pieds, déformation des orteils.

Bottiaux, François, né le 7 juin 1850, le Cateau (Nord), 17e chass. à pied.— Fracture de la jambe gauche, tiers supérieur, coup de feu, Pont-Noyelles.—Cicatrice adhérente, ankylose fémoro-tibiale et tibio-tarsienne, atrophie de la jambe.

Bottin, Henri-Joseph, né le 26 août 1844, Douai (Nord), 26e de ligne, sergent. — Fracture du maxillaire inférieur, plaie contuse à l'épaule gauche, coups de feu, Gravelotte.—Perte de substance osseuse des quatre incisives, consolidation vicieuse, pseudarthrose de la branche montante de maxillaire.

Botz, Jacob, né le 19 décembre 1843, Paris (Seine), 57e de ligne. — Plaie pénétrante de poitrine, fracture de deux côtes, coup de feu, Saint-Privat.

Bou-Alem-Ould-el-adj-Daho, né en 1847, aux Hachem (Oran), 2e tir. alg. — Fracture du 4e métacarpien, main gauche, ablation du doigt médius et de son métacarpien, coup de feu, Wœrth. — Extension permanente des autres doigts, cicatrice profonde et adhérente.

Bou-Amzan-Ould-Kaddour, 2e tir. alg. — Fracture de l'humérus gauche, coup de feu, Wœrth. — Nécrose de l'os, consolidation vicieuse, cal volumineux, cicatrices adhérentes.

Bou-Beker-ben-Missoun, né en 1840, au Soudan (Nigritie), 2e tir. alg. — Plaie contuse à la jambe gauche, coup de feu, Arthenay. — Atrophie de la jambe.

Bouard, Abel-Clément, né le 17 février 1848, Vienne-en-Val (Loiret), 20e chass. à pied. —Plaie contuse au poignet gauche, face palmaire, éclat d'obus, Saint-Privat. — Cicatrices adhérentes et profondes, flexion permanente des doigts et atrophie de la main.

Bouard, Jean, 1er zouaves. — Fracture du 5e métacarpien, main gauche, coup de feu, Sedan. —.Consolidation vicieuse, cicatrice adhérente, flexion permanente du doigt auriculaire.

Boubila, Jean-Alcide, 3e de ligne, caporal. — Plaie pénétrante de poitrine, fracture des dernières fausses côtes, côté gauche, coup de feu, Saint-Quentin. — Plaies fistuleuses persistantes, dyspnée.

Boublès, François, 46e de ligne. — Plaie contuse à l'avant-bras droit, coup de feu, Patay, 8 décembre. — Atrophie de la main, flexion des trois derniers doigts.

Bouby, Jean, né le 5 janvier 1844, Saint-Brice (Haute-Vienne), 43e de ligne. — Fracture de l'humérus et du radius gauches, à leur partie moyenne, 2 coups de feu, Amanvillers-sous-Metz. — Atrophie de tout le bras, cicatrices adhérentes.

BOUCARD, Louis-Jean-Baptiste, né le 13 avril 1826, Neuillé-Pont-Pierre (Indre-et-Loire), 25e de ligne, capitaine. — Plaie compliquée au talon droit, plaies contuses à la jambe, à la cuisse gauche et à la fesse droite, éclats d'obus, Gravelotte. — Cicatrice adhérente et profonde au talon.

BOUCAUD, Joseph, garde mob. du Rhône. — Fracture de l'os iliaque droit, coup de feu, Nuits, 18 décembre. — Nécrose de l'os, plaie fistuleuse.

BOUCAY, François, né le 2 décembre 1843, Alais (Gard), 4e de ligne, sergent. — Fracture comminutive du péroné gauche, coup de feu, Paris, 22 mai. — Vaste cicatrice vicieuse et adhérente, atrophie de la jambe.

BOUCHAGE, Joseph, né le 19 janvier 1840, Sillans (Isère), tirailleurs des Ternes. — Plaie contuse à la cuisse gauche, partie supérieure externe, et au coude droit, éclats d'obus, Montretout. — Cicatrices adhérentes et multiples.

BOUCHARD, Léopold-Constant, né le 8 juillet 1846, Bouchy (Nord), 33e de ligne. — Plaie contuse à la jambe droite, coup de feu, Lessy, Metz. — Cicatrice adhérente à l'articulation tibio-tarsienne.

BOUCHARD, Pierre, 15e de ligne. — Fracture de la jambe gauche, coup de feu, Montretout. — Déformation et amaigrissement de la jambe.

BOUCHARDIE, François, 2e de ligne. — Ablation du pouce droit, coup de feu, Beaugency, 8 décembre.

BOUCHE, 67e de ligne. — Plaie contuse au bras gauche, lésion du plexus brachial, coup de feu, Beaugency, 7 décembre. — Paralysie du bras.

BOUCHÉ, Joseph, né le 27 septembre 1846, Monsauche (Nièvre), garde mob. de la Nièvre. — Fracture comminutive du fémur droit, coup de feu, Arthenay, 10 octobre. — Cal volumineux et difforme, raccourcissement de 6 centimètres, demi-ankylose tibio-tarsienne.

BOUCHE, Joseph-Théodule-Edouard, 51e de ligne. — Plaie à la région axillaire droite, partie supérieure et interne, coup de feu, Gravelotte. — Paralysie incomplète du bras.

BOUCHÉ, Jules, 1er de ligne. — Fracture de l'humérus gauche, coup de feu, Saint-Privat. — Cicatrice adhérente et déprimée.

BOUCHE, Louis-Antoine, né le 3 février 1845, Vallabrègues (Gard), 67e de ligne. — Plaie compliquée à la région axillaire gauche, coup de feu, Beaugency. — Paralysie et atrophie du bras.

BOUCHER, Aimable-Prosper, 78e de ligne. — Fracture de la crête iliaque droite, éclat d'obus, Frœschwiller. — Large cicatrice adhérente.

BOUCHER, Alexandre-Ismaël, né le 23 janvier 1846, Neubourg (Eure), garde mob. de l'Eure. — Fracture des os du carpe, main droite, coup de feu, Goupillières, 20 décembre. — Paralysie des extenseurs de la main.

BOUCHER, Léonard, 27e de ligne. — Fracture de la jambe gauche, coup de feu, Arthenay, 2 décembre.

BOUCHER, Jean-Baptiste, né le 14 septembre 1851, Saint-Amand-Tallende (Puy-de-Dôme), 2e zouaves. — Plaie compliquée à la main gauche, fracture du 3e métacarpien, coup de feu, Boucheval (Doubs).

BOUCHER, Louis-Auguste-Ferdinand. — Fracture comminutive de l'épine iliaque antérieure et supérieure gauche et de son bord postérieur, coup de feu, Frœschwiller.

BOUCHER, Nicolas, né le 4 septembre 1847, Pont-à-Mousson (Meurthe), 5e artillerie. — Plaie contuse à la cuisse droite, plaie en séton à la cuisse gauche, tiers supérieur, éclat d'obus, Forbach. — Cicatrice fortement déprimée.

BOUCHER, Pierre-Marie, 30e de ligne. — Plaie à travers l'articulation scapulo-humérale gauche, coup de feu, Mouzon, 30 août.

BOUCHEREAU, Pierre-Zacharie-Bazile, 2e artillerie. — Plaie contuse à la main gauche, perte l'auriculaire, éclat d'obus.

BOUCHERIE, Alphonse-François, né le 27 mai 1846, Bruges (Belgique), 16e de ligne. — Fracture comminutive du fémur droit, coup de feu, Créteil. — Perte de substance osseuse, raccourcissement.

BOUCHERIT, François, né le 2 décembre 1849, Châteauneuf (Charente), 114e de ligne. — Plaie contuse au tiers inférieur de la cuisse droite, coup de feu, Montrouge, 2e siége. — Atrophie de tout le membre.

BOUCHERON, Adrien-Ferdinand, né le 3 janvier 1831, Saint-Cydroine (Yonne), garde mob. de l'Yonne. — Fracture comminutive du fémur droit, coup de feu, Esnon, 18 novembre. — Raccourcissement considérable et déformation du membre.

BOUCHERON, Paul-Urbain, né le 27 mai 1848, Villiers-Saint-Benoît (Yonne), 1er zouaves, caporal. — Plaie pénétrante de poitrine, coup de feu, Chilleurs-aux-Bois, 3 décembre. — Balle non extraite, pleuro-pneumonie, adhérences pleurales, altération du parenchyme pulmonaire, rétrécissement de la cage thoracique.

BOUCHET, Jean-Claude, né le 11 août 1840, Saint-Étienne (Loire), 68e de ligne.—Plaie compliquée à la partie supérieure de la cuisse droite, coup de feu, Beaumont. — Lésion du nerf sciatique, paralysie incomplète de tout le membre.

BOUCHET, Louis-Jules, né le 24 août 1848, Albans-Dessus (Doubs), garde mob. du Doubs. — Fracture comminutive de l'avant-bras gauche, coup de feu, Audincourt, 22 novembre. — Ankylose incomplète du coude, flexion de l'avant-bras sur le bras, ankylose du poignet et extension des doigts.

BOUCHET, Louis-Albert-Zéphyre, né le 31 mai 1848, Tourmont (Jura), 29e de ligne. — Plaie compliquée à l'avant-bras gauche, coup de feu, Salbris. — Atrophie et paralysie de l'avant-bras.

BOUCHET-MICHOLIN, Pierre, 10e chass. à pied. — Tumeur blanche du genou gauche, armée de la Loire. — Ankylose du genou.

BOUCHETARD, Pierre, né le 19 octobre 1847, Arthel (Nièvre), garde mob. de la Nièvre. — Arthrite chronique coxo-fémorale droite, froid. — Coxalgie persistante, plaie fistuleuse.

BOUCHEZ, Emmanuel-Augustin, né le 30 juin 1848, Aubigny-au-Bac (Nord), 29e de ligne. —Contusion à la face et plaie contuse à la cuisse droite, coups de feu, Sainte-Barbe. — Perte partielle de la vision de l'œil gauche.

BOUCHEZ, Camille-Pierre-Louis, né le 10 février 1850, Frémicourt (Pas-de-Calais), 68e de ligne. — Variole confluente épidémique, armée du Nord. — Accidents cérébraux, paralysie complète des membres inférieurs.

BOUCHIAT, Jean, 10e de ligne. — Plaie contuse à l'épaule droite, coup de feu, Saint-Privat. — Ankylose scapulo-humérale.

BOUCOIRON, Ernest, 32e de ligne. — Plaie contuse à la jambe droite, coup de feu, Rezonville. — Phlegmon diffus, extension incomplète de la jambe.

BOUCON, Jean-Baptiste, 11e de ligne. — Plaie contuse à la cuisse droite, partie interne et inférieure, coup de feu, Beaumont (Ardennes). — Cicatrice adhérente et douloureuse.

BOUCULAT, Jean, né à Souvigny (Allier), 56e de ligne. — Plaie contuse au bras droit, tiers supérieur, coup de feu, Frœschwiller. — Ankylose de l'épaule, atrophie du bras.

BOUDIÉ, François, 67e de ligne. — Plaie contuse au genou droit, coup de feu, Paris, 23 mai. — Arthrite chronique du genou, large cicatrice adhérente.

BOUDIER, Joseph-François, né le 26 janvier 1846, Corps-Nuds (Ille-et-Vilaine), 102e de ligne. — Fracture comminutive de l'humérus droit, éclat d'obus, Issy, 2e siége.—Cal vicieux, ankylose de l'épaule et du coude, atrophie de tout le membre.

BOUDIN, Jean, 2e zouaves, sergent. — Fracture des os du pied, coup de feu, Orléans, 4 décembre. — Ankylose.

BOUDIN, Jean, 24e chass. à pied. — Plaies contuses aux régions dorsale et lombaire, coup de feu, Bapaume, 3 anvier. — Cicatrices adhérentes.

Boudon, François, 77e de ligne. — Plaie contuse à la région lombaire, coup de feu, les Ormes (Loiret), 11 octobre.—Gêne considérable dans les mouvements des membres inférieurs.

Boudon, Baptiste, né le 11 décembre 1843, Saint-Vidal (Haute-Loire), 14e de ligne. — Perte du doigt médius gauche, coup de feu, Sedan.

Boudot, Jean-Henry, né le 20 janvier 1839, Bercy (Seine), 12e artillerie. — Fracture comminutive du fémur droit, tiers moyen, coup de feu, Longeau (Haute-Marne), 7 décembre. — Consolidation vicieuse, cal volumineux, raccourcissement de 10 centimètres et déformation de la cuisse, ankylose tibio-tarsienne, extension et adduction du pied.

Boudot, Joseph-Émile, garde mob. de la Meurthe. — Fracture de l'humérus gauche, au-dessus des condyles, coup de feu, Pierre-Percée (Meurthe), 23 septembre. — Ankylose incomplète du coude.

Boudou, Antonin, né le 2 mars 1847, Montcuq (Lot), garde mob. du Lot, sergent. — Plaie compliquée à la jambe gauche, tiers inférieur, coup de feu, Gué-du-Loir, 6 janvier. — Accidents inflammatoires graves, nécrose des os, esquilles, cicatrices adhérentes, atrophie de la jambe.

Boudras, François-Xavier, né le 22 janvier 1848, Saint-Julien-Vocance (Ardèche), 13e de ligne. — Fracture comminutive du cubitus droit, coup de feu, Gravelotte. — Perte de substance osseuse, non-consolidation, écartement des deux fragments, atrophie et paralysie de la main, rétraction de l'auriculaire.

Bouëdec, Allain, 14e de ligne.—Plaie compliquée à la face, Laon, 10 septembre. — Paralysie faciale du côté droit, prononciation et déglutition difficiles.

Bou-el-Foul-ben-Kouider, né en 1847, Alger, 1er tir. alg. — Fracture comminutive du fémur gauche, coup de feu, Frœschwiller. — Cicatrice profonde et adhérente, consolidation vicieuse, raccourcissement considérable.

Bouet, Auguste-Ferdinand, né le 14 septembre 1850, Nanteuil (Seine-et-Marne), 68e de ligne.—Fracture des 2e, 3e et 4e métacarpiens, main gauche, éclat d'obus, Neuilly, 2e siége.

Bouffard, André-Alfred, né le 3 octobre 1844, Thairé (Charente-Inférieure), 122e de ligne.—Fracture du fémur droit, coup de feu, Champigny, 2 décembre.—Chevauchement des deux fragments, déformation, raccourcissement et paralysie de tout le membre.

Bouffard, Mathurin, né le 4 août 1847, Bassens (Gironde), 16e artill.—Fracture du fémur droit, chute, Rocroi, 2 septembre. — Consolidation vicieuse avec cal volumineux, raccourcissement de 4 centimètres,

Boufflet, Oscar-Alphège, né le 30 juillet 1850, Pont-Sainte-Maxence (Oise), francs-tireurs de la presse.—Fracture du 3e métacarpien, main droite, coup de feu, le Bourget. — Pseudarthrose, perte du mouvement du doigt médius.

Bougamont, Jean-Baptiste, né le 16 mai 1845, Marcq (Nord), 138e de ligne, sergent. — Fracture comminutive de l'avant-bras droit, coup de feu, le Bourget.—Esquilles nombreuses, phlegmon diffus, dénudation et ankylose du coude, extension forcée des quatre derniers doigts, le fragment inférieur du radius soudé au cubitus entrave les mouvements de supination.

Bougard, Joseph-François, né le 31 janvier 1844, Avèze (Sarthe), 54e de ligne. — Plaie compliquée à la face, coup de feu, Amanvillers-sous-Metz.—Cicatrice très-adhérente au niveau de la branche montante du maxillaire inférieur droit, perte de dents et d'une partie de l'arcade alvéolaire supérieure, perte de substance de la langue, ankylose temporo-maxillaire rendant la mastication et la prononciation très-difficiles.

Bouge, Eugène, garde mob. de Loir-et-Cher. — Plaie contuse à la main droite, éclat d'obus, Patay, 2 décembre. — Perte du doigt médius et perte partielle de l'indicateur et de l'annulaire.

Bougeard, François, né le 7 mai 1839, Guichen (Ille-et-Vilaine). 86e de ligne. — Plaie contuse à la main gauche, coup de feu, Coulmiers, 9 novembre. — Ankylose du doigt indicateur.

Bouget, Michel-Alexandre, 34e de ligne. — Plaie compliquée au bras (?), coup de feu, les Ormes, 11 octobre. — Atrophie et paralysie du bras et de la main.

Bougis, François-Joseph, né le 27 novembre 1838, Yvignac (Côtes-du-Nord), 15e de ligne. — Plaies contuses à la jambe droite, partie interne, moyenne et inférieure, éclats d'obus, Soissons. — Ostéite, gonflement du tibia, cicatrices adhérentes.

Bougon, Albert-Léon, 1er de ligne. — Fracture de l'humérus droit, coup de feu, Saint-Privat. — Raccourcissement du bras.

Bouhalard, Jacques, né le 19 octobre 1846, Orvault (Loire-Inférieure), 59e de ligne. — Cirrhose du foie, ascite considérable, plusieurs ponctions. — Captivité.

Bouhours, Joseph, dit Christophe, né le 11 octobre 1849, Tours (Indre-et-Loire), 44e de ligne. — Fracture comminutive du fémur gauche, tiers supérieur, coup de feu, Ladon, 24 novembre. — Raccourcissement de 4 centimètres, ankylose incomplète coxo-fémorale et fémoro-tibiale.

Bouilh, Georges, 37e de ligne, caporal. — Plaie contuse à la cuisse droite, lésion des muscles fléchisseurs et adducteurs, coup de feu, Sedan.

Bouillat, Joseph, 45e de ligne. — Fracture comminutive de l'avant-bras gauche, coup de feu, Frœschwiller. — Consolidation vicieuse, abolition des mouvements de pronation et de supination.

Bouillet, Adolphe-Stanislas, 53e de ligne. — Contusion violente à la jambe gauche, chute d'un chariot, Montbéliard, 1er janvier. — Varices volumineuses et nombreuses.

Bouillet, Bienvenu-Armand, garde mob. de la Mayenne. — Plaie contuse à l'avant-bras gauche, coup de feu, le Mans, 11 janvier. — Perte de substance musculaire, cicatrice adhérente, flexion des quatre derniers doigts.

Bouillin, Lazare, 64e de ligne. — Fracture de la jambe droite, éclat d'obus, Borny. — Nécrose du tibia.

Bouillo, François, né le 8 novembre 1842, Herbignac (Loire-Inférieure), 36e de ligne. — Plaie compliquée à la région orbitaire externe droite, coup de feu, Bry-sur-Marne, 30 novembre. — Perte de substance osseuse, cicatrice adhérente, amaurose traumatique compliquée de rétino-choroïdite par exsudation, atrophie pupillaire.

Bouillon, Félix-Cyrille, 20e artill. — Plaie contuse à la jambe droite, coup de feu, Sedan. — Cicatrice adhérente.

Bouillon, Henry-Louis, 65e de ligne. — Plaie compliquée à l'avant-bras gauche, plaie contuse au genou gauche, coups de feu, Saint-Privat. — Flexion permanente des deux derniers doigts de la main gauche.

Bouillonnet, Philippe, 13e artill., maréchal des logis. — Plaie contuse à l'articulation tibio-tarsienne gauche, éclat d'obus, Couthenans, 15 janvier.

Bouillot, François, né le 11 mai 1843, Préporché (Nièvre), 36e de ligne. — Fracture de l'humérus gauche, coup de feu, Sedan. — Ankylose du coude dans la flexion.

Bouillot, Louis-Frédéric, né le 9 mai 1851, Saint-Benin-d'Azay (Nièvre), 2e de ligne. — Plaie contuse à la poitrine, fracture de la 3e côte et plaie contuse au creux axillaire, coup de feu, Spickeren. — Ankylose scapulo-humérale, atrophie du bras.

Bouin, Emile-Adolphe, 94e de ligne. — Plaie contuse à l'épaule gauche, coup de feu, Gravelotte. — Cicatrice adhérente et profonde.

Bouin, Joseph, né le 19 février 1845, Sixt (Ille-et-Vilaine), 48e de ligne. — Fracture comminutive du coude droit, coup de feu, Frœschwiller. — Perte de substance osseuse, ankylose du coude dans la demi-flexion.

Bouisson, Pierre-Victor, 32e de ligne, caporal. — Plaie contuse à la jambe droite, tiers supérieur, à travers l'espace inter-osseux, coup de feu, Rezonville.

Boujus, François-Alexandre, né le 28 janvier 1846, Pré-en-Pail (Mayenne), 7e artill. —

Fracture de la jambe droite, coup de feu, Paris, 2ᵉ siége. — Déviation de la jambe en dehors.

BOULAI, Louis, 30ᵉ de ligne. — Fracture de la jambe gauche, coup de feu, Arthenay, 3 décembre. — Cicatrice adhérente, perte de substance osseuse, amaigrissement du membre.

BOULANGÉ, Antoine-Xavier, 67ᵉ de ligne. — Plaie contuse à l'avant-bras droit, partie moyenne, coup de feu, Forbach. — Rétraction des doigts annulaire et auriculaire.

BOULANGER, Benoît-Théophile-Denis, 65ᵉ de ligne. — Fracture du 3ᵉ métacarpien, main gauche, coup de feu, Saint-Privat.

BOULANGER, Jules-François, né le 11 janvier 1850, Hames-Boucres (Pas-de-Calais), 36ᵉ de ligne. — Plaie contuse à la main droite, coup de feu. — Ankylose du doigt indicateur.

BOULANGER, Charles-François, né le 6 juin 1848, Nancy (Meurthe), 59ᵉ de ligne. — Fracture comminutive du fémur droit, coup de feu, Saint-Privat. — Perte de substance osseuse, ankylose du genou, déviation du pied en dehors, cicatrices adhérentes, amaigrissement de la cuisse.

BOULANGER, Antoine-Eugène, né le 17 janvier 1837, Margny-sur-Magt (Oise), 3ᵉ zouaves, sergent. — Plaie compliquée au bras gauche et plaie contuse au côté gauche du thorax, éclats d'obus, Beaune-la-Rolande. — Rétraction de l'avant-bras sur le bras.

BOULANGER, Charles-Romain, 1ᵉʳ de ligne, caporal. — Plaie contuse à la jambe gauche, coup de feu, Pont-Noyelles. — Cicatrice adhérente au tibia.

BOULANGER, Fidèle-Joseph, né le 18 avril 1847, Trelon (Nord), 5ᵉ chass. à pied. — Coxalgie gauche, Metz et captivité. — Amaigrissement de tout le membre.

BOULANGER, Ernest, 8ᵉ artill. — Plaie contuse à l'articulation tibio-tarsienne droite, éclat d'obus, Loigny. — Ankylose incomplète.

BOULANGER, Jules-César, né le 15 juillet 1847, Nemours (Seine-et-Marne), 16ᵉ artill. — Fracture du fémur gauche, accident, Plappeville (Metz). — Raccourcissement de 4 centimètres.

BOULARD, Marie-Paul, né le 7 mai 1844, Alençon (Orne), garde mob. de l'Orne, sous-lieutenant. — Plaie compliquée au bras droit, coup de feu, Coulmiers, 9 novembre. — Ankylose scapulo-humérale, mouvements presque nuls, flexion de l'avant-bras à angle droit.

BOULAYER, Pierre, 100ᵉ de ligne. — Plaies contuses à la jambe gauche et à la malléole interne, jambe droite, coups de feu, Rezonville. — Cicatrices adhérentes bridées.

BOULCH, Alphonse-Olivier, né le 23 décembre 1843, Brest (Finistère), 1ᵉʳ de ligne. — Plaie pénétrante au coude gauche, coup de sabre, Malroy. — Ankylose du coude dans l'extension, abolition des mouvements de pronation et de supination.

BOULDOIRES, Jean-Remy, garde mob. de l'Aveyron, sergent. — Plaie pénétrante de poitrine, coup de feu, Santenay, 27 novembre. — Dyspnée.

BOULÉ, Jean-Baptiste-Émile, né le 6 juillet 1852, Saint-Amand (Cher), 56ᵉ de ligne. — Congélation, Orléans. — Cicatrices adhérentes aux deux pieds, carie du calcanéum.

BOULE, Etienne, 15ᵉ chass. à pied, caporal. — Fracture comminutive du maxillaire inférieur, coup de feu, Corny (Metz). — Esquilles, déviation des mâchoires, les dents ne peuvent se rapprocher.

BOULEAU, Clément-Alfred, né le 23 novembre 1850, Villebrerin (Yonne), 25ᵉ chass. à pied. — Plaie contuse à la région pariétale gauche, coup de feu, Chaffois. — Accidents cérébraux.

BOULENGER, Philippe-Jules, né le 29 mai 1848, Solre-le-Château (Nord), garde mob. du Nord. — Pleurésie gauche avec épanchement, 3 opérations de thoracentèse, plaie fistuleuse, affaiblissement considérable.

BOULENGER, Elie-Désiré, né le 9 février 1845, Saint-Blimont (Somme), garde mob. de la Somme. — Fracture comminutive de l'avant-bras gauche, tiers moyen, éclat d'obus, Péronne, 2 janvier. — Pseudarthrose, atrophie du bras, roideur des mouvements du poignet et des doigts.

BOULESTEIN, Jean, né le 13 juin 1836, Champsac (Haute-Vienne), 41ᵉ de ligne. — Plaie contuse à la face étendue de l'angle externe de l'œil droit au milieu de la région parotidienne gauche, coup de feu, Borny. — Ouverture de la bouche très-rétrécie.

BOULESTREAU, Maurille, né le 28 octobre 1848, Sainte-Christine (Maine-et-Loire), garde mob. de Maine-et-Loire. — Plaie contuse à la région axillaire gauche; coup de feu, Notre-Dame-du-Puy, 23 janvier. — Paralysie incomplète du bras.

BOULET, Auguste-François, 50e de ligne. — Plaie contuse à la cuisse droite, coup de feu, Sedan. — Engorgement des ganglions inguinaux.

BOULET, Jean-Pierre, 50e de ligne. — Plaie contuse au bras gauche, tiers supérieur, coup de feu, Sedan. — Cicatrice adhérente à la tête de l'humérus.

BOULET, Joseph-Marcelin, 70e de ligne. — Plaie contuse au bras gauche, coup de feu, Gravelotte.

BOULEY, Claude, 39e de ligne. — Plaie contuse à l'articulation tibio-tarsienne, coup de feu, Beaugency, 9 décembre.

BOULFRAY, Honoré, 51e de ligne, sergent-major. — Plaies contuses à la fesse droite et à la cuisse gauche, coups de feu; plaie contuse à la cuisse droite, éclat d'obus, Rezonville. — Cicatrice profonde et adhérente s'étendant de la partie moyenne et postérieure de la cuisse au creux poplité, perte de substance musculaire.

BOULIC, Pierre, né le 2 novembre 1848, Saint-Meen (Finistère), 12e de ligne. — Plaie compliquée à l'avant-bras gauche, section des extenseurs, coup de feu, Saint-Privat. — Flexion forcée du poignet et de la main.

BOULIER, François-Julien, 7e artill. — Fracture comminutive de la jambe droite, accident, Salbris (Loir-et-Cher), 5 décembre. — Cal vicieux, raccourcissement.

BOULIÈRE, Clément-Joseph, né le 29 octobre 1849, Bazanges-du-Désert (Ille-et-Vilaine), 55e de ligne. — Plaie contuse au genou gauche, coup de feu, Arthenay. — Ankylose du genou dans l'extension.

BOULIN, Joseph, 47e de ligne. — Fracture du 2e métacarpien, main droite, coup de feu, Frœschwiller. — Consolidation vicieuse, atrophie de l'indicateur.

BOULINGUEZ, François-Joseph, né le 25 février 1844, Auchy-lez-la-Bassée (Pas-de-Calais), 68e de ligne. — Fracture comminutive du fémur gauche, tiers supérieur, coup de feu, Beaumont (Ardennes). — Consolidation vicieuse, raccourcissement considérable.

BOULLE, Jean, né le 27 juin 1847, Arleux (Nièvre), 94e de ligne. — Plaies contuses à la cuisse et au poignet gauches, coup de feu, Gravelotte. — Perte des mouvements de la main.

BOULLE, Joseph-Alexandre, né le 20 mai 1844, Labastide-de-Virac (Ardèche), 30e de ligne. — Fracture comminutive des os du tarse, pied droit, coup de feu, Sedan. — Plaies fistuleuses persistantes, ankylose tibio-tarsienne, déformation du pied.

BOULLÉ, Paul-Augustin, 12e de ligne. — Plaie contuse à la poitrine, côté gauche, et au coude droit, coup de feu, Saint-Privat. — Ankylose incomplète du coude.

BOULLENGER, Alexandre-Désiré, 29e de ligne. — Plaie compliquée à l'avant-bras droit, coup de feu, Servigny-sous-Metz. — Cicatrices adhérentes, abolition des mouvements de pronation et de supination de l'avant-bras et de la main.

BOULLET, Paul-Joseph, né le 18 août 1848, Wières (Nord). — Plaie contuse à la malléole externe, coup de feu, Bapaume. — Ankylose de l'articulation tibio-tarsienne.

BOULLIÉ, Aristide, né le 9 octobre 1847, Courson (Yonne), garde mob. de l'Yonne. — Fracture comminutive de l'avant-bras gauche, coup de feu, Lorcy. — Déformation de l'avant-bras.

BOULLIEU, Pierre-Louis-Napoléon, né le 19 octobre 1839, Lyon (Rhône), 8e dragons. — Amaurose complète de l'œil droit et menaçante de l'œil gauche, fatigues, Metz et captivité.

BOULOGNE, Jean-Baptiste-Prosper, né le 5 mai 1848, Rozières (Somme), 100e de ligne. — Plaie contuse à la malléole externe gauche, coup de feu, Gravelotte. — Semi-ankylose.

BOULON, Jean, né le 16 septembre 1849, Cieux (Haute-Vienne), 4e de ligne. — Plaie contuse à la poitrine, coup de feu, Arthenay. — Large cicatrice au-dessus du sein droit.

BOULON, Gérôme, 10ᵉ de ligne.—Immersion subite dans l'eau froide, fossés de la citadelle de Strasbourg, 21 septembre. — Refroidissement, bronchite tuberculeuse.

BOULON, Gilbert, 15ᵉ de ligne. — Plaie contuse à la jambe droite, coup de feu, la Malmaison, 21 octobre. — Cicatrice adhérente.

BOULONGNE, Théodule Frédéric, né le 3 avril 1847, la Herlière (Pas-de-Calais), 81ᵉ de ligne, sergent. — Plaie compliquée au poignet gauche, coup de feu, Noisseville. — Ankylose du poignet.

BOULOZ, Emile-Joseph-Adolphe, né le 27 février 1848, Rosay (Jura), 12ᵉ chass. à pied.— Fracture du fémur et du genou gauches, éclat d'obus, Gravelotte. — Flexion permanente du genou.

BOUNES, Joseph-Eugène, né le 3 avril 1847, Rosières (Tarn), garde mob. du Tarn, sergent. — Plaie compliquée au pied gauche, coup de feu, Montreuil-sous-Bois. — Exostose, déformation du pied.

BOUNET-LARHIBAU, Pierre-François, né le 1ᵉʳ novembre 1847, Cosleda-Lube (Basses-Pyrénées), 5ᵉ chass. à pied. — Fracture du maxillaire inférieur gauche et de l'omoplate gauche, 2 coups de feu, Gravelotte.

BOUNET, Louis, 39ᵉ de ligne. — Fracture des deux malléoles, pied gauche, coup de feu, Loigny. — Ankylose tibio-tarsienne, atrophie de la jambe, paralysie partielle des orteils.

BOUQUET, Alexandre, 47ᵉ de ligne. — Fracture de l'omoplate et du cubitus, côté droit, coup de feu, Saint-Loup (Loiret), 30 novembre. — Gêne considérable des mouvements de l'épaule.

BOUQUET, Jean-Pierre, 66ᵉ de ligne. —Fracture de la main droite, coup de feu, Auzouville, 28 novembre. — Ankylose du doigt médius dans la flexion.

BOUQUEY, Militon-Eugène, né le 11 juillet 1849, Saint-Christophe (Gironde), 42ᵉ de ligne. —Plaie contuse à l'épaule droite, fracture des 3ᵉ et 4ᵉ métatarsiens, pied gauche, coup de feu et éclat d'obus, Montmesly.

BOUQUILLON, Gustave-Dominique-Jean, né le 12 novembre 1850, Playsten (Belgique), 15ᵉ art. —Destruction du globe oculaire gauche, coup de feu, Velle-le-Châtel (Haute-Saône), 5 janvier.

BOUQUIREL, Paul-Jean-François, 23ᵉ de ligne, caporal. —Plaie contuse à l'épaule gauche, coup de feu. — Large cicatrice adhérente à l'omoplate.

BOUR, Dominique, 35ᵉ de ligne, sergent. — Plaie pénétrante de poitrine, coup de feu, Champigny, 30 novembre. — Balle non extraite, dyspnée.

BOURDAIS, Augustin-Léopold, né le 16 février 1847, Vimont (Calvados), 70ᵉ de ligne. — Plaie pénétrante de poitrine, coup de feu, Saint-Privat. — Balle non extraite, frottements pleurétiques prononcés, cicatrice adhérente à l'angle inférieur de l'omoplate gauche.

BOURDAIS, Henri-Pierre-François, garde mob. de Maine-et-Loire. — Fracture du cubitus gauche, coup de feu, Arthenay, 2 décembre. — Cicatrice adhérente.

BOURDARIAS, Denis, né le 11 juillet 1845, Veix (Corrèze), 37ᵉ de ligne. — Plaie contuse au pied droit, éclat d'obus, Arthenay. — Rétraction des tendons fléchisseurs des deux derniers orteils.

BOURDARIE, Pierre–Sylvain, garde mob. du Lot. — Ablation des deux dernières phalanges de l'indicateur droit, coup de feu, Gué-du-Loir, 6 janvier.

BOURDEL, Jacques-Michel, 12ᵉ chass. à pied. — Plaie contuse à l'épaule gauche, coup de feu, Gravelotte.

BOURDEL, Vincent, né le 4 octobre 1849, Fajac-en-Vals (Aude), 39ᵉ de ligne. — Fracture comminutive à l'avant-bras droit, tiers moyen, coup de feu, Loigny. — Soudure des deux os, perte des mouvements de l'avant-bras et de la main, extension permanente des doigts.

BOURDREAUX, Louis-Pierre, né le 27 mars 1838, Paris (Seine), 35ᵉ de ligne. ·— Fracture de l'olécrane, coude droit, plaie contuse, étendue de l'angle de l'omoplate au creux axillaire gauche, coup de feu, Chevilly, 30 septembre. — Arthrite suppurée, ankylose du coude droit, atrophie du bras gauche et de la main.

BOURDET, Claude, 24e de ligne. — Fracture des os du carpe, main droite, coup de feu, Coulmiers, 9 novembre. — Ankylose incomplète du poignet, paralysie de la main.

BOURDET, Henri-Jean, 42e de ligne. — Fracture de l'humérus gauche, tiers supérieur, et du bord externe de l'omoplate, coup de feu, Châtillon-sous-Paris, 13 octobre. — Paralysie incomplète du bras.

BOURDET, Pierre, né le 1er juin 1847, Martel (Lot), garde mob. du Lot. — Fracture de l'humérus droit, lésion du plexus brachial, coup de feu, Origny, 10 décembre. — Paralysie de la main.

BOURDETTE, Léopold, né le 23 décembre 1838, Toulouse (Haute-Garonne), 122e de ligne, caporal. — Fracture du pariétal droit, éclat d'obus. — La table externe et toute l'épaisseur du diploé ont été enlevés. — Cicatrice adhérente à la table interne.

BOURDIÉ, Pierre, 67e de ligne. — Plaie pénétrante de poitrine, coup de feu, Forbach. — Dyspnée.

BOURDIER, Antoine-Jean, né le 12 avril 1840, le Crest (Puy-de-Dôme), 56e de ligne. — Fracture comminutive de la jambe gauche au niveau des malléoles, coup de feu, Épinay, 30 novembre. — Esquilles, ankylose tibio-tarsienne.

BOURDIER, François, né le 17 mars 1848, Saint-Éloi (Nièvre), 37e de ligne. — Plaie contuse au pied droit, section des fléchisseurs, éclat d'obus, Paris, rue Saint-Antoine, 26 mai. — Ankylose tibio-tarsienne, cicatrice adhérente, inertie presque complète du pied.

BOURDILLON, François-Marie, 47e de ligne. — Plaie contuse au mollet gauche, coup de feu, Beaumont (Ardennes).

BOURDIN, Gustave-Joseph, né à Arçon (Doubs), 78e de ligne. — Plaie contuse à la main gauche, coup de feu, Wœrth. — Cicatrice adhérente, flexion forcée du doigt annulaire et incurvation de l'auriculaire.

BOURDIN, Jules-Ernest, 2e chass. à pied. — Plaie contuse au bras droit, coup de feu, Villers-Bretonneux, 27 novembre. — Gêne dans les mouvements d'extension et d'élévation.

BOURDIS, Joseph-Justin, né le 13 novembre 1845, Saint-Nicolas-de-Machérin (Isère), garde mob. de l'Isère. — Ablation des doigts indicateur et médius, main gauche, coup de feu, Yvré-l'Évêque, 11 janvier.

BOURDOISEAU, Victor, né le 14 novembre 1852, Laval (Mayenne), 24e de ligne. — Plaie pénétrante de poitrine entre la 4e et la 5e côte, côté gauche, coup de feu, Spickeren. — Balle non extraite, hémoptysies fréquentes.

BOURDON, Benoît, 1er zouaves. — Plaie déchirée à la partie externe du mollet droit, éclat d'obus, Chilleurs-aux-Bois, 2 décembre. — Cicatrice adhérente.

BOURDON, Guillaume-Marie, né le 19 octobre 1847, Pestivien (Côtes-du-Nord), 17e chass. à pied. — Fracture des 2e et 3e métacarpiens, main gauche, coup de feu, Orléans, 11 octobre. — Rétraction des trois doigts médians.

BOURDON, Gustave, né le 24 janvier 1844, Paris (Seine), 3e inf. de marine. — Fracture comminutive de l'avant-bras droit, coup de feu, Bazeilles. — Ankylose radio-carpienne.

BOURDON, Jacques-Antoine, né le 9 avril 1848, Vesoul (Haute-Saône), 2e zouaves. — Fracture des os du carpe, main gauche, coup de feu, Arthenay, 3 décembre. — Plaie fistuleuse, ankylose radio-carpienne, atrophie du membre.

BOURDON, Jean-Alexandre, 20e chass. à pied. — Plaie contuse au coude, coup de feu, Gravelotte.

BOURDON, Nicolas-Joseph, 2e cuirassiers, maréchal des logis. — Fracture de l'os iliaque gauche, coup de feu, Sedan.

BOURDON, Victor, né le 17 novembre 1843, Herzniès.(Nord), 8e de ligne. — Fracture du

5e métarcarpien, main droite, coup de feu, Spickeren. — Ankylose du poignet, atrophie de la main, rétraction permanente des doigts annulaire et auriculaire.

BOURDONCLE, Joseph, né le 17 mai 1848, Fontanels (Aveyron), 117e de ligne. — Plaie compliquée à la région fessière, lésion de l'os iliaque gauche, coup de feu, Wœrth.

BOURDONNAIS, Jean-François, 15e de ligne. — Plaie contuse à la partie moyenne et antérieure de la cuisse droite, coup de feu sous Paris, 19 mai.

BOURDOUCHE, Sigisbert, né le 19 mai 1821, Froville (Meurthe), 27e de ligne, capitaine. — Plaie compliquée à la main gauche, éclat d'obus, Arthenay. — Section des tendons, flexion permanente du pouce.

BOURDOUX, Bernard, 42e de ligne. — Plaie contuse à l'avant-bras, tiers supérieur, coup de feu, Champigny, 30 novembre. — Ankylose incomplète du coude dans l'extension.

BOURÉ, Auguste, né le 6 avril 1838, Argentré (Mayenne), garde mobilisée de la Mayenne. — Fracture comminutive de la jambe droite, coup de feu, Alençon, 15 janvier. — Consolidation vicieuse, perte de substance osseuse, raccourcissement de 7 centimètres.

BOURET, Antoine, né le 17 septembre 1845, Port-Louis (Morbihan), 40e de ligne, sergent-major. — Plaie contuse au-dessus de la clavicule gauche, coup de feu, Saint-Quentin. — Tuberculisation pulmonaire aggravée par la blessure.

BOURET, Jean, 20e chass. à pied. — Fracture de l'os iliaque gauche, coup de feu, Gentelles (Somme), 27 novembre. — Perte de substance osseuse.

BOURET, Pierre-Louis, né le 23 octobre 1847, Méziré (Haut-Rhin), 10e artill., brigadier. — Plaie contuse au coude gauche, coup de feu, Bitche, 4 septembre. — Ankylose du coude dans la flexion et atrophie du bras.

BOURETTE, Pierre, né le 31 mai 1845, Saint-Jeures (Haute-Loire), 42e de ligne. — Plaie compliquée au coude gauche, coup de feu, Champigny. — Atrophie et paralysie de tout le membre.

BOURETTE, Othon-Antoine, né le 28 janvier 1838, Paris (Seine), 2e zouaves. — Plaie contuse à la cuisse gauche, partie supérieure externe, plaie contuse au périnée, coup de feu et éclat d'obus, Frœschwiller. — Fistule périnéale.

BOURG, Charles, 91e de ligne. — Plaie en séton aux deux jambes, fracture du péroné gauche, coup de feu, Gravelotte.

BOURG, Jean, 37e de ligne. — Plaie contuse à la main gauche, éclat d'obus, Sedan. — Ankylose des doigts médius et annulaire.

BOURGAREL, Jean-Gustave, né le 5 septembre 1846, Saint-Martin-d'Entraumet (Alpes-Maritimes), garde mob. des Alpes-Maritimes. — Fracture du fémur droit, coup de feu, Velars, 25 novembre. — Consolidation vicieuse, raccourcissement de 4 centimètres.

BOURGEADE, François, 39e de ligne. — Plaie contuse à la hanche gauche, coup de feu, Coulmiers. — Plaie fistuleuse.

BOURGEAT, Louis-Alphonse, 12e de ligne. — Fracture du fémur droit, choc d'une poutre, service commandé, Intersbogh, 24 décembre. — Déformation et raccourcissement de la cuisse.

BOURGEAULT, Jean-François, 59e de ligne. — Fracture des 2e et 3e métacarpiens, main gauche, coup de feu, Issy, 17 avril. — Ankylose métacarpo-phalangienne.

BOURGEOIS, Arsène-Julien-Joseph, né le 17 février 1851, Sainte-Geneviève-du-Bois (Loiret), francs-tireurs de Seine-et-Marne.—Section des tendons extenseurs à la face dorsale du poignet gauche, coup de sabre, Binas (Loir-et-Cher), 25 octobre. — Flexion permanente de tous les doigts.

BOURGEOIS, Émile-Louis-Nicolas, né le 21 février 1846, Voille-Comte (Haute-Marne), garde mob. de la Haute-Marne. — Fracture comminutive de la jambe gauche, coup de feu, Châteauvillain, 9 décembre 1870. — Perte de substance osseuse, consolidation vicieuse à angle ouvert en dedans, ostéo-périostite, plaie fistuleuse, raccourcissement de la jambe.

BOURGEOIS, Jean-Octave, francs-tireurs des Ardennes. — Plaie contuse au mollet gauche, coup de feu, Mézières, 17 novembre. — Cicatrice adhérente.

BOURGEOIS, Alexandre-Edouard-Charlemagne, né le 3 février 1833, Etinchem (Somme), 100e de ligne, sergent. — Plaie compliquée au bras droit, coup de feu, Gravelotte. — Atrophie de tout le membre.

BOURGEOIS, Michel-Victor, 72e de ligne. — Fracture de la 2e phalange du doigt médius, main gauche, coup de feu, Arthenay, 2 octobre. — Perte des deux dernières phalanges.

BOURGEOIS, Pierre-Alphonse, 8e de ligne. — Fracture du calcanéum, pied gauche, coup de feu, Spickeren. — Cicatrice adhérente.

BOURGEOT, Pierre-Désiré, né le 12 mai 1844, Crocy (Calvados), 5e de ligne. — Plaie compliquée au bras droit, coup de feu, Sedan. — Ankylose du coude et du poignet, atrophie et paralysie de tout le bras.

BOURGET, Casimir, 50e de ligne. — Plaie à la poitrine et au bras droit, coup de feu, Beaugency.

BOURGET, Henri-François, 12e chass. à pied. — Ablation de l'indicateur, main droite, coup de feu, Chenebier (Haute-Saône), 16 janvier.

BOURGET, Joseph-Léon, né le 20 mars 1848, Châteauneuf-Calcernier (Vaucluse), 57e de ligne. — Fracture de la main gauche, ablation du 3e métacarpien et du doigt médius, coup de feu, Gravelotte. — Atrophie de la main, l'annulaire dans la flexion permanente.

BOURGET, Pierre, né le 2 avril 1846, Saint-Viaud (Loire-Inférieure), 94e de ligne.— Fracture du coude droit, lésion du nerf cubital, coup de feu, Saint-Privat.— Ankylose incomplète, paralysie de la main.

BOURGIER, Pierre-Marie, né le 23 août 1850, Saint-Maurice-en-Gourgois (Loire), 2e train d'artillerie. — Fracture du maxillaire inférieur, destruction du globe oculaire gauche, éclat d'obus, Orléans, 4 décembre. — Difficulté des mouvements de la mâchoire.

BOURGOIN, Jean-Louis, 75e de ligne. — Plaie pénétrante de poitrine, côté gauche, fracture de l'omoplate gauche et plaie contuse au creux sous-claviculaire, coup de feu, Chevilly.

BOURGOIN, Joseph, né le 1er mars 1848, Joux (Jura), 41e de ligne. — Fracture de la jambe gauche, coup de feu, Paris, 22 mai. — Ankylose du genou, atrophie de la jambe, cicatrices adhérentes.

BOURGOIN, Julien-Gaspard, 20e de ligne, caporal. — Plaies contuses à la jambe droite, coups de feu, Sedan.

BOURGOIN, Léon-Antoine, né le 17 avril 1850, Tours (Indre-et-Loire), 2e zouaves. — Congélation des pieds, Saint-Loup-de-la-Salle, près Dijon, 18 décembre. — Nécrose du calcanéum, perte du métatarse (?), pied gauche, et des orteils, pied droit.

BOURGOIN, Maurice, 7e de ligne. — Plaie contuse à la jambe gauche, éclat d'obus, Champigny, 30 novembre.

BOURGOING (DE), Manfrède-Honoré-Paul, né le 20 août 1838, Paris (Seine), 6e hussards, capitaine. — Plaie compliquée au coude gauche, fracture des 4 derniers métacarpiens, main gauche, éclats d'obus, Toury. — Ankylose du coude, perte des mouvements des doigts.

BOURGOUINT, Jean, né le 8 juin 1850, Angers (Maine-et-Loire), rég. étranger. — Fracture de l'humérus gauche, partie supérieure, coup de feu, Montbéliard, 17 janvier. — Ankylose scapulo-humérale, consolidation vicieuse, déformation de l'épaule.

BOURGUIGNON, Jules-Théobald, 84e de ligne. — Fracture du maxillaire inférieur, coup de feu, Gravelotte.

BOURHIS, Jean-Marie, 67e de ligne. — Fracture des dernières phalanges des doigts médius et annulaire, main droite, coup de feu, Gravelotte. — Consolidation difforme et atrophie de ces doigts.

BOURIANNE, François, né le 20 avril 1847, Borrèze (Dordogne), 71e de ligne. — Fracture de l'humérus gauche, coup de feu, Saint-Privat. — Consolidation vicieuse, ankylose scapulo-humérale.

Bourigan, Tanguy, 19e chass. à pied. — Plaie compliquée à la région iliaque antérieure gauche, fracture de l'os iliaque gauche, éclat d'obus, Beaumont (Ardennes). — Hernie abdominale.

Bourigault, François, garde mob. de Maine-et-Loire, caporal. — Hémiplégie gauche, en captivité à Stettin, 29 janvier.

Bourillon, Lucien, né le 15 mai 1850, Saint-Ouen-de-Mimbré (Sarthe), 70e de ligne. — Large plaie contuse à la région sacro-iliaque gauche, éclat d'obus, Châtillon, Paris, 2e siége. — Cicatrice adhérente, gêne des mouvements du tronc sur le bassin.

Bourillot, Lazare, né le 4 juillet 1836, Brion (Saône-et-Loire), 67e de ligne. — Plaie compliquée à la face, coup de feu, Orléans, 31 décembre. — Rétraction du globe oculaire droit, occlusion des paupières, perte de la vision de l'œil droit, affaiblissement de la vue de l'œil gauche.

Bourin, Joseph-Armand, né le 9 juin 1850, Paulnay (Indre), 71e de ligne. — Fracture comminutive de la jambe gauche, éclat d'obus, Paris, 23 mai. — Large cicatrice, cal difforme, ankylose tibio-tarsienne.

Bourjaillat, Louis, 65e de ligne, sergent. — Plaie contuse au bras gauche, coup de feu, Bouchavesnes (Somme), 17 janvier.

Bourlet, Henri, né le 30 août 1848, Caullery (Nord), 62e de ligne. — Fracture comminutive de la jambe gauche, tiers moyen, coup de feu, Montoire, 31 août. — Raccourcissement de 6 centimètres, ankylose tibio-tarsienne, atrophie.

Bourlier, Pierre, né le 14 octobre 1850, Bucey-lès-Gy (Haute-Saône), 62e de ligne. — Fracture de la jambe droite, tiers supérieur, coup de feu, Changé, 10 janvier. — Ankylose du genou dans l'extension, atrophie.

Bourlon, Charles-Maximilien, 73e de ligne. — Fracture de la malléole externe, jambe gauche, coup de feu, Saint-Privat. — Ankylose tibio-tarsienne.

Bourlon, Jules-Charles-Octave, garde mob. de la Somme. — Plaie contuse à l'avant-bras droit, éclat d'obus, Péronne, 2 janvier. — Cicatrice adhérente, perte de substance musculaire.

Bourlon, Pierre, 2e zouaves. — Fracture comminutive de la jambe droite, tiers inférieur, coup de feu, Champigny, 30 novembre.

Bourlot, François-Donat, 17e de ligne. — Fracture du frontal, coup de feu, Bois-des-Dames (Ardennes), 29 août. — Perte de substance de la table externe de l'os, céphalalgie périodique.

Bourloton, Frédéric, 53e de ligne. — Large plaie contuse au cou, coup de feu, Chagey, 15 janvier.

Bourmel, Pierre, 88e de ligne. — Congélation du pied droit, en captivité, Dresde, 15 janvier. — Perte des phalanges du 2e orteil, ankylose du gros orteil, atrophie et déformation des autres orteils.

Bournat, Félix, 58e de ligne. — Plaie contuse à la cuisse droite, partie inférieure, coup de feu, Sedan.

Bournazel, François, 87e de ligne. — Fracture du radius droit, coup de feu, sous Paris, 21 décembre. — Cal difforme.

Bourneix, Léonard, 119e de ligne. — Plaie contuse au mollet gauche, coup de feu, Paris (Docks de la Villette), 26 mai.

Bournet, Jean, né le 18 décembre 1848, Saint-Louis-Parachon (Aude), 12e chass. à pied. — Fracture comminutive de l'avant-bras gauche, à sa partie inférieure, coup de feu, Gravelotte. — Cicatrices adhérentes, paralysie de l'avant-bras, ankylose du poignet.

Bourneuf, Jules-François, né à Bernay (Sarthe), 100e de ligne. — Plaie contuse à l'avant-bras gauche, coup de feu, Saint-Privat. — Déformation de l'avant-bras.

BOURNEUF, Louis, 69e de ligne.—Plaie contuse au bras droit, tiers inférieur, et à la jambe gauche, coups de feu, Chevilly (Seine).—Ankylose tibio-tarsienne.

BOURQUIN, Jean-Pierre-Émile, 27e de ligne. — Plaie contuse au bras droit, coup de feu, Champigny, 30 novembre.—Atrophie.

BOURQUIN, Silvire-Auguste, né le 27 mars 1846, Champagny (Haute-Saône), 94e de ligne. —Plaie contuse à l'épaule gauche, coup de feu, Gravelotte.—Paralysie incomplète du bras.

BOURRAND, Mathieu, né le 31 juillet 1847, Bromont-Lamothe (Puy-de-Dôme), 77e de ligne, caporal. — Plaie compliquée à la cuisse gauche, coup de feu, Saint-Privat. — Plaie fistuleuse.

BOURRAS, Émile-Adrien-Victor, né le 5 août 1845, Sauve (Gard), 80e de ligne. — Fracture comminutive de l'humérus droit, tiers moyen, coup de feu, Verdun, 28 octobre. — Consolidation vicieuse, perte de substance osseuse et musculaire, cicatrices adhérentes et profondes.

BOURREL, Jean, né le 4 août 1846, Saint-Martin-Villereglan (Aude), 66e de ligne.—Fracture de la jambe et plaie contuse au creux poplité gauche, coup de feu, Saarbrück. — Abcès multiples, perte de substance musculaire du mollet, vastes cicatrices adhérentes, ankylose tibio-tarsienne et ankylose incomplète du genou.

BOURREL, Jean-Louis, né le 25 août 1847, Puivaladon (Pyrénées-Orientales), garde mob. des Pyrénées-Orientales. — Fracture de la tête de l'humérus gauche, coup de feu, Héricourt, 16 janvier. — Ankylose scapulo-humérale.

BOURREL, Victor-Frédéric, né le 19 juillet 1846, Semalens (Tarn), 28e de ligne. — Plaie contuse étendue du pli de la fesse droite à 6 centimètres au-dessous du grand trochanter, coup de feu, et plaie contuse au talon droit, éclat d'obus, Saint-Privat.—OEdème et paralysie du pied.

BOURRET, Jean-Edouard, 9e de ligne. — Plaie contuse à la cuisse gauche, éclat d'obus, l'Hay, 30 septembre. — Cicatrice adhérente.

BOURRIÉ, Paulin-Adrien, né le 29 février 1848, Montdardin (Gard), 115e de ligne, caporal. — Plaie compliquée au cou, lésion du cartilage thyroïde, coup de feu, Paris, 2e siége. — Aphonie.

BOURSE, Auguste, 59e de ligne. — Congélation des pieds, en captivité, à Magdebourg, 13 janvier.—Perte de substance du gros orteil droit, déformation des orteils des deux pieds.

BOURSIN, Marie-Etienne-Jules, garde mob. de Loir-et-Cher. — Plaie contuse à la cuisse droite, coup de feu, Châtillon sous Paris, 27 septembre. — Nécrose du fémur avec ostéopériostite.

BOURY, Jean, 37e de ligne.—Plaie contuse à la cuisse droite, coup de feu, Changé, 10 janvier. — Arthrite du genou.

BOURY, Silvain, 94e de ligne. — Plaie contuse au pied droit, coup de feu, Paris, la Madeleine, 23 mai. — Ankylose tarso-métatarsienne.

BOURZACT, Jean, garde mob. de la Corrèze. — Fracture de la jambe gauche, coup de feu, Thorigné, 9 janvier. — Consolidation vicieuse.

BOUSCAILLOUX, Jean, 64e de ligne. — Fracture du condyle externe du fémur gauche, coup de feu, Borny.

BOUSCAREL, Pierre, 38e de ligne. — Forte contusion à la jambe gauche, chute, fort de l'Écluse, 22 août. — Douleurs sciatiques, atrophie du membre.

BOUSCHET, Thomas-Victor, 61e de ligne. — Contusion violente au moignon de l'épaule droite, coup de crosse de fusil, en captivité en Allemagne, 8 février. — Atrophie du bras.

BOUSQUET, Antoine, né le 28 juin 1847, Saint-Illide (Cantal), 41e de ligne. — Plaie à travers l'épaule gauche, coup de feu, Borny. — Ankylose scapulo-humérale.

BOUSQUET, François, 12e artill. — Plaie contuse à la cuisse droite, partie moyenne et postérieure, coup de feu, Sedan. — Cicatrice adhérente.

BOUSQUET, François-Simon, 88e de ligne. — Plaie contuse au mollet gauche, coup de feu, Beaumont (Ardennes). — Cicatrice adhérente.

Bousquet, Henri-Prosper, 80e de ligne. — Plaie pénétrante du bassin, fracture de l'os iliaque, coup de feu, Saint-Privat. — Cicatrice adhérente à la région iliaque gauche.

Bousquet, Jean, 52e de ligne. — Fracture du pariétal gauche, éclat d'obus, Arthenay. — Perte de la table externe, cicatrice adhérente, attaques épileptiformes.

Bousquet, Jean, né le 1er septembre 1847, Cazals (Lot), garde mob. du Lot. — Fracture du col de l'humérus droit, coup de feu, Parigné-l'Évêque, 16 janvier.—Nombreuses esquilles, ankylose scapulo-humérale, r oideur des doigts, atrophie.

Bousquet, Jean, né le 24 août 1845, Saint-Pons (Hérault), 88e de ligne. — Fracture comminutive du radius droit, coup de feu, Sedan. — Esquilles, cicatrice adhérente, atrophie de l'avant-bras.

Bousquet, Julien, 11e artill. — Fatigues, fort de la Faisanderie, janvier. — Épanchement pleurétique, empyème, déformation du thorax, à gauche.

Bousquet, Louis, né le 10 septembre 1850, Agen (Aveyron), 2e train d'artill. — Congélation des pieds, Cubrial (Doubs), 10 janvier. — Perte de tous les orteils du pied gauche, perte partielle du gros orteil, pied droit.

Bousquet, Marie, 54e de ligne. — Plaie en séton à la jambe gauche, coup de feu, Saint-Privat.

Bousquet, Pierre-Jean, né le 6 mai 1836, Livignac-le-Haut (Aveyron), 39e de ligne, caporal. — Plaie compliquée à la main droite, coup de feu, Beaugency. — Paralysie de la main, ankylose radio-carpienne.

Bousquet, Auguste-Urbain, né le 26 mai 1847, Villeneuve (Nord), 12e artill. — Plaie compliquée à la jambe droite, coup de feu, Paris, 2e siége. — Perte de substance du tibia, cicatrice adhérente.

Bousquet, Joseph-André-Jean, né le 31 mai, Pollestrès (Pyrénées-Orientales), 37e de ligne, sergent. — Plaie à la jambe droite, coup de sabre, Sedan. — Hernie du muscle jambier antérieur.

Bousquet, Vital-Marie, né le 9 novembre 1849, Maravat (Gers), 67e de ligne, sergent. — Fracture comminutive au col du fémur droit, coup de feu, Gravelotte.—Consolidation vicieuse et en coude, raccourcissement de 14 centimètres.

Boussac, Jean-François-Victor, 13e inf. provisoire.— Fracture du bord alvéolaire du maxillaire supérieur droit, perte de 7 dents, coup de feu, Strasbourg, 2 septembre. — Bride cicatricielle de la joue, à la gencive au niveau de la canine.

Boussange, Auguste, né le 8 novembre 1848, Charost (Cher), garde mob. du Cher. — Fracture comminutive de la jambe droite, coup de feu, Juranville. — Esquilles, raccourcissement de la jambe.

Boussard, Auguste-Sébastien, 12e chass. à pied, sergent. — Plaie contuse à la cuisse gauche, éclat d'obus, Blois, 28 janvier.—Perte de substance musculaire, cicatrices adhérentes.

Boussard, Jean-Baptiste-Jacques-Philippe, né à Pagny (Meurthe), 35e de ligne.—Fracture de trois métacarpiens à la main gauche, coup de feu, Champigny, 30 novembre. — Les trois derniers doigts dans la flexion.

Boussard, Michel, 2e cuirassiers. — Plaie contuse à la fosse iliaque, externe gauche, coup de feu, Frœschwiller.

Boussarie, Jean, 54e de ligne. — Fracture comminutive de l'indicateur, main droite, éclat d'obus, Saint-Privat. — Perte de deux phalanges.

Boussely, Antoine, né le 20 mars 1848, Lubersac (Corrèze), 47e de ligne. — Fracture du sacrum à son bord externe gauche, éclat d'obus, Frœschwiller. — Claudication de la jambe gauche.

Bousseronde, François-Désiré, né le 8 mai 1847, Sully-sur-Loire (Loiret), 9e de ligne. — Plaie contuse à la partie inférieure de la jambe gauche, coup de feu, Gravelotte. — Cicatrice adhérente au tendon d'Achille.

Boussige, Jean-Joseph, né le 25 mai 1848, Ussel (Corrèze), 1er zouaves.—Plaie contuse à la cuisse gauche, partie inférieure interne, éclat d'obus, Montbéliard. — Perte de substance musculaire, cicatrice profonde et adhérente, rétraction permanente dans la demi-flexion de la jambe sur la cuisse.

Bousson, Victor-Maurice, né le 1er septembre 1844, Chatte (Isère), 2e génie. — Fracture du condyle interne du fémur droit, coup de feu, Sainte-Barbe-sous-Metz. — Consolidation vicieuse, tuméfaction et difformité du genou.

Boust, Louis-Ernest, né le 20 novembre 1847, la Chapelle (Seine-Inférieure), 94e de ligne. — Plaie contuse à la face, éclat d'obus, Gravelotte. — Taie sur la cornée de l'œil droit, avec perte de la vision, affaiblissement de la vision de l'œil gauche.

Boutal, Maurice-Pierre, né le 21 avril 1843, Saignes (Cantal), 28e de ligne, sergent. — Fracture comminutive de la mâchoire inférieure, éclat d'obus, Josnes, 10 décembre.

Boutaric, François, né le 6 juillet 1850, Espalais (Tarn-et-Garonne), 51e de ligne. — Plaie contuse à l'arcade sourcilière gauche, coup de feu, Asnières, 2 avril. — Épanchement sanguin dans le corps vitré, paralysie du muscle releveur de la paupière supérieure, perte de la vision à gauche.

Bouteille, Jean-Casimir, né le 5 janvier 1849, Bonneval (Drôme), 109e de ligne.—Plaie contuse au genou gauche, coup de feu, l'Hay. — Cicatrice adhérente à la rotule.

Bouteille, Louis-Gabriel, 2e de ligne. — Fracture du doigt médius droit, coup de feu, Paris, boulevard de Clichy, 22 mai. — Perte de deux phalanges, abcès consécutifs.

Bouteiller, François-Antoine, 30e chass. à pied. — Fracture du pied gauche, plaie contuse au creux poplité droit, 2 coups de feu, la Malmaison, 21 octobre. — Balle non extraite au creux poplité.

Bouteiller, François-Jean, 51e de ligne. — Plaie contuse à la jambe droite, éclat d'obus, Gravelotte, — Cicatrice adhérente.

Boutet, Louis-Henry, né le 27 août 1846, Noirlieu (Deux-Sèvres), garde mob. des Deux-Sèvres.—Plaie compliquée au pied gauche, fracture du 4e métatarsien, coup de feu, Beaune-la-Rolande.

Bouthemy, François-Joseph, 4e artill. — Fracture de la main gauche, coup de pied de cheval, 25 novembre. — Rétraction des doigts médius et annulaire.

Boutherin, Charles-Emile, né le 27 octobre 1845, Ollans (Doubs), 20e artill., maréchal des logis. — Plaie contuse à la face, perforation de la voûte palatine, éclat d'obus, Frœschwiller. — Ankylose incomplète des articulations du maxillaire inférieur.

Boutier, Victor, né le 21 septembre 1827, Maubeuge (Nord), 24e de ligne. — Fracture comminutive de la tête de l'humérus droit, coup de feu, Spickeren. — Esquilles, ankylose scapulo-humérale.

Boutillier, Jean-Léon-Victor, né le 23 janvier 1847, Vérines (Charente-Inférieure), garde mob. de la Charente-Inférieure. — Arthrite du coude droit, froid. — Abcès péri-articulaires, ankylose complète dans la flexion, atrophie du bras.

Boutillot, Alphonse-Joseph, né le 23 décembre 1848, Vigneulles (Meuse), garde mob. de la Meuse. — Plaie déchirée à la région sacro-lombaire droite, éclat d'obus, Verdun. — Large cicatrice bridée et saillante.

Boutin, Auguste-Marie, 65e de ligne. — Plaie contuse à la jambe gauche, tiers inférieur, coup de feu, Sedan. — Cicatrices adhérentes.

Boutin, Louis, garde mob. de la Charente. — Plaie contuse au creux poplité droit, éclat d'obus, Montbéliard, 15 janvier. — Cicatrice adhérente aux tendons fléchisseurs.

Boutin, Yves-Marie, né à Touquedoc (Côtes-du-Nord), 17e chass. à pied.—Plaie contuse à la main gauche, éclat d'obus, Orléans, 4 décembre.—Flexion permanente des doigts annulaire et auriculaire.

BOUTINEAU, Jean, 76e de ligne. — Ablation du doigt indicateur gauche, coup de feu, Villiers-sur-Marne, 30 novembre. — Ankylose de l'annulaire.

BOUTMY, Léopold, né le 14 février 1850, Fouencamps (Somme), 69e de ligne. — Plaie compliquée à l'avant-bras droit, coup de feu, Saint-Quentin. — Gêne des mouvements des doigts.

BOUTONNAT, Louis, né le 2 avril 1850, la Palisse (Allier), 15e chass. à pied. — Plaie contuse à la face, coup de feu, Bethoncourt, 16 janvier. — Perte de substance de la voûte palatine, de 3 incisives et de la canine droite, communication de la cavité buccale avec la narine droite.

BOUTONNET, François-Auguste, 56e de ligne.—Plaie en séton dans l'intervalle inter-osseux, jambe droite, érosion du tibia, coup de feu, Beaugency, 7 décembre. — Cicatrice adhérente, tiers inférieur et antérieur.

BOUTRY, Jules-Louis-René, né le 19 mai 1845, Paris (Seine), 3e de ligne, caporal. — Fracture comminutive de l'avant-bras droit, tiers supérieur, coup de feu, Frœschwiller. — Ankylose du coude, atrophie du bras et de l'avant-bras.

BOUTRY, Louis-Henri-Joseph, garde mob. du Nord. — Plaie contuse à la jambe droite, coup de feu, Saint-Quentin. — Longue cicatrice adhérente au tendon d'Achille.

BOUTY, Achille-Guillaume-Adrien, 4e hussards, brigadier. — Fracture du calcanéum, pied droit, coup de feu, Beaugency, 8 décembre. — Abcès multiples.

BOUVARD, Jean-Pierre, 2e cuirassiers. — Plaies contuses à la cuisse et à la main droites, coups de feu, Strasbourg, 12 septembre. — Paralysie du pouce.

BOUVARD, Laurent, né à Laroche (Isère), 99e de ligne. — Plaie pénétrante de poitrine, côté droit, fracture de côtes, coup de feu, Frœschwiller. — Dyspnée.

BOUVERET, Hubert-Ambroise, né le 2 avril 1848, Humes (Haute-Marne), garde mob. de la Haute-Marne. — Plaie compliquée au pied gauche, coup de feu, Châteauvillain.

BOUVET, Émile, 67e de ligne, sergent-fourrier. — Fracture du doigt indicateur droit, éclat d'obus, Beaugency, 8 décembre. — Ankylose avec déviation de ce doigt.

BOUVET, Marie-Aimé, né le 29 décembre 1845, Saint-Pierre (Jura), 14e artillerie, maréchal des logis. — Fracture comminutive de la jambe droite, tiers inférieur, coup de feu, Sedan. — Consolidation vicieuse, cicatrice adhérente, raccourcissement de 5 centimètres.

BOUVIER, François-Maurice, 71e de ligne. — Fracture de la jambe gauche, coup de feu, Borny. — Cicatrice adhérente.

BOUVIER, Jean, 56e de ligne. — Fracture de l'os malaire droit, coup de feu, Frœschwiller. — Perte de plusieurs dents molaires et de leurs alvéoles, bride fibreuse cicatricielle.

BOUVIER, Jean-Baptiste, garde nationale du Rhône, 1re légion. — Plaie compliquée au bras droit, coup de feu, Nuits, 18 décembre. — Paralysie incomplète et atrophie du bras.

BOUVIER, Louis, né le 9 juillet 1848, la Motte (Savoie), 17e de ligne. — Fracture comminutive de l'articulation tibio-tarsienne gauche, coup de feu, Chevilly (Seine). — Ankylose avec saillie des os du tarse en dedans, déformation du pied.

BOUVIER, Louis-Nicolas, garde mob. de la Côte-d'Or. — Plaie contuse à la cuisse droite, coup de feu, Bagneux, 13 octobre. — Phlegmon diffus.

BOUVIN, Jean-Martin, né le 10 juillet 1842, Saint-Paul (Savoie), garde nationale de la Seine. — Fracture de l'avant-bras gauche, coup de feu, Buzenval. — Consolidation vicieuse, cal volumineux, plaie fistuleuse.

BOUVRON, Gabriel-Ernest, né le 11 janvier 1851, Tours (Indre-et-Loire), 82e de ligne. — Plaie contuse à l'épaule droite, éclat d'obus, la Bourgonce, 6 octobre. — Demi-ankylose du coude, extension permanente des doigts, atrophie et inertie de tout le bras.

BOUXIN, Jean-François-Victor, né le 24 mars 1838, Paris (Seine), 16e de ligne, caporal.—

Fracture du cubitus gauche, coup de feu, Azé, 6 janvier.—Esquilles, plaie fistuleuse, atrophie de l'avant-bras.

Bouy, Gaspard, né le 15 octobre 1850, Sichamps (Nièvre), 1er du génie. — Variole épidémique, Bordeaux, perte de l'œil gauche.

Bouyer, Auguste, garde mob. de la Charente-Inférieure. — Plaie contuse au mollet gauche, coup de feu, Arthenay, 2 décembre. — Cicatrice profonde, adhérente et transversale, extension du pied sur la jambe.

Bouyer, Henri, né le 1er juillet 1850, Château-d'Oléron (Charente-Inférieure), 71e de ligne. — Plaie contuse à la main droite, Clamart, 17 avril, recul de la culasse mobile du chassepot. — Flexion permanente et atrophie des quatre derniers doigts, cicatrice adhérente à la paume de la main.

Bouyer, Joseph-Louis, né le 20 janvier 1848, Sarrians (Vaucluse), 57e de ligne. — Plaie compliquée à l'épaule droite, fracture de la clavicule et de l'épine de l'omoplate, coup de feu, Gravelotte. — Amaigrissement de l'épaule.

Bouyer, Jean, né le 15 mai 1847, Saint-Georges (Charente-Inférieure), 77e de ligne. — Fracture comminutive de l'avant-bras gauche, coup de feu, Forbach. — Pseudarthrose, perte considérable de substance osseuse, atrophie de l'avant-bras et de la main.

Bouygues, Jean-Baptiste, 5e chass. à cheval. — Fracture comminutive de la jambe droite, coup de pied de cheval, 6 janvier. — Consolidation vicieuse, cicatrices adhérentes, raccourcissement.

Bouysson, Raymond, né le 7 mai 1850, Gailland (Gironde), 49e de ligne. — Congélation, armée de la Loire. — Hypertrophie des deux gros orteils.

Bouyssou, François, né le 17 juin 1843, Plazac (Dordogne), 6e chass. à pied. — Plaie contuse au thorax, partie supérieure droite, coup de feu, Orléans. — Paralysie et atrophie du bras droit.

Bouyssou, Jean, 13e chass. à pied. — Fracture de l'omoplate droite, coup de feu, Frœschwiller.

Bouzenet, Georges-Étienne, né le 3 août 1850, Clichy (Seine), 113e de ligne. — Fracture du maxillaire supérieur, coup de feu, Montrouge. — Déformation de la joue droite.

Bouzian-ben-Mohamed, 2e tir. alg. — Plaie pénétrante à l'aine, coup de baïonnette, plaies contuses à la cuisse et au pied, coup de feu et éclat d'obus, Wœrth.

Bouzom, Jean-Joseph, 11e de ligne. — Fracture comminutive de la jambe gauche, coup de feu, Beaumont (Ardennes). — Consolidation vicieuse.

Bouzon, Nicolas-Joseph-Marie, né le 19 décembre 1849, Notre-Dame-des-Millières (Savoie), 14e de ligne. — Plaie en séton à la cuisse droite, partie moyenne, coup de feu, Champigny, 30 novembre. — Atrophie de la jambe dans la demi-flexion.

Boye, Joannès-Dolora-Nestor-Sulfura, né le 2 juillet 1850, Silly (Oise), 8e artillerie. — Fracture de la cuisse droite et du coccyx, chute par une fenêtre dans une fièvre typhoïde, Versailles. — Raccourcissement de 8 centimètres, ankylose du genou, large cicatrice adhérente à la région sacro-coccygienne, paraplégie.

Bovier-Lapierre, François, né le 18 mai 1832, Voiron (Isère), 3e train des équipages, capitaine. — Fracture du 5e métacarpien, main droite, plaie contuse à la région scapulaire, coups de feu, Sedan. — Balle non extraite de l'épaule.

Boy, Alphonse, 40e de ligne.— Plaies contuses au bras droit et à la main gauche, coups de feu, Luméau. — Ankylose des doigts médius et annulaire.

Boy, Auguste, né le 8 juillet 1846, Cadenet (Vaucluse), 1er chass. à pied. — Fracture de l'humérus droit, coup de feu, Josnes, 8 décembre. — Phlegmons, plaies fistuleuses persistantes, cicatrices adhérentes, ankylose scapulo-humérale, atrophie du bras.

Boy, Étienne, né le 24 septembre 1840, Serres (Ariége), 13e inf. provisoire. — Plaie compliquée à la main gauche, coup de feu, Paris (?). — Perte des trois derniers doigts, atrophie de l'indicateur.

BOY, Jean, 82e de ligne, caporal. —Plaie contuse à la cuisse gauche, coup de feu, Sedan. — Cicatrices larges et profondes.

BOYALS, Pierre, 89e de ligne. — Plaie contuse au bras droit, fracture partielle du fémur gauche, coups de feu, Sedan. — Cicatrice adhérente.

BOYANGÉ, Jean, né le 22 décembre 1846, Auros (Gironde), 67e de ligne. — Fracture de l'humérus gauche, tiers inférieur, coup de feu, Forbach. — Brides fibreuses et cicatricielles qui maintiennent le bras dans la flexion permanente.

BOYARD, Édouard, 53e de ligne. — Fracture de l'humérus gauche, tiers supérieur, coup de feu, Sedan.

BOYER, Armand, né le 16 juin 1847, Dijon (Côte-d'Or), 15e de ligne, caporal. — Fracture du tarse et du métatarse, pied gauche, coup de feu, Montmesly, 30 novembre. — Ankylose tibio-tarsienne, atrophie de la jambe.

BOYER, Auguste-Alexandre, 42e de ligne. — Plaie contuse à l'épaule gauche, coup de feu, Champigny, 30 novembre. — Balle non extraite.

BOYER, Augustin, 53e de ligne. — Fracture du péroné droit, coup de feu, Beaune-la-Rolande. — Cicatrice adhérente.

BOYER, Désiré-Joseph-Armand, 16e de ligne, caporal. — Plaies contuses aux deux bras, coups de feu, Sedan.

BOYER, François, né le 27 janvier 1828, Saint-Saturnin (Cher), 6e artillerie, trompette.— Fracture de l'articulation scapulo-humérale droite, coup de feu, Sedan. — Ankylose.

BOYER, Henri, né le 13 mars 1842, Amboise (Indre-et-Loire), 35e de ligne. — Plaie à travers le coude gauche, coup de feu, Chevilly (Seine). — Ankylose, atrophie et rétraction de la main.

BOYER, Théodore-Némorin, 2e artillerie. — Fracture de l'humérus gauche, coup de feu, Beaumont (Ardennes). — Abcès multiples.

BOYER, Agricol-Célestin, né le 9 mars 1848, Violès (Vaucluse), 19e artillerie.—Plaie déchirée à la fesse droite et au scrotum, éclat d'obus, Sedan. — Cicatrice large, profonde et adhérente à la fesse, perte du testicule gauche.

BOYER, Jean, 51e de ligne. — Plaie contuse à la tête, coup de feu, Yvré-l'Évêque, 11 janvier. — Perte de substance de la table externe de la partie supérieure du crâne.

BOYER, Louis, né le 30 mars 1847, Narbonne (Aude), 16e de ligne. — Fracture comminutive de la jambe gauche, tiers supérieur, coup de feu, Clamart, 19 septembre.—Consolidation vicieuse, ankylose du genou, atrophie de la jambe.

BOYER, Marie-Antoine-Achille, né le 3 mai 1848, Agde (Hérault), 27e de ligne, sergent.— Fracture de l'humérus droit, coup de feu, Poupry (Eure-et-Loir), 2 décembre. — Esquilles volumineuses, ankylose incomplète de l'épaule et du coude, l'avant-bras fixé dans la demi-flexion.

BOYER, Nicolas, 65e de ligne, sergent. — Fracture comminutive de la jambe gauche, coup de feu, Villers-Bretonneux. — Consolidation vicieuse avec perte de substance du tibia.

BOYER, Pierre, 41e de ligne.—Plaie pénétrante de poitrine, coup de feu, Villorceau, 3 décembre. — Cicatrices adhérentes, gêne dans les mouvements d'élévation du bras.

BOYSSET, Auguste-Émile, né le 8 juin 1848, Châlons-sur-Saône, garde mob. de Saône-et-Loire, sergent. — Fracture du coude gauche, coup de feu, Belfort, 8 janvier. — Ankylose du coude dans la flexion, atrophie de la main et de l'avant-bras.

BOZEC, Nicolas, né le 9 août 1848, Ploëgat-Guerrand (Finistère), 48e chass. à pied. — Congélation des pieds, captivité à Krekow, 8 février 1871. — Perte complète des orteils du pied droit et du 5e orteil, pied gauche.

BRACHMANN, François-Émile, né le 11 mai 1838, Einville (Meurthe), 53e de ligne.—Fracture de la main gauche, coup de feu, Sedan. — Flexion permanente des doigts médius et auriculaire, atrophie et extension permanente de l'annulaire et de l'indicateur,

BRACONNEAU, Pierre, garde mob. des Deux-Sèvres.—Plaie contuse à la main droite, coup de feu, Beaune-la-Rolande.—Ankylose de l'annulaire.

BRACQ, Henri-Louis-Charles, né le 23 janvier 1836, Cambrai (Nord), éclaireurs de la Seine. — Fracture du coude droit, coup de feu, Sedan. — Ankylose, atrophie considérable du bras.

BRACQUEMOND, Mathias-François, garde mob. du Loiret.—Plaie contuse à la main gauche, éclat d'obus, Villiers-sur-Marne, 30 novembre. — Perte partielle de l'annulaire.

BRAGNY, Joseph, né le 10 janvier 1847, Chaudeney (Saône-et-Loire), 13e de ligne.—Fracture comminutive de l'avant-bras droit, tiers inférieur, coup de feu, Amanvillers.—Cicatrices adhérentes, mouvements de pronation et de supination impossibles, les doigts ne peuvent se fermer qu'incomplétement.

BRAHIM-BEN-BOU-DIAF, 3e tir. alg. — Plaie contuse à la jambe gauche, coup de feu, Sedan. — Atrophie.

BRAHIM-BEN-DJILALI, 2e tir. alg., caporal. — Plaie compliquée à la cuisse gauche, érosion du fémur, coup de feu, Wœrth.

BRAHIM-BEN-RIRI, né en 1831, aux Ouled-Achtar (Oran), 1er tir. alg. — Fracture de la rotule droite, coup de feu, Frœschwiller. — Pas de consolidation, mouvements de flexion et d'extension difficiles.

BRAIL, Philippe-Julien-Adolphe, né le 12 juillet 1844, Cabrespine (Aude), 93e de ligne. — Fracture comminutive du cubitus droit, coup de feu, Gravelotte. — Perte de substance osseuse, saillie des fragments en dedans, trois cicatrices adhérentes, amaigrissement de la main.

BRAJOU, Antoine-Pierre, né à Paris (Seine), 115e de ligne. — Congélation des pieds, Drancy, 21 décembre. — Perte des orteils des deux pieds.

BRALEY, Jean-Baptiste-Edouard, 1er chass. à pied. — Fracture comminutive du doigt auriculaire droit, coup de feu, Josnes, 10 décembre. — Perte de ce doigt.

BRANDARD, Jean, né le 26 septembre 1846, Melleran (Deux-Sèvres), 52e de ligne.—Erysipèle phlegmoneux au bras, Sedan. — Suppuration prolongée, ankylose du coude.

BRANDELY, Étienne, né le 15 juillet 1850, Savennes (Puy-de-Dôme), 58e de ligne. — Plaie contuse à l'épaule droite, coup de feu, Conneré, 9 janvier. — Ankylose, cicatrice profonde, adhérente, atrophie du bras.

BRANEYRE, Armand, né le 6 octobre 1841, Sauterne (Gironde), 77e de ligne. — Plaie pénétrante de poitrine, coup de feu, Villorceau. — Pleuro-pneumonie, fonte purulente du poumon droit, empyème, fistule pulmonaire, cachexie générale.

BRANLY, Clément, né le 6 octobre 1845, Predefin (Pas-de-Calais), 33e de ligne.—Fracture comminutive du fémur gauche, coup de feu, Saint-Quentin. — Consolidation vicieuse, raccourcissement, ankylose du genou et de l'articulation tibio-tarsienne.

BRANS, Charles, né le 13 avril 1853, Bruxelles (Belgique), rég. étranger, caporal.—Plaie contuse au côté droit du bassin et à la jambe droite, coup de feu, Montbéliard.

BRANTÔME, Joseph, né le 1er avril 1846, la Trimouille (Vienne), 40e de ligne. — Plaie compliquée à l'épaule gauche, fracture de la clavicule et perforation de l'omoplate, coup de feu, Spickeren. — Cicatrice adhérente et déprimée.

BRAOUÉZEC, François, né le 12 juillet 1841, Brest (Finistère), 42e de ligne, sergent-major. — Fracture du maxillaire supérieur, coup de feu, Champigny, 30 novembre. — Perte de 3 centimètres de substance osseuse et de plusieurs dents.

BRARD, Jean, né le 15 octobre 1850, Azay-le-Brûlé (Deux-Sèvres), 53e de ligne. — Congélation des pieds, Héricourt, 16 janvier.—Perte de phalanges de plusieurs orteils, ankylose des autres orteils.

BRARD, Jules-Léon, 10e de ligne. — Fracture comminutive du cubitus droit, tiers supérieur, coup de feu, Bry-sur-Marne, 30 novembre. — Phlegmons, atrophie de tout le bras.

BRASSEUR, Auguste, né le 8 janvier 1844, Aigné (Sarthe), 110° de ligne. — Fracture du radius près du poignet, plaie à la fesse gauche, coups de feu; l'Hay.— Déviation de la main.

BRASSIER, Edouard, né le 8 juin 1846, Chantilly (Oise), 3° zouaves. — Fracture du fémur gauche, tiers moyen, coup de feu, Frœschwiller. — Cal volumineux, difforme, raccourcissement de 10 centimètres.

BRAUD, Bertrand, francs-tireurs des Vosges. — Plaie contuse à la cuisse gauche, coup de feu, Pasques (Côte-d'Or), 27 novembre. — Cicatrice difforme très-étendue.

BRAULT, Jacques-Stanislas, né le 8 mai 1845, Sainte-Christine (Maine-et-Loire), 2° inf. provisoire. — Fracture des deux maxillaires, côté droit, perte de 13 dents, coup de feu, Paris, 20 mai. — Consolidation vicieuse du maxillaire inférieur, adhérence de la langue au plancher de la bouche, nutrition difficile et imparfaite.

BRAUNWART, François-Antoine, né le 2 octobre 1848, Diebolsheim (Bas-Rhin), 96° de ligne. — Fracture de l'avant-bras droit, coup de feu, Frœschwiller.

BRAVE, Joseph, né le 7 juillet 1843, Saint-Dié (Vosges), 20° chass. à pied. — Plaie compliquée à la main gauche, coup de feu, Saint-Quentin. — Perte du doigt annulaire, cicatrice adhérente à la face dorsale de la main, extension forcée des deux premières phalanges de l'auriculaire et du médius, paralysie incomplète du pouce et de l'indicateur.

BRAY, Louis, né le 22 août 1848, Changé (Sarthe), garde mob. de la Sarthe.—Rhumatisme aux membres inférieurs, camp de Sigismond (le Mans). — Amaigrissement considérable.

BRAYE, François, né le 22 décembre 1845, Stainville (Meuse), garde mob. de la Meuse. — Fracture de l'articulation scapulo-humérale gauche et de la clavicule, coup de feu, Verdun, 28 octobre. — Consolidation vicieuse, ankylose de l'épaule.

BRAYER, Charles-Pierre-Adrien, garde mob. du Cher, caporal. — Fracture de l'humérus et de l'olécrane gauches, coup de feu, Juranville. — Ankylose du coude.

BRAYER, Louis-Victor, 39° de ligne. — Fracture de l'humérus droit, coup de feu, Orléans, 11 octobre. — Cicatrice adhérente.

BRAZEAU, Pierre-Auguste, 97° de ligne. — Ablation de l'indicateur droit, éclat d'obus, plaie contuse à la cuisse, coup de feu, Gravelotte.

BRAZON, Arsène-Auguste, 47° de ligne, caporal.—Plaies à la poitrine, fracture des 6°, 9 et 10° côtes droites, coup de feu, Frœschwiller.

BRÉAN, Gaston-Charles-Henri, né le 3 février 1839, Versailles (Seine-et-Oise), 40° de ligne. — Fracture du fémur gauche, éclat d'obus, Lumeau, 2 décembre. — Carie du fémur, plaie fistuleuse.

BRÉANÇON, Louis-Gustave-Eugène, né le 14 septembre 1843, Vistel (Seine-Inférieure).—Plaie compliquée à la partie supérieure de la cuisse droite, lésion de l'ischion et du sacrum, coup de feu, Saint-Privat. — Ankylose coxo-fémorale.

BRÉANT, François, 1er chass. à pied. — Plaie à la main gauche, coup de sabre, Dury, 27 novembre. — Ankylose des doigts dans l'extension.

BRÉARD, Louis-Paul, né le 12 août 1842, Noron (Calvados), garde nationale de la Seine. — Fracture comminutive du radius droit, coup de feu, Buzenval. — Cicatrices profondes et adhérentes, déformation et paralysie de la main et des doigts, ankylose du poignet.

BRECQUE, Émile-Edmond, né le 28 octobre, Beauvais (Oise), 1er tir. alg., sergent. — Fracture comminutive de la jambe droite, coup de feu, Wissembourg. — Plaie fistuleuse.

BRÉAUTÉ, Henri, né le 9 avril 1836, Vernon (Eure), 2° zouaves. — Fracture du péroné gauche, coup de feu, Wœrth. — Ankylose fémoro-tibiale et tibio-tarsienne, atrophie de la jambe.

BRÉDA, Aimable-Hippolyte, 56° de ligne. — Plaie contuse au genou droit, coup de feu, Frœschwiller. — Fausse ankylose.

BRÉDEAU, Pierre, né le 11 janvier 1849, Arthel (Nièvre), garde mob. de la Nièvre. — Pleurésie chronique, froid et fatigues. — Épanchement au côté gauche.

BRÉDOIRE, René, né le 11 octobre 1850, Ardin (Deux-Sèvres), 53e de ligne. — Fracture du poignet gauche et du métacarpe, coup de feu, Chagny, 17 janvier.—Ankylose du poignet.

BRÉDY, Joseph, 35e de ligne, sergent. — Fracture de la jambe droite, coup de feu, Chevilly (Seine). — Nécrose du tibia.

BREFFY, Jacques, né le 11 décembre 1839, Limoges (Haute-Vienne), 31e de ligne. — Plaie contuse à la région fessière, fracture du pied droit, ablation de la première phalange du gros orteil gauche, fracture partielle du tibia gauche, quatre coups de feu, Torsay (Eure-et-Loir), 9 octobre. — Cicatrices adhérentes et difformes au côté externe, pied droit; cicatrice adhérente et plaies fistuleuses à la jambe.

BRÉGEARD, Jean-Didier, né le 29 septembre 1844, Velso (Meurthe), 24e d'artill. — Plaie contuse à la cuisse gauche, éclat d'obus, Gravelotte.—Amaigrissement de la cuisse.

BRÉGEAT, Pierre, 87e de ligne. — Plaie contuse à la cuisse gauche, coup de feu, Strasbourg, 2 septembre.

BRÉGEON, Jean-Nicolas, né le 22 décembre 1835, Moulidars (Charente), 6e de ligne, sergent. — Fracture de l'arcade zygomatique, désorganisation de l'œil gauche, coup de feu, Sainte-Barbe-lès-Metz.

BRÉGIER, Pierre-François, né le 14 septembre 1827, Grandrupt (Vosges), 20e chass. à pied. — Fracture comminutive de la jambe droite, coup de feu, Borny.—Spina-ventosa qui a triplé le volume du membre, plaie fistuleuse, ankylose incomplète tibio-tarsienne, atrophie de la jambe.

BRÉHIN, René-Marie, né le 25 mars 1846, Martigné (Mayenne), 62e de ligne. — Fracture des maxillaires inférieur et supérieur, coup de feu, Sainte-Barbe-lès-Metz.—Perte de substance de la voûte palatine, ankylose de la mâchoire.

BRENIER, Jean, né le 30 octobre 1846, Vendoire (Dordogne), 42e de ligne.—Plaie contuse au genou gauche, partie interne, éclat d'obus, Poix près Mézières, 31 août. — Ankylose dans la flexion à angle obtus, raccourcissement de 8 à 10 centimètres, atrophie.

BRENNE, Ernest-Olympe, 60e de ligne. — Plaie contuse au mollet (?), éclat d'obus, Gravelotte. — Extension permanente de la jambe.

BRÉNOM, François, né le 19 juin 1838, Dolhing (Moselle), 1er zouaves.—Fracture du coude droit, coup de feu, Sedan.—Ankylose dans la flexion permanente, atrophie du bras, paralysie partielle des deux derniers doigts.

BRENOT, Philibert, 8e de ligne.—Plaie compliquée au bras droit, coup de feu, Gravelotte. — Flexion incomplète de l'avant-bras, atrophie de la main.

BREPSON, François-Alphonse, né le 13 septembre 1846, Vesoul (Haute-Saône), 54e de ligne. — Fracture comminutive du cubitus droit, éclat d'obus, Amanvillers-sous-Metz. — Ankylose du coude, atrophie de l'avant-bras.

BRESSAND, Henri, né le 12 août 1821, Blanot (Saône-et-Loire), gendarme de la Loire. — Bronchite de nature suspecte, diminution du murmure respiratoire dans tout le côté gauche, hypertrophie du cœur, amaigrissement très-prononcé, fatigues.

BRESSON, Basile, 56e de ligne. — Fracture du radius (?), tiers supérieur, coup de feu, Frœschwiller. — Cal vicieux et volumineux.

BRESSON, Jules, né le 14 janvier 1845, Vallerangue (Gard), 36e de ligne, sergent. — Fracture du fémur gauche, coup de feu, Sedan. — Consolidation vicieuse, raccourcissement de 4 centimètres.

BRESSON, Léopold-Adolphe, né le 15 novembre 1846, Luxeuil (Haute-Saône), garde mob. de la Haute-Saône. — Fracture du pariétal droit et du frontal, éclats de pierre, bombardement du Val-de-Grâce, 15 janvier. — Consolidation vicieuse, hémiplégie complète du côté gauche, troubles de l'intelligence et de la vision de l'œil droit.

BRESSON, Victor-Emmanuel, 33e de ligne. — Ablation de la phalangette de l'indicateur droit, plaie contuse à la cuisse droite, 2 coups de feu, Arthenay.

BRESSOU, François, né le 1er juillet 1845, Montauban (Tarn-et-Garonne), 47e de ligne. — Fracture de l'humérus droit, coup de feu, Frœschwiller. — Cal difforme avec incurvation du bras en avant et en dehors, augmentation de volume de l'os, tiers inférieur, limitant les mouvements de flexion et d'extension.

BRET, Pierre, 27e de ligne. — Fracture du pied gauche, coup de feu, Arthenay.

BRET, Pierre, 56e de ligne. — Plaie contuse à la cuisse gauche, partie antérieure et moyenne, éclat d'obus, plaie contuse à la jambe gauche, coup de feu, Frœschwiller. — Ophthalmie grave, en captivité; perte de la vision de l'œil droit (synéchie antérieure).

BRETAUDEAU, Louis-Marie, né le 4 janvier 1850, Torfou (Maine-et-Loire), légion étrangère. — Fracture du fémur gauche, partie inférieure, éclat d'obus, Montbéliard, 15 janvier. — Rétraction des fléchisseurs de la jambe.

BRETAULT, Adolphe, 59e de ligne. — Fracture de l'humérus droit, coup de feu, Beaugency, 8 décembre.

BRÉTÉCHÉ, Jean-Marie, né le 12 août 1848, Fay (Loire-Inférieure), 10e artill. — Plaie compliquée à la jambe gauche, coup de feu, Vendôme, 15 décembre. — Cicatrice déprimée à la partie antérieure et inférieure de la jambe et extension permanente du pied, raccourcissement considérable.

BRETENAUD, Pierre, né le 20 juillet 1838, Granzac (Charente), 31e de ligne. — Plaie compliquée au creux poplité gauche, coup de feu, Champigny, 30 novembre. — Paralysie de la jambe et du pied, amaigrissement, cicatrices adhérentes.

BRETHOUX, Jean-Baptiste, né le 19 juin 1846, Dumes (Landes), 3e inf. provisoire. — Fracture du maxillaire supérieur et de la branche montante du maxillaire inférieur gauche, coup de feu, Paris, 23 mai. — Perte complète de la partie inférieure du pavillon de l'oreille, cicatrices adhérentes, surdité du côté gauche.

BRETOCQ, Célestin-Albert, 1er chass. à pied. — Plaie à la voûte du crâne, coup de sabre, Dury, 27 novembre. — Cicatrices adhérentes, profondes et irrégulières.

BRETON, Jean, régiment étranger. — Plaie pénétrante de poitrine, côté droit, coup de feu, Montbéliard, 15 janvier. — Gêne de la respiration.

BRETON, Jean, 19e de ligne. — Fracture de la main droite, coup de feu, Paris, 26 mai. — Cal difforme, cicatrice à la paume de la main, déformation des deux derniers doigts.

BRETON, Nicolas, 70e de ligne. — Fracture de la jambe gauche, tiers inférieur, coup de feu, Villeporcher, 6 janvier. — Œdème de l'articulation tibio-tarsienne, déviation de la jambe et du pied.

BRETON, Pierre, 5e de ligne. — Fracture de la jambe droite, coup de feu, Sedan.

BRETON, Jacques-Louis, 25e de ligne, caporal. — Plaie contuse à la région iliaque gauche, lésion du nerf sciatique, coup de feu, Gravelotte. — Paralysie du membre.

BRETOUT, Guillaume, né le 2 décembre 1843, la Coquille (Dordogne), 60e de ligne. — Fracture comminutive de l'avant-bras droit, coup de feu, Sainte-Barbe-lès-Metz. — Consolidation vicieuse, perte absolue des mouvements de pronation et de supination.

BREUCQ, Auguste, 6e de ligne. — Fracture de l'humérus droit, coup de feu, Saint-Privat. — Atrophie du bras.

BREUIL, Jean, 17e de ligne. — Plaie contuse à la partie inférieure de l'abdomen et à la partie postérieure de la cuisse droite, coups de feu, Champigny, 30 novembre.

BREUILLARD, François-Athanase, né le 10 mars 1846, Margillay (Haute-Saône), 17e de ligne. — Fracture comminutive de la jambe droite, coup de feu, Sedan. — Consolidation vicieuse, esquilles, vaste cicatrice adhérente, atrophie de la jambe.

BREUILLER, Émile, 25e de ligne, sergent-fourrier. — Fracture de la jambe droite, coup de feu, Gravelotte.

BREUILLET, Jacques, 25e de ligne. — Fracture de la clavicule droite, éclat d'obus, Origny (Doubs), 9 décembre.

BREUT, Sébastien-Jean, 4e artill. — Plaies contuses à la cuisse et à la jambe droites, éclat d'obus, Avron, 20 décembre. — Ankylose incomplète du genou, cicatrices adhérentes.

BREVET, Louis-Marie, 11e artill., brigadier. — Fracture de la jambe droite, chute, raccourcissement.

BREVET, Louis-Denis, né le 10 décembre 1836, Férolles-Attily (Seine-et-Marne), 42e de ligne. — Fracture de la malléole externe droite, éclat d'obus, fort de Joux. — Cal volumineux.

BRÉVIER, Louis-Bernard, né le 13 mai 1838, Toulouse (Haute-Garonne), 100e de ligne, caporal. — Plaie compliquée à la main gauche et au poignet, coup de feu, Rezonville. — Cicatrice adhérente au poignet, plaie fistuleuse, ankylose avec déformation de l'articulation radio-carpienne et de la main qui est amaigrie et atrophiée.

BRÉVILLE, Joseph, né le 15 février 1831, Francheval (Ardennes), garde mobilisée de la Seine, sous-lieutenant. — Fracture du coude gauche, chute. — Ankylose dans l'extension.

BREUX, Alphonse-Ferdinand, né le 12 juillet 1848, Cressonsacq (Oise), 20e dragons, brigadier.—Fracture comminutive de l'humérus gauche, coup de feu, Créteil.—Faiblesse du bras.

BRIA, Louis, garde mob. du Lot. — Plaie contuse à la jambe gauche, Ley-sur-Cravant (Loiret). — Cicatrice adhérente au tibia.

BRIAC, François-Vincent, né le 5 avril 1846, Pontivy (Morbihan), 17e de ligne. — Fracture de l'humérus gauche, tiers moyen, coup de feu, Champigny, 2 décembre. — Complication, cicatrices profondes et adhérentes, cal difforme, ankylose du coude, atrophie.

BRIANCHAT, Guillaume, 54e de ligne. — Plaies contuses au pied gauche, à la cuisse, à la jambe et à la main droites, 4 coups de feu, Saint-Privat.

BRIAND, Alexandre-Ange-Marie, né le 16 juillet 1842, Quimper (Finistère), légion Garibaldienne.—Fracture des métacarpiens, main gauche, coup de feu, plaie contuse à la région poplitée gauche, éclat d'obus, Alençon. — Ankylose métacarpo-phalangienne, cicatrices adhérentes et bridées à la région poplitée.

BRIAND, Emile-Vincent, 1er chass. à cheval, brigadier. — Fracture comminutive de l'humérus gauche et de la cavité glénoïde, coup de feu, Garyville (Ardennes), 22 janvier. — (Blessure accidentelle). Ankylose scapulo-humérale.

BRIAND, Henri, garde mob. de la Charente-Inférieure, caporal.—Plaie contuse à la jambe droite, éclat d'obus, Terminiers, 2 décembre. — Cicatrice adhérente.

BRIAND, Jean-Marie, 31e de ligne. — Plaies contuses à la jambe droite, coups de feu, Sedan.

BRIAND, Auguste-Marie, né le 11 août 1837, Nantes (Loire-Inférieure), 115e de ligne. — Bronchite tuberculeuse en captivité.

BRIAND, Louis-Joseph, né le 23 mai 1848, Rennes (Ille-et-Vilaine), 1er de ligne. — Fracture comminutive de l'humérus gauche, coup de feu, Servigny. — Cal volumineux, atrophie.

BRIAND, Reymond, né le 4 décembre 1845, Champis (Ardèche), 8e chass. à pied. — Fracture comminutive du coude gauche, coup de feu, Sedan. — Consolidation vicieuse, cicatrice adhérente au niveau de l'olécrane, ankylose dans la demi-flexion et de la demi-pronation. amaigrissement du membre.

BRIANNE, François, né le 20 janvier 1845, Carsenac-Perralès (Aveyron), 46e de ligne. — Fracture du fémur droit, coup de feu, Beaumont (Ardennes). — Fausse articulation.

BRIAU, François, 86e de ligne. — Fracture de l'humérus gauche, coup de feu, Beaumont (Ardennes). — Extension permanente du bras.

BRIAUD, Jean, né le 14 février 1845, Monbazillac (Dordogne), 7e artill. — Plaie contuse à la hanche gauche, coup de feu, Sedan. — Large cicatrice adhérente.

BRICE, Charles-Philippe, né le 8 octobre 1839, Paris (Seine), 4e zouaves. — Plaie compliquée à la main droite, coup de feu, Champigny, 30 novembre. — Perte du doigt médius et de l'extrémité antérieure de son métacarpien, ankylose du doigt indicateur.

BRICE, Emile-Nicolas, né le 8 décembre 1839, Epinal (Vosges), 88ᵉ de ligne. — Plaie large et déchirée à la jambe gauche, éclat d'obus, Sedan. — Ankylose de l'articulation tibio-tarsienne.

BRICEMORET, Adrien, né le 4 octobre 1838, Romorantin (Loir-et-Cher), 2ᵉ chass. à pied. — Fracture comminutive du coude gauche, coup de feu, Bapaume, 3 janvier. — Ankylose à angle droit.

BRICKA, Jacques, 69ᵉ de ligne, caporal. — Fracture des doigts de la main droite, coup de feu, Gravelotte. — Perte de la 2ᵉ phalange de l'indicateur et de la phalangette du pouce.

BRICOUT, Adolphe-Louis-Joseph, né le 28 janvier 1846, Cauroir (Nord), 6ᵉ de ligne. — Fracture de la tête de l'humérus droit, coup de feu, Saint-Privat. — Ankylose scapulo-humérale, cicatrices profondes et adhérentes.

BRIDOUX, Rodolphe, 32ᵉ de ligne. — Plaie contuse à la cuisse gauche et à la jambe droite (malléole), 2 coups de feu, la Bourgonce, 6 octobre. — Cicatrice adhérente.

BRIE, Cyprien-Alfred-André, né le 28 décembre 1847, Senez (Basses-Alpes), 33ᵉ de ligne. — Plaie contuse au coude droit, coup de feu, le Mans, 11 janvier. — Ankylose du coude.

BRIE, Emile-Jules, né le 25 mars 1850, Rang (Doubs), 64ᵉ de ligne. — Fracture commi-nutive de l'humérus gauche, coup de feu, Sedan. — Atrophie et raccourcissement.

BRIÉ-ALLARD, Emile-Ernest, 3ᵉ zouaves.—Fracture du fémur gauche, coup de feu, Sedan. — Raccourcissement.

BRIENDE, Etienne, 95ᵉ de ligne.—Fracture de l'humérus droit, coup de feu, Rezonville.—Cal difforme.

BRIENS, Hector-Auguste, né le 21 avril 1848, Paris (Seine), 42ᵉ de ligne, caporal.—Plaie compliquée à l'épaule, fracture comminutive de la clavicule et de l'omoplate, plaie com-pliquée à la cuisse gauche, 2 coups de feu, Chevilly. — Atrophie du bras, paralysie de la cuisse.

BRIÈRE, Delphin-Théodore, 80ᵉ de ligne. — Fracture des 2ᵉ et 3ᵉ métatarsiens, pied gauche, coup de feu, Saint-Privat. — Ankylose, le pied renversé en dehors.

BRIÈRE, Jules-César-Alphonse, 69ᵉ de ligne. — Pleurite chronique avec épanchement à droite, en captivité à Krékow (Prusse).

BRIÈRE, Louis-Léon, garde mob. de l'Eure. — Plaie contuse au poignet gauche, coup de feu, Bourgtheroulde (Eure), 4 janvier. — Ankylose.

BRIET, Jules-Florentin, 26ᵉ de ligne. — Plaie contuse à la cuisse droite, coup de feu, Ladonchamps, 7 octobre. — Cicatrices adhérentes, atrophie et déviation du pied en dedans.

BRIFFAUT, Alphonse-Joseph, 20ᵉ chass. à pied. — Plaie compliquée à la main gauche, coup de feu, Pont-Noyelles, 24 décembre. — Esquilles, raccourcissement et ankylose méta-carpo-phalangienne de l'annulaire.

BRIGEOT, Eugène, né le 17 décembre 1848, Nancy (Meurthe), 1ᵉʳ de ligne. — Phlegmon à la main droite, excès de travail, en captivité, Prusse. — Perte du doigt annulaire, atrophie et rétraction du médius, cicatrice à la face palmaire.

BRILLAND, Pierre, né le 14 avril 1848, Cilles (Deux-Sèvres), garde mob. des Deux-Sèvres. — Plaie compliquée à la face, fracture des os du nez, perforation de la voûte palatine, coup de feu, la Bourgonce.

BRILLOUX, Désiré-Théophile, 51ᵉ de ligne. — Plaie en séton au bras droit, coup de feu, Patay. — Atrophie.

BRINDEAU, Jules-Louis-François, né le 26 juin 1849, Saint-Hilaire (Manche), 14ᵉ de ligne. — Fracture du 4ᵉ métacarpien, main droite, coup de feu, Champigny. — Flexion de deux doigts dans la paume de la main.

BRION, Jacques-Toussaint, 17ᵉ de ligne. — Fracture de l'épine de l'omoplate gauche et plaie contuse à la mâchoire inférieure, coups de feu, Beaumont (Ardennes).

BRION, Jean, né à Corbigny (Nièvre), 9e de ligne. — Plaies à la nuque et à la poitrine, éclat d'obus et coup de baïonnette, Saint-Privat. — Cicatrices adhérentes.

BRIONNE, Pierre-Ambroise, 62e de ligne. — Plaie contuse à la main gauche, coup de feu, Gravelotte. — Cicatrices adhérentes, extension forcée du pouce et de l'indicateur.

BRIOT, Désiré, 26e de ligne. — Plaies contuses à la jambe droite et à la cuisse gauche, coup de feu, Gravelotte.

BRIOT, Jean, 39e de ligne. — Plaie contuse à la main gauche, coup de feu, Orléans, 4 décembre. — Abcès multiples, perte des deux dernières phalanges de l'annulaire et paralysie de l'auriculaire, amaigrissement de l'avant-bras.

BRIOUDE, Antoine, né le 22 septembre 1848, Sourzac (Corrèze), 47e de ligne. — Fracture de la jambe droite, tiers inférieur, coup de feu, Frœschwilller. — Semi-ankylose tibio-tarsienne, atrophie, extension permanente du pied, rétraction du gros orteil.

BRIOUDE, Jean-Baptiste, 79e de ligne. — Plaie contuse à la cuisse gauche, coup de feu, Mouzon (Ardennes). — Cicatrice adhérente, large et bridée.

BRIS, François, né le 26 décembre 1846, Saint-Gervais (Charente), 77e de ligne. — Fracture comminutive du fémur droit, coup de feu, Gravelotte. — Perte de substance, chevauchement énorme des fragments, raccourcissement considérable.

BRISBAERT, Henri-Joseph-Clodomir, garde mob. du Nord. — Plaie contuse à l'oreille droite, coup de feu, Villers-Bretonneux. — Otite externe chronique.

BRISHOUAL, François, né le 31 janvier 1849, Arzano (Finistère), 98e de ligne. — Plaie compliquée au bras gauche et plaie contuse à la cuisse gauche, partie externe et supérieure, éclats d'obus, Arthenay, 31 décembre. — Ankylose du coude dans la flexion et atrophie de l'avant-bras et de la main, cicatrice adhérente au fémur.

BRISMONTIER, Célestin-François, né le 12 juillet 1848, Arcy-Sainte-Restitue (Aisne), garde mob. de l'Aisne. — Plaie compliquée à l'articulation tibio-tarsienne gauche, coup de feu, Saint-Quentin. — Perte de substance osseuse, fistules persistantes, ankylose.

BRISOUX, Jean-Marie-Victor, 89e de ligne. — Fracture du radius (?), coup de feu, Brysur-Marne, 30 novembre. — Consolidation avec soudure du cubitus.

BRISSARD, Jules-Alexandre, né le 22 avril 1849, Frazé (Eure-et-Loir), 109e de ligne. — Plaie à travers les orbites, coup de feu, Issy, 2e siége. — Cécité complète.

BRISSAUD, Guillaume, né le 3 août 1845, Journac (Haute-Vienne), 68e de ligne. — Fracture du pied gauche, qui a été traversé obliquement, coup de feu, Beaumont (Ardennes). — Ankylose tibio-tarsienne et des articulations inter-tarsiennes et tarso-métatarsiennes.

BRISSAUD, Jean, né le 2 novembre 1847, Saint-Savin (Isère), 21e de ligne. — Fracture de l'avant-bras droit, coup de feu, Frœschwiller. — Ankylose incomplète du coude avec perte des mouvements de pronation et de supination.

BRISSET, Pierre, 89e de ligne. — Fracture de la jambe droite, coup de feu, Sedan. — Raccourcissement.

BRISSON, Pierre, né le 12 juin 1846, Fontaine-Chalandray (Charente-Inférieure), 42e de ligne. — Plaie contuse à la partie supérieure et postérieure de la cuisse gauche, coup de feu, Issy, 2e siége. — Cicatrice adhérente.

BRISSON, Antoine-François, né le 3 septembre 1848, Larçay (Indre-et-Loire), 9e cuirassiers. — Fracture du fémur droit, tiers supérieur, éclat d'obus, Strasbourg, 5 septembre. — Esquilles, ankylose de l'articulation coxo-fémorale.

BRIZET, Jean-Louis, 68e de ligne, caporal. — Plaie contuse au genou gauche, coup de feu, Beaumont (Ardennes). — Arthrite chronique.

BROC, Pierre-Rolin, né le 9 novembre 1849, Vinça (Pyrénées-Orientales), 22e de ligne, caporal. — Plaies contuses à la face et à la cavité buccale droite, coup de feu, Sedan. — Ankylose temporo-maxillaire, surdité, amblyopie amaurotique droite avec perversion du goût et de l'odorat. *La balle, entrée par la bouche, a séjourné 6 mois près du larynx.*

BROCA, Brice-Stanislas-Pierre, 99e de ligne. — Plaie contuse à la main droite, coup de feu, Frœschwiller. — Ankylose du pouce.

BROCA, Dominique, né le 1er novembre 1849, Josse (Landes), 114e de ligne. — Fracture comminutive de la jambe droite, coup de feu, Champigny, 30 novembre. — Cal très-volumineux et difforme, cicatrices adhérentes, atrophie de la jambe.

BROCA, Pierre, né le 19 juillet 1847, Saint-Martin (Hautes-Pyrénées), 17e de ligne. — Plaie compliquée à la main droite, coup de feu, Beaumont (Ardennes). — Flexion permanente des doigts annulaire, médius et indicateur.

BROCARD, Jean-Charles, 5e de ligne. — Plaie contuse à la jambe gauche, coup de feu, Changé, 9 janvier. — Perte de substance musculaire, cicatrice adhérente.

BROCHET, Émile-Eugène, né le 15 novembre 1849, Paris (Seine), 3e zouaves. — Plaie contuse à la malléole interne gauche, coup de feu, Beaune-la-Rolande. — Extension permanente du pied.

BROCHET, François, né le 6 octobre 1841, Saint-Herblon (Loire-Inférieure), 35e de ligne. — Plaie contuse à la région temporo-maxillaire droite, fracture du maxillaire supérieur, coup de feu, Belfort, 21 janvier. — Destruction du globe oculaire droit.

BROCHETON, Jean, né le 31 mars 1850, Archignat (Allier), 55e de ligne. — Fracture des 2e et 3e métacarpiens, main droite, coup de feu, Paris, 2e siége. — Atrophie de la main.

BROCHON, Louis-Eugène, 19e de ligne. — Plaie contuse à la cuisse gauche et plaie en séton au bras gauche, coups de feu, Villiers-sur-Marne, 30 novembre.

BROCQ, Jean-Baptiste-Mathurin-Désiré, 4e cuirassiers. — Plaies contuses à la jambe gauche et à la face, éclats d'obus, Sedan. — Amaurose incomplète de l'œil droit.

BROCVIELLE, Pierre-Ernest, né le 22 juillet 1848, Auchy-les-Hesdin (Pas-de-Calais), garde mob. du Nord. — Fracture de l'omoplate droite, éclat d'obus, Saint-Quentin. — Cicatrices profondes et adhérentes, ankylose scapulo-humérale.

BRODUT, Augustin, né le 23 octobre 1844, Saint-Vallier (Charente), 73e de ligne. — Fracture comminutive de l'avant-bras droit, coup de feu, Saint-Privat. — Ankylose du poignet et atrophie de la main.

BROHON, Pierre-Marie, né le 21 janvier 1846, Baulon (Ille-et-Vilaine), 2e de ligne. — Plaie contuse à la cuisse droite, coup de feu, Paris, 2e siége. — Cicatrice adhérente.

BROHUET, Pierre-Joseph-Émile, né le 21 juillet 1834, Caudry (Nord), 8e de ligne. — Plaie de tête, éclat d'obus, congélation des pieds, Olivet (Loiret), 4 décembre. — Hémiplégie du côté droit.

BROISIN, Jean-Marie, né le 7 mai 1851, Saint-Jeoire (Haute-Savoie), artillerie mob. de la Seine. — Fracture double de la jambe gauche, au tiers moyen et au tiers supérieur, éclats d'obus, Paris, 9 janvier. — Cal vicieux et difforme, raccourcissement de 3 centimètres, cicatrice étendue, adhérente au tibia, extension permanente du pied.

BRON, Ferdinand, né le 4 octobre 1841, Reivroz (Haute-Savoie), 30e de ligne. — Fracture comminutive du radius droit, tiers moyen, et plaie contuse au bras, coups de feu, Montbéliard. — Cicatrice profonde et adhérente de 7 centimètres de longueur, l'avant-bras fixé dans la demi-pronation, extension permanente des doigts, amaigrissement du bras.

BRONDELET, Toussaint-Germain, 6e de ligne. — Plaie contuse à l'articulation tibio-tarsienne gauche, éclat d'obus, Mézières, 1er janvier.

BRONSARD, Barthélemy-Albert, 92e de ligne. — Plaie contuse à la face, coup de feu, Villersexel, 10 janvier. — Ankylose incomplète du maxillaire inférieur, cicatrices bridées aux lèvres et aux joues.

BROSSARD, François, 110e de ligne. — Fracture de la jambe gauche, coup de feu, l'Hay, 30 septembre.

BROSSARD, Louis-Étienne-Paul, né le 9 janvier 1841, Nantes (Loire-Inférieure), garde mob.

de la Loire-Inférieure, lieutenant. — Plaie à travers le genou gauche, coup de feu, Buzenval. — Ankylose.

BROSSE, Auguste, né le 3 août 1844, Tullins (Isère), 45ᵉ de ligne. — Fracture comminutive de la jambe droite, tiers inférieur, et des os du tarse, éclat d'obus, Frœschwiller. — Déformation de la jambe et du pied.

BROSSE, Jean-Marie, 45ᵉ de ligne. — Plaie contuse à l'épaule gauche, coup de feu, Montoire, 27 décembre.

BROSSET, François-Jean-Baptiste, garde mob. de la Vendée. — Plaie contuse à la cuisse droite, coup de feu, Champigny. — Cicatrice adhérente au fémur.

BROSSIER, Alexandre, né le 2 septembre 1848, Beaumont (Seine-et-Marne), garde mob. de Seine-et-Marne. — Atrophie progressive des membres inférieurs, atrophie commençante des membres supérieurs, siége de Paris.

BROSSIER, Antoine, né le 3 mai 1845, Saint-Marcellin (Loire), 4ᵉ de ligne. — Plaie compliquée à l'avant-bras droit, fracture du cubitus, coup de feu, Arthenay. — Perte considérable de substance musculaire, ankylose du coude.

BROSSIRA, Lazare, né le 11 janvier 1843, Château-Chinon (Nièvre), 12ᵉ de ligne. — Plaies contuses aux deux jambes et au coude droit, 3 coups de feu, Saint-Privat. — Ankylose du coude dans la flexion.

BROTTES, Claude, né le 2 août 1847, Saint-Didier-la-Séaure (Haute-Loire), garde mob. de la Haute-Loire. — Plaie compliquée au coude gauche, coup de feu, Héricourt. — Ankylose dans la flexion.

BROTTIER, Louis-Auguste, 13ᵉ de ligne. — Plaie contuse à la jambe gauche avec érosion de la crête du tibia, coup de feu et éclat d'obus, Amanvillers-sous-Metz.

BROU, Ferdinand, 30ᵉ de ligne. — Fracture du radius droit au tiers inférieur, coup de feu, Montbéliard, 15 janvier. — Perte de substance musculaire, cicatrice adhérente, extension permanente de tous les doigts.

BROU, Louis-Augustin, né le 19 février 1845, Saint-Maixme (Eure-et-Loir), 2ᵉ train d'artillerie. — Luxation sus-cotyloïdienne du fémur droit, chute de cheval, Sedan. — Atrophie et raccourcissement de 4 centimètres, déviation de tout le membre en dehors.

BROUARD, Eugène-Alfred, 93ᵉ de ligne, caporal. — Plaie contuse à la cuisse gauche au niveau du grand trochanter, ablation de la phalangette du médius gauche, 2 coups de feu, Saint-Privat.

BROUARD, Jacques, né le 5 septembre 1838, Chalonnes-sur-Loire (Maine-et-Loire), 95ᵉ de ligne. — Fracture du radius droit, tiers inférieur, coup de feu, le Bourget, 21 décembre. — Ankylose radio-carpienne, atrophie de la main, déformée et déviée en dedans.

BROUCHON, Victor-Alchide, né le 14 mai 1844, Montrond (Hautes-Alpes), 8ᵉ de ligne. — Plaie compliquée à l'avant-bras gauche, coup de feu, Forbach. — Ankylose du poignet avec adhérence des fléchisseurs, atrophie et flexion permanente de tous les doigts.

BROUCKER, Jean-Baptiste, né le 16 avril 1846, Bühl (Meurthe), 58ᵉ de ligne. — Désorganisation du globe oculaire gauche, variole épidémique, Paris.

BROUET, Pierre-Auguste, né le 25 février 1841, Chérisy (Eure-et-Loir), 3ᵉ chass. à pied. — Plaie compliquée à l'épaule droite, fracture de l'omoplate, coup de feu, Loigny. — Gêne notable dans les mouvements de l'épaule.

BROUILLET, Pierre, 13ᵉ chass. à pied. — Fracture comminutive de l'humérus droit, coup de feu, Saint-Quentin. — Ankylose du coude.

BROUSSARD, Hippolyte, garde mob. des Deux-Sèvres. — Fracture de la jambe droite, éclat d'obus, la Bourgonce (Vosges), 6 octobre.

BROUSSE, Éléasar, né en septembre 1845, Saint-Flour (Cantal), 25ᵉ de ligne, caporal. — Plaie compliquée à la jambe gauche, coup de feu, Gravelotte. — Ankylose du genou, œdème et extension permanente de la jambe, ankylose tibio-tarsienne.

Brousse, François-Régis, né le 21 mai 1845, Neigles (Ardèche), 84° de ligne. — Fracture comminutive de l'humérus gauche, coup de feu, Gravelotte. — Raccourcissement de 2 centi. mètres, perte de substance du muscle deltoïde.

Brousse, Gilbert-André, né le 19 mai 1849, Néris (Allier), 26° de ligne. — Plaie compliquée à la main gauche, coup de feu, Patay. — Perte du pouce et de l'indicateur.

Brousse, Pierre, né le 29 mars 1848, Saint-Cernin (Cantal), 98° de ligne, caporal.—Frac. ture de l'épaule droite, perte de la tête de l'humérus, fracture du maxillaire inférieur et de l'arcade zygomatique, éclat d'obus, Saint-Privat. — Paralysie du bras, surdité à droite, affaiblissement de la vue.

Brousseaud, Vincent, 95° de ligne. — Plaie contuse à la main gauche, coup de feu, l'Hay, 29 novembre. — Rétraction des deux derniers doigts.

Brousson, Jules, 36° de ligne, sergent. —Fracture du fémur gauche, coup de feu, Sedan. —Consolidation vicieuse, raccourcissement de 4 centimètres.

Broutard, Gilles, né le 18 août 1849, Taisnières-sur-Hon (Nord), garde mob. du Nord.— Plaie compliquée à l'avant-bras gauche, tiers inférieur, coup de feu, Pont-Noyelles. — Anky. lose radio-carpienne, atrophie de la main, fixée dans la demi-flexion, les doigts contractés en griffes.

Broutin, Emile-Eugène, né le 22 avril 1848, Bierne (Nord), 2° de ligne. — Fracture de l'avant-bras droit, tiers inférieur, coup de feu, Spickeren. — Ankylose du poignet, extension permanente des quatre derniers doigts.

Broutin, Gustave, 65° de ligne. — Fracture de l'épine antérieure et supérieure de l'os iliaque droit, coup de feu, Saint-Quentin. — Vaste cicatrice adhérente.

Broyer, Joseph, né le 13 décembre 1844, Crottet (Ain), 61° de ligne. — Plaie compliquée à l'épaule droite, coup de feu, Beaumont. — Le projectile pénètre à 4 centimètres au-dessous de la partie moyenne de l'épine de l'omoplate, se dirige obliquement de bas en haut et d'ar. rière en avant et vient sortir dans la bouche, lésion du plexus brachial, paralysie du bras.

Broyer, Louis, né le 25 juin 1847, Replouyes (?) (Ain), 13° de ligne. — Désorganisation de l'œil gauche, éclat d'obus, Gravelotte.

Bru, Jean-Louis, 17° chass. à pied. — Ablation du doigt médius, main gauche, plaie contuse à l'aisselle gauche, coups de feu, Saint-Quentin.

Bru, Louis-Honoré, né le 21 juin 1843, Rodez (Aveyron), 2° génie. — Plaie compliquée à la main gauche, perte des doigts auriculaire et annulaire, coup de feu, Hautes-Perches, 26 janvier. — Phlegmon diffus, ankylose radio-carpienne et carpo-métacarpienne, atrophie des doigts indicateur et médius.

Bruaille, Guillaume, né en janvier 1837, au Puy (Haute-Loire), 9° chass. à pied. — Plaie en séton s'étendant du grand trochanter au pli de la cuisse, fracture du coude droit, coups de feu, Saint-Privat. — Ankylose du coude, atrophie de l'avant-bras et de la main.

Bruchon, François-Joseph, né le 31 octobre 1827, Grange-le-Bourg (Haute-Saône), 66° de ligne, sergent. — Fracture de l'humérus gauche, tiers supérieur, coup de feu, Forbach. — Cicatrice adhérente, ankylose scapulo-humérale, atrophie du bras.

Brucker, Jacques, né le 30 mars 1839, Saulzmatt (Bas-Rhin), 45° de ligne.—Plaie compliquée au bras droit, coup de feu, Cravant. — Plaie fistuleuse.

Brucy, Gustave-Désiré-Alexandre, garde mob. du Loiret. — Plaies contuses au niveau du grand trochanter gauche et au niveau de la crête iliaque droite, coup de feu, éclat d'obus, Champigny, 30 novembre. — Larges cicatrices adhérentes.

Bruder, Jean-Louis, né le 6 octobre 1844, Strasbourg (Bas-Rhin), 95° de ligne. — Fracture du fémur gauche, coup de feu, Servigny-sous-Metz.— Consolidation vicieuse, ankylose du genou, raccourcissement de 4 centimètres, déviation considérable de la cuisse, qui vient se placer en avant de la cuisse droite.

Brueholtz, Jean-Baptiste, né le 2 novembre 1836, Sierentz (Haut-Rhin), 17° de ligne.—

Plaie pénétrante de poitrine, coup de feu, Beaumont. — La balle, entrée à 2 centimètres au-dessous et à droite de la fourchette du sternum, sort au bord postérieur de l'aisselle, atrophie du poumon, absence complète de bruit respiratoire, déformation du thorax.

BRUGEILLE, Jean-Baptiste, né le 11 avril 1845, Martel (Lot), garde mob. du Lot. — Plaie compliquée à l'articulation coxo-fémorale droite, coup de feu, Gué-du-Loir, 6 janvier. — Ankylose coxo-fémorale, atrophie de tout le membre.

BAUGRAOLLE, Dominique, né le 31 mai 1840, Landeyrat (Cantal), 4e zouaves. — Plaie con-tuse au pied gauche, coup de feu, Champigny.

BAUGUIÈRE, Ernest-Simon, né le 12 septembre 1843, Pompignan (Gard), 37e de ligne. — Fracture de l'humérus droit, tiers inférieur, coup de feu, Sedan. — Ankylose du coude, atro-phie du membre, plaie fistuleuse persistante.

BRUHAT, Antoine, 2e de ligne. — Plaie contuse à la jambe gauche, coup de feu, Champi-gny, 30 novembre. — Paralysie incomplète.

BRUHL, Antoine, né le 17 octobre 1840, Reischoffen (Bas-Rhin), 20e artill. — Fracture du coude gauche, éclat d'obus, Strasbourg. — Esquilles, ankylose dans la flexion permanente à angle droit, atrophie.

BAULÉ, Claude, garde mob. du Jura. — Plaie contuse à la cuisse gauche, coup de feu, Beaune-la-Rolande. — Rétraction musculaire.

BRULÉ, Joseph, garde mob. de la Côte-d'Or. — Plaie contuse à la jambe gauche, coup de feu, Champigny. — Atrophie de la jambe.

BRULÉ, Jules, 37e de ligne. — Plaie contuse au pied droit, coup de feu, Sedan. — Cica-trices adhérentes aux extenseurs des orteils, sensibilité exagérée de la plante du pied.

BRUM, Georges-Frédéric, né le 10 décembre 1841, la Petite-Pierre (Bas-Rhin), 5e chass. à pied, sous-lieutenant. — Fracture du fémur (?), coup de feu, Orléans, 11 octobre. — Cal énorme, raccourcissement.

BRUN, Auguste-Remis, garde mob. de l'Isère. — Plaie contuse à la cuisse droite, coup de feu, Château-Renard, 9 janvier. — Cicatrice profonde et étendue, à la partie moyenne et interne.

BRUN, Blaise, 16e de ligne. — Fracture de l'os iliaque gauche, coup de feu, Coulmiers, 9 novembre. — Lésion de la vessie, incontinence d'urine.

BRUN, Charles, 24e ligne. — Fracture du maxillaire inférieur gauche, coup de feu, Ba-paume, 3 janvier. — Consolidation incomplète avec mobilité du fragment supérieur, cicatrices indurées et adhérentes.

BRUN, Etienne-Bazile, 55e de ligne. — Plaie compliquée au pied droit, fracture du méta-tarse, coup de feu, Forbach.

BRUN, Jean, 17e de ligne. — Fracture comminutive du coude gauche, éclat d'obus, Châ-tillon-sous-Paris, 19 septembre. — Ankylose du coude, atrophie, déformation de l'avant-bras, maintenu dans l'extension et la main dans la supination.

BRUN, Jean-Pierre, né le 21 octobre 1849, Saint-Christo-Lachal-Valfleury (Loire), 21e de ligne. — Plaie contuse à l'épaule gauche, coup de feu, Champigny, 2 décembre. — Ankylose incomplète de l'épaule, paralysie du bras, flexion permanente de l'avant-bras.

BRUN, Joseph, 22e de ligne. — Plaie contuse à la fesse droite, coup de feu, Mouzon. — Cicatrice profonde et adhérente.

BRUN, Joseph, né le 18 décembre 1844, Uzès (Gard), 17e de ligne. — Fracture comminu-tive de l'avant-bras gauche, ouverture de l'articulation huméro-cubitale, éclat d'obus, Châ-tillon-sous-Paris. — Ankylose du coude, difformité considérable de l'avant-bras fixé dans l'extension et la main dans la supination.

BRUN, Jules-Marie, né le 22 juillet 1850, Chotte (Isère), 7e artill. — Congélation des pieds, Pontarlier, 27 janvier. — Perte de tous les orteils des deux pieds.

BRUN, Louis-Casimir, né le 5 avril 1841, Issarlès (Ardèche), 33e de ligne. — Plaie en

36

séton à la partie supérieure de l'avant-bras, coup de feu, Montbéliard, 15 janvier. — Anky-lose du coude, l'avant-bras dans l'extension et atrophié.

BAUN, Michel-Hippolyte, né le 29 septembre 1844, Kaysersberg (Haut-Rhin), 74e de ligne, sergent. — Plaie pénétrante de poitrine, coup de feu, Wissembourg. — Balle non extraite, carie costale, atrophie des muscles pectoraux, rétrécissement de la cage thoracique, côté droit.

BRUN, Pierre, 1er de ligne. — Plaie contuse à l'épaule gauche, coup de feu, Servigny-sous-Metz, 31 août.

BRUN, Pierre-Joseph, 2e de ligne. — Fracture du maxillaire supérieur, coup de feu, Spic-keren. — Perte des dents, côté gauche.

BRUN, Vital, 12e de ligne. — Fracture des deux premières phalanges du doigt médius gauche, coup de feu, Saint-Privat.

BRUNARD, Pierre-Marie, né le 28 février 1846, Maure (Ille-et-Vilaine), 65e de ligne. — Fracture de la rotule droite, coup de feu, Saint-Privat. — Consolidation imparfaite, atrophie et extension permanente de la jambe.

BRUNAUD, Léonard, 89e de ligne. — Plaie en séton à l'avant-bras gauche, coup de feu, Sedan.

BRUNAUD, Louis, 6e de ligne. — Plaie à la face, destruction du globe oculaire droit et écrasement de la partie moyenne du nez, éclat d'obus, Saint-Privat. — Déformation du nez, obstruction des fosses nasales.

BRUNEAU, Auguste-François, 56e de ligne. — Plaie contuse à la cuisse gauche, coup de feu, Connéré, 10 janvier. — Perte considérable de substance musculaire.

BRUNEAU, Eugène-Clément-Jules, 35e de ligne. — Plaie pénétrante de poitrine, lésion du poumon gauche, coup de feu, Chevilly (Seine). — Dyspnée.

BRUNEAU, François, né le 20 décembre 1850, Arces (Charente-Inférieure), 61e de ligne. — Kératite et ophthalmie purulente déterminées par l'éclat de la neige, armée de l'Est. — Staphylôme et opacité profonde des deux cornées.

BRUNEAU, François-Adrien, 120e de ligne. — Plaies contuses à la hanche et à l'aine gauches, coup de feu, Buzenval.

BRUNEAU, Jean, 60e de ligne. — Fracture comminutive de l'humérus gauche, coup de feu, Saint-Privat.

BRUNEAU, Jean-Alexandre, 110e de ligne. — Plaie pénétrante s'étendant de la fesse droite au scrotum, coup de feu, l'Hay, 29 novembre. — Atrophie de la fesse droite et du testicule, même côté.

BRUNEAU, Pierre-Marie, 46e de ligne, caporal. — Plaie contuse à la jambe gauche, éclat d'obus, sous Paris, 2 mai. — Large cicatrice.

BRUNEL, Adrien-Jacques, né le 18 mai 1845, Codolet (Gard), garde mob. du Nord. — Fracture comminutive de l'articulation tibio-tarsienne droite, coup de feu, Saint-Quentin. — Ankylose tibio-tarsienne.

BRUNEL, Charles-Louis-Alcide, 39e de ligne, sergent. — Fracture des 4e et 5e métacarpiens de la main droite, coup de feu, Orléans, 11 octobre. — Perte partielle de l'usage de la main, flexion incomplète du doigt indicateur et du pouce.

BRUNEL, François, garde mob. de l'Aude. — Fracture du doigt indicateur gauche, coup de feu à (?). — Flexion permanente de ce doigt.

BRUNEL, Frédéric, né le 13 juin 1848, Saint-Fortunat (Ardèche), garde mob. de l'Ar-dèche, caporal. — Plaie contuse aux deux orbites, coup de feu, Château-Robert, 4 janvier. — Destruction de l'œil gauche et perte de la vision de l'œil droit. — Cécité complète.

BRUNEL, Joseph, 83e de ligne. — Fracture du péroné gauche, coup de feu, Montretout. — Cicatrice adhérente.

BRUNEL, Louis-Henri, né le 20 janvier 1841, Monières (Ardèche), 22e de ligne. — Plaie compliquée à l'avant-bras gauche, coup de feu, Sedan. — Paralysie de l'avant-bras et de la main, qui est déformée.

BRUNEL, Marius-Joseph, né le 6 octobre 1842, Marseille (Bouches-du-Rhône), 26e de ligne. Congélation des pieds, le Bourget. — Perte des 3 premiers orteils de chaque pied.

BRUNET, Antoine, né le 9 janvier 1846, Chamagneu (Isère), garde mob. de l'Isère. — Destruction du globe oculaire gauche, coup de feu, Beaugency, 8 décembre.

BRUNET, Antoine-Frédéric-Alphonse, né le 19 février 1840, Jumièges (Seine-Inférieure), 19e de ligne. — Fracture de la malléole externe, pied gauche, coup de feu, Bolbec, 24 décembre. — Esquilles, atrophie de la jambe, ankylose incomplète tibio-tarsienne dans l'extension forcée, engorgement du pied.

BRUNET, Auguste, né le 25 janvier 1842, Mirmande (Drôme), 58e de ligne, sergent. — Fracture du maxillaire inférieur, perte de dents, éclat d'obus, Sedan.

BRUNET, Auguste-Joseph, 37e de ligne. — Plaie contuse au pied droit, coup de feu, la Bergerie (Buzenval). — Cicatrice adhérente aux faces dorsale et plantaire.

BRUNET, Jean-Théodore, né le 10 décembre 1847, Domdidier (Suisse), légion garibaldienne. — Plaie contuse à la jambe droite, coup de feu, Talant (Côte-d'Or). — Amaigrissement de la jambe.

BRUNET, Barthélemy, 5e chass. à pied. — Fracture du péroné gauche, coup de feu, Borny. — Cicatrices adhérentes.

BRUNET, Ferdinand-Léopold, 90e de ligne, caporal. — Fracture de la jambe droite, coup de feu, Borny. — Plaie fistuleuse.

BRUNET, François, né le 11 juillet 1847, Saint-Rambert (Ain), 90e de ligne. — Plaie contuse à la région cervicale, coup de feu, Borny. — Atrophie et paralysie du bras gauche.

BRUNET, Jean, 34e de ligne, sergent. — Plaies contuses au bras, à l'épaule et à l'omoplate gauches, coup de feu et éclat d'obus, Sedan. — Cicatrices adhérentes multiples.

BRUNET, Jean, né le 2 décembre 1849, Lescure (Ariége), 21e de ligne. — Fracture comminutive de l'articulation radio-carpienne gauche, coup de feu, Champigny. — Ankylose du poignet.

BRUNET, Jean, garde mob. de Saône-et-Loire. — Fracture de l'humérus, tiers moyen, coup de feu, Pouilly, 23 janvier. — Consolidation vicieuse.

BRUNET, Jean, né le 23 juillet 1851, Saint-Jean-Saint-Gervais (Puy-de-Dôme), 83e de ligne. — Plaie compliquée à l'avant-bras droit et à la main, 2 coups de feu, Beaugency. — Rétraction permanente des doigts.

BRUNET, Jean, 3e zouaves. — Congélation du pied droit, Héricourt, 17 janvier. — Perte du gros orteil, cicatrice adhérente.

BRUNET, Jean-Baptiste, né le 9 mai 1842, Roanne (Loire), 1er hussards, brigadier. — Fracture de l'humérus droit, coup de feu, Sedan. — Ankylose du coude.

BRUNET, Jean-François, 67e de ligne. — Plaies en séton à la jambe droite et au pied droit, coups de feu, Gravelotte. — Cicatrices adhérentes.

BRUNET, Léon-Nicolas-Sylvestre, né le 30 décembre 1849, Vendeuvre-sur-Barse (Aube), 6e de ligne. — Fracture de la tête de l'humérus droit, coup de feu, Mézières, 14 novembre. — Ankylose incomplète scapulo-humérale, atrophie, cicatrices adhérentes à la tête de l'humérus.

BRUNET, Louis-Alexandre, né le 20 novembre 1828, au Vigan (Gard), 1er hussards. — Plaie contuse au coude, chute de cheval, Oucques. — Ostéophyte sur l'apophyse coronoïde.

BRUNET, Pierre-Hippolyte, né le 19 septembre 1849, Javols (Lozère), 20e de ligne. — Plaie contuse au creux poplité droit, coup de feu, Buzenval. — Difficulté de la flexion de la jambe sur la cuisse.

BRUNET, Léon, né le 16 mars 1844, Perpignan (Pyrénées-Orientales), 56e de ligne. — Plaie à travers le coude droit, coup de feu, Orléans, 11 octobre. — Ankylose dans l'extension permanente, atrophie et perte des mouvements de pronation et de supination.

BRUNET, Pierre, né le 6 janvier 1845, Saint-Prim (Isère), garde mob. du Rhône. — Destruction du globe oculaire droit, coup de feu, Belfort, 13 janvier.

BRUNETAUT, Alphonse-Aimé, 37e de ligne, caporal. — Fracture de la tête de l'humérus droit, coup de feu, Sedan. — Atrophie du bras.

BRUNETEAU, Étienne, né le 16 juin 1850, Montrem (Dordogne), 59e de ligne. — Fracture des doigts, main droite, coup de feu, Beaugency, 7 décembre. — Déviation en dedans et déformation des deux premières phalanges des doigts annulaire et auriculaire, flexion incomplète de l'indicateur et du médius.

BRUNIN, Pierre-Laurent, né le 23 décembre 1839, Dunkerque (Nord), 62e de ligne.—Plaie à l'avant-bras droit, section des fléchisseurs, coup de feu, Sainte-Barbe-sous-Metz. — Perte de l'usage de la main.

BRUNNER, Aloys, né le 5 juin 1843, Rixheim (Haut-Rhin), 12e de ligne.—Plaie compliquée au bras droit, lésion du nerf médian, coup de feu, Sedan. — Atrophie du bras, paralysie de la main.

BRUNON, Jacques, né le 5 mai 1849, Saint-Genest-Malifaux (Loire), garde mob. de la Loire. — Plaie pénétrante de poitrine, coup de feu, Dijon. — Gêne de la respiration.

BRUNOIS, Henri-Désiré-Vincent, 100e de ligne. — Ophthalmie de l'œil gauche, fatigues, Metz. — Taie sur la cornée, perte incomplète de la vision.

BRUNO, Paul-Albert, né le 19 octobre 1847, Stains (Seine), garde mob. de la Seine. — Plaie contuse à l'épaule droite, coup de feu, Stains.—Arthrite suppurée, ankylose de l'épaule.

BRUNOT, Louis, né le 2 mars 1843, Saint-Pourçain-sous-Besbre (Allier), 6e de ligne. — Écrasement complet du nez et destruction de l'œil droit, éclat d'obus, Saint-Privat. — Cicatrice adhérente et profonde à la partie moyenne du nez, qui présente une ouverture béante.

BRUSAU, Vital-Jean, né le 8 novembre 1838, Ricaud (Hautes-Pyrénées), 3e inf. provisoire. — Fracture comminutive du cubitus gauche, au tiers inférieur, coup de feu, Paris, 2e siége. — Perte de l'usage de la main.

BRUSSET, François, 13e de ligne. — Plaie contuse à la main droite, éclat d'obus, Amanvillers. — Perte des mouvements des doigts indicateur et médius.

BRUSTAU, Victor-Jean, 3e inf. provisoire.—Fracture comminutive du cubitus gauche, lésion nerveuse, coup de feu, Paris, 23 mai. — Atrophie et paralysie des doigts.

BRUSTIS, Antoine, 24e de ligne. — Fracture comminutive de la clavicule et du bord externe de l'omoplate gauche, coup de feu, Sedan. — Ankylose incomplète de l'épaule.

BAUT, François, né le 19 septembre 1830, Cherval (Dordogne), 59e de ligne. — Fracture comminutive du coude droit, coup de feu, Conneré, 11 janvier. — Cicatrices adhérentes, ankylose dans la demi-flexion, l'avant-bras dans la demi-pronation.

BAUT, Henri, né le 27 septembre 1848, Cherval (Dordogne), 35e de ligne. — Fracture de la tête de l'humérus droit, coup de feu, Meudon, 8 avril. — Ankylose scapulo-humérale.

BRUYAS, Jean-Claude, né le 1er février 1846, Larajasse (Rhône), 56e de ligne. — Plaie contuse à la cuisse droite, coup de feu, Sedan. — Hydarthrose du genou.

BRUYAL, Antoine, né le 30 octobre 1837, Saint-Étienne (Loire), 3e zouaves. — Plaie contuse à l'œil gauche, éclat d'obus, Strasbourg, 28 août. — Déformation et atrophie du globe oculaire, perte de la vision de l'œil gauche.

BUAT, Léon-Alexandre, 41e de ligne. — Fracture du pariétal gauche, coup de feu, Lorges, 9 décembre. — Perte de substance osseuse, cicatrice déprimée.

BUATOIS, Claude, 3e zouaves. — Plaie contuse à la jambe droite, éclat d'obus, Montretout. — Large cicatrice adhérente.

BUCH, Chrétien, né le 24 juillet 1846, Wimmeneau (Bas-Rhin), 6e chass. à pied. — Plaie compliquée au bras et plaie contuse à l'avant-bras droits, coups de feu, Sedan.—Paralysie de la main, rétraction permanente des 4e et 5e doigts de la main, atrophie du bras.

BUCHER, Edouard, 33º de ligne. — Fracture de la jambe gauche, coup de feu, Arthenay, 2 décembre. — Ostéite du tibia.

BUDILLON, Claude-François, né le 30 avril 1843, aux Avenières (Isère), 66º de ligne. — Fracture comminutive de l'humérus gauche, tiers inférieur, coup de feu, Forbach. — Plaies fistuleuses, consolidation vicieuse, atrophie, ankylose incomplète du coude dans la demi-flexion.

BUDIN, Etienne, né le 11 avril 1821, Amange (Jura), 2º rég. du génie. — Fracture de la rotule gauche, chute, Paris. — Pas de consolidation, ankylose incomplète du genou.

BUECH, Antoine-André, 52º de ligne. — Plaie contuse à la cuisse droite, partie interne et moyenne, coup de feu, Chenebier, 17 janvier. — Rétraction de la jambe sur la cuisse.

BUEIL, Jean-Pons, né le 11 mai 1847, Robion (Alpes-Maritimes), 22º de ligne. — Plaie pénétrante de l'abdomen, lésion de la vessie et du rectum, coup de feu, Champigny.

BUETSCHA, Jean, né le 4 avril 1850, Obermorschwiller (Bas-Rhin), 8º chass. à pied. — Plaie compliquée à l'aisselle gauche, perte de substance de l'omoplate, coup de feu, Beaugency.

BUFFARDIN, Théodore, 7º inf. provisoire. — Fracture comminutive des maxillaires, mitraille, Buzenval. — Perte du bord alvéolaire et des dents du maxillaire supérieur, perte des dents du maxillaire inférieur, à droite, difformité de la bouche.

BUFFARD, Moret-Charles-Aimé, né le 25 septembre 1848, Longchaumois (Jura), 76º de ligne, caporal. — Plaie compliquée à la main gauche, éclat d'obus, fort d'Issy, 5 mai. — Atrophie et déformation de la main, large cicatrice étoilée et adhérente au poignet, atrophie du pouce et de l'indicateur, ankylose des autres doigts.

BUFFET, Claude, né le 8 octobre 1856, Baugy (Saône-et-Loire), 56º de ligne. — Congélation des pieds, Conneré, 12 janvier.—Perte des deux dernières phalanges de tous les orteils du pied gauche, perte d'une partie de la première phalange du gros orteil, pied droit.

BUFFET, Henri, né le 28 septembre 1842, Saint-Aignan-de-Versillat (Creuse), 20º chass. à pied. — Plaie contuse à la main gauche, éclat d'obus, le Mans. — Nécrose du 3º métacarpien.

BUFFIER, Lange-Eugène, 4º cuirassiers. — Plaie contuse à l'abdomen et à l'articulation coxo-fémorale gauche, éclat d'obus, Toul, 16 août.

BUFFY, Joseph, 71º de ligne. — Ablation des deux dernières phalanges du doigt indicateur droit, coup de feu, Serviguy-sous-Metz.

BUGARET, Jean-Joseph, né le 24 décembre 1840, Domazon (Lot-et-Garonne), 61º de ligne. — Plaie contuse au bras gauche, tiers supérieur, coup de feu, Beaumont (Ardennes). — Ankylose scapulo-humérale dans l'adduction.

BUGAULT, Charles, 28º de ligne. — Plaie contuse à la main gauche, coup de feu, 1er décembre. — Ankylose du poignet, atrophie de la main.

BUGNET, Jean-Baptiste, né le 5 mai 1842, Lyon (Rhône), 14º de ligne. — Plaie contuse au pied gauche, ablation des orteils, éclat d'obus, Villorceau.

BUHRER, Auguste-Frédéric, né le 14 janvier 1845, Strasbourg (Bas-Rhin), garde mob. du Bas-Rhin. — Bronchite chronique et surdité presque complète, chute dans l'eau, Strasbourg.

BUISINE, Léon, 2º zouaves. — Fracture comminutive de la jambe gauche, coup de feu, Frœschwiller. — Cicatrice adhérente.

BUISSIÈRE-BOMBOSSE, François-Jules, né le 24 août 1849, Saint-Joseph-de-Rivière (Isère), 114º de ligne. — Plaie à travers les régions périnéo-abdominales, fracture du sacrum, coup de feu, Champigny, 30 novembre. — Fistule stercorale, roideur dans les mouvements du bassin.

BUISSON, Antoine, né le 20 avril 1827, Mance (Moselle), 42º de ligne, sous-lieutenant. — Plaie contuse à la cuisse gauche, coup de feu, Issy, 2º siége. — La balle contourne l'articulation coxo-fémorale, large cicatrice bridée occupant toute la région inguinale.

BUISSON, Jacques, dit FISTON, 100e de ligne.—Plaies au poignet et à l'avant-bras gauches, coup de feu et coup de sabre, Rezonville. — Cicatrice adhérente au poignet, ankylose radio-carpienne, paralysie de la main.

BUISSON, Jean, né le 11 novembre 1848, Mausac (Corrèze), 47e de ligne. — Fracture comminutive de la jambe gauche, partie moyenne, coup de feu, Frœschwiller. — Cal non consolidé, incurvation du membre avec engorgement, raccourcissement de 3 centimètres, déviation du pied en dehors.

BUISSON, Léonard, né le 2 octobre 1841, la Chapelle-Espinasse (Corrèze), 86e de ligne. — Plaies contuses aux deux épaules, coup de feu, Josnes. — Cicatrices adhérentes.

BUISSON, Léonard, 1er zouaves. — Plaie contuse au mollet gauche, éclat d'obus, Strasbourg, 12 septembre. — Perte de substance musculaire, vaste cicatrice adhérente.

BUISSON, Mathias-Prudent, 6e de ligne. — Plaie contuse au flanc avec fracture partielle de l'épine iliaque, antérieure et supérieure, coup de feu, Sainte-Barbe-sous-Metz.

BUISSON, Nicolas, né le 22 novembre 1848, Gières (Isère), 5e artill. — Plaie déchirée au mollet gauche, éclat d'obus, Arthenay. — Large cicatrice gênant la marche.

BUISSON, Paul, né le 5 octobre 1846, Fresnes-en-Woëvre (Meuse), 51e de ligne. — Plaie compliquée à l'avant-bras droit, coup de feu. — Ankylose radio-carpienne avec incurvation, atrophie du bras.

BUISSON, Pierre-François, 71e de ligne. — Plaie contuse à la main gauche, ablation de la phalangette des doigts médius et auriculaire, coup de feu, Salbris, 7 décembre.

BUISSON, Pierre-Jules, né le 8 mars 1849, Montauban (Tarn-et-Garonne), 24e de ligne. — Fracture du fémur droit, coup de feu, Spickeren. — Raccourcissement considérable, ankylose du genou dans l'extension.

BUISSON, Vincent-Alexandre, garde mob. de l'Eure. — Fracture de l'humérus et de l'omoplate gauches, 3 éclats d'obus, Moulineaux (Eure). — Consolidation vicieuse.

BUIZARD, Charles-Edouard, né le 13 juillet 1847, Seineport (Seine-et-Marne), 39e de ligne. — Fracture comminutive de l'astragale gauche, coup de feu, Loigny. — Consolidation vicieuse, cicatrice adhérente en arrière de la malléole, ankylose tibio-tarsienne.

BUJARD, Emile-François, né le 16 mars 1840, Paris (Seine), francs-tireurs du Jura, caporal. — Plaie à travers le nez et la partie inférieure de l'orbite droite, coup de feu, Messigny (Côte-d'Or), 21 janvier. — Désorganisation du globe oculaire droit et diminution de la vision de l'œil gauche.

BUJON, Charles, 98e de ligne. — Fracture de l'humérus droit, coup de feu, Borny. — Rétraction musculaire.

BULLE, Jean-Pierre-Désiré, 40e de ligne. — Fracture des trois premiers métacarpiens, main gauche, coup de feu, Othon (Loir-et-Cher), 6 janvier. — Atrophie de la main.

BULLIER, Claude-Grandjean, 13e de ligne. — Plaie en séton au bras gauche et plaie pénétrante de poitrine, coup de feu, Gravelotte. — Balle non extraite.

BULTEAU, Louis, 50e de ligne.—Plaies contuses au cou et au périnée, éclats d'obus, Sedan. — Rétraction musculaire, inclinaison de la tête à gauche, hypertrophie du testicule droit.

BULTEL, Paul-Alfred, né le 31 mai 1846, Amiens (Somme), 4e inf. provisoire. — Fracture comminutive des os du tarse, pied droit, coup de feu, Paris, 22 mai. — Ankylose tarso-métatarsienne.

BUNARD, Benjamin-Louis, 65e de ligne.—Plaie contuse à la main gauche, à (?).—Atrophie et ankylose de l'indicateur.

BUNEL, Cyrille-Constant, 48e de ligne. — Fracture de l'humérus droit, plaie contuse à l'avant-bras, coup de feu, Ardenay (Sarthe), 9 janvier. — Atrophie du bras.

BURAULT, Joseph, né le 27 mai 1846, Angles (Vienne), 94e de ligne. — Fracture comminutive de la jambe droite, coup de feu, Gravelotte. — Perte de substance osseuse, raccourcissement.

BURBAUD, Louis, garde mob. de la Charente. — Plaie contuse au thorax, côté gauche, et à la main gauche, coups de feu, Bethoncourt, 16 janvier. — Ankylose des doigts médius et annulaire.

BURCKART, André, 2e zouaves, sergent. — Fracture comminutive de l'avant-bras gauche, coup de feu, Frœschwiller. — Ankylose incomplète du coude.

BURCKLE, Georges-Samuel, 12e chass. — Fracture du fémur droit, accident, roue de voiture, 25 août. — Consolidation vicieuse, raccourcissement et incurvation.

BURDET, Charles, 33e de ligne. — Plaie contuse à la cuisse gauche, éclat d'obus, Bapaume, 3 janvier. — Large cicatrice adhérente.

BURDET, Joseph, 5e de ligne. — Fracture comminutive des os du tarse, pied gauche, coup de feu, Coulmiers, 9 novembre.

BUREAU, Alexandre, 25e de ligne. — Plaie contuse à la cuisse gauche, coup de feu, Loigny.

BUREAU, François, 2e zouaves, caporal. — Fracture du coude (?), coup de feu, Orléans, 4 décembre. — Cicatrice adhérente, rétraction des extenseurs, ankylose du coude.

BURÉAULT, Joseph, 94e de ligne. — Fracture comminutive de la jambe droite, coup de feu, Gravelotte. — Consolidation vicieuse, cicatrice adhérente, raccourcissement de la jambe.

BURET, Jules-Jacques, né le 21 juin 1845, Croth (Eure), 94e de ligne. — Fracture du fémur gauche, tiers moyen, coup de feu, Gravelotte. — Ankylose du genou.

BURETTE, Augustin, 1er chass. à pied. — Plaie pénétrante de poitrine, coup de feu, Wœrth. — Bronchite chronique.

BURG, Joseph, né le 27 mai 1840, Bernardswiller (Bas-Rhin), 18e de ligne. — Plaie à travers l'articulation scapulo-humérale gauche et plaie au bras, coup de feu et coup de sabre, Frœschwiller. — Ankylose de l'épaule et ankylose incomplète du coude.

BURGAIN, Eugène, né le 7 mai 1846, Angers (Maine-et-Loire), 21e de ligne. — Fracture comminutive de l'avant-bras droit, tiers inférieur, coup de feu, Frœschwiller. — Ankylose incomplète du poignet, extension permanente de la main.

BURGARD, Alphonse, né le 19 février 1842, Laval (Mayenne), 4e chass. à pied. — Fracture comminutive du fémur droit, coup de feu, Arthenay, 10 octobre. — Cal difforme à convexité externe, raccourcissement de 12 centimètres, ankylose du genou dans l'extension.

BURGER, Michel, né le 31 octobre 1837, Obenheim (Bas-Rhin), 2e zouaves. — Plaie contuse au genou gauche, fracture du fémur et de la rotule, coup de feu, Frœschwiller. — Engorgement du genou, raccourcissement de la cuisse.

BURGSTHALER, Pierre-Louis, né le 24 décembre 1843, Lyon (Rhône), 1re légion du Rhône. — Fracture comminutive de l'avant-bras droit et des os du carpe, coup de feu, Nuits. — Cicatrice adhérente, ankylose radio-carpienne, perte des mouvements des doigts de la main.

BURILLE, Claude, 5e de ligne. — Plaie contuse au genou gauche, coup de feu, Sedan. — Ankylose dans l'extension.

BURLOT, Jean-Baptiste, 39e de ligne. — Plaie contuse au genou droit, coup de feu, Coulmiers, 9 novembre. — Engorgement permanent du genou.

BURNET, François-Marie, 21e de ligne. — Plaie pénétrante de poitrine, partie antérieure et supérieure gauche, coup de feu, Champigny, 30 novembre.

BURNICHON, Horace, né le 5 octobre 1838, Roanne (Loire), 1re légion du Rhône. — Plaie en séton à la cuisse droite, partie moyenne et postérieure, coup de feu, Nuits. — Accidents inflammatoires très-graves au genou, ankylose, atrophie de la jambe, restée en demi-flexion sur la cuisse, changement de rapports des surfaces articulaires.

BURNIER, François-Théophile, né le 4 mai 1847, Saint-Jean-d'Aulph (Savoie), 71e de ligne. — Fracture du fémur gauche, coup de feu, Servigny. — Consolidation vicieuse, raccourcissement.

BURNOL, Jean, né le 8 mars 1848, Riom (Puy-de-Dôme), garde mob. de la Loire. — Plaie contuse à l'épaule droite, lésion du plexus brachial, coup de feu, Beaune-la-Rolande. — Paralysie, atrophie et inertie du bras.

BURNOUF, Pierre-François, 25ᵉ de ligne. — Fracture de la jambe droite, éclat d'obus, Coulmiers, 9 novembre. — Cicatrice adhérente, partie moyenne.

BUSCAILLE, Dominique-Bonaventure, né le 24 septembre 1846, Odeillo et Via (Pyrénées-Orientales), 3ᵉ de ligne. — Fracture du maxillaire inférieur, coup de feu, Frœschwiller. — Perte de plusieurs dents, consolidation vicieuse, déplacement de l'arcade dentaire.

BUSCH, Jean-Baptiste, né le 21 janvier 1838, Rouffach (Haut-Rhin), 3ᵉ de ligne. — Fracture comminutive du fémur gauche, coup de feu, Frœschwiller. — Consolidation vicieuse.

BUSCH, Jacques, 2ᵉ zouaves. — Fracture comminutive de l'avant-bras droit, coup de feu, Frœschwiller.

BUSIERRE, Eudoxie-Joseph, 2ᵉ de ligne. — Ablation du doigt indicateur gauche, coup de feu, Conneré, 10 janvier.

BUSIN, Théophile, né le 2 mai 1843, Briastre (Nord), 31ᵉ de ligne.—Fracture comminutive de la jambe gauche, éclat d'obus, Sedan. — Cal volumineux et difforme, raccourcissement et incurvation du membre en dedans.

BUSNEL, François-Julien, né le 15 février 1848, aux Loges-Marches (Manche), 64ᵉ de ligne. — Plaie contuse à la main gauche, éclat d'obus, Saint-Privat. — Perte d'une phalange du pouce.

BUSQUET, Charles-Marcel, garde mob. du Gard. — Plaie en séton à la cuisse droite, partie supérieure, lésion du nerf sciatique, coup de feu, Saint-Quentin. — Atrophie et perte presque complète des mouvements d'extension de la jambe.

BUSSET, Justin, 17ᵉ artillerie. — Fracture de l'humérus gauche, tiers inférieur, coup de feu, Vallières (Moselle), 14 août.

BUSSEUIL, Ferdinand, né le 7 avril 1837, Dys (Saône-et-Loire), 6ᵉ chasseurs (?). — Plaie contuse au coude droit, éclat d'obus, Sedan. — Ankylose.

BUSSIÈRES, Jean-Baptiste, né le 4 novembre 1851, Aumur (Jura), 47ᵉ de ligne. — Plaie contuse à la face, éclat d'obus, Villersexel, 9 janvier. — Perte d'une grande partie des deux maxillaires, côté gauche, destruction des os propres du nez, destruction du conduit lacrymal, ulcération à l'angle interne de l'œil gauche, cicatrices irrégulières au côté gauche de la face.

BUSSIÈRES, Philibert, garde mob. de l'Yonne.—Variole épidémique, Saint-Claude, 6 janvier. — Nombreux abcès varioliques, vastes et nombreuses cicatrices plus ou moins adhérentes sur les diverses parties du corps, surtout aux jambes.

BUSSON, Jean-Pierre, né le 18 mars 1838, Peilhac (Morbihan), 43ᵉ de ligne. — Plaie contuse à la cuisse gauche, coup de feu, Saint-Privat. — Cicatrices gênant la marche.

BUSTEAU, Isidore-Firmin, 20ᵉ chass. à pied. —Fracture de l'humérus droit et de l'omoplate, coup de feu, Gravelotte.

BUTEAU, François, 47ᵉ de ligne. — Fracture de l'humérus droit, coup de feu, Wœrth. — Consolidation vicieuse, extension incomplète de l'avant-bras.

BUTEL, Alfred-Jules, 126ᵉ de ligne. — Fracture de la clavicule et de l'épine de l'omoplate gauches, coup de feu, la Malmaison, 21 octobre. — Cicatrices adhérentes.

BUTTET, Claude-Marie, né le 15 février 1829, Charlieu (Loire), 28ᵉ de ligne. — Tuberculisation pulmonaire, en captivité à Friedland.

BUTIKOFEV, Jacques, né le 4 février 1847, Kirchberg (Suisse), rég. étranger. — Plaie contuse au genou droit, coup de feu, Orléans. — Ankylose du genou, atrophie de la jambe.

BUTON, Pierre, 65ᵉ de ligne. — Plaie contuse à l'avant-bras droit, coup de feu, Saint-Privat. — Déformation du membre, rétraction musculaire.

BUYSSENS, Henri-Joseph, né le 29 janvier 1848, Linselles (Nord), 97ᵉ de ligne.—Plaie compliquée au bras gauche, éclat d'obus, Gravelotte. — Paralysie de l'annulaire et de l'auriculaire.

Buvat, Antoine, 9° hussards. — Congélation de la jambe gauche, camp de Noisie (Prusse). — Rétraction des extenseurs avec renversement du pied en dedans.

Buyssens, Henri-Joseph, né le 29 janvier 1848, Linselles (Nord), 97° de ligne. — Plaie compliquée au bras gauche, éclat d'obus, Gravelotte. — Paralysie des doigts annulaire et auriculaire.

Buzenac, Jean-Pierre, né le 5 avril 1849, Montauban (Tarn-et-Garonne), 35° de ligne. — Plaie de tête, coup de feu, Paris, 25 mai. — Fracture comminutive du pariétal droit, perte osseuse dans toute son épaisseur, cicatrice profonde et adhérente au pariétal.

Buzin, Jean, garde mob. de la Charente-Inférieure. — Fracture du calcanéum droit, éclat d'obus, Terminiers. — Perte de substance osseuse, cicatrice adhérente, profonde et douloureuse.

Buzin, Théophile-Joseph, 31° de ligne. — Fracture comminutive de la jambe gauche, éclat d'obus, Sedan. — Cal volumineux et difforme, raccourcissement avec incurvation en dedans.

Buzon, Étienne-Julien, 37° de ligne. — Fracture comminutive du péroné droit, coup de feu, Sedan. — Esquilles, rétraction de la jambe sur la cuisse.

Buzy, Augustin-Honoré, né le 17 octobre 1833, Marseille (Bouches-du-Rhône), 33° de ligne, lieutenant. — Fracture comminutive de l'humérus droit, coup de feu, Coulmiers. — Ankylose du coude, plaie fistuleuse persistante, atrophie du bras.

Cabady, Joseph-Philippe, né le 5 juillet 1845, à Rieupeyroux (Aveyron), 3° de ligne. — Plaie compliquée à la face, fracture du maxillaire inférieur, coup de feu, Frœschwiller. — Ankylose incomplète.

Cabailhé, Pierre-Emile, né le 28 mars 1851, Saint-Martin-Valmeroux (Cantal), 3° cuirassiers, maréchal des logis. — Congélation, Poisly, 7 décembre. — Perte de tous les orteils des deux pieds.

Cabal, Noël-Jean-Pierre, 36° de ligne. — Plaies contuses au thorax et au bras droit, coup de feu et éclat d'obus, Sedan. — Atrophie de l'avant-bras et de la main.

Cabal, François-Baptiste, 46° de ligne. — Plaie contuse à la main gauche, coup de feu, Paris, 12 mai. — Perte de l'auriculaire, atrophie de la main.

Cabanis, Paul, 76° de ligne, caporal. — Plaie contuse au bras droit, coup de feu, Gravelotte.

Cabasse, Ernest-Adon, né le 7 janvier 1851, Commercy (Meuse), 74° de ligne. — Fracture des deux branches du maxillaire inférieur et des os du nez, coup de feu, Wissembourg. — Difficulté des mouvements du maxillaire, déformation de la face.

Cabaton, François, né à Gary (Puy-de-Dôme), 58° de ligne. — Plaie pénétrante de poitrine, coup de feu, Mer, 14 décembre.

Cabdeville, Pierre, 86° de ligne. — Désorganisation de l'œil gauche, coup de feu, Beaumont.

Cabé, Jean, 10° chass. à pied. — Congélation, armée de la Loire. — Perte des orteils du pied gauche, atrophie du pied.

Cablé, Nicolas-Sylvain, 45° de ligne. — Plaie contuse à la hanche gauche, éclat d'obus, Belfort. — Coxalgie.

Cabos, dit **Gachiot**, 37° de ligne. — Fracture comminutive de la jambe gauche, coup de feu, Sedan. — Cicatrice profonde et adhérente.

Cabrol, Jean, né le 1er février 1843, Saint-Amand-Sould (Tarn), 93° de ligne. — Fracture du calcanéum, pied droit, coup de feu, Gravelotte. — Ankylose tibio-tarsienne.

Cabrol, Frédéric-Pierre, né le 18 décembre 1850, Castres (Tarn), 62° ligne.—Plaie contuse à la région pariétale droite, coup de feu, Changé.— Paralysie incomplète du bras gauche.

Cabrit, Joseph, né le 31 octobre 1845, Vabre (Aveyron), garde mob. de l'Aveyron, caporal. — Variole épidémique, armée des Vosges. — Cécité complète.

Caby, Jules-Joseph, né le 6 janvier 1845, Herlies (Nord), 6° de ligne. — Fracture de l'os

37

290 BLESSURES DIVERSES ET MALADIES.

iliaque gauche et de la tête du fémur, coup de feu, Sainte-Barbe (Metz). — Déformation locale par perte de substance osseuse et musculaire.

CACAU, Jean, garde mob. de la Gironde. — Plaie contuse à la main droite, ablation du doigt indicateur, coup de feu, Bussy, 25 janvier.

CACAUX, François-Théodule, né le 28 janvier 1844, Campneuville (Seine-Inférieure), 3e chass. à pied. — Fracture comminutive de la jambe droite, coup de feu, Spickeren. — Consolidation vicieuse, raccourcissement, atrophie.

CACHEUX, Éloi, 19e chass. à pied. — Fracture de la main droite, coup de feu, Châtillon, 13 avril. — Flexion permanente de la main et des doigts.

CACHIN, Maurice-Florent, né à Dangeau (Eure-et-Loir), garde mob. d'Eure-et-Loir, sergent. — Plaie compliquée au pied droit, fracture du tarse, coup de feu, Poisly, 10 décembre. — Déformation du pied, ankylose.

CACHON, Jean-Baptiste-Pierre, 12e chass. à pied. — Variole épidémique. — Altération profonde de la vision de l'œil droit.

CACHON, Adrien, né le 19 septembre 1839, Aubenas (Ardèche), 42e de ligne. — Fracture de la jambe gauche, coup de feu, Champigny. — Cicatrice profonde et adhérente au tendon d'Achille.

CACRIVE, Guillaume, 31e de ligne. — Congélation, 21 décembre, le Bourget. — Perte du gros orteil, pied gauche.

CADA-BEN-ALI, 2e tir. alg. — Plaie contuse au thorax, coup de feu, Wœrth.

CADARD, Jacques-Ferdinand-Antoine, né le 18 août 1825, Strasbourg (Bas-Rhin), 21e de ligne. — Fracture du péroné, jambe droite, coup de feu, Frœschwiller. — Ankylose tibiotarsienne.

CADARS, Hippolyte, né à Laborie-Saint-Jean (Aveyron), 56e de marche. — Plaie en séton à la partie supérieure du bras droit, coup de feu, Conneré, 10 janvier.

CADDOUR-BEN-MOHAMMED, 2e tir. alg., caporal. — Plaie compliquée à la cuisse gauche, coup de feu, Frœschwiller. — Périostite, nécrose, plaies fistuleuses.

CADET, Marie-Fortuné-Valéry, 91e de ligne. — Plaie pénétrante de poitrine, côté gauche, coup de feu, Pont-Noyelles. — Hémoptysies fréquentes.

CADILLAC, Jean-Baptiste, 52e de ligne. — Perte partielle du doigt indicateur, coup de feu, Sedan.

CADINE, Eugène-Victor, né à Saint-Denis (Seine), 28e de ligne. — Plaie contuse à la main gauche, coup de feu, Saint-Privat. — Perte du doigt indicateur, cicatrice étendue dans la paume de la main, flexion incomplète des doigts.

CADO, Louis-Jean-Baptiste, né à Nantes (Loire-Inférieure), 70e de ligne. — Fracture du fémur gauche, coup de feu à (?).

CADORET, Joseph, 13e de ligne. — Large plaie déchirée au mollet droit, éclat d'obus, Châtillon-sous-Paris, 7 avril. — Perte de substance musculaire, cicatrice adhérente.

CADORET, Simon, 54e de ligne. — Plaie contuse au bras gauche, coup de feu, Amanvillers. — Cicatrice adhérente.

CADOT, Auguste, né le 17 août 1847, Paris, 3e zouaves. — Plaie compliquée à la cuisse gauche, coup de feu, Beaune-la-Rolande.

CADOUR, ben.....(?), 2e tir. alg., caporal. — Plaie contuse à la région lombaire, éclat d'obus, Wœrth.

CADOUR-BOU-MEDIN, 2e tir. alg. — Plaie compliquée à la main gauche, coup de feu, Wœrth. — Extension permanente des doigts.

CADOUR-OULD-SENIA, né en 1838, Mascara (Oran), 2e tir. alg. — Fracture du coude gauche, coup de feu, Wœrth. — Ankylose dans la flexion, atrophie de l'avant-bras.

CADOUX, Ferdinand-Eugène, 59e de ligne. — Plaie contuse à la jambe gauche, éclat d'obus, Beaugency. — Cicatrice adhérente.

CADY, Pierre-Marie, né à Belmard (Maine-et-Loire), 17e chass. à pied.—Plaie compliquée à l'avant-bras (?), fracture du radius, coup de feu, Frœschwiller.—Plaie fistuleuse, déformation de la main fixée dans la pronation.

CAELS, Jean-Léonard, né à Givet (Ardennes), 47e de ligne. — Plaie à la main gauche, fracture du 4e métacarpien, coup de feu, Frœschwiller. — Extension permanente des doigts.

CAFAXE, François, Sébastien-Hyacinthe, 10e artillerie. — Fracture de la clavicule droite et de l'acromion, éclat d'obus, Mouzon.

CAGIL, Antoine, 54e de ligne. — Plaie contuse au mollet gauche, éclat d'obus, Saint-Privat. — Atrophie de la jambe et du pied. — Variole confluente, en captivité. — Perte de la vision de l'œil droit.

CAHARD, Jean-Alexandre, 64e de ligne. — Plaie compliquée à la main gauche, coup de feu, Borny. — Ankylose des doigts indicateur et médius dans l'extension.

CAHOUR, Abel-François, né le 2 mars 1851, Nantes (Loire-Inférieure), volontaires de l'Ouest. — Fracture du radius, avant-bras droit, coup de feu, Patay. — Cal volumineux et difforme, ostéomalacie consécutive, paralysie de la main.

CAHUZAC, Jean, 17e de ligne. — Congélation du pied gauche. —Perte de deux orteils.

CAIGNARD, Auguste-Onésime, né le 22 février 1839, Locminé (Morbihan), 67e de ligne, caporal. — Fracture comminutive de l'humérus droit, coup de feu, Saint-Quentin. — Large cicatrice adhérente, ankylose du coude et du poignet, paralysie de la main.

CAIGNART, Arthur-Ferdinand, né le 1er juin 1847, Strasbourg (Bas-Rhin), 3e de ligne, sergent.—Fracture du calcanéum (?), section du tendon d'Achille, coup de feu, Frœschwiller.

CAILHE, André, 100e de ligne. — Fracture comminutive de la jambe droite, plaie déchirée au mollet gauche et plaie contuse à la main gauche, éclats d'obus et coup de feu, Gravelotte. — Raccourcissement de 6 centimètres de la jambe droite, cicatrices adhérentes et profondes à la jambe gauche, ankylose du doigt indicateur, atrophie de la main.

CAILLARD, Louis-Augustin, né le 6 septembre 1848, Beaugency (Loiret), 20e chass. à pied. — Plaie contuse au coude gauche, coup de feu, Sainte-Barbe (Metz). — Ankylose du coude dans la demi-flexion, inertie des doigts.

CAILLAUD, Étienne, 32e de ligne. — Plaie contuse à la main droite, coup de feu, Stiring-Wendel. — Perte partielle de l'indicateur, ankylose du médius.

CAILLE, Alexandre, né à Puygros, Savoie, 27e de ligne, caporal. — Fracture comminutive du bras gauche, coup de feu, Sedan.

CAILLAUD, Victor-Émile, né à Salle-de-Vihers (Maine-et-Loire), 51e de ligne. — Plaie contuse sous le teton gauche et fracture de l'humérus, coup de feu, Loigny.

CAILLET, Augustin-Étienne, né le 18 juillet 1845, Pailharès (Ardèche), 26e de ligne.—Plaie contuse au bras gauche et à l'oreille, coup de feu, Saint-Privat. — Cicatrice adhérente au bras.

CAILLET, François, né le 16 mars 1850, Coudray-Monceaux (Seine-et-Oise), 44e de ligne. — Plaie compliquée à la face, désorganisation de l'œil droit, coup de feu, Beaune-la-Rolande.

CAILLIAUX, Pierre-Gustave, né le 27 septembre 1846, Reims (Marne), garde mob. de l'Aisne. — Plaie compliquée à l'aine droite, pénétration dans le bassin, sortie au pli de la fesse gauche, lésion de la vessie et du rectum, coup de feu, la Fère. — Fistule vésico-rectale.

CAILLIÉRET, Abel-François-Joseph, né le 4 août 1847, Gouves (Pas-de-Calais), 4e chass. à pied. — Plaie compliquée aux deux cuisses, lésion des cordons spermatiques et du fémur gauche, coup de feu, Orléans. — Gêne des mouvements.

CAILLON, Sylvain, né le 24 août 1845, Gigny (Jura), 15e chass. à pied, caporal. — Ophthalmie purulente. — Opacité de la cornée, perte de la vision de l'œil gauche.

CAILLOT, Alexandre, né le 13 décembre 1838, Beaune (Côte-d'Or), 43e de ligne, sergent. — Plaie contuse à la région temporale gauche, éclat d'obus, Amanvillers. — Perte de l'ouïe et d'une partie de l'oreille, large cicatrice déprimée et adhérente.

CAILLOUX, Georges, né le 2 octobre 1845, Chapdes-Beaufort (Puy-de-Dôme), 53ᵉ de ligne. — Fracture comminutive de la jambe gauche, coup de feu, Sedan. — Cal volumineux, paralysie de la jambe, extension permanente du pied.

CAILLOUX, Léon-Pierre, né le 6 avril 1846, Vulaines (Seine-et-Marne), 21ᵉ de ligne. — Plaies à travers les articulations scapulo-humérale et tibio-tarsienne, coup de feu, Frœschwiller. — Ankylose de ces articulations.

CAINGNARD, Alfred-Pierre-Alexandre, artill. de la garde mob. de la Seine. — Plaie pénétrante de poitrine, coup de feu, le Bourget, 30 octobre.

CAIRON, Jean, né le 13 juin 1841, Paris (Seine), 16ᵉ de ligne. — Plaie contuse à la main gauche, coup de feu, Gidy, 3 décembre. — Flexion permanente de l'indicateur et de l'annulaire.

CAIX, Etienne, né le 28 avril 1845, Rozières (Vosges), 68ᵉ de ligne. — Fracture comminutive de l'omoplate gauche et de l'apophyse épineuse de la première vertèbre dorsale, coup de feu, Beaumont. — Paralysie incomplète du bras.

CAJAT, Pierre, 65ᵉ de ligne. — Plaie compliquée à l'avant-bras droit, coup de feu, Saint-Privat. — Cicatrice adhérente.

CAJEAN, Clet-Marie-Joseph, né le 26 mars 1847, Cléchen, cap Sizun (Finistère), 62ᵉ de ligne. — Plaie compliquée à la jambe gauche, coup de feu, Sainte-Barbe. — Paralysie et atrophie de la jambe.

CALAGRAND, Auguste-Camille, 35ᵉ de ligne. — Fracture de la branche montante gauche du maxillaire inférieur et d'une partie du maxillaire supérieur, contusion violente de l'orbite droit, coup de feu, Champigny. — Perte presque complète de la vision de l'œil droit.

CALAMANT, Louis-Joseph, 125ᵉ de ligne. — Plaie contuse à la cuisse droite, coup de feu, Bry-sur-Marne.

CALAMEL, Prosper-Gérôme, né à Beaume-de-Venise (Isère), 21ᵉ artill. — Fracture comminutive du fémur gauche, éclat d'obus, fort d'Issy, 5 janvier. — Raccourcissement avec cal difforme.

CALAMY, François-Antoine, né le 10 décembre 1835, Saint-Jean-des-Ollières (Puy-de-Dôme), garde mob. de la Côte-d'Or, lieutenant. — Plaie compliquée à l'avant-bras droit, coup de feu, Dijon, 30 octobre. — Ankylose des doigts.

CALANDLE, Paul, 10ᵉ de ligne. — Plaie contuse à l'épaule gauche, coup de feu, l'Hay.

CALARNOU, Joseph-Pierre-Marie, né le 22 novembre 1837, Leneven (Finistère), 7ᵉ artill., maréchal des logis. — Fracture de l'articulation tibio-tarsienne gauche, éclat d'obus, 22 novembre, Thionville. — Ankylose tibio-tarsienne.

CALARNOU, René, garde mob. du Finistère. — Plaie contuse à la cuisse droite, coup de feu, Savigné-l'Évêque, 12 janvier. — Congélation le même jour, perte du gros orteil, pied (?).

CALENDRET, François, 74ᵉ de ligne. — Plaie contuse à l'aine droite, éclat d'obus, Wissembourg. — Cicatrice profonde et adhérente.

CALLAREC, Jean-René, né le 5 mars 1850, Plougras (Côtes-du-Nord), 57ᵉ de ligne. — Plaie contuse à la cuisse droite et au creux poplité, coup de feu, Chenebier. — Cicatrice adhérente, flexion de la jambe sur la cuisse, engorgement considérable du genou.

CALLÉ, Adolphe-Philogon-Edouard, né le 25 novembre 1833, Contay (Somme), 8ᵉ de ligne. — Plaie à travers l'articulation fémoro-tibiale gauche, coup de feu, Spickeren. — Ankylose du genou.

CALLE, Pierre-Eugène-Henri, 56ᵉ de marche. — Fracture de l'omoplate droite, coup de feu, Montretout. — Large cicatrice adhérente à l'épaule.

CALLEBRET, Joseph, 100ᵉ de ligne. — Plaie contuse au mollet droit, coup de feu, Villorceau. — Rétraction du tendon d'Achille, extension permanente du pied.

CALLIER, Charles-Eugène, né le 29 janvier 1838, Brest (Finistère), garde mobilisée de la

Loire-Inférieure. — Fracture du sternum et des deux clavicules, lésion de la trachée, coup de feu, Champagné.

CALLIER, Marie-Joseph-Docile, né le 27 août 1849, Villeneuve-d'Amont (Doubs), 26° de ligne. — Plaie compliquée au pied droit, coup de feu, Bry-sur-Marne. — Perte de la tête du premier métatarsien, ankylose de toutes les articulations du pied, renversé de dehors en dedans et atrophie.

CALLO, Joseph-Marie, né le 24 janvier 1842, Saint-Vincent (Morbihan), 25° de ligne. — Plaie contuse à la main et à la région iliaque droites, coup de feu, Arthenay. — Ankylose du pouce.

CALLOIS, Claude-Denis-Alfred, né le 24 décembre 1843, Aumont (Jura), 25° de ligne, caporal. — Plaie compliquée à la main droite, coup de feu, Bry-sur-Marne. — Fracture du 3° métacarpien, consolidation vicieuse, rétraction permanente des doigts.

CALMANT, Achille, 8° de ligne. — Plaie contuse à la main gauche, coup de feu, Saint-Privat. — Perte partielle de l'indicateur.

CALMEL, Charles, né le 26 septembre 1849, Carcassonne (Aude), 53° de ligne. — Plaie contuse à la main gauche, coup de feu, 15 janvier, Chagey. — Perte de l'usage de la main, extension permanente du pouce.

CALMELS, Auguste, 62° de ligne. — Fracture comminutive du fémur droit, coup de feu, le Mans. — Consolidation vicieuse, ankylose coxo-fémorale, cicatrice profonde et adhérente.

CALMELS, François, 11° de ligne. — Plaie compliquée à la cuisse gauche, éclat d'obus, 5 janvier, Moulin-Saquet.

CALMUS, Blaise-Adolphe, 51° de ligne. — Plaie contuse à la partie supérieure de la cuisse droite, coup de feu, 9 janvier, Arthenay (Sarthe).

CALONNE, Emile-Joseph, 9° chass. à pied. — Fracture comminutive du fémur droit, coup de feu, Saint-Privat. — Raccourcissement de la cuisse.

CALONNE, Henri-Charles-Jean-Baptiste, né le 22 février 1849, Merville (Nord), garde mob. du Nord. — Plaie compliquée à la région axillaire droite, coup de feu, 27 novembre, Villers-Bretonneux. — Paralysie et atrophie de l'avant-bras et de la main.

CALVARY, Eugène-Marie, né le 8 mars 1844, Rennes (Ille-et-Vilaine), 65° de ligne. — Plaie contuse à la région orbitaire gauche, coup de feu, Sedan. — Perte de la vision de l'œil gauche.

CALVAT, Casimir, né le 9 novembre 1845, Cornillon-en-Trièves (Isère), 5° de ligne. — Fracture comminutive de la jambe droite, coup de feu, Sedan. — Consolidation vicieuse, raccourcissement.

CALVÈS, Joseph-Marie, 59° de ligne. — Phlegmon diffus à la main gauche, travaux de terrassement, camp de Toulouse.

CALVET, Antoine, né le 13 février 1849, Luzech (Lot), 8° chass. à pied. — Plaie compliquée à la fesse, fracture de l'arcade sourcilière, désorganisation de l'œil droit, coup de feu, Villejuif. — Cicatrice à la joue rétrécissant l'ouverture de la bouche.

CALVET, Côme-Jean-Pierre, né le 17 avril 1849, Py (Pyrénées-Orientales), 42° de ligne. — Plaie contuse à la région temporale gauche, coup de feu, Issy, 2° siége. — Épiphora à gauche.

CALVET, François-Auguste, garde mob. de l'Aveyron. — Fracture comminutive du maxillaire inférieur et plaie contuse à l'épaule gauche, 2 coups de feu, 23 janvier, Dijon. — Consolidation vicieuse, ankylose scapulo-humérale.

CALVET, Joseph, 89° de ligne. — Plaie contuse à la main droite, coup de feu, Patay, 8 décembre. — Ablation du doigt indicateur.

CALVIER, Théophile, garde mob. du Gard. — Plaie compliquée à la main droite, éclatement de son fusil, Pont-Noyelles. — Flexion permanente du médius et de l'annulaire.

CALVIN, Frédéric-Cyprien, 56° de ligne. — Plaie contuse à la jambe gauche, coup de feu, Villorceau, 8 décembre. — Atrophie de la jambe, rétraction des muscles fléchisseurs.

CALVY, Antoine, né le 19 septembre 1849, la Cannet (Alpes-Maritimes), 38ᵉ de ligne. — Congélation. — Paraplégie presque complète.

CAMBAR, Charles, 82ᵉ de ligne, tambour. — Plaie contuse au bras droit, coup de feu, Sedan. — Amaigrissement du bras et de l'avant-bras.

CAMBIEL, Alexis-Laurent, né le 11 janvier 1822, Crugauls (Aveyron), 13ᵉ artill. — Plaie compliquée au bras gauche, coup de feu, Gravelotte. — Atrophie et paralysie du bras.

CAMBON, Jean-Baptiste-Jérémie, 1ᵉʳ de ligne, caporal. — Plaie contuse à l'avant-bras droit, coup de feu, Gravelotte.

CAMBON, Joseph, 43ᵉ de ligne. — Plaie contuse à l'avant-bras gauche et à la main, coup de feu, le Mans. — Perte partielle du doigt indicateur.

CAMBONIE, Jean, 89ᵒ de ligne. — Fracture de l'humérus gauche, coup de feu, Sedan.

CAMBOULIVES, Louis, 26ᵉ de ligne. — Fracture de l'humérus gauche, perte de substance musculaire, coup de feu, Gravelotte. — Paralysie de la main et des doigts.

CAMBOURNAC, Jean, garde mob. de l'Aveyron. — Fracture du radius droit, coup de feu, 27 novembre, Lantenay. — Cal volumineux, rigidité du poignet droit.

CAMBOURS, Maurice-Marie, né le 8 octobre 1846, Saint-Paul (Hautes-Pyrénées), 5ᵉ cuirassiers, brigadier. — Fracture de l'avant-bras gauche, coup de pied de cheval, Clermont-Ferrand. — Consolidation vicieuse, raccourcissement et incurvation.

CAMBRAY, Théodore-Alexis, né le 19 avril 1847, Paris, 46ᵉ de ligne, sergent. — Plaie contuse au genou gauche, 12 mai, Issy. — Ankylose du genou dans la flexion, abcès multiples, atrophie de la jambe.

CAMBRELENG, Alexandre, né le 16 mars 1846, Locquignol (Nord), garde mob. du Nord. — Plaie contuse à la hanche gauche, coup de feu, Saint-Quentin. — Cicatrice adhérente.

CAMBRIELS, François-Léonard, 12ᵉ chass. à pied. — Plaie contuse à la main gauche, coup de feu, Gravelotte. — Ankylose du pouce et du doigt indicateur.

CAMELIN, Désiré, garde mob. de l'Yonne. — Congélation, Pont-de-Tride (Doubs), 22 janvier. — Perte d'une partie des orteils du pied droit.

CAMERLYNCK, Charlemagne-Désiré, 32ᵉ de ligne. — Fracture de l'avant-bras gauche, coup de feu, la Bourgonce.

CAMET, Guillaume, né le 17 mars 1848, Chambéry (Savoie), 42ᵉ de ligne. — Plaie contuse à la main droite, coup de feu, Issy, 2 mai. — Ablation du pouce.

CAMINADE, Pierre, 10ᵉ chass. à pied. — Plaie compliquée au pied gauche, coup de feu, Spickeren.

CAMINADE, Sylvain, 34ᵉ de ligne. — Plaie contuse à la cuisse droite, coup de feu, Sedan. — Cicatrice déprimée et adhérente.

CAMIO, Yves-Marie, 67ᵉ de ligne. — Plaie contuse à la poitrine, fracture du sternum, coup de feu, Saint-Quentin. — Projectile non retrouvé, cicatrice adhérente.

CAMOIN, Jules-Philogène-Félix, 6ᵉ chass. à pied. — Plaie contuse à l'épaule gauche, fracture de la clavicule, coup de feu, Sedan. — Déformation de l'épaule.

CAMP, Pierre-Irénée, né le 18 novembre 1846, Névian (Aude), 36ᵉ de ligne. — Plaie pénétrante de poitrine, coup de feu, Frœschwiller. — Pleuro-pneumonie chronique.

CAMPAN, Jean-Isidore, 31ᵒ de ligne. — Plaie contuse à la main gauche, coup de feu, Sedan. — Flexion permanente du pouce et de l'indicateur.

CAMPAN, Louis, né le 22 février 1841, Ferrère (Hautes-Pyrénées), 5ᵉ cuirassiers. — Plaie contuse à la face, fracture de l'arcade orbitaire droite et des deux maxillaires, éclat d'obus, Mouzon. — Perte de la vision de l'œil droit, surdité du côté droit, cicatrices à la face.

CAMPANA, Ange-Pierre, né le 24 avril 1834, Ortiporio (Corse), 10ᵉ de ligne, sergent. — Plaie contuse à la main droite et à la tête, 2 coups de feu, Saint-Privat.

CAMPANA, Pierre-Paul, né le 8 avril 1849, Ortiporio (Corse), 4ᵉ chass. à pied. — Plaie contuse à l'articulation tibio-tarsienne droite, coup de feu, Orléans. — Cicatrices adhérentes aux deux malléoles.

CAMPET, André-Léon, né le 5 novembre 1842, Chaudesaigues (Cantal), 19ᵉ de ligne. — Fracture comminutive de la jambe droite, au quart inférieur, coup de feu, Formery. — Esquilles nombreuses, raccourcissement de la jambe, plaie fistuleuse.

CAMPIN, Henri-Toussaint, né le 30 mai 1847, Vilet (Haute-Saône), garde mob. de la Haute-Saône. — Fracture comminutive du fémur à sa partie moyenne, coup de feu, Grosmagny, 2 novembre. — Raccourcissement de 10 centimètres, cal difforme.

CAMPREDON, Jules, 36ᵉ de ligne. — Plaie compliquée à la jambe gauche, lésion du tibia, éclat d'obus, Wœrth. — Cicatrice adhérente au tibia.

CAMU, Arsène-Eugène, né le 17 novembre 1847, Manerbe (Calvados), 4ᵉ chass. à pied. — Plaie compliquée à la jambe droite, coup de feu, Orléans. — Cicatrice adhérente.

CAMUS, Jean, né le 8 avril 1847, aux Ponts-de-Cé (Maine-et-Loire), 14ᵉ de ligne. — Fracture comminutive de l'avant-bras gauche, coup de feu, Gravelotte. — Atrophie de l'avant-bras et de la main.

CAMUS, Victor, 20ᵉ de ligne, tambour. — Plaie contuse à l'articulation tibio-tarsienne gauche, coup de feu, Sedan. — Ankylose tibio-tarsienne.

CAMUSAT, Jacques, né le 23 octobre 1844, Arnay-le-Duc (Côte-d'Or), 2ᵉ artillerie. — Plaie compliquée au pied droit, fracture comminutive du 3ᵉ métatarsien, coup de feu, Sedan. — Abcès multiples au pied et à la jambe, cicatrices adhérentes, ankylose tibio-tarsienne.

CAMUZET, Honoré, né le 7 juillet 1847, Chalantre-la-Petite (Seine-et-Marne), 14ᵉ de ligne. — Plaie contuse à la région poplitée droite, coup de feu, Champigny. — Gêne des mouvements d'extension de la jambe.

CANAL, Jean, né le 30 juillet 1846, Merais (Ariége), 3ᵉ chass. à pied. — Plaie contuse à la main gauche, perte du doigt médius, coup de feu, Forbach.

CANCÈS, François, 30ᵉ de ligne. — Fracture comminutive de la jambe droite, coup de feu, Sedan. — Cicatrice adhérente.

CANDÉ, Léandre-Gervais, né le 1ᵉʳ juillet 1848, Cherver (Charente), garde mob. de la Charente. — Plaie pénétrante dans l'articulation tibio-tarsienne droite, coup de feu, Montbéliard, 16 janvier. — Plaie fistuleuse.

CANDORET, Jean, né le 12 décembre 1834, Gouzougnat (Creuse), garde nationale de la Seine. — Plaie compliquée à la face, fracture du maxillaire supérieur gauche, destruction du canal nasal, coup de feu, Montretout. — Perte partielle de la vision de l'œil gauche, tumeur lacrymale, cicatrice avec excavation au-dessous de l'orbite, ectropion.

CANDY, Joseph, 4ᵉ voltigeurs. — Plaie compliquée à la face, fracture des maxillaires, désorganisation de l'œil gauche, éclat d'obus, Ladonchamps. — Déformation de la face, perte de la vision de l'œil gauche.

CANELLE, Edouard-Désiré, né le 6 février 1850, Nouvelle-Eglise (Pas-de-Calais), 48ᵉ de ligne. — Plaie contuse à la main gauche, fracture du 3ᵉ métacarpien, coup de feu, 24 mai, Montmartre. — Flexion permanente du médius.

CANEPA, Jacques, né le 6 août 1834, Serra-Rico (Italie), carabiniers génois, sous-lieutenant. — Fracture comminutive de l'humérus à sa partie supérieure, coup de feu, Dijon, 26 novembre. — Ankylose scapulo-humérale.

CANESSA, Ange-Michel, 29ᵉ de ligne, caporal. — Plaie contuse à la main gauche, coup de feu, Sainte-Barbe. — Déformation et ankylose.

CANET, Joseph, 93ᵉ de ligne. — Plaie contuse à la face, de la fosse zygomatique gauche à l'apophyse mastoïde, même côté, coup de feu, Gravelotte.

CANET, Pierre, 43e de ligne. — Plaie contuse au bras gauche, coup de feu, Villorceau.— Rétraction musculaire, flexion permanente du coude.

CANEVET, Yves-Pierre, né le 18 juin 1845, Spezet (Finistère), 42e de ligne. — Fracture comminutive de l'avant-bras (?), coup de feu, Champigny. — Ankylose du coude.

CANIBEL, Pierre, 1er chass. à pied. — Plaie déchirée à la main gauche, ablation du doigt auriculaire, éclat d'obus, Vosnes. — Rétraction des doigts.

CANIOT, Emile, garde mob. du Nord, caporal-clairon. — Plaie contuse à la cuisse (?), coup de feu, Formeries, 28 octobre. — Projectile non extrait.

CANLAI, Gustave, 51e de ligne. — Plaies contuses aux deux cuisses, éclat d'obus, Loigny. — Perte considérable de substance musculaire, cicatrices profondes et adhérentes.

CANNAC, Jean-Antoine, né le 14 octobre 1845, Laroque-Sainte-Marguerite (Aveyron), 73e de ligne. — Plaie pénétrante à l'articulation scapulo-humérale gauche, coup de feu, Saint-Quentin. — Ankylose de l'épaule.

CANNAC, Pierre, 46e de ligne. — Fracture comminutive de la jambe (?), coup de feu, Beaumont. — Cal difforme, incurvation de la jambe.

CANNESSON, Auguste, 14e de ligne, sergent.—Plaie contuse à l'épaule droite, coup de feu, Sedan.

CANTAZ, François, né le 15 août 1850, la Chapelle (Haute-Savoie), rég. étranger.— Fracture comminutive du cubitus gauche, coup de feu, Montbéliard. — Cal volumineux, atrophie et paralysie des doigts.

CANTEAU, Pierre–Louis, né le 3 octobre 1845, Saint-Laurs (Deux-Sèvres), 25e de ligne.— Fracture comminutive de la jambe droite au tiers inférieur, coup de feu, Gravelotte. — Ankylose tibio-tarsienne.

CANTELOUBE (DE) DE MARMIÈS, Camille-Joseph-Adrien, né le 27 mai 1840, Brives (Corrèze), 38e de ligne, capitaine. — Fracture du fémur gauche, au grand trochanter, coup de feu, Orléans. — Ankylose coxo-fémorale.

CANTET, Pierre, 43e de ligne. — Plaie contuse à la main gauche, ablation partielle de l'indicateur, coup de feu, Beaugency.

CANTIÉ, Frédéric-Paul, né le 7 mai 1822, Paris (Seine), 69e de ligne, capitaine. — Fracture comminutive de l'extrémité inférieure de l'humérus gauche, coup de feu, Borny.—Ankylose du coude.

CANTINA, Didier, né le 14 août 1837, Cléder (Finistère), 2e de ligne. — Fracture de l'articulation coxo-fémorale gauche et du fémur, éclat d'obus, Changé, 10 janvier. — Paralysie incomplète de tout le membre inférieur.

CANTON, Jean, né le 16 janvier 1839, Thills (Landes), 38e de ligne. — Ophthalmie, tranchées en avant d'Issy. — Perte de la vision de l'œil droit.

CANU, Ferdinand, 11e de ligne. — Congélation, 10 janvier, Conneré.—Hémiplégie droite, subite.

CANUT, Camille, né le 8 octobre 1845, Nîmes (Gard), 53e de ligne. — Plaie contuse à la jambe gauche, coup de feu, Changey. — Cicatrice adhérente.

CAOS, François, 87e de ligne. — Plaie compliquée à l'avant-bras, au poignet et à la main, côté (?), coup de feu devant Strasbourg, 2 septembre. — Ankylose radio-carpienne.

CAPDEVILLE, Pierre, né le 29 novembre 1844, Saint-Avit (Landes), 86e de ligne. — Désorganisation de l'œil gauche, coup de feu, Beaumont.

CAPDEVIOLLE, Pierre, né le 19 octobre 1845, Doazit (Landes), garde mob. des Landes. — Fracture comminutive du cubitus, lacération des parties molles, coup de feu, Château-Robert (Seine-Inférieure), 4 janvier. — Large cicatrice adhérente, atrophie et extension permanente des doigts.

CAPEL, Antoine, 46e de ligne. — Plaie contuse à la main droite, coup de feu, devant Paris, 6 avril.

CAPELLE, Jean-Alfred-Louis-Charles, né le 11 juillet 1841, Solente (Oise), 59e de ligne. — Fracture des deux malléoles, jambe gauche, chute de cheval, 17 septembre, Vallières (Metz). — Déviation du pied en dehors.

CAPES, Jean, 66e de ligne. — Fracture du fémur droit, coup de feu, Rezonville.

CAPIEN, Auguste-Adrien, né le 26 juin 1843, Vallerangue (Gard), 93e de ligne. — Large plaie déchirée à la partie moyenne interne de la cuisse gauche et plaie contuse à la cuisse droite, éclat d'obus, Gravelotte. — Hernie hypogastrique, cicatrice adhérente, large et profonde.

CAPIL, Jean-Eugène, 3e zouaves. — Fracture comminutive de la jambe gauche, coup de feu, Frœschwiller.

CAPITAINE, Adolphe-Léon, né le 26 juillet 1849, Yvernaumont (Ardennes), 33e de ligne. — Fracture comminutive de la jambe gauche, coup de feu, Orléans, 4 décembre. — Consolidation vicieuse, ankylose du genou et de l'articulation tibio-tarsienne.

CAPITAINE, Guillaume, né le 5 février 1845, Bannalec (Finistère), 44e de ligne. — Plaie contuse au genou droit, coup de feu, Borny. — Ankylose du genou dans la flexion, exostose de la tubérosité externe du tibia.

CAPLIEZ, Charles-Joseph, né le 27 juillet 1847, Somain (Nord), 27e artill. — Plaie contuse à la main gauche et à l'œil droit, éclats d'obus, Bapaume. — Ankylose du pouce.

CAPOROSSI, Pierre, 17e de ligne. — Fracture de l'os iliaque, à (?), et des vertèbres sacrées, coup de feu, Montmesly.

CAPOT, Jean, né le 18 octobre 1844, Montréal (Gers), 67e de ligne. — Fracture du condyle interne du fémur gauche, coup de feu, Forbach. — Ankylose du genou dans l'extension.

CAPOT, Louis, 34e de ligne. — Plaie contuse à la fesse gauche, lésion du fémur, coup de feu, Sedan. — Points fistuleux.

CAPPEL, François, 68e de ligne. — Plaie contuse au mollet gauche, coup de feu, Saint-Quentin.

CAPPELAÈRE, Vidal-Armand, garde mob. du Nord. — Large plaie contuse à l'épaule droite et à la nuque, éclat d'obus, Saint-Quentin.

CAPRON, Henri-Joseph, né le 15 juillet 1822, Béalencourt (Pas-de-Calais), 12e cirassiers. — Asthme et hypertrophie du cœur, déformation du thorax, fatigues.

CAPRON, Placide-Joseph, 24e de ligne. — Plaie contuse à la jambe gauche, coup de feu, Saint-Quentin. — Rétraction musculaire, balle enkystée.

CAPT, Gustave-Théophile, né le 21 janvier 1841, Versailles (Seine-et-Oise), 41e de ligne. Fracture des métatarsiens, pied droit, coup de feu, Villorceau. — Atrophie du pied.

CAQUEREAU, Eugène-Germain, 68e de ligne, caporal. — Fracture des 2e et 3e métatarsiens, pied gauche, coup de feu, Beaumont.

CAQUERIAUX, Jules, 45e de ligne. — Fracture comminutive de l'os iliaque gauche, coup de feu, Frœschwiller. — Plaie fistuleuse persistante.

CAQUET, Jules-Ernest, 15e chass. à pied. — Plaies contuses au mollet droit et au creux poplité, 2 coups de feu, Frœschwiller. — Rigidité persistante du genou.

CAQUINEAU, Louis, né le 11 septembre 1848, Liez (Vendée), 9e artill. — Plaie contuse au bras droit, éclat d'obus, Wissembourg. — Désorganisation de l'œil gauche, variole en captivité en Silésie.

CAQUOIN, Auguste, né le 28 novembre 1844, Plattemenville (Manche), 82e bat. de la garde nationale de la Seine. — Plaie en séton à la cuisse droite, coup de feu, Buzenval.

CARABASSE, Alexandre-Victor, né le 2 juillet 1840, la Cavalerie (Aveyron), 19e de ligne. — Fracture comminutive du radius, avant-bras gauche, coup de feu, Borny. — Pseudarthrose.

38

298 BLESSURES DIVERSES ET MALADIES.

CARADEC, Tanguy-Mathurin, 44e de ligne. — Fracture du 5e métatarsien, pied droit, coup de feu, Sainte-Barbe (Metz).

CARAIRE, Jean, garde mob. du Lot. — Large plaie déchirée à la cuisse droite, éclat d'obus, Ourcelles, 10 décembre. — Atrophie de tout le membre inférieur.

CARAL, Joseph-Jean-Pierre, 13e de ligne, sergent. — Fracture du cubitus droit, coup de feu, Borny.

CARALY, Claude, garde mob. du Rhône, sergent. — Fracture comminutive de l'omoplate gauche, coup de feu, 19 janvier (?). — Gêne considérable des mouvements de l'épaule.

CARANOVÉ, Jean, né le 28 mars 1844, Saint-Clément (Cantal), 12e chass. à pied. — Plaie pénétrante dans l'articulation tibio-tarsienne, coup de feu, Gravelotte. — Ankylose tibio-tarsienne.

CARAS, Michel, 17e de ligne. — Plaie contuse à la main droite, coup de feu, Beaumont. — Perte partielle du doigt indicateur.

CARAYON, Célestin, 19e chass. à pied. — Plaie compliquée à l'avant-bras droit, éclat d'obus, Servigny-sous-Metz.

CARBONEL, Joseph-Émile, 53e de ligne. — Fracture comminutive de l'extrémité inférieure du radius gauche, coup de feu, Sedan. — Ankylose du poignet.

CARBONNE, Jean, 17e de ligne.—Plaies contuses aux deux cuisses, coup de feu, Beaumont.

CARBONNE-RÉGALAT, Julien-Juventin, né le 22 octobre 1848, Saurat (Ariége), 35e de ligne. — Fracture du maxillaire supérieur, coup de feu, Chevilly. — La balle pénètre à l'articulation temporo-maxillaire gauche, traverse le maxillaire et sort à la base du nez, altération profonde de l'œil gauche.

CARDEILHAC, Jean-Louis, né le 1er janvier 1844, Merlheu (Hautes-Pyrénées), 88e de ligne. — Fracture du fémur droit et de l'os iliaque, coup de feu, Beaumont. — Cicatrices déprimées et adhérentes, atrophie et déviation de tout le membre.

CARDEUR, Victor, 13e de ligne. — Plaie contuse à la main droite, éclat d'obus, Sainte-Barbe. — Perte partielle de l'indicateur.

CARDINAL, Alfred, né le 2 février 1848, Sedan (Ardennes), 47e de ligne, caporal. — Fracture de l'omoplate droite, coup de feu, Sedan. — Cicatrices adhérentes.

CARDINAL, François-Adolphe, né le 27 juin 1847, Vinezac (Ardèche), garde mob. de l'Ardèche. — Ophthalmie grave, contusion par une branche d'arbre étant de grand'garde dans la forêt de Vernon. — Opacité de la cornée, œil gauche.

CARDINAL, Jean-Baptiste, garde mob. de la Charente-Inférieure. — Fracture du radius, avant-bras gauche, éclat d'obus, Autun, 1er décembre. — Cicatrice adhérente.

CARDINAL, Giles, né le 12 décembre 1836, Plougourvest (Finistère), 75e de ligne. — Plaie compliquée à l'avant-bras droit, fracture du radius, coup de feu, Gravelotte. — Perte des mouvements de la main et des doigts.

CARDOLACIA, Jean-Toussaint, 56e de ligne, sergent. — Fracture de l'humérus (?), coup de feu, Josnes. — Flexion permanente de l'avant-bras sur le bras.

CARDON, François, né le 10 juillet 1846, Brie (Seine-et-Marne), garde mob. de Seine-et-Marne. — Fracture de l'extrémité inférieure du péroné, jambe droite, coup de feu, Bry-sur-Marne. — Perte de substance musculaire du mollet.

CARDON, Jean-Baptiste-Joseph, né le 7 avril 1850, Cattenières (Nord), 75e de ligne. — Plaie contuse à la main gauche, fracture des doigts, coup de feu, Saint-Quentin. — Perte de l'usage de la main.

CARÉAC, Jean-Baptiste, 35e de ligne. — Congélation. — Renversement du pied droit en dehors.

CARESCHE, Charles-Louis, 23e de ligne, sergent. — Plaie contuse à la cuisse droite, coup de feu, Gravelotte.

CARETTE, Paul-Charles, garde mob. du Nord. — Plaie contuse au genou droit, coup de feu, Villers-Bretonneux.

CARLES, Jean, 58e de ligne. — Plaie contuse à l'oreille gauche, éclat d'obus, Mouzon. — Surdité incomplète.

CARLES, Jean-Joseph, 19e de ligne. — Plaie contuse à l'épaule droite, coup de feu, Borny.

CARLIER, Désiré-Narcisse, né le 17 octobre 1843, Méry (Oise), 26e de ligne. — Plaie contuse à la main gauche, perte de l'indicateur, éclat d'obus, Gravelotte. — Atrophie de l'avant-bras et de la main.

CARLIEZ, Henri-Joseph, né le 28 février 1843, Cambrai (Nord), 1er zouaves. — Fracture comminutive de la jambe droite, par une roue de fourgon, Wœrth. — Consolidation vicieuse, ankylose du pied.

CARMIER, Jean, 83e de ligne (3e voltigeurs de la garde).—Plaie contuse à la main gauche, perte du doigt médius, coup de feu, Ladonchamps.

CARMILLET, Jean-Baptiste, 64e de marche. — Plaie compliquée à la main droite, 3 mai, fort d'Issy. — Luxation des 3e et 4e métacarpiens.

CARNUS, Jacques, 36e de ligne. — Plaie pénétrante de poitrine avec fracture de côtes, coup de feu, Frœschwiller. — Adhérences pleurales.

CARON, Abel-Victor, 70e de ligne. — Fracture du péroné, jambe gauche, coup de feu, Gravelotte. — Cicatrice adhérente, atrophie de la jambe.

CARON, Alexis-Emile, 25e (?) de ligne. — Fracture de la clavicule gauche, coup de feu, Saint-Privat.— Consolidation vicieuse, cicatrice adhérente à l'épaule.

CARON, Charles-François, né le 27 août 1844, Taisnil (Somme), 1er train des équipages. — Plaie contuse au genou gauche, chute de cheval, Lyon. — Cicatrice longue et adhérente.

CARON, Constant-Elisée, né le 23 novembre 1848, Aimay (Pas-de-Calais), 61e de ligne.— Fracture du bord externe de la cavité orbitaire gauche, coup de feu, Héricourt. — Amaurose complète.

CARON, Ildefonse-Désiré-Joseph, né le 23 août 1850, Bellaing (Nord), 91e de ligne.—Plaie contuse au-dessous de la clavicule gauche et à la jambe droite, 2 coups de feu, Pont-Noyelles.

CARON, François-Constantin, 64e de ligne. — Plaie à la main gauche, ablation du doigt indicateur, coup de feu, le Mans.

CARON, Jules-César, né le 4 octobre 1844, Troisvilles (Nord), 61e de ligne. — Fracture comminutive du cubitus droit et plaies contuses à la cuisse et à la jambe droites, coups de feu, Beaumont.

CARON, Jules-Emile, 41e de ligne. — Plaie contuse à la main droite, coup de feu, 4 mai, Clamart. — Flexion permanente de l'indicateur.

CARON, Victor-Dieudonné, né le 16 juillet 1838, Auppegard (Seine-Inférieure), 22e de ligne, caporal. — Plaie contuse à la région temporo-pariétale droite, coup de feu, Sedan. — Perte de substance osseuse, cicatrice profonde et adhérente.

CARPENTIER, Narcisse, né le 3 novembre 1848, la Ferté-Saint-Samson (Seine-Inférieure), 71e de ligne. — Plaie contuse au genou gauche, éclat d'obus, Dijon.—Tumeur blanche.

CARQUIN, Jean-Baptiste-Clovis, 63e de ligne.—Plaie contuse à la main (?), perte du doigt indicateur et d'une partie de son métacarpien, coup de feu, Spickeren.

CARRAUSSE, Jean, 67e de ligne. — Plaie contuse à la partie supérieure et postérieure de la cuisse droite, coup de feu, Gravelotte.

CARRÉ, Alexandre-Alphonse, né le 20 avril 1838, Bailleul-le-Sec (Oise), 3e artill., maréchal des logis. — Plaie pénétrante à l'articulation radio-carpienne droite, plaies à la face et à l'avant-bras gauche, coups de sabre, Arthenay. — Ankylose du poignet droit, et paralysie des doigts, déformation de la main.

CARRÉ, Claude, né le 14 août 1844, Lucenay-l'Evêque (Saône-et-Loire), 80e de ligne. — Fracture comminutive du 1er métatarsien, pied gauche, coup de feu, Saint-Privat. — Ankylose du genou, flexion permanente de la jambe sur la cuisse.

CARRÉ, Jean-Baptiste, né à Foix (Loire-Inférieure), 2e zouaves. — Fracture comminutive de la clavicule et de l'omoplate (?), coup de feu, Frœschwiller.

CARRÉ, Jules, né le 23 novembre 1845, Château-Porcien (Ardennes), 53e de ligne.—Plaie contuse à la région fronto-pariétale droite, éclat d'obus, Sedan. — Cicatrice profonde, large de 4 centimètres, laissant le cerveau sans protection suffisante.

CARRÉ, Léon, né le 8 août 1847, Séry (Yonne), garde mobilisée de l'Yonne.—Fracture de la partie inférieure de la jambe gauche, coup de feu, la Roche-sur-Yonne. — Ankylose tibio-tarsienne.

CARRÉ, Louis-Alexandre, né le 1er mai 1847, la Croix-en-Brie (Seine-et-Marne), 19e de ligne. — Fracture des 2e et 3e métacarpiens, main droite, coup de feu, Borny.—Déformation de la main, ankylose radio-carpienne.

CARRÉ, Pierre, né à Brasey (Côte-d'Or), garde mob. de la Côte-d'Or. — Fracture double du maxillaire inférieur, coup de feu, Champigny. — Cicatrisation vicieuse, déviation des dents.

CARRÉ, Jean-Prosper, né le 16 février 1841, Changé (Mayenne), garde mobilisée de la Mayenne. — Fracture des os du carpe et du métacarpe, coup de feu, 15 janvier, Alençon. — Plaie fistuleuse, atrophie et paralysie de la main.

CARRÉ, Théodore-Victor, né le 26 mai 1845, Villefranche (Loir-et-Cher), 94e de ligne. — Plaie compliquée au coude droit, éclat d'obus, Gravelotte. — Ankylose du coude.

CARREL, François-Philomène, 9e hussards. — Plaie contuse à la cuisse gauche, coup de feu (?).

CARRÈRE, Blaise, garde mob. de la Haute-Garonne. — Fracture du 3e métacarpien, main gauche, coup de feu, 24 janvier, Besançon.

CARRÈRE, François, 39e de ligne.—Fracture du cubitus, avant-bras gauche, éclat d'obus, Josnes. — Cicatrice irrégulière.

CARRÈRE, Jacques, né à Hagetmony (Landes), 37e de ligne. — Fracture de la malléole externe, pied droit. — Ankylose incomplète tibio-tarsienne.

CARRÈRE, Jean, dit PEYRÉ, né le 1er avril 1845, Orthez (Basses-Pyrénées), garde mob. des Basses-Pyrénées. — Congélation, Belfort. — Perte du gros orteil, pied droit.

CARRÈRE, Joseph-François, artillerie de la garde mob. de la Gironde, capitaine. — Fracture double du péroné et de la malléole externe, jambe droite, chute de cheval, 1er mars, Bordeaux. — Gonflement permanent et sub-luxation de l'articulation tibio-tarsienne, déviation du pied.

CARRÈRE, Pierre-Auguste, garde mob. des Basses-Pyrénées. — Plaie contuse à la région dorsale du pied gauche, coup de feu, 13 janvier, Arcey.

CARRET, Joseph, garde mob. du Gers. — Plaie contuse à la partie inférieure et postérieure de la cuisse droite, coup de feu, Saint-Quentin. — Atrophie de la jambe, déviation du pied.

CARRETTE, Antoine, 56e de ligne. — Plaie contuse à la jambe droite, lésion du tibia, éclat d'obus, Beaugency.

CARREY, Alexis-Alphonse, 89e de ligne. — Plaie contuse à la région dorsale, coup de feu, Sedan.

CARREY, Étienne, né le 28 octobre 1842, Aynans (Haute-Saône), francs-tireurs de la Haute-Saône. — Plaie contuse à la région orbitaire droite, fracture de la jambe gauche, éclats d'obus, Abbevillers. — Perte complète de l'œil droit, raccourcissement de la jambe.

CARREZ, Louis-Alphonse, 100ᵉ de ligne. — Plaie compliquée à la cuisse gauche, région trochantérienne, éclat d'obus, Saint-Privat. — Paralysie partielle de la cuisse.

CARRIAS, Jean, né le 18 janvier 1850, Riom (Puy-de-Dôme), 17ᵉ chass. à pied. — Plaie déchirée à la cuisse gauche, coup de feu, 6 mai, Clamart. — Paralysie de la jambe et du pied.

CARRIAULT, Simon, 90ᵉ de ligne, caporal. — Plaie contuse à la main gauche, fracture du 1ᵉʳ métacarpien, coup de feu, Gravelotte. — Perte du pouce et de son métacarpien.

CARRIÉ, François, 46ᵉ de ligne, caporal. — Fracture des métatarsiens, pied droit, coup de feu, Sedan. — Atrophie du pied.

CARRIÉ, Pierre, 51ᵉ de ligne. — Plaie contuse s'étendant de la région lombaire droite à la hanche, même côté, coup de feu, Patay. — Amaigrissement de tout le membre inférieur.

CARRIER, Antoine, 92ᵉ de ligne.—Plaie contuse à la main gauche, coup de feu, Chenebier. — Ankylose du doigt médius et difficulté des mouvements de l'indicateur et de l'annulaire.

CARRIÈRE, Ferdinand-Alfred, 98ᵉ de ligne, sergent. — Plaie contuse à l'épaule gauche, coup de feu, Gravelotte. — Cicatrices adhérentes à la clavicule et à l'omoplate.

CARRIÈRE, Henri-Étienne, né le 13 août 1847, Grand'Combe (Gard), 3ᵉ zouaves. — Plaie contuse à la région cervicale antérieure gauche : plaies contuses à la partie supérieure du bras droit et aux deux cuisses, 3 coups de feu, Frœschwiller.

CARRIÈRE, Jacques-Victor, né le 18 décembre 1845, Villefranche (Haute-Garonne), garde mob. de la Haute-Garonne, lieutenant. — Fracture du coude gauche, 10 janvier, Montfort, accident. — Ankylose du coude, demi-flexion permanente de l'avant-bras, et flexion du pouce et de l'indicateur.

CARRIÈRE, Louis, né le 1ᵉʳ juin 1847, Bergerac (Dordogne), garde mob. de la Dordogne. — Large plaie déchirée au bras droit, éclat d'obus, Loigny. — Cicatrices adhérentes, gêne des mouvements du bras.

CARRIÈRE, Louis-Casimir, né le 11 septembre 1848, Bédarieux (Hérault), 54ᵉ de ligne. — Fracture du coude gauche, coup de feu, 23 mai, Courcelles (Paris). — Ankylose du coude.

CARRIEU, Romain, né le 28 février 1840, Estaing (Hautes-Pyrénées), 2ᵉ de ligne. — Plaie contuse au pied droit, coup de feu, Beaugency. — Semi-ankylose tibio-tarsienne.

CARRINCAZEAUX, Bernard, né le 28 décembre 1850, Laurède (Landes), 61ᵉ de ligne. — Plaie compliquée à la partie supérieure de la cuisse gauche, coup de feu, Héricourt. — Plaie fistuleuse et induration du tissu cicatriciel au pli de l'aine.

CARROSSE, Firmin, né le 25 septembre 1850, Lavaur (Tarn), 19ᵉ chass. à pied. — Plaie compliquée à la face, éclat d'obus, Meung. — Cécité complète.

CARROUEL, Germain-Alexis, 21ᵉ de ligne. — Plaie contuse à la cuisse (?), coup de feu (?). — Flexion permanente de la jambe.

CARRY, Pierre-Jacques, né le 13 novembre 1841, Saint-Brandan (Côtes-du-Nord), 57ᵉ de ligne. — Coup de feu à travers l'articulation tibio-tarsienne droite, Chenebier. — Ankylose tibio-tarsienne, déformation de la jambe.

CARS, Antoine, garde mob. du Rhône. — Plaie contuse à la région lombaire gauche, coup de feu, Nuits, 18 décembre.

CARTEIGNIE, Édouard, 15ᵉ de ligne.—Plaie contuse à la main droite, éclat d'obus, 13 avril, Puteaux. — Perte des dernières phalanges de l'annulaire et de l'auriculaire.

CARTELS, Jean, 50ᵉ de ligne. — Plaie compliquée à l'avant-bras droit, fracture du cubitus, coup de feu, Wissembourg. — Atrophie de la main.

CARTEROT, Jacques, né le 1ᵉʳ novembre 1848, Montbellet (Saône-et-Loire), 11ᵉ artillerie.— Fracture du coude gauche, coup de feu, Créteil. — Ankylose du coude à angle très-ouvert

CARTIER, Adrien, 3ᵉ de ligne, clairon. — Plaie pénétrante de poitrine, coup de feu, Juranville. — Dyspnée.

CARTIER, Bonaventure, 38e de ligne. — Plaie en séton au cou, coup de feu, 4 décembre, Orléans. — Plaies fistuleuses.

CARTIER, Constant-Louis, 10e artill. — Plaie contuse à la jambe droite, coup de pied de cheval, 25 octobre, Rennes. — Cicatrice très-étendue et adhérente à la crête du tibia.

CARTIER, Jean-Marie-Emile, né le 1er décembre 1845, Sorcy-Bauthémont (Ardennes), 16e chass. à pied, sergent-major. — Plaie pénétrante dans l'articulation fémoro-tibiale, coup de feu, Frœschwiller. — Ankylose du genou, la jambe dans l'extension.

CARTIER, Joseph-René, 18e artill. — Plaie contuse à la jambe droite, éclat d'obus, Gravelotte. — Ostéite du tibia, cicatrice adhérente.

CARTIER, Victor-Ferdinand, né à Acy en-Multien (Oise), 10e artill. — Plaie déchirée à la jambe gauche, éclat d'obus, 10 décembre, Josnes. — Perte considérable de substance du mollet.

CARTON, Antoine, né le 29 août 1850, Saint-Priet (Creuse), 68e de ligne. — Plaie compliquée au côté droit de la face, fracture du maxillaire inférieur, éclat d'obus, Héricourt. — Ankylose incomplète du maxillaire et surdité du côté droit.

CARTON, Gustave-Joseph, né le 28 mai 1833, l'Ile Rousse (Corse), 2e cuirassiers, brigadier. — Plaie contuse à la jambe gauche, lésion osseuse, coup de feu, Frœschwiller. — Complications, gangrène de la peau jusqu'au sacrum, perte de l'usage de tout le membre.

CARTRAY, Antoine-Charles, né le 12 février 1850, Bourges (Cher), 89e de ligne, caporal. — Fracture comminutive de l'humérus gauche, éclat d'obus, les Moulineaux, 2e siége.—Consolidation vicieuse, atrophie de l'avant-bras et de la main.

CARTRY, Hermann-Guillain-Joseph, né le 8 mai 1846, Vaulx-Vrancourt (Pas-de-Calais), garde mob. du Pas-de-Calais. — Plaie contuse à la région orbitaire droite, éclat d'obus, Péronne. — Perte de l'œil droit.

CARVIN, Joseph-Marius, 23e de ligne. — Fracture de l'os iliaque gauche, pénétration du projectile, lésion de la vessie, coup de feu, Rezonville.

CARY, Henry-Joseph, 57e de ligne. — Plaie contuse à la poitrine, coup de feu, Gravelotte. — Cicatrice étendue, gêne de la respiration.

CAS, Adolphe-Edouard, 35e de ligne. — Plaie contuse à l'épaule droite, coup de feu, 25 mai, Paris. — Arthrite chronique scapulo-humérale.

CASAIN, Silvain, né le 18 décembre 1847, Cour-Cheverny (Loir-et-Cher), garde mob. du Loir-et-Cher. — Plaie compliquée à l'épaule gauche, fracture de l'omoplate et des deux premières côtes, coup de feu, Parigné-l'Evêque. — Nécrose, cicatrices adhérentes.

CASALI, Antoine-Joseph, né le 25 mars 1838, Bisinchi (Corse), 86e de ligne, sergent. — Plaie compliquée à la partie inférieure interne de la jambe gauche, éclat d'obus, Beaumont. — Cicatrice adhérente au tendon d'Achille en partie détruit, ankylose tibio-tarsienne.

CASANOVA, Ange-Toussaint, 100e de ligne, caporal. — Plaie compliquée à l'avant-bras droit, coup de feu, Gravelotte. — Déformation, amaigrissement de l'avant-bras.

CASANOVA, Laurent, 42e de ligne.—Fracture comminutive du fémur gauche, éclat d'obus, Champigny. — Large cicatrice adhérente au fémur, atrophie du membre inférieur.

CASANOVA, Paul-Martin, 1re légion mobilisée du Rhône. — Plaie contuse à la partie postérieure de la jambe droite, coup de feu, 18 décembre, Nuits. — Perte de substance musculaire, cicatrice adhérente au tibia.

CASAUBON, Pierre, 52e de ligne. —Fracture comminutive de la jambe droite, coup de feu, 17 janvier, Chenebier. — Consolidation vicieuse.

CASIEZ, Désiré-Jean-Baptiste, 65e de ligne.—Plaie compliquée à la jambe droite, coup de feu, Saint-Quentin. — Atrophie de la jambe.

CASIMIR, Jean, né le 28 février, 1839, Altier (Lozère), 24ᵉ de ligne. — Plaie contuse à la partie latérale externe de l'avant-bras droit, éclat d'obus, Gravelotte. — Cicatrice adhérente.

CASIN, Adolestant, né le 14 avril 1849, Louvignies-Quesnoy (Nord), 46ᵉ de ligne.—Plaie contuse au coude droit, coup de feu, Villorceau, 8 décembre. — Ankylose du coude.

CASSAËT, Bertrand, né le 3 juin 1847, Villeneuve-Lécusson (Haute-Garonne), 66ᵉ de ligne. — Plaie compliquée à la face, fracture, perforation de la voûte palatine, éclat d'obus, plaies contuses à la cuisse gauche, coup de feu, Rezonville. — Perte considérable de substance du maxillaire supérieur droit.

CASSAGNADE, Jean, né le 26 août 1825, Sort (Corrèze), garde nationale de la Seine. — Contusion au pied gauche, chute, Buzenval. — Arthrite tibio-tarsienne chronique.

CASSAGNAU, Joseph, garde mob. du Gers. — Plaie contuse à la main gauche, coup de feu, Yvré-l'Evêque. — Ablation de deux phalanges du doigt indicateur.

CASSAGNAUD, Jean-Baptiste, 66ᵉ de ligne. — Plaie contuse à l'épaule droite, coup de feu, Rezonville. — Lésion de la tête de l'humérus.

CASSAGNE, Pierre, né le 4 novembre 1849, Eugénie-les-Bains (Landes), 38ᵉ de ligne. — Plaie contuse à la main gauche, coup de feu, Verrières, 2ᵉ siége. — Paralysie et atrophie de la main.

CASSAGNE, Joseph, né le 28 août 1850, Vicille (Landes), 77ᵉ de ligne. — Plaie pénétrante dans le genou gauche, fracture de la rotule, éclat d'obus, le Mans. — Ankylose du genou dans l'extension.

CASSAN, Adolphe-Félix, né le 6 novembre 1846, Saint-Laurent-de-Carnols (Gard), garde mob. du Gard. — Fracture comminutive de la jambe gauche, éclat d'obus, Pont-Noyelles. — Raccourcissement, incurvation et atrophie.

CASSAN, Jean-Baptiste, né le 22 janvier 1846, Belcastel (Aveyron), 15ᵉ artillerie, maréchal des logis. — Contusion violente au bas ventre, chute, Metz. — Cystite chronique et hématurie.

CASSAN, François, né le 27 janvier 1842, Peyrusse (Aveyron), 80ᵉ de marche. — Plaie compliquée au dos, fracture des apophyses épineuses des 8ᵉ et 9ᵉ vertèbres dorsales, coup de feu, Ladonchamps. — Trouble des facultés intellectuelles, affaiblissement des membres inférieurs.

CASSAN, Pierre, garde mob. du Lot. — Plaie contuse à la jambe gauche, coup de feu, Ley-sur-Gravant. — Atrophie de la jambe.

CASSAN, Jean-Victor, 3ᵉ zouaves. — Plaie contuse à la main droite, coup de feu, Beaune-la-Rolande. — Perte du doigt médius.

CASSAND, Joseph, 28ᵉ de ligne. — Plaie compliquée à l'épaule gauche, fracture de l'omoplate, coup de feu, sous Metz. — Large cicatrice adhérente à l'omoplate.

CASSEL, Charles-Joseph, né à Nantes (Loire-Inférieure), 93ᵉ de ligne (112ᵉ de marche). — Plaie compliquée à la main droite, fracture de deux métacarpiens, coup de feu, 21 décembre, Ville-Évrard.

CASSEL, Henri, 2ᵉ de ligne. — Plaie contuse à la main gauche, ablation du doigt auriculaire, coup de feu, Spickeren.

CASSEVILLE, Claude, 90ᵉ de ligne. — Plaie contuse à l'épaule gauche, coup de feu, 30 octobre, Dijon.

CASSO, Isidore, 1ᵉʳ bataillon d'inf. légère d'Afrique. — Plaie contuse à la main gauche, ablation de la phalangette des doigts, coup de feu, Beaune-la-Rolande.

CASSOU, André, 19ᵉ chass. à pied. — Fracture de la jambe droite, coup de feu (?).

CASSOU, Jean, 31ᵉ de ligne. — Fracture du maxillaire inférieur, coup de feu, 11 janvier, Conneré. — Consolidation vicieuse.

CASSOU, Joseph, né le 9 avril 1841, Asson (Basses-Pyrénées), 32ᵉ de ligne. — Fracture comminutive de l'humérus droit, coup de feu, Nompatelize, 6 octobre.—Consolidation vicieuse.

CASTAGNÉ, Jean-Baptiste, né le 26 février 1849, Baladon (Lot), garde mob. du Lot. —

Fracture du poignet droit, coup de feu, 18 décembre, Origny (Côte-d'Or). — Complications, ankylose du poignet.

CASTAGNÉ, Jules-Auguste, né le 6 octobre 1842, Aussillon (Tarn), 93e de ligne. — Fracture de la partie supérieure de l'humérus gauche, coup de feu, Gravelotte.—Ankylose scapulo-humérale, plaie fistuleuse.

CASTAGNIER, Émile-François, 78e de ligne. — Fracture du fémur gauche, coup de feu, Frœschwiller. — Raccourcissement de la cuisse.

CASTAING, Jean-Marcelin, 82e de ligne. — Plaie contuse à la cuisse gauche, coup de feu, le Mans, 10 janvier. — Cicatrice profonde et adhérente.

CASTAINGTS, Joseph-Stanislas, 58e de ligne. — Plaie pénétrante de l'abdomen, lésion de la vessie, coup de feu, 11 janvier, le Mans. — Fistule urinaire.

CASTANET, François-Jules, né le 13 février 1832, Sainte-Croix (Lozère), 14e de ligne. — Plaie contuse à l'abdomen, coup de feu, Villorceau. — Hernie abdominale à 3 centimètres de l'ombilic.

CASTANET, Jean-Louis-Adrien, né le 19 décembre 1849, la Grand'Combe (Gard), garde mob. du Gard.—Congélation, Pont-Noyelles.—Perte de la 2e phalange des deux gros orteils, ankylose des orteils, cicatrices à la face plantaire des deux pieds.

CASTANET, Louis-Achille, né le 4 février 1849, Saint-Étienne (Loire), 10e de ligne. — Plaie en séton à la partie supérieure de la cuisse gauche, balle-sortie au niveau du pubis, coup de feu, Plessis-Piquet, 19 septembre.

CASTE, Cyr-André-Médard, né le 8 juin 1850, Cucuron (Vaucluse), 52e de ligne. — Plaie déchirée à la cuisse gauche, éclat d'obus, Chenebier. — Cicatrice étendue et adhérente.

CASTEBRUNET, Joseph, 87e de ligne. — Fracture comminutive de l'humérus droit, éclat d'obus, 21 septembre, Strasbourg. — Cal volumineux.

CASTEILLA, Fortuné-Michel-Vincent, rég. non indiqué. — Plaies contuses à la face et au cou, rupture du muscle sterno-mastoïdien, éclats d'obus, Arthenay, 3 décembre. — Larges cicatrices à la face et au cou.

CASTEL, Adolphe-Casimir-Maximin, 19e chass. à pied. — Fracture de l'humérus droit et luxation irréductible de l'extrémité sternale de la clavicule, coup de feu, Sedan.

CASTEL, Paul-Léon, né le 17 février 1845, Marssac (Tarn), 89e de ligne, caporal.—Plaie contuse au coude droit, coup de feu, Sedan. — Ankylose du coude et de la main, atrophie et paralysie de l'avant-bras.

CASTEL, Camille-Victor, né le 18 juillet 1850, Pourcieux (Var), 61e de ligne. — Fracture comminutive de la jambe droite, éclat d'obus, Byans, près Montbéliard, 16 janvier. -- Consolidation vicieuse, incurvation antérieure, atrophie de la jambe et du pied.

CASTEL, Jean, garde mob. du Gard. — Plaie contuse à l'avant-bras droit, éclat d'obus, Beauvais, 18 janvier.

CASTEL, Jean-Pierre-Aimé, né le 15 septembre 1821, Foix (Ariége), 36e de ligne, capitaine. — Plaie compliquée au poignet droit et à la main, coup de feu, Frœschwiller. — Ankylose du poignet et des doigts.

CASTELY, Jean-Honoré, né le 8 mai 1844, Mons (Var), 58e de ligne, sergent. — Plaie contuse à la cuisse gauche, coup de feu, Dinneau.

CASTERA, Mathieu, né le 13 janvier 1845, Escornebœuf (Gers), 43e de ligne. — Plaie contuse au bras gauche, perte de substance musculaire, éclat d'obus, Villorceau. — Grande cicatrice adhérente.

CASTERAN, Jean-Marie, 36e de ligne. — Plaie contuse à la région iliaque, coup de feu, Wœrth. — Plaie fistuleuse persistante.

CASTETS, Jean, né le 26 mai 1848, Lannemezan (Hautes-Pyrénées), 17e artill. — Plaie compliquée s'étendant de la région trochantérienne droite à la fesse gauche, lésion du sacrum, éclat d'obus, Saint-Privat. — Paraplégie.

CASTEX, Basile, 67e de ligne, caporal.—Plaie pénétrante de poitrine, côté gauche, et plaie contuse au genou droit, 2 coups de feu, Pont-Noyelles, 23 décembre.

CASTEX, Jean, légion étrangère. — Plaie compliquée à la jambe gauche, éclat d'obus, Montbéliard. — Atrophie de la jambe; cicatrice profonde et adhérente.

CASTRIGUE, Jean-Baptiste-Alexandre-Joseph, né le 14 mars 1847, Hazebrouck (Nord), 54e de ligne, sergent. — Plaie contuse au coude et à l'avant-bras droits, coup de feu, Amanvillers. — Ankylose du coude et atrophie de l'avant-bras.

CATAIS, Jacques, né le 26 novembre 1848, Lauzerte (Tarn-et-Garonne), 2e génie. — Fracture de la jambe gauche, chute de cheval, sous Paris, siége. — Consolidation vicieuse.

CATALAS, Jean, né le 19 juillet 1842, Brassac (Puy-de-Dôme), 36e de ligne. — Plaie pénétrante sous la rotule, coup de feu, Sedan. — Esquilles; abcès multiples, ankylose fémoro-tibiale et tibio-tarsienne.

CATAYS, Henri, 10e chass. à pied. — Fracture comminutive de l'humérus gauche, tiers supérieur, coup de feu, Spickeren. — Cicatrice difforme.

CATEL, Jean-Baptiste, 32e de ligne. — Plaie contuse à la main droite, coup de feu, Héricourt. — Perte partielle du doigt indicateur.

CATHELAIN, Louis-François, né le 23 mars 1808, Saint-Martin-sous-Cojeul (Pas-de-Calais), voiturier requis pour l'armée du Nord. — Fracture de la jambe droite, par roue de voiture, Saint-Quentin, 19 janvier. — Consolidation vicieuse, incurvation à convexité interne.

CATHERIN, Claude-Marie, né à Feuillon (Aisne), 29e chass. à pied. — Fracture comminutive de l'omoplate droite et plaie pénétrant dans l'épaule, coup de feu à (?).

CATOIRE, Louis-Belloni, né le 27 mai 1831, Aubreville (Meuse), 108e de ligne, capitaine. — Plaie pénétrante de l'abdomen et du bassin, coup de feu, Sedan. — Fistule urinaire.

CATREVAUT, François-Marie, né le 16 octobre 1845, Questembert (Morbihan), 12e de ligne. — Plaie compliquée à la face et plaie contuse à la région occipitale, 2 coups de feu, Gravelotte. — Une balle traverse les deux maxillaires supérieurs, détruit les os du nez, canal nasal. Perte de l'œil gauche, épiphora incurable, nécrose de l'occipital.

CATRY, Henri-Louis-Emile, 20e de ligne. — Plaie contuse à la main droite, coup de feu, Pravoy, 8 décembre. — Perte partielle du doigt indicateur.

CATTELIN, Marin, né le 30 novembre 1842, Ceyzerieu (Ain), 27e de ligne. — Plaie compliquée à la main droite, coup de feu, Patay. — Rétraction permanente des quatre derniers doigts.

CATTENAT, Auguste, ne le 23 juillet 1848, Monssoulens (Aude), garde mob. de l'Aude. — Plaie contuse à la cuisse droite, coup de feu, Montfort (Sarthe). — Trois cicatrices adhérentes.

CATTET, Adolphe-Emile, né à Gilley (Doubs), 17e chass. à pied. — Plaie contuse à la face, coup de feu, Frœschwiller. — Perte de la vision de l'œil droit.

CATTIER, Nicolas-Simon, garde mob. des Ardennes. — Fracture du fémur gauche, coup de feu, Saint-Quentin. — Raccourcissement de la cuisse.

CATTIVELLI, Charles, né le 30 août 1841, Plaisance (Italie), 1er régiment étranger.—Fracture de l'avant-bras gauche, coup de feu, Montbéliard. — Atrophie et perte des mouvements de l'avant-bras.

CATUSSE, Joseph-Paul, né le 10 décembre 1839, Assac (Tarn), 39e de ligne. — Perte du doigt indicateur droit, coup de feu, Patay.

CAUBET, Jean, 50e de ligne. — Plaie contuse à l'épaule et au bras droits, 2 coups de feu, Wissembourg. — Cicatrices adhérentes profondes.

CAUBET, Jean, dit de PIERSON, 45e de ligne. — Fracture de la jambe gauche, coup de feu, 11 janvier, le Mans.

CAUBET-PATRAM, Jean-Pierre, né le 20 janvier 1849, Massat (Ariége), 27e de ligne.—Plaie contuse à l'articulation tibio-tarsienne droite, coup de feu, Arthenay. — Ankylose.

39

CAUBIN, Raymond, 77e de ligne. — Plaies en séton aux deux cuisses, coup de feu, Conneré. — Cicatrice large et adhérente à la cuisse droite.

CAUCHE, Eugène, né le 6 février 1823, Aquiez-Clermont (Oise), garde nationale de la Seine. — Fracture de la jambe gauche, 22 janvier, remparts, Paris.

CAUDRON, Jean-Baptiste-François-Victor, né le 21 février 1848, Lucheux (Somme), 6e de ligne. — Fracture du fémur droit au tiers inférieur, coup de feu, Sainte-Barbe. — Cal volumineux et difforme, raccourcissement.

CAUDRON, Victor, né à Lucheux (Somme), 6e de ligne. — Fracture comminutive de la cuisse (?), éclat d'obus, Sainte-Barbe (Metz).

CAUFOURNIER, Constant-Noël, 74e de ligne. — Plaies contuses à la cuisse gauche, à la région cervicale et à la main droite, éclats d'obus, Wissembourg.

CAUJOLLE, Louis, 56e de ligne. — Plaie pénétrante de poitrine, fracture de la 7e côte, coup de feu, Frœschwiller. — Dyspnée.

CAULET, Etienne, garde mob. de la Haute-Saône. — Large plaie contuse au bras droit, tiers supérieur, coup de feu, Belfort. — Cicatrice adhérente et profonde.

CACMARTIN, Alexandre-Alphonse-Cléophas, garde mob. de la Somme. — Plaie contuse à l'épaule (?), coup de feu, Saint-Quentin.

CAUMEL, Jean-Emile, 87e de ligne. — Plaie en séton à la partie moyenne externe du bras gauche et plaie contuse à la main droite, Buzenval.

CAUMIÈRE, Jean, 22e de ligne. — Fracture comminutive du cubitus droit, coup de feu, Sedan. — Cicatrice adhérente et profonde, atrophie de l'avant-bras.

CAUNES, Jean, garde mob. de l'Aude. — Plaie contuse à la cuisse droite, coup de feu, 14 décembre, Morée-Saint-Hilaire.

CAUNIBEIL, Pierre-Michel-Clément, né le 6 mai 1849, Serdinga (Pyrénées-Orientales), 1er chass. à pied. — Plaie compliquée à la main gauche, éclat d'obus, Josnes. — Perte de l'auriculaire, rétraction des autres doigts.

CAU-NOURAT, Jean, 87e de ligne. — Fracture comminutive du péroné (?), coup de feu, 4 septembre, Strasbourg. — Cal difforme.

CAUQUIL, Augustin-Cyprien, 28e de ligne. — Plaie contuse à la jambe droite, coup de feu, 4 octobre. — Hypertrophie de la jambe et extension permanente du pied.

CAUQUIL, Clément, 39e de ligne. — Fracture de l'humérus droit, coup de feu, 9 octobre à (?).

CAUSSANEL, Jean-Antoine, né le 21 mars 1849, Rieupeyroux (Aveyron), 21e de ligne. — Fracture de l'olécrane, coude droit, coup de feu, Champigny. — Ankylose du coude, atrophie de l'avant-bras.

CAUSSE, Fulcrand-Frédéric, né le 13 octobre 1836, Saint-Saturnin (Hérault), 33e de ligne. — Plaie compliquée au coude droit, coup de feu, les Ormes, 11 octobre. — Ankylose du coude.

CAUSSÈQUES, Jean, 80e de ligne. — Fracture du métacarpe, main droite, éclat d'obus, Saint-Privat. — Exostose à la face palmaire, flexion incomplète de la main.

CAUSSIGNAC, Louis-Eugène, né le 22 février 1850, à Sainte-Énimie (Lozère), 15e de ligne. — Plaie déchirée à la main droite, coup de feu, Montmesly. — Déformation de la main.

CAUSSIN, Oscar-Nicolas, né le 5 décembre 1844, Fouilloy (Somme), 71e de ligne. — Fracture du poignet droit et de la main, coup de feu, 4 avril, Châtillon-sous-Paris. — Ankylose du poignet et cicatrices adhérentes.

CAUTE, Jean, né le 24 avril 1850, Meillard (Allier), 15e chass. à pied. — Fracture de l'humérus droit, coup de feu, Béthoncourt. — Consolidation vicieuse, demi-ankylose du coude, atrophie de tout le membre.

CAUTE, Léon-Pierre, 87e de ligne. — Plaie compliquée à la cuisse droite, fracture superficielle du fémur, coup de feu, 21 septembre, Strasbourg. — Cicatrice large et adhérente.

CAUTON, Joseph, 38e de ligne. — Ophthalmie grave, service dans les carrières d'Issy, 3 mai.—Perte de la vision de l'œil droit.

CAUVARD, Bernard, né le 4 octobre 1848, Échannay (Côte-d'Or), 1er dragons. — Fracture de l'humérus et du coude gauches, chute de cheval, Fontainebleau. — Ankylose du coude.

CAUVÉ, Joseph-Julien, né le 9 janvier 1845, Uriménil (Vosges), 119e de ligne, sergent. — Plaie compliquée à l'épaule droite, coup de feu, Neuilly, 2e siége. — Atrophie du bras, rétraction des doigts.

CAUVIN, Frédéric-Joachim, né le 23 février 1845, Pont-Saint-Esprit (Gard), 67e de ligne, sergent-major. — Diabète, anémie, captivité.

CAUVIN, Victor, 19e de ligne. — Plaie contuse à l'épaule gauche, coup de feu, Borny.

CAUVIN, Auguste, né le 11 septembre 1850, Sospel (Alpes-Maritimes), 37e de ligne. — Plaie contuse à la cuisse droite, coup de feu, Changé.

CAUWET, Adalbert-Auguste, 41e de ligne. — Fracture comminutive de l'avant-bras droit, coup de feu, Borny.

CAUX, Joseph, 15e de ligne. — Plaie contuse à l'avant-bras droit, coup de feu, Buzenval. — Paralysie incomplète de la main.

CAVALIÉ, Pierre, né à la Fiolle (Vienne), 69e de ligne. — Fracture comminutive du calcanéum (?), coup de feu, 2 novembre. — Esquilles, fragments de corps étrangers.

CAVALIER, Jean-Arsène, né le 4 décembre 1850, Lablachère (Ardèche), 56e de ligne. — Plaie compliquée à la partie supérieure de la cuisse gauche, lésion du nerf sciatique, coup de feu, Beaugency. — Paralysie et atrophie excessive de tout le membre.

CAVALIER, Jean-Baptiste-Eugène, né le 4 novembre 1841, Lacanourgue (Lozère), 53e de ligne. — Plaies contuses à la région sacrée et au bras, coup de feu et éclats d'obus, Sedan. — Cicatrice adhérente au sacrum.

CAVALIER, Vincent, 30e de ligne. — Fracture du calcanéum (?), coup de feu, Sedan.

CAVALIN, Guillaume-Marie, né le 15 septembre 1846, Guérande (Loire-Inférieure), 91e de ligne. — Plaie compliquée, fracture des maxillaires supérieur et inférieur, côté gauche, coup de feu, Gravelotte. — Ankylose de l'articulation temporo-maxillaire, adhérences de la joue au bord alvéolaire, déviation de la bouche, perte de la salive.

CAVALLIER, Joseph, 7e de ligne. — Plaie contuse à la partie supérieure de la cuisse et à la fesse droite, coup de feu, Servigny.

CAVE, Claude-Étienne, 113e de ligne. — Plaie au thorax, fracture de deux côtes, côté gauche, coup de feu, 2 avril, Courbevoie.

CAVENEL, Charles-Joseph-Alfred, garde mob. de la Somme. — Plaie contuse au genou gauche, coup de feu, Saint-Quentin. — Gonflement considérable du genou.

CAVEY, Jacques-François, né le 6 octobre 1838, Piron (Manche), 4e chass. à pied. — Fracture comminutive du cubitus droit au tiers moyen, coup de feu, Arthenay. — Pseudarthrose, anévrysme de l'artère cubitale.

CAVOZ, Hippolyte, 2e légion du Rhône. — Plaie contuse à la hanche gauche, coup de feu, Nuits.

CAVROT, Ferdinand, né le 20 janvier 1850, Neuvilly (Nord), 65e de ligne. — Fracture com. minutive de la jambe gauche, coup de feu, Villers-Bretonneux. — Consolidation vicieuse, raccourcissement et atrophie.

CAVY, Georges, 58e de ligne. — Plaie contuse au sommet de la tête, lésion de la table externe des pariétaux, éclat d'obus, Sedan.

CAYLA, Jean-Germain, né le 8 avril 1848, Cuzac (Lot), 17e de ligne. — Plaie contuse à la région lombaire, lésion du corps d'une vertèbre et de la moelle épinière, coup de feu, Bois-les-Dames. — Paraplégie.

CAYREL, Jean-Pierre-Louis, né le 28 juin 1849, Figeac (Lot), 135e de ligne. — Plaie contuse au genou droit, coup de feu, Épinay.—Arthrite, flexion permanente de la jambe sur la cuisse.

CAZABAN, Jean-Baptiste, né le 18 avril 1846, Bordères (Basses-Pyrénées), 30e de ligne. — Désorganisation des deux yeux, coup de feu, mitrailleuse, Mouzon. — Cécité complète.

CAZAENTRE, Jean-Marie, né le 8 octobre 1849, Lussan-Adeilhac (Haute-Garonne), 21e de ligne. — Ankylose incomplète du coude droit, rhumatisme (?).

CAZALBOU, Jacques-Marguerite-Anne, 99e de ligne. — Fracture comminutive de la jambe droite, coup de feu, 19 janvier. — Consolidation vicieuse, saillie volumineuse du cal.

CAZALET, Pierre, 58e de ligne. — Perforation des cornées, variole épidémique. — Cécité complète.

CAZALIS, Lion, né le 22 novembre 1848, Paris (Seine), garde mob. de la Seine. — Plaie compliquée à l'aisselle gauche, lésion du plexus brachial, coup de feu, Buzenval. — Atrophie de l'avant-bras et de la main, paralysie des trois derniers doigts.

CAZALIS, Michel, né le 4 avril 1846, Bostens (Landes), 30e de ligne.—Fracture du péroné gauche au tiers inférieur, éclat d'obus, Sedan. — Atrophie de la jambe, paralysie et déviation du pied en dehors.

CAZALS, Jacques, 39e de ligne. — Plaie en séton au bras droit, coup de feu, Sedan.

CAZALS, Jean-Raymond, 56e de ligne. — Plaie contuse au coude droit, coup de feu, le Mans. — Extension incomplète de l'avant-bras.

CAZALS, Joseph, né le 29 juillet 1849, Cintegabelle (Haute-Garonne), 38e de ligne.—Plaie compliquée au pied gauche, coup de feu, Loigny. — Gêne des mouvements de l'articulation tibio-tarsienne.

CAZALS, Joseph, 12e chass. à pied. — Plaie contuse à la jambe gauche, coup de feu, Gravelotte. — Engorgement permanent du pied.

CAZALS, Pierre-Jean, 13e de ligne.—Plaies contuses à la cuisse et à la jambe gauches, éclat d'obus, Borny.

CAZAU, Michel-André-Jérôme, né le 28 novembre 1853, Perpignan (Pyrénées-Orientales), 19e chass. à pied. — Fracture comminutive du coude droit, coup de feu, le Mans. — Consolidation vicieuse, ankylose, demi-flexion permanente de l'avant-bras.

CAZAUX, Jean-Bertrand-Remy, garde mob. de la Haute-Garonne. — Plaie contuse à la main gauche, ablation du doigt annulaire, éclat d'obus, Beaune-la-Rolande.

CAZAUX, Jean-Pierre-Maximin, 6e artill. — Plaies contuses à la région poplitée droite et à la face plantaire, pied droit, éclat d'obus, Chevilly.

CAZEAUX, Bertrand, 2e génie. — Plaies contuses à la cuisse et au bras gauches, 2 coups de feu, 26 janvier, Hautes-Perches.

CAZEBONNE, Pierre, 47e de ligne. — Plaie compliquée à la jambe droite, lésion du tibia, coup de feu, Sedan. — Cicatrice adhérente.

CAZELLES, Joseph-Victor, né le 27 mars 1850, Caylus (Tarn-et-Garonne), 42e de ligne.— Fracture comminutive de la jambe droite, au tiers inférieur, éclat d'obus, Juranville.—Consolidation vicieuse, raccourcissement, ankylose tibio-tarsienne.

CAZENAVE, Jean, né le 27 février 1848, Castillon (Basses-Pyrénées), 76e de ligne. — Plaie contuse à la main gauche, coup de feu, Gravelotte. — Ankylose du poignet, atrophie de la main.

CAZENAVE, Pierre, né le 29 novembre 1850, Saint-Pierre-d'Aurillac (Gironde), garde mob. de la Gironde. — Congélation, Parigné-l'Evêque, 12 janvier. — Atrophie de la jambe gauche à la suite de phlegmons, ankylose tibio-tarsienne.

CAZENEUVE, Antoine, 3e de ligne. — Plaie contuse au poignet gauche, coup de feu, Frœschwiller. — Ankylose du poignet, rétraction musculaire de l'avant-bras.

CAZENEUVE, Bertrand-Aventure, né le 15 décembre 1828, Baze-Aure (Hautes-Pyrénées), 3e chass. d'Afrique, brigadier. — Fracture de l'humérus gauche au tiers supérieur, fracture de l'humérus droit au quart supérieur, fracture des deux omoplates, 4 coups de feu, Sedan. — Atrophie de l'épaule gauche, ankylose de l'épaule droite.

CAZENOVES (DE) DE PRADINÈS, Edouard, volontaires de l'Ouest, sergent. — Fracture comminutive de l'avant-bras droit, coup de feu, Loigny. — Esquilles nombreuses, section des extrémités osseuses, raccourcissement de l'avant-bras.

CAZES, Jacques, garde mob. de la Haute-Garonne. — Plaie contuse à l'articulation tibiotarsienne gauche, coup de feu, Beaune-la-Rolande.

CAZES, Auguste, 7e artill. — Fracture simple du fémur droit, écroulement d'une toiture, 21 avril, château de Becon. — Cal vicieux, chevauchement des fragments.

CAZES, Irénée-Laurent, 119e de ligne. — Plaie compliquée au bras gauche, coup de feu, Châtillon, 19 septembre. — Atrophie du bras, paralysie de la main et des doigts.

CAZES, Jean-Pierre, 1re compagnie cavaliers de remonte. —Fracture des 5e et 6e côtes, coup de pied de cheval à (?). — Péritonite, paralysie des membres inférieurs et de la vessie.

CAZES, Joseph-Emile, né le 19 mai 1846, Villefranche (Aveyron), 92e de ligne, caporal.— Congélation des pieds, armée de l'Est. — Perte de la 2e phalange des deux gros orteils et des 2e et 3e des quatre autres orteils des deux pieds.

CAZES, Pierre, né le 12 novembre 1839, Villevagre (Aveyron), 46e de ligne. — Fracture de la jambe droite, éclat d'obus, Sedan. — Perte osseuse du tibia, cal volumineux, atrophie du membre.

CAZOTTE, Michel, né le 1er février 1843, Cette-Eygun (Basses-Pyrénées), 34e de ligne, sergent. — Fracture comminutive de l'humérus gauche, au tiers inférieur, coup de feu, Vendôme, 31 décembre. — Fausse ankylose, larges et profondes plaies fistuleuses.

CAZOTTES, Jean-Justin, 14e artill. — Plaie contuse à la jambe gauche, éclat d'obus, Lumeau. — Cicatrice adhérente, rétraction de la jambe.

CÉBRON, Pierre-Paul-François, 11e chass. à pied. — Plaie contuse à la main gauche, coup de feu, Villorceau. — Ankylose métacarpo-phalangienne de l'indicateur et du médius.

CÉCILLE, Pierre-Alfred, né le 22 octobre 1846, Saint-Etienne-du-Rouvray (Seine-Inférieure), 3e zouaves. — Plaie compliquée au creux axillaire droit, coup de feu, Beaune-la-Rolande. — Paralysie de la main et du bras, gêne des mouvements du coude, dont l'extension est limitée.

CÉDÉ, François-Germain, né le 4 octobre 1849, Bléneau (Yonne), 67e de ligne. — Plaie contuse au mollet droit, coup de feu, Sedan. — Rétraction musculaire et extension du pied.

CÉLÉRIER, Jean, 5e chass. à pied. — Plaie en séton aux deux cuisses, coup de feu, Borny. — Paralysie incomplète des orteils du pied droit.

CELLERIER, Julien, né le 22 février 1841, Beaumont (Puy-de-Dôme), 3e zouaves. — Plaie contuse à l'avant-bras droit, éclat d'obus, Beaune-la-Rolande. — Large cicatrice adhérente.

CERBELAT, Alexandre, 79e de ligne. — Perte de l'auriculaire, main gauche, coup de feu, Sedan. — Atrophie de la main.

CERCY, Pierre, né le 17 juin 1844, Lyon (Rhône), 39e de ligne, sergent. — Fracture des os du nez, du maxillaire supérieur et de l'os malaire gauche, coup de feu, Orléans. — Cicatrice sous-orbitaire, perte presque complète de la vision à gauche, dilatation et déformation de la pupille avec immobilité de l'iris.

CERF, Pierre, garde mob. de Saône-et-Loire. — Fracture de l'acromion et de la crête de l'omoplate, côté droit, éclat d'obus, Beaune-la-Rolande. — Vaste cicatrice adhérente.

CERISIER, Charles-Emile, 11e de ligne. — Fracture comminutive de la jambe gauche, coup de feu, Beaumont (Ardennes). — Cicatrice adhérente.

CERISIER, Ferdinand, garde mob. du Nord. — Plaie contuse à la cuisse (?), coup de feu, Pont-Noyelles. — Pourriture d'hôpital, cicatrice adhérente.

CERNEAU, Isidore-François, 9e artill. — Plaie contuse au niveau du tendon d'Achille, pied gauche, éclat d'obus, Héricourt. — Cicatrice adhérente, extension permanente du pied.

Cerquand, Antoine-Emile, né le 25 mars 1848, Mirecourt (Vosges), 20e de ligne. — Plaie contuse à la jambe droite, coup de feu, Sedan. — Rétraction des fléchisseurs de la jambe, qui est atrophiée.

Cerret, Louis, né le 12 août 1843, Saint-Bonnet (Gard), 12e de ligne, caporal. — Plaie compliquée au poignet gauche, 2 coups de feu, l'Hay. — Ankylose du poignet avec rigidité des doigts.

Cerri, Dominique, rég. étranger. — Plaie à la cuisse gauche, coup de lance, Orléans, 11 octobre. — Rétraction musculaire.

Certain, Laurent-Emile-Gabriel, 47e de ligne, sergent. — Fracture du maxillaire inférieur, coup de feu, Wœrth. — Perte de substance osseuse, cicatrice difforme et adhérente.

Céauti, Carlo-Giuseppo-Angelo, né le 30 juillet 1842, Cunéo (Italie), légion garibaldienne, sous-lieutenant. — Fracture de la jambe gauche, coup de feu, Dijon. — Non-consolidation, nombreuses et volumineuses esquilles, dont une de six centimètres de long sur un centimètre et demi de large.

César, Joseph-Gabriel, né le 6 juin 1849, Marseille (Bouches-du-Rhône), 13e de ligne. — Congestion cérébrale. — Amblyopie.

Cessat, Bertrand, garde mob. de la Corrèze. — Fracture de la jambe droite, coup de feu, Nogent-le-Rotrou, 7 janvier. — Cicatrice adhérente à la partie postérieure.

Cessor, Jean-Pierre, né le 16 novembre 1850, Corgengoüx (Côte-d'Or), 92e de ligne. — Congélation, Héricourt. — Larges cicatrices, déviation du gros orteil, pied gauche.

Ceytaire, Antoine, né le 1er janvier 1850, Paris (Seine), 3e zouaves. — Plaie s'étendant de la fesse droite au pli inguinal gauche, coup de feu. — Contusion à la main droite, coup de crosse de fusil, Beaune-la-Rolande.

Ceytre, Jean, 2e de ligne, caporal. — Perte de l'indicateur, main droite, coup de feu, Conneré (Sarthe), 10 janvier.

Cézille, Paul, né le 9 septembre 1843, Villers-Cotterets (Aisne), 11e dragons, maréchal des logis. — Fracture du radius gauche, extrémité inférieure, coup de feu, Kœnigsmaker (Moselle). — Perte considérable de substance osseuse, cicatrice adhérente, l'avant-bras est amoindri et a perdu ses mouvements de pronation et de supination, la main est atrophiée, n'a plus de mouvements propres et est inclinée sur son bord radial.

Cha, Dominique, né le 25 mars 1834, Gazost (Hautes-Pyrénées), 12e artill. — Fracture comminutive de l'avant-bras droit, tiers inférieur, coup de feu, Frœschwiller. — Consolidation vicieuse, cicatrice adhérente à la face dorsale du poignet, ankylosé dans la demi-pronation et avec extension de tous les doigts.

Chaa-ould-Embarck, 2e tir. alg., caporal. — Fracture du calcanéum gauche, coup de feu, Wœrth. — Perte de substance osseuse, atrophie du pied, cicatrices adhérentes.

Chabat, Clément-Joseph-Henri, né le 23 novembre 1850, Madrid (Espagne), 8e chass. à pied. — Fracture des deux condyles du fémur droit, éclat d'obus, Orléans, 11 octobre. — Perte de substance osseuse, cicatrices adhérentes et profondes, raccourcissement de 3 centimètres, atrophie du membre et ankylose du genou.

Chabaud, Jean, 99e de ligne. — Plaie contuse à l'avant-bras gauche, partie externe, éclat d'obus, Sedan. — Vaste cicatrice adhérente.

Chabaud, Joseph, 53e de ligne. — Fracture de l'humérus gauche, coup de feu, Chagey, 17 janvier.

Chabaudy, Pierre, né le 28 janvier 1849, Vayres (Haute-Vienne), 4e chass. à pied. — Plaie compliquée à la face, fracture de l'os malaire, coup de feu, Arthenay. — Cataracte de l'œil gauche.

Chabaut, Henri, 14e de ligne. — Fracture de la main droite, coup de feu, Châtillon-sous-Paris, 13 octobre. — Perte de la 2e phalange et d'une partie de la 3e de l'indicateur.

Chabbert, Pierre-Etienne, né le 4 novembre 1843, Castelneau (Tarn), 46e de ligne. —

Fracture de l'humérus gauche, coup de feu, Pezou (Loir-et-Cher), 8 décembre. — Abcès multiples, cicatrices adhérentes, ankylose scapulo-humérale et atrophie de tout le membre.

CHABERT, Claude-François, 32e de ligne. — Fracture du fémur gauche, au tiers inférieur, éclat d'obus, Gravelotte. — Raccourcissement et gêne douloureuse dans les mouvements du membre.

CHABERT, Joseph-Etienne, né le 7 avril 1850, Vaulx-et-Milieu (Isère), 58e de ligne. — Fracture comminutive des 2e, 3e et 4e métacarpiens, main gauche, coup de feu, Paris, 26 mai. — Cicatrice profonde et adhérente, rétraction permanente des quatre derniers doigts.

CHABERT, Pierre, né le 11 septembre 1848, Oullins (Rhône), 73e de ligne. — Fracture de l'humérus gauche, au tiers inférieur, coup de feu, Gravelotte. — Ankylose du coude, atrophie de l'avant-bras.

CHABIRAND, Auguste-Onésime, garde mob. de la Vendée, sergent-major. — Plaie contuse à la jambe gauche, éclat d'obus, Champigny, 30 novembre. — Plaies fistuleuses.

CHABLES, Théodore-Honoré, né le 6 novembre 1843, Dame-Marie (Orne), 89e de ligne. — Désorganisation du globe oculaire gauche, coup de feu, Sedan.

CHABOD, Louis-Philippe, né le 23 août 1844, Passonfontaine (Doubs), garde nationale de la Seine. — Désorganisation du globe oculaire droit, éclat d'obus, Buzenval.

CHABOT, Henri-Honoré, 54e de ligne. — Fracture du radius gauche, coup de feu, Bitche, 4 septembre. — Esquilles, ankylose incomplète du coude avec mouvements de flexion et d'extension très-limités.

CHABOUD, Henri, né le 24 août 1846, Saint-Geoire (Isère), 48e de ligne, caporal. — Plaie compliquée à l'épaule droite, coup de feu, Wœrth. — Cicatrices adhérentes, atrophie de l'épaule.

CHABOUREAU, Jean, 11e dragons. — Fracture de la paroi interne de l'orbite gauche, coup de feu, Gravelotte. — Enfoncement et évasement du nerf optique, perte presque complète de la vision à gauche.

CHABRIDON, Firmin-Alfred, né le 5 octobre 1850, Eclaron (Haute-Marne), 27e de ligne. — Plaie contuse au niveau du coude droit, coup de feu, Poupry, 2 décembre. — Ankylose du coude dans la flexion, cicatrices adhérentes.

CHABRIER, Cyprien-Marius, né le 15 novembre 1849, Aix (Bouches-du-Rhône), 13e de ligne. — Plaie compliquée à la main droite, éclat d'obus, Champigny, 30 novembre. — Perte de l'indicateur, ankylose incomplète et mutilation des doigts médius et annulaire, atrophie de la main.

CHABRIER, Jean, né le 21 septembre 1845, Seyches (Lot-et-Garonne), 42e de ligne, caporal. — Fracture comminutive du maxillaire inférieur, à droite, coup de feu, Champigny, 30 novembre. — Esquilles, perte de dents, difficulté dans l'écartement des mâchoires.

CHABRIER, Jean, garde mob. du Cantal. — Plaie contuse à l'avant-bras droit, coup de feu, le Mans, 12 janvier.

CHABRIER, Sébastien-Joseph, 35e de ligne. — Fracture du maxillaire inférieur, coup de feu, Champigny, 2 décembre. — Déformation de la mâchoire.

CHABROGNAC, Jean, 19e chass. à pied. — Plaie pénétrante de poitrine, au-dessous du mamelon gauche, coup de feu, Patay, 2 décembre. — Hémoptysies, dyspnée à gauche.

CHABRUN, Alphonse-René, né le 31 décembre 1848, Laval (Mayenne), 94e de ligne, caporal. — Fracture du coude droit, coup de feu, Gravelotte. — Ankylose du coude à angle droit.

CHADAPO, Armand-Auguste, né le 14 janvier 1850, Bombourg-Champagne (Nord), 67e de ligne. — Plaie contuse à la main gauche, perte de phalanges du pouce et de l'indicateur, coup de feu, Paris, 2e siège.

CHADENAL, Victor, 20e chass. à pied. — Plaie contuse à la région iliaque, côté (?), coup de feu, Servigny-sous-Metz. — Cicatrice adhérente, rétraction du psoas.

CHADUC, Jean, né le 3 juin 1845, la Chapelle-Geneste (Haute-Loire), 42e de ligne, sergent. — Fracture comminutive de la jambe gauche, coup de feu, Champigny, 30 novembre. — Esquilles, cal vicieux, cicatrice adhérente au tendon d'Achille, ankylose incomplète tibio-tarsienne.

CHAFFOIX, Ferdinand, 83e de ligne. — Plaie en séton à la cuisse droite et au testicule, même côté, coup de feu, Beaugency, 8 décembre.

CHAFFRAIX, Gilbert, 100e de ligne. — Double plaie à la main gauche, coup de feu et coup de sabre à (?). — Cicatrices bridées dont une adhérente au bord interne de la main, qui est atrophiée, extension presque complète de l'indicateur.

CHAGNIAU, Amand, 5e de ligne, sergent. — Fracture du péroné droit, coup de feu, Sedan. — Cicatrice adhérente.

CHAGNON, Maurice, né le 24 mai 1849, Preveranges (Cher), garde mob. du Cher. — Fracture compliquée du radius gauche, coup de feu, Juranville. — Cicatrice adhérente aux extenseurs de la main, atrophie prononcée de la main.

CHAHUREL, Jean-Marie, 54e de ligne. — Plaie contuse à la jambe droite, éclat d'obus, Amanvillers. — Ankylose incomplète tibio-tarsienne.

CHAIGNARD, François-Baptiste, né le 17 avril 1831, Laval (Mayenne), 4e zouaves. — Congestion cérébrale, étant de grand'garde à Saint-Denis. — Hémiplégie droite.

CHAIGNE, Alexandre, né le 28 juillet 1844, Soudan (Deux-Sèvres), 10e de ligne. — Plaie déchirée à la cuisse gauche, éclat d'obus, Saint-Privat. — Ankylose du genou, atrophie du membre.

CHAIGNEAU, Jean, né le 10 septembre 1849, Chapelle-Bertrand (Deux-Sèvres), 114e de ligne. — Fracture de la jambe gauche, au tiers supérieur, coup de feu, Champigny. — Nombreuses esquilles, incurvation de la jambe en dedans, plaies fistuleuses, affaiblissement du membre.

CHAILA, Louis, né le 19 août 1844, Mazamet (Tarn), 56e de ligne, sergent. — Fracture de la jambe droite, au tiers supérieur, coup de feu, Beaumont (Ardennes). — Perte de substance spongieuse du tibia, raccourcissement, fausse ankylose du genou.

CHAILLAN, Marius-Bénonin, 24e de ligne. — Plaie contuse au pied droit, au-dessous des deux malléoles, biscaïen, Champigny, 30 novembre. — Double cicatrice déprimée et adhérente, ankylose presque complète tibio-tarsienne.

CHAILLET, Étienne, 37e de ligne. — Plaie contuse au niveau du creux poplité gauche, coup de feu, Morée, 16 décembre. — Abcès multiples, atrophie du membre.

CHAILLOUX, Jean-Louis, né le 16 mars 1842, Barlieu (Cher), 48e de ligne. — Fracture de l'humérus gauche, au tiers inférieur (la fracture se prolonge longitudinalement jusqu'au coude), coup de feu(?), armée du Rhin. — Abcès multiples du coude, esquilles, ankylose du coude dans l'extension permanente, paralysie des doigts, déviation et atrophie de la région thénar.

CHAIS, Jean-Marie, garde mob. de Maine-et-Loire. — Fracture du radius droit, éclat d'obus, Loigny. — Déformation du poignet, gêne dans les mouvements du pouce et de l'indicateur.

CHAISSAC, Pierre. — Plaie à travers la fesse et la cuisse gauches, coup de feu, Wœrth. — Gêne dans l'extension de la jambe.

CHAIX, Aimable-Sébastien, né le 15 mai 1843, Puimichel (Basses-Alpes), 83e de ligne. — Plaie compliquée à l'avant-bras gauche, coup de feu, Sedan. — Ankylose du coude et de la main, atrophie partielle de l'avant-bras et de la main.

CHAIZE, Antoine, né le 5 décembre 1835, Vigeois (Corrèze), 61e de ligne, sergent. — Fracture de l'humérus droit, au tiers moyen, coup de feu, Beaumont (Ardennes). — Cicatrices adhérentes à l'os, atrophie du bras.

CHALARD, Louis, né le 3 août 1846, Gorre (Haute-Vienne), 99e de ligne. — Fracture comminutive du fémur gauche, coup de feu, Sedan. — Cal volumineux et très-difforme, raccourcissement de 9 centimètres et atrophie.

CHALAYER, Antoine, 38e de ligne, sergent. — Fracture comminutive de la jambe gauche, au tiers moyen, coup de feu, Brives (Sarthe), 9 janvier. — Atrophie de la jambe.

CHALENÇON, Gabriel, né le 22 novembre 1845, Beauzac (Haute-Loire), 42e de ligne. — Plaie compliquée à la partie supérieure de la jambe droite, éclat d'obus, Meudon, 2e siége.

CHALET, Jean, né le 27 novembre 1841, Loudeix (Charente), 38e de ligne. — Plaie contuse à la main gauche, éclat d'obus, Orléans. — Perte de phalanges de deux doigts, rétraction de l'indicateur.

CHALICARNE, Louis-Napoléon, né le 30 novembre 1848, Soulaines (Aube), 62e de ligne. — Plaie compliquée au bras droit, coup de feu, Gravelotte. — Atrophie très-prononcée du bras, rétraction musculaire de l'avant-bras, ankylose des doigts, infléchis sur la paume de la main.

CHALINE, Émile-Louis-Alfred, né le 13 mai 1851, Mortagne (Orne), 19e de ligne. — Mutilation de la main droite, éclat d'obus, Drouet, 17 décembre. — Déformation de la main, ankylose dans la flexion des doigts annulaire et médius, rétraction et atrophie de l'indicateur.

CHALLET, Alexandre, né le 26 juin 1847, Saint-Jean-d'Angely (Charente-Inférieure), 42e de ligne, caporal. — Plaie en séton de l'angle de l'omoplate droite au rebord costal postérieur gauche, fracture de l'articulation métacarpo-phalangienne de l'indicateur, main gauche, 2 coups de feu, Champigny. — Cicatrice adhérente et étoilée de 8 centimètres à la poitrine, gêne dans la flexion du tronc, extension permanente de l'indicateur.

CHALON, Joseph-Marie, né le 6 février 1845, Lyon (Rhône), 18e artillerie, maréchal des logis. — Désorganisation du globe oculaire droit, éclat d'obus, Saint-Péravy.

CHALOPIN, Nicolas, né le 7 octobre 1824, Lucenay-le-Duc (Côte-d'Or), garde nationale sédentaire de l'Aube. — Fracture du fémur gauche, coup de feu, le Goulot. — Ankylose du genou, raccourcissement et affaiblissement de la jambe, claudication très-prononcée.

CHALOT, Émile-Nicolas, né le 10 décembre 1850, Paris (Seine), 20e chass. à pied. — Fracture comminutive du bassin, fracture du fémur droit et plaie au pied gauche, accident de chemin de fer, Critot, 3 octobre. — Ankylose coxo-fémorale droite, ankylose incomplète métatarso-phalangienne du gros orteil.

CHALVET, Henri, 26e de ligne. — Plaies contuses à la cuisse gauche et à la poitrine, partie postérieure, coup de feu, Saint-Privat. — Cicatrices adhérentes à la cuisse.

CHALVET, Jean-Henri, né le 17 septembre 1844, Paris (Seine), 42e de ligne. — Fracture comminutive de l'avant-bras droit, coup de feu, la Cluse (Doubs). — Cicatrices adhérentes aux parties interne et externe, perte de substance tendineuse et musculaire, atrophie de l'avant-bras et extension permanente des doigts.

CHAMAILLARD, Antoine, 2e de ligne. — Fracture du fémur gauche, coup de feu, Spickeren. — Consolidation vicieuse, raccourcissement.

CHAMAILLET, Jean, 59e de ligne. — Plaie contuse à la jambe droite, coup de feu, Beaugency, 7 décembre.

CHAMART, François-Mathurin, né le 4 avril 1838, Plélo (Côtes-du-Nord), 98e de ligne. — Plaie s'étendant de l'épigastre jusqu'à la partie externe de la poitrine, lésion du diaphragme et fracture de 4 côtes, à droite, éclat d'obus, Gravelotte. — Cicatrices adhérentes.

CHAMAYOU, Casimir-Boudin, né le 6 novembre 1849, Brasc (Aveyron), 95e de ligne. — Plaie s'étendant de l'apophyse orbitaire externe gauche au-dessous de l'arcade zygomatique droite, coup de feu, Épinay. — *Ligature de la carotide primitive,* cicatrice adhérente et difforme à droite; l'écartement des mâchoires est très-limité et ne permet pas l'introduction de la pulpe du petit doigt, affaiblissement de la vision à gauche.

CHAMBAUD, Jean, garde mob. de la Charente. — Plaies contuses à la jambe et à la cuisse droites, coup de feu, Sainte-Marie (Doubs), 13 janvier.

40

CHAMBARD, Jean-Joseph, né le 4 novembre 1849, Saint-Pierre de Bressieux (Jura), 1er train d'artill. — Plaies contuses à la cuisse et à la main gauches, éclat d'obus, le Mans. — Atrophie du bras gauche, cicatrices adhérentes à la main rétractant les doigts indicateur, médius, annulaire et auriculaire.

CHAMBARETAUD, Jean, 100e de ligne. — Plaie contuse à la cuisse gauche, coup de feu, Ladonchamps, 7 octobre. — Gêne dans la marche et la station debout.

CHAMBAT, Jean-Marie, né le 16 juillet 1835, Saillans (Puy-de-Dôme), 2e de ligne. — Plaie contuse au-dessus du coude droit, fracture comminutive de l'avant-bras, même côté, en trois endroits, 4 coups de feu, Vendôme. — Nombreuses cicatrices adhérentes aux os, anky-lose incomplète du coude, inutilité de ce membre.

CHAMBAUD, Jean, 93e de ligne. — Plaie contuse à l'avant-bras gauche, partie moyenne, coup de feu, Gravelotte.

CHAMBE, Laurent, né le 27 octobre 1845, Lyon (Rhône), 100e de ligne, caporal. — Frac-ture comminutive de la jambe gauche, au tiers supérieur, coup de feu, Rezonville. — Nécrose profonde du tibia.

CHAMBEAUDU, Désiré, 9e de ligne, caporal. — Plaie compliquée au bras gauche, coup de feu, l'Hay, 30 septembre. — Paralysie incomplète.

CHAMBLANC, Hippolyte, 10e de ligne. — Plaie contuse à la fesse droite, coup de feu, l'Hay, 29 novembre.

CHAMBOLLE, Casimir-Adrien, né le 12 février 1849, Saint-Denis-de-l'Hôtel (Loiret), 20e chass. à pied. — Engorgement chronique des articulations des coudes, des poignets et du tarse, pied droit, captivité.

CHAMBON, Alexandre, 2e zouaves. — Plaie contuse à la région iliaque droite, coup de feu, Châtillon-sous-Paris, 19 septembre. — Cicatrices adhérentes à la fosse iliaque, plaies fistuleuses.

CHAMBON, Jean-Louis, né le 17 septembre 1845, au Roux (Ardèche), 27e de ligne. — Fracture du col du fémur droit, coup de feu, Poupry, 2 décembre. — Cal vicieux et difforme, raccourcissement considérable, amaigrissement et faiblesse du membre.

CHAMBON, Michel, né le 24 avril 1846, Pageas (Haute-Vienne), 15e de ligne, caporal. — Enfoncement de la table externe du pariétal gauche, éclat d'obus, Soissons. — Esquilles, cicatrice adhérente et déprimée, céphalalgie, étourdissements fréquents, paralysie du mouve-ment et du sentiment de la main droite.

CHAMBONNET, Jacques, 87e de ligne. — Plaie contuse à la cuisse gauche, coup de feu, Strasbourg, 10 septembre.

CHAMBONNIER, Alexandre, 2e lanciers. — Congélation du pied droit, Saint-Florent, 20 dé-cembre. — Perte de la 2e phalange du gros orteil avec nécrose de la 1re phalange, perte de substance de la 3e phalange du 2e orteil.

CHAMBOREDON, Joseph-David, né le 16 janvier 1850, Saint-Sauveur (Ardèche), 56e de ligne. — Plaie à travers le coude droit, coup de feu, Connéré. — Large cicatrice adhérente à la partie externe du coude, qui est ankylosé, amaigrissement du membre.

CHAMBOST, Henri-Léon, né le 5 octobre 1851, Lyon (Rhône), 2e zouaves. — Plaie con-tuse à l'œil gauche, coup de feu, Orléans. — Opacité de la cornée.

CHAMBRAUD, Charles, né le 29 janvier 1848, Saint-Dizier (Creuse), 100e de ligne, sergent. — Ophthalmie chronique, captivité, Magdebourg. — Photophobie, épiphora.

CHAMBRAUD, Jacques, né le 19 octobre 1847, Saint-Dizier (Creuse), 21e de ligne. — Plaie contuse à l'avant-bras droit, érosion du radius, coup de feu, Wœrth. — Gêne notable dans les mouvements du poignet et des doigts.

CHAMBRIARD, Jean-Marie, 12e de ligne. — Fracture du pouce, main gauche, coup de feu, Saint-Privat. — Ankylose de la 2e phalange de ce doigt.

CHAMBRION, Louis-Michel, né le 2 novembre 1843, Montcenis (Saône-et-Loire), 12e de ligne. — Fracture du radius droit, coup de feu, l'Hay. — Ankylose incomplète du poignet, atrophie de la main et des doigts.

CHAMODON, Pierre-Louis, 23e de ligne. — Fracture de l'auriculaire, main droite, coup de feu, Champigny, 30 novembre. — Déformation et ankylose de l'auriculaire avec flexion incomplète de l'annulaire.

CHAMONARD, Joseph-Albin, garde mob. de Saône-et-Loire. — Plaie contuse au pied droit, coup de feu, Chenebier, 16 janvier. — Paralysie des fléchisseurs du gros orteil.

CHAMOND, Jean-Siméon, 56e de ligne. — Fracture de la main gauche, coup de feu, Loigny, 2 décembre. — Ankylose incomplète de l'indicateur et du médius.

CHAMONTET, Joseph, né le 15 décembre 1845, Remilly (Haute-Savoie), 2e zouaves. — Mutilation de la face, éclat d'obus, Arthenay. — Perte presque complète de la mâchoire inférieure et de ses parties molles; le plancher de la bouche, complétement détruit, forme un large hiatus, la mastication est absolument nulle et la déglutition ne peut se faire que dans le décubitus dorsal.

CHAMONTIN, Antoine-Alexandre, 77e de ligne. — Plaie en canal dans la région lombaire, coup de feu, Forbach. — Balle non extraite, compression de la moelle épinière, faiblesse très-prononcée des membres inférieurs, troubles fonctionnels de la vessie et du rectum.

CHAMONTON, Cibe-Vincent-Emile, né le 8 décembre 1848, Cressia (Jura), 27e de ligne. — Plaie compliquée à la cuisse droite, coup de feu, Sedan.

CHAMOULAUD, Pierre, 25e de ligne. — Perte de l'indicateur, main gauche, coup de feu, Gravelotte. — Atrophie de la main.

CHAMP, Thomas, 56e de ligne. — Plaie contuse à la main gauche, face dorsale, coup de feu, Frœschwiller. — Gêne dans les mouvements des doigts.

CHAMPAGNAT, Antoine, garde mob. de la Corrèze. — Variole épidémique, Bressuire (Deux-Sèvres), novembre. — Perte de la vision à gauche.

CHAMPAGNE, Henry-Horace, né le 2 juin 1850, Caumont (Eure), 94e de ligne. — Fracture comminutive de la jambe droite, éclat d'obus. Yvré-l'Evèque, 11 janvier. — Perte osseuse du tibia, cicatrice adhérente, ankylose du pied.

CHAMPAGNOL, Louis-Paul, 89e de ligne. — Plaie compliquée au pied gauche, coup de feu, Sedan. — Ankylose des 1er et 2e orteils du pied.

CHAMPANHET, Henri-François, garde mob. de l'Ardèche. — Fracture comminutive de l'humérus droit, au tiers inférieur, coup de feu, Château-Robert, 4 janvier. — Atrophie du bras et de la main avec extension incomplète de l'avant-bras.

CHAMPCOURT, Jean-Marie, 4e chass. — Plaie compliquée au bras droit, coup de feu, Sainte-Marie (Doubs), 13 janvier. — Rétraction des trois derniers doigts.

CHAMPEAUD, Léon, 98e de ligne, caporal. — Plaie contuse à la poitrine, partie postérieure, coup de feu, Saint-Privat. — Hémoptysies.

CHAMPEAUX, Claude, né le 6 juillet 1835, Sainte-Sévère (Indre), garde nationale de la Seine, lieutenant. — Fracture de la base du médius, du 3e métacarpien et du pouce, main droite, coup de feu, Buzenval. — Abcès multiples, perte des mouvements d'extension et de flexion de la main.

CHAMPEAUX, Félix, né le 23 juin 1843, Sainte-Sévère (Indre), 24e de ligne. — Fracture comminutive de l'avant-bras gauche, au tiers moyen, éclat d'obus, Loigny. — Paralysie de l'avant-bras et de la main.

CHAMPEL, Jean-Baptiste-Joseph, né le 26 février 1847, Pretot (Manche), 49e de ligne. — Congélation, captivité. — Cicatrice à la face dorsale du pied et gènant la marche.

CHAMPION, Adrien-Ernest, 71e de ligne, caporal. — Plaie en séton à l'épaule droite, coup de feu, Servigny-sous-Metz.

CHAMPION, Etienne-Emmanuel, 33e de ligne.—Plaie contuse au pied gauche, coup de feu, Arthenay, 2 décembre. — Cicatrices adhérentes, douleurs dans les mouvements du pied.

CHAMPION, Eugène, 63e de ligne. —Plaie contuse à la cuisse droite, éclat d'obus, Spicke-ren. — Douleur dans la marche.

CHAMPION, Isidore-Anatole, 25e de ligne. — Plaie contuse au coude droit, coup de feu, Gravelotte. — Extension incomplète de l'avant-bras.

CHAMPOMIER, Jean-Baptiste, 94e de ligne.—Plaie contuse à la main droite, recul du chas-sepot, tir, 13 septembre. — Perte des mouvements avec rétraction des quatre derniers doigts fixés dans la flexion.

CHAMPON, François, né le 1er janvier 1846, Loubens (Gironde), 52e de ligne. — Plaie compliquée à la cuisse droite, lésion du fémur, coup de feu, Sedan.

CHAMPSAT, Jacques, 47e de ligne. — Fracture du fémur droit, coup de feu, Sedan. — Consolidation vicieuse avec incurvation externe, amaigrissement du membre.

CHAMTÔME, Jean-Baptiste-Toussaint-Edouard, né le 28 avril 1845, Savigny (Haute-Marne), garde nationale sédentaire de Pressigny. — Plaie compliquée au poignet droit, coup de feu, armée de l'Est. — Déformation et ankylose du poignet avec extension permanente de tous les doigts.

CHANAL, Jean-François-Regis, né le 7 octobre 1848, Borée (Ardèche).—Plaie compliquée à la jambe gauche, éclat d'obus, Sedan.—Carie du tibia.

CHANARON, Victorin-François, garde mob. de l'Isère. — Fracture de l'humérus gauche, coup de feu, Beaugency, 8 décembre. — Ankylose incomplète du coude.

CHANAS, Henri, né le 1er janvier 1843, Vernoux (Ardèche), 42e de ligne. — Fracture du maxillaire inférieur, au niveau de la commissure des lèvres, à gauche, éclat d'obus, Cham-pigny.

CHANDELIER, Adolphe-Gustave, 17e chass. à pied. — Otite scrofuleuse double, 1er siége de Paris. — Surdité et perforation des deux tympans.

CHANDEZ, François-Sébastien, 87e de ligne. —Fracture du 4e métatarsien, pied droit, et perte du 5e orteil, même pied, éclat d'obus, Strasbourg, 27 septembre. — Cal difforme, rac-courcissement du 4e orteil.

CHANEL, François-Joseph, né le 20 juillet 1845, Revonnas (Ain), 37e de ligne. — Plaie compliquée à la partie antérieure de la poitrine, lésion du sternum et des côtes, coup de feu, Loigny. — Nécrose du sternum, adhérences pleurales.

CHANEZ, Aimable-Fortuné, né le 30 septembre 1845, Avoudrey (Doubs), 19e de ligne. — Brûlure de l'œil gauche, déflagration de la poudre d'un obus, Borny. — Vaste leucôme, adhé-rences de l'iris, perte de la vision à gauche.

CHANIAUD, Onésime-Delphin, 16e de ligne. — Variole épidémique, 1er siége de Paris. — Rétraction musculaire du bras, de la main et des doigts, côté gauche, par lésion nerveuse, gêne des mouvements de tout le bras.

CHANOINE, Étienne-Jabourde, né le 21 octobre 1846, Bonnat (Creuse), 94e de ligne. — Fracture comminutive de la jambe gauche, écrasement, accident de chemin de fer, Toul, 10 août. — Perte de substance osseuse, raccourcissement considérable.

CHANOURDIE, Pierre, né le 10 juillet 1847, Brives (Corrèze), 15e artill. — Plaie compliquée à la région axillaire gauche, coup de feu, Rezonville. — Plaie fistuleuse.

CHANRION, Claude, né le 30 mai 1845, Grandris (Rhône), 14e artill., maréchal des logis. — Plaies contuses à la face palmaire de la main gauche, et au pli du jarret gauche, coups de feu, Héricourt. — Cicatrice adhérente et profonde, ankylose et torsion du pouce, fixé dans l'adduction et la demi-flexion, cicatrice profonde au jarret gênant l'extension de la jambe.

CHANSON, François-Sylvain, 20e de ligne. — Plaie à la face, perforation de la voûte pala-tine, coup de feu, Sedan.

CHANTAL, Cyprien, né le 6 janvier 1848, le Bacon (Lozère), 35° de ligne, caporal. — Plaies contuses à la cuisse et à la jambe droites, érosion de la tubérosité externe du tibia, fracture de la jambe gauche, au tiers supérieur, et plaie contuse à la partie postérieure, même jambe, 4 éclats d'obus, Vanves, 10 mai. — Cicatrices adhérentes et ankylose du genou droit, extraction d'esquilles et de séquestres du tibia gauche, cicatrices adhérentes.

CHANTE, Wilfrid, 52° de ligne. — Perte des 2° et 3° phalanges de l'indicateur, main gauche, coup de feu, Bacon, 10 décembre.

CHANTELOUBE, Jean, 2° de ligne. — Plaie contuse à la cuisse gauche, coup de feu, Spickeren. — Rétraction musculaire, claudication.

CHANTELOUP, Eugène, 6° de ligne. — Perte de la phalange unguéale du pouce, main gauche, éclat d'obus, Saint-Privat.

CHANTEMPS, Maurice-Antoine, 35° de ligne. — Fracture de l'humérus droit, coup de feu, l'Hay, 30 septembre.

CHANTEPIE, Auguste, 62° de ligne. — Plaie contuse à la cuisse droite, coup de feu, le Mans, 10 janvier. — Cicatrices adhérentes.

CHANTEROT, Louis, garde mob. du Cher. — Plaie contuse au coude gauche, coup de feu, Esprels (Haute-Saône), 8 janvier. — Ankylose incomplète du coude, gêne dans les mouvements du poignet et de la main.

CHANTOISEAU, Alexis, 3° hussards. — Dyssenterie épidémique, Lyon. — Paralysie.

CHANTREL, Julien-Mathurin, né le 31 juillet 1845, Guégon (Morbihan), 91° de ligne. — Fracture du crâne, coup de feu, Gravelotte. — Perte de substance intéressant le pariétal gauche dans toute son épaisseur et sur une étendue de 6 centimètres; les battements du cerveau sont sensibles à travers un assez mince tissu cicatriciel, sur un point, symptômes d'hémiplégie droite.

CHANUT, André, 27° de ligne. — Plaie contuse à la région dorsale, coup de feu (?). — Gêne des mouvements du cou et des deux bras.

CHAON, Jules-Ambroise, né le 11 mai 1843, Fontaine-lès-Luxeuil (Haute-Saône), 80° de ligne. — Fracture du calcanéum gauche, coup de feu, sous Metz, 7 octobre. — Cicatrices adhérentes au niveau des deux malléoles, ankylose tibio-tarsienne.

CHAPALAIN, Jean, 54° de ligne. — Plaies contuses au mollet gauche et à la cuisse droite, partie moyenne et postérieure, éclats d'obus, Saint-Privat. — Perte de substance musculaire au mollet, vaste cicatrice, cicatrice adhérente à la cuisse.

CHAPAT, Jean-Louis, né le 5 octobre 1844, Rennes (Ille-et-Vilaine), 25° de ligne. — Fracture du col du fémur, cuisse (?), coup de feu, Saint-Privat. — Claudication.

CHAPAYS, Pierre-François, né le 10 juillet 1846, Engins (Isère), 53° de ligne. — Plaie contuse à la cuisse gauche, coup de feu, Sedan.

CHAPDEVILLE, Léonard, né le 26 février 1836, Tourtairas (Dordogne), 100° de ligne. — Violente contusion à la région trochantérienne gauche, éclat d'obus, Montbéliard. — Exostose du fémur.

CHAPEAU, François-Marie, né le 22 novembre 1846, Méric (Loire-Inférieure), 19° artill. — Plaie contuse à la région sous-claviculaire gauche, érosion de l'omoplate, coup de feu, Fraeschwiller. — Paralysie et atrophie du bras.

CHAPÉE, Adolphe, né le 19 août 1842, Paris, 42° de ligne. — Fracture du fémur (?), éclat d'obus, Juranville. — Perte considérable de substance musculaire, partie antérieure de la cuisse, large cicatrice profonde et adhérente, consolidation vicieuse, esquilles, raccourcissement.

CHAPELET, Louis-François, né le 26 mai 1847, Montfaucon (Aisne), 18° dragons, brigadier. — Fracture compliquée de l'humérus droit, coup de feu, Fraeschwiller. — Ankylose du coude dans la flexion, paralysie de la partie externe de la main.

CHAPELLE, Hippolyte, né le 20 décembre 1846, Cocurès (Lozère), 30° de ligne. — Fracture du radius droit, au tiers supérieur, coup de feu, Sedan. — Phlegmon, cicatrices adhérentes multiples dont une bridée de 7 centimètres de long au milieu du pli du coude fixe l'avant-bras en demi-flexion et en demi-pronation.

CHAPELLE, Henri-Victor, né le 14 avril 1838, Versailles (Seine-et-Oise), volontaires de la Seine. — Fracture des deux derniers métacarpiens, main droite, coup de feu, Paris, 2e siège. — Perte des mouvements des doigts correspondants et du médius.

CHAPELLE, Pierre, 75e de ligne. — Fracture comminutive du maxillaire inférieur à droite, coup de feu, Coulmiers, 9 novembre.

CHAPELLUT, Pierre-Auguste, né le 25 mars 1825, Samognat (Ain), gendarme, compagnie de la Manche. — Chute de cheval, septembre 1870, congestions multiples. — Maladie organique du cerveau.

CHAPEY, Antoine, 85e de ligne. — Fracture du maxillaire inférieur, coup de feu, Saint-Privat. — Arthrite, contracture du masséter, rigidité de la mâchoire inférieure.

CHAPLARD, Louis-Joseph, né le 28 juin 1838, Origny (Aisne), 43e de ligne. — Plaie contuse à l'avant-bras gauche, coup de feu, Amanvillers. — Rigidité des tendons, rétraction du biceps, impossibilité de l'extension de l'avant-bras; sans ankylose du coude.

CHAPOLIN, Joseph-Julien, 54e de ligne. — Fracture comminutive du cubitus gauche, coup de feu, Amanvillers. — Perte osseuse, flexion du doigt auriculaire.

CHAPON, François-Victor, 53e de ligne. — Plaie contuse à la main gauche, coup de feu, Chagey, 17 janvier.

CHAPON, Jean-Claude, né le 5 mars 1832, Boën (Loire), 62e de ligne. — Plaie à travers le genou gauche, coup de feu, Saint-Jean (Mayenne). — Ankylose du genou dans l'extension permanente, perte partielle des mouvements du membre.

CHAPOT, Joseph, né le 6 novembre 1849, Sarrias (Vaucluse), 14e de ligne. — Plaie contuse à la cuisse droite, coup de feu, Champigny. — Rétraction de la jambe sur la cuisse.

CHAPOTOT, Emile, né le 11 juin 1845, Trucy-l'Orgueilleux (Nièvre), 58e de ligne, sergent. — Plaie contuse à la main gauche, lésion osseuse, coup de feu, Sedan.—Cicatrice adhérente, perte des mouvements des doigts annulaire et auriculaire.

CHAPOULET, Jean, 2e de ligne. — Plaie contuse à la cuisse droite, partie interne, coup de feu, Spickeren. — Varices volumineuses à la jambe.

CHAPOULON, Pierre, 2e zouaves. — Plaie contuse au côté gauche du sternum, éclat d'obus, Arthenay, 3 décembre. — Gêne dans l'épaule et le bras.

CHAPOUX, François, né le 27 septembre 1845, Saint-Hilaire-Thaurieux (Corrèze), 5e provisoire, caporal. — Plaie compliquée au bras gauche, coup de feu, Paris, 23 mai. —Atrophie du bras, de l'avant-bras et de la main avec demi-flexion de l'avant-bras et extension des doigts, dont les mouvements sont perdus en partie.

CHAPPIAZ, Eugène, dit LACOUR, 21e de ligne. — Fracture du fémur droit, coup de feu, Changé, 10 janvier. — Cal vicieux.

CHAPPÉ, Philippe, garde mob. de la Nièvre. — Plaie contuse à la cuisse droite, érosion du fémur, coup de feu, Orléans, 11 octobre. — Cicatrices bridées et profondes, amaigrissement du membre.

CHAPPET, Joseph-François, 24e de ligne. —Plaies contuses au pied droit, à la jambe gauche et au dos, coup de feu et éclats d'obus, Champigny, 30 novembre. — Large cicatrice adhérente à la partie moyenne et inférieure du dos, gêne dans les mouvements du tronc sur le bassin.

CHAPRON, Jean-Théodore-Cyrille, 137e de ligne. — Fracture comminutive de l'avant-bras droit, éclat d'obus, fort de Nogent, 21 janvier. — Déformation de l'avant-bras et perte des mouvements de pronation et de supination.

CHAPTAL, Jean-Louis, 59e de ligne. — Plaie contuse au pied gauche, région plantaire, éclat d'obus, Conneré, 10 janvier.

CHAPUIS, André, né le 5 août 1835, Pontcharra (Isère), garde mob. de l'Isère, sergent. — Plaies compliquées aux deux cuisses et au testicule droit, coup de feu, Fontaine, 21 janvier. — Perte du testicule et paralysie de la cuisse gauche.

CHAPUIS, Claude-Louis, garde mob. de Saône-et-Loire. — Plaie contuse au cou, coup de feu, Paris, 21 janvier. — Exostose de l'omoplate gauche, vaste cicatrice adhérente.

CHAPUIS, François, 11e artill. — Plaie contuse à la jambe droite, éclat d'obus, Choisy-le-Roi, 30 novembre.

CHAPUIS, Joseph, 56e de ligne. — Plaie au creux poplité gauche, coup de feu, Frœschwiller. — Paralysie et atrophie incomplètes de la jambe et du pied.

CHAPUIS, Joseph-Antoine, né le 20 mars 1844, Ansouis (Vaucluse), 7e de ligne. — Plaie à travers la face, au niveau du nez, fracture du maxillaire supérieur à gauche, coup de feu, Servigny. — Perte de l'œil de ce côté.

CHAPUIS, Nicolas-Florentin, 50e de ligne. — Plaie contuse à la cuisse droite, partie supérieure, coup de feu, le Mans, 10 janvier. — Cicatrice adhérente.

CHAPUIT, Marc-Nicolas, 20e de ligne. — Plaie contuse à la cuisse droite, partie externe et moyenne, éclat d'obus, Sedan. — Large cicatrice adhérente.

CHAPUS, Etienne, 52e de ligne.—Plaies contuses à la cuisse gauche, éclats d'obus, Sedan.

CHAPUS, Jean-Arsène, né le 7 septembre 1848, Boutières (Ardèche), 82e de ligne. — Ostéite du tibia gauche, captivité, plaie fistuleuse.

CHAPUS, Jean-Frédéric, 30e de ligne. — Fracture des apophyses épineuses à la région lombaire gauche, coup de feu, Boulay, 30 octobre. — Plaies fistuleuses.

CHAPUSOT, Etienne-Nestor, né le 6 février 1843, Langres (Haute-Marne), 68e de ligne, sergent.—Plaie contuse à la cuisse gauche, partie postérieure, éclat d'obus, Beaumont (Ardennes). —Vaste cicatrice, rétraction musculaire considérable, très-grande difficulté dans la marche.

CHAPUSOT, Jules-Charles, 84e de ligne. — Plaie contuse à la main gauche, coup de feu, Gravelotte. — Perte de la 3e phalange de l'annulaire, atrophie de la main et de l'avant-bras avec perte partielle des mouvements.

CHAPY, François, né à Magirat (Allier), 118e de ligne.—Plaie compliquée au bras gauche, coup de feu, Montmesly. — Atrophie et déformation du bras.

CHARAIX, Jean-Marcelin, 53e de ligne. — Plaie contuse à la jambe gauche, partie supérieure et postérieure, éclat d'obus, Chagey, 15 janvier. — Cicatrice étendue, rétraction des fléchisseurs, gêne considérable dans la marche.

CHARASSE, Jean-Martin, 83e de ligne, caporal. — Plaie contuse au coude gauche, éclat d'obus, les Tappes (Moselle), 7 octobre. — Rétraction permanente de l'avant-bras dans la demi-flexion, atrophie de la main.

CHARAT, Louis-Simon, 21e de ligne.— Plaie contuse au niveau de l'articulation métacarpo-phalangienne de l'annulaire, main gauche, coup de feu, Freschwiller. — Flexion permanente de l'annulaire et de l'auriculaire.

CHARBAULT, Camille, né le 22 juin 1848, Paris (Seine), 45e de ligne, sergent. — Fracture du fémur droit, au tiers supérieur, coup de feu, Sedan. — Consolidation vicieuse, raccourcissement de 5 centimètres, ankylose incomplète coxo-fémorale.

CHARBILLY, Nicolas-Emile, né le 22 février 1834, Nancy (Meurthe), 89e de ligne, capitaine. —Fracture comminutive du fémur droit, éclat d'obus, Sedan.—Raccourcissement de 8 centimètres, semi-ankylose du genou.

CHARBONNEAU, Pierre-Charles, né le 4 novembre 1845, Saint-Symphorien (Deux-Sèvres), 76e de ligne. — Plaie compliquée au bras gauche, coup de feu, Forbach. — Atrophie du bras et de la main avec flexion de l'avant-bras et de la main et paralysie des doigts.

CHARBONNEL, Guillaume, né le 23 juin 1826, Dienne (Cantal), 8e chass. à pied. — Fracture de la malléole interne, pied gauche, éclat d'obus; plaie à la région occipitale, coup de sabre, Loigny. — Perte intermittente de la mémoire.

CHARBONNIER, Baptiste, 21e de ligne. — Plaie contuse à la main droite, section des fléchisseurs de l'indicateur, coup de feu, Beaumont (Ardennes). — Ankylose de l'indicateur dans l'extension permanente.

CHARBONNIER, Joseph, 39e de ligne. — Plaie contuse à la jambe droite, coup de feu, Orléans, 4 décembre. — Balle non extraite, rétraction musculaire de la jambe et de la cuisse.

CHARBONNIER, Michel, né le 17 mars 1846, Bussières (Puy-de-Dôme), 98e de ligne. — Plaie contuse au coude gauche, coup de feu, Ladonchamps-sous-Metz. — Arthrite chronique, ankylose incomplète du coude.

CHARBONNIER, Pierre-Alphonse, 57e de ligne. — Plaie pénétrante de la face, lésion du larynx, coup de feu, Saint-Privat. — Aphonie, rapprochement des mâchoires.

CHARBONNIER, Pierre-Mars, né le 12 avril 1846, Saint-Sépulcre (Indre), 35e de ligne. — Plaie contuse à la jambe droite, coup de feu, Paris, 25 mai. — Cicatrices adhérentes, atrophie du membre.

CHARDEL, Joseph-Célestin, 56e de ligne. — Fracture comminutive du calcanéum droit, coup de feu, Nompatelize, 6 octobre. — Cicatrices adhérentes.

CHARDONNEAU, Jules-Désiré, né le 12 juin 1845, Sours (Eure-et-Loir), garde mob. d'Eure-et-Loir. — Fracture comminutive de l'articulation tibio-tarsienne droite, éclat d'obus, Conneré. — Ankylose du pied, dévié en dehors.

CHARDONNET, 16e de ligne. — Plaie contuse à la cuisse gauche, partie supérieure, coup de feu, Montmesly, 30 novembre. — Cicatrice adhérente.

CHARDRON, Pierre-Edouard, né le 30 mars 1838, Neuflize (Ardennes), 22e chass. à pied, caporal. — Fracture comminutive de l'avant-bras gauche, coup de feu, Pierrefitte. — Consolidation vicieuse, cicatrices adhérentes.

CHARÈYRE, Jean-François-Régis, né le 18 mars 1839, Laviolle (Ardèche), 14e de ligne, caporal. — Plaie contuse à l'avant-bras droit, coup de feu, Borny. — Ankylose du pouce et rétraction des autres doigts.

CHAREYRON, Edouard-Aimé-Ernest, né le 22 février 1852, Toulaud (Ardèche), 38e de ligne, — Fracture des doigts annulaire et médius, main gauche, coup de feu, Issy, 9 mai. — Ankylose de ces doigts, fixés dans l'extension et flexion incomplète de l'auriculaire.

CHAREYRON, Jean-Pierre, né le 20 octobre 1848, Saint-Voy (Haute-Loire), 15e artill. — Contusion au genou droit, roue de caisson, Rezonville. — Arthrite chronique.

CHARIER, Armand-Pierre, garde mob. de Maine-et-Loire. — Fracture comminutive de l'avant-bras droit, coup de feu, Monnaie (Indre-et-Loire), 20 décembre. — Gêne dans la pronation et la supination.

CHARLAIX, Louis-Etienne, né le 6 janvier 1843, Saint-Théoffrey (Isère), 66e de ligne. — Fracture du coude gauche, coup de feu, Rezonville. — Ankylose dans la demi-flexion avec atrophie du membre.

CHARLES, Adolphe, 91e de ligne. — Fracture du cubitus gauche, coup de feu, Paris, 25 mai. — Cicatrices adhérentes, plaies fistuleuses, ankylose incomplète du coude dans la flexion.

CHARLES, Antoine, 51e de ligne. — Fracture de l'humérus droit, coup de feu, l'Hay, 29 novembre. — Consolidation vicieuse, déformation et atrophie du bras.

CHARLES, François, 87e de ligne. — Plaie pénétrante de poitrine, coup de feu, la Bourgonce. — Dyspnée.

CHARLES, Jean-Baptiste, 80e de ligne. — Plaie à travers le pied gauche, coup de feu, Rezonville. — Paralysie du gros orteil et gêne des mouvements des quatre autres.

CHARLES, Lazare, 59e de ligne. — Fracture du pied droit, coup de feu, Morée, 16 décembre. — Cicatrices adhérentes, gêne dans les mouvements du pied et des orteils.

CHARLES, Louis-Marie, 32e de ligne. — Fracture du cubitus droit et perte du doigt auriculaire, même côté, coup de feu, Saint-Privat. — Cicatrices adhérentes, gêne dans les mouvements du poignet et de la main.

CHARLES, Nicolas, né le 13 mars 1846, Moulins (Allier), 96e de ligne.—Plaie compliquée au cou et à l'épaule gauche, coup de feu, Frœschwiller. — Paralysie du bras.

CHARLES, Pierre, 3e train des équipages. — Plaie-contuse au pouce, main droite, éclat d'obus, Sedan. — Cicatrice étendue, perte partielle des mouvements.

CHARLET, Emile, 9e de ligne. — Fracture comminutive de l'avant-bras gauche, coup de feu, Saint-Privat.

CHARLIER, Auguste, 1er artill. — Plaie au creux poplité droit, éclat d'obus, Saint-Privat. —Paralysie légère de la jambe.

CHARLIER, Léon, garde nationale de la Seine. — Plaie en séton à l'avant-bras droit, coup de feu, Buzenval. — Ostéite du cubitus.

CHARLO, Jean-Marie, né le 28 juillet 1850, Bréhan-Loudéac (Morbihan), 25e de ligne. — Plaie contuse au bras droit, partie postérieure, coup de feu, Yvré-l'Evêque.—Large cicatrice adhérente à l'humérus, ankylose incomplète du coude, atrophie légère de l'avant-bras et de la main.

CHARLOT, Léopold, 3e de ligne.—Plaie contuse à la jambe gauche, éclat d'obus, Givonne près Sedan, 1er septembre. — Larges cicatrices adhérentes.

CHARLOTTE, Pierre-Edmond-Elisée, 94e de ligne. — Plaie compliquée à la cuisse droite, coup de feu, Gravelotte. — Atrophie et paralysie du pied déjeté, en dedans.

CHARMEAU, Claude, né le 26 octobre 1850, Saint-Symphorien-de-Marmagne (Saône-et-Loire), 37e de ligne. — Fracture comminutive de la jambe gauche, 2 coups de feu. — Raccourcissement considérable avec déviation de la jambe.

CHARNEL, Mathurin-Marie-Joseph, 100e de ligne. — Plaie contuse à la cuisse droite, érosion du fémur, coup de feu, Saint-Privat. — Esquilles, faiblesse et amaigrissement de la cuisse.

CHARPAGNE, Pierre, né le 5 septembre 1847, Chantôme (Indre), 62e de ligne, sergent. — Plaies contuses à la partie supérieure interne de la cuisse gauche, éclat d'obus. Gravelotte.

CHARPENTIER, Anatole, né le 12 juin 1849, Neufmoutiers (Seine-et-Marne), 12e de ligne.— Fracture de la jambe gauche, au tiers supérieur, coup de feu, Choisy-le-Roi. — Cal difforme, déformation de la jambe avec déviation du pied.

CHARPENTIER, Auguste-Arsène, né le 12 janvier 1845, Saint-Souplet (Marne), 26e chass. à pied. — Plaie contuse à la jambe droite, coup de feu, Paris, 2e siège.— Cicatrice adhérente.

CHARPENTIER, François-Arthur, né le 1er février 1846, Pont-Saint-Vincent (Meurthe), garde mob. de la Meurthe. — Plaies contuses au genou gauche et à la main droite, coup de feu, Toul. — Ankylose du genou et gêne dans les mouvements de la main.

CHARPENTIER, Joseph-Germain, né le 4 août 1848, Nogent-le-Rotrou (Eure-et-Loir), 29e de ligne. — Fracture du 4e métatarsien, pied gauche, coup de feu, Borny. — Ankylose de l'avant-pied.

CHARPENTIER, Joseph-Jules-Gustave, né le 9 mai 1838, Chalo-Saint-Mars (Seine-et-Oise), 1er hussards, maréchal des logis chef. — Fracture comminutive du cubitus gauche, des os du carpe et des 4 premiers métacarpiens, coup de feu, Sedan. — Ankylose du poignet et perte des mouvements de la main et des doigts.

CHARPENTIER, Louis, né le 22 mars 1844, Bayet (Allier), 2e artill. — Contusion violente à l'avant-bras droit, choc d'un obus frappant l'écouvillon tenu par cet artilleur, Chilleurs-aux-Bois. — Gêne extrême de tous les mouvements du bras, qui n'atteint pas l'horizontale, atrophie de l'avant-bras, fixé dans la pronation, le poignet est sans mouvements spontanés et très-peu mobile, la main est paralysée, fixée en demi-flexion et a perdu ses fonctions.

CHARPENTIER, Lucien, 61e de ligne.— Plaies contuses à la partie inférieure du bras et à la cuisse, côté droit, coup de feu, Sainte-Marie (Doubs), 14 janvier.

41

CHARPENTIER, Nicolas, né le 22 mars 1819, Saint-Nicolas-de-Port (Meurthe), garde nationale sédentaire de Bernay, capitaine. — Plaie s'étendant de la poitrine au-dessous de la clavicule, jusqu'au-dessous de l'omoplate, côté droit, coup de feu, Bernay. — Gêne considérable dans les mouvements du bras droit.

CHARPENTIER, Noël, 2e chass. à pied. — Plaie contuse à l'articulation tibio-tarsienne droite, coup de feu, Bapaume, 3 janvier. — Ankylose.

CHARRAT, Jean, né le 21 janvier 1845, Frayssinet (Lot), 83e de ligne. — Anémie profonde avec altération de la constitution, privations en captivité. — Héméralopie, amaurose de l'œil gauche et incomplète de l'œil droit.

CHARRE, Edouard-Victor-Joseph-Baptiste, né le 6 janvier 1849, Longueval (Somme), garde mob. de la Somme. — Fracture comminutive de l'avant-bras gauche, au tiers inférieur, éclat d'obus, Péronne, 29 décembre. — Flexion permanente des doigts sur la main et de la main sur le poignet.

CHARREIX, Etienne, né le 9 juillet 1848, Janailhac (Haute-Vienne), 64e de ligne. — Plaie contuse à la main droite, éclat d'obus, Borny. — Ankylose du doigt médius.

CHARRET, Jean-Baptiste, né le 1er janvier 1845, Prissac (Indre), 23e de ligne. — Plaie déchirée au mollet gauche, coup de feu, Forbach. — Rétraction permanente de la jambe.

CHARRETIER, Etienne, né le 27 janvier 1849, Monclar (Lot-et-Garonne), 40e de ligne. — Fracture compliquée et comminutive du radius gauche, coup de feu, Patay, 2 décembre. — Phlegmon diffus, pourriture d'hôpital, contracture permanente du biceps, ankylose du poignet avec extension permanente des cinq doigts.

CHARRIN, Benoît, 73e de ligne, caporal. — Fracture du 1er métatarsien, pied droit, coup de feu, Saint-Privat. — Ankylose du gros orteil droit.

CHARROIN, Jean-Pierre, né le 20 juin 1821, Yssingeaux (Haute-Loire), 22e de ligne, capitaine. — Plaie compliquée à l'avant-bras gauche, coup de feu, Villers. — Ankylose du coude dans la demi-flexion avec extension permanente des doigts de la main.

CHARTENET, Edme-Armand-Henry, né le 24 novembre 1829, Cosne (Nièvre), garde mob. de la Nièvre, capitaine. — Plaie déchirée à l'avant-bras droit et à la main, éclat d'obus, Arthenay. — Perte absolue des mouvements de flexion et d'extension des doigts.

CHARTENET, Emile-Gabriel, éclaireurs de la Seine, caporal. — Plaie contuse à la jambe droite, éclat d'obus, Sedan. — Périostite du tibia.

CHARTIAUX, Jules, né le 25 mai 1850, Cartignies (Nord), 17e chass. à pied. — Fracture de la jambe gauche à la partie supérieure, coup de feu, Saint-Quentin. — Soudure de la rotule aux condyles du fémur, ankylose du genou dans la flexion, déformation et atrophie de la jambe.

CHARTIER, Antoine-Joseph, né le 3 janvier 1847, Grand-Pressigny (Indre-et-Loire), 38e de ligne. — Chute sur le genou gauche, tranchées en avant d'Orléans, 5 décembre. — Arthrite, ankylose du genou dans l'extension, amaigrissement du membre.

CHARTIER, Jean, né le 28 décembre 1847, Abilly (Indre-et-Loire), garde mob. d'Indre-et-Loire. — Fracture comminutive de l'omoplate (?), coup de feu, Beaugency. — Gêne des mouvements de l'épaule et du bras.

CHARTIER, Claude-Ferdinand, 94e de ligne. — Plaies contuses au-dessous de la clavicule gauche et au niveau de la 4e vertèbre dorsale, 2 coups de feu, Gravelotte. — Cicatrice déprimée et adhérente au thorax, cicatrice ovalaire au dos.

CHARTIER, Ernest-Edouard, garde nationale de la Seine. — Fracture de l'humérus gauche, éclat d'obus, Rosny, 28 décembre.

CHARTIER, François-Eugène, né le 6 septembre 1846, Marsannay (Côte-d'Or), garde mob. de Saône-et-Loire. — Fracture de l'humérus droit, coup de feu, Talmay. — Consolidation vicieuse, incurvation et atrophie du bras.

CHARTIER, Joseph-Anatole, né le 6 avril 1850, Rouen (Seine-Inférieure), 94e de ligne. — Fracture de l'humérus gauche, coup de feu, Arthenay, 9 janvier. — Rétraction de l'avant-bras avec atrophie du membre.

CHARTIER, Jules-Fortuné, 41e de ligne. — Fracture comminutive de l'avant-bras droit, coup de feu, Lorges, 7 décembre. — Déformation et affaiblissement du membre.

CHARTIER, Louis, né le 9 février 1844, Saint-Vincent-la-Charte (Deux-Sèvres), 50e de ligne. — Désorganisation du globe oculaire droit, coup de feu, Wissembourg.

CHARTON, Simon, garde mob. de la Nièvre. — Fracture comminutive de l'avant-bras droit, coup de feu, Sombacour (Doubs), 29 janvier. — Cicatrice adhérente, paralysie de l'avant-bras.

CHARTREL, Jules-Georges-A.-J., né le 28 avril 1846, Abbeville (Somme), 64e de ligne, caporal. — Plaie compliquée à l'épaule gauche, fracture de la clavicule, éclat d'obus, Aman-villers. — Large cicatrice adhérente au niveau de la 6e vertèbre cervicale.

CHARTRON, Auguste-Théophile, garde mob. des Deux-Sèvres. — Plaies contuses à la cuisse gauche, coup de feu, Pont-aux-Moines (Loiret), 4 décembre.— Plaies fistuleuses, cicatrice adhérente.

CHARVAS, Ambroise-Adolphe, né le 11 juillet 1852, Bordeaux (Gironde), 2e zouaves. — Fracture compliquée de la jambe droite, au tiers supérieur, éclat d'obus, Châtillon-sous-Paris, 19 septembre. — Ankylose du genou dans la demi-flexion, raccourcissement de dix centimètres, atrophie considérable de la jambe et engorgement du cou-de-pied.

CHARVET, Claude-Marie-Victor, garde mob. de l'Aisne. — Plaie contuse à la cuisse gauche, coup de feu, Clamart, nuit du 13 au 14 septembre. — Vaste décollement de la peau à la partie externe de la cuisse.

CHARVET, François, 123e de ligne. — Fracture du gros orteil, pied droit, éclat d'obus et congélation, le Bourget, 22 décembre. — Perte de cet orteil.

CHARVET, Joseph, 62e de ligne. — Plaie contuse à la jambe gauche, coup de feu, Changé, 10 janvier. — Cicatrices adhérentes, claudication.

CHARVILLAT, Antoine, garde mob. du Puy-de-Dôme. — Fracture du bord externe de l'omoplate droite, coup de feu, Ruant (Eure-et-Loir), 2 décembre. — Gêne dans l'élévation du bras.

CHARVY, Jacques-Frédéric, né le 11 juin 1848, Dun-le-Roi (Cher), garde mob. du Cher. — Plaie compliquée à l'épaule droite, coup de feu, Juranville.

CHARRY, François, né le 6 octobre 1845, Aumetz (Moselle), sapeurs-pompiers de Paris. — Atrophie des deux pupilles, refroidissement, Paris. — Cécité complète.

CHASLES, Joseph, garde mob. d'Ille-et-Vilaine. — Plaie contuse à la jambe gauche, coup de feu, Montretout.

CHASSAC, Pierre, 17e de ligne. — Fracture des 4e et 5e métacarpiens, main gauche, coup de feu, Chevilly, 30 septembre. — Rétraction de l'auriculaire et extension de l'annulaire.

CHASSAGNE, Jean, né le 13 mars 1847, Lonzac (Corrèze), 3e zouaves. — Fracture comminutive du coude droit, de l'humérus, du cubitus et du radius, coup de feu, Sedan. — Ankylose du coude, flexion et extension de l'avant-bras impossibles.

CHASSIN, Jean, né le 1er novembre 1836, Thiviers (Dordogne), 64e de ligne. — Plaies contuses au talon gauche et à la partie supérieure de la cuisse droite, érosion de l'os iliaque, 2 éclats d'obus, Saint-Privat. — Perte de substance musculaire du psoas, gêne dans la flexion de la cuisse sur la hanche.

CHASSAING, François, né le 27 décembre 1847, Cusset (Allier), garde mob. de la Seine. — Plaie compliquée à la partie supérieure et postérieure de la cuisse gauche, coup de feu, Clamart.

CHASSANG, Antoine, 61e de ligne. — Plaie contuse à la jambe gauche, érosion du tibia, coup de feu, Beaumont (Ardennes).

Chassard, Joseph, né le 22 octobre 1847, Hautmouget (Vosges), 26ᵉ chass. à pied. — Plaie contuse à l'œil gauche, éclat d'obus, Paris, 2ᵉ siége. — Perte de la vision de l'œil gauche.

Chasset, Antoine, 40ᵉ de ligne. — Plaie contuse au pied gauche, éclat d'obus, Spickeren. — Ankylose métatarso-phalangienne des cinq orteils du pied.

Chassignet, Joseph-Edmond, 63ᵉ de ligne. — Congélation, pied gauche, Montbéliard, 17 janvier. — Perte de la 2ᵉ phalange du gros orteil, des 2ᵒ et 3ᵉ du 2ᵉ orteil et d'une partie des 3ᵉ et 4ᵉ orteils et perte osseuse du 5ᵉ orteil.

Chassignol, Julien, 1ᵉʳ zouaves. — Plaie contuse à la main gauche, face dorsale, coup de feu, Sedan. — Perte des 3ᵉ et 2ᵉ phalanges du doigt médius, rigidité des doigts annulaire et auriculaire.

Chassin, Etienne, garde mob. de la Loire. — Plaie contuse au mollet droit, érosion du tibia, coup de feu, Ladon (Loiret), 24 novembre.

Chassin, Henri, né le 18 septembre 1848, Saint-Martin-d'Entraignes (Deux-Sèvres), garde mob. des Deux-Sèvres. — Plaie compliquée à la main droite, coup de feu, Pont-aux-Moines (Loiret).

Chassin, Firmin, 7ᵉ artill., brigadier. — Plaie contuse à la cuisse droite, partie inférieure et interne, éclat d'obus, Josnes, 10 décembre. — Large cicatrice adhérente.

Chastan, Maurice-Augustin, né le 22 septembre 1847, Sainte-Estève (Basses-Alpes), 28ᵉ de ligne. — Plaie s'étendant de la partie inférieure du condyle interne du fémur gauche au grand trochanter, coup de feu, Saint-Privat. — Abcès multiples, ankylose incomplète du genou.

Chaste, Alfred, né le 21 juin 1845, Lusigny (Aube), garde mob. de l'Aube. — Plaie contuse à la jambe gauche, partie moyenne et postérieure, coup de feu, pont de Sèvres. — Perte considérable de substance musculaire, large cicatrice adhérente, difficulté extrême de la marche.

Chastel, Émile-Prosper, né le 1ᵉʳ septembre 1843, Puteaux (Seine), 76ᵉ de ligne, clairon. — Plaies contuses à l'avant-bras droit et à la main gauche, coup de feu et éclat d'obus, Montretout. — Perte des doigts indicateur, médius et annulaire avec gêne dans les mouvements du pouce et de l'auriculaire.

Chastin, Antoine-Émile, 28ᵉ de ligne, caporal. — Fracture du radius gauche, coup de feu, Saint-Privat. — Paralysie incomplète de la main, gêne considérable dans la pronation et la supination.

Chataigneaux, Pierre-Alexandre, 1ᵉʳ zouaves. — Plaie contuse à la jambe gauche, coup de feu, Sedan. — Cicatrice adhérente au mollet.

Chataignier, Jean-François, garde mob. de la Vendée. — Entorse grave de l'articulation tibio-tarsienne gauche, marche forcée, Fretteval (Loir-et-Cher), 15 décembre. — Tumeur blanche.

Chatain, Jules, 3ᵉ train des équipages. — Chute sur le genou droit, chute de cheval, Saint-Avold, 20 juillet. — Arthrite chronique.

Chatain, Louis-Toussaint, né le 2 novembre 1847, Saint-Just-de-Claix (Isère), 47ᵉ de ligne. — Plaie s'étendant de la partie supérieure de la fesse droite au-dessous de l'insertion musculaire des adducteurs, et lésion des testicules, coup de feu, Wœrth. — Le testicule droit a disparu et la partie épididymière du testicule gauche a été détruite.

Chatard, Jean, 10ᵉ chass. à pied. — Plaie contuse à la partie externe du coude gauche, coup de feu, Saint-Quentin. — Large cicatrice adhérente, gêne dans la flexion de l'avant-bras.

Chateau, Alexandre, 27ᵉ de ligne. — Fracture comminutive de la jambe gauche, coup de feu, Beaumont (Ardennes). — Cicatrice adhérente.

Chateau, Claude, 6ᵉ de ligne. — Fracture du radius droit, coup de feu, Sedan. — Consolidation difforme, atrophie du bras, dont l'extension est difficile.

CHATEAU, Jean-Louis-François, né le 23 janvier 1850, Garnache (Vendée), garde mob. de la Vendée. — Plaie compliquée à la partie supérieure externe de la cuisse gauche, coup de feu, Beaugency. — Ankylose coxo-fémorale.

CHATEAU, Jean, né le 8 février 1847, aux Pins (Charente), 93e de ligne. — Fracture comminutive de l'humérus gauche, au tiers supérieur, coup de feu, Gravelotte. — Cicatrice adhérente du deltoïde à l'humérus, perte des mouvements d'élévation du bras.

CHATEAU, Louis, 11e de ligne. — Fracture comminutive de l'avant-bras droit, coup de feu (?). — Cicatrice adhérente.

CHATEL, Germain, garde mob. de la Gironde. — Fracture de l'arcade sourcilière droite et désorganisation de l'œil, coup de feu, Nuits, 16 décembre.

CHATEL, Hippolyte, 97e de ligne.—Plaie en séton aux deux jambes, coup de feu, Orléans, 8 décembre.

CHATEL, Séraphin, Jean-Baptiste, né le 6 mars 1835, Pouilly (Meuse), 12e de ligne. — Plaie contuse au sacrum, coup de feu, Saint-Privat. — Cicatrices adhérentes.

CHATELAIN, Charles-Ambroise, né le 22 janvier 1852, Percey (Yonne), 59e de ligne. — Fracture du péroné gauche et du 5e métatarsien, pied, même côté, coup de feu, Morée. — Ankylose tibio-tarsienne avec engorgement péri-articulaire, cicatrices adhérentes multiples, impossibilité de marcher sans le secours de béquilles.

CHATELAIN, Étienne-René, né le 25 octobre 1846, Saint-Pierre (Mayenne), 64e de ligne. — Plaie contuse à la région lombaire, coup de feu, Saint-Privat. — Psoriasis généralisé en captivité.

CHATELAIN, Pierre-Isidore. — Fracture comminutive du radius gauche, coup de feu, Borny. — Cicatrices adhérentes.

CHATELLARD, Jean-Marie, 58e de ligne. — Perte des 3e et 2e phalanges de l'indicateur, main droite, coup de feu, Conneré.

CHATELOT, François, né le 25 mars 1844, Essert (Haut-Rhin), 75e de ligne. — Plaie contuse au creux axillaire gauche, coup de feu, Gravelotte. — Atrophie et paralysie de l'avant-bras et de la main, amaigrissement du membre.

CHATILLON, Émile, né le 1er février 1846, Tours (Indre-et-Loire), garde mob. de la Seine. — Plaie à travers le genou droit, coup de feu, Aubervilliers. — Ankylose et abcès profonds.

CHATON, Joseph-Marie, né le 15 octobre 1846, Gouray (Côtes-du-Nord), 83e de ligne. — Fracture de l'humérus gauche, au tiers moyen, coup de feu, les Tappes-sous-Metz. — Pseudarthrose fibreuse avec mobilité complète de la partie inférieure du bras sur la partie supérieure, semi-ankylose du coude dans l'extension, atrophie et paralysie de l'avant-bras et de la main.

CHATRAS, Guichard, 12e de ligne, caporal. — Perte de la 3e phalange de l'auriculaire, main gauche, éclat d'obus, Ivry (Loiret), 2 décembre. — Ankylose de l'annulaire.

CHATTE, Henri-François, né le 4 janvier 1847, Alixan (Drôme), 2e inf. provisoire. — Fracture du cubitus droit, coup de feu, Paris, 2e siége. — Ankylose du poignet.

CHAUBARD, Pierre-Marie, 37e de ligne. — Plaies contuses à la cuisse et à la jambe gauches, coup de feu, Villorceau. — Ankylose tibio-tarsienne, rétraction musculaire, partie postérieure de la cuisse.

CHAUBET, Antoine-Philippe, 6e chass. à pied. — Plaie s'étendant de la fesse droite, partie supérieure, à la région sus-pubienne, coup de feu, Villersexel. — Incontinence d'urine.

CHAUBRY DE BLOTTIÈRES, Ludowis, 18e de ligne, sergent. — Fracture du fémur gauche, coup de feu, Frœschwiller. — Rétraction musculaire avec douleurs permanentes de la cuisse.

CHAUCHARD, Célestin-Hippolyte, 83e de ligne.—Plaie contuse au dos avec lésion du rachis et commotion de la moelle épinière, éclat d'obus, Sedan. —Accès épileptiformes périodiques.

CHAUDOUARD, Louis-Hippolyte, né le 13 mars 1849, Aubenas (Ardèche), 26e artill. —

Plaie contuse à la main gauche, éclat d'obus, Patay. — Phlegmon consécutif, perte de l'usage du doigt indicateur.

CHAUDIÈRES, Jean-Louis, garde mob. de l'Aveyron. — Fracture des 4ᵉ et 5ᵉ métatarsiens, pied droit, coup de feu, Loutenay (Côte-d'Or), 27 novembre. — Cicatrices adhérentes au côté externe du pied.

CHAUDRON, Adjutor-Ernest-Gustave, né le 20 janvier 1841, Mortagne (Orne), enfants perdus de Paris, sergent. — Plaie pénétrante du genou droit, coup de feu, Dijon, 21 janvier. — Ankylose du genou dans l'extrême flexion.

CHAUFFARD, Onésime, 4ᵉ de ligne. — Plaie contuse à la hanche gauche et fracture de l'humérus gauche, 2 coups de feu, Gravelotte. — Consolidation vicieuse, rétraction musculaire du bras.

CHAUFFRIASSE, Louis-Alexandre-Barthélemy, né le 16 juillet 1848, Saint-Léonard (Haute-Vienne), 38ᵉ de ligne. — Fracture de l'humérus gauche, au tiers supérieur, avec érosion de l'omoplate, éclat d'obus, Issy, 6 mai. — Perte de substance musculaire et osseuse, cicatrices adhérentes, atrophie et paralysie incomplètes du membre.

CHAULIAC, Eugène, 48ᵉ de ligne. — Plaie contuse à la main gauche, coup de feu, Montbéliard, 16 janvier. — Cicatrice adhérente, ankylose de l'annulaire dans la flexion.

CHAUMARD, Sicaire, né le 12 novembre 1846, Saint-Astier (Dordogne), 100ᵉ de ligne. — Plaie contuse à la cuisse droite, partie externe et moyenne, coup de feu, Sedan. — Abcès multiples, plaies fistuleuses, fausse ankylose du genou, atrophie de tout le membre et paralysie de la jambe et du pied, rétraction de la jambe.

CHAUME, Jean-Marie, 32ᵉ de ligne. — Fracture transversale de la rotule gauche, explosion d'une poudrière, arsenal de Morges (Suisse), 2 mars. — Non consolidation et écartement des fragments, gêne des mouvements du genou.

CHAUME, Léonard, 16ᵉ de ligne, caporal. — Plaie contuse au pouce et à l'indicateur, main gauche, coup de feu, Orléans, 4 décembre.

CHAUMEIL, Léonard, 47ᵉ de ligne. — Plaie compliquée à la cuisse gauche, éclat d'obus, Beaumont (Ardennes). — Paralysie incomplète du membre.

CHAUMETTE, Pierre, né le 13 mai 1838, Baignes (Charente), 114ᵉ de ligne, sergent. — Fracture du calcanéum, pied gauche, coup de feu, Champigny, 30 novembre. — Nécrose de cet os, cicatrice adhérente, ankylose incomplète tibio-astragalienne.

CHAUMONT, Henri, né le 10 novembre 1848, Villiers-les-Luxeuil (Haute-Saône), garde mob. de la Haute-Saône. — Fracture comminutive de la jambe gauche; du tarse et du métatarse, pied droit, plaie pénétrante du genou droit et plaie contuse à la jambe droite, 5 coups de feu, Grosmagny (Haut-Rhin). — Esquilles du tibia gauche, ankylose du genou droit.

CHAUMONTEX, Jean-Pierre, né le 21 octobre 1838, Cernex (Haute-Savoie), 21ᵉ de ligne. — Plaie contuse au coude gauche, coup de feu, Beaumont (Ardennes). — Ankylose du coude et perte absolue de l'usage du membre.

CHAURAND, Jules-Eugène, né le 24 août 1849, Chassagnes (Ardèche), 53ᵉ de ligne. — Plaie à travers le coude droit, coup de feu, Chagey. — Ankylose du coude dans la demi-flexion permanente.

CHAUSSAROT, Pierre, 36ᵉ de ligne. — Plaie contuse à la cuisse gauche, éclat d'obus, Frœschwiller. — Roideur musculaire de la cuisse.

CHAUSSÉ, Léonard, 16ᵉ de ligne. — Plaie compliquée à l'avant-bras droit, coup de feu, Connéré (Sarthe). — Paralysie incomplète de l'avant-bras.

CHAUSSÉE, Eugène-François, né le 27 août 1846, Prez-en-Paille (Mayenne), 64ᵉ de ligne. — Plaie s'étendant de l'apophyse mastoïde à l'œil droit qui a été désorganisé, coup de feu, Borny.

CHAUSSEGROS, Louis-Antoine, 80ᵉ de ligne. — Fracture du doigt annulaire, main droite, coup de feu, Saint-Privat. — Flexion permanente de ce doigt.

CHAUSSEPIED, Augustin-Pierre, né le 23 avril 1841, Neuillé (Maine-et-Loire), 85e de ligne. — Plaie contuse à l'épaule droite, éclat d'obus, Beaune-la-Rolande. — Cicatrice adhérente.

CHAUSSINAND, Jean-Antoine-Julien, né le 4 mars 1826, Saint-Martial (Ardèche), 9e lanciers. —Luxation coxo-fémorale gauche et fracture sous-trochantérienne, chute, captivité en Prusse. — Raccourcissement considérable du membre.

CHAUSSON, Jean-Louis, né le 8 mars 1842, Colombier-le-Vieux (Ardèche), 46e de ligne. — Plaie contuse à la main droite, coup de feu, Vendôme. — Perte du pouce.

CHAUTARD, Jean, né le 12 juin 1846, Castres (Tarn), 20e chass. à pied. — Contusion violente au poignet gauche, chute, Vendôme. — Tumeur blanche.

CHAUVE, Joseph-Alphonse, né le 10 juin 1846, au Bar (Alpes-Maritimes), 15e de ligne.— Plaie contuse à la région iliaque droite, érosion de l'os, coup de feu, Reischoffen. — Perte de substance musculaire, cicatrices adhérentes, flexion forcée du genou.

CHAUVEAU, Charles, 17e de ligne. — Plaie contuse à la poitrine au-dessous et en arrière de la 8e côte gauche, coup de feu, Champigny, 30 novembre. — Dyspnée à gauche.

CHAUVEAU, Jacques, 74e de ligne.—Plaie contuse à la région poplitée droite, éclat d'obus, Wissembourg, 4 août. — Cicatrices adhérentes, varices.

CHAUVEAU, Jean, garde mob. de la Nièvre. — Rhumatismes articulaires, armée de la Loire, décembre. — Hypertrophie du cœur et rétrécissement des valvules aortiques.

CHAUVEL, Joseph-Edmond, né le 5 novembre 1847, Villy (Calvados), 39e de ligne.—Plaie à travers la bouche, fracture de la mâchoire inférieure, coup de feu, Orléans, 11 octobre. — Consolidation vicieuse, ankylose du maxillaire inférieur avec rétraction des masséters, l'écartement des mâchoires est limité à 15 millimètres.

CHAUVEL, Emile-Alfred, né le 6 novembre 1848, Bolbec (Seine-Inférieure), 102e de ligne. —Rhumatisme articulaire aigu, froid, Paris. — Hypertrophie du cœur.

CHAUVEL, Joseph-Jean-Marie, 13e chass. à pied. — Plaie contuse à l'épaule droite, coup de feu, la Fourche, 6 janvier.

CHAUVET, Daniel-Piris, 2e train d'artill. — Plaies contuses à la jambe et à la cuisse droites, coup de feu, Sedan. — Larges cicatrices adhérentes.

CHAUVET, Guillaume, né le 3 septembre 1849, Alboret-le-Comtal (Lozère), 27e de ligne. —Plaie à l'articulation scapulo-humérale droite, éclat d'obus, Coulmiers. — Perte de substance, soudure de l'humérus à la cavité glénoïde, ankylose de l'épaule avec atrophie de tout le membre.

CHAUVET, Napolitain-Alexandre, 32e de ligne. — Perte des 3e et 2e phalanges de l'indicateur, main droite, coup de feu, Gravelotte.

CHAUVET, Théophile-Jean-Baptiste, né le 21 novembre 1844, Revel (Basses-Alpes), 13e de ligne, caporal. — Fracture du fémur gauche, 2 coups de feu, Gravelotte.—Raccourcissement, ankylose incomplète du genou, rétraction musculaire de la cuisse.

CHAUVIÈRE, Paul-Aurélien, 87e de ligne. — Plaie contuse aux deux cuisses, éclat d'obus, Strasbourg, 26 septembre. — Cicatrices adhérentes, étendues et rayonnées.

CHAUVIN, Alexis, garde mob. de la Charente-Inférieure. — Plaie contuse à la jambe gauche, éclat d'obus, Loigny (Loiret), 2 décembre. — Perte de substance musculaire, large cicatrice adhérente et déprimée.

CHAUVIN, Émile-Isidore, né le 16 mai 1845, la Selle (Orne), garde mob. de l'Orne. — Fracture comminutive des métacarpiens, main droite, coup de feu, la Fourche près Nogent, 21 novembre. — Ankylose du poignet et gêne des mouvements des doigts.

CHAUVIN, Jean-Marie-Baptiste, né le 28 octobre 1847, Cambon (Loire-Inférieure), 64e de ligne. — Perte partielle de l'indicateur droit, coup de feu, Borny.

CHAUVIN, Georges-Marius, né le 15 octobre 1845, Flers (Orne), 14e de ligne. — Désorganisation du globe oculaire droit, éclat d'obus, Sedan.

CHAUVIN, Louis, né le 5 janvier 1849, Vion (Sarthe), garde mob. de la Sarthe. — Plaie contuse au poignet droit, coup de feu, Villorceau. — Ankylose.

CHAUVIN, Philippe-Henri, 13e chass. à pied. — Plaie contuse à la poitrine, fracture de côtes, coup de feu, Wœrth. — Dyspnée.

CHAUVIN, Prosper, né le 6 mai 1844, Thiville (Eure-et-Loir), 48e de ligne. — Fracture de l'humérus gauche, coup de feu, Yvré-l'Évêque. — Plaies fistuleuses, ankylose incomplète scapulo-humérale avec gonflement et déformation de l'articulation.

CHAVAGNAS, André, 4e de ligne, caporal. — Brûlure des pieds, Montbéliard, 16 janvier. — Cicatrices adhérentes avec rigidité des deux pieds à leur face dorsale.

CHAVANE, Pierre, 93e de ligne, caporal. — Fracture du coude gauche, coup de feu, Gravelotte. — Ankylose dans la flexion avec affaiblissement du membre.

CHAVANETTES, Denis-Alexis-François, né le 17 juillet 1845, Perpignan (Pyrénées-Orientales), 2e de ligne. — Fracture de l'articulation scapulo-humérale droite, coup de feu, Spickeren. — Ankylose.

CHAVANNE, Pierre-Joseph-Julien, 8e artill. — Plaie contuse au genou droit, lésion de l'articulation, coup de feu, Rezonville. — Ankylose incomplète.

CHAVANSOT, Louis-Denis, 12e artill. — Plaie contuse à la cuisse, éclat d'obus, Boulay, 4 décembre. — Perte de substance musculaire, large cicatrice adhérente, extension difficile de la jambe.

CHAVANT, Pierre, né le 16 décembre 1850, Chamboulives (Corrèze), 61e de ligne. — Fracture comminutive du cubitus droit au tiers inférieur, coup de feu, Héricourt. — Cal angulaire à la face postérieure de l'avant-bras, qui est atrophiée.

CHAVANTON, François-Jean-Vold, 15e provisoire. — Plaie contuse au coude gauche, coup de feu, Paris, 23 mai. — Ankylose incomplète.

CHAVANY, Joseph, 52e de ligne. — Perte de la 3e phalange de l'indicateur, main droite, coup de feu, Orléans, 11 octobre. — Paralysie partielle des doigts.

CHAVASSE, Pierre, né le 3 février 1847, Tullins (Isère), 93e de ligne, caporal. — Fracture de l'olécrane gauche, coup de feu, Gravelotte. — Ankylose du coude.

CHAVE, Pierre-François, né le 20 novembre 1847, au Pouzin (Ardèche), garde mob. de l'Ardèche, caporal. — Fracture de l'humérus droit, coup de feu, Château-Robert, 4 janvier. — Ostéite chronique, atrophie incomplète du bras et semi-ankylose du coude avec difficulté des mouvements de l'avant-bras et de la main.

CHAVENAT, François, 90e de ligne. — Plaie pénétrante de l'articulation tibio-tarsienne gauche, coup de feu, Dijon, 30 octobre. — Ankylose.

CHAVENTRÉ, Armand-Frédéric, 56e de ligne, caporal. — Plaie perforante de la partie supérieure de l'omoplate gauche, coup de feu, Sedan.

CHAVERONDIER, Jean-Marie, 65e de ligne. — Plaie contuse à la main gauche, coup de feu, Sedan. — Perte des doigts annulaire et auriculaire.

CHAVIGNAUX, Eugène-Ernest, né le 26 janvier 1839, Paris, 14e de ligne. — Plaie pénétrante de poitrine, coup de feu, Champigny, 30 novembre. — Pleurite chronique, engouement pulmonaire.

CHAVINIER, Jean, né le 14 juillet 1845, Saint-Étienne-de-Riom (Cantal), 17e chass. à pied. — Fracture comminutive du poignet droit, coup de feu, Saint-Quentin. — Ankylose et déformation du poignet et des articulations métacarpiennes, perte absolue des mouvements de flexion et d'extension des doigts, atrophiés et ankylosés en griffes.

CHAVOIS, Pierre, 56e de ligne. — Plaie compliquée à l'avant-bras droit, coup de feu, Frœschwiller. — Atrophie de l'avant-bras et paralysie des doigts auriculaire et annulaire.

CHAVOT, Antoine, garde mob. de la Loire. — Fracture de l'humérus droit, coup de feu, Ladon (Loiret), 24 novembre. — Consolidation vicieuse, cicatrices adhérentes.

CHAVRONDIER, Amét, né le 14 juillet 1844, Perreuv (Loire), 12e artill. — Fracture comminutive de la jambe gauche, au tiers inférieur, de la malléole interne, de l'astragale et du calcanéum, même côté, coup de feu, Longeau, 16 décembre.—Six cicatrices adhérentes, ankylose tibio-tarsienne.

CHAYMOL, Jean, 52ᵉ de ligne. — Plaie contuse à la cuisse droite, coup de feu, Sedan.

CHAYSSAC, Jean, né le 26 septembre 1850, Rabastens (Tarn), 47ᵉ de ligne. — Fracture des 4ᵉ et 5ᵉ métacarpiens, main gauche, coup de feu, Héricourt. — Inflammation phlegmoneuse, extension permanente des doigts indicateur et médius, rétraction permanente des doigts auriculaire et annulaire.

CHAZAL, François-Mary, né le 29 janvier 1846, Mauriac (Cantal), 37ᵉ de ligne. — Fracture du condyle droit du maxillaire inférieur, coup de feu, Sedan. — Soudure du condyle avec le temporal, la mâchoire s'entr'ouve à peine.

CHAZALETTE, Jean-Auguste, né le 12 décembre 1845, Gravières (Ardèche), 1ᵉʳ du génie. — Fracture comminutive de l'articulation métacarpo-phalangienne du pouce, main droite, avec dilacération des tissus ligamenteux et tégumentaires, éclat d'obus, siége de Paris. — Issue de nombreux fragments osseux.

CHAZE, Jean-Joseph, né le 30 octobre 1847, Chandeyrac (Lozère), 6ᵉ dragons. — Fracture transversale de la rotule gauche, Lyon, coup de pied de cheval. — Gêne des mouvements du genou.

CHAZELLE, Octave-Pressille, né le 18 novembre 1849, Tour-sur-Marne (Marne), 50ᵉ de ligne. — Fracture compliquée du radius gauche, coup de feu, Sedan. — Paralysie et atrophie de l'avant-bras et de la main avec inertie complète des doigts.

CHAZELLE, Pierre, 81ᵉ de ligne. — Plaie contuse à la cuisse droite, partie supérieure et antérieure, éclat d'obus, Saint-Privat. — Perte de substance musculaire.

CHÉBILLE, François-Théophile, 33ᵉ de ligne. — Plaie contuse à la jambe gauche, coup de feu, Sainte-Barbe-sous-Metz, 1ᵉʳ septembre. — Large cicatrice adhérente.

CHÉCHAT, Fortuné, né le 28 février 1842, Montelier (Drôme), 23ᵉ de ligne. — Fracture compliquée de l'humérus droit, près du coude, coup de feu, Champigny. — Ankylose du coude.

CHECHILLOT, Michel, né le 28 août 1847, Malange (Jura), 42ᵉ de ligne. — Fracture comminutive de l'avant-bras gauche, au tiers moyen, coup de feu, Montmesly. — Larges cicatrices adhérentes, semi-ankylose du poignet, amaigrissement de l'avant-bras et de la main avec difficulté dans la rotation.

CHEDAL-ANGLAY, Jules-Eugène, garde mob. de la Savoie.— Fracture de l'omoplate droite, coup de feu, Beaune-la-Rolande.

CHÉDAL-BORNU, Dominique, né à Nîmes (Gard), garde mob. de la Haute-Savoie, caporal. — Plaie compliquée et fracture du 2ᵉ métacarpien, main gauche, coup de feu, Beaune-la-Rolande. — Paralysie du pouce et semi-ankylose de l'indicateur.

CHÉDEVILLE, Jacques-Antoine, né le 23 mai 1844, Malzéville (Meurthe), 2ᵉ tir. alg., sergent. — Fracture comminutive de la jambe droite, coup de feu, Wœrth. — Consolidation vicieuse avec incurvation en dehors, raccourcissement considérable et fausse ankylose du genou et du pied dans l'extension.

CHÉDEVILLE, Jean-Baptiste, 95ᵉ de ligne. — Perte de la phalangette de l'indicateur, main droite, coup de feu, plateau d'Avron, 27 décembre. — Ankylose de ce doigt.

CHÉD'HOMME, Bertrand-Pascal, 4ᵉ artill., trompette.—Luxation du doigt médius, main droite, chute, Chevilly, 2 décembre. — Ankylose de ce doigt, atrophie de la main.

CHÉENNE, Pierre-Jean, né le 23 août 1849, Landeau (Ille-et-Vilaine), 64ᵉ de ligne.—Plaie contuse à la partie inférieure interne de la cuisse droite, coup de feu, Soissons. — Cicatrices profondes et adhérentes.

CHEILLAN, Laurent, né le 9 octobre 1841, Lyon (Rhône), 7ᵉ artill., maréchal des logis.

— Fracture du fémur gauche, coup de feu, Arthenay. — Consolidation vicieuse à angle droit et dans l'abduction, atrophie et raccourcissement de 12 centimètres du membre.

CHÉKÉRISKI, Victor-Jules, né le 4 octobre 1846, Vrigny (Orne), francs-tireurs de l'Orne, caporal. — Fracture comminutive du fémur droit, coup de feu, Bois-de-la-Pierre (Orne), 20 janvier. — Esquilles nombreuses, consolidation vicieuse, raccourcissement considérable.

CHEMARIN, Claude, 89e de ligne. — Plaie contuse à la jambe droite, coup de feu, Sedan. — Ostéite du tibia, perte de substance, cicatrice adhérente.

CHEMIÈRE, Denis, 14e de ligne.—Plaies contuses à la hanche et à la cuisse gauches, éclats d'obus, Champigny, 30 novembre. — Perte de substance musculaire à la hanche, vaste cicatrice.

CHEMIN, Clément-Hippolyte, 19e de ligne. — Fracture du pouce, main droite, et perte d'une partie de la phalangette de ce doigt, coup de feu, le Mans, 11 janvier.— Ankylose des phalanges de ce doigt.

CHEMIN, François-Ernest-Marie, né le 9 septembre 1849, Laval (Mayenne), 110e de ligne. — Fracture du cubitus droit, coup de feu, l'Hay, 29 novembre. — Cicatrice adhérente, perte des mouvements de l'avant-bras.

CHEMIN, Isidore-Filis-Eugène, né le 19 janvier 1849, Villiers-le-Mortier (Eure-et-Loir), 30e de ligne. — Plaie compliquée à la partie supérieure externe de la cuisse gauche, coup de feu, la Malmaison. — Déviation de la cuisse en dehors.

CHEMINAULT, Hippolyte, né le 2 août 1845, Meunet-Planche (Indre), 94e de ligne. — Plaie contuse à la région dorso-lombaire, éclat d'obus, Gravelotte. — Carie des apophyses transverses des vertèbres, plaies fistuleuses.

CHENAL, François-Xavier, né le 1er décembre 1819, Bonhomme (Haut-Rhin), 42e de ligne. —Fracture de l'humérus gauche, coup de feu, Châtillon sous Paris, 13 décembre.—Esquilles, consolidation vicieuse, raccourcissement et atrophie du membre, cicatrices profondes et adhérentes.

CHÉNARD, Jean-Paul, 51e de ligne, caporal. — Plaie contuse à la jambe droite, fracture partielle du tibia, éclat d'obus, sous Paris, 9 avril. — Ostéite, cicatrice adhérente.

CHÉNAULT, Lucien, 11e de ligne. — Fracture de la clavicule gauche, coup de feu, Vendôme, 31 décembre.

CHENEGROS, Célestin, 18e de ligne. — Plaie contuse à l'avant-bras droit, éclat d'obus, Wœrth.

CHENEVIÈRE, Edouard, 18e de ligne.—Fracture du péroné et du radius droits, et plaie contuse à la fesse, même côté, coup de feu et éclats d'obus, Sedan. — Cicatrice adhérente à la jambe.

CHENILLEAU, Pierre, 30e de ligne. — Plaie contuse à la face dorsale du pied droit, coup de feu, Sedan. — Cicatrice adhérente.

CHÉOUX, Jean, 27e de ligne. — Congélation du pied droit, Mehun (Cher), 24 décembre.— Déviation du gros orteil.

CHÉRAMY, Henry-Auguste-Gondicar, né le 26 avril 1848, Gault (Loir-et-Cher), garde mob. d'Eure-et-Loir, caporal. — Plaie compliquée à la main gauche, coup de feu, Tréon près Dreux, 17 novembre. — Perte des deux dernières phalanges des doigts médius et annulaire, ankylose des articulations des quatre derniers doigts et atrophie de l'indicateur.

CHERBLANC, Jean-Marie, 17e artill. — Plaies contuses à la fesse droite et à la cuisse gauche, coup de feu (?), 6 août.

CHERBUT, Antoine, né le 8 décembre 1845, Régny (Loire), garde mob. de la Loire.— Fracture du sternum et plaie contuse au bras droit, coup de feu, Beaune-la-Rolande. — Cicatrices larges et adhérentes.

CHERCHEMONT, Pierre-Alexandre, né le 10 avril 1849, Alonne (Deux-Sèvres), 55e de ligne. — Désorganisation du globe oculaire droit, coup de feu, Joinville, 28 novembre.

CHÉREAU, Joseph-Eugène, 2e zouaves, caporal. — Plaie contuse à l'articulation scapulo-humérale gauche, coup de feu, Ouzain près Blois. — Semi-ankylose de l'épaule.

CHÉREL, Mathurin-Marie, 63e de ligne. — Plaie pénétrante de poitrine, à droite, avec fracture de l'omoplate, plaie contuse au dos, côté inférieur droit, 3 coups de feu et éclat d'obus, Spickeren.

CHÉRELLE, Gustave-Eugène, né le 22 juin 1848, Chartres (Eure-et-Loir), 15e artill. — Fracture comminutive de la jambe droite, au tiers inférieur, éclat d'obus, Saint-Privat. — Plaie fistuleuse, rétraction et déviation du pied en dehors.

CHÉRELLE, Noël-Emile, 15e chass. à pied. — Congélation du bras droit, Montbéliard, 15 janvier. — Ankylose incomplète du coude et paralysie de la main.

CHERIF-OULD-MOHAMMED-BOU-ZIAN, né en 1847, Roufirat, province d'Oran, 2e tir. alg. — Fracture du 3e métacarpien, main (?), coup de feu, Wœrth. — Cicatrices profondes et adhérentes à la main, non-consolidation du 3e métacarpien, extension et déformation des doigts indicateur, médius et annulaire.

CHÉRIF-BEN-MEHOUB, 3e tir. alg. — Plaie contuse à l'épaule gauche, coup de feu, Sedan. — Atrophie de l'épaule.

CHÉRINGON, Bernard, 66e de ligne. — Plaie contuse à l'épaule et à l'aisselle droites, coup de feu, Spickeren. — Atrophie du bras avec paralysie légère de la motilité.

CHEROUVRIER, Victor-Hippolyte, 17e de ligne. — Plaie contuse à la jambe droite, partie antérieure, coup de feu, Champigny, 30 novembre.

CHERPIN, Claude, né le 5 mars 1848, Croizet (Loire), 4e chass. à pied. — Plaie compliquée à la main droite, coup de feu, Orléans. — Perte de phalanges de l'indicateur, du médius et de l'annulaire.

CHERRIER, Charles-Joseph, né le 19 août 1837, Lunéville (Meurthe), 31e de ligne. — Fracture du cubitus droit, au tiers supérieur, coup de feu, Loigny. — Cal vicieux et difforme avec déviation de l'avant-bras.

CHERRIÈRE, Jean-François, né le 15 novembre 1839, Bertrambois (Meurthe), 39e de ligne, lieutenant. — Plaies en séton à la cuisse gauche, au scrotum et à la base de la verge, à la partie antérieure et moyenne de la cuisse droite, à la partie supérieure et postérieure de la cuisse gauche à 1 centimètre du pli de la fesse, et à la partie externe de la cuisse gauche, 4 coups de feu, Parigné-l'Evêque. — Atrophie partielle du testicule droit.

CHERTIER, Alexandre, né le 7 octobre 1847, Coullons (Loiret), 64e de ligne, caporal. — Fracture du rebord inférieur orbitaire de l'œil droit, coup de feu, Saint-Privat. — Perte de cet œil.

CHERVET, Jean, né le 31 janvier 1845, Lezoux (Puy-de-Dôme), 79e de ligne. — Plaie s'étendant de la fesse gauche à la partie inférieure de l'abdomen, le bassin et la vessie ont été traversés, coup de feu, Mouzon. — Plaie fistuleuse au-dessous de la branche horizontale du pubis.

CHERVIN, François-Marie, garde mob. du Rhône. — Fracture de la crête iliaque gauche avec lésion du pli de l'aine, coup de feu, Pérouse (Haute-Marne), 21 janvier.

CHÉRY, Joseph, né le 29 septembre 1847, Vigny-Moselle, 31e de marche. — Plaie en sillon à la tête, bosse frontale, coup de feu, Coulmiers; plaie compliquée au pied gauche, luxation de la 3e côte sur le sternum; coups de feu, Loigny.

CHESNAIN, Alphonse, né le 14 avril 1847, Belleville (Seine), 18e dragons, brigadier. — Plaie compliquée à la face, coup de revolver, Gravelotte. — Paralysie de l'orbiculaire des paupières et des lèvres, côté gauche.

CHESNÉ, Jean-Baptiste, 82e de ligne. — Plaie contuse à la cuisse gauche, coup de feu, Créteil, 30 novembre. — Hydarthrose du genou.

CHESNEL, Eugène-Ferdinand, 79e de ligne. — Contusion à la face, éclat d'obus, Sedan. — Ophthalmie traumatique, taies sur les deux yeux, perte incomplète de la vue.

CHESNEL, Victor-François, né le 13 novembre 1842, Saint-Bômer-les-Forges (Orne), francs-tireurs de l'Orne, caporal. — Fracture comminutive du radius gauche, éclat d'obus, Alençon, 15 janvier. — Atrophie et déformation de la main.

CHESNOY, Eugène-Théodore, 67° de ligne. — Plaie contuse à la fosse sus-claviculaire droite, coup de feu, Forbach. — Perte de la contraction musculaire, gêne très-prononcée dans l'élévation du bras.

CHETEAU, Joseph-Apolinaire, né le 5 janvier 1836, Bulloinville (Eure-et-Loir), 1er zouaves. — Fracture comminutive de l'humérus gauche, coup de feu, Champigny. — Consolidation vicieuse.

CHETIVEAU, Gustave-François, né à Saint-Christophe (Calvados), 90° de ligne. — Fracture de la jambe gauche, près du genou (?).

CHEUCLE, Marius, né le 28 avril 1848, Lyon (Rhône), garde mob. du Rhône. — Ophthalmie variolique, Belfort. — Taie épaisse sur la cornée de l'œil gauche.

CHEUX, Jean-François, né le 3 septembre 1847, Bréal-sur-Vitré (Ille-et-Vilaine), 29° de ligne. — Fracture du péroné droit, coup de feu, Borny. — Plaie fistuleuse à la partie supérieure et interne de la jambe.

CHEVAL, Hippolyte, né le 4 décembre 1850, Ratières (Drôme), 19° artill. — Plaie contuse à la main droite, chute à (?). — Ankylose du pouce fléchi dans la paume de la main.

CHEVAL, Mathurin, garde mob. d'Ille-et-Vilaine. — Fracture de la jambe droite, coup de feu, Conneré. — Cal difforme du tibia, cicatrice adhérente à cet os, ankylose incomplète tibio-tarsienne.

CHEVALET, Jean, garde mob. de l'Ain. — Fracture comminutive du radius (?), coup de feu, Choisy-le-Roi, 30 novembre. — Gêne dans la supination de l'avant-bras.

CHEVALIER, Auguste, né le 8 mai 1842, Meysse (Ardèche), 38° de ligne. — Plaie compliquée à la région iliaque gauche, coup de feu, Vendôme, 31 décembre. — Atrophie et paralysie du membre inférieur.

CHEVALIER, Augustin, 75° de ligne. — Fracture du maxillaire supérieur, à gauche, coup de feu, Gravelotte. — Balle non extraite, rapprochement des arcades dentaires.

CHEVALIER, Ferdinand-Edmond, né le 13 avril 1844, Rouen (Seine-Inférieure), 26° de ligne. — Plaie à travers l'articulation tibio-tarsienne droite, fracture du maxillaire inférieur, plaie compliquée à la cuisse droite, coups de feu, Gravelotte. — Ankylose tibio-tarsienne, perte considérable de substance, atrophie et paralysie de la cuisse.

CHEVALIER, Jacques-Jean, né le 14 septembre 1850, Montanel (Manche), 59° de ligne. — Fracture de l'os iliaque droit, coup de feu, Conneré. — Consolidation vicieuse.

CHEVALIER, Jean, 36° de ligne. — Plaie contuse à la jambe gauche, au niveau du tendon d'Achille avec érosion du péroné, coup de feu, Paris, 26 mai.

CHEVALIER, Jean, né le 29 mai 1845, Assieu (Isère), 29° de ligne. — Plaie pénétrante du coude gauche, coup de feu, Servigny-sous-Metz. — Ankylose du coude.

CHEVALIER, Jean-Auguste, 1er de ligne. — Plaie contuse au niveau du tendon d'Achille, pied gauche, coup de feu, Borny. — Cicatrice profonde et adhérente, gêne dans l'extension du pied.

CHEVALIER, Jean-Louis, garde mob. du Cher. — Plaie contuse au pied droit, coup de feu, Autray près Villersexel. — Gangrène du pied, cicatrice adhérente très-étendue au niveau de la malléole externe.

CHEVALIER, Julien, 41° de ligne. — Fracture comminutive de la jambe gauche, coup de feu, Beaugency, 8 décembre.

CHEVALIER, Léon, 13° chass. à pied. — Plaie contuse au mollet droit, coup de feu, Frœsch-willer. — Rétraction musculaire avec flexion de la jambe et immobilité des orteils fléchisseurs sur le pied.

CHEVALIER, Louis, né le 25 mai 1848, Assenoncourt (Meurthe), garde mob. de la Seine. — Fracture du 3° métacarpien, main droite, et plaie contuse à la poitrine, côté droit, 2 coups de feu, Stains, 21 décembre. — Ankylose de l'annulaire dans l'extension, gêne des mouvements du médius et de l'auriculaire.

CHEVALIER, Louis, 63° de ligne. — Plaie contuse à la région iliaque gauche, éclat d'obus, Toul, 15 septembre. — Cicatrice adhérente.

CHEVALIER, Michel, 60° de ligne. — Fracture du crâne, à gauche, éclat d'obus, Saint-Privat. — Enfoncement du pariétal, compression de l'hémisphère gauche du cerveau, hémiplégie incomplète du côté droit.

CHEVALIER, Pierre, 26° de ligne. — Perte de la dernière phalange de l'indicateur, main droite, coup de feu, Josnes, 2 décembre. — Atrophie de la main.

CHEVALIER, Pierre-Léon, né le 29 janvier 1845, Seveux (Haute-Saône), 15° artill., brigadier. — Fracture comminutive du radius droit, éclat d'obus, Sedan. — Paralysie complète et atrophie de la main avec extension permanente de tous les doigts, qui sont déviés.

CHEVALLARD, Pierre, 43° de ligne. — Fracture comminutive du cubitus gauche et plaie contuse à la cuisse droite, 2 coups de feu, Villorceau.

CHEVALLET, Flavien-Auguste-Victor, né le 3 août 1848, Wossages (Hautes-Alpes), 4° de ligne. — Plaie contuse à la cuisse gauche, coup de feu, Saint-Privat.

CHEVALLEY, Joseph-Ferdinand, 35° de ligne. — Fracture du maxillaire inférieur à droite, coup de feu, Issy, 2 mai. — Consolidation vicieuse.

CHEVALLIER, Adolphe, né le 28 octobre 1856, Etampes (Seine-et-Oise), 8° cuirassiers, trompette. — Fracture comminutive de la jambe gauche, au tiers inférieur, coup de feu, Freschwiller. — Chevauchement avec saillie volumineuse du péroné, raccourcissement et claudication.

CHEVALLIER, Antoine, né le 23 novembre 1844, Heyrieux (Isère), 9° chass. à pied. — Désorganisation du globe oculaire droit, éclat d'obus, Saint-Privat.

CHEVALLIER, Armand-Ferdinand, garde mob. du Loiret. — Fracture du 2° métatarsien, pied gauche, coup de feu, Buzenval. — Gonflement du gros orteil, gêne des mouvements de l'avant-pied.

CHEVALLIER, Emile-Pierre, 19° de ligne. — Fracture de l'acromion droit, coup de feu, Châtillon sous Paris, 19 septembre. — Gêne dans l'élévation du bras.

CHEVALLIER, Ferdinand, 1er chass. à pied. — Plaie contuse à la cuisse gauche, éclat d'obus, Strasbourg, 3 septembre. — Cicatrice adhérente.

CHEVALLIER, Joseph-Marie, né le 5 janvier 1839, Mercury-Gemilly (Savoie), 16° de ligne. — Fracture de l'extrémité de la clavicule droite, coup de feu, la Renardière, 9 novembre. — Plaie fistuleuse, paralysie incomplète du bras.

CHEVALLIER, Louis-Ulysse, 25° de ligne. — Perte de deux phalanges de l'indicateur et plaie contuse à la main gauche, coup de feu, Saint-Privat. — Ankylose métacarpo-phalangienne du pouce.

CHEVALLIER, Maurice, né le 28 avril 1848, Varacieux (Isère), 54° de ligne. — Désorganisation du globe oculaire droit, éclat d'obus, Amanvillers.

CHEVASSON, Claude, 13° de ligne. — Plaie contuse au bras droit, coup de feu (?), 12 janvier. — Ankylose du coude dans la flexion.

CHEVASSUS, Monnier-Louis-Hermann, né le 10 octobre 1849, Saint-Claude (Jura), 43° de ligne. — Fracture du cubitus gauche avec luxation de la tête du radius en dehors, éclat d'obus, Villorceau. — Rétraction des deux derniers doigts de la main avec affaiblissement des trois autres, cicatrice enfoncée et adhérente.

CHEVÉ, Joseph, né le 23 août 1849, Morannes (Maine-et-Loire), garde mob. de Maine-et-Loire. — Fracture comminutive du fémur gauche, au tiers supérieur, coup de feu, Parigné-l'Evêque, 10 janvier. — Cal vicieux et difforme, raccourcissement de 4 centimètres.

CHEVILLIÉ, Jean-Christophe, né le 14 mars 1847, Toulouse (Haute-Garonne), 64° de ligne.

— Fracture de l'extrémité articulaire de l'humérus droit, coup de feu, Gravelotte. — Ankylose du coude dans la flexion.

CHEVILLON, Henri-Hector, né le 14 octobre 1845, Alger, 1er artill. — Fracture du maxillaire inférieur à droite, éclat d'obus, Saint-Privat. — Perte de dents, cicatrice adhérente à la joue droite diminuant l'orifice de la bouche.

CHEVILLOT, Gilbert-Aimé, 3e de ligne, caporal. — Plaie contuse à l'épaule gauche, coup de feu, Frœschwiller. — Cicatrice adhérente à l'omoplate.

CHEVREAU, Joseph, né le 5 octobre 1843, Sancerre (Cher), 42e de ligne. — Plaie contuse à la jambe gauche, éclat d'obus, Lacluse.—Cicatrice adhérente gênant les mouvements du pied.

CHEVRET, Jean-Marie, né le 13 février 1844, le Paz (Mayenne), 46e de ligne. — Double fracture de l'avant-bras gauche, coup de feu, le Mans. — Ankylose du poignet.

CHEVREUIL, Louis-Ernest, né le 5 mars 1850, Sablé (Sarthe), 11e artill. — Plaie contuse à la cuisse droite, partie inférieure et postérieure externe, coup de feu, Bagneux. — Large cicatrice profonde et adhérente.

CHEVREUX, Jean, né le 13 mars 1849, Clichy-la-Garenne (Seine), 2e zouaves. — Plaie compliquée à l'avant-bras droit, coup de feu, Frœschwiller.

CHEVREUX, Louis-Adolphe, né le 4 juin 1845, Blandy (Seine-et-Marne), 14e de ligne. — Fracture du pied gauche, éclat d'obus, Mouzon. — Perte de substance du scaphoïde et de la 2e phalange du gros orteil, atrophie et difformité du pied, impossibilité de marcher sans canne.

CHEVREUX, Julien, 2e zouaves. — Plaie compliquée à la main droite, coup de feu, Frœschwiller. — Contracture permanente des fléchisseurs du pouce et de l'indicateur.

CHEVRIAN, Hippolyte, 93e de ligne. — Plaie contuse au pied gauche, coup de feu, Vitry-sur-Seine, 30 septembre. — Ankylose du gros orteil.

CHEVRIER, Edmond, né le 9 novembre 1849, Nancy (Meurthe), 33e de ligne.— Fracture du fémur gauche, au tiers moyen, éclat d'obus, Orléans. — Consolidation vicieuse, raccourcissement de 4 centimètres, nécrose profonde, plaies fistuleuses persistantes, ankylose du genou dans l'extension, atrophie de tout le membre.

CHEVRIER, Joseph, 29e de ligne. — Plaie en séton à la région dorsale (?). — Cicatrice adhérente.

CHEVRIER, Philippe, 20e artill. — Plaie contuse à la main gauche, éclat de pierre, Strasbourg, 15 septembre. — Ankylose du pouce, fixé dans la flexion.

CHEVRIER, Victor-Benjamin, 45e de ligne. — Plaie contuse à la main droite, Sarrebruck. — Perte de l'usage des doigts médius et indicateur.

CHIBRAC, Jean, né le 20 mars 1846, Sare (Basses-Pyrénées), 42e de ligne. — Plaies en séton à la partie moyenne et à la partie supérieure et postérieure de la cuisse gauche, plaie contuse à la fesse droite, coups de feu, Champigny, 30 novembre. — Atrophie de la cuisse avec marche pénible et douloureuse.

CHICHILIANNE, Pierre, 13e de ligne. — Plaie contuse à l'avant-bras droit, partie moyenne, coup de feu, Borny.

CHICON, Pierre, garde mob. du Puy-de-Dôme. — Plaie pénétrante oblique de l'os malaire et du maxillaire supérieur, coup de feu, Bart (Doubs), 15 janvier. — Perte de l'ouïe à droite et perte partielle de la vision de ce côté.

CHIER, François, 81e de ligne. — Plaie contuse à la cuisse gauche, coup de feu, Gravelotte. — Perte de substance musculaire, large cicatrice adhérente.

CHIFFAUT, Pierre-Gustave, né le 23 juillet 1848, Coroirnon (Haute-Marne), garde mob. de la Haute-Marne. — Fracture comminutive de la jambe droite, coup de feu, Longeau. — Perte considérable osseuse du tibia, fracture non consolidée.

CHIFFLET, Pierre, garde mob. du Rhône. — Fracture du fémur gauche au tiers inférieur, coup de feu, Arcey (Doubs), 13 janvier. — Ankylose incomplète du genou, cicatrices adhérentes.

CHIGNAGUET, Léonard, 5e de ligne. — Fracture du maxillaire (?), Sedan. — Perte de dents et de leurs alvéoles, cicatrice rétrécissant l'orifice de la bouche, gêne dans les mouvements de la bouche.

CHIGOT, François, né le 26 décembre 1838, Saint-Léonard (Haute-Vienne), 2e zouaves. — Fracture comminutive du fémur droit, coup de feu, Frœschwiller. — Raccourcissement de 15 centimètres avec incurvation en dedans, cal très-vicieux et très-volumineux à sa partie moyenne, émaciation musculaire de la cuisse.

CHIGOT, Louis-Victor, né le 4 novembre 1847, Vailly (Cher), artill des pontonniers. — Ankylose incomplète du genou gauche (?). — Captivité.

CHINEL, Médard, 2e zouaves. — Plaie contuse s'étendant aux deux malléoles, pied droit, fracture comminutive de la jambe gauche, 2 coups de feu, Frœschwiller. — Consolidation vicieuse ; cicatrices adhérentes et gêne considérable dans les mouvements du membre.

CHINIARD, Jean, né le 19 juin 1849, Vic-sur-Serre (Cantal), garde mob. de la Seine. — Plaie pénétrante de poitrine avec fracture de l'omoplate et de la clavicule droites, coup de feu, Buzenval. — Chevauchement des fragments, fausse ankylose de l'épaule.

CHIPELLE, Louis-Elmire, 39e de ligne. — Fracture de la tête de l'humérus gauche, coup de feu, Orléans, 4 décembre. — Ankylose scapulo-humérale.

CHIR, Jean-François, né le 31 mai 1850, Saury-sur-Nied (Moselle), 7e chass. à pied. — Fracture de l'humérus droit, au tiers inférieur, coup de feu, Saint-Gervais. — Cal irrégulier et fragile, paralysie du deltoïde, atrophie du membre et ankylose du coude.

CHIRK-OULD-EMBARCK, 2e tir. alg. — Fracture comminutive du pied gauche, coup de feu, Wœrth. — Perte de substance, raccourcissement du 1er métatarsien, cicatrices adhérentes à la face plantaire.

CHIMOL, Jean-Baptiste, né le 17 mars 1839, Limoges (Haute-Vienne), 64e de ligne. — Fracture comminutive et compliquée du cubitus gauche, coup de feu, Borny. — Extension forcée des doigts.

CHIRON, Félicien-Jules-Eugène, 16e de ligne. — Fracture multiple de l'articulation tibio-tarsienne droite, coup de feu, Provenchère, 3 décembre.

CHIVAUX, Antoine-Alexis-César, 33e de ligne. — Dyssenterie et privations, captivité en Allemagne. — Faiblesse générale de la constitution.

CHIVRÉ, Léon-Jean-Baptiste, né le 3 août 1847, Paris, 36e de ligne, caporal. — Fracture de l'avant-bras gauche, extrémité inférieure, coup de feu, la Malmaison, 21 octobre. — Esquilles nombreuses, ankylose du poignet.

CHOART, Oscar-Désiré, né le 13 mars 1847, Séclin (Nord), garde mob. du Nord. — Fracture comminutive de l'humérus droit, au tiers moyen, coup de feu, Villers-Bretonneux. — Cal très-volumineux avec incurvation du bras en avant, qui est atrophié, extension incomplète avec difficulté dans la flexion.

CHODNIEKIEWICZ, Edouard, né le 3 décembre 1826, Radom (Pologne), rég. étranger. — Fracture comminutive de l'avant-bras droit, coup de feu, Orléans, 11 octobre. — Atrophie de l'avant-bras.

CHOFFIN, Claude-Etienne, 15e chass. à pied. — Plaie contuse à la main droite, coup de feu, Sainte-Marie, 18 janvier. — Perte des deux dernières phalanges de l'indicateur, atrophie et paralysie de la main avec ankylose des doigts dans l'extension.

CHOISNE, Louis-Armand, né le 21 juillet 1842, Chaumont (Orne), 53e de ligne. — Plaie contuse au mollet gauche, éclat d'obus, Chagey. — Perte étendue de substance musculaire, vaste et profonde cicatrice gênant les mouvements de la jambe.

CHOLAT, Antoine, 23e de ligne. — Plaies contuses à l'épaule gauche et au dos, coup de feu, Arthenay, 2 décembre. — Cicatrice adhérente au centre de l'omoplate, et cicatrice étendue près du rachis.

CHOLET, Arsène, né le 26 septembre 1838, Champeaux-sur-Sarthe (Orne), 31° de ligne.— Plaie compliquée au bras droit, coup de feu, Loigny. — Balle enkystée à la partie supérieure de l'humérus droit, près du cal, nécrose de cet os, plaie fistuleuse.

CHOLLET, André, né le 24 août 1848, Villaines (Indre-et-Loire), garde mob. d'Indre-et-Loire. — Désorganisation du globe oculaire droit, coup de feu, Laval.

CHOLLET, Désiré-Louis, né le 24 novembre 1846, Origny (Aisne), 2° zouaves. — Plaie compliquée au sommet du crâne, coup de feu, Frœschwiller.

CHOLLET, René, né le 3 février 1846, Brain-sur-Allonnes (Maine-et-Loire), garde mob. de Maine-et-Loire. — Rhumatismes, paralysie et atrophie des membres supérieur gauche et inférieur droit. — Fatigues, armée de l'Est.

CHOLLIER, François-Joseph, né le 19 juillet 1849, Commelle (Isère), garde mob. de l'Isère. — Fracture comminutive de l'humérus gauche, au tiers supérieur, coup de feu, le Mans. — Saillie des fragments, ankylose scapulo-humérale.

CHOLOT, Jean-Jérôme, né le 27 février 1836, Paris, 2° zouaves. — Fracture comminutive de la jambe gauche avec lésion du tendon d'Achille, coup de feu, Frœschwiller. — Raccourcissement considérable, ankylose tibio-tarsienne, avec le pied fixé dans l'extension.

CHOMBARD, Augustin-Joseph, né le 11 mai 1845, Fournes (Nord), garde mob. du Nord. — Fracture du fémur gauche, au tiers moyen, coup de feu, Bapaume. — Consolidation vicieuse avec incurvation en dehors, raccourcissement de 14 centimètres, ankylose du genou dans l'extension.

CHOMEAU, Théophile, né le 14 janvier 1849, Vauvillers (Seine-et-Marne), 93° de ligne. — Fracture comminutive de la jambe (?), coup de feu, Chevilly, 30 septembre. — Raccourcissement.

CHOMIER, Jean-Joseph, 9° de ligne. — Refroidissements subits et répétés, siége de Paris. — Hémiplégie, côté gauche.

CHOPIN, Auguste, né le 16 février 1850, Avesnes-les-Aubert (Nord), 68° de ligne. — Plaie contuse aux deux cuisses, coup de feu, Neuilly, 2° siége. — Cicatrices profondes et adhérentes.

CHOPIN, François, 2° chass. à pied. — Plaie contuse au dos, coup de feu, Bapaume. — Large et longue cicatrice douloureuse, gêne dans les mouvements du tronc.

CHOPIN, François, garde mob. de la Loire. — Perte des deux dernières phalanges du doigt médius et d'une partie de la phalange de l'indicateur, main droite, coup de feu, Héricourt, 15 janvier.

CHOPLIN, Eugène-Prosper, 78° de ligne. — Plaie à travers la fesse et la cuisse gauches, coup de feu, Wœrth. — Gêne dans les mouvements du bassin et du membre inférieur.

CHOQUET, Auguste-Louis-Alphonse, né le 13 novembre 1852, Toutancourt (Somme), 69° de ligne. — Plaie contuse à la jambe droite, coup de feu, Beauvais.

CHOQUET, Gustave-Ernest, 4° cuirassiers. — Plaie à la main droite, section des extenseurs des doigts, éclat d'obus, Sedan. — Perte des mouvements des doigts, cicatrice adhérente.

CHORIER, Joseph, 47° de ligne, sergent. — Fracture du péroné droit, coup de feu, Beaumont (Ardennes). — Cicatrice adhérente.

CHOTARD, Pierre-Marie, 7° hussards. — Plaie contuse à la cuisse gauche, coup de feu, Rezonville. — Faiblesse du membre.

CHOTEL, Célestin-Jean-Baptiste, né le 8 août 1841, Lusse (Vosges), 39° de ligne. — Fracture comminutive du fémur gauche, au tiers moyen, coup de feu, Orléans. — Cal vicieux saillant au dehors, raccourcissement de 10 centimètres, ankylose incomplète tibio-tarsienne et fémoro-tibiale, atrophie de tout le membre.

CHOUBARD, Alphonse-Léopold, 31° de ligne, clairon. — Fracture du radius gauche, coup de feu, Sedan. — Cicatrice profonde et adhérente.

CHOURET, Jean, né le 7 février 1835, Capbis (Basses-Pyrénées), 18° artill. — Congélation du pied gauche, le Mans, 11 janvier. — Perte des trois premiers orteils.

CHOUZENOUX, Bertrand, 79e de ligne. — Plaie contuse au coude droit, coup de feu, Sedan.

CHOVELON, André, 21e de ligne. — Plaie contuse au côté droit du cou, coup de feu, Champigny, 2 décembre. — Paralysie et atrophie légère du bras.

CHOVET, Claude, né le 19 mars 1848, la Valla (Loire), 87e de ligne. — Plaie contuse au coude droit, coup de feu, Strasbourg, 15 septembre. — Ankylose incomplète.

CHOVET, Claude-Marie, né le 20 septembre 1850, Saint-Étienne (Loire), 1er chass. à pied. — Fracture de la malléole externe et du 1er métatarsien, pied gauche, plaie oblique, fracture du tibia au tiers inférieur et plaie en sillon profond au même pied, 2 coups de feu, Boves. — Déformation du pied, pied bot équin, ankylose tibio-tarsienne.

CHOVIN, Julien-Joseph, 38e de ligne. — Plaie contuse au mollet gauche, coup de feu, Champigny, 2 décembre. — Rétraction du talon, fausse ankylose tibio-tarsienne, claudication.

CHRÉTIEN, Charles-Louis, né le 14 août 1837, Saint-Nicolas (Meurthe), 48e de ligne, caporal. — Plaie à travers le genou gauche, éclat d'obus, Cernay, 9 décembre. — Cicatrices adhérentes, ankylose du genou dans la demi-flexion.

CHRÉTIEN, Silvain-Basile, né le 27 février 1849, Thenay (Loir-et-Cher), garde mob. de Loir-et-Cher. — Fracture du premier métatarsien, pied gauche, éclat d'obus, Loigny. — Consolidation vicieuse.

CHRIST, Jacques, 32e de ligne. — Perte des deux dernières phalanges de l'indicateur, main gauche, coup de feu, Saint-Privat.

CHRISTÉ, Célestin-Jean-Baptiste, 14e chass. à pied. — Plaie contuse à l'articulation scapulo-humérale gauche, coup de feu, Chagey (Ain). — Ankylose incomplète avec gêne dans l'élévation du bras.

CHRISTIAN, Jacques, né le 30 août 1848, Bischwiller (Bas-Rhin), 84e de ligne. — Plaie contuse à l'épaule droite, coup de feu, Gravelotte. — Cicatrice adhérente.

CHRISTIEN, Joseph, né le 19 mars 1839, Saint-Tugdual (Morbihan), 24e de ligne. — Fracture de l'olécrane gauche, coup de feu, Saint-Quentin. — Cicatrices adhérentes, plaies fistuleuses, ankylose du coude à angle obtus avec paralysie incomplète de la main.

CHRISTIN, Ambroise, 56e de ligne. — Plaie contuse à la région temporale droite, éclat d'obus, Sedan. — Gêne dans l'audition à droite.

CHRISTOL, Antoine, 92e de ligne. — Congélation du pied droit. — Perte de la dernière phalange des trois premiers orteils.

CHRISTOPHE, Auguste-Pons, né le 16 juin 1849, Belgentier (Var), 58e de ligne. — Fracture comminutive de la jambe gauche au tiers supérieur, coup de feu, Châtillon sous Paris. — Consolidation vicieuse, perte de substance du tibia, cicatrice adhérente.

CHUBERRE, Joseph-Jean, 15e d'artill., brigadier.—Fracture comminutive du doigt médius, main droite, écrasement par une bûche de bois, Somme (Cher). — Ankylose de ce doigt dans l'extension.

CHUETTE, Olivier-Toussaint, 21e de ligne. — Fracture comminutive du pied gauche, coup de feu, Beaumont (Ardennes). — Les métatarsiens sont vicieusement soudés entre eux, gêne dans les mouvements du pied et des orteils.

CHUPÉ, René-Jean, garde mob. de Maine-et-Loire. — Plaie perforante du calcanéum gauche, coup de feu, Loigny. — Cicatrice adhérente, gêne dans la marche.

CHUPIN, Pierre-Mathurin, 12e de ligne. — Plaie contuse à l'avant-bras droit, coup de feu, Saint-Privat. — Cicatrice adhérente au radius.

CHUZEL-MARMOT, Joseph, 2e d'artill. — Congélation du pied droit, le Bourget, 21 décembre. — Perte du deuxième orteil et de la première phalange du gros orteil.

CIBILLE, Adonis-Xavier, 28e de ligne, sergent. — Plaie contuse à la fesse droite, éclat d'obus, Saint-Privat.— Cicatrice adhérente à la hanche, déformation de la fesse.

CINGAL, Jacques-Désiré-Constant, né le 9 mars 1844, Saint-Sylvain (Calvados), 57e de ligne. — Plaie contuse au coude gauche, coup de feu, Saint-Privat. — Ankylose du coude.

43

CIRAO, Pierre, 17e d'artillerie. — Plaies en canal au cou et à la cuisse droite, deux coups de feu, Gravelotte.

CITROLLIER, Louis, né le 30 août 1835, le Tremblay (Maine-et-Loire), 14e de ligne. — Plaie pénétrante de l'articulation coxo-fémorale gauche, avec fracture du grand trochanter, coup de feu, Beaugency. — Ankylose coxo-fémorale, la cuisse fixée en demi-flexion sur le bassin et dans l'abduction.

CIUTI, Dominique-Raphaël, né le 26 septembre 1852, Montefiore-Dellaro (Italie), chass. des Alpes-Maritimes, caporal. — Plaie s'étendant de l'angle interne de l'œil gauche sous l'apophyse mastoïde, même côté, coup de feu, Dijon. — Désorganisation du globe oculaire avec ectropion de la paupière inférieure gauche.

CIZABIUROS, François, 53e de ligne. — Plaie contuse à la jambe gauche, coup de feu, Sedan. — Nécrose du tibia, issue de plusieurs séquestres,

CLABAUD, Désiré-Alfred, né le 2 novembre 1849, Escœuilles (Pas-de-Calais), 46e de ligne. — Plaie compliquée à la partie inférieure de la cuisse gauche, lésion de condyle, coup de feu, Issy, 2e siége. — Amaigrissement considérable de la jambe.

CLAD, Joseph, 51e de ligne. — Plaie pénétrante du genou droit, coup de feu, Gravelotte. — Ankylose du genou.

CLAERR, Félix, 100e de ligne. — Plaie contuse au mollet gauche, coup de feu, Gravelotte. — Amaigrissement de la jambe et gêne dans la marche.

CLAIRAO, Jean, 30e de ligne, caporal. — Perte d'une phalange de l'indicateur, main droite, coup de feu, Changé.

CLAIREAUX, Alexandre-Nicolas, né le 2 juillet 1848, Pontgouin (Eure-et-Loir), 39e de ligne. — Fracture comminutive de l'humérus gauche, coup de feu, Neuilly, 2e siége. — Ankylose incomplète de l'épaule.

CLAIREFOND, Joseph, 56e de ligne. — Plaie pénétrante de poitrine, éclat d'obus, Frœschwiller. — Ostéite de la 7e côte, dypsnée permanente.

CLAIREMBAULT, Jean, 77e de ligne, sergent. — Fracture de la tête de l'humérus gauche, coup de feu, Forbach. — Gêne dans les mouvements de l'épaule.

CLAIRET, dit CADET, Jean-Claude, 2e zouaves. — Plaie en canal à la jambe gauche, coup de feu, Frœschwiller. — Claudication.

CLAIRET, Julien-Jean-Marie, 65e de ligne. — Plaie en séton aux deux cuisses, partie supérieure et postérieure, coup de feu, Bapaume. — Faiblesse et gêne des mouvements dans les deux membres inférieurs.

CLAIRET, Louis-Clovis, garde mob. de la Sarthe. — Fracture de l'humérus gauche, coup de feu, Villorceau. — Destruction partielle du biceps, cicatrice adhérente à l'épaule.

CLAISSE, Jules, 67e de ligne. — Fracture du crâne avec lésion des enveloppes du cerveau, éclat d'obus, Bapaume. — Perte de substance de la table externe des deux os pariétaux, cicatrice étendue adhérente et déprimée, troubles de la vision.

CLAMENS, Raymond, né le 1er janvier 1846, Puilaurens (Aude), 14e de ligne. — Fracture compliquée du cubitus gauche, éclat d'obus, Sedan. — Atrophie de l'avant-bras et de la main avec paralysie des trois derniers doigts.

CLANET, dit MARROT, André, 50e de ligne. — Fracture comminutive du pied (?), coup de feu, Sedan. — Cicatrices adhérentes, gêne dans la marche.

CLAPPIER, Etienne, 14e de ligne. — Plaie contuse à la fesse gauche, coup de feu, Champigny, 30 novembre. — Cicatrice adhérente au pli de la fesse.

CLARET, Jean, 8e section infirmiers militaires. — Variole confluente à (?), désorganisation du globe oculaire gauche.

CLARETON, Charles-Etienne-Fernand, né le 4 novembre 1851, Lambesc (Bouches-du-Rhône), 6e chass. à pied. — Fracture de la malléole externe droite, coup de feu, Villersexel. — Ankylose tibio-tarsienne.

CLARIS, Alexandre-Prosper-Pierre, 28e de ligne. — Plaie en séton profond à la cuisse gauche, coup de feu, Saint-Privat. — Gêne dans la marche.

CLAUDE, Charles, né le 2 février 1849, Malzéville (Meurthe), 6e de ligne. — Plaie à travers le genou gauche, coup de feu, Vendôme, 6 janvier. — Ankylose du genou dans la flexion légère.

CLAUDE, Edouard, né en octobre 1837, Poligny (Jura), 3e génie, sergent. — Fracture de l'humérus gauche, au tiers inférieur, coup de feu, Spickeren. — Ankylose du coude, dans la flexion, atrophie du membre.

CLAUDE, Joseph, 6e section d'infirmiers militaires, caporal.—Hypertrophie du cœur, ascite.

CLAUDE, Jules-Gilbert, né le 10 avril 1843, Val-d'Ajol (Vosges), 64e de ligne, caporal. —Plaies contuses à la cuisse gauche, coup de feu, Borny.

CLAUDE, Jules-Jean-Baptiste, né le 21 novembre 1845, Darney (Vosges), 66e de ligne. — Fracture comminutive du coude droit, coup de feu, Sarrebruck. — Esquilles, ankylose dans la demi-flexion avec atrophie du membre.

CLAUDE, Théophile, 46e de ligne. — Fracture des 4e et 5e métacarpiens, main gauche, coup de feu, Josnes, 10 décembre. — Rétraction des doigts, cicatrice adhérente et atrophie légère de l'avant-bras.

CLAUDEL, Jean-Baptiste, né le 9 septembre 1845, Bassang (Vosges), garde mob. des Vosges.—Fracture du fémur gauche, au tiers supérieur, coup de feu, Cussey-sur-l'Oignon (Doubs), 22 octobre. — Consolidation vicieuse, raccourcissement considérable et ankylose coxo-fémorale.

CLAUS, Emile, né le 6 février 1843, Paris (Seine), 37e de ligne. — Plaie contuse au pied gauche, coup de feu, Sedan. — Cicatrice adhérente au cou-de-pied.

CLAUS, Pierre, 51e de ligne. — Fracture du radius gauche, au tiers inférieur, coup de feu, Gravelotte. — Consolidation vicieuse, ankylose du poignet.

CLAUSTRE, Dormus-Lespinussin, 66e de ligne.—Fracture comminutive du 1er métacarpien, main droite, coup de feu, Spickeren. — Perte de substance, déformation de la main.

CLAUTRES, Jean-Francezet, né le 16 septembre 1848, Lapège (Ariége), 2e train artill. — Tumeur blanche du genou, froid, armée de l'Est, engorgement douloureux de la jambe.

CLAUX, Jean-Baptiste, 60e de ligne. — Fracture de jambe gauche, coup de feu, Rezon-ville. — Esquilles du tibia, cal difforme, cicatrices adhérentes et flexion incomplète de la jambe.

CLAUZADE, Jean, né le 25 avril 1849, Sainte-Féréole (Corrèze), garde mob. de la Corrèze, adjudant sous-officier. — Fracture de la jambe gauche, coup de feu, Sillé-le-Guillaume. — Déviation et atrophie du membre, cicatrices volumineuses et adhérentes.

CLAUZIER, Odon-Louis, 2e train d'artill. — Fracture transversale de la rotule (?), chute en débarquant, le 16 décembre 1870, à Marseille. — Écartement de 1 centimètre des fragments de la rotule, atrophie de la jambe.

CLAVAIZOLLE, Léger, garde mob. de la Loire. — Plaie contuse au creux poplité, jambe (?), coup de feu, Beaune-la-Rolande. — Cicatrices adhérentes.

CLAVAUD, Léon-Pierre, 2e zouaves. — Congélation du pied gauche, Saint-Loup, 25 décembre. — Perte de la première phalange des deux premiers orteils.

CLAVÉ, Arnould, 2e zouaves. — Plaies contuses aux deux cuisses, partie interne, éclat d'obus, Frœschwiller. — Perte considérable de substance musculaire de la cuisse gauche, large cicatrice déprimée et profonde à cette cuisse.

CLAVÉ, Bernard, né le 19 mai 1849, Gonts (Landes), 48e de ligne. — Plaie contuse à la région scapulaire gauche, coup de feu, Sedan. — Large cicatrice adhérente.

CLAVÉ, Louis, 1er de ligne. — Fracture comminutive du pied gauche, coup de feu, Sedan. — Gêne dans les articulations du pied.

CLAVÉ, Pierre, 86° de ligne. — Plaie contuse au mollet droit, éclat d'obus, Beaumont (Ardennes). — Perte de substance, cicatrice adhérente.

CLAVEL, Antoine, 40° de ligne. — Plaie contuse à la face, érosion du maxillaire inférieur, coup de feu (?), 2 décembre. — Plaies fistuleuses, gêne dans les mouvements de la mâchoire inférieure.

CLAVEL, Jean, né le 16 septembre 1849, Giez (Haute-Savoie), 24° de ligne. — Fracture de la crête iliaque droite, éclat d'obus, Champigny. — Cicatrice large et adhérente.

CLAVEL, Jean-Pierre, né le 2 janvier 1843, Esparres (Isère), 2° zouaves. — Fracture comminutive de la jambe gauche au tiers inférieur, coup de feu, Frœschwiller. — Perte de substance osseuse, cicatrices adhérentes, ankylose tibio-tarsienne, le pied fixé dans l'extension, atrophie du membre.

CLAVEL, Julien-Ferdinand, né le 4 septembre 1831, Bezonnes (Isère), 2° dragons. — Paralysie progressive, chute de cheval, Chartres.

CLAVERIE, Armand, 41° de ligne. — Fracture du fémur droit, coup de feu, Borny.

CLAVERIE, Joseph, 50° de ligne. — Plaie contuse à la cuisse gauche, au-dessus du genou, coup de feu, Wissembourg. — La balle est enclavée dans le fémur, claudication.

CLAVET, Amand, 45° de ligne. — Fracture du coude gauche, coup de feu, Josnes, 8 décembre. — Ankylose incomplète.

CLAVIÉ, Jean-Jacques-Gabriel, franc-tireurs des Basses-Pyrénées. — Fracture de la malléole interne droite, coup de feu, Alençon, 15 janvier. — Perte de substance de la malléole, ankylose incomplète tibio-tarsienne.

CLAVIER, Pierre, 100° de ligne. — Plaie compliquée au bras gauche, coup de feu, Gravelotte. — Amaigrissement de l'épaule et du bras, paralysie incomplète de l'avant-bras et de la main.

CLAVIBUL, Julien, 110° de ligne. — Plaie contuse au mollet droit, partie postérieure et interne, éclat d'obus, gare de Meudon, 20 mai. — Pourriture d'hôpital, perte de substance musculaire, large cicatrice adhérente et profonde.

CLÉDÈRE, Dominique, né le 17 avril 1850, Moulis (Ariége), garde mob. de l'Ariége. — Congélation, Montbéliard. — Perte de plusieurs orteils du pied gauche.

CLÈDES, Joseph-Marcel, 1er de ligne, sergent-major. — Plaie pénétrante de poitrine à droite, coup de feu, Gravelotte. — Dyspnée.

CLÉMENS, Auguste, 19° chass. à pied. — Plaie contuse à l'articulation tibio-tarsienne gauche, coup de feu, Loigny. — Paralysie et ankylose de cette articulation.

CLÉMENT, Antoine, né le 8 août 1847, Lazenay (Cher), 77° de ligne. — Plaie contuse à l'épaule gauche, coup de feu, Blois. — Cicatrices adhérentes, hernie inguinale droite volumineuse.

CLÉMENT, Claude-François, garde mob. de la Côte-d'Or. — Fracture du radius gauche, au tiers inférieur, coup de feu, Chevilly sous Paris, 30 septembre. — Paralysie de l'indicateur et du pouce.

CLÉMENT, Clovis-Hippolyte, né le 5 juin 1848, Reims (Marne), 17° chass. à pied. — Fracture multiple du poignet et de la main, côté droit, coup de feu, Saint-Quentin. — Paralysie incomplète de la main.

CLÉMENT, Dominique, 43° de ligne, sergent. — Plaie en canal à la jambe (?), au tiers inférieur et postérieur, coup de feu, Villorceau. — Cicatrices adhérentes.

CLÉMENT, François, 39° de ligne. — Fracture du cubitus droit et plaie en séton à la poitrine, côté droit, coup de feu, le Mans, 11 janvier. — Esquilles, cicatrices adhérentes.

CLÉMENT, François-Alexandre, né le 25 novembre 1844, Levroux (Indre), 78° de ligne. — Plaie à travers la poitrine et l'articulation scapulo-humérale gauche, fracture comminutive de la 1re phalange du médius, main droite, 2 coups de feu, Wœrth. — Ankylose scapulo-humérale, ankylose dans la flexion permanente du médius avec flexion incomplète des autres doigts.

CLÉMENT, François-Amédée, né le 23 avril 1848, Guéblange (Moselle), 17° artill. — Plaies contuses au dos et au bras, côté gauche, éclats d'obus, Gravelotte. — Cicatrices adhérentes, flexion de l'avant-bras impossible.

Clément, François-Jules, 39e de ligne. — Fracture du calcanéum, pied droit, coup de feu, Patay, 2 décembre. — Cicatrice adhérente.

Clément, Gabriel, 49e de ligne. — Plaies contuses à la fesse et à l'abdomen, côté gauche, 2 coups de feu, la Fourche (Eure-et-Loir), 6 janvier.

Clément, Jean, né le 30 juillet 1847, Avignon (Vaucluse), 39e de ligne. — Fracture comminutive de l'humérus droit, au tiers moyen, coup de feu, Orléans, 4 décembre. — Accidents graves, consolidation vicieuse, cicatrices débiles très-étendues, plaie fistuleuse.

Clément, Jean-Marie, 25e de ligne. — Fracture de l'humérus droit, coup de feu, Ladonchamps sous Metz, 2 octobre. — Esquilles, cicatrices multiples.

Clément, Joseph, né le 22 août 1844, Grenouilly (Cher), 71e de ligne. — Plaies compliquées au coude droit, éclats d'obus, Borny. — Cicatrices adhérentes, atrophie de l'avant-bras et de la main avec flexion permanente des doigts auriculaire, annulaire et médius.

Clément, Jules-Théophile, garde mob. d'Eure-et-Loir. —Congélation des pieds, Mayenne, 22 janvier. — Gangrène, perte du gros orteil avec rétraction fibreuse de la face plantaire du pied gauche, perte de la dernière phalange du pied droit.

Clément, Louis, 70e de ligne. — Fracture du 1er métacarpien et du pouce, main gauche, coup de feu, Saint-Privat. — Ankylose de ce doigt.

Clément, Louis-Alfred, né le 15 août 1846, Valmy (Marne), garde mob. de la Marne. — Plaie compliquée à la tête, 2 coups de sabre, Passavant. — Enfoncement du crâne en haut et à droite.

Clément, Louis-Auguste, né le 7 octobre 1850, Touvet (Isère), 12e chass. à pied, sergent. — Plaie compliquée au pied droit, coup de feu, Peltres sous Metz, 27 septembre. — Ankylose tibio-tarsienne avec pied bot.

Clément, Louis-Marcelin-Eustache-Auguste, 45e de ligne. — Plaie contuse à la hanche droite et fracture du sacrum, même côté, coup de feu, Cravant, 8 décembre.

Clément, Nicolas-Arsène, 24e de ligne, caporal. — Fracture de la 3e phalange du doigt médius et plaie contuse à la main gauche, coup de feu, Champigny, 30 novembre. — Perte de l'usage des doigts médius et annulaire.

Clément, Pierre, 39e de ligne. — Plaie contuse à la partie inférieure de la cuisse droite, coup de feu, Quingey (Doubs), 25 janvier.

Clément, Victor, né le 26 décembre 1843, Moncourt (Vosges), 35e de ligne. — Plaie contuse au creux poplité droit, coup de feu, Chevilly sous Paris, 30 septembre. — Œdème du membre.

Clément, Victor-Henri, né le 8 février 1823 à (?), 5e de ligne, capitaine.—Fracture comminutive du fémur droit, coup de feu, le Mans. — Consolidation avec séquestres adhérents, atrophie et raccourcissement de 8 centimètres.

Clémenti, Don-Ange, 83e de ligne, caporal. — Hypertrophie du cœur avec insuffisance des valvules aortiques, fatigues et privations, captivité en Prusse.

Clémentz, Joseph, 21e de ligne. — Plaie contuse à la jambe droite, érosion du tibia, éclat d'obus, Strasbourg, 21 septembre. — Cicatrice adhérente.

Clerc, Albert-Charles, né le 14 avril 1850, Lyon (Rhône), 3e zouaves. — Congélation, armée de l'Est. — Sphacèle des phalangettes des orteils.

Clerc, Charles, 36e de ligne. — Plaie contuse à la cuisse droite, érosion du fémur, coup de feu, Gravelotte. — Nécrose du fémur, plaies fistuleuses.

Clerc, Claude-François, 32e de ligne. — Plaie compliquée au bras gauche, coup de feu, Styring-Wendel. — Extension presque complète des cinq doigts de la main.

Clerc, Germain, 3e de ligne. — Plaie compliquée au creux poplité droit, coup de feu, Frœschwiller. — Paralysie incomplète de la jambe.

CLERC, Jean-Baptiste, né le 1er juin 1840, Saint-Rambert (Ain), 65e de ligne. — Plaie contuse à l'articulation scapulo-humérale gauche, coup de feu, Saint-Privat. — Ankylose scapulo-humérale.

CLERC, Joseph, garde mob. du Rhône. — Variole épidémique. — Perte de la vision à droite.

CLERC, Joseph-Louis-César, né le 16 septembre 1845, Ouglière (Jura), 76e de ligne. — Fracture du radius gauche, coup de feu, Bry-sur-Marne, 30 novembre. — Consolidation vicieuse, ankylose radio-cubitale avec la main fixée dans la pronation permanente.

CLERC, Maximilien, né le 1er juin 1836, Langres (Haute-Marne), 3e zouaves. — Fracture du cubitus droit, au tiers moyen, et de l'olécrane, même côté, coup de feu, Frœschwiller. — Ankylose du coude dans la demi-flexion permanente avec atrophie du membre et gêne dans les mouvements des doigts.

CLERC, Philippe-Constant, né le 3 novembre 1848, Montbrison (Loire), 29e de marche.— Fracture du maxillaire inférieur, coup de feu, la Cluse. — Consolidation vicieuse, cal très-volumineux.

CLERDOUET, Pierre-Eugène, 6e de ligne.—Plaie au sommet de la tête, plaie contuse à la cuisse droite, partie supérieure et externe, érosion du fémur, et ablation de la phalangette du pouce, main droite, coup de feu, éclat d'obus, Saint-Privat.—Cicatrice irrégulière et étendue la tête.

CLÉRET, Claude-Marie, 85e de ligne. — Fracture du 3e métacarpien, main droite, coup de feu, Montbéliard, 16 janvier. — Ankylose complète du doigt médius.

CLERGUE, François, 17e de ligne. —Plaie au creux axillaire droit et au niveau de la 6e vertèbre cervicale, deux plaies contuses à l'épaule droite, coup de feu, Sedan. — Paralysie du bras.

CLÉVENOT, Charles, 11e chass. à pied. — Fracture de la 1re phalange du pouce, main droite, coup de feu, Servigny sous Metz. — Perte de l'abduction de ce doigt.

CLISSON, Célestin-Théodomir, garde mob. des Deux-Sèvres, sergent. —Fracture de l'humérus droit, coup de feu, la Bourgonce, 6 octobre. — Arthrite du coude avec plaie fistuleuse et flexion de l'avant-bras.

CLOAREC, Gabriel, 26e de ligne. — Plaie contuse à l'abdomen, éclat d'obus, Beaugency. — Cicatrice en bourrelet.

CLOAREC, Joseph-Marie, né le 3 juin 1843, Spezet (Finistère), 40e de ligne. — Plaie contuse au mollet gauche, éclat d'obus, Sedan. — Pourriture d'hôpital, perte de substance musculaire, longue cicatrice adhérente et bridée.

CLOCHARD, Jules-Joseph, né le 22 décembre 1849, Bel-Air (Vendée), 79e de ligne.—Fracture de l'os iliaque gauche, coup de feu, Paris, 24 mai. — Perte de substance osseuse, cicatrices adhérentes.

CLOCHARD, Louis, né le 26 juillet 1845, Mouilleron-au-Pareds (Vendée), garde mob. de la Vendée, sergent. — Fracture du maxillaire supérieur à droite, fracture de l'arcade sourcilière et de la voûte palatine, éclat d'obus, Marchenoir. — Difformité de la face, écartement très-incomplet des mâchoires, iritis incurable entraînant la perte de la vision à droite, ectropion, cicatrices très-adhérentes.

CLOCHER, Jules-Alexandre, 1er de ligne.—Fracture du fémur gauche, coup de feu, Sainte-Barbe. — Consolidation vicieuse, raccourcissement.

CLOCHEY, Claude-Pierre, né le 10 janvier 1847, Echenoz-la-Méline (Haute-Saône), 61e de ligne.—Plaie à travers l'épaule droite, à la partie moyenne, coup de feu, Beaumont (Ardennes). — Ankylose scapulo-humérale avec atrophie du bras et de l'avant-bras.

CLOÉ, Pierre-Oscar, né le 24 janvier 1842, Amiens (Somme), 87e de ligne, caporal. — Congélation, la Bourgonce. — Hémiplégie à gauche, amaurose torpide de l'œil gauche, amblyopie très-considérable à droite, déviation et état convulsif de la langue, tremblement musculaire permanent de toute la moitié droite de la langue.

CLOPEAU, Joseph-François, né le 25 février 1849, Vernoux (Deux-Sèvres), 114e de ligne.— Violente contusion aux jambes, explosion de la citadelle de Laon. — Ankyloses tibio-tarsiennes.

CLOT, Henri, né le 11 mai 1851, Duazeville (Aveyron), 41e de ligne. — Fracture comminutive du cubitus droit, coup de feu, Beaugency. — Plaie fistuleuse.

CLOUET, Donatien, 46e de ligne. — Perte des deux dernières phalanges de l'indicateur, main droite, coup de feu, Montbéliard, 16 janvier.

CLOUET, Émile-Jules-Alphonse, 65e de ligne. — Perte de deux phalanges de l'indicateur et du médius, main gauche, coup de feu, Sainte-Barbe sous Metz.

CLOUZY, Clément, 65e de ligne, — Congélation des pieds, route de Guéret à Cherbourg, 29 décembre. — Perte de cinq orteils, pied gauche, et de la dernière phalange du gros orteil, pied droit.

CLUCHIER, Nichel-Noël, né le 22 septembre 1848, Sorgues (Vaucluse), 110e de ligne. — Bronchite chronique grave, captivité.

CLUZEL, André, né le 8 octobre 1848, Saint-Pierre-Eynac (Haute-Loire), garde mob. de la Haute-Loire.— Plaie compliquée à la main droite, éclat d'obus, Héricourt.—Perte du pouce.

CLUZELAUT, Pierre, né le 30 octobre 1849, Saint-Hilaire-Bonneval (Haute-Vienne), 42e de ligne. — Plaie contuse à la région trochantérienne gauche et plaie contuse à la nuque, éclats d'obus, Paris, 2e siége. — Large cicatrice adhérente.

COAT, Jean-Marie, 15e de ligne. — Plaie contuse aux deux cuisses, coup de feu, Saint-Privat.

COCHARD, Étienne-Augustin, né le 27 novembre 1849, Lyon (Rhône), 49e de ligne.—Plaie à la jambe gauche, partie inférieure et externe (?), Changé (Sarthe).

COCHET, Ferdinand-Marie, né le 15 octobre 1849, Saint-Antoine (Isère), garde mob. de l'Isère.—Fracture comminutive du coude droit, coup de feu, Beaugency.—Ankylose du coude dans la demi-flexion permanente.

COCHET, Philippe, né le 14 novembre 1847, Metz (Moselle), 27e de ligne, caporal. — Plaié contuse à l'œil droit, éclat de pierre. — Désorganisation de l'œil.

COCHET, Pierre, né le 14 mars 1827, Frontenas (Isère), 4e dragons. — Entorse du pied droit, fracture du péroné, chute de cheval, armée de la Loire.

COCHON, Eugène-Michel, né le 10 février 1849, Couesnes (Mayenne), 65e de ligne. — Variole épidémique, Laval. — Cécité complète.

COCHOU, Antoine-François-Joseph, garde mob. de la Seine. — Plaie contuse à la jambe gauche, coup de feu, sous Paris, 24 décembre. — Gêne et roideur dans les mouvements du membre.

COCHU, Alexandre-Henri, né le 16 février 1849, Marly-la-Ville (Seine-et-Oise), 9e de ligne. — Fracture de l'humérus droit au tiers inférieur, coup de feu, l'Hay, 30 septembre. — Ankylose du coude à angle droit.

CODEVELLE, François-Joseph, 10e de ligne. — Plaie contuse à la jambe droite, coup de feu, Rezonville.

COEFFARD, Jean, né le 30 décembre 1850, Champtocé (Maine-et-Loire), 10e artill. —Plaie contuse à la cuisse droite, éclat d'obus, Saint-Jean-sur-Erves (Mayenne), 15 janvier.—Large cicatrice, hydarthrose du genou.

COFFIN, Alexis-Lambert, 11e de ligne. — Plaie compliquée au niveau du poignet gauche, coup de feu, Beaumont (Ardennes). — Paralysie des extenseurs des doigts annulaire et auriculaire, fixés dans la flexion.

COEUR, Charles, né le 29 novembre 1849, Nevers (Nièvre), 95e de ligne. — Plaie pénétrante de poitrine avec fracture de la clavicule gauche, coup de feu, Saint-Privat. — Balle non extraite.

Cognard, Edme, garde mob. de Saône-et-Loire, caporal. — Fracture du 2e métatarsien, pied droit, coup de feu, Pouilly, près Dijon, 23 janvier. — Cicatrice vicieuse.

Cogneville, Edouard-Nicolas, 8e chass. à pied. — Plaie contuse au pied gauche, coup de feu, Frœschwiller.

Cogniard, Alexandre-René, 100e de ligne. — Plaie contuse à la main droite, au niveau de l'indicateur, coup de feu, Saint-Privat. — Perte de ce doigt.

Cognié, Théophile-Pierre, né le 2 octobre 1851, Paris (Seine), garde nationale de la Seine, 106e bataillon. — Plaies contuses à la partie externe et moyenne de la jambe, à la partie interne du talon et à la face plantaire du pied, côté gauche, éclat d'obus, 2e siége de Paris.

Cohanier, Jean, 66e de ligne, caporal. — Plaies en séton à l'abdomen et au talon droit, coup de feu, Gravelotte. — Cicatrice adhérente au talon.

Cohendy, François, né le 25 août 1847, Clermont-Ferrand (Puy-de-Dôme), garde mob. du Puy-de-Dôme. — Congélation à (?). — Faiblesse dans les mouvements du pied gauche.

Cohier, Jean-Marie-Louis-Martin, né le 4 juillet 1844, Duccy (Manche), 6e de ligne. — Plaies contuses au mollet gauche avec lésion du péroné et à la partie inférieure et antérieure de la cuisse droite, 2 coups de feu, Saint-Privat. — Balle non extraite à la cuisse.

Cohort, Basile, né le 29 octobre 1838, Gan (Basses-Pyrénées), 3e chass. à pied. — Fracture du condyle interne du fémur droit, coup de feu, Loigny. — Gêne des mouvements du genou.

Coïc, Corentin, né le 30 août 1848, Peumerit (Finistère), 67e de ligne. — Plaie contuse à la cuisse gauche, partie moyenne et antérieure, coup de feu, Gravelotte. — Balle non extraite, ankylose du genou dans la demi-flexion.

Coïc, Jacques, né le 11 novembre 1847, Penmarch (Finistère), 59e de ligne. — Fracture du maxillaire inférieur, coup de feu, Borny. — Perte de substance osseuse, cicatrices adhérentes multiples et profondes à la face, à la langue et à la lèvre, rétréciscement de l'orifice de la bouche.

Coïc, Louis, 70e de ligne. — Plaie contuse au cou, côté droit, coup de feu, Châtillon sous Paris, 4 avril. — Cicatrice adhérente.

Coïc, Yves-Marie, 2e artill. — Ophthalmie, captivité en Allemagne. — Conjonctivite chronique avec ectropion de la paupière inférieure.

Coiffard, Etienne, 20e chass. à pied. — Plaie contuse à la jambe droite, éclat d'obus, Gentelles, 27 novembre. — Cicatrices adhérentes, claudication et gêne dans les mouvements du gros orteil.

Coiffier, Albert-Henri, né le 20 février 1844, Paris (Seine), 5e de ligne. — Fracture comminutive de la jambe gauche et plaie contuse à la main, même côté, éclats d'obus, Sedan. — Cicatrice profonde et adhérente à la partie externe et inférieure de la jambe, perte du doigt auriculaire.

Coiffier, Vital, garde mob. du Puy-de-Dôme. — Plaies contuses à la cuisse droite et au pied gauche, 2 coups de feu, Montbéliard, 15 janvier. — Atrophie légère de la cuisse, ankylose incomplète du gros orteil.

Coignard, François-Auguste-Désiré, né le 16 novembre 1839, Bretoncelles (Orne), 12 artill. — Plaies contuses au bras et à la jambe gauches, coup de feu et éclat d'obus, Josnes, 8 décembre. — Coxalgie à gauche, suite de fatigues de la guerre.

Coignard, Joseph, né le 3 septembre 1841, Saulges (Mayenne), 22e de ligne. — Fracture du fémur droit, coup de feu, Champigny. — Consolidation vicieuse, raccourcissement.

Coin, Jacques, né le 16 mai 1849, Dun-le-Roi (Cher), garde mob. du Cher. — Plaies compliquées à la jambe gauche, 2 coups de feu, Juranville. — Ankylose du genou et du pied, paralysie de la jambe.

Coince, Alfred-Léopold, né le 18 mars 1848, Saint-Symphorien (Eure-et-Loir), 17e chass. à pied. — Plaie compliquée à la cuisse droite, section du nerf sciatique, coup de feu, Paris, 24 mai. — Paralysie du membre.

Coindat, Pierre, 47e de ligne. — Fracture du maxillaire inférieur, coup de feu, Frœschwiller. — Perte des grosses molaires droites, consolidation vicieuse.

Coindre, Jean-Baptiste, né le 11 janvier 1826, Dizinieu (Isère), 9e de ligne. — Rhumatisme chronique généralisé, refroidissements aux bivouacs. — Ataxie locomotrice.

Coindre, Joseph, né le 31 décembre 1841, Hières (Isère), garde mob. de l'Isère, sous-lieutenant. — Fracture comminutive de la jambe (?), au tiers supérieur, coup de feu, Villeporcher, 7 janvier. — Esquilles volumineuses, cal difforme et volumineux, raccourcissement.

Coing-Boyat, Alexandre-Alfred, né le 13 avril 1848, Veurey (Isère), 10e chass. à pied. — Plaie à travers le poignet gauche, coup de feu, Spickeren. — Atrophie de la main dont les mouvements sont considérablement gênés et paralysie incomplète de l'indicateur et du pouce.

Coing-Roy, Laurent-Alexandre, garde mob. de l'Isère. — Plaie compliquée au bras droit, coup de feu, Beaugency, 8 décembre. — Ligature de l'artère humérale, faiblesse et atrophie du membre.

Coipel, Adolphe-Alfred, né le 3 février 1841, Paris (Seine), 4e chass. à pied, sergent. — Plaie à travers le coude gauche, coup de feu, Beaumont (Ardennes). — Arthrite violente, ankylose du coude dans l'extension.

Coiron, Benoît, 3e du génie. — Fracture de la jambe gauche, chute à travers un plancher, Fontenay-sous-Bois, 22 novembre. — Consolidation vicieuse.

Colard, Jean-Eugène, 9e artill. — Congélation du pied droit, Belfort, 15 janvier. — Perte de la 1re phalange du gros orteil.

Colas, Marie-Joseph, né le 15 février 1849, Rouvres-en-Haintois (Vosges), 37e de ligne. — Plaie à travers le genou gauche, coup de feu, Beaugency. — Ankylose.

Colas, Paul-Émile, né le 15 septembre 1848, Orléans (Loiret), garde mob. de Loir-et-Cher. — Fracture comminutive de la jambe gauche, coup de feu, Coulmiers. — Consolidation incomplète (constitution lymphatique du blessé).

Colas, Simon, garde mob. de la Nièvre. — Fracture de l'os iliaque droit, coup de feu, Béthoncourt, 16 janvier. — Esquilles, cicatrices adhérentes au bassin.

Colbeau, Ferdinand-Clément, 19e de ligne. — Plaie contuse à la cuisse droite, coup de feu, Borny. — Claudication et diminution dans l'étendue des mouvements de la cuisse, ankylose incomplète du genou.

Colin, Célestin, 8e artill. — Fracture complète de la jambe gauche, coup de pied de cheval, Saint-Omer, 4 octobre 1870.

Colin, Clément-Jérosime, né le 4 mars 1850, Pré-en-Pail (Mayenne), 62e de ligne. — Plaie contuse à la cuisse gauche, coup de feu, Vendôme. — Hernie musculaire.

Colin, Jean-François, né à Saint-Quay-Portrieux (Côtes-du-Nord), garde mob. des Côtes-du-Nord, caporal. — Plaie compliquée au pied gauche, coup de feu, Yvré-l'Évêque. — Nécrose des os du tarse.

Colin, Jean-Baptiste-Paul, 41e de ligne. — Fracture de l'humérus gauche, coup de feu, Grégy (Seine-et-Marne), 22 septembre. — Esquilles.

Colin, Jules, né le 8 mars 1848, Paron (Yonne), garde mob. de l'Yonne. — Plaie pénétrante de l'articulation scapulo-humérale gauche, coup de feu, le Mans, 11 janvier.—Ankylose avec paralysie incomplète du bras.

Colin, Julien-François, 98e de ligne. — Perte de la phalangette de l'indicateur, main droite, coup de feu, Vaux, 28 janvier. — Flexion permanente de la phalangine sur la phalange.

Colin, Lucien-Joseph, né le 9 mai 1850, Nancy (Meurthe), 31e de ligne. — Plaie contuse à l'avant-bras droit, coup de feu, le Mans. — Amaigrissement considérable.

44

COLIN, Martin-François, né le 25 octobre 1849, Erbray (Loire-Inférieure), 123e de ligne. — Plaie pénétrante du coude et fracture comminutive de l'avant-bras gauches, 2 coups de feu, Champigny, 30 novembre. — Ankylose du coude dans un angle d'environ 150° avec perte des mouvements de pronation, ankylose incomplète du poignet avec extension permanente des trois doigts médians.

COLIN, Nicolas, né le 30 novembre 1847, Lunéville (Meurthe), 6e artill. — Fracture comminutive et compliquée de l'avant-bras droit, coup de feu, Champigny. — Cal vicieux, perte des mouvements de l'avant-bras et de la main.

COLIN, Nicolas-Justin, né le 30 décembre 1848, Cornimont (Vosges), 15e de ligne. — Contusion au globe oculaire gauche, coup de plat de sabre, Saint-Privat. — Perte de la vision à gauche.

COLIN, Philippe, né le 17 novembre 1827, Usson (Vienne), 16e chass. à pied. — Fracture de la branche ascendante du maxillaire inférieur et de l'arcade zygomatique à droite, coup de feu, Saint-Laurent-des-Bois, 7 novembre. — Consolidation vicieuse et déformation de l'arcade zygomatique, fistule lacrymale, perte de la vision à droite avec saillie du globe oculaire.

COLINET, Léon-Alexandre, 34e de ligne. — Fracture de l'avant-pied droit, coup de feu, le Bourget, 21 décembre. — Perte du 4e orteil, cicatrice adhérente.

COLLADON, Étienne-Ernest, né le 26 décembre 1844, Marchais-Béton (Yonne), garde mobilisée de l'Yonne. — Plaies contuses à la jambe et au coude, côté droit, coup de feu, Chatillon-sur-Loire, 31 décembre. — Ankylose du coude à angle droit et avec engorgement, plaies fistuleuses et atrophie de tout le bras.

COLLANDRE, François, né le 7 mai 1849, Condat (Cantal), 8e chass. à pied. — Entorse grave, Sedan. — Ostéite des os et du tarse, tumeur blanche, cicatrices adhérentes.

COLLARD, Jean-Baptiste-Xavier, né le 18 mars 1839, Termes (Ardennes), garde mobilisée de la Seine. — Fracture de l'extrémité inférieure du cubitus droit, coup de feu, Montretout. — Ankylose radio-carpienne incomplète.

COLLARD, Jean-Pierre-René, né le 11 février 1845, la Neuville-au-Pont (Marne), 75e de ligne. — Fracture de la jambe gauche, éclat d'obus, Bapaume.

COLLARDEAU, Marie-Augustin, 37e de ligne. — Plaie contuse au bras gauche, coup de feu, le Mans, 10 janvier. — Atrophie du bras avec gêne dans ses mouvements d'extension.

COLLART, François, 65e de ligne. — Plaie contuse à la main gauche, coup de feu, Bapaume. — Perte de l'annulaire et de la 3e phalange de l'indicateur.

COLLAS, Henri, 35e de ligne. — Fracture compliquée de l'humérus droit (?), Champigny, 30 novembre. — Déformation et atrophie du bras avec flexion incomplète des doigts, ankylose du coude.

COLLAS, Théodore, 90e de ligne. — Plaie pénétrante de poitrine avec fracture de la 10e côte gauche et plaie contuse à la cuisse droite, coup de feu et éclat d'obus, Borny. — Cicatrice adhérente à la poitrine.

COLLAS, Théodore, 32e de ligne, caporal. — Fracture compliquée de la jambe droite, éclat d'obus, la Bourgonce (Vosges). — Gêne dans l'articulation tibio-tarsienne.

COLLE, Alexandre, 31e de marche. — Fracture du fémur droit, au tiers supérieur, coup de feu, Loigny. — Cal volumineux et difforme, raccourcissement.

COLLE, Henri-Marc-Marie-Egalité, né le 30 mai 1848, Paris (Seine), 44e de ligne.—Fracture du 3e métacarpien, main gauche, coup de feu, Juranville. — Cicatrices adhérentes, perte partielle des mouvements du pouce, de l'indicateur et du médius.

COLLÉE, Ferdinand, 75e de ligne. — Fracture du 3e métacarpien, main droite, coup de feu, Gravelotte. — Ankylose du médius fixé dans la flexion, cicatrice adhérente.

COLLENNE, Joseph-Augustin, né le 6 octobre 1849, Thoron (Vosges), garde mob. des Vosges.—Fracture comminutive de l'avant-bras droit, au tiers supérieur, coup de feu, Villersexel. — Vaste cicatrice adhérente, ankylose du coude.

COLLET, garde mob. de la Loire. — Plaie contuse à l'épaule droite, éclat d'obus de 185 grammes à (?).

COLLET, Albert, né le 1er août 1839, Vouziers (Ardennes), 2e zouaves. — Plaie pénétrante du genou gauche, coup de feu, Arthenay, 3 décembre. — Raccourcissement et ankylose du genou.

COLLET, Armand-Amable, né le 11 novembre 1838, la Roche-Posay (Vienne), 33e de ligne, sergent. — Fracture comminutive de l'avant-bras droit, au tiers supérieur, coup de feu, Coulmiers, 3 novembre. — Ankylose du coude dans la flexion permanente.

COLLET, Désiré-Jean, 82e de ligne. — Plaie contuse à la main (?), éclat d'obus, Paris, 25 mai. — Cicatrice adhérente à la face palmaire, flexion de l'auriculaire avec gêne des mouvements de l'annulaire.

COLLET, Jules, 47e de ligne. — Plaie contuse à la région axillaire droite, coup de feu, Frœschwiller. — Atrophie du bras.

COLLET, Maurice, 56e de ligne. — Fracture comminutive de l'avant-pied droit, coup de feu, Frœschwiller.

COLLET, Nicolas-Honoré, né le 27 juillet 1836, Cernay-les-Reines (Marne), 24e de ligne. — Fracture du fémur gauche, au tiers moyen, coup de feu, Patay. — Raccourcissement et claudication.

COLLET, Pierre-Joseph, 16e artill. (pontonniers). — Hernie inguinale droite, violent effort fait en chargeant du matériel de pontage, armée du Rhin, 6 août. — Hernie difficile à réduire et à maintenir réduite.

COLLIAT, Joseph-Paulin, garde mob. d'Isère. — Plaie contuse au poignet droit, coup de feu, Beaugency, 8 décembre. — Ankylose incomplète.

COLLIAUX, Pierre-Marie, né le 25 octobre 1840, Bédée (Ille-et-Vilaine), 73e de ligne. — Plaie à travers le coude droit, coup de feu, Verdun, 28 octobre. — Ankylose du coude dans la flexion.

COLLIER, Claude-François, né le 5 janvier 1840, Soing (Haute-Marne), 57e de ligne. — Plaie à travers le poignet gauche, coup de feu, Gravelotte. — Esquilles, ankylose du poignet, atrophie de la main avec contracture des fléchisseurs du pouce et impossibilité de fléchir les doigts.

COLLIGNON, Léon, né le 30 mai 1848, Batignolles-Paris (Seine), 67e de ligne. — Plaie à travers l'épaule gauche, coup de feu, Gravelotte. — Ankylose scapulo-humérale et atrophie du bras.

COLLIGNON, Louis, né le 28 juillet 1849, Clichy (Seine), 46e de ligne. — Bronchite chronique, froid et fatigue.

COLLIN, Alexis, né le 9 avril 1847, Champaubert (Marne), 47e de ligne, caporal. — Fracture comminutive de l'avant-bras droit, au tiers supérieur, coup de feu, Frœschwiller. — Ankylose du coude avec l'avant-bras fixé en pronation et en demi-flexion.

COLLIN, Eugène, né le 17 novembre 1835, Monthureux-le-Sec (Vosges), francs-tireurs du Haut-Rhin, adjudant. — Fracture des deux maxillaires à droite, coup de feu, Saint-Valbert, 16 janvier. — Perte de substance, fracture mal consolidée, difformité de la mâchoire, gêne dans la mastication, la parole et l'audition.

COLLIN, Marie-François, 1er chass. à pied. — Plaie contuse au côté gauche de la poitrine, et plaie s'étendant de la joue à l'apophyse mastoïde gauche, coup de feu et coup de sabre, Amiens, 27 novembre. — Entorse chronique du poignet gauche, cicatrices adhérentes à la poitrine et à la joue.

COLLIN, Paul-Jean-Baptiste, né le 15 mai 1846, Lablinc (?) (Vosges), 41e de ligne. — Fracture de l'omoplate gauche, coup de feu à (?), 22 septembre.

COLLINET, Edouard, 35e de ligne. — Fracture des 2e et 3e métacarpiens, main gauche, coup de feu, Champigny, 30 septembre. — Ankylose des 2ᵉ et 3ᵉ doigts avec cal vicieux, gêne dans les mouvements des 4ᵉ et 5ᵉ doigts.

COLLINOT, Félix, né le 29 novembre 1846, Civry (Yonne), 119ᵉ de ligne. — Fracture des métatarsiens, pied droit, coup de feu, Levallois-Perret, 2ᵉ siége. — Ankylose du pied, atrophie.

COLLMANN, Edouard-Fridolin, né le 12 février 1843, la Wantznau (Bas-Rhin), 57ᵉ de ligne, sergent-major. — Plaie oblique de la face, fracture de l'os malaire et d'une partie du plancher inférieur de l'orbite gauche avec lésion de la racine du nez, fracture du pouce et de l'articulation métacarpo-phalangienne de l'indicateur, main droite, coup de feu et éclat d'obus, Borny. — Cataracte de l'œil gauche et affaiblissement de la vision à droite, perte de l'usage du doigt indicateur et du pouce.

COLLON, Jean, né le 1ᵉʳ février 1846, Paris (Seine), garde mob. du Cantal. — Plaie à travers le pied droit, coup de feu, le Mans, 12 janvier. — Atrophie du pied, ankylose scaphoïdo-calcanéenne et cunéiformo-métatarsienne.

COLLONGE, Etienne, né le 27 avril 1844, Chateldon (Puy-de-Dôme), 25ᵉ de ligne. — Fracture de l'humérus droit, éclat d'obus, Gravelotte. — Déviation du bras, atrophie et paralysie de l'avant-bras et de la main.

COLLOT, Jean-Baptiste-Célestin, né le 13 octobre 1846, Aydoilles (Vosges), 35ᵉ de ligne. — Fracture comminutive de la jambe droite, coup de feu, Paris, 26 mai. — Nécrose des deux os, cicatrices adhérentes, gêne et faiblesse dans les mouvements de la jambe.

COLLOT, Louis-Achille, 24ᵉ artill. — Contusion violente à la région axillaire gauche, coup de pied de cheval, sous Metz, 15 octobre. — Abcès profonds, cicatrices adhérentes et défectueuses, gêne dans les mouvements du bras.

COLLOT, Louis-Ferdinand, né le 19 décembre 1831, Sapogne-Feuchères (Ardennes), artillerie de la garde nationale de Mézières. — Plaie contuse à l'articulation tibio-tarsienne droite, éclat d'obus, Mézières, 31 décembre. — Arthrite, semi-ankylose tibio-tarsienne avec direction vicieuse du pied, perte de l'usage de la jambe.

COLLUMEAU, Louis, garde mob. du Loiret. — Plaie contuse à la jambe droite, coup de feu, Champigny, 30 novembre. — Cicatrice adhérente.

COLMAR, Basile, 32ᵉ de ligne. — Fracture comminutive de l'humérus gauche, coup de feu, Gravelotte. — Raccourcissement et atrophie du bras.

COLOMB, Charles-Joseph-Marie, garde nationale mob. du Rhône. — Congélation du pied droit à (?). — Perte de la 1ʳᵉ phalange du gros orteil et nécrose partielle des deux dernières phalanges des autres orteils.

COLOMB, Jules-Adrien, né le 15 septembre 1849, Grenoble (Isère), 85ᵉ de ligne. — Plaie compliquée à la région inguinale gauche et au pubis, coup de feu, Paris, 2ᵉ siége. — Perte du testicule gauche, fistule uréthro-rectale, oblitération de l'urèthre, cicatrice adhérente.

COLOMB, Vincent, 10ᵉ chass. à pied. — Perte des deux dernières phalanges de l'indicateur, main droite, coup de feu, Paris, 23 mai.

COLOMBANI, Jean, né le 6 novembre 1849, Montifao (Corse), 43ᵉ de ligne. — Plaie contuse à la partie externe de l'orbite gauche, coup de feu, Villorceaux, 8 décembre. — Perte de la vision à gauche.

COLOMBANI, Valentin, 59ᵉ de ligne. — Fracture de l'apophyse mastoïde droite, coup de feu, Champigny, 30 novembre. — Cicatrice adhérente.

COLOMBE, François-Clément, né le 7 septembre 1847, Blaru (Seine-et-Oise), 39ᵉ de ligne, caporal. — Plaies contuses au bras gauche et au thorax, coup de feu, Paris, 2ᵉ siége. — Cicatrices adhérentes.

COLOMBEL, Adolphe, 1ᵉʳ chass. à pied. — Perte des deux dernières phalanges de l'indicateur, main droite, coup de feu, Boves, 27 novembre.

COLOMBIER, Maximilien-Théophile, né le 28 décembre 1848, Codolet (Gard), 77e de ligne. — Perte du doigt médius et de deux phalanges des doigts annulaire et auriculaire, main gauche, coup de feu, Forbach. — Gêne des mouvements de l'indicateur.

COLOMBIÈS, Jean-Germain, né le 14 avril 1845, Mazères (Ariége), 67e de ligne, sergent. — Fracture du fémur droit, coup de feu, Forbach. — Cicatrice adhérente, atrophie et allongement du membre.

COLOMÈS, Pierre, né le 16 octobre 1847, Méritène (Basses-Pyrénées), 1er zouaves. — Plaie contuse au poignet droit, coup de feu, Chilleurs-aux-Bois. — Flexion des trois derniers doigts dans la main.

COLOMIÈS, Grégoire, garde mob. de l'Aude. — Fracture du fémur gauche, coup de feu (?). — Plaie fistuleuse.

COLOMP, François-Fabien, né le 3 juin 1847, Chateaufort (Basses-Alpes), 4e chass. à pied. —Plaie compliquée à la région lombaire, lésion de la moelle épinière, coup de feu, Arthenay. 10 décembre. — Paraplégie.

COLON, Pierre, 37e de ligne. — Plaie contuse à l'épaule droite, coup de feu, Sedan. — Large cicatrice adhérente.

COLONGNE, François-Victor, né le 21 juillet 1841, Condé-sur-Aisne (Aisne), 99e de ligne, — Myélite, captivité. — Paraplégie.

COLONNA, Jean-Chrysostome, né le 3 février 1847, Partinello (Corse), 43e de ligne. — Fracture comminutive de l'avant-bras droit, au tiers inférieur, coup de feu, Amanvillers. — Atrophie de l'avant-bras et de la main.

COLONNA, Jean-Laurent, né le 27 février 1836, Balogna (Corse), 14e de ligne, sergent. — Fracture comminutive de la main gauche, avec déchirure des extenseurs, coup de feu, Sedan. — Atrophie de la main et flexion permanente des doigts.

COLONNA, Pierre, 2e zouaves. — Plaie contuse au bras droit, érosion de l'humérus, coup de feu, Sedan. — Rétraction des fléchisseurs et gêne dans l'extension de l'avant-bras.

COLPIN, Henri-Charles, né le 25 août 1846, Maretz (Nord). — Plaie compliquée à la cuisse droite, coup de feu, Spickeren. — Gêne des mouvements de la jambe.

COLSON, Adolphe, né le 17 octobre 1836, Morgemoulin (Meuse), 33e de ligne. — Fracture comminutive de l'avant-bras droit, au tiers supérieur, coup de feu, Azay. — Ankylose du coude dans l'extension incomplète, ankylose incomplète du poignet, atrophie du membre.

COLSON, François, né le 28 octobre 1846, Paris, 11e de ligne. — Destruction de la malléole interne gauche et fracture du tibia, au tiers inférieur, coup de feu, Beaumont (Ardennes). — Ankylose tibio-tarsienne, cicatrices adhérentes.

COLSON, Jules-Louis, né le 20 avril 1847, Paris, 3e zouaves. — Plaie pénétrante de poitrine avec fracture de la 7e côte en avant et des 11e et 12e côtes en arrière, coup de feu, Frœschwiller. — Déformation de la poitrine et absence des murmures vésiculaires dans les deux tiers inférieurs du poumon gauche.

COMBARTIQUES, Jean-Baptiste, 18e artill. — Plaie compliquée à la hanche droite, éclat d'obus, Gravelotte. — Cicatrice adhérente à l'épine iliaque postérieure et supérieure, paralysie incomplète de la fesse et de la cuisse droites.

COMBAT, Claude, né le 14 janvier 1848, la Motte-Servolex (Savoie), 42e de ligne. — Fracture du maxillaire inférieur, coup de feu, Champigny, 30 novembre. — Esquilles, perte de trois molaires.

COMBAUD, Martin-Henry, 17e de ligne. — Plaie contuse à la cuisse gauche, partie interne et supérieure, coup de feu, Créteil, 30 novembre. — Rétraction musculaire.

COMBAUX, Jean, né le 18 février 1841, la Coquille (Dordogne), 14e de ligne. — Plaie contuse à la main gauche, coup de feu, Sedan. — Perte du doigt auriculaire et ankylose des doigts annulaire et médius.

COMBAZ, Jean-Laurent, 65e de ligne. — Fracture du 5e métatarsien, main gauche, plaie en séton à l'articulation tibio-tarsienne droite, 2 coups de feu, Saint-Privat.

COMBE, Alphonse, né le 20 février 1848, Montoison (Drôme), 9e chass. à pied. — Fracture de la clavicule gauche, éclat d'obus, Arthenay. — Gêne des mouvements de l'épaule et du bras.

COMBE, Étienne, né le 5 octobre 1850, Panissières (Loire), 61e de ligne. — Plaie s'étendant de 3 centimètres au-dessous de l'épitrochlée, à 15 centimètres plus bas, face postérieure de l'avant-bras gauche, fracture du cubitus, coup de feu, Beaugency. — Soudure du cubitus avec le radius, l'avant-bras est fixé en demi-pronation.

COMBE, Joseph-Albin, né le 17 septembre 1846, Saint-André-de-Cruzières (Ardèche), 56e de ligne. — Plaie déchirée à la jambe gauche, éclat d'obus, Frœschwiller. — Déviation du pied en dehors, atrophie.

COMBE, Scipion, né le 24 mars 1846, Sauzet (Gard), 29e de ligne. — Fracture du rebord orbitaire du frontal, désorganisation du globe oculaire droit et destruction de l'arcade zygomatique, fracture comminutive du pied droit, traversé de dehors en dedans, coup de feu, Saint-Privat. — Déformation du pied.

COMBEMALE, Jean-Baptiste, né le 21 juin 1844, le Vigan (Gard), 56e de ligne, caporal. — Plaie s'étendant de l'articulation métacarpo-phalangienne de l'indicateur, main gauche, jusqu'au-dessous du poignet, coup de feu, Beaugency. — Ankylose du poignet et de l'indicateur.

COMBES, Barthélemy, né le 22 mai 1838, Senaux (Tarn), 12e de ligne. — Plaie pénétrante à la partie postérieure et inférieure du thorax, coup de feu, Saint-Privat. — Adhérences pleurales, côté gauche.

COMBES, Bertrand, né le 30 juillet 1849, Bram (Aude), 32e de ligne. — Plaies contuses aux fesses, coup de feu, Génevriers. — Plaie fistuleuse à droite.

COMBES, Jean-Victor, né le 12 avril 1835, Coubizon (Aveyron), 1er zouaves. — Plaie compliquée au côté droit du cou, coup de feu, Sedan. — Cicatrice adhérente et déprimée.

COMBES, François-Marie, 2e zouaves. — Plaie contuse à l'épaule droite, coup de feu, Frœschwiller. — Cicatrices adhérentes.

COMBET, Benoît-Blaise, né le 12 juillet 1849, Saint-Laurent (Ain), 5e de ligne. — Fracture comminutive de la jambe droite, coup de feu, Changé, 10 janvier. — Plaies fistuleuses, ankylose tibio-tarsienne.

COMBET, Léon-Victor, né le 18 août 1845, Chaille-les-Ormeaux (Vendée), garde mob. de la Vendée. — Bronchite généralisée, Paris.

COMBET, Louis-Joseph, né le 30 décembre 1844, Champvans (Jura), 3e cuirassiers. — Plaie compliquée au coude droit, coup de feu, Reischoffen. — Ankylose du coude dans la flexion permanente et de l'articulation radio-cubitale.

COMBETTE, Claude-Marie-Élysée, garde mob. de Saône-et-Loire. — Plaie pénétrante de poitrine avec fracture de la clavicule, coup de feu, Beaune-la-Rolande. — Balle non extraite, dyspnée.

COMBIER, Anne-Marie-Antoine-Louis, garde mob. de la Seine. — Plaie contuse à la jambe droite, lésion du péroné, coup de feu, Épinay, 8 octobre. — Arthrite tibio-tarsienne.

COMBIER, Jacques-Némorin, 13e de ligne. — Plaie compliquée au pied droit, lésion grave du tarse, coup de feu, Gravelotte. — Gêne dans la marche.

COMBOT, Jean-Marie, né le 24 août 1848, Saint-Pol-de-Lion (Finistère), garde mob. du Finistère. — Fracture du coude gauche, coup de feu, l'Hay, 29 novembre. — Ankylose du coude dans la demi-flexion avec perte des mouvements de pronation et de supination.

COMBY, Claude, né le 8 janvier 1846, Saint-Maurice (Loire), garde mob. de la Loire. — Plaies contuses à la cuisse gauche et à la fesse droite, 2 coups de feu, Beaune-la-Rolande.

COMITI, François, né le 4 janvier 1841, Serra di Scopanême (Corse), 99e de ligne. — Fracture compliquée de l'avant-bras gauche, coup de feu, Sedan. — Perte osseuse du cubitus, nombreuses cicatrices adhérentes, rétraction permanente des doigts dans la paume de la main.

COMMEAU, Auguste, né le 4 janvier 1849, Saint-Léger-Dheune (Saône-et-Loire), garde mob. de Saône-et-Loire. — Fracture de l'os iliaque droit, coup de feu, Danjoutin. — Plaie fistuleuse.

COMMENGE, Michel, né le 23 août 1845, Sentenac (Ariége), 17e de ligne. — Fracture des 3e et 4e métacarpiens, main droite, éclat d'obus, Listemberg, 9 août. — Perte des mouvements de flexion des quatre derniers doigts par brides cicatricielles.

COMMENGE, Louis-François-Napoléon, garde nationale de la Seine. — Plaie à la jambe droite accident, Asnières, 16 octobre. — Gêne dans les mouvements du membre.

COMMENGE, Jean, né le 2 mai 1834, Alos (Ariége), 93e de ligne. — Fracture de l'avant-bras droit, coup de feu, Gravelotte. — Cicatrices adhérentes.

COMMIN, Pierre, né le 23 juillet 1846, Nîmes (Gard), 3e génie. — Varices volumineuses à la jambe gauche, fatigue, Metz.

COMMIS, Edouard, 98e de ligne. — Fracture de la jambe gauche, éclat d'obus, Sainte-Barbe sous Metz, 1er septembre. — Cicatrice adhérente.

COMOT, Pierre-Prosper, 3e zouaves. — Fracture du frontal, coup de feu, Frœschwiller. — Perte osseuse, cicatrice déprimée, céphalalgie constante.

COMPS, Pierre-Marius, garde mob. de la Haute-Garonne. — Fracture du 5e métatarsien, pied gauche, coup de feu, Beaune-la-Rolande. — Légère déviation du pied en dedans.

COMTE, Emiland, 47e de ligne. — Plaie contuse à la cuisse droite, partie inférieure, et fracture de l'omoplate droite, 2 coups de feu, Frœschwiller. — Cicatrices bridées à la cuisse gênant les mouvements d'extension de la jambe.

COMTE, Frédéric, 2e de ligne. — Fracture de la crête de l'os iliaque gauche et plaie contuse au dos, coup de feu, Sedan. — Cicatrices adhérentes.

COMTE, Louis, 19e chass. à pied. — Perte des deux dernières phalanges de l'indicateur, main droite, coups de feu, Montbéliard, 15 janvier.

COMTESSE, Jean-Claude, né le 12 septembre 1842, Saint-Paul-en-Jarret (Loire), 90e de ligne. — Plaies contuses à la cuisse et au côté gauche du thorax, coup de feu, Dijon.

COMTROIS, Sylvain-Jean-Baptiste, 11e de ligne. — Fracture de l'humérus droit, coup de feu, Beaumont (Ardennes).

CONAN, Jean-Claude, 4e de ligne. — Fracture du cubitus gauche, coup de feu, Paris, 25 mai. — Gêne dans les mouvements des doigts.

CONAN, Pierre-Louis, né le 9 juin 1850, Sérant (Morbihan), 8e artill. — Fracture de l'extrémité inférieure du péroné gauche, éclat d'obus, pont de Neuilly-sur-Seine. — Large cicatrice adhérente à la malléole externe, ankylose tibio-tarsienne avec extension du pied dévié en dehors.

CONDAT, Antoine, 19e de ligne. — Plaie contuse au thorax, éclat d'obus, Borny. — Cicatrice adhérente aux fausses côtes gauche.

CONDAT, Jacques, né le 27 mars 1848, Saint-Sandoux (Puy-de-Dôme), 3e zouaves. — Plaies contuses à l'épaule gauche et à la région sacrée, éclats d'obus, Frœschwiller. — Ankylose scapulo-humérale.

CONDUCHÉ, Jean-Baptiste, 88e de ligne. — Fracture comminutive de la 1re phalange du pouce, main gauche, coup de feu, Beaumont (Ardennes).

CONDUCHÉ, Pierre-Auguste, né le 5 février 1848, Vers (Lot), 3e zouaves. — Plaie contuse au bras gauche, coup de feu, Chagey.

CONFAIS, Albert-Victor, 49e de ligne. — Fracture du 2e métacarpien, main droite, coup de feu, Sedan. — Perte de la tête de cet os, chevauchement de l'indicateur sur le médius.

CONGÉ, Jean, né le 19 octobre 1846, Belvès (Dordogne), 2e de ligne. — Fracture comminutive de l'avant-bras droit, coup de feu, Spickeren. — Cicatrices adhérentes, ankylose du poignet avec déviation de tous les doigts.

Congratel, Julien-Marie, 34ᵉ de ligne. — Plaie contuse à la cuisse droite, coup de feu, Sedan. — Abcès multiples, cicatrices adhérentes.

Conil, Frédéric-Antoine-Jean, garde nationale de la Seine. — Plaie contuse au bras (?), au niveau du biceps, coup de feu, Buzenval. — Rétraction des fléchisseurs de la main.

Conjeaud, Léonard, né le 3 octobre 1846, Lubersac (Corrèze), garde mob. de la Corrèze. —Plaie pénétrante du genou droit, coup de feu, Thorigné (Sarthe). — Ankylose du genou dans l'extension.

Connan, Jean, né le 22 juillet 1846, Bourbriac (Côtes-du-Nord), 17ᵉ de ligne. — Fracture du pariétal gauche, coup de feu, Champigny. — Affaiblissement de la vision.

Connétable, Désiré-Victor-Alfred, 62ᵉ de ligne, caporal. — Plaie pénétrante du genou gauche, coup de feu, Gravelotte. — Claudication.

Conquet, Pierre, 48ᵉ de ligne. — Plaie contuse à la cuisse droite, coup de feu, Wœrth. — Cicatrices profondes et adhérentes aux adducteurs, gêne dans l'adduction du membre.

Conrad, Auguste-Jacques, 13ᵉ de ligne. — Plaie contuse à la main droite, coup de feu, Bobigny, 20 janvier. — Perte de l'usage du doigt indicateur.

Conrard, Joseph-Henry, né le 15 juillet 1847, à Bazegnet (Vosges), garde mob. des Vosges. — Variole épidémique, armée de l'Est. — Cécité complète.

Conraud, Etienne, 47ᵉ de ligne. — Congélation du pied gauche à (?), janvier 1871. —Perte de la phalangette du gros orteil et des deux dernières phalanges des 2ᵉ et 3ᵉ orteils.

Constans, Auguste, 81ᵉ de ligne. — Perte du doigt indicateur, main droite, coup de feu, Noisseville. — Gêne dans les mouvements des autres doigts.

Constant, Georges-Pierre, né le 29 août 1849, Paris (Seine), garde mob. de la Seine. — Fracture comminutive des articulations métacarpo-phalangiennes des quatre derniers doigts, main gauche, coup de feu, Saint-Denis, 20 novembre. — Ankylose de ces articulations.

Constant, Henri, 94ᵉ de ligne. — Plaie perforante de la région lombaire au pli de l'aine droite, coup de feu, Gravelotte.

Constant, Henri-François, 8ᵉ artill. — Paralysie complète rhumatismale, froid intense pendant le trajet de France à Ulm.

Constant, Henri-Joseph, 33ᵉ de ligne. — Plaie contuse au bras (?), éclat d'obus, Saint-Quentin. — Gêne dans l'extension de l'avant-bras.

Constant, Jean-Baptiste, né le 27 août 1827, Beauzine (Lot-et-Garonne), 87ᵉ de ligne, sous-lieutenant. — Vaste plaie déchirée à la jambe gauche, éclat d'obus, Neuilly-sur-Seine, 21 avril. — Perte considérable de substance musculaire, cicatrice très-profonde de 10 centimètres de haut sur 8 de large au milieu de la face externe de la jambe et intimement adhérente aux deux os, perte de tous les mouvements d'extension et de latéralité du pied et des orteils, atrophie et inertie de la partie inférieure de la jambe avec perte de tous ses usages.

Constant, Louis-Joseph, né le 18 novembre 1850, Téteghem (Nord), 79ᵉ de ligne. — Plaie contuse au bras gauche, partie supérieure, coup d'obus, 26 mai. — Perte de substance de presque tout le muscle deltoïde et nécrose d'une partie du col de l'humérus, large cicatrice adhérente à l'acromion et à la tête de l'humérus, gêne dans l'élévation du bras.

Constant, Pierre-Alexis, né le 18 juillet 1847, Ollioules (Var), 61ᵉ de ligne. — Fracture du 2ᵉ métacarpien, main droite et perte de la 1ʳᵉ phalange de l'indicateur, main gauche, 2 coups de feu, Beaumont (Ardennes). — Paralysie de l'indicateur droit.

Constant, Pierre-Célestin-Edouard, né le 31 janvier 1849, Rognac (Bouches-du-Rhône), 39ᵉ de ligne. — Fracture comminutive de l'avant-bras droit, au-dessous du coude, coup de feu, Parigué-l'Évêque, 10 janvier. — Abcès multiples, vastes cicatrices adhérentes, perte des mouvements de préhension de la main qui retombe inerte.

CONSTANTIN, Barthélemy, 5e de ligne. — Plaie contuse au bras gauche, partie supérieure et interne, éclat d'obus, Sedan. — Large cicatrice profonde et irrégulière, atrophie du membre.

CONSTANTIN, Jean, 7e chass. à pied. — Plaie contuse à la cuisse droite et fracture de la tubérosité du tibia droit avec lésion du ligament rotulien, 2 coups de feu à (?).

CONSTANTIN, Jean, 59e de ligne. — Plaie contuse à la cuisse droite; coup de feu, Servigny sous Metz, 1er septembre. — Cicatrices adhérentes.

CONTANT, Victor, né le 2 juin 1846, Matha (Charente-Inférieure), garde mob. de la Charente-Inférieure, sergent. — Fracture de l'arcade sourcilière gauche, coup de feu, Villeporcher. — Cataracte traumatique, perte de la vision à gauche.

CONTÉ, Christien, 87e de ligne. — Plaie contuse à l'indicateur, main droite, coup de feu, Strasbourg, 2 septembre. — Perte des mouvements de ce doigt.

CONTE, Jean, 17e de ligne. — Plaie contuse au bras droit et fracture du 3e métacarpien, main droite, coup de feu, Champigny, 3 décembre. — Large cicatrice au bras.

CONTENT, Giles, 10e de ligne. — Plaie contuse à la fesse et à la cuisse droites, coup de feu, l'Hay, 30 septembre.

CONTENT, Jules-César, né le 15 mars 1846, la Balme (Ain), 12e chass. à pied. — Fracture du 3e métacarpien, main gauche, coup de feu, Spickeren. — Déformation considérable et perte des mouvements de la main.

CONTESSE, Antoine, 62e de ligne, sergent. — Fracture du crâne, coup de feu, Montoy, 31 août. — Perte de substance osseuse et enfoncement des parois de la région pariétale droite, paraplégie.

CONTESSE, Julien, né le 8 avril 1846, Beaucourt (Haut-Rhin), 76e de ligne. — Fracture du coude gauche, coup de feu, Champigny. — Ankylose du coude, cicatrice profonde et adhérente et perte partielle des mouvements du membre.

CONVERS, Claude-Marie, né le 16 décembre 1840, Saint-Andéol-le-Château (Aisne), 1re lég. mobil. du Rhône. — Fracture compliquée du poignet droit, coup de feu, Nuits. — Déformation très-prononcée du poignet avec forte saillie du cubitus et gonflement des deuxième et troisième métacarpiens, flexion impossible des doigts indicateur et médius, ankylose presque complète du poignet.

CONVERT, Pierre, né le 23 avril 1847, Saint-Benin-d'Azy (Rhône), 41e de ligne. — Plaie compliquée en séton aux deux cuisses, section du nerf sciatique gauche, coup de feu, Borny. — Paralysie de la jambe et du pied gauches.

CONZEAUD, Léonard, garde mob. de la Corrèze. — Plaie pénétrante du genou gauche, coup de feu, Thorigny, 9 janvier. — Ankylose du genou.

COPET, Antoine, 1er de ligne. — Plaie contuse à la cuisse gauche, partie postérieure et moyenne, éclat d'obus, Sedan. — Perte de substance musculaire, cicatrices étendues et adhérentes.

COPIN, Alphonse-Apollon, né le 11 mars 1851, Sermaise (Marne), 41e de ligne. — Pleurésie tuberculeuse, pneumothorax; captivité.

COPPENET, Joseph, né le 30 novembre 1850, Mursange (Côte-d'Or), 28e de ligne. — Fracture du fémur gauche, coup de feu, Pierrefitte. — Raccourcissement de 6 centimètres, difficulté dans les mouvements du membre.

COPPIN, Jean, 20e de ligne. — Plaies contuses au bras et au dos, côté gauche, éclat d'obus, la Courneuve, 8 janvier. — Perte partielle du deltoïde, cicatrices adhérentes.

COQUAIS, Eugène-Edmond, né le 21 septembre 1850, Fécamp (Seine-Inférieure), 59e de ligne, sergent. — Plaie pénétrante du bassin, coup de feu, Connéré. — Balle enkystée, ankylose coxo-fémorale.

COQUE, Léonard, né le 10 septembre 1843, Feyliat (Haute-Vienne), 49e de ligne. — Fracture des deux derniers métacarpiens, main gauche, coup de feu, Marles.

45

Coquelet, Alphonse, garde mob. du Nord. — Plaie contuse au bras gauche, coup de feu, Pont-Noyelles. — Cicatrices adhérentes.

Coquelin, François-Augustin, 10e d'artill., brigadier.—Congélation, Bondy, 21 au 22 décembre. — Hémiplégie à droite.

Coquelin, Louis, 44e de ligne.—Congélation du pied gauche, armée du Rhin, à... (?).— Perte de la phalangette du gros orteil, des deux dernières phalanges des trois autres et du cinquième orteil.

Coquempot, Valentin-Jules, né le 21 mars 1849, Saint-Omer (Pas-de-Calais), garde mob. du Pas-de-Calais, sergent. — Plaie s'étendant de la partie supérieure externe de l'avant-bras gauche à la partie inférieure et interne du bras, coup de feu, Saint-Quentin.—Nombreux abcès, cicatrices adhérentes, atrophie du membre et flexion permanente de l'avant-bras.

Coquerel, Charles-Pierre, né le 12 octobre 1845, Saint-Hilaire-du-Harcouet (Manche), garde mob. de la Seine. — Fracture du radius gauche, coup de feu, Buzenval. — Cicatrice adhérente, faiblesse et gêne dans les mouvements de la main.

Coquerelle, Joseph-Alphonse, né le 7 avril 1840, la Ferté-Alais (Seine-et-Oise), 90e de ligne. — Plaie contuse à l'épaule droite, coup de feu, Dijon. — Ankylose scapulo-humérale.

Coquillon, Jean-Louis, né le 4 janvier 1851, Paris (Seine), francs-tireurs de la Presse.— Plaie compliquée au poignet gauche, coup de feu, le Bourget. — Ankylose, perte de l'usage de la main.

Coqueugnot, Emilland, né le 18 avril 1844, Aubeine (Côte-d'Or), 10e chass. à pied, sergent. — Fracture de l'articulation tibio-tarsienne gauche, coup de feu, Spickeren. — Nombreuses esquilles, ankylose tibio-tarsienne avec déviation du pied.

Coquité, Louis-Léon, garde mob. de la Somme. — Plaies compliquées à la cuisse gauche et à la main droite, coup de feu et éclat d'obus, Pont-Noyelles. — Atrophie de la jambe, flexion des deux dernières phalanges sur la première des doigts auriculaire et annulaire.

Coquoin, Hippolyte-Auguste, garde mob. de la Seine.—Plaie contuse à la cuisse gauche, coup de feu, Buzenval. — Cicatrices volumineuses et vicieuses.

Corbe, Pierre, né le 20 mars 1851, Limoges (Haute-Vienne), 87e de ligne. — Fracture comminutive de l'humérus gauche, au tiers inférieur, coup de feu, Strasbourg. — Consolidation vicieuse angulaire avec saillie très-prononcée en dehors, raccourcissement de 4 centimètres et déformation du bras, cicatrice rayonnée intimement adhérente au cal.

Corbel, Joseph, 10e de ligne. — Plaie contuse à la cuisse droite, coup de feu, Saint-Privat.

Corbet, Jean-Louis, 50e de ligne, caporal. — Plaie contuse à la cuisse gauche, coup de feu, Wissembourg. — Bronchite chronique grave, captivité en Allemagne.

Corbière, Pierre, 39e de ligne. — Fièvre typhoïde. — Hémiplégie à gauche.

Corbière, Philippe, 2e zouaves. — Perte du pouce, main droite, coup de feu, Frœschwiller.

Corbin, François-Gervais, né le 24 septembre 1844, Saint-Christophe-du-Luat (Mayenne), 19e de ligne. — Plaie en séton au bras gauche, partie supérieure, érosion de l'humérus, éclat d'obus, Borny. — Esquilles, rétraction du biceps, extension incomplète de l'avant-bras, amaigrissement de la main, paralysie cutanée du bras, de l'avant-bras et de la main.

Corbion, Julien-Louis, né le 14 mars 1849, Aigné (Sarthe), garde mob. de la Sarthe. — Fracture comminutive de la jambe droite, coup de feu, Coulmiers. — Perte osseuse, nombreuses cicatrices adhérentes, plaies fistuleuses.

Corcellet, Jules-Alfred, né le 11 février 1838, Grenoble (Isère), 51e de ligne, chef de bataillon. — Plaie à travers les deux orbites, de gauche à droite, coup de feu, Arthenay. — Cécité complète.

CORCUFF, Jean-René-Eugène-Marie, 56e de ligne. — Plaie contuse à la main gauche, coup de feu, Conneré, 10 janvier. — Flexion permanente du pouce et extension permanente de l'indicateur.

CORDEAU, Eulalie-François, garde mob. d'Ille-et-Vilaine, caporal. — Plaies contuses au cou, à l'angle gauche du maxillaire inférieur et à l'omoplate gauche, coups de feu, Champigny, 30 novembre. — Large cicatrice adhérente à la partie supérieure de l'omoplate.

CORDEBAR, Eloy, né le 11 février 1840, Ancerville (Meuse), 2e zouaves. — Plaie contuse au talon droit, coup de feu, Sedan. — Gonflement persistant.

CORDIER, François, né le 2 octobre 1844, Mouthier-en-Bresse (Saône-et-Loire), 13e de ligne. — Plaie à travers le poignet gauche, coup de feu, Gravelotte. — Ankylose du poignet, paralysie du pouce et ankylose des quatre derniers doigts.

CORDIER, Jean-Jules, né le 7 juillet 1850, Bèze (Côte-d'Or), 12e chass. à pied. — Plaie contuse au mollet droit, coup de feu, Blois. — Atrophie.

CORDIER, Jules-César, né le 7 mai 1840, Vauclars (Doubs), 5e de ligne. — Fracture du genou droit, coup de feu, Sedan. — Ankylose du genou dans l'extension.

CORDIER, Louis, né le 22 juin 1847, Tart-le-Bas (Côte-d'Or), 18e de ligne. — Plaie contuse à la jambe droite, éclat d'obus, Frœschwiller. — Cicatrices adhérentes très-étendues, ankylose du genou, atrophie du membre.

CORDON, Jean-Etienne, né le 21 décembre 1850, Martigny (Manche), 59e de ligne. — Fracture des surfaces articulaires du coude gauche, coup de feu, Conneré, 10 janvier. — Ankylose du coude dans la flexion, cicatrices adhérentes et multiples.

CORDONNIER, Félix, 8e artill. — Plaie contuse à la cuisse droite, éclat d'obus, Saint-Privat. — Cicatrices adhérentes.

CORDRAY, Louis, né le 26 juillet 1844, Mesnil-Mauger (Calvados), 57e de ligne. — Désorganisation du globe oculaire droit, coup de feu, Rezonville.

CORDUAND, Charles-Louis, 6e lanciers. — Plaies contuses au cou et au pied gauche, au niveau de la malléole externe, coup de feu et éclat d'obus, Strasbourg. — Gêne et douleur dans les mouvements du cou et claudication.

CORGIER, Claude, né le 17 juillet 1840, Claveisolles (Rhône), garde mob. du Rhône. — Fracture du maxillaire inférieur à gauche, coup de feu, Nuits. — Consolidation vicieuse avec déplacement et déformation de l'os.

CORLÉ, Pierre-Marie, né le 13 mai 1845, Morlaix (Finistère), 14e chass. à pied. — Fracture comminutive du maxillaire inférieur à la réunion du corps avec la branche gauche, éclat d'obus, Sedan. — Un fragment complétement détaché avec les dents a chevauché sur les deux autres fragments, cicatrices adhérentes, parole et mastication très-difficiles.

CORLIEU (DE), Marie-Moïse-François-Gustave, né le 23 janvier 1848, Villeneuve-sur-Bellot (Seine-et-Marne), 89e de ligne, sous-lieutenant. — Fracture compliquée de la cuisse gauche, coup de feu, Sedan. — Consolidation vicieuse et raccourcissement considérable du membre.

CORLOSQUET, François, né le 1er septembre 1843, Goulven (Finistère), 62e de ligne. — Fracture du maxillaire inférieur, coup de feu, Sainte-Barbe sous Metz. — Ankylose incomplète, surdité.

CORMIER, Louis-Julien, 7e artill. — Plaie contuse à la clavicule gauche, éclat d'obus, Sedan. — Faiblesse du bras et gêne dans l'articulation scapulo-humérale.

CORMIER, Pierre-Hippolyte, garde mob. de la Sarthe, sergent. — Plaie contuse au pied gauche, coup de feu, Coulmiers.

CORNE, Alcide-Auguste, garde mob. d'Eure-et-Loir. — Plaie compliquée à la jambe droite, érosion du tibia, coup de feu, Conneré, 11 janvier. — Perte osseuse du tibia, atrophie de la jambe.

CORNE, Antoine-Victor, né le 12 janvier 1838, Luxeuil (Haute-Saône), 1er inf. légère d'Afrique. — Fracture de la 3e côte et de la tête de l'humérus, côté (?), coup de feu, Mézières. — Plaie fistuleuse à l'épaule.

CORNELOUP, Jean-Marie, 36e de ligne. — Fracture comminutive de la main gauche, coup de feu, Wœrth. — Ankylose incomplète des quatre derniers doigts.

CORNET, Auguste, né le 18 mai 1845, Chille (Jura), 20e de ligne. — Phthisie pulmonaire en captivité. — Altération complète de la constitution.

CORNET, Bernard-Eugène, 25e de ligne. — Plaie contuse au mollet gauche, éclat d'obus, Gravelotte. — Cicatrices adhérentes et profondes, gêne dans l'extension du pied sur la jambe.

CORNET, Charles-Émile, né le 25 novembre 1845, Virey (Aude), 8e chass. à pied, caporal. — Fracture comminutive de l'articulation scapulo-humérale gauche, coup de feu, Orizelle (Eure-et-Loir), 9 décembre. — Consolidation vicieuse, ankylose scapulo-humérale avec le bras fixé dans l'adduction.

CORNET, Charles-Isidore, né le 19 mars 1846, Bray (Seine-et-Marne), 21e de ligne, caporal. — Fracture comminutive de la jambe gauche, coup de feu, Sedan. — Cal vicieux du tibia, non-consolidation du péroné, atrophie considérable de la jambe et ankylose incomplète tibio-tarsienne.

CORNET, Isidoré-Narcisse, garde mob. du Loiret, sergent-major. — Fracture des 1er et 2e métacarpiens, main gauche, coup de feu, Champigny, 30 novembre. — Ankylose métacarpo-phalangienne du pouce et de l'indicateur.

CORNET, Jean-Baptiste, 80e de ligne. — Fracture de la clavicule gauche, coup de feu, Saint-Privat. — Consolidation vicieuse, déformation de l'épaule.

CORNET, Louis-Paul-Aimé, 93e de ligne. — Perte du pouce, main gauche, coup de feu, l'Hay, 30 septembre.

CORNETTE, Jean-Baptiste, garde mob. de la Côte-d'Or. — Plaie contuse profonde à la jambe droite, coup de feu, Chevilly, 30 septembre.

CORNETTE, Pierre, 78e de ligne. — Plaie pénétrante de poitrine, coup de feu, Wœrth. — Gêne et roideur dans les mouvements de l'épaule gauche, dyspnée.

CORNEVAUX, Alexandre-Auguste, né le 16 octobre 1845, la Prétière (Doubs), 68e de ligne. — Plaie à travers le genou droit, coup de feu, Beaumont (Ardennes). — Ankylose du genou dans l'extension.

CORNEVIN, Charles-Émile, né le 11 août 1850, Breuvannes (Haute-Marne), 1er zouaves. — Plaie pénétrante du coude droit, coup de feu, Frœschwiller. — Ankylose du coude dans l'extension.

CORNEVIN, Nicolas-Adolphe, né le 6 mai 1848, Maulin (Haute-Marne), 3e chass. à pied. — Plaie contuse à la cuisse gauche, érosion du fémur, coup de feu, Servigny sous Metz. — Esquilles, abcès nombreux et profonds, cicatrices étendues adhérentes, ankylose du genou et atrophie du membre.

CORNIC, Guillaume, 3e de ligne. — Plaie pénétrante de poitrine, coup de feu, Frœschwiller. — Dyspnée à droite.

CORNILLON, Paul, 41e de ligne. — Plaie contuse à la cuisse gauche, éclat d'obus, Villorceau, 8 décembre. — Gêne considérable dans la marche.

CORNIOT, Lazare, 47e de ligne. — Plaie contuse à l'avant-bras droit, coup de feu, Sedan. — Abcès multiples, rétraction permanente du doigt auriculaire.

CORNITTE, Jean-Baptiste, 68e de ligne. — Fracture de l'humérus gauche, au tiers inférieur, coup de feu, Beaumont (Ardennes). — Cal volumineux.

CORNU, Casimir-François, 6e d'artill. — Plaie contuse à la partie inférieure et externe de la jambe droite, fracture du péroné, éclat d'obus, Sedan. — Perte osseuse du péroné, cicatrice, faiblesse dans les mouvements du pied et de la jambe.

Cornu, Claude-Joseph, 73e de ligne. — Plaie contuse à la jambe gauche, lésion du péroné, coup de feu, Saint-Quentin. — Cicatrice adhérente, gêne dans la marche.

Cornu, Eugène, 80e de ligne. — Plaie contuse au niveau de l'articulation coxo-fémorale droite, coup de feu à... (?). — Esquilles.

Cornu, Jean-Marie, né le 23 juin 1848, Blain (Loire-Inférieure), 17e chass. à pied. — Plaie s'étendant de dessous la clavicule gauche jusqu'à la fosse sous-scapulaire en lésant le plexus, coup de feu, Frœschwiller. — Paralysie du bras, l'adduction, l'abduction et l'extension sont impossibles

Cornu, Jean-Jules, né le 17 avril 1839, Paris (Seine), 2e zouaves. — Plaie contuse au genou droit, coup de feu, Frœschwiller. — Ankylose incomplète du genou.

Cornu, Jules-Auguste, né le 4 septembre 1848, Taillefontaine (Aisne), 97e de ligne. — Plaie compliquée s'étendant de l'angle de la mâchoire à la région cervicale postérieure, lésion du plexus cervical, éclat d'obus, Gravelotte. — Paralysie incomplète du bras.

Cornu, Pierre, né le 27 septembre 1848, Saint-Pal-de-Mons (Haute-Loire), garde mob. de la Haute-Loire. — Perte de l'indicateur, main droite, et d'une partie du 2e métacarpien, coup de feu, Héricourt. — Perte des mouvements du médius et limite des mouvements des autres doigts.

Cornu, Pierre-Marie, né le 18 mars 1849, Guignen (Ille-et-Vilaine), garde mob. d'Ille-et-Vilaine. — Plaie contuse à la cuisse droite, partie inférieure et externe, éclat d'obus, Marchenoir. — Arthrite violente, ankylose incomplète du genou, cicatrice adhérente.

Cornuau, Basile-Onésime, 6e chass. à pied. — Plaies contuses à la cuisse gauche et à la main droite, coups de feu, Sedan. — Ankylose du doigt annulaire.

Cornuet, Paul-Henri, né le 28 avril 1850, Perthes (Haute-Marne), 46e de ligne. — Fracture comminutive du fémur gauche, 2 coups de feu, Cravant, 2 décembre. — Perte osseuse, cal dévié, volumineux et difforme, raccourcissement et atrophie du membre, ankylose du genou.

Cornut, Henri-Paul, né le 5 juillet 1849, Saint-Martin (Charente), garde mob. de la Charente. — Vaste plaie au bras droit, coup de feu, Montbéliard. — Perte de substance musculaire sur une étendue de 15 centimètres, atrophie du membre avec paralysie des extenseurs.

Corounat, Jean-Pierre, 60e de ligne. — Plaie contuse à l'épaule gauche, coup de feu, Borny. — Large cicatrice adhérente, mouvements douloureux et limités.

Corpechot, Jean-Gustave, garde mob. du Loiret, caporal. — Fracture du péroné gauche, coup de feu, Champigny, 30 novembre. — Ostéite, abcès multiples.

Corrase, François, 17e de ligne. — Plaie contuse profonde à la cuisse droite, partie moyenne, coup de feu, Beaumont (Ardennes). — Gêne considérable dans les mouvements de la cuisse.

Corre, Alain, né le 28 juillet 1846, Plouveney-Lochrios (Finistère), 24e de ligne. — Fracture partielle de la tête de l'humérus gauche, coup de feu, Spickeren. — Balle non extraite, esquilles, perte des mouvements de l'épaule, cicatrices adhérentes, plaies fistuleuses.

Corre, François-Joseph-Marie, 97e de ligne. — Plaie contuse à l'avant-bras gauche, face antérieure, coup de feu, Conneré, 11 janvier. — Pourriture d'hôpital, perte de substance musculaire, cicatrice adhérente et irrégulière.

Corre, Yves-Marie, 46e de ligne. — Plaie compliquée au poignet droit, coup de feu, Sedan. — Ankylose du poignet avec rétraction des doigts.

Corréard, Eugène-Élie-Pierre, 46e de ligne, caporal. — Fracture du péroné, jambe (?), coup de feu, Beaumont (Ardennes). — Cal vicieux, gêne dans l'articulation tibio-tarsienne.

Corréard, Jean-Auguste, né le 30 novembre 1849, Glandage (Drôme), 125e de ligne. —

Entorse du pied droit, travaux aux fortifications de Paris, 19 octobre. — Arthrite, tumeur blanche suppurée, plaies fistuleuses, ankylose tibio-tarsienne.

CORRIEZ, Ulysse-Amédée, né le 8 février 1842, Arcy-Sainte-Restitue (Aisne), 120e de ligne. — Plaie contuse au coude gauche, coup de feu, Buzenval. — Ankylose incomplète.

CORRIGER, Alfred-Frédéric, 52e de ligne. — Plaie contuse à la région inguinale gauche, perte de testicule, coup de feu, Villersexel. — Abcès multiples, gêne dans les mouvements du membre inférieur.

CORRON, Sylvain-Joseph-Alexandre, né le 17 février 1845, Manon (Eure-et-Loir), garde mob. d'Eure-et-Loir.—Enfoncement de la région orbitaire et temporale gauches, éclat d'obus, Épernon, 4 octobre. — Désorganisation de l'œil et atrophie du nerf optique.

CORSEL, Louis, 62e de ligne. — Phthisie pulmonaire, fatigues, siége de Metz.

CORSELETTE, Jacques, né le 8 septembre 1850, Saint-Didier-sur-Chalaronne (Ain), 46e de ligne. — Fracture du fémur gauche au tiers moyen, coup de feu, Vendôme, 6 janvier. — Ankylose du genou dans la flexion et atrophie de tout le membre.

CORSON, Mathurin, 34e de ligne. — Perte du doigt médius, main gauche, coup de feu, Sedan. — Gêne dans les mouvements des autres doigts.

CORTADE, Jean, garde mob. du Gers. — Plaie contuse au bras droit, partie moyenne, coup de feu, Yvré-l'Évêque. — Cicatrice adhérente à l'humérus, atrophie de tout le membre.

CORTET, Célestin, 8e chass. à pied. — Contusion violente, accident, Toulouse, 4 septembre, fracture de la malléole (?) à gauche.

CORTEYS, Gustave-Hilaire, né le 6 juin 1848, Loriol (Drôme), 3e zouaves.—Fracture de la jambe droite, coup de feu, Beaune-la-Rolande. — Cicatrice adhérente.

CORVÉ, François, né le 15 juin 1848, Plouigneau (Finistère), 12e de ligne. — Plaie compliquée au poignet gauche, coup de feu, Saint-Privat. — Ankylose du poignet avec rigidité absolue des doigts.

CORVEY-BIRON, Jean-Augustin, garde mob. de l'Isère. — Fracture de la jambe droite, coup de feu, Beaugency. — Perte osseuse du tibia.

COSIMO, Augustin-Jean, né en janvier 1837, Perpignan (Pyrénées-Orientales), 23e de ligne. — Fracture compliquée du fémur gauche au tiers moyen, coup de feu, Champigny, 30 novembre. — Atrophie et paralysie du membre.

COSMAO, Alain-Maurice, 91e de ligne. — Perte du doigt indicateur et du 2e métacarpien, main gauche, coup de feu, Pont-Noyelles.

COSNARD, Eugène-François, 62e de ligne. — Fracture de l'humérus droit, au tiers supérieur, coup de feu (?).

COSNAY, Louis-Marie, né le 10 juillet 1848, Saint-Hervé (Côtes-du-Nord), 67e de ligne.— Plaie compliquée à la main droite, coup de feu, Forbach.—Déformation de la main et rétraction des doigts auriculaire, annulaire et médius.

COSNET, Joseph-François-Jean, né le 27 mai 1842, Saint-Denis-de-Gastines (Mayenne), 39e de ligne. — Fracture des doigts médius et annulaire avec déchirure des fléchisseurs de l'auriculaire, main droite, coup de feu, Paris, 23 mai. — Extension permanente de ces trois doigts.

COSNEAU, Nicolas-Jules-Frédéric, 2e bat. d'inf. légère d'Afrique. — Plaies contuses à la cuisse droite et à la jambe gauche, coup de feu, Clairegoutte, 15 janvier. — Cicatrices adhérentes à chaque blessure, extension incomplète de la cuisse et douleurs permanentes au pied gauche.

COSSA, Michel-Victor, 37e de ligne. — Plaie contuse au genou droit, partie antérieure, coup de feu, Morée-Saint-Hilaire, 16 décembre. — Gêne dans les mouvements du genou.

COSSAND, Pierre, 25e de ligne.—Perte des 2e et 3e phalanges de l'indicateur, main droite, coup de feu, Saint-Privat. — Atrophie légère de la main.

COSSÉ, Louis-Jean-Baptiste, 87e de ligne. — Plaie en séton à la partie supérieure et antérieure de la poitrine, coup de feu, Arthenay, 2 décembre,

Cosson, Jean, 40ᵉ de ligne. — Plaie contuse à l'avant-droit, coup de feu, Spickeren. — Ankylose incomplète du coude et gêne dans la pronation et la supination de l'avant-bras.

Coste (?), 93ᵉ de ligne. — Plaie contuse à la jambe gauche, éclat d'obus, Gravelotte.

Coste, André-Ferréol-Napoléon, né le 2 juin 1843, Céret (Pyrénées-Orientales), 77ᵉ de ligne. — Plaie pénétrante du genou droit, coup de feu, Gravelotte. — Ankylose incomplète.]

Coste, Joseph-Cyprien, né le 20 mai 1845, Saint-Jean-de-Pourcharesse (Ardèche), 87ᵉ de ligne. — Plaie s'étendant de l'extrémité interne de la clavicule droite et à la partie postérieure de l'épaule, en fracturant l'apophyse coracoïde et la base de la cavité glénoïde et en traversant la partie interne de la fosse sous-épineuse, coup de feu, Strasbourg. — Ankylose presque complète scapulo-humérale avec paralysie incomplète de tout le bras.

Coste, Louis, 16ᵉ artill., pontonniers. — Plaies contuses au creux poplité et à la partie supérieure et externe de la jambe droite, éclats d'obus, 3 septembre (?). — Cicatrices adhérentes et étoilées, paralysie incomplète de la jambe.

Coste, Vincent, 80ᵉ de ligne. — Plaie contuse à la fesse gauche, coup de feu, Saint-Privat. — Balle non extraite.

Costerg, Louis-Jacques-Alfred, né le 10 mars 1849, Troyes (Aube), 7ᵉ de ligne. — Plaie compliquée à la main gauche, éclat d'obus, Petit-Bry, 30 décembre. — Destruction des extenseurs et paralysie des fléchisseurs, extension permanente de la main et des doigts.

Costes, Eugène, garde mob. d'Aveyron, sergent-major. — Perte des doigts médius et annulaire, main gauche, coup de feu, Dijon, 21 janvier.

Costesèque, Jean, 48ᵉ de ligne. — Fracture de l'omoplate gauche, coup de feu, Frœschwiller. — Large cicatrice adhérente.

Costil, Laurent-Victor, né le 18 février 1846, Vierville (Calvados), 1ᵉʳ rég. du train des équipages, maréchal des logis. — Paralysie rhumatismale avec atrophie des membres inférieurs, fatigues de la campagne 1870-1871.

Costillé, Daniel, 31ᵉ de ligne. — Fracture de l'omoplate droite, coup de feu, Sedan.

Cot, Jean-Frédéric, né le 25 avril 1827, Embrun (Hautes-Alpes), 24ᵉ de ligne, sergent. — Plaie compliquée à l'avant-bras droit, érosion du cubitus, coup de feu, Spickeren. — Esquilles, atrophie et rétraction des doigts médius, annulaire et auriculaire.

Côte, Jean, 52ᵉ de ligne. — Plaie contuse à la main gauche, coup de feu, Arthenay, 4 décembre. — Perte du doigt auriculaire et rétraction de l'annulaire.

Côte, Jean, 2ᵉ zouaves. — Fracture du pied gauche, coup de feu, Arthenay, 3 décembre. — Perte du 3ᵉ orteil.

Côte, Lambert, 63ᵉ de ligne. — Congélation du pied (?), armée de l'Est, 15 janvier. — Rétraction de l'extenseur du 5ᵉ orteil avec chevauchement sur le 4ᵉ, cicatrice adhérente et douloureuse, marche pénible.

Cotet, Louis, né le 23 août 1846, Thuré (Vienne), 91ᵉ de ligne. — Plaies compliquées au bras et à l'avant-bras droits, coup de feu, Gravelotte. — Rétraction du biceps fixant l'avant-bras en demi-flexion, amaigrissement de l'avant-bras avec perte de ses mouvements de pronation et de supination, demi-ankylose du poignet avec atrophie de la main et des doigts, qui ont perdu leurs mouvements, déviation de l'annulaire fixé en travers, face palmaire de la main.

Cotier, Joseph-Marie, 10ᵉ de ligne. — Plaie contuse au pied droit, coup de feu, Saint-Privat.

Cottan, Charles-Théodore, 75ᵉ de ligne. — Plaie compliquée à travers les deux fesses, coup de feu, Gravelotte. — Gêne et douleurs névralgiques persistantes des deux membres inférieurs.

Cottarel, Jean-Marie, dit Chambroland, garde mob. de la Savoie. — Plaie pénétrante du bassin, coup de feu, Bethoncourt, 16 janvier. — Gêne dans les mouvements de la cuisse droite.

Cottaz, Joseph-Gabriel, né le 22 juillet 1850, Creys (Isère), 32ᵉ de ligne. — Plaie compliquée au pied gauche, fracture de deux métatarsiens, coup de feu, Saint-Laurent. — Plaie fistuleuse.

Cotteaux, Théophile-Jean-Baptiste, né le 4 octobre 1850, Monnechy (Nord), 17e chass. à pied.—Plaie à travers la face de gauche à droite, perforation de la voûte palatine et fracture de la branche montante du maxillaire inférieur, à droite, coup de feu, Saint-Quentin. — Nécrose du maxillaire, ankylose temporo-maxillaire, voix nasillarde.

Cottenceau, Jean-Marie, né le 22 janvier 1847, Montrelais (Loire-Inférieure), 64e de ligne. — Plaie contuse à l'épaule droite, coup de feu, Saint-Privat. — Atrophie du deltoïde.

Cottenet, Jules-Victor, né le 17 juillet 1842, Nord-sur-Seine (Côte-d'Or), 19e chass. à pied, sergent. — Plaie à travers le genou droit, de dedans en dehors, coup de feu, Sedan. — Ankylose du genou dans l'extension.

Cottereau, Arsène-Jules, né le 9 décembre 1846, Paris (Seine), 3e de ligne, sergent. — Plaie contuse au creux axillaire gauche, coup de feu, Frœschwiller. — Paralysie du bras.

Cotterel, Toussaint-Marie, né le 6 août 1833, Loiré (Maine-et-Loire), 34e de ligne. — Fracture des métatarsiens, pied gauche, coup de feu, Loigny. — Consolidation vicieuse.

Cotteret, Jean-Joseph, né le 15 mai 1839, Lyon (Rhône), 1re légion de marche du Rhône. — Plaies contuses au coude droit et au bras, partie interne, deux coups de feu, Nuits. — Ankylose du coude, nombreuses cicatrices adhérentes, atrophie de l'avant-bras, paralysie de la main et contracture des extenseurs des doigts fixés dans l'extension avec perte des mouvements de flexion, d'adduction et d'abduction.

Cottet, Auguste-Célestin, né le 26 septembre 1844, Cinquétral (Jura), 18e dragons. — Plaies en séton au poignet droit et à la partie supérieure droite de la poitrine, 2 coups de feu, Frœschwiller. — Ankylose du poignet avec atrophie considérable de l'avant-bras et de la main et ankylose incomplète scapulo-humérale.

Cottet, Joseph-Alfred, né le 3 mai 1850, Villers-sur-Chalamont (Doubs), 2e artill. — Fracture comminutive du pied droit, coup de feu, Saint-Laurent-des-Bois, 7 novembre. — Ankylose partielle du pied avec flexion permanente des doigts, cicatrices adhérentes.

Cottet, Louis, né le 27 février 1849, Saint-Génix (Savoie), 30e de ligne. — Luxation sous-coracoïdienne irréductible à l'épaule gauche, Montbelliard.

Cottier, René-Louis, né le 12 avril 1850, la Potherie (Maine-et-Loire), 59e de ligne. — Plaie contuse à la main droite, coup de feu, le Mans, 11 janvier.

Cottin, Jean-Pierre-François, né le 15 octobre 1844, la Bonneville (Manche), 57e de ligne. — Plaie contuse à la main droite, coup de feu, Saint-Privat. — Ankylose du doigt indicateur.

Cottin, Louis-Eugène, né le 4 février 1851, Troyes (Aube), 6e de ligne. — Fracture du fémur gauche, éclat d'obus, Orléans. — Réduction très-mauvaise de la fracture avec déviation des fragments, raccourcissement considérable.

Cottin, Pierre-Georges, 94e de ligne. — Plaie compliquée au pied droit, coup de feu, Champigny, 30 novembre.

Cottinet, Alfred-Alphonse, né le 7 mars 1847, Lamotte-en-Sauterre (Somme), 11e artill. — Plaie compliquée à la région iliaque droite, éclat d'obus, Strasbourg. — Plaies fistuleuses persistantes.

Cotton, Louis-Casimir, 18e de ligne, sergent-major. — Fracture du métacarpe, main droite, coup de feu, Frœschwiller. — Demi-flexion des doigts auriculaire et annulaire.

Cottu, Éloï-René-Henry, né le 10 novembre 1836, Avricourt (Oise), 2e zouaves. — Fracture comminutive et compliquée de l'humérus gauche, au niveau du col, coup de feu, Saget. — Ankylose incomplète scapulo-humérale avec douleurs irradiées et gêne du bras et de la main.

Cotty, Armand, né le 26 janvier 1826, Jouarre (Seine-et-Marne), 4e artill. — Paralysie générale progressive, fatigues et grands froids, campagne 1870-71. — Ataxie des membres inférieurs, atrophie musculaire progressive, affaiblissement des facultés intellectuelles.

Coubay ou Gouhay, Henri, 61e de ligne. — Plaie contuse au mollet gauche, coup de feu, Beaumont (Ardennes). — Cicatrice adhérente.

COUBLE, Jean-Antoine, né le 3 décembre 1849, Violay (Loire), garde mob. de la Loire. — Fracture du crâne, éclat d'obus, Héricourt. — Trépanation (une couronne), cicatrice de 8 centimètres de long au sommet de la tête, attaques épileptiformes.

COUCAULT, Pierre, né le 18 mars 1846, Civray (Cher), garde mobilisée du Cher. — Congélation du pied (?), Bourges. — Perte de la moitié antérieure des 2e et 3e orteils avec adhérence des deux orteils entre eux et perte de la pulpe du gros orteil.

COUCHE, Joseph-Hyacinthe-Eugène, garde nationale de la Seine. — Plaie contuse à la jambe gauche, éclat d'obus à (?), 22 janvier. — Cicatrice adhérente.

COUCHOT, Joseph-Victor, né le 28 mai 1848, Seicheprey (Meurthe), 27e de ligne. — Perte du pouce et d'une partie du 1er métacarpien, main gauche, coup de feu, Beaumont (Ardennes).

COUCHOT, Pierre, né le 28 septembre 1848, Demigny (Saône-et-Loire), 1er chass. d'Afrique. — Plaie s'étendant de la région temporale gauche à la région sourcilière droite, coup de feu, Sedan. — Perte absolue des deux yeux.

COUCHOUREN, Pierre, né le 1er décembre 1844, Plouevez-de-Faou (Finistère), 64e de ligne. — Perte du pouce, main droite, et fracture de la 1re phalange de l'indicateur, coup de feu, Amanvillers. — Rétraction de l'indicateur dans la paume de la main.

COUDÉ, Jules, né le 14 mars 1846, Aire-sur-l'Adour (Landes), 3e provisoire, sergent. — Plaie en séton, cuisse gauche, coup de feu, Sedan. — Fracture de la tête de l'humérus droit et de l'omoplate, à sa partie moyenne et interne, coup de feu, Paris, 23 mai. — Nombreuses esquilles, ankylose scapulo-humérale, faiblesse du bras, dypsnée.

COUDERC, André-Auly, né le 25 novembre 1844, Cessenon (Hérault), 7e chass. à pied. — Fracture du coude gauche, coup de feu, Saint-Privat. — Ankylose du coude, atrophie du membre.

COUDERC, Antoine, 97e de ligne. — Fracture du radius droit, coup de feu, Gravelotte. — Cicatrice adhérente, gêne dans les mouvements des doigts.

COUDERC, Étienne, né le 26 juillet 1849, Calamane (Lot), garde mob. du Lot. — Perte partielle du doigt indicateur droit, coup de feu, Vendôme.

COUDERC, Jean, né le 12 avril 1850, Cazes-Mondenard (Tarn-et-Garonne), 42e de ligne. — Désorganisation du globe oculaire gauche, éclat d'obus, Mont-Vaudoy, 15 janvier.

COUDERC, Joseph, 46e de ligne. — Fracture du maxillaire inférieur, coup de feu, Beaumont (Ardennes). — Perte de molaires et de la canine à droite.

COUDÉRE, Émile-Adolphe, 2e chass. à pied. — Congélation du pied droit, Pont-Noyelles, 24 décembre. — Perte de tous les orteils de ce pied.

COUDÈRE, Joseph, 68e de ligne. — Plaie contuse à la main droite, coup de feu, Neuilly-sur-Seine, 15 avril. — Cicatrices adhérentes aux fléchisseurs, flexion permanente des doigts auriculaire, annulaire et médius.

COUDERT, Antoine, 28e de ligne. — Plaie contuse à la cuisse droite, coup de feu (?), 24 novembre.

COUDERT, Jean, 9e de ligne. — Plaie contuse à la cuisse gauche, éclat d'obus, Gravelotte. — Arthrite coxo-fémorale, douleurs dans les mouvements de la cuisse.

COUDERT, Joseph, 17e chass. à pied. — Plaie contuse à la cuisse gauche, coup de feu, Loigny. — Perte de substance musculaire, large cicatrice déprimée.

COUDERT, Léonard, né le 14 octobre 1848, Eyren (Corrèze), 68e de ligne. — Plaie contuse à la cuisse droite, coup de feu, Beaumont.

COUDERT, Pierre, 14e provisoire. — Plaie contuse à la partie antérieure inférieure de l'avant-bras gauche, coup de feu, bois de Boulogne, 18 mai. — Exfoliation des fléchisseurs de la main et des doigts dont les mouvements sont perdus, large cicatrice profonde et adhérente, atrophie de la main.

COUDRAY, Bernard, 17e de ligne. — Plaies contuses au dos, partie inférieure, coups de feu,

46

Champigny, 30 novembre. — Cicatrices adhérentes, gêne dans la flexion du tronc sur le bassin.

Coudray, Pascal-Edmond, né le 28 mars 1842, la Haute-Chapelle (Orne), 98e de ligne.— Congélation des pieds, Montbéliard. — Perte de tous les orteils, pied droit, et des deux dernières phalanges des deux derniers orteils, pied gauche.

Coudray, Pierre-Alexandre, né le 23 octobre 1846, la Fontenesse (Loir-et-Cher), garde mob. de Loir-et-Cher.—Fracture de l'omoplate, coup de feu, Faverolles.—Ankylose scapulo-humérale incomplète.

Coudry, Pierre-Alfred, né le 18 juillet 1848, Charnay (Doubs), 8e de ligne.—Plaie contuse à la partie externe du coude gauche, coup de feu, Spickeren. — Cicatrice profonde et adhérente, amaigrissement du membre et ankylose du coude dans la demi-flexion permanente.

Coueille, Joseph-Ismaël, 27e de ligne. — Plaie pénétrante de poitrine, coup de feu, Arthenay, 2 décembre. — Dyspnée à droite.

Couenne, Anatole-François, né le 5 juin 1849, Saint-Jean-de-la-Maize (Manche), 41e ligne. — Fracture du péroné (?), coup de feu, le Mans. — Plaie fistuleuse.

Couffignal, Joseph-André, 32e de ligne. — Plaie compliquée au bras droit, coup de feu, Gravelotte. — Paralysie des doigts auriculaire et annulaire.

Couffinhal, Justin, 46e de ligne. — Perte de l'indicateur, main droite, coup de feu, Beaumont (Ardennes).

Coufourier, Auguste-Arleville, volontaire, légion de l'Ouest. — Plaie contuse à l'épaule droite, coup de feu, Patay, 2 décembre. — Nécrose de l'omoplate, cicatrice adhérente, plaies fistuleuses.

Couillard, Eugène, né à Condé-sur-Noireau (Calvados), 35e de ligne. — Fracture comminutive de l'avant-bras droit, coup de feu, Chevilly, 30 septembre. — Gêne dans la rotation et l'extension de l'avant-bras.

Couillart, dit Roger, Alexandre-Joseph, garde nationale de la Seine.—Plaie compliqué au bras droit, partie supérieure, coup de feu, Buzenval. — Gêne dans la flexion du pouce, de l'indicateur et du médius.

Couillaud, François-Alexis, 59e de ligne. — Plaie compliquée à la main gauche, coup de feu, Conneré, 11 janvier. — Cicatrice adhérente à l'éminence thénar, ankylose métacarpo-phalangienne et raccourcissement de l'indicateur, gêne dans la flexion de l'annulaire.

Couillaud, François-Jean, 35e de ligne. — Plaie contuse à la poitrine, côté droit, coup de feu, Chevilly, 30 septembre. — Carie costale.

Couillens, Jean-Baptiste, garde mob. du Gers. — Fracture du radius droit, coup de feu, Yvré-l'Évêque, 11 janvier. — Consolidation vicieuse, soudure anormale du cubitus, perte des mouvements de pronation et de supination.

Couillin, Auguste-Basile, 13e de ligne. — Perte de la phalange unguéale de l'indicateur, main droite, coup de feu, Champigny, 30 novembre.

Couilloud, François, né le 25 octobre 1849, Saint-Chef (Isère), 43e de ligne, caporal.— Plaie contuse à la cuisse gauche, partie inférieure, érosion du fémur, coup de feu, le Mans. — Vastes cicatrices adhérentes, atrophie du membre avec rigidité des articulations.

Coujaud ou Coujeaud, Pierre, 39e de ligne. — Fracture de la crête iliaque gauche (??). — Abcès multiples à l'hypochondre, gêne des mouvements du bassin et de la jambe.

Coujet, Henri-Désiré, 135e de ligne.—Fracture du col du fémur droit, chute de 4 mètres, à Saint-Denis, 20 novembre. — Consolidation vicieuse, atrophie de la fesse droite.

Coulais, Jean-Pierre-Lucien, né le 2 janvier 1849, le Langon (Vendée), 1re section d'infirmiers militaires. — Variole épidémique, 1er siége de Paris.—Perte de l'œil droit.

Coulanges, Jean, 30e de ligne, caporal. — Plaie compliquée à la cuisse gauche, coup de feu, Sedan. — Paralysie de la jambe.

Coulet, Edmond-Isidore, né le 20 décembre 1841, Saint-Michel (Hérault), 38e de ligne.

— Fracture de la jambe gauche, au tiers supérieur, coup de feu, Coulmiers, 9 novembre. — Atrophie considérable de la jambe avec rétraction permanente des fléchisseurs.

COULEUVRE, Sébastien, né le 23 avril 1847, Saucoins (Cher), 7e de ligne. — Plaie compliquée à la cuisse gauche et plaies contuses à la cuisse et à la main droites, coup de feu, Servigny sous Metz. — Paralysie et atrophie de la jambe.

COULIN, Jean-Marie-Bernard, garde mob. du Finistère. — Plaie en séton à l'avant-bras droit, coup de feu, l'Hay, 29 novembre.

COULOMB, Firmin-Marius, 19e artill. — Variole épidémique à (?).—Perte de l'œil gauche.

COULOMB, Victor-Jules, né le 2 août 1850, Vagnas (Ardèche), 87e de ligne. — Plaie contuse à la cuisse gauche et plaies contuses aux deux avant-bras, 3 éclats d'obus, Asnières, 2e siége. — Cicatrices adhérentes.

COULOMB, Jean-Joseph-Marius, né le 16 décembre 1845, Antraigues (Ardèche), 69e de ligne. — Fracture comminutive de la jambe droite, coup de feu, Borny. — Perte de substance osseuse, atrophie et raccourcissement de la jambe.

COULON, Emile, né le 20 juillet 1850, Bondival (Doubs), 63e de ligne. — Congélation des pieds, Montbéliard. — Perte du gros orteil, de la partie antérieure des 2e et 3e orteils avec atrophie de la partie restante, pied droit, perte de la 2e phalange du gros orteil et nécrose de l'extrémité des 2e, 3e et 4e orteils, pied gauche.

COULON, François, 4e dragons. — Désorganisation du globe oculaire gauche, accident, Lille (Nord).

COULON, François-Henri, né le 2 janvier 1827, Orléans (Loiret), 105e bataillon de la garde nationale de la Seine. — Fracture compliquée et comminutive du cubitus droit, coup de feu, Buzenval. — Abcès multiples, mouvements de l'avant-bras incomplets, ankylose radio-cubitale supérieure, perte des mouvements des quatre derniers doigts.

COULON, Charles-Benjamin, 54e de ligne. — Plaies contuses à l'aine et à la cuisse droite, partie supérieure, coup de feu, Amanvillers. — Cicatrices adhérentes fortement déprimées.

COULON, Louis-Jules, né le 20 février 1839, Andouille (Mayenne), 14e de ligne. — Perte du doigt annulaire et de la moitié du 4e métacarpien, coup de feu, Paris, 21 mai. — Extension permanente de l'auriculaire et déformation de la main.

COULON, Pierre-Emile, né le 20 janvier 1840, Seloncourt (Doubs), 59e de ligne, caporal. — Fracture du maxillaire inférieur avec lésion de la langue, coup de feu, Borny. — Perte de cinq dents, écartement des mâchoires de 2 à 3 centimètres, cicatrices adhérentes, écoulement de la salive et embarras de la parole.

COULON-PILLOT, Louis-Justin, né le 4 décembre 1847, Écleux (Jura), 12e artill. — Adénite cervicale double suppurée, froid. — Plaies fistuleuses.

COULOT, Louis Benjamin, 17e de ligne. —Plaie contuse au creux poplité gauche, coup de feu, Beaumont (Ardennes).

COULOT, Xavier-Séraphin, garde mob. du Doubs, 3e comp. franche. — Plaie contuse à l'épaule gauche, coup de feu, Mandeure, 22 janvier. — Ankylose scapulo-humérale.

COULY, Joseph, 6e comp. de cavaliers de remonte. — Fracture complète de la jambe droite, chute de cheval, Saint-Malo, 3 décembre 1870. — Consolidation vicieuse, raccourcissement.

COUMÈS, Etienne-Sentenagnès, né le 18 janvier 1847, Seix (Ariége), 77e de ligne. — Abcès multiples, carie de la malléole interne, pied droit, fatigues, Metz. — Ankylose de l'articulation tibio-tarsienne.

COUPEAU, Jean-Baptiste, né le 18 juillet 1846, Martigné (Mayenne), 64e de ligne. — Plaie en séton au creux axillaire droit, d'avant en arrière, coup de feu, Amanvillers. — Atrophie et paralysie incomplète du membre.

COUPEAU, Paul-François, 67e de ligne. — Fracture du cubitus gauche, coup de feu, Sarrebruck, 2 août. — Cicatrices adhérentes à l'avant-bras et faiblesse de la main.

COUPLET, Auguste-Joseph, garde mob. du Nord.—Plaie contuse à la région iliaque droite, coup de feu, Villers-Bretonneux. — Cicatrice adhérente à l'épine iliaque antérieure et supérieure, amaigrissement du membre.

COUPON, Pierre, né en mars 1846, Lyon (Rhône), 70e de ligne. — Fracture compliquée de l'humérus gauche, coup de feu, Saint-Privat. — Cicatrices adhérentes, ankylose incomplète du coude, atrophie du membre et flexion permanente de tous les doigts de la main.

COUPRIÉ, François, garde mob. de la Dordogne. — Plaie contuse à la fesse droite, coup de feu, Loigny.

COUPRIE, Jean, 81e de ligne. — Congélation des pieds, coup de feu, Saint-Médard (Gironde), 26 décembre. — Perte de toutes les phalanges unguéales des orteils aux deux pieds.

COUR, Jean-Claude, né le 2 mai 1838, Verne (Doubs), 1er train des équipages. — Plaie contuse au genou gauche, éclat d'obus, Pont-Noyelles. — Large cicatrice adhérente au genou.

COURALET, Pierre, garde mob. du Gers. — Fracture du cubitus droit, coup de feu, Yvré-l'Évêque. — Consolidation vicieuse, cicatrice adhérente.

COURAND, Eugène, 17e chass. à pied. — Plaie contuse à la jambe droite, coup de feu, Frœschwiller. — Cicatrice adhérente et flexion incomplète de la jambe.

COURATIN, Crépin, né le 9 juillet 1849, Azay-sur-Indre (Indre-et-Loire), 94e de ligne, caporal. — Fracture de la jambe gauche, au tiers supérieur, coup de feu, Paris, 23 mai. — Issue de 23 esquilles, atrophie et déformation de la jambe, extension du pied.

COURAUD, François, 17e de ligne. — Plaie contuse à la cuisse gauche, partie postérieure, coup de feu, Châtillon sous Paris, 19 septembre. — Rétraction musculaire.

COURAULT, Simon, né le 30 août 1851, Amboise (Indre-et-Loire), 20e de ligne. — Plaie compliquée au pied droit, coup de feu, Pontarlier. — Ankylose tibio-tarsienne.

COURBE-MICHOLLET, Jean, né le 6 février 1850, Chezery (Ain), 60e de ligne. — Congélation du pied gauche, Belfort. — Perte de tous les orteils du pied.

COURBIN, Étienne, 3e train des équipages. — Contusion violente à la jambe droite, coup de pied de cheval, Châteauroux, 16 septembre. — Ostéite du tibia, plaie fistuleuse.

COURBOT, Ildefonse-Hégésippe-Joseph, né le 3 mars 1847, Acquin (Pas-de-Calais), 33e de ligne. — Variole épidémique, Bapaume, armée du Nord. — Désorganisation de l'œil droit et leucoma sur la cornée de l'œil gauche : Cécité complète.

COURBOT, Jean-Baptiste-Virgile, 28e de ligne, sergent. — Plaie contuse à la cuisse droite, érosion du fémur, coup de feu, Saint-Privat. — Esquilles, mouvements douloureux de la cuisse.

COURCELLES, Émile, 2e zouaves. — Fracture de l'os iliaque gauche, coup de feu, Frœschwiller. — Cicatrices adhérentes.

COURCENET, Alexandre-Félicien, né le 13 février 1850, Villiers-les-Bois (Jura), 38e de ligne. — Fracture de la malléole interne et du scaphoïde, pied droit, coup de feu, les Moulineaux, 2e siége de Paris. — Atrophie de la jambe, ankylose tibio-tarsienne.

COURDEM, Édouard, 97e de ligne. — Plaie contuse à la cuisse gauche, éclat d'obus, Gravelotte. — Perte de substance musculaire, large cicatrice irrégulière et adhérente.

COURDY, Septime-Jean-Alexandre-Marie-Sylvain, né le 3 octobre 1847, Canals (Tarn-et-Garonne), 79e de ligne. — Plaies contuses à la partie moyenne de la cuisse et à la jambe gauches, lésion du péroné, coup de feu et éclat d'obus, Sedan. — Nécrose, perte osseuse, atrophie de tout le membre, plaie fistuleuse.

COURET, Dominique, 36e de ligne. — Ablation du pouce, main gauche, coup de feu, Wœrth.

COURET, Jean-Léon, 56e de ligne, caporal. — Plaie contuse à la cuisse gauche, partie interne moyenne, érosion du fémur, coup de feu (?). — Esquilles, plaie fistuleuse.

COURGENOUIL, Arsène, 58e de ligne. — Plaie contuse à la jambe droite, coup de feu, Saint-Rémy, 15 janvier. — Gène et douleur dans la marche.

COURMAIRE, François, né le 27 octobre 1850, Meilhaud (Puy-de-Dôme), 4e chass. à pied. — Fracture comminutive de l'arcade zygomatique, coup de feu, Vendôme. — Ankylose temporo-maxillaire.

COURMONT, Alfred-Auguste-Joseph, garde mob. du Nord. — Plaie contuse au pied droit, coup de feu, Bapaume. — Perte partielle des mouvements.

COURMONT, Auguste-François, 19e chass. à pied. — Plaie contuse à la main droite, coup de feu, Patay, 2 décembre.

COURONER, Olivier, 97e de ligne. — Congélation des pieds, armée de la Loire, 14 janvier. — Perte de tous les orteils, pied gauche, et des deux phalanges d'un orteil, pied droit.

COUROUX, Alexis-Nicolas, 10e chass. à pied. — Fracture de l'humérus et de l'omoplate gauches, coup de feu, Longeville sous Metz, 18 août. — Atrophie de l'épaule.

COURRÉGER, Louis, 77e de ligne, caporal. — Fracture comminutive du fémur gauche, coup de feu, Forbach, 6 août.

COURRÈGES, Michel, né le 25 février 1846, Mazères (Gironde), 1er artill. — Congélation en captivité en Allemagne. — Atrophie de la jambe droite avec rétraction musculaire permanente, cicatrice inodulaire à la partie interne et moyenne, longue de 19 centimètres, la mensuration des deux membres donne 9 centimètres de différence pour la jambe droite, extension forcée du pied dont les orteils touchent seuls le sol, ankylose incomplète tibio-tarsienne (Le malade ne peut marcher qu'avec deux béquilles).

COURSAUT ou COURSANT, Raymond, garde mob. de la Gironde. — Plaie à l'abdomen, côté droit, coup de feu, Orléans, 4 décembre.—Fistule stercorale cicatrisée, cicatrices adhérentes.

COURSE, Gérard, né le 15 mars 1847, Caniac (Lot), 2e zouaves. — Plaie compliquée au pied droit, coup de feu, Champigny. — Pied bot équin.

COURSES, Jean, garde mob. du Lot. — Plaie contuse à la main droite, coup de feu, Ley-sur-Cravant (Loiret). — Ankylose des doigts annulaire et médius, gêne dans les mouvements des autres doigts.

COURTAUX, François-Hippolyte, né le 10 décembre 1845, Luppey (Moselle), 3e comp. d'ouvr. d'artill.—Long séton à la partie antérieure et médiane du cou, les cartilages thyroïde et cricoïde sont brisés, éclat d'obus (volumineux), Strasbourg, 28 août.—Vaste cicatrice susternale et claviculaire de 13 centimètres de haut et de 20 de large (Canule dans la trachée que le blessé place et retire à volonté).

COURTAY, Corentin, né le 27 avril 1850, Lennon (Finistère), 2e chass. à pied. — Congélation des mains, Pont-Noyelles. — Perte du doigt indicateur droit, perte des doigts indicateur et médius gauches, rétraction de tous les autres doigts, moins les deux pouces.

COURTÈS, Pierre-Julien, garde mob. du Lot. — Rhumatismes articulaires généralisés, campagne 1870-71. — Gêne dans les articulations.

COURTÈS, Antonin-Marie-Ferdinand, né le 9 mai 1822, Montpellier (Hérault), 68e de ligne, capitaine. — Fracture du bord supérieur de l'orbite gauche et du maxillaire supérieur, éclat d'obus, Sedan. — Désorganisation du globe oculaire.

COURTET, André-Philippe, né le 5 février 1836, Courry (Gard), 19e de ligne. — Fracture du fémur gauche, éclat d'obus, Beaugency, 9 décembre. — Esquilles nombreuses, plaie fistuleuse, fausse ankylose du genou par rétraction musculaire de la partie postérieure de la cuisse raccourcie de 10 centimètres.

COURTET, Jean-Marie, né le 8 novembre 1844, Cléguer (Morbihan), 48e de ligne. — Plaie contuse à la jambe droite, fracture de la clavicule droite, et plaie compliquée à l'avant-bras droit, trois coups de feu, Frœschwiller. — Cicatrice adhérente à la jambe, ankylose des doigts indicateur, médius et annulaire dans la flexion forcée, atrophie de l'avant-bras.

COURTEY, Jean, 2e zouaves.—Plaies à la fesse, à la région temporale et à la partie externe du coude, côté gauche, trois coups de feu, Frœschwiller. — Balle non extraite à la fesse, large cicatrice adhérente au temporal.

Courtier, Barthélemy, 13e de ligne. — Plaie contuse à la main droite, coup de feu, Bondy, 5 janvier. — Perte de deux phalanges de l'annulaire et rétraction de l'auriculaire.

Courtieu, Antoine, né le 4 octobre 1847, Saint-Christol (Gard), 84e de ligne. — Plaie oblique de dedans en dehors s'étendant de la partie externe inférieure de la clavicule droite jusqu'à la partie inférieure et externe du moignon de l'épaule, fracture comminutive de la cavité glénoïde et de la tête de l'humérus, coup de feu, Château-du-Colombey, 26 août. — Ankylose scapulo-humérale.

Courtillet, François, 41e de ligne. — Rhumatismes, fatigues et privations en captivité en Allemagne. — Atrophie progressive des membres inférieurs.

Courtin, Marie-Gustave-Albert, né le 8 août 1847, Chevennes (Aisne), 84e de ligne. — Fracture du col chirurgical de l'humérus gauche et plaie perforante au milieu de la fosse sous-épineuse de l'omoplate, coup de feu, Gravelotte. — Ankylose scapulo-humérale.

Courtines, Louis-Numa, né le 1er mai 1846, Comprignac (Aveyron), garde mob. de l'Aveyron. — Fracture du fémur droit au tiers moyen, coup de feu, Dijon. — Nombreuses esquilles, abcès péri-articulaires, ankylose du genou et atrophie du membre.

Courtois, Alphonse-Lucien, né le 14 septembre 1849, Francfort-sur-le-Mein (Prusse), (fils de Français), 10e de ligne, caporal. — Plaie contuse au coude droit, coup de feu, Saint-Privat. — Ankylose du coude et atrophie du membre.

Courtois, Claude, 69e de ligne. — Plaie contuse à la fesse gauche, éclat d'obus, Loigny, 2 décembre. — Perte de substance musculaire, cicatrice déprimée.

Courtois, François, né le 19 octobre 1837, Couhé (Vienne), 48e de ligne. — Fracture comminutive de la jambe gauche, coup de feu, Josnes, 8 décembre. — Perte osseuse considérable du tibia, cicatrice profonde adhérente, atrophie de la jambe.

Courtois, Gustave-Adolphe, garde mob. de l'Yonne, caporal. — Plaie contuse au bras droit, coup de feu, Josnes, 8 décembre. — Amaigrissement du membre.

Courtois, Joseph, 12e cuirassiers. — Fracture du cubitus gauche, coup de feu (?), 16 août. — Esquilles, amaigrissement du membre.

Courtois, Léger, né le 13 juillet 1847, Gacogne (Nièvre), garde mob. de la Nièvre. — Fracture comminutive de la jambe droite, coup de feu, Chambon, 30 novembre. — Ostéite persistante, plaies fistuleuses, larges cicatrices adhérentes, ankylose tibio-tarsienne avec paralysie et déformation du pied dont les mouvements sont perdus en partie.

Courtois, Louis, né le 21 mai 1850, Brunoy (Seine-et-Oise), 9e chass. à pied. — Fracture comminutive de l'humérus droit, coup de feu, Lorcy. — Raccourcissement et atrophie du membre, ankylose incomplète du coude.

Courtot, Nicolas, né le 25 juin 1848, Mirebeau (Côte-d'Or), 67e de ligne. — Fracture comminutive de la jambe droite, au tiers moyen, coup de feu, Gravelotte. — Fausse articulation à la partie moyenne de la jambe, vaste cicatrice adhérente.

Courty, Joseph-André-Julien, 87e de ligne, clairon. — Fracture du 5e métatarsien, pied gauche, coup de feu, Strasbourg, 6 septembre. — Gêne dans la marche.

Courvoisier, Daniel-Eugène, né le 24 septembre 1850, la Favière (Jura), 84e de ligne. — Variole épidémique à (?). — Désorganisation de l'œil droit.

Cousin, Achille-Denis-François, né le 26 septembre 1847, Villetaneuse (Seine), artill. de la garde mob. de la Seine. — Fracture du maxillaire inférieur, chute, Paris. — Consolidation vicieuse, plaie fistuleuse.

Cousin, François, 33e de ligne. — Plaies contuses à la jambe et à la cuisse gauches, coup de feu, Saint-Privat. — Cicatrices adhérentes, faiblesse et douleur du membre.

Cousin, Henri, 33e de ligne. — Plaie contuse à l'épaule gauche, coup de feu, Arthenay, 2 décembre. — Cicatrice adhérente à l'omoplate.

Cousin, Jules-Eugène, né le 21 avril 1850, la Bassée (Nord), 17e chass. à pied. — Plaies contuses à l'aisselle gauche, en séton au bras gauche, partie supérieure, 2 coups de feu.

— Congélation de la main gauche, Saint-Quentin. — Paralysie des extenseurs et des fléchisseurs (incomplète) de la main.

Cousin, Jules-Isidore, 26e de ligne. — Perte des doigts annulaire et auriculaire, main gauche, éclat d'obus, Gravelotte.

Cousin, Léon-Charles, né le 16 août 1850, Lorgies (Pas-de-Calais), 20e chass. à pied. — Longue plaie en séton, de bas en haut, au bras gauche, fracture du cubitus, coup de feu, Pont-Querrieux, 21 décembre. — Cal difforme du cubitus, perte de la pronation et de la supination de l'avant-bras, ankylose du coude, atrophie de tout le membre.

Cousin, Pierre, né le 21 décembre 1847, Jumelle (Maine-et-Loire), 54e de ligne. — Perte du testicule gauche, du canal de l'urèthre et d'une partie du gland, coup de feu, Paris, 27 mai.

Cousin, Pierre-Joseph, 28e de ligne. — Fracture comminutive des 2e et 3e métacarpiens, main droite, coup de feu, Patay, 2 décembre. — Esquilles, cicatrice adhérente, gêne dans les mouvements de l'indicateur et du médius.

Cousin, Victor, né le 29 novembre 1849, Dampierre-aux-Bois (Meuse), 28e chass. à pied. — Plaie compliquée à la cuisse droite, coup de feu, Meudon. — Phlegmons consécutifs.

Cousineau, Jacques-Auguste, né à Monchamps (Vendée), garde mob. de la Vendée. — Plaie contuse à l'épaule gauche, coup de feu, Champigny, 30 novembre. — Cicatrice adhérente, atrophie du moignon de l'épaule.

Cousineau, Pierre-Alisse, né le 27 juin 1849, Vérines (Charente-Inférieure), garde mob. de la Charente-Inférieure. — Fracture comminutive de la main droite, éclat d'obus, Héricourt, 15 janvier. — Perte des doigts annulaire et auriculaire.

Coussirant, 3e chass. à pied, sergent. — Plaie contuse au bras droit, coup de feu, Spickeren. — Cicatrice adhérente, amaigrissement du membre.

Cousteix, Edouard-Marie, né le 21 avril 1849, Paris (Seine), 17e de ligne, caporal. — Plaie compliquée au mollet gauche, coup de feu, Bois-les-Dames, 29 août. — Extension forcée du pied avec atrophie du membre.

Coustet, Martin, né le 20 septembre 1845, Remagnat, Puy-de-Dôme, garde mob. du Puy-de-Dôme, caporal. — Plaie compliquée à la main droite, coup de feu, Orléans.—Ankylose et rétraction du pouce et de l'indicateur.

Couston, Jean-Marie-Léandre, né le 22 avril 1848, Belcaire (Aude), 17e de ligne.—Plaie compliquée à l'avant-bras droit, fracture du cubitus, coup de feu, Bois-des-Dames, 29 août. — Consolidation vicieuse, paralysie des muscles extenseurs des doigts.

Coutain, Auguste-Ernest, 11e artill. — Plaie contuse au genou droit, éclat d'obus, Paris, 25 mai. — Ankylose du genou, cicatrice adhérente au creux poplité.

Coutanceau, Claude-René-Charles, né le 3 avril 1850, Binas (Loir-et-Cher), 15e artill.— Plaie déchirée à la cuisse droite, éclat d'obus, Paris, 2e siége. — Cicatrice large, profonde et adhérente.

Coutant, Alphonse-Jean, né le 7 mai 1846, Henrichemont (Cher), garde mob. du Cher, sergent. — Plaie compliquée à la cuisse droite, éclat d'obus, Juranville. — Cicatrice adhérente, atrophie du membre.

Coutant, René, né le 17 mai, 1850, Courtenay (Deux-Sèvres), 51e de ligne. — Plaie pénétrante au coude droit, coup de feu, Orléans, 4 décembre. — Ankylose du coude dans la flexion, atrophie du membre et perte partielle des mouvements des doigts.

Coutarel, François, 60e de ligne. — Perte de la dernière phalange de l'indicateur, main droite, éclat d'obus, Beaune-la-Rolande.—Ankylose de ce doigt.

Coutelas, Édouard, né le 12 juillet 1840, Venteuil (Marne), 4e zouaves. — Plaie compliquée au poignet droit, coup de feu, Champigny, 30 novembre.—Ankylose du poignet avec extension permanente des quatre derniers doigts.

COUTELIER, Auguste-Ernest, né le 3 septembre 1849, Baigne (Haute-Saône), 53e de ligne — Plaie contuse à la main droite, coup de feu, Pontarlier. — Perte de l'usage du pouce.

COUTELLE, Félix-René-François, 3e ou 13e chass. — Plaie contuse à l'avant-bras droit, coup de feu, Arthenay, 10 octobre. — Cicatrices adhérentes aux fléchisseurs, gêne dans la flexion et la pronation de l'avant-bras et de la main.

COUTENS, Jean, né le 28 juillet 1846, Simorre (Gers), 15e de ligne. — Fracture comminutive du fémur gauche au tiers moyen (la balle s'est divisée en deux parties sur l'os), coup de feu, Saint-Privat. — Extraction de fragments osseux, cal volumineux, raccourcissement de 10 centimètres avec incurvation de la cuisse en dehors, ankylose du genou.

COUTET, Auguste, garde mob. de la Haute-Garonne. — Fracture de la jambe droite, éclat d'obus, Belfort, 31 janvier. — Rétraction et amaigrissement de la jambe.

COUTHURES, Pierre, garde mobile de la Gironde. — Congélation du pied droit, le Mans, 8 janvier. — Perte de substance des parties molles et atrophie du gros orteil.

COUTIEZ, Cyrille-Athanase, 5e lanciers, brigadier.—Fracture complète de la jambe droite, coup de pied de cheval, 10 décembre. — Cal volumineux, amaigrissement du membre.

COUTIN, Jean-Pierre, né le 15 octobre 1845, Saint-Girioz-Annecy, garde mob. de la Haute-Savoie. — Plaie à la poitrine et à la partie supérieure de l'avant-bras, coup de feu (?), près Langres, 17 janvier.

COUTIN, Philibert, né le 19 octobre 1836, Saint-Pierre-d'Albigny (Savoie), 5e chass. à pied, sergent. — Fracture comminutive du fémur droit, au tiers supérieur, coup de feu, Orléans, 11 octobre. — Ankylose coxo-fémorale avec saillie considérable de la hanche, atrophie du pied.

COUTON, Joseph-Simon-Généfort, né le 26 février 1848, Saint-Christophe (Indre), 2e zouaves. — Plaie pénétrante du coude droit, coup de feu, Frœschwiller. — Ankylose du coude.

COUTOT, Faustin-Félix, né le 20 mars 1848, Souvans (Jura), 16e artill., brigadier.—Tumeur blanche au coude gauche, fatigues.

COUTROT, Hippolyte, 100e de ligne.—Plaies contuses à la cuisse et au pied droits,|2 coups de feu, Servigny sous Metz.

COUTURE, Etienne, 58e de ligne. — Plaie contuse à la main droite, coup de feu, Sedan.— Ankylose des doigts auriculaire, annulaire et médius avec perte de leurs mouvements.

COUTURE, Etienne-Alexandre, 135e de ligne, caporal. — Fracture du frontal, à gauche, éclat d'obus, Neuilly-sur-Seine, 24 avril. — Affaiblissement de la vision à gauche.

COUTURE, Pierre-Ferdinand-Alfrède, né le 16 juillet 1843, Martagny (Eure), 15e de ligne. — Fracture comminutive de l'avant-bras droit, au tiers moyen, coup de feu, Saint-Privat.— Phlegmon diffus, cicatrices adhérentes multiples, amaigrissement et atrophie du membre avec perte de la supination, les mouvements de préhension de la main sont impuissants.

COUTURIER, Alexandre-André, 47e de ligne. — Fracture de l'omoplate droite (?), Frœschwiller. — Cicatrices adhérentes à la poitrine et à l'épaule.

COUTURIER, Étienne-Elphèze, né le 2 mars 1843, Magneux (Haute-Marne), 117e de ligne.— Plaie contuse à la main gauche, coup de feu, Châtillon, (Paris).—Ankylose du doigt indicateur.

COUTURIER, Honoré-Félix, 45e de ligne. — Perte de la 3e phalange de l'auriculaire, main droite, coup de feu, Frœschwiller. — Gêne dans les mouvements de la main.

COUTURIER, Jean-Agapet, né le 18 août 1846, Saint-Martin-la-Rivière (Vienne), 12e de ligne. — Plaie compliquée à l'avant-bras gauche, coup de feu, Saint-Privat. — Rétraction des doigts annulaire et auriculaire.

COUTURIER, Joseph-Félicien, 5e de ligne. — Plaie compliquée à l'avant-bras gauche, coup de feu, Sedan. — Atrophie et paralysie des doigts annulaire, auriculaire et médius.

COUTURIER, Louis-Marie-Joseph, 2e zouaves. — Plaie contuse à la main droite et perte de la phalangette du médius, main gauche, 2 coups de feu, Orléans, 4 décembre. — Cicatrice adhérente aux gaines tendineuses des doigts, main droite.

COUTURIER, Louis-Toussaint, 37e de ligne. — Fracture de l'humérus gauche, coup de feu, Borny, 21 septembre. — Consolidation incomplète, atrophie du deltoïde.

COUTURIER, Paul, né le 3 avril 1851, Bourges (Cher), 4e zouaves. — Fracture comminutive de l'avant-bras gauche, coup de feu, Villiers-sur-Marne.

COUTURIER, Pierre-François, 7e de ligne. — Plaie contuse à la jambe gauche, fracture partielle du tibia, coup de feu, Paris, 24 mai. — Cicatrices adhérentes à la partie postérieure et antérieure de la jambe.

COUTY, Jean-Augustin, 15e de ligne. — Fracture de la partie supérieure du crâne, éclat d'obus, Servigny sous Metz, 1er septembre. — Perte de substance osseuse, affaiblissement de la vue.

COUTY, Léonard, né le 9 juin 1848, Saint-Yrieix (Haute-Vienne), 64e de ligne. — Plaie contuse à la malléole interne gauche, coup de feu, Ladonchamps. — Cicatrice adhérente.

COUVENT, Pierre, 41e de ligne. — Plaie en séton aux deux cuisses, section du nerf sciatique gauche, coup de feu, Borny. — Paralysie de la jambe et du pied gauches.

COUVERT, Pierre, 3e zouaves. — Fracture de l'humérus droit, coup de feu, Frœschwiller. — Consolidation vicieuse, cicatrices adhérentes.

COUVEZ, Albéric-Clément, garde mob. du Nord. — Plaies contuses à l'abdomen et à la main gauche, 3 coups de feu, Saint-Quentin. — Perte du doigt médius, cicatrices adhérentes multiples.

COUVRAND, Joseph, né le 4 décembre 1847, Sainte-Reine (Loire-Inférieure), 64e de ligne. — Fracture comminutive de la jambe droite, coup de feu, Saint-Privat. — Rétraction de la jambe sur la cuisse.

COUVRAT, Pierre, 36e de ligne. — Fracture de la tête des deux premiers métatarsiens, pied gauche, coup de feu, Paris, 26 mai. — Perte partielle des mouvements du pied.

COUVREUR, Édouard, 1er chass. à pied. — Fracture de la jambe droite, coup de feu, Bapaume, 3 janvier.

COUVREUR, Édouard-Henry-Auguste, 48e de ligne. — Fracture du 2e métacarpien, main gauche, coup de feu, Frœschwiller. — Ankylose métacarpo-phalangienne et déformation de l'indicateur, fixé dans l'extension, cicatrice adhérente.

COUVREUX, Ernest-Ema, 7e hussards. — Plaie contuse à la cuisse gauche, coup de feu, Mer (Loiret), 14 octobre. — Faiblesse et gêne dans les mouvements du membre.

COUZERGUES, Antoine-Romain, né le 12 mai 1853, Tulle (Corrèze), 84e de ligne, caporal. — Fracture de l'olécrane et de la trochlée humérale gauches, coup de feu, Gravelotte. — Gonflement considérable des extrémités articulaires du coude, qui est ankylosé, rétraction et adhérences intimes des tissus qui fixent l'avant-bras dans la demi-flexion.

COUZON, Jean, 37e de ligne. — Plaie contuse à la cuisse droite, coup de feu, Loigny. — Cicatrice adhérente.

COUZY, Jean-Alain, né le 2 mars 1844, Rioumartin (Charente), garde mob. de la Charente, capitaine. — Fracture de l'humérus droit, au tiers supérieur, fracture du 1er métacarpien et des doigts indicateur, médius et annulaire, main gauche, avec dilacération des muscles et tendons de la partie supérieure de la main, éclats d'obus, Montbéliard. — Paralysie du bras droit.

COY, Jean, 15e de ligne, caporal. — Fracture intra-articulaire du genou gauche, coup de feu, Paris, 24 mai. — Cicatrice adhérente, engorgement du genou.

COYECQUES, Adolphe-Louis-Alphonse, né le 29 août 1850, Roquetoire (Pas-de-Calais), 14e artill., brigadier. — Fracture comminutive du radius gauche, au tiers inférieur, et des 2e, 3e et 4e métacarpiens, coup de feu, Vendôme, 15 décembre. — Perte de substance osseuse, amaigrissement, ankylose du poignet fixé en demi-pronation.

47

Coz, Emmanuel-Marie, né le 21 mai 1838, Bocqueho (Côtes-du-Nord), 51ᵉ de ligne. — Plaie pénétrante du coude droit, coup de feu, Gravelotte. — Ankylose et atrophie.

Cozalbou, Armand-Jacques, 99ᵉ de ligne. — Fracture comminutive de la jambe droite au tiers inférieur, coup de feu, Paris.

Cozette, Augustin-Nicolas, né le 20 mars 1845, Saint-Aignan (Seine-Inférieure), 23ᵉ de ligne. — Fracture comminutive de la jambe gauche, éclat d'obus, Gravelotte. — Nombreuses esquilles, paralysie des extenseurs du pied, raccourcissement et déformation de la jambe.

Cozic, Jacques, né le 2 juin 1839, Quimper-Guézennec (Côtes-du-Nord), 15ᵉ chass. à pied. — Désorganisation du globe oculaire gauche, éclat d'obus, Borny.

Crambade, Jean-Baptiste-Victor, 53ᵉ de ligne. — Arthrite chronique du genou (?), fatigues de la campagne. — Ankylose incomplète du genou dans la demi-flexion.

Craametz, Charles-Louis, né le 15 février 1850, Pecquencourt (Nord), 72ᵉ de ligne. — Fracture du genou droit, coup de feu, Pont Noyelles. — Ankylose du genou dans l'extension.

Crammer, Anatole-Casimir-Joseph, 93ᵉ de ligne. — Fracture du gros orteil, pied gauche, coup de feu, Saint-Privat. — Consolidation vicieuse, ankylose de cet orteil.

Crampon, Henri, né le 15 juillet 1852, Cernay (Haut-Rhin), 61ᵉ de ligne, caporal. — Plaie compliquée en séton au bras droit, partie moyenne, coup de feu, Beaumont (Ardennes). — L'extension de l'avant-bras est limitée à un angle de 45°, les doigts sont fléchis dans la main et ne peuvent être redressés.

Cramponne, Jean, 2ᵉ train d'artill. — Variole épidémique, Gross-Glogau, 29 octobre. — Staphylôme de la cornée de l'œil droit dont la vision est perdue.

Craplet, Xavier-Louis-Edmond, 8ᵉ chass. à pied. — Perte des 3ᵉ et 2ᵉ phalanges du médius, main gauche, éclat d'obus, à .. (?), 30 août.

Crappier, Charles-Claude, né le 18 mars 1847, Paris (Seine), 118ᵉ de ligne, caporal. — Contusion à la face, balle morte, Gravelotte. — Perte de la vision de l'œil droit.

Craye, Pierre-Élie, né le 1ᵉʳ août 1837, Saint-Céré (Lot), 97ᵉ de ligne. — Fracture comminutive de la jambe droite, éclat d'obus, Rezonville. — Perte osseuse du tibia, cicatrices adhérentes aux malléoles, ankylose tibio-tarsienne.

Créach, Prigent, né le 16 juin 1849, Ploudalmézeau (Finistère), 26ᵉ de ligne. — Plaie compliquée à l'avant-bras droit, coup de feu, Patay. — Paralysie de la main et gêne considérable dans les mouvements du bras.

Crégut, Pierre-Jean-Germain, 56ᵉ de ligne. — Fracture du cubitus (?), au tiers inférieur, coup de feu, Montfort, 11 décembre. — Atrophie de l'avant-bras.

Creissel, Joseph-Jérôme, 98ᵉ de ligne. — Plaie contuse à la main droite, coup de feu, Ladonchamps, 7 octobre. — Ankylose et rétraction du doigt annulaire ou indicateur (?).

Creisson, Jean-Baptiste, 52ᵉ de ligne. — Plaie contuse à la cuisse droite, coup de feu, Sedan.

Créniault, Claude, 3ᵉ de ligne. — Fracture de l'omoplate droite, éclat d'obus, Gravelotte. — Ankylose incomplète scapulo-humérale.

Crenn, Olivier, né le 17 mai 1842, Plouvorn (Finistère), 16ᵉ de ligne. — Fracture comminutive de l'avant-bras gauche, au tiers inférieur, éclat d'obus, Arthenay, 10 octobre. — Perte considérable de substance osseuse, consolidation vicieuse, cicatrices adhérentes, déformation considérable de l'avant-bras, ankylose du poignet et paralysie de la main.

Crépier, Jules-Jean-Marie, né le 28 novembre 1843, Salles (Rhône), 3ᵉ chass. à pied. — Plaie compliquée en séton à l'avant-bras gauche, coup de feu, Arthenay. — Ankylose du coude dans la flexion à angle droit, la flexion des doigts médius et indicateur est bornée.

Crépin, Auguste-Alfred, 6ᵉ de ligne. — Fracture de l'humérus gauche, coup de feu, sous Metz, 31 août. — Cicatrice difforme et adhérente, très-étendue.

Crépin, François, 4ᵉ de ligne. — Plaies contuses à la jambe gauche et à l'aine droite, 2 coups de feu (?), armée du Rhin.

CRESPEL, Jules-Augustin, 16e artill. — Froids intenses, rhumatisme articulaire aigu et généralisé, Alberstadt; captivité en Allemagne. — Affection organique du cœur et gêne dans la circulation.

CRESSOT, Alfred-Pierre, garde mob. du Haut-Rhin, caporal.—Plaie contuse à la cuisse (?), éclat d'obus, Belfort, 11 février. — Abcès, cicatrices multiples, claudication, douleurs vives et atrophie du membre.

CRÉTET, Abel-Mondovi, né le 7 mars 1848, Chambéry (Savoie), 56e de ligne. — Plaie compliquée en séton au creux poplité gauche, coup de feu, Beaugency.— Flexion permanente de la jambe, perte de la sensibilité du membre qui est atrophié.

CRÉTIN, Claude, 37e de ligne. — Fracture de l'articulation métacarpo-phalangienne de l'indicateur, main droite, coup de feu, Changé, 10 janvier. — Ankylose de ce doigt.

CRÉTIN, Honoré, 97e de ligne. — Fracture comminutive du pouce, main droite, éclat d'obus, Créteil, 30 décembre. — Perte de ce doigt.

CRÉTIN, Julien-Augustin, 60e de ligne. — Vaste plaie contuse à la partie supérieure et postérieure de la cuisse droite, éclat d'obus, Borny.

CRÉTIN-JEANTET, Jean-Pierre-Adrien, né le 5 juin 1847, Molunes (Jura), 93e de ligne.— Fracture de l'humérus gauche, au tiers inférieur, coup de feu, Gravelotte. — Raccourcissement, ankylose du coude.

CRÉTU, Joseph-Philémon, né le 2 juin 1840, Saint-Waast (Nord), garde mob. du Nord· — Plaie contuse au genou gauche, partie interne, coup de feu, Saint-Quentin. — Atrophie et perte de l'usage du membre, ankylose du genou.

CRÉTY, Laurent-Ernest, 3e zouaves. — Plaie contuse à la main droite, coup de feu, Frœschwiller. — Ankylose métacarpo-phalangienne du pouce et gêne des mouvements des autres doigts.

CREUSOT, Sébastien-Joseph, né le 17 avril 1847, Frain (Vosges), garde mob. des Vosges. — Fracture de la jambe droite, coup de feu, la Bourgonce, 6 octobre. — Exostose des deux os, cal vicieux, plaies fistuleuses, raccourcissement et flexion incomplète de la jambe.

CREUZET, Antoine, né le 9 septembre 1839, Nevers (Nièvre), 63e de ligne, sergent. — Fracas du radius gauche au tiers moyen, et érosion du cubitus, coup de feu, Spickeren. — Esquilles, le fragment inférieur du radius se dirige très-obliquement en bas et en haut, forte déviation de la main en dehors, cicatrice adhérente, flexion très-imparfaite des doigts.

CREVEAU, Louis, garde mob. de l'Yonne, caporal. — Plaie contuse à la jambe droite, coup de feu, Villorceau, 8 décembre. — Atrophie du membre.

CRISTINI, Alexandre-Théodore, 3e de ligne. —Plaie contuse au nez, coup de feu, Frœschwiller. — Perte de la partie inférieure du nez, qui est déformé considérablement, épiphora.

CRISTINI, Dominique, 61e de ligne. — Fracture du péroné droit, au tiers inférieur, coup de feu, Beaumont (Ardennes).

CROCHATON, Jean-Joseph, né le 11 avril 1849, Saint-Bonnet-de-Mure (Isère), garde mob. de l'Isère. — Plaie compliquée à la main gauche, coup de feu, Couthenans. — Gêne des mouvements des doigts.

CROCHET, François-Henri, né le 27 mars 1847, Saint-Jean-de-Mont (Vendée), 10e cuirassiers. — Tumeur blanche au coude droit, phthisie pulmonaire, armée de la Loire. — Ankylose du coude.

CROCHET, Louis, 45e de ligne. — Fracture comminutive de l'humérus gauche, coup de feu, Montretout. — Abcès multiples, ankylose incomplète du coude.

CROCQUEVIELLE, Victor-Auguste, né le 10 août 1845, la Barre-de-Semilly (Manche), 65e de ligne. — Plaie compliquée au genou gauche, coup de feu, Saint-Privat. — Ankylose du genou dans l'extension, atrophie considérable du membre.

CROIDIEU, Jules-Alphonse-Baptiste, 58e de ligne. — Fracture de l'humérus droit, coup de feu à... (?), 11 décembre. — Déformation du membre et gêne dans l'extension de l'avant-bras.

CROISSANT, Auguste-Pierre, né le 16 février 1841, Saint-Ouen-des-Toits (Mayenne), 16e de ligne. — Balle entrée par la bouche en fracturant 6 dents (les 4 incisives, la canine et la 1re molaire) et sortie dans la région cervicale latérale gauche en fracturant le maxillaire inférieur, au niveau de la branche montante, perte de 12 dents de la mâchoire inférieure, coup de feu, Créteil, 30 novembre. — Déviation du maxillaire et défaut de parallélisme des arcades dentaires.

CROISSANT, Hervé, né le 12 novembre 1844, Briec (Finistère), 43e de ligne, sergent. — Fracture intra-articulaire du coude droit, coup de feu, Gravelotte. — Ankylose du coude à angle obtus, atrophie du membre, les mouvements de la main et des doigts sont compromis.

CROISSANT, Jean-Georges, né le 8 mars 1820, Étapes (Doubs), garde mob. du Doubs, sergent. — Plaie contuse au-dessus de la clavicule droite, coup de feu, Thulay. — Cicatrice adhérente et bridée.

CROIX, Gustave, 74e de ligne. — Plaie contuse à la cuisse droite, coup de feu, Wissembourg, 4 août. — Cicatrice adhérente.

CROIZANT, Louis-Clément, 37e de ligne. — Plaie contuse à la partie antérieure de la cuisse droite, coup de feu, Coulmiers, 9 novembre. — Affaiblissement et amaigrissement du membre.

CROMER, Édouard, né le 13 août 1848, Marmoutier (Bas-Rhin), 12e de ligne. — Fracture comminutive de la jambe droite, coup de feu, Saint-Privat. — Cicatrices adhérentes, atrophie de la jambe.

CRONEL, Charles-François, né le 24 avril 1843, Corcieux (Vosges), 80e de ligne. — Plaie contuse au sacrum, partie postérieure gauche, coup de feu, Saint-Privat. — Balle non extraite. Cicatrice adhérente, hernie inguinale gauche, faiblesse et douleurs dans la jambe, même côté, troubles dans la digestion, constipation rebelle exigeant l'emploi de purgatifs (Le blessé a une peine excessive à se redresser).

CROS, Cyprien, 34e de ligne. — Perte du doigt annulaire, main gauche, éclat d'obus, Sedan. — Gêne dans les mouvements des autres doigts.

CROS, Henry, né le 5 mars 1848, la Voulte (Ardèche), 13e de ligne. — Plaie contuse à l'avant-bras droit, partie inférieure, coup de feu, Borny. — Perte de l'usage de la main.

CROS, Jean-Baptiste, 87e de ligne. — Plaie contuse au pied gauche, coup de feu, Strasbourg, 30 août. — Ankylose du 2e orteil, gêne dans la marche.

CROS, Jean-Martin, 52e de ligne. — Plaie contuse à la cuisse gauche, coup de feu, Orléans, 11 octobre.

CROS, Pierre, 37e de ligne. — Plaie contuse à la cuisse gauche, coup de feu, Loigny. — Perte de substance musculaire, vaste cicatrice.

CROSET, Marie-Joseph, né le 26 avril 1846, Thonon (Haute-Savoie), 3e de ligne. — Fracture comminutive de la jambe gauche, éclat d'obus, Frœschwiller. — Paralysie et atrophie de la jambe.

CROSNIER, Jean-Pierre-Eugène, né le 15 septembre 1850, Cuguen (Ille-et-Vilaine), 48e de ligne. — Fracture du calcanéum et de l'astragale, pied gauche, coup de feu, Paris, 2e siége. — Arthrite chronique.

CROUET, Mathurin-Victor, né le 23 avril 1836, Rennes, 1er chass. à pied. — Plaie contuse au côté droit de la poitrine, fracture d'une côte, coup de feu, Frœschwiller.

CROUTTE, Pierre-Louis-François, 9e artill. — Plaie contuse à la jambe droite, coup de feu, Strasbourg, 26 septembre. — Cicatrice adhérente très-étendue.

CROUVEZIER, Isidore, 13e chass. à pied, caporal. — Plaie pénétrante de poitrine, à gauche, coup de feu, Wœrth. — Dyspnée.

CROUZAT, Eugène-Étienne-Cyprien, né le 25 avril 1827, Versols-et-Lapeyre (Aveyron), 94e de ligne, caporal. — Plaie contuse à la région temporale gauche, coup de feu, le Bourget. — Perte de la vision à gauche et affaiblissement sensible de la vision à droite.

CROUZEL, Guillaume, 94e de ligne. — Fracture de la clavicule droite, coup de feu, Ladonchamps, 7 octobre. — Consolidation vicieuse.

CROUZET, Jean, 91e de ligne. — Plaie compliquée à la jambe gauche, coup de feu, Saint-Quentin. — Paralysie partielle du pied.

CROUZET, Léonard, 26e de ligne. — Écrasement du doigt indicateur, main droite, accident à l'arsenal de Cherbourg, 19 octobre 1870. — Atrophie et ankylose de ce doigt fixé dans l'extension.

CROUZET, Philippe, 14e de ligne. — Plaie compliquée à la main droite, éclat d'obus, bois de Boulogne, 20 mai. — Atrophie et difformité de la main, ankylose des doigts annulaire et médius, extension incomplète du pouce, cicatrice adhérente à l'éminence thénar.

CROUZOL, Guillaume, 13e de ligne. — Plaie contuse à la cuisse (?), coup de feu, Rezonville. — Bronchite chronique tuberculeuse, fatigues de la guerre.

CROUZOT, Auguste, 47e de ligne. — Congélation du pied à (?). — Perte partielle de la phalangette du gros orteil avec semi-ankylose de cet orteil, perte de la phalangette du 2e orteil avec semi-ankylose métatarso-phalangienne de cet orteil, gène dans les mouvements de ce pied.

CROYAL, Julien, garde mob. d'Ille-et-Vilaine. — Fracture comminutive de l'omoplate droite, éclat d'obus, Châtillon sous Paris, 19 septembre. — Cicatrices profondes et adhérentes, gène dans les mouvements d'élévation du bras.

CROZAT, Marie-Joseph, 74e de ligne, sergent. — Plaie compliquée au bras droit, coup de feu, la Bourgonce, 6 octobre. — Atrophie du bras avec rétraction de l'avant-bras, gène dans les mouvements des doigts.

CROZE, François-Louis, né le 17 septembre 1844, Camaret (Vaucluse), 7e de ligne, sergent. — Fracture du 4e métacarpien et des 2e et 3e phalanges du médius, main gauche, fracture incomplète du cubitus droit, 2 coups de feu, Borny. — Ankylose métacarpo-phalangienne du médius, plaie non cicatrisée à l'avant-bras droit.

CROZE, Lucien-Amablé-Jean-Baptiste, né le 18 décembre 1844, Beauregard-l'Évêque (Puy-de-Dôme), garde mob. du Puy-de-Dôme, sous-lieutenant. — Plaie contuse au mollet gauche, coup de feu, Coulmiers. — Abcès multiples, rétraction des muscles jumeaux et soléaire, extension permanente du pied, pied équin, cicatrices adhérentes aux extenseurs du pied.

CROZET, Marie-Joseph, 3e de ligne. — Fracture comminutive de la jambe gauche, éclat d'obus, Frœschwiller. — Atrophie et paralysie de la jambe.

CROZET, Pierre, garde mob. de la Loire. — Plaie contuse à la jambe gauche, partie inférieure, coup de feu, Ladon, 24 novembre. — Ankylose incomplète tibio-tarsienne.

CRUAUD, René-Alexis, 26e de ligne. — Fracture du fémur gauche, coup de feu, Gravelotte. — Raccourcissement et gène dans le membre.

CRUBIÈRES, Jean, 19e chass. à pied. — Congélation du pied gauche, Coulmiers, le (?). — Perte des phalanges des 4e et 5e orteils, et d'une partie de la phalangette du gros orteil.

CRUCHAUDET, Jean-Louis, 41e de ligne. — Plaie contuse à la jambe gauche, partie externe, éclat d'obus, Villorceau, 8 décembre. — Perte de substance musculaire.

CRUCIS, Louis-Alexis-François, né le 9 juin 1833, Felleries (Nord), garde mob. du Nord, capitaine. — Fracture comminutive de l'humérus gauche, plaie contuse aux régions dorsale et fessière gauches, coup de feu, Saint-Quentin. — Paralysie des mouvements du coude et des extenseurs des doigts.

CRUMIÈRE, Pierre-Ambroise, né le 28 mai 1838, Saint-Julien (Ardèche), 3e zouaves. — Fracture comminutive du fémur gauche, au-dessus de la rotule, coup de feu, Sedan. — Ankylose incomplète du genou, cicatrices adhérentes, raccourcissement et atrophie du membre.

CRUMIÈRE, Victor, né le 14 janvier 1850, Ollières (Ardèche), 71e de ligne. — Fracture comminutive de l'humérus gauche, coup de feu, Clamart, 9 avril. — Fausse articulation avec mobilité des fragments, plaies fistuleuses persistantes (Nécessité d'un appareil prothétique).

CRUNEL, Auguste-Alexandre, garde nationale de Belfort. — Perte de la vision de l'œil droit, éclat d'obus, Belfort, 11 février.

Cuche, Jean, 1er train d'artill. — Amaurose commençante, fatigues et privations en Allemagne. — Affaiblissement de la vue.

Cucumel, Joseph, 17e chass. à pied. — Plaie compliquée au bras droit, coup de feu, Frœschwiller. — Flexion des doigts auriculaire et annulaire.

Cucurny, Zéphirin-Henri, 56e de ligne. — Plaie contuse à la cuisse gauche, érosion du fémur, coup de feu, Frœschwiller. — Gêne dans la flexion de la jambe.

Cueillardier, Louis-Jules, né le 21 mai 1846, Saint-Ulphace (Sarthe), garde mob. de la Sarthe. — Fracture du fémur gauche, coup de feu, Thorigné. — Cal volumineux, raccourcissement.

Cueille, François-Aimé, 2e de ligne. — Congélation des pieds, Beauclair (Ain), 14 janvier. — Perte du 5e orteil et d'une phalange du gros orteil, pied gauche, perte du 5e orteil, pied droit.

Cueille, Jean-Michel, né le 28 mars 1847, Cosnac (Corrèze), 71e de ligne. — Fracture comminutive du métatarse, pied droit, coup de feu, Dijon, 30 octobre. — Consolidation vicieuse, ankylose et déviation du pied.

Cuénot, Auguste-Edouard, 91e de ligne. — Plaie contuse à la cuisse gauche, coup de feu, Sedan. — Balle non extraite, abcès multiples.

Cuénot, Jean-Louis, 40e de ligne. — Fracture comminutive du tarse, pied gauche, coup de feu, Patay, 2 décembre. — Gêne dans les mouvements du pied.

Cuer, Adolphe, 3e dragons. — Plaies multiples, à la main gauche, à la tête, au bras droit, à la cuisse droite et à l'épaule, 5 coups de sabre et 4 coups de lance, Rezonville. — Ankylose du doigt médius gauche et rigidité des autres doigts.

Cugnet, Alexandre, garde mob. de la Haute-Saône. — Plaie contuse à la partie externe du bras gauche, coup de feu, Grosmagny (Haut-Rhin), 2 novembre. — Large cicatrice adhérente, amaigrissement et difficulté dans les mouvements du membre.

Cuilhé, Jean-Pierre, dit Buroche, 20e chass. à pied. — Plaie contuse à la cuisse gauche, éclat d'obus, Sainte-Barbe sous Metz, 31 août. — Claudication et gêne dans le genou.

Cuisnier, Jacques, 54e de ligne. — Plaie pénétrante du coude gauche, éclat d'obus, Amanvillers.

Cuissard, Pierre-Laurent-Edmond, né le 10 août 1849, Rouvray-Saint-Denis (Eure-et-Loir), 2e provisoire. — Fracture comminutive de l'humérus gauche, éclat d'obus, Paris, 5 mai. — Cicatrice profondément adhérente, atrophie du bras avec perte presque absolue de ses mouvements.

Cuisset, Clovis, né le 5 juin 1845, Morberix (Nord), garde mob. du Nord, caporal. — Plaie contuse au genou gauche, coup de feu, Bapaume. — Arthrite et phlegmons du genou, ankylose dans la flexion.

Cuitot, Adolphe-Eugène, né le 11 novembre 1846, Vitry-le-Français (Marne), artill. de la garde mob. de la Marne. — Fracture de la jambe gauche au-dessus des malléoles, coup de feu, plaie contuse à la région cervicale, coup de sabre, Sivry-sur-Ante.

Cuiès, Thimoléon, 36e de ligne. — Perte des deux dernières phalanges de l'indicateur, main gauche, coup de feu, Beaugency, 9 décembre.

Culand, Joseph-Marie, 54e de ligne. — Fracture du 2e métacarpien, main droite, éclat d'obus, Amanvillers. — Cicatrices adhérentes multiples, perte partielle des mouvements de plusieurs doigts.

Culié, Jacques, 34e de ligne. — Plaie contuse à la cuisse gauche, éclat d'obus (?). — Cicatrice adhérente très-étendue.

Culnart, Lucien-Auguste-Alfred, né le 18 septembre 1847, Saint-Omer-Capelle (Pas-de-Calais), garde mobile du Pas-de-Calais. — Fracture du col du fémur gauche, éclat d'obus, Saint-Quentin. — Déformation, atrophie et raccourcissement de 5 centimètres du membre, large cicatrice profonde et adhérente à la partie externe de la cuisse.

CULOT, Ernest, 4e zouaves. — Plaie contuse à la main gauche, coup de feu, Champigny, 30 novembre. — Ankylose de l'indicateur.

CULY, Jean-François, né le 5 janvier 1841, Gérardmer (Vosges), voltigeurs du Nord. — Fracture de la jambe gauche, coup de feu, Bapaume. — Raccourcissement, ankylose tibio-tarsienne.

CUMIN, Jean-Marie, 109e de ligne. — Plaie contuse à la cuisse gauche, coup de feu, l'Hay, 30 septembre. — Congestion cérébrale, paralysie incomplète de la face et de la langue, gêne, dans la parole et dans les mouvements du bras.

CUNAT, Charles-Nicolas, né le 18 avril 1850, Gerardmer (Vosges), 85e de ligne. — Fracture de la jambe gauche, coup de feu, Héricourt. — Cal difforme, cicatrice étendue et adhérente.

CUNAT, Jacques-François, 8e cuirassiers. — Fracture de la jambe gauche, coup de feu, Wœrth. — Esquilles.

CUNCHE, Jacques-Xavier, 65e de ligne. — Plaie contuse au bras droit, éclat d'obus (?). — Perte du substance musculaire.

CUNIAC, Jean, garde mob. du Lot. — Plaie pénétrante de poitrine, lésion de la 3e côte et du rein gauche, coup de feu, Ley sous Cravant, 8 décembre. — Douleurs néphrétiques persistantes.

CUNIT, Sébastien, né le 23 mars 1841, Fittilieu (Isère), 3e zouaves. — Désorganisation du globe oculaire gauche, coup de feu, Frœschwiller. — Cicatrice adhérente à la face postérieure de l'orbite gauche.

CUNY, Arsène-Joseph, né le 17 avril 1848, Chamagne (Vosges), garde mob. des Vosges, caporal. — Plaie à travers le genou gauche, coup de feu, la Bourgonce. — Cicatrices adhérentes autour du genou ankylosé dans la demi-flexion.

CUNY, Firmin-Félix, né le 12 avril 1848, Val-et-Châtillon (Meurthe), garde mob. de la Marne. — Fracture comminutive du col du fémur gauche, coup de feu, Saint-Quentin. — Raccourcissement du membre de 20 centimètres.

CUNY, Henri-Louis, né le 19 septembre 1847, Vassy (Haute-Marne), 25e chass. à pied. — Plaie contuse à la cuisse droite, coup de feu, Bapaume. — Large cicatrice.

CUNY, Prosper-Victor, 87e de ligne, sergent. — Fracture du fémur droit, coup de feu, Strasbourg, 18 août. — Cicatrice adhérente, extension incomplète de la jambe.

CUOQ, Louis, garde mob. de l'Ardèche. — Fracture comminutive du fémur droit, coup de feu, Bizy (Eure), 22 novembre. — Raccourcissement de 12 centimètres, ankylose du genou dans l'extension.

CUREL, Apollinaire-Alexandre, né le 12 février 1853, Blois (Loir-et-Cher), 81e de ligne. — Plaie à travers le coude droit, coup de feu, Saint-Privat. — Perte de substance osseuse, cicatrices adhérentes, déformation et ankylose du coude dans une extension presque mathématique.

CURET, Georges-Henri, né le 7 juillet 1847, Reims (Marne), 67e de ligne. — Fracture compliquée et comminutive du col du fémur gauche, coup de feu, Villers-Bretonneux. — Raccourcissement et atrophie de la jambe, paralysie du pied, impossibilité absolue de fléchir la cuisse sur le bassin.

CUREY, Jean-Baptiste-Honoré, né le 17 juillet 1849, Corsaint (Côte-d'Or), garde mob. de la Côte-d'Or. — Fracture comminutive du maxillaire inférieur, coup de feu, Champigny. — Difformité de la mâchoire, nécrose du maxillaire.

CURIE, Alexandre, garde mob. du Jura. — Plaie compliquée à l'avant-bras gauche, coup de feu, Beaune-la-Rolande. — Flexion permanente de l'avant-bras.

CURSAN, Arnaud, 25e de ligne, caporal. — Plaie contuse à la jambe gauche, coup de feu, Gravelotte. — Atrophie et gêne dans la marche.

CURTEL, Pierre, 91e de ligne, caporal. — Plaie compliquée au pied gauche, lésion osseuse, coup de feu, Pont-Noyelles.

CURTET, Claude, 34ᵉ de ligne. — Plaie contuse à la jambe gauche, coup de feu, Orléans, 11 décembre. — Cicatrice adhérente, gêne dans la flexion de la jambe.

CURTET, Paul-Alexandre, né le 10 août 1844, Bourg (Ain), 6ᵉ chass. à pied. — Fracture comminutive de la jambe gauche, coup de feu, Sedan. — Esquilles volumineuses du tibia, consolidation très-vicieuse, déformation et affaiblissement de la jambe qui ne peut supporter le poids du corps.

CURUTCHET, Dominique, 88ᵉ de ligne. — Plaie contuse à la jambe gauche, coup de feu, Mouzon, 31 août. — Ankylose incomplète tibio-tarsienne.

CUSSINET, Claude, 7ᵉ d'artill. — Plaie contuse à l'épaule gauche, éclat d'obus, Beaugency, 8 décembre. — Large cicatrice adhérente longitudinale à l'omoplate, gêne dans les mouvements du bras et de l'épaule.

CUSSY, Joseph-Louis-Désiré, né le 6 février 1841, Coulombs (Calvados), 10ᵉ d'artill., maréchal des logis. — Plaie contuse à la partie interne et supérieure de la cuisse gauche, perte du testicule droit et de la partie inférieure de la verge, coup de feu, Beaugency. — Atrophie du testicule droit, large cicatrice indurée à la cuisse.

CUTOLI, Ascagne, né le 18 juillet 1825, Ajaccio (Corse), 53ᵉ de ligne, capitaine. — Plaie contuse à la cuisse gauche, partie interne et supérieure, coup de feu, Beaune-la-Rolande. — Cicatrice adhérente, ankylose du genou, paralysie incomplète de la jambe.

CUVÉ, Charles-Auguste, né le 13 novembre 1843, Paris (Seine), 57ᵉ de ligne. — Plaie transversale à la main gauche, coup de feu, Gravelotte. — Nombreuses esquilles, flexion permanente des doigts annulaire et auriculaire.

CUVELLIER, Constant, 65ᵉ de ligne. — Plaie contuse à la jambe gauche, éclat d'obus, Bapaume. — Cicatrice très-fragile.

CUVIER, Louis-Armand, né le 11 novembre 1844, Villedieu (Loir-et-Cher), 47ᵉ de ligne. — Fracture des 3ᵉ et 4ᵉ métacarpiens, main gauche, coup de feu, Frœschwiller. — Pseudarthrose du 3ᵉ métacarpien, ankylose métacarpo-phalangienne des 3ᵉ et 4ᵉ doigts, gêne dans la flexion de l'indicateur.

CUZIN, Alphonse-Victorin, né le 8 avril 1848, Saint-Siméon-de-Bussière (Isère), 3ᵉ comp. de cavaliers de remonte.—Plaie pénétrante de poitrine, la balle entrée à droite, après fracture des côtes, est sortie sous l'aisselle gauche et a fracturé l'humérus à sa partie supérieure, coup de feu, Beaumont.

CYSSERIC, Henri-Désiré, 47ᵉ de ligne. — Fracture comminutive et compliquée du cubitus droit au tiers inférieur, coup de feu, Villersexel. — Rétraction de l'avant-bras et paralysie de la main et des doigts.

DABAT, Jean-Marie-Dominique, dit PIQUET, 17ᵉ artill. — Plaie contuse à la cuisse droite, éclat d'obus à (?).

DABEL, Alfred-Honoré, né le 29 septembre 1845, Villiers-sur-Seine (Seine-et-Marne), garde mob. de Seine-et-Marne. — Fracture de l'apophyse malaire et du plancher de l'orbite droit, coup de feu, Buzenval. — Déformation de l'arcade dentaire, perte de la vision de l'œil droit.

DABERT, Louis-Antoine, 94ᵉ de ligne. — Fracture partielle du fémur droit, coup de feu, Gravelotte.

DABES-POUTROU, Jean-Marie, né le 31 décembre 1849, Ibos (Hautes-Pyrénées), 22ᵉ de ligne. — Plaie compliquée à l'avant-bras droit, coup de feu, Champigny, 2 décembre. — Atrophie de l'avant-bras.

DABO, Mathurin, né le 10 juin 1835, Peillac (Morbihan), 16ᵉ de ligne. — Bronchite tuberculeuse, fatigues, 1870-1871. — Hémoptysies, craquements au sommet du poumon gauche.

DABOVAL, Arthur-Théotgure, 18ᵉ chass. à pied. — Fracture de l'os iliaque droit, bord supérieur; plaie contuse à la lèvre inférieure, 2 coups de feu, Pont-Noyelles. — Perte de deux dents.

Dabain, Jean-Yaon, 67e de ligne. — Plaie au thorax, à droite, fracture de côtes, coup de feu, Gravelotte.

Daclin, François, né le 5 mai 1835, Salins (Jura), garde nationale sédentaire du Jura. — Plaie contuse à l'abdomen, plaie compliquée à l'avant-bras gauche, 2 coups de feu, Salins. — Cicatrice adhérente, gêne des mouvements de supination.

Dafflon de la Tour de Trème, Jean-Julien, né le 14 décembre 1832, Matran (Suisse), francs-tireurs provençaux. — Plaie contuse au bras gauche, éclat d'obus, Gien, 8 décembre. — Plaies fistuleuses, ankylose du coude dans la flexion à angle droit.

Dafflon, Jean, rég. étranger. — Plaie compliquée à l'épaule gauche, coup de feu, Orléans, 11 octobre. — Paralysie incomplète du bras.

Daffniet, Edouard-Jean-Louis, né le 8 décembre 1852, Quimper (Finistère), 44e de ligne. — Fracture du fémur gauche, au niveau du grand trochanter, coup de feu, Juranville. — Raccourcissement de 3 centimètres, balle non extraite, paralysie des muscles fessiers.

Dager, Jean-Bertrand, garde mob. de la Haute-Garonne, caporal. — Fracture comminutive de la malléole externe gauche, coup de feu, Beaune-la-Rolande. — Déviation, du pied.

Dagmey, Charles-Auguste, né le 21 septembre 1851, Sainte-Marie-Cappel (Nord), 33e de ligne. — Plaie contusé à la cuisse gauche, au niveau du grand trochanter, coup de feu, Azé. — Cicatrice profonde et adhérente, gêne des mouvements.

Dagonneau, Maritte, 47e de ligne. — Fracture de l'humérus gauche, coup de feu, Gravelotte. — Extension incomplète de l'avant-bras.

Dagos, Jean, né le 16 octobre 1844, Roquefort (Landes), 20e chass. à pied. — Plaie contuse à la cuisse gauche, érosion du fémur, coup de feu, Servigny sous Metz. — Périostite, suppuration abondante, perte de substance musculaire, plaies fistuleuses, ankylose du genou, atrophie de la jambe et du pied.

Dagot, Désiré-Arthur, né le 4 octobre 1854, Reims (Marne), 11e chass. à pied. — Fracture comminutive de l'humérus gauche, coup de feu, Villorceau. — Plaies fistuleuses persistantes.

Dagoury, René-Louis-Bienaimé, 7e de ligne. — Plaie compliquée au bras droit, coup de feu, Borny. — Rétraction des trois derniers doigts de la main.

Dague, François, 53e de ligne. — Plaie compliquée à l'aine et à la fesse gauches, coup de feu, Chagey, 15 janvier. — Atrophie du testicule.

Daguenet, François, né à Sollier (Allier), 58e de ligne, sergent. — Fracture comminutive des trois derniers métacarpiens, main droite, éclat d'obus, Paris, 25 mai. — Rétraction musculaire.

Daguenet, Gilbert, 1er génie. — Fracture de la crête du tibia droit, éclat d'obus, Sedan. — Cicatrice adhérente, atrophie de la jambe.

Daguet, Auguste, né le 4 février 1843, Paris, 110e de ligne. — Fracture du fémur droit, éclat d'obus, l'Hay, 28 novembre. — Raccourcissement de 6 centimètres.

Dahout, François, garde mob. du Cher. — Plaie compliquée à l'épaule gauche, coup de feu, Villersexel, 9 janvier. — Paralysie du bras.

Daillère, Philibert, né le 4 octobre 1839, Saint-Germain-Laval (Loire), 2e génie, caporal. — Bronchite tuberculeuse droite, fatigues, 1er siége de Paris.

Dailliez, Jean-Baptiste, né le 7 août 1837, Hein-Lenglet (Nord), 24e chass. à pied. — Fracture comminutive de la jambe gauche, coup de feu, Rezonville. — Ankylose incomplète tibio-tarsienne, atrophie et raccourcissement de 5 centimètres; perte très-étendue de substance musculaire, atrophie de tout le membre, avec incurvation considérable de la jambe en avant.

48

DAIRE, Pascal-Anicet-Aimé, garde mob. de la Somme. — Fracture comminutive du cubitus droit, tiers supérieur, coup de feu, pont de Billancourt, 15 janvier. — Mouvements de pronation et de supination de l'avant-bras gênés.

DAL, Jean-Adolphe, 8e chass. à pied. — Plaie de poitrine, lésion du sommet du poumon gauche, coup de feu, Yvré-l'Evêque, 11 janvier.

DALANCOURT, Louis-Charles-Augustin, né à Tronchoy (Somme), francs-tireurs des Hautes-Pyrénées. — Plaie contuse à la jambe droite, tiers supérieur, coup de feu, Saint-Laurent-des-Bois (Eure-et-Loir), 28 novembre. — Carie du tibia, plaies fistuleuses, pourriture d'hôpital, évidement du tibia (22 juin 1871).Voir Dr Chipault, page 185.

DALAUDIÈRE, Sébastien, 71e de ligne. — Fracture particlle du fémur droit, coup de feu, Borny.

DALBANE, Achille-Joseph, comp. de chasseurs des Alpes. — Plaie compliquée à la main gauche, coup de feu, Pouilly, près Dijon, 23 janvier. — Destruction des tendons fléchisseurs des premiers doigts, qui sont dans la flexion permanente, atrophie de l'éminence thénar.

DALBON, Émile-Auguste, guérilla marseillais.—Fracture comminutive de la jambe droite, coup de feu, Prauthoy (Haute-Marne). — Consolidation vicieuse.

DALÈGRE, Antoine, né le 5 juillet 1845, Olmet (Puy-de-Dôme), 53e de ligne.—Fracture de la jambe droite, éclat d'obus, Sedan.—Perte osseuse du tibia, large cicatrice adhérente, partie interne de la jambe, qui est raccourcie, marche sur la pointe des orteils.

DALGUES, Célestin-Léon, 26e de ligne, tambour. — Plaie compliquée au pied gauche, éclat d'obus, Rezonville. — Ankylose incomplète tibio-tarsienne.

DALIGAULT, Adrien-François, 47e de ligne. — Plaie compliquée à la cuisse droite, lésion du grand trochanter, coup de feu, Sedan.

DALLE, Jean-Baptiste-Benjamin, né le 20 mars 1839, Trémouzey, canton de Bains (Vosges), 34e de ligne (ex-124e de ligne), sergent.—Fracture de l'épine iliaque antérieure et supérieure, côté droit, coup de feu, Villiers-sur-Marne, 30 novembre. — Cicatrices adhérentes à la partie inférieure de l'abdomen et supérieure de la cuisse, atrophie et claudication.

DALLEMOLLE, François, né le 29 avril 1849, Venise (Italie), régiment étranger, caporal.— Fracture comminutive de la jambe droite, coup de feu, Orléans. — Esquilles nombreuses, ankylose incomplète du genou, amaigrissement du membre.

DALLEZ, Jean-Baptiste, 94e de ligne. — Plaie contuse au bras droit, coup de feu, Gravelotte. — Perte des mouvements de la main.

DALLIER, Pierre, 28e de ligne.—Plaie contuse à la cuisse droite, coup de feu, Saint-Privat.

DALLOZ, Joseph-Marie-Marcel, né le 24 juin 1849, Bouchoux (Jura), 22e de ligne. — Plaie contuse à la jambe droite, coup de feu, Beaune-la-Rolande. — Cicatrice vicieuse et adhérente, gêne et faiblesse des mouvements de la jambe.

DALMAGNE, Joseph, 58e de ligne.—Plaie contuse à l'épaule gauche, coup de feu, Conneré, 9 janvier. — Cicatrice adhérente à la clavicule.

DALMAIS, Jean, 68e de ligne. — Fracture du grand trochanter droit, coup de feu, Poupry, 2 décembre.—Ostéite, perte partielle de cet os.

DALMASSY, Honoré, né le 29 novembre 1845, Vence (Alpes-Maritimes), 3e de ligne. — Fracture compliquée de la malléole interne gauche, coup de feu, Beaumont (Ardennes). — Cicatrice adhérente déprimée, ankylose tibio-tarsienne, paralysie incomplète du gros orteil et extension des quatre autres.

DALON, Armand, 1er de ligne. — Plaie contuse au creux poplité droit, coup de feu, Saint-Privat. — Cicatrice adhérente.

DALON, Sylvain, 56e de ligne. — Plaie compliquée au bras droit, tiers supérieur, coup de feu, Beaugency. — Paralysie incomplète des deux derniers doigts de la main.

DAM, Louis-Jean-Baptiste, né le 5 janvier 1839, Yvetot (Seine-Inférieure), 21e de ligne. — Ablation des deux dernières phalanges des 4e et 5e doigts de la main droite, éclat d'obus, Arthenay, 2 décembre. — Amaigrissement considérable de la main.

DAMART, Michel-Jean-Baptiste, né à Béthune (Pas-de-Calais), 4e chass. d'Afrique. — Fracture partielle du fémur droit, tiers supérieur, coup de feu, Sedan.

DAMBACH, Julien-Henri, 6e de ligne. — Plaie compliquée à l'avant-bras droit, coup de feu, Sedan. — Cicatrices adhérentes et déprimées, atrophie de l'avant-bras.

DAMÈNE (veuve), née TARRY, Adélaïde-Clémentine-Anastasie. — Plaies contuses aux deux jambes, partie postérieure, éclat d'obus, bombardement de Paris, 19 janvier. — Perte de substance musculaire, cicatrices adhérentes et déprimées.

DAMIENS, Jean, 56e de marche. — Fracture comminutive des os du pied droit; plaie contuse au coude gauche, 2 coups de feu, Buzenval. — Ankylose incomplète du coude.

DAMOTTE, Pierre-Paul, 50e de ligne. — Plaie compliquée à la jambe droite, perforation du tibia, tiers supérieur, coup de feu, Wissembourg. — Perte partielle des mouvements de la jambe.

DAMOTTE, Pierre-Victor, 33e de ligne. — Plaie contuse à la fesse droite, éclat d'obus, le Mans, 12 janvier. — Large cicatrice adhérente.

DAMPIERRE, Pierre-Alexandre-Auguste, né le 28 janvier 1847, Saint-Lyé, canton de Neuville-aux-Bois (Loiret), 21e artill. — Fracture de l'humérus droit, coup de feu, Champigny, 30 novembre. — Esquilles, cal vicieux, ankylose incomplète du coude, abolition des mouvements de pronation et de supination.

DAMPT, Auguste, né le 9 mars 1846, Bouix (Côte-d'Or), garde mob. de la Côte-d'Or. — Plaie s'étendant de la fesse gauche à la cuisse droite, partie supérieure, lésion du rectum et du périnée, coup de feu, Champigny. — Fistule anale considérable, impossibilité de retenir les selles.

DANCET, Lambert-Placide, né le 5 novembre 1835, Cluze (Haute-Savoie), 39e de ligne. — Plaie en séton à la partie supérieure et postérieure des deux cuisses, coup de feu, Loigny.

DANCIE, Antoine, né le 30 juin 1850, Argentat (Corrèze), 2e de ligne, caporal. — Fracture du tibia droit et de la malléole externe droite, 2 éclats d'obus, Vyans (Haute-Saône), 17 janvier. — Cicatrices vicieuses, atrophie de la jambe et rétraction du tendon d'Achille, les orteils seuls touchent le sol.

DANÉ, Gérôme, garde mob. de Lot-et-Garonne. — Fracture comminutive du fémur gauche, éclat d'obus, Luisant (Eure-et-Loir), 21 octobre. — Cicatrices adhérentes au triceps crural.

DANEL, François-Joseph, né le 22 février 1846, Witternesse (Pas-de-Calais), 1er inf. provisoire, caporal. — Plaie de poitrine, lésion des deux poumons, coup de feu, Gravelotte.

DANET, Jean-Marie, 43e de ligne. — Plaies contuses à la fesse gauche, à la cuisse et à la fesse droites, 3 coups de feu, Saint-Privat.

DANGE, Charles-Désiré, 56e de ligne. — Plaie dilacérée à la cuisse gauche, coup de feu, Montretout. — Cicatrices adhérentes, amaigrissement de la jambe.

DANGELSER, Ferdinand, né le 15 janvier 1841, Villé (Bas-Rhin), 41e de ligne. — Plaie contuse à la région épigastrique, éclat d'obus, Villorceau. — Ulcération de l'estomac avec hématémèse.

DANGLADE, François, garde mob. de la Charente. — Plaie contuse à la cuisse gauche, tiers supérieur, coup de feu, Montbéliard, 15 janvier.

DANGLES, Jean-François, garde nationale de la Seine, 105e bataillon. — Plaie en séton à l'abdomen, coup de feu, Buzenval. — Cicatrice adhérente, dysurie.

DANGREVILLE, Louis, 42e de ligne. — Plaie à la face, désorganisation du globe oculaire gauche, éclat d'obus. — Fracture du cubitus droit, coup de feu, Paris, 25 mai. — Larges cicatrices difformes à la face. Consolidation vicieuse avec perte osseuse, atrophie de l'avant-bras.

Danhier, Apollinaire, 15e de ligne. — Plaie en séton aux deux cuisses, coup de feu, Saint Privat.

Daniaud, Jean, 59e de ligne.—Fracture comminutive du pouce, main droite, éclat d'obus, Conneré, 11 janvier. — Ankylose du pouce.

Daniel, Alexandre, 57e de ligne. — Plaie en séton au bras et plaie contuse à la main gauches, coup de feu, Gravelotte.

Daniel, Augustin, francs-tireurs de l'Egalité, sergent.—Plaie contuse à la jambe gauche, coup de feu, Prauthoy (Haute-Marne). — Cicatrices adhérentes, engorgement chronique du pied.

Daniel, Charles-René, né le 21 mars 1846, Montereau-Faut-Yonne (Seine-et-Marne), 14e de ligne, sergent-major. — Fracture comminutive des os du tarse, pied gauche, coup de feu, Verdun, 28 octobre. — Ankylose tibio-tarsienne, déformation du pied.

Daniel, Denis, 20e de ligne. — Fracture du fémur droit, coup de feu, Champigny, 30 novembre. — Balle non extraite, raccourcissement.

Daniel, François, 59e de ligne. — Plaie compliquée à la jambe gauche, fracture partielle du tibia, coup de feu, Morée, 16 décembre. — Cicatrice adhérente au mollet, atrophie de la jambe avec extension du pied.

Daniel, Joseph-Marie, né le 26 mai 1844, Langonnet (Morbihan), 48e de ligne. — Plaies compliquées au poignet, à la cuisse et à la main gauches, 3 coups de feu, Fræschwiller. — Ankylose du doigt indicateur avec chevauchement sur le médius, insensibilité du membre inférieur gauche.

Daniel, Martial, né le 22 juillet 1824, Tulle (Corrèze), 9e chass. à pied, caporal.—Plaies en séton aux deux cuisses, partie supérieure, le scrotum a été traversé, coup de feu, Arthenay, 10 octobre. — Cicatrices adhérentes.

Danière, Jean, né le 14 février 1848, Chabrac (Charente), 44e de ligne. — Fracture du 2e métacarpien, main droite, coup de feu, Saint-Privat. — Perte de la tête du 2e métacarpien, exfoliation des fléchisseurs, paralysie et ankylose dans la flexion des doigts indicateur et médius.

Danion, Jean-Louis, né le 10 juin 1830, Comblessac (Ille-et-Vilaine), maréchal des logis à la gendarmerie du Finistère.—Bronchite tuberculeuse avec adhérence des plèvres, à droite, fatigues du siége de Paris.

Danis, André-Marie, 67e de ligne. — Fracture des os du tarse, pied droit, coup de feu, Gravelotte. — Cicatrices adhérentes.

Danjard, Hippolyte, 2e zouaves. — Ablation de l'extrémité des deux derniers métatarsiens, pied droit, coup de feu, Arthenay, 3 décembre.

Danjou, Emile, né le 27 février 1844, au Mans (Sarthe), 1er zouaves, sergent. — Fracture du col du fémur droit, chute sur la glace à l'hôpital de Dresde (vaguemestre). — Consolidation vicieuse, raccourcissement et atrophie du membre, ankylose coxo-fémorale.

Danjou, François-Arsène, garde mob. de l'Orne. — Plaie contuse au coude gauche, coup de feu, Lorges, 8 décembre. — Ankylose incomplète du coude.

Danjou, Jean-Baptiste, 45e de ligne. — Plaie de poitrine, à droite, fracture de l'omoplate droite, coup de feu, Fræschwiller.—Dyspnée.

Danjou, Jules-François, né le 7 mai 1848, Fenain (Nord), 33e de ligne.—Fracture comminutive de la jambe droite, éclat d'obus, Sainte-Barbe sous Metz. — Consolidation vicieuse avec incurvation en arrière, raccourcissement, ankylose du genou, marche impossible sans béquilles.

Danjoux, François-Cléophas, né le 11 juin 1845, Barneton-sur-Serre (Aisne), 57e de ligne. —Fracture comminutive de l'avant-bras droit, coup de feu, Saint-Privat.—Ankylose incomplète du coude dans la flexion, abolition des mouvements de pronation et de supination.

Danne, Jean-Baptiste-Joseph, 91e de ligne. — Fracture du doigt indicateur gauche, éclat d'obus, Saint-Quentin. — Ankylose de l'indicateur en demi-flexion permanente dans la paume de la main.

DANQUECHIN-DORVAL, Louis-Eugène, né le 2 mars 1845, Paris (Seine), 8e de ligne.—Fracture comminutive de l'humérus gauche, tiers moyen, coup de feu, Spickeren. — Extraction de 28 esquilles, ankylose incomplète du coude dans la flexion.

DANT, Claude-Auguste, né le 27 avril 1849, Germondas (Doubs), 26e de ligne. — Plaie contuse au coude gauche, coup de feu, Bry-sur-Marne. — Ankylose.

DANTHIULLE, Jean-Marie-Victor, 76e de ligne. — Ablation de l'indicateur gauche, coup de feu, Forbach. — Perte des mouvements du doigt médius.

DANTO, Pierre-Marie, 85e de ligne. — Fracture du radius gauche, éclat d'obus, la Bourgonce (Vosges). — Perte de substance osseuse, large cicatrice adhérente.

DANTON, Martin, né en octobre 1823, Saint-Gaudens (Haute-Garonne), 82e de ligne, capitaine. — Plaie de tête, fracture du crâne, éclat d'obus, Lumeau. — Large cicatrice adhérente à la région occipitale, ébranlement cérébral profond, vertiges continuels.

DANTON, Sébastien, né le 6 octobre 1844, Osmery (Cher), 76e de ligne. — Fracture comminutive des os du tarse, pied droit, coup de feu, Gravelotte. — Ankylose incomplète tibiotarsienne, flexion permanente des orteils, raccourcissement de la jambe.

DANTONG, Félix-Sébastien, né le 30 septembre 1846, Usson (Loire), garde mob. de la Loire. — Plaie contuse au pied gauche, plaie compliquée au bras droit, coup de feu, Ladon. — Ligature de l'artère humérale, partie supérieure, amaigrissement du membre.

DANTOUIS, Jean-Siméon, 15e provisoire. — Plaie contuse à la main droite, coup de feu, Paris.—Ankylose du doigt médius et ankylose incomplète de l'annulaire.

DAPPOIGNY, Honoré, 31e de ligne. — Coxalgie gauche, armée de la Loire. — Amaigrissement du membre rétracté.

DAPRES, Cyrille, né le 28 janvier 1850, Saint-Fulgence-des-Ormes (Orne), 19e de ligne. — Fracture de l'angle orbitaire externe gauche, coup de feu, Saint-Remy, 15 janvier. — Opacité de la cornée, perte de la vision de l'œil, ectropion de la paupière inférieure, angle externe.

DAPSENCE, Clément-Ferdinand-Jean, garde nationale de la Seine, caporal. — Plaie à travers la main droite, clou en fer, démolition d'une barricade, porte d'Épinay, 11 février. —Nécrose du 5e métacarpien.

DAPSENCE, Jules, né le 14 mai 1848, Condé (Nord), 8e chass. à pied. — Fracture comminutive du fémur droit, tiers supérieur, coup de feu, Frœschwiller. — Quatre cicatrices adhérentes, consolidation vicieuse, ankylose du genou dans l'extension, atrophie de tout le membre.

DARAGON, Jean-Marie, 28e de ligne. — Plaie compliquée à l'épaule gauche, coup de feu, 10 décembre. — Perte des mouvements du bras.

DARAM, Jean, né le 12 juin 1847, Merville (Haute-Garonne), 15e chass. à pied. — Plaie contuse à la face, coup de feu, Borny. — Névralgies faciales, affaiblissement de la vue par choroïdite, cicatrices adhérentes à l'os malaire droit et à la partie inférieure du rebord orbitaire gauche.

DARCHEN, Jacques-Marie, 97e de ligne. — Perte du doigt indicateur, main gauche, éclat d'obus, Arthenay, 2 décembre.

DARCHY, Joseph-Anatole, 81e de ligne, caporal. — Perte du doigt médius, main gauche, coup de feu, Saint-Privat.

DARD, Jean, garde mob. de la Dordogne. — Plaie compliquée à la main gauche, éclat d'obus, Saint-Jean-de-Lervet (Mayenne), 15 janvier. — Déformation et atrophie de la main, paralysie incomplète des doigts annulaire et auriculaire, roideur du médius.

DARDAILLON, Florentin-Léon, garde mob. du Gard. — Plaie contuse à la jambe gauche, coup de feu, Bapaume, 3 janvier. — Cicatrice adhérente.

DARDAINE, Charles-Joseph, né le 5 septembre 1831, Croisemar (Meurthe), 92e de ligne, caporal. — Plaie contuse au bras droit, coup de feu, Gravelotte. — Cicatrice adhérente.

DARDANT, Emile, 94e de ligne. — Plaie contuse à l'épaule, coup de feu, Sedan. — Cicatrice adhérente à la région dorsale.

DARDENNE, Ernest-François, 20e chass. à pied. — Plaie contuse à la cuisse gauche, éclat d'obus, Sedan. — Large cicatrice adhérente.

DARDENNE, Emmanuel, 62e de ligne. — Plaie contuse à la main gauche, coup de feu, Gravelotte. — Ankylose des doigts auriculaire, annulaire et médius.

DARGÈRE, Hippolyte, 39e de ligne. — Congélation du pied droit, Fontaines (Vosges), 22 janvier. — Perte de la phalange du gros orteil.

DARIEN, Ernest-Hippolyte, né le 20 juillet 1849, Aunay-sur-Anneau (Eure-et-Loire), 109e ligne ex 51e de ligne. — Fracture comminutive du calcanéum, de l'astragale et du cuboïde, pied droit, éclat d'obus, les Hautes-Bruyères, 23 septembre. — Esquilles, ankylose tibio-tarsienne.

DARIER, Augustin-Séraphin, né le 7 octobre 1848, Mayres (Isère), 54e de ligne, caporal. — Destruction du globe occulaire gauche, éclat d'obus, Amanvillers sous Metz.

DARIÈS, André, 32e de ligne, caporal. — Plaie contuse à la rotule gauche, plaie contuse à la main gauche, coups de feu, Sainte-Barbe sous Metz, 1er septembre. — Perte de la 3e phalange de l'annulaire, ankylose de la dernière phalange du médius.

DARIÈS, Laurent-Bertrand, garde mob. du Gers. — Plaie contuse à la main gauche, coup de feu, la Flèche, 25 janvier. — Ankylose de la 1re phalange du médius dans l'extension, ankylose incomplète de l'indicateur.

DARIO, Nicolas, né le 11 novembre 1849, Savère (Haute-Garonne), 50e de ligne. — Fracture comminutive du fémur droit, coup de feu, Beaune-la-Rolande. — Consolidation vicieuse, vastes cicatrices profondes et adhérentes, séquestre, fistules osseuses, ostéïte hypertrophique de l'os.

DARIZEUREN, Lucien-Joseph, né le 16 juin 1842, Paris (Seine), 94e de ligne. — Fracture du maxillaire inférieur, éclat d'obus, Gravelotte. — Perte de toutes les dents, déformation de la face.

DARMAGNAC, Jean, 17e de ligne. — Plaie contuse à la jambe gauche, coup de feu, Beaumont (Ardennes).

DARMANTHÉ, Pierre, né le 13 mars 1849, Saint-Julien (Landes), 22e de ligne. — Plaies contuses à la région lombaire gauche et au bras droit, 2 coups de feu, Champigny. — Gêne des mouvements de ces régions.

DARNAUD, Hilaire-Louis-Etienne—Emile, né le 15 mars 1826, Foix (Ariége), 4e zouaves, capitaine. — Fracture comminutive de la jambe droite, tiers inférieur, coup de feu, Montretout. — Ankylose incomplète tibio-tarsienne, déviation du pied en dedans.

DARNAY, François, 80e de ligne. — Plaie contuse par écrasement de la phalangette du doigt indicateur droit, coup de feu, Saint-Privat. — Perte de la phalangette.

DARNET, Jean-Marie, né le 14 décembre 1846, Ourde (Hautes-Pyrénées), 37e de ligne. — Plaie contuse au poignet (?), coup de feu, Sedan. — Ankylose du poignet, impossibilité de fléchir les doigts.

DARRICARRIÈRE, Pierre, né le 1er octobre 1837, Bayonne (Basses-Pyrénées), 34e de ligne. — Plaie contuse à la cuisse gauche, coup de feu, les Ormes, 11 octobre. — Phlegmon diffus, suppuration considérable et prolongée, ostéite du fémur; atrophie du membre.

DARRIET, Jean, 113e de ligne. — Fracture comminutive du calcanéum droit, coup de feu, Châtillon sous Paris, 12 octobre. — Déformation du pied.

DARRIGADE, Timothée, garde mob. des Landes. — Fracture de l'angle externe orbitaire gauche, coup de feu, Rouen. — Perte osseuse, cicatrice adhérente, perte partielle de la vision de cet œil.

DARRIOT, Nicolas, 50e de ligne. — Fracture comminutive du fémur droit, coup de feu, Beaune-la-Rolande. — Esquilles, séquestres, ankylose du genou.

DARROZ, Jean-Baptiste, 8e chass. à pied. — Fracture de la main droite, coup de feu, Sedan. — Ankylose et atrophie de l'indicateur, perte des mouvements du médius.

DARTIGUELONGUE, Jean, né le 29 août 1844, Tartas (Landes), 75e de ligne. — Fracture du fémur droit, éclat d'obus, Saint-Privat. — Plaies fistuleuses, cal volumineux, ankylose coxo-fémorale.

DARTON, Félix-Gaspard, 16e artill.— Plaie compliquée à l'avant-bras gauche, éclat d'obus, Strasbourg, 17 septembre. — Cicatrices adhérentes, atrophie de tout le membre.

DASSONNEVILLE, Henri-Auguste-Joseph, 73e de ligne. — Plaie contuse à la main droite, éclat d'obus, Saint-Privat. — Perte de phalanges.

DASSONVILLE, Edouard-Hyacinthe, né le 21 octobre 1850, Wazemmes (Nord), 59e de ligne. —Destruction du globe oculaire gauche, coup de feu, Saint-Privat.

DASSORI, Louis-Jean-Pierre, né le 14 avril 1843, Lyon (Rhône), 19e chass. à pied, sergent. — Fracture comminutive de l'humérus droit, coup de feu, Parigné-l'Évêque, 10 janvier. — Perte de substance et rétraction du biceps, cicatrices adhérentes et étendues, l'une au biceps, l'autre à la partie postérieure et moyenne du membre, demi-flexion permanente de l'avant-bras avec demi-pronation.

DASTROS, Laurent, garde mob. du Gers.— Congélation du pied droit, armée de la Loire. — Perte du gros orteil.

DASTUGUES, Dominique, 16e de ligne. — Plaie contuse à l'avant-bras droit, coup de feu, Champigny, 30 novembre. — Déformation de l'avant-bras.

ⱡ DAT, Joseph, né le 24 octobre 1845, Rimont (Ariége), 3e de ligne. — Plaie contuse à l'avant-bras droit, partie postérieure, plaie compliquée à la main gauche, coup de feu, Frœschwiller. — Cicatrice adhérente aux extenseurs de l'avant-bras, ankylose des doigts annulaire et auriculaire dans la demi-flexion.

DATTÉE, Louis-Urbain, 32e de ligne. — Perte des deux dernières phalanges de l'indicateur, main droite, coup de feu, Styring-Wendel.

DAUBANNES, Bernard, 33e de ligne. — Plaie contuse au genou droit, Arthenay, 2 décembre. —Ankylose incomplète.

DAUBERGEY, Jean, garde mob. de la Gironde.— Fracture comminutive des os du tarse, pied droit, éclat d'obus, Chevilly (Loiret), 3 décembre.

DAUBERT, Arnaud-Joachim, né le 20 février 1850, Toulouse (Haute-Garonne), 80e de ligne. — Fracture comminutive des 2e et 3e métacarpiens, main droite, coup de feu, Sainte-Barbe sous Metz, 1er septembre. — Flexion permanente avec chevauchement des quatre derniers doigts, main droite.

DAUBERT, Georges-Ferdinand-Eugène, né le 16 juin 1848, Douvres (Calvados), 42e de ligne. — Fracture comminutive de la jambe gauche, tiers supérieur, coup de feu, Champigny. — Plaie fistuleuse, infiltration de la jambe et du pied, raccourcissement de 3 centimètres.

DAUBIN, Louis-Alexandre, né le 3 avril 1850, Ville-d'Avray (Seine-et-Oise), 70e de ligne, caporal. — Fracture du grand trochanter droit, éclat d'obus, Saint-Privat. — Perte de substance musculaire et osseuse, cicatrice enfoncée irrégulière et adhérente.

DAUDE, Henry, né le 8 mars 1844, Paris (Seine), 1er chass. à pied. — Plaie en séton à la cuisse gauche, tiers supérieur, coup de feu, Wœrth.

DAUDÉ, Pierre-Jean-Urbain, né le 28 mai 1845, la Capelle (Lozère), 10e chass. à pied. — Fracture de l'humérus droit, coup de feu, Spickeren. — Déformation et atrophie du bras.

DAUDIN, Florentin, né le 31 décembre 1848, Soisy-sur-Étiolles (Seine-et-Oise),

18º de ligne, caporal. — Plaie à la joue gauche, coup de feu, Strasbourg. — Fistule salivaire.

DAUDON, Barthélemy, né le 4 décembre 1843, Saint-Dizier (Creuse), 82ᵉ de ligne. — Fracture du fémur droit, tiers inférieur, coup de feu, Cravant. — Cal volumineux, raccourcissement de 5 centimètres.

DAUDON, Marc, volontaire de la Côte-d'Or. — Fracture de l'omoplate droite; plaie contuse au pied gauche, 2 coups de feu, Dijon.

DAUENHAUER, Jacques, 61º de ligne. — Plaie contuse à la cuisse droite, partie supérieure et postérieure, coup de feu, Beaumont (Ardennes).

DAUGUET, Jacques-Jean-César, né le 26 mars 1852, Saint-James (Manche), 62º de ligne. —|Fracture des articulations tibio-tarsienne et tarso-métatarsienne, pied gauche, éclat d'obus, Sedan. — Esquilles, nombreux abcès, extraction des 3º et 4ᵉ métatarsiens et du 3º cunéiforme, cicatrices adhérentes, ankylose tibio-tarsienne.

DAULIER, Léon, né le 22 mai 1847, Seigneley (Yonne), 4ᵉ chass. à pied. — Plaie contuse à la jambe droite, coup de feu, Beaumont (Ardennes). — Cicatrices adhérentes aux faces antérieure et postérieure de la jambe.

DAULLAUX, Adrien-Théophile, 36º de ligne. — Perte de la dernière phalange du doigt indicateur droit, éclat d'obus, Saint-Jean (Sarthe), 12 février (?).

DAULLÉ, Eugène-Léopold, garde mob. de la Somme. — Fracture du radius droit, coup de feu, Pont-Noyelles. — Le radius est vicieusement soudé au cubitus, l'avant-bras fixé en supination permanente.

DAUMAS, Antoine, né le 29 décembre 1848, Bagnols (Var), 28º de ligne. — Plaie compliquée au bras droit, coup de feu, Saint-Privat. — Fausse articulation du bras et de l'avant-bras.

DAUMAS, Benoît-Narcisse, 28º de ligne. — Plaies contuses à la base du thorax, à la hanche et à la cuisse droites, coup de feu, Saint-Privat. — Cicatrices adhérentes.

DAUMAS, Jean-Baptiste, 5º de ligne. — Plaie contuse à la face, coup de feu, Loigny. — Cicatrice adhérente à l'os malaire droit.

DAUMAS, Paul-Étienne, 19º de ligne. — Fracture du radius droit et luxation du poignet, chute en s'évadant après Sedan.

DAUNE, Dominique-Charles, 10º chass. à pied. — Plaie contuse à la main droite, coup de feu, Spickeren. — Perte de l'annulaire et extension permanente de l'auriculaire.

DAUNER, Noël-Auguste, 35º de ligne. — Plaie de poitrine, lésion du poumon gauche, coup de feu, Clamart, 4 avril. — Dyspnée.

DAUPHIN, Alexandre-Étienne, 100º de ligne. — Plaie contuse à la fesse gauche, coup de feu, Ladonchamps sous Metz, 7 octobre. — Nombreuses esquilles du pubis, plaie fistuleuse au scrotum près la racine du pénis, à gauche.

DAUPHIN, Alfred-Lucien, né le 16 août 1849, Rosay (Marne), garde mob. de la Marne. — Fracture comminutive de la rotule droite, coup de feu, Passavant (Marne), 25 août. — Ankylose du genou.

DAUPHIN, Antoine, né le 29 octobre 1844, Tanves (Puy-de-Dôme), 37º de ligne. — Fracture intra-articulaire de l'avant-bras droit, tiers supérieur, coup de feu, Sedan. — Ankylose du coude.

DAUPHINOT, Henri, 119º de ligne, sergent. — Plaie compliquée à l'avant-bras droit, coup de feu, Buzenval. — Paralysie incomplète de l'avant-bras et de la main avec amaigrissement.

DAURELLE, Pierre-Eugène, 52º de ligne (27º de marche), sergent. — Plaie en séton à la jambe gauche, coup de feu, Arthenay, 2 décembre. — Balle non extraite, raccourcissement considérable.

DAUREU, Laurent, né le 1ᵉʳ août 1849, Mont (Hautes-Pyrénées), 48º de ligne. — Plaie à travers le coude gauche, coup de feu, Josnes, 8 décembre. — Ankylose du coude dans la demi-flexion, paralysie incomplète des fléchisseurs des doigts.

DAURIAC, Henri-Désiré, né le 17 juillet 1845, Périgueux (Dordogne), 5e de ligne. — Fracture du fémur gauche, coup de feu, Sedan. — Exostose, raccourcissement, plaie fistuleuse et engorgement des tissus.

DAURIGNAC, Jean-Baptiste, 61e de ligne. — Fracture de l'humérus droit, tiers supérieur, éclat d'obus, Sainte-Marie (Doubs), 13 janvier. — Cicatrice adhérente.

DAURIOCH, Jean-François, 3e de ligne. — Plaies contuses au mollet et au pied droits, éclats d'obus, Frœschwiller. — Large cicatrice adhérente au pied.

DAUSSION, François, né le 25 mars 1837, Sainte-Foi (Haute-Garonne), 37e de ligne. — Fracture du tibia gauche, coup de feu, Loigny. — Perte de substance osseuse, cicatrice adhérente, raccourcissement.

DAUTANÉ, Napoléon-Blaise-Antoine, né le 3 février 1834, Villefranche (Pyrénées-Orientales), 93e de ligne, sergent. — Fracture comminutive de l'avant-bras droit, au niveau de l'articulation radio-carpienne, coup de feu, Saint-Privat. — Consolidation vicieuse, cicatrices adhérentes, déformation du membre et extension permanente de la main et des doigts.

DAUTRY, Eugène-Ferdinand, né le 8 janvier 1847, Saint-Jean-de-Braye (Loiret), 8e artill. —Destruction du globe oculaire droit, éclat d'obus, Longwy, 18 janvier.

DAUVERCHAIN, Alfred-Edouard, né le 29 janvier 1847, Cambrai (Nord), 62e de ligne, caporal. — Fracture comminutive de l'humérus gauche, coup de feu, Sainte-Barbe sous Metz. — Consolidation vicieuse, hypertrophie osseuse, ankylose incomplète du coude dans un angle de 45 degrés.

DAUVERGNE, François, né à Pierre-Buffières (Haute-Vienne), 82e de ligne. — Plaie contuse à travers la main gauche, de dedans en dehors, coup de feu accidentel, sous Paris, 30 avril. — Flexion complète du doigt annulaire et incomplète de l'auriculaire.

DAUZIER, Libéral, 42e de ligne. — Fracture de la main gauche, 4e et 5e métacarpiens, coup de feu, Champigny. — Cicatrice adhérente, rétraction des doigts annulaire et auriculaire.

DAVASSE, Simon, 1er zouaves. — Plaie contuse à la cuisse droite, coup de feu, Frœschwiller. — Large cicatrice adhérente.

DAVEAU, Claude-Jules, né le 11 août 1847, Chouzy (Loir-et-Cher), garde mob. de Loir-et-Cher. — Plaie contuse à la jambe droite, partie supérieure, coup de feu, Loigny. — Périostite, gêne dans les mouvements du membre.

DAVER, Prosper, né le 4 octobre 1848, Cabris (Alpes-Maritimes), garde mob. des Alpes-Maritimes. — Fracture comminutive du fémur gauche, coup de feu, Velars-sur-Ouche, 25 novembre. — Consolidation vicieuse, raccourcissement considérable.

DAVIAU, Hippolyte, 8e de ligne. — Vastes plaies contuses aux deux cuisses, partie interne et supérieure, éclats d'obus à (?). — Cicatrices adhérentes.

DAVID, Aimé-Félix, né le 6 septembre 1850, Saint-Jean-de-Savigny (Manche), 62e de ligne. — Plaie compliquée au bras droit, coup de feu, le Mans, 10 janvier. — Rétraction musculaire, flexion du coude, flexion de la main sur le poignet, ankylose des doigts, paralysie et atrophie du bras.

DAVID, Antoine, 3e zouaves, caporal. — Plaie contuse au deltoïde avec érosion de l'humérus droit, coup de feu, Frœschwiller.

DAVID, Bernard, garde mob. de la Gironde, caporal. — Plaie contuse à la main droite, coup de feu, Cercottes, 4 décembre. — Mouvements de préhension difficiles.

DAVID, Claude-François-Faustin, né le 7 avril 1845, Deschaux (Jura), 15e chass. à pied. — Fracture comminutive et compliquée du fémur gauche, au-dessous du grand trochanter, éclat d'obus, Borny. — Consolidation vicieuse, plaie fistuleuse, ankylose presque complète du genou et du cou-de-pied, raccourcissement de 11 centimètres, déformation et atrophie du membre.

49

DAVID, Dominique, né le 11 juillet 1849, Belley (Ain), 97° de ligne. — Plaie contuse à la main droite, coup de feu, Beaugency. — Ankylose du médius et faiblesse de la main.

DAVID, Edouard, né le 12 novembre 1841, Lyon (Rhône), 20° de ligne. — Fracture comminutive de l'avant-bras gauche, coup de feu, Montretout. — Esquilles nombreuses, ankylose du coude et du poignet.

DAVID, Emile-Henri, 38° de ligne. — Fracture du fémur droit, coup de feu, Loigny. — Consolidation vicieuse et difforme, cicatices adhérentes multiples.

DAVID, Eugène-Alexandre, né le 3 octobre 1847, Saint-Martin-en-Campagne (Seine-Inférieure), 1er artill. — Fracture comminutive de la jambe gauche, tiers moyen, éclat d'obus, sous Metz. — Perte de substance musculaire, cicatrices adhérentes vicieuses.

DAVID, François, 11° de ligne. — Plaie contuse à la cuisse droite, partie supérieure, perte d'un testicule, coup de feu, Sedan.

DAVID, François, né le 12 novembre 1844, Saint-Brandan (Côtes-du-Nord), 75° de ligne. — Plaie contuse au coude gauche, coup de feu, Saint-Privat. — Ankylose incomplète, paralysie incomplète de l'avant-bras et de la main.

DAVID, Germain-Jules-Jean-Marie, 16° bat. de la garde mob. de la Seine. — Plaie contuse à l'orbite gauche, coup de feu, Épinay, 21 décembre. — Adhérence de l'iris, perte partielle de la vision de ce côté.

DAVID, Jacques-Etienne, né le 12 décembre 1845, aux Bois (Charente-Inférieure), artill. de la garde mob. de la Charente-Inférieure. — Plaie contuse au pied gauche, coup de feu, Autun, 1er décembre. — Ankylose métatarsienne et raccourcissement considérable du diamètre antéro-postérieur.

DAVID, Jean, 6° de ligne. — Plaie contuse au genou droit, partie interne, coup de feu, Sainte-Barbe sous Metz.

DAVID, Jean-Baptiste, 37° de ligne. — Plaie contuse au pied, coup de feu, Morée-Saint-Hilaire, 16 décembre. — Arthrite, ankylose incomplète du gros orteil.

DAVID, Jean-Baptiste, 32° de ligne, caporal. — Fracture du calcanéum droit, coup de feu, Styring-Wendel.

DAVID, Jean-Marie, né le 20 février 1849, Trans (Loire-Inférieure), 17° chass. à pied. — Plaie contuse à] l'articulation tibio-tarsienne gauche, partie postérieure, coup de feu, Bapaume. — Ankylose et extension du pied.

DAVID, Jules, né le 3 juin 1850, Amiens (Somme), 43° de ligne. — Congélation des pieds, Querrieux (Somme), 24 décembre. — Perte des quatre premiers orteils, pied gauche, cicatrice mince, adhérente et étendue sur le premier métatarsien, atrophie des cinq orteils, pied droit, rétraction musculaire aux deux côtés de la plante du pied.

DAVID, Philippe-Pierre, né le 6 octobre 1847, Varacieux (Isère), 67° de ligne. — Fracture du fémur droit, coup de feu, Gravelotte. — Vaste phlegmon diffus de tout le membre, ankylose du genou dans l'extension presque complète.

DAVID, Pierre, garde nationale mobilisée de la Côte-d'Or. — Plaie contuse à la jambe gauche, coup de feu, Jancigny (Côte-d'Or), 27 octobre. — Cicatrices adhérentes, plaie fistuleuse.

DAVID, Pierre, né le 31 mai 1847, Passage (Lot-et-Garonne), garde mob. du Lot-et-Garonne. — Fracture de l'orbite gauche à sa paroi supérieure, éclat d'obus, Villejuif, 8 octobre. — Perte de l'œil.

DAVID, Victor, né le 25 août 1843, Azay-le-Brûlé (Deux-Sèvres), 57° de ligne. — Fracture compliquée de l'épitrochlée, coude gauche, coup de feu, Gravelotte. — Atrophie incomplète de l'avant-bras et de la main, rétraction permanente des fléchisseurs des deux derniers doigts. "

DAVID DE BEAUFORT, Joseph, né le 25 décembre 1822, Montagny-les-Beaune (Côte-d'Or), 75° de ligne, chef de bataillon. — Plaies contuses et en séton à la cuisse droite, tiers supérieur : Lésion du périnée et fracture du petit trochanter gauche, éclats d'obus, Gravelotte. — Abcès, vastes décollements, plaies fistuleuses, cicatrices adhérentes nombreuses, atrophie.

DAVIET, Jean-François-Xavier, 72ᵉ de ligne. — Congélation des pieds, armée du Nord, 23 décembre. — Perte de la phalange unguéale des deux premiers orteils, pied droit, et de celle du gros orteil, pied gauche.

DAVY, Eugène-Joseph-Edouard, né le 2 janvier 1848, la Fresnais (Ille-et-Vilaine), 1ᵉʳ de ligne. — Fracture comminutive de l'avant-bras, au-dessous du coude, éclat d'obus, Saint-Privat. — Fausse articulation, atrophie et paralysie du membre.

DAVY, Jean-Marie, né le 8 mars 1839, Montreuil-sur-Ille (Ille-et-Vilaine), 38ᵉ de ligne. — Ecrasement du pied gauche par une roue de wagon, Zurich, 18 mars 1871. — Perte des deux premiers orteils du pied.

DAVY, Louis-Marie, 59ᵉ de ligne. — Plaies contuses à la jambe gauche et à la cuisse droite, 3 coups de feu, Beaugency, 7 octobre. — Cicatrice adhérente partie postérieure, interne et moyenne de la cuisse droite.

DAVY, Victor-Jules, né le 24 septembre 1846, Sault-Cheneuil (Manche), 64ᵉ de ligne. — Plaie contuse à la poitrine, côté gauche, coup de feu, Sedan. — Cicatrices adhérentes aux dernières fausses côtes.

DAY, Toussaint-Marie, 2ᵉ zouaves. — Fracture du doigt médius, main gauche, coup de feu, Arthenay, 3 décembre. — Perte de substance osseuse, ankylose de ce doigt.

DAYÉS, Paul-Constant, 37ᵉ de ligne. — Plaies contuses et en séton au bras gauche, 2 coups de feu, Sedan.

DAYET, Antoine-Emile-Elie, né le 25 février 1843, Arbois (Jura), 21ᵉ de ligne, sergent. — Plaie contuse à l'articulation tibio-tarsienne gauche, coup de feu, Beaumont (Ardennes). — Ankylose.

DAYNAC, Célestin, né le 31 mars 1850, Saint-Bresson (Lot), 88ᵉ de ligne. — Variole épidémique, Cahors (Lot). — Cécité complète.

DÉAN, Joseph, 99ᵉ de ligne. — Plaie contuse à l'articulation tibio-tarsienne gauche, coup de feu, Frœschwiller. — Cicatrice adhérente à la malléole interne.

DEBADE, Antoine, né à Thizy (Rhône), garde mob. du Rhône. — Plaie contuse au moignon de l'épaule droite, coup de feu, Nuits. — Ankylose incomplète scapulo-humérale,

DEBADIER, Louis-Blaise, né le 15 février 1845, Ménétreux-le-Pitois (Côte-d'Or), garde mob. de la Côte-d'Or. — Variole épidémique, camp de Tillemont sous Paris, 29 octobre. — Staphylômes : Cécité complète.

DEBAECKER, Xavier-Alexandre, né le 15 août 1847, Hazebrouck (Nord), 3ᵉ zouaves. — Fracture du cubitus gauche, tiers inférieur, coup de feu, Frœschwiller. — Ankylose incomplète du poignet.

DEBAEKER, Lucien-Augustin, né le 17 octobre 1846, Wallon-Cappel (Nord), garde mob. du Nord. — Fracture comminutive de l'avant-bras gauche, coup de feu, Vermand (Aisne), 18 janvier. — Abolition des mouvements de pronation et de supination.

DÉBALS, Jean-Amans, 77ᵉ de ligne. — Plaie contuse à l'éminence thénar, main droite, coup de feu, Gravelotte. — Atrophie de la main, déformation et ankylose des doigts médius et annulaire.

DEBALS, Jean-Antoine, 39ᵉ de ligne. — Plaie contuse à la jambe droite, coup de feu à (?). — Cicatrice adhérente.

DEBANDE, Pierre, 71ᵉ de ligne. — Perte des deux dernières phalanges du doigt indicateur droit, coup de feu, Sainte-Barbe sous Metz.

DÉBANNE, Jean-Louis-Arsène, 48ᵉ de ligne. — Plaie contuse à la cuisse droite, plaie contuse au poignet gauche, plaie compliquée au pied gauche, section des extenseurs, 3 éclats d'obus, Montbéliard, 16 janvier. — Tumeur synoviale du poignet, cicatrice adhérente.

DEBAR, Jacques-Eugène, né le 28 mai 1808, Paris, 116ᵉ bataillon, garde nationale de la

Seine. — Plaie contuse à l'avant-bras droit, coup de feu, Choisy-le-Roi, 30 novembre. — Phlegmon diffus, cicatrices adhérentes et nombreuses, impossibilité des mouvements de flexion et d'extension des doigts.

DEBAR, Nicolas-Eugène, 15e de ligne. — Plaie contuse à la jambe (?), éclat d'obus, Soissons, 13 octobre. — Esquilles, périostite, cicatrice fortement adhérente.

DEBARGE, François, né le 9 juin 1850, Flers (Nord), 75e de ligne. — Plaie contuse à la main gauche, coup de feu, Saint-Quentin. — Phlegmon diffus, ankylose et déformation des doigts médius et annulaire.

DEBAS, Maxime-Joseph, 93e de ligne, caporal. — Plaies en séton au mollet droit et à la fesse du même côté, coups de feu, Saint-Privat.

DEBAUDRENGHIEN, Louis-Gustave-Victor, né le 2 mai 1850, Lille (Nord), 2e chass. à pied. — Plaie contuse à la jambe droite, coup de feu, plaies à la face et perforation du tympan de l'oreille gauche, éclats d'obus et déflagration de poudre, Asnières, 2e siége de Paris. — Périostite du tibia avec induration des tissus et plaies fistuleuses : Perte complète de la vision à droite et incomplète à gauche, la cornée de l'œil est obscurcie par l'incrustation de grains de poudre, perte de l'ouïe à gauche.

DEBAY, Lucien-Auguste, 48e de ligne. — Plaie contuse à l'avant-bras droit, coup de feu, Wœrth. — Cicatrice adhérente.

DEBEAULIEU, Guillaume, 9e de ligne. — Fracture de l'omoplate gauche, coup de feu, les Hautes-Bruyères, 30 septembre.

DEBEAUNE, Étienne-Eugène, garde mob. du Cher, sergent. — Plaie compliquée à l'avant-bras gauche, coup de feu, Héricourt. — Paralysie des deux derniers doigts.

DEBELUT, Antoine, 68e de ligne. — Fracture du cubitus gauche, extrémité inférieure, coup de feu, Neuilly-sur-Seine, 19 avril.

DEBENEY, Claude, né le 27 juin 1842, Chazai (Ain), garde mobilisée du Rhône, 1re légion. — Plaie à travers l'espace inter-osseux de l'avant-bras droit, luxation du cubitus, à son extrémité inférieure, coup de feu, Nuits (Côte-d'Or). — Flexion incomplète du doigt indicateur.

DEBERNAT, Jean, 85e de ligne. — Plaie contuse au bras droit, coup de feu, Sedan. — Balle non extraite (elle s'est logée entre l'omoplate et le thorax).

DEBERNE, Eugène-Adrien, né le 12 octobre 1850, Donnery (Loiret), 50e de ligne. — Fracture de la main gauche, coup de feu, Patay, 2 décembre. — Atrophie de la main, paralysie des quatre derniers doigts, fixés en forme de griffe.

DEBETHUNE, Louis-Philippe, né le 25 janvier 1847, Sars-et-Rosières (Nord), 1er zouaves, caporal. — Fracture du maxillaire inférieur à droite, éclats d'obus, Sedan. — Déformation de la face, cicatrices à la région cervicale, névralgies périodiques et très-douloureuses.

DEBIME, Gustave-Arthur, 69e de ligne, caporal. — Fracture comminutive de l'humérus droit, coup de feu, Saint-Quentin.

DEBLAIS, Émile-Jean, 51e de ligne. — Plaie à la poitrine, côté gauche, fracture de côtes, coup de feu, Loigny. — Carie costale, cicatrice adhérente.

DEBONNAIRE, Eugène-Victor, né le 26 octobre 1844, Paris, 11e de ligne. — Fracture comminutive du coude gauche, coup de feu, Beaumont (Ardennes). — Ankylose.

DEBORD, Denis, 45e de ligne. — Plaie en séton de la fesse droite à l'aine gauche, coup de feu, Frœschwiller.

DEBORD, Jean, né le 23 juillet 1849, Châteauponsac (Haute-Vienne), 21e de ligne. — Congélation du pied droit, Champigny. — Perte du gros orteil et de deux phalanges des 2e et 3e orteils.

DEBORD, Louis, né à Riom (Drôme), 6e artill. — Plaie de poitrine, coup de feu, Wœrth. — Dyspnée.

DÉBORD, Louis-Charles, 76e de ligne. — Fracture du fémur gauche, coup de feu, Sainte-Barbe sous Metz. — Amaigrissement du membre.

DEBOUDÉ, Charles-Marie, né le 10 septembre 1840, Paris, francs-tireurs, sergent. — Plaies contuses aux deux creux poplités, plaie compliquée à la main droite, coups de feu et éclats d'obus, Alençon. — Cicatrices adhérentes, perte de la main.

DEBOURG, Jean-François, 5e de ligne. — Plaie contuse au doigt annulaire, main gauche, coup de feu, Changé, 10 janvier. — Ankylose de ce doigt.

DEBOUT, Achille-Joseph, 41e de ligne. — Fracture de l'humérus droit, coup de feu, Borny. — Atrophie du membre.

DEBOUT, Louis, né le 18 décembre 1836, Couddes (Loir-et-Cher), 22e chass. à pied. — Fracture du fémur droit par écrasement, Rueil, 12 mai 1871. — Raccourcissement de 6 centimètres.

DEBRAIS, Samuel-François-André, né le 9 décembre 1843, Morannes (Maine-et-Loire), volontaires de l'Ouest, sergent. — Plaie à travers le genou droit, coup de feu, le Mans. — Destruction presque complète des muscles péroniers, ankylose du genou et fausse ankylose tibio-tarsienne.

DEBRAY, Louis-Auguste-Prudent, né le 19 octobre 1845, Saint-Agnan-sur-Erre (Orne), 21e de ligne. — Fracture comminutive et compliquée du radius gauche, coup de feu, Frœschwiller. — Atrophie du bras et paralysie de l'avant-bras et de la main.

DEBRIAT, Alexandre, né le 13 mai 1846, Seignelay (Yonne), garde mob. de l'Yonne. — Plaie contuse à la jambe droite, partie inférieure, coup de feu, Lorges. — Cicatrice adhérente, amaigrissement et gêne des mouvements de la jambe.

DEBRIEUX, Pierre-Prosper, né le 7 décembre 1850, Foix (Ariége), 65e de ligne. — Fracture de l'olécrane gauche, coup de feu, sous Paris, 30 avril. — Ankylose du coude, abolition des mouvements de pronation et de supination de l'avant-bras.

DEBROAS, Joachim-Ferdinand, 3e de ligne. — Perte des deux dernières phalanges de l'indicateur droit, coup de feu, Beaumont (Ardennes).

DEBROSSE, Jean-Baptiste-Julien, 19e de ligne. — Plaie à la jambe gauche, partie postérieure, éclat d'obus, Borny. — Rétraction musculaire et gêne dans la marche.

DEBRU, Augustin, 53e de ligne. — Perte de la dernière phalange du doigt indicateur droit, coup de feu, Sedan.

DEBRUN, Louis-Arthur, né le 19 avril 1846, Presles et Thierry (Aisne), 15e de ligne. — Fracture comminutive du coude gauche, coup de feu, Saint-Privat. — Ankylose du coude, paralysie des doigts auriculaire, annulaire et médius.

DEBUSY, Ernest-François, né le 19 février 1850, Ravières (Yonne), 3e zouaves. — Plaie à la face, destruction du globe oculaire droit et fracture du maxillaire inférieur, éclat d'obus, Beaune-la-Rolande.

DEBUSY, Firmin-Joseph, 72e de ligne. — Fracture de l'humérus droit, tiers supérieur, chute de wagon, Dôle, 13 mars.

DECAGUY, Louis-Charles-Arnal, né le 23 février 1847, Lortois (Somme), 12e bat. de la garde mob. de la Seine. — Fracture de l'omoplate droite, coup de feu, Stains, 21 décembre. — Cicatrice adhérente à l'épine de cet os, atrophie du moignon de l'épaule.

DECAMPS, Rustique-Jean-Louis, 3e de ligne. — Fracture comminutive de l'avant-bras gauche, coup de feu, Frœschwiller.

DECANIS, Joseph-Antoine, 23e de ligne. — Plaie contuse au mollet droit, coup de feu, Gravelotte. — Rétraction du tendon d'Achille.

DECANTS, Charles-Jules, 24e de ligne. — Congélation du pied droit, Pont-Noyelles, 23 décembre. — Perte de la phalange unguéale des trois premiers orteils.

DÉCARBAUX, François-Ernest, né le 8 décembre 1842, Montmeillant (Ardennes), 3e rég. de chass. d'Afrique. — 2 plaies contuses au dos, fracture comminutive du cubitus droit, éclats d'obus, Sedan. — Cicatrices adhérentes comprimant le nerf médian, extension permanente des doigts.

DÉCARMONCHE, Victor-Alexandre, 1er chass. à pied. — Fracture comminutive de la jambe gauche, coup de feu, Frœschwiller.

DECAY, Bertrand, 22e de ligne. — Plaie contuse à la main droite, coup de feu, Champigny, 2 décembre.

DECAYEUX, Joseph-Henri, né le 27 septembre 1847, Honfleur (Calvados), 80e de ligne. — Fracture comminutive des os du pied droit, coup de feu, Saint-Privat. — Atrophie de la jambe, ostéite suppurative de ces os, esquilles, plaie fistuleuse.

DÉCELLAS, Jean, 2e bat. d'infant. légère d'Afrique. — Perte des 2e et 3e phalanges de l'indicateur, main gauche, coup de feu, Reischoffen. — Ankylose des phalanges du doigt médius.

DECELLE, Athanase, né le 8 février 1842, la Ville-aux-Bois-Lédizy (Aisne), 105e bat. de la garde nationale de la Seine.—Plaie compliquée à la cuisse (?), lésion du nerf sciatique, coup de feu, Buzenval.

DÉCELLE, Clovis-Clément, né le 6 janvier 1842, Prouilly (Marne), 7e artill., maréchal des logis. — Entorse, Meudon, 2e siége de Paris. — Arthrite chronique du genou gauche, dilatation variqueuse à sa partie interne.

DÉCHAMP, Anatole, 73e de ligne, sergent. — Fracture de l'humérus gauche, éclat d'obus. plaie à la face, coup de sabre, Gravelotte. — Perte osseuse.

DECHAUFOUR, Auguste-Charles-Arthur, né le 11 décembre 1850, Douvres (Calvados), 52e de ligne. — Destruction du globe oculaire droit, coup de feu, Chenebier.

DECHAUMEL, Jules-Lucien-Constant, né le 3 novembre 1851, Paris (Seine), 81e de ligne, sergent. — Fracture comminutive du coude droit, coup de feu, Noisseville, 1er septembre. — Ankylose, esquilles, cicatrices adhérentes nombreuses, amaigrissement du membre.

DECHERF, Auguste-Joseph, né le 30 janvier 1839, Merville (Nord), 40e de ligne. — Plaie compliquée au bras droit, coup de feu, Patay, 2 décembre. — Atrophie du bras, perte de sa sensibilité.

DECHILLY, François-Henri-Augustin, 26e de ligne.—Plaie contuse à l'épaule gauche, éclat d'obus, Gravelotte. — Cicatrice adhérente.

DÉCHOMPS, Albert-Paul, 37e de ligne. — Congélation de la jambe gauche, le Mans (Sarthe), 16 février. — Atrophie du membre, destruction de la peau et des tissus sous-jacents dans une grande étendue, ulcère atonique persistant auprès de la malléole externe, cicatrice très-amincie.

DECKER, François-Antoine, 2e spahis.— Fracture de la jambe droite, chute de cheval à (?). — Perte de substance, raccourcissement, consolidation vicieuse.

DECOK, Charles, 58e de ligne, caporal. — Plaie contuse à l'épaule droite, coup de feu, les Aydes près Orléans, 11 octobre.

DECŒUR, Claude-Joseph-Honoré, garde nationale de la Seine, 78e bataillon. — Fracture du maxillaire supérieur gauche, près l'orbite, coup de feu, Buzenval. — Perte partielle de la vision, à gauche.

DECOMBEJEAN, Auguste-Eugène-Alphonse, né le 25 février 1845, Paris, garde mob. de la Seine, 13e bataillon.—Amblyopie amaurotique double, intempéries, Stains. — Affaiblissement de la vision.

DECOMBLE, Méry-François-Guillaume, 68e de ligne. — Plaie contuse à la main gauche, coup de feu, Beaumont (Ardennes). — Rétraction de l'indicateur.

DECONNINCK, Auguste, né le 6 juillet 1829, Audenarde (Belgique), rég. étranger. — Fracture de la 2e côte à droite, coup de feu, Arthenay. — Plaie fistuleuse, gêne des mouvements d'expansion du thorax.

DECOO, Louis, 41e de ligne. — Plaie contuse à l'articulation tibio-tarsienne gauche, coup de feu, Borny. — Ankylose incomplète.

DECORPS, Émile-Pierre, né le 27 octobre 1851, la Cluze et Paquier (Isère), 50e de ligne, caporal. — Fracture de l'épicondyle, bras gauche, coup de feu, Wissembourg. — Fistule osseuse, rétraction du biceps, flexion du bras à angle droit.

DECOSMI, Joseph-Marie, né le 20 août 1828, Ajaccio (Corse), chef d'escadron d'état-major. — Plaie contuse s'étendant de l'angle externe de l'œil gauche à la paupière inférieure droite, coup de feu, Sedan. — Destruction du globe oculaire gauche.

DECOSNE, Jean-Pierre-Éléonore, 13e de ligne. — Plaies contuses aux deux cuisses, coup de feu, Borny.

DECOUX, Ignace, 65e de ligne. — Fracture du cubitus droit, coup de feu, Saint-Privat.

DECOUX, Léonard, né le 30 mars 1834, Chamberet (Corrèze), 94e de ligne. — Plaie à la face, éclat d'obus, Gravelotte. — Destruction du globe oculaire gauche, affaiblissement de la vue de l'œil droit.

DECOUZE, André, 100e de ligne, caporal. — Plaie contuse à la main droite, coup de feu, Rezonville. — Affection strumeuse.

DECRÉ, Eugène, né le 13 mai 1848, Laval (Mayenne), 7e de ligne. — Plaie compliquée au bras gauche, coup de feu, Paris, 2e siége. — Perte de substance du deltoïde, paralysie incomplète du bras.

DECRESSAC, Paul, né le 23 septembre 1849, la Croix, canton du Dorat (Haute-Vienne), garde mob. de la Haute-Vienne. — Plaie compliquée à la jambe gauche, éclat d'obus, Lumeau, 2 décembre. — Perte de substance musculaire, cicatrice large, difforme et adhérente de 15 centimètres d'étendue, le membre ne peut s'appuyer sur le sol.

DECROCK, Alexandre-Théophile, né le 6 mai 1847, Morbecque (Nord), 104e de ligne. — Bronchite chronique tuberculeuse, privations en captivité. — Affaiblissement de la constitution.

DECROIX, Jean-Baptiste-Casimir-Joseph, 24e de ligne. — Fracture de l'os frontal, éclat d'obus, Bapaume. — Cicatrice profonde et adhérente au milieu du front, troubles cérébraux.

DECROIX, Jules-André-Joseph, 33e de ligne. — Plaie contuse à la cuisse droite, coup de feu, Borny. — Balle non extraite.

DECUALS, Esprit-Eloi, 56e de ligne. — Plaies contuses aux deux cuisses, partie postérieure, coup de feu, Buzenval. — Phlegmon diffus, cuisse gauche, cicatrice adhérente au creux poplité.

DÉCULIER, César-Auguste, né le 26 avril 1833, Leyssard (Ain), gendarme des Côtes-du-Nord. — Fracture au niveau du col de l'humérus gauche, coup de feu, Neuilly-sur-Seine (2e siége). — Mobilité incurable de l'humérus.

DÉCULTOT, Edouard, 20e chass. à pied. — Fracture comminutive des deux fémurs, coup de feu, Critot (Seine-Inférieure), 3 octobre. — Raccourcissement des deux membres.

DEDIBU, Jean, 72e de ligne. — Variole épidémique, 5 janvier à (?). — Hernie de l'iris et staphylôme de la cornée de l'œil droit, perte de la vision de cet œil.

DEDIEU, Joseph, 12e cuirassiers. — Plaies contuses à l'avant-bras et à la main gauches, coups de feu, Rezonville. — Perte des deux dernières phalanges de l'auriculaire et des mouvements de flexion des autres doigts de la main.

DEDIEU, Joseph, 16e de ligne. — Fracture comminutive de la jambe droite, coup de feu, Arthenay, 2 décembre. — Ostéite, perte de substance osseuse, cal vicieux et difforme.

DEDIEU, Louis, 95e de ligne. — Fracture comminutive de l'avant-bras droit, coup de feu, Noisseville. — Cicatrice adhérente, impossibilité de la flexion de l'avant-bras sur le bras.

DÉFAUCHAUX, François-Léon-Romualde, né le 7 février 1848, Thiescourt-(Oise), 5e cuirassiers. — Plaie compliquée au bras droit, coup de feu, Mouzon. — Cicatrice adhérente au biceps, paralysie partielle de la main.

DEFAUT, Victor-Nicolas, né le 30 juin 1848, Grimonviller (Meurthe), 51e de ligne. — Plaie contuse à la jambe droite, éclat d'obus, Gravelotte. — Cicatrice friable enfoncée et adhérente.

DEFAYE, Guillaume, né le 28 juillet 1850, Limoges (Haute-Vienne), 35e de ligne. — Plaie circulaire sous les muscles du thorax au niveau de la 8ᵉ côte, coup de feu, Paris, 2ᵉ siége.— Cicatrices adhérentes, gêne des mouvements de flexion du tronc.

DEFAYE, Jules, 16ᵉ de ligne. — Plaie contuse au cou, coup de feu, Châtillon sous Paris, 19 septembre. — Scrofule avec ulcère fistuleux cervical.

DEFETEL, Théophile, 73ᵉ de ligne.—Fracture de l'humérus droit, coup de feu, Gravelotte. — Paralysie incomplète de la main.

DEFFARGE, Jean, né le 16 septembre 1845, Moutren (Dordogne), 22ᵉ de ligne, caporal.— Fracture du cubitus droit, tiers inférieur, coup de feu, Champigny.—Gêne des mouvements de l'avant-bras.

DEFFOND, Jules-Désiré, né le 26 novembre 1846, Dadouville (Loiret), garde mob. du Loiret. — Fracture du maxillaire inférieur gauche, les dents du maxillaire supérieur ont toutes été cassées au niveau des alvéoles, éclat d'obus, Buzenval. — Le cal forme un angle aigu dirigé en avant et à gauche, cicatrice adhérente au menton attirant en bas la lèvre inférieure.

DEFIOLE, Jean-Pierre, né le 5 décembre 1847, Benassay (Vienne), 94ᵉ de ligne. — Fracture du radius droit, coup de feu, les Grandes-Tappes sous Metz, 7 octobre. — Déformation de l'avant-bras.

DÉFLASSIEUX, Jean-Fleury, né le 4 septembre 1846, Saint-Paul-en-Jarrêt (Loire), 7ᵉ de ligne, caporal. — Plaie compliquée à la cuisse gauche, coup de feu, Servigny sous Metz, 31 août. — Cicatrices adhérentes à la cuisse et au jarret, atrophie partielle du membre.

DÉFLIN, Antoine-Hubert, né le 3 novembre 1849, Baccarat (Meurthe), 33ᵉ de ligne.—Fracture du fémur droit, tiers moyen, coup de feu, Orléans, 11 octobre. — Consolidation vicieuse raccourcissement de 5 centimètres, ankylose incomplète du genou.

DÉFONTAINE, Jean-Baptiste-Frédéric-Joseph, né le 23 octobre 1843, Hermies (Pas-de-Calais), 1ᵉʳ chass. à pied. — Fracture de l'humérus droit, tiers supérieur, coup de feu, Saint-Quentin. — Ankylose incomplète de l'épaule, atrophie du membre.

DEFONTAINE, Théophile, 32ᵉ de ligne. — Plaies contuses aux cuisses, 3 coups de feu, la Bourgonce (Vosges), 6 octobre. — Cicatrices adhérentes douloureuses.

DEFOSSE, Gilbert, né le 9 décembre 1847, Champs (Puy-de-Dôme), 59ᵉ de ligne. — Nécrose de l'omoplate droite, sciatique gauche, fatigues en captivité.

DEFOSSE, Gustave, 73ᵉ de ligne. — Fracture de l'apophyse épineuse de la dernière vertèbre dorsale, coup de feu, Gravelotte.

DÉFOSSEZ, Adolphe, né le 22 juin 1850, Iwuy (Nord), 75ᵉ de ligne. — Fracture du fémur gauche, tiers moyen, coup de feu, Saint-Quentin. — Consolidation vicieuse, cal volumineux, incurvation de la cuisse en avant, raccourcissement de 4 centimètres.

DEFOULOY, Charles-Eloi-Désiré, né le 5 janvier 1849, Béhéricourt (Oise), 17ᵉ chass. à pied. —Plaie compliquée au poignet droit, coup de feu, Clamart, 6 mai. — Large cicatrice adhérente, face antérieure du poignet, flexion permanente de la main sur l'avant-bras et des doigts sur la main à l'exception du pouce, immobilisé dans l'extension.

DEFOUR, Jean-Remy, 91ᵉ de ligne. — Plaie contuse à la jambe gauche, face antérieure, et fracture des os du tarse du pied gauche, 2 coups de feu, Gravelotte.

DEFRADAS, Jean-Baptiste, 73ᵉ de ligne. — Plaie contuse à la main droite, coup de feu, Mézières, 26 novembre. — Perte des deux dernières phalanges de l'indicateur.

DEFRESNE, Alexandre, 79ᵉ de ligne.—Plaie contuse au mollet gauche, coup de feu, Paris, 24 mai. — Large cicatrice adhérente.

DEFRICOURT, Jules-Edouard, né le 30 septembre 1839, Paris (Seine), éclaireurs de la Seine, caporal. — Fracture du 4ᵉ métacarpien, main gauche; contusion, Sedan. — Consolidation vicieuse, déformation de la main, atrophie de l'avant-bras.

DEFRIZE, Jean-Baptiste-Damase, né le 6 mars 1846, Soize (Aisne), garde mob. de l'Aisne.

—Fracture compliquée de l'humérus droit, tiers inférieur, explosion de la citadelle de Laon, 9 septembre. — Cal volumineux, déformation considérable du bras, paralysie de l'avant-bras et de la main.

DEFRUIT, Charles-Désiré-Arthur, né le 19 août 1850, Muille-Villette (Somme), 89e de ligne. — Fracture compliquée et comminutive des 2e et 3e articulations métacarpo-phalangiennes main droite, coup de feu, Paris, 23 mai. — Ankylose des doigts médius et indicateur fixés dans l'extension.

DEGAND, François-Frédéric, né le 1er mai 1838, Bourbonne (Haute-Marne), garde mobilisée de la Haute-Marne. — Contusion violente de l'articulation tibio-tarsienne droite, chute à l'armée de l'Est. — Ankylose tibio-tarsienne.

DEGAND, Jean-Baptiste-Joseph, né le 3 avril 1840, Fretin (Nord), 64e de ligne, caporal.— Fracture du fémur droit, tiers inférieur, coup de feu, Borny. — Consolidation vicieuse, raccourcissement de 5 centimètres, cicatrices adhérentes multiples à la partie interne du membre qui 'est atrophié.

DEGEILH-DELPEYRÉ, Martin, né le 4 septembre 1845, Massat (Ariége), 3e de ligne.—Fracture comminutive de la jambe droite, éclat d'obus, Frœschwiller. — Raccourcissement de 6 centimètres, atrophie de la cuisse et de la jambe.

DEGEIX, Pierre-Maximilien, 25e chass. à pied. — Plaie contuse au pied droit, coup de feu, Bapaume. — Cicatrice adhérente à la face dorsale externe du pied.

DEGÈNE, Émile-Édouard, né le 13 mai 1848, Triancourt (Meuse), 51e de ligne. — Plaie contuse à l'avant-bras gauche, partie antérieure, éclat d'obus, Saint-Privat. — Large cicatrice du genou.

DÉGENETAIS, Delphine-Clovis, né le 1er juillet 1846, Tourville (Seine-Inférieure), 63e de ligne. — Fracture du crâne, coup de feu, Spickeren. — Perte de substance osseuse à la partie supérieure.

DÉGERINE, Jean-Joseph, né le 7 mars 1845, Arenthou (Haute-Savoie), 50e de ligne. — Plaie s'étendant du pli de la fesse à la partie interne de la cuisse (?), coup de feu, Forbach. — Gêne considérable et persistante des mouvements de la jambe.

DEGOUL, Jean, 65e de ligne. — Plaie contuse à l'articulation radio-carpienne droite, coup de feu, Sedan.

DEGOULET, Victor-Pierre, garde mob. de la Mayenne. — Plaies contuses à la jambe et au pied gauches, coup de feu, Arthenay. — Engorgement chronique de la jambe.

DEGRAND, Jean-Baptiste. — Fracture du fémur droit, tiers supérieur, coup de feu, Borny. — Raccourcissement de 5 centimètres, atrophie du membre, cicatrices adhérentes et multiples.

DEGRANGE, François, né le 26 décembre 1841, Chenevoz (Haute-Savoie), 20e de ligne, caporal. — Fracture comminutive du coude gauche, coup de feu, Sedan. — Ankylose du coude et atrophie de l'avant-bras.

DEGREMONT, Émile, né le 1er avril 1850, Masnières (Nord), 67e de ligne. — Fracture compliquée de la tête du radius et de la moitié condylienne de l'humérus, éclat d'obus, sous Paris, 18 mai. — Pourriture d'hôpital, ankylose du coude dans la flexion, atrophie et paralysie de l'avant-bras et des doigts.

DÉGREMONT, Philippe-Joseph, 23e de ligne. — Plaie contuse au bras droit, coup de feu, Gravelotte. — Pourriture d'hôpital, perte de substance musculaire.

DÉGRENON, Adolphe-Antoine, né le 2 février 1850, Paris, 3e zouaves. — Fracture de la tête des deux os de l'avant-bras gauche, éclat d'obus, Villersexel. — Large cicatrice adhérente, ankylose incomplète du coude, gêne des mouvements des doigts et de la main.

DEGUERGE, Jean, 2e zouaves. — Fracture comminutive de l'avant-bras gauche; plaie contuse à la cuisse gauche, 2 coups de feu, Chenebier (Haute-Saône), 15 janvier.

Deguil, Jean-Jacques, garde mob. des Deux-Sèvres. — Fracture comminutive de la jambe gauche, coup de feu, Beaune-la-Rolande. — Plaie fistuleuse, cal difforme.

Deguin, Simon, 53e de ligne. — Fracture de la branche montante du maxillaire inférieur et de l'os malaire droit, coup de feu, Beaune-la-Rolande. — Ankylose incomplète temporo-maxillaire.

Degy, Joseph, né le 15 août 1844, Vereux (Haute-Saône).—Ophthalmie purulente à (?). — Perte de la vision de l'œil droit.

Dehail, Auguste-Pierre, 110e de ligne. — Fracture comminutive de l'avant-bras gauche, coup de feu, Hautes-Bruyères, 20 novembre. — Ankylose incomplète du coude.

Dehant, Louis-Joseph-Ulysse, 69e de ligne, caporal. — Perte des deux dernières phalanges de l'indicateur gauche, coup de feu, Saint-Quentin.

Deher, Clément, né le 15 mars 1844, Brazey-en-Plaine (Côte-d'Or), 28e de ligne, sergent-major. — Plaie en séton au pli du coude gauche ; fracture comminutive du fémur gauche, tiers inférieur, coup de feu, Saint-Privat. — Esquilles nombreuses et raccourcissement considérable de la cuisse.

Dehien, Antoine-Benjamin, 46e de ligne. — Plaie contuse au coude droit, coup de feu, Issy, 12 mai. — Ankylose incomplète du coude, abcès, esquilles, cicatrice adhérente partie interne du coude.

Dehon, Gustave, né le 5 juin 1849, Sebourg (Nord), 2e chass. à pied, caporal. — Plaie contuse au coude droit, coup de feu, Pont-Noyelles. — Ankylose dans la flexion.

Deiber, Martin, né le 14 décembre 1846, Oberhaslach (Bas-Rhin), 62e de ligne, caporal. — Cataracte traumatique à l'œil droit, contusion par son fusil, Noisseville. — Perte de la vision de ce côté.

Deilhes, Baptiste, 3e de ligne. — Fracture comminutive de la jambe gauche, coup de feu, Spickeren. — Abcès multiples.

Deiter, Ernest-Victor, 17e de ligne. — Plaie compliquée à la main droite, coup de feu, Châtillon sous Paris, 19 septembre. — Perte de la 3e phalange de l'indicateur, extension de ce doigt et du médius.

Deixonne, Jean-Sauveur-Martin, né le 8 juillet 1846, Rix (Pyrénées-Orientales), 36e de ligne. — Fracture des 4e et 5e métatarsiens, pied droit, avec déchirure des nerfs et des extenseurs des 3 derniers orteils, éclat d'obus, Neuilly-sur-Seine, 2e siége. — Gêne des mouvements de la partie antérieure du pied.

Déjardin, Victor, 24e chass. à pied. — Fracture comminutive de la jambe gauche, coup de feu, Gravelotte.

Dejean, Jean, 53e de ligne. — Plaie compliquée à la main gauche, coup de feu, Chagey, 17 janvier. — Ankylose dans l'extension des 2e et 3e doigts de la main, rigidité des autres doigts.

Dejean, Jean, 11e de ligne. — Plaie à la poitrine, fracture de côtes, coup de feu, Beaumont (Ardennes). — Cicatrice adhérente.

Dejean, Jean-Baptiste, 48e de ligne. — Fracture de l'humérus droit, coup de feu, Arthenay, 9 janvier (?). — Consolidation vicieuse, perte de substance osseuse, cicatrices profondes et adhérentes, atrophie du bras.

Dejean, Joseph-Jean, né le 12 février 1850, Listrac (Gironde), 56e de ligne. — Fracture du radius gauche, tiers moyen, coup de feu, Conneré, 11 janvier. — Perte d'une grande portion de cet os, consolidation vicieuse, déviation considérable de la main en dehors, atrophie du membre, abolition des mouvements de pronation et de supination.

Dejean, Pierre, né le 17 mars 1845, Saint-Ybars (Ariége), 2e chass. à pied.—Plaie compliquée à l'avant-bras gauche, coup de feu, Gravelotte. — Ankylose du poignet, atrophie de la main et du bras, flexion permanente de l'auriculaire.

Dejean, Prosper, né le 11 décembre 1834, Carcassonne (Aude), 80e de ligne, sergent-major. — Fracture comminutive compliquée des 2e et 3e métacarpiens, main gauche, coup de feu, Saint-Privat. — Ankylose incomplète radio-carpienne et ankylose des quatre derniers doigts de la main qui sont dans l'extension permanente, amaigrissement notable de l'avant-bras et de la main, cicatrices adhérentes.

Déjeux, Jean-Louis, garde mob. du Jura. — Plaie contuse au genou droit, coup de feu, Héricourt, 16 janvier. — Ankylose incomplète.

Déjust, François-Léopold, 50e de ligne. — Plaie contuse au tendon d'Achille, jambe gauche, coup de feu, Wissembourg.

Delabre, Hippolyte, né le 23 octobre 1840, Eswars, canton de Cambrai (Nord), 48e de ligne. — Fracture du fémur droit, coup de feu, Yvré-l'Évêque, 11 janvier. — Raccourcissement, ankylose du genou.

Delachasse de Verigny, Arthur-Joseph-Jean, né le 8 janvier 1829, Paris (Seine), 39e de ligne, lieutenant colonel.—Fracture compliquée de la branche montante droite du maxillaire inférieur : perte des deux dernières phalanges du doigt indicateur droit, coups de feu, Sedan. — Perte de substance osseuse et de plusieurs dents, cicatrice profonde adhérente à la région occipitale droite et inférieure, cicatrice à la joue droite, hémiplégie faciale droite, céphalalgie et perte de la mémoire.

Delacourcelle, Charles-Joseph, 43e de ligne, caporal. — Congélation des deux pieds, route de Berlin à Dantzig, décembre 1870. — Gangrène et perte des orteils du pied gauche et des deux premiers du pied droit et perte partielle des 3e et 4e, même pied.

Delacourt, Gaston-Frédéric, 87e de ligne, sergent. — Fracture de l'humérus, tiers inférieur, coup de feu, Strasbourg, 18 août.—Ankylose incomplète du coude.

Deladerrière, Albéric, 33e de ligne. — Congélation du pied droit, Boves, 27 novembre. — Perte de trois orteils.

Delaêt, Antoine, francs-tireurs du Doubs. — Plaies contuses aux parties antérieures et postérieures de l'épaule droite, coup de feu, Villiers-le-Sec (Doubs), 2 février.

Delage, François, 13e de ligne. — Plaie de poitrine, fracture de l'omoplate droite, coup de feu, Gravelotte.

Delage, François, né le 24 octobre 1850, Ozérables (Creuse), 53e de ligne. — Plaie contuse à la jambe gauche, coup de feu, Paris, 2e siége. — Hernie musculaire.

Delage, Jean, 9e chass. à pied. — Fracture des deux derniers métacarpiens, main droite, coup de feu, Coulmiers.

Delage, Jean, 59e de ligne. — Plaie contuse à la hanche droite, coup de feu, Beaumont-la-Chartre, 7 décembre. — Cicatrice adhérente à la crête iliaque.

Delahaie, Jean-Julien, né le 13 septembre 1848, Langouet (Ille-et-Vilaine), 49e de ligne. — Fracture comminutive du coude gauche, coup de feu, Sedan. — Nombreuses esquilles, ankylose du coude.

Delahaie, Pierre-François, 59e de ligne. — Plaie contuse à la cuisse gauche, coup de feu, Connéré. — Cicatrice adhérente.

Delahais, Amand, 4e artill., conducteur. — Plaie compliquée à la main droite, coup de feu, Montretout. — Perte des doigts indicateur et médius, ankylose de l'annulaire.

Delair, Antoine, né le 20 mai 1834, Saint-Etienne-sur-Blesle (Haute-Loire), 91e de ligne. — Plaie pénétrante de poitrine à gauche, lésion du poumon, et fracture de l'omoplate à sa partie moyenne, coup de feu, Saint-Privat. — Nombreuses esquilles, gêne dans les mouvements de l'épaule, dyspnée.

Delaire, Célestin-Louis-Casimir, né le 1er mai 1844, Cheptainville (Seine-et-Oise), 6e chass. à pied. — Fracture du cubitus droit, tiers supérieur, fracture comminutive du maxillaire inférieur, 2 coups de feu, Sedan. — Pas de consolidation du maxillaire.

Dalaire, Pierre, né le 31 mai 1845, Salles (Dordogne), 22e de ligne, sergent. — Fracture du 2ᵉ métatarsien, pied gauche, coup de feu (?). — Ankylose du 2ᵉ orteil dévié en dedans, gêne et douleur dans la marche.

DELAMARE, Alfred, 41ᵉ de ligne. — Fracture comminutive de la jambe gauche, au-dessous des malléoles, coup de feu, Lorges, 9 décembre. — Cicatrice très-étendue, consolidation vicieuse.

DELAMARRE, Pierre-Adolphe, 19ᵉ de ligne. — Plaies contuses au bras droit et à la main gauche, 2 coups de feu, Josnes, 8 décembre. — Atrophie incomplète du pouce droit : ankylose incomplète des quatre derniers doigts, main gauche.

DELANCOURT, Louis-Charles-Augustin, né le 18 avril 1846, Tronchoy (Somme), francs-tireur des Hautes-Pyrénées. — Plaie perforante du tibia droit, coup de feu, Saint-Laurent-des-Bois.—Cicatrice adhérente, partie supérieure, amaigrissement du membre, douleur et roideur dans le genou.

DELANNOY, Henri-Désiré-Joseph, garde mob. du Nord. — Plaie contuse à la main gauche, coup de feu, Villers-Bretonneux, 7 novembre. — Amaigrissement de l'avant-bras.

DELANOÉ, Jules-François, 65ᵉ de ligne. — Plaie contuse à la main droite, coup de feu, Saint-Privat. — Ankylose des doigts médius et annulaire.

DELANOUE, François-Paul, 13ᵉ artill. — Plaie contuse à la jambe gauche, éclat d'obus, Saint-Privat. — Large cicatrice adhérente à la partie supérieure et interne.

DELANOUE, Louis-Charles, garde nationale de la Seine. — Plaie à la face, coup de feu, Buzenval, — Cicatrice adhérente et étoilée à la branche montante du maxillaire inférieur, côté droit.

DELAPIERREGROSSE, Jean-Marie-Jacques-Julien, né le 3 février 1828, Dunkerque (Nord), 28ᵉ de ligne, capitaine. — Plaies contuses au bras droit et à la main droite, coup de feu, la Malmaison, 21 octobre.—Large cicatrice adhérente à la main, perte des mouvements de flexion.

DELAPLACE, Benjamin-Constant-Sévère, né le 2 juillet 1846, Marteville (Aisne), 62ᵉ de ligne. — Plaie contuse au mollet droit, fracture comminutive de l'humérus droit, 2 coups de feu, Sainte-Barbe sous Metz. — Ankylose incomplète de l'épaule, cicatrices adhérentes.

DELAPLACE, Joseph-Alphonse, né le 16 janvier 1847, Boisemont (Eure), 104ᵉ de ligne. — Plaie pénétrante du petit bassin avec lésion de la vessie et du rectum, coup de feu, Paris, 2ᵉ siége.

DELAPLACE, Marie-Augustin, 15ᵉ artill. — Rhumatisme articulaire du genou droit, ankylose incomplète, engorgement du genou gauche.

DELARCHE, Claude-Félix, 135ᵉ de ligne. — Fracture de l'épine de l'omoplate gauche, coup de feu, Paris, 24 mai. — Pas de consolidation, atrophie du deltoïde.

DELAROCHE, François-Marie, garde mob. d'Ille-et-Vilaine.—Plaie contuse au bras gauche, coup de feu, Champigny, 2 décembre. — Atrophie du membre.

DELAROCHE, Pierre-Joseph, 71ᵉ de ligne. — Congélation du pied droit.—Gêne des mouvements des orteils.

DELAROQUE, Jean, 70ᵉ de ligne. — Plaie contuse à la cuisse droite, coup de feu, Châtillon sous Paris, 4 avril. — Rétraction des fléchisseurs, flexion de la jambe.

DELARUE, Jules-Albert, 1ᵉʳ de ligne. — Fracture du péroné gauche, coup de feu, Gravelotte. — Balle non extraite, enkystée dans la cuisse.

DELAS, Jean-Baptiste, 30ᵉ de ligne. — Fracture comminutive de la jambe gauche, coup de feu, Orléans, 4 décembre.

DELASSUS, Marie-Constant, 10ᵉ de ligne. — Plaie contuse au coude gauche, coup de feu, Gravelotte. — Ankylose incomplète.

DELASTRE, Henry-Albert, 3ᵉ zouaves.—Plaie contuse à l'articulation tibio-tarsienne droite, coup de feu, Beaune-la-Rolande, — Ankylose, œdème de la jambe.

DELATAILLE, Pierre, 12ᵉ de ligne. — Plaie contuse au doigt médius, main gauche, coup de feu, Choisy-le-Roi, 30 septembre. — Rétraction de ce doigt.

DELATOUR, François, né le 1er juin 1826, Verdun (Meuse), 1re légion de la garde républicaine. — Phthisie pulmonaire généralisée, fatigues, siége de Paris. — Expectoration muco-purulente, dépérissement.

DELATRE, Jules, 2e chass. à pied. — Fracture du doigt médius, main droite, coup de feu, Villers-Bretonneux, 27 novembre. — Ankylose métacarpo-phalangienne.

DELATTE, François, 35e de ligne. — Plaie contuse à la main droite, coup de feu, Courbevoie, 16 avril. — Perte du doigt indicateur.

DELATTRE, Louis-Joseph, 17e chass. à pied, caporal. — Plaie contuse à l'articulation tibio-tarsienne gauche, coup de feu, Pont-Noyelles. — Atrophie de la jambe.

DELAUNAY, Alfred-Edouard, né le 27 novembre 1849, Rouen (Seine-Inférieure), 78e de ligne, caporal. — Fracture comminutive de la jambe droite, coup de feu, Wœrth. — Ankylose fémoro-tibiale dans l'extension et semi-ankylose tibio-tarsienne, déviation en dehors de la jambe et du cou-de-pied.

DELAUNAY, Alfred-Hospice, né le 20 mai 1849, Cocqueville (Seine-Inférieure), 25e de ligne. — Destruction du globe oculaire droit, coup de feu, Loigny.

DELAUNAY, Edouard-Constant, 10e de ligne. — Plaie contuse à la jambe gauche, coup de feu, Saint-Privat.

DELAUNAY, Hugues, 114e de ligne. — Plaie contuse à l'avant-bras droit et à la main droite, 2 coups de feu, Champigny, 30 novembre. — Ankylose métacarpo-phalangienne du médius, en extension permanente.

DELAUNAY, Jean-Pierre, né le 2 juillet 1847, Luittré (Ille-et-Vilaine), 59e de ligne (7e de marche), sergent. — Fracture du bassin, coup de feu, Beaugency, 7 décembre. — Cicatrices profondes, adhérentes et déprimées à la région iliaque gauche, perte de substance osseuse, amaigrissement du membre, marche pénible.

DELAUNAY, Victor-Michel, garde mob. d'Ille-et-Vilaine. — Plaie compliquée à la main gauche, coup de feu, Champigny, 2 décembre. — Rétraction permanente des doigts annulaire et auriculaire.

DELAUNE, Alphonse-Honoré, 47e de ligne, sergent. — Plaie de poitrine, côté gauche; plaie contuse à la cuisse gauche, partie interne et supérieure, trois autres plaies contuses à (?), 5 coups de feu, Frœschwiller.

DELAUNÉ, Honoré-Auguste, garde mob. de la Seine-Inférieure. — Fracture comminutive de la jambe droite, tiers inférieur, éclat d'obus, Buchy, 4 décembre. — Consolidation vicieuse, cal difforme, ankylose incomplète tibio-tarsienne.

DELAUNOY, Hippolyte-Louis-Auguste, né le 15 septembre 1837, Henneville (Manche), 10e de ligne. — Plaie contuse à la main gauche, éclat d'obus, Saint-Privat. — Perte de la phalangette de l'indicateur, flexion incomplète des doigts médius et annulaire.

DELAVAL, Henri-Florimond, garde mob. du Nord. — Ablation du testicule gauche, coup de feu, Pont-Noyelles.

DELAVAL, Philogone-Joseph, né le 13 avril 1846, Estaires (Nord), 76e de ligne.—Fracture de l'humérus droit, coup de feu, Spickeren. — Cicatrice profonde adhérente.

DELAVEAU, Eugène-Joseph, rég. étranger. — Plaie compliquée au pouce, main gauche, coup de feu, Paris (la Vilette), 28 mai. — Ankylose métacarpo-phalangienne.

DELAVENNE, Abel-Aymon, né le 23 février 1843, Blaincourt (Somme), 21e de ligne. — Plaie compliquée à la main gauche, coup de feu, Frœschwiller. — Déformation des doigts indicateur et médius, déviation et ankylose incomplète des phalanges.

DELAYE, Claude, né le 16 novembre 1830, Glaizé (Rhône), gendarmerie d'Eure-et-Loir, maréchal des logis. — Ataxie locomotrice progressive, fatigues de la campagne 1870-71.

DELAYRE, Pierre, 22e de ligne, sergent. — Fracture du 2e métatarsien, pied gauche, coup de feu, Champigny. — Ankylose du 2e orteil avec déviation en dedans.

DELBART, Florimond, rég. étranger. — Fracture du péroné droit, éclat d'obus, Montbé-liard, 17 janvier. — Déformation de la jambe.

DELDAUVE, Adolphe-Arnoult, né le 18 juillet 1848, Catillon (Nord), garde mob. du Nord. — Plaie contuse au front, coup de feu, Saint-Quentin. — Perte osseuse du frontal, légère-ment enfoncé, érysipèle facial, infection purulente, pleurésie à droite, épanchement, fausses membranes, dyspnée persistante, phlegmon diffus de la cuisse gauche, arthrite du genou, ankylose incomplète. — Faiblesse générale.

DELBÈS, Henri-Félix, né le 12 mars 1846, Lodève (Hérault), 28e de ligne. — Fracture compliquée du fémur gauche, éclat d'obus, Saint-Privat. — Paralysie de la cuisse.

DELBOS, Jean, 95e de ligne. — Plaie contuse à la poitrine, éclat d'obus, Noisseville. — Carie des quatre dernières côtes, cicatrice adhérente.

DELBOSQ, Pierre, né le 30 janvier 1844, Penne (Lot-et-Garonne), 81e de ligne. — Flexion de l'os iliaque droit, coup de feu, Noisseville. — Perte de substance osseuse et musculaire, cicatrice profonde et adhérente et flexion du membre.

DELBREIL, Louis, né le 28 mai 1842, Villemade (Tarn-et-Garonne), 46e de ligne. — Plaies contuses à la cuisse gauche et à l'épaule droite, 2 coups de feu, Châtillon sous Paris, 19 sep-tembre. — Affection organique du cœur, insuffisance mitrale. — Fatigues de la campagne.

DELBREUVE, Henri-Augustin, 26e de ligne, caporal. — Plaie contuse à la main gauche, coup de feu, Saint-Privat. — Perte des deux dernières phalanges de l'indicateur, atrophie des autres doigts.

DELCHÉ, Jean-Eugène, né le 11 août 1850, Saint-Simon (Cantal), 55e de ligne. — Plaie compliquée à la main droite, luxation en arrière des derniers métacarpiens, coup de feu sous Paris. — Atrophie et déformation de la main avec rétraction des fléchisseurs.

DELCROIX, Alphonse-François-Joseph, 75e de ligne. — Plaie à la poitrine, fracture de deux côtes, coup de feu, Gravelotte. — Cicatrice adhérente.

DELDON, Antoine-Étienne, né le 15 mars 1844, Florensac (Hérault), 15e chass. à pied. — Plaie à travers la partie supérieure de l'épaule gauche, coup de feu, Borny. — Plaies fistu-leuses, gêne des mouvements de l'épaule.

DELEAU, Victor-François, né le 8 août 1850, Rouen (Seine-Inférieure), 94e de ligne. — Plaie contuse à la main gauche, coup de feu, Morée-Saint-Hilaire, 16 décembre. — Perte du pouce.

DELEBEF, Augustin-Joseph, 65e de ligne. — Plaie contuse à la main droite, coup de feu, Saint-Privat. — Perte du doigt médius et des deux dernières phalanges de l'indicateur.

DELECOLLE, Auguste, 48e de ligne, sergent-fourrier. — Fracture comminutive de la jambe gauche, coup de feu, Ardenay (Sarthe), 9 janvier.

DELECRAZ, Jean-Henri-Alexandre, né le 25 janvier 1845, Dingy-en-Vuache (Haute-Savoie), 22e de ligne. — Plaie contuse au dos, coup de feu, Sedan. — Cicatrice adhérente au niveau de la 5e vertèbre dorsale, gêne dans la flexion du tronc.

DELÈGUE, Jean-Baptiste, 3e de ligne. — Large plaie contuse à l'avant-bras gauche, coup de feu, Houc, 12 décembre. — Cicatrice adhérente.

DÉLEMBERT, Louis-Léon, né le 31 janvier 1845, Hennezel (Vosges), 64e de ligne. — Plaies contuses à la nuque et à la cuisse gauche, 2 coups de feu, Borny. — Cicatrice adhérente à la cuisse, gêne des mouvements du cou.

DELEMME, Alexandre, né le 6 septembre 1849, Flines-lez-Raches (Nord), 62e de ligne. — Plaie contuse au genou gauche, éclat d'obus, Sedan. — Ankylose dans la demi-flexion.

DELÉPINE, Romain-Pierre, né le 24 novembre 1837, Marigné (Maine-et-Loire), 41e de ligne. — Plaie contuse au rebord orbitaire inférieur droit, la balle est sortie sous le maxillaire infé-rieur, coup de feu, Borny. — Perte de la vision, à droite.

DELEPINE, Théophile-Alcide, né en Bretagne, 12e de ligne. — Plaie de poitrine, à gauche, coup de feu, Saint-Privat.

DELERIS, Joseph, 46e de ligne. — Fracture du radius gauche, coup de feu, Sedan. — Cal volumineux, plaie fistuleuse.

DELÉS, Jean-Baptiste, 79e de ligne.—Plaie contuse à la cuisse droite, coup de feu, Paris, 21 mai.

DELESTRE, Pierre, né le 30 août 1837, Chargé-sur-Arges (Maine-et-Loire), 2e lanciers.— Fracture du fémur gauche, tiers supérieur, chute de cheval, Orléans. —Raccourcissement de 12 centimètres.

DELEUSE, Louis-Constant, 19e ligne. — Plaie contuse au genou gauche, éclat d'obus, Borny. — Arthrite et gonflement de l'articulation.

DELEUZE, Gustave, 67e de ligne. — Plaie compliquée à l'avant-bras gauche, coup de feu, Borny. — Cicatrice bridée, maintenant l'avant-bras dans la flexion.

DELEUZE, Lucien-Romain, né le 17 septembre 1849, Fresnoy (Haute-Marne), garde mob. de la Seine, 12e bataillon. — Fracture du col du fémur gauche, coup de feu, Saint-Denis, 11 octobre. — Raccourcissement de 5 centimètres.

DELEYROLLE, Cyprien-Henry, né à Vens (Ardèche), 30e de ligne.—Fracture de l'articulation scapulo-humérale droite et de l'omoplate, coup de feu, Beaumont (Ardennes). — Cicatrice adhérente.

DELFAU, Antoine, garde mob. du Lot. — Perte des deux dernières phalanges du médius, main droite, coup de feu, Parigné-l'Evêque, 10 janvier.

DELFAU, François, garde mob. du Lot. — Fracture comminutive du cubitus gauche, coup de feu, Corbau (Loiret), 8 décembre. — Atrophie et déformation de l'avant-bras et de la main.

DELFOUR, Antoine, 58e de ligne. — Fracture compliquée de l'humérus gauche, coup de feu, Cernay (Haut-Rhin), 8 décembre. — Esquilles, cicatrices adhérentes.

DELGACH, Jean-Marie, né le 27 mars, 1848, Plaisance (Haute-Garonne), 7e chass. à pied, sergent. — Plaies contuses à la cuisse gauche et à la fesse droite avec lésion du coccyx, coup de feu (?). — Plaies fistuleuses, gène dans les deux membres inférieurs.

DELHAYE, Louis-Joseph, né le 22 novembre 1847, Vicq (Nord), 5e artill. — Plaie compliquée à la main droite, coup de feu, Saint-Privat. — Perte du pouce et de son métacarpien, rétraction cicatricielle au côté interne de la main, maintenant l'auriculaire dans la flexion forcée.

DELHOM, Baptiste, dit POUNOU, né le 17 juin 1848, Laborde (Hautes-Pyrénées), 36e de ligne. — Fracture comminutive de l'avant-bras droit, tiers supérieur, coup de feu, Wœrth.— Consolidation vicieuse, ankylose huméro-cubitale.

DELHOM, Jean-Baptiste-Célestin, né le 11 avril 1847, Malleville (Aveyron), 22e de ligne.— Fracture de l'humérus droit, tiers inférieur, Champigny, 2 décembre.—Consolidation vicieuse, ankylose incomplète du coude.

DELHOMME, Jean-François, 74e de ligne. — Plaie contuse à la cuisse droite, partie inférieure et externe, éclat d'obus, Wissembourg. — Vaste cicatrice, hernie musculaire.

DELHOMME, Joseph, 28e de ligne. — Perte de la phalangette et de la phalangine de l'indicateur droit, coup de feu, le Mans, 10 janvier.

DELHOMMEL, Nicolas-Anatole, né (?), Caudebec-les-Elbœuf (Seine-Inférieure), 17e chass. à pied.—Plaie contuse au-dessus de la malléole interne droite, coup de feu, fort d'Issy, 8 mai.

DELIÈRE, Cyprien-Arrène, né le 7 avril 1852, Prades (Ardèche), 41e de ligne. — Fracture du col du fémur gauche, éboulement de muraille par éclats d'obus, Belfort, 18 janvier. — Consolidation vicieuse, ankylose incomplète coxo-fémorale, atrophie et raccourcissement considérable du membre.

DELIGNY, Germain-Narcisse, né le 30 janvier 1832, Neufmoutier (Seine-et-Marne), francs-tireurs de Paris, caporal. — Fracture compliquée du cubitus droit, coup de feu, Châteaudun,

18 octobre. — Perte de substance, cicatrice adhérente et déprimée, contracture de tous les doigts de la main en demi-flexion.

DELIGNY, Simon, né le 24 novembre 1825, la Berthenoux (Indre), 97e de ligne. — Fracture comminutive de l'humérus gauche, coup de feu, Rezonville. — Ostéite, cal volumineux, cicatrices adhérentes, suppuration persistante.

DELILLE, Pierre, né le 18 septembre 1838, Molay (Jura), 13e de ligne. — Fracture de l'articulation scapulo-humérale droite, coup de feu, Rezonville. — Carie de la tête de l'humérus, plaies fistuleuses, engorgement des tissus, ankylose de l'épaule.

DELIN, Pierre-Jules, né le 10 juin 1848, Javené (Ille-et-Vilaine), 5e d'artill. — Plaie contuse à la cuisse gauche, partie antérieure et inférieure, éclat d'obus, Strasbourg, 23 septembre. — Cicatrice adhérente et très-rétractile.

DELION, François, né le 29 avril 1847, Ferrières (Loiret), 24e de ligne. — Fracture comminutive du fémur gauche, coup de feu, Spickeren. — Consolidation très-vicieuse avec angle droit à saillie interne, raccourcissement et déformation de la cuisse, ankylose coxo-fémorale, fémoro-tibiale et tibio-tarsienne, gêne des mouvements du membre inférieur droit par la cuisse gauche contre laquelle il se heurte pendant la marche.

DÉLIOT, Louis-Jean-Baptiste, artill. de la garde mob. du Doubs. — Variole épidémique, Besançon, 16 décembre 1870. — Désorganisation des globes oculaires. — Cécité complète.

DELISLE, François, garde mob. de la Charente. — Fracture comminutive de la jambe droite, tiers moyen, coup de feu, Montbéliard, 16 janvier.

DELISLE, Henri-Pierre-Marie, né le 10 novembre 1849, Mordelet (Ille-et-Vilaine), 33e de ligne. — Fracture de la jambe gauche au niveau des malléoles, coup de feu, Poupry, 2 décembre. — Ankylose tibio-tarsienne.

DELISSE, Jean, né le 25 février 1825, Namur (Belgique), régiment étranger. — Plaie en séton à la cuisse gauche, lésion du nerf sciatique, coup de feu, Orléans. — Contracture permanente des fléchisseurs, sections tendineuses et aponévrotiques multiples, atrophie et paralysie partielle du membre, flexion à angle obtus de la jambe et extension du pied.

DELLAUX, Jean-Adolphe, né le 30 mars 1838, Villeneuve-sur-Lot (Lot), 47e de ligne, caporal. — Fracture comminutive de la jambe droite, tiers inférieur, coup de feu, Bois-Commun, 30 novembre. — Cal difforme, raccourcissement et perte des mouvements du pied.

DELLEAUX, Isidore-Joseph, garde mob. du Nord. — Plaies contuses au thorax, au doigt indicateur et au pouce, main gauche, coup de feu à... (?).

DELMAERT, Louis-Joseph-François, né le 3 février 1851, Lille (Nord), 59e de ligne. — Plaies contuses aux deux cuisses, érosion de l'arcade pubienne, coup de feu, l'Hay. — Légère incontinence d'urine.

DELMAS, Augustin, né le 12 février 1843, Cépie (Aude), 72e de ligne. — Plaie compliquée à l'avant-bras droit, coup de feu, Sedan. — Ankylose radio-carpienne, atrophie et déformation de la main.

DELMAS, Charles, né le 19 juillet 1849, Rodez (Aveyron), 58e de ligne, sergent-major. — Fracture de l'articulation tibio-tarsienne droite, coup de feu, Paris, 24 mai. — Ankylose, cicatrice profonde et adhérente.

DELMAS, Cyprien-Antonin, garde mob. du Lot. — Plaie contuse à la main gauche, coup de feu, Origny, 10 décembre. — Cicatrices adhérentes à l'indicateur et au pouce.

DELMAS, François, 98e de ligne. — Fracture de l'indicateur, main droite, coup de feu, Gravelotte. — Perte de deux phalanges, ankylose métacarpo-phalangienne.

DELMAS, Jean-Pierre-Aimable, 34e de ligne. — Plaies contuses aux deux cuisses, coup de feu, Patay, 2 décembre. — Cicatrices profondes et adhérentes.

DELMAS, Pierre, 47e de ligne. — Plaie compliquée au bras gauche, coup de feu, Fræschwiller. — Atrophie et paralysie incomplète de tout le membre.

DELMOND, Antoine, né le 2 octobre 1827, Loubejac (Dordogne), 35e de ligne, caporal. —

Plaie à la région axillaire gauche, coup de feu, Chevilly (Seine), 30 septembre. — Paralysie incomplète du bras.

Delmotte, Albert, 26e de ligne, caporal. — Plaie contuse à la cuisse droite, coup de feu, Ladonchamps sous Metz, 7 octobre. — Perte de substance musculaire, cicatrice profonde et adhérente.

Delo, Maximilien, né le 27 juin 1839, Tournay (Belgique), rég. étranger. — Fracture comminutive de la jambe gauche, coup de feu, Orléans. — Perte considérable de substance, cal volumineux, raccourcissement de 4 centimètres, ankylose incomplète tibio-tarsienne.

Deloche, Firmin-Frédéric, né le 17 octobre 1852, Lamastre (Ardèche), 2e zouaves. — Fracture comminutive et compliquée de l'humérus gauche, éclat d'obus, Arthenay, 3 décembre. — L'humérus a perdu presque toute sa substance osseuse, le bras est réduit à la dimension de celui d'un enfant de 6 ans et est sillonné de cicatrices profondes, atrophie considérable, ankylose du coude, l'avant-bras fléchi sur le bras.

Delomas, Charles-Morille, né le 9 août 1839, Saint-Martin-sur-Ouane (Yonne), garde mob. de l'Yonne. — Plaie contuse à la jambe droite, coup de feu, Châtillon-sur-Loire.— Cicatrices adhérentes, gêne dans la marche.

Delon, Alphonse-Joseph, 42e de ligne. — Congélation des pieds, Coutenans, 15 janvier. — Perte des orteils du pied gauche et des quatre du pied droit.

Délon, Jean-Louis, né le 19 février 1845, le Tholy (Vosges), 8e de ligne. — Plaie contuse au coude gauche, érosion de l'olécrane, coup de feu, Spickeren. — Ankylose, l'avant-bras est fixé dans la position moyenne entre la pronation et la supination.

Delon, Louis, 36e de ligne. — Fracture partielle du fémur et plaie contuse à la fesse gauches, coups de feu, Sedan.

Delor, Albert, 13e de ligne. — Plaie contuse à l'avant-bras gauche, coup de feu, Saint-Privat. — Balle non extraite, atrophie de la main.

Delor, Jean, 15e chass. à pied. — Fracture compliquée du 2e métacarpien, main droite, coup de feu, Byans, 18 janvier. — Perte des deux dernières phalanges de l'indicateur, ankylose de la phalange restante, saillie des fragments consolidés du 2e métacarpien dans la paume de la main qui est atrophiée et dont les doigts sont dans l'extension.

Delor, Jean-François, 6e dragons. — Fracture du fémur gauche, chute dans un trou à (?), 29 septembre. — Chevauchement des fragments, raccourcissement de 4 centimètres.

Delord, André, 3e zouaves. — Variole épidémique, armée de la Loire en décembre. — Staphylôme opaque de la cornée de l'œil droit, perte de la vision de ce côté.

Delorgeot, Hippolyte, 12e cuirassiers, brigadier. — Plaie compliquée à l'avant-bras (?), coup de feu, Gravelotte. — Rétraction du pouce et des deux derniers doigts.

Delorme, Amédée, 48e de ligne, sergent-fourrier. — Plaie contuse à l'avant-bras gauche, coup de feu, Cernay, 9 décembre. — Cicatrices adhérentes multiples.

Delorme, Antoine, né le 12 février 1843, Amplepuis (Rhône), 12e de ligne. — Fracture du fémur droit, tiers supérieur, coup de feu, Saint-Privat. — Raccourcissement.

Delorme, Constant-Joseph, né le 20 décembre 1848, Bapaume (Pas-de-Calais), 20e de ligne, caporal. — Vaste plaie contuse à la cuisse gauche, partie interne, éclat d'obus, Sedan. — Perte considérable de substance, abolition des mouvements du genou.

Delorme, Eugène-Paul, 8e section des infirmiers militaires. — Variole confluente, Toulon. — Amaurose des deux yeux, affaiblissement graduel de la vision.

Delorme, Jean-Claude, né le 20 juin 1845, Amplepuis (Rhône), garde mob. du Rhône. — Fracture comminutive de la jambe et des os du tarse, côté gauche, coup de feu, Belfort, 22 janvier. — Abolition partielle des mouvements de l'articulation tibio-tarsienne et des articulations du tarse, le pied ne peut supporter le poids du corps.

Delorme, Jean-Marie, né le 19 mai 1841, Coutouvres (Loire), 57e de ligne. — Plaie contuse au creux poplité, coup de feu, Chenebier, 17 janvier. — Cicatrice dure, profonde et adhérente, atrophie de la jambe, large cicatrice adhérente à la face dorsale du pied résultant de l'application du fer rouge faite dans le traitement.

DELORME, Joseph, 50e de ligne. — Congélation, armée de l'Est. — Perte du gros orteil, pied droit, de la phalangette du 2e orteil et des ongles des autres orteils, cicatrices adhérentes irrégulières.

DELORT, Jean, 21e de ligne. — Congélation du pied droit, Champigny, 2 décembre. — Perte du gros orteil et de deux phalanges des 2e, 3e et 4e orteils.

DELOS, Jean-Joseph-Michel, né le 18 décembre 1847, Labastide (Pyrénées-Orientales), 25e de ligne. — Plaies contuses aux deux cuisses, lésion du scrotum à gauche, éclats d'obus, Saint-Privat. — Perte du testicule droit, atrophie du membre inférieur gauche, paralysie des orteils, larges cicatrices adhérentes aux cuisses.

DELOSTAL, Joseph, né le 27 novembre 1844, Réalmont (Tarn), 43e de ligne, clairon. — Fracture de l'humérus gauche, tiers supérieur, et de la 1re phalange de l'indicateur gauche, 2 coups de feu, Saint-Privat. — Ankylose de l'indicateur dans l'extension, atrophie du deltoïde et du biceps, l'avant-bras dans la flexion incomplète.

DELOT, Amédée-Joseph, 26e de ligne. — Fracture de la jambe droite, coup de feu, Saint-Privat. — Déformation et raccourcissement.

DELOT, Maximilien, légion étrangère. — Fracture comminutive de la jambe droite, coup de feu, Orléans, 11 octobre. — Perte de substance osseuse, consolidation vicieuse, raccourcissement de 4 centimètres, semi-ankylose tibio-tarsienne.

DELOYE, Jean-Baptiste-Célestin, né le 17 novembre 1836, Amont (Haute-Saône), 94e de ligne. — Plaies contuses à la jambe gauche, accident de chemin de fer, Toul. — Varices volumineuses avec ulcères.

DELPECH, Antoine, 4e zouaves. — Fracture du 2e métacarpien, main gauche, coup de feu, Bry-sur-Marne, 30 novembre. — Cal vicieux et difforme, déformation de la main, l'indicateur est ankylosé dans l'extension permanente.

DELPECH, Jean, né le 28 mai 1846, Saint-Sauveur (Dordogne), garde mob. de la Dordogne. — Fracture comminutive de la jambe droite, coup de feu, Loigny. — Consolidation vicieuse, engorgement considérable de l'articulation tibio-tarsienne, atrophie de la jambe, le pied en flexion forcée sur la jambe, perte de substance au talon et au tendon d'Achille, 3 cicatrices dont une de 12 centimètres à la région antérieure, une à la région externe s'étendant de la malléole au tiers supérieur de la jambe, longue de 25 centimètres avec une ulcération de 8 à 10 centimètres de large, la troisième cicatrice, ulcérée au talon.

DELPECH, Jean, né le 19 septembre 1849, Beauville (Lot-et-Garonne), 89e de ligne. — Fracture comminutive du maxillaire inférieur, coup de feu, Orléans, 4 décembre. — Impossibilité absolue de la mastication.

DELPECH, Jean, 35e de ligne. — Fracture de l'humérus droit, coup de feu, Chevilly sous Paris, 30 septembre. — Fausse ankylose et déviation du bras.

DELPECH, Jean-Pierre, 90e de ligne. — Fracture du col du fémur droit, coup de feu, Villejuif, 19 septembre. — Raccourcissement avec abolition des mouvements du membre.

DELPECH, Louis, 77e de ligne. — Plaie de poitrine, à gauche, coup de feu, Forbach. — Induration du poumon, adhérences pleurales.

DELPEU, Jules-Constant, né le 23 janvier 1848, Brou (Eure-et-Loir), francs-tireurs d'Eure-et-Loir. — Plaie en séton à la cuisse gauche, tiers supérieur ; destruction de la face externe de l'articulation fémoro-tibiale, éclats d'obus, Luisant, 21 novembre. — Ankylose du genou, atrophie du membre dévié en dedans.

DELPEY, Antonin, né le 15 août 1842, Roquefeuil (Aude), 52e de ligne. — Plaie contuse à la jambe gauche, partie externe et moyenne, coup de feu, Coulmiers. — Rétraction musculaire, raccourcissement de la jambe et extension forcée du pied, gonflés considérablement. Balle non extraite.

DELPHIN, Donat-Marie, garde mob. de la Savoie. — Fracture du pariétal gauche, Bethoncourt, 16 janvier. — Perte de substance osseuse, surdité à gauche, paralysie incomplète du membre inférieur droit.

DELPHINE, Jean, 19ᵉ chass. à pied. — Perte du doigt médius et des deux dernières phalanges de l'indicateur gauche, coup de feu, Sedan.

DELPLANCKE, Isidore-Corneil, né le 20 juillet 1849, Hazebrouck (Nord), 43ᵉ de ligne. — Plaie compliquée à la main gauche, coup de feu, le Bourget, 21 décembre. — Rétraction des fléchisseurs, cicatrices adhérentes, ankylose du poignet et atrophie de la main.

DELPON, Pierre, 15ᵉ artill. — Plaie contuse au mollet (?), éclat d'obus, Saint-Quentin, 18 janvier. — Rétraction, cicatrice très-large et très-adhérente.

DELPORTE, Jean-Baptiste, né le 19 avril 1847, Douai (Nord), 12ᵉ cuirassiers. — Fracture comminutive et compliquée de l'avant-bras droit, coup de feu, Gravelotte. — Esquilles, cicatrices adhérentes.

DELPRAT, Pierre, né le 26 novembre 1846, Montignac (Dordogne), 87ᵉ de ligne. — Efforts musculaires par le transport d'un lourd fardeau, siége de Belfort. — Mal de Pott, gibbosité de la colonne vertébrale.

DELPUECH, Henri, né à Somère (Gard), 56ᵉ de ligne. — Fracture de l'omoplate droite, coup de feu, Orléans, 11 octobre. — Balle non extraite, esquilles, atrophie du deltoïde, plaies fistuleuses.

DELPUECH, Joseph, né le 11 février 1848, Rodez (Aveyron), 17ᵉ de ligne.—Fracture comminutive de l'avant-bras droit, coup de feu, Beaumont (Ardennes).—Large cicatrice adhérente, perte des mouvements de pronation et de supination de l'avant-bras.

DELPY, Jean-Baptiste, né le 8 novembre 1848, Gignac (Lot), garde mob. du Lot.—Longue plaie contuse à la jambe droite, partie externe, coup de feu, Beaugency, 8 décembre.—Atrophie et paralysie de la jambe.

DELPY, Pierre, 14ᵉ artill. — Plaie contuse à la cuisse droite, partie externe et interne, coup de feu, Sedan.

DELRIEU, Jacques, 4ᵉ zouaves. — Plaie compliquée au bras droit, tiers inférieur, coup de feu, Champigny, 30 novembre. — Contracture des doigts en demi-flexion.

DELRIEU, Jean, 5ᵉ de ligne. — Plaie contuse s'étendant du thorax à la partie postérieure de l'aisselle gauche, coup de feu, Sedan.—Longue cicatrice profonde et bridée.

DELSAHUT, Henri, garde mob. du Lot. — Fracture comminutive de l'avant-bras (?), coup de feu, Parigné-l'Évêque. — Ankylose radio-cubitale supérieure, abolition du mouvement de supination, extension incomplète de l'avant-bras.

DELSAHUT, Philomon, 66ᵉ de ligne.—Congélation des pieds, 12 décembre.—Perte des phalanges des 3ᵉ, 4ᵉ et 5ᵉ orteils pied droit, et de la dernière phalange du gros orteil gauche, cicatrice adhérente.

DELSOL, Antoine, né le 22 avril 1846, Montaigu (Tarn-et-Garonne), 7ᵉ de ligne. — Plaie contuse à la cuisse droite, coup de feu, Servigny sous Metz.—Perte de substance musculaire, large cicatrice étendue et déprimée.

DELSOL, Louis, né le 20 novembre 1844, Catus (Lot), 81ᵉ de ligne. — Plaie à travers le coude gauche, coup de feu, Saint-Privat. — Ankylose en demi-flexion, amaigrissement du membre.

DELSOL, Louis, né le 15 janvier 1846, Saint-Cernin-de-Herm (Dordogne), garde mob. de la Dordogne. — Plaie contuse à la face, côté droit, éclat d'obus, Coulmiers, 9 novembre. — Large cicatrice adhérente et déprimée en avant de l'oreille, déviation et abaissement des paupières de l'œil droit.

DELTEIL, François, né à Veillages (Lot), garde mob. du Lot. — Fracture comminutive du métatarse, pied droit, coup de feu, Ley-sur-Cravant (Loiret). — Ostéite chronique.

Deltombe, Louis-Joseph, 3ᵉ zouaves.— Plaie contuse au pied gauche et au bras, même côté, 2 coups de feu, Frœschwiller.

Deltombes, Léon, 1ᵉʳ bat. d'inf. légère d'Afrique. — Fracture du maxillaire inférieur, perte de plusieurs dents et perforation de la langue, coup de feu, Beaune-la-Rolande.

Delucinge, Jules, 56ᵉ de ligne. — Plaie au dos et au poignet droit, 2 coups de sabre, Frœschwiller. — Cicatrice transversale du poignet gênant la flexion de la main sur l'avant-bras.

Delume, Jean-Baptiste, garde mob. de la Nièvre. — Plaie contuse au coude gauche, éclat d'obus, Mont-Chevy, 15 janvier. — Ankylose incomplète.

Delville, Jean-François-Louis-Joseph, né le 2 avril 1847, Guemappe (Pas-de-Calais), 80ᵉ de ligne, caporal. — Fracture de l'humérus droit, coup de feu, Amanvillers.—Consolidation vicieuse, cicatrice adhérente.

Delvoye, Gustave-Adolphe-Joseph-Louis, né le 5 novembre 1847, Comines (Nord), 96ᵉ de ligne. — Plaie pénétrante du nez, de la voûte palatine, fracture de l'arcade dentaire, du maxillaire inférieur gauche, coup de feu, Frœschwiller. — Déviation des arcades dentaires.

Delzard, Louis-Henri-Gédéon, né le 11 mars 1850, Lesquielles-Saint-Germain (Aisne), 35ᵉ de ligne. — Fracture de la main gauche, éclat d'obus, sous Paris, 16 avril. — Perte des doigts médius et indicateur.

Delzers, Pierre, né le 14 octobre 1850, Castelmayran (Tarn-et-Garonne), 30ᵉ de ligne. — Fracture du coude droit, coup de feu, Changé. — Ankylose à angle droit.

Demaesschaleck, Achille-Joseph, 24ᵉ de ligne. — Plaie contuse à la main droite, coup de feu, Bapaume, 3 janvier. — Perte de la phalangette de l'indicateur. — Piqûre d'aiguille à la main gauche, phlegmon, perte de l'usage du pouce de la main gauche.

Demai, Joseph, né le 27 octobre 1848, Sainte-Agnès (Alpes-Maritimes), 96ᵉ de ligne. — Plaies à travers le pied et la main gauches, coup de feu et éclat d'obus, Sedan. — Gêne des mouvements du pied, rétraction permanente de l'auriculaire avec gêne des mouvements de la main.

Demaille, Ferdinant-Emile, né le 7 septembre 1843, Lille (Nord), 43ᵉ de ligne.—Fracture du 3ᵉ métacarpien, main gauche, coup de feu, Amanvillers. — Cicatrices adhérentes, ankylose des doigts médius et annulaire, atrophie des doigts auriculaire et indicateur.

Demaizière, Jacques-François, 93ᵉ de ligne. — Plaie contuse au bras droit, éclat d'obus, Gravelotte. — Cicatrice adhérente, perte de substance du deltoïde.

Demanche, Auguste, né le 11 novembre 1842, Parigny (Loire), 90ᵉ de ligne. — Fracture de l'humérus et du cubitus droits, coup de feu, Dijon, 30 octobre. — Ankylose incomplète du coude dans la flexion, cicatrices adhérentes, raccourcissement du membre, abolition de la pronation et de la supination.

Demange, Auguste, né le 2 juillet 1839, Borbach (Meurthe), 50ᵉ de ligne. — Fracture de l'humérus droit, avec lésion du coude, coup de feu, Beaune-la Rolande. — Consolidation vicieuse, ankylose du coude, atrophie du membre, dévié de son axe.

Demange, Auguste-Constant, né le 23 septembre 1848, Fontenoy-le-Château (Vosges), 67ᵉ de ligne. — Plaie compliquée au coude droit, coup de feu, Gravelotte. — Ankylose dans l'extension et atrophie du membre.

Demange, Désiré, né le 19 février 1845, Cornimont (Vosges), 66ᵉ de ligne. — Fracture comminutive de la jambe gauche, 2 coups de feu, Forbach. — Esquilles nombreuses, consolidation vicieuse, cicatrices adhérentes, déviation et raccourcissement de 6 centimètres du membre.

Demange, Jean, né le 20 mai 1844, Val-et-Châtillon (Meurthe), 94ᵉ de ligne. — Plaie compliquée au coude droit, coup de feu, Gravelotte. — Ankylose, atrophie du membre.

Demangeon, Charles-Joseph, né le 10 juin 1848, Deicymont (Vosges), garde mob. des

Vosges. — Plaie perforante des deux fesses, coup de feu, Gien. — Cicatrices adhérentes, gêne des mouvements avec amaigrissement des deux membres inférieurs.

DEMANGEON, Jean, né le 31 janvier 1848, Val-de-Bon-Montier (Meurthe), 67e de ligne, caporal. — Variole confluente, Dresde. — Suppuration de l'articulation huméro-cubitale gauche, ankylose dans la demi-flexion.

DEMARCHI, Louis-Gabriel-Marie, garde mob. de la Loire-Inférieure. — Perte de l'indicateur, main gauche, coup de feu, Droué, 17 décembre.

DEMARCQ, Jean-Baptiste, né le 2 août 1847, Viry-Noureuil (Aisne), garde mob. de l'Aisne. — Plaie compliquée au bras gauche, projection violente de pierres, explosion de la citadelle de Laon. — Ankylose incomplète scapulo-humérale, atrophie du membre avec rétraction des fléchisseurs des doigts.

DÉMARET, Pascal-Bénoni, né le 31 mars 1850, Gibercourt (Aisne), 13e chass. à pied. — Plaie en canal au-dessus de la crête iliaque gauche, coup de feu, Conneré. — Balle non extraite, atrophie et affaiblissement des membres inférieurs, incontinence d'urine et des matières fécales.

DÉMARIOT, Jean-Baptiste, né le 15 décembre 1850, Brugeron (Puy-de-Dôme), 42e de ligne. — Congélation du pied droit, Montbéliard. — Perte du 5e orteil et des 2e et 3e phalanges du 4e, ankylose du 3e dans la flexion, atrophie du pied et de la partie inférieure de la jambe.

DÉMARQUET, Jean-Baptiste-Joseph, né le 12 septembre 1843, Flesquières (Nord), garde mob. de l'Aisne, caporal. — Amaurose, froid, Laon. — Cécité complète.

DEMAY, Jules, né le 11 août 1847, Crameuil (Orne), 29e de ligne. — Plaie contuse à la partie antérieure de la cuisse droite, coup de feu à (?), armée du Rhin.—Perte de substance, cicatrice adhérente, amaigrissement et gêne des mouvements du membre.

DÉMAZURE, Camille-Napoléon, 3e dragons, brigadier. — Plaie profonde aux muscles fessiers, côté droit, coup de lance, Gravelotte.

DEMÉ, Jean-Baptiste, 25e de ligne. — Fracture comminutive des quatre premiers métatarsiens, pied droit, coup de feu, Gravelotte. — Consolidation vicieuse, raccourcissement du pied.

DÉMÉCHÈRE, Jean, 1er hussards. — Plaie contuse à l'épaule gauche, coup de feu, Sedan. — Cicatrice adhérente.

DEMÊME, Jean, garde mob. de la Nièvre. — Plaies contuses au bras et à la cuisse gauches, coup de feu, Veau (Doubs), 31 janvier.

DEMENAY, René-Valentin, né le 10 août 1844, Mayenne (Mayenne), 17e chass. à pied. — Plaie compliquée à travers l'espace inter-osseux de l'avant-bras gauche, coup de feu, Froeschwiller. — Flexion permanente des doigts, dont les deux derniers touchent la paume de la main.

DEMENGE, Louis-Philippe, né le 1er mai 1847, Hadol (Vosges), garde mob. des Vosges. — Plaie contuse aux cuisses et au bassin, coup de feu, la Bourgonce (Vosges). — Nécrose du col du fémur gauche et paralysie du membre gauche.

DEMENGEON (?), 4e chass. d'Afrique. — Plaie en séton aux cuisses, coup de feu, Beaune-la-Rolande.

DEMILLY, Phaaron-Omer, né le 9 septembre 1850, Testry (Somme), 43e de ligne. — Plaie contuse au bras gauche, érosion de l'humérus, éclat d'obus, Issy, 8 mai. — Pourriture d'hôpital, perte considérable de substance musculaire, ankylose du coude dans la flexion.

DEMOLLIENS, Parfait-Nicaise, né le 14 décembre 1843, Saint-Saufflieu (Somme), garde mob. de 1848. — Plaie compliquée à la cuisse gauche, lésion du nerf sciatique, coup de feu, la Malmaison, 8 janvier. — Atrophie du membre et des fléchisseurs du pied.

DEMOLLIÈRE, Louis-Charles, né le 7 mai 1845, Beauvais (Oise), 22e de ligne. — Plaie s'étendant de la région sacro-iliaque gauche au pli de la fesse droite, coup de feu, Sedan. — Double fistule stercorale.

DEMONCHY, Jean-Baptiste-Cléore, né le 4 novembre 1845, Villers-Bretonneux (Somme), 21e de ligne. — Plaie contuse à la jambe droite, partie inférieure, érosion du tibia, coup de feu, Beaumont (Ardennes). — Atrophie du membre.

DEMONT, Louis, né le 29 janvier 1844, Vougy (Loire), 53e de ligne.— Fracture comminutive de l'avant-bras gauche, coup de feu, Sedan. — Perte des meuvements de pronation et de supination de l'avant-bras, atrophie de la main.

DEMOUAL, Mathurin-Marie, 5e de ligne. — Plaie contuse à l'abdomen, côté gauche, coup de feu, Aubervilliers, 27 novembre. — Cicatrices profondes et adhérentes.

DEMOULIN, Charles-Auguste, né le 12 juillet 1851, Vaugirard (Seine), 64e de ligne. — Plaie à travers les deux cuisses, coup de feu, Borny. — Affaiblissement considérable des deux membres.

DEMOULIN, Jean-François-Paulin, 36e de ligne. — Plaies contuses à la jambe gauche et au pied droit, 2 coups de feu (?), 18 novembre.

DEMOUSEL, Antoine-Charles-Félix, garde mob. du Nord. — Fracture comminutive de la jambe droite, coup de feu, Vermand, 18 janvier. — Consolidation vicieuse avec saillie des os en avant.

DEMULIER, Louis-Joseph, né le 6 avril 1842, Bachy (Nord), 72e de ligne.—Plaie à travers la région métacarpienne droite, coup de feu, Bapaume.—Abcès consécutifs, ankylose du poignet, large cicatrice adhérente à la partie inférieure et externe du cubitus.

DEMURGET, Joseph-Isidore, né le 14 mai 1835, Lyon (Rhône), 91e de ligne, caporal. — Plaie contuse au poignet gauche, coup de feu, Saint-Privat. — Ankylose du poignet, engorgement de la région carpo-métacarpienne, atrophie de la main et des doigts dont les mouvements sont abolis.

DENAIS, Jean-François, 59e de ligne. — Plaie contuse à la cuisse gauche, coup de feu, Beaumont-la-Chartre, 7 décembre.— Cicatrice adhérente gênant la flexion de la jambe sur la cuisse.

DENARIÉ, Célestin, 15e de ligne. — Plaie contuse à la jambe droite, coup de feu, Champigny, 2 décembre.

DENÉCHÈRE, Jean, né le 5 août 1848, Neuvy (Maine-et-Loire), 1er hussards. — Plaie compliquée à l'épaule gauche, coup de feu, Sedan.—Longue cicatrice vicieuse et profonde, perte incomplète de l'usage du membre.

DENÉGRÉ, Bernard-André, né le 30 novembre 1845, Lauzerte (Tarn-et-Garonne), 1er train des équip. milit.—Plaie contuse à la cuisse gauche, partie inférieure et postérieure, coup de feu, Héricourt. — Cicatrice adhérente, gêne dans l'extension de la jambe, amaigrissement du membre.

DENET, Victor-Émile, 57e de ligne. — Fracture de la main gauche, coup de feu, Gravelotte. — Atrophie de la main, abolition des mouvements du doigt médius, cicatrice adhérente.

DENEUVE, Marie-Alphonse-Léon, né le 11 février 1840, Saint-Léonard (Seine-Inférieure), 32e de ligne.—Fracture du fémur droit, près des condyles, coup de feu, la Bourgonce (Vosges). — Consolidation vicieuse, déformation de la cuisse.

DENEUVILLE, Louis-Albert-Joseph, né le 18 juillet 1847, Bours (Pas-de-Calais), 93e de ligne. — Fracture comminutive de la jambe droite, coup de feu, Sainte-Barbe sous Metz. — Ankylose du genou dans la flexion, atrophie et déformation du pied et de la jambe.

DENEWEL, Pierre-François-Louis, né le 23 décembre 1845, Wormhoux (Nord), 57e de ligne. —Plaie contuse à l'avant-bras gauche, éclat d'obus, Sainte-Rufine (Moselle), 14 octobre. — Ankylose du coude, cicatrices adhérentes, amaigrissement du membre.

DENIAU, Félix, né le 12 mai 1846, Cholet (Maine-et-Loire), 1er hussards. — Plaie contuse à la poitrine, coup de feu, Sedan. — Dyspnée et accès de suffocation.

DENIAU, Louis, né le 1er août 1848, la Flèche (Sarthe), 96e de ligne. — Plaie contuse à la région orbitaire droite, éclat d'obus, Ladonchamps sous Metz, 7 octobre.—Paralysie et décollement de l'iris, déformation de la pupille, perte de la vision à droite.

DENIAUD, François-Marie, 77e de ligne. — Plaie contuse à l'articulation scapulo-humérale droite, éclat d'obus, les Ormes, 11 octobre.

DANIEL, Jean-Marie, né le 12 octobre 1836, Landernau (Finistère), 81e de ligne.—Mutilation de la main droite, coup de feu, Saint-Privat. — Ankylose métacarpo-phalangienne du doigt médius.

DANILLE, Jean-Henri, né le 21 juillet 1849, Puylaurens (Tarn), 121e de ligne. — Fracture de l'humérus droit, tiers supérieur, coup de feu, Champigny, 2 décembre. — Esquilles nombreuses, ankylose incomplète de l'épaule, cicatrices adhérentes, amaigrissement du membre.

DENIS, Allain-François, 3e zouaves. — Fracture comminutive de l'avant-bras droit, coup de feu, Frœschwiller. — Cicatrice adhérente au pli du coude.

DENIS, Auguste-Florentin-Alfred, 11e cuirassiers. — Congélation du pied droit, Metz. — Perte des quatre derniers orteils.

DENIS, Charles, 6e artill. — Plaies contuses au genou droit et à la jambe gauche, fracture des 3e et 4e métatarsiens avec perte du 5e orteil, pied gauche; éclats d'obus et de pierres, Châtillon sous Paris, 13 octobre.

DENIS, Charles-Augustin, né le 26 janvier 1852, Bouchain (Nord), 138e de ligne.—Fracture comminutive du carpe et du 5e métacarpien, main droite, coup de feu, Villetaneuse (Seine), 4 janvier. — Consolidation vicieuse, atrophie et paralysie partielle de la main.

DENIS, Edouard-Joseph, né le 10 novembre 1846, Saint-Omer (Pas-de-Calais), garde mob. du Pas-de-Calais, sergent. — Plaie contuse à la jambe gauche, coup de feu, Saint-Quentin. — Périostite, plaies fistuleuses, atrophie de la jambe.

DENIS, Emile, 18e chass. à pied. — Fracture du pied gauche, éclat d'obus, Clamart, 5 avril.—Large cicatrice adhérente à la face dorsale du pied et au talon.

DENIS, Étienne-Gustave, 65e de ligne. — Perte de la phalangette du doigt médius gauche, coup de feu, Duny (Doubs), 15 janvier.—Ankylose de ce doigt.

DENIS, Firmin-Cléophas, né le 26 septembre 1848, Saint-Laurent-des-Eaux (Loir-et-Cher), garde mob. de Loir-et-Cher. — Perte des 2e et 3e phalanges de l'annulaire, main gauche, éclat d'obus, Parigné-l'Évêque.

DENIS, Firmin-Denis, 19e de ligne. — Plaie contuse à l'omoplate droite, éclat d'obus, Borny.—Plaie fistuleuse, cicatrice adhérente à l'omoplate.

DENIS, Jean, garde mob. de la Charente. — Plaie contuse à la cuisse droite, coup de feu, Montbéliard, 16 janvier.

DENIS, Jean-Georges-Alexandre, né le 21 octobre 1845, Bricquebec (Manche), garde mob. de la Manche. — Congélation de l'avant-bras droit, Laigle (Orne). — Suppuration profonde, ankylose du poignet, atrophie de la main, les doigts fixés dans l'extension permanente.

DENIS, Jean-Marie, né le 27 décembre 1840, Plestin (Côtes-du-Nord), 40e de ligne.—Fracture de l'humérus droit, tiers moyen, coup de feu, Spickeren. — Ankylose du coude, paralysie incomplète de la main, abolition des mouvements de l'épaule.

DENIS, Louis-François, 48e de ligne. — Fracture de l'humérus gauche, coup de feu, Frœschwiller. — Cicatrice adhérente.

DENIS, Pierre, garde mob. de la Vendée. — Fracture des trois premiers métatarsiens, pied gauche, coup de feu, Fréteval, 15 décembre. — Cicatrices adhérentes à la face dorsale.

DENIS, Pierre-Antoine, 65e de ligne. — Plaie contuse à la hanche droite, coup de feu, Bapaume. — Cicatrice adhérente à l'épine iliaque antérieure et supérieure.

DENISART, Alfred-Joseph, garde mob. du Nord. — Fracture du pied droit, coup de feu, Villers-Bretonneux. — Cicatrice adhérente, déformation du pied, ankylose tibio-tarsienne et tarso-métatarsienne.

DENIZARD, Alphonse-Alexandre, 70e de ligne. — Plaie contuse à la main gauche, coup de feu, Saint-Privat. — Perte du doigt annulaire, rétraction et flexion permanente de l'auriculaire.

DENIZIAU, Denis, 55e de ligne. — Plaie déchirée de l'aponévrose crurale droite, coup de feu, Styring-Wendel. — Hernie musculaire.

DENJEAN, Jean-Baptiste-Abel, né le 1er mars 1845, Goulier (Ariége), 5e chass. à pied. — Fracture du genou droit, coup de feu, Borny. — Cal vicieux, raccourcissement de 2 centimètres, gêne dans la flexion et l'extension de la jambe.

DENJEAN-DERRAMOND, Joseph, né le 4 janvier 1848, Auzat (Ariége), 4e zouaves.—Fracture compliquée du 5e métacarpien, main droite, coup de feu, Buzenval. — Ankylose incomplète des articulations métacarpo-phalangiennes des quatre derniers doigts, atrophie des doigts.

DENOIRJEAN, Henri-Alphonse, né le 25 mars 1845, Sermaize (Marne), garde mob. de la Marne. — Fracture du crâne, coup de sabre, Passavant.—Enfoncement au sommet du crâne, cicatrice adhérente.

DENOUVILLIEZ, Louis-Philias, né le 17 juin 1831, Granges (Marne), 5e artill. — Bronchite chronique, fatigues en captivité. — Amaigrissement général.

DÉNOYER, Claude-Pierre, né le 18 mai 1849, Lagrande-Résie (Haute-Saône), 3e chass. à pied. — Fracture de la branche horizontale gauche du maxillaire inférieur, éclat d'obus, Arthenay. — Consolidation vicieuse, fausse articulation.

DENOYER, Joseph, né à Saint-André-de-la-Marche (Maine-et-Loire), 91e de ligne. — Plaie contuse à la cuisse droite, éclat d'obus, Saint-Privat. — Perte de substance musculaire, large cicatrice.

DENOYER, Louis-Georges, 37e de ligne. — Fracture du fémur droit, tiers supérieur, coup de feu, Sedan. — Raccourcissement.

DENTAND, Émile, né le 9 mai 1846, Annemasse (Haute-Savoie), garde mob. de la Haute-Savoie, sergent. — Plaie contuse à l'articulation radio-carpienne droite, coup de feu, Montigny-le-Roi (Haute-Marne), 6 novembre. — Ankylose et difficulté dans la flexion des doigts.

DENTINGER, Joseph, 100e de ligne, caporal. — Plaie contuse à l'épaule droite, coup de feu, Rezonville.

DENTZ, Xavier-François, né le 11 juin 1851, Masevaux (Haut-Rhin), 100e de ligne. — Plaie contuse à la poitrine, côté droit, au niveau de la 7e côte, et au coude droit, partie interne, 2 coups de feu, Villorceau. — Cicatrice bridée horizontale de 7 centimètres au thorax : ankylose du coude dans la demi-flexion, difformité de l'articulation, amaigrissement de tous les doigts.

DENYS, Jean, 40e de ligne. — Fracture comminutive compliquée de l'humérus droit, tiers moyen, coup de feu, Spickeren. — Ankylose du coude dans la flexion, atrophie du membre et demi-paralysie de la main.

DENYS, Louis-Marie, 12e chass. à pied. — Plaie en séton à la région abdominale, coup de feu, Chenebier, 17 janvier. — Relâchement des parois abdominales, commencement d'hernie inguinale à gauche.

DÉPARIS, Charles-Louis, né le 12 mars 1849, Arras (Pas-de-Calais), 90e de ligne. —

Fracture du péroné gauche et plaie contuse à la cuisse, même côté, coup de feu, Choisy-le-Roi. — Gêne des mouvements du membre.

DEPECKER, Désiré-Constant, né le 7 avril 1848, Wallon-Cappel (Nord), 3e zouaves. — Plaie contuse à la cuisse gauche, coup de feu, Frœschwiller. — Cicatrices adhérentes aux parties profondes de la cuisse.

DEPINAY, Laurent-Henri, 65e de ligne. — Plaie contuse à la main droite, coup de feu, Bapaume. — Perte partielle de l'indicateur.

DEPLANG, Alexandre, 74e de ligne. — Plaies contuses à la main et au bras gauches, 2 coups de feu, Frœschwiller. — Atrophie de l'indicateur et du pouce.

DEPLETTE, Jules-Constant, 63e de ligne. — Plaies contuses au bras gauche et à la main droite, 2 coups de feu, Spickeren. — Ankylose du doigt médius.

DÉPOITTE, Sylvain-Joseph, 67e de ligne. — Plaie contuse à la cuisse gauche, coup de feu, Saint-Quentin, 21 janvier. — Ostéite chronique du fémur.

DEPORT, Joseph, 87e de ligne, sergent. — Plaie contuse à la région supérieure trochantérienne droite, coup de feu, Strasbourg, 9 septembre.

DÉPORTES, Frédéric-Edmond, né le 13 décembre 1846, Hermanville (Seine-Inférieure), 47e de ligne. — Plaie contuse au niveau de l'ischion, coup de feu, Beaumont (Ardennes). — Cicatrice profonde et adhérente, adénites cervicales suppurées, plaies ulcéreuses au cou et à la partie supérieure du thorax.

DEQUECKER, Armand-Edouard-Augustin, 50e de ligne. — Plaie contuse au creux poplité droit, partie externe, coup de feu, Héricourt, 15 janvier. — Cicatrice adhérente limitant la flexion de la jambe sur la cuisse.

DEQUEN, Martial, né le 3 mars 1851, Champroud-en-Gatiné (Eure-et-Loir), 2e zouaves. — Congélation des pieds, Maillez (Haute-Saône), 8 janvier. — Perte des trois premiers orteils et des deux phalangettes des derniers, pied droit, perte des quatre derniers orteils et de la phalangette du gros orteil, pied gauche.

DEQUET, Victor-Adonis, né le 27 février 1844, Pierrepont (Aisne), 43e de ligne. — Fracture du coude gauche, coup de feu, Saint-Privat. — Ankylose dans l'extension.

DEQUIN, Louis-Arthur, 135e de ligne. — Désorganisation du globe oculaire droit, éclat de pierre, Paris, 25 mai.

DERBUEL, Émile, 74e de ligne. — Fracture comminutive et compliquée de l'avant-bras gauche, plaie contuse à la fesse gauche, éclat d'obus et coup de feu, Wissembourg. — Atrophie du bras et de la main, le doigt auriculaire rétracté.

DERCHÉ, Michel, 100e de ligne. — Plaie contuse à la main gauche, coup de feu, Ladonchamps, 7 octobre. — Cicatrice adhérente et déformation du pouce.

DÉRIQUE, Alexandre, né le 26 juin 1849, Chapelle d'Armantières (Nord), garde mob. du Nord. — Plaie à travers l'articulation radio-carpienne droite, coup de feu, Villers-Bretonneux. — Phlegmon grave, ankylose du poignet, atrophie de l'avant-bras sillonné de profondes cicatrices.

DERIVAL, Charles-Alexandre, 79e de ligne. — Perte du doigt annulaire, main gauche, coup de feu, Mouzon (Ardennes).

DERLOCHE, Ovilla-Pierre-Henri, 27e de ligne. — Fracture comminutive de la jambe droite, coup de feu, Beaumont (Ardennes). — Esquilles, ankylose incomplète tibio-tarsienne, extension permanente du gros orteil.

DERNE, Régis-Honoré, garde mob. de l'Isère. — Plaie contuse à la jambe gauche, éclat d'obus, le Mans, 11 janvier. — Cicatrice adhérente.

DERNIS, Louis-Joseph, 3e de ligne. — Perte de l'indicateur, main droite, éclat d'obus, Frœschwiller.

DÉROCHES, Silvain, né le 6 novembre 1844, Noyers (Loir-et-Cher), 47e de ligne, caporal.

52

— Fracture de la branche horizontale du maxillaire inférieur, coup de feu, Wœrth. — Perte de dents, consolidation vicieuse.

Déroclès, Henry-Victor-Frédéric, 28e de ligne. — Plaie contuse au bras gauche, tiers supérieur, éclat d'obus, Gravelotte. — Cicatrice adhérente au niveau de l'aisselle.

Deroidaine, Jules-Pierre-Marie, né le 24 mai 1848, Laillé (Ille-et-Vilaine), 54e de ligne. — Plaie compliquée à la jambe gauche, partie supérieure, coup de feu, Saint-Privat. — Pourriture d'hôpital, cicatrices adhérentes multiples, ankylose incomplète du genou, atrophie de tout le membre, paralysie du pied.

Deromaigne, Julien-Pierre, garde mob. de la Seine. — Plaie contuse à la main droite, coup de feu, Buzenval. — Cicatrice à la face dorsale des quatre derniers doigts.

Dérondet, Arsène, 67e de ligne. — Fracture de la clavicule droite, coup de feu, Gravelotte.

Derory, Jean-Marie, 72e de ligne. — Plaie contuse au genou gauche, coup de feu, Orléans, 11 octobre. — Déformation du membre.

Deroubaix, Henri-Fortuné, né le 29 juillet 1850, Lille (Nord), 17e chass. à pied, caporal. — Fracture intra-articulaire du coude droit, coup de feu, Paris, 24 mai. — Ankylose, cicatrice adhérente, atrophie du membre.

Dérouineau, Pierre-Maurice, né le 3 août 1848, Tours (Indre-et-Loire), 3e zouaves. — Plaie contuse au pied gauche, coup de feu, Sedan. — Cicatrices adhérentes aux faces dorsale et plantaire, gêne des mouvements de la partie antérieure du pied.

Deroussent, Alexandre-Joseph, 69e de ligne. — Plaie contuse à la cuisse gauche, coup de feu, Beauvoir (Aisne), 18 janvier. — Cicatrice adhérente.

Deroy, Pierre, né le 25 avril 1850, Huisseau (Loir-et-Cher), 45e de ligne. — Plaie contuse à la cuisse gauche, éclat d'obus, Neuilly-sur-Seine, 2e siège de Paris. — Cicatrices adhérentes, rétraction musculaire du mollet.

Derrey, Gédéon, garde mob. du Gers. — Plaie contuse au dos, coup de feu, Yvré-l'Évêque, 11 janvier. — Cicatrice adhérente.

Derrien, Louis, né le 21 août 1848, Lambe-Zellec (Finistère), 3e zouaves. — Fracture de la crête du tibia droit, coup de feu, Frœschwiller. — Cicatrice adhérente.

Derrodes, Antoine-Louis, né le 9 novembre 1845, Ambert (Puy-de-Dôme), 19e de ligne. — Fracture comminutive de l'avant-bras droit, coup de feu, Borny. — Perte de substance osseuse, plaies fistuleuses, ankylose incomplète du coude, amaigrissement et paralysie incomplète de la main.

Deruffe, François-Gustave, né le 10 juillet 1850, Bar-le-Duc (Meuse), 28e de ligne. — Plaies contuses à la poitrine, région supérieure droite, et à l'avant-bras gauche, partie supérieure et postérieure, 2 coups de feu, Changé, 10 janvier. — Diminution dans l'extension de l'avant-bras sur le bras.

Dervieux, Jean-Pierre, né le 13 août 1842, Pelussin (Loire), 34e de ligne. — Fracture du sternum et plaie contuse au bras droit, coup de feu, Arthenay, 2 décembre. — Destruction partielle des muscles pectoraux et du deltoïde, cicatrices profondes adhérentes, atrophie et paralysie du bras droit.

Desage, Joseph-Jean, né le 24 août 1847, Chamadelle (Gironde), 86e de ligne. — Plaie compliquée à l'avant-bras droit, coup de feu, Gravelotte. — Ankylose du poignet et rétraction des doigts.

Désagné, Pierre, né le 18 septembre 1849, Creysse (Dordogne), 46e de ligne. — Fracture du calcanéum, pied droit, éclat d'obus, Issy, 2e siège de Paris. — Rupture du tendon d'Achille, cicatrice adhérente, atrophie du pied.

Désalme, Jean-Charles-Paul, né le 16 septembre 1850, Parroy (Meurthe), 114e de ligne. — Plaie de poitrine au-dessous de la clavicule gauche, coup de feu, Champigny, 30 novembre.

— Emphysème et hémoptysies, engorgement chronique du sommet du poumon, adhérences pleurales.

DESARMÉNIEN, Gilbert, né le 4 novembre 1827, Biollet (Puy-de-Dôme), 96e de ligne. — Fracture complète de la jambe gauche, accident, Allemagne. — Consolidation vicieuse, claudication.

DESBATS, Émile-Justin, né le 26 juin 1846, Mazèves (Hautes-Pyrénées), 67e de ligne. — Fracture compliquée du cubitus droit, coup de feu, Gravelotte. — Perte de substance osseuse, atrophie et perte d'une partie de la motilité de l'avant-bras et de la main.

DESBENOIT, Étienne, né le 4 novembre 1850, Saint-André-d'Apchon (Loire), 74e de ligne. —Congélation et fièvre typhoïde, armée de la Loire.—Paralysie du pied droit, amaigrissement du membre.

DESBIOLLES, Victor, 3e de ligne. — Fracture compliquée du radius gauche, coup de feu, Frœschwiller. — Perte de substance osseuse, déviation de la main en dehors, paralysie du pouce dans l'extension permanente et incomplète de l'indicateur.

DESBIOS, Joseph-Julien, né à Mespleide (Basses-Pyrénées), 29e de ligne. — Plaie contuse à la cuisse gauche, coup de feu à (?); armée de la Loire. — Abcès, cicatrice adhérente et amaigrissement du membre.

DESBLED, Eugène-Agathon, né le 22 mars 1846, Guiscard (Oise), 19e de ligne. — Plaie compliquée au poignet droit, coup de feu, Borny. — Ankylose carpienne et radio-carpienne, paralysie incomplète de la main.

DESBOIS, Louis, 100e de ligne. — Plaie contuse au coude droit, coup de feu, Rezonville. — Ankylose incomplète.

DESBOIS, Pierre-Albert, 59e de ligne. — Plaie contuse au niveau des malléoles, pied droit, coup de feu, Beaugency, 7 décembre. — Ankylose incomplète tibio-tarsienne.

DESBORDES, Alexandre-Edouard, né le 2 janvier 1846, Egreville (Seine-et-Marne), garde mob. de Seine-et-Marne. — Variole épidémique, Paris, 12 décembre. — Fonte purulente du globe oculaire droit, staphylôme opaque recouvrant les deux tiers de la cornée de l'œil gauche, la vision de cet œil est très-affaiblie.

DESBORDES, Jean-Baptiste, garde mob. de la Haute-Vienne. — Fracture du péroné gauche, éclat d'obus, Terminiers. — Consolidation vicieuse et difforme, atrophie, vaste cicatrice adhérente.

DESBROSSE, Jean, 13e de ligne. — Plaie en séton à la cuisse gauche, fracture du cubitus gauche, 2 coups de feu, Borny.

DESBROSSES, François, 29e de ligne. — Fracture du fémur droit, chute d'un arbre à (?). — Raccourcissement.

DESBROSSES, Sylvain-Eugène, 87e de ligne. — Plaie contuse à la cuisse droite, coup de feu, Strasbourg, 2 septembre.

DESBRUGÈRES, François, né le 12 juin 1850, Laurière (Haute-Vienne), 10e chass. à pied.— Fracture du radius gauche, coup de feu, Cernay (Loir-et-Cher), 8 décembre. — Perte considérable osseuse, déformation et atrophie du membre.

DESCAMPEAUX, Auguste-Toussaint, 69e de ligne. — Plaie contuse à la cuisse gauche, fracture du péroné, même côté, 2 éclats d'obus, Beauvoir (Aisne), 18 janvier.

DESCANCES, Antoine, 20e chass. à pied. — Fracture du maxillaire supérieur et des os du nez à (?). — Perte de dents, perforation de la voûte palatine, déformation de la face.

DESCHAUX, Didier-Joseph-Auguste, garde mob. d'Eure-et-Loir.—Plaie contuse à l'épaule droite, éclat d'obus, Poisly (Loir-et-Cher), 4 décembre. — Atrophie.

DESCHAMP, Antoine, né le 11 octobre 1850, Babbigny (Loire), 38e de ligne. — Plaie en séton à la jambe gauche, partie supérieure, coup de feu, Loigny. — Abcès, cicatrice adhérente, ankylose du genou, la jambe fixée dans la flexion sur la cuisse.

DESCHAMPS, Benjamin-Marie, 20ᵉ chass. à pied. — Plaie de poitrine, côté droit, coup de feu, Vallière, 7 novembre.

DESCHAMPS, Charles-Joseph, né le 10 août 1848, Anderlecht (Belgique), 93ᵉ de ligne. — Fracture de la rotule droite, éclat d'obus, Gravelotte. — Vaste phlegmon diffus, quatre cicatrices adhérentes à la cuisse, ankylose du genou dans l'extension permanente.

DESCHAMPS, Claude-Léon, né le 29 décembre 1847, Ligny (Meuse), 2ᵉ chass. à pied. — Fracture comminutive de l'apophyse coracoïde gauche, coup de feu, Sedan. — Ankylose de l'épaule, atrophie du bras.

DESCHAMPS, Jean-Baptiste-Alexandre-Aimé, né le 2 novembre 1843, la Couture (Eure), 47ᵉ de ligne. — Fracture comminutive de l'avant-bras gauche, coup de feu, Frœschwiller. — Cal difforme, cicatrice profonde et adhérente, ankylose des quatre derniers doigts rendant la préhension impossible.

DESCHAMPS, Jean-Pierre-Adrien, garde mob. de Loir-et-Cher, caporal. — Plaie contuse à la main gauche, éclat d'obus, Loigny. — Perte du doigt médius, gêne dans la flexion des doigt indicateur, annulaire et auriculaire.

DESCHAMPS, Sylvain, né le 11 octobre 1843, Nevoy (Loiret), 17ᵉ de ligne. — Fracture du cubitus gauche, tiers supérieur, coup de feu, Bois-des-Dames, 29 août. — Ankylose du conde et perte de l'usage de l'avant-bras.

DESCHAMPS, Victor, 53ᵉ de ligne. — Fracture du fémur droit, coup de feu, Chagey, 17 janvier. — Esquilles.

DESCHANEL, Victorin-Alban, 6ᵉ artill. — Fracture du fémur droit, tiers inférieur, atteint par la roue d'un caisson d'artillerie, Chaumont, 16 août.

DESCHET, Joseph, né le 11 mai 1840, Tarrare (Rhône), 2ᵉ légion de marche du Rhône, sous-lieutenant. — Congélation des pieds, Héricourt, 16 janvier. — Perte des cinq orteils du pied gauche, et, des 1ᵉʳ et 2ᵉ orteils, pied droit.

DESCLAIR, Amour, 58ᵉ de ligne. — Plaie contuse au poignet droit, coup de feu, Patay, 1ᵉʳ décembre. — Ankylose.

DESCLAUX, François, né le 11 janvier 1841, Montfort (Landes), 40ᵉ de ligne. — Ecrasement de l'extrémité du pied droit, éclat d'obus, Patay, 2 décembre. — Déformation et perte des trois premiers orteils du pied.

DESCOMBES, Benoît, 2ᵉ cuirassiers. — Plaie contuse à la jambe, érosion des os, coup de feu, Frœschwiller.

DESCOMBES, Jean, 5ᵉ chass. à pied. — Plaie contuse à la main gauche, coup de feu, Sainte-Barbe sous Metz. — Cicatrice adhérente à la face palmaire, perte des deux premières phalanges du médius

DESCOURS, Jacques, né le 26 janvier 1851, Saint-Jean-Bonnefond (Loire), 53ᵉ de ligne. — Plaie contuse à la région orbitaire droite, coup de feu, Nogent-le-Rotrou. — Désorganisation du globe oculaire droit, ectropion de la paupière inférieure.

DESCOURS, Joseph-Antoine-François, 2ᵉ zouaves. — Congélation des pieds, Champigny, 2 décembre. — Perte complète des orteils des deux pieds.

DESCOUT, Jean, 82ᵉ de ligne. — Plaie contuse à la région fessière, lésion du nerf sciatique gauche, coup de feu, Beaugency, 12 décembre.

DESCRAMBES, Jacques, né le 1ᵉʳ décembre 1841, Bordeaux (Gironde), 34ᵉ de ligne. — Cataracte double étoilée incomplète, captivité en Allemagne.

DESCRIAUD, Jean-Marie, 94ᵉ de ligne, — Plaie contuse aux jambes, coup de feu, Gravelotte.

DESÉCHALLIERS, Jean-Baptiste-François, 14ᵉ de ligne. — Plaie contuse à la poitrine, au niveau du sternum, plaies contuses à l'avant-bras, au doigt médius, main droite, et à l'éminence thénar, main gauche, éclat d'obus et coups de feu, Gravelotte.

Désémery, François, 5e de ligne. — Plaie contuse à la jambe droite, coup de feu, Beaugency, 6 décembre. — Exostose du tibia.

Désémery, Jean, 16e de ligne. — Congélation des pieds, Salbris (Loir-et-Cher), 8 décembre. — Perte de la phalange unguéale des gros orteils, cicatrice difforme et vicieuse.

Désenfants, Simon, né le 3 mai 1848, Monthelon (Saône-et-Loire), 85e de ligne. — Tumeur blanche suppurée du coude droit, fatigues, siége de Metz. — Ankylose du coude.

Désert, Alfred, 90e de ligne. — Plaies à travers la région iliaque droite, coup de feu, Borny. — Nécrose de l'os iliaque, plaies fistuleuses.

Désès, Bernard, né le 22 février 1843, Pimbo (Landes), 66e de ligne. — Plaie contuse à la jambe gauche, partie antérieure, perte des 2e et 3e phalanges de l'indicateur, main droite, éclats d'obus, Rezonville.

Désesquelles, Paul-Aimé, 19e de ligne. — Fracture compliquée des os du carpe, main droite, coup de feu, Champigny, 30 novembre. — Ligature des artères radiale et cubitale, ankylose du poignet, perte du doigt annulaire.

Désestret, Victor-Adolphe, né le 23 avril 1837, Désaignes (Ardèche), 90e de ligne. — Fracture du fémur gauche, coup de feu, Dijon, 30 octobre. — Raccourcissement considérable, ankylose du genou et renversement du pied.

Despond, Jean-Jules, 99e de ligne. — Plaie de poitrine, au niveau de la 3e côte droite, coup de feu, Sedan.

Desfresnes, Arthur-Désiré, né le 14 février 1846, Roubaix (Nord), 15e artill. — Plaie contuse à la région orbitaire gauche, coup de feu, Borny. — Destruction de l'œil et d'une partie du bord inférieur de l'orbite.

Desgarceaux, Adrien-François, 13e chass. à pied. — Plaie contuse à l'avant-bras droit, tiers inférieur, coup de feu, Wœrth.

Desgens, Louis, 36e de ligne. — Plaie compliquée à la région sacrée, coup de feu, Frœschwiller. — Balle non extraite, esquilles, abcès multiples, plaies fistuleuses.

Desgranges, Ambroise-Julien-Michel-Guillaume, 96e de ligne. — Variole à (?). — Désorganisation du globe oculaire droit.

Desgranges, Étienne-Delphin, garde mob. de l'Isère. — Fracture du 2e métacarpien, main droite, coup de feu, Villeporcher (Loir-et-Cher), 7 janvier. — Ankylose de l'indicateur.

Desgranges, Jean-Pierre, 41e de ligne. — Plaie contuse au poignet droit, perte du doigt annulaire et de la moitié de l'auriculaire, main gauche, 2 coups de feu, Borny.

Désilières, Jean-Xavier, né le 8 août 1850, Parthenay (Deux-Sèvres), 16e chass. à pied. — Fracture comminutive de l'avant-bras gauche, tiers supérieur, éclat d'obus, Vendôme (Loir-et-Cher), 25 décembre. — Perte osseuse sur une étendue de 5 centimètres, ankylose du coude dans la flexion.

Désia, Arthur-Albert, garde mob. du Loiret. — Fracture des 3e et 4e métacarpiens, main droite, coup de feu, Champigny, 2 décembre. — Consolidation vicieuse, extension permanente de l'annulaire, les autres doigts sont dans la flexion incomplète.

Desitter, François-Xavier-Benoît, né le 13 août 1838, Wormhout (Nord), 99e de ligne. — Fracture comminutive de la jambe droite, tiers supérieur, Sedan. — Esquilles, consolidation vicieuse, atrophie et raccourcissement de la jambe.

Desjouanet, André, né le 2 septembre 1846, Razès (Haute-Vienne), 86e de ligne. — Adénite cervico-maxillaire suppurée, privations et fatigues en captivité. — Cicatrices saillantes.

Deslandes, Lucien, 62e de ligne. — Perte par écrasement du doigt indicateur, main droite, éclat d'obus, Gravelotte.

Deslandes, Paul, né le 25 mars 1844, Bersac (Haute-Vienne), 43e de ligne. — Fracture de l'humérus droit, coup de feu, Amanvillers sous Metz. — Cicatrices adhérentes, atrophie et rétraction des fléchisseurs, les mouvements d'extension ne peuvent dépasser l'angle droit.

DESMAISON, Denis-Justin, né le 4 juillet 1850, Saint-Félix (Dordogne), 62e de ligne. — Fracture du pubis avec perforation du canal de l'urèthre, coup de feu, Changé, 10 janvier. — Incontinence d'urine.

DESMARES, Jean-Ferdinand, 39e de ligne, caporal. — Fracture comminutive de l'avant-bras droit, coup de feu, Villorceau, 9 décembre. — Paralysie incomplète de la main.

DESMAREST, François-Michel-Cléomir, 31e de ligne. — Plaie compliquée à la cuisse droite, coup de feu, Janville (Eure-et-Loir). — Atrophie de la jambe et du pied, paralysie des extenseurs.

DESMARTY, Jacques, né le 18 octobre 1845, Singleyrac (Dordogne), 72e de ligne. — Plaie contuse à la région orbitaire gauche, éclat d'obus, Sedan. — Atrésie de la pupille, perforation de l'iris et de la membrane cristalloïdienne antérieure, perte partielle de la vision à gauche.

DESMEAUX, Pierre, né le 1er juin 1848, Badefols-d'Ans (Dordogne), 13e de ligne. — Plaie contuse à la région temporale gauche, coup de feu, Gravelotte. — Perte de l'œil.

DESMOLLIÈRES, Théodore-Eugène, 17e de ligne. — Plaies à la poitrine et au bras gauche, coup de feu, Clamart, 19 septembre. — Dyspnée, induration du sommet du poumon droit.

DESMONS, Charles-Désiré, 93e de ligne. — Plaie contuse à la cuisse droite, coup de feu, Gravelotte. — Cicatrice adhérente et bridée.

DESMULES, Claude, né le 7 octobre 1844, Beaujeu (Rhône), 68e de ligne. — Fracture comminutive du fémur gauche, coup de feu, Beaumont (Ardennes). — Cal difforme, raccourcissement considérable, ankylose du genou, atrophie de la jambe et du pied.

DESMURS, Claude, 2e inf. provisoire, caporal. — Plaie contuse à la base du thorax, à droite, plaie compliquée à la main gauche, 2 coups de feu, plaie au front, coup de sabre, Paris, 22 mai. — Rétraction des doigts annulaire et indicateur.

DESNAULT, Henri-Paul, né le 10 août 1847, Château-du-Loir (Sarthe), garde mob. de la Sarthe. — Fracture comminutive de la jambe gauche, coup de feu, Josnes (Loir-et-Cher), 9 décembre. — Consolidation vicieuse, cicatrices adhérentes nombreuses, plaies fistuleuses.

DESNIER, Joseph, 21e chass. à pied. — Plaie contuse à la cuisse droite, coup de feu, Châtillon sous Paris, 13 octobre. — Perte de substance musculaire, cicatrices profondes étendues.

DESNOS, François, 14e de ligne. — Plaie contuse à la main gauche, éclat d'obus, Cercottes, 11 octobre. — Ankylose avec déformation des doigts indicateur et médius.

DESNOS, Joseph-Alphonse-François, né le 6 octobre 1848, Pré-en-Pail (Mayenne), 1er hussards. — Plaie contuse au bras gauche, coup de feu, Sedan. — Pseudo-ankylose du coude.

DESPAX, Pierre, 9e de ligne. — Plaie contuse à la main droite, coup de feu, Villejuif, 19 septembre. — Perte du doigt médius.

DESPERBASQUE, Alexis, né le 5 mai 1848, Saliès (Basses-Pyrénées), 89e de ligne. — Plaies contuses à la cuisse droite, partie inférieure, et aux deux jambes, perte des 2e et 3e phalanges du doigt annulaire, main gauche, éclats d'obus, Sedan. — Cicatrices multiples.

DESPICHT, Augustin-Joseph-Arsène, né le 2 août 1849, Steenbecq (Nord), 32e de ligne. — Plaie contuse au poignet droit, coup de feu, la Bourgonce. — Ankylose.

DESPINOY, Auguste-Charles-Désiré, né le 16 août 1838, Lille (Nord), 11e de ligne, lieutenant. — Fracture de la main gauche, coup de feu, Vitry, 15 novembre. — Roideur et déformation du poignet, ankylose et atrophie des doigts annulaire et auriculaire, les mouvements du médius et de l'indicateur sont compromis.

DESPLACES, Julien, né le 16 février 1847, Cosne (Nièvre) 17e chass. à pied. — Plaie compliquée à la main (?), avec fracture, coup de feu, Borny. — Nombreuses esquilles, atrophie de la main.

DESPORT, François, né le 16 janvier 1849, Nontron (Dordogne), 114e de ligne, caporal. — Bronchite tuberculeuse, privations et intempéries, Paris. — Altération profonde des poumons, dyspnée, affaiblissement de la constitution.

Despréaux, Alcide, né à Hornoy (Somme), 2e zouaves. — Plaie contuse au bras gauche, érosion de l'humérus, coup de feu, Fræschwiller.

Desquesne, Louis-Adolphe, né le 8 août 1840, Champeaux (Oise), 41e de ligne.—Fracture comminutive de la jambe gauche, coup de feu, Villorceau. — Cal vicieux, raccourcissement et déformation de la jambe, paralysie incomplète des orteils, marche très-pénible, le pied portant seulement sur l'extrémité des orteils.

Desquines, Jean, né le 7 décembre 1848, l'Honor-de-Cos (Tarn-et-Garonne), 32e de ligne. — Fracture comminutive du radius gauche, coup de feu, Styring-Wendel. — Abolition des mouvements de pronation et de supination, faiblesse de la main.

Desreumaux, Léon-Joseph, né le 9 janvier 1849, Roubaix (Nord), garde mob. du Nord.— Fracture comminutive du radius droit, coup de feu, Béhagues sous Bapaume. — Perte de substance osseuse, cal volumineux et irrégulier, ankylose incomplète du poignet, inclinaison de la main sur le bord radial, gêne des mouvements des doigts.

Desrez, Louis-Emile, 11e chass. à pied. — Plaie contuse au genou droit, éclat d'obus, Beaugency, 9 décembre. — Hydarthrose avec gonflement péri-articulaire.

Desroche, Pierre, né le 2 septembre 1848, Dampierre (Charente-Inférieure), 73e de ligne. —Plaie contuse au genou droit, éclat d'obus, Saint-Privat.—Arthrite chronique, tuméfaction des extrémités osseuses, flexion très-limitée, épaississement des tissus fibro-musculaires.

Desroches, Jean, né le 4 mai 1847, Saint-Christophe (Charente), 45e de ligne. — Plaies contuses à la cuisse droite, partie postérieure, inférieure et partie antérieure et au scrotum, coup de feu et éclat d'obus, Cravant, 8 décembre.—Atrophie du testicule droit, cicatrice adhérente.

Desrousseau, Jean-Baptiste-Joseph, né le 26 décembre 1845, Bouchin (Nord), garde mob. du Nord. — Plaie de tête, coup de feu, Bapaume. — Perte de substance intéressant l'os temporal gauche, partie supérieure, dans toute son épaisseur, l'enfoncement représente un triangle de 2 centimètres de côté.

Desruelles, Jean-Victor, 63e de ligne.—Fracture des 2e et 3e métacarpiens, main gauche, coup de feu, Spickeren. — Faiblesse dans les mouvements de l'indicateur et du médius.

Desrues, Vincent-Stanislas, 48e de ligne. — Plaie compliquée à l'avant-bras gauche, coup de feu, Josnes (Loir-et-Cher). — Cicatrice adhérente, ankylose incomplète des quatre derniers doigts, atrophie de la main.

Desseigne, Marie-Félix, 2e chass. à pied. — Plaie compliquée à l'avant-bras droit, coup de feu, Saint-Privat. — Affaiblissement du bras, mouvements de flexion et d'extension de la main très-gênés.

Desserom, François-Louis-Vincent, 57e de ligne. — Fracture de l'humérus gauche, coup de feu, Gravelotte. — Raccourcissement, large cicatrice adhérente, abolition partielle des mouvements du membre.

Dessite, Michel, né le 6 juillet 1850, Domaize (Puy-de-Dôme), 15e de ligne (ex 39e de marche). — Plaie à travers le genou gauche, coup de feu, Parigné-l'Évêque, 10 janvier. — Arthrite, ankylose du genou dans l'extension avec déviation du pied en dehors, tuméfaction du génou.

Dessolle, Gilbert-Ambroise-Louis, né le 5 février 1842, Sarroux (Corrèze), 2e de ligne.— Fracture comminutive de l'avant-bras gauche, tiers moyen, coup de feu, Beaumont (Loiret), 7 décembre. — Esquilles nombreuses, vastes cicatrices adhérentes, paralysie de tout le membre.

Dessum, Dominique, 18e artill. — Plaie en séton des deux fesses, fracture du sacrum, éclat d'obus, Chevilly (Loiret), 3 décembre. — Cicatrices adhérentes, faiblesse des deux membres inférieurs.

Dessus, Guillaume-Germain-Ernest, 39e de ligne. — Plaie en séton aux deux bras, coup de feu, Orléans, 11 octobre. — Gêne dans les mouvements et la partie antérieure du thorax.

DESTEPHANY, Louis-Baptistin, 3e zouaves. — Fracture de la jambe gauche, coup de feu, Frœschwiller. — Cicatrice adhérente.

DESTHIEUX, Jean-Baptiste, garde mob. du Gers. — Fracture de la jambe droite, tiers supérieur, coup de feu, Belfort, 13 décembre. — Consolidation vicieuse, déformation de la jambe.

DESTRÈS, Jules-Léon, né le 4 janvier 1835, Saint-Jean-en-Royans (Drôme), garde nationale de la Seine, 5e bataillon. — Plaie compliquée à la jambe droite, section du tendon d'Achille, éclat d'obus, Montretout. — Rétraction musculaire, partie postérieure, impossibilité de l'adduction du pied.

DESTREZ, Désiré-Chrisostôme, né le 29 septembre 1845, la Bassée (Nord), 4e chass. à pied. — Fracture du radius droit, chute à Orléans. — Consolidation vicieuse avec incurvation en dedans, adhérence des gaînes tendineuses des extenseurs et fléchisseurs de l'avant-bras, gêne des mouvements du poignet et de la main.

DESTRIBOIS, Jean, né à Saint-Gervais (?), 119e de ligne. — Plaie en séton aux deux mollets, coup de feu, Paris, 22 mai.

DESTRUEL, Firmin-Sidovi, 53e de ligne. — Fracture des os propres du nez, Sedan. — Aplatissement du nez dont les fosses nasales ont diminué de capacité.

DESTRUHAUT, Jean-Jouannès, né le 20 novembre 1846, Garein (Landes), 81e de ligne. — Fracture de l'avant-bras gauche, tiers inférieur, coup de feu, Saint-Privat. — Esquilles, déformation et ankylose du poignet.

DESVAUX, Émile, né le 14 juillet 1848, Gazeran (Seine-et-Oise), 51e de ligne. — Plaies contuses aux articulations tibio-tarsienne gauche et radio-carpienne droite, coup de feu et éclat d'obus, Gravelotte. — Ankylose du poignet et roideur de l'articulation tibio-tarsienne.

DESVAUX, Louis-Léon, né le 3 février 1848, Coulibœuf (Calvados), 1er chass. à pied. — Fracture des deux derniers métacarpiens, main gauche, coup de feu, Sedan. — Cicatrice adhérente à la face dorsale, ankylose des trois derniers doigts dans l'extension forcée.

DESVILLETTES, François, né le 15 juillet 1844, Naillat (Creuse), 17e de ligne. — Plaie contuse au coude droit, fracture de l'épine iliaque gauche, antérieure et supérieure, 2 coups de feu, Montmesly. — Ankylose du coude à angle droit, vaste phlegmon de la partie externe de la cuisse, plaies fistuleuses.

DÉTAIN, Charles-Ernest-Emile, né le 13 février 1848, Dieppe (Seine-Inférieure), 39e de ligne. — Fracture du fémur gauche, tiers supérieur, coup de feu, Paris, 25 mai. — Perte de substance osseuse, cal difforme à angle saillant en dehors, atrophie et raccourcissement de 9 centimètres.

DÉTAULE, Alfred, né le 13 octobre 1846, Sainte-Vertu (Yonne), garde mobilisée de l'Yonne. — Destruction du globe oculaire droit, éclat d'obus, armée de la Loire, 15 janvier.

DETOURNAY, Auguste-Philippe-Joseph, 86e de ligne. — Perte des 2e et 3e phalanges des doigts auriculaire, annulaire et médius, main gauche, coup de feu, Gravelotte.

DÉTRA, Jean-Pierre-Martin, né le 6 août 1849, Chatuzanges (Drôme), 25e de ligne. — Fracture des quatre derniers métacarpiens, main gauche, coup de feu, Montretout. — Adhérence des tendons et paralysie des doigts.

DÉTRANCHET, Benoît, 87e de ligne. — Fracture de la crête du tibia droit, coup de feu, Paris, 25 mai. — Cicatrice adhérente.

DETRAYE, Charles-Joseph, né le 7 mars 1848, Remiremont (Vosges), 67e de ligne, caporal. — Fracture de la jambe gauche, tiers moyen, coup de feu, Forbach. — Raccourcissement, atrophie de la jambe qui est douloureuse.

DETTWEILER, Jean-Alfred, né le 19 avril 1835, Besançon (Doubs), 14e de ligne, sergent. — Fracture comminutive de la main droite, coup de feu, Sedan. — Déformation de la main, perte des mouvements des doigts, ankylose du poignet.

DEUDON, Honoré-Louis-Dieudonné, né le 8 avril 1850, Valenciennes (Nord), 91e de ligne.

— Fracture comminutive de la tête de l'humérus gauche et d'une partie de l'omoplate, coup de feu, Pont-Noyelles. — Nombreuses esquilles, ankylose scapulo-humérale.

DEURIEUX, Désiré-Joseph, 13ᵉ chass. à pied, sergent. — Fracture de la main droite, coup de feu, Morée-Saint-Hilaire, 14 décembre. — Difformité de la main avec rigidité des doigts.

DEUTSCHLER, Charles, 3ᵉ dragons. — Fracture de l'avant-bras gauche, tiers supérieur, luxation irréductible du poignet en arrière, chute de cheval dans une reconnaissance, Quincy (Meuse), 13 décembre. — Cal volumineux, raccourcissement considérable, ankylose incomplète du coude.

DEVAL, Jacques-Marius-Louis, garde mob. du Puy-de-Dôme, sergent. — Contusion au coude gauche, coup de crosse de fusil, la Planée (Doubs), 31 janvier. — Arthrite, ankylose à angle droit.

DEVANT, Charles, né le 21 octobre 1848, Byarne (Jura), 67ᵉ de ligne. — Plaie compliquée à l'avant-bras gauche, coup de feu, Gravelotte. — Ankylose du poignet avec déviation de la main.

DEVANT, Pierre, 15ᵉ de ligne. — Plaie contuse à la cuisse droite, coup de feu, Paris. 24 mai. — Cicatrice profonde et adhérente.

DEVAURE, Octave-Ludovic, né à Chartres, 8ᵉ de ligne. — Plaie contuse à la cuisse droite, coup de feu, Forbach. — Cicatrice profonde et adhérente.

DEVAUX, Claude-Marie, garde mob. de Saône-et-Loire. — Plaie s'étendant de la partie postérieure de la cuisse gauche à la racine de la verge, coup de feu, Pouilly (Côte-d'Or), 23 janvier.

DEVAUX, Jean-Marie, 77ᵉ de ligne. — Larges plaies aux deux cuisses, éclats d'obus, Gravelotte.

DEVAUX, Pierre-Henri, né à Saint-Julien (Rhône), garde mob. du Rhône. — Fracture du calcanéum droit, coup de feu, Nuits. — Cal difforme et engorgement de tissus péri-articulaires.

DEVAUX, Pierre-Marie, né le 4 juillet 1836, Belmont (Loire), 4ᵉ de ligne. — Plaie contuse au genou gauche, coup de feu, Arthenay. — Ankylose dans l'extension.

DEVIENNE, Henri, garde mob. du Nord, caporal. — Fracture de l'humérus droit, tiers inférieur, coup de feu, Villers-Bretonneux. — Cal volumineux.

DEVIENNE, Jules-Aimable, né le 10 mai 1848, Auzin (Nord), 28ᵉ de ligne (ex-36ᵉ de marche). — Plaie compliquée à l'épaule droite, coup de feu, la Malmaison, 21 octobre. — Esquilles, cicatrice adhérente.

DEVILLARD, Claude, 70ᵉ de ligne. — Fracture des os propres du nez et du maxillaire supérieur droit, coup de feu, sous Paris, 19 mai. — Difformité de la face avec occlusion presque complète des fosses nasales.

DEVILLARD, Jean-Marie, 72ᵉ de ligne. — Fracture de l'épaule droite, coup de feu, Pont-Noyelles. — Ankylose incomplète.

DEVILLAS, Louis, né le 18 février 1845, Jaure (Gard), 67ᵉ de ligne. — Plaie compliquée à la main gauche, coup de feu, Orléans, 4 décembre. — Perte de l'indicateur et de la moitié de son métacarpien, atrophie et mouvements très-restreints des trois autres doigts.

DEVILLE, Claude-Félix, 27ᵉ de ligne. — Plaies contuses à la hanche et à la main gauches, 2 coups de feu, Poupry, 2 décembre. — Flexion permanente de l'auriculaire.

DEVILLE-CAVELLIN, Joseph-François, né le 13 septembre 1846, Queige (Savoie), 3ᵉ de ligne. — Fracture du fémur droit, tiers supérieur, coup de feu, Sedan. — Consolidation angulaire vicieuse, déformation et raccourcissement du membre de 12 centimètres.

DEVILLERS, Henri-Edouard, 119ᵉ de ligne. — Plaie contuse au pied gauche, coup de feu, Champigny, 30 novembre. — Perte de la phalangette des 2ᵉ et 3ᵉ orteils, affaiblissement de la constitution.

DEVILLERS, Louis-Joachim-Théodule, né le 27 février 1849, Bellencourt (Somme), garde mob. de la Somme.—Coxalgie rhumatismale gauche, privations et fatigues, siége de Paris.— Ankylose coxo-fémorale, abcès multiples à la partie supérieure et antérieure de la cuisse.

DEVINANT, Pierre-Eugène, garde mob. du Loiret. — Perte des deux dernières phalanges de l'auriculaire, main gauche, coup de feu, Villiers-sur-Marne.

DEVIS, François, 1er zouaves.—Plaies contuses à la jambe et à la cuisse gauches, 2 coups de feu à (?). — Cicatrices étendues adhérentes.

DEVOCELLE, Jules-Ferdinand-Joseph, né le 14 juillet 1844, Salomó (Nord), 23e artill. — Maladies, sous Metz.—Kératite consécutive, leucoma de l'œil droit, perte de la vision de ce côté.

DEVOST, Louis-Léon, né le 2 novembre 1836, Morlincourt (Oise), 24e de ligne, sergent.— Fracture du coude gauche, plaie contuse à la région trochantérienne, 2 éclats d'obus, Spickeren. — Ankylose du coude dans la demi-flexion, perte de substance musculaire, cicatrices adhérentes, claudication.

DEVOTO, Jean-Louis-Frédéric, né le 12 mars 1852, Paris (Seine), 67e de ligne, sergent (?). — Plaie compliquée au coude gauche, 3 coups de feu, plaie à la région sacrée, éclat d'obus, Gravelotte.—Ankylose du coude, l'avant-bras dans la flexion, perte considérable de substance musculaire à la région sacrée, cicatrice étendue adhérente.

DEVOUDELLE, Joseph, né le 17 juin 1847, Néprant (Meuse), 33e de ligne, caporal. — Plaie contuse à la région coxo-fémorale droite, coup de feu, Boves, 27 novembre. — Abcès multiples, pourriture d'hôpital, vaste cicatrice adhérente et bridée, difficulté dans la marche.

DEVOUGE, Amédée, 17e artill. montée. — Fracture du 3e métacarpien, main gauche, éclat d'obus, Saint-Privat. — Consolidation vicieuse et difforme.

DEVREUX, Jean, 90e de ligne. — Plaie compliquée au pied gauche, éclat d'obus, Busserel (Doubs), 16 janvier. — Ostéite du tarse, plaie ulcérée à la malléole interne.

DEWALLE, Alfred-Jean-Baptiste, né le 29 mars 1849, Saint-Omer (Pas-de-Calais), garde mob. du Pas-de-Calais. — Plaie à travers le coude gauche, coup de feu, Saint-Quentin. — Ankylose.

DEYDIER, Désiré, né le 13 avril 1850, au Buis (Drôme), 47e de ligne. — Fracture comminutive, de la branche montante du maxillaire, à droite ; plaie contuse à l'articulation tibiotarsienne gauche, plaie compliquée au bras gauche, coups de feu, Villersexel, 9 janvier.— Difformité de la joue gauche, ankylose incomplète tibio-tarsienne.

DEYDIER, Jean, 13e de ligne. — Plaie contuse à la fesse gauche, éclat d'obus, Champigny, 30 novembre.

DEYHÉRASSARY, Jean-Baptiste, 67e de ligne. —Fracture compliquée de l'os iliaque gauche, éclat d'obus, Saarbruck, 2 août. — Cicatrice adhérente.

DEYRAL, François, né le 15 mai 1831, Roullet (Charente), éclaireurs de la Seine. — Fracture comminutive de la jambe droite, tiers inférieur, chute d'un mur, Sedan. — Consolidation vicieuse, raccourcissement de 5 centimètres, amaigrissement du membre.

DEYRIS, Jean, garde mob. des Landes. — Plaie du bassin, fracture de l'ischion gauche, coup de feu, Rouen. — Plaies fistuleuses, roideur de l'articulation coxo-fémorale et atrophie du membre.

DEYSSE, Jean, 2e génie. — Fracture du fémur droit par contusion, fort de Joux (Doubs), 12 février. — Consolidation vicieuse.

DEZALAY, Pierre-Paulin, garde mob. de la Sarthe. — Plaie compliquée à la cuisse droite, coup de feu, Villorceau. — Atrophie et rétraction musculaire.

DÉZAMET, Marc, né le 30 novembre 1850, Souvigny (Allier), 16e chass. à pied. — Fracture du crâne, côté droit, éclat d'obus, Montbéliard. — Perte de substance osseuse, troubles des fonctions cérébrales.

DÉZAVELLE, Michel-Louis, 20e chass. à pied. — Plaies contuses au dos, à la jambe droite et au tendon d'Achille, jambe gauche, 3 coups de feu, Servigny sous Metz.

Dhaine, Bienvenu-Joseph, 20e chass. à pied. — Plaie contuse, face palmaire de la main gauche, coup de feu, Saint-Quentin.

Dhalluin, Florimond-Joseph, 71e de ligne. — Plaie pénétrante de poitrine, fracture de la 8e côte, coup de feu, Servigny sous Metz. — Plaie fistuleuse.

Dheilly, Adéodat, 3e dragons, brigadier. — Plaie pénétrante de poitrine, coup de sabre, Gravelotte. — Dyspnée.

Dherbier, Jean, né le 9 mai 1839, Boulleret (Cher), train auxiliaire de la garde mob. du Cher, brigadier. — Plaie compliquée au bras droit, éclat d'obus, Coulmiers, 8 novembre. — Ankylose du coude dans la demi-flexion, atrophie du membre, paralysie des extenseurs et fléchisseurs de l'avant-bras et des doigts de la main.

Dhérin, Fortuné-Joseph-Victor, né le 20 juillet 1831, Lille (Nord), 91e de ligne. — Plaies contuses multiples à la face, à la tête et à la poitrine, volée de terre et de pierres projetée par éclats d'obus, Saint-Quentin. — Amaurose complète de l'œil droit, amblyopie croissante de l'œil gauche, tremblement nerveux général avec affaiblissement des forces physiques et intellectuelles.

Dhers, Jean-Joseph, né le 9 octobre 1848, Orus (Ariège), 14e artill. — Fracture comminutive du fémur droit, tiers inférieur, coup de feu, Sedan. — Consolidation vicieuse, raccourcissement de 4 centimètres, cicatrice adhérente de 6 centimètres de longueur, engorgement du genou.

Dhordain, Ildefonce-Eugène-Joseph, 1er de ligne. — Plaie compliquée au bras droit, coup de feu, Servigny sous Metz. — Rétraction de l'avant-bras sur le bras.

Dhuicque, François-Xavier, né le 13 mars 1849, Boissy-Fresnoy (Oise), 1er chass. à pied, caporal. — Congélation du pied droit, Cosel (Prusse), 4 janvier. — Gangrène et perte des cinq orteils du pied droit.

Diard, Claude, 32e de ligne. — Fracture de l'omoplate et de la clavicule (?), coup de feu, la Bourgonce (Vosges), 6 octobre. — Cicatrices déprimées et adhérentes.

Dibonet, Étienne-Joseph, 5e de ligne (ex-30e de marche). — Plaie compliquée au pied droit, coup de feu, Cercottes, 4 décembre.

Dichard, Désiré-Alphonse, 2e bataillon d'inf. légère d'Afrique. — Plaie contuse à l'épaule (?) et fracture comminutive du maxillaire inférieur, 2 coups de feu, Clairegoutte (Haute-Saône), 18 janvier. — Nécrose du maxillaire.

Dictus, Charles, garde mob. du Nord. — Fracture du 2e métacarpien, main gauche, coup de feu. — Perte des mouvements de l'indicateur.

Didelot, Léopold, 97e de ligne. — Fracture compliquée de l'humérus, de l'apophyse coracoïde et de l'omoplate gauches, coup de feu, Gravelotte. — Déformation de l'épaule, cicatrice adhérente.

Didier, Antoine, né le 15 janvier 1847, Bissy (Savoie), 96e de ligne. — Fracture du radius gauche, coup de feu, Frœschwiller. — Non-consolidation, déformation et atrophie du membre, paralysie de l'avant-bras et de la main.

Didier, Auguste, 4e de ligne, caporal. — Plaie contuse à l'abdomen, côté gauche, éclat de grenade, Saint-Privat.

Didier, François-Émile, né le 19 mai 1847, Lorey (Meurthe), 57e de ligne. — Fracture de l'humérus gauche, coup de feu, Gravelotte. — Esquilles, plaie fistuleuse, ankylose incomplète de l'épaule.

Didier, Jean-Nicolas-Auguste, né le 21 juin 1831, Epinal (Vosges), 9e de ligne, sergent. — Plaie compliquée au creux axillaire gauche, fracture de l'angle inférieur de l'omoplate, coup de feu, Saint-Privat. — Paralysie et amaigrissement de tout le membre, rétraction des doigts.

Didier, Maurice-Jules, 63e de ligne. — Plaie contuse à la main droite, coup de feu, Toul, 16 août. — Perte des deux dernières phalanges de l'indicateur.

DRÉMANS, Antoine, 97ᵉ de ligne. — Fracture comminutive de l'humérus droit, coup de feu, Sedan. — Cicatrices adhérentes.

DIEPPE, Victor-Nicolas, né le 5 novembre 1849, Dombras (Meuse), garde mob. de la Meuse.—Fracture du fémur droit, coup de feu, Géronvaux près Montmédy, 16 novembre. — Consolidation vicieuse, raccourcissement.

DIÉTRICH, Jacques, né le 26 juillet 1844, Bouxwiller (Bas-Rhin), 2ᵉ zouaves. — Plaies contuses à l'avant-bras droit et à la cuisse gauche, plaie à l'oreille droite, fracture du rocher, 3 coups de feu, Frœschwiller. — Oblitération du conduit auditif droit, surdité complète.

DIÉTRICH, Joseph, né le 12 mai 1844, Wintzenheim (Haut-Rhin), 19ᵉ de ligne.—Fracture comminutive des 3ᵉ et 4ᵉ métacarpiens, main gauche, coup de feu, sous Metz, 22 septembre. —Difformité de la main, perte des mouvements des doigts médius et annulaire fixés dans l'extension, l'indicateur et l'auriculaire fixés dans la demi-flexion.

DIEUDONNÉ, Albert, 114ᵉ de ligne. — Fracture comminutive de la jambe droite, tiers inférieur, coup de feu, Champigny, 30 novembre. — Atrophie de la jambe et du pied.

DIEULANGARD, Guillaume-Marie, né le 23 juin 1845, Mur (Côtes-du-Nord), 70ᵉ de ligne.— Fracture comminutive du coude droit, coup de feu, Saint-Privat.—Ankylose dans la flexion permanente.

DIEZ, Nicolas-Théophile, né à ... (Vosges), 3ᵉ dragons. — Plaie compliquée au poignet droit, coup de sabre, Rezonville, — Perte du mouvement de flexion et d'extension des doigts de la main.

DIÉZEL, Michel, né le 24 octobre 1843, Lauterbourg (Bas-Rhin), 3ᵉ zouaves. — Fracture comminutive du maxillaire inférieur gauche, coup de feu, Sedan. — Consolidation vicieuse, rétrécissement du conduit auditif gauche, perte de l'ouïe, difficulté dans la parole.

DEFARGE, François, 13ᵉ chass. à pied. — Fracture de l'avant-bras gauche, coup de feu, Frœschwiller.—Soudure vicieuse des deux os.

DIGARD, François-Alphonse-Joseph, 109ᵉ de ligne. — Plaies contuses aux deux jambes, 3 coups de feu, l'Hay, 30 septembre.

DIGORSE, Joseph-François, 30ᵉ de ligne. — Fracture du métatarse, pied gauche, Sedan.— Cicatrices adhérentes.

DUJOUD, Maurice, 70ᵉ de ligne. — Plaie contuse à la jambe droite, partie inférieure, éclat d'obus, Saint-Privat. — Cicatrices adhérentes, varices.

DILAUGE, Pierre, 48ᵉ de ligne. — Fracture de la clavicule gauche, coup de feu, Frœschwiller. — Cicatrice adhérente.

DILICHEN, Jean-Louis, 49ᵉ de ligne. — Plaie contuse au niveau de l'articulation coxo-fémorale gauche, coup de feu, Sedan.—Brides cicatricielles.

DILLENSEGER, Alphonse-Marius, 96ᵉ de ligne. —Plaies contuses au bras droit et à la main gauche, coup de feu, Gravelotte. — Atrophie de l'éminence thénar et du pouce avec ankylose phalango-phalanginienne.

DILLIES, Edouard-Désiré, né le 26 janvier 1849, Tourcoing (Nord), garde mob. du Nord. — Fracture comminutive du fémur gauche, tiers inférieur, coup de feu, Villers-Bretonneux. —Raccourcissement de 9 centimètres de la cuisse, déviée en dehors, ankylose du genou.

DIMANCHE, André, né le 7 septembre 1845, Bussy-en-Othe (Yonne), 97ᵉ de ligne, sergent. — Fracture comminutive et compliquée de la main gauche, éclat d'obus, Gravelotte. —Perte complète du pouce et immobilité des autres doigts.

DIMIER, Jean, 50ᵉ de ligne. — Plaie contuse allant de la région fessière à la région inguinale, côté gauche, coup de feu, Wissembourg.

DIMNET,, Philippe, né le 13 avril 1848, Souchet (Moselle), 5ᵉ artill. montée. — Fracture comminutive compliquée de l'humérus droit, tiers supérieur, coup de feu, Gravelotte. — Atrophie du bras, paralysie incomplète de la main.

DIMOND, Mathieu, 56ᵉ de ligne, caporal. — Fracture comminutive de l'avant-bras droit, tiers inférieur, coup de feu, Frœschwiller. — Atrophie de l'avant-bras et de la main.

DINDIN, Octave-Jean, 9ᵉ artill., trompette. — Plaie contuse au niveau du genou droit, coup de feu, Sedan. — Vaste cicatrice adhérente.

DINÉ, Joseph-Marie, né le 24 octobre 1844, Mécé (Ille-et-Vilaine), 31ᵉ de ligne. — Fracture comminutive de l'articulation scapulo-humérale gauche, coup de feu, Sedan. — Ankylose de l'épaule.

DINET, Alphonse, garde mob. du Haut-Rhin. — Fracture de l'humérus droit, coup de feu, Beaune-la-Rolande.

DINET, Delphin-Georges, né le 26 novembre 1849, Poitiers (Vienne), 73ᵉ de ligne.—Plaie contuse, désorganisation du globe oculaire droit, éclat d'obus, Saint-Denis, 26 janvier.

DINET, Henri-Pierre, 32ᵉ de ligne.—Fracture de l'humérus droit, coup de feu, les Ormes, 11 octobre.

DINGEON, Pierre-François, né le 27 janvier 1830, Bellancourt (Somme), 114ᵉ de ligne, sergent. — Pleuro-pneumonie compliquée de dyspepsie, froids et alimentation insuffisante, tranchées de Drancy et Bobigny, Paris, décembre. — Voussure au côté gauche de la poitrine, respiration altérée, palpitations, dépérissement progressif.

DINOIR, Charles-François-Bernard, né le 5 novembre 1840, Lille (Nord), garde mob. du Nord. —Fracture de la branche gauche du maxillaire inférieur, coup de feu, Saint-Quentin. — Perte d'un grand nombre de dents, cal volumineux.

DION, Claude-Auguste, 11ᵉ chass. à pied. — Fracture de la jambe (?), coup de feu, Sainte-Barbe sous Metz. — Cal difforme.

DION, Louis, né le 28 avril 1848, Beaulieu (Loiret), 7ᵉ de ligne. — Plaie s'étendant du pli fessier à la région moyenne et externe de la cuisse droite, coup de feu, Bry-sur-Marne, 2 décembre. — Atrophie profonde du membre, paralysie du pied et incomplète de la jambe; le pied est inerte, froid, suant; il ne pose qu'en masse sur le sol, et ne peut être relevé; la jambe est très-réduite quant au volume. Marche avec deux béquilles.

DIONISI, Ange-François, 86ᵉ de ligne. — Plaie contuse au bras gauche, coup de feu, Sedan. — Destruction du globe oculaire gauche, coup de couteau, service commandé, 9 février à (?).

DIOULOUFET, Louis-Michel, né le 30 septembre 1848, Marseille (Bouches-du-Rhône), 51ᵉ de ligne.—Plaie contuse à la main droite, coup de feu, Cernay, 8 décembre. — Cicatrices adhérentes, immobilité permanente des trois derniers doigts, fixés dans la demi-flexion.

DIRAT, Jean, 46ᵉ de ligne. — Plaie contuse à la jambe gauche à (?), armée de la Loire. — Pourriture d'hôpital, large cicatrice adhérente.

DIRIS, François, 77ᵉ de ligne. — Plaie contuse à la main gauche, coup de feu, Montbéliard. — Cicatrices adhérentes.

DIRIÉ, Jean, 1ᵉʳ chass. à pied. — Plaies contuses à l'avant-bras droit et à l'épaule gauche, coup de feu et éclat d'obus, Boves, 27 novembre.

DIRRY, Sébastien, né le 12 juillet 1849, Oberhengheim (Haut-Rhin), 44ᵉ de ligne. —Congélation du pied droit, armée de l'Est. — Perte des cinq orteils.

DISDAL, Ernest-Désiré, 75ᵉ de ligne. — Plaie compliquée au dos, au niveau des deux omoplates, coup de feu, Villers-Bretonneux. — Voussure de la colonne vertébrale.

DISS, Florent, né le 6 octobre 1849, Jetterviller (Alsace), 96ᵉ de ligne. — Fracture de la rotule droite et du condyle interne du fémur, éclat d'obus, Strasbourg. — Ankylose rectiligne du genou, tuméfié considérablement, déviation de la jambe, qui est déjetée en dehors, de sorte que le pied ne repose sur le sol que par son bord interne.

DISS, Richard, né le 30 mars 1840, Schlestadt (Bas-Rhin), 11ᵉ de ligne. — Fracture comminutive de la main gauche, coup de feu, Sedan. — Destruction partielle des métacarpiens, consolidation vicieuse, déformation considérable de la main.

DITTMANN, Pierre-Paul, né le 28 juin 1850, Colmar (Haut-Rhin), 2e zouaves.—Fracture du fémur droit, coup de feu, Buzenval.—Consolidation vicieuse, raccourcissement et amaigrissement du membre.

DIVAY, Constant-Victor, né le 15 août 1841, Alsuillé (Mayenne), 22e de ligne. — Plaie en séton aux deux cuisses, partie moyenne, coup de feu, Champigny, 2 décembre.—Atrophie de la cuisse, claudication.

DIXMIER, Pierre-Auguste, né le 27 juin 1850, Paris (Seine), 1er de ligne. — Plaie contuse à l'avant-bras droit, éclat d'obus, Saint-Privat. — Cicatrice adhérente au bord radial.

DIZÈS, Jean, garde mob. du Finistère.—Fracture du doigt auriculaire, main droite, coup de feu, l'Hay, 29 novembre. — Perte de ce doigt et d'une partie de son métacarpien.

DIZIER, Oneste-Stéphane, né le 28 juin 1847, Cemboing (Haute-Saône), 12e artill. — Plaie au niveau de l'articulation tibio-tarsienne gauche, coup de feu, Longeau. — Balle non extraite, ankylose tibio-tarsienne, engorgement du pied et gêne dans la marche.

DJILALI-BEL-ACHEMI, né en 1845, Sedjerara (Oran), 2e tir. alg. — Fracture de la jambe gauche, tiers moyen, coup de feu, armée de la Loire, 6 octobre. — Consolidation vicieuse, raccourcissement considérable, fausse ankylose du pied.

DJILALI-BEN-MORCELI, 2e tir. alg. — Fracture du 2e métacarpien, main gauche, coup de feu, Wœrth. — Non-consolidation, atrophie de l'éminence thénar, flexion de l'indicateur.

DJILLALI-BEN-TENHA, né en 1842 aux Ouled-el-Djillali (Alger), 1er tir. alg. — Plaie contuse au coude droit, partie postérieure, coup de feu, Frœschwiller. — Ankylose, l'avant-bras fixé dans la demi-flexion, atrophie de tout le membre.

DOAZAN, Bernard-Firmin, 3e dragons, capitaine adjudant-major. — Dyspepsie avec mélancolie, hépatite rhumatismale, chute dans l'eau, armée de la Loire.

DOBET, Armand-Jacques-Jérôme, né le 23 février 1842, Coëmieux (Côtes-du-Nord), 39e de ligne. — Fracture comminutive du calcanéum et de l'astragale, pied gauche, éclat d'obus, Patay. — Consolidation vicieuse, cicatrices adhérentes, ankylose tibio-tarsienne.

DODIER, Auguste-Léon, 47e de ligne, tambour. — Fracture du pubis, coup de feu, Châtillon-le-Duc, 22 janvier. — Gêne des mouvements du bassin.

DODIN, Jean-Arsène, 49e de ligne. — Plaies contuses à la fesse droite et au niveau de l'articulation coxo-fémorale gauche, éclat d'obus, Sedan. — Vaste cicatrice adhérente.

DODU, Edme, garde mob. du Cher. — Fracture de la jambe droite, coup de feu, Lorcy, 28 novembre.

DOGIMONT, Napoléon, né le 24 janvier 1839, Mortagne (Nord), 8e artill.—Perte des doigts indicateur, médius et annulaire de la main gauche, éclat d'obus, Champigny, 30 novembre.

DOGNON, Henri-Clément, 55e de ligne. — Plaie compliquée au pied gauche, coup de feu, Torçay-Saint-Ange (Eure-et-Loir), 18 novembre.

DOIDIC, Pierre-Amédée, né le 8 juin 1846, Azay-le-Ferrou (Indre), 35e de ligne. — Fracture comminutive du fémur droit, éclat d'obus, Champigny, 30 novembre. — Cal vicieux, raccourcissement.

DOINEAU, Louis-Joseph, né le 1er février 1841, Forges-les-Bains (Seine-et-Oise), 1er chass. à pied. — Fracture comminutive de la jambe droite, tiers supérieur, coup de feu, Changé, 11 janvier. — Consolidation vicieuse, raccourcissement, larges cicatrices adhérentes, surtout en avant, atrophie du membre, ankylose imcomplète tibio-tarsienne.

DOISNEAU, Benjamin-Henri, 54e de ligne. — Fracture du cubitus gauche, tiers supérieur, coup de feu, Amanvillers. — Ankylose incomplète du coude, atrophie du membre.

DOLÉAC, Albert-Georges-Marie, né le 17 juin 1848, l'Ile Bouchard (Indre-et-Loire), 96e de ligne, caporal. — Fracture de la tête de l'humérus droit, de l'acromion et de l'extrémité externe de la clavicule, coup de feu, Sedan. — Ankylose scapulo-humérale, atrophie de l'épaule, cicatrices adhérentes multiples.

DOLIGNON, Émile, né le 8 mars 1846, Saint-Denis (Seine), 60e de ligne. — Fracture comminutive de l'humérus gauche, coup de feu, Sainte-Marie (Doubs), 13 janvier. — Abcès multiples, cal volumineux, déformation du bras, ankylose incomplète du coude dans la demi-flexion, atrophie de l'avant-bras et de la main, plaies fistuleuses persistantes.

DOLIVET, François-Louis, 35e de ligne, capitaine. — Rhumatisme fibro-musculaire, angine de poitrine, fatigues, défense de Belfort.

DOLIVET, Rémond-Félix, né le 5 septembre 1848, Baugé (Maine-et-Loire), 48e de ligne, tambour. — Plaie contuse à la région orbitaire droite, éclat d'obus, Villorceau. — Glaucôme avec synéchie antérieure de l'œil droit, perte de la vision.

DOLLÉANS, Louis-Alfred, né le 14 mars 1850, Cormainville (Eure-et-Loir), 15e chass. à pied. — Plaie contuse à la jambe droite, coup de feu, à ... (?), armée de l'Est. — Cicatrice adhérente au tendon d'Achille, ankylose incomplète tibio-tarsienne, gêne dans la marche.

DOMENGET, Claude-Marie, né le 12 septembre 1844, la Motte-Servolex (Savoie), 21e de ligne. — Fracture de la branche ascendante gauche du maxillaire, coup de feu, Champigny, 2 décembre. — Ankylose incomplète temporo-maxillaire.

DOMEZ, Adolphe-Félix-Jean-Baptiste, né le 29 novembre 1846, Cambrai (Nord), 10e artill. — Plaie compliquée à la jambe gauche, partie postérieure, éclat d'obus, Mouzon.—Cicatrices profondes et adhérentes au niveau du tendon d'Achille, perte considérable de substance musculaire, rétraction du pied fixé dans l'extension permanente, les orteils seuls touchent le sol.

DOMINÉ, Gustave, 10e chass. à pied. — Fracture du maxillaire inférieur droit, coup de feu, le Mans, 11 janvier. — Consolidation vicieuse.

DOMINIQUE, Armand-Benjamin, né le 14 août 1844, Prosville (Eure-et-Loir), 15e artill., maréchal des logis. — Plaie compliquée au bras gauche, coup de feu, Villorceau. — Paralysie et atrophie considérable du bras.

DOMMER, Jean-Jacques, 5e de ligne. — Plaie contuse à la main droite, coup de feu, Sedan. — Extension permanente du doigt médius et flexion incomplète des autres doigts.

DOMPMARTIN, Jacques-Cl., 1er de ligne. — Plaie à la tête, éclat d'obus, Saint-Privat. — Cicatrice étendue et déprimée au pariétal droit.

DONCEY, François-Auguste, 1er de ligne. — Plaie compliquée à la cuisse gauche, coup de feu, Servigny sous Metz. — Paralysie incomplète.

DONCKÈLE, Eugène-Léon, garde nationale de la Seine, caporal. — Fracture de la clavicule gauche, coup de pistolet, bastion n° 20, Paris, 26 septembre. — Atrophie du deltoïde.

DEDONCKER, Charles-Louis, né le 19 janvier 1842 en Belgique, francs-tireurs du Nord, clairon. — Plaie à la partie supérieure et postérieure de la cuisse droite, coup de sabre, plaie en séton à la partie externe de la même cuisse, coup de feu, Saint-Quentin. — Lésion du nerf sciatique, rétraction de la jambe sur la cuisse.

DONDOU, Paul-Anselme, né le 5 août 1847, Nantes (Isère), 47e de ligne. — Plaie en séton à la cuisse droite, lésion probable du nerf sciatique ou de ses branches, coup de feu, Fræschwiller. — Atrophie de la jambe, difficulté des mouvements du pied, insensibilité cutanée.

DONER, Jean, né le 24 février 1846, Clermont-Ferrand (Puy-de-Dôme), 9e section d'ouvriers d'administration. — Plaies de tête, coups de sabre, Charleville. — Deux cicatrices parallèles profondes et adhérentes larges de 10 centimètres à la partie supérieure du pariétal droit, troubles cérébraux, myodopsie, difficulté dans la parole.

DONIER, Jules-Théophile, 42e de ligne. — Fracture du radius gauche, coup de feu, Mézières, 30 novembre. — Cicatrice adhérente, rétraction des doigts annulaire et auriculaire.

DONNADIEU, Jacques, 72e de ligne, caporal. — Plaie de poitrine, fracture de la 8e côte, à gauche, coup de feu, Saint-Quentin. — Pleurésie traumatique, cicatrice adhérente.

DONNAT, Jean-Marie, né à d'Allion-Vieux (Savoie), 74e de ligne. — Plaie compliquée à l'avant-bras gauche, coup de feu, Wissembourg. — Atrophie et abolition des mouvements de supination et de pronation.

DONNAY, Céleste-Léon, 93e de ligne. — Plaie contuse à la poitrine, fracture de la 5e côte, coup de feu, Saint-Privat. — Cicatrice adhérente, gêne dans les mouvements de dilatation du thorax.

DONNÉ, Marie-Louis-André, 34e de ligne, lieutenant. — Coxalgie droite, blessé à Orléans, a passé la nuit sur le champ de bataille.

DONNET, Anthime-Henri, né le 27 décembre 1848, Grainville-Ymanville (Seine-Inférieure), 14e de ligne. — Ablation des deux premières phalanges de l'auriculaire, main gauche, coup de feu, Beaugency. — Phlegmon diffus, rétraction de la main dans la flexion à angle droit, atrophie complète du bras.

DONZEAUD, Jean, né le 8 juillet 1846, Hautefort (Dordogne), 4e de ligne. — Plaie compliquée à la main gauche, coup de feu, Saint-Privat. — Ankylose des trois derniers doigts avec ankylose incomplète de leurs articulations.

DORANGE, Jules-Émile, 65e de ligne, caporal. — Plaie compliquée au bras gauche, coup de feu, Saint-Privat. — Cicatrice adhérente, ankylose incomplète du coude, atrophie du bras.

DORANLOR, Yves-Marie, né le 17 avril 1838, Pontivy (Morbihan), 77e de ligne, sergent. — Plaie au creux axillaire droit, coup de feu, Forbach. — Paralysie de la main.

DORANTOWICZ, Napoléon-Thadée-Adolphe, né le 24 décembre 1841, Paris, 37e de ligne, sergent. — Fracture comminutive de l'articulation radio-carpienne gauche, 2 coups de feu, Guionville (Loiret), 1er décembre. — Ankylose, atrophie de la main, immobilité des doigts.

DORBEAU, René, 92e de ligne. — Fracture du péroné droit, coup de feu, Mésangé près Nantes (Loire-Inférieure), 6 janvier. — Cicatrice adhérente.

DORBES, François, né le 24 juin 1848, Montferran (Gers), 80e de ligne. — Plaie pénétrante de poitrine, à droite, coup de feu, Saint-Privat. — Nécrose de la 10e côte, esquilles nombreuses, plaies fistuleuses.

DORDAIN, Louis, garde mob. du Nord. — Plaie compliquée à la cuisse gauche, coup de feu, Bapaume, 3 janvier. — Paralysie incomplète de la jambe.

DORDY, Jean-Auguste, né le 17 juin 1846, Semalens (Tarn), 22e de ligne. — Plaies contuses à la jambe gauche, partie externe, et au genou droit, partie interne, éclats d'obus, Sedan. — Cicatrices adhérentes, gêne des mouvements des deux membres.

DORÉ, Louis-Guillaume, 59e de ligne. — Plaie compliquée au bras gauche, coup de feu, Servigny sous Metz. — Cicatrice adhérente, flexion de l'avant-bras sur le bras.

DORÉ, Nicolas-Alfred, né le 2 décembre 1842, Nancy (Meurthe), 94e de ligne. — Fracture du pied gauche, coup de feu, Gravelotte. — Hypertrophie de la partie antérieure du pied, ankylose des articulations médio-tarsiennes et tarso-métatarsiennes.

DORÉ, Prospère, 9e de ligne. — Plaie contuse au genou gauche, coup de feu, le Mans, 12 janvier. — Arthrite, œdème du membre.

DOREAU, Joseph, 85e de ligne. — Plaie contuse au genou droit, coup de feu, Saint-Privat. — Faiblesse du membre.

DOREAU, Pierre, né le 27 mars 1848, Glux (Nièvre), 37e de ligne. — Rhumatismes chroniques aggravés pendant sa captivité à Glogau (Prusse). — Endocardite chronique avec insuffisance valvulaire et rétrécissement des orifices auriculo-ventriculaires.

DORECHIES, Florimond-Joseph, 6e de ligne. — Plaie compliquée au bras gauche, éclat d'obus, Saint-Privat. — Rétraction du biceps, cicatrice irrégulière.

DORGE, Pierre-Gustave, né le 3 janvier 1849, Lille (Nord), garde mob. du Nord. — Fracture comminutive du fémur droit, tiers moyen, coup de feu, Villers-Bretonneux. — Raccourcissement, ankylose incomplète du genou.

DORIDANT, Charles-Jean-Baptiste, 26e de ligne, caporal. — Plaie contuse à la poitrine, éclat d'obus, Ladonchamps, 7 octobre. — Cicatrice adhérente.

DORIGNAC, Jean-Marie, né le 3 août 1845, Ba gres (Hautes-Pyrénées), garde mob. de la

Gironde, caporal. — Ophthalmie purulente.—Staphylôme opaque de la cornée de l'œil gauche, perte de la vision de cet œil.

DORMONT, Edouard-Benjamin, né le (?) avril 1843, Coutances (Manche), 94e de ligne. — Entorse grave, pied gauche, camp de Châlons.—Hydarthrose tibio-tarsienne, nécrose des os du tarse et du métatarse, déformation du pied, atrophie de la jambe.

DORNAT, Hippolyte-Charles-Camille, né le 24 mars 1848, Saint-Jean-d'Angely (Charente-Inférieure), 73e de ligne. — Fracture du crâne à sa partie occipitale, éclat d'obus, Saint-Privat. — Surdité.

DORNBERGER, Émile, né le 23 novembre 1841, Niederbruck (Haut-Rhin), 59e de ligne. — Plaie compliquée à la jambe droite, coup de feu, Servigny sous Metz.— Paralysie incomplète et atrophie, rétraction des fléchisseurs de la jambe.

DORNIER, Joseph-Marcelin, 3e chass. à pied. — Fracture comminutive des deux dernières phalanges de l'indicateur, main gauche, coup de feu, Forbach, 6 août.

DORSO, François-Marie, né le 31 octobre 1846, Sarzeau (Morbihan), 10e de ligne. — Fracture de l'humérus gauche, tiers inférieur, coup de feu, Servigny sous Metz.—Ankylose incomplète du coude.

DORVAL, Léon, garde nationale de la Seine. — Fracture du fémur droit et contusion au flanc du même côté, chute dans les fortifications, Paris, 15 février.

DORVILLE, Léon, 33e de ligne. — Plaie contuse à la région iliaque droite, coup de feu, Gidy, 3 décembre. — Balle non extraite, plaie fistuleuse.

DORY, François, né le 27 octobre 1843, Metz, 45e de ligne. — Plaie contuse à la cuisse gauche, coup de feu, Sedan. — Le séjour de la balle près le fémur a déterminé une suppuration abondante, arthrite, ankylose du genou à angle droit, plaies fistuleuses persistantes.

DOUAND, Aimé-François, 50e de ligne. — Plaie compliquée au bras droit, autres plaies sans gravité, 5 coups de feu et éclat d'obus, Wissembourg. — Atrophie du bras, brides cicatricielles.

DOUARD, Sylvain, né le 30 janvier 1844, Selles-Saint-Denis (Loir-et-Cher), 39e de ligne.— Fracture comminutive de l'humérus droit près l'articulation scapulo-humérale, coup de feu, Parigné-l'Évêque. — Ankylose de l'épaule, inertie du bras.

DOUBEY, Pierre-Eugène, né le 25 novembre 1832, Strasbourg (Bas-Rhin), 67e de ligne, sergent. — Fracture comminutive du maxillaire supérieur droit, plaie avec perte énorme de substance de la lèvre supérieure, de la joue, du nez et de la voûte palatine, éclat d'obus, Gravelotte. — Destruction du maxillaire, la cavité buccale est largement ouverte.

DOUBLIN, François, né le 21 décembre 1848, Jayac (Dordogne), 81e de ligne. —Pleurésie chronique à droite, froid intense en captivité. — Dyspnée.

DOUCE, Joseph-Henry, né le 28 août 1849, Mazamet (Tarn), 79e de ligne. — Fracture des 2e et 3e métacarpiens, main droite, coup de feu, Chenebier, 17 janvier. — Destruction des extenseurs, atrophie et perte de l'usage de la main.

DOUCET, Charles, 1er tir. alg., sergent-major. — Fracture comminutive de l'humérus droit, tiers inférieur, éclat d'obus, Arthenay, 10 octobre. — Consolidation vicieuse, ankylose incomplète du coude, cicatrice adhérente.

DOUCET, Ernest-Alfred, 3e génie. — Plaies contuses et brûlures, plaie déchirée à la joue droite, explosion d'un obus à balles, tranchées de Villeneuve-l'Etang, 18 mai. — Ectropion avec épiphora de la paupière inférieure droite.

DOUCET, Jacques, garde mob. de Saône-et-Loire. — Fracture du maxillaire inférieur droit, coup de feu, Pouilly près Dijon, 23 janvier. — Perte de plusieurs dents.

DOUCET, Louis-Léandre, né le 11 mai 1849, Biermes (Ardennes), 33e de ligne.—Ablation d'une partie de la cornée transparente de l'œil droit, coup de feu, Sedan. — Perte de la vision de cet œil.

DOUCET, Toussaint-Delphin, né le 1er novembre 1847, Ferrières (Loiret), garde mob. du

54

Loiret.—Fracture de l'humérus et de l'olécrane droits, coup de feu, Champigny, 2 décembre. — Ankylose du coude, atrophie de la main et des doigts.

DOUCHAIN, Gustave-Edouard, 21e de ligne, caporal. — Plaie contuse à la cuisse gauche, coup de feu, Beaumont (Ardennes). — Large cicatrice peu résistante.

DOUCHET, Henri-Désiré-François, né le 4 juin 1850, Frévent (Pas-de-Calais), 68e de ligne. —Plaie contuse à la jambe droite, érosion de la crête du tibia, éclat d'obus, Paris, 2e siége. — Cicatrice adhérente.

DOUESNEAU, Frédéric-Simon, 91e de ligne. — Fracture comminutive de la jambe droite, 3 coups de feu, Gravelotte. — Cal vicieux et saillant.

DOUBT, Jean, garde mob. du Cher. — Fracture comminutive de l'avant-bras, coup de feu, Juranville, 28 novembre. — Consolidation anormale vicieuse, cicatrice adhérente aux fléchisseurs et aux extenseurs, abolition des mouvements de pronation et de supination.

DOUET, Joseph-Hyacinthe, 33e de ligne. — Fracture comminutive de la main droite, coup de feu, Arthenay, 2 décembre.

DOUGADA, Eliacin, né à Leitigna (Aude), 5e de ligne. — Plaie contuse au mollet droit et à la cuisse, même côté, partie postérieure, coup de feu, Sedan. — Vaste cicatrice.

DOUILLET, Exupère-François, 79e de ligne. — Plaie compliquée à l'avant-bras gauche, coup de feu, Mouzon. — Rétraction des fléchisseurs, paralysie incomplète des trois premiers doigts de la main.

DOUILLIÈRE, Louis-Edmond, né à Caumont (Eure), 35e de ligne. — Plaie contuse à la jambe droite, coup de feu, Issy, 2 mai. — Perte de substance musculaire, cicatrice adhérente.

DOUIN, Pierre-François-Edmond, né le 23 août 1848, Luplanté (Eure-et-Loir), garde mob. d'Eure-et-Loir. — Destruction du globe oculaire droit et de l'orbite gauche, éclat d'obus, Épernon, 4 octobre. — La vision à gauche est très-compromise, la destruction de l'orbite devant entraîner à bref délai la perte totale de la vue de cet œil.

DOULET, Joseph-Adolphe, né le 27 novembre 1850, Giromagny (Haut-Rhin), 50e de ligne. — Plaie contuse à la partie postérieure de l'articulation tibio-tarsienne gauche, éclat d'obus, Beaune-la-Rolande. — Ostéite hypertrophique du tibia, l'extrémité inférieure se trouve déformée, ankylose tibio-tarsienne, disparition du calcanéum par suppuration, marche et station verticale impossibles sans béquilles.

DOULOU, Marie-Jean-Antoine-Tiburce, 25e de ligne. — Plaie compliquée à la main gauche, coup de feu, Saint-Privat. — Atrophie de la main, perte du doigt annulaire.

DOULSAN, Jean, 67e de ligne. —Fracture du maxillaire supérieur, coup de feu, Spickeren. — Perte de 7 dents, roideur dans les mouvements de la mâchoire inférieure.

DOURANG, Dominique, 97e de ligne. — Plaies multiples au bras droit et au genou gauche, 9 éclats d'obus, Gravelotte. — Cicatrices adhérentes.

DOUROS, Maurice, né le 22 septembre 1847, Bordeaux (Gironde), 4e zouaves. — Plaie compliquée à la main droite, coup de feu, Champigny, 30 novembre. — Ankylose du poignet et des articulations métacarpo-phalangiennes des 4 derniers doigts, fixés en demi-extension.

DOURTHE, Jean, né le 22 octobre 1844, Léon (Landes), 80e de ligne. — Fracture comminutive du col de l'humérus droit, coup de feu, Saint-Privat. — Consolidation vicieuse, cicatrice adhérente à la partie postérieure de l'épaule, ankylose incomplète scapulo-humérale, amaigrissement notable du membre, qui ne peut exécuter aucun mouvement d'élévation.

DOURY, Ernest-Eugène, né le 11 juillet 1846, Deville (Seine-Inférieure), 62e de ligne. — Plaie s'étendant de l'angle externe de l'orbite droit à la partie postérieure de l'apophyse zygomatique, coup de feu, Servigny-sous-Metz. — Désorganisation de l'œil.

DOUSSE, dit JOUAUDOT, Jean-Jeanaulet, garde mob. des Basses-Pyrénées. — Fracture du péroné droit, coup de feu, Héricourt, 15 janvier. — Consolidation vicieuse, cicatrices adhérentes.

Dousset, Alphonse-Désiré, 39e de ligne, sergent. — Plaie contuse au mollet droit, coup de feu, Vorges (Doubs), 25 janvier. — Atrophie notable de la jambe.

Doussin, Joseph-Marie, né le 30 août 1847, Hirel (Ille-et-Vilaine), 7e de ligne. — Plaie à la face, de gauche à droite, coup de feu, Spickeren. — Altération de la vue, déformation du nez.

Doussoulin, Jean-Joseph, né le 10 décembre 1841, Mison (Basses-Alpes), 53e de ligne. — Perte du pouce, main droite, coup de feu, Chagey.

Doutrelant, Romain-Gustave-Alphonse, né le 15 novembre 1848, Bailleul (Nord), 8e artillerie. — Plaie contuse au front, partie externe et inférieure, éclat d'obus, Balan (Ardennes), 31 août. — Amaurose de l'œil gauche.

Doutres, Jean-Joseph-François, 3e de ligne. — Plaie contuse à la cuisse gauche, éclat d'obus, Frœschwiller. — Perte de substance musculaire, cicatrices étendues.

Doutté, Louis-Alfred, 37e de ligne. — Fracture du radius (?), éclat d'obus, Patay, 1er décembre. — Nécrose de cet os.

Doux, Aimé-Louis, né le 5 mars 1848, la Châtaigneraie (Vendée), 77e de ligne. — Plaie contuse à la main gauche et plaie de poitrine, à droite, coups de feu, Gravelotte. — Caries de côtes, fistules, emphysème, bronchite tuberculeuse, toux incessante et incoercible, constitution délabrée.

Doux, Charles, 59e de ligne. — Plaie contuse à l'articulation tibio-tarsienne gauche, coup de feu, Beaumont-la-Chartre, 7 décembre. — Ankylose incomplète, œdème du pied.

Doux, Théodore-François, 69e de ligne, caporal. — Congélation des pieds, trajet de Metz à Colbert (Prusse). — Perte partielle des trois derniers orteils, pied droit, et des deux derniers, pied gauche.

Dovillers, Louis, né le 22 août 1847, Cambrai (Nord), 1er génie. — Plaie compliquée au bras droit, coup de feu, Vendôme, 16 décembre. — Paralysie du bras, rétraction de tous les doigts dans la paume de la main et de celle-ci sur l'avant-bras, atrophie.

Doyen, Hilaire, né le 9 décembre 1850, Saint-Eusèbe (Saône-et-Loire), 39e de ligne. — Fracture de la tête du premier métacarpien, main droite, coup de feu, Loigny. — Ankylose métacarpo-phalangienne du pouce.

Doyen, Narcisse-Eléonore. — Fracture comminutive de la jambe droite, plaie de tête, fracture du sommet, explosion de la poudrière de Laon, 9 septembre.

Doyer, Pierre-François, 3e train d'équipages. — Fracture de la jambe droite, chute de cheval, retraite de l'armée de l'Est en Suisse. — Consolidation vicieuse.

Dragin, Prosper-Edouard, né le 16 février 1850, Breuil (Calvados), 72e de ligne, sergent. —Fracture comminutive du coude gauche, coup de feu, Saint-Quentin.—Nombreuses esquilles, ankylose, larges et nombreuses cicatrices.

Drago, Charles, né le 30 septembre 1846, Nice (Alpes-Maritimes), 2e artill. — Plaie compliquée à la cuisse gauche, éclat d'obus, Chilleurs-aux-Bois, 3 décembre. — Atrophie incomplète et difformité de la cuisse, perte considérable de substance musculaire.

Drain, Guillaume, garde mob. de Saône-et-Loire. — Ecthyma, retraite des Vosges. — Pustules, pourriture d'hôpital, nécrose du tibia gauche, perte de substance et cicatrice adhérente.

Drancey, Louis-Frédéric-Arthur, 11e chass. à pied. — Fracture du condyle interne du fémur droit, coup de feu, Villorceau. — (A refusé, à deux reprises, l'amputation de la cuisse jugée nécessaire), ankylose incomplète du genou, amaigrissement du membre.

Drapé, Gaudérique-Bonaventure-Antoine, 13e chass. à pied. — Plaie contuse au dos, fracture d'une apophyse épineuse, coup de feu, Frœschwiller. — Gêne dans les mouvements de la colonne vertébrale.

Drapé, Jacques, né le 10 mars 1845, Escaro (Pyrénées-Orientales), 74e de ligne. — Plaie contuse à la jambe droite, éclat d'obus, Meudon, 2ᵉ siége. — Cicatrice adhérente à la tubérosité interne du tibia, induration du tissu cicatriciel.

DRAPEAU, Joseph-Jean, 94ᵉ de ligne.— Plaie contuse au pied gauche, coup de feu, Saint-Privat.

DRAPEAU, Louis-Adrien, 110ᵉ de ligne. — Plaie compliquée à l'avant-bras gauche, coup de feu Buzenval. — Atrophie de l'avant-bras et de la main.

DRAPIER, Bertrand-Guislain-Joseph, 57ᵉ de ligne. — Perte des deux dernières phalanges de l'indicateur, main droite, coup de feu, Sainte-Barbe sous Metz.

DRAPIER, Joseph-Alphonse, né le 23 avril 1837, Oyomax (Ain), 42ᵉ de ligne. — Fracture des os propres du nez et lésion de l'œil droit, éclat d'obus, Champigny, 2 décembre. — Perte presque complète de la vision de l'œil droit.

DRAPIER, Louis-Adolphe, 3ᵉ zouaves. — Fracture du calcanéum gauche, coup de feu, Frœschwiller. — Consolidation vicieuse.

DRAUSSIN, Henri, 67ᵉ de ligne, caporal.—Fracture comminutive du maxillaire supérieur, coup de feu, Saint-Privat.—Perte de quatre dents, gêne dans les mouvements de l'articulation temporo-maxillaire.

DRENDEL, Georges, né le 27 octobre 1841, Herbsheim (Bas-Rhin), 57ᵉ de ligne.—Plaie compliquée à la région sacro-coccygienne, coup de feu, Saint-Privat. — Atrophie de la jambe droite.

DREPTIN, Jean-Baptiste, garde mob. des Ardennes. — Plaie contuse à la cuisse droite, coup de feu, Saint-Quentin. — Cicatrice adhérente.

DREPTIN, Louis-Gustave, 19ᵉ de ligne.—Plaie contuse à la cuisse gauche, éclat d'obus, Borny. — Cicatrice adhérente et vicieuse.

DREUILLAULT, Pierre, 47ᵉ de ligne. — Plaie contuse à la jambe gauche, coup de feu, Wœrth. — Cicatrices adhérentes.

DREUSNES, Libord-Joseph, garde mob. du Nord. — Fracture du fémur gauche, coup de feu, Saint-Quentin. — Esquilles, vaste cicatrice adhérente au fémur.

DREUX, François Armand, né le 9 juin 1847, Villeneuve-sur-Côme (Loiret), garde mob. du Loiret. — Fracture du pubis, coup de feu, Montretout. — Ankylose coxo-fémorale gauche, claudication et amaigrissement du membre.

DREUX, Julien-Jacques, né le 9 mars 1843, Nogent-le-Bernard (Sarthe), 57ᵉ de ligne. — Plaie déchirée à la joue gauche, coup de feu, Gravelotte. — Plaie fistuleuse persistante à la région cervicale, gêne des mouvements du cou.

DREUX, Louis-René, 93ᵉ de ligne. — Fracture du calcanéum et de l'astragale, pied droit, coup de feu, Gravelotte.

DREUX, Silvain, né le 4 août 1831, la Marolle (Loir-et-Cher), 2ᵉ train d'artill. — Ramollissement cérébral, fatigues et privations en captivité. — Paralysie générale progressive.

DREVAULT, Adrien-Hippolyte, né le 12 mars 1837, Couilly (Seine-et-Marne), 52ᵉ bat. de la garde nationale de la Seine, sergent. — Fracture du fémur gauche, coup de feu, Montretout. — Cal difforme, raccourcissement de 7 centimètres.

DREVAULT, Louis-Georges-Jules-Armand, né le 27 septembre 1849, Couilly (Seine-et-Marne), 24ᵉ de ligne, caporal. — Plaie de l'abdomen par balle entrée au-dessous de l'ombilic, dirigée obliquement de haut en bas et de dedans en dehors vers la partie supérieure et antérieure de la crête iliaque gauche, coup de feu, Saint-Quentin. — Balle non extraite, esquilles, débilité générale profonde et grande faiblesse de la jambe gauche.

DREVET, Antoine, 19ᵉ de ligne. — Fracture de la jambe droite, coup de feu, Borny. — Cal vicieux, claudication et déformation de la jambe droite.

DREVON, Antoine, né le 19 décembre 1848, Saint-Jean-de-Bournay (Isère), 2ᵉ zouaves. — Fracture du péroné droit, coup de feu, Frœschwiller. — Gêne des mouvements de la jambe, cicatrices adhérentes.

DREVOT, Didier, 53e de ligne. — Plaie contuse au mollet gauche, éclat d'obus, Montbéliard, 14 janvier. — Cicatrice adhérente.

DREYFUS, Albert, né le 9 juillet 1843, Mulhouse (Haut-Rhin), 1re section des infirmiers militaires. — Fracture comminutive de la main droite, coup de feu, Paris, place Vendôme, 22 mars 1871. — Abcès de l'avant-bras, perte des mouvements de la main, impossibilité de l'extension complète de l'avant-bras sur le bras.

DRIENCOURT, Théophile-Fortuné, 21e de ligne. — Fracture comminutive du maxillaire inférieur, coup de feu, Beaumont (Ardennes). — Consolidation vicieuse avec chevauchement.

DRIESBACH, Jean-Baptiste, 8e artill. — Plaies contuses à la hanche et au bras, côté droit, éclats d'obus, Soissons, 14 octobre. — Cicatrice profonde adhérente au bras.

DRIEU, Charles-Gustave, 10e de ligne. — Plaie contuse à la jambe gauche, coup de feu, Sainte-Barbe sous Metz. — Congélation du pied, même côté.

DRIOL, Joseph, né le 9 juillet 1849, Saint-Etienne (Loire), 38e de ligne. — Plaie compliquée à la main droite, coup de feu, Villejuif, 1er novembre. — Perte des deux dernières phalanges de l'indicateur et des mouvements des autres doigts.

DRIVE, Jean-Baptiste, 68e de ligne. — Plaie compliquée à l'avant-bras droit, coup de feu, Beaumont (Ardennes). — Les doigts de la main sont fixés dans la demi-flexion.

DRIVEAU, Théodore, né le 29 juin 1849, Vezeronce (Isère), 15e de ligne. — Plaie compliquée à la face, coup de feu, Créteil, 30 novembre. — Cicatrice à la racine du nez, à droite, cicatrice d'abcès sous la paupière gauche, occlusion de l'œil gauche qui est vidé.

DRIVET, Ernest-Léon, né le 25 septembre 1843, Cloyes (Eure-et-Loir), 44e de ligne, sergent. — Plaie à la tête, fracture du fémur gauche, tiers inférieur, 2 éclats d'obus, Amanvillers. — Ankylose du genou dans l'extension.

DRIVON, Victor, né le 23 novembre 1830, Saint-Etienne (Loire), 12e chass. ou cuirassiers, maréchal des logis. — Fracture compliquée de l'articulation tibio-tarsienne gauche, coup de feu, Sedan. — Destruction de la malléole, esquilles nombreuses et importantes, cicatrices multiples, profondes et adhérentes, ankylose tibio-tarsienne avec soudure probable des os du tarse; le pied n'a aucun mouvement, les orteils sont rigides et raccourcis, le pied est porté en dehors, et le talon, ramené en dedans, appuie seul fortement sur le sol.

DROIN, Gustave-Auguste, 25e de ligne. — Fracture comminutive du doigt annulaire, main gauche, coup de feu, Gravelotte. — Consolidation vicieuse, atrophie de la main.

DROISSARD, Léon, garde mob. du Nord. — Plaie contuse à la poitrine, coup de feu, Saint-Quentin. — Vaste cicatrice adhérente au sternum.

DROIT, François-Prosper, né le 12 février 1843, Mandrevillers (Haute-Saône), garde mob. de la Haute-Saône. — Variole épidémique, armée de l'Est. — Kératite ulcéreuse, destruction du globe oculaire droit.

DROIT, Louis-Jean-Baptiste, 13e chass. à pied, sergent. — Hypertrophie du cœur, fatigues, captivité en Prusse. — Dilatation des cavités, à droite, état œdémateux et variqueux.

DROLON, François-Désiré, né le 13 avril 1839, Juvigny (Orne), 66e de ligne, (ex-44e de marche). — Fracture de 3 métacarpiens, main gauche, coup de feu, Beaune-la-Rolande, 28 novembre. — Ankylose incomplète des doigts médius et annulaire, cicatrices adhérentes à la région palmaire.

DRON, Emile-Sébastien, né le 15 octobre 1847, le Mans (Sarthe), garde mob. de la Sarthe. — Rhumatismes, armée de la Loire. — Arthrites rhumatismales, semi-ankylose des articulations fémoro-tibiales et tibio-tarsiennes, atrophie des deux jambes, affection organique du cœur.

DROST, Antoine, 90e de ligne. — Fracture de la jambe gauche, tiers moyen, coup de feu, Dijon, 30 octobre. — Atrophie, plaie fistuleuse.

DROTS, Dominique-Ernest, 20e chass. à pied. — Plaie compliquée au bras droit, éclat d'obus, Coulmiers, 9 décembre. — Large cicatrice déprimée, perte des mouvements de l'épaule.

DROUBAY, Charles-Henry, 57° de ligne. — Luxation coxo-fémorale, côté gauche, éclat d'obus, Gravelotte. — Claudication.

DROUET, Adrien-Louis, 12° de ligne. — Fracture du doigt indicateur, main gauche, coup de feu, Coulmiers. — Ankylose.

DROUET, Charles, 2° train d'artill. — Plaie contuse à la jambe gauche, érosion de la tubérosité interne du tibia, éclat d'obus, Beaumont. — Cicatrice adhérente et déprimée.

DROUGARD, Félix-Joseph-Aimé-Marie, né le 29 août 1849, Sérent (Morbihan), 40° de ligne, sergent. — Plaie contuse au genou droit, coup de feu, Loigny. — Ankylose dans la flexion.

DROUHAUT, Jean, garde mob. de la Charente. — Ophthalmie purulente, Montbéliard. — Plaie suppurante de la conjonctive, en partie détruite, perte partielle de la vision de l'œil gauche.

DROUILLAS, 89° de ligne. — Erysipèle, armée de la Loire. — Taie sur la cornée de l'œil gauche.

DROUIN, Émile-Célestin, 110° de ligne. — Plaie contuse à la fesse (?), coup de feu, l'Hay, 29 novembre. — Marche difficile.

DROUNAU, Antoine, né le 17 août 1850, Cognac (Charente), 89° de ligne. — Plaie déchirée au poignet droit, coup de feu, Gien, 10 décembre. — Paralysie de la main.

DROUOT, Nicolas-Victor, né le 15 juillet 1839, Harreville (Haute-Marne), garde nationale de la Seine, 78° bataillon. — Fracture de la jambe droite, coup de feu, Buzenval. — Raccourcissement, rétraction du tendon d'Achille, cicatrice prise en masse et profonde.

DROUVIN, Adolphe-Théophile, né le 12 août 1849, Douai (Nord), 36° de ligne. — Fracture de l'os frontal, au-dessus de l'arcade sourcilière droite, coup de feu, Orléans, 11 octobre. — Nécrose de l'os, plaie fistuleuse, affaiblissement de la vue des deux côtés avec somnolence répétée.

DRU, François, né le 8 décembre 1842, Trévol (Allier), 7° dragons. — Fracture comminutive de la main gauche, coup de feu, Nancroy (Doubs), 29 novembre. — Perte du doigt annulaire, ankylose de l'auriculaire et du médius, atrophie de la main.

DRUARD, Auguste, né le 18 septembre 1850, Saint-Michel (Aisne), 56° de ligne. — Fracture comminutive de l'humérus droit, coup de feu, Conneré, 11 janvier. — Cal volumineux, plaies fistuleuses persistantes, ankylose incomplète du coude.

DRUANT, Adolphe, 39° de ligne. — Fracture de la malléole externe droite, coup de feu, Patay, 2 décembre. — Roideur dans les mouvements de l'articulation tibio-tarsienne.

DRUET, Louis, né le 19 février 1844, Romans (Deux-Sèvres), 25° de ligne. — Plaie compliquée à l'avant-bras droit, coup de feu, Gravelotte. — Ankylose du coude et de l'articulation radio-cubitale, atrophie et paralysie du bras et de la main.

DRUET, Victor-Alexandre, né le 19 juillet 1845, Saint-Rogatien (Charente-Inférieure), garde mob. de la Charente-Inférieure. — Fracture de l'os malaire droit et destruction du globe oculaire, coup de feu, Villeporcher (Loir-et-Cher), 6 janvier. — Perte complète de l'œil.

DRUETTE, Émile-Ernest, né le 19 novembre 1844, Paris, 100° de ligne. — Plaie contuse à la main gauche, coup de feu, Rezonville. — Carie des os du carpe, paralysie avec incurvation des doigts auriculaire et annulaire, déformation de la main, dont la largeur est réduite et qui présente en dedans et au-dessus des enfoncements et des saillies, émaciation de l'avant-bras.

DRUGUET, Jean-Claude, 8° cuirassiers. — Plaie contuse à la hanche droite, coup de feu, Sedan. — Ankylose coxo-fémorale.

DRUHEM, Ferdinand-Joseph, 75° de ligne. — Plaie contuse à la cuisse gauche, partie supérieure et antérieure, coup de feu, Saint-Quentin. — Cicatrices très-étendues.

DRUNET, Louis, 25° de ligne. — Plaie compliquée à l'avant-bras droit, coup de feu, Gravelotte. — Ankylose du coude dans l'extension permanente et du poignet, atrophie et paralysie de l'avant-bras et de la main.

Dauost, Théophile-Auguste, 4e zouaves. — Fracture du maxillaire inférieur, coup de feu, Champigny, 30 novembre. — Consolidation vicieuse.

Daux, Jules-Léon, né le 16 avril 1848, Landourzy-la-Ville (Aisne), 11e chass. à pied. — Fracture de la jambe droite, coup de feu, Servigny sous Metz. — Cicatrice adhérente.

Duault, Alexis-Marie, 73e de ligne. — Fracture de métatarsiens, pied droit, coup de feu, Saint-Privat. — Esquilles.

Duba, Joseph-Antonin, né le 27 novembre 1848, Bethmale (Ariége), 16e artill.—Fracture de l'omoplate droite, chute de cheval, Châtillon. — Consolidation vicieuse, gêne des mouvements du bras.

Dubacle, François, 42b de ligne. — Fracture comminutive de l'avant-bras droit, coup de feu, Lorcy, 28 novembre. — Cicatrices profondes et adhérentes, déformation de l'avant-bras.

Duban, Achille, né à Lille (Nord), 43e de ligne, caporal. — Plaie contuse à la cuisse gauche, coup de feu, Amanvillers.

Dubarry, Georges-Jean-Urbain-Cerbonney, né le 28 février 1845, Condom (Gers), garde mob. du Gers, lieutenant.— Fracture comminutive de l'avant-bras droit, tiers supérieur, coup de feu, la Flèche (Sarthe), 25 janvier. — Consolidation vicieuse, ankylose incomplète du coude.

Dubarry, Pierre-Jean-Marie, 6e de ligne. — Fracture du maxillaire inférieur, coup de feu, Borny. — Cicatrice adhérente.

Dubart, Hyacinthe-Joseph, 33e de ligne. — Ablation de la phalange unguéale du pouce droit, coup de feu accidentel, 14 mars 1871.

Dubeaurepaire, Jules-Louis-Joseph, né le 26 août 1833, Phalenpim (Nord), garde nationale de la Seine, 211e bataillon. — Fracture de l'humérus droit, tiers inférieur, coup de feu, Buzenval. — Esquilles, abcès nombreux, ankylose du coude dans la flexion, abolition des mouvements de pronation et de supination, difficulté des mouvements de la main et des doigts.

Dubech, Jean-Marie-Thérèze-Basilide, né le 10 mars 1850, Anan (Haute-Garonne), 24e chass. à pied, lieutenant. — Fracture transversale de la rotule gauche, érosion du tibia, même côté, à la partie interne et supérieure, éclat d'obus, Héricourt. — Ecartement considérable et grande mobilité des fragments de la rotule, perte de substance du tibia, cicatrice adhérente.

Dubein, Auguste-Ferdinand-Désiré, né le 2 juin 1850, Langon (Loir-et-Cher), 8e artill.— Fracture comminutive de la jambe droite, coup de feu, pont de Neuilly-sur-Seine, 9 avril.— Carie et déformation du tibia, nombreuses esquilles, ankylose fémoro-tibiale et tibio tarsienne, œdème de celle-ci, abcès, cicatrices adhérentes au talon et à la face dorsale du pied, atrophie de tout le membre.

Dubet, Pierre, né le 30 août 1847, au Temple, canton de Castelnau (Gironde), 75e de ligne. — Fracture comminutive de la jambe droite, coup de feu, Chevilly, 30 septembre. — Perte de substance, cal vicieux, raccourcissement de 4 centimètres, ankylose incomplète du pied et des orteils.

Dubier, Hippolyte, 28e de ligne. — Plaie contuse à la jambe gauche, coup de feu, Pierrefitte, 23 septembre. — Douleurs et gêne dans la jambe.

Dublé, Pascal, 81e de ligne. — Plaie compliquée à l'avant-bras gauche, coup de feu, Noisseville, 1er septembre. — Atrophie de la main, qui est insensible et refroidie.

Dubœuf, Claude, né le 17 février 1843, Saint-Etienne (Loire), 5e chass. à pied.— Plaie compliquée au poignet droit, coup de feu, Orléans, 11 octobre. — Ankylose avec renversement de la main en dehors, paralysie des doigts.

Dubois, Alexandre, né le 16 juillet 1850, Courtemaux (Loiret), 15e chass. à pied.—Fracture de l'articulation tibio-tarsienne droite, coup de feu, Châtillon-le-Duc. — Esquilles, ankylose.

Dubois, Alphonse-Eugène, 9e de ligne. — Fracture de la clavicule et de l'omoplate, côté gauche, coup de feu, Gravelotte.

Dubois, Apollon-Athanase-Victor-Eugène, né le 13 juin 1850, Fligny (Ardennes), 40e de ligne. — Fracture comminutive de l'avant-bras droit et des os du carpe, coup de feu, Saint-Quentin. — Ankylose du poignet.

Dubois, Augustin, né le 20 septembre 1850, la Couronne (Charente), 49e de ligne. — Vaste plaie contuse à la poitrine, partie postérieure, fracture comminutive de l'omoplate (?), éclat d'obus, la Fourche, 6 janvier. — Cicatrice adhérente et bridée, perte des mouvements d'élévation du bras.

Dubois, François, né le 13 juin 1849, Aloxe (Côte-d'Or), garde mob. de la Côte-d'Or. — Fracture du pied droit, coup de feu, Chevilly (Seine). — Atrophie et déformation du pied, cicatrice adhérente à la face plantaire, gêne dans la marche.

Dubois, Hubert-Gislain, 2e zouaves. — Fracture du pouce, main droite, coup de feu, Arthenay, 3 décembre. — Perte de la phalangette.

Dubois, Jean, né à Montigny (Mayenne), 17e chass. à pied.—Ablation des deux dernières phalanges et des deux derniers doigts, main gauche, éclat d'obus, Frœschwiller.

Dubois, Jean, né le 10 octobre 1844, Villetoureix (Dordogne), 96e de ligne. — Fracture comminutive du poignet gauche, coup de feu, Frœschwiller. — Abcès multiples, cicatrices nombreuses, ankylose du poignet, dévié en dehors, et paralysie des doigts.

Dubois, Jean, né à Frécieux (Loire), 30e de ligne. — Plaie contuse à l'épaule droite, coup de feu, Sedan. — Cicatrice adhérente à l'omoplate et atrophie du bras.

Dubois, Jean, garde mobilisée de Saône-et-Loire, caporal. — Fracture de la cavité glénoïde, bras droit, coup de feu, Pouilly, près Dijon, 23 janvier. — Non-consolidation, ankylose de l'épaule.

Dubois, Jean-Antoine, né le 10 février 1849, Saussac-l'Eglise (Haute-Loire), garde mob. de la Haute-Loire. — Perte des 2e et 3e phalanges de l'indicateur, main droite, coup de feu, Héricourt.

Dubois, Jean-Baptiste, 7e chass. — Plaie contuse à la cuisse gauche, coup de feu à... (?), armée du Rhin.

Dubois, Jean-Baptiste, 39e de ligne.—Plaie contuse à la jambe droite, coup de feu, plaie de tête, éclat d'obus, Orléans, 11 octobre.— Perte de substance du pariétal droit, dépression, cicatrice adhérente.

Dubois, Joseph, 71e de ligne. — Plaie en séton à la poitrine, coup de feu, Servigny, 31 août. — Cicatrices adhérentes.

Dubois, Jules-Honoré, né le 8 février 1839, Saint-Pancrasse (Isère), 3e de ligne. — Plaie contuse au creux axillaire gauche, coup de feu, Champigny. —Atrophie du bras et de l'avant-bras, rétraction permanente des doigts annulaire et auriculaire.

Dubois, Julien-Casimir, 1er artill. — Plaies contuses à la cuisse et à la jambe gauches, partie postérieure, éclats d'obus, Saint-Privat. — Extension permanente de la jambe, cicatrice adhérente à la cuisse.

Dubois, Léopold, 11e de ligne. — Plaie pénétrante de poitrine, coup de feu, Montlivault (Loir-et-Cher), 9 décembre.

Dubois, Louis-Ernest, 17e de ligne. — Plaie compliquée à la main droite, coup de feu, Bois-des-Dames, 29 août. — Gêne dans les mouvements de flexion des deux derniers doigts.

Dubois, Louis-Jules, né le 14 septembre 1835, la Tronche (Isère), francs-tireurs de l'Isère. — Fracture comminutive de la jambe droite, tiers moyen, coup de feu, Cressan, près

Montbard (Côte-d'Or), 8 janvier. — Nombreuses esquilles, déformation considérable et raccourcissement de 12 centimètres.

Dubois, Louis-Philibert, 17e chass. à pied. — Fracture du gros orteil, pied gauche, coup de feu, Bapaume. — Perte de la phalange unguéale.

Dubois, Odilon, né le 17 novembre 1850, Bousignies (Nord), 67e de ligne. — Plaies contuses au genou et à la cuisse, côté droit, coup de feu et éclat d'obus, Pont-Noyelles. — Arthrite du genou.

Dubois, Paul-Henri, né le 17 mai 1848, Paris (Seine), 28e de ligne. — Plaie contuse à la main droite, coup de feu, Sedan. — Perte des mouvements du doigt médius.

Dubois, Pierre, né le 6 février 1844, la Flèche (Sarthe), 3e chass. à pied. — Plaie s'étendant de la partie postérieure du coude droit à la partie antérieure et moyenne de la main, coup de feu, Forbach. — Flexion permanente du coude, atrophie de l'avant-bras, ankylose du doigt médius fixé dans l'extension.

Dubois, Pierre, né le 1er mai 1838, Piscop, canton d'Ecouen (Seine-et-Oise), 39e de ligne. — Plaie contuse à l'épaule gauche, coup de feu, Yvré-l'Evêque. — Erysipèle, esquilles, plaies fistuleuses, cicatrices adhérentes.

Dubois, Pierre, 3e de ligne. — Fracture du cubitus gauche, éclat d'obus, Arthenay. — Cal vicieux, large cicatrice adhérente.

Dubois, Pierre-Etienne, 28e de ligne. — Plaie compliquée à la main gauche, coup de feu, Saint-Privat. — Perte du doigt annulaire et ankylose de l'auriculaire.

Dubois, Pierre-François, né le 11 avril 1844, Rennes (Ille-et-Vilaine), 51e de ligne. — Fracture de l'os frontal et destruction du globe oculaire, côté gauche, éclat d'obus, Gravelotte. — Extraction d'esquilles, perte de l'œil.

Dubois, Pierre-Marie, 62e de ligne. — Plaie contuse à la cuisse droite, partie postérieure, coup de feu, Changé, 10 janvier. — Perte de substance musculaire, vaste cicatrice adhérente.

Dubois, René, 37e de ligne. — Effort musculaire, saut d'un mur, Patay, 1er décembre. — Hernie inguinale gauche volumineuse.

Dubois, Sicaire, né le 2 août 1846, Saint-Cernin (Dordogne), 25e de ligne. — Fracture du péroné droit, éclat d'obus, Saint-Privat. — Cicatrice adhérente, partie interne de la jambe.

Dubois, Simon-Joseph, 43e de ligne. — Fracture comminutive du pied gauche, coup de feu, Amanvillers.

Dubois, Victor, né le 26 avril 1848, Trillardon (Seine-et-Marne), garde mob. de Seine-et-Marne. — Fracture du radius droit, coup de feu, Buzenval. — Consolidation anormale, cal volumineux, plaies fistuleuses.

Dubonnet, Claude, 14e de ligne. — Plaie contuse à la cuisse droite, partie supérieure, éclat d'obus, Sedan. — Perte de substance musculaire, cicatrice adhérente et bridée.

Dubord, Bernard, 72e de ligne. — Plaie à la poitrine, fracture de la 6e côte gauche, coup de feu, Sedan.

Dubost, Pierre, 30e de ligne. — Plaie contuse à l'avant-bras gauche, éclat d'obus, Arthenay, 3 décembre.

Dubot, Julien-Marie, né le 22 février 1846, Lizio (Morbihan), 91e de ligne. — Fracture de la jambe droite, tiers supérieur, coup de feu, Gravelotte. — Raccourcissement de 4 centimètres et demi.

Duboueix, Michel, né le 30 décembre 1840, les Mars (Creuse), 14e de ligne. — Plaie compliquée au pied gauche, éclat d'obus, Beaugency, 8 décembre. — Perte des deux premiers orteils, atrophie et déformation du pied, marche très-difficile.

Dubouis, Antoine-Marie-Régis, né le 20 mars 1844, Belmont (Isère), 5e chass. à pied. —

55

Plaie compliquée à travers le pied droit, coup de feu, Borny. — Ankylose incomplète tibio-tarsienne, déviation du pied en dedans, rétraction des fléchisseurs des orteils.

DUBOULAZ, Eugène, 24ᵉ de ligne. — Ablation de la phalangette des doigts indicateur et médius, main droite, coup de feu, Montretout. — Ankylose de ces doigts.

DUBOULOZ, Jean-Joseph, né le 27 décembre 1829, Anthy (Savoie), 75ᵉ de ligne, sergent. — Refroidissement, Fimes, 1ᵉʳ août. — Méningo-myélite, paralysie incomplète du membre inférieur gauche (anesthésie et atrophie).

DUBOURG, Ernest-Arthur, 73ᵉ de ligne. — Plaie contuse à l'avant-bras droit, érosion du radius, coup de feu, Beaune-la-Rolande. — Cicatrices profondes adhérentes au radius.

DUBOURJAL, Gabriel-Edmond, 29ᵉ de ligne, capitaine. — Plaie contuse à la jambe gauche, coup de feu, Servigny sous Metz. — Gêne considérable dans les mouvements de la jambe.

DUBOUT, Jean-Marie, 61ᵉ de ligne. — Congélation du pied gauche, Héricourt, 22 janvier. — Nécrose et perte de substance des phalanges du gros orteil et des deux dernières phalanges des quatre autres orteils.

DUBREIL, Achille, 6ᵉ chass. à pied. — Plaies contuses à la jambe droite et au niveau de l'articulation tibio-tarsienne gauche, 2 coups de feu, Cravant.

DUBREIL, François, 79ᵉ de ligne. — Plaie contuse au dos, éclat d'obus, Sedan. — Cicatrice adhérente, gêne dans la flexion du tronc en avant.

DUBREIL, Victor-Auguste, né le 9 mai 1849, Lolif (Manche), 82ᵉ de ligne. — Plaie compliquée à l'avant-bras droit, coup de feu, le Mans. — Large cicatrice profonde, adhérente à la partie antérieure et inférieure, flexion permanente des doigts.

DUBREUCQ, Léon-Joseph, né le 31 mars 1850, Escaut-Pont (Nord), 65ᵉ de ligne. — Fracture comminutive de l'humérus gauche, tiers supérieur, coup de feu, Saint-Quentin. — Raccourcissement, ankylose scapulo-humérale.

DUBREUIL, Claude, né le 4 août 1844, Saint-Chamond (Loire), 39ᵉ de ligne. — Fracture de l'humérus droit, tiers supérieur, coup de feu, Orléans, 11 octobre. — Ankylose scapulo-humérale, atrophie de tout le membre, paralysie incomplète de la main.

DUBREUIL, Claude-Étienne, né le 15 novembre 1845, Laroche (Haute-Savoie), 1ᵉʳ artill. — Fracture de la partie supérieure du tibia droit et large ouverture de l'articulation fémoro-tibiale, coup de feu, Gravelotte. — Ankylose du genou dans l'extension.

DUBREUIL, Jean, né le 9 août 1845, Razac-sur-l'Isle (Dordogne), 98ᵉ de ligne. — Plaie compliquée à la jambe droite, coup de feu, Saint-Privat. — Ankylose péronéo-tarsienne, amaigrissement du pied et de la jambe, (nécessité de l'emploi de béquilles).

DUBREUIL, Jean-Charles, né le 4 novembre 1849, Villebret (Allier), 37ᵉ de ligne. — Plaie contuse à la jambe (?), coup de feu, Saint-Cloud, 2ᵉ siége. — Pourriture d'hôpital, large perte de substance musculaire, large cicatrice adhérente, ankylose incomplète du genou, la jambe rétractée sur la cuisse.

DUBREUIL, Jean-Marie, né le 14 septembre 1848, Saint-Genis-Terrenoire (Loire), 64ᵉ de ligne. — Plaie à travers la partie externe supérieure de la cuisse gauche, et la partie inférieure de la fesse droite, coup de feu, Sedan. — Gêne des mouvements du membre.

DUBRUCK, Louis-Victor-Napoléon, 40ᵉ de ligne. — Plaie contuse au pied droit, coup de feu, Lumeau, 2 décembre. — Ankylose des trois premières articulations métatarso-phalangiennes.

DUBRUILLE, Jules, né le 7 mars 1831, Hergnies (Nord), garde d'artill. de 2ᵉ classe. — Fracture du col du fémur (?), chute, Reims, 23 août. — Consolidation vicieuse.

DUBUC, Léon-César, né le 11 février 1843, Ferrières (Eure), 10ᵉ dragons. — Désorganisation du globe oculaire gauche, éclat d'obus, Strasbourg. — Perte de l'œil, cicatrice à la face externe gauche du nez se dirigeant vers la paupière inférieure et supérieure.

DUBUIS, André, 1ʳᵉ légion du Rhône. — Plaie compliquée à l'avant-bras gauche, coup de feu, Arcey (Doubs), 13 janvier. — Paralysie et atrophie des doigts annulaire et auriculaire.

DUBUISSON, Auguste, né le 22 juillet 1844, Nantua (Ain), 53e de ligne. — Fracture du bord de la crête iliaque gauche, coup de feu, Sedan. — Balle enkystée dans les tissus, gêne des mouvements du membre.

DUBUISSON, Louis, 15e artill. — Plaie contuse à la partie supérieure de la fesse droite, éclat d'obus, Saint-Quentin. — Perte de substance et rétraction musculaire, cicatrice adhérente et transversale.

DUC, Étienne-Claude-Émile, 67e de ligne. — Plaie en séton à la cuisse gauche, fracture de la main droite, fracture du maxillaire inférieur, coup de feu et éclats d'obus, Sedan. — Cicatrice au pouce, ankylose incomplète temporo-maxillaire.

DUC, Jean, garde mob. de la Nièvre. — Plaie compliquée à l'avant-bras gauche, coup de feu, Arthenay, 10 octobre. — Rétraction des fléchisseurs, amaigrissement du membre.

DUC, Jean-Baptiste, 46e de ligne. — Plaie contuse à la main gauche, coup de feu, Beaugency, 6 décembre. — Ankylose métacarpo-phalangienne des trois derniers doigts.

DUC, Louis-Gustave, né le 17 juillet 1844, Bourg-la-Reine (Seine), 24e de ligne. — Fracture comminutive de la main gauche, coup de feu, Spickeren. — Cicatrices adhérentes aux deux faces de la main.

DUCAMIN, Paul, né le 4 mars 1847, Arblade-le-Haut (Gers), garde mob. du Gers. — Congélation du pied gauche, armée de l'Est. — Adhérence des 2e, 3e et 4e orteils à la face plantaire.

DUCAMP, Bernard, né le 22 septembre 1850, Poyonne (Landes), 2e section ouvriers d'administration. — Fracture comminutive du tarse et du premier métatarsien, pied gauche, coup de feu, Paris, 2e siége. — Raccourcissement et ankylose du gros orteil dans l'extension.

DUCANI, Dominique, né le 1er mai 1847, Bastelica (Corse), 80e de ligne. — Fracture compliquée et comminutive de l'avant-bras gauche, tiers moyen, coup de feu, Borny. — Perte de substance osseuse d'environ 5 centimètres de long, cicatrice étendue et adhérente à la face dorsale et sur le bord interne du membre, abolition des mouvements de pronation et de supination de l'avant-bras fixé dans la demi-pronation, flexion permanente de tous les doigts qui chevauchent les uns sur les autres et forment la griffe.

DUCARD, Alexandre-Jean, né le 9 mai 1847, Cangey (Indre-et-Loire), 51e de ligne. — Plaie pénétrante du genou gauche, coup de feu, Gravelotte. — Gêne dans les mouvements du genou.

DUCARDONNET, Gustave-Clodomir, 10e de ligne. — Plaie contuse à l'avant-bras droit, éclat d'obus, Saint-Privat. — Perte de substance de l'extenseur commun des doigts médius et annulaire, cicatrice vicieuse et adhérente.

DUCASSE, Jean, né le 12 décembre 1850, Andernes (Gironde), 2e zouaves. — Fracture comminutive de l'avant-bras droit, près de l'articulation radio-carpienne, coup de feu, Arthenay, 3 décembre. — Soudure osseuse des os, ankylose du poignet et atrophie de la main.

DUCASSÉ, Jean-Marie, né le 26 mars 1843, Terraube (Gers), 8e artill. — Variole, captivité en Allemagne. — Désorganisation du globe oculaire gauche.

DUCASTEL, Alfred-Désiré, né le 18 octobre 1841, Blainville-Crevon (Seine-Inférieure), 26e de ligne. — Fracture comminutive du doigt annulaire, main gauche, éclat d'obus, Patay, 2 décembre. — Perte de ce doigt, ankylose du poignet.

DUCAT, Emile-Augustin, garde mob. de l'Aisne. — Fracture de la jambe gauche, au niveau des malléoles, explosion de la citadelle de Laon, 9 septembre. — Entorse, ankylose incomplète tibio-tarsienne.

DUCATE, Jacques, 2e zouaves. — Désorganisation du globe oculaire droit, éclat d'obus, Arthenäy, 3 décembre.

DUCATEL, François-Joseph, 57ᵉ de ligne. — Plaie contuse au bras droit, coup de feu, Gravelotte. — Cicatrice adhérente.

DUCATÉ, Jacques, né le 2 novembre 1851, Fonsorbes (Haute-Garonne), 2ᵉ zouaves. — Plaie s'étendant du front à l'os malaire en traversant l'orbite, éclat d'obus, Arthenay.—Perte de l'œil qui est vidé.

DUCHAMPS, Pierre, 54ᵉ de ligne, caporal. — Plaie contuse à la main gauche, coup de feu, Amanvillers.—Perte de trois phalanges du médius et de deux de l'indicateur.

DUCHANGE, Louis-Henri, né le 11 mars 1837, Roye (Somme), 1ᵉʳ chass. à pied. — Plaie contuse à la jambe droite, partie interne et moyenne, coup de feu, Pont-Noyelles. —Cicatrice adhérente, exfoliation du tendon d'Achille, atrophie du mollet.

DUCHARD, Georges, 62ᵉ de ligne. — Plaie contuse au mollet gauche, éclat d'obus, Gravelotte. — Cicatrices adhérentes.

DUCHATEL, Edmond-Louis, né le 18 décembre 1850, Brie-Comte-Robert (Seine-et-Marne), 36ᵉ de ligne. — Plaies contuses à la jambe gauche et à l'articulation tibio-tarsienne droite; l'astragale a été lésée, 2 coups de feu, Moliveau, 9 décembre. — Semi-Ankylose du pied droit.

DUCHATEL, Henri-Christian-Edouard, né le 28 février 1849, la Bassée (Nord), garde mob. du Nord, sous-lieutenant. — Fracture de la jambe gauche, tiers supérieur, 2 coups de feu, Bapaume. — Ankylose du genou, raccourcissement et incurvation de la jambe en avant et en dedans, roideur des mouvements du pied.

DUCHATEL, Jean-Nicolas-Stanislas, né le 20 juin 1848, Saint-Leu-d'Esserent (Oise), 3ᵉ zouaves. — Plaie contuse à la cuisse droite, coup de feu, Beaune-la-Rolande. —Cicatrices adhérentes, amaigrissement et gêne des mouvements du membre.

DUCHAUFOUR, François-Léopold, né le 4 octobre 1846, Saintines (Oise), 14ᵉ de ligne, sergent. — Fracture comminutive du maxillaire inférieur droit, coup de feu, Novion-Porcien (Ardennes), 2 septembre. — Perte d'une partie du maxillaire, cicatrices aux lèvres, fistule salivaire, déformation de la bouche, rendant la nutrition et la déglutition très-difficiles.

DUCHAUFOUR, Louis-Prudent, né le 2 février 1840, Seraucourt (Aisne), 99ᵉ de ligne. — Fracture comminutive des os du carpe, pied droit, coup de feu, Frœschwiller. — Ankylose incomplète du poignet.

DUCHENAUD, François, né le 11 octobre 1846, Jallieu (Isère), 6ᵉ de ligne. — Désorganisation du globe oculaire droit, éclat d'obus, Saint-Privat.—Perte de l'œil, qui est vidé.

DUCHÊNE, Jean-Baptiste, 18ᵉ de ligne.—Fracture du grand trochanter droit, éclat d'obus, Sedan. — Perte de substance musculaire.

DUCHÊNE, Victor-Auguste, né le 29 avril 1840, Raon-aux-Bois (Vosges), 17ᵉ de ligne, sergent. — Destruction du globe oculaire gauche, éclat d'obus, Bois-des-Dames (Ardennes), 29 août.

DUCHESNAY, Jean-Victor-Pascal, 23ᵉ de ligne. — Plaie compliquée à l'avant-bras droit, éclat d'obus, Gravelotte. — Paralysie complète de la main et incomplète du bras.

DUCHESNE, Jacques, 11ᵉ de ligne. — Fracture du maxillaire inférieur, coup de feu, Beaumont (Ardennes). — Perte de substance, cicatrices bridées et difformes à la mâchoire inférieure.

DUCHESNE, Jean-Marie-Laurent, 13ᵉ chass. à pied.—Phlegmon idiopathique diffus profond de l'avant-bras gauche, Orléans 3 octobre. — Flexion et atrophie des doigts de la main avec rétraction des fléchisseurs.

DUCHIRON, Julien, 78ᵉ de ligne. — Plaie à travers le genou droit, coup de feu, Wœrth.

DUCHOSSOY, Léon-Isidore-Ernest, 18ᵉ chass. à pied. — Fracture de la main droite, coup de feu, Pont-Noyelles. — Perte de la phalangette du pouce et ankylose de la phalange.

DUCLOS, André-Alfred-Théonie, né le 3 décembre 1843, Sainte-Péravy-la-Colombe (Loiret),

35e de ligne. —Plaies contuses à la partie antérieure de la cuisse, à la main et à la joue, côté gauche, à la jambe et à la hanche, côté droit, coups de feu multiples, Chevilly, 30 septembre.

Duclos, dit Labat, Jean, garde mob. des Basses-Pyrénées. — Plaie compliquée à la main gauche, coup de feu, Vyans, 16 janvier. — Perte du doigt auriculaire, atrophie de la main, rétraction des fléchisseurs.

Duclos, Jean, 3e de ligne.—Plaie contuse à l'avant-bras droit, coup de feu, Frœschwiller. — Cicatrice adhérente, rétraction musculaire, abduction permanente de la main, fixée en extension incomplète sur l'avant-bras.

Duclos, Jean-Baptiste, 88e de ligne. — Plaie pénétrante de poitrine, fracture comminutive de la 1re côte et de la clavicule, côté droit, coup de feu, Beaumont (Ardennes).

Duclos, Jean-François, 3e artill., brigadier. — Fracture du larynx, coup de pied de cheval, à... (?). — Trachéotomie, canule à demeure, perte de la voix et respiration difficile.

Ducloux, Pierre, 62e de ligne. — Fracture comminutive de l'humérus droit, 3 coups de feu, Changé, 10 janvier. — Cal volumineux, cicatrice adhérente, atrophie du bras.

Ducluzeau, Edmond, né le 9 juin 1842, Angoulême (Charente), 69e bat. de la garde nationale de la Seine. — Fracture du fémur gauche, coup de feu, Buzenval. — Esquilles, amaigrissement du membre.

Ducluzeau, Louis, 47e de ligne. — Plaie compliquée s'étendant de la partie supérieure de la cuisse à la partie inférieure de la fesse, côté gauche, coup de feu, Frœschwiller. — Paralysie incomplète de la motilité.

Duco, Jean-Bernard-Adolphe, 92e de ligne, sergent-major. — Bronchite tuberculeuse, fatigues, armée de l'Est. — Excavation du poumon gauche, amaigrissement considérable.

Ducoing, Jean-Marie, 86e de ligne. — Plaie de l'abdomen, coup de feu, Beaumont (Ardennes). — Atrophie du testicule droit, faiblesse et névralgie des membres inférieurs.

Ducondi, Charles-Auguste-Oscar, né le 13 juillet 1854, Raucourt (Somme), 56e de ligne, ex-136e de ligne. — Fracture de la jambe gauche, coup de feu, Montretout. — Perte considérable de substance osseuse, cicatrices adhérentes, atrophie de la jambe.

Ducor, Joseph, 56e de ligne. — Congélation du pied droit, Conneré, 12 janvier. — Perte des trois premiers orteils.

Ducorbier, Plée, 2e de ligne. — Plaies contuses à la hanche et à la cuisse gauches, coup de feu, Spickeren. — Cicatrice adhérente, claudication.

Ducosse, Arthur-Athanase, 9e de ligne. — Fracture comminutive de l'avant-bras gauche, coup de feu, Saint-Privat.

Ducouret, Jean, né le 10 décembre 1850, Celle-Frouin (Charente), 13e chass. à pied. — Plaie compliquée à la jambe droite, tiers supérieur, érosion du tibia, coup de feu, la Fourche, 6 janvier. — Paralysie du pied.

Ducouret, Jean, 50e de ligne, sergent. — Plaie contuse à l'articulation tibio-tarsienne gauche, coup de feu, Beaune-la-Rolande, 28 novembre. — Ankylose incomplète.

Ducousso, Georges-René-Philippe, 49e de ligne. — Plaie contuse à l'avant-bras droit, coup de feu, Beaugency, 10 décembre. — Rétraction de l'avant-bras et de la main.

Ducret, Charles, 8e chass. à pied.—Plaie contuse à l'épaule droite, coup de feu, Frœschwiller.

Ducret, Valérie, 45e de ligne. — Plaies contuses à la jambe et à la cuisses gauches, fracture du calcanéum droit, éclats d'obus, Belfort, 3 février.

Ducrocq, Léopold-Joseph, 33e de ligne. — Plaie contuse au pied gauche, coup de feu, Pont-Noyelles. — Ankylose métatarso-phalangienne du gros orteil, cicatrice adhérente.

Ducros, Alfred-Charles, 25e de ligne. — Plaie compliquée à la région sacro-iliaque gauche, coup de feu, Champigny, 2 décembre.

DUCROS, Henri-Joseph-Martin, 7e cuirassiers, maréchal des logis. — Fracture complète de la jambe droite, chute de cheval, Gravelotte. — Œdème de la jambe.

DUCROT, Charles-Léon, 50e de ligne. — Plaie au dos, au-dessous des omoplates, coup de feu, plaie de tête, coup de baïonnette, Wissembourg. — Cicatrice adhérente à la région pariétale droite, hémiplégie légère gauche.

DUCNOT, François, garde mob. de la Nièvre. — Plaie contuse au bras droit, coup de feu, Arthenay, 10 octobre. — Ankylose du coude.

DUCROTOY, Constantin-Jean-Baptiste, né le 1er février 1843, Beauquesne (Somme), 69e de ligne. — Plaie contuse au bras gauche, près du coude, éclat d'obus, Pont-Noyelles. — Cicatrice adhérente très-étendue, atrophie du membre.

DUCROY, Eugène-Louis, 70e de ligne. — Plaie contuse au mollet gauche, éclat d'obus, Saint-Privat. — Cicatrice adhérente, rétraction du tendon d'Achille, extension du pied sur la jambe.

DUCROZET, Pierre, né le 9 septembre 1832, Pizay (Ain), 3e zouaves. — Plaie contuse à la cuisse gauche, partie supérieure, coup de feu, Beaune-la-Rolande. — Cicatrice adhérente et gêne des mouvements.

DUDIT, Joseph, 50e de ligne. — Plaie à travers l'espace interosseux de l'avant-bras (?), coup de feu, Wissembourg. — Roideur de l'articulation radio-carpienne.

DUDOUET, François-Edouard, né le 24 février 1845, Rouen (Seine-Inférieure), 10e de ligne, caporal. — Plaie à travers l'articulation scapulo-humérale droite, coup de feu, Saint-Privat. — Atrophie du bras.

DUÉE, Désiré-Juvénal, né le 5 mars 1849, Quaronble (Nord), 9e chass. à pied. — Plaie pénétrante de l'épaule gauche, coup de feu, Saint-Quentin. — Balle enkystée dans la fosse sous-épineuse, roideur de l'articulation avec atrophie de l'épaule et gêne douloureuse des mouvements du bras.

DUEZ, Benjamin-Pierre-Joseph, né le 29 juin 1836, Loos (Nord), 114e de ligne. — Fracture comminutive de la jambe gauche, coup de feu, Champigny, 30 novembre. — Cal vicieux et difforme, raccourcissement considérable de la jambe.

DUFAY, Alcide-Fernand-Joseph, 94e de ligne, caporal. — Plaie contuse au bras et au côté droit, coup de feu, Gravelotte.

DUFAY, Félix-Marie-Isidore, 26e de ligne. — Plaie contuse à la jambe gauche, éclat d'obus, Gravelotte. — Engorgement de la jambe.

DUFEU, Jean-Marie-Xavier, né le 17 septembre 1848, Binarville (Marne), 43e de ligne. — Fracture comminutive du coude droit, éclat d'obus, Servigny sous Metz. — Ankylose dans l'extension, atrophie du membre, vaste cicatrice adhérente.

DUFFAYET, Joseph, né le 17 novembre 1846, Jaleyrac (Cantal), 90e de ligne. — Plaie contuse à l'œil droit, éclat d'obus, Ladonchamps. — Perte de la vision de cet œil.

DUFFILLO, Joseph, 22e chass. à pied. — Plaie contuse à la main (?), éclat d'obus, Issy, 7 mai. — Perte de substance à l'éminence thénar, adduction du pouce vers la paume.

DUFFO, Jean-Baptiste, 37e de ligne. — Fracture de l'humérus droit, éclat d'obus, Sedan. — Amaigrissement considérable du bras.

DUFFRÉCHON, Etienne-Jean-Marie, 37e de ligne. — Plaie compliquée à la région iliaque gauche, coup de feu, Sedan. — Cicatrice adhérente à la crête iliaque, atrophie de la jambe.

DUFIEUX, Ambroise, né le 2 mai 1824, Fontaine-le-Port (Seine-et-Marne), 49e de ligne, capitaine. — Plaie de tête, fracture par fragment de pierre, explosion de la poudrière à Laon, 9 septembre : plaie à l'abdomen, partie inférieure, coup de baïonnette. — Esquilles nombreuses, perte de substance osseuse à la partie sus-occipitale, céphalalgie, perte de la vision pendant les accès.

DUFLOS, Omer-Joseph, né le 19 août 1846, Saint-Omer (Pas-de-Calais), 124e de ligne, sergent-major. — Plaie compliquée à la cuisse gauche, coup de feu, Villiers-sur-Marne, 30 novembre. — Ligature de l'artère fémorale, tiers moyen, longue cicatrice verticale profonde adhérente sur le trajet de la fémorale, ankylose tibio-tarsienne, atrophie.

DUFLOT, Henry-Joseph, né le 2 janvier 1843, Loos (Nord), 53° de ligne, sergent. — Plaies compliquées aux mains, 2 coups de feu, Champigny, 30 novembre. — Perte complète du doigt médius, ankylose et raccourcissement de l'indicateur, de l'annulaire et de l'auriculaire gauches, atrophie de cette main : ankylose métacarpo-phalangienne du pouce, main droite.

DUFLOT, Edmond-Louis-François, né le 20 juillet 1841, Tourcoing (Nord), 91° de ligne, caporal-fourrier. — Fracture compliquée et comminutive de l'humérus droit, coup de feu, Lumeau, 2 décembre. — Cal volumineux, déformation notable, large perte de substance à la partie postérieure, cicatrices adhérentes, atrophie et paralysie partielle des mouvements de supination de l'avant-bras et d'extension de la main.

DUFOCER, Jacques, 61° de ligne. — Fracture du fémur gauche, tiers moyen, coup de feu, Beaumont (Ardennes). — Amaigrissement du membre.

DUFOSSÉ, Joseph-Constant, 65° de ligne. — Plaie contuse au talon gauche, coup de feu, Saint-Quentin. — Perte partielle des mouvements du pied, cicatrice adhérente.

DUFOSSET, Erasme, 65° de ligne. — Plaie déchirée au tendon d'Achille, fracture du calcanéum (?), coup de feu, Bapaume, 3 janvier.

DUFOUR, Alfred-Joseph, 19° chass. à pied. — Fracture de l'humérus gauche, tiers inférieur, coup de feu, Saint-Quentin. — Cal volumineux sous-épicondylien, rétraction du biceps, cicatrice adhérente.

DUFOUR, Augustin-Joseph, 4° de ligne, sergent. — Choc violent à la main droite, recul de la culasse mobile de son chassepot (?). — Ankylose du poignet et des trois derniers doigts de la main.

DUFOUR, Franscisque-Louis, né le 8 mai 1836, Bourg (Ain), 2° artill., capitaine. — Plaie contuse au coude droit, éclat d'obus, Sedan. — Ankylose dans la demi-flexion.

DUFOUR, Henri-Joseph, 12° artill. — Plaie contuse à la partie inférieure de la cuisse gauche, coup de feu. — Cicatrices multiples.

DUFOUR, Jacques, 77° de ligne. — Plaie compliquée au dos, coup de feu, le Mans, 12 janvier. — Cicatrice déprimée, rétraction musculaire à gauche, inclinaison de la tête en arrière et en dehors à gauche, mouvements choréiformes.

DUFOUR, Jean, né le 11 juin 1850, Matour (Saône-et-Loire), 37° de ligne. — Plaie contuse à la cuisse gauche, partie supérieure externe, coup de feu, Point-du-Jour, 2° siége de Paris. — Cicatrices adhérentes.

DUFOUR, Jean-François, né le 9 août 1846, Auneulin (Nord), 5° de ligne. — Plaie s'étendant de la cuisse gauche à la fesse droite, coup de feu, Sedan. — Cicatrice déprimée avec cordon fibreux et profondément adhérente, amaigrissement notable de la fesse et de la cuisse, gêne dans la flexion du tronc.

DUFOUR, Joseph, né le 28 juin 1846, Saint-Palais-du-Né (Charente), 31° de ligne. — Fracture de l'articulation huméro-cubitale droite, coup de feu, Sedan. — Ankylose du coude, l'avant-bras fixé dans la demi-flexion.

DUFOUR, Joseph-Désiré, 10° de ligne, caporal. — Plaie contuse à la face, coup de feu, Saint-Privat. — Affaiblissement de la vue.

DUFOUR, Louis-Émile, né le 7 décembre 1851, Bordeaux (Gironde), 34° de ligne. — Plaies contuses en arrière du bassin et à la fesse droite, 2 éclats d'obus, plaie contuse au temporal droit, coup de feu, Loigny. — Perte de la portion écailleuse du temporal, cicatrice déprimée et plaie fistuleuse.

DUFOUR, Marie, 80° de ligne. — Plaie contuse au pied gauche, érosion de l'astragale, coup de feu, Gravelotte. — Ankylose incomplète tibio-astragalienne.

DUFOUR DE LA THUILLERIE, Camille-Marie-Xavier-Charles-Sosthènes-Marc-Antoine, né le

3 juin 1848, Chenevières-sur-Marne (Seine-et-Oise), garde mob. de l'Orne, sous-lieutenant. — Plaie compliquée au creux axillaire gauche, coup de feu, Brétoncelles, 21 novembre. — Ankylose scapulo-humérale.

Dufoux, François, 36e de ligne. — Ablation de l'indicateur, main gauche, biscaïen, Paris, 28 mai.

Dufrancatelli, Alfred-Ulysse, 7e de ligne. — Plaie contuse à la jambe droite, coup de feu, Borny.

Dufrêche, Bernard, né le 2 novembre 1841, Saint-Loubouer (Landes), 34e de ligne. — Fracture de l'articulation huméro-cubitale et de la jambe gauches, 2 coups de feu, Orléans, 5 décembre. — Ankylose du coude, atrophie du bras; cicatrices adhérentes, plaies fistuleuses.

Dufrène, Jacques-Ollivier, né le 29 novembre 1834, Lorient (Morbihan), 17e chass. à pied, caporal. — Fracture comminutive du fémur (?), tiers moyen, coup de feu, Frœschwiller. — Nombreuses esquilles, raccourcissement de 6 centimètres.

Dufresne, Arsène-Jules-Alphonse, né le 21 mars 1848, Abbeville (Somme), 29e de ligne. — Plaie contuse à la cuisse gauche, coup de feu, Saint-Privat. — Gêne des mouvements du membre.

Dufrier, Victor-François, né le 22 mars 1845, Pontault-Combault (Seine-et-Marne), 14e de ligne. — Plaies multiples aux deux cuisses, fracture comminutive de la jambe gauche, éclats d'obus, Sedan. — Atrophie de la jambe, ankylose incomplète tibio-tarsienne. Cataracte, perte de la vision de l'œil gauche.

Dufroux, François, garde mobilisée de Maine-et-Loire. — Plaie contuse à la main droite, perte des 2e et 3e phalanges de l'indicateur, éclat d'obus, Saint-Denis-d'Anjou (Mayenne), 22 janvier.

Dugas, Athanase-Aquila-Casimir, né le 22 décembre 1846, la Colombe (Loir-et-Cher), garde mob. du Loir-et-Cher. — Fracture comminutive de l'articulation radio-carpienne gauche, coup de feu, Parigné-l'Évêque, 10 janvier. — Esquilles, abcès nombreux, atrophie de la main, fixée dans l'immobilité et la flexion permanente sur l'avant-bras.

Dugas, Jean-Guillaume, né le 9 août 1837, Alais (Gard), 19e chass. à pied. — Plaie pénétrante de poitrine, à gauche, fracture de la 1re côte, de la clavicule et du sternum, coup de feu, Sedan. — Ankylose sterno-claviculaire, affaiblissement des muscles pectoraux, gêne dans l'élévation du bras gauche.

Dugast, Charles-Hippolyte, 28e de ligne. — Plaie compliquée au bras gauche, partie supérieure et externe, coup de feu, à.,. (?), 3 décembre. — Esquilles, cicatrice adhérente, perte presque complète des mouvements de l'épaule.

Dugast, Julien-Alexandre, né le 19 février 1847, Nort (Seine-Inférieure), 64e de ligne.— Plaie de tête, fracture esquilleuse au niveau de l'angle occipito-pariétal, coup de feu, Rezonville. — Vaste cicatrice adhérente, dépressible, compression du cerveau, paralysie presque complète des extrémités inférieures, marche vacillante.

Dugers, Joseph, né à Saint-Martin (?), 15e de ligne. — Plaie contuse au pied gauche, coup de feu, Saint-Privat. — Cicatrice adhérente au tendon extenseur du gros orteil gauche.

Dugit-Gros, Joseph-Valentin, né le 12 octobre 1845, Queige (Savoie), 2e chass. à pied. — Plaie pénétrante de poitrine, fracture des 2e, 3e, 7e et 8e côtes à droite, coup de feu, Saint-Privat. — Carie des 7e et 8e côtes, plaies fistuleuses, pneumonie chronique à droite, dyspnée.

Dugoul, Jean-Joseph-Remi, né le 1er octobre 1849, Issirac (Gard), garde mob. du Gard. — Plaie contuse au genou gauche, lésion du ligament rotulien, au-dessous de la rotule, éclat d'obus, Beauvais. — Engorgement du genou.

Dugué, Jules-Julien, né le 25 février 1845, Saint-Bomer (Eure-et-Loir), 11e chass. à pied. — Fracture compliquée et comminutive de l'humérus droit, tiers moyen, coup de feu, Villorceau. — Ankylose du coude, atrophie de l'avant-bras et du bras.

DuGué, Eugène-François, né le 23 août 1849, la Chapelle-au-Moine (Orne), 35e de ligne. — Fracture de l'humérus gauche et plaie à travers l'articulation scapulo-humérale, coup de feu, Paris, 25 mai. — Ankylose de l'épaule, atrophie du bras et de l'avant-bras.

DuGué, Isidore-François, 93e de ligne. — Plaie contuse au jarret gauche, coup de feu, Gravelotte. — Rétraction musculaire.

DuGUET, Antoine, 47e de ligne. — Fracture du 5e métacarpien, main gauche, coup de feu, Changé, 10 janvier. — Extension permanente des deux derniers doigts.

DuGUET, Victor-Ernest, né le 14 mars 1826, Montmorillon (Vienne), 93e de ligne, sergent. — Plaie en séton à la cuisse droite, éclat d'obus, Gravelotte. — Refroidissement à la suite de la blessure, paralysie du bras gauche, atrophie de l'avant-bras et de la main avec abolition de la sensibilité.

DuHAMEL, Adolphe-Gustave, 109e de ligne. — Plaie de tête, coup de feu, château d'Issy, 8 mai. — Trépanation du temporal, cicatrice adhérente et déprimée.

DuHAMEL, Arsène-Zéphirin, dit DAMAS, né le 3 mai 1833, Saint-Samson (Calvados), 110e de ligne. — Plaie compliquée au poignet gauche, éclat d'obus, l'Hay, 29 novembre. — Ankylose du poignet et du pouce atrophié et fléchi dans la paume de la main, atrophie de la main, les autres doigts fixés dans l'extension presque complète.

DuHAMEL, Jean-Baptiste, né le 23 juin 1829, Charlogne (Ardennes), 2e légion de la garde républicaine, maréchal des logis. — Entorse, pied droit, chute, sous Paris. — Arthrite tibio-tarsienne, ankylose.

DuHAMEL, Joseph-Léon, né le 4 février 1842, Nointel (Seine-et-Oise), 51e de ligne. — Fracture de l'humérus droit, coup de feu, Coulmiers. — Ankylose incomplète de l'épaule, plaies fistuleuses.

DuHAR, Jean, 60e de ligne. — Plaie pénétrante de poitrine, coup de feu, Servigny sous Metz. — Dyspnée.

DuHÊTRE, Auguste, 13e chass. à pied. — Plaie pénétrante de poitrine à droite, coup de feu, Morée-Saint-Hilaire, 14 décembre. — Adhérences du poumon à la plèvre, dyspnée.

DuHOT, Joseph-Jean, 33e de ligne. — Fracture du radius droit, coup de feu, Sedan.

DuHOUX, Julien-Marie, né le 22 février 1849, Ercès (Ille-et-Vilaine), 56e de ligne. — Fracture comminutive de l'articulation tibio-tarsienne droite, fracture du péroné gauche, 2 coups de feu, Buzenval. — Ankylose tibio-tarsienne, amaigrissement de la jambe.

DuIGON, Jean, 64e de ligne. — Plaie s'étendant de la cuisse au pli de la fesse, côté droit, coup de feu, Borny. — Cicatrices adhérentes.

DuIGOU, Félix-Marie-Ange, 97e de ligne. — Fracture de la main gauche, coup de feu et éclat d'obus, Chantilly, 31 octobre. — Consolidation vicieuse, difformité de la main, cicatrice adhérente.

DuJARDIN, Louis, né le 20 novembre 1844, Agris (Charente), 3e génie, caporal. — Fracture du 3e métacarpien, main droite, coup de feu, Champigny. — Consolidation vicieuse, cicatrices à la face dorsale et à la face palmaire de la main qui est atrophiée.

DuJARDIN, Louis, 72e de ligne. — Plaie contuse au pied gauche, éclat d'obus, Asnières, 23 avril. — Cicatrice profonde à la région plantaire.

DuJARDIN, Maurice-César, 33e de ligne, caporal. — Plaie contuse à la jambe droite, coup de feu, Sedan. — Cicatrices adhérentes.

DuJARRIC-LAGARDE, Arthur, né le 18 mars 1853, Kouba (Alger), 90e de ligne. — Fracture de la tête du péroné et de la tubérosité antérieure du tibia, coup de feu, Dijon, 8 octobre. — Ankylose angulaire fémoro-tibiale irrémédiable.

DuJON, Alexandre, né le 25 octobre 1848, Vaux (Yonne), garde mob. de l'Yonne. — Plaie contuse à l'épaule droite, partie supérieure, éclat d'obus, Arthenay. — Cicatrice adhérente, gêne des mouvements du bras.

Dujour, Adrien-Léopold, né en 1856, Montélimar (Drôme), 9e de ligne. — Plaie contuse à la cuisse droite, coup de feu, Sainte-Corneille, 12 janvier. — Large cicatrice adhérente.

Dulac, Jean-Marie, 29e de ligne. — Fracture du maxillaire inférieur, coup de feu (?). — Perte de plusieurs dents, les deux mâchoires sont dans l'écartement forcé.

Dulac, Pierre-Jean-Baptiste-Augustin, garde mob. du Gers. — Perte subite de l'ouïe, douleurs rhumatismales, affaiblissement de la constitution, privations et froid, le Mans, 11 janvier.

Dulatier, Louis, né le 28 août 1847, les Chezeaux-les-Grands (Haute-Vienne), 113e de ligne. — Brûlures aux mains, incendie d'une poudrière, Montrouge, 22 mai. — Cicatrices adhérentes aux os et aux tendons, ankylose des doigts des deux mains sur les métacarpiens, ankylose des phalanges entre elles avec extension permanente des doigts.

Dulau, Pierre-Léon, né le 17 avril 1849, Sainte-Colombe (Landes), 57e de ligne. — Plaie compliquée au pied gauche, coup de feu, Chenebier, 16 janvier. — Ankylose des articulations tarso-métatarsiennes du pied, qui est atrophié. (Marche impossible sans béquilles.)

Dulaurent, Antoine, né le 4 avril 1826, Corrèze (Corrèze), 28e de ligne, sergent. — Plaie à la partie moyenne et interne du bras droit, éclat d'obus, Ladonchamps. — Perte des mouvements du bras.

Dulieu, Pierre, 1er train d'artill. — Congélation de la jambe gauche, Montbéliard, 15 janvier. — Cicatrice difforme et adhérente au tiers inférieur et externe de la jambe, œdème.

Duluc, Pierre, né le 28 juillet 1849, Saint-Léger-du-Balson (Gironde), 11e de ligne. — Fracture comminutive du coude droit, coup de feu, Gravelotte. — Atrophie du bras, ankylose du coude dans la flexion, avec rétraction des doigts dans la paume de la main.

Dumagny, Jean-Marie, né à Paris, 31 ans, garde nationale de la Seine, 105e bataillon. — Plaie compliquée au bras gauche, coup de feu, Buzenval. — Rigidité de l'articulation huméro-cubitale.

Dumaige, Charles-Gustave, 12e chass. à pied. — Fracture de la clavicule gauche, avec lésion du deltoïde, coup de feu, Coulmiers, 9 novembre. — Cicatrices adhérentes.

Dumain, François-Gustave, né le 8 juin 1842, Gillancourt (Haute-Marne), garde mobilisée de la Haute-Marne. — Plaie compliquée à la main droite, coup de feu (explosion), Langres, 11 novembre. — Perte des doigts annulaire et auriculaire, ankylose métacarpo-phalangienne du médius.

Dumaine, François, né le 21 novembre 1847, Nieuil (Charente), 93e de ligne. — Plaie contuse à la main gauche, perte des 3e et 2e phalanges du doigt auriculaire, coup de feu, Saint-Privat. — Gêne dans la flexion de la main, hypertrophie du cœur.

Dumaine, Louis, né le 6 septembre 1847, Mazerolles (Charente), 31e de ligne. — Plaie compliquée à la main droite, éclat d'obus, les Roches. — Atrophie de la main, rétraction du doigt indicateur et du pouce.

Dumaine, Pierre, né le 31 août 1844, Riom (Puy-de-Dôme), 13e chass. à pied. — Fracture des extrémités articulaires du coude gauche, coup de feu, Wœrth. — Ankylose dans la demi-flexion.

Duman, Auguste, 13e de ligne. — Fracture de la jambe gauche, coup de feu, Gravelotte. — Cicatrices adhérentes, amaigrissement du membre.

Dumartenot, Isidore, né le 11 novembre 1844, Fougerolles (Haute-Saône), volontaire de la Seine, sergent. — Vastes plaies contuses aux deux cuisses, partie supérieure et postérieure, éclat d'obus, Asnières, 2e siège. — Perte considérable de substance musculaire, cicatrices profondes et adhérentes.

Dumas, Antoine, né le 8 décembre 1843, la Cellette (Puy-de-Dôme), 34e de ligne. — Fracture comminutive du fémur droit, coup de feu, Wœrth. — Consolidation vicieuse à angle externe des deux fragments du fémur, déformation et atrophie du membre raccourci de

15 centimètres, ankylose du genou, extension permanente du pied, la jambe droite est déjetée en dedans et au-devant de l'autre.

Dumas, Auguste, 36e de ligne. — Plaie à travers l'épaule gauche, coup de feu, Fræschwiller.

Dumas, François, né le 11 mai 1848, Treteau (Allier), 6e rég. d'infant. provis. — Désorganisation du globe oculaire droit, coup de feu, Paris, 27 mai.

Dumas, François, dit Pascal, 58e de ligne. — Plaie contuse à la jambe droite, coup de feu, Loigny. — Amaigrissement du membre, ankylose du genou.

Dumas, Henri, né le 27 janvier 1847, Nîmes (Gard), 17e chass. à pied, sergent-major. — Plaie contuse à la région sourcilière gauche, coup de feu, Champigny, 2 décembre. — Perte de la vision de l'œil gauche et strabisme de l'œil droit.

Dumas, Hippolyte, né le 24 janvier 1850, Tanlay (Yonne), 51e de ligne. — Plaie pénétrante de poitrine à droite, coup de feu, Patay. — Dyspnée.

Dumas, Jean, 18e de ligne. — Rhumatismes, fatigues de la campagne. — Ankylose incomplète de l'épaule gauche, atrophie progressive du bras.

Dumas, Maurice, né le 22 septembre 1840, Montpaon (Aveyron), 42e de ligne. — Plaie contuse à la jambe droite, partie interne, plaie compliquée à l'avant-bras droit, éclats d'obus, Champigny. — Ankylose du poignet dans l'extension, roideur de l'avant-bras, de la main et des doigts.

Dumas, Nicolas, né le 7 mars 1840, Saint-Étienne (Loire), 3e zouaves. — Plaie contuse à la région lombaire, à droite, coup de feu, Fræschwiller. — Balle non extraite, cicatrices adhérentes, gêne des mouvements du tronc sur le bassin.

Dumas, Pierre, 2e génie. — Plaie à la région sous-épineuse de l'omoplate, coup d'épée, Fræschwiller. — Cicatrice adhérente et douloureuse.

Dumas, Pierre, né en 1845, la Cellette (Puy-de-Dôme), garde mob. du Puy-de-Dôme. — Fracture de la tête du péroné droit, coup de feu, à... (?).

Dumas, Toussaint-Joseph, né à Saint-Remy (Bouches-du-Rhône), 3e de ligne. — Plaie contuse à la cuisse droite, coup de feu, Fræschwiller. — Rétraction musculaire, cicatrice adhérente.

Dumay, Jacques-Pierre, 62e de ligne. — Fracture du péroné droit, coup de feu, Beaumont (Ardennes). — Cicatrice adhérente, claudication.

Dumazer, Ernest-Alexis, 10e de ligne. — Plaie contuse au talon gauche, coup de feu, l'Hay, 30 septembre.

Dumazer, Pierre, garde mob. du Gard. — Plaie contuse au genou gauche, coup de feu, Pont-Noyelles. — Périostite du condyle interne du fémur, gêne dans la flexion du genou.

Dumbco, Bertrand, 87e de ligne. — Hernie inguinale double, difficile à maintenir, éboulement de terre, Strasbourg, 20 août.

Dumenil, Alexandre, né le 4 novembre 1849, Rennes (Ille-et-Vilaine), artillerie mob. de la Haute-Garonne. — Destruction du globe oculaire gauche, coup de feu, Belfort.

Dumenil, Anatole, 70e de ligne. — Fracture de l'auriculaire, main gauche, éclat d'obus, Saint-Privat. — Difformité de ce doigt.

Dumercha, François, 72e de ligne. — Plaie contuse à la cuisse droite, partie supérieure interne, coup de feu, Pont-Noyelles.

Dumetz, Henri-Joseph, né le 3 novembre 1847, Wavim (Nord), garde mob. du Nord, caporal. — Plaie contuse à la région axillaire droite, coup de feu, Bapaume, 3 janvier. — Atrophie considérable et paralysie du membre.

Dumetz, Silvain-Joseph, né le 14 mars 1846, Fléchin (Pas-de-Calais), 59e de ligne. — Plaie contuse à la main droite, coup de feu, Beaumont (Ardennes). — Ankylose des phalanges du médius, fixé dans l'extension ainsi que l'indicateur.

Dumez, François-Alfred, né le 17 août 1850, Courrières (Pas-de-Calais), 20e chass. a pied. — Plaies pénétrantes des deux fesses, 2 coups de feu, Pont-Noyelles. — Perte considérable de substance musculaire.

Dumez, François-Louis-Joseph, né le 23 avril 1829, Erquinghem-sur-la-Lys (Nord), 68e de ligne. — Fracture comminutive des 4e et 5e métacarpiens, main droite, coup de feu, Neuilly-sur-Seine, 15 avril. — Rétraction des deux derniers doigts dans la paume de la main, qui est atrophiée, large cicatrice adhérente partant de la racine de l'annulaire et venant aboutir au bord cubital où elle est déprimée.

Dumez, Oscar-Louis, 17e chass. à pied. — Plaie contuse à la jambe droite, coup de feu, Pont-Noyelles. — Perte de substance musculaire, large cicatrice adhérente.

Dumez, Romain-Joseph, né le 26 février 1847, Armentières (Nord), 10e de ligne. — Plaie pénétrante de l'épaule droite, coup de feu, l'Hay. — Pourriture d'hôpital, vaste cicatrice adhérente à la face sous-épineuse.

Dumon, Jean, 3e de ligne. — Plaie contuse au poignet droit, coup de feu, Frœschwiller. — Paralysie incomplète des doigts de la main.

Dumond, Alfred, 62e de ligne. — Plaie contuse à la jambe gauche et fracture du 5e métacarpien, main gauche, 2 coups de feu, Gravelotte. — Rétraction du doigt auriculaire.

Dumond, Louis, né le 19 décembre 1838, Uchau (Gard), 12e cuirassiers. — Perte de l'œil gauche et affaiblissement de la vue de l'autre œil, névralgies, coup de pied, Colligny, 10 août.

Dumont, Alexandre-Martin, garde mob. de Seine-et-Marne. — Fracture du calcanéum droit, éclat d'obus, Buzenval. — Perte de substance, cicatrice adhérente.

Dumont, Alexis-Urbain, né le 26 avril 1844, Bonnat (Creuse), 14e de ligne. — Plaie contuse au genou gauche, partie externe, coup de feu, Champigny, 30 novembre. — Arthrite, rétraction de la jambe.

Dumont, Édouard-Benjamin, né le 31 mars 1845, Darnétal (Seine-Inférieure), 103e de ligne. — Plaie compliquée à la région axillaire droite, coup de feu, Paris, 23 mai. — Cicatrice adhérente, paralysie des extenseurs de la main, dont les doigts sont dans la flexion permanente.

Dumont, Henri-Alfred, né le 23 juillet, 1848, Cambrai (Nord), 62e de ligne.—Plaie compliquée à la main gauche, coup de feu, Saint-Privat.—Ankylose et déformation des trois doigts médians, gêne dans les mouvements du pouce et de l'auriculaire.

Dumont, Jean, 114e de ligne. — Plaie contuse à l'épaule gauche, coup de feu, Paris, 23 mai. — Ankylose incomplète.

Dumont, Jean, 97e de ligne. — Fracture de la clavicule droite, coup de feu, Saint-Privat.

Dumont, Jean-Baptiste, né le 2 octobre 1844, Cysoing (Nord), 61e de ligne. — Plaie à travers la main gauche, ablation du doigt auriculaire, coup de feu, Beaumont (Ardennes). — Cicatrisation incomplète, ankylose du poignet avec quart de flexion de la main, qui est atrophiée.

Dumont, Jean-Pierre-Dominique, né le 26 avril 1841, Vannecourt (Meurthe), 110e de ligne. — Plaie en séton à l'épaule droite, fracture du radius gauche, 2 coups de feu, l'Hay, 29 novembre.—Cicatrices adhérentes multiples au poignet.

Dumont, Jules-Baptiste, 6e chass. à pied. — Fracture de l'humérus droit, éclat d'obus, Sedan.—Cicatrices profondes et adhérentes.

Dumont, Onésime, 51e de ligne. — Fracture du fémur droit, coup de feu, Ardenay (Sarthe), 9 janvier. — Déformation et raccourcissement de la cuisse.

Dumont, Pierre-Agnan, 76e de ligne, caporal. — Plaie pénétrante de poitrine, fracture de l'omoplate droite, coup de feu, Forbach. — Plaies fistuleuses.

Dumont, Séverin, 1er de ligne.—Plaie compliquée à la main gauche, coup de feu, Borny. — Flexion permanente des deux derniers doigts de la main, faiblesse des autres doigts.

DUMONTEIL, François, né le 7 janvier 1850, Sainte-Chamassy (Dordogne), 63ᵉ de ligne. — Plaie transversale du pli du coude droit, coup de feu, Courtalin. — Amaigrissement avec rétraction de l'avant-bras.

DUMONTEL, François, 56ᵉ de ligne. — Vaste plaie contuse à la partie moyenne de la cuisse, érosion du fémur, plaie contuse à la main, côté droit, éclat d'obus, Frœschwiller. — Cicatrice adhérente à la cuisse, ankylose métacarpo-phalangienne du doigt annulaire.

DUMONTEL, Jean-Marie, 1ᵉʳ zouaves. — Plaie compliquée à l'articulation tibio-tarsienne gauche, éclat d'obus, Reverques, 15 janvier. — Cicatrices adhérentes, tuméfaction de l'articulation.

DUMONTET, Jacques-Etienne-Marie, garde mob. du Rhône. — Fracture du calcanéum gauche, éclat d'obus, Belfort, 8 février. — Perte de substance osseuse, cicatrice adhérente.

DUMONTIER, Frédéric-Félix, dit CŒUR-DE-ROI, 10ᵉ de ligne. — Fracture du maxillaire inférieur, coup de feu, Ladonchamps. — Consolidation vicieuse.

DUMORTIER, Hugues-Célestin, 91ᵉ de ligne. — Plaie contuse à la main droite, coup de feu, Pont-Noyelles. — Ankylose du pouce.

DUMOULIN, Claude, né le 30 janvier 1848, Propières (Rhône), 99ᵉ de ligne. — Plaie compliquée au creux axillaire droit, coup de feu, Sedan. — Paralysie incomplète et atrophie du bras.

DUMOULIN, François-Cyriaque, garde mob. de l'Orne. — Plaies contuses à la cuisse et à l'épaule gauches, éclats d'obus, Lorges, 8 décembre. — Ostéite du scapulum.

DUMOULIN, Henri-Isidore-Joseph, né le 30 août 1846, Steenwerck (Nord), 70ᵉ de ligne. — Plaie contuse au côté gauche de la poitrine, coup de feu, Saint-Privat. — Pleurésie avec adhérences, dyspnée.

DUMOULIN, Maximilien-Moïse, 16ᵉ de ligne. — Fracture des métatarsiens, pied droit, coup de feu, Arthenay, 2 décembre.

DUMOULIN, Pierre, 17ᵉ chass. à pied. — Plaie contuse transversale au pied droit, coup de feu, Frœschwiller.

DUMOULIN, Pierre, 68ᵉ de ligne. — Perte des deux dernières phalanges de l'indicateur, main droite, éclat d'obus, Beaumont (Ardennes).

DUMOUX, François, 56ᵉ de ligne. — Plaie contuse à l'épaule gauche, plaie s'étendant de la cuisse à la fesse gauches, 2 coups de feu, Frœschwiller. — Atrophie et gêne des mouvements d'extension de la jambe gauche.

DUMUGUET, Henri, né le 3 avril 1848, Condé-sur-Noireau (Calvados), garde mob. de l'Orne. — Fracture du fémur gauche, coup de feu, Saint-Célerin (Sarthe). — Nécrose de l'os, plaies fistuleuses, ankylose du genou.

DUNAC, Joseph, artillerie de la garde mob. de la Haute-Garonne. — Fracture du maxillaire inférieur, éclat d'obus, Belfort, 1ᵉʳ février. — Faiblesse de la vision du côté fracturé.

DUNEAU, Martial, né le 10 janvier 1845, Pageas (Haute-Vienne), 29ᵉ de ligne. — Plaie à travers la face, érosion de la branche montante droite du maxillaire inférieur, coup de feu, Saint-Privat. — Perte de l'œil gauche.

DUNET, Firmin, né le 25 juillet 1850, Crozant (Creuse), 33ᵉ de ligne. — Fracture de l'humérus gauche, tiers supérieur, coup de feu, Orléans, 4 décembre. — Esquilles, perte des mouvements d'élévation du bras.

DUNIÈRE, Louis-Joseph, 1ᵉʳ train d'artill. — Fracture de la jambe, coup de feu, Verdun, 28 octobre. — Claudication.

DUNOUAU, Dominique, 87ᵉ de ligne. — Fracture du péroné (?), tiers supérieur, coup de feu, Strasbourg, 2 septembre. — Cicatrice adhérente.

DUNOYER, Jacques, né à Annecy (Savoie), 3ᵉ de ligne. — Plaie contuse au mollet gauche, éclat d'obus, Frœschwiller. — Perte de substance musculaire, large cicatrice adhérente et facile à déchirer.

DUPARC, Pierre-Alexandre, 43° de ligne. — Fracture du péroné droit et plaie déchirée au mollet, même côté, coup de feu, Beaugency, 8 décembre.

DUPERRAY, Jean, né le 29 mai 1838, Joux (Rhône), garde mobilisée du Rhône. — Plaie contuse à la main droite, coup de feu, Nuits. — Déformation de l'indicateur avec atrophie et déviation de ses 2° et 3° phalanges, perte de ses mouvements.

DUPERRAY, Jean-Claude, né le 21 juin 1849, Saint-Symphorien-de-Lay (Loire), 50° de ligne. — Fracture des deux crêtes iliaques, coup de feu et éclat d'obus, Beaune-la-Rolande. — Esquilles, cicatrices adhérentes peu solides, gêne dans la marche.

DUPERRIER, Pierre-Claude, 114° de ligne, sergent. — Plaie contuse à la région lombaire, côté gauche, coup de feu, Montrouge, 21 mai. — Balle non extraite, gêne des mouvements du tronc sur le bassin.

DUPERRIER-GROSJEAN, Marc-François, 5° lanciers, brigadier. — Fracture comminutive du premier métatarsien, pied gauche, éclat d'obus, Arthenay, 18 octobre. — Ankylose du gros orteil, cicatrice adhérente à la face plantaire.

DUPEU, Jean-Joseph, né le 23 mai 1845, Laas (Loiret), 6° hussards. — Plaie contuse à la main gauche, éclat d'obus, Toury, 5 octobre. — Perte des 2° et 3° phalanges des doigts indicateur et annulaire, l'auriculaire est recourbé en dehors.

DUPEYRAT, Pierre, né le 15 septembre 1847, Aiguillac (Dordogne), 39° de ligne. — Fracture comminutive de la main droite, coup de feu, Paris, 2° siége. — Perte absolue de la flexion des quatre derniers doigts et des mouvements d'opposition du pouce.

DUPEYRON, Jean-François, né le 20 février 1849, Palaminy (Haute-Garonne), 27° de ligne. — Plaie contuse à la région orbitaire droite, éclat d'obus, Orléans, 11 octobre. — Evacuation des humeurs de l'œil droit qui est atrophié.

DUPEYROT, Gustave-Louis, 28° de ligne. — Plaie contuse à la cuisse gauche, partie interne et supérieure, coup de feu (?), 18 août.

DUPIC, Benoît, 26° de ligne. — Effort musculaire en chargeant du bois sur son épaule, siége de Paris. — Déplacement et saillie de l'omoplate droite, paralysie.

DUPICQ, Pierre, né le 1er novembre 1844, Cieux (Haute-Vienne), 89° de ligne. — Fracture du maxillaire inférieur droit, coup de feu, Sedan. — Chevauchement des deux fragments, pseudarthrose de la branche horizontale du maxillaire.

DUPIN, Aimé-Anselme, né le 15 mai 1849, Liart (Ardennes), 15° de ligne. — Fracture du fémur droit, coup de feu, Champigny, 2 décembre. — Cal vicieux et difforme formant angle saillant en avant, raccourcissement considérable du membre.

DUPIN, Jean-Charles-Louis, garde mob. du Loiret. — Plaie à la poitrine, côté droit, éclat d'obus, Belfort, 17 janvier. — Cicatrice adhérente, gêne dans la respiration et dans les mouvements du bras droit.

DUPIN, Joseph-Olivier, 33° de ligne. — Plaie contuse au pied droit, coup de feu, Coulmiers. — Ankylose incomplète des articulations.

DUPIRE, Louis, garde mob. du Nord, sergent. — Fracture du radius droit, coup de feu, Pont-Noyelles. — Cicatrice adhérente.

DUPLA, Joseph-Clément, 1er de ligne. — Perte du doigt indicateur, main droite, et fracture de la 3° phalange du médius, coup de feu, Sainte-Barbe sous Metz. — Ankylose de la 3° phalange du médius raccourci et paralysé.

DUPLAIN, Jean-Marie, né le 17 octobre 1838, Beauzac (Haute-Loire), 58° de ligne. — Plaies contuses à l'épaule droite et à la cuisse gauche, 2 coups de feu à (?), armée de la Loire.

DUPLAIX, Louis, 20° de ligne. — Perte du doigt indicateur, main droite, coup de feu, Petit-Bry, 2 décembre.

DUPLAIX, Pierre, 35e de ligne. — Plaie déchirée à la cuisse droite, coup de feu, Chevilly, 30 septembre. — Hernie musculaire, cicatrice profonde et adhérente, hernie inguinale gauche.

DUPLANTIÉ, Marc, né le 28 juillet 1844, Pécorade (Landes), 86e de ligne. — Plaie compliquée à la jambe gauche, tiers inférieur, coup de feu, Beaumont (Ardennes). — Ankylose tibio-tarsienne, atrophie du pied et de la jambe.

DUPLASTRE, Louis, né le 21 mai 1849, Pernes (Vaucluse), 76e de ligne. — Plaie de tête, éclat d'obus, Clamart, 6 avril. — Perte de substance osseuse, cicatrice profonde et adhérente.

DUPLAT, Victor-Henri, 24e de ligne. — Fracture comminutive de la main gauche, coup de feu, Bapaume. — Cicatrices adhérentes aux faces dorsale et palmaire de la main, gêne très-grande des trois premiers doigts.

DUPLOMB, Julien-André, né à Lyon (Rhône), 67e de ligne, caporal. — Fracture de la jambe gauche, tiers supérieur, coup de feu, Gravelotte. — Cicatrices adhérentes, gêne des mouvements de flexion de la jambe sur la cuisse.

DUPONT, Alexandre, né le 2 novembre 1848, Pont-sur-Sambre (Nord), 2e de ligne. — Plaie compliquée à l'avant-bras gauche, coup de feu, Spickeren. — Rétraction des trois premiers doigts de la main, atrophie de l'avant-bras et de la main.

DUPONT, Auguste, 57e de ligne. — Plaie contuse à la jambe gauche, coup de feu, Gravelotte. — Diminution de la sensibilité de la jambe et du pied.

DUPONT, Delphin, né le 26 septembre 1830, Oisemont (Somme), 68e de ligne. — Luxation irréductible coxo-fémorale gauche, éboulement d'une maison à Neuilly-sur-Seine, 24 avril. — Claudication.

DUPONT, François-Félix, garde mob. de la Gironde, sergent. — Plaie contuse à la cuisse droite, éclat d'obus, Chenebier. — Cicatrice adhérente.

DUPONT, Gustave, 51e de ligne. — Plaie de tête, coup de feu, Gravelotte. — Perte de substance osseuse de la partie supérieure et antérieure des os du crâne, cicatrice profonde et adhérente, douleurs vertigineuses.

DUPONT, Jean, 28e de ligne. — Plaies contuses au dos, à la cuisse et au pied, côté droit, coup de feu, Saint-Privat.

DUPONT, Jean-Marie-Joseph, 1er zouaves. — Plaies contuses au creux axillaire gauche et à la cuisse droite, éclat d'obus et coup de feu, Bethoncourt (Doubs), 15 janvier. — Atrophie et faiblesse considérable du bras, atrophie de la cuisse.

DUPONT, Jean-Pierre-Philippe, 46e de ligne. — Fracture de trois métatarsiens, pied droit, coup de feu, Montbéliard. — Cal volumineux.

DUPONT, Joseph, garde mob. du Gers. — Perte des 2e et 3e phalanges de l'indicateur, main droite, coup de feu, Yvré-l'Évêque.

DUPONT, Louis-Eugène-Innocent, 43e de ligne. — Plaie compliquée à la cuisse droite, coup de feu, Amanvillers. — Contracture paralytique des orteils du pied.

DUPONT, Pierre-Adrien, né le 30 octobre 1845, Coulommiers (Seine-et-Marne), 13e de ligne. Fracture comminutive des os du tarse, pied droit, coup de feu, Borny. — Nombreuses esquilles, consolidation vicieuse, ankylose tibio-tarsienne, atrophie et paralysie des extenseurs des orteils.

DUPONT, Pierre-Gustave-Désiré, 10e chass. à pied. — Plaie à la main gauche, coup de baïonnette, Spickeren. — Flexion permanente du pouce.

DUPONT, Saturnin-Zénon, né le 29 octobre 1847, Sains (Nord), garde mob. du Nord. — Fracture comminutive de la jambe gauche, coup de feu, Formeries, 28 octobre. — Ankylose tibio-tarsienne, rétraction du tendon d'Achille, déviation du pied en dedans et impossibilité de toucher le sol.

DUPORT, Eugène, né le 10 avril 1850, Saint-Jean-d'Angely (Charente-Inférieure), 82e de ligne.—Fracture des os du carpe, main droite, coup de feu, Beaugency, 8 décembre.—Paralysie et atrophie de la main.

DUPORT, Guillaume, 13e chass. — Plaie contuse au mollet gauche, coup de feu, la Fourche, 6 janvier. — Atrophie de la jambe.

DUPORT, Pierre, né le 30 avril 1842, Nontron (Dordogne), 33e de ligne, caporal. — Plaie compliquée au creux poplité gauche, coup de feu, les Ormes, 11 octobre. — Cicatrice profonde et adhérente, paralysie de la sensibilité et du mouvement de la jambe et du pied.

DUPOUX, Benjamin-André, 53e de ligne, sergent. — Perte de la 3e phalange de l'indicateur, main droite, coup de feu, Chazay, 17 janvier.

DUPOUY, Auguste, 93e de ligne. — Plaie contuse à l'avant-bras gauche, coup de feu, Gravelotte. — Rétraction musculaire, demi-flexion de la main, fixée en pronation légère.

DUPOUY, Emile, 24e de ligne. — Plaie compliquée à l'avant-bras gauche, coup de feu, Montretout. — Ligature de l'artère humérale, cicatrices très-étendues, extension incomplète de l'avant-bras, dévié en dehors, et des deux derniers doigts de la main.

DUPOUY, Emile-François-Georges, né le 25 octobre 1849, Orléans (Loiret), 33e de ligne. —Fracture de l'humérus gauche, tiers inférieur, coup de feu, Sedan.—Consolidation vicieuse, ankylose du coude dans la flexion.

DUPOUYET, Antoine, 5e artill. — Commotion cérébrale, chute de cheval sur le rachis. — Ataxie locomotrice.

DUPRAT, Laurent, né le 4 mars 1846, Meilhan (Landes), 67e de ligne. — Vaste plaie contuse au creux poplité droit, éclat d'obus, Gravelotte.—Enorme perte de substance musculaire, paralysie de la jambe et du pied, insensibilité et refroidissement du membre; la jambe, atrophiée ne peut supporter le poids du corps.

DUPRAT, Pierre, né le 19 mai 1849, Carla-le-Comte (Ariége), 36e de ligne.—Plaie contuse au poignet droit, coup de feu, Orléans, 11 octobre.—Flexion permanente des quatre derniers doigts de la main.

DUPRÉ, Félix-Louis, né le 5 juillet 1841, Pallet (Loire-Inférieure), francs-tireurs de la Loire-Inférieure, caporal. — Plaie contuse à la partie supérieure du sternum, coup de feu, Châteaudun, 18 octobre. — Abcès, ouverture de celui-ci dans le triangle formé par le bord supérieur de la clavicule gauche et les deux branches du sterno-cléido-mastoïdien, plaie fistuleuse, nombreuses petites esquilles, mouvements de l'épaule difficiles.

DUPRÉ, François, 49e de ligne. — Fracture comminutive de l'avant-bras droit, coup de feu, la Fourche, 6 janvier.—Déformation de l'avant-bras.

DUPRÉ, Louis-Pierre-Jean, 86e de ligne. — Plaie contuse à l'éminence thénar, main gauche, coup de feu, Gravelotte. — Ankylose métacarpo-phalangienne du pouce.

DUPRÉ, Pierre-François, 11e chass. à pied. — Plaie contuse à la cuisse droite, coup de feu, Villorceau. — Pourriture d'hôpital, cicatrices adhérentes et calleuses.

DUPRIEU, Jean, 8e chass. à pied. — Perte de l'indicateur, main droite, coup de feu, Saint-Amans, 15 décembre.

DUPUICH, Denis-Joseph, né le 6 septembre 1843, Sains-en-Gohelle (Pas-de-Calais), chute sur le genou droit, Neuf-Brisech.— Arthrite chronique, atrophie de la jambe, rhumatisme généralisé.

DUPUIS, Alfred-Achille, 65e de ligne, sergent-fourrier. — Bronchite chronique tuberculeuse, froids et privations en captivité.

DUPUIS, Arthur-Maxime, né le 25 mai 1849, Neuvy-le-Roi (Indre-et-Loire), 94e de ligne. — Fracture comminutive du fémur gauche, tiers supérieur, éclat d'obus, Gravelotte. — Raccourcissement, ankylose coxo-fémorale.

DUPUIS, Charles-Emile, né le 26 mai 1846, Nouan-le-Fuzelier (Loir-et-Cher), 1er zouaves. — Plaie à travers l'articulation huméro-cubitale droite, coup de feu, Chilleurs-et-Vieuville, 3 décembre. — Ankylose dans la flexion à angle droit de l'avant-bras sur le bras.

Dupuis, François, 56e de ligne. — Plaie contuse à la cuisse droite, partie antérieure et moyenne, coup de feu, Frœschwiller. — Cicatrice bridée.

Dupuis, François, 40e de ligne. — Plaie contuse au bras droit, coup de feu, Spickeren.— Pourriture d'hôpital, perte de substance musculaire, cicatrice adhérente.

Dupuis, François, né le 18 septembre 1846, Goux (Jura), 87e de ligne, caporal. — Plaie compliquée au niveau du plexus cervico-brachial, coup de feu, Patay. — Paralysie partielle des extenseurs des doigts, main droite.

Dupuis, Hippolyte, né le 5 février 1849, Sens (Yonne), 64e de ligne. — Fracture comminutive du maxillaire inférieur gauche, coup de feu, Sedan. — Perte osseuse, gêne considérable de la parole et dans la mastication.

Dupuis, Jean-Philippe, 26e de ligne, caporal. — Fracture du fémur gauche, coup de feu, Rezonville. — Cicatrice adhérente, amaigrissement et raccourcissement de la cuisse.

Dupuis, Lucien-Alexandre, garde mob. de la Sarthe.—Plaies contuses à la jambe gauche, 2 coups de feu, Loigny. — Abcès, semi-ankylose du genou.

Dupuy, Esprit, 45e de ligne.—Plaie à la poitrine, fracture des fausses côtes à droite, éclat d'obus, Frœschwiller.

Dupuy, Jean, né le 26 décembre 1844, Jumilhac-le-Grand (Dordogne), 54e de ligne.— Plaie contuse au poignet droit, face dorsale : désorganisation du globe oculaire gauche, coups de feu, Amanvillers.

Dupuy, Jean-Baptiste, 4e de ligne. — Fracture de l'humérus gauche, coup de feu, Arthenay, 2 décembre. — Cicatrice adhérente.

Dupuy, Jean-Pierre, né le 3 janvier 1848, Lescure (Ariége), 61e de ligne. — Plaie contuse à la région sourcilière droite, coup de feu, Sedan.—Choroïdite, perte de la vision de cet œil.

Dupuy, Joseph, garde mob. du Gers. — Plaie contuse à la fesse gauche, coup de feu, Yvré-l'Évêque. — Gêne dans les mouvements de l'articulation coxo-fémorale gauche.

Dupuy, Pierre, 35e de ligne. — Plaie à travers la bouche dans la direction de la colonne vertébrale de droite à gauche, fracture du maxillaire inférieur droit, coup de feu, Bagneux sous Paris, 13 octobre. — Balle non extraite, paralysie et atrophie incomplète du bras gauche.

Duquat, Marie-Ernest, né le 2 janvier 1844, Fontainebleau (Seine-et-Marne), volontaires de l'Ouest. — Plaie contuse à la cuisse gauche et au scrotum, perte du testicule gauche, coup de feu, Patay.

Duquenne, Henri-Jean-Baptiste-Joseph, 17e chass. à pied. — Fracture du péroné droit, coup de feu, Saint-Quentin. — Atrophie de la jambe et ankylose incomplète tibio-tarsienne.

Duquesne, Auguste, garde nationale de la Seine. — Plaie contuse au mollet droit et fracture du calcanéum gauche, 2 coups de feu, Buzenval.—Ostéite et abcès multiples.

Duquesne, Grégoire-Dominique, né le 11 mars 1850, Herliers (Nord), 72e de ligne.—Fracture du maxillaire inférieur au niveau du masséter, coup de feu, Paris, 2e siége. — Perte de substance osseuse et de dix dents molaires, pseudarthrose des fragments, cicatrice adhérente.

Duquesne, François-Louis, 65e de ligne. — Plaie contuse à la cuisse droite, coup de feu, Bapaume. — Cicatrices adhérentes, perte de substance musculaire.

Duquesne, Jean-Baptiste, né le 22 août 1840, Besançon (Doubs), francs-tireurs du Doubs. — Fracture comminutive de la jambe droite, tiers moyen, éclat d'obus, Villars, 25 novembre. — Perte de substance osseuse, consolidation vicieuse, raccourcissement de 10 centimètres.

Duquesne, Victor-Emile-Julien, né le 18 août 1850, Lille (Nord), 17e chass. à pied. — Plaie de l'articulation huméro-cubitale droite, coup de feu, Pont-Noyelles. — Ankylose à angle obtus.

DUQUESNOY, François, 68ᵉ de ligne. — Plaie contuse à l'articulation tibio-tarsienne gauche, éclat d'obus, Neuilly-sur-Seine, 11 avril. — Ankylose incomplète.

DUR, Pierre, né le 27 septembre 1848, Cressensac (Lot), 95ᵉ de ligne.—Fracture comminutive de l'avant-bras gauche, coup de feu, Saint-Privat.—Cicatrices adhérentes aux tendons fléchisseurs, paralysie de la main et des doigts déjetés en dedans.

DURAFFOURG, Joseph-Léon, 53ᵉ ligne, caporal. — Perte des 2ᵉ et 3ᵉ phalanges de l'indicateur, main droite, coup de feu, Héricourt.

DURANCET, Jean, 15ᵉ de ligne. — Plaie contuse au coude droit, coup de feu, Saint-Privat. — Ankylose incomplète.

DURAND, André, né le 19 mars 1845, Semons (Isère), 3ᵉ de ligne. — Désorganisation du globe oculaire gauche, coup de feu, Frœschwiller.

DURAND, Auguste-Ferdinand-Alphonse, né le 8 novembre 1848, Feings (Orne), 8 chass. à pied. — Plaie contuse à la cuisse droite, érosion du fémur, coup de feu, Frœschwiller.—Gêne dans la marche.

DURAND, Auguste-Louis-Cyprien, né le 12 mai 1850, Villemeux (Eure-et-Loir), 48ᵉ de ligne. — Congélation des pieds, Yvré-l'Évêque. — Perte du gros orteil droit et des deux dernières phalanges des 2ᵉ et 3ᵉ orteils, perte de la 2ᵉ phalange du gros orteil gauche et des deux dernières phalanges du 2ᵉ orteil.

DURAND, Charles-François, 14ᵉ chass. à pied.—Plaie contuse à la région antérieure du cou, au niveau du cartilage thyroïde, coup de feu, Chagey, 15 janvier.—Lésion du larynx, aphonie.

DURAND, Claude, 24ᵉ de ligne. — Fracture comminutive du 1ᵉʳ métacarpien, main droite, coup de feu, Sedan.—Perte de substance, consolidation vicieuse, perte de l'indicateur, ankylose du pouce.

DURAND, Claude, 8ᵉ chass. à cheval. — Plaie contuse à l'articulation scapulo-humérale droite, coup de feu, Sedan. — Atrophie du bras.

DURAND, Claude-Marius, né le 9 septembre 1843, Tizy (Rhône), 20ᵉ chass. à pied. — Plaie contuse s'étendant du bras à la poitrine, côté droit, coup de feu, Patay, 2 décembre. — Cicatrices adhérentes.

DURAND, Clément-Nicolas, né le 1ᵉʳ mars 1836, Faverolles (Orne), convoyeur du génie.— Fracture comminutive de la jambe droite, écrasement par voiture chargée, Vanves, 6 janvier. — Ankylose tibio-tarsienne, déviation du pied en dehors.

DURAND, Emile, né le 7 mars 1845, Montfaucon (Maine-et-Loire), 45ᵉ de ligne. — Plaie contuse à la cuisse droite, partie inférieure, chute, Châteaudun. — Amaigrissement du membre.

DURAND, Etienne, né le 25 décembre 1850, Parsac (Creuse), 10ᵉ chass. à pied. — Fracture de la jambe droite, coup de feu, Cernay, 8 octobre. — Esquilles, consolidation vicieuse, cicatrices adhérentes, paralysie du pied.

DURAND, Francisque, 37ᵉ de ligne. — Plaie compliquée de l'abdomen, fracture de l'os iliaque gauche et du sacrum, coup de feu, Sedan. — Perte de substance, cicatrices profondes et difformes.

DURAND, François-Alexis, né le 20 juillet 1840, Grésy-sur-Aix (Savoie), 37ᵉ de ligne. — Fracture comminutive du calcanéum, pied droit, coup de feu, Loigny. — Esquilles, ankylose tibio-tarsienne.

DURAND, François-Eugène, né le 30 octobre 1843, Nantes-en-Rattiers (Isère), 66ᵉ de ligne. — Fracture du cubitus gauche, tiers supérieur, coup de feu, Rezonville. — Cicatrices adhérentes, perte des mouvements de pronation et de supination de l'avant-bras.

DURAND, François-Pierre, 5ᵉ de ligne, sergent.—Fracture de l'os frontal gauche, coup de feu, Sedan.—Enfoncement des deux tables osseuses, cicatrices adhérentes.

DURAND, Gabriel, 48ᵉ de ligne. —Fracture de la jambe droite, tiers inférieur, coup de feu, Frœschwiller. — Cicatrice profonde et adhérente, ankylose incomplète tibio-tarsienne.

DURAND, Jean-André, né le 20 juillet 1848, Visan (Vaucluse), 57e de ligne. — Plaie compliquée à la main gauche, coup de feu, Gravelotte. — Déformation et voussure considérable des os du carpe, atrophie de la main, flexion permanente de l'indicateur.

DURAND, Jean-Baptiste-Edouard, né le 2 avril 1817, Blois (Loir-et-Cher), 8e de ligne, lieutenant. — Plaie pénétrante de poitrine, sous l'extrémité interne de la clavicule gauche, coup de feu, Juranville. — Balle non extraite, ostéite de la clavicule, cicatrice profondément adhérente, hémoptysies, craquements secs dans la fosse sus-épineuse.

DURAND, Jean-François, né le 31 octobre 1844, Mazamet (Tarn), 93e de ligne. — Plaie de l'abdomen, fracture du pubis, coup de feu, Gravelotte. — Fistule urinaire.

DURAND, Jean-François-Joseph, né le 8 février 1844, Montagnieu (Isère), 40e de ligne. — Fracture de l'articulation radio-carpienne droite, coup de feu, Spickeren. — Ankylose du poignet, atrophie et extension de la main et des doigts.

DURAND, Jean-Marie, né le 1er décembre 1845, Feigère (Haute-Savoie), garde mob. de la Haute-Savoie, sergent. — Fracture comminutive de l'articulation radio-carpienne et des 2e et 3e métacarpiens, main droite, coup de feu, Brennes (Haute-Marne). — Ankylose du poignet et rétraction permanente des doigts.

DURAND, Jean-Marie-Joseph, 3e de ligne. — Fracture du 3e métacarpien, main droite, coup de feu, Vendôme (Loir-et-Cher), 16 décembre. — Ankylose dans la flexion permanente des doigts indicateur et médius.

DURAND, Jean-Nicolas-Emile, né le 9 septembre 1847, Bar-sur-Meurthe (Vosges), 76e de ligne. — Plaie contuse à l'avant-bras droit, coup de feu, Gravelotte. — Abcès multiples, cicatrices nombreuses, ankyloses radio-carpienne, carpo-métacarpienne et métacarpo-phalangienne.

DURAND, Joseph, né le 14 septembre 1845, Lannion (Côtes-du-Nord), 44e de ligne. — Plaie contuse au coude droit, coup de feu, Sainte-Barbe sous Metz. — Ankylose du coude dans la demi-flexion.

DURAND, Joseph, né le 20 décembre 1845, Bellefontaine (Vosges), 76e de ligne. — Fracture comminutive de la main gauche, éclat d'obus, Rezonville. — Perte des doigts indicateur et médius, atrophie de la main.

DURAND, Martin, né le 1er mai 1833, Bredons (Cantal), 61e de ligne, sergent. — Plaie compliquée à la main droite, section des extenseurs, coup de feu, Beaumont (Ardennes). — Perte de l'usage de la main.

DURAND, Michel, 69e de ligne. — Fracture de la jambe droite, éclat d'obus, Vermand (Aisne). — Raccourcissement et amaigrissement du membre.

DURAND, Pierre, né le 16 mars 1844, Labastide (Aude), 93e de ligne. — Rhumatismes et affection organique du cœur, fatigues et privations, campagne 1870-71. — Paralysie et atrophie de tout le bras gauche.

DURAND-TERRASSE, Louis-Charles, 24e chass. de marche. — Fracture du grand trochanter et de l'ilium, à droite, coup de feu, Rezonville. — Cicatrice adhérente.

DURANG, Dominique, né le 24 août 1842, Bruderdoff (Meurthe), 97e de ligne. — Plaies contuses multiples à l'avant-bras, au poignet, à la main, au genou, côté (?), et à la face, au niveau du menton, 9 éclats d'obus, Gravelotte.

DURANSAUD, François, né le 15 mai 1845, Oradour (Charente), 59e de ligne, caporal. — Fracture des 3e et 4e métacarpiens, main gauche, coup de feu, Servigny sous Metz. — Consolidation vicieuse, cicatrices adhérentes, flexion des quatre derniers doigts et extension du pouce.

DURANT, Jules, 21e artill. — Plaie de poitrine, partie latérale inférieure et postérieure, éclat d'obus, Issy, 7 janvier. — Gêne dans les mouvements d'extension et de flexion du tronc.

DURANT, Paul-Urbain, né le 14 décembre 1846, Sauvic (Seine-Inférieure), 64e de ligne. —

Plaie à travers l'articulation tibio-tarsienne et les os du tarse, pied gauche, coup de feu, Borny. — Gêne des mouvements du pied.

DURANTHON, Eymery, né le 27 mars 1846, Saint-Apre (Dordogne), 25e de ligne. — Fracture de l'humérus gauche, tiers inférieur, et de l'épitrochlée, coup de feu, Ladonchamps. — Esquilles, cicatrices adhérentes douloureuses, ankylose incomplète du coude, l'extension est limitée à l'angle droit, atrophie de l'avant-bras et de la main, paralysie des deux derniers doigts, l'auriculaire fixé dans la flexion permanente.

DURANTIN, Jean, né le 10 août 1847, Moulins (Allier), 50e de ligne. — Fracture du fémur gauche, 2 coups de feu, Wissembourg. — Raccourcissement et claudication.

DURBECH, Joseph-Marie-Thérèse, 24e chass. à pied, lieutenant. — Fracture comminutive de la rotule gauche, éclat d'obus, Héricourt, 16 janvier. — Consolidation imparfaite des fragments, ankylose du genou dans l'extension.

DURBEL, Sébastien, 11e de ligne. — Plaie contuse à la région sus-orbitaire droite, coup de feu, Beaumont (Ardennes). — Perte partielle de la vision de ce côté.

DURBET, Paul-Jean-Marius, garde mob. de l'Isère. — Plaie contuse au rebord orbitaire externe de l'œil gauche, coup de feu, Beaugency. — Hémiopie de l'œil.

DURET, Henry-Albert, né le 10 mars 1849, Saint-Gilles-de-la-Neuville (Seine-Inférieure), 25e de ligne. — Désorganisation du globe oculaire droit, éclat d'obus, Chambord, 9 décembre.

DURET, Alexandre, 56e de ligne. — Plaie pénétrante de poitrine, côté droit, coup de feu, Frœschwiller.

DURET, Jean-Prosper, né le 27 décembre 1849, Taninges (Haute-Savoie), 19e de ligne. — Plaie compliquée au creux poplité gauche, coup de feu, Champigny, 2 décembre. — Anévrysme artério-veineux, tuméfaction de la jambe, dilatation variqueuse des veines sous-cutanées du genou.

DURET, Pierre-Benjamin, né le 7 mai 1847, la Mothe (Deux-Sèvres), 42e de ligne. — Fracture d'une apophyse de la 10e vertèbre dorsale, coup de feu, Champigny. — Rigidité de la colonne vertébrale avec flexion en avant, gêne des mouvements du tronc.

DURETZ, Julien-Joseph, né le 28 juin 1850, la Chapelle d'Armentières (Nord), 24e de ligne. — Fracture du radius droit, tiers inférieur, coup de feu, Villers-Bretonneux. — Ankylose du poignet, paralysie des doigts.

DURIÉ, Charles-Louis-Henry, 27e de ligne. — Plaie contuse à la cuisse gauche, érosion du fémur, coup de feu, Arthenay, 2 décembre. — Cicatrice adhérente.

DURIER, Louis-Antoine, 1er chass. à pied. — Luxation du coude droit, captivité en Prusse, 21 mars. — Réduction, ankylose.

DURIEUX, François, 31e de ligne. — Plaie compliquée à la main gauche, coup de feu, Nompatelize (Vosges), 6 octobre. — Flexion prononcée des doigts.

DURIEZ, Jean-Baptiste, garde mob. du Nord. — Plaie contuse au tendon d'Achille, jambe droite, coup de feu, Villers-Bretonneux.

DURIN, Louis-Auguste, 56e de ligne. — Fracture du fémur droit, coup de feu, Frœschwiller. — Consolidation vicieuse.

DURMAYER, Chrétien, né le 29 janvier 1844, Baenreuthal (Moselle), 4e chass. à pied. — Fracture de l'arcade sourcilière gauche et des os propres du nez, coup de feu, Beaumont (Ardennes). — Perte de l'œil gauche.

DUROS, Pierre-François, né le 27 février 1838, Athis (Orne), 35e de ligne, sergent. — Plaies contuses au creux axillaire et à l'avant-bras droits, coups de feu, Chevilly, 30 septembre. — Paralysie de la main.

DUROSIER, François, 6e artill. — Vaste plaie contuse à la partie externe de l'avant-bras droit, coup de feu, Frœschwiller. — Douleur et gêne dans les mouvements du poignet, impossibilité de fléchir les doigts.

Durou, Paul, né le 4 mai 1844, Castandet (Landes), 86e de ligne, sergent. — Plaie compliquée à la main gauche, coup de feu, Beaumont (Ardennes). — Ankylose du poignet et rétraction des doigts.

Durozier, René-Henri, né le 27 août 1851, Cognac (Charente), garde mob. de la Charente. — Fracture du fémur droit, plaie compliquée à la cuisse gauche, accident de chemin de fer en Suisse. — Consolidation vicieuse, raccourcissement de la cuisse de 6 centimèlres, perte de substance musculaire de la cuisse gauche, cicatrice adhérente, perte des mouvements du membre.

Durupt, Joseph, garde mob. des Vosges. — Plaies contuses à la fesse et au testicule gauches, au scrotum et à la cuisse droite, coups de feu, Cussey (Doubs), 22 octobre.—Cicatrices adhérentes.

Durut, Charles-Joseph, 42e de ligne. — Perte des 2e et 3e phalanges du doigt médius, main gauche, coup de feu, Champigny. — Impossibilité de fléchir la main.

Durut, François, 73e de ligne. — Plaies contuses à la main et au bras, érosion de l'humérus, côté droit, éclat d'obus et coup de feu, Changé, 11 janvier. — Paralysie des extenseurs de la main.

Durupthy, Paul, 96e de ligne. — Fracture de la main gauche, coup de feu, Sedan. — Ablation du 2e métacarpien, ankylose métacarpo-phalangienne du médius.

Dury, Silvain, né le 13 décembre 1846, Rivarennes (Indre), 35e de ligne. — Fracture comminutive du maxillaire inférieur à gauche, coup de feu, Chevilly, 30 septembre. — Perte de 18 dents, fistule salivaire persistante, ankylose temporo-maxillaire à gauche.

Dusart, Jules-Joseph, 91e de ligne. — Perte du doigt indicateur, main droite, coup de feu, Pont-Noyelles.

Dusausoit, Noël-Isidore-Émile, né le 13 janvier 1843, Liége (Belgique), légion des Amis de la France, sergent-major. — Fracture comminutive du cubitus, tiers inférieur, des os du carpe et du métacarpe, côté droit, 2 coups de feu, Bry-sur-Marne, 30 novembre.—Ankylose du poignet, perte des mouvements de la main et des doigts, abolition des mouvements de pronation et de supination de l'avant-bras, atrophié.

Dusaussoy, Henri-Émile, né le 1er janvier 1848, Strazelle (Nord), 93e de ligne. — Plaie contuse à la cuisse droite, coup de feu, Saint-Privat. — Bronchite chronique, captivité.

Dusset, Gabriel, né le 8 décembre 1850, Dironne (Saône-et-Loire), 37e de ligne.—Fracture de l'humérus droit, tiers supérieur, coup de feu, Changé, 18 janvier. — Atrophie du bras, ankylose du coude.

Dussolier-Gond, Jean-François, né le 5 septembre 1844, Marlens (Haute-Savoie), 9e lanciers. — Plaies multiples à la tête, fracture du pariétal droit, coups de sabre, Rezonville. — Perte de substance osseuse, cicatrice adhérente, céphalalgie, vertiges.

Dussot, Jean, 75e de ligne.—Plaie pénétrante de poitrine, à gauche, coup de feu, Gravelotte.

Dotailly, Eugène-Victor, né à Chagny (Aisne), 2e zouaves. — Fracture comminutive du maxillaire inférieur droit, lésion de la langue, coup de feu, Frœschwiller. — Consolidation vicieuse.

Dutech, Alexis, 54e de ligne. — Plaies contuses à l'avant-bras gauche, perte des 2e et 3e phalanges du doigt annulaire droit et de la moitié de la 1re phalange, éclats d'obus, Paris, 23 mai.

Dutel, Jean-Marie, né le 10 mai 1846, Brullioles (Rhône), 56e de ligne. — Fracture de l'humérus droit, tiers supérieur, coup de feu, Sedan. — Abcès multiples, tête de l'humérus presque complètement disparue, ankylose scapulo-humérale dans l'immobilité complète.

Dutheil, Léonard, 10e chass. à pied. — Plaies contuses à la jambe et à la cuisse gauches, coup de feu, Cernay (Loir-et-Cher), 8 décembre. — Atrophie du membre.

Duthel, Claude-Marie, 1er hussards. — Plaie contuse à l'articulation tibio-tarsienne droite, éclat d'obus, Fréteval, 14 décembre. — Ankylose et déformation de l'articulation.

DUTHET, Philippe, 3e génie. — Plaie contuse à la jambe gauche, éclat de rocher, Pont-de Chavornay (Ain), 28 février. — Large cicatrice adhérente.

DUTHOIT, Henri, né le 23 mai 1848, Ronchin (Nord), 63e de ligne. — Plaie de la face, fracture de l'ethmoïde, coup de feu, Spickeren. — Amaurose et taie partielle de la cornée de l'œil gauche, perte de la vision de ce côté, ectropion de la paupière inférieure et épiphora permanent.

DUTHOIT, Oscar, 75e de ligne. — Plaie pénétrante de poitrine, à la base du poumon droit, coup de feu, Saint-Quentin. — Hémoptysie.

DUTHOIT, Pierre, garde mob. du Nord. — Plaie compliquée à la main gauche, coup de feu, Bapaume. — Extension permanente du doigt annulaire et flexion de l'auriculaire.

DUTHOIT, Pierre-Joseph, 19e de ligne. — Plaie contuse à la jambe droite, au niveau du tendon d'Achille, coup de feu, Borny. — Claudication.

DUTILLIEUX, Louis-Denis, garde nationale de la Seine. — Plaie contuse à la cuisse gauche, partie externe et inférieure, coup de feu, Buzenval. — Cicatrice adhérente.

DUTOY, Louis-Émile, né le 20 août 1844, Lille (Nord), 19e de ligne. — Plaie contuse à la cuisse droite, partie supérieure et interne, coup de feu, Borny. — Balle non extraite, cicatrice profonde adhérente, de 7 centimètres de long (incision pour la recherche du projectile), rétraction musculaire avec flexion de la jambe, claudication.

DUTREMBLAY, Antoine, né le 20 septembre 1850, Montluçon (Allier), 61e de ligne, caporal. — Plaie compliquée à l'angle de la mâchoire, côté gauche, éclat d'obus, Héricourt. — Destruction de l'angle du maxillaire inférieur, esquilles volumineuses, perte des dents molaires du maxillaire supérieur, les mâchoires ne peuvent s'écarter de plus de deux centimètres.

DUTREY, Cyprien, 13e chass. à pied. — Plaies contuses au genou et au pied droits, éclats d'obus, perte des 2e et 3e phalanges de l'indicateur, main gauche, coup de feu, Frœschwiller.

DUTRIEVOZ, Pierre-Martial-Hercule, né le 15 janvier 1830, Roussillon (Isère), 56e de ligne, sergent. — Fracture compliquée du cubitus droit, coup de feu, Reischoffen. — Atrophie de l'avant-bras et de la main, flexion permanente des deux derniers doigts, contraction difficile des trois autres.

DUVAL, Alexis, né le 9 septembre 1846, Rosnay (Orne), 21e de ligne, caporal. — Plaie contuse à l'articulation radio-carpienne gauche, coup de feu, Beaumont (Ardennes). — Ankylose du poignet, abolition du mouvement des doigts.

DUVAL, Barthélemy, né le 24 janvier 1847, Saint-Étienne (Loire), 4e de ligne. — Plaie à travers la hanche droite, coup de feu, Terminiers, 2 décembre. — Gêne des mouvements du membre inférieur droit.

DUVAL, Bazile, 69e de ligne. — Plaie s'étendant du côté gauche du cou au côté droit de l'épaule, plaie à la face, fracture de l'os malaire et de l'arcade zygomatique, coups de feu, Choisy-le-Roi, 16 novembre.

DUVAL, Charles-René, 12e de ligne. — Plaie compliquée au bras droit, coup de feu, l'Hay, 29 novembre. — Atrophie légère du bras, les doigts sont dans l'extension permanente.

DUVAL, Clément, né le 22 avril 1849, Saint-Aubin-du-Désert (Mayenne), 26e de ligne. — Plaie contuse à la hanche gauche, coup de feu, Villiers-sur-Marne, 30 novembre. — Cicatrice adhérente à la partie supérieure de l'épine iliaque.

DUVAL, Eugène, né le 16 octobre 1848, Rouen (Seine-Inférieure), 2e génie. — Fracture du fémur gauche, chute à (?). — Consolidation vicieuse, cal volumieux, raccourcissement de 4 centimètres.

DUVAL, François-Denis-Farcy, 69e de ligne. — Plaie compliquée à la jambe gauche, coup de feu, Beauvoir près Saint-Quentin, 18 janvier. — Atrophie légère de la jambe.

DUVAL, François-Jules, né le 27 août 1849, Brest (Finistère), 70e de ligne. — Fracture de l'humérus droit, éclat d'obus, Saint-Privat. — Cicatrices adhérentes, plaies fistuleuses, amaigrissement du bras.

Duval, Joseph-Constant, 114e de ligne. — Plaie contuse à la poitrine, éclat d'obus, plaie compliquée au bras, coup de feu, Champigny, 30 novembre.

Duval, Louis-Pierre, garde mob. d'Ille-et-Vilaine, sergent.—Plaie contuse à la cuisse (?), coup de feu, Conneré (Sarthe), 11 janvier.

Duval, Marie-François-Auguste, né le 20 janvier 1845, la Ferté-Milon (Aisne), 20e chass. à pied. — Fracture de la jambe gauche, tiers inférieur, coup de feu, Orléans, 11 octobre. — Pas de consolidation, (le blessé ne peut s'appuyer sur la jambe).

Duval, Nicolas-Alexandre, né le 8 mars 1841, Rollainville (Vosges), 71e de ligne, sergent. — Fracture du col de l'humérus droit, coup de feu, Dijon, 30 octobre. — Ankylose de l'épaule.

Duval, Pierre-Léopold, garde mob. de la Haute-Garonne, caporal. — Plaie contuse à la jambe droite, coup de feu, Loigny, 2 décembre. — Perte de substance musculaire, cicatrice adhérente, atrophie.

Duval, Stanislas, né le 24 janvier 1849, Vézelise (Meurthe), 1er de ligne. — Fracture de la jambe droite, coup de feu, Montmédy, 16 novembre. — Consolidation vicieuse, atrophie du membre, le pied fixé dans l'extension.

Duvauchel, Augustin-Joseph, 21e de ligne. — Plaie contuse à la cuisse droite, partie supérieure, coup de feu, Sedan.

Duverger, Pierre, né le 27 avril 1843, Huriel (Allier), 12e chass. à pied. — Plaie contuse en arrière de l'apophyse mastoïde gauche, éclat d'obus, Gravelotte. — Paralysie partielle de la face, gêne des mouvements de l'articulation temporo-maxillaire.

Duvillard, Jean, 25e de ligne. — Plaie contuse au pied droit, coup de feu, Ladon-champs sous Metz, 27 septembre. — Perte de deux phalanges du 2e orteil, vaste cicatrice adhérente.

Duvivier, Louis-François, 24e de ligne. — Plaie en séton à la partie moyenne des deux cuisses, coup de feu, Saint-Quentin.

Duvivier, Louis-Marie-Auguste, 33e de ligne. — Plaie s'étendant de l'épine iliaque antérieure et supérieure à la fesse droite, coup de feu, Pont-Noyelles.

Duvivier, Paul-Marie, né le 8 septembre 1846, Paris, 24e de ligne. — Plaies contuses à l'œil gauche et à la main droite, 2 coups de feu, Spickeren. — Perte de la vision à gauche, ankylose de l'annulaire.

Duvoix, Jean-Baptiste-Célestin, garde mob. des Vosges. — Plaie pénétrante de poitrine, à droite, coup de feu, Nompatelize, 6 octobre.

Dyonnet, Jules-Louis-Manuel, né le 23 janvier 1824, Bourg-de-Péage (Drôme), garde nationale de la Seine. — Fracture du 2e métacarpien, main gauche, coup de feu, Montretout. — Rétraction de l'annulaire.

Eberhardt, Antoine-Alexandre, né le 22 février 1845, Saint-Claude (Jura), 15e chass. à pied. — Fracture comminutive de la jambe droite, tiers supérieur, coup de feu, Borny. — Cicatrice adhérente, faiblesse du membre et gêne dans la marche.

Eberlé, Joseph-Auguste, né le 3 février 1844, Rosheim (Bas-Rhin), 5e de ligne. — Congélation des pieds en captivité, à Torgau. — Perte du gros orteil, pied droit, des 2e et 3e phalanges du 4e orteil et de la 3e phalange du 3e orteil, pied gauche.

Eboly, Jean-Baptiste, né à Marseille (Bouches-du-Rhône), 19e chass. à pied. — Fracture de la main droite, coup de feu, Froeschwiller.—Ankylose du médius.

Ebrard, François-Pierre-Benoît, né le 12 août 1845, Chevrières (Loire), 79e de ligne. — Plaies contuses au poignet droit et à la main gauche, 2 coups de feu, Mouzon. — Ankylose du poignet et gêne de la supination de l'avant-bras, déformation et roideur du doigt auriculaire gauche.

Ecalle, François, né le 2 avril 1843, Beaulieu (Deux-Sèvres), 37e de ligne. — Plaie contuse à la jambe droite, coup de feu, Orléans, 8 décembre (?). — Phlegmons multiples, vastes fusées purulentes, ankylose fémoro-tibiale et tibio-tarsienne, la jambe fléchie à angle droit, émaciation de tout le membre.

ECHAPASSE, Jean-Louis-Napoléon, garde mob. de la Corrèze. — Plaie en séton à la poitrine, coup de feu, Thorigny (Sarthe), 9 janvier.

ECKERT, Frédéric, né le 26 octobre 1843, Hatten (Bas-Rhin), 119e de ligne. — Fracture des articulations tarso-métatarsiennes, pied droit, coup de feu, Clamart. — Suppuration abondante, nécrose du scaphoïde, plaies fistuleuses, gêne dans la marche.

ECOCHARD, Michel, 94e de ligne.—Plaie contuse à la jambe gauche, accident de chemin de fer, Toul, 10 août. — Large cicatrice profonde et adhérente.

ECOFFARD, Auguste-Justin, 73e de ligne. — Plaie contuse à la jambe gauche, coup de feu, Gravelotte. — Phlegmons, pourriture d'hôpital, large cicatrice adhérente au tendon d'Achille.

EDELINE, Arsène-Charles, 4e chasseurs d'Afrique.—Plaie pénétrante de poitrine à droite, coup de feu, Sedan.

EDELGA, Victor-Nicolas, né le 6 décembre 1842, Toulon (Var), 42e de ligne, sous-lieutenant. — Plaie pénétrante du genou gauche, fracture de la rotule, coup de feu, Champigny. — Raccourcissement de 2 centimètres, ankylose du genou dans l'extension, faiblesse de la jambe déviée en dehors.

EDINE, Julien-François, 66e de ligne. — Plaie contuse au coude droit, coup de feu, Rezonville. — Ankylose incomplète.

EDOUARD, Augustin, né à Fauville (Seine-Inférieure), 68e de ligne. — Plaie contuse à la cuisse droite, éclat d'obus, Sedan. — Cicatrices adhérentes.

EDOUARD, Marie, 98e de ligne. — Fracture du cubitus droit, tiers supérieur, coup de feu, Ladonchamps.—Ankylose incomplète du coude, flexion permanente des trois derniers doigts de la main.

EDOUARD, Paul-Jean, né le 10 novembre 1847, Tremblay (Ille-et-Vilaine), 42e de ligne, sergent.—Plaie contuse au moignon de l'épaule gauche, coup de feu, Champigny.—Esquilles, faiblesse et atrophie du bras.

EGLIN, Edouard, né le 23 janvier 1845, Obersdorff (Haut-Rhin), 26e de ligne.—Fracture de l'avant-bras gauche, projection de corps étrangers à la face, éclat d'obus, Frœschwiller.—Cicatrice adhérente, taie partielle sur la cornée de l'œil droit.

EGLY, Charles, né le 20 décembre 1820, Etivonne, canton de Raon-l'Etape (Vosges), francs-tireurs des Vosges, maréchal des logis. — Plaie en séton aux deux cuisses et au scrotum, coup de feu, Prauthoy (Haute-Marne), 28 janvier.

EGRET, Aimé, né le 24 mai 1851, Futeau (Meuse), 1er zouaves. — Plaie contuse au-dessus du pubis, coup de feu, Orléans, 5 décembre. — Balle non extraite, luxation coxo-fémorale, côté droit, amaigrissement considérable du membre, raccourcissement de 6 centimètres au moins.

EHRET, Joseph, né le 13 septembre 1846, Colmar (Haut-Rhin), 68e de ligne. — Fracture de l'os iliaque gauche, coup de feu, Beaumont (Ardennes). — Cicatrice adhérente.

EHANNO, Jean-Pierre-Marie, 39e de ligne. — Fracture de la jambe droite, coup de feu, Loigny. 2 décembre.

EICHER, Auguste-Jacques-Marie, né le 4 décembre 1848, Paris (Seine), 8e de ligne. — Plaie compliquée à la partie supérieure et interne de la cuisse droite, à quatre travers de doigt du pli de l'aine, coup de feu, Gravelotte. — Atrophie complète de tout le membre, œdème persistant du pied, flexion de la jambe sur la cuisse, douleurs vives dans les mouvements imprimés au membre.

EISENECKER, Louis-Napoléon, né le 11 septembre 1849, Hochfenden (Bas-Rhin), 12e chass. à pied. — Fracture comminutive des deux fémurs, coup de feu, Saint-Privat.—Claudication, quatre cicatrices adhérentes.

EL-ABIB-BEN-YAMINA, né en 1841, M'Zila (Oran), 2e tir. alg. — Ophthalmies multiples. — Altération de la choroïde et de la rétine, amaurose double presque complète.

EL-ACHEMI-BEN-MALECK, né en 1830, Zmalas (Oran), 2e tir. alg. — Fracture comminutive du radius gauche, tiers inférieur, coup de feu, Wœrth. — Cal volumineux et déplacement du fragment inférieur déjeté dans la pronation avec la main, raccourcissement et déviation de l'avant-bras.

EL AÏFFA-BEN-SCHERIF, né en 1838, Constantine, 3e tir. alg. — Plaie contuse au creux axillaire droit, coup de feu, Frœschwiller. — Perte presque complète de la sensibilité du bras.

ELANBRAND, Pierre-Jean, 67e de ligne. — Fracture comminutive de la jambe gauche, coup de feu, Gravelotte. — Cicatrice adhérente, hernie musculaire.

EL-ARBI-BEN-AHMED, né en 1847, Meins-Djebel (Alger), 1er tir. alg. — Fracture comminutive du fémur droit, coup de feu, plaie à la main droite, coup de sabre, Frœschwiller. — Cal volumineux et difforme, raccourcissement de 7 centimètres avec déviation en dehors, cicatrice adhérente à la face dorsale du carpe.

EL-ARBI-BEN-DAHMAN, né en 1839, Méchachil-des-Hachem-Ghéris (Oran), 2e tir. alg. — Plaie à travers la figure, de droite à gauche, coup de feu, Wœrth. — Perte de trois dents du maxillaire inférieur et du tiers environ de la langue, cicatrices adhérentes aux joues, à la hauteur de la bouche.

EL-ARBY-BEN-BOU-LARRAS, 1er tir. alg. — Fracture du 4e métatarsien, pied gauche, coup de feu, Wissembourg. — Consolidation vicieuse, ankylose tarso-métatarsienne avec déviation du pied.

ELESASAR-BROUSSE, Auguste, dit SIGOT, 25e de ligne, caporal. — Plaie compliquée de la jambe, coup de feu, Gravelotte. — Ankylose fémoro-tibiale et tibio-tarsienne.

EL-HABIB-BEN-EL-ZÉROUKI, né en 1828, aux Beni-Zéroual (Oran), 2e tir. alg. — Fracture comminutive de l'humérus droit, coup de feu, Wœrth. — Nombreuses esquilles, nécrose, périostite, plaies fistuleuses, ankylose incomplète du coude.

EL-HABIB-BEN-MILOUD, né en 1848, aux Hall Eghas Gharaba (Oran), 2e tir. alg. — Plaie contuse à la cuisse gauche, coup de feu, Wœrth. — Cicatrice adhérente, rétraction de la cuisse.

EL-HACAN-BEN-TACHÉRIFT, 3e tir. alg. — Plaies contuses à la jambe et à la main gauches, coup de feu, Frœschwiller. — Flexion permanente des deux derniers doigts dans la paume de la main.

EL-HADJ-BEN-MOUSSA, 1er tir. alg. — Plaie contuse à la cuisse droite, éclat d'obus, Sedan. — Ankylose incomplète du genou, cicatrice adhérente.

ELIA (D'), Jean-Antoine, né le 5 juin 1847, Grenoble (Isère), 3e zouaves. — Fracture intra-articulaire de l'épaule gauche, coup de feu, Frœschwiller. — Ankylose scapulo-humérale, atrophie et perte des mouvements du bras.

ELIE, Henri-Louis, né le 26 décembre 1849, Mayenne (Mayenne), 65e de ligne. — Plaie compliquée à la partie antérieure de la cuisse droite, coup de feu, Saint-Privat. — Perte de substance musculaire, vastes cicatrices adhérentes au fémur, perte presque complète des mouvements de flexion du genou, atrophie considérable de tout le membre.

ELIES, Augustin, 71e de ligne. — Plaie à la main gauche, coup de feu, Borny. — Perte du doigt indicateur, cicatrice adhérente.

ELIÈS, Jean, né le 12 septembre 1843, Villenave-d'Ornon (Gironde), 8e de ligne. — Fracture comminutive de la jambe droite, tiers inférieur, coup de feu, Saint-Privat. — Consolidation vicieuse, déviation du pied et engorgement persistant de la partie inférieure du membre.

ELIET, Emile-Florentin-Aimé, né le 18 novembre 1827, Fourmies (Nord), 10e chass. à pied, capitaine. — Fracture compliquée de la main, coup de feu, Spickeren. — Perte du 1er métacarpien et de la 1re phalange du pouce, paralysie partielle de la main.

ELIZON, Auguste-Joseph, né le 19 décembre 1846, Laffrey (Isère), 98e de ligne. — Fracture du coude droit, éclat d'obus, Saint-Privat. — Ankylose incomplète et atrophie considérable de tout le membre.

ELLOUET, Charles-François, né le 8 mars 1849, Comande (Finistère), 37e de ligne. — Plaie contuse à la cuisse gauche, partie postérieure et inférieure, coup de feu, Paris, 26 mai.— Vaste cicatrice adhérente.

ELON, Pierre-Marie, 24e de ligne. — Plaie compliquée à la main gauche, coup de feu, Spickeren. — Perte presque complète de l'usage des trois derniers doigts, cicatrice adhérente.

ELSAËSSER, Aloïse, 8e cuirassiers. — Plaie à la poitrine, fracture de côtes, coup de feu, Wœrth. — Perte partielle d'une côte, cicatrice adhérente.

ELZIÈRE, Joseph, 67e de ligne. — Plaie s'étendant de la fesse droite au grand trochanter, érosion du fémur, coup de feu, Gravelotte. — Esquilles, faiblesse du membre.

EMANNUELLI, Don-François, né en Corse, 61e de ligne, caporal. — Plaie contuse à la cuisse gauche, partie supérieure, coup de feu, Beaumont (Ardennes).

EME, Etienne, né le 22 avril 1849, Arc et Senans (Doubs), 119e de ligne. — Fracture de l'humérus gauche, tiers inférieur, coup de feu, Châtillon sous Paris, 19 septembre. — Consolidation vicieuse, ankylose du coude dans la flexion permanente.

EMERIAU, François, 65e de ligne. — Plaie contuse au bras (?), coup de feu, Saint-Privat. — Amaigrissement du membre, cicatrice adhérente.

EMBRIAUD, Jean-Baptiste-Joseph, né le 17 mai 1847, Champtrieaux (Maine-et-Loire), 94e de ligne. — Fracture de l'os des îles, accident de chemin de fer, Toul, 10 août. — Déformation du bassin, claudication.

EMEYRIAT, Joseph-Antoine, 1er bat. d'inf. légère d'Afrique, — Fracture du fémur droit, coup de feu, Beaune-la-Rolande. — Raccourcissement.

EMMANUELLI, Pierre, 25e de ligne. — Fracture de l'omoplate gauche, coup de feu, Saint-Privat.

EMMANUELLI, Pierre-Félix, né le 4 octobre 1841, Péro-Casevecchie (Corse), 97e de ligne, sergent. — Fracture comminutive du poignet droit, coup de feu, Rezonville. — Ankylose, paralysie de la main.

EMPTAZ, Pierre-Joseph, 2e de ligne. — Plaie compliquée à la main droite, coup de feu, Montbéliard, 18 janvier. — Atrophie, avec rigidité des doigts.

EMY, Louis-Marius-Charles, 3e tiraill. algér., capitaine. — Forte contusion au flanc droit, renversé de son cheval, éclat d'obus, Frœschwiller. — Bronchite chronique, avec hémoptysies (captivité à Thorn).

ENGEL, Charles-Joseph, né le 11 juillet 1850, Sainte-Marie-aux-Mines (Haut-Rhin), 13e de ligne (ex-36e de marche). — Plaie contuse à la main gauche, coup de feu, la Malmaison. — Ankylose du poignet, avec abolition des mouvements de la main.

ENGELVIN, Jean-Antoine, 16e de ligne. — Perte du pouce de la main gauche, éclat d'obus, Gidy, 3 décembre.

ENGELVIN, Jean-Baptiste, 17e de ligne. — Plaie compliquée au pied gauche, coup de feu, Beaumont (Ardennes). — Ankylose complète des articulations du pied.

ENGELVIN, Pierre, 45e de ligne. — Fracture du fémur droit, coup de feu, Josnes, 8 décembre. — Déformation et raccourcissement de la cuisse.

ENJALBAL, Louis-Victor-Osmin, né le 21 août 1844, Mazamet (Tarn), 48e de ligne, caporal. — Plaie à travers l'articulation huméro-cubitale droite, coup de feu, Frœschwiller. — Cicatrices adhérentes, ankylose irréductible, l'avant-bras fixé dans la demi-flexion.

ENJALBERT, François, 32e de ligne. — Plaie contuse à la main gauche, coup de feu, Forbach.—Paralysie du pouce et gène très-prononcée des autres doigts.

ENJALBERT, Jean, né le 9 novembre 1849, Réalmont (Tarn), 8e chass. à pied. — Fracture comminutive de l'articulation coxo-fémorale droite et de la tubérosité ischiatique, coup de feu, Arthenay, 9 décembre. — Perte osseuse, cicatrice profonde adhérente, ankylose incomplète coxo-fémorale, atrophie et raccourcissement du membre, déformation de la hanche et de la fesse, qui est plus volumineuse que l'autre.

ENJELVIN, Jean-Baptiste, né le 5 février 1848, Rimeizé (Lozère), 17e de ligne. — Plaie compliquée profonde à la face dorsale du pied gauche, coup de feu, Beaumont (Ardennes).—Immobilité complète du pied.

ENJOLERAS, Jean-Louis-Baptiste, né le 25 janvier 1849, Pradel (Haute-Loire), 89e de ligne. — Fracture du péroné droit, coup de feu, Paris, 23 mai. — Pourriture d'hôpital, esquilles (extraction de la balle, 12 juin 1871), cicatrice adhérente..

ENNESSER, Charles-Guérin, né le 30 mars 1845, Gambsheim (Bas-Rhin), garde mob. de la Seine. — Fracture de l'humérus droit, coup de feu, le Bourget, 30 octobre. — Demi-flexion du coude, faiblesse et gène dans les mouvements de la main.

ENVAIN, Narcisse-Joseph, né le 30 avril 1839, Blaringhem (Nord), 62e de ligne, sergent. —Fracture de la clavicule droite et du maxillaire inférieur, même côté, coup de feu, Changé. — Perte d'une portion de l'os et de 7 dents, consolidation vicieuse des fractures.

EPALLE, Pierre, né le 18 janvier 1849, Saint-Etienne (Loire), 38e de ligne. — Plaie contuse à la partie supérieure de la cuisse gauche, érosion du grand trochanter, coup de feu, les Moulineaux, 2e siége. — Cicatrices adhérentes.

EPAUD, Pierre, né le 11 mars 1840, Saint-Denis-du-Pairé (Vendée), 4e chass. à pied. — Fracture comminutive de l'avant-bras gauche, coup de feu, Orléans, 11 octobre. — Consolidation vicieuse et difforme, rétraction des fléchisseurs, ankylose du poignet, flexion permanente des trois derniers doigts.

EPHRÉME, Joseph, né le 24 octobre 1847, Dieppe (Seine-Inférieure), 18e dragons. — Plaie en séton au bras droit et à la poitrine, fracture des 9e et 10e côtes, à droite, coup de feu, Frœschwiller. — Esquilles, carie des 9e et 10e côtes, ankylose incomplète du coude.

EPINETTE, François-Eugène, 3e inf. provisoire. — Plaie contuse à la région iliaque droite : fracture du 5e métacarpien, main droite, 2 coups de feu, Paris, 23 mai. — Déviation et déformation du doigt auriculaire.

EQUINET, Louis, garde mob. du Nord. — Plaie contuse à la région sacro-pubienne et plaie de l'abdomen, coup de feu, Saint-Quentin. — Opération de la taille périnéale, plaie fistuleuse persistante, incontinence d'urine, gène des mouvements des deux jambes.

ERARD, Auguste, né en 1848, Sainte-Anne (Sarthe), 40e de ligne. — Plaie contuse au creux poplité gauche, coup de feu, Orléans, 11 octobre. — Extraction de la balle fin janvier 1871.

ERARD, François-Joseph, 31e de ligne. — Plaie compliquée à la main gauche, coup de feu, Sedan. — Perte du doigt annulaire, ankylose incomplète de l'auriculaire.

ERHART, Joseph, 2e de ligne. — Plaie contuse au pied droit, coup de feu, Spickeren. — Ankylose tibio-tarsienne avec renversement du pied en dehors.

ERNOULT, Cléophas-Hippolyte, garde mob. de la Mayenne. — Plaie contuse à l'épaule gauche, coup de feu, Patay, 2 décembre.

EROUART, Henri, 65e de ligne. — Plaie contuse à la main droite, coup de feu, Saint-Privat. — Perte partielle de l'indicateur.

ERRA, Jean, 95e de ligne, sergent. — Plaie compliquée à la main gauche, coup de feu, Saint-Privat. — Perte du médius, rétraction incomplète des doigts restants.

ERTLÉ, Jean-Martin, né le 4 mars 1831, Stosswihr (Haut-Rhin), volontaires algériens, sous-lieutenant. — Fracture compliquée et comminutive de l'avant-bras gauche, éclat d'obus,

Autun, 1er décembre. — Déformation de l'avant-bras, atrophie du membre et paralysie de la main.

Escalès, Joseph, 3e zouaves. — Plaie contuse à l'avant-bras gauche, face antérieure, plaie s'étendant du thorax à l'abdomen de gauche à droite, 2 coups de feu, Beaune-la-Rolande.

Escalier, Edouard-Jacques, né à la Rochelle (Charente-Inférieure), 69e de ligne, lieutenant. — Plaie s'étendant du flanc droit à l'ombilic, hernie de l'épiploon, coup de feu, Chevilly, 30 septembre. — Ictère intense et péritonite grave.

Escalier, Julien, 90e de ligne, caporal. — Fracture de l'indicateur, main droite, coup de feu, Peltres sous Metz, 27 septembre. — Raccourcissement, atrophie et consolidation vicieuse.

Escallon-Bois, Fortuné-Marius, né le 12 juin 1839, la Ferre (Hautes-Alpes), 85e de ligne. — Coxalgie rhumatismale, fatigues 1870-1871. — Luxation spontanée du fémur, claudication.

Escande, Ouliam, 2e zouaves. — Fracture comminutive du pied droit, coup de feu, Frœschwiller. — Ankylose partielle des articulations.

Escarguel, Jean-Léonce, né le 25 août 1844, Agen (Lot-et-Garonne), régiment des pontonniers. — Plaie contuse au pied gauche, accident en captivité. — Pourriture d'hôpital, perte de substance à la face dorsale du pied, cicatrice adhérente.

Escat, Jean, garde mob. de la Dordogne. — Fracture de la jambe gauche, tiers inférieur, coup de feu, Loigny. — Perte de substance osseuse, atrophie de jambe, cicatrice adhérente.

Esclarmonde, François, né le 7 octobre 1847, Bordeaux (Gironde), garde mob. de la Gironde. — Coxalgie, à droite, fatigues et rhumatismes, Nuits (Côte-d'Or), 17 décembre. — Ankylose coxo-fémorale, atrophie de tout le membre avec demi-flexion de la jambe sur la cuisse.

Escoffier, Antoine, né le 11 décembre 1826, Gy (Haute-Loire), 48e de ligne, tambour. — Contusion violente à l'os frontal et aux orbites, éclat d'obus, Frœschwiller. — Amblyopie, congestion veineuse de la rétine et atrophie pupillaire incomplète, affaiblissement constant de la vision.

Escoffier, Séraphin-Laurent, 93e de ligne. — Plaie à l'épaule droite, coup de sabre, Gravelotte.

Escondeur, Marcel, 19e chass. à pied. — Plaie pénétrante de l'abdomen à gauche, coup de feu, Loigny. — Miction difficile et douloureuse.

Escouflaire, Jules-Charles, né le 16 décembre 1851, Lille (Nord), 35e de ligne. — Fracture du fémur gauche, coup de feu, Villetaneuse, 19 septembre. — Ankylose du genou dans l'extension, amaigrissement du membre.

Escudé, Joseph, 49e de ligne. — Fracture de la jambe droite, coup de feu, Sedan. — Esquilles, ankylose incomplète du genou.

Escudié, Émile-Auguste, 86e de ligne. — Plaie contuse à la hanche gauche, coup de feu, Beaumont (Ardennes). — Balle non extraite, douleurs névralgiques, faiblesse de la jambe gauche.

Escudié, Jean, 34e de ligne. — Plaie compliquée au bras (?), éclat d'obus, Bazeilles, 31 août. — Rétraction musculaire, l'avant-bras fixé dans la demi-flexion.

Esculier, Antoine, 17e chass. à pied. — Plaie contuse à la main gauche, éclat d'obus, Frœschwiller. — Perte du doigt médius, flexion de l'annulaire.

Escure, François, né le 1er janvier 1846, Hautefage (Corrèze), garde mob. de la Corrèze. — Congélation, Montbéliard, 16 janvier. — Perte totale des orteils du pied gauche, cicatrices irrégulières et sensibles, ankylose incomplète tibio-tarsienne, œdème permanent du pied.

Eslinger, Jean-Pierre, né le 2 janvier 1847, Marange-Zondrange (Meurthe), 8e chass. à pied. — Fracture comminutive du fémur gauche, tiers supérieur, coup de feu, Frœschwiller. — Cal très-difforme avec courbure de la cuisse en dehors, cicatrices adhérentes, raccourcissement de 7 centimètres, atrophie et amaigrissement du membre.

Esmiol, Pierre-Victor, né le 12 janvier 1835, Peyrnis (Basses-Alpes), 2e zouaves, sergent. — Fracture comminutive de l'humérus droit, coup de feu, Frœschwiller. — Cal très-volumineux formé par l'agglutination de fragments osseux, disparition des masses musculaires et des fléchisseurs biceps et coraco-brachial, larges cicatrices profondes, adhérentes à l'os au point où devraient exister les muscles, atrophie et perte de tout usage du membre.

Esnaut, Auguste-Joseph, né le 13 mars 1847, Anvers-le-Hamont (Sarthe), 47e de ligne, caporal. — Fracture de la main droite, coup de feu, Villorceau, 9 janvier. — Déformation de la main et perte des mouvements du pouce.

Esnoult, Pierre, 88e de ligne. — Perte du doigt médius, main gauche, coup de feu, Beaumont (Ardennes). — Adénite cervicale.

Espaze, Louis-Casimir, né le 24 juillet 1843, Alais (Gard), 46e de ligne. — Fracture de 3 métacarpiens, main gauche, coup de feu, Josnes, 10 octobre. — Ankylose du poignet, cal vicieux et difforme, cicatrice adhérente, atrophie du bras.

Espéron, Amédée-Louis, né le 21 octobre 1847, Avallon (Yonne), 51e de ligne (ex-39e de marche). — Fracture de la main droite et du poignet, coup de feu, Patay, 2 décembre. — Ankylose du poignet, déformation de la main.

Espic, Jean-Jacques, né le 25 mars 1838, Marcols (Ardèche), 37e de ligne. — Plaie s'étendant de la partie moyenne antérieure de la cuisse gauche à la fesse du même côté, fracture du fémur, coup de feu, Sedan. — Cal volumineux, difformité et raccourcissement du membre.

Espié, Jean, 4e de ligne. — Plaie contuse à la cuisse droite, coup de feu, Savigny (Haute-Saône), 21 janvier. — Cicatrices adhérentes.

Espinasse, Martial, né le 7 septembre 1843, Lamazière-Basse (Corrèze), 112e de ligne. — Plaie à travers la vessie et le rectum, coup de feu, Villejuif. — Fistule recto-vésico-uréthrale.

Esport, Pierre, 61e de ligne. — Congélation des pieds, armée de l'Est, 4 janvier. — Perte de la phalangette des deux gros orteils avec ankylose de leurs phalanges, perte de deux phalanges du 5e orteil droit, ankylose de la phalange restante dans le sens vertical.

Espoullier, Eugène-Fortuné, 99e de ligne. — Fracture du fémur droit, coup de feu, Loigny. — Consolidation vicieuse et cicatrice adhérente.

Estay, Jean, garde mob. du Lot. — Fracture du pied gauche, Sedan.

Estèbe, Joseph, dit Hippolyte, 32e de ligne. — Fracture partielle de l'humérus droit, coup de feu, le Mans, 11 janvier. — Cicatrice adhérente à la face interne du bras.

Estéoulle, Joseph, 19e chass. à pied. — Plaie contuse au genou gauche, coup de feu, Sedan. — Ankylose dans l'extension.

Esticoulle, Xavier, né le 29 novembre 1839, Vesseaux (Ardèche), 138e de ligne. — Fracture de l'épitrochlée (?), éclat d'obus, le Bourget, 21 décembre. — Ankylose incomplète du coude, abolition des mouvements de pronation et de supination.

Estival, Jean, né le 5 juin 1849, Borrèze (Lot), 4e chass. à pied. — Plaie contuse à la fesse et à la cuisse gauches, coup de feu, Montbéliard.

Estival, Jean, 2e train d'artill. — Congélation des pieds, route de Lyon à Besançon, 26 décembre. — Perte de la dernière phalange du gros orteil gauche, avec tuméfaction, sensibilité anormale des orteils.

Estivin, Pierre, né le 7 avril 1846, Noyers (Savoie), 35e de ligne, caporal. — Plaies contuses à l'avant-bras droit et à la cuisse gauche, 2 coups de feu, Chevilly, 30 septembre. — Cicatrices adhérentes, profondes et étendues.

ESTRAGNAT, Antoine, né le 6 décembre 1843, Tarare (Rhône), 56e de ligne. — Fracture comminutive des 4e et 5e métatarsiens du pied gauche, coup de feu, Frœschwiller.—Atrophie considérable du pied, cicatrice adhérente.

ESTRAN, Jean-Calixte, 83e de ligne. — Fracture des deux maxillaires supérieurs, coup de feu, Beaugency, 9 décembre.

ETASSÉ, Louis-Marie-Emile, né le 5 septembre 1848, Saint-Aubin-du-Cormier (Ille-et-Vilaine), 7e de ligne, — Fracture du fémur gauche, tiers supérieur, coup de feu, sous Paris, novembre 1870. — Cal volumineux, raccourcissement de 5 centimètres.

ETCHEBARME, Ferdinand, garde mob. des Basses-Pyrénées. — Plaie contuse au tendon d'Achille, jambe gauche, coup de feu, Dijon, 26 novembre. — Cicatrice adhérente.

ETCHEVERRY, Jean-Baptiste-Edouard, né le 10 octobre 1838, Bayonne (Basses-Pyrénées), 3e génie.—Bronchite tuberculeuse, privations en captivité.

ETESSE, Jules-Lorigny, né en avril 1852, Saint-Brieuc (Côtes-du-Nord), garde mob. de la Seine.—Fracture compliquée du radius gauche, coup de feu, Créteil, 2 décembre.—Atrophie des muscles inter-osseux, perte des mouvements de tous les doigts.

ETIEN, Jean-Marie, né le 8 janvier 1846, Grimaëc (Finistère), 24e de ligne. — Fracture comminutive de l'humérus droit, avec plaie contuse au creux axillaire, coup de feu, Spicke-ren. — Ankylose incomplète du coude et paralysie partielle de la main.

ETIENNE, Albert, 27e de ligne, sergent. — Plaie contuse à la jambe gauche, coup de feu, Arthenay, 2 décembre. — Rétraction du tendon d'Achille.

ETIENNE, Henri, né le 1er août 1845, Aubenas (Ardèche), 42e de ligne. — Fracture de la malléole interne gauche, coup de feu, Paris, 25 mai.—Ankylose incomplète tibio-tarsienne.

ETIENNE, Pierre-Emile, né le 7 avril 1848, Ermenonville (Seine-Inférieure), 14e de ligne. —Plaie compliquée à la main gauche, coup de feu, Sedan. — Perte de l'auriculaire, ankylose de l'annulaire, roideur des autres doigts.

ETIENNE, René-Constant, 14e chass. à pied. — Fracture des 2e, 3e et 4e métacarpiens, main gauche, coup de feu, Gravelotte. — Extension permanente de l'auriculaire.

ETIÉVAUT, Léon-Constant, 8e artill. — Plaie contuse à la malléole externe, pied gauche, éclat d'obus, Gravelotte. — Légère rétraction du tendon d'Achille.

ETRILLARD, Mathurin, né le 18 août 1845, Tréal (Morbihan), garde mob. du Morbihan. — Plaie de tête, fracture de la voûte du crâne, éclat d'obus, la Malmaison, 21 octobre. — Perte de substance osseuse, enfoncement des fragments, cicatrice adhérente, vertiges épileptiformes.

EUCHER, Mathieu, né le 27 novembre 1849, Reaup (Lot-et-Garonne), 4e chass. à pied. — Perte des 2e et 3e phalanges de l'indicateur, main droite.

EULERT, Georges, 15e artill. — Congélation, 15 octobre, Metz. — Atrophie considérable et extension presque complète des membres inférieurs, flexion des deux pieds sur la jambe et flexion permanente des deux gros orteils.

EUSOGE, Étienne, 100e de ligne, caporal. — Plaie contuse à l'épaule droite, coup de feu, Rezonville. — Amaigrissement du membre.

EUSTACHE, André, 66e de ligne. — Plaie contuse à la main gauche, coup de feu, Forbach. — Cicatrice adhérente et rétraction permanente du doigt médius.

EVAIN, Pierre-Marie, né le 26 mars 1847, Guéménée (Loire-Inférieure), 10e chass. à cheval. — Congélation du pied (?). — Nécrose du 1er métatarsien, pleurésie chronique à droite.

EVANNO, Mathurin, né le 14 avril 1848, Quistinic (Morbihan), 80e de ligne. — Fracture de la main gauche, éclat d'obus, Metz. — Perte totale des doigts médius et annulaire, perte des deux dernières phalanges de l'indicateur.

EVARD, Louis-Lucien, 1er chass. à pied, sergent. — Plaie à travers le coude (?), coup de feu, Querrieux (Somme), 23 décembre. — Ankylose dans l'extension.

Eve, Pierre-Hippolyte, né le 25 janvier 1850, Paris, 17ᵉ de ligne. — Plaie à la face, coup de feu, Montmesly, 30 novembre. — Fracture de la voûte palatine avec perte de substance de 15 millimètres et lésion de la base de la langue.

Even, Louis-Michel, né le 14 août 1821, Plœmeur (Morbihan), 94ᵉ de ligne. — Plaie contuse au pied droit, coup de feu, Saint-Privat. — Cicatrice adhérente.

Evenot, Joseph, 54ᵉ de ligne. — Fracture comminutive de l'omoplate gauche, éclat d'obus, Saint-Privat. — Cicatrice profonde adhérente très-étendue.

Evêque, Pierre-Urbain, né le 20 février 1845, Siaugues-Saint-Romain (Haute-Loire), 42ᵉ de ligne. — Fracture comminutive de l'os malaire gauche, coup de feu, Issy, 2 mai. — Cicatrice adhérente à la région parotidienne, perte presque complète de la vision à gauche, épiphora (adhérence de paupière inférieure sur la joue).

Evin, François, né à Lignay (Loire-Inférieure), 7ᵉ artill. — Fracture de la jambe gauche, tiers inférieur, éboulement d'une toiture, château de Bécon, 21 avril. — Ankylose tibio-tarsienne.

Evrad, Pierre, 47ᵉ de ligne. — Fracture du calcanéum gauche, coup de feu, Frœschwiller.

Evrard, Benoît, 26ᵉ de ligne. — Plaie contuse à la main droite, coup de feu, Ladonchamps sous Metz. — Flexion permanente du doigt auriculaire et atrophie des autres.

Evrard, Jean-Baptiste, 35ᵉ de ligne. — Plaie de tête, coup de feu, Champigny, 30 novembre. — Fracture du pariétal gauche, paralysie incomplète du côté droit.

Evrard, Louis-Auguste, garde mob. du Nord, caporal. — Plaie compliquée à la jambe gauche, coup de feu, Vermand (Aisne). — Atrophie.

Evrard, Pierre-Lucien, garde mob. des Vosges. — Plaie compliquée à la jambe droite, éclat d'obus, Villersexel, 9 janvier.

Evraz, Marie-Louis, né le 9 janvier 1839, Allinges (Haute-Savoie), 1ᵉʳ de ligne. — Fracture partielle du fémur droit au niveau du grand trochanter, coup de feu, Sainte-Barbe sous Metz. — Ankylose coxo-fémorale, nombreuses plaies fistuleuses.

Exbrayat, Antoine, né le 14 janvier 1845, Sauxillanges (Puy-de-Dôme), 100ᵉ de ligne. — Désorganisation du globe oculaire gauche, éclat d'obus, Rezonville.

Excoffier, Théophile, né le 30 mai 1846, Valmeinier (Savoie), 78ᵉ de ligne. — Plaie pénétrante de poitrine à droite, coup de feu, Wœrth. — Adhérence pulmonaire avec absence presque complète du murmure respiratoire, engorgement chronique.

Eychène, Paul, dit Cusse, 138ᵉ de ligne. — Plaie contuse à travers l'avant-bras droit, coup de feu, Epinay, 30 novembre. — Gêne dans la flexion des doigts.

Eychenne, Jean, né le 26 décembre 1847, Esplas (Ariége), 94ᵉ de ligne. — Plaie contuse au genou droit, coup de feu, Gravelotte. — Ankylose.

Eydieux, Pierre, 79ᵉ de ligne. — Plaie contuse au bras droit, coup de feu, Mouzon.

Eydoux, Antoine-Joachim, 73ᵉ de ligne. — Plaie contuse au bras gauche, coup de feu, Changé, 10 janvier. — Ankylose du coude dans la flexion.

Eymann, Charles, né le 17 août 1835, Mulhouse (Haut-Rhin), 110ᵉ de ligne. — Fracture du maxillaire inférieur, coup de feu, Bry-sur-Marne. — Perte de la moitié gauche du maxillaire.

Eymard, Pierre, 58ᵉ de ligne. — Fracture des 2ᵉ et 3ᵉ métacarpiens, main droite, coup de feu, Dinaud, 9 janvier. — Ankylose et atrophie de l'indicateur, ankylose incomplète du médius, cicatrice adhérente et bridée.

Eymbri, François, garde mob. de la Corrèze. — Plaie contuse au coude gauche, coup de feu, Thorigné, 9 janvier. — Ankylose et atrophie.

Eymery, Jean-Joachim, né le 20 mars 1845, Mensignac (Dordogne), 17ᵉ de ligne. —

Contusion (?), Bazeilles, 1er septembre. — Choroïdite atrophique, perte de la vision de l'œil droit.

EYMERY, Pierre, né le 23 juillet 1846, Saint-Sulpice (Dordogne), 25e de ligne. — Plaie compliquée à la main gauche, fracture, éclat d'obus, Gravelotte.—Perte des doigts annulaire et médius et des 2e et 3e métacarpiens, rétraction de l'indicateur, atrophie du membre.

EYRIÈS, Noël-François, né le 25 décembre 1846, Cassis (Bouches-du-Rhône), garde mob. des Bouches-du-Rhône. — Plaie compliquée à l'avant-bras droit, coup de feu, Azey-la-Galette (Loir-et-Cher). — Atrophie de l'avant-bras.

EYRIN, Guillaume-Achille, né le 17 juillet 1843, Bordeaux (Gironde), garde mobilisée de la Gironde. — Plaie contuse à la région médiane sourcilière, désorganisation de l'œil gauche et fracture de l'angle externe de l'orbite, coup de feu, Monnaie, 20 décembre.

EYSSÉRIC, Henri-Désiré, né le 18 octobre 1850, Nyons (Drôme), 47e de ligne.—Fracture compliquée et comminutive du cubitus droit, tiers supérieur, coup de feu, Villersexel. — Phlegmon grave, rétraction de l'avant-bras avec abolition presque complète des mouvements des 4 derniers doigts de la main.

FABER, Henri, né le 19 mai 1833, Bosselshausen (Bas-Rhin), 94e de ligne. — Plaie compliquée à la main droite, éclat d'obus, Gravelotte. — Perte des trois derniers doigts avec déviation de l'indicateur en dedans, cicatrices adhérentes.

FABRE, Amans, garde mob. de l'Aveyron. — Fracture de l'humérus gauche, coup de feu, Lantenay (Côte-d'Or), 27 novembre. — Abcès péri-articulaires.

FABRE, François, 67e de ligne. — Plaies contuses à la cuisse et à la jambe gauches, coups de feu, Gravelotte.

FABRE, François-Joseph, 5e de ligne. — Plaie contuse au-dessous de l'omoplate droite, coup de feu, Changé. — Cicatrice adhérente, plaies fistuleuses.

FABRE, Jacques, 22e chass. à pied. — Plaie contuse à la jambe gauche, érosion de la crête du tibia, éclat d'obus, fort d'Issy, 10 mai. — Cicatrice adhérente.

FABRE, Jean-Joseph-Michel, 17e de ligne. — Plaie contuse à la jambe gauche, partie antérieure, coup de feu (?). — Cicatrice adhérente très-étendue.

FABRE, Jean-Pierre-Calixte, né le 2 octobre 1846, Tressan (Hérault), 28e de ligne. — Plaies contuses à la partie moyenne de la fesse et à la partie supérieure de la cuisse gauches, éclat d'obus, Gravelotte. — Cicatrices adhérentes.

FABRE, Jean-Victor, 53e de ligne. — Fracture du doigt indicateur, main droite, coup de feu, Auxonne (Côte-d'Or), 10 février (?). — Perte de la 1re phalange.

FABRE, Joseph, 7e de ligne. — Perte du doigt médius et de la phalangette de l'indicateur, main droite, coup de feu, Servigny sous Metz.

FABRE, Louis, né le 12 décembre 1849, Murat (Tarn), 76e de ligne. — Plaie contuse au niveau du grand trochanter droit, éclat d'obus, Paris, 2e siége. — Cicatrice adhérente, perte de substance musculaire.

FABRE, Louis-Alphonse, 80e de ligne. — Phlegmons, en captivité.— Plaies fistuleuses à la région hépatique.

FABRE, Marius-Félix-Joseph, 28e de ligne. — Plaie contuse au bras droit, éclat d'obus, Saint-Privat.

FABRE, Paul-Félix, 19e de ligne. — Plaie en séton à la cuisse gauche, partie moyenne, coup de feu, Champigny, 2 décembre. — Rétraction musculaire.

FABRE, Pierre, 39e de ligne. — Plaie contuse à la main gauche, coup de feu, Loigny. — Perte des deux dernières phalanges du doigt indicateur, ankylose métacarpo-phalangienne de l'indicateur et du médius.

FABRE, Pierre-Jean, 93e de ligne. — Fracture de l'articulation radio-carpienne droite, coup de feu, Gravelotte.

Fabre, Pierre, né le 20 décembre 1846, Jonquières-Saint-Vincent (Gard), 113e de ligne. — Mutilation de la face, coup de feu, Montsouris, 2e siège. — Perte du nez et de la lèvre supérieure, perte d'une portion du maxillaire inférieur et de 10 dents, ankylose incomplète temporo-maxillaire.

Fabrègue, Joseph, 15e chass. à pied. — Fracture des deux derniers métacarpiens, main droite, éclat d'obus, Borny. — Perte des mouvements de l'auriculaire.

Fabry, Guillaume, né le 28 juillet 1854, Guebwiller (Haut-Rhin), 4e de ligne. — Fracture comminutive de la jambe droite, coup de feu, Saint-Privat. — Raccourcissement et atrophie du membre, ankylose du genou dans la flexion permanente.

Facq, Adolphe-Joseph, né le 25 octobre 1839, la Neuville (Nord), 36e de ligne, caporal. — Fracture de la voûte orbitaire gauche, désorganisation du globe oculaire, éclat d'obus, Beaugency, 8 décembre.

Fagant, François-Séraphin, né le 11 novembre 1846, Bassing (Meurthe), 5e cuirassiers. — Plaie au creux axillaire gauche, coup de feu, Mouzon (Ardennes). — Paralysie du membre.

Fagard, Jean-Baptiste-Emile, 11e de ligne. — Plaie contuse à la main (?), coup de feu, Beaumont (Ardennes). — Ankylose du médius dans la flexion permanente.

Fagegaltier, Jean-Antoine, 36e de ligne. — Plaie compliquée à la jambe gauche, éclat d'obus, Frœschwiller.

Fageolles, Jean-Pierre, garde mob. du Lot. — Plaie contuse au mollet droit, éclat d'obus, Ourcelles, 10 décembre. — Cicatrices profondes et adhérentes.

Fages, Eugène-Victor, né le 26 janvier 1847, Clémont-de-l'Hérault (Hérault), 67e de ligne. — Fracture comminutive du col du fémur gauche, coup de feu, Gravelotte. — Arthrite chronique du genou, raccourcissement et atrophie.

Fages, François-Augustin, 67e de ligne. — Fracture comminutive de l'omoplate gauche, coup de feu, Grevelotte. — Vaste cicatrice adhérente, insensibilité et diminution des mouvements du bras gauche.

Fages, Jean-Bertrand, né le 15 août 1844, Larcan (Haute-Garonne), 9e chass. à pied. — Plaie contuse à la tempe gauche et fracture des os propres du nez, coup de feu, Arthenay, 2 décembre. — Perte complète de l'œil gauche.

Faget, Jean, né le 8 mars 1841, Houeillès (Lot-et-Garonne), 3e zouaves, sergent. — Plaies à la jambe et au flanc gauches, 4 coups de baïonnette, plaie contuse à l'épaule droite, fracture compliquée du radius droit, 2 coups de feu, Sedan. — Atrophie de l'avant-bras et perte des mouvements de supination.

Faget, Pierre, 89e de ligne, caporal. — Fracture comminutive de l'humérus gauche, coup de feu, Sedan. — Consolidation vicieuse.

Faggiani, Marc-Marie, né le 15 mai 1846, Portovecchio (Corse), 3e de ligne. — Plaie à travers le cou, d'arrière en avant, fracture des dernières vertèbres cervicales, coup de feu, Frœschwiller. — Déviation de la tête à gauche, déformation du rachis.

Fagot, Antoine, garde nationale sédentaire de la Côte-d'Or. — Fracture comminutive de la clavicule et de l'omoplate droites, coup de feu, près Dijon, 30 octobre. — Ankylose de l'épaule.

Fagot, Eugène-Alexandre, né le 2 janvier 1847, Coulommiers (Seine-et-Marne, 11e de ligne. — Plaie contuse à la jambe gauche, partie moyenne, coup de feu, Beaumont (Ardennes).

Fagotat, Charles-Anatole, né le 9 juillet 1847, Neuilly (Yonne), garde mob. de l'Yonne. — Epanchement pleurétique à droite, fatigues, 1870-71.

Faguet, Jean-Louis, 35e de ligne. — Fracture comminutive de la jambe droite, coup de feu, Champigny, 30 novembre. — Cicatrice profonde et adhérente.

59

FAILIÈRES, 39e de ligne. — Plaie contuse à la région sacrée, coup de feu, Vorges (Doubs), 25 janvier. — Paralysie incomplète de la motilité et de la sensibilité de la jambe côté (?).

FAISANDES, Jean, 22e de ligne.—Fracture du pouce, main gauche, coup de feu, Sedan.— Consolidation vicieuse avec flexion permanente de ce doigt.

FAISNEL, Laurent-Constant-Eugène, né le 12 septembre 1849, Nantes (Loire-Inférieure), 70e de ligne. — Plaie contuse à l'articulation tibio-tarsienne gauche, coup de feu, Champigny, 30 novembre. — Atrophie de la jambe, ankylose tibio-tarsienne.

FAÏSSE, Jacques-André-Louis-Philippe, né le 4 février 1832, Arles (Bouches-du-Rhône), francs-tireurs du Vaucluse, 2e compagnie, lieutenant. — Plaie compliquée à la main droite, éclat d'obus, Autun, 1er décembre. — Ankylose de toutes les articulations métacarpo-phalangiennes.

FAIVRE, Aimable-Fortuné, né le 30 septembre 1845, Avoudrey, canton de Vercel (Doubs), 19e de ligne. — Brûlure à la face, explosion d'obus, Borny. — Vaste leucôme et adhérence de l'iris de l'œil gauche, perte absolue de la vision de cet œil.

FAIVRE, Alcide-Eucher, né le 16 avril 1850, la Chaux-de-Fonds (Suisse), 15e chass. à pied. — Congélation des pieds, Montbéliard. — Perte du gros orteil et d'une partie des autres orteils du pied droit, cicatrices douloureuses à la face interne du pied gauche.

FAIVRE, Jean-François-Léon, né le 19 août 1849, Villeneuve-d'Amont (Doubs), 92e de ligne. — Congélation des pieds en wagon, armée de l'Est. — Perte de la 2e phalange des gros orteils et des deux dernières phalanges de tous les autres orteils.

FAIVRE, Justin-Joseph, 5e chass. à pied. — Plaie contuse à la jambe gauche, éclat d'obus, Montbéliard. — Cicatrices adhérentes.

FALCOZ, Cyrille, 47e de ligne. — Fracture du maxillaire inférieur, coup de feu, Arthenay, 2 décembre.

FALEMPIN, Louis-Vincent, né le 19 octobre 1839, Hitre (Somme), 1er éclaireurs de la Seine. — Plaie contuse à la cuisse gauche, érosion du fémur, coup de feu, Villegatz (Eure), 22 octobre.—Balle enkystée dans les chairs.

FALET, Augustin-Sylvestre-Actéon, né le 27 avril 1844, Estagel (Pyrénées-Orientales), 5e chass. à pied. — Fracture comminutive des condyles du fémur droit, coup de feu, Orléans, 11 octobre.—Ankylose du genou dans l'extension.

FALLAIS, Louis, 31e de ligne. — Fracture du fémur gauche, coup de feu, Sedan. — Cicatrice adhérente, atrophie du membre.

FALNOT, Sébastien, né le 31 janvier 1844, Bourg (Ain), 29e de ligne. — Fracture des 4e et 5e métacarpiens, main gauche, coup de feu, armée du Rhin, à... (?). — Paralysie des doigts annulaire et auriculaire.

FALOUARD, Augustin, né le 26 septembre 1838, Boupère (Vendée), 1er de ligne.—Fracture des 3e et 4e métacarpiens, main gauche, coup de feu, Gravelotte. — Extension des doigts médius et annulaire, paralysie de l'auriculaire.

FALOURD, Pierre, né le 23 mars 1842, Courlay (Deux-Sèvres), 31e de ligne.—Plaie contuse à la région dorsale du pied droit, coup de feu, Coulmiers, 9 novembre. — Erysipèle gangréneux, cicatrice adhérente bridée, perte des mouvements d'extension du pied et de flexion des orteils.

FALTOT, Jean-Baptiste, 63e de ligne. — Fracture du pied gauche, coup de feu, Spickeren. — Cicatrice douloureuse au pied.

FANCHON, Jules-Louis, né le 29 mars 1850, Paris, 29e de ligne.—Plaie à travers la cuisse droite, partie supérieure, coup de feu, Lacluse.—Cicatrice adhérente, amaigrissement et gêne dans la flexion et l'extension de la jambe.

FANDANS, Paul-Eugène, né le 15 mars 1845, Orléans (Loiret), 43e de ligne. — Plaie contuse à la malléole externe gauche, éclat d'obus, Villorceau, 8 décembre. — Ankylose tibio-tarsienne.

FANEAU, Léon-François, né le 9 janvier 1855, Paris, éclaireurs de la Seine. — Fracture comminutive des deux jambes, coup de feu, sous Paris, le... (?). — Cicatrices adhérentes, raccourcissement et déformation de la jambe gauche, avec ankylose tibio-tarsienne, ankylose incomplète tibio-tarsienne droite.

FANTON, Jules-François, 36e de ligne. — Plaies contuses aux deux cuisses, coup de feu et éclat d'obus, Wœrth. — Claudication.

FARAVEL, François-Irénée, né le 18 octobre 1846, Besançon (Doubs), 34e de ligne, caporal. — Fracture de l'apophyse mastoïde, coup de feu, Bazeilles. — Surdité à gauche.

FARDOU, Pierre, né le 23 juin 1841, Bon-Repos (Haute-Garonne), 39e de ligne. — Plaie à travers l'articulation radio-carpienne gauche, éclat d'obus, Loigny. — Perte de la dernière phalange de l'indicateur de la main qui est atrophiée, ankylose du poignet.

FARLET, Jean-François, garde nationale mobilisée du Rhône, 1re légion. — Fracture comminutive de la jambe droite, coup de feu, Villersexel, 9 janvier. — Consolidation vicieuse.

FARGEOT, Jean, 25e de ligne. — Plaie contuse au niveau du tendon d'Achille, jambe droite, coup de feu, Gravelotte.

FARGES, Jean, né le 2 avril 1849, Tarnac (Corrèze), 26e de ligne. — Plaie contuse à la cuisse droite, partie supérieure et postérieure, coup de feu, Champigny, 2 décembre. — Vaste cicatrice adhérente.

FARIGOULE, Jean-Pierre, 60e de ligne. — Fracture du maxillaire inférieur, éclat d'obus, Amanvillers. — Altération des dents, défaut de parallélisme entre les mâchoires.

FARINACI, Jean-Antoine, né le 2 janvier 1846, Tolla (Corse), 32e de ligne, caporal. — Fracture de l'humérus gauche, tiers supérieur, coup de feu, Gravelotte. — Plaie fistuleuse.

FARON, Pierre, né le 8 février 1838, Saint-Gervais sous Meymont (Puy-de-Dôme), 21e artill. — Plaie compliquée à travers la partie supérieure du bras gauche, coup de feu, Montmesly, 30 novembre. — Atrophie du membre, flexion permanente des doigts, réduction par l'atrophie des éminences thénar et hypothénar.

FAROULT, Jean-Zéphir, 29e de ligne. — Fracture du radius gauche, coup de feu, Borny. — Ankylose incomplète du coude.

FARRA, Joanig, 1er zouaves. — Plaies contuses au pied et à l'articulation tibio-tarsienne gauches, éclats d'obus, Sedan. — Perte partielle du 2e orteil et cicatrice adhérente au calcanéum.

FASQUEL, Georges-Henry, garde nationale de la Seine, 239e bataillon. — Fracture de la malléole interne droite, coup de feu, la Varenne-Saint-Hilaire, 31 décembre. — Cicatrice adhérente.

FASSLER, Chrétien, 50e de ligne. — Plaie contuse au mollet droit, partie moyenne, éclat d'obus, Beaune-la-Rolande. — Perte considérable de substance musculaire, cicatrice adhérente très-étendue, perte presque complète des mouvements de flexion du pied.

FATET, Pierre, garde mob. de Saône-et-Loire. — Fracture du calcanéum droit, coup de feu, Héricourt, 18 janvier. — Perte de substance osseuse, cicatrice adhérente, ankylose incomplète tibio-tarsienne, atrophie de la jambe.

FATIN, Joseph, 47e de ligne. — Plaie contuse au creux poplité droit, coup de feu, Wœrth. — Pourriture d'hôpital, cicatrice adhérente.

FATOUX, Charles-Jean-Baptiste, né le 12 mars 1848, au Cateau (Nord), 19e chass. à pied. — Fracture comminutive du maxillaire inférieur, partie latérale gauche, éclat d'obus, Vermand (Aisne). — Perte d'une portion de cet os, les deux fragments sont séparés par un intervalle de 3 centimètres et sont mobiles, perte de la presque totalité des dents de ce côté, vaste cicatrice adhérente en étoile, plaie fistuleuse par laquelle s'écoule la salive, difformité considérable de la face dont l'orifice buccal est considérablement diminué, insensibilité de la lèvre inférieure.

FAUCHER, Baptiste, 47e de ligne. — Plaie contuse à l'avant-bras droit, érosion du cubitus, coup de feu, Frœschwiller. — Amaigrissement de la main et diminution de la force des doigts.

FAUCHER, Jean, né le 28 novembre 1849, Saint-Jean-de-Ligoure (Haute-Vienne), garde mob. de la Haute-Vienne. — Plaie contuse à la région orbitaire droite, éclat d'obus, Termi- niers. — Perte de l'œil.

FAUCHER, Marie-François, 14e de ligne. — Plaie de l'abdomen, s'étendant aux deux régions inguinales, coup de feu, Champigny, 30 novembre. — Cicatrices adhérentes et bridées.

FAUCHER, Pierre, 10e chass. à pied. — Plaie compliquée à la main gauche, coup de feu, Origny (Côte-d'Or), 10 décembre. — Atrophie de la main et perte du doigt annulaire.

FAUCHER, Pierre, gendarme de la garde républicaine. — Bronchite spécifique, fatigues du siége. — Induration du sommet du poumon gauche et dilatation spécifique.

FAUCONNET, Anthelme, 71e de ligne. — Plaie contuse à la main droite, coup de feu, Sainte-Barbe sous Metz. — Ankylose métacarpo-phalangienne, extension forcée des doigts.

FAUCONNIER, Pierre-Edouard, garde mob. d'Eure-et-Loir. — Plaie contuse à la jambe droite, coup de feu, Epernon, 4 octobre. — Nécrose du tibia, plaie fistuleuse.

FAUDON, Justin, 28e de ligne. — Plaie contuse à la main gauche, coup de feu, Saint-Privat. — Perte du doigt auriculaire, les autres doigts fixés dans la demi-flexion.

FAUGERAS, Barthélemy, né le 22 novembre 1849, Mérignac-l'Église (Corrèze), 38e de ligne (ex-122e de ligne). — Plaies contuses au coude droit, partie externe, et à la main gauche, coups de feu, Champigny. — Perte des deux dernières phalanges des doigts indica- teur et médius, roideur de l'annulaire.

FAUGERAS, Guillaume, 37e de ligne. — Plaies contuses à la hanche gauche et à la main droite, coup de feu et éclat d'obus, le Mans, 11 janvier. — Rétraction des deux derniers doigts.

FAUGERAS, Jean-Baptiste, 42e de ligne, caporal. — Plaie contuse à la jambe droite, partie postérieure, coup de feu, Chevilly, 30 septembre. — Cicatrices adhérentes.

FAUGERAS, Michel, né le 23 mai 1847, Auzat-sur-Allier (Puy-de-Dôme), 82e de ligne. — Fracture des deux branches du maxillaire supérieur et ablation d'une partie de la langue, coup de feu, le Mans, 11 janvier.

FAUGÈNE, Marc, né le 15 mai 1845, Vernet-la-Varenne (Puy-de-Dôme), 4e de ligne. — Plaie contuse au bras droit, coup de feu, Rezonville. — Perte de substance du deltoïde, cica- trice profonde et adhérente à l'humérus, cicatrice au-dessous de l'acromion.

FAULQUE, Louis, né le 15 décembre 1849, Saint-Pourçain (Allier), 97e de ligne. — Déchi- rure de l'aponévrose du muscle grand oblique de l'abdomen, coups de crosse de fusil, Beau- gency. — Hernie musculaire à la région iliaque supérieure gauche.

FAUQUET, Claude, né le 29 juillet 1848, Jonquières (Vaucluse), 2e zouaves. — Fracture du cubitus gauche, coup de feu, Orléans, 4 décembre. — Consolidation vicieuse, ankylose du coude en demi-flexion.

FAUQUETTE, Adolphe-Léon-Joseph, né le 21-février 1845, Aix-en-Gobelle (Pas-de-Calais), garde mob. du Pas-de-Calais. — Plaie à travers le coude droit, coup de feu, l'Étoile (Somme), 27 décembre. — Ankylose du coude dans l'extension.

FAUQUEUX, François-Jules, né le 15 septembre 1847, Neuvy-Saint-Sépulcre (Indre), 19e artill. — Luxation des trois premiers os du tarse, pied gauche, chute de cheval, Sedan. — Non-réduction, déformation du pied dévié en dedans, ankylose tibio-tarsienne.

FAURAX, Jean, 84e de ligne. — Plaie à travers l'articulation tibio-tarsienne gauche, coup de feu, la Bourgonce, 6 octobre. — Atrophie du pied.

FAURE, Alexandre-Adolphe-Joseph, né le 12 août 1846, Serres (Hautes-Alpes), 22e de ligne. — Plaie contuse à l'articulation scapulo-humérale gauche, coup de feu, Sedan. — Ankylose.

FAURE, Antoine, 37e de ligne. — Plaie contuse à la fesse gauche, coup de feu, Sedan. — Atrophie de la jambe gauche.

FAURE, Auguste, né le 26 février 1849, la Voûte-sur-Loire (Haute-Loire), 15e artill.—Plaie compliquée à l'avant-bras droit, partie antérieure, éclat d'obus, Villorceau. — Extension des quatre derniers doigts.

FAURE, Auguste, né le 26 mai 1850, Rodome (Aude), 22e chass. à pied, caporal. — Plaie à la tête, côté gauche, éclat d'obus, fort d'Issy, 10 mai. — Surdité complète à gauche et affaiblissement de l'ouïe à droite.

FAURE, Claude, 57e de ligne. — Fracture de l'épicondyle, bras droit, coup de feu, Verdun, 28 octobre. — Atrophie de l'avant-bras, gêne dans les mouvements d'extension de l'avant-bras et de la main.

FAURÉ, François, 66e de ligne. — Ablation de la phalange unguéale de l'indicateur, main droite, coup de feu, Amanvillers.

FAURE, François, né le 15 novembre 1849, Pamiers (Ariége), 110e de ligne. — Plaie contuse à la jambe droite, coup de feu, Issy, 2e siége. — Atrophie de la jambe, pourriture d'hôpital, large cicatrice adhérente au péroné.

FAURE, Genès, 25e de ligne. — Plaie à la main gauche, éclat d'obus, Saint-Privat. — Perte des deux dernières phalanges des 4e et 5e doigts.

FAURE, Jacques, 14e de ligne. — Plaie contuse à la main gauche, coup de feu, Montretout. — Ankylose de l'auriculaire et du médius.

FAURE, Jacques, né le 10 février 1849, Arvieux (Hautes-Alpes), garde mob. des Hautes-Alpes. — Plaie contuse à la cuisse droite, coup de feu, Cussey-sur-l'Ognon. —Allongement du membre et faiblesse de l'articulation coxo-fémorale.

FAURE, Jean, né le 3 janvier 1851, Caylus (Tarn-et-Garonne), 2e génie. — Plaie s'étendant de la fesse gauche à la racine des testicules, fracture de la tête du fémur gauche, coup de feu, Vendôme, 16 décembre. — Nombreuses esquilles, ankylose coxo-fémorale, atrophie et impuissance du membre.

FAURE, Jean, né le 19 avril 1836, Aunac (Charente), 48e de ligne. — Plaie contuse à la partie latérale de la cuisse droite, éclat d'obus, plaie à travers le calcanéum gauche, coup de feu, fracture du maxillaire inférieur, éclat d'obus, Frœschwiller. — Perte de substance de la branche horizontale du maxillaire droit, dans une étendue de 5 centimètres, perte de toutes les dents, sauf une molaire, mobilité entre les fragments, perte de substance de la langue et déviation à droite.

FAURE, Jean-Baptiste, 43e de ligne. — Plaie compliquée à la région plantaire droite, coup de feu, Amanvillers. — Ankylose des deux derniers orteils.

FAURE, Jean-Louis, né le 22 avril 1848, Beausemblant (Drôme), 19e artill. — Plaie contuse au coude gauche, coup de feu, Mouzon (Ardennes). — Ankylose.

FAURE, Jean-Pierre, né le 13 octobre 1842, Saint-Julien-Chapteuil (Haute-Loire), 9e artillerie. — Fracture des os du carpe, main gauche, coup de feu, Sedan. — Cicatrice adhérente à l'éminence thénar, ankylose incomplète du poignet, déformation de la paume de la main et demi-flexion permanente de tous les doigts, qui forment la griffe.

FAURE, Louis, garde mob. du Gard. — Fracture du doigt médius, main droite, coup de feu, Saint-Quentin. — Cal volumineux auquel adhère les extenseurs et fléchisseurs de ce doigt, ankylose dans l'extension permanente, ankylose incomplète de l'indicateur.

FAURE, Marc, né le 21 novembre 1840, Saint-Rambert (Loire), 64e de ligne. — Fracture du maxillaire supérieur, à droite, éclat d'obus, Sedan. — Perforation de la voûte palatine, large cicatrice profonde et adhérente, écartement très-limité des mâchoires, perte du rebord alvéolaire.

FAURÉ, Paul, né le 26 juin 1845, Pamiers (Ariége), 1er de ligne. — Plaie compliquée au poignet gauche, coup de feu, Gravelotte. — Ankylose dans la flexion permanente, paralysie de la main.

FAURE, Pierre, 10e de ligne. — Plaie contuse au bras droit, coup de feu, Servigny sous Metz.

FAURE, Sicaire, né le 20 décembre 1830, Lalinde (Dordogne), sapeurs-pompiers, caporal. — Hémorrhagie cérébrale, incendie des magasins de la Villette. — Hémiplégie gauche, atrophie très-prononcée du membre inférieur gauche, moindre du membre supérieur, paralysie de la face.

FAURE, Valentin, 28e de ligne. — Fracture des os du tarse, pied droit, coup de feu, Saint-Privat.

FAURE-BRAC, Michel-Jean-Louis, 86e de ligne. — Plaie contuse au génou gauche, coup de feu, Sedan. — Ankylose incomplète.

FAURE-ROSE, Laurent, 38e de ligne. — Fracture comminutive de l'avant-bras droit, coup de feu, Loigny. — Soudure des deux os dans le sens de la demi-flexion et de la demi-pronation.

FAURIE, Jean-Baptiste, né en 1844, Saillac (Aude), 17e chass. à pied. — Ablation des deux dernières phalanges de l'indicateur, main droite, coup de feu, Frœschwiller.

FAUROUX, Jean, 30e de ligne. — Plaie contuse au mollet droit, coup de feu, Mouzon (Ardennes). — Cicatrice adhérente.

FAURY, Jacques, né le 30 mai 1842, Lyon (Rhône), garde mob. de la Loire, sous-lieutenant. — Plaie contuse au genou droit, coup de feu, Beaune-la-Rolande. — Œdème du genou, rétraction musculaire.

FAURY, Léonard, 9e cuirassiers. — Plaie au genou gauche, éclat d'obus, Strasbourg, 12 septembre. — Esquilles, ankylose.

FAUSSAT, Pierre-Isidore, 3e de ligne. — Fracture du fémur, tiers inférieur, et du mollet droits, coup de feu, Frœschwiller. — Déviation du membre.

FAUVAUX, Antoine-Joseph, né le 30 mai 1847, Pelves (Pas-de-Calais), 80e de ligne. — Fracture comminutive du maxillaire inférieur, partie latérale gauche, éclat d'obus, Saint-Privat. — Perte de substance osseuse, enfoncement de trois centimètres de l'arcade dentaire, déviation des dents en tous sens, rétrécissement de la bouche, très-vaste cicatrice adhérente, difforme et transversale, perte involontaire de salive.

FAVALELLI, Antoine-Pierre, 10e chass. à pied. — Plaies au bras et à l'épaule gauches, coup de feu, Spickeren. — Large cicatrice adhérente.

FAVAND, Isidore, né le 1er novembre 1849, Saint-Florent (Gard), 58e de ligne. — Plaie à travers l'omoplate gauche, coup de feu, Châtillon sous Paris, 19 septembre. — Atrophie du bras.

FAVÈRES, Joseph, né le 11 février 1851, Marciac (Gers), 39e de ligne. — Fracture comminutive de la tête de l'humérus droit, coup de feu, Parigné-l'Évèque, 10 janvier. — Perte de cet os, luxation permanente scapulo-humérale, inertie et allongement du membre de 7 centimètres.

FAVEY, Nicolas-Irénée, né le 24 avril 1848, Recologne (Haute-Saône), 80e de ligne. — Plaie contuse au bras droit, coup de feu, Saint-Privat. — Cicatrice adhérente à la partie interne et inférieure, gêne des mouvements du coude.

FAVIER, Belloni, 80e de ligne. — Plaie contuse à la hanche droite, partie supérieure et externe, éclat d'obus, Sainte-Barbe sous Metz. — Cicatrice très-étendue.

FAVIER, Casimir-Léon, 61e de ligne, caporal. — Plaie pénétrante de poitrine, fracture de côtes, coup de feu, Héricourt, 15 janvier.—Atrophie du poumon gauche, dépression des côtes, gêne dans la circulation et la respiration.

FAVIER, Jean-Georges, né le 7 avril 1836, Creutzwald (Moselle), 12e dragons. — Fracture compliquée de l'humérus droit, tiers supérieur, coup de feu, Forbach. — Ankylose de l'épaule, paralysie du bras et de l'avant-bras, immobilité de la main, le membre est émacié.

FAVIER, Pierre, né à Saint-Pierre (Nièvre), 47e de ligne. — Plaie contuse à la jambe gauche, coup de feu, Frœschwiller. — Cicatrice adhérente.

FAVRE, Antoine, 80e de ligne, caporal. — Fracture du cubitus droit, tiers inférieur, éclat d'obus, Saint-Privat. — Perte de substance osscuse, cicatrice longitudinale déprimée, atrophie de la main.

FAVRE, Erosime-Florentin, 14e de ligne.—Plaie à l'aine droite, coup de feu, Champigny, 30 novembre. — Cicatrice adhérente et bridée.

FAVRE, Jean-Marie, 5e artill.—Contusion violente au globe oculaire gauche, éclat d'obus, Strasbourg, 14 septembre. — Décollement de la rétine, ramollissement du corps vitré, perte de la vision de l'œil.

FAVRE, Pierre-Joseph, 71e de ligne. — Fracture du péroné gauche, coup de feu, Borny. — Cicatrice adhérente.

FAVRE-FÉLIX, Jean-Ernest, né le 30 octobre 1835, Paris (Seine), 24e de ligne. — Plaie contuse à la jambe gauche, plaies en séton à la jambe et à la cuisse droites, 2 coups de feu, Spickeren. — Atrophie de la jambe gauche et ankylose incomplète du genou.

FAVRE-PICHATON, Auguste-François, 3e cuirassiers. — Fracture de deux métacarpiens, main gauche, coup de feu, Sedan. — Extension forcée du médius et de l'indicateur.

FAVREAU, Jean, 2e génie. — Plaie contuse à la jambe droite, coup de feu, Sainte-Barbe sous Metz. — Phlegmons.

FAVRÉAUX, François-Bazile, né le 16 janvier 1833, Grandpré (Ardennes), 126e de ligne, capitaine. — Contusion violente à la tête, éclat d'obus, Strasbourg. — Paralysie générale progressive, perte presque complète des facultés intellectuelles.

FAVRET, Joseph, 1er chass. à pied. — Fracture du gros orteil, pied gauche, éclat d'obus, Wœrth.

FAVROT, César-Alexandre, 15e de ligne. — Plaie compliquée au pied gauche, coup de feu, Gravelotte. — Ostéite, cicatrice adhérente.

FAVROT, Michel, né le 27 janvier 1835, Cossaye (Nièvre), 44e de ligne. — Fracture comminutive du cubitus droit, coup de feu, la Cluse, 1er février. — Cal difforme, atrophie de l'avant bras et abolition des mouvements des trois derniers doigts.

FAYA, Pierre, 68e de ligne. — Plaie contuse à la cuisse gauche, partie inférieure, coup de feu, Beaumont (Ardennes). — Perte de substance musculaire.

FAYE, Élie-Louis, 91e de ligne.—Fracture du 4e métacarpien (?), coup de feu, Gravelotte. — Ankylose incomplète métacarpo-phalangienne et rétraction permanente et fléchisseurs.

FAYE, François, 15e de ligne.—Plaie contuse à la main droite, coup de feu, Villiers, 30 novembre. — Perte de la dernière phalange de l'annulaire et des mouvements de l'auriculaire et du médius.

FAYE, Jacques, né le 13 avril 1840, Grandrif (Puy-de-Dôme), 136e de ligne. — Fracture comminutive de la clavicule gauche, coup de feu, Villiers-sur-Marne. — Cicatrice adhérente, amaigrissement de l'épaule.

FAYE, Pierre, 25e de ligne. — Plaies contuses aux mains, 2 coups de feu, Gravelotte. — Atrophie de la main gauche.

FAYET, Claude-Désiré, né le 10 janvier 1839, Lyon (Rhône), 93e de ligne, sous-lieutenant. — Fracture comminutive de l'humérus gauche, tiers supérieur, coup de feu, Paris, 2e siége.—Cal volumineux et difforme, nombreuses esquilles, ankylose complète de l'épaule et incomplète du coude.

FAYET, Jean, 55e de ligne. — Fracture du pouce, main droite, coup de feu, Héricourt, 15 janvier. — Perte de la phalange unguéale et ankylose incomplète phalango-phalanginienne.

FAYET, Joseph, 5e de ligne, caporal. — Fracture comminutive du péroné droit, coup de feu, Saint-Privat. — Déformation de la jambe.

FAYETTE, André, 87e de ligne. — Plaie à la région externe et supérieure de la cuisse droite, éclat d'obus, Strasbourg, 25 septembre. — Cicatrice étendue et rayonnée.

FAYETTE, Léonard, né le 4 janvier 1845, Saint-Julien-la-Brégère (Creuse), 15e artill., brigadier. — Plaie contuse à la cuisse gauche, coup de feu, Sedan. — Balle non extraite, rétraction musculaire.

FAYOL, Jean, 74e de ligne. — Fracture de clavicule gauche, coup de feu, Wissembourg, 4 août.

FAYOLLAT, Benoît, né en 1849, Châtillon (?), garde mob. du Rhône, 1re légion. — Plaies à travers les deux cuisses, coup de feu, Nuits. — Paralysie incomplète de la jambe et du pied droits dans l'extension, atrophie du membre.

FAYOLLE, Jacques, 19e artill. — Contusion au genou gauche, coup de pied de cheval à (?). — Gêne des mouvements de l'articulation fémoro-tibiale.

FAYOLLE, Jacques-Maurice, né le 31 octobre 1845, Vorcy (Haute-Loire), 16e de ligne. — Fracture comminutive du coude gauche, coup de feu, Arthenay. — Cicatrices adhérentes, ankylose du coude à angle obtus.

FAYOLLE, Jean-Jacques, garde mob. de la Haute-Loire. — Plaie contuse à la main gauche, éclat d'obus, Héricourt, 18 janvier. — Perte de l'usage de l'indicateur.

FAYOLLE, Jean-Louis, garde mob. de la Haute-Loire. — Plaie contuse à la main droite, coup de feu, Beaune-la-Rolande. — Perte du pouce.

FÉ, Napoléon-Paul, né le 28 juin 1850, Yvetot (Seine-Inférieure), 94e de ligne. — Plaie compliquée au bras gauche, coup de feu, Gravelotte. — Rétraction musculaire, paralysie de la main, flexion permanente de l'avant-bras.

FEILLEUX, Charles-Victor, né le 6 septembre 1847, Abbeville (Somme), 7e de ligne. — Plaie contuse au poignet droit, coup de feu, Servigny sous Metz. — Déformation et ankylose.

FEILLOU, Jean, 1er de ligne. — Plaie contuse à la cuisse gauche, éclat d'obus, Sainte-Barbe sous Metz. — Large cicatrice adhérente.

FEIN, Jean-Eugène, né le 21 janvier 1846, Strasbourg (Bas-Rhin), 100e de ligne, sergent. — Plaies à travers l'épaule droite, 2 coups de feu, Gravelotte. — Nombreuses esquilles, émaciation de l'épaule, qui est ankylosée, cicatrices adhérentes à la partie antérieure et supérieure du bras et à l'omoplate.

FELDER, Jean-Baptiste, 72e de ligne. — Plaie en séton au pied gauche et à la cuisse droite, coup de feu et coup de baïonnette (?). — Congélation, perte partielle de la phalange du gros orteil.

FELINEAU, François-Edouard, né le 29 avril 1845, Angoulême (Charente), 4e zouaves, caporal. — Fracture de l'humérus gauche, tiers supérieur, coup de feu, Bry-sur-Marne, 30 novembre. — Ostéite, tuméfaction de l'os, persistance d'une plaie fistuleuse; l'existence d'un séquestre volumineux devant entraîner la nécessité d'une opération chirurgicale.

FÉLIX, Claude, 20e chass. à pied. — Fracture de la clavicule droite et de la branche horizontale du maxillaire inférieur gauche, coup de feu Gravelotte. — Fausse articulation de la clavicule.

FÉLIX, Nicolas-Félix, 6e de ligne. — Contusion au crâne, coup de crosse de fusil, Orléans, 11 octobre. — Surdité.

FELLERATH, Augustin, né le 22 juin 1849, Coumé (Moselle), 109e de ligne. — Plaie contuse à la cuisse droite, coup de feu, Buzenval. — Cicatrices adhérentes.

FELLY, Jean-François, garde mobilisée du Rhône. — Plaie contuse à l'articulation coxo-fémorale droite, coup de feu, Nuits. — Cicatrices profondes et adhérentes embrassant la circonférence de la cuisse, partie supérieure.

FELMEKÉ, Jean-Maurice, né le 22 mars 1840, Saint-Maurice (Vosges), 18e dragons.—Plaie contuse à la face, éclats de pierre, siège de Schlestadt. — Kératite de l'œil droit, taie sur la cornée.

FELTZ, François-Antoine, né le 29 novembre 1848, Saint-Jean-des-Choux, près Saverne, 12e de ligne.—Plaies contuses à la jambe gauche, 2 coups de feu, Saint-Privat.

FÉNELON, Julien, garde mob. de Loir-et-Cher. — Plaie compliquée au bras droit, coup de feu, Loigny.—Paralysie incomplète de l'avant-bras et de la main.

FENIÉ, Pierre, né le 12 octobre 1850, Verdun (Tarn-et-Garonne), 62e de ligne.—Fracture de la jambe gauche, tiers supérieur, coup de feu, Changé, 10 janvier. — Large et profonde cicatrice adhérente, ankylose incomplète du genou, atrophie du membre.

FENIOUX, Antoine, 53e de ligne. — Plaie contuse au doigt indicateur droit, coup de feu, Montbéliard, 16 janvier. — Perte de la phalange de ce doigt.

FENOUILLET, Jean-Pierre, 60e de ligne.—Perte de deux phalanges du médius, main gauche, coup de feu, Borny.

FERADJI-BEL-HABBEN, né en 1845, Ouled-Hamaun-Fougain (Oran), 2e tir. alg. — Plaie à la face et désorganisation du globe oculaire gauche, coup de feu, Wœrth. — Cicatrice transversale à la racine du nez.

FÉRAL, Baptiste, né le 20 octobre 1850, Allassac (Corrèze), 68e de ligne. — Plaie à l'œil droit, éclat de bois, Montbéliard, 16 janvier. — Taie de la cornée transparente, perte de la vision.

FERANDI, Jean-Marius, né le 29 mai 1843, Toulon (Var), 29e de ligne. — Plaie contuse à la jambe gauche, partie supérieure, antérieure et interne, coup de feu, la Cluse. — Périostite, cicatrice adhérente, rétraction du tendon d'Achille, extension forcée du pied, semi-ankylose du genou, atrophie considérable du membre.

FÉRASSON, Gilbert, 37e de ligne. — Fracture comminutive de la jambe gauche, coup de feu, Coulmiers. — Atrophie du membre.

FERCHAUD, Clovis-Pierre-Michel, né le 28 octobre 1846, Barbezieux (Charente), garde mobilisée de la Charente. — Plaie contuse au mollet droit, coup de feu, Chambon. — Gangrène, perte de substance musculaire, vaste cicatrice adhérente et déprimée.

FERCOQ, Sénateur-Denis, né le 14 octobre 1836, Deudeville (Seine-Inférieure), 39e de ligne. — Fracture comminutive du maxillaire inférieur, coup de feu, Vorges (Doubs), 25 janvier. — Il ne reste qu'une seule dent molaire, plusieurs cicatrices, difformité de la mâchoire inférieure.

FERDINAND, Pierre, né à Créchy (Allier), 56e de ligne. — Fracture du fémur gauche, coup de feu, Frœschwiller. — Consolidation vicieuse et raccourcissement de 5 centimètres.

FERRY, Pierre-Bazile-Gustave, 57e de ligne. — Plaie contuse à la main droite, coup de feu, Gravelotte. — Cicatrice adhérente, ankylose métacarpo-phalangienne du pouce qui a perdu ses mouvements d'opposition.

FERHAT-BEN-MEZIAN-OU-EL-MOUHOUD, né en 1850, Aït-Moussa ou Braham (Alger), 1er tir. alg. — Plaie contuse au pied droit, plaie à travers le coude gauche, 2 coups de feu, Frœschwiller. — Ankylose du coude dans l'extension, atrophie et paralysie incomplète du membre, cicatrice adhérente au pied.

FERHAT-BEN-SAAD, né en 1850, Constantine, francs-tireurs de Condé-Smendon. — Plaie au coude droit, coup de feu, Briaré, 14 janvier. — Ankylose dans l'extension et la pronation, atrophie de l'avant-bras.

FERMENT, Sénateur-Constant, né le 23 août 1850, Saint-Waast-Dieppedalle (Seine-Inférieure), 19e chass. à pied. — Hémiplégie gauche légère, fatigues 1870-71.

FERNAUD, Paul, 67e de ligne. — Plaie au genou gauche, éclat d'obus, Sedan. — Ankylose incomplète, exostose des condyles du fémur.

FÉRON, Auguste-Jean-Bienaimé, né le 22 août 1844, Saint-Maurice (Manche), 9e chass. à pied, sergent. — Fracture de l'omoplate droite et de la 1re côte, coup de feu, Gravelotte. — Plaies fistuleuses, gêne dans l'élévation du bras.

FÉROUELLE, Césaire-Désiré, né le 17 décembre 1846, Crameuil (Orne), garde mob. de l'Orne. — Plaie à travers le genou droit, coup de feu, Lorges, 9 décembre. — Ankylose avec gonflement énorme.

FERRAN, Frédéric, né le 2 novembre 1838, Châteaudouble (Var), 4e infant. provisoire, caporal. — Fracture comminutive de l'avant-bras droit, coup de feu, Paris, 23 mai. — Cicatrices adhérentes, perte des mouvements de l'avant-bras et de la main.

FERRAN, Jean, 17e de ligne. — Plaie pénétrante de poitrine, à droite, coup de feu, Montmesly, 30 novembre.

FERRAND, Alexis, né le 16 janvier 1844, Chabris (Indre), 9e chass. à pied. — Fracture comminutive de l'avant-bras gauche, coup de feu, Saint-Privat. — Cicatrice adhérente, consolidation vicieuse, déviation et atrophie de la main avec contracture des doigts.

FERRAND, Benoît-Donatien, 88e de ligne. — Plaie contuse à la jambe droite, éclat d'obus. Beaumont (Ardennes). — Cicatrices adhérentes profondes et déprimées.

FERRAND, Joseph, 4e de ligne. — Fracture de l'indicateur, main droite, coup de feu. Saint-Privat. — Rétraction de ce doigt.

FERRAND, Prudent-Maximilien, né le 10 août 1850, Osmoy (Seine-et-Oise), 3e zouaves. — Fracture du cubitus gauche, coup de feu, Fontenay (Doubs). — Consolidation vicieuse, cal difforme, émaciation de la main.

FERRANT, François, 20e artill. — Fracture des deux branches montantes de la mâchoire, coup de feu, Sedan. — Écartement des arcades dentaires, cicatrices profondes, adhérentes, situées auprès de chaque articulation temporo-maxillaire.

FERRANT, Thomas, né le 26 février 1848, Plozevret (Finistère), 67e de ligne. — Plaie à la face, coup de feu, Gravelotte. — Balle logée sous l'angle du maxillaire inférieur au-devant de la carotide à gauche, perte de l'œil vidé de ses humeurs.

FERRATON, Jacques, né le 24 janvier 1847, Chenereilles (Loire), garde mob. de la Loire. — Plaie compliquée à la main droite, éclat d'obus, Ladon, 24 novembre. — Extension permanente de l'indicateur, perte des mouvements d'adduction du pouce, rétraction légère des doigts, l'avant-bras fixé en pronation permanente.

FERRAUD, Benoît, 12e dragons. — Luxation irréductible du poignet droit avec fracture du radius, chute de cheval en faisant la charge à (?).

FERRÉ, Augustin-Charles, né à Paris (Seine), 12e de ligne. — Plaie contuse à l'avant-bras droit, coup de feu, Servigny sous Metz. — Cicatrices vicieuses.

FERRÉ ou FERRIÉ, Etienne-Eusèbe. — Fracture du fémur gauche, accident en service commandé à (?).—Consolidation vicieuse, raccourcisssement de 6 centimètres.

FERRÉ, Guillaume, né le 8 juin 1845, Grandfougeray (Ille-et-Vilaine), 75e de ligne, — Fracture comminutive du cubitus gauche, tiers supérieur, coup de feu, Gravelotte. — Cal irrégulier et volumineux, paralysie et atrophie partielle de l'avant-bras et des doigts, perte des mouvements de pronation et de supination.

FERRÉ, Jean, 49e de ligne. — Fracture double de l'humérus droit, 2 coups de feu, Beaumont (Ardennes).

FERRÉ, Jean, garde mob. des Landes. — Plaie contuse à la jambe droite, coup de feu. Guichainville, 5 décembre. — Atrophie du membre.

FERRER, Thomas-Pollade-Jean, 2e de ligne.— Fracture de l'omoplate droite, coup de feu, Spickeren. — Cicatrice adhérente à la région scapulaire.

FERRICELLI, Antoine-André, 3e de ligne. — Fracture de l'humérus gauche, coup de feu, Saint-Quentin. — Roideur de l'épaule.

FERRIER, Antoine, 39e de ligne.—Plaie s'étendant de la poitrine à l'aisselle, côté gauche, coup de feu, Paris, 23 mai.—Cicatrices adhérentes.

FERRIER, Jacques, 11e chass. à pied. — Fracture comminutive du cubitus droit, coup de feu, Servigny sous Metz. — Amaigrissement du membre et extension permanente des doigts.

FERRIER, Jean-Joseph, né le 27 janvier 1848, Pernes (Vaucluse), 81e de ligne.—Fracture des deux maxillaires du côté gauche, coup de feu, Noisseville. — Consolidation vicieuse du maxillaire inférieur, quatre dents ont disparu, les incisives ont été rasées et les dents qui restent ne sont plus en correspondance avec celle de la mâchoire supérieure qui a perdu les incisives et une canine, une cicatrice saillante adhérente en bas rétrécit l'orifice de la bouche.

FERRIÈRE, Etienne, garde mob. du Rhône. — Plaie contuse à la main droite, coup de feu, Escert, 16 janvier. — Perte du doigt annulaire et d'une partie de son métacarpien.

FERRIÈRE, François-Auguste, né le 18 mars 1843, Cette (Hérault), 93e de ligne.—Fracture de l'humérus droit au niveau du coude, coup de feu, Gravelotte. — Cal vicieux et difforme, ankylose du coude, paralysie des extenseurs de l'avant-bras.

FERRIÈRE, Jean-Baptiste, né le 24 janvier 1845, Saussenac (Tarn), 88e de ligne. — Plaie contuse à l'articulation coxo-fémorale gauche, coup de feu, Mouzon. — Hypertrophie du membre avec déviation en dehors de la jambe et du pied.

FERRIÈRE, Jean-Jules, né le 6 avril 1850, Paris, 9e de ligne. — Fracture comminutive de l'humérus gauche, tiers inférieur, coup de feu, Buzenval. —Ankylose du coude à angle droit.

FERRIÈRE, Marie-Joseph-Jean-Alcide, né le 20 mars 1845, Saint-Gely-d'Apcher (Lozère), 40e de ligne, sergent-major. — Fracture comminutive du fémur gauche, tiers moyen, coup de feu, Spickeren. — Cal volumineux, raccourcissement très-notable du membre, ankylose incomplète du genou.

FERRIEUX, Louis, 99e de ligne. — Fracture de l'avant-bras droit, coup de feu, Frœschwiller. — Fausse articulation des deux fragments du cubitus, ankylose du poignet, atrophie de la main, paralysie des doigts.

FERRI-PISANI, Félix, né à Bocognarou (?), 75e de ligne, sergent.—Plaie compliquée à la cuisse gauche, coup de feu, Gravelotte. — Affaiblissement de la vision à gauche par (?).

FERRIS, Jacques-Charles, 100e de ligne, caporal. — Bronchite chronique, privations, siége de Metz, captivité.

FERRONELLE, Théophile-Almire, 8e chass. à pied. — Fracture comminutive des métatarsiens, pied gauche, coup de feu, Frœschwiller.

FERROUILLET, Xavier, né le 14 décembre 1845, Saint-André (Isère), garde mob. de l'Isère. — Plaie contuse à la jambe gauche, partie supérieure, coup de feu, Beaugency.— Arthrite du genou, ankylose, engorgement énorme de tout le membre.

FERRY, Charles-Jean-Baptiste, né le 23 mai 1841, Laval (Mayenne), 39e de ligne.—Fracture du maxillaire inférieur (le projectile a pénétré par la bouche et est sorti à la partie moyenne extérieure gauche du cou), fracture de l'humérus droit, tiers inférieur, plaie en séton à la cuisse droite, partie moyenne, 3 coups de feu, Loigny. — Faiblesse extrême du bras et rétraction des doigts, gène dans la marche avec un sentiment d'engourdissement à droite.

FERRY, Jean-Louis-Joseph, 15e de ligne. — Plaie contuse à la cuisse droite, coup de feu, Soissons, 28 septembre.

Fertat, Louis-Alexandre, né le 23 août 1850, la Motte-Beuvron (Loir-et-Cher). — Congélation, Montbéliard. — Perte de la totalité des orteils des deux pieds.

Ferté, Charles, né le 25 juillet 1840, Paris (Seine), 39e de ligne.—Fracture de l'humérus gauche, tiers supérieur, coup de feu, Loigny. — Ankylose scapulo-humérale.

Fertey, Jean-Nicolas-Ferdinand, 94e de ligne. — Plaie contuse à la main gauche, coup de feu, Saint-Privat. — Perte des deux dernières phalanges de l'annulaire.

Feschet, Antoine-Louis-Sagnes, 17e de ligne. — Plaie contuse au genou gauche, érosion osseuse, coup de feu, Sedan. — Pourriture d'hôpital, large cicatrice adhérente.

Fetsch, Georges, né le 16 avril 1847, Colmar (Haut-Rhin), 18e dragons. — Plaie contuse à la tête, chute de cheval, à Strasbourg. — Nécrose du temporal, plaie fistuleuse derrière l'oreille.

Feuchet, Eléonore-Brice, 10e de ligne. — Plaie au pied gauche, coup de feu, Saint-Privat.

Feugras, Pierre-Salvador, né le 28 juillet 1813, Saint-Jal (Corrèze), garde mob. de la Corrèze, lieutenant-colonel. — Fracture de la rotule droite et du condyle externe du tibia, coup de feu, Thorigny, 9 janvier. — Epanchement de la synovie, abcès multiples, ankylose du genou, amaigrissement et paralysie du membre.

Feuillade, Jean, né le 18 octobre 1846, Maillet (Indre), 1er provisoire infanterie.— Plaie contuse au creux poplité droit, coup de feu, Paris, 2e siége. — Gêne dans la marche.

Feuillebois, Joseph, né à Bissy (Savoie), 5e de ligne. — Plaie contuse au pied gauche, coup de feu, Sedan. — Flexion permanente du gros orteil.

Feuillet, Gervais-Victor, né le 8 avril 1850, Lanas (Ardèche), 37e de ligne. — Plaies contuses au bras droit et au doigt médius, même côté, et à la jambe gauche, coups de feu, Paris, 2e siége. — Phlegmon de la jambe, périostite du tibia.

Feuillet, Pierre-Charles, né le 15 juin 1848, Hambye (Manche), garde mob. de la Manche. — Fracture du fémur gauche, au niveau du grand trochanter, coup de feu, Dreux, 24 octobre. — Cal volumineux et difforme, gêne considérable dans les mouvements de l'articulation coxo-fémorale.

Fèvre, Louis, né le 17 octobre 1847, Savières (Aube), 97e de ligne, sergent. — Fracture comminutive de l'avant-bras gauche, plaies à la face et aux deux cuisses, éclats d'obus, Gravelotte. — Perte de substance de l'avant-bras, ankylose du poignet, perte de cinq dents, cicatrice linéaire à la commissure labiale gauche, perte de la vision à droite, cicatrices adhérentes aux cuisses, perte de la sensibilité dans ces parties.

Fèvre, Louis, 56e de marche. — Plaies contuses au coude et à l'épaule gauches, plaie contuse au bras droit, tiers moyen, 3 coups de feu, Frœschwiller.

Février, Valentin, 46e de ligne, caporal. — Plaie contuse à la joue gauche, coup de feu, Origny, 10 décembre. — Esquilles du maxillaire inférieur.

Feyret, Jean-Joseph, né le 10 octobre 1847, Laroque-des-Arcs (Lot), garde mob. du Lot. — Plaie contuse à l'épaule gauche, coup de feu, Ley-sur-Cravant, 8 décembre. — Ankylose scapulo-humérale.

Fichet, Joseph, 91e de ligne. — Fracture de la malléole interne gauche, éclat d'obus, Gravelotte. — Abcès multiples, esquilles, ankylose de l'articulation tibio-tarsienne, qui est déformée et engorgée.

Fichot, Hilaire, 70e de ligne. — Plaie contuse à l'épaule gauche, coup de feu, Châtillon sous Paris, 4 avril. — Cicatrice adhérente.

Fichot, Pierre, 89e de ligne. — Fracture du col du fémur droit, coup de feu, Sedan. — Raccourcissement de la cuisse.

Fichot, Vincent-Henri, né le 5 décembre 1848, Boisville-la-Saint-Père (Eure-et-Loir), garde mob. d'Eure-et-Loir, sergent. — Fracture de la jambe droite, coup de feu, Conneré, 11 janvier. — Cal difforme et saillie en dehors du fragment supérieur du péroné, ankylose incomplète des articulations tibio-tarsienne et tarso-métatarsienne, rétraction des extenseurs et des fléchisseurs, atrophie de la jambe.

FIÉRABRAS, Émile-Martin, né le 15 avril 1837, Nantes (Loire-Inférieure), 20e chass. à pied. — Fracture comminutive du pied gauche, coup de feu, Servigny sous Metz. — Esquilles, ankylose tarso-métatarsienne et métatarso-phalangienne, ankylose incomplète tibio-tarsienne, cicatrices adhérentes : Symptômes d'excitation cérébrale.

FIEUX, Jean-Émile, né le 20 juillet 1823, Grésilly (Jura), 98e de ligne. — Pneumonie, hôpital de Mayence (Prusse). — Conjonctivite purulente, perte de l'œil droit.

FIÉVET, Jules, né le 19 juillet 1848, Sobre-le-Château (Nord), garde mob. du Nord. — Fracture comminutive de la jambe droite au niveau de l'articulation tibio-tarsienne, coup de feu, Formeries, 28 octobre. — Ankylose.

FIÉVEZ, Célestin-Félix-François, né le 24 mai 1850, Carnières (Nord), 65e de ligne. — Fracture des os du tarse, pied droit, coup de feu, Bapaume. — Esquilles, rétraction des fléchisseurs de la jambe, atrophie et raccourcissement.

FIGUIER, François, 72e de ligne. — Plaie contuse à l'articulation occipito-atloïdienne, coup de feu, Ham (Somme), 9 décembre. — Ankylose, flexion de la tête en avant et abolition des mouvements de rotation.

FIGUIÈRE, Jean-Baptiste, 13e de ligne. — Plaie contuse à l'arcade sourcilière gauche, éclat d'obus, Rezonville. — Affaiblissement de la vision de ce côté.

FILHOL, Auguste, garde mob. du Lot-et-Garonne. — Plaie contuse au bras gauche, coup de feu, le Mans, 12 janvier. — Balle non extraite.

FILHOUSE, Blaise, 37e de ligne. — Plaie contuse au pied droit, éclat d'obus, Sedan. — Soudure des 2e, 3e et 4e métatarsiens, cal volumineux, cicatrices adhérentes aux os.

FILIP, Léon-Désiré, né le 12 septembre 1848, Essonnes (Seine-et-Oise), 42e de ligne. — Fracture du cubitus droit, tiers supérieur, éclat d'obus, Champigny, 30 novembre. — Esquilles nombreuses, ankylose du coude.

FILIPPETTI, François, né le 28 octobre 1844, Nouza (Corse), 27e de ligne, sergent. — Plaie compliquée à l'articulation tibio-tarsienne gauche, coup de feu, Sedan. — Ankylose avec changement de rapport des surfaces.

FILIPPI, Antoine-Laurent, né le 13 mars 1843, Montemaggine (Corse), 4e chass. à pied. — Plaie contuse au creux poplité droit, coup de feu, Paris, 2e siége. — Balle non extraite.

FILIPPINI, Antoine-Dominique, garde mob. de la Corse. — Plaie contuse à la cuisse droite, (le projectile, avant de s'aplatir sur le fémur, a traversé la main pendante le long du corps), coup de feu, tentative d'assassinat, Corte, 10 janvier. — Atrophie de la cuisse, ankylose métacarpo-phalangienne des doigts.

FILLAIRE, Jean-Hippolyte, né le 18 janvier 1849, Jullianges (Haute-Loire), garde mob. de la Haute-Loire. — Congélation, Héricourt. — Ankylose scapulo-humérale droite, atrophie du deltoïde.

FILLASTRE, Jean, 33e de ligne. — Plaie à la main droite, coup de feu, Montbéliard. — Perte du doigt médius, ankylose de l'indicateur.

FILLATE, Benjamin-Firmin-Joseph, 5e chasseurs, maréchal des logis. — Fracture complète de la jambe droite, chute du haut du rempart, Verdun, 12 octobre. — Consolidation vicieuse.

FILLEAU, François, 69e de ligne. — Fracture comminutive du pied droit, coup de feu, Borny. — Consolidation vicieuse.

FILLION, François-Gérôme, né le 9 décembre 1850, Saint-Etienne (Loire), 42e de ligne. — Congélation du pied gauche, Héricourt, 15 janvier. — Perte de la dernière phalange du gros orteil et des deux dernières de tous les autres orteils de ce pied, cicatrice adhérente.

FILLOL, César, 6e chass. à pied. — Perte des deux dernières phalanges de l'indicateur, main droite, coup de feu, Bapaume.

Fillos, François-Benoît, 34e de ligne. — Plaie contuse à la main droite, coup de feu, Sedan. — Perte de la phalangette des trois derniers doigts.

Filloud, Anthelme, né le 3 avril 1852, Belley (Ain), 6e chass. à pied.—Fracture de l'humérus droit au niveau du coude, éclat d'obus, Chevilly (Loiret), 3 décembre. — Atrophie du membre, rétraction de l'avant-bras.

Filsac, Pierre, né le 23 octobre 1844, Villeneuve-Saint-Lot (Lot-et-Garonne), 17e artill. — Plaie contuse à la jambe droite, éclat d'obus, Rezonville. — Perte complète des muscles jumeaux, cicatrice adhérente et déprimée.

Finance, Louis-Anatole, né le 11 mai 1843, Piney (Aube), 12e cuirassiers. — Plaie compliquée au cou, partie supérieure et latérale droite, coup de feu, Rezonville.—Perte de la vue de l'œil droit et paralysie des muscles de la face à droite.

Finance, Victor, né le 8 janvier, 1845, Pexonne (Meurthe), 15e de ligne.—Fracture comminutive des 2e et 3e métacarpiens, main gauche, coup de feu, Servigny sous Metz.—Déformation et perte de l'usage des doigts annulaire et médius.

Finck, Charles-François, né le 12 janvier 1848, Nancy (Meurthe), 119e de ligne. — Plaie compliquée en séton à la cuisse gauche, partie postérieure, coup de feu, Champigny.—Amaigrissement du membre, flexion de la jambe et hyperesthésie de tout le membre.

Finck, Joseph, 33e de ligne.—Fracture partielle de la jambe gauche, au niveau des malléoles, Gravelotte. — Perte incomplète des mouvements du pied.

Finet, Emile-Auguste, né le 31 mars 1849, Paris (Seine), 24e de ligne. —Fracture de la jambe gauche, coup de feu, Bapaume. — Exostose, cicatrice adhérente.

Finet, Gabriel-Eugène, 2e artill.—Plaie contuse au creux poplité, éclat d'obus, Ervillers, 2 janvier. — Cicatrice étendue et adhérente.

Finfe, Louis-Charles-Marie-Auguste, 2e zouaves.—Plaie contuse à l'épaule droite, coup de feu, Frœschwiller. — Cicatrice adhérente à l'omoplate.

Fingal, né le 21 janvier 1835, Villers-Cotterets (Aisne), garde nationale de la Seine, 82e bataillon, sergent. — Fracture comminutive de l'avant-bras droit, tiers inférieur, coup de feu, Buzenval. — Cicatrice adhérente, amaigrissement de la main.

Finiels, Médard-Prosper-Gustave, 14e de ligne, caporal. — Fracture du métatarse, pied gauche, coup de feu, Champigny, 30 novembre. — Douleurs dans les mouvements du pied.

Fintz, Michel, né le 18 avril 1848, Paris (Seine), 42e de ligne. — Rhumatismes généralisés, fatigues de la campagne. — Endocardite chronique avec insuffisance aortique.

Fiollet, Pierre, 41e de ligne. — Plaie contuse au mollet droit, éclat d'obus, Villorceau. — Perte de substance.

Fiquet, Olympe-Henri-Martin, né le 7 juillet 1850, Bec-de-Mortagne (Seine-Inférieure), 1er train des équipages. — Ophthalmie, Issy, 14 mai. — Iritis chronique avec atrésie de la pupille et opacité du cristallin de l'œil droit.

Firpi, François, né le 4 octobre 1837, Bastia (Corse), 4e zouaves. —Ablation du testicule gauche, éclat d'obus, Gravelotte.—Atrophie du testicule droit, cicatrices étendues à la partie interne et supérieure de la cuisse et au niveau du pli de la fesse.

Firtion, Joseph, né le 17 septembre 1841, Archwiller (Meurthe), 21e de ligne.—Fracture compliquée de la main gauche, coup de feu, Frœschwiller.—Cicatrice profonde adhérente et étoilée sur la région dorsale, flexion permanente du médius, extension de l'annulaire et de l'indicateur.

Fisset, Victor-Auguste, né le 11 juillet 1841, Saint-Germain-le-Tallevende (Calvados), 12e cuirassiers. — Plaie compliquée en séton du bras droit, partie supérieure, coup de feu, Gravelotte. — Destruction du nerf radial, amaigrissement de l'avant-bras et de la main dont tous les doigts sont rétractés, perte de leur usage.

Fixon, Paul-Jules, né le 13 janvier 1848, Paris (Seine), 10e chass. à pied. — Fracture comminutive de la jambe gauche, coup de feu, Spickeren. — Cicatrice adhérente, perte des mouvements du pied sur la jambe.

Fizelier, Joseph-François, 100⁰ de ligne, caporal. — Plaie contuse à l'épaule gauche, partie postérieure, Sainte-Barbe sous Metz, 1ᵉʳ septembre. — Perte de substance, large cicatrice adhérente.

Flach, Alexandre, 113ᵉ de ligne. — Fracture du maxillaire inférieur, coup de feu, Courbevoie, 2 avril. — Consolidation vicieuse, perte de substance.

Flacher, Jean, né le 23 juin 1851, Jallieu (Isère), 113ᵉ de ligne. — Fracture du calcanéum et des articulations cuboïdo-métatarsiennes, pied gauche, coup de feu, Paris, 2ᵉ siège. — Esquilles, plaies fistuleuses persistantes, ankylose des articulations tarsiennes et tarso-métatarsiennes.

Flachier, Claude, né le 30 décembre 1845, Saint-Etienne (Loire), 76ᵉ de ligne. — Plaie de tête, côté droit, éclat d'obus, Gravelotte. — Perte de parties molles et osseuses du crâne, cicatrice adhérente longue de 7 centimètres, paralysie du bras gauche qui est amaigri, perte des mouvements des doigts, le pouce n'a plus d'opposition.

Flagneul, Mathurin, rég. étranger. — Plaie contuse à la jambe gauche, éclat d'obus, Montbéliard, 17 janvier.—Cicatrice adhérente, engorgement du pied.

Flajat, Jean, 96ᵉ de ligne. — Fracture de l'humérus gauche, coup de feu, Frœschwiller. — Cicatrices adhérentes, atrophie du bras.

Flamand, Louis, né le 28 août 1823, Dijon (Côte-d'Or), garde mob. de la Seine, sergent. — Congélation, 20 décembre 1870, Neuilly-sur-Seine. — Tumeur blanche des articulations du carpe, main gauche, plaies fistuleuses à la région sterno-costale droite.

Flamant, Jules-Henri, né le 21 février 1849, Sommières (Gard), garde mob. du Gard. — Plaies aux articulations huméro-cubitale et radio-carpienne droites, mutilation de la main, même côté, coups de sabre, Saint-Quentin.

Flamant, Jules-Georges, né le 6 juillet 1850, Cuffies (Aisne), 135ᵉ de ligne. — Plaie aux orbites, coup de feu, Neuilly-sur-Seine, 24 avril. — Cécité complète.

Flamant, Lucien, né le 29 novembre 1847, Montigny-sur-Marles (Aisne), 84ᵉ de ligne. — Double fracture du maxillaire inférieur, au niveau de la 3ᵉ molaire, de chaque côté, coup de feu, Gravelotte. — La partie moyenne qui forme une arcade tout à fait isolée des fragments postérieurs qu'elle ne joint même pas par pseudarthrose, est complétement mobile, flottante et entraînée dans un mouvement de bascule par la prédominance des muscles abaisseurs, mastication impossible.

Flament, Louis-Pierre, 26ᵉ de ligne, chef de bataillon. — Plaie à la tête, éclat d'obus, Gravelotte, chute de cheval. — Surdité, écoulement purulent.

Flammand, Claude, 44ᵉ de ligne. — Plaie contuse à la cuisse droite, coup de feu, Ladon, 24 novembre. — Cicatrice adhérente, ankylose incomplète du genou.

Flandrin, Denis-Émile, 62ᵉ de ligne.—Congélation du pied droit à (?).—Perte du cinquième orteil, et cicatrices à deux autres orteils.

Flandrois, Pierre, 91ᵉ de ligne. — Perte des deux derniers doigts, main droite, coup de feu, Saint-Privat.

Flaujeac, Pierre, garde mob. du Lot. — Plaie contuse au mollet gauche, coup de feu, Josnes, 10 décembre. — Suppuration persistante.

Flasson, Antoine, né en 1849, Lyon (Rhône), 15ᵉ de ligne. — Plaie à la jambe gauche, coup de feu, Montmesly, 30 novembre. — Cicatrice adhérente.

Flattard, Jean-François, 77ᵉ de ligne. — Fracture de la main gauche, coup de feu, Josnes, 8 décembre. — Ankylose incomplète de l'indicateur, gêne des mouvements de flexion de la main.

Flattot, François-Alphonse, né le 25 septembre 1845, Nevy (Jura), 20ᵉ de ligne. —

Fracture comminutive des métacarpiens, main droite, coup de feu, Sedan. — Perte complète des mouvements de la main et des doigts.

FLATTOT, Jean-Élysée, 63e de ligne. — Congélation des pieds, Montbéliard, 16 janvier. — Cicatrice adhérente et douloureuse au gros orteil de chaque pied.

FLAURAUD, Jean, né le 25 avril 1845, Connangles (Haute-Loire), 42e de ligne. — Fracture du fémur droit, au niveau du grand trochanter, coup de feu, congélation des pieds, Champigny, 30 novembre. — Raccourcissement considérable de la cuisse : Perte de quatre orteils, pied droit, atrophie de deux orteils, pied gauche.

FLAYEUX, Jean-Baptiste, 39e de ligne. — Fracture de la jambe gauche, coup de feu, Loigny, 2 décembre. — Déformation du membre.

FLÉCHAUD, Jacques, rég. étranger. — Plaie contuse à la cuisse gauche, éclat d'obus, Montbéliard, 17 janvier. — Vaste cicatrice adhérente à la partie moyenne et antérieure.

FLÉCHIER, Jean, garde nationale de la Seine (52e bataillon). — Fracture du cubitus gauche, coup de feu, Buzenval. — Non-consolidation, douleurs dans les mouvements de la main.

FLECK, Edmond, 11e chass. à pied. — Fracture du grand trochanter gauche, coup de feu, Sainte-Barbe sous Metz, 31 août. — Cal volumineux, cicatrice adhérente.

FLÉOUTER, Hervé-Gilles. — Plaie compliquée au bras gauche, éclat d'obus, Wœrth. — Cicatrice adhérente au pli du bras, paralysie des deux premiers doigts de la main.

FLERRE, Ludovic-Michel-Célestin, né le 14 mai 1848, Canny (Oise), 42e de ligne. — Plaies contuses au dos, au niveau de la région scapulo-dorsale, et à la jambe droite, coups de feu, Champigny. — Gêne des mouvements des deux épaules, rétraction du tendon d'Achille avec extension du pied sur la jambe.

FLEURANT, Jéan, 5e de ligne. — Fracture partielle du fémur gauche, éclat d'obus, Palay, 2 décembre. — Nécrose de la tubérosité interne de cet os.

FLEURENCEAU, Jean, né le 3 août 1848, Fouilloux (Charente-Inférieure), 5e chass. à pied. — Bronchite tuberculeuse, privations en captivité. — Gêne des fonctions respiratoires.

FLEUROT, Pierre-Léonard, 14e chass. à pied, caporal. — Plaies contuses aux cuisses, partie moyenne, coup de feu, Coulmiers, 9 novembre. — Cicatrice adhérente.

FLEURY, Antoine, 2e zouaves. — Plaies contuses à la jambe et au niveau de l'ischion, côté droit, et à la jambe gauche, partie externe et supérieure, coups de feu, Frœschwiller. — Gêne dans le genou gauche.

FLEURY, Gilbert, 45e de ligne. — Fracture de l'humérus gauche, coup de feu, Frœschwiller.

FLINOIS, Adolphe-Dieudonné, garde mob. du Nord. — Fracture de l'omoplate droite, coup de feu, Villers-Bretonneux. — Cicatrice adhérente à la région scapulaire.

FLOCARD, Henri, né le 2 mai 1848, Bar-le-Duc (Meuse), 40e de ligne. — Plaie contuse à la cuisse gauche, sous Metz, 20 septembre. — Atrophie de la cuisse et gonflement de la jambe.

FLOCH, François-Marie, 97e de ligne. — Plaie à la main droite, coup de feu, le Mans, 11 janvier. — Perte des deux dernières phalanges de l'indicateur et du médius.

FLOCH, Ollivier-Marie, né le 20 octobre 1846, Ploudiry (Finistère), garde mob. du Finistère. — Fracture comminutive et compliquée de l'humérus droit, tiers moyen, coup de feu, Montrouge, 19 octobre. — Perte de substance osseuse, consolidation vicieuse, atrophie et raccourcissement du bras, la main est dans la flexion passive et les doigts sont impuissants.

FLOQUET, Jean-Baptiste, né le 14 mars 1839, Villagrand (Haute-Savoie), 21e chass. à pied. — Ophthalmie grave, 1er siége de Paris. — Iritis, synéchies postérieures, atrésie de la pupille, perte de la vision à gauche.

FLOQUET, Michel, 94e de ligne. — Plaie contuse à la cuisse gauche, coup de feu, Rezonville. — Vaste cicatrice adhérente à la partie interne.

FLORANCE, Martin, né le 7 décembre 1828, Paris (Seine), 12e cuirassiers, trompette. — Luxation et fracture du coude droit, chute de cheval, 16 août. — Ankylose dans la flexion, perte des mouvements des doigts.

FLORAND, Louis-Albert, né le 13 mai 1849, Paris (Seine), 34e de ligne, sergent. — Plaies contuses à la cuisse gauche et au mollet droit, et compliquée à l'épaule gauche, 3 coups de feu, Arthenay, 2 décembre. — Cicatrice arrondie, étoilée, adhérente à la partie antérieure du moignon de l'épaule qui est ankylosée, adduction permanente du bras collé au tronc, atrophie du membre réduit au tiers de son volume normal, anesthésie du membre, douleur à l'épaule.

FLORENTIN, Louis, garde mob. des Vosges. — Plaie contuse à la main droite, coup de feu, Cussey, 22 octobre. — Perte des deux dernières phalanges de l'indicateur.

FLORENTIN, Joseph-Antoine, né le 19 décembre 1849, Paris (Seine), 20e de ligne (ex-43e de marche).—Fracture comminutive des métacarpiens, main gauche, coup de feu, Villorceau. — Gêne considérable dans les mouvements de la main.

FLORIS, Joseph, 69e de ligne. — Plaie contuse à la cuisse gauche, éclat d'obus (?). — Cicatrice adhérente.

FLORY, Joseph, né le 16 novembre 1840, Grasse (Alpes-Maritimes), 37e de ligne. — Plaie contuse au pied droit, au talon et à la face plantaire, coup de feu, Sedan. — Gêne des mouvements articulaires du pied.

FLUCH, Emile, 18e de ligne. — Plaie contuse à la cuisse droite, éclat d'obus, Frœschwiller. — Perte de substance musculaire, cicatrice adhérente.

FLUCHÈRE, Victor-Benoît, né le 4 février 1850, Misérieux (Ain), 70e de ligne. — Fracture du 4e métacarpien, main gauche, coup de feu, Paris, 2e siége. — Ankylose incomplète du poignet, gêne dans la flexion des doigts auriculaire et annulaire.

FLUSIN, Prosper-Claude-François, né le 21 avril 1839, Yé (Haute-Saône), 22e artill. — Fracture des 3e et 4e métacarpiens, main droite, coup de feu, Vanves, 10 janvier.

FOCACHON, Joseph, 76e de ligne. — Fracture du radius gauche, coup de feu, Saarbruck. — Cicatrice adhérente.

FOGLIA, Louis, rég. étranger. — Plaie compliquée à la cuisse droite, coup de feu, Orléans, 14 octobre.

FOHRER, Mathias, né le 26 mai 1849, Horbourg (Alsace), 1er train d'artill. — Congélation du pied gauche, Montbéliard. — Perte des 2e et 3e phalanges des 4 premiers orteils.

FOINTOT, Auguste, 43e de ligne. — Plaie contuse au mollet droit, coup de feu, Tartrerouge, près le Mans, 11 janvier. — Atrophie et ankylose incomplète tibio-tarsienne.

FOISSET, Jean-Baptiste, né le 8 août 1833, Chauvenay-Saint-Hubert (Meuse), 1er génie, sergent.—Privations et fatigues, armée du Rhin et en Prusse.—Ophthalmie: Cécité complète.

FOLCHER, Adolphe, garde mob. du Gard.—Plaie pénétrante de poitrine, fracture de l'omoplate, coup de feu, Saint-Quentin.

FOLGO, Joseph-Victor, 76e de ligne.—Plaie pénétrante de poitrine, fracture de l'omoplate gauche, coup de feu, Styring-Wendel. — Cicatrice adhérente à l'omoplate.

FOLLET, Jules-Edouard, 10e chass. à pied. — Congélation du pied gauche à (?). — Perte du gros orteil.

FONDERFLICK, Emile, né le 27 août 1837, Grandfontaine (Vosges), 90e de ligne. — Plaies compliquées au bras et au pied droits, et contuse au grand trochanter droit, partie interne, près le pli inguinal, 3 coups de feu, Borny. — Ankylose tarso-métatarsienne du pied, gêne dans les mouvements de flexion des doigts de la main droite, affaiblissement de la paroi abdominale nécessitant l'usage d'un bandage.

FONDRILLON, Isidore-Florentin, né le 2 février 1850, Aubigny (Ardennes), garde mob. des Ardennes. — Fracture comminutive de l'humérus gauche, coup de feu, Saint-Quentin. — Consolidation vicieuse, raccourcissement, atrophie de tout le membre.

61

FONFRÈDE, François, né le 3 janvier 1847, Montagne (Gironde), 58° de ligne. — Rhumatisme articulaire, pied gauche, Spandau (Allemagne). — Engorgement fongueux du genou droit.

FONT, Bernard, 46° de ligne. — Plaie compliquée au bras, coup de feu, Josnes, 10 décembre. — Rétraction des doigts : Bronchite chronique.

FONT, Nicolas, né le 31 mai 1837, Chaumont (Haute-Marne), 3° zouaves. — Fracture du coude droit, coup de feu, Frœschwiller. — Abcès nombreux, ankylose angulaire du coude dans la flexion, atrophie de l'avant-bras, paralysie de la main et des doigts.

FONTAINE, Antonin, 2° inf. provisoire. — Plaie contuse au bras gauche, fort d'Issy, 6 mai. — Pourriture d'hôpital, perte de substance musculaire, atrophie du bras.

FONTAINE, Auguste-Adolphe, 45° de ligne. — Plaie pénétrante de poitrine à gauche, fracture des fausses côtes et lésion du poumon à (?).

FONTAINE, Eugène-Anthime, né le 3 décembre 1849, Ganzeville (Seine-Inférieure), 25° de ligne. — Coxalgie gauche, rhumatismes, fatigues, 1870-71.

FONTAINE, Florent, garde mob. du Nord. — Fracture du radius droit, coup de feu (?). — Cicatrices adhérentes multiples.

FONTAINE, François, 10° artill., maréchal des logis. — Congélation du pied gauche, Yvré-l'Évêque. — Perte de la phalange unguéale du gros orteil et de la totalité du 5° orteil.

FONTAINE, François-Émile, 24° de ligne. — Plaies contuses au bras droit, à la face dorsale et à l'éminence thénar de la main droite, 3 coups de feu, Spickeren. — Cicatrices adhérentes.

FONTAINE, Joachim, né le 11 mai 1821, Sedan (Ardennes), 1er chass. à pied. — Fracture de la main gauche, éclat d'obus, Bapaume, 3 janvier. — Abcès multiples, ankylose du poignet, cicatrices adhérentes à l'avant-bras.

FONTAINE, Nicolas-Domase, né le 13 juin 1847, Dombasle-en-Haintois (Vosges), 41° de ligne. — Plaie contuse à l'angle externe de l'orbite gauche, coup de feu, Gravelotte. — Perte de la vision à gauche.

FONTAINE, Vincent-Jean, né le 21 janvier 1849 Etrennes (Vosges), 47° de ligne. — Fracture double du maxillaire inférieur, lésion de la langue, coup de feu, Beaugency. — Double pseudarthrose.

FONTAN, Jean-François-Henry, 58° de ligne. — Congélation du pied gauche, le Mans, 12 janvier. — Perte de la phalange unguéale des deux premiers orteils.

FONTANAUD, Elie, 54° de ligne. — Fracture du radius gauche, coup de feu, Amanvillers. — Cicatrice adhérente, atrophie légère de l'avant-bras et de la main.

FONTANEL, Jean-Louis, né le 5 décembre 1836, Vers (Haute-Savoie), 24° chass. à pied. — Fracture de la jambe gauche, tiers supérieur, coup de feu, Gravelotte. — Nécrose du tibia, plaies fistuleuses, raccourcissement de 5 centimètres.

FONTANIÉ, Denis, né le 8 octobre 1846, Entraygues (Aveyron), 113° de ligne. — Plaie contuse au globe oculaire gauche, coup de feu, Paris, 2° siège. — Opacité de la cornée, perte de la vision à gauche.

FONTEIX, Jean-Louis, né le 19 mars 1849, Paris (Seine), 3° zouaves. — Plaies contuses aux deux fesses, éclat d'obus, Sedan. — Cicatrices profondes et adhérentes, plaies fistuleuses.

FONTENIT, Pierre-Louis, garde nationale mobilisée de Maine-et-Loire, caporal. — Plaie compliquée au pied (?), coup de feu, Monnaie, 20 décembre. — Eczéma.

FONOE, Jean, né le 26 mars 1837, Bertignat (Puy-de-Dôme), 2° de ligne. — Perte des 2° et 3° phalanges de l'annulaire, main gauche, coup de feu, Loigny. — Gêne dans la flexion du médius.

FORCEAU, François, 82° de ligne, caporal. — Plaie contuse à la cuisse droite, érosion du fémur, coup de feu, Sedan

FORCHERON, Joseph, né le 25 mars 1850, Albou (Drôme), 23° chass. à pied (?). — Fracture comminutive de la jambe gauche, au niveau de l'articulation tibio-tarsienne, coup de feu, Ecommoy (Sarthe), 11 janvier. — Ankylose tibio-tarsienne.

FOREST, Claude, né le 11 mai 1849, Saint-Germain-la-Montagne (Loire), 50° de ligne.— Fracture comminutive de l'humérus droit, tiers inférieur, coup de feu, Beaune-la-Rolande.— Plaie fistuleuse.

FOREST, Jean-Marie, 13° de ligne. — Plaie contuse à la cuisse gauche, érosion du fémur, coup de feu, Saint-Privat. — Balle non extraite, abcès multiples, cicatrice profonde et adhérente.

FOREST, Pierre, garde mob. du Rhône, sergent. — Plaie contuse à la cuisse droite, érosion du fémur, coup de feu (?). — Ulcérations fistuleuses, large circatrice irrégulière.

FOREST, Pierre, né le 4 janvier 1842, Barbezières (Charente), 31° de ligne. — Fracture de la crête iliaque gauche, coup de feu, Loigny. — Hernie inguinale gauche consécutive à une contre-ouverture faite au-devant du canal inguinal, nécessitée par l'extraction d'une esquille, brides cicatricielles dans le pli inguinal, flexion de la cuisse sur le bassin, atrophie du membre.

FORESTIER, Benoît, francs-tireurs de Vaucluse. — Fracture comminutive du calcanéum, pied gauche, éclat d'obus, entre Talent et Plombières, 21 janvier. — Ankylose calcanéo-astragalienne.

FORESTIER, Louis, 7° artill. — Fracture des 3° et 4° métatarsiens, pied gauche, éclat d'obus, Sedan. — Cicatrices adhérentes.

FORESTIER, Pierre, 56° de ligne. — Fracture comminutive du pouce droit, coup de feu, Fræschwiller.—Perte de la phalange unguéale,

FORESTIER, Théophile, 10° de ligne.—Plaie contuse à la main droite, coup de feu, Saint-Privat. — Atrophie de la main.

FOREY, Paul, garde mobilisée de la Côte-d'Or.—Plaie contuse au creux axillaire gauche, coup de feu, Dijon, 30 octobre.

FORFELLA, Faraon, né en mai 1839, Ficaja (Corse), 99° de ligne.—Fracture comminutive du fémur gauche, coup de feu, Fræshwiller. — Raccourcissement et consolidation vicieuse.

FORFER, Eugène, né le 16 février 1846, Guermange (Meurthe), garde mob. de la Seine.— Fracture comminutive de l'humérus droit, coup de feu, Saint-Denis, 31 octobre. —Esquilles, raccourcissement du bras, cicatrices adhérentes.

FORGE, Nicolas, né le 21 mai 1848, Saint-Haon-le-Châtel (Loire), 78° de ligne.—Fracture du fémur droit, tiers inférieur, coup de feu, Wœrth.—Cal vicieux, raccourcissement et semi-ankylose du genou.

FORGEROT, Louis-Désiré, né le 30 septembre 1839, Pernes (Vaucluse), 76° de ligne. — Fracture comminutive de la tête de l'humérus gauche, coup de feu, le Mans. — Ankylose incomplète scapulo-humérale, atrophie du muscle deltoïde.

FORGET, Nicolas, 46° ligne. — Plaies contuses à l'épaule et à la main gauches, 2 coups de feu, Gravelotte. — Perte du doigt annulaire et d'une partie de son métacarpien, déviation du médius en dehors, atrophie légère de la main et de l'avant-bras.

FORGET, Sylvain-Marie, garde mob. du Gers. — Plaie contuse au mollet gauche, éclat d'obus, Chenebier (Haute-Saône), 17 janvier. — Vaste cicatrice adhérente.

FORGEUR, Pierre-Étienne, né en 1844, Paris, 18° de ligne. — Plaie en séton à la partie externe du jarret droit, coup de feu, Sedan. — Cicatrices minces, adhérentes, flexion complète de la jambe impossible, diminution de volume du membre dans sa partie inférieure.

FORIEN, François-Louis, dit FRANÇOIS, né le 13 novembre 1845, Moutiers (Eure-et-Loir), 25° de ligne. — Plaie contuse au pied gauche, éclat d'obus, Gravelotte. — Ankylose des deux premiers orteils du pied.

FORMAUX, François-Ernest, 50° de ligne. — Plaie contuse au globe oculaire droit, déchirure de l'iris, coup de feu, Beaune-la-Rolande. — Cataracte, synéchie postérieure, perte de la vision de cet œil.

Forsans-Sagaye, Jean, né le 29 novembre 1832, Sallespisse (Basses-Pyrénées), 84e de ligne, (ex-4e voltigeurs de la garde), sergent.—Fracture du fémur droit, lésion des organes génitaux, coup de feu, Saint-Remy sous Metz, 7 octobre. — Œdème du membre.

Fort, Barthélemy-Edmond, né le 20 novembre 1850, Salles (Lot-et-Garonne), 66e de ligne. — Variole épidémique, Avranches. — Opacité de la cornée transparente, perte de la vision de l'œil droit.

Fort, Félix, 2e génie. — Plaie contuse à l'omoplate gauche, coup de feu, Gravelotte.

Fort, Guillaume, né le 18 juillet 1850, Bruguières (Haute-Garonne). — Plaie compliquée à la main gauche, coup de feu, Clamart (2e siége). — Cicatrice adhérente à l'articulation métacarpo-phalangienne de l'indicateur, dont les deux dernières phalanges sont en flexion permanente et contracturées, ankylose de cette articulation.

Fort, Joseph, né le 28 octobre 1840, Portes (Ariége), 44e de ligne. — Fracture de la jambe droite, coup de feu, Juranville, 28 novembre. — Perte de substance, cicatrices adhérentes, ankylose incomplète du genou dans la flexion, atrophie de la jambe.

Fort, Victor, né le 28 avril 1836, Andelot (Haute-Marne), 51e de ligne. — Fracture compliquée de l'humérus droit, tiers supérieur, coup de feu, Gravelotte. — Atrophie de tout le membre, paralysie des extenseurs de l'avant-bras, flexion permanente du poignet, extension permanente de quatre doigts de la main.

Fortanier, Athanise-Alexandre-Nicolas, né le 19 novembre 1845, Tours (Indre-et-Loire), 1er zouaves. — Plaie de tête, éclat d'obus, Sedan. — Perte complète de l'épaisseur du pariétal droit à son union avec l'occipital, cicatrice déprimée du cuir chevelu, adhérente aux méninges.

Fortier, Julien-Victor, né le 29 août 1847, Chervé (Sarthe), garde mob. de la Sarthe, sergent. — Fracture du crâne, coup de feu, Villorceau. — Perte considérable de substance du pariétal gauche, cicatrice adhérente.

Fortin, Arsène-Jacques-Jules, né le 31 janvier 1848, Ladon (Seine-et-Oise), garde mob. du Loiret. — Plaie compliquée à la jambe droite, coup de feu, Champigny. — Paralysie incomplète et atrophie très-prononcée de la jambe et du pied, rétracté en arrière.

Fortin, Émile-Stanislas, né le 5 juin 1836, Clères (Seine-Inférieure), 30e de ligne. — Fracture comminutive de la jambe droite, coup de feu, Mouzon (Ardennes). — Raccourcissement, ankylose du genou.

Fortin, Jean-Marie, 2e zouaves. — Congélation du pied gauche, Belfort, 1er janvier. — Perte de la phalange unguéale des cinq orteils de ce pied.

Fortuner, Léon-Baptiste-Alfred, garde nationale de la Seine. — Chute sur le genou droit, Arcueil, 26 décembre. — Arthrite, ankylose incomplète du genou.

Forzy, Mizaël, né le 13 septembre 1837, Crugny (Marne), 15e de ligne, sergent. — Fracture du maxillaire supérieur et de la main droite, éclats d'obus, Saint-Privat. — Perte de substance de la partie horizontale du maxillaire, et perte du doigt indicateur et du pouce.

Fosse, Adolphe-Alexandre, 49e de ligne. —Fatigues et privations en captivité. — Névralgie occipito-frontale, strabisme de l'œil gauche, affaiblissement graduel de la vision.

Fosset, Maximin, 80e de ligne. — Plaie contuse à la cuisse gauche, éclat d'obus, Saint-Privat.

Fossillon, Étienne-François, 2e zouaves. — Fracture comminutive de l'avant-bras droit, coup de feu, Orléans, 4 décembre. — Cicatrice adhérente.

Fossonbroni, Henri-Christophe, 22e chass. à pied. — Fracture de l'indicateur, main gauche, coup de feu, Paris, 24 mai. — Ankylose et atrophie de ce doigt.

Fossorier, Michel-César, né le 26 avril 1829, Montbonnot (Isère), 1re légion mob. de l'Isère, lieutenant-colonel. — Fracture complète de la jambe droite, tiers inférieur, chute de cheval, camp de France. — Chevauchement et saillie des fragments, raccourcissement de 3 centimètres.

Fouassier, Eugène, né le 7 août 1849, Sancerre (Cher), 15e de ligne. — Fracture comminutive de la crête iliaque droite postérieure, coup de feu, Montretout. — Large cicatrice déprimée et adhérente.

Foubert, Pierre-Baptiste, garde mob. de la Mayenne, caporal. — Plaie contuse à la cuisse droite, coup de feu, Loigny. — Cicatrices adhérentes.

Foucard, Louis-François, né le 3 décembre 1847, Antibes (Var), 22e de ligne, sergent. — Fracture comminutive du radius droit, tiers inférieur, plaie contuse au genou gauche, 2 coups de feu, Champigny, 2 décembre. — Atrophie du bras droit et gêne dans les mouvements des doigts.

Foucault, Eugène-Ernest, garde mob. de l'Yonne. — Plaie contuse au pied droit, coup de feu, Beaugency. — Engorgement chronique du pied.

Foucault, Louis-Désiré, né le 24 juillet 1850, Ferrières (Loiret), 8e de ligne. — Fracture des extrémités osseuses articulaires du poignet droit, coup de feu, Beaune-la-Rolande. — Ankylose incomplète du poignet avec luxation complète, en arrière du radius et du cubitus.

Foucault, Paul, né le 20 juin 1851, Paris, 5e hussards. — Fracture des os propres du nez et de l'arcade orbitaire interne, et de la jambe (?), éclats d'obus, Sedan. — Affaiblissement de la vue des deux côtés, plaie fistuleuse persistante à la jambe.

Fouché, Vital-Virgile, 8e de ligne. — Fracture de la clavicule droite, éclat d'obus, Forbach. — Cal difforme.

Fouchecourt, Jules-François, 17e de ligne, caporal. — Plaies contuses au bras gauche et au genou droit, coup de feu et éclat d'obus, Montmesly, 30 novembre. — Hydarthrose du genou avec flexion de la jambe sur la cuisse.

Foucher, François, 2e zouaves. — Plaie pénétrante de poitrine et lésion du creux axillaire droit, coup de feu, Frœschwiller. — Paralysie partielle du bras.

Foucher, Jean-Baptiste, né le 17 août 1844, Bourgon (Mayenne), 97e de ligne. — Fracture comminutive de la main droite, coup de feu, Gravelotte. — Perte de subtance osseuse, cicatrices adhérentes, ankylose du poignet, déformation et paralysie de la main.

Fouchérand, Jean-Marie, 99e de ligne, caporal. — Fracture comminutive de l'humérus gauche, coup de feu, Frœschwiller. — Consolidation vicieuse.

Foucherat, Pierre, 70e de ligne. — Fracture du 1er métatarsien (?), coup de feu, Châtillon sous Paris, 14 avril. — Cicatrices adhérentes, ankylose métatarso-phalangienne du gros orteil.

Foucherot, Claude, garde mob. de Saône-et-Loire. — Fracture du radius gauche, coup de feu, Pouilly, 23 janvier. — Cicatrices adhérentes aux fléchisseurs, perte presque complète des mouvements des doigts.

Fouchet, Anatole, 51e de ligne. — Plaie contuse au pied (?), éclat d'obus, Patay. — Œdème du pied.

Fouconnier, Constantin-Joseph, 7e de ligne. — Plaie contuse à la main gauche, coup de feu, Servigny sous Metz. — Perte du doigt médius, engorgement de la main.

Foucret, Henri, 110e de ligne. — Plaie contuse à la cuisse droite, au niveau du grand trochanter, coup de feu, l'Hay, 29 novembre. — Trois cicatrices adhérentes.

Fouet, Jules-Etienne, né le 2 juillet 1848, Saint-Hilaire-les-Andresis (Loiret), garde mob. du Loiret. — Désorganisation du globe oculaire gauche, coup de feu, Villiers, 30 novembre.

Fouet, Pierre, 19e de ligne, clairon. — Plaie compliquée à l'avant-bras (?), coup de feu, Bougival, 21 octobre. — Paralysie incomplète des trois derniers doigts.

Foufflet, Isidore, 69e de ligne. — Fracture de l'omoplate droite, coup de feu, Gravelotte. — Atrophie de l'épaule.

Fougerat, Gabriel, 19e de ligne. — Plaie à la main gauche, coup de feu, Buzenval. — Perte du doigt médius, gêne dans les mouvements des deux derniers doigts.

FOUGEROLLE, Louis-Alexandre, né le 18 octobre 1844, Saint-Christophe (Mayenne), 67° de ligne. — Plaie pénétrante de poitrine à droite, fracture de côtes et de l'omoplate, coup de feu, Paris, 23 mai.—Pleuro-pneumonie grave, esquilles, adhérences à la plèvre très-étendues.

FOUILLAT, André, 70° de ligne. — Perte de la phalangette de l'indicateur, main droite, coup de feu, Gravelotte.

FOUILLAT, François, né le 25 février 1843, Francheville (Rhône), 66° de ligne. — Plaie contuse à l'articulation tibio-tarsienne droite, coup de feu, Spickeren.—Ankylose incomplète, cicatrices adhérentes, atrophie de la jambe.

FOUILLET, René-Augustin, 7° de ligne, sergent. — Plaie contuse au pied droit, lésion du 5° métatarsien, coup de feu, Bry-sur-Marne, 2 décembre.

FOUILLOUSE, Victor, 6° cuirassiers. — Fracture comminutive de la jambe gauche, éboulement, Mayence (Prusse), septembre 1870. — Déformation et raccourcissement.

FOUILLOUX, Claude, né le 6 avril 1841, Saucé (Saône-et-Loire), 75° de ligne, caporal. — Fracture comminutive de la main droite, coup de feu, Gravelotte. — Ankylose du poignet, perte des mouvements de pronation et de supination de l'avant-bras et de tous les mouvements des doigts.

FOUINETEAU, Auguste-Victor, né le 8 février 1849, Chemillé (Maine-et-Loire), 43° de ligne. — Plaie contuse au mollet droit, coup de feu, le Mans. — Rétraction et atrophie du mollet, ankylose incomplète tibio-tarsienne.

FOUIX, Antoine, 95° de ligne, sergent. — Plaie contuse à la cuisse droite, coup de feu, Noisseville. — Cicatrice difforme bridée, profonde et adhérente.

FOULON, François-Eugène, 17° chass. à pied.—Fracture du fémur droit, chute de cheval, en service commandé. — Consolidation vicieuse, raccourcissement.

FOULON, Hubert-Pierre-Joseph, né le 3 mars 1850, Containg (Nord), 72° de ligne. — Plaie à travers le genou gauche, fracture des condyles du fémur, coup de feu, Saint-Quentin. — Esquilles nombreuses, ankylose incomplète du genou dans la demi-extension permanente, gonflement et déformation de l'articulation, atrophie du membre.

FOULON, Jean-Baptiste, né le 8 septembre 1843, la Ferté-Macé (Orne), 9° chass. à pied. — Froids et privations, captivité à Posen. — Atrophie progressive, abolition complète des mouvements des membres inférieurs, affaiblissement considérable des membres supérieurs.

FOULON, Louis, né le 14 septembre 1850, Locon (Pas-de-Calais), 28° de ligne. — Plaie contuse au globe oculaire droit, coup de feu sous Paris, 4 avril. — Perte de la vision de ce côté.

FOULONNEAU, Augustin-Jean-Baptiste, né le 25 avril 1844, Montfaucon (Maine-et-Loire), 97° de ligne. — Plaie contuse au globe oculaire droit, éclat d'obus, Gravelotte.—Extirpation de l'œil, amaurose légère à gauche.

FOULOY (DE), Charles-Eloi-Désiré, 17° chass. à pied. — Fracture comminutive des os du carpe, main droite, coup de feu sous Paris, 6 mai. — Cicatrices bridées adhérentes aux fléchisseurs, ankylose du poignet et de la main en flexion permanente sur l'avant-bras et des doigts sur la main, qui est atrophiée, extension permanente du pouce.

FOULQUIEZ, François, dit CAVERNES, né le 17 janvier 1842, Carcenac-Peyralès (Aveyron), 22° de ligne. — Plaie contuse à l'avant-bras droit, partie antérieure et moyenne, coup de feu, Sedan. — Cicatrices profondes, rétraction permanente de l'avant-bras.

FOUQUART, Edmond-Amédée, né le 17 septembre 1849, Rouen (Seine-Inférieure), 33° de ligne, sergent. — Plaie contuse à l'articulation scapulo-humérale droite, coup de feu, Sedan. — Ankylose.

FOUQUE, Joseph-Toussaint, né le 1er novembre 1847, Marseille (Bouches-du-Rhône), 5° cuirassiers, brigadier. — Fracture de l'humérus gauche, coup de feu, Mouzon (Ardennes). — Paralysie des fléchisseurs de l'avant-bras.

FOUQUE, Paul-Gérôme, né le 26 janvier 1849, Marseille (Bouches-du-Rhône), 35° de ligne. — Fracture comminutive de l'humérus gauche, tiers inférieur, coup de feu, Paris, 25 mai. — Cal volumineux, atrophie de l'avant-bras, paralysie de la motilité et de la sensibilité.

Fouqueau, Furcie-Adolphe, né le 10 janvier 1843, Mardié (Loiret), 35° de ligne. — Plaie pénétrante de poitrine, coup de feu, Chevilly. — Cicatrice adhérente au côté gauche, dyspnée.

Fouquet, Antoine, garde mob. du Cher. — Congélation du pied gauche, Belfort. — Perte de la phalange du gros orteil.

Fouquet, François-Célestin, garde mob. de la Sarthe. — Congélation du pied gauche, Villepion, 2 décembre. — Perte de la phalange unguéale du gros orteil et des deux orteils voisins.

Fouqueteau, Alexandre, né à Poitiers (Vienne), 12° de ligne. — Plaie à la poitrine, côté gauche, coup de feu, Saint-Privat. — Dyspnée.

Four, Jacques, né le 10 mai 1823, Bréguier-Cordon (Ain), 98° de ligne. — Blépharite muqueuse, captivité en Allemagne. — Photophobie, atrophie des globes oculaires : Cécité.

Four, Jean, 11° de ligne. — Fracture comminutive de la jambe gauche, tiers supérieur, coup de feu, Beaumont (Ardennes). — Esquilles.

Fourcade, Jean-Baptiste, né le 25 mars 1848, Aire (Landes), 22° de ligne. — Plaie contuse au coude droit, coup de feu, la Malmaison, 21 octobre. — Ankylose dans la flexion permanente.

Fourcade, Jean-Marie, 38° de ligne. — Plaie compliquée au bras (?), coup de feu, Champigny, 30 novembre. — Rétraction du biceps, cicatrices adhérentes, l'avant-bras est fixé dans la demi-flexion.

Fourcan, Arnaud, né le 25 novembre 1848, Hourtin (Gironde), 53° de ligne. — Fracture de la jambe gauche, tiers inférieur, coup de feu, Sedan. — Perte de substance du tibia, chevauchement des fragments du péroné, raccourcissement de 4 centimètres.

Fourcaran, Antonin, né le 22 décembre 1847, Toulouse (Haute-Garonne), 14° artill. — Fracture compliquée et comminutive du cubitus gauche, coup de feu, Beaumont (Ardennes). — Ankylose incomplète du poignet, fixité de la main dans la demi-pronation.

Fourdrinniez, Auguste, né le 11 décembre 1848, Cottaux (Nord), 7° de ligne. — Plaie contuse à l'aine gauche, coup de feu, Borny. — Cicatrice adhérente.

Fourel, Auguste-Ferdinand, né le 24 août 1845, Préaux (Ardèche), 62° de ligne. — Fracture comminutive de la branche droite du maxillaire inférieur, éclat d'obus, Servigny. — Cal volumineux, ankylose du maxillaire.

Fourel, Jean-Henry, né le 22 juin 1847, Préaux (Ardèche), garde mob. de l'Ardèche. — Fracture du fémur droit, coup de feu, Blancru (Eure), 26 novembre. — Consolidation vicieuse, atrophie et roideur du genou.

Fourès, Francis-Adrien, garde mob. du Lot. — Fracture comminutive des métacarpiens, main gauche, coup de feu, Origny, 10 décembre. — Ankylose métacarpo-phalangienne du médius et de l'annulaire.

Fourgeaud, Pierre, né le 18 octobre 1848, la Rochefoucault (Charente), 3° de ligne, caporal. — Plaie à la région postérieure et externe de la tête, éclat d'obus, Sedan. — Perte de substance de l'apophyse mastoïde, atrophie et paralysie du bras droit.

Fourgo, Jean, 8° de ligne, sergent. — Plaies contuses au mollet gauche, 2 coups de feu, Petit-Bry, 2 décembre. — Cicatrice adhérente.

Fourmeau, François, 69° de ligne. — Plaie contuse au dos, coup de feu, l'Hay, 29 novembre. — Cicatrice adhérente.

Fourmillon, Eloi-Florimond, né le 13 avril 1849, Brèves (Nièvre), garde mob. de la Nièvre. — Fracture de l'extrémité externe de la clavicule droite et du bord supérieur de l'omoplate, coup de feu, Orléans. — Ankylose scapulo-humérale.

FOURMY, Etienne, garde mob. de Maine-et-Loire. — Plaie contuse à la cuisse gauche, coup de feu, Favrolle, près Patay. — Rétraction de la jambe sur la cuisse.

FOURMY, Eugène-François, garde mob. de la Sarthe. — Plaie contuse à l'épaule droite, coup de feu, Coulmiers, 9 décembre. — Ankylose incomplète scapulo-humérale.

FOURN, Jean, 26e de ligne. — Plaie contuse à la région fronto-temporale gauche, coup de feu, Patay, 2 décembre. — Surdité complète.

FOURNEL, Remy-Philippe-Maximin, né le 6 avril 1847, Albeuc (Isère), 67e de ligne. — Plaie pénétrante de l'abdomen, coup de feu, Gravelotte. — Balle non extraite ; hématémèses fréquentes, faiblesse générale de la constitution.

FOURNÈS, Casimir-Henri-Philippe, 93e de ligne. — Plaie contuse au genou gauche, coup de feu, Saint-Privat. — Ankylose incomplète.

FOURNIAL, Jean, né le 30 juillet 1837, Eyren (Corrèze), 34e de ligne.—Plaie à travers l'articulation coxo-fémorale (?), coup de feu, Orléans, 11 octobre.—Ankylose, atrophie du membre.

FOURNIÉ, Antoine, garde mob. du Lot. — Plaie contuse au pied droit, coup de feu, Ley-sur-Cravant (Loiret).—Roideur et gêne des mouvements.

FOURNIER, Claude, né le 17 décembre 1821, Brochon (Côte-d'Or), 59e de ligne, capitaine. — Fracture de la jambe droite, au niveau du genou, éclat d'obus, Borny. — Perte considérable de substance osseuse, cicatrice étendue, profonde et adhérente, ankylose incomplète du genou, dont la flexion est très-limitée. (La marche ne peut s'effectuer qu'avec deux béquilles.)

FOURNIER, Edouard-Jérôme, 31e de ligne. — Plaies contuses aux jambes, éclats d'obus, Sedan. — Perte de substance musculaire, cicatrices profondes et adhérentes.

FOURNIER, François-Alexis-Florent, 48e de ligne. — Plaie contuse à la cuisse droite, partie antérieure et moyenne, coup de feu, Paris, 28 mai. — Large cicatrice adhérente.

FOURNIER, François-Mathurin, 62e de ligne. — Plaie contuse au talon droit, coup de feu, Sainte-Barbe sous Metz. — Déformation du pied.

FOURNIER, Jean, né le 13 février 1833, Martres (Puy-de-Dôme), 65e de ligne, sergent. — Plaie à la main gauche, coup de feu, Bapaume, 3 janvier. — Perte de la phalangette du pouce et perte du doigt annulaire.

FOURNIER, Jean-Baptiste, né le 30 avril 1844, Padiès (Tarn), 20e chass. à pied. — Désorganisation du globe oculaire gauche, coup de feu, Gravelotte.

FOURNIER, Jean-François, né le 19 février 1850, Champ-Saint-Père (Vendée), 12e chass. à pied. — Plaie compliquée à la face, fracture de l'os malaire, éclat d'obus, Chennebier. — Vastes cicatrices bridées adhérentes.

FOURNIER, Joseph, 3e de ligne. — Plaie compliquée à l'avant-bras gauche, coup de feu, Gravelotte. — Soudure du radius et du cubitus.

FOURNIER, Jules-Antoine, né le 15 février 1843, Géraise (Jura), 77e de ligne. — Fracture de la jambe droite, coup de feu, Forbach. — Cal volumineux et difforme, cicatrice adhérente, raccourcissement et roideur de l'articulation tibio-tarsienne.

FOURNIER, Justin-Marius, né le 10 janvier 1845, Gonfaron (Var), 80e de ligne. — Fracture comminutive de quatre métacarpiens, à leur tiers supérieur, main droite, coup de feu, Saint-Privat. — Cicatrices adhérentes, ankylose radio-carpienne, carpo-métacarpienne et métacarpo-phalangiennes, les doigts sont fixés dans l'extension permanente et considérablement amaigris.

FOURNIER, Louis, 20e chass. à pied. — Fracture du fémur et des os du tarse, côté droit, accident de chemin de fer, Critot (Seine-Inférieure), 3 octobre 1870.

FOURNIER, Louis-Désiré, 65e de ligne. — Plaie à la poitrine, coup de feu, Saint-Privat.

FOURNIER, Pierre, né le 31 octobre 1836, Herbignac (Seine-Inférieure), 2e zouaves. — Fracture comminutive de l'avant-bras droit, coup de feu, Frœschwiller. — Déformation et raccourcissement de l'avant-bras, cal très-volumineux et difforme, les mouvements de flexion sont seuls possibles.

FOURNIER, Pierre-François-Alphonse, né le 16 janvier 1849, Gemonval (Doubs), 79e de ligne. — Plaie contuse au mollet droit, éclat d'obus, Paris, 26 mai. — Perte de substance musculaire, cicatrice adhérente, impossibilité de l'extension complète de la jambe.

FOURNIER, Sébastien, né le 9 juillet 1837, Saint-Eloy (Puy-de-Dôme), 22e de ligne. — Plaie contuse à la cuisse droite, partie supérieure, coup de feu, Sedan.

FOURNIEUX, Jean-Gustave, 96e de ligne. — Plaies contuses à la jambe et à la cuisse gauches, 2 coups de feu, Plaie à la jambe droite, coup de baïonnette, Spickeren. — Perte de substance musculaire à la jambe gauche.

FOURNIL, Bertrand, 72e de ligne. — Plaie contuse à la main droite, éclat d'obus, Patay. — Déformation du doigt auriculaire.

FOURNIOL, Victor-Tronchant, 39e de ligne. — Fracture de métacarpiens, main gauche, coup de feu, Beaugency, 7 décembre. — Consolidation vicieuse, perte de l'usage de l'indicateur.

FOURNIOUX, François, 3e inf. provisoire. — Plaie contuse à la jambe gauche, coup de revolver, fracture comminutive du pariétal gauche, éclat d'obus, Paris, 26 mai. — Hémiplégie incomplète droite.

FOURQUIN, Augustin, 17e de ligne, caporal. — Fracture comminutive du pied droit, coup de feu, Châtillon sous Paris, 19 septembre.

FOURRÉ, Auguste-Pierre-Honoré, 26e de ligne. — Plaie contuse à la cuisse droite, partie supérieure, coup de feu à (?).

FOURREAU, Joseph-Jean-Marie, né le 8 septembre 1836, Saint-Mars-la-Futaie (Manche), 14e de ligne. — Fracture des trois derniers métacarpiens, main droite, coup de feu, Champigny, 30 novembre. — Extension forcée des trois derniers doigts, déformation de la main.

FOURRIER, Louis-Marius-Léon, 47e de ligne. — Plaie entre l'espace inter-osseux de la partie supérieure de la jambe droite, coup de feu, Frœschwiller. — Paralysie partielle des extenseurs.

FOURRIER, Pierre-Augustin-Donat, né le 15 avril 1850, Saint-Josse (Pas-de-Calais), 48e de ligne. — Plaie contuse à la cuisse droite, partie antérieure et postérieure, coup de feu, Paris, 2e siége. — Cicatrices adhérentes et déprimées.

FOURT, Joseph, né à Avenières-Morestel (Isère), 58e de ligne. — Plaie compliquée à l'avant-bras gauche, coup de feu, Paris, 26 mai. — Atrophie de l'avant-bras et de la main.

FOUSSADIER, Jean-Paul, 36e de ligne, sergent. — Plaie compliquée à la jambe droite, au niveau des malléoles, coup de feu, Paris, 24 mai. — Ankylose incomplète tibio-tarsienne.

FOUYOUD, Pierre-Ambroise-Gilbert, 33e de ligne, caporal. — Fracture du calcanéum gauche, coup de feu, Villorceau, 8 décembre.

FRABOUL, Eugène-Léger-Prosper, né le 28 octobre 1844, Puceul (Loire-Inférieure), garde mobilisée du Rhône. — Plaie pénétrante de poitrine à gauche, coup de feu, Nuits.—Dyspnée, diminution du côté gauche du thorax.

FRABOUL, Joseph-Marie, né le 28 avril 1841, Blain (Loire-Inférieure), 42e de ligne. — Fracture des 4e et 5e métatarsiens, pied droit, fracture partielle du tibia, même jambe, éclats d'obus, Champigny, 30 novembre. — Difformité et raccourcissement du bord externe du pied, rétraction musculaire de la jambe, cicatrices adhérentes.

FRABOULET, Auguste-Julien-Marie, né le 17 juillet 1849, Gourené (Côtes-du-Nord), 19e chass. à pied. — Plaie compliquée à la cuisse gauche, coup de feu, Villers-Bretonneux, 27 novembre. — Cicatrices adhérentes, rétraction des fléchisseurs, la pointe du pied touche seule le sol, amaigrissement du membre.

FRACHON, Jacques-Sylvain, 13e de ligne. — Fracture du fémur gauche et plaie en séton à la cuisse droite, coup de feu, Borny, 14 août.

FRACY, Antoine, 9e chass. à cheval. — Fracture double de la jambe droite, chute de cheval, Versailles. — Raccourcissement de 3 centimètres.

62

490 BLESSURES DIVERSES ET MALADIES.

FRADET, Jacques, né le 7 mars 1849, Giat (Puy-de-Dôme), 7e de ligne. — Plaie contuse au genou gauche, coup de feu, Bry-sur-Marne, 2 décembre. — Atrophie de la jambe.

FRADIER, Jean-Baptiste-Félix, né le 10 novembre 1849, Sazeret (Allier), 21e chass. à pied. — Congélation des pieds, armée de l'Est. — Perte du gros orteil gauche et de la 1re phalange de tous les orteils de chaque pied.

FRADILLON, Mathieu, garde mob. du Cher. — Perte de la dernière phalange du pouce, main droite, éclat d'obus, Juranville.

FRADIN, Claude, né le 15 mars 1848, Mayet-de-Montagne (Allier), 61e de ligne.—Fracture comminutive de la branche montante du maxillaire inférieur et ablation du rebord alvéolaire droit et moyen du maxillaire supérieur, coup de feu, Beaumont (Ardennes). — Affaiblissement de la partie antérieure du plancher des fosses nasales, ankylose du maxillaire inférieur, mastication impossible.

FRADIN, Eugène, 13e chass. à pied. — Plaie compliquée à la main gauche, coup de feu, la Fourche, 6 janvier. — Perte du doigt médius dans la continuité de la 3e phalange, luxation irréductible métacarpo-phalangienne de l'annulaire.

FRADIN, Jacques-Fridolin, né le 4 mars 1849, Boursaix (Deux-Sèvres), 114e de ligne. — Plaies contuses au bras et à la main gauches, coups de feu, Champigny, 30 novembre.—Cicatrice adhérente et bridée s'étendant à toute la partie interne du bras avec perte de l'extension de l'avant-bras, perte de la 1er phalange du pouce et de la tête du 1re métacarpien.

FRADOT, Jean, 20e de ligne. — Plaie contuse à la jambe (?), coup de feu, Terminiers. — Cicatrice adhérente.

FRAGNAUD, Léon, 49e de ligne. — Plaies multiples à la cuisse, à la jambe et au pied gauches, éclats d'obus et coup de feu, Cravant, 8 décembre. — Paralysie du pied.

FRAGNE, Jean, né le 11 août 1843, Lingé (Indre), 37e de ligne. — Fracture comminutive du fémur gauche, coup de feu, Sedan. — Cal très-difforme, cicatrice adhérente, raccourcissement du membre et ankylose du genou.

FRAISSE, Blaise, 95e de ligne. — Plaie contuse à la jambe gauche, coup de feu, Saint-Privat. — Cicatrices profondes et adhérentes, rétraction des muscles postérieurs, flexion légère de la jambe.

FRAISSE, Claude, corps-franc des Vosges. — Plaie contuse à la main gauche, éclat d'obus, Croix, près Belfort, 13 janvier. — Ankylose des deux derniers doigts.

FRAISSE, Guillaume, 1er chass. à pied. — Plaie contuse à l'épaule gauche, coup de feu, Boves, 27 novembre. — Cicatrice adhérente.

FRAISSE, Jean-Pierre-Etienne, né le 4 avril 1848, Rouvenac (Aude), 48e de ligne.—Fracture du pied gauche, coup de feu, Patay, 1er décembre. — Ankylose tibio-tarsienne et renversement du pied en dedans.

FRAIX, François-Joseph, garde mob. de la Savoie. — Plaie contuse au mollet gauche, coup de feu, Beaune-la-Rolande. — Vaste cicatrice adhérente, rétraction légère de la jambe.

FRAMPAS, Elie-Gustave, né le 1er mars 1846, Courdemanges (Marne), 1er train d'artillerie. — Plaie contuse à l'épaule gauche, coup de feu, Dijon. — Gêne des mouvements de l'articulation scapulo-humérale.

FRANC, Camille, 10e chass. à pied, caporal. — Plaie contuse à l'articulation tibio-tarsienne droite, coup de feu, Spickeren. — Rigidité de l'articulation.

FRANC, Jean-Baptiste, 39e de ligne. — Plaie contuse à la cuisse gauche, partie interne et postérieure, coup de feu, Buzy (Doubs), 25 janvier. — Cicatrice profonde et adhérente.

FRANÇAIS, François-Victor, né le 10 octobre 1844, Desnes (Jura), 88e de ligne. — Plaie contuse à la jambe droite, partie moyenne, coup de feu, Gravelotte. — Cicatrices adhérentes.

FRANCAL, Adolphe, 1er de ligne. — Plaie contuse à l'avant-bras droit, luxation du genou gauche, éclats d'obus, Servigny sous Metz, 31 août. — Perte de substance musculaire à la partie interne de l'avant-bras, cicatrice profonde et adhérente.

FRANCE, Dominique, 5e chass. à pied. — Plaie contuse au bras droit, coup de feu, Borny. — Amaigrissement du bras et gêne dans les mouvements de l'épaule.

FRANCESCHI, Joseph, 33e de ligne.—Plaie contuse à la main gauche, coup de feu, le Mans, 11 janvier.

FRANCEZON, César-Ferdinand, 17e de ligne. — Plaie contuse à la cuisse gauche, coup de feu, Bois-des-Dames, 29 août. — Engorgement considérable.

FRANCHET, François-Antoine, 2e chass. à pied. — Fracture du pied droit, coup de feu, Villers-Bretonneux, 27 novembre. — Ankylose tarso-métatarsienne.

FRANCHON, Pierre, garde mob. de la Loire. — Plaies contuses multiples à la poitrine, au bras et à la cuisse gauches, et au mollet droit, éclat d'obus et coups de feu, Beaune-la-Rolande. — Cicatrice adhérente au tibia.

FRANCILLON, Pierre-Alexis, né le 17 octobre 1847, Saint-Julien-sur-Cher (Loir-et-Cher), 9e de ligne. — Fracture de la malléole interne, pied droit, coup de feu, Hautes-Bruyères, 30 septembre. — Ankylose du cou-de-pied.

FRANCINO, Emile-Alfred, né le 11 décembre 1843, Etival (Vosges), 71e de ligne. — Fracture de la malléole interne, pied droit, coup de feu, Servigny sous Metz. — Plaies fistuleuses, ankylose tibio-tarsienne.

FRANÇOIS, Alexandre-Denis, né le 27 novembre 1849, Matets (Seine-et-Marne), garde mob. de Seine-et-Marne. — Plaie contuse à la main gauche, éclat d'obus, Buzenval. — Perte des trois derniers doigts et des deux dernières phalanges de l'indicateur, fausse articulation métacarpo-phalangienne de ce doigt.

FRANÇOIS, Alexis, né le 30 mars 1840, Chartres (Eure-et-Loire), 35e de ligne. — Fracture comminutive de l'avant-bras droit, plaie à la poitrine, 2 coups de feu, Chevilly (Seine), 30 septembre. — Atrophie incomplète du membre.

FRANÇOIS, Casimir-Eustache-Elère. — Plaie contuse à la cuisse droite, éclat d'obus, Saint-Quentin. — Cicatrice adhérente.

FRANÇOIS, Charles-François, né le 11 octobre 1850, Saint-Valery-sur-Somme (Somme), 69e de ligne. — Plaie s'étendant de la cavité orbitaire au conduit auditif à droite, coup de feu, Pont-Noyelles, 23 décembre. — Perte de l'œil et de l'ouïe à droite.

FRANÇOIS, Clément, 97e de ligne. — Plaie contuse à la cuisse gauche, tiers supérieur, éclat d'obus, Gravelotte. — Pourriture d'hôpital, vaste cicatrice adhérente.

FRANÇOIS, Daniel, né le 19 décembre 1843, Bourgaud (Haute-Garonne), 100e de ligne.— Plaie compliquée à la main droite, coup de feu, Gravelotte. — Ankylose du poignet, paralysie des doigts, émaciation du bras et de la main.

FRANÇOIS, Denis-Joseph, 1er zouaves, caporal. — Plaies contuses à la jambe et au pied droits, plaie par écrasement aux doigts médius et indicateur, main droite, éclats d'obus, Montbéliard, 16 janvier. — Cicatrices adhérentes à la jambe et au gros orteil du pied, perte des deux premières phalanges des doigts médius et indicateur.

FRANÇOIS, Émile-Eugène, 29e de ligne. — Plaie pénétrante du bassin, coup de feu (?). — Gêne dans les mouvements du tronc et des membres inférieurs.

FRANÇOIS, François-Joseph, né le 7 avril 1844, Denier (Pas-de-Calais), 57e de ligne. — Fracture du fémur droit, tiers supérieur, éclat d'obus, plaie contuse à la fesse gauche, coup de feu, Saint-Privat. — Raccourcissement considérable de la cuisse, balle non extraite de la fesse.

FRANÇOIS, Gabriel, né le 21 septembre 1850, Rouen (Seine-Inférieure), 94e de ligne. — Fracture comminutive de la jambe droite, tiers moyen, éclat d'obus, Paris, 24 mai. — Pourriture d'hôpital, atrophie de la jambe.

FRANÇOIS, Jean-Baptiste-Victor, 13ᵉ chass. à pied. — Fracture de la jambe droite, coup de feu, Frœschwiller. — Cicatrice adhérente, atrophie de la jambe.

FRANÇOIS, Jean, né le 11 octobre 1850, Napoléon-Vendée (Vendée), 3ᵉ de ligne. — Perte des 3ᵉ et des 2ᵉ phalanges do l'indicateur droit, coup de feu, Issy, 2ᵉ siége.

FRANÇOIS, Joseph, né le 5 décembre 1829, Marthemont (Meurthe), 94ᵉ de ligne. — Plaie pénétrante au coude droit, coup de feu, Gravelotte. — Ankylose.

FRANÇOIS, Julien, 8ᵉ chass. à pied. — Fracture de l'apophyse coracoïde gauche, coup de feu, Frœschwiller. — Abcès multiples, atrophie et ankylose presque complète de l'épaule, cicatrice profonde et adhérente.

FRANÇOIS, Louis, 25ᵉ de ligne. — Plaie compliquée au pied gauche, coup de feu, et éclat d'obus, Gravelotte. — Ankylose des deux premiers orteils, exostose du calcanéum.

FRANÇOIS, Louis-Xavier, rég. étranger. — Plaie contuse à la main droite, face dorsale, éclat d'obus, Neuilly-sur-Seine, 16 avril. — Cicatrice adhérente, paralysie des doigts.

FRANÇOIS, Nicolas-Désiré-Dieudonné, né le 9 juillet 1845, Morchain (Somme), 21ᵉ de ligne, sergent. — Fracture comminutive du fémur droit, tiers moyen, coup de feu, Beaumont (Ardennes). — Raccourcissement de 8 centimètres.

FRANÇOIS, Victor, né le 5 mai 1843, Chéniménil (Vosges), 71ᵉ de ligne. — Fracture de la main gauche, coup de feu, Sainte-Barbe. — Perte de la tête du 4ᵉ métacarpien, cal volumineux du 3ᵉ, gêne dans la flexion des doigts médius et annulaire.

FRANÇOIS, Stanislas, né en octobre 1826, Coutances (Manche), 46ᵉ de ligne. — Fracture comminutive du maxillaire inférieur et supérieur, ouverture de la voûte palatine, éclat d'obus, Châtillon sous Paris (2ᵉ siége). — Large communication de la bouche avec les fosses nasales.

FRANÇOISE, Alexandre-Émile, 33ᵉ de ligne. — Plaie pénétrante de poitrine à gauche, de haut en bas, coup de feu, Pont-Noyelles. — Dyspnée.

FRANÇOISE, Jules-Désiré, né le 3 avril 1848, la Vacquerie (Calvados), 65ᵉ de ligne. — Plaie contuse à la jambe droite, coup de feu, Saint-Privat. — Nécrose des os de la jambe, abcès profonds et nombreux, partie inférieure.

FRANCON, Émile-Eugène, né le 25 janvier 1844, Oyonnax (Ain), 19ᵉ chass. à pied. — Fracture superficielle de l'humérus gauche, coup de feu, Sedan. — Perte de substance, cicatrices adhérentes au bras et à l'aisselle.

FRANCOTTE, Jean, 36ᵉ de ligne. — Plaie contuse à la main gauche, éclat d'obus, Héricourt. — Perte des deux dernières phalanges de l'indicateur.

FRANCOZ, Louis-Paul, né le 29 juin 1840, Engins (Isère), franc-tireur de l'Isère. — Plaie compliquée au bras gauche, coup de feu, Messigny, 21 janvier. — Rétraction du biceps, atrophie de l'avant-bras et de la main.

FRANET, Victor, né le 4 avril 1834, Paris, 14ᵉ de ligne. — Fracture compliquée et comminutive du radius gauche, coup de feu, Yvré-l'Évêque. — Flexion permanente de la main, perte des mouvements de pronation et de supination.

FRANQUET, Albert-Pierre-Léon, né le 13 mars 1845, Paris, 8ᵉ de ligne. — Fracture compliquée de la tête de l'humérus droit, coup de feu, Forbach. — Nombreuses esquilles, atrophie du deltoïde, amaigrissement du membre, affaiblissement dans les mouvements de préhension de la main.

FRANQUIN, Camille-Étienne, né le 15 mars 1845, Termignon (Savoie), 15ᵉ de ligne. — Plaie compliquée s'étendant de bas en haut, de la partie supérieure du mollet droit au tiers supérieur de la cuisse, coup de feu, Saint-Privat. — Ankylose du genou, amaigrissement, atrophie et paralysie du membre.

FRAPPAT, François-Régis, garde mob. de la Haute-Loire. — Plaie grave au pied gauche, coup de feu, Beaune-la-Rolande.

FRAPPIER, Claude, 27e de ligne. — Fracture du maxillaire inférieur, coup de feu, la Bourgonce, 6 octobre. — Perte de substance de la langue et d'un grand nombre de dents.

FRAPPIER, Pierre, né le 24 septembre 1843, la Ferté-saint-Cyr (Loir-et-Cher), 8e de ligne. — Fracture de l'humérus gauche, au-dessus du coude, coup de feu, Orléans, 4 décembre. — Ankylose du coude dans la flexion permanente, atrophie incomplète du membre.

FRASSON-COCHET, Jacques, dit COCHER, 5e de ligne. — Plaie contuse au larynx, coup de feu, Sedan. — Aphonie.

FRASSON-GORRET, Charles-Joseph, 2e zouaves. — Fracture comminutive de l'humérus gauche, tiers supérieur, coup de feu, Frœschwiller. — Perte de substance osseuse, affaiblissement du bras.

FRASSY, Remy, 55e de ligne. — Plaie pénétrante de poitrine, coup de feu, Forbach. — Hémoptysie, dyspnée.

FRATONI, Toussaint-Léopold, né le 14 novembre 1846, Cuttoli-Cortichia (Corse), 59e de ligne. — Variole, Cherbourg, février 1871. — Désorganisation du globe oculaire gauche.

FRAUDET, Joseph, 25e de ligne. — Fracture du 1er métatarsien, pied droit, coup de feu, Villiers, 30 novembre.

FRAUENBERGER, Albert-Louis, 48e de ligne, sergent. — Ablation d'un testicule, coup de feu, Frœschwiller. — Rétrécissement consécutif du canal de l'urèthre, miction difficile sans sonde.

FRAVALO, Jean-Pierre, né le 2 avril 1847, Arradon (Morbihan), 2e de ligne. — Fracture du coude gauche, coup de feu, Spickeren. — Semi-ankylose, paralysie incomplète du membre.

FRAYSSE, Antoine-Adrien, né le 14 février 1850, Tassagnes-Coustaux (Aveyron), 56e de ligne. — Plaie contuse au poignet droit, coup de feu, Conneré. — Cicatrice adhérente à la partie inférieure et postérieure du poignet, rétraction de la main fléchie sur l'avant-bras.

FRAYSSE, Jean, 41e de ligne. — Plaie compliquée à la main gauche, coup de feu, Beaugency, 8 décembre. — Rétraction des trois derniers doigts.

FRAYSSE, Louis-Antoine, 2e de ligne. — Plaie compliquée à la jambe droite, coup de feu, Montbéliard, 15 janvier. — Paralysie incomplète.

FRAYSSE, Louis-Barnabé, né le 11 juin 1846, Saint-Paul-Labouffie (Lot), garde mob. du Lot. — Plaie contuse au globe oculaire droit, coup de feu, Beaugency. — Désorganisation de l'œil.

FRÉBAULT, Joseph, né le 25 novembre 1845, Sauvigny-les-Bois (Nièvre), 91e de ligne. — Plaie pénétrante des régions fessières et fracture de l'ischion gauche, coup de feu, Gravelotte. — Plaies fistuleuses.

FRECH, Jean-Baptiste, né le 15 septembre 1850, Guebwiller (Haut-Rhin), 63e de ligne. — Congélation du pied gauche, Héricourt, 20 janvier. — Perte de la 2e phalange du gros orteil, de la totalité du 5e orteil et des deux dernières phalanges des trois autres dont les moignons sont soudés entre eux par des cicatrices minces adhérentes.

FRÈCHE, Pierre, 87e de ligne, caporal. — Plaies contuses au pli de la fesse droite et à la cuisse gauche, coup de feu, bois de Boulogne (sous Paris), 15 mai. — Pourriture d'hôpital, perte de substance de la fesse, cicatrice étendue adhérente et profonde.

FRÉCHOU, Antoine, né le 10 janvier 1847, Rabastens (Hautes-Pyrénées), 94e de ligne. — Fracture comminutive du pied gauche, coup de feu, Gravelotte. — Perte de substance, ankylose du pied, cicatrice profonde adhérente à la région plantaire.

FREDEFON, Jean, né le 14 janvier 1850, Asques (Gironde), 2e train d'artill. — Variole, armée de la Loire. — Staphylôme de l'œil droit, perte de la vision de ce côté.

FRÉDÉRIC, Antoine, né le 25 mai 1844, Saint-Georges (Aveyron), 94e de ligne. — Désorganisation du globe oculaire droit, coup de feu, Sedan. — Affaiblissement de la vision à gauche.

FREDINGUE, Louis-Hubert, né le 30 octobre 1850, Nogent-l'Artaud (Aisne), 79e de ligne.

— Fracture comminutive de la jambe gauche, coup de feu, Paris, 25 mai. — Col difforme, raccourcissement de 4 centimètres.

FRÉDOUT, Martial, né le 8 janvier 1846, Abjat (Dordogne), 21e de ligne. — Fracture de l'humérus gauche, plaie pénétrante du poumon gauche, coup de feu, Champigny, 2 décembre. — Cal volumineux, ankylose presque complète scapulo-humérale, atrophie de tout le membre.

FREICHIN, Joseph-Germain, 30e de ligne. — Perte de l'indicateur, main droite, coup de feu, Orléans, 4 décembre.

FREIDENREICH, François-Jules-Albert, né le 24 avril 1844, Porrentruy (Suisse), 26e de ligne. — Plaie contuse à la main droite, coup de feu, Gravelotte. — Perte partielle de l'usage de cette main.

FREITAG, Georges, 3e zouaves. — Plaie à la poitrine, partie supérieure, et à la joue, côté gauche, coup de feu et éclat d'obus, Beaune-la-Rolande. — Cicatrice adhérente sterno-claviculaire gauche, cicatrice déprimée à la joue.

FREMAUX, Denis-Joseph, 67e de ligne. — Plaie pénétrante de poitrine, à gauche, plaie en séton à l'épaule gauche, coup de feu, Billancourt, 23 mai. — Dyspnée et gêne dans les mouvements du bras.

FRÉMAUX, Henri-Civile, né le 4 avril 1847, Lille (Nord), 3e zouaves. — Plaie contuse à la jambe droite, partie supérieure et antérieure, érosion du tibia, coup de feu, Frœschwiller. — Cicatrice adhérente.

FRÉMINE, Henri-Joseph, né le 4 août 1842, Paris, garde nationale de la Seine. — Plaie compliquée à la jambe droite, coup de feu, Buzenval. — Engorgement du genou, paralysie des deux derniers orteils.

FRÉMINET, François-Jules, 25e de ligne, caporal. — Plaie contuse à la jambe droite, coup de feu, Champigny, 30 novembre. — Cicatrices adhérentes à la jambe et au pied.

FRÉMONDIÈRE, Pierre, né le 16 avril 1846, Saint-Laurent-de-la-Plaine (Maine-et-Loire), 12e cuirassiers. — Fracture du maxillaire inférieur, coup de feu, Gravelotte. — Déviation des dents et particulation du côté gauche; fausse articulation du côté gauche.

FRÉMONT, Louis-Jean-Marie, né le 19 mai 1845, Sougeal (Ille-et-Vilaine), 17e chass. à pied. — Plaie compliquée au bras droit, partie inférieure, coup de feu, Loigny. — Ankylose du coude, paralysie des fléchisseurs de la main et des doigts, atrophie de l'avant-bras.

FRÉMONT, Pierre-Michel, né le 29 juin 1847, Rouen (Seine-Inférieure), 3e zouaves. — Plaie contuse à l'épaule droite, coup de feu, Beaune-la-Rolande. — Balle non extraite, esquilles, cicatrice adhérente, demi-ankylose scapulo-humérale.

FRÉMONT, Théodore-François, né le 22 octobre 1845, Galhemo (Manche), garde mob. de la Manche. — Plaie contuse à la jambe droite, coup de feu, Thiron (Eure-et-Loir). — Perte de substance, cicatrice adhérente très-étendue, gêne dans l'extension du pied sur la jambe.

FRÉNAY, Benoît, garde mob. du Rhône. — Plaie s'étendant de la cuisse au pli de la fesse droite, coup de feu, Héricourt.

FRENEAU, Pierre-Victor, 51e de ligne. — Plaie contuse au pied gauche, coup de feu, Josnes, 9 décembre. — Atrophie légère du pied.

FRÈRE, Charles-Guislain-Hippolyte-François, né le 12 avril 1842, Grevillers (Pas-de-Calais), 1er zouaves. — Plaie contuse au coude droit, face postérieure, coup de feu, Sedan.— Atrophie et paralysie du bras.

FRÈRE, Pierre-Edouard, né le 3 juin 1831, Sedan (Ardennes), 23e de ligne, capitaine. — Fracture de la rotule droite, éclat d'obus, Buzenval. — Ankylose du genou dans l'extension permanente.

FRÈREJACQUES, Marie-Louis-Arsène, né le 7 août 1850, Courcelles-Val-Desnoms (Haute-Marne), garde mob. de la Haute-Marne. — Variole, Langres. — Désorganisation des globes oculaires : Cécité complète.

FRESIER, François, 80e de ligne. — Fracture du cubitus droit, coup de feu, Borny, 7 octobre. — Gêne notable dans les mouvements du poignet.

FRESNAY, Désiré, 44e de ligne. — Plaies contuses à l'épaule et au bras, côté droit, éclat d'obus, Borny. — Cicatrice adhérente au col de l'humérus.

FRESNEL, Julien, né le 10 février 1846, Châtillon-sur-Seiche (Ille-et-Vilaine), garde mob. d'Ille-et-Vilaine. — Congélation des pieds, armée de la Loire. — Perte des phalangettes du pied droit, des phalangettes des 2e et 3e orteils, pied gauche, ankylose métatarso-phalangienne du gros orteil.

FRÉSOULS, Alphonse-Jacques, né le 20 septembre 1845, Douai (Nord), 2e zouaves.—Fracture de la jambe droite, coup de feu, Beaune-la-Rolande. — Perte de substance, déformation et raccourcissement de la jambe.

FRESSE, Jean-Constant, né le 29 avril 1834, le Plain-de-Corravillers (Haute-Saône), 120e de ligne.—Efforts musculaires, fort de la Briche, siége de Paris.—Hernie inguinale double.

FRESSE, Joseph, 89e de ligne. — Plaie contuse à la main droite, coup de feu, Bry-sur-Marne, 30 novembre. — Perte des deux dernières phalanges du médius.

FREUD, Charles-Antoine-Henry, né le 19 décembre 1840, Sorgues (Vaucluse), 1er tir. alg. — Fracture comminutive du fémur droit, coup de feu, Arthenay. — Balle non extraite, consolidation vicieuse, raccourcissement.

FREULET, Jean-Baptiste, 11e de ligne. — Plaie compliquée à la main droite, coup de feu, Conneré, 11 janvier. — Perte des doigts annulaire et auriculaire.

FREULON, François-René, né le 13 novembre 1850, Beauconzé (Maine-et-Loire), 14e de ligne. — Congélation du pied droit, Château-Renard, 29 décembre. — Perte des orteils du pied.

FREUND, Bernard, 19e de ligne, caporal.—Plaies contuses à l'épaule gauche et au bassin, éclats d'obus, Drancy, 22 janvier. — Paralysie incomplète du bras.

FREY, Augustin, né le 12 novembre 1853, Schwobsheim (Bas-Rhin), 2e de ligne. — Fracture des 4e et 5e métacarpiens, main gauche, coup de feu, Beaugency, 7 décembre.— Perte de l'usage de la main, ankylose incomplète du poignet.

FREYBURGER, Jean-Thiébaut, 71e de ligne. — Plaie contuse à la cuisse droite, partie supérieure, coup de feu, Borny. — Cicatrices adhérentes.

FREYCHET, Augustin-Eugène, né le 10 mai 1846, Monestier-du-Percy (Isère), 3e chass. à pied. — Fracture de l'humérus gauche, coup de feu, Spickeren. — Gêne des mouvements de l'épaule.

FRÉZANLS, Auguste-Casimir, 72e de ligne. — Plaie contuse à la cuisse gauche, coup de feu, Champigny, 2 décembre.

FRÉZEANT, Jacques, né en janvier 1839, Saint-Jean-d'Angély (Charente-Inférieure), 60e de ligne. — Plaie compliquée au bras gauche, partie supérieure, coup de feu, Saint-Privat. — Atrophie du membre, paralysie de la main et des doigts, l'auriculaire et l'annulaire ont seuls conservé quelque mobilité.

FRÉZIL, Justin-Honoré-Louis, né le 20 janvier 1847, Espèra-l'Agly (Pyrénées-Orientales), 9e section ouvriers d'administration. — Contusion violente de la région splénique, chute à Paris, 1er siége. — Tuméfaction considérable de la rate avec dégénérescence fibreuse, gêne dans les fonctions digestives, la marche et les mouvements du tronc.

FRIARD, Pierre-Marie, né le 10 mai 1846, Penestin (Morbihan), 18e artill. — Plaie compliquée à la main gauche, coup de feu, Rezonville. — Perte du pouce et du 1er métacarpien, large cicatrice à la face dorsale de la main et du poignet.

FRIBOURG, Jean, né le 9 mai 1847, Trochires (Côte-d'Or), garde mob. de la Côte-d'Or. — Plaie pénétrante de la poitrine, à droite, et de l'articulation scapulo-humérale, coup de feu,

Champigny, 2 décembre. — Adhérences pleurales, atrophie des muscles pectoraux, ankylose incomplète de l'épaule, amaigrissement du bras.

Frich, François-Joseph, 63e de ligne, caporal. — Congélation des pieds, Montbéliard, 15 janvier. — Perte des cinq orteils, pied droit, et, de la phalangette du gros orteil, pied gauche.

Friche, Denis-Auguste-Edmond, francs-tireurs d'Eure-et-Loir. — Plaie contuse à l'épaule gauche, éclat d'obus, Luisant, 21 octobre. — Nécrose de l'omoplate, rétraction musculaire.

Fricot, Joseph, né le 2 juin 1850, Vereux (Haute-Saône), 17e chass. à pied, caporal. — Désorganisation du globe oculaire gauche, éclat d'obus, sous Paris, 13 avril.

Frieck, Joseph, 33e ligne. — Plaie contuse à la face, éclat d'obus, Loigny. — Affaiblissement de la vue.

Friès, Adolphe, 6e chass. à pied. — Fracture de l'os iliaque gauche, coup de feu, Sedan. — Plaies fistuleuses.

Friot, Pierre-Augustin, 15e de ligne. — Plaie contuse à la main droite, coup de feu, Créteil, 30 novembre. — Perte de l'indicateur.

Frisio, Antoine, 25e de ligne. — Plaie contuse à l'articulation tibio-tarsienne gauche, coup de feu, Champigny, 30 novembre. — Ankylose incomplète, engorgement du pied.

Frison, Eugène, né le 10 septembre 1831, Châlons-sur-Marne (Marne), 50e de ligne. — Plaie contuse à la cuisse gauche, partie moyenne, coup de feu (?), armée de la Loire.

Frison, Jean-Baptiste, né le 21 avril 1843, Lapté (Haute-Loire), 17e de ligne. — Fracture du cubitus gauche, tiers supérieur, ouverture de l'articulation huméro-cubitale, éclat d'obus, Sedan. — Ankylose dans la demi-flexion, la main fixée entre la pronation et la supination.

Fritsch, Jean, 98e de ligne. — Plaies contuses aux cuisses, coup de feu et éclat d'obus, Saint-Privat. — Cicatrices adhérentes.

Frittig, André, garde mob. du Haut-Rhin, sergent. — Plaie contuse à l'articulation tibio-tarsienne gauche, coup de feu, Beaune-la-Rolande. — Ankylose.

Frizon, Joseph, garde mob. de l'Isère. — Plaie contuse au mollet gauche, coup de feu, le Mans, 11 janvier. — Cicatrice déprimée, adhérente et profonde.

Frobert, Etienne, 20e de ligne. — Plaie à la poitrine, fracture de la 2e côte, coup de feu, Champigny, 2 décembre. — Cicatrice non résistante au thorax.

Frobert, Mathieu, né le 10 juillet 1843, Arfeuilles (Allier), 56e de ligne. — Plaie compliquée au bras gauche, coup de feu, Wœrth. — Atrophie considérable de tout le bras, ankylose incomplète du coude en demi-flexion, flexion permanente des quatre derniers doigts de la main, paralysie du mouvement et de la sensibilité.

Froelicher, Augustin, né le 24 mars 1844, Schneckenbusch (Meurthe), 44e de ligne. — Fracture du maxillaire supérieur et perforation de la voûte palatine, coup de feu, Beaune-la-Rolande. — Perte d'une partie des arcades alvéolaires, il ne reste que deux molaires.

Froget, Louis-Alexis, né le 28 février, 1848, la Chapelle-Anthenaise (Mayenne), 53e de ligne. — Plaie contuse à l'avant-bras droit, coup de feu, Champigny. — Cicatrices adhérentes à l'avant-bras, gêne dans l'extension des doigts auriculaire, annulaire et médius.

Frogneux, Alexandre, 7e artill. — Congélation des deux pieds à (?). — Rétraction des fléchisseurs des deux gros orteils en flexion permanente.

Froidevaux, Edouard-Antoine-Hippolyte, 96e de ligne. — Fracture comminutive de la jambe droite, tiers inférieur, deux autres plaies, coup de feu et éclats d'obus, Frœschwiller. — Cal difforme et vicieux.

Frolon, Charles, 40e de ligne. — Fracture des malléoles et des os du tarse, pied gauche, coup de feu (?). — Ankylose tibio-tarsienne.

Fromage, Adrien, 1er de ligne. — Plaies contuses à la cuisse, partie postérieure et inférieure, et au mollet gauches, 2 éclats d'obus, Sedan.

FROMAGEOT, Claude-Eugène-François, 1er train d'artill. — Plaie contuse au genou et fracture du péroné gauches, coups de feu, Vendôme, 16 décembre.

FROMENT, François, né le 19 mars 1848, Maleville (Aveyron), 36e de ligne. — Paralysie générale, fatigues et privations, 1870-71 (sans aliénation mentale).

FROMENT, Henri-Léon, 42e de ligne.—Plaie contuse à l'articulation tibio-tarsienne droite, coup de feu, Champigny, 30 novembre. — Ankylose et atrophie du membre.

FROMENT, Joseph, né le 26 juin 1849, Millau (Aveyron), 110e de ligne. — Plaie en séton à la cuisse gauche, coup de feu, Issy, 2e siége. — Cicatrices adhérentes, atrophie et affaiblissement prononcé du membre, plaies fistuleuses persistantes.

FROMENT, Pierre-Clément, né le 21 février 1838, Brahie (Ardèche), 72e de ligne, sergent. — Plaie à travers la main droite, de la face dorsale à la face palmaire, coup de feu, Sedan. — Rétraction permanente de l'indicateur, extension permanente du pouce, du médius et de l'annulaire.

FROMOND, Joseph-Désiré-Louis, garde mob. de la Seine.—Plaie contuse à la main gauche, coup de feu, Buzenval. — Cicatrice adhérente.

FROMONT, Charles-François, né le 29 avril 1843, Varay (Haute-Saône), 23e de ligne. — Fracture du radius gauche, coup de feu, Forbach.

FRONTEAU, Louis, 80e de ligne.—Plaie pénétrante de poitrine à droite, coup de feu, Saint-Privat. — Dyspnée.

FRONTIN, Pierre-Marie-Jean, né le 13 septembre 1844, Saint-Potan (Côtes-du-Nord), 73e de ligne. — Plaie contuse au coude gauche, coup de feu, Gravelotte. — Ankylose angulaire.

FROPPIER, Claude, né le 22 février 1841, Mauziat (Ain), 27e de ligne,—Fracture du maxillaire inférieur, perte considérable de substance de la langue, coup de feu, la Bourgonce (Vosges).—Consolidation vicieuse, perte de plusieurs dents.

FROSSARD, Joseph, 12e chass. à pied, caporal.—Fracture de l'omoplate droite, éclat d'obus, Gravelotte.—Cicatrice mince et adhérente.

FROSSARD, Marie-Alexandre, né le 29 décembre 1848, Allinges (Haute-Savoie), 93e de ligne. — Plaie à la face, coup de feu, Saint-Privat. — Destruction du globe oculaire gauche et rétraction permanente des muscles masticateurs à gauche, écartement de 3 centimètres des deux mâchoires ; la parole et la mastication sont presque impossibles.

FROSSARD-DESRIVIÈRES, André-Laurent-Hippolyte, né le 5 janvier 1844, Cosne (Nièvre), garde mob. du Cher, lieutenant. — Fracture du fémur gauche, éclat d'obus, Juranville. — Ankylose du genou dans l'extension.

FROTTEAU, Pierre-Adolphe, né le 10 septembre 1852, Poitiers (Vienne), volontaires de l'Ouest, caporal. — Fracture de la jambe gauche, coup de feu, Patay, 2 décembre. — Perte de substance, cal volumineux, raccourcissement et atrophie de la jambe, cicatrice adhérente et profonde.

FROU, Louis-Marie, 59e de ligne. — Plaies contuses au talon droit, partie interne, et au-dessous de la malléole externe du même pied, 2 coups de feu, Borny. — Ankylose incomplète tibio-tarsienne.

FRUCHARD, Alexis, 58e de ligne. — Fracture du 1er métatarsien, pied droit, coup de feu, Sedan. — Atrophie du gros orteil, cicatrice adhérente.

FRUGÈRE, Baptiste, 2e de ligne. — Fracture du cubitus gauche, coup de feu, Ardenay (Sarthe), 9 janvier. — Gêne des mouvements de flexion des doigts de la main.

FRUGIER, Joseph, né le 13 août 1850, Montenbœuf (Charente), 65e de ligne. — Désorganisation du globe de l'œil gauche, coup de feu, Vanves, 3 mai.

FRULIN, Antoine-Albert-Laurent, 58e de ligne. — Plaie à la main gauche, coup de feu, Montbéliard, 15 janvier. — Perte de deux doigts.

FUCHS, Louis, né le 13 août 1849, Blida (Algérie), 48e de ligne. — Plaie contuse à la jambe gauche, éclat d'obus, Belfort. — Ankylose tibio-tarsienne, atrophie de la jambe et du pied, altération profonde de la constitution par suite d'un séjour prolongé à l'hôpital.

Fulconis, Jean-François, né le 2 juillet 1846, Saint-Étienne-Monts (Alpes-Maritimes), 101e de ligne. — Plaie contuse à la région mammaire droite, coup de feu, Champigny.—Dyspnée et gêne dans les mouvements du bras droit.

Fumat, Guillaume, 37e de ligne. — Fracture incomplète du maxillaire inférieur, lésion de la langue, coup de feu, Sedan. — Perte de plusieurs dents.

Fumat, Joseph-Henri-Séverin, 57e de ligne.—Fracture du 1er métacarpien, main gauche, coup de feu, Sainte-Barbe sous Metz. — Perte des mouvements d'abduction du pouce avec gêne des mouvements de préhension des quatre autres doigts de la main.

Fumat, Louis, né le 19 juin 1844, Valréas (Vaucluse), 81e de ligne. — Désorganisation de l'œil gauche, éclat d'obus, Noisseville.

Fumex, Jacques-Antoine, né le 4 mars 1848, Ferrières (Haute-Savoie), 67e de ligne. — Perte totale du pouce de la main gauche, coup de feu, Gravelotte,

Fumex, Jean, né le 19 février 1843, Thorins (Haute-Savoie), 18e artill. — Plaie compliquée à la cuisse gauche, partie supérieure et postérieure, éclat d'obus, Châtillon sous Paris, 19 septembre. — Extension du membre.

Furet, Frédéric-Isidore, né le 24 septembre 1847, Vaugrigneuse (Seine-et-Oise), 48e de ligne. — Fracture du calcanéum, pied gauche, coup de feu, Yvré-l'Évêque, 9 janvier. — Déplacement des fragments et destruction des insertions du tendon d'Achille.

Furet, Louis-Gabriel, né le 7 novembre 1847, Huriel (Allier), 2e zouaves. — Plaie de tête, fracture des surfaces articulaires du coude droit, 2 coups de feu, Arthenay, 3 décembre. — Balle logée dans le crâne, trépan, cicatrice déprimée simplement fibreuse au côté gauche de l'occipital : ankylose du coude, perte des mouvements des doigts de la main, immobilité dans la pronation.

Furgerot, Narcisse, 62e de ligne. — Plaie contuse à l'épaule gauche, coup de feu, Gravelotte. — Esquilles, atrophie de l'épaule.

Fusil, Pierre, né le 22 novembre 1849, Marcilly (Saône-et-Loire), 83e de ligne. — Plaie contuse à la jambe droite, coup de feu, Beaugency. — Cicatrice rétractée et douloureuse au niveau de l'espace inter-osseux, amaigrissement très-prononcé de la jambe, gêne des mouvements de flexion et d'extension du pied.

Gabarre, Auguste, né le 14 octobre 1843, Foix (Ariége), 26e de ligne. — Plaie contuse à la main droite, coup de feu, Bry-sur-Marne, 2 décembre. — Perte des deux dernières phalanges de l'indicateur, ankylose métacarpo-phalangienne de ce doigt, atrophie de la main, roideur des autres doigts.

· Gabelle, Louis-Alexis, 52e de ligne. — Plaie pénétrante de poitrine, à droite, coup de feu, le Mans, 11 janvier. — Le poumon a été traversé, dyspnée.

Gabert, Joseph, né le 21 novembre 1846, Pélussin (Loire), 13e de ligne. — Plaie compliquée au creux axillaire droit, coup de feu, Borny. — Atrophie du bras, paralysie des doigts annulaire et médius.

Gabet, Marie-Claudius, 4e de ligne. — Plaie pénétrante de poitrine à droite, coup de feu, Gravelotte. — Aplatissement de la cage thoracique.

Gabilliaud, Pierre, 15e dragons. — Fracture de la jambe droite, coup de pied de cheval, Béziers (Hérault), 17 juillet. — Ostéite du tibia, cicatrices adhérentes.

Gabinaud, François-Papoul, 15e de ligne. — Luxation incomplète tibio-tarsienne gauche, éclat d'obus, Sainte-Barbe sous Metz, 1er septembre. — Déformation du pied.

Gaborie, Jean, 54e de ligne. — Plaie en séton au niveau du tendon d'Achille, jambe droite, coup de feu, Amanvillers.

Gaborit, François-Charles, né le 10 décembre 1836, Lauderonde (Vendée), volontaire de l'Ouest. — Fracture de l'humérus droit, tiers inférieur, coup de feu, Patay. — Atrophie du bras, rétraction à angle droit de l'avant-bras, cicatrice excavée et adhérente.

GABORIT, Pierre-Alphrède, né le 2 mai 1846, Saint-Cyr-les-Gats (Vendée), 2e train d'artill. — Atrophie progressive des membres supérieurs, fatigues et souffrances de la captivité en Allemagne.

GABRIEL, César-Louis, garde mob. du Rhône. — Congélation du pied gauche, Héricourt, 17 janvier. — Perte des phalanges unguéales des orteils de ce pied.

GABRIEL, Charles-Émile, 9e artill.—Plaie contuse à la jambe droite, éclat d'obus, Loigny. — Cicatrice adhérente au mollet.

GABRIEL, Étienne, né le 6 novembre 1842, Arc-en-Barrois (Seine-et-Marne), 50e de ligne, caporal. — Fracture du radius gauche, tiers supérieur, coup de feu, Sedan. — Abcès du pli du coude, cicatrice adhérente, atrophie très-prononcée des inter-osseux, paralysie du pouce et de l'indicateur, mouvements bornés des autres doigts, rotation et supination de l'avant-bras difficiles.

GABRIELLI, Gabriel, 100e de ligne.— Plaie contuse au coude (?), coup de feu, Gravelotte. — Ankylose, amaigrissement de la main et de l'avant-bras.

GACEL, Jean-Pierre, né le 28 avril 1848, Bois-Gervilly (Ille-et-Vilaine), 18e chass. à pied. —Fracture comminutive du coude droit, coup de feu, Noisseville. — Ankylose du coude dans la demi-flexion, atrophie de l'avant-bras et perte des mouvements des doigts.

GACHASSIN, Jean, dit CAZENAVE, né le 2 octobre 1849, Bartrès (Hautes-Pyrénées), 50e de ligne.—Plaie contuse au creux axillaire droit, coup de feu, Prauthoy, 28 janvier. — Atrophie et paralysie du membre.

GACHES, David-Numa, 53e de ligne. — Fracture de la jambe droite, coup de feu, Beaune-la-Rolande. — Perte de substance du tibia, cicatrice adhérente.

GACHET, Charles-Désiré, né le 2 juin 1837, Douai (Nord), 4e zouaves. — Fracture du col du fémur droit, coup de feu, Champigny, 30 novembre.—Consolidation vicieuse, raccourcissement.

GACHET, Jean-Claude, né le 10 novembre 1827, Saint-Étienne (Loire), 2e génie. — Ophthalmie, armée de la Loire. — Kératite grave, staphylôme de la cornée, perte de la vue à droite.

GACHET, Mathieu, 13e de ligne.—Plaie en séton à l'avant-bras gauche, coup de feu, Borny. — Cicatrice adhérente aux fléchisseurs, flexion légère des doigts.

GACHON, Denis-Paul-Antoine-Victor, né le 24 novembre 1845, Rochegude (Drôme), 13e de ligne. — Plaie contuse au creux axillaire gauche, coup de feu, Borny. — Atrophie et paralysie de la main.

GACHON, Joseph, 87e de ligne. — Fracture des 2e et 3e métacarpiens, main droite, coup de feu, Saint-Privat.—Cal vicieux, perte des mouvements des doigts indicateur et médius.

GADAIS, Pierre-Julien, 93e de ligne. — Plaie contuse à la jambe gauche, coup de feu, Loigny. — Cicatrices adhérentes et profondes.

GADANT, Frédéric-Louis, né le 7 septembre 1848, Paris, garde mob. de la Seine.—Fracture compliquée de la jambe gauche, tiers supérieur, coup de feu, Bapaume.—Ankylose tibio-tarsienne, le pied fixé à angle droit, cicatrices adhérentes à la face interne et supérieure de la jambe.

GADENNE, Gustave-Joseph, né le 10 octobre 1847, Mons-en-Bareuil (Nord), garde mob. du Nord. — Plaie contuse à la cuisse droite, partie inférieure, coup de feu, Bapaume. — Pourriture d'hôpital, large perte de substance musculaire, vaste cicatrice friable et adhérente.

GADINEAU, François, 51e de ligne. — Plaies contuses à la cuisse droite, partie supérieure, au bras et à l'épaule gauches, partie postérieure de l'épaule, 3 coups de feu, Champigny, 30 novembre.

GADOUX, Claude, 58e de ligne. — Plaie contuse au coude gauche, coup de feu (?), 11 décembre. — Rétraction et atrophie du biceps, l'avant-bras est fixé dans la flexion permanente.

GAÉTHÉ, Jean-Baptiste, né le 15 juin 1838, Herlisheim (Haut-Rhin), 63ᵉ de ligne. — Mutilation de la main gauche, broiement des 2ᵉ et 3ᵉ métacarpiens, éclat d'obus, Montbéliard, 17 janvier. — Perte du pouce et d'une partie du 1ᵉʳ métacarpien, cicatrice profonde, adhérente, rétractée et bridée empêchant les mouvements des doigts restants.

GAGET, Antoine, 21ᵉ de ligne. — Plaie contuse au bras droit, éclat d'obus, Frœschwiller. — Rétraction du biceps avec extension incomplète de l'avant-bras.

GAGNANT, Jacques, né le 3 septembre 1848, Meziré (Haut-Rhin), 3ᵉ zouaves. — Fracture comminutive de l'humérus droit, tiers supérieur, coup de feu, Frœschwiller. — Atrophie et paralysie du membre.

GAGNEUX, Jacques-Antoine-Victor, 26ᵉ de ligne. — Plaie contuse à la jambe gauche, éclat d'obus, Gravelotte. — Cicatrice adhérente.

GAGNEUX, Joseph-Félix, garde mob. de l'Isère. — Plaies contuses au pied et à la base de l'indicateur de la main, côté gauche, 2 coups de feu, Beaugency. — Arthrite du pied, exostose du scaphoïde et des trois os cunéiformes.

GAGNIER, Jean-Eugène, né le 15 novembre 1849, Polignac (Charente-Inférieure), 15ᵉ de ligne. — Plaie compliquée à la face, coup de feu, la Malmaison. — Enfoncement du maxillaire supérieur, qui supporte les incisives, affaissement des narines par suite de la destruction de la cloison des fosses nasales, perte de l'odorat (nécessité d'une canule pour la respiration).

GAGNIOT, Louis, éclaireur, 8ᵉ division militaire. — Plaie contuse à la cuisse gauche, partie antérieure et moyenne, coup de feu, Chenebier, 17 janvier. — Larges cicatrices adhérentes.

GAGNOLET, Jean, 50ᵉ de ligne. — Fracture du col du fémur droit, coup de feu, Beaune-la-Rolande. — Claudication.

GAGNON, Alfred, né le 7 janvier 1854, Palais (Morbihan), 37ᵉ de ligne, caporal. — Plaie contuse à la cuisse gauche, partie inférieure, éclat d'obus, Paris, 2ᵉ siége. — Perte de substance musculaire, cicatrices profondes et adhérentes.

GAGNON, Denis, né le 10 février 1847, Ferrière (Loiret), 64ᵉ de ligne. — Plaie contuse à la cuisse gauche, coup de feu, Borny. — Bronchite tuberculeuse, privations en captivité en Allemagne.

GAHIER, Pierre-Ovide, né le 3 juillet 1836, Roidon (Cher). — Fracture du fémur gauche, coup de feu, Blois, 28 janvier. — Perte de substance osseuse, consolidation incomplète, raccourcissement considérable.

GAILHOT, Victor-Émile, né le 16 novembre 1849, Annonay (Ardèche), 34ᵉ de ligne. — Congélation du pied gauche, Vaux (Doubs). — Perte de la phalangette du gros orteil, ankylose de la phalange restante et de tout le second orteil.

GAILLAC, Eugène-Jean-Baptiste, né le 12 novembre 1846, Apt (Vaucluse), 3ᵉ de ligne. — Désorganisation du globe oculaire droit, coup de feu, Beaumont (Ardennes).

GAILLARD, Charles-Louis, né à Orjelet (Jura), 61ᵉ de ligne, sergent-major. — Fracture de la clavicule droite, coup de feu, Beaumont (Ardennes).

GAILLARD, François, 75ᵉ de ligne. — Fracture de la rotule gauche, coup de feu, Sedan. — Cicatrice adhérente à la partie interne du genou, gêne considérable dans sa flexion.

GAILLARD, François, né le 14 mai 1831, Saint-Céré (Lot), 3ᵉ chass. d'Afrique. — Fracture de l'humérus gauche, coup de feu, Sedan. — Cicatrice adhérente et bridée, atrophie du bras, ankylose incomplète de l'épaule et du coude.

GAILLARD, Giroult, caporal, garde mob. de la Dordogne. — Plaie contuse à l'omoplate droite, coup de feu, Loigny.

GAILLARD, Jean, garde mob. de la Dordogne. — Plaie compliquée à la cuisse droite, coup de feu, Loigny. — Paralysie et atrophie presque complète de la jambe, du pied et des quatre derniers orteils.

GAILLARD, Jean-François, né le 24 janvier 1847, Paris, 3ᵉ zouaves. — Plaie contuse au bras gauche, et fracture des dernières côtes à gauche, coups de feu, Frœschwiller. — Consolidation vicieuse, difformité et cicatrice adhérente au niveau de leur courbure.

GAILLARD, Jean-Pierre, né le 10 septembre 1849, Carcassonne (Aude), 6e chass. à pied. — Fracture comminutive de l'avant-bras droit, coup de feu, Villejoint, 10 décembre. — Cicatrices adhérentes, paralysie de la main.

GAILLARD, Louis, né à Vignols (Corrèze), 26e de ligne. — Arthrite rhumatismale du coude gauche, siége de Metz, fatigues. — Ankylose incomplète.

GAILLARD, Pierre, garde mob. de la Dordogne. — Plaie contuse à la jambe droite, partie inférieure, coup de feu, le Mans, 12 janvier. — Cicatrices adhérentes multiples.

GAILLARD, Pierre, né à Veyrinas (Dordogne), 5e de ligne. — Plaie contuse à la main gauche, coup de feu, Sedan. — Perte du pouce.

GAILLARD, Pierre-Louis, né le 21 octobre 1848, Néville (Manche), 14e de ligne, caporal. — Fracture comminutive de la jambe droite, éclat d'obus, Sedan. — Cicatrices adhérentes, consolidation vicieuse, raccourcissement de 2 centimètres et atrophie de la jambe.

GAILLARD DE LA ROCHE, François-Augustin-Fabien, né le 27 août 1825, au Puits (Haute-Loire), 3e zouaves, capitaine. — Fracture comminutive du cubitus droit, coup de feu, Frœschwiller. — Large cicatrice, profonde et adhérente, perte totale des mouvements des quatre derniers doigts.

GAILLARDON, Achille-Sosthène, né le 15 mars 1846, Auzebosc (Seine-Inférieure), garde mob. de la Seine. — Fracture comminutive du maxillaire inférieur, à sa partie inférieure, coup de feu, plateau d'Avron, 8 décembre. — Perte de presque toutes les dents.

GAILLAT, Jean, né le 22 octobre 1833, Lagor (Basses-Pyrénées), francs-tireurs béarnais. — Plaie contuse aux 2e et 3e doigts de la main droite, éclats d'obus, Alençon, 15 janvier. — Atrophie de la main, ankylose métacarpo-phalangienne de l'indicateur.

GAILLET, Alfred-Alexandre, né le 16 octobre 1850, Amiens (Somme), 67e de ligne. — Fracture de la jambe droite, coup de feu, Saint-Quentin. — Plaie fistuleuse, cicatrice adhérente, raccourcissement et atrophie de la jambe.

GAILLOT, Joseph-Marie, né le 18 janvier 1847, Florémont (Vosges), 3e zouaves. — Fracture de la branche montante du maxillaire inférieur, plaie à travers la face, coup de feu, Sedan. — Ankylose des articulations temporo-maxillaires rendant impossible l'écartement des mâchoires.

GAIME, Auguste, 5e artill., maréchal des logis. — Contusion à l'œil droit, projection de terre, siége de Strasbourg. — Cataracte traumatique.

GAIN, Chrétien, né le 26 mars 1846, Semelay (Nièvre), garde mob. de la Nièvre. — Plaie contuse à la main gauche, éclat d'obus, Montbéliard, 17 janvier. — Perte du doigt auriculaire et de son métacarpien, ankylose de l'annulaire dans la flexion, cicatrice adhérente abolissant les mouvements de l'indicateur et du médius.

GAINEHE, Joseph-Marie, né le 6 mai 1843, Guetas (Morbihan), 61e de ligne. — Plaie au thorax, le projectile après avoir pénétré à la partie supérieure du sternum, sans intéresser la plèvre est allé ressortir au niveau de l'insertion postérieure du deltoïde, bras droit, coup de feu, Beaumont (Ardennes). — Les doigts de la main droite sont fortement rétractés en flexion permanente.

GAL, Florens, né le 15 janvier 1848, Saint-Chély-du-Tarn (Lozère), garde mob. de la Lozère. — Contusion violente, coup de pied de cheval. — Déformation du thorax, déviation du rachis, pleurésie chronique.

GALADÉ, Pierre-Alexis, né le 30 mai 1848, la Chapelle-Jeanson (Ille-et-Vilaine), 31e de ligne. — Plaie à travers le coude droit, fracture comminutive de la tête du radius, coup de feu, la Bourgonce. — Ankylose, l'avant-bras est fixé dans le quart de flexion.

GALARD, Hippolyte, né le 6 janvier 1850, Oulches (Indre), 71e de ligne. — Plaie contuse à la cuisse droite, coup de feu, Paris, 2e siége. — Cicatrices adhérentes, gêne dans la marche.

GALARET, Jean, garde mob. du Lot. — Plaie contuse à la main droite, coup de feu, Leysur-Cravant (Loiret), 8 décembre. — Ankylose métacarpo-phalangienne du médius.

GALAUD, Jean-Louis, 46° de ligne. — Fracture du maxillaire inférieur, coup de feu, Beaumont (Ardennes). — Rapprochement des mâchoires.

GALÉA, Jean-Antoine, né le 30 décembre 1842, Grenoble (Isère), 34° de ligne.—Fracture compliquée du radius droit, coup de feu, Arthenay, 2 décembre. — Atrophie considérable du membre et surtout de la main, paralysie des fléchisseurs, les doigts fixés dans l'extension.

GALIBOURG, Maximilien-Victor, 14° de ligne. — Fracture de l'indicateur, main gauche, coup de feu, Verdun, 13 octobre. — Déformation de ce doigt.

GALICHÈRE, Arsène-André, né le 29 novembre 1841, Teilleul (Manche), 22° de ligne. — Fracture de la jambe droite, coup de feu, Beaune-la-Rolande. — Gêne des mouvements du membre.

GALINAUD, Amable, né le 6 septembre 1850, Valréas (Vaucluse), 52° de ligne. — Fracture comminutive de l'avant-bras droit, tiers moyen, coup de feu, Chenebier. — Perte des mouvements de pronation et de supination de l'avant-bras, flexion des doigts médius et annulaire.

GALINEAU, Jean, 94° de ligne. — Fracture de l'os iliaque (?), coup de feu, Saint-Privat. — Cicatrice adhérente.

GALINET, Edmond, 89° de ligne. — Plaie contuse à la main droite, coup de feu, Morée-Saint-Hilaire, 14 décembre. — Perte des mouvements du pouce.

GALINIER, Pierre-Alexis, né le 23 avril 1833, Orléans (Loiret), 9° de ligne, sous-lieutenant. — Vaste plaie contuse à la cuisse droite, éclat d'obus, Saint-Privat. — Perte de substance musculaire, cicatrice adhérente, impossibilité presque absolue des mouvements.

GALINON, Jean-Aurélien, 39° de ligne. — Plaie contuse au globe oculaire droit, éclat de projectile (?), Orléans, 11 octobre. — Perte partielle de la vision de l'œil.

GALINOU, Jean-Louis, 9° hussards. — Fracture complète de l'avant-bras droit, chute de cheval à (?). —Consolidation vicieuse, ankylose incomplète du coude, perte des mouvements de pronation et de supination.

GALLAIS, Claude-Eugène, né le 12 juin 1847, Gerbaix (Savoie), 96° de ligne. — Fracture comminutive de la jambe droite, coup de feu, Frœschwiller. — Ankylose tibio-tarsienne, léger renversement du pied en dedans, nombreuses cicatrices adhérentes, atrophie de la jambe.

GALLAIS, Rolland-Marie, 91° de ligne. — Plaie contuse à l'avant-bras droit, coup de feu, Pont-Noyelles. —Amaigrissement de la main.

GALLAND, Paulin, né le 20 juin 1828, Montmirail (Drôme), 45° de ligne, sapeur. — Plaie contuse à la poitrine, partie postérieure gauche, fracture des dernières côtes et érosion des apophyses épineuses, éclat d'obus, Sedan. — Larges cicatrices.

GALLAS-BEN-AMAR, 3° tir. alg. — Fracture des 3° et 4° métacarpiens, main gauche, éclat d'obus, Maizières (Loiret), 30 novembre. — Atrophie de la main et perte des mouvements du médius et de l'annulaire.

GALLE, Pierre, 53° de ligne. — Plaie contuse à la cuisse gauche, coup de feu, Sedan. — Atrophie incomplète.

GALLEAN, Pascal-Philibert, 100° de ligne.—Plaie contuse au mollet gauche, éclat d'obus, Gravelotte. — Amaigrissement notable.

GALLÉANO, Jean-Pierre-Marie, 1er de ligne, caporal. — Plaie pénétrante de poitrine, coup de feu, Saint-Privat. — Dyspnée et hémoptysies.

GALLET, Jean, 10° artill. — Plaie contuse à la jambe gauche, éclat d'obus, les Ormes, 11 octobre.

GALLI, François, né le 27 octobre 1839, Trongano, province de Côme (Italie), garde mob. de la Seine, 11° bataillon. — Plaie contuse à la main droite, coup de feu, Montretout. — Ankylose incomplète métacarpo-phalangienne du médius avec raccourcissement.

GALLICE, Bénoni-Emile, 43e de ligne. — Plaie contuse au creux poplité droit, érosion du fémur, coup de feu, Villorceau. — Cicatrices adhérentes, gêne dans les mouvements d'extension.

GALLICE, Émile-Henri-Gaëtan, né le 6 décembre 1848, Brioude (Haute-Loire), garde mob. de la Haute-Loire, sergent. — Plaie contuse à la jambe droite, coup de feu, Beaune-la-Rolande. — Nécrose du tibia, plaie fistuleuse.

GAILLIATHE, Joseph, 39e de ligne. — Plaies contuses aux deux jambes, 2 coups de feu, Loigny.

GAILLIEN, François-Marie, né le 27 mars 1844, Saint-Brice (Manche), 8e de ligne. — Fracture de l'acromion et de l'épine de l'omoplate droite, éclat d'obus, Sedan. — Cicatrices adhérentes, ankylose incomplète scapulo-humérale.

GALLIEN, Paul-Léon, né le 14 mars 1840, Bréhal (Manche), 26e de ligne. — Variole Cherbourg, janvier 1871. — Taie sur la cornée de l'œil droit, conjonctivite chronique de l'œil gauche.

GALLIER, Louis-Eugène, 1er chass. à pied. — Fracture du péroné droit, coup de feu, Boves, 27 novembre.

GALLIOT, Hippolyte, 10e de ligne. — Plaie contuse à la jambe gauche, 2 coups de feu, Loigny.

GALLOIS, Ernest, né le 2 février 1848, Avrainville (Vosges), 40e de ligne. — Désorganisation du globe oculaire droit, coup de feu, Spickeren.

GALLOIS, Henri, 89e de ligne, caporal. — Plaie contuse à la cuisse droite, érosion du fémur, coup de feu, Sedan. — Larges cicatrices adhérentes.

GALLOIS, Jules-Auguste, 96e de ligne. — Plaies contuses aux deux cuisses, à la verge, à la jambe et au pied droits, à la tête, coups de feu multiples, Frœschwiller. — Cicatrice déprimée au pariétal droit.

GALLOIS, Jean-François, garde mob. de l'Isère. — Plaie contuse au coude droit, coup de feu, Vernay, près Beaugency, 8 décembre. — Ankylose incomplète dans la demi-flexion.

GALLOIS, Théotil, né le 16 octobre 1842, Souilly (Meuse), 15e de ligne. — Fracture du péroné droit, coup de feu, Créteil. — Gêne douloureuse dans la marche.

GALLON, Joseph, 40e de ligne. — Plaie pénétrante du bassin, coup de feu, Spickeren. — Cicatrices adhérentes.

GALLON, Yves, 50e de ligne. — Plaie contuse au coude gauche, coup de feu, Patay, 2 décembre. — Ankylose incomplète.

GALLOT, Eugène-Adolphe, 72e de ligne, sergent. — Plaie contuse à la région lombaire, éclat d'obus, Sedan.

GALLOU, Jacques-Pierre-Narcisse, né le 14 octobre 1848, Vallières-les-Grandes (Loir-et-Cher), 14e de ligne. — Plaie en séton au bras gauche et sillonnant le thorax, coup de feu, Sedan. — Nécrose de la 6e côte, congestion pulmonaire.

GALMICHE, François-Xavier, né le 28 octobre 1852, Saint-Bresson (Haute-Saône), francs-tireurs des Vosges. — Plaie contuse à la poitrine, au-dessous du mamelon et au bord postérieur gauche de l'aisselle, coup de feu, Vougeot.

GALOCHER, Louis-Félix, 109e de ligne. — Plaie contuse à l'épaule droite, fracture partielle de la tête de l'humérus, coup de feu, Buzenval. — Ankylose scapulo-humérale.

GALODER, Pierre-Alexis, 31e de ligne. — Plaie à travers le coude droit, fracture de l'humérus, extrémité inférieure, et de la tête du radius, coup de feu, la Bourgonce. — Ankylose, l'avant-bras fixé dans le quart de flexion.

GALOPIN, Louis, 85e de ligne. — Fracture comminutive de la 1re phalange du médius, main droite, éclat d'obus, sous Paris, 7 avril. — Cicatrice adhérente, ankylose du doigt.

GALTAT, Louis-Narcisse-Amédée, né le 16 décembre 1849, Humbécourt (Haute-Marne),

7e chass. à pied.—Fracture du péroné droit, tiers moyen, coup de feu, Loigny. — Plaie fistuleuse persistante, atrophie et ankylose.

GALTIER, Marc, né le 27 mai 1844, Gignac (Hérault), 12e artill. — Luxation irréductible en avant du coude gauche, chute de cheval, Sedan.—Fausse ankylose, flexion de l'avant-bras à angle droit.

GALU, Henri-Marie-Charles, garde mob. de l'Aisne, sergent. — Plaie contuse au bras droit, érosion de l'humérus, coup de feu, Soissons, 26 septembre. — Plaie fistuleuse persistante.

GALVAING, Jean, né le 9 avril 1845, Chastel-Marlac (Cantal), 87e de ligne. — Fracture de l'astragale, du calcanéum et de la malléole externe, pied gauche, coup de feu, Strasbourg, 7 septembre. — Ankylose des articulations tibio-tarsienne, tarsienne et tarso-métatarsienne, extension permanente irréductible du pied, engorgement volumineux et abolition de tout mouvement dans ces parties.

GALY, Jean-François, 36e de ligne. — Plaie contuse au genou gauche, coup de feu, Frœschwiller. — Cicatrice adhérente.

GALY, Pierre, dit BRUSQUET, 39e de ligne. — Fracture des 1er et 2e métacarpiens, main gauche, coup de feu, Sedan. — Abolition de la flexion de l'indicateur, cicatrice adhérente et irrégulière.

GALZIN, Pierre-Prosper, garde mob. de l'Aveyron. — Fracture de la clavicule droite, coup de feu, Lantenay (Côte-d'Or), 27 novembre. — Abcès multiples.

GAMBARD, Pierre-Joseph, né le 28 mars 1834, Carnières (Nord), 72e de ligne. — Fracture compliquée du cubitus gauche, coup de feu, Saint-Quentin. — Ankylose du poignet et atrophie de l'avant-bras et de la main, les doigts fixés dans l'extension.

GAMBART, Jules-Armand, 21e de ligne. — Plaie pénétrante de poitrine à gauche, fracture de côtes, coup de feu, Sedan. — Dyspnée.

GAMBERT, François, 14e d'artill. — Plaie compliquée au mollet gauche, éclat d'obus, Héricourt, 15 janvier. — Perte de substance musculaire, rétraction du tendon d'Achille, extension permanente du pied.

GAMBON, Jean-Baptiste-Léon, 52e de ligne. — Plaie pénétrante de poitrine, à gauche, coup de feu, Arthenay, 2 décembre. — Dyspnée.

GAMEL, Jean-Louis-Frédéric, 17e d'artill. — Fracture du col du fémur (?), accident, Metz, 26 juillet. — Raccourcissement et claudication.

GANDART, Claude, 12e de ligne. — Fracture du péroné droit, tiers inférieur, coup de feu, l'Hay, 14 janvier. — Consolidation vicieuse, déviation du pied droit en dedans.

GANDOLLIÈRE, Antoine, né le 2 janvier 1845, Vaugneray (Rhône), 98e de ligne, clairon. — Plaies contuses à la cuisse, au mollet et au coude droits, coups de feu, Saint-Privat. — Ankylose incomplète, atrophie de l'avant-bras.

GANDON, Henri-Ferdinand, né le 17 juin 1849, Beaugency (Loiret), 2e d'artill. — Fracture de la crête iliaque et du cubitus gauches, tiers supérieur, coups de feu, Paris, 24 mai. — Esquilles nombreuses de l'os iliaque, perte considérable de substance du cubitus, fausse articulation au niveau de la fracture.

GANDON, Michel-Augustin-Julien, né le 27 février 1849, Bédée (Ille-et-Vilaine), garde mob. d'Ille-et-Vilaine. — Désorganisation du globe oculaire gauche, coup de feu, Champigny, 2 décembre.

GANDON, Pierre-René-Vital, né le 27 avril 1850, Grugé-l'Hôpital (Maine-et-Loire), 70e de ligne. — Désorganisation du globe oculaire droit, coup de feu, Paris, 24 mai.

GANET, François, né le 25 février 1847, Flayat (Creuse), 21e de ligne. — Fracture des doigts annulaire et médius, aux deux mains, 2 coups de feu, Frœschwiller. — Non-consolidation, ankylose de ces doigts dans l'extension permanente.

GANGLOFF, Jean-Marie, 91ᵉ de ligne. — Fracture des 4ᵉ et 5ᵉ métacarpiens, main gauche, coup de feu, Saint-Quentin.

GANGUIN, Théodore, né le 19 février 1849, Louhans (Saône-et-Loire), garde mob. de Saône-et-Loire. — Plaie contuse au genou gauche, coup de feu, Beaune-la-Rolande. — Arthrite, ankylose incomplète, atrophie considérable du membre.

GANIVET, Etienne Philibert, 1ᵉʳ chass. à pied. — Plaie contuse à la main droite, coup de feu, Bapaume. — Ankylose et atrophie de l'indicateur.

GANIVET, Paul-Pierre, 43ᵉ de ligne. — Plaie pénétrante de tête, fracture du pariétal gauche, éclat d'obus, Villorceau. — Paralysie incomplète de la langue.

GANIVETTE, Noël-Guillaume, 35ᵉ de ligne. — Congélation du pied gauche, armée de l'Est. — Contracture des fléchisseurs, déviation du pied en dehors.

GANNE, Étienne, né le 19 avril 1839, Peyrelevade (Corrèze), 2ᵉ de ligne. — Plaie à travers l'articulation scapulo-humérale droite, coup de feu, Cravant, 8 décembre. — Ankylose dans l'adduction, atrophie partielle du membre.

GANNE, Léonard, né le 8 mars 1847, Meynac (Corrèze), 31ᵉ de ligne. — Plaie compliquée à la main droite, coup de feu, Sedan. — Perte du doigt médius, ankylose incomplète des doigts, déformation de la main et abolition des mouvements d'opposition du pouce.

GANTEL, Gustave, 24ᵉ de ligne. — Plaie contuse au pied gauche, coup de feu, Saint-Quentin. — Cicatrices adhérentes, engorgement du pied avec perte des mouvements des trois derniers orteils.

GANTOY, François, né le 27 avril 1843, Saint-Julien (Haute-Savoie), 9ᵉ chass. à pied. — Congélation du pied droit à.... (?). — Perte d'une phalange du gros orteil et des 2ᵉ et 3ᵉ phalanges du 2ᵉ orteil.

GAONNACH, Guillaume-Yves, né le 21 mai 1849, Laz (Finistère), garde mob. du Finistère. — Plaie pénétrante de l'articulation scapulo-humérale gauche, coup de feu, la Magdeleine-Bouvet (Eure-et-Loir), 21 novembre. — Atrophie du bras, ankylose de l'épaule.

GAPAILLARD, Ange-Marie, né le 4 mars 1849, la Prenessaye (Côtes-du-Nord), 31ᵉ de ligne. — Plaie contuse à la cuisse gauche, érosion du fémur, coup de feu, Loigny. — Cicatrices adhérentes, plaies fistuleuses persistantes.

GARCELON, Jean, 87ᵉ de ligne. — Plaie contuse à la main gauche, lésion des fléchisseurs de l'annulaire et de l'auriculaire, coup de feu, Strasbourg, 28 août.

GARCIN, Alexis, né le 10 février 1826, Digne (Basses-Alpes), 41ᵉ de ligne, capitaine. — Abcès froid à la partie supérieure et antérieure de la cuisse gauche, fatigues, siége de Metz. — Amaigrissement de la jambe.

GARCIN, François, 3ᵉ de ligne. — Plaie contuse à l'avant-bras droit, érosion du radius, coup de feu, Frœschwiller. — Gêne dans l'extension de l'avant-bras.

GARCIN, Hyacinthe, né le 15 décembre 1835, Coise-Saint-Jean-Pied-Gauthier (Savoie), 58ᵉ de ligne, sergent. — Plaie contuse au pied droit, coup de feu (?). — Pseudo-ankylose du pied.

GARCIN, Jean, né le 1ᵉʳ janvier 1838, Bosse (Isère), 57ᵉ de ligne. — Plaie en séton à l'articulation tibio-tarsienne gauche, coup de feu, Saint-Privat. — Gonflement de l'articulation, cicatrice adhérente en avant de la malléole externe.

GARDAHAUT, Jean, 31ᵉ de ligne. — Plaie à la main droite, coup de feu, Sedan. — Paralysie du pouce.

GARDÉ, Ernest-Victor, 24ᵉ de ligne. — Plaie perforante du calcanéum, pied droit, coup de feu, Saint-Quentin.

GARDE, Jean, 33ᵉ de ligne. — Plaie contuse au pied droit, coup de feu, Arthenay, 2 décembre. — Perte partielle des mouvements de ce pied.

GARDE, Joseph, né le 8 avril 1849, Cahors (Lot), 62ᵉ de ligne. — Plaie par écrasement au pied gauche, éclat d'obus, Coulmiers. — Perte des deux gros orteils et du petit orteil de ce pied, difficulté extrême dans la marche.

GARDELLE, Michel, 89e de ligne. — Plaie contuse à la jambe droite, partie postérieure, éclat d'obus, Issy, 20 mai. — Large cicatrice adhérente, gêne dans la flexion de la jambe et du pied.

GABDES, Antoine, 6e de ligne. — Plaie compliquée au bras droit, partie supérieure, coup de feu, Gravelotte. — Paralysie presque complète des trois premiers doigts de la main.

GARDES, Jean-Pierre, dit TOURLOUNTY, né le 6 mai 1840, Aston (Ariége), 8e chass. à chev. — Plaie de tête, coup de sabre, Sedan. — Perte de la table externe et amincissement de la table interne de la partie supérieure du crâne, cicatrice étendue profondément adhérente, troubles de la vision, vertiges, faiblesse de la marche.

GARDETTE, Pierre, né en juin 1824, Aizac (Ardèche), 87e de ligne, sergent. — Fracture comminutive du fémur gauche, coup de feu, Beaugency, 8 décembre. — Plaies fistuleuses multiples et très-profondes, exostose volumineuse de tout le tiers inférieur du fémur, vaste cicatrice adhérente, ankylose incomplète du genou.

GARDEY, Michel, né le 19 août 1821, Rabastens (Hautes-Pyrénées), 41e de ligne, capitaine. — Plaie déchirée à l'avant-bras gauche, lésion des fléchisseurs des doigts, coup de feu, la Grange-aux-Bois (Moselle), 22 septembre. — Atrophie du membre, impossibilité des mouvements de flexion.

GARDIN, Abraham-Stanislas, né le 28 février 1847, Rouen (Seine-Inférieure), 78e de ligne. — Fracture comminutive du fémur droit, tiers inférieur, coup de feu, Frœschwiller. — Ankylose du genou, atrophie de la cuisse, claudication.

GARDON, Bertrand, 88e de ligne. — Fracture du cubitus droit, tiers inférieur, coup de feu, Beaune-la-Rolande. — Amaigrissement de l'avant-bras.

GARÉ, Joseph, né le 2 janvier 1835, Fronard (Meurthe), 13e de ligne, sergent. — Fracture de l'humérus droit, tiers inférieur, coup de feu, Amanvillers. — Consolidation vicieuse, semi-ankylose du coude, atrophie de la main, cicatrice adhérente.

GAREL, Amateur-Marie, 32e de ligne. — Fracture comminutive de l'avant-bras gauche, coup de feu, Beaugency. — Consolidation vicieuse, perte partielle des mouvements de la main et des doigts.

GAREL, Mathurin-Marie-Joseph, 24e de ligne. — Fracture du condyle externe du fémur droit, éclat d'obus, Sedan. — Ankylose incomplète du genou.

GAREL, Michel, 15e de ligne. — Staphylôme postérieur de chaque sclérotique, fatigues, 1er siége de Paris. — Affaiblissement de la vision des yeux.

GAREL, Yves, né le 20 octobre 1848, Tredarzec (Côtes-du-Nord), 8e artill. — Plaie pénétrante de poitrine, coup de feu, Coulmiers, 9 novembre. — (La balle, entrée à 3 centimètres en dehors du mamelon gauche, a traversé le poumon de haut en bas, et est sortie à 2 centimètres en dehors de la colonne vertébrale, même côté.) — Altération de la constitution et atrophie des membres supérieurs.

GARELLES, Auguste, 77e de ligne. — Désorganisation du globe oculaire droit et ablation de deux phalanges de l'indicateur, main droite, 2 coups de feu, les Ormes, 11 octobre.

GARELLI, Vincent-Marie, 97e de ligne. — Fracture de l'humérus gauche, coup de feu, Peltre, 29 septembre.

GARET, Louis, garde mob. du Rhône. — Plaie compliquée au bras droit, coup de feu, Nuits, 18 décembre. — Atrophie du membre, et paralysie et flexion permanente des quatre premiers doigts de la main.

GARGANT, Antoine, 72e de ligne. — Plaie contuse à la jambe gauche, éclat d'obus, Beaugency, 10 décembre. — Cicatrice adhérente.

GARGUELLE, Antoine-Gaillard, né le 25 février 1837, Bujaleuf (Haute-Vienne), 61e de ligne. — Plaie contuse à la jambe droite, partie supérieure, érosion du tibia, éclat d'obus, Montbéliard. — Ankylose du genou dans la flexion, perte de substance du tibia, cicatrice adhérente, atrophie de la jambe et du pied.

GARIN, Jean-Baptiste-Paul, 34e de ligne.— Plaie contuse à la fesse droite, partie moyenne, perte du testicule gauche, coup de feu, Beaugency. — Gêne dans les mouvements de l'articulation coxo-fémorale droite.

GARIN, Joseph, 5e de ligne. — Plaie contuse à la cuisse droite, érosion du fémur, coup de feu, Sedan. — Cicatrice adhérente.

GARLÈS, Guillaume-Marie, 11e de ligne. — Fracture du fémur gauche, coup de feu, Beaumont (Ardennes). — Raccourcissement considérable.

GARNAUD, Louis, né le 19 février 1850, Valence-de-Mansle (Charente), 49e de ligne. — Plaie s'étendant de l'angle interne de l'œil gauche qui a été désorganisé à la partie antérieure de l'oreille droite, coup de feu, la Fourche, 6 janvier.

GARNAUD, Louis-Eugène, 51e de ligne. — Plaie contuse à l'avant-bras droit, éclat d'obus, Cravant, 9 décembre. — Déformation de l'avant-bras.

GARNAUD, Pierre, né le 24 janvier 1845, Saint-Myon (Puy-de-Dôme), 100e de ligne. — Plaies contuses au niveau du poignet gauche et à l'indicateur, même côté, 2 coups de feu, Ladonchamps, 7 octobre. — Perte d'une phalange de l'indicateur, roideur et immobilité du doigt, amaigrissement et paralysie du pouce, roideur, émaciation et demi-flexion des 3 autres doigts, cicatrice adhérente, bridée de 3 centimètres au niveau du poignet.

GARNIER, Antoine, 22e de ligne.—Plaies contuse à la cuisse droite et compliquée à la main gauche, 2 coups de feu, Sedan. — Ankylose phalango-phalanginienne de l'auriculaire et de l'annulaire fixée dans l'extension incomplète.

GARNIER, Armand, 71e de ligne. — Fracture de l'humérus gauche, coup de feu, Borny. — Plaie fistuleuse, atrophie du bras.

GARNIER, Auguste, garde mob. de la Sarthe. — Plaie contuse au genou droit, éclat d'obus (?). — Cicatrice adhérente, ankylose dans l'extension.

GARNIER, Auguste-Louis, né le 9 mai 1850, Saint-Savinien (Charente-Inférieure), 8e artill. — Congélation des pieds, armée de l'Est, 10 janvier. — Perte de tous les orteils, pied droit, de la moitié du gros orteil et de la totalité du petit orteil, pied gauche, plaie fistuleuse, partie interne, pied droit.

GARNIER, Bernard-Alexandre, né le 14 février 1848, Emanville (Eure), 29e de ligne. — Fracture du col chirurgical de l'humérus, du cubitus, tiers inférieur, et des 2e et 3e métacarpiens de la main, côté gauche, coups de feu, Borny. — Impossibilité des mouvements des doigts.

GARNIER, Eugène-Hyacinthe, 37e de ligne. — Plaie contuse à la main gauche, coup de feu, Paris, 25 mai. — Cicatrice adhérente entre le pouce et l'indicateur.

GARNIER, Eutrope-Victorien, garde mob. de la Charente-Inférieure. — Fracture du calcanéum, pied gauche, éclat d'obus, Terniers, 2 décembre. — Consolidation vicieuse, cicatrice adhérente.

GARNIER, Ferdinand, né le 16 octobre 1848, Lyon (Rhône), 3e zouaves. — Plaie contuse à la jambe gauche, au niveau du tendon d'Achille, coup de feu, Frœschwiller. — Cicatrice adhérente.

GARNIER, Jacques, né le 16 décembre 1848, Nancy (Meurthe), 75e de ligne. — Plaie compliquée au poignet gauche, destruction des tendons extenseurs, coup de feu, Gravelotte. — Ankylose radio-carpienne, atrophie de la main et perte de tous ses mouvements.

GARNIER, Jean-Marie, 64e de ligne. — Plaie contuse au bras gauche, éclat d'obus, Saint-Privat. — Rétraction du biceps, flexion permanente légère de l'avant-bras.

GARNIER, Jean-Pierre, né le 15 octobre 1849, Flachères (Isère), 53e de ligne. — Perte totale du pouce, main droite, coup de feu, Patay, 1er décembre.

GARNIER, Jean-Stanislas, 76e de ligne. — Plaie contuse à la main gauche, coup de feu,

Gravelotte. — Perte du doigt indicateur, abolition partielle des mouvements du pouce, atrophie de la main.

GARNIER, Joseph, né le 29 juillet 1845, Priay (Ain), 2e zouaves. — Fracture comminutive de l'avant-bras droit, coup de feu, Frœschwiller.—Perte de substance, cicatrices adhérentes, déviation irréductible de la main fixée dans la pronation.

GARNIER, Joseph, né le 24 décembre 1834, Vezet (Haute-Saône), 97e de ligne. — Désorganisation du globe oculaire droit, coup de feu, Gravelotte.

GARNIER, Jules, 46e de ligne, sergent. — Fracture du 5e métacarpien, main droite, coup de feu, Sedan. — Rétraction à la face palmaire, perte de l'usage des trois derniers doigts.

GARNIER, Julien-Jean-Baptiste, né le 27 mars 1840, Mayenne (Mayenne), 94e de ligne. — Plaie contuse au dos, coup de feu, sous Metz, 7 octobre. — Myélite, perte absolue des mouvements des membres inférieurs, tremblement dans les membres supérieurs.

GARNIER, Louis, né le 13 septembre 1841, Saint-Vincent (Haute-Loire), 3e zouaves, caporal. — Plaie à travers la face, de dessous l'oreille gauche au-dessus de l'aile du nez, coup de feu, Sedan. — Cicatrices profondes à la région malaire, perte incomplète de la vision à gauche, difformité du nez.

GARNIER, Louis-Marin, 69e de ligne. — Fracture des maxillaires inférieur droit et supérieur gauche, coup de feu, Borny.

GARNIER, Onézime-Victor, né le 23 septembre 1842, Blois (Loir-et-Cher), 29e de ligne.— Fracture comminutive de la jambe droite, coup de feu, le Col-des-Vosges. — Atrophie du membre.

GARNIER, Pierre, 52e de ligne, sergent.—Plaie contuse à la cuisse droite, coup de feu, Pont-de-Gesne (Sarthe), 12 janvier.

GARNIER, Pierre-Jean, garde mob. de Maine-et-Loire. — Fracture du fémur droit, tiers inférieur, coup de feu, Loigny. — Cal volumineux.

GARNIER, Victor, né le 2 novembre 1846, Saint-André (Hautes-Alpes), 22e de ligne. — Fracture de la jambe gauche, coup de feu, Sedan. — Perte de substance du tibia, cicatrice profonde, adhérente.

GARNIER, Victor-François, né le 11 janvier 1847, Pézé-le-Robert (Sarthe), garde mob. de la Sarthe. — Fracture comminutive de la jambe gauche, coup de feu, Coulmiers, 9 novembre. — Enfoncement du tibia, fistule osseuse, raccourcissement, déformation et atrophie du membre.

GARNOT, Jules-Guillaume, 14e chass. à pied, caporal. — Perte des deux dernières phalanges de l'indicateur, main droite, coup de feu, Héricourt, 16 janvier.

GARNUNG, Jean, né le 8 janvier 1849, Salles (Gironde), 22e de ligne. — Plaie pénétrante de poitrine, côté droit, fracture de l'articulation métacarpo-phalangienne du pouce, main droite, 2 coups de feu, Champigny.

GARON, Pierre-Antoine, né le 21 août 1846, Estrablin (Isère), garde mob. de l'Isère.—Fracture des maxillaires, coup de feu, Yvré-l'Évêque, 10 janvier.—Perte de la portion antérieure de la mâchoire supérieure qui est difforme et perdu neuf dents, perte de six dents à la mâchoire inférieure.

GARRABAS, Gabriel, 83e de ligne. — Fracture de l'humérus droit, coup de feu, le Mans, 11 janvier. — Consolidation vicieuse, plaies fistuleuses.

GARRABOS, Antoine, né le 18 avril 1849, Mallères (Landes), 59e de ligne. — Plaie contuse au pied droit, coup de feu, l'Hay, 30 septembre.—Cicatrices adhérentes.

GARRAUD, François, garde mob. des Deux-Sèvres. — Fracture de la jambe (?), coup de feu, Beaune-la-Rolande. — Cicatrice adhérente.

GARRAUD, François-Alphonse, né le 6 juin 1840, Arais (Charente), 31e de ligne. — Plaie contuse au coude gauche, fracture de l'olécrane, coup de feu, Loigny.—Ankylose.

GARREAU, Henri, né le 12 mars 1848, Evron (Mayenne), garde mob. de la Mayenne.—

Fracture du coude droit et plaie contuse au bras, éclat d'obus, Vendôme, 6 janvier.—Ankylose, paralysie de l'avant-bras et de la main.

GARREAU, Joseph-Louis-Adrien, 91e de ligne. — Plaie contuse à la main gauche, coup de feu, Saint-Privat. — Rétraction incomplète des doigts.

GABRELLE, Pierre, né le 19 avril 1849, Savignac (Gironde), 77e de ligne. — Désorganisation du globe oculaire droit, perte des deux dernières phalanges de l'indicateur, main droite, coups de feu, les Ormes.

GARRELLE, Pierre, 87e de ligne. — Perte des deux dernières phalanges de l'auriculaire, main droite, coup de feu, Nuits, 18 décembre.

GARRIER, Ulysse, né le 16 août 1844, Blounes (Seine-et-Marne), 16e de ligne. — Fracture comminutive de l'avant-bras gauche, près l'articulation huméro-cubitale, coup de feu, Sedan. — Arthrite suppurée, nombreuses cicatrices irrégulières, profondes, adhérentes au pourtour du coude qui est ankylosé dans la demi-flexion, atrophie du membre.

GARRIGOUS, Prosper, 53e de ligne. — Plaie contuse au mollet gauche, éclat d'obus, Chagey, 15 janvier. — Cicatrice adhérente.

GARRIGOUX, Jean, 87e de ligne, caporal. — Plaie contuse à l'épaule droite, coup de feu, Strasbourg, 3 septembre.

GARRIGUE, Jean-Philippe, né le 25 mars 1845, Corsavy (Pyrénées-Orientales), 22e de ligne. — Plaie contuse au bras gauche, coup de feu, Sedan. — Amaigrissement et gêne des mouvements du bras.

GARRIGUES, Jean, 46e de ligne. — Plaie s'étendant de la fesse au flanc gauche, coup de feu, Beaugency. — Large cicatrice adhérente.

GARRIGUES, Romain, garde mobile du Lot. — Plaie compliquée à la main droite, coup de feu, Ley-sur-Cravant, 8 décembre. — Rétraction permanente de l'indicateur et du médius.

GARRIVET, Eugène, 47e de ligne. — Fracture du crâne, coup de feu, Frœschwiller. — Perte de substance osseuse, faiblesse dans la jambe droite.

GARRIVIER, Claude, né le 26 mars 1843, Saint-Nicolas-des-Biefs (Allier), 8e cuirassiers.— Contusion violente au genou gauche, coup de pied de cheval, Châlons, août 1870. — Arthrite suppurée.

GARRIVIER, Jean, né le 11 janvier 1844, Saint-Clément (Allier), 45e de ligne. — Fracture comminutive de l'avant-bras droit, coup de feu, Frœschwiller. — Perte de l'usage de la main, amaigrissement du membre, ankylose scapulo-humérale.

GARROS, Dominique, né le 1er mars 1847, Vic-Fezensac (Gers), 2e de ligne. — Fracture de la jambe gauche, coup de feu, Champigny, 21 octobre.—Consolidation vicieuse, raccourcissement et déviation du membre.

GARTISER, Nicolas, né le 1er mai 1844, Hartzviller (Meurthe), 10e chass. à pied. — Plaie compliquée au bras gauche et en séton à la paroi thoracique gauche, 2 coups de feu, Spickeren. — Paralysie de la main.

GARY, Jean, 37e de ligne. — Plaies contuses à l'épaule gauche et au pouce, main droite, coups de feu, Sedan.

GARY, Pierre, né à Ugel (Corrèze), 13e bat. garde mob. de la Seine. — Plaie contuse au niveau du tendon d'Achille, pied gauche, érosion du calcanéum, coup de feu, Stains, 21 décembre. — Esquilles.

GASC, Fulcrand-Etienne, 28e de ligne. — Fracture comminutive de l'avant-bras gauche, tiers inférieur, coup de feu (?). — Gêne dans les mouvements des doigts.

GASC, Joseph, 32e de ligne. — Plaie pénétrante de poitrine à gauche, coup de feu, près Laon, 6 novembre. — Dyspnée.

GASCARD, Joseph, né à Nantes (Loire-Inférieure), 3e zouaves. — Plaie compliquée à la cuisse droite, partie supérieure, lésion du nerf sciatique, coup de feu, Frœschwiller.

GASCON, Joseph-Adolphe, garde mob. du Gard. — Plaie contuse au bras gauche, coup de feu, Vrécourt (Vosges), 21 janvier. — Affaiblissement et atrophie de l'avant-bras et du bras.

GASCOU, François, né le 19 novembre 1842, Thonac (Dordogne), 114ᵉ de ligne. — Plaies contuses à la cuisse et à la jambe gauches; plaie contuse à l'arcade sourcilière droite, coups de feu, Champigny, 30 novembre. — Cicatrices profondes et adhérentes à la cuisse et à la jambe; atrophie pupillaire complète de l'œil, affaiblissement de la vision de cet œil.

GASCOUIN, Jules-Alexandre, 41ᵉ de ligne. — Fracture du fémur droit, coup de feu, Beaugency, 8 décembre. — Nécrose de l'os, ankylose du genou.

GASCUEL, Claude, 73ᵉ de ligne. — Fracture partielle de la malléole interne droite, coup de feu, Saint-Privat. — Cicatrice adhérente.

GASCUEL, Daniel-Camille, garde mob. du Gard.—Plaie au pied droit, coup de baïonnette, Amiens, 27 novembre.—Pourriture d'hôpital, large cicatrice adhérente, gêne des mouvements d'extension des quatre derniers orteils.

GASIN, Guillaume, 10ᵉ de ligne. — Fracture comminutive du pied gauche, coup de feu, Châtillon, sous Paris, 19 septembre. — Ankylose tarso-métatarsienne.

GASNAULT, Jean-Julien, né le 2 avril 1849, Chavagnes (Maine-et-Loire) 24ᵉ de ligne. — Plaie compliquée au coude droit, coup de feu, Champigny, 30 novembre. — Ankylose à angle droit.

GASNE, Jean, né le 26 octobre 1845, Peyrat-la-Nonière (Creuse), 1ᵉʳ chass. à pied. — Amaurose de l'œil droit, fatigues, armée du Nord. — Perte de la vision de l'œil.

GASPARD, Auguste, 8ᵉ d'artill. — Fracture du fémur droit, coup de feu, Gravelotte. — Déformation et raccourcissement de la cuisse, gêne dans les mouvements du genou.

GASPARD, Joseph, 5ᵉ d'artill. — Névralgie sciatique rebelle, fatigues, siége de Metz. — Atrophie de la jambe gauche avec déviation du pied, rétraction musculaire.

GASPARINI, Charles, né en mars 1837, Venise (Italie), rég. étranger. — Plaie contuse à la cuisse gauche, érosion du fémur, coup de feu, Orléans, 11 octobre. — Balle non extraite, esquilles, plaies fistuleuses.

GASQUET, Jean, 5ᵉ ligne. — Plaie contuse à l'articulation tibio-tarsienne gauche, section du tendon d'Achille, même côté, 2 coups de feu, Sedan.

GASSELIN, Auguste-François, 39ᵉ de ligne. — Fracture de l'humérus droit, coup de feu, Orléans, 11 octobre. — Rétraction de l'avant-bras.

GASSER, Frédéric, 48ᵉ de ligne. — Fracture de métacarpiens, main gauche, coup de feu, Frœschwiller. — Ankylose des doigts médius et indicateur.

GASSMANN, Louis, 63ᵉ de ligne. — Fracture du maxillaire inférieur, coup de feu, Spickeren. — Cicatrice adhérente au cou.

GASSON, Ernest, né le 11 décembre 1849, Cognac (Charente), 81ᵉ de ligne. — Plaie compliquée à la main gauche, coup de feu, Thiais sous Paris, 30 septembre. — Cicatrice adhérente, perte des mouvements des doigts de la main.

GASTAUD, Auguste-Séraphin, 56ᵉ de ligne. — Deux plaies contuses à la jambe gauche et au dos, 3 coups de feu, Frœschwiller. — Cicatrice adhérente au dos, gêne des mouvements du bassin.

GASTEAU, Isidore-Olivier, 100ᵉ de ligne. — Fracture du 5ᵉ métatarsien, pied droit, éclat d'obus, Ladonchamps, 7 octobre. — Atrophie et ankylose dans l'extension forcée du 5ᵉ orteil.

GASTON, Alexandre-Henri-Sébastien, né le 6 janvier 1850, Seix (Ariége), 91ᵉ de ligne. — Rhumatisme musculaire, armée de Versailles. — Paralysie rhumatismale de l'épaule et du bras droit.

GATEAU, Alexandre-Eugène, né le 23 avril 1848, Paris (Seine), 42ᵉ de ligne, caporal. — Fracture de l'os iliaque droit, coup de feu, Châtillon sous Paris. — Cicatrices adhérentes, ankylose coxo-fémorale.

GATELET, Henri-Benjamin, né le 4 mai 1847, Romagne-sous-Montfaucon (Meuse), 8ᵉ cuirassiers. — Plaies contuses au dos et à la jambe droite, partie supérieure, érosion de la crête du tibia, 2 coups de feu ; plaie à la face, côté droit, coup de sabre, chute sur le genou gauche, Wœrth. — Rétraction musculaire, jambe droite, cicatrice à la région zygomatique, arthrite du genou gauche, nombreuses cicatrices.

GATIGNON, Pierre, né le 13 août 1844, Selles (Loir-et-Cher) 47e de ligne. — Plaie contuse à la région poplitée gauche, fracture du péroné, coup de feu, Frœschwiller. — Large cicatrice adhérente, rétraction musculaire, partie postérieure de la cuisse et de la jambe, claudication et impossibilité de marcher sans béquilles.

GATINAT, Joseph, 84e de ligne. — Plaie contuse à la main droite, coup de feu, Lanthenay (Côte-d'Or), 27 novembre. — Perte de la dernière phalange de l'indicateur.

GATINES, Alfred-Clément-Victor, né le 24 décembre 1843, Chaville (Seine-et-Oise), 31e de ligne (86e marche). — Plaie à travers l'espace inter-osseux, partie supérieure de la jambe droite, coup de feu, Coulmiers, 9 novembre. — Phlegmon diffus.

GATTAF BEN AMAR, né en 1840, Beni-Salah (Constantine), 3e tir. algériens. — Fracture des 3e et 4e métacarpiens, main gauche, éclat d'obus, Mézières. — Perte des mouvements du médius et de l'annulaire, atrophie de la main.

GATTERE, Charles-Edmond, né le 24 février 1846, Bassoles-Auler (Aisne), 35e de ligne. — Fracture comminutive du coude droit, coup de feu, Chevilly sous Paris, 30 septembre. — Ankylose du coude.

GAUBENS, Pierre, né le 12 décembre 1849, Verdun (Tarn-et-Garonne), 46e de ligne. — Plaie compliquée à la jambe gauche, éclat d'obus, Champigny.

GAUBERT, Jean-Pierre, 72e de ligne. — Plaie contuse au bras gauche, partie postérieure, éclat d'obus, Sedan. — Perte de substance musculaire, cicatrice adhérente.

GAUBERT, Joseph-Adrien, 46e de ligne. — Fracture de la jambe droite, coup de feu, Beaumont (Ardennes). — Cal volumineux du tibia.

GAUBERT, Louis-Justin-Félix, né le 11 septembre 1850, Viala de Tarn (Aveyron), 89e de ligne. — Plaie contuse au bras droit et fracture des 6e et 7e côtes, côté droit, coup de feu (?). — Cicatrices multiples adhérentes.

GAUCHÉ, Jean-Paul, 45e de ligne. — Ophthalmie, Belfort, 15 janvier. — Taie sur la cornée transparente de l'œil gauche, perte presque complète de la vision de cet œil.

GAUCHER, Joseph-Jefire-Alphonse, né le 1er novembre 1847, Montbrchain (Aisne), 57e de ligne. — Plaies contuses à la clavicule droite et à l'angle externe de l'œil droit, et en séton à la nuque, 3 coups de feu, Gravelotte. — Cataracte traumatique, perte de la vision à droite.

GAUCHER, Narcisse-Julien, né le 2 janvier 1847, au Thieblemont (Marne), garde mob. de la Marne. — Plaie en séton superficiel au côté gauche de la poitrine, coup de feu, Passavant. — Faiblesse musculaire de ce côté, gêne dans la flexion du tronc.

GAUDÉ, Jean, 82e de ligne. — Fracture compliquée du cubitus droit, coup de feu, Paris, 22 mai. — Flexion permanente du pouce.

GAUDEBERGUE, Pierre-Auguste, né le 7 juin 1846, Nevers (Nièvre), 30e de ligne. — Plaie contuse au pied droit et fracture comminutive du fémur gauche, 2 coups de feu, Sedan. — Consolidation vicieuse, déformation et raccourcissement de 12 centimètres du membre, qui est atrophié et incomplétement paralysé, ankylose incomplète du genou.

GAUDEFROY, Adolphe-Alexis, né le 10 décembre 1837, Amiens (Somme), 53e de ligne, caporal. — Fracture comminutive de l'articulation scapulo-humérale gauche, coup de feu, Chagey, 15 janvier. — Ankylose et atrophie de tout le membre.

GAUDET, Félix-François, 1er génie, caporal. — Plaie contuse à l'œil gauche, éclat de bois, Paris. — Perte de la vision à gauche (le globe oculaire est atrophié).

GAUDICHON, Ambroise, 7e artill. — Plaie contuse à la jambe gauche, éclat d'obus, Sedan. — Atrophie de la jambe.

GAUDIN, Jacques, né le 3 juin 1850, Artaunés (Indre-et-Loire), 20e de ligne. — Plaie contuse à la jambe droite, coup de feu, Conneré. — Faiblesse du membre, gêne dans la marche.

GAUDIN, Jean-Baptiste-Marie, 71e de ligne.—Fracture de l'omoplate droite, coup de feu, Borny. — Cicatrices adhérentes au thorax.

GAUDIN, Jean-Claude, 7e cuirassiers. — Rhumatisme généralisé, siége de Metz. — Paralysie rhumatismale.

GAUDIN, Jules, né le 16 février 1850, Toul (Meurthe), 65e de ligne, sergent.—Fracture de la jambe droite, tiers inférieur, plaie contuse au talon droit, coups de feu, Saint-Privat.— Perte de substance du tibia, cicatrice adhérente étendue de 15 centimètres à la partie antérieure et inférieure de la jambe, ankylose et déformation de l'articulation tibio-tarsienne, cicatrice adhérente au talon.

GAUDON, Etienne-Hippolyte, 95e de ligne. — Plaie contuse aux deux omoplates, coup de feu, Noisseville, 31 août. — Large cicatrice sous-scapulaire.

GAUDOUT, Jean, 5e de ligne. — Plaie contuse à la cuisse droite, coup de feu, Sedan.

GAUDREY, Philippe-Etienne, 61e de ligne, sergent.—Plaie contuse au bras gauche, partie antérieure et supérieure, coup de feu, Héricourt, 15 janvier. — Gêne dans la flexion des doigts de la main.

GAUDRON, Jean-Louis, 63e de ligne. — Plaie pénétrante de poitrine, coup de feu, Salins, 25 janvier. — Altération de la constitution.

GAUDRY, Claude-Emmanuel, né le 24 mai 1839, Tourmont (Jura), 33e de ligne.—Plaie à travers le genou droit, coup de feu, Boves, 27 novembre. — Ankylose dans la flexion.

GAUDRY, Michel-François, né le 19 février 1841, Paris (Seine), 36e de ligne. — Plaies contuses à l'indicateur, main droite, en séton, au bras droit, et une troisième, s'étendant de l'insertion du tendon d'Achille sur le calcanéum à la partie antérieure de la malléole externe, 3 coups de feu, la Malmaison, 21 octobre. — Ankylose du pied droit.

GAUDUCHON, Jean-Marie-Augustin, 109e de ligne. — Plaie contuse à travers le carpe, coup de feu, l'Hay sous Paris, 30 septembre. — OEdème de la main et roideur des doigts.

GAUGAIN, Paul-Eugène, 94e de ligne. — Plaie contuse au coude gauche, partie postérieure, coup de feu, Gravelotte. — Cicatrice adhérente, ankylose incomplète du coude.

GAULIER, François, 43e de ligne. — Plaie contuse à l'épaule droite, coup de feu, Amanvillers. — Abcès, esquilles.

GAULTIER, François, 83e de ligne.—Plaie contuse à la jambe droite, coup de feu, Sedan. — Perte de substance musculaire, cicatrice adhérente et profonde, gêne dans l'extension.

GAULTIER, Gustave-Louis, né le 28 mai 1844, Orléans (Loiret), 26e de ligne. — Fracture comminutive de la jambe gauche, coup de feu, Saint-Privat. — Cal volumineux et difforme, plaie fistuleuse, esquilles, cicatrice adhérente, ankylose tibio-tarsienne.

GAULTIER, Jules, né le 17 mai 1848, Cornillé (Maine-et-Loire), 17e chass. à pied, caporal. — Fracture comminutive intra-articulaire du coude droit, coup de feu, Querrieux, 24 décembre. — Ankylose à angle droit.

GAULTIER, Pierre-François, 78e de ligne.—Fracture du radius droit, coup de feu, Frœschwiller. — Gêne notable des mouvements des doigts de la main.

GAUNE, Léonard, 31e de ligne. — Plaie compliquée à la main droite, coup de feu, Sedan. — Perte du doigt médius, déformation de la main, ankylose incomplète des doigts et perte des mouvements d'opposition du pouce.

GAUPIN, Charles-Joseph, né le 1er août 1850, Villenauxe (Yonne), 95e de ligne.—Plaie s'étendant de l'angle interne de l'œil gauche, au niveau du condyle de la mâchoire inférieure, côté droit, fracture de la branche montante, coup de feu, Beaugency, 8 décembre. — Amblyopie, atrophie pupillaire, rétino-choroïdite, exsudation et trace de foyers hémorrhagiques dans la rétine, perte à peu près complète de la vision à gauche.

GAUQUELIN, Etienne, né le 10 septembre 1848, Flers (Orne), garde mob. de l'Orne.—Plaie contuse à la main droite, coup de feu, Saint-Célerin (Sarthe), 11 janvier. — Ankylose méta-carpo-phalangienne des quatre derniers doigts.

GAUREL, Jean, 2e de ligne, caporal.— Plaie contuse au pied gauche, coup de feu, Spicke-ren. — Ankylose incomplète du pied.

GAURIER, François-Paulin, né le 7 mars 1850, Nevoy (Loiret), 8e de ligne. — Fracture des 2e et 3e métacarpiens, main droite, coup de feu, Ladon, 28 novembre. — Ankylose du poignet, atrophie de la main, impossibilité de la flexion des trois premiers doigts.

GAURY, Alphonse-Emile, 21e de ligne.—Fracture des 1er et 2e métacarpiens, main gauche, coup de feu, Champigny, 30 novembre. — Perte des mouvements du pouce et incomplète-ment de ceux de l'indicateur, cicatrice adhérente et irrégulière à la réunion de ces deux doigts.

GAUSSET, Jean, né le 13 septembre 1843, Saint-André (Landes), 89e de ligne. — Fracture comminutive du coude gauche, coup de feu, Sedan. — Ankylose du coude, atrophie et para-lysie du membre.

GAUTHERET, Nicolas, né le 2 décembre 1848, Fresnoy-la-Montagne (Moselle), 96e de ligne. — Fracture comminutive de l'articulation tibio-tarsienne gauche, coup de feu, Frœschwiller. — Ankylose, rétraction des fléchisseurs des orteils, paralysie du pied et atrophie de la jambe et du pied.

GAUTHEROT, Jacques-Anatole, 11e de ligne. — Plaie contuse à la cuisse droite, coup de feu, Sedan. — Cicatrice adhérente.

GAUTHIER, Auguste, 25e de ligne. — Plaie contuse à la jambe gauche, érosion des con-dyles du tibia, coup de feu, Saint-Privat. — Demi-flexion de la jambe.

GAUTHIER, Benjamin, 97e de ligne. — Paralysie incomplète du bras et de la jambe, côté droit, froid intense, armée de la Loire.

GAUTHIER, Cyprien, 1er chass. à pied. — Plaie contuse à la jambe droite, éclat d'obus, Josnes (Loir-et-Cher), 8 décembre. — Large cicatrice profonde et adhérente.

GAUTHIER, Edouard-Alfred, né le 1er mars 1845, Ervy (Aube), 14e de ligne, sergent. — Plaie pénétrante à la partie droite de la colonne vertébrale et traversant le foie pour sortir à l'ombilic, coup de feu, Sedan.—Ictère, douleurs dans l'épaule droite. (Voir le rapport Desprès à la Société de chirurgie.)

GAUTHIER, Etienne-Erasme-Isidore, né le 5 juin 1848, Vanault-le-Chatel (Marne), garde mob. de la Marne. — Plaie à la main droite, coup de sabre, Passavant, 25 août. — Flexion permanente des trois derniers doigts de la main, perte de la phalangette de l'indicateur.

GAUTHIER, François-Nicolas, né le 15 janvier 1837, Beaumont (Seine-et-Oise), 2e zouaves. — Plaie à travers l'épaule droite et plaie contuse au poignet gauche, 2 coups de feu, Frœsch-willer. — Ankylose du bras sur l'épaule et atrophie du membre.

GAUTHIER, Frédéric, 6e chass. à pied. — Plaie compliquée à la main gauche, coup de feu, Sedan. — Perte du médius, ankylose de l'annulaire.

GAUTHIER, Gaspard, né le 23 février 1839, Villerville-les-Claye (Haute-Saône), 18e artill. — Plaie contuse sous la clavicule gauche, éclat d'obus, Gravelotte. — Ostéite de la clavicule et de la 1re côte; (extraction, le 17 septembre, de l'éclat d'obus au côté interne de la fosse sous-épineuse gauche,) plaies fistuleuses, esquilles, gêne considérable des mouvements du bras gauche.

GAUTHIER, Jacques, 24e de ligne. — Plaie contuse à la main gauche, coup de feu, Saint-Quentin. — Ankylose incomplète du poignet, adhérence des fléchisseurs de l'indicateur et du médius.

GAUTHIER, Jean-François, 35e de ligne.—Plaie contuse au bras droit, éclat d'obus, Belfort, 22 janvier. — Cicatrice adhérente, paralysie momentanée de la main.

GAUTHIER, Jean-Louis, né le 19 avril 1845, le Monestier-de-Clermont (Isère), 6e chass. à

cheval. —Fracture du rachis, au niveau des 6e et 7e vertèbres dorsales, chute de cheval à... (?).
— Consolidation avec flexion angulaire de la colonne vertébrale, paraplégie.

GAUTHIER, Jean-Marie, 28e de ligne. — Fracture comminutive de l'humérus droit, coup
de feu à... (?), 10 décembre. — Nombreuses esquilles, ankylose du coude, cicatrice adhérente
et profonde.

GAUTHIER, Jean-Marie, 46e de ligne. — Congélation du pied droit, armée de la Loire. —
Perte des orteils.

GAUTHIER, Martin, né le 17 octobre 1843, Sainte-Catherine-de-Fierbois (Maine-et-Loire),
74e de ligne. — Fracture comminutive des trois premiers métacarpiens, main droite, et de la
1re phalange du pouce : plaie compliquée à l'avant-bras gauche, partie interne et moyenne,
2 coups de feu, Wissembourg. — Ankylose radio-carpienne et carpo-métacarpienne, amaigrissement de la main, paralysie des trois premiers doigts de la main et perte absolue des mouvements des articulations radio-carpienne et carpo-métacarpienne gauches.

GAUTHIER, Pierre, 39e de ligne. — Plaie contuse à la région orbitaire droite, coup de feu,
Paris, 23 mai. — Perte partielle de la vision à droite, décollement de l'iris à sa partie supérieure.

GAUTHIER, Pierre-Alexandre-Auguste, 49e de ligne. — Congélation du pied droit, Montfort, 12 janvier. — Perte des deux derniers orteils et de la phalangette des autres.

GAUTIER, Eugène, 13e chass. à pied. — Plaie contuse à la région orbitaire droite, éclat
d'obus, la Fourche, 6 janvier. — Perte de la vision de cet œil, dont la cornée est devenue
opaque.

GAUTIER, Eugène-Victor, 93e de ligne. — Plaie contuse à la poitrine, fracture de la 2e
phalange de l'indicateur, main gauche, Saint-Privat. — Extension de ce doigt.

GAUTIER, Félix-Adolphe-Laurent, né le 9 janvier 1849, Lyon (Rhône), 4e zouaves, sergent-
major. — Plaie contuse à la main gauche, coup de feu, la Malmaison, 21 octobre. — Perte
des deux derniers doigts avec ankylose phalango-phalangienne du médius.

GAUTIER, François, 9e de ligne. — Fracture du péroné droit, coup de feu, Saint-Privat.
— Cicatrice profonde.

GAUTIER, Georges, né le 9 janvier 1855, Paris (Seine), 72e bat. de la garde nationale de
la Seine. — Plaie compliquée à la cuisse droite, partie supérieure, coup de feu, Buzenval. —
Atrophie du membre.

GAUTIER, Hippolyte-Charles, né le 13 août 1823, Laval (Mayenne), 11e chass. à pied. —
Plaie à travers l'aisselle gauche, coup de feu, Villorceau, 8 décembre. —Atrophie du membre
et paralysie de la main.

GAUTIER, Joseph, garde mob. de Maine-et-Loire. — Plaie contuse au genou droit, éclat
d'obus, Cercottes, 4 décembre. — Cicatrice adhérente.

GAUTIER, Lubin-François, né le 14 mars 1846, la Tour d'Aignes (Vaucluse), 52e de ligne.
— Entorse grave, chute, Sedan. — Gêne dans l'articulation tibio-tarsienne droite.

GAUTIER, Paul, 9e de ligne. — Plaie contuse au doigt-indicateur, main droite, coup de
feu, Sainte-Barbe sous Metz. — Perte des deux dernières phalanges.

GAUTIER, Pierre, né le 28 mars 1844, Saint-Père-en-Retz (Loire-Inférieure), 65e de ligne.
— Plaie pénétrante de poitrine, coup de feu, Saint-Privat. — Emphysème pulmonaire.

GAUTIER, Sylvain-Louis-Marie, 47e de ligne. — Plaie contuse à l'articulation tibio-tarsienne droite, coup de feu, Frœschwiller. — Gonflement de l'articulation.

GAUTRAND, 43e de ligne. — Plaie contuse à la cuisse gauche, coup de feu, Saint-Privat.

GAUTROIS, Joseph, 54e de ligne. — Perte des deux dernières phalanges de l'auriculaire et
de l'annulaire, main gauche, et de la phalange unguéale du médius et d'une partie de celle
de l'indicateur, éclat d'obus, Saint-Privat.

GAUTRON, Flavien-Pierre, 12e de ligne, sergent. — Fracture de l'auriculaire, main
gauche, coup de feu, Saint-Privat. — Perte de ce doigt.

GAUTRUCHE, Anselin-Louis-Gustave, 25e de ligne. — Perte du pouce, main gauche, coup de feu, Ladonchamps sous Metz, 27 septembre.

GAUVAIN, Jean-Baptiste-Alexandre, 10e de ligne. — Plaie contuse au coude droit, coup de feu, Saint-Privat. — Ankylose incomplète.

GAUVEN, Eugène-Émile, 2e chass. à pied. — Fracture du cubitus gauche, coup de feu, Villers-Bretonneux, 27 novembre. — Consolidation vicieuse.

GAUVIN, Alexandre, 97e de ligne, caporal. — Plaie compliquée à l'épaule gauche, coup de feu, Gravelotte. — Perte de substance musculaire et osseuse, cicatrices profondes et adhérentes.

GAUVRIT, Pierre, soldat au (?). — Abcès à la cuisse droite, fatigues de la campagne 1870-1871. — Rétraction musculaire.

GAUX, Denis-Joseph, né le 26 juin 1839, Nemain (Nord), garde mobilisée du Nord. — Plaie contuse à la racine du nez, coup de feu, Amiens. — Désorganisation du globe oculaire droit, affaiblissement de la vision à gauche.

GAUYA, Julien, garde mob. de Loir-et-Cher. — Plaie contuse à la cuisse gauche, éclat d'obus, Juranville, 28 novembre. — Cicatrices adhérentes et déprimées, gêne extrême et douloureuse dans les mouvements du membre.

GAVARD, Bernard-Édouard, né le 21 octobre 1840, Annecy (Haute-Savoie), 21e de ligne, caporal. — Ablation des doigts médius et annulaire, main gauche, et fracture de l'indicateur, éclat d'obus, Patay. — Rétraction permanente de l'auriculaire.

GAVELLE, Isidore, né le 6 octobre 1846, Villemontoire (Aisne), 61e de ligne. — Plaie compliquée au creux poplité gauche, coup de feu, Beaumont (Ardennes). — Flexion permanente de la jambe par rétraction des fléchisseurs, atrophie de la jambe et du pied.

GAVET, Joseph-Anatole, né le 8 décembre 1841, Saucourt (Haute-Marne), 1er rég. du génie. — Contusion violente au coude gauche, explosion du poudrière du fort de Plappeville. — Ankylose incomplète du coude, gêne dans la pronation et la supination de l'avant-bras, de la main, et dans la flexion du doigt auriculaire.

GAVOILLE, Claude-Joseph-Eugène, né le 16 juin 1827, Melisey (Haute-Saône), 23e artill. — Plaie en sillon profond à la poitrine, entre les deux mamelons à 3 centimètres au-dessous, éclat d'obus, Gravelotte. — Vaste cicatrice irrégulière, adhérente de 23 centimètres de long et de 7 de haut, déformation et enfoncement des dernières côtes et du sternum, gêne dans les mouvements de la circulation et de la respiration.

GAVORY, Jules-François-Joseph, né le 20 juillet 1848, Ligny-sur-Canche (Pas-de-Calais), 13e de ligne. — Fracture de la jambe gauche, tiers inférieur, coup de feu, Amanvillers. — Consolidation vicieuse, déformation et raccourcissement du membre.

GAY, Abel-Ange, 8e cuirassiers. — Plaie compliquée au bras droit, coup de feu, Wœrth. — Paralysie du bras.

GAY, Auguste-Louis, né le 19 mars 1850, Varen (Tarn-et-Garonne), 46e de ligne. — Phthisie pulmonaire, privations en captivité.

GAY, Jean-Marie, né le 26 mai 1850, Saint-Cyr-au-Mont-d'Or (Rhône), 3e zouaves. — Plaie compliquée à la face, côté droit, coup de feu, Villersexel. — Perte des dents molaires droites, ankylose du maxillaire ne permettant qu'un écartement de 1 centimètre, mesuré en avant, plaie fistuleuse permanente, fistule salivaire, surdité à droite, épiphora amblyopie de l'œil gauche; difformité de la joue droite.

GAY, Philibert, 91e de ligne. — Fracture d'un maxillaire, coup de feu, Bapaume, 3 janvier. — Perte de quelques dents, consolidation vicieuse.

GAYERIE, Jean, né le 2 août 1844, Saint-Viance (Corrèze), 51e de ligne. — Plaie contuse à la jambe gauche, mitraille, Gravelotte. — Cicatrice adhérente, ankylose incomplète tibio-tarsienne.

GAYET, Julien, 65ᵉ de ligne.—Fracture de l'apophyse mastoïde droite, éclat d'obus, Sedan. — Surdité de ce côté, torticolis permanent.

GAYON, Augustin, 11ᵉ artill.—Plaies contuses à l'épaule droite et au creux axillaire, coup de feu et éclat d'obus, Borny. — Ankylose scapulo-humérale, atrophie du membre, large cicatrice profonde et adhérente au bord postérieur de l'aisselle.

GAYRAL, Jean-Antoine-Paul, né le 23 mars 1844, Labessière-Candeil (Tarn), 43ᵉ de ligne. — Plaie s'étendant de la tempe gauche à la région latérale gauche et moyenne du cou, coup de feu, Saint-Privat. — Suppuration abondante par le canal auditif gauche, perte de l'ouïe de ce côté, rigidité de l'articulation temporo-maxillaire.

GAYRAUD, Etienne, 87ᵉ de ligne. — Plaie contuse à la jambe gauche, coup de feu, Patay, 2 décembre. — Cicatrice adhérente.

GAZEAU, Michel, né le 20 mars 1843, Ponts-de-Cé (Maine-et-Loire), 126ᵉ de ligne.—Plaies contuses à la cuisse gauche, partie postérieure et moyenne, et au niveau de la malléole interne, pied droit, éclats d'obus, Bry-sur-Marne. — Cicatrices adhérentes à ces deux régions.

GAZEAUX, Jacques, né le 18 mars 1849, Figeac (Lot), 27ᵉ de ligne. — Fracture des 4ᵉ et 5ᵉ métacarpiens, main gauche, coup de feu, Orléans, 11 octobre. —Extension permanente de l'annulaire et de l'auriculaire, cicatrice adhérente, atrophie de la main.

GAZET, Joseph, né le 2 novembre 1848, Vernissieux (Rhône), 15ᵉ artill. — Fracture comminutive du fémur droit, coup de feu, Saint-Quentin.—Ankylose du genou, raccourcissement de 12 centimètres du membre.

GAZIO, Julien, garde mob. du Morbihan.—Plaie contuse au bras droit, coup de feu accidentel, 8 mars. — Pourriture d'hôpital, cicatrices adhérentes, atrophie du bras.

GAZON, Louis, garde mob. de la Charente, caporal. — Plaie à la malléole interne, pied droit, coup de feu, Montbéliard, 15 janvier. — Ankylose incomplète tibio-tarsienne.

GEAY, Jean-Baptiste-Aimé, né le 8 juillet 1845, Gray (Haute-Saône), 56ᵉ de ligne (ex-136ᵉ), sergent. — Fracture comminutive de l'humérus droit, tiers supérieur, coup de feu, Buzenval. — Cicatrice adhérente au deltoïde, gêne dans l'élévation du bras.

GEAY, Jean-Pierre, né le 15 septembre 1836, Asnois (Vienne), 68ᵉ de ligne. — Plaies contuses à la cuisse droite, 2 coups de feu, Villetaneuse sous Paris, 19 septembre. — Gêne considérable dans les mouvements du membre.

GÉBERT, Alexis, 20ᵉ de ligne. — Congélation du pied droit, Vaux (Doubs), 30 janvier. — Perte des deux dernières phalanges du 2ᵉ orteil et de la phalange du gros orteil.

GEISKOPFF, Antoine, 11ᵉ chass. à pied. — Plaie contuse à l'épaule gauche et perte des deux dernières phalanges de l'indicateur, main gauche, éclat d'obus, Sainte-Barbe sous Metz.

GEFFARD, François, né le 3 décembre 1848, Courlay (Deux-Sèvres), 1ᵉʳ zouaves. — Plaie perforante oblique s'étendant de la pommette gauche à l'oreille droite, coup de feu, Frœschwiller. — Ankylose incomplète temporo-maxillaire droite.

GEFFRIN, Eugène, 13ᵉ de marche, sergent-fourrier. — Plaie à la poitrine, fracture de la 12ᵉ côte, coup de feu, Villorceau. — Gêne des mouvements d'ampliation des parois thoraciques droites.

GEFFROY, Jacques-Marie, né le 20 février 1849, Pladual (Côtes-du-Nord), 25ᵉ de ligne.— Plaie contuse à l'avant-bras gauche, coup de feu, Coulmiers. — Atrophie du membre, gêne dans les mouvements des deux premiers doigts.

GEFFROY, Jean-Marie, né le 7 mars 1847, Comblessac (Ille-et-Vilaine), 101ᵉ de ligne. — Otite, fatigues du siége de Paris. — Otorrhée double, surdité complète.

GÉHAN, Germain-François, né le 6 juin 1839, Manneville-la-Goupil (Seine-Inférieure), 12ᵉ de ligne. — Plaie compliquée à la main gauche, éclat d'obus, Ville-Évrard, 23 décembre. — Perte du doigt indicateur, ankylose des articulations carpienne et carpo-métacarpienne.

GÉHIN, Jean-Joseph, 24ᵉ de ligne. — Plaie contuse à l'épaule droite, et fracture comminutive du maxillaire inférieur droit, coup de feu, Saint-Quentin. — Non-consolidation, mobilité des deux fragments du maxillaire, deux cicatrices adhérentes à l'épaule.

GEILER, Eugène-Jean-Baptiste, né le 13 avril 1839, Versailles (Seine-et-Oise), 39e de ligne. — Fracture de la jambe droite, coup de feu, Loigny. — Phlegmons, nombreuses esquilles, claudication.

GEISCHEIMER ou GEISSMER, Joseph, né le 13 mars 1845, Wiskitkach (Pologne russe), francs-tireurs de Strasbourg. — Fracture comminutive et compliquée du fémur gauche, tiers moyen, coup de feu, Strasbourg, 24 septembre. — Vastes phlegmons, cicatrices étendues, raccourcissement de 8 centimètres de la cuisse, qui est arquée et contournée, amaigrissement et affaiblissement considérable de la jambe.

GÉLAIN, Marie, 71e de ligne. — Plaie compliquée au bras droit, partie supérieure, coup de feu, Dijon, 30 octobre. — Cicatrice adhérente, gêne des mouvements du bras et de l'épaule.

GELÉE, Adolphe-Émile-Louis, né le 28 novembre 1848, Paris-Montmartre (Seine), 67e de ligne. — Fracture comminutive du fémur gauche, coup de feu, Gravelotte. — Raccourcissement de 3 centimètres et consolidation vicieuse en forme de coude.

GÉLÈVE, Jean-Marie, né le 19 mai 1846, Folgoët (Finistère), 24e de ligne. — Plaies contuses à la région inguinale et au mollet gauches, coup de feu, Spickeren. — Cicatrices adhérentes.

GELHATE, Edmond-Adolphe, 37e de ligne. — Plaie contuse au genou gauche, coup de feu, Sedan. — Cicatrice adhérente.

GÉLIGNÉ, Ernest-Luc, 25e de ligne. — Plaie aux orteils du pied gauche, coup de feu, Villepion, 1er décembre. — Perte de la phalange unguéale des 1er, 2e, 3e et 5e orteils, et des deux dernières phalanges du 4e orteil.

GÉLINAUD, Charles-Augustin-Mirtil, né le 17 décembre 1847, Bélabre (Indre), 13e dragons. — Fracture du crâne, coup de sabre, Sedan. — Cicatrice au niveau de la suture occipito-temporale gauche, paralysie du membre inférieur gauche, atrophie progressive.

GÉLINEAU, Auguste, 54e de ligne. — Plaie contuse à la jambe droite, au niveau du tendon d'Achille, coup de feu, le Mans, 10 janvier.

GELLÉ, Pascal, né le 16 décembre 1847, Cabanac (Hautes-Pyrénées), 24e de ligne. — Plaie contuse à la région axillaire gauche, coup de feu, Beaugency, 9 décembre. — Ankylose scapulo-humérale et incomplète huméro-cubitale dans la flexion à angle obtus, paralysie presque complète de la main avec rétraction des doigts, cicatrices adhérentes, plaies fistuleuses persistantes.

GELLION, Pierre-Eugène, né le 12 août 1848, Paris (Seine), 8e chass. à pied. — Plaie pénétrante s'étendant de l'hypochondre droit à la région lombaire, même côté, plaie contuse au dos, à gauche, 2 coups de feu, Frœschwiller. — Fistule intestinale à droite, balle non extraite, à gauche, douleurs aux reins et aux jambes.

GELLY, Paul-Denis, né le 25 novembre 1852, Montpellier (Hérault), 26e de ligne. — Perte du pouce, main droite, coup de feu, Gravelotte.

GÉLU, Claude, né le 24 mars 1846, l'Isle-d'Abeau (Isère), 53e de ligne. — Fracture de l'os iliaque gauche, coup de feu, Sedan. — Abcès profonds, nécrose tuberculeuse, tuberculisation du sommet des deux poumons.

GÉLY, Antoine, né le 10 mars 1844, Roanne (Loire), 15e de ligne. — Désorganisation du globe oculaire droit, éclat d'obus, Soissons, 12 octobre.

GEMMIER, Louis-Victor, né le 17 septembre 1847, Niort (Deux-Sèvres), 42e de ligne, caporal. — Plaie contuse au mollet droit, éclat d'obus, Champigny. — Rétraction musculaire.

GENDARME, Jean-Étienne-Cyrille, né le 4 août 1841, Sablières (Ardèche), 22e de ligne. — Fracture comminutive de la jambe gauche, éclat d'obus, Sedan. — Cal vicieux et difforme, ankylose tibio-tarsienne, atrophie et déviation de la jambe en dedans, extension et adduction permanente du pied.

GENDARME, Jean-Louis, né le 12 mai 1841, Messincourt (Ardennes), 33e de ligne. — Fracture du fémur droit, coup de feu, les Ormes, 11 octobre. — Raccourcissement de 4 centimètres.

GENDRE, Jean-Louis, 26e de ligne. — Perte des deux dernières phalanges de l'indicateur et du médius, main droite, coup de feu, Champigny, 2 décembre.

GENDRE, Léonard, né le 11 février 1850, Marchastel (Cantal), 22e chass. à pied. — Plaie contuse à la face palmaire, main droite, coup de feu, Clamart, 2e siége. — Cicatrices adhérentes, rétraction de l'annulaire et de l'auriculaire.

GENDREU, François, né le 1er décembre 1847, Brassac (Ariége), 124e de ligne, ex-13e provisoire inf. — Fracture comminutive de l'avant-bras droit, coup de feu, Paris, 24 mai. — Cicatrices adhérentes, abolition incomplète des mouvements du poignet et des doigts.

GENDROT, François, 71e de ligne, caporal. — Plaies contuses au-dessous du grand trochanter, au dessous du condyle externe du fémur et au creux poplité, cuisse gauche, et à la cuisse droite, coup de feu et éclats d'obus, Servigny sous Metz. — Cicatrices adhérentes et étendues.

GENDROT, Joseph-Jean-Marie, 83e de ligne. — Phthisie pulmonaire, privations, captivité en Allemagne.

GENEIX, Joseph, né le 22 mai 1846, Latour (Puy-de-Dôme), 96e de ligne. — Ophthalmie, captivité en Allemagne.—Affaiblissement de la vue, héméralopie.

GENERMONT, Flavien, né à Beauvais (Oise), garde mob. de la Loire-Inférieure. — Plaie en séton aux cuisses, coup de feu, Champagné (Sarthe), 10 janvier.

GENESTE, Claude, né le 17 mars 1847, Ferrières (Allier), sapeurs-pompiers. — Effort violent, Paris, 2e siége. — Orchite double, épididymite tuberculeuse double.

GENEVEZ-MONTAZ, Jean-Antoine, né le 4 mai 1823, Tullins (Isère), 32e de ligne, capitaine. — Fracture de la jambe droite, coup de feu, Rezonville. — Consolidation vicieuse et déformation de la jambe, dont les fléchisseurs sont rétractés, flexion du pied sur la jambe.

GENEVOIS, Claude, né le 9 mars 1842, Blanzy (Saône-et-Loire), 20e de ligne.—Plaie à la poitrine, coup de feu, Sedan. — Cicatrices adhérentes à la 4e côte, atrophie du pectoral droit.

GENGEMBRE, Auguste-Joseph, garde mob. du Nord. — Plaie contuse à la jambe gauche, éclat d'obus, Villers-Bretonneux, 27 novembre. — Phlegmon diffus, cicatrice adhérente, amaigrissement de la jambe, dont les mouvements sont difficiles.

GENIN, Antoine, rég. étranger, sergent. — Plaie pénétrante de poitrine à droite, coup de feu, Neuilly-sur-Seine, 18 avril. — Dyspnée.

GÉNIN, Joseph, né le 29 mars 1850, Saint-Georges (Isère), 58e de ligne.—Fracture de l'apophyse épineuse de la 5e vertèbre cervicale droite, coup de feu, Paris, 25 mai.—Ankylose des vertèbres inférieures de la région cervicale, obligation de soutenir la tête avec les mains dans la station verticale.

GENIN, Nicolas-Henri-Léopold, né le 31 juillet 1848, Gerbamoret (Vosges), 15e chass. à pied, caporal. — Fracture de la jambe droite, tiers inférieur, coup de feu, Borny. — Ostéite, cicatrice adhérente, gêne considérable dans l'articulation tibio-tarsienne, amaigrissement du membre.

GÉNIN-GARANDAZ, Jean-Louis, 62e de ligne. — Plaie contuse à la cuisse gauche, coup de feu, Changé, 10 janvier. — Cicatrices adhérentes, légère atrophie du membre, claudication.

GÉNIX, Claude, 94e de ligne. — Fracture de la jambe droite, chute dans la tranchée, porte d'Auteuil, 19 mai. — Raccourcissement.

GENLOT, Albert, né le 2 janvier 1852, Bischwiller (Haut-Rhin), 92e de ligne. — Plaie compliquée à la main droite, coup de feu, fort de Joux, 1er février 1871. —Ankylose presque complète du poignet et de tous les doigts.

Genot, Jérémie, né le 18 mars 1839, Pussy (Savoie), 31e de ligne. — Fracture de l'omoplate droite, coup de feu, Loigny.—Plaie fistuleuse.

Genouel, Alexandre-Marie, né le 16 mars 1844, Juvigné (Mayenne), 8e de ligne, sergent. — Fracture de la jambe droite, tiers supérieur, coup de feu, Spickeren. — Cal vicieux, déviation du pied en dedans, raccourcissement du membre.

Genouel, Brice-Louis, né la Coizille (Mayenne), 39e de ligne. — Fracture du bord de l'os iliaque gauche et plaie contuse à la jambe, même côté, plaie pénétrante de l'abdomen, 3 coups de feu, Parigné-l'Évêque, 10 janvier.

Genoyer, Basile-Adolphe, né le 4 décembre 1847, Chanborigaud (Gard), garde mob. du Gard, sergent. — Plaie contuse à la malléole externe, pied (?), coup de feu, Saint-Quentin.— Ostéite avec suppuration, gonflement du cou-de-pied, roideur articulaire.

Genre, Charles-Léon, 1er chass. d'Afrique.—Perte des doigts indicateur et médius, main gauche, coup de feu, Sedan.

Gense, Arthur, 29e de ligne. — Perte des deux dernières phalanges de l'indicateur, main droite, coup de feu, Sainte-Barbe sous Metz.

Gensse, Alfred-Charles-Edmond, né le 28 décembre 1843, Champien (Somme), 6e de ligne.—Fracture de l'humérus droit, coup de feu, Sedan. — Cicatrice adhérente, gêne considérable dans les mouvements du membre.

Genta, Denis, né le 6 octobre 1845, Ger (Basses-Pyrénées), 88e de ligne. — Plaie compliquée au pied droit, coup de feu, Beaumont (Ardennes). — Esquilles du tarse, atrophie considérable du pied, claudication.

Genté, Julien-Laurent, né le 7 novembre 1850, Saint-Philbert (Loire-Inférieure) 11e chass. à pied.— Plaie à travers le pied gauche, coup de feu, Beaugency. — Rétraction des tendons fléchisseurs, gêne dans l'extension du pied.

Gentil, Antoine, 94e de ligne. — Plaie déchirée à la cuisse droite, coup de feu, Conneré, 10 janvier.

Gentilhomme, René-Pierre-Marie, 58e de ligne. — Plaies contuses à la poitrine et à la cuisse droite, 2 coups de feu, Mouzon (Ardennes). — Abcès par congestion.

Gentric, Louis-Yves, 42e de ligne. — Plaie compliquée à la jambe droite, coup de feu, Champigny, 30 novembre. —Paralysie partielle de la motilité et de la sensibilité de la jambe, surtout des extenseurs de celle-ci et du pied.

Gentil, Jean, né le 25 novembre 1849, Saint-Germain-Chassenay (Nièvre), garde mob. de la Nièvre. — Congélation à (?), armée de la Loire. — Atrophie de la jambe droite, plaie fistuleuse au pied.

Gentil, Joseph-Jean, 99e de ligne.—Plaie contuse à la main droite, éclat d'obus, Sedan. —Ankylose métacarpo-phalangienne des deux derniers doigts.

Genty, Léonard, né le 11 octobre 1841, Villefavard (Haute-Vienne), 29e de ligne. — Fracture de la malléole externe droite, éclat d'obus, Neuville-aux-Bois (Loiret), 3 décembre. — Consolidation vicieuse, ankylose tibio-tarsienne avec déformation.

Genty, Noël-Frédéric, né le 25 décembre 1848, Charray (Eure-et-Loir), garde mob. d'Eure-et-Loir. — Fracture comminutive du fémur droit, à son extrémité inférieure, coup de feu, Epernon, 4 octobre. — Esquilles, raccourcissement et ankylose du genou.

Geoffroy, Adolphe-Nicolas, né le 6 mars 1829, Montigny-le-Roi (Haute-Marne), 100e de ligne, capitaine. — Fracture avec enfoncement du sternum et des 4e et 5e côtes à gauche, éclats d'obus, Rezonville.—Déformation du thorax, fistule pulmonaire, cicatrices adhérentes, larges, profondes et amincies.

Geoffroy, Augustin-Louis, 19e de ligne. — Fracture de l'acromion, côté droit, coup de feu, Châtillon-sous-Paris, 19 septembre. — Gêne dans les mouvements du bras.

Geoffroy, Louis-Achille, 41e de ligne. — Plaie contuse au bras gauche, coup de feu, Borny. — Gêne dans l'élévation du bras.

520 BLESSURES DIVERSES ET MALADIES.

GEOFFROY, Louis-Emile, 56e de ligne. — Plaie contuse à la face, côté droit, coup de feu, Paris, 26 mai.—Ankylose incomplète temporo-maxillaire.

GEOFFROY, Victor, 2e zouaves, caporal. — Fracture comminutive de la jambe droite, coup de feu, Frœschwiller.

GEORGE, Louis-Alexandre, né le 9 juillet 1843, Beaumont (Ardennes), 8e de ligne.—Plaie compliquée à la face, côté gauche, coup de feu, Forbach.—Désorganisation du globe oculaire gauche, cicatrices adhérentes s'étendant de l'angle externe de l'œil jusqu'au milieu du cou, ankylose incomplète du maxillaire inférieur, difformité considérable.

GEORGEAIS, Jean-Marie, 59e de ligne. — Plaie compliquée au pied gauche et fracture du 2e métatarsien de ce pied, coup de feu, Borny.

GEORGEOT, Jules-Eugène, né le 20 mai 1852, Monthureux-sur-Saône (Vosges), 24e de ligne, caporal. — Plaie contuse à l'orbite droit, éclat d'obus, Bapaume. — Extraction du globe oculaire droit.

GEORGES, André, 36e de ligne, caporal.—Contusion violente au pouce, main droite, recul de la culasse du chassepot, Neuilly-sur-Seine, 1er mai. — Cicatrice adhérente au pouce dont la flexion et l'opposition sont abolies.

GEORGES, Antoine, né le 27 novembre 1847, Fleurie (Rhône), garde mob. du Rhône. — Fracture du maxillaire inférieur, côté gauche, éclat d'obus, Belfort.—Consolidation vicieuse, perte de toutes les dents du maxillaire supérieur, à gauche, et de deux dents du maxillaire inférieur, les arcades dentaires ne correspondent plus.

GEORGES, Claude, 91e de ligne. —Perte de deux phalanges de l'indicateur, main droite, coup de feu, Ladonchamps, 7 octobre.

GEORGES, Charles, 100e de ligne. — Plaie contuse à la région fessière gauche, coup de feu, Rezonville. — Plaie fistuleuse, gêne dans la flexion du tronc sur le bassin.

GEORGES, Emmanuel-François-Louis, né le 6 février 1848, Montjoie (Manche), 64e de ligne. — Variole en captivité. — Taie sur la cornée de l'œil gauche, perte partielle de la vision de ce côté.

GEORGES, François, 62e de ligne. — Fracture de l'omoplate droite, coup de feu, Changé, 10 janvier.

GEORGES, François, 22e chass. à pied, caporal. — Fracture du 4e métacarpien, main droite, éclat d'obus, Clamart, 3 mai. — Cicatrice adhérente.

GEORGES, Jean-Édouard, 1er inf. légère d'Afrique. — Fracture des deux maxillaires avec perforation de la voûte palatine, et fracture de la jambe droite, 2 coups de feu, Beaune-la-Rolande. — Déformation de l'arcade dentaire, perte de plusieurs dents, atrophie de la jambe et claudication.

GEORGES, Jules, né le 19 février 1843, Provenchères (Vosges), 20e chass. à pied. — Fracture comminutive du coude droit, coup de feu, Servigny sous Metz. — Ankylose dans la flexion à angle droit.

GEORGES, Jules, 11e chass. à pied. —Plaie contuse au genou gauche, coup de feu, Sainte-Barbe sous Metz.

GEORGES, Pierre, 2e provisoire. — Fracture du péroné droit, coup de feu, Paris, 22 mai. —Consolidation vicieuse, cicatrice adhérente.

GÉRAC, Firmin, 53e de ligne. — Congélation du pied gauche, Chagey, 15 janvier.—Perte de la 1re phalange des quatre premiers orteils de ce pied.

GÉRARD, Bénoni-Isidore, 95e de ligne. — Ablation du doigt indicateur, main droite, coup de feu, Beaugency, 8 décembre.

GÉRARD, Eugène-Jean-Baptiste, né le 24 juin 1846, Badonviller (Meurthe), 5e cuirassiers. — Plaie contuse à la partie supérieure et postérieure de la cuisse droite, éclat d'obus, Mouzon (Ardennes). — Vastes cicatrices, rétraction musculaire considérable.

GÉRARD, Jean-Baptiste, 71e de ligne. — Plaie à la poitrine, fracture d'une côte, coup de feu, Borny. — Cicatrice adhérente.

GÉRARD, Jean-Joseph, né le 30 septembre 1839, Saint-Lizier (Ariège), francs-tireurs toulonnais, caporal. — Fracture des 5 métatarsiens du pied droit, coup de feu, Dijon. — Déformation considérable du pied avec raccourcissement de 3 centimètres et redressement de l'extrémité, marche sur le talon (pied-bot talus).

GÉRARD, Jean-Pierre, né le 23 mars 1847, Labaroche (Haut-Rhin), 28e de ligne. — Plaie pénétrante à la joue gauche, ablation des molaires et section de la langue, coup de feu, le Bourget, 30 octobre. — Ecoulement de salive.

GÉRARD, Léon-Balthazar, né le 25 décembre 1852, Sedan (Ardennes), garde mob. de la Marne, caporal. — Plaie pénétrante à la région pubienne, coup de feu, Saint-Quentin. — Balle non extraite, plaie fistuleuse, gêne des mouvements des deux membres inférieurs.]

GÉRARD, Louis-Paul, né le 24 avril 1849, le Ferré (Ille-et-Vilaine), volontaire de l'Ouest. — Fracture du coude gauche, coup de feu, Yvré-l'Évêque, 11 janvier. — Ankylose du coude dans la flexion et déformation.

GÉRARD, Michel-Jules, né le 14 novembre 1841, Saint-Raphaël (Var), 109e de ligne. — Fracture compliquée de l'humérus droit, partie supérieure, coup de feu, l'Hay, 30 septembre. — Atrophie du deltoïde et perte des mouvements d'abduction.

GÉRARD, Prosper, 13e chass. à pied, sergent-fourrier. — Plaies contuses à la poitrine, côté droit, et à la main droite, fracture d'un métacarpien, 2 coups de feu, Morée-Saint-Hilaire, 14 décembre. — Atrophie de la main.

GÉRAUD, Julien, 3e zouaves. — Plaie contuse à la fesse gauche et fracture du radius droit, 2 coups de feu, Sedan. — Consolidation vicieuse, gêne dans la rotation de l'avant-bras et de la main.

GÉRAUDET, Frédéric-Cyrille, 6e chass. à pied. — Plaie contuse à la face plantaire du pied gauche, coup de feu, Bapaume, 3 janvier.

GÉRAULT, Lucien-Jean-Baptiste, né le 22 novembre 1840, Saint-Roch-sur-Grain (Orne), 33e de ligne (ex-31e de marche). — Fracture des doigts indicateur et médius, main gauche, coup de feu, Boulay, près Orléans (Loiret), 3 décembre. — Rétraction des doigts et atrophie de la main.

GERBAL, Etienne, garde mob. de la Lozère. — Fracture de l'os iliaque gauche, coup de feu, Dijon, 30 octobre. — Cicatrice adhérente, claudication.

GERBAUD, Arthur-Gustave, né le 18 octobre 1849, Cougy (Marne), 19e chass. à pied. — Fracture comminutive et compliquée de l'humérus droit, tiers moyen, coup de feu, Coulmiers, 9 novembre. — Consolidation vicieuse, ankylose du coude dans le quart de flexion, extension des doigts de la main, amaigrissement notable du membre.

GERBAUD, Pierre-Marie, 39e de ligne. — Fracture du calcanéum gauche, coup de feu, Parigné-l'Évêque, 10 janvier. — Cicatrice adhérente au talon, claudication.

GERBE, Gilbert, né le 16 janvier 1841, Château-sur-Cher (Puy-de-Dôme), 41e de ligne. — Fracture compliquée de la tête de l'humérus gauche, coup de feu, Borny. — Ankylose scapulo-humérale, atrophie de tout le membre.

GERBE, Zéphir, 26e de ligne. — Plaie contuse à la jambe gauche, coup de feu, Patay, 1er décembre. — Hernie musculaire à la partie externe, longues cicatrices adhérentes.

GERBIER, Jean, né le 15 septembre 1848, Issoudun (Indre), 99e de ligne. — Plaie s'étendant de la région iliaque droite à la fesse gauche, coup de feu, Frœschwiller. — Gêne dans les mouvements du bassin sur le tronc, raccourcissement considérable de la jambe droite, atrophie de ce membre.

GERBOLLET, Jean-François, 44e de ligne, caporal. — Plaies contuses à l'avant-bras gauche et au niveau du calcanéum, pied droit, 2 coups de feu, Beaune-la-Rolande. — Balle non extraite du calcanéum, ankylose tibio-tarsienne et tarso-métatarsienne.

66

Géreau, Charles, né le 19 novembre 1847, Autun (Saône-et-Loire), 4e dragons. — Rhumatismes, captivité en Allemagne. — Endocardite rhumatismale, insuffisance des valvules, rétrécissement de l'orifice auriculo-ventriculaire gauche, dyspnée considérable.

Gerfault, René, 16e de ligne. — Congélation des pieds, le Bourget, 23 décembre. — Perte de la phalange unguéale du gros orteil et des deux dernières phalanges du 2e orteil, pied gauche, perte des phalanges unguéales des trois premiers orteils.

Gérin, Antoine-Auguste, garde mob. de la Seine-Inférieure. — Fracture comminutive de la clavicule droite, partie externe, coup de feu, Lanquetot, 24 décembre.

Gérin, Charles-Joseph, rég. étranger. — Fracture de l'acromion, épaule droite, coup de feu, Orléans, 11 octobre. — Cicatrices adhérentes.

Gérin, Jean-Baptiste, 15e chasseurs. — Plaie contuse au creux axillaire, bras gauche, coup de feu, Borny. — Atrophie.

Germà, François, né à Vignorie (Haute-Garonne), 3e de ligne. — Fracture de la jambe droite, éclat d'obus, Wœrth. — Larges cicatrices adhérentes au mollet.

Germain, Alphonse-Valérie, 30e de ligne. — Congélation du pied gauche, retraite d'Orléans. — Perte des deux premiers orteils.

Germain, Charles-Désiré, né le 21 mars 1828, Malestroit (Morbihan), garde mob. de la Seine, 106e bataillon, caporal. — Plaie s'étendant de l'angle interne de l'œil droit au côté gauche du cou, coup de feu, Buzenval. — Inclinaison permanente de la tête à gauche, affaiblissement des forces du bras gauche.

Germain, Claude-François, né le 30 mars 1850, Foissiat (Ain), 35e de ligne. — Plaie contuse à la cuisse gauche, coup de feu, Chagey. — Faiblesse et gonflement de tout le membre.

Germain, Clément, né le 10 janvier 1847, Prélsac (Gironde), 15e provisoire. — Plaie contuse à la cuisse gauche, biscaïen, Vanves, 8 mai. — Perte considérable de substance musculaire, cicatrices adhérentes.

Germain, Hilaire-Delphin, 12e de ligne. — Plaie contuse à la jambe gauche, éclat d'obus, Saint-Privat. — Exostose, engorgement persistant de la jambe.

Germain, Jules-François, né le 7 avril 1852, Villiers-sur-Marne (Seine-et-Oise), 2e artill.— Plaie à travers l'articulation radio-carpienne droite, éclat d'obus, Vendôme, 15 décembre. — Ankylose du poignet : Hernie inguinale gauche.

Germain, Marie, dit Seigneur, 53e de ligne. — Fracture comminutive de l'indicateur, main droite, coup de feu, Héricourt, 16 janvier.

Germain, Silvain, né le 12 juillet 1846, Givardon (Cher), garde mob. du Cher. — Plaie compliquée au coude gauche, coup de feu, Juranville, 28 novembre. — Ankylose dans la flexion et la pronation forcée, perte du mouvement des doigts.

Germain, Victor-Julien, né le 19 décembre 1829, Saint-Germain-de-Tallerende (Calvados), 48e de ligne, caporal. — Plaie contuse à l'articulation tibio-tarsienne droite, coup de feu, Josnes, 10 décembre. — Ankylose dans l'extension, déformation du pied.

Germain-Chatel, né en décembre 1849, Bordeaux (Gironde), garde mob. de la Gironde. — Plaies à l'angle interne de l'œil droit et à la région temporo-faciale droite avec fracture de l'arcade sourcilière, 2 coups de feu, Nuits, 18 décembre. — Réunion incomplète des paupières et désorganisation du globe oculaire.

Germand, Louis-Célestin, 7e de ligne. — Perte des phalanges unguéales de l'indicateur et de l'annulaire, main gauche, coup de feu, Borny. — Ankylose du médius.

Germier, Étienne, né le 23 mai 1839, Albi (Tarn), 124e de ligne. — Plaie contuse à l'avant-bras gauche, coup de feu, Paris, 2e siége. — Cicatrice adhérente à la partie interne et postérieure de l'avant-bras, atrophie de l'éminence hypo-thénar.

Germond, Claude-Aimé, 62e de ligne, sergent. — Phthisie pulmonaire, fatigues, armée du Rhin.

Germonneau, Charles, né le 2 mars 1845, Saint-Hilaire-la-Palud (Deux-Sèvres), garde mob. des Deux-Sèvres. — Plaie contuse à la main gauche, éclat d'obus, la Fourche, 6 janvier. — Perte des deux dernières phalanges de l'indicateur, phlegmon diffus, ankylose du poignet et paralysie des doigts.

GERNIGON, Philippe-Louis, né le 5 juin 1847, Dingé (Ille-et-Vilaine), 7e artill. — Amaurose de l'œil (?), éblouissement par éclatement d'obus, Châtillon sous Paris, 22 avril. — Dilatation extrême et permanente de la pupille qui reste tout à fait insensible à la plus vive lumière.

GÉRÔME, François-Maurice-Camille, né le 28 mai 1850, Portieux (Vosges), 14e chass. à pied. — Plaie à travers la face, fracture de la partie supérieure de la branche montante du maxillaire inférieur, coup de feu, Chagey, 17 janvier. — Cal entravant les mouvements de l'articulation temporo-maxillaire et ne permettant qu'un écartement de 1 centimètre des arcades dentaires.

GÉRÔME, Louis, 59e de ligne (ex-37e de marche). — Fracture de la tête de l'humérus droit, coup de feu, Morée, 16 décembre. — Cicatrice adhérente, atrophie du moignon de l'épaule.

GERSANT, Lucien, né le 27 mai 1845, Ruillé-sur-Loir (Sarthe), 24e de ligne, sergent. — Fracture comminutive du péroné gauche, coup de feu, Spickeren. — Abcès multiples, cicatrices nombreuses et rétraction considérable du talon et des 5 orteils.

GÉRUM, Joseph, 68e de ligne, — Fracture de la jambe gauche, coup de feu, Beaumont (Ardennes). — Raccourcissement notable.

GERVAIS, Jean-Baptiste, 46e de ligne. — Plaie contuse à la cuisse droite, partie antérieure et moyenne, coup de feu, Paris, 20 mai. — Balle enkystée dans les muscles de la fesse.

GERVAIS, Julien, 99e de ligne. — Plaie compliquée à la jambe gauche, coup de feu, Changé, 10 janvier. — Déformation de la jambe et du pied.

GESLIN, Constant, né le 18 septembre 1848, Aron (Mayenne), garde mob. de la Mayenne. — Fracture du cubitus gauche, extrémité supérieure, coup de feu, Loigny. — Ankylose du coude dans la flexion.

GESLIN, Louis-Barthel, 31e de ligne. — Fracture de la tête de l'humérus gauche, coup de feu, Coulmiers, 9 novembre. — Cicatrice adhérente et profonde à l'épaule.

GESLOT, Alexandre-Antoine, né le 17 juillet 1841, Paris, 136e de ligne. — Fracture compliquée des 3e et 4e métacarpiens, main gauche, coup de feu, Bry-sur-Marne. — Perte des mouvements du médius et de l'annulaire, perte partielle des trois autres doigts.

GESTE, Joseph-Jean-Baptiste, 95e de ligne. — Perte de la phalange unguéale de l'indicateur, main droite, coup de feu, Saint-Sauveur, 17 décembre.

GÉVODANT, Jean-Baptiste, né le 20 février 1845, Cubelles (Haute-Loire), 29e de ligne. — Fracture du col chirurgical de l'humérus gauche, coup de feu, fort de Joux. — Abcès multiples, ankylose incomplète scapulo-humérale.

GETTE, Napoléon, 32e de ligne. — Fracture des 3e et 4e métacarpiens, main gauche, coup de feu, Chenebier, 17 janvier. — Ankylose du médius et de l'annulaire.

GEYER, Charles, né le 5 octobre 1850, Benfeld (Bas-Rhin), 69e de ligne. — Désorganisation du globe oculaire droit, coup de feu, Borny.

GHIRARD, Ange, né le 1er mai 1845, Breil (Alpes-Maritimes), garde mob. des Alpes-Maritimes. — Contusion violente, déraillement de chemin de fer, 5 février. — Désorganisation du globe oculaire droit.

GIABINI, André, 37e de ligne. — Plaie contuse à la main gauche, coup de feu, Sedan. — Cicatrice adhérente au pouce.

GIAFFERI, Michel, 95e de ligne, caporal. — Plaie compliquée à l'épaule droite, coup de feu, le Bourget, 21 décembre. — Gêne dans les mouvements du bras et de la main.

GIAUME, François, Theresius-Jean-Baptiste, né le 14 novembre 1842, Berre (Alpes-Maritimes), chass. des Alpes-Maritimes, lieutenant. — Plaies contuses à la jambe droite, partie supérieure, érosion du tibia, et au gros orteil, pied gauche, coups de feu, Dijon, 21 janvier. —

Esquilles du tibia, plaie fistuleuse, perte de l'usage de la jambe, ankylose métatarso-phalangienne du gros orteil.

GIBAUD, François, 96ᵉ de ligne. — Plaie contuse à la cuisse droite, éclat d'obus, Sedan. — Cicatrices vicieuses des fléchisseurs, rétraction de la jambe sur la cuisse.

GIBEAUD, Méry, né le 3 avril 1837, Saint-Front-d'Alemps (Dordogne), 110ᵉ de ligne. — Fracture comminutive et compliquée du cubitus gauche, éclat d'obus, l'Hay, 29 novembre. — Paralysie incomplète et amaigrissement de la main.

GIBELIN, Pierre-Henri, 67ᵉ de ligne. — Plaie contuse à la cuisse gauche, partie moyenne, coup de feu, Forbach. — Vastes cicatrices très-sensibles facilement ulcérables.

GIBELIN, Théodore-Louis-Constant, né le 16 septembre 1838, Paris, 56ᵉ de ligne, caporal. — Plaie contuse au coude gauche, partie postérieure, éclat d'obus, congélation des pieds, Montfort (Sarthe), 10 janvier. — Cicatrice adhérente au coude, perte de substance des orteils aux deux pieds.

GIBERT, Grégoire-Alexandre, 4ᵉ de ligne. — Perte du pouce, main gauche, éclat d'obus, Gravelotte.

GIBERT, Pierre, 32ᵉ de ligne. — Fracture de la crête iliaque, antérieure et supérieure droite, coup de feu, Styring-Wendel.— Gêne de la flexion de la cuisse sur le bassin, cicatrices adhérentes.

GIBIAT, Barthélemy, 36ᵉ de ligne. — Plaies contuses à la fesse gauche et à la cuisse droite, coup de feu, Sedan.

GIBILY, Pierre, 11ᵉ de ligne.—Fracture de la clavicule gauche, coup de feu, Beaumont (Ardennes).

GICQUAIRE, Joseph-Victor, né le 13 février 1838, Venefler (Ille-et-Vilaine), 61ᵉ de ligne. — Plaie à travers le coude gauche, coup de feu, Beaumont (Ardennes). — Ankylose dans l'extension incomplète.

GICQUEL, François, 4ᵉ chass. — Plaies au poignet gauche, à la tête et à l'oreille gauche, 5 coups de sabre, Patay, 20 novembre. — Perte d'une partie du pavillon de l'oreille, diminution de l'ouïe de ce côté.

GICQUEL, Louis-François, 11ᵉ chass. à pied. — Fracture de l'apophyse mastoïde gauche, coup de feu, Beaugency, 8 décembre.—Surdité presque complète de ce côté.

GICQUEL, Pierre-Marie, né le 30 juin 1848, Plougenait (Côtes-du-Nord), garde mob. des Côtes-du-Nord. — Plaie compliquée au coude gauche, coup de feu, Montretout.—Semi-ankylose, atrophie de l'avant-bras, paralysie de la main et des doigts.

GIESNER, Florent, né le 12 mars 1840, Reinhardmunster (Bas-Rhin), 2ᵉ zouaves. — Fracture comminutive du fémur gauche, tiers moyen, coup de feu, Frœschwiller. — Cal difforme à angle convexe, cicatrices adhérentes profondes, raccourcissement de 12 centimètres.

GIETHLEN, Charles-Joseph, né le 3 novembre 1842, Wattewiller (Haut-Rhin), 38ᵉ de ligne. —Fracture de la tête de l'humérus gauche, coup de feu, Loigny.—Ankylose scapulo-humérale.

GIGAN, Constantin, 65ᵉ de ligne, sergent. — Plaie contuse à l'épaule gauche, coup de feu, Saint-Privat. — Cicatrices adhérentes, gêne dans l'élévation du bras.

GIGNON, Michel-Augustin, 69ᵉ de ligne. — Plaie contuse à la face palmaire de la main droite, coup de feu, Saint-Quentin. — Brides cicatricielles, flexion des deux derniers doigts.

GIGOT, Pierre-Augustin, 33ᵉ de ligne.—Perte de l'indicateur, main gauche, coup de feu, Sedan.

GILARD, Jean, 10ᵉ artill. — Plaie à la poitrine, fracture de plusieurs côtes, brûlure à la face, éclat d'obus, Saint-Privat. — Déformation du thorax à droite, cicatrice adhérente, cicatrice à la face.

GILARDEAU, Charles, 5ᵉ hussards.—Fracture de la jambe gauche, coup de pied de cheval. — Consolidation vicieuse, atrophie.

GILARDON, Pierre, 15e de ligne.—Congélation des pieds, Paris, 24 décembre.—Atrophie des deux pieds.

GILBERT, Barthélemy, 2e chass. à pied.— Plaies en séton au thorax et contuse à la main gauche, 2 coups de feu à... (?), 27 novembre. — Cicatrices adhérentes.

GILBERT, François, garde mob. du Cher. — Plaie compliquée à l'avant-bras droit, coup de feu, Juranville, 28 novembre. — Exostose du cubitus, plaies fistuleuses.

GILBERT, Isidore, né le 25 mai 1850, la Postelle (Yonne). — Névralgie sciatique avec amaigrissement de la jambe droite, froids intenses 1870-71.

GILBERT, Jacques, né le 18 avril 1847, Claux (Cantal), 7e artill. — Plaie perforante au genou droit, coup de baïonnette, Sedan. — Arthrite chronique, ankylose du genou dans l'extension.

GILBERT, Jean-Baptiste, né le 1er août 1844, Boissière de Montaigu (Vendée).—Plaie compliquée à la fesse gauche, lésion de la marge de l'anus, coup de feu, Gravelotte. — Atrophie et paralysie du membre inférieur gauche, la jambe est en rétraction permanente sur la cuisse.

GILBERT, Jean-Marie, 13e de ligne. — Plaies contuses multiples, à la poitrine, au bras, à l'avant-bras et à la cuisse gauches, 4 coups de feu, Châtillon sous Paris, 13 octobre.

GILBERT, Joseph, 19e de ligne. — Plaie contuse à la fesse droite, éclat d'obus, Borny. — Perte de substance musculaire, cicatrice profonde et adhérente.

GILBERT, Pierre-Victor, garde mob. des Vosges. — Plaie contuse au pied droit, éclat d'obus, Hautes-Perches, 5 février 1871.—Vaste cicatrice adhérente.

GILBERTAS, Antoine, 2e provisoire. — Plaie contuse à la main droite, coup de feu, Paris, 23 mai.—Déformation de la main.

GILIBERT, Jules-Etienne, 1re légion de marche du Rhône.—Plaie contuse à la main droite, coup de feu, Nuits, 18 décembre. — Ankylose métacarpo-phalangienne de l'annulaire fixé dans l'extension permanente.

GILIER, Joseph-Jean-Baptiste, né le 2 novembre 1841, Paris, 18e provisoire. —Rhumatismes, captivité en Prusse. — Endocardite rhumatismale chronique, engorgement pulmonaire et altération des valvules.

GILLADE, Charles, rég. étranger.— Perte du doigt annulaire, main droite, coup de feu, Orléans, 11 octobre.—Rigidité considérable des doigts restants.

GILLE, Claude-Joseph-Auguste, né le 8 août 1844, l'Ecouvotte (Doubs), 3e de ligne. — Fracture du fémur droit, éclat d'obus, Frœschwiller. — Consolidation vicieuse, raccourcissement de 9 centimètres, ankylose du genou dans l'extension.

GILLES, Jean, garde mob. de la Lozère.—Plaie contuse au pied droit, coup de feu, Arcey, 13 janvier. — Cicatrice adhérente, gêne dans la flexion du pied et des orteils.

GILLES, Jean-Marie, né le 29 août 1832, Vezin (Ille-et-Vilaine), garde nationale de la Seine, 105e bataillon.—Fracture du col du fémur gauche, chute du haut des remparts.—Consolidation vicieuse, raccourcissement considérable.

GILLES, Julien-Jean-Marie, 13e chass. à pied. — Plaie contuse à l'omoplate gauche, coup de feu, la Fourche, 6 janvier.—Cicatrice adhérente à l'épine.

GILLES, Pierre, 11e cuirassiers. — Chute sur le genou droit, chute de cheval. — Arthrite chronique.

GILLET, Charles-Edouard, 48e de ligne.—Plaie contuse à la jambe droite, coup de feu, Frœschwiller.—Cicatrices adhérentes.

GILLET, Emile-Edouard, 10e dragons. — Contusion violente à la poitrine, coup de pied cheval. — Luxation des cartilages costaux à gauche, compression douloureuse du thorax.

GILLET, François, né le 3 décembre 1845, Ares (Var), 22e de ligne. — Plaie contuse à la cuisse droite, coup de feu, Sedan.—Cicatrice adhérente.

GILLET, Léon, 26e de ligne, caporal. — Fracture du maxillaire inférieur, coup de feu, Gravelotte. — Nécrose de l'os, difformité de la face.

GILLET, Nicolas-Damas, né le 16 novembre 1849, Lamothe (Haute-Marne), 6e de ligne.— Congélation de la main gauche, Orléans.—Atrophie et paralysie de la main fixée dans l'inertie permanente avec flexion légère des doigts.

GILLET, Pierre, né le 14 mars 1845, Chauveney-Saint-Hubert (Meuse), artill. de la garde mob. de la Meuse. — Fracture comminutive de la jambe droite, éclat d'obus, Montmédy, 12 décembre. — Nécrose profonde du tibia, esquilles.

GILLET, Pierre-Jacques, né le 30 octobre 1841, Haybes (Ardennes), 1re légion de la garde républicaine, maréchal des logis, — Pneumophymie généralisée avec localisation spéciale au sommet du poumon gauche, intempéries et fatigues, tranchées de Bondy. — Affaiblissement général.

GILLET, Sébastien, 5e artill. — Fracture des 4e et 5e métatarsiens, pied gauche, éclat d'obus, Mont-Chevy, 16 janvier. — Cal volumineux, cicatrices adhérentes.

GILLIBERT, Henri-Gustave-Pierre, garde mob. de l'Isère. — Fracture du cubitus gauche, coup de feu, Beaugency, 8 décembre. —Perte incomplète des mouvements de la main.

GILLIOTTE, Emile-Julien, 19e de ligne, sergent. — Congestion cérébrale, privations en captivité. — Hémiplégie à droite.

GILLOT, François-Louis, garde mob. de la Sarthe, sergent. — Plaies contuses à la jambe et à la cuisse droites, 4 éclats d'obus, Loigny.

GILLOT, Jean-Baptiste, 84e de ligne, caporal.—Plaie contuse au bras, partie antérieure et supérieure, coup de feu, Gravelotte. — Cicatrice adhérente.

GILLOT, Victor-Hippolyte, né le 5 janvier 1845, Ambrevillers (Haute-Saône), 63e de ligne, adjudant sous-officier.—Fracture comminutive du coude gauche, coup de feu, Clerval, 23 janvier. — Ankylose dans la flexion permanente.

GIMES, Jean-Antoine, garde mob. du Lot.—Fracture comminutive du tarse, pied gauche, coup de feu, Josnes, 8 décembre.—Abcès consécutifs, ankylose tibio-tarsienne, claudication.

GINDEIN, Gaspard, né le 6 août 1845, Schleithal (Alsace), 44e de ligne, caporal. — Fracture du pariétal gauche, coup de feu, Juranville. — Perte de substance, esquilles, plaie fistuleuse au sommet de la tête.

GINDRE, Pierre-Louis, 62e de ligne.—Entorse du genou gauche, chute, Metz, 7 septembre. — Déformation de la jambe.

GINDREY, François-Charles, né le 18 décembre 1846, Champigny-les-Langres (Haute-Marne), 1er train d'artill. — Plaie compliquée à la jambe droite, coup de feu, Thierville, près Verdun, 28 octobre.—Extraction de la balle, enchâssée dans le tibia, perte partielle de l'usage de la jambe, raccourcie considérablement, le talon est à 7 centimètres du sol.

GINESTE, Pierre, 2e zouaves.—Plaie contuse à la cuisse droite, partie inférieure et externe, coup de feu, Frœschwiller.

GINGUÉNÉ, Pierre-Jean-Marie, né le 13 avril 1848, Janzé (Ille-et-Vilaine), 1er de ligne. — Fracture de la jambe gauche, tiers moyen, coup de feu, Sainte-Barbe sous Metz.—Consolidation vicieuse, atrophie et paralysie du membre.

GINIER, Jean-Antoine, garde mob. du Lot. — Plaie compliquée au pied gauche, coup de feu, Josnes, 8 décembre.—Nécrose des os, abcès, fistules nombreuses persistantes.

GINLJ, Jean-Baptiste, 17e chass. à pied. — Plaie contuse à l'avant-bras (?), coup de feu (?).

GINOT, Claude, 83e de ligne. — Fracture de l'humérus droit, coup de feu, Villorceau, 8 décembre. — Atrophie du bras.

GINOUVIER, Jean, né le 17 juin 1848, Ganges (Hérault), 100e de ligne. — Fracture de la jambe gauche, coup de feu, Boiscommun. — Perte de substance du tibia, cicatrices aux parties antérieures et postérieures, amaigrissement du membre.

GIOGANTI, Dominique-Joseph, né le 12 septembre 1847, Carbuccia (Corse), 53° de ligne.
— Fracture du maxillaire supérieur, coup de feu, Sedan. — Large perte de substance de la
voûte palatine et du rebord alvéolaire droit.

GINOUX, Jean-Baptiste, né le 7 octobre *1799*, Paris (Seine), canonniers volontaires de la
Seine. — Fracture de l'extrémité inférieure du cubitus gauche : luxation non réduite de la
tête du fémur gauche, chute du bastion 91 à Paris.

GIORDANI, François-Marie, né le 18 août 1838, Bastelica (Corse), 16° de ligne, capitaine.
— Plaie à travers le genou droit, de dedans en dehors, coup de feu, Loigny. — Ankylose et
amaigrissement de tout le membre.

GIORDANI, Jean-Baptiste. né le 20 octobre 1845, Matra (Corse), 56° de ligne, caporal. —
Plaies contuses à la jambe droite, 2 coups de feu, Frœschwiller. — Ostéite, nécrose du tibia,
cicatrice adhérente, gêne dans la marche.

GIORGES, Antoine, garde mob. du Rhône. — Fracture comminutive du maxillaire inférieur, éclat d'obus, Belfort, 11 janvier. — Perte de toutes les dents de la mâchoire supérieure
gauche et de deux de la mâchoire inférieure, cicatrice adhérente s'étendant de la commissure
labiale gauche à la région sus-hyoïdienne, même côté, difformité de la mâchoire et défaut de
parallélisme des arcades dentaires.

GIOUANOLI, Pierre-Paul-Jacques, 19° de ligne, caporal. — Plaie compliquée au bras
gauche, coup de feu, Borny. — Perte de la chaleur du membre avec diminution dans la sensibilité.

GIOVANNINELLI, Jean-Augustin, né à Castelno-di-Rostino (Corse), 19° chass. à pied, sous-
lieutenant. — Fracture comminutive de l'articulation tibio-tarsienne droite, coup de feu, Rezonville. — Ankylose et déformation du pied.

GIOVANBAOLI, Antoine-Toussaint, 42° de ligne. — Fracture du 5° métacarpien, main droite,
coup de feu, Chevilly, sous Paris, 30 septembre. — Déformation de la main, les doigts dans
la flexion permanente.

GIRAL, Auguste-Antoine, 67° de ligne, caporal.—Fracture du rebord alvéolaire du maxillaire inférieur gauche, et plaie contuse au poignet droit, 2 coups de feu, Gravelotte.—Otorrhée
à gauche et arthrite chronique du poignet.

GIRAL, Fortuné-Laurent-Mathias, 36° de ligne.—Fracture de l'épine de l'omoplate droite,
coup de feu, la Bourgonce (Vosges). — Plaie fistuleuse au-dessous de l'épine du scapulum.

GIRALT, Jean-Marie-Joseph, 8° chass. à pied. — Plaie à la partie supérieure du bras
gauche, érosion de la tête de l'humérus, éclat d'obus, Frœschwiller. — Abcès multiples.

GIRARD, Adrien, 19° artill. — Variole. — Désorganisation des deux globes oculaires. —
Cécité.

GIRARD, Alexandre-Antoine, 1er chass. à pied. — Plaie contuse à la cuisse gauche, partie
moyenne, coup de feu, Bapaume.

GIRARD, Alexis, 27° de ligne. — Fracture du maxillaire inférieur, éclat d'obus, Verdun,
13 octobre. — Consolidation vicieuse par perte de substance osseuse.

GIRARD, Benoît, né le 16 avril 1846, Saint-Martin-la-Sauveté (Loire), garde mob. de la
Loire. — Fracture des 3° et 4° métacarpiens, main gauche, coup de feu, Ladon, 24 novembre.
— Consolidation vicieuse, ankylose du médius et de l'annulaire fixés dans l'extension, défor-
mation de la main.

GIRARD, Claude, né le 4 janvier 1840, Recolongue-les-Fondremaud (Haute-Saône), 74° de
ligne, sergent-major. — Plaie à travers le pied gauche, fracture partielle du calcanéum, coup
de feu, Sedan. — Nombreuses esquilles du calcanéum, œdème du pied, surtout à sa partie
postérieure, amaigrissement considérable du membre inférieur, marche impossible.

GIRARD, Ferdinand, 49° de ligne. — Plaie contuse à la jambe droite, au niveau du tendon
d'Achille, coup de feu, Beaumont (Ardennes).

GIRARD, François-Xavier, 6° de ligne. — Fracture compliquée du radius droit, tiers moyen, coup de feu, Gravelotte. — Atrophie de l'avant-bras, les doigts sont fixés dans l'extension.

GIRARD, Frédéric, né le 7 mai 1845, la Vialas (Lozère), 67ᵉ de ligne. — Plaie contuse à la main gauche, coup de feu, Gravelotte. — Ankylose métacarpo-phalangienne du pouce et de l'indicateur, perte de l'usage de ces doigts.

GIRARD, Giles-Victor, né le 5 avril 1831, Sainte-Florence (Vendée), 15ᵉ dragons, capitaine. — Plaie contuse à l'arcade sourcilière gauche, partie latérale supérieure, éclat d'obus, Sainte-Barbe sous Metz. — Inflammation grave, extirpation du globe oculaire.

GIRARD, Jean, 27ᵉ de ligne. — Plaie contuse au coude droit, coup de feu, Arthenay, 2 décembre. — Ankylose incomplète dans la flexion.

GIRARD, Jean-Baptiste, né le 5 janvier 1832, Serres (Hautes-Alpes), 100ᵉ de ligne, capitaine. — Fracture comminutive du fémur droit, coup de feu, Saint-Privat. — Déformation et raccourcissement considérable du membre, ankylose du genou, atrophie de la jambe et du pied.

GIRARD, Jean-Baptiste, 45ᵉ de ligne. — Fracture du 2ᵉ métacarpien, main gauche, coup de feu, Frœschwiller. — Ankylose de l'annulaire.

GIRARD, Jean-Hippolyte, né le 22 septembre 1843, Bourg (Ain), 1ᵉʳ chass. à pied, sergent. — Plaie contuse à l'articulation tibio-tarsienne droite, coup de feu, Boves, 27 novembre. — Ankylose.

GIRARD, Jean-Marie, né le 8 mai 1848, Saint-Julien-Dame (Haute-Loire), 8ᵉ lanciers. — Désorganisation du globe oculaire droit, éclat d'obus, Sedan.

GIRARD, Jean-Pierre, 88ᵉ de ligne. — Altération profonde de la constitution, privations, captivité en Allemagne. — Tuberculisation du poumon droit, engorgement ganglionnaire à l'aisselle gauche et à la base du cou.

GIRARD, Marie-Joseph, 19ᵉ de ligne. — Plaie compliquée à la main gauche, coup de feu, Borny. — Gêne dans les mouvements des 2ᵉ, 3ᵉ, 4ᵉ et 5ᵉ doigts.

GIRARD, Paul-Constant, né le 11 juin 1836, Chaudron-et-Vesenay (Doubs), 3ᵉ chass. à pied. — Perte de deux phalanges de l'annulaire, main gauche, plaie compliquée à la cuisse droite, partie moyenne, 2 coups de feu, Loigny. — Atrophie et paralysie de la jambe, le pied fixé dans l'extension permanente.

GIRARD, Jean-Claude, 65ᵉ de ligne. — Perte des deux dernières phalanges de l'indicateur, main gauche, coup de feu, Orléans, 11 octobre.

GIRARD, Philippe-Alexandre, né le 27 mai 1849, Chantonnay (Vendée), 43ᵉ de ligne. — Fracture du fémur gauche, éclat d'obus, Villorceau. — Consolidation vicieuse, raccourcissement de 5 centimètres.

GIRARD, Pierre-Marie, garde mob. de la Vienne. — Congélation du pied gauche, Bethoncourt, 15 janvier. — Ankylose métatarso-phalangienne du gros orteil, escharres au sacrum, vastes cicatrices adhérentes.

GIRARD, Théodore-Marius, 26ᵉ de ligne, caporal. — Plaie compliquée à la main droite, éclat d'obus, Gravelotte. — Paralysie de l'indicateur et du médius.

GIRARDOT, Louis-Auguste, né le 27 octobre 1845, Hennezel (Vosges), 66ᵉ de ligne. — Fracture comminutive de la jambe gauche, coup de feu, Rezonville. — Esquilles, plaies fistuleuses, cicatrices adhérentes, atrophie et paralysie du pied.

GIRARDOT, Philippe-Jean, né le 3 juillet 1845, Lyon (Rhône), 68ᵉ de ligne, caporal. — Plaie contuse à l'avant-bras droit, coup de feu, Neuilly-sur-Seine, 13 avril. — Cicatrice adhérente au cubitus.

GIRARDOT, Pierre-Antoine, 35ᵉ de ligne. — Plaie contuse à l'avant-bras gauche, partie inférieure, coup de feu, Champigny, 2 décembre. — Phlegmon diffus, perte de la phalangette de l'auriculaire avec ankylose métacarpo-phalangienne de ce doigt, cicatrices profondes et adhérentes.

GIRAUD, Alexandre-Alphonse, né le 20 juillet 1845, Coux (Ardèche), 66ᵉ de ligne. —

Plaie à la main gauche et fracture de la 1re phalange du médius, coup de feu, Gravelotte. — Ankylose métacarpo-phalangienne du pouce, atrophie de la main.

GIRAUD, André-Jules, 32e de ligne. — Fracture de la jambe gauche, coup de feu, Gravelotte. — Gêne considérable dans les mouvements.

GIRAUD, Antoine, né le 6 janvier 1846, Nice (Alpes-Maritimes), 32e de ligne.—Perte de la phalangette du pouce, main gauche, coup de feu, Sedan. — Cicatrice adhérente au poignet, gêne des mouvements de la main.

GIRAUD, Antoine, né le 4 octobre 1845, Lyon (Rhône), 128e de ligne. — Fracture de l'astragale, pied droit, coup de feu, Pierrefitte.—Cicatrices adhérentes aux régions plantaires et dorsales.

GIRAUD, Ernest-Désiré, garde mob. du Loiret.—Fracture du péroné (?), coup de feu, Buzenval. — Esquilles, plaies fistuleuses.

GIRAUD, François, 97e de ligne. — Plaie contuse à la jambe gauche, éclat d'obus, Gravelotte. — Ulcération, perte de substance musculaire.

GIRAUD, François, 97e de ligne. — Fracture des doigts médius et annulaire, main droite, coup de feu, Arthenay, 2 décembre.— Raccourcissement de ces doigts, cicatrice adhérente.

GIRAUD, François-Cyprien, né le 27 novembre 1847, Huez (Isère), 21e de ligne. — Plaies contuses à l'avant-bras droit et à l'épigastre, 2 coups de feu, Frœschwiller. — Flexion des doigts auriculaire et annulaire, cicatrices adhérentes à l'avant-bras : hypertrophie du cœur.

GIRAUD, Henri-Claude, garde mob. du Cher, caporal. — Fracture comminutive du fémur droit, coup de feu, Juranville.

GIRAUD, Honoré, 15e artill. — Plaie fortement contuse à la jambe gauche, roue de chariot, gare de Rennes, 15 décembre.—Rétraction musculaire, cicatrice adhérente de 16 centimètres à la face interne du membre.

GIRAUD, Jacques, né le 7 avril 1849, Mervieux (Loire), 42e de ligne. — Plaie contuse à la tempe et au rebord orbitaire, côté droit, éclat d'obus, Meudon, 4 avril. — Chute de la paupière, décollement de la rétine et choroïdite entraînant perte de la vision à droite.

GIRAUD, Jean, 2e zouaves. — Plaie compliquée à la jambe gauche, coup de feu, Frœschwiller.

GIBAUD, Jean-Baptiste-Hospice, né le 13 octobre 1843, Nice (Alpes-Maritimes), 17e de ligne. — Plaie compliquée au bras droit, coup de feu, Bois-des-Dames, 29 août. — Paralysie partielle de l'avant-bras.

GIRAUD, Jean-Benjamin, 1er zouaves. — Plaie compliquée à la main gauche, coup de feu, Sedan. — Ankylose métacarpo-phalangienne de l'annulaire.

GIRAUD, Jean-Louis, 54e de ligne.—Fracture comminutive du doigt médius, main droite, coup de feu, Wœrth. — Esquilles, non-consolidation, extension permanente du médius privé de la phalangette, extension incomplète de l'annulaire.

GIRAUD, Magloire-Silvain, 4e chass. à pied, sous-lieutenant.—Endocardite rhumatismale, rhumatisme articulaire.

GIRAUD, Vincent-Eugène, né le 29 décembre 1827, Ubraye (Basses-Alpes), 102e de ligne, sergent.—Rhumatisme chronique généralisé, fatigues, siége de Paris.

GIRAUDEAU, Bernard, 20e chass. à pied. —Plaie contuse au mollet gauche, coup de feu, Gentelles (Somme), 27 novembre. — Cicatrices adhérentes, amaigrissement.

GIRAUDEAU, Gustave-Ursule-François, 31e de ligne. — Plaie compliquée à l'avant-bras gauche, coup de feu, Boulay (Loiret), 4 décembre. — Paralysie incomplète de la main et des doigts fixés dans l'extension incomplète.

GIRAUDEAU, Pierre, 22e de ligne.—Plaie contuse à l'épaule gauche, coup de feu, Champigny, 2 décembre.—Atrophie légère du bras.

67

Giraudon, Adolphe, 5e de ligne. — Fracture du radius droit, coup de feu, Croix-Briquet, 10 décembre. — Consolidation vicieuse, atrophie de l'avant-bras.

Giraudon, Alfred-Joseph, né le 6 juillet 1849, Tillay (Nord), garde mob. du Nord. — Fracture du fémur gauche, coup de feu, Saint-Quentin. — Consolidation vicieuse, déformation, raccourcissement et atrophie du membre.

Giraudon, Jean-Henri, né le 21 mai 1845, Salaise (Isère), 23e artill. — Fracture de l'humérus gauche, tiers inférieur, éclat d'obus, Gravelotte. — Consolidation vicieuse, fausse ankylose du coude, cicatrice adhérente de 15 centimètres à la partie externe et supérieure du bras, vaste cicatrice adhérente irrégulière à l'avant-bras, amaigrissement et faiblesse considérable de tout le membre et de la main.

Giraudot, Pierre-Maximilien, 18e dragons, sous-lieutenant. — Plaie pénétrante de poitrine, fracture des 9e et 10e côtes, coup de feu, Frœschwiller. — Pneumonie traumatique.

Girault, Adrien, 17e de ligne. — Plaie déchirée à la main gauche, coup de feu, Montmesly. — Gêne dans la flexion des trois premiers doigts.

Girault, Adrien, 46e de ligne. — Plaie contuse au poignet, coup de feu, Montmesly. — Ankylose incomplète.

Girault, Alexis-Emile, né le 15 janvier 1848, Egriselle-le-Bocage (Yonne), garde mob. de l'Yonne. — Fracture comminutive des os du carpe gauche, coup de feu, Coulmiers. — Atrophie et faiblesse de la main, gêne des mouvements des doigts indicateur et médius.

Girault, Alexandre, 15e de ligne. — Deux plaies contuses au genou droit, au mollet gauche, et fracture de l'épine iliaque antérieure et supérieure, 3 coups de feu, Thorré (Loir-et-Cher), 18 novembre. — Perte de substance de l'os iliaque, cicatrice adhérente.

Girault, Honoré, né le 23 septembre 1846, Rouillé (Vienne), 40e de ligne. — Fracture de l'humérus droit, près des condyles, coup de feu, Loigny. — Ankylose du coude et paralysie de la main.

Giré, Félix, né le 7 février 1848, Juillac-le-Coq (Charente), garde mob. de la Charente. — Plaie pénétrante de poitrine, au-dessous de la clavicule, à droite, coup de feu, Montbéliard. — Pneumonie traumatique, balle non extraite.

Girerd, dit Blay, Joseph-François, garde mob. de la Savoie. — Plaie contuse au jarret droit, coup de feu, Bethoncourt, 16 janvier. — Vaste cicatrice adhérente.

Giret, Jean, né le 13 juin 1846, Sainte-Marie (Charente), 20e dragons, brigadier. — Fracture de l'humérus gauche, au niveau du bord externe du biceps, plaie à l'éminence hypothénar avec fracture du 5e métacarpien, main gauche, trois plaies au-dessus du poignet droit avec subluxation du cubitus, plaie de tête, fracture du pariétal, à gauche, plaies à l'avant-bras gauche, parties supérieure et moyenne postérieures, plaies à la face, au front et au nez, et plaie à la jambe droite partie moyenne, 11 coups de sabre, Rezonville. — Perte des mouvements des doigts, main gauche, ankylose radio-carpienne et paralysie de la main droite, perte de substance du pariétal, cicatrices adhérentes, névralgies fréquentes.

Girma, Etienne, né le 22 février 1835, aux Hermeaux (Lozère), 65e de ligne, caporal. — Contusions violentes par corps étrangers projetés par éclats d'obus aux orbites, Villers-Bretonneux, 27 novembre. — Perte de la vision à droite et affaiblissement notable de celle-ci à gauche.

Girod, François-Auguste, né le 1er février 1849, aux Crozets (Jura), 99e de ligne. — Plaie pénétrante de l'abdomen, de l'os iliaque droit et de la fesse, même côté, coup de feu, la Malmaison. — Cicatrices adhérentes.

Girod, François-Xavier, né à Fuas (?), 17e artill. — Fracture du fémur droit, éclat d'obus, Gravelotte. — Plaie fistuleuse.

Girod, Henri-Frédéric, 8e de ligne. — Ablation de la presque totalité de l'annulaire, main gauche, coup de feu, Forbach.

Girod, Jean-François, 9e dragons. — Plaie contuse à la jambe droite, coup de feu (?). — Atrophie, cicatrices adhérentes.

Girod, Jules-Francisque, 1er de ligne, sergent. — Fracture comminutive de la jambe droite, tiers inférieur, coup de feu, Saint-Privat. — Cal volumineux.

Girodon, Jules-Fleury, 23e artill. — Fracture de l'humérus gauche, coup de feu, Gravelotte. — Ankylose incomplète du coude, cicatrice adhérente au bras et à l'avant-bras, atrophie de l'avant-bras et de la main.

Giron, Alexis, garde nationale de Maine-et-Loire. — Plaie contuse au pied droit, coup de feu, Monnaie, 20 décembre. — Balle non extraite, cicatrice adhérente.

Girondon, Michel, né le 23 septembre 1847, Mérinchal (Creuse), 79e de ligne. — Fracture des 5e, 6e et 7e côtes à droite, éclat. d'obus, Sedan. — Nécrose, cicatrices adhérentes, points fistuleux, gêne des mouvements d'expansion de la poitrine, et de ceux d'abduction et d'élévation du bras droit avec amaigrissement.

Girou, Pierre, 98e de ligne. — Fracture avec luxation irréductible du coude droit, chute, Sainte-Barbe sous Metz, 1er septembre. — Ankylose incomplète.

Giroud, Auguste, 114e de ligne, sergent-fourrier. — Plaie pénétrante de poitrine, à droite, fracture de la 5e côte et perforation du poumon, coup de feu, Champigny, 30 novembre. — Dyspnée.

Giroud, Jean-Alexandre, né le 27 juillet 1849, Grenoble (Isère), garde mob. de l'Isère. — Plaie compliquée à la main gauche, éclat d'obus, Beaumont (Ardennes). — Perte de la 3e phalange de l'indicateur, du médius et de l'annulaire, ankylose de l'auriculaire dans la demi-flexion.

Giroud, Claude, né le 16 mai 1842, Beaujeu (Rhône), 3e génie. — Plaie compliquée à l'avant-bras droit, coup de feu, sous Paris, près le Mont-Valérien, 19 octobre. — Atrophie incomplète de l'avant-bras et de la main dont les quatre derniers doigts sont rétractés.

Giroud, Jean-Marie, né le 18 décembre 1841, aux Sauvages (Rhône), 2e légion du Rhône. — Fracture comminutive de l'humérus gauche, coup de feu, Nuits, 18 décembre. — Cal volumineux très-vicieux avec courbure très-prononcé de l'os, difformité et atrophie du bras, paralysie de tous les doigts de la main dont les mouvements sont tout à fait perdus.

Giroud, Joseph, né le 14 mars 1850, Pusignan (Isère), 82e de ligne, caporal. — Fracture compliquée des doigts indicateur et auriculaire, au niveau de leur 2e phalange, main droite, coup de feu, Vanves, 20 mai. — Ankylose métacarpo-phalangienne du pouce, atrophie du bras et de la main.

Giroudière, Etienne, né le 12 mars 1845, Bussières (Loire), 88e de ligne. — Fracture comminutive du cubitus gauche, éclat d'obus, Beaumont (Ardennes). — Cicatrice adhérente, ankylose du poignet avec déformation et atrophie de la main dont les doigts annulaire et auriculaire sont rétractés.

Giselaux, Charles-Victor-Marius, 41e de ligne. — Plaie pénétrante à la région fessière, coup de feu, Beaugency, 8 décembre.

Gissoux, Jean, 5e de ligne. — Plaie contuse à l'articulation tibio-tarsienne droite, coup de feu, Sedan.

Glad, Antoine, 16e de ligne. — Plaie contuse au bras droit, coup de feu, Orléans, 3 décembre. — Cicatrice adhérente.

Glandier, Antoine, né le 21 mai 1846, Marcenat (Cantal), garde mob. du Cantal. — Plaie en séton à l'avant-bras gauche, érosion du cubitus et fracture du radius, coup de feu, le Mans.

Glangeaud, Jean-Louis, 89e de ligne. — Plaie contuse à la main droite, éclat d'obus, Bry-sur-Marne, 30 novembre. — Perte de la dernière phalange du médius, ankylose de l'annulaire et de l'auriculaire.

Glatier, Casimir-Sylvain, né le 30 janvier 1849, Eygnières (Bouches-du-Rhône), 21e de ligne. — Plaie contuse à la jambe droite, coup de feu, Beaumont (Ardennes). — Ostéite, gonflement de la partie inférieure de la jambe, plaies fistuleuses, ankylose tibio-tarsienne.

GLEDEL, Louis-François-René, né en 1848, Saint-Julien (Loire-Inférieure), 35e de ligne. — Plaie pénétrante de poitrine, côté droit, et perforation de l'omoplate, coup de feu, Chevilly sous Paris, 30 septembre. — Cicatrice adhérente, gêne des mouvements de l'épaule et du bras.

GLEIZE, François, né le 4 février 1844, Bugeat (Corrèze), 37e de ligne, caporal. — Plaie compliquée à la jambe droite, coup de feu, Sedan. — Déviation du pied avec gêne des mouvements du membre.

GLEIZE, Jean-Baptiste, né le 22 juillet 1847, Laval-Atger (Lozère), 87e de ligne. — Fracture des os cunéiforme et cuboïde, pied gauche, coup de feu, Épinay.— Déformation du pied, dont la voûte plantaire est effacée, gêne dans la station et la marche.

GLEIZES, Étienne, né le 8 janvier 1850, Alairai (Aude), 19e chass. à pied. — Fracture comminutive du fémur droit, tiers supérieur, éclat d'obus, Beaumont (Ardennes). — Raccourcissement de 4 centimètres, avec cal vicieux, saillant considérablement en avant et en dehors, cicatrice profonde et adhérente à l'extrémité du pli de la fesse, partie externe, amaigrissement notable de tout le membre.

GLEIZES, Jean, né le 11 février 1843, Fontcouverte (Aude), 22e de ligne. — Plaie compliquée à la cuisse gauche, partie inférieure, éclat d'obus, Sedan. — Paralysie de la sensibilité et de la motilité de l'articulation tibio-tarsienne.

GLÉMAR, Louis-Félix, 59e de ligne. — Fracture de l'indicateur, main droite, coup de feu, Conneré, 12 janvier. — Chevauchement d'une phalange sur l'autre, raccourcissement des deux premières phalanges de ce doigt.

GLEYZE, Jean-Louis, né le 24 février 1846, Mollans (Drôme), 7e de ligne. — Fracture du maxillaire supérieur, coup de feu, Borny. — Fistule palato-nasale.

GLISE, Stanislas, 52e de ligne. — Plaie compliquée à la main droite, coup de feu, Chenebier, 17 janvier. — Perte de la 2e phalange de l'indicateur, ankylose de ce doigt et rétraction du médius.

GLOMEAUD, Marien, né le 20 juillet 1846, Evaux (Creuse), 16e de ligne. — Plaie contuse à l'avant-bras droit, coup de feu, Gidy, 3 décembre. — Cicatrice adhérente.

GLORIEUX, Pierre-Joseph, 52e de ligne. — Plaie à la cuisse droite, coup de feu, Saint-Quentin, 19 janvier. — Œdème du membre, cicatrices indurées.

GLORION, Yves-Marie, 11e de ligne. — Fracture de l'humérus gauche, coup de feu, Beaumont (Ardennes).

GLORY, Tranquille-Joseph-François, 59e de ligne. — Fracture du radius droit, coup de feu, Conneré, 10 janvier. — Cal volumineux, extension forcée de la phalangette du pouce.

GLOTIN, Julien-François, né le 17 novembre 1847, Campbon (Loire-Inférieure), 77e de ligne. — Plaie pénétrante de poitrine, à droite, coup de feu, Forbach. — Pneumonie traumatique, dyspnée.

GLOUX, René, né le 21 septembre 1846, Croixanvec (Morbihan), 15e de ligne. — Plaie contuse au poignet gauche, coup de feu, Créteil, 30 novembre. — Ankylose, atrophie de la main et perte des mouvements du pouce.

GOARAN, Gilles-Jean, 8e de ligne. — Fracture du doigt auriculaire, main (?), coup de feu, Spickeren. — Ankylose complète de l'auriculaire et incomplète de l'annulaire.

GOASDUÉ, Pierre-Marie, né le 2 mars 1845, Plouech (Côtes-du-Nord), 10e rég. de chasseurs. — Contusion violente à la jambe gauche, accident en captivité. — Ankylose incomplète du genou avec rétraction des fléchisseurs, gêne dans la marche.

GOBERT, Félix, 59e de ligne. — Plaie à la face, au-dessous de l'œil gauche, coup de feu, Borny. — Amblyopie et épiphora.

GOBERT, Paul-Alphonse-Gaston, 31e de ligne. — Fracture du cubitus gauche, coup de feu, Loigny. — Arthrite, ankylose incomplète du coude.

GOBERVILLE, Alfred-Léopold, né à Boulogne (?), 65e de ligne. — Plaie contuse à la cuisse gauche, partie supérieure, coup de feu, Saint-Privat.— Affaiblissement de ce membre.

GOBIN, Adolphe-Zacharie, né le 7 novembre 1845, Epernay (Marne), 43e de ligne, caporal. — Fracture du péroné droit, coup de feu, Villorceau. — Gêne des mouvements de la jambe avec rétraction du 5e orteil.

GOBIN, Joseph-Antoine, né le 4 avril 1844, Montdidier (Somme), 69e de ligne. — Sacro-coxalgie rhumatismale, froid intense, Pont-Noyelles. — Amaigrissement du membre inférieur gauche.

GOBRON, Célestin-Emile, né le 23 août 1845, Saint-Jean-aux-Bois (Ardennes), 24e de ligne. — Plaie contuse à la jambe droite, éclat d'obus, Spickeren. — Gêne des mouvements du membre.

GODART, Ernest-Nicolas, né le 12 juin 1849, Paris, 53e de ligne. — Ablation du pouce, main droite, éclat d'obus, Héricourt, 15 janvier.

GODART, Auguste–Placide, né le 26 février 1848, Chartres (Eure-et-Loir), 15e artill. — Plaie contuse à la cuisse droite, éclat d'obus, Pont-Noyelles. — Large cicatrice adhérente, rétraction musculaire de la partie postérieure de la cuisse.

GODEAU, Henri, né le 16 juillet 1846, Mayenne (Mayenne), 62e de ligne.—Plaies contuses aux deux cuisses, tiers moyen, 2 coups de feu, Sedan.— Cicatrices profondes et adhérentes.

GODEAU, Jules-Joseph, né le 10 août 1845, Ernée (Mayenne), 25e de ligne, caporal. — Plaie compliquée au bras (?), au niveau du deltoïde, éclat d'obus, Gravelotte. — Perte presque complète du deltoïde, diminution de l'épaisseur de l'humérus à sa partie supérieure, large cicatrice adhérente, mouvements très-limités de l'articulation scapulo-humérale.

GODENÈCHE, Michel, né le 1er janvier 1839, Modic (Cantal), 61e de ligne.—Fracture de l'humérus droit, tiers supérieur, coup de feu, Parigné-l'Évêque, 10 janvier. — Non-consolidation, fausse ankylose.

GODET, Jules-Edouard, né le 16 août 1845, Saint-Just (Oise), soldat au (?).—Plaie pénétrante de poitrine, de la base du poumon droit à l'angle inférieur de l'omoplate, coup de feu, Paris, 2e siége.—Pleuro-pneumonie à gauche, adhérences étendues de la plèvre.

GODEY, Théophile-Victor, 23e de ligne. — Plaie contuse au bras gauche, coup de feu, la Bourgonce (Vosges).—Rétraction du biceps.

GODFROY, Louis-Edouard, né le 31 janvier 1832, Sedan (Ardennes), 51e de ligne. — Plaie en séton à la cuisse gauche, coup de feu, Loigny. — Ankylose incomplète du genou.

GODIER, François, né le 17 mars 1846, Cossé-le-Vivien (Mayenne), 3e provisoire.—Fracture comminutive de l'avant-bras droit, coup de feu, Paris, 23 mai. — Perte osseuse, cicatrices adhérentes, atrophie du poignet et de la main, dont l'annulaire et l'auriculaire sont fixés dans la flexion.

GODIN, Alexandre, 93e de ligne. — Plaies contuses au mollet (?) et à l'épaule droite, au niveau de l'épine de l'omoplate, éclats d'obus, fort de Nogent, 30 décembre. — Cicatrice circulaire au-dessous du mollet et adhérente à l'omoplate.

GODIN, Jacques, 56e de ligne. — Fracture comminutive de la jambe droite, éclat d'obus, Beaune-la-Rolande.—Cal volumineux.

GODON, Alexandre-Boniface, né le 12 juin 1845, au Noyer (Cher).—Plaie compliquée à la face, côté gauche, érosion grave de l'os malaire et du maxillaire supérieur, coup de feu, le Mans. — Perte de la vision à gauche, plaies fistuleuses persistantes.

GODON, Jules-Constant-Joseph, 4e zouaves. — Plaie contuse à la région tarsienne, pied droit, coup de feu, Rueil, 21 octobre. — Cicatrices adhérentes, gêne du mouvement de l'articulation tibio-astragalienne.

GŒURICK, Constant,.78ᵉ de ligne. — Fracture du fémur droit, éclat d'obus, Strasbourg, 26 septembre.

GŒURY, Jacques, né le 4 décembre 1842,.Pantin (Seine), 9ᵉ chass. à pied. — Désorganisation du globe oculaire droit, éclat d'obus, Arthenay, 10 octobre..

GŒURY, Jean-Baptiste,.12ᵉ chass. — Plaie contuse à la main droite, coup de feu, Gravelotte. — Ankylose des doigts annulaire et médius.

GOFFARD, Louis, 35ᵉ de ligne. — Plaie contuse à la nuque, coup de feu, Neuilly-sur-Seine, 26 avril.—Flexion antérieure et latérale permanente de la tête.

GOFFARD, Paul-Hippolyte, né le 24 mars 1851,.Château-Porcien (Ardennes), 17ᵉ chass. à pied.—Plaie contuse à la jambe droite, coup de feu, Bapaume. — Gonflement des malléoles.

GOFFIN, Alphonse-Auguste, garde nationale de la Seine, 82ᵉ bataillon. — Plaies contuses au bras et à la jambe gauches, coups de feu, Buzenval.

GOGIBUS, Auguste, né le 23 janvier 1841, Sèvres (Seine-et-Oise), garde nationale de la Seine. — Plaie en séton à la cuisse gauche,.au scrotum et au testicule droit, coup de feu, Buzenval.—Cicatrices adhérentes, atrophie des testicules.

GOGUELAT, Joseph, né à Gutelart (Nièvre),,94ᵉ de ligne.—Plaie contuse à la jambe droite, éclat d'obus, Sedan.

GOGUELAT, Marie-Antoine-Philibert-Théodore, né le 20. octobre 1845, Belleville (Rhône), 5ᵉ chass. à cheval, maréchal des logis. — Luxation de l'articulation coxo-fémorale droite, et fracture de son bord cotyloïdien,. chute de cheval, Verdun, 4 octobre. — Ankylose coxo-fémorale.

GOGUET, Joseph, né le 11 mai 1844, la Bussière (Isère), 18ᵉ de ligne.—Plaie s'étendant du tragus gauche au côté droit de la nuque,.coup de feu, Frœschwiller. — Céphalalgie habituelle, ophthalmie et perte presque complète de l'œil gauche, paralysie incomplète et atrophie de la face à gauche avec surdité de ce côté.

GOHARD, 36ᵉ de ligne. — Perte de la 3ᵉ phalange de l'indicateur, main droite, éclat d'obus, à (?).

GOHIER, Pierre-André, 31ᵉ de ligne.—Plaie contuse à la cuisse gauche, partie supérieure, érosion du fémur, coup de feu, Sedan.

GOHIER, Victor-François, 31ᵉ de ligne. — Plaie pénétrante du coude droit, éclat d'obus, Sedan.—Ankylose dans la demi-flexion permanente, atrophie de tout le membre.

GOHIN, François-Frédéric, 57ᵉ de ligne. — Plaie contuse à la cuisse gauche, coup de feu, Gravelotte. — Cicatrice adhérente, amaigrissement du membre.

GOHIN, Victor-Jean, 65ᵉ de ligne. — Plaie contuse à la région iliaque droite, éclat d'obus, Saint-Privat.—Perte de substance musculaire, cicatrice adhérente

GOIREAU, Jean, né le 6 mars 1850, Bordeaux (Gironde), 39ᵉ de ligne. — Plaie contuse au bras gauche au niveau du deltoïde, éclat d'obus, Loigny.—Phlegmon profond, cicatrice adhérente et profonde.

GOIS, Auguste-Clément, né le 17 mai 1851, Beaufort (Maine-et-Loire), 21ᵉ chass. à pied. —Fracture comminutive de l'humérus gauche, coup de feu, Chevilly-sous-Paris, 30 septembre. — Nombreuses esquilles, plaies fistuleuses persistantes, déformation et raccourcissement consirable du bras.

GOISET, Laurent, né le 1ᵉʳ avril 1841, Trèves-Cunault (Maine-et-Loire), 98ᵉ de ligne. — Fracture de la jambe droite, coup de feu, Saint-Privat. — Ophthalmie en captivité.—Engorgement de la jambe, nécrose du tibia, plaie fistuleuse : perte de la vision à gauche.

GOLDBRONN, Achille, né le.20 décembre 1846, Saint-Maurice (Bas-Rhin), 53ᵉ de ligne, caporal. — Plaie contuse au creux axillaire gauche, coup de feu, Sedan. — Paralysie du membre.

GOLDER, Laurent, 20ᵉ de ligne. — Plaie contuse au coude gauche, éclat d'obus, Sedan. — Ankylose.

GONET, Jean-Antoine, né le 24 juin 1824, Chambéry (Savoie), 59e de ligne. — Plaie contuse à la jambe gauche, partie inférieure et interne, coup de pied de cheval à (?), armée de la Loire.—Gangrène, ulcère serpigineux vaste et rebelle.

GOLLIOT, Jean, né le 20 octobre 1852, Allerey (Saône-et-Loire), 91e de ligne. — Fracture de la jambe gauche, coup de feu, Patay, 2 décembre. — Phlegmon diffus, perte considérable de substance musculaire, atrophie de la jambe et rétraction presque complète du tendon d'Achille (pied bot, varus équin).

GELLOT, Yves, né le 8 mars 1850, Coatreven (Côtes-du-Nord), 57e de ligne. — Congélation du pied droit, Chenebier.—Perte partielle du gros orteil, gêne dans la marche.

GOMBERT, François, né le 14 mai 1844, Saint-Jean-sur-Mayenne (Mayenne), 14e artill. — Plaie contuse à la jambe gauche, partie postérieure et moyenne, éclat d'obus, Héricourt, 16 janvier.—Vaste cicatrice adhérente, rétraction du tendon d'Achille, le pied fixé dans l'extension.

GOMICHON, Claude, né le 25 juillet 1847, Charensat (Puy-de-Dôme), garde mob. du Puy-de-Dôme. — Plaie contuse au genou droit, coup de feu, Arthenay. — Gêne des mouvements du genou.

GOMMENGINGER, Désiré, né le 30 août 1840, Wildenstein (Haut-Rhin), volontaires de la Seine, caporal. — Plaie contuse à l'épaule droite, coup de feu, Paris, 23 mai. — Atrophie du bras.

GOMMENGINGER, Joseph-Gustave, né le 17 août 1848, Bemwiller (Haut-Rhin), 40e de ligne, sergent.—Plaie compliquée à la face, coup de feu, Spickeren.—Plaie non cicatrisée, désorganisation du globe oculaire droit.

GOMMERAIS, Pierre-Marie-Augustin, 21e de ligne. — Plaie contuse au bord inférieur de l'orbite droit, coup de feu, Sedan. — Adhérence de l'iris, perte incomplète de la vision de ce côté, oblitération du canal lacrymal.

GONET, Ernest-Gustave, 31e de ligne. — Plaie compliquée à la région fessière gauche, coup de feu, Orléans, 2 décembre.—Déviation de la jambe gauche.

GONET, Joseph, 88e de ligne. — Fracture de l'épaule (?), coup de feu, Beaumont (Ardennes).— Cicatrice profonde, irrégulière et très-adhérente.

GONIN, Clément-Modeste, 40e de ligne. — Plaie contuse à l'épaule droite, coup de feu, Spickeren. — Gêne dans l'élévation du bras.

GONIN, Gilbert, né le 16 novembre 1846, Estivarelles (Allier), 94e de ligne. —Fracture de l'humérus droit, coup de feu, Gravelotte. — Atrophie du membre et paralysie incomplète de la main.

GONNET, Jean-Joseph, 32e de ligne. — Fracture du radius gauche, coup de feu, Gravelotte. — Esquilles, cicatrice déprimée et adhérente.

GONNOT, Pierre, 17e de ligne. — Plaie en séton aux deux cuisses au-dessus du creux poplité à (?).

GONON, Antoine, né le 25 février 1837, Saint-Etienne (Loire), 9e chass. à pied, caporal. —Fracture du poignet droit et de la main, coup de feu, Saint-Privat. — Déformation et ankylose presque complète du poignet, et atrophie de la main avec gêne considérable dans les mouvements des doigts.

GONON, Edouard, né le 8 septembre 1849, Lyon (Rhône), 15e de ligne. — Fracture comminutive de la main droite et du doigt médius, main gauche, 2 coups de feu, Épinay, 30 novembre. —Ankylose du poignet droit et de la 1re avec la 2e phalange du médius.

GONON, François, 80e de ligne, caporal. — Perte des deux dernières phalanges de l'indicateur, main droite, coup de feu, Saint-Privat.

GONORD, Justin, 10e de ligne, caporal. — Fracture des 2e et 3e métacarpiens, main droite, coup de feu, Rezonville. — Cicatrice adhérente, extension de l'indicateur et incomplète du médius.

GONUT, Paul-Bernard, né le 19 mai 1843, Riorges (Loire), 125e de ligne. —Plaie contuse à la cuisse droite, partie externe, coup de feu, congélation du pied droit, Bry-sur-Marne. — Cicatrices adhérentes à la cuisse, perte de la phalange unguéale du gros orteil, roideur de l'articulation tibio-tarsienne.

GONTARD, Pierre, né le 12 décembre 1832, Villerest (Loire), garde nationale de la Seine, caporal. — Fracture de l'olécrane gauche, éclat d'obus, Issy, 11 janvier. — Large cicatrice adhérente, ankylose du coude dans la flexion à angle droit, perte presque complète des mouvements de supination.

GONTHARET, Jean-Maurice, né le 18 juillet 1848, Peisey (Savoie), 42e de ligne. — Large plaie déchirée profonde entre le pouce et l'indicateur, main gauche, éclat d'obus, Champigny, 30 novembre. — Rétraction des doigts médius, annulaire et du pouce fixés dans la paume de la main et privés de tout mouvement.

GONTIER, Constant-Jean-Marie, 23e de ligne. — Fracture du fémur (?), coup de feu, Rezonville.

GORAND, Jean, 2e lanciers. — Congélation des pieds, 27 décembre. — Perte des deux orteils, pied gauche et déformation des deux autres, perte de la 1re phalange des 1er et 2e orteils, pied droit.

GORCE, Pierre-Ambroise, 47e de ligne. — Plaie pénétrante de l'articulation scapulo-humérale gauche, coup de feu, Frœschwiller. — Cicatrice adhérente.

GORCUFF, Yves-Louis, garde nationale mobilisée du Finistère. — Congélation du bras gauche, le Mans, 11 janvier. — Gangrène, perte de substance du coude ankylosé incomplètement, cicatrice adhérente.

GORDE, Eugène-François, 4e de ligne. — Déchirure du ligament rotulien gauche, coup de feu, Arthenay, 2 décembre. — Gêne dans les mouvements du genou.

GORET, Louis, 70e de ligne. — Perte des deux dernières phalanges de l'annulaire, main gauche, coup de feu, Saint-Privat.

GORGE, Crépin-Louis, né le 2 novembre 1842, Paris (Seine), 112e de ligne. — Congélation, siége de Paris, 17 janvier. — Hémiplégie gauche et strabisme divergent de l'œil gauche, dont la vision est affaiblie.

GORGES, Jules-Aldance, garde mob. de l'Orne. — Plaie contuse à l'épaule gauche, coup de feu, Lorges, 9 décembre. — Vaste cicatrice adhérente, plaie fistuleuse au centre de l'aisselle.

GORGY, Jean, 14e artill. — Plaie contuse à l'épaule gauche, coup de feu, Beaumont (Ardennes). — Cicatrice adhérente au moignon de l'épaule et à la pointe de l'omoplate.

GORIN, François-Marie. né le 13 janvier 1847, Saint-Trimoël (Côtes-du-Nord), 18e provisoire. — Désorganisation des deux globes oculaires, éclats de pierre, Thionville, 22 novembre. — Cécité.

GORIN, Mathurin-Guillaume, né le 6 octobre 1841, Plaine-Haute (Côtes-du-Nord), 69e de ligne. — Entorse du pied gauche, chute de wagon, gare de Laon, septembre 1870. — Nécrose du cuboïde, perte du 5e métatarsien.

GORJU, Henri-Louis, né le 16 décembre 1844, Alais (Gard), 56e de ligne, caporal. — Plaie compliquée au pied droit, coup de feu, Frœschwiller. — Ankylose tibio-tarsienne, perte de substance musculaire avec contracture des muscles plantaires, flexion permanente des orteils et atrophie du pied.

GORLIER, Jean-Baptiste-Frédéric, garde mob. de la Somme. — Plaie contuse à la cuisse droite, partie inférieure et externe, éclat d'obus, Dury (Somme), 27 novembre. — Large cicatrice adhérente.

GORMAND, Nicolas, garde mob. des Vosges. — Congélation de la jambe droite, Beaune-la-Rolande. — Œdème considérable du membre, cicatrice adhérente.

GORSE, Annat, né le 9 novembre 1845, Dontreix (Creuse), 47e de ligne. — Fracture de l'omoplate droite, coup de feu, Frœschwiller. — Consolidation incomplète, cicatrice adhérente.

Gorsse, Jean, 37e de ligne. — Fracture de l'articulation métatarso-phalangienne du gros orteil du pied (?), coup de feu, Sedan. — Plaies fistuleuses, atrophie.

Gos, Jean-Jacques, né le 19 décembre 1848, Sarr-Giovanni-Pelliri (Italie), 36e de ligne. — Plaie compliquée à la main gauche, coup de feu, Conneré, 10 janvier. — Perte du doigt annulaire et de la phalangette du pouce, ankylose des 3 autres doigts, atrophie de l'avant-bras et de la main.

Gossart, Emile, né le 18 janvier 1848, Chevincourt (Oise), 42e de ligne. — Fracture du fémur droit, coup de feu, Champigny, 30 novembre. — Consolidation incomplète, déformation et raccourcissement de la cuisse.

Gossé, Charles, 66e de ligne. — Fracture du cubitus droit, coup de feu, Spickeren. — Perte osseuse, cicatrice adhérente.

Gosse, Félix-Barthélemy-Jules, 47e de ligne. — Plaie en séton à la partie postérieure de la jambe droite, coup de feu, Beaumont (Ardennes). — Cicatrice adhérente.

Gosselin, Paul-Adolphe-Joseph, 17e chass. à pied. — Plaie compliquée au pied gauche, coup de feu, Pont-Noyelles. — Déformation du pied renversé sur son bord interne (pied bot varus).

Gosselin, Victor-François-Joseph, 26e de ligne. — Plaie compliquée à la jambe gauche, coup de feu, Gravelotte. — Paralysie du pied.

Gosset, Alfred, garde mob. du Nord.—Fracture de l'humérus droit, coup de feu, Pont-Noyelles.—Cicatrice adhérente.

Gosset, Charles-Théodore, 20e chass. à pied. — Plaie de tête, coup de feu, Saint-Privat. — Perte de substance du pariétal droit, hémiplégie gauche incomplète.

Gosset, Désiré-Prosper, né le 9 octobre 1848, Pleine-Selve (Aisne), 49e de ligne.—Plaie contuse à la jambe gauche, éclat d'obus, Sedan. — Perte de substance musculaire, partie postérieure et destruction des tendons, large cicatrice adhérente, rétraction permanente du tendon d'Achille, le pied fixé dans l'extension, atrophie de tout le membre.

Gosset, Jean-Baptiste-Alexandre, 33e de ligne.— Plaie à l'indicateur, main gauche, coup de baïonnette, Arras (Pas-de-Calais), 28 octobre.—Atrophie et ankylose incomplète de ce doigt.

Got, Rameau, né le 29 mars 1845, Bouteville (Charente), garde mob. de la Charente.— Plaie pénétrante du coude gauche, coup de feu, Chambon (Loiret), 30 novembre.— Ankylose et atrophie du membre.

Gotteland, Crespin, né le 5 mars 1840, Bassens (Savoie), 45e de ligne, lieutenant.— Plaie pénétrante à la cuisse droite, coup de feu, Loigny.— Balle non extraite, phlegmon profond, cicatrices adhérentes, ankylose du genou dans l'extension.

Gouallo, Louis-François, 27e de ligne, tambour. — Plaie contuse au genou gauche, coup de feu, Poupry, 2 décembre. — Gonflement péri-articulaire, ankylose incomplète du genou.

Gouault, Louis, garde mob. de la Sarthe.—Plaie compliquée à la main droite, coup de feu, Villorceau.—Rétraction des doigts avec ankylose incomplète de l'indicateur.

Gouazé, Jean, né le 6 mars 1849, Rimont (Ariége), 25e de ligne.—Congélation des pieds, le Bourget. — Perte de la phalange unguéale des deux gros orteils.

Goubat, Marcelin, 38e de ligne.—Plaie compliquée au bras gauche, partie antérieure et inférieure, coup de feu, Epinay, 30 novembre.—Légère rétraction de l'avant-bras sur le bras, paralysie presque complète du pouce et de l'indicateur et moindre du médius, atrophie de la main.

Goubert, Barnabé-Antoine, 3e zouaves, caporal. — Fracture du fémur gauche, coup de feu, Sédan.—Raccourcissement de 3 centimètres.

Goudal, Jules-Alphonse, né le 8 février 1845, Ardres (Pas-de-Calais), 26e de ligne. — Plaies contuses à la cuisse gauche, partie interne, et à la région hypogastrique, coup de feu et coup de pied de cheval, Rezonville. — Cicatrice arrondie à l'épigastre, gêne et douleur des mouvements du tronc.

68

GOUDEAU, Léon-Alfred. — Plaie contuse à la fesse droite, coup de feu, Champigny, 2 décembre.—Gêne des mouvements de la jambe droite.

GOUDELIN, Georges, né le 16 mai 1830, Saint-Malo (Ille-et-Vilaine), 109e de ligne. — Fracture comminutive de la main droite, coup de feu, Buzenval. — Plaies fistuleuses persistantes, ankylose du poignet avec déviation en dehors de la main fixée dans la demi-flexion, mouvements du pouce très-limités.

GOUDEZOONE, Pierre, 53e de ligne. — Plaie contuse à la jambe droite, partie antérieure et supérieure, coup de feu, Sedan. — Large cicatrice adhérente.

GOUDINOUX, Pierre, 65e de ligne.—Plaie contuse à la hanche gauche, érosion de l'os iliaque, coup de feu, Sedan. — Suppuration persistante.

GOUDON, Joseph-Félix, né le 4 septembre 1841, Vienne (Isère), 4e chass. à pied. — Plaie contuse à la jambe (?), coup de feu, Sedan. — Destruction musculaire par accidents à l'hôpital, gêne dans la marche.

GOUDOU, Pierre, né le 1er janvier 1847, Brives (Corrèze), 9e cuirassiers, brigadier.— Plaie compliquée au coude droit, coup de feu, Reischoffen. — Extraction de la tête du radius, ankylose du coude, amaigrissement du membre et perte de tous les mouvements de la main.

GOUDRAY, Hippolyte, né le 9 février 1846, Laignes (Côte-d'Or), 13e de ligne.—Fracture de l'humérus droit, coup de feu, Borny. —Esquilles nombreuses, cicatrice adhérente au grand pectoral, ankylose fibreuse scapulo-humérale, atrophie du bras.

GOUEILLÉ, Jean-Antoine-Paul, 119e de ligne, sergent. — Fracture de la jambe gauche, coup de feu, Châtillon sous Paris, 19 septembre. — Plaie fistuleuse persistante, ankylose tibio-tarsienne dans la flexion.

GOUFFÉ, André-Jacques-Napoléon, né le 16 août 1807, Bonneuil (Seine-et-Oise), génie militaire, ouvrier civil. — Fracture de la branche montante du maxillaire inférieur, coup de feu, Saint-Denis, 4 novembre.—Perte de dents.

GOUFFIER, Lucien-Clément, né le 8 mai 1836, Yvré-le-Pôlin (Sarthe), garde nationale de la Sarthe. — Fracture avec enfoncement de l'os frontal, éclat d'obus, Lorges. —Perte de substance, épilepsie avec affaiblissement général de la constitution.

GOUGE, Jacques-Alfred, né le 22 avril 1838, Saint-Pierre-des-Ifs (Eure), 1er cuirassiers. — Plaie en séton au bras droit, section du nerf radial, coup de feu, Frœschwiller. — Paralysie du bras.

GOUGELIN, Jean, 37e de ligne. — Plaies contuses à la jambe droite et à la main gauche, éclats d'obus, Sedan. — Exostose de la crête du tibia, périostite des 2e et 3e métacarpiens, cicatrice vicieuse face dorsale de la main.

GOUGEON, Henri-Joseph, 65e de ligne.—Plaie contuse au pied droit, coup de feu, Loigny, 2 décembre. — Perte de la dernière phalange du gros orteil.

GOUGEON, Jean-Baptiste-Alexis, né le 2 juin 1830, Saint-Germain (Mayenne), 99e de ligne, sergent. — Fracture du radius droit, tiers inférieur, plaie compliquée en séton à l'aisselle gauche, 2 coups de feu, Sedan. — Demi-ankylose du poignet, déviation de la main droite en dehors, flexion permanente des deux derniers doigts, main gauche.

GOUGET, Charles-Théodore, rég. étranger. —Plaie contuse au coude gauche, éclat d'obus, Neuilly-sur-Seine, 27 avril. — Cicatrice adhérente.

GOUGET, Emile, né le 11 juin 1848, Romorantin (Loir-et-Cher), garde mob. du Loir-et-Cher. — Plaies contuses au coude droit, à la cuisse et au pied gauches et à la cuisse droite, 4 coups de feu, Loigny. — Perte du gros orteil et d'une partie de son métatarsien.

GOUGOU, Zéphirin, garde mob. du Loiret. — Plaie contuse à la main droite, coup de feu, Héricourt, 15 janvier. — Cicatrice adhérente à la main et au pouce.

GOUJET, Jules-François-Rose, francs-tireurs de Paris. — Plaie au coude gauche, coup de feu, Conneré, 10 janvier. — Ankylose avec atrophie du membre.

GOUJON, Antoine, né le 16 décembre 1850, Saint-Boil (Saône-et-Loire), 73e de ligne. —

Désorganisation du globe oculaire droit, coup de feu, Changé, 10 janvier. — Affaiblissement de la vision à gauche.

GOUJON, Eugène-Marie, 72e de ligne. — Plaie contuse à la cuisse gauche, partie moyenne, coup de feu, Pont-Noyelles. — Cicatrice adhérente au fémur, claudication.

GOULARD, Jacques, né le 17 octobre 1846, Echiré (Deux-Sèvres), garde mob. des Deux-Sèvres. — Plaie compliquée au bras droit, coup de feu, la Bourgonce (Vosges), 6 octobre. — Fausse ankylose du coude, paralysie de la main et de l'avant-bras.

GOULAY, Jean, 91e de ligne. — Fracture comminutive de l'humérus droit et plaie à la poitrine, coup de feu, Gravelotte.

GOULLE, Emile, garde mob. de Seine-et-Marne. — Fracture du 5e métacarpien, main droite, coup de feu, Bry-sur-Marne, 30 novembre. — Rétraction des fléchisseurs avec ankylose incomplète du médius et de l'annulaire.

GOULLEY, Alphonse-Célestin, né le 8 décembre 1847, Fresnoy (Aube), 18e de ligne.—Nécrose des os du tarse, pied droit, fatigues et privations en captivité. — Cicatrices adhérentes, plaies fistuleuses.

GOULLIANNE, Yves-Marie, né le 17 juillet 1850, Plœmeur (Morbihan), 64e de ligne.—Congélation du pied gauche, Saint-Amand.—Perte des orteils du pied excepté la 1re phalange des 2e et 3e orteils.

GOULPIÉ, Pierre, né le 22 octobre 1849, Fougalop (Dordogne), 24e de ligne. — Plaie contuse à la main gauche, coup de feu, Champigny. — Flexion des doigts médius et annulaire.

GOUNEL, Jean, 2e de ligne. — Congélation de la jambe gauche, Semondans (Doubs), 14 janvier. — Semi-ankylose tibio-tarsienne, atrophie du membre.

GOUNIN, Jean, 59e de ligne. — Plaie contuse au bras droit, coup de feu, Conneré, 11 janvier. — Rétraction musculaire, face antérieure du bras, demi-flexion de l'avant-bras.

GOUPIL, Louis-Marie, 31e de ligne. — Plaie contuse au coude droit, coup de feu, Coulmiers, 9 novembre. — Ankylose incomplète.

GOUPILLON, Louis, né le 29 décembre 1839, Paris (Seine), 3e de ligne. — Plaie compliquée à l'avant-bras droit, coup de feu, Frœschwiller. — Perte de la flexion des doigts.

GOUPY, Léopold-Louis, né le 31 juillet 1850, Cormery (Indre-et-Loire), 58e de ligne.— Fracture du gros orteil, pied droit, coup de feu, Dunan. — Abcès multiples, déformation du pied, gêne dans la marche.

GOURBESVILLE, Paul-Célestin, 62e de ligne. — Plaie contuse à la cuisse gauche, coup de feu, Changé, 10 janvier. — Cicatrices adhérentes, claudication.

GOURDEL, Emile-Alexandre, né le 17 décembre 1846, Saint-Honorine-la-Chardonne (Orne), 24e de ligne.—Plaie en séton aux deux jambes, partie supérieure, fracture du péroné gauche et du tibia droit, coup de feu, Sedan. — Pourriture d'hôpital, partie externe, jambe gauche, large cicatrice adhérente elliptique, atrophie de cette jambe, courbure à concavité interne du tibia droit.

GOURDON, Alexandre-Gustave, 42e de ligne.—Plaie contuse au genou gauche, coup de feu, Champigny, 30 novembre.—Gêne dans la flexion.

GOURDON, Henri-Ernest, 4e chass. d'Afrique.—Plaie contuse au bras gauche, coup de feu, Sedan.— Cicatrice profonde et adhérente, atrophie du membre.

GOURDON, Paul-Raphaël-Joseph, né le 28 juillet 1850, Saint-Jean-le-Centenier (Ardèche), 40e de ligne, caporal. — Désorganisation du globe oculaire droit, coup de feu, Patay, 2 décembre.

GOURE, Louis, 60e de ligne.—Congélation du pied gauche, Héricourt, 17 janvier. — Perte de la 1re phalange des orteils de ce pied.

GOURGEOIS, Jean-Baptiste, né le 15 juillet 1845, Montargis (Loiret), 64e de ligne. — Plaie pénétrante du genou gauche, coup de feu, Sedan.—Ankylose du genou, fixé dans l'extension.

GOURGEON, Alphonse-Joseph, né le 18 janvier 1852, Vesoul (Haute-Saône), francs-tireurs du Doubs. — Plaie contuse au coude gauche, coup de feu, Châtillon-sur-Seine, 19 novembre. —Paralysie de l'avant-bras, dont la flexion est impossible, amaigrissement du membre.

GOURGEON, Xavier, né le 22 août 1849, Réauville (Drôme), 41ᵉ de ligne. — Plaie en canal à 8 centimètres en arrière de l'épine iliaque antérieure et supérieure gauche, coup de feu, Beaugency, 8 décembre.—Ankylose presque complète coxo-fémorale avec flexion de la jambe.

GOURGUE, Henri, 2ᵒ train d'artill. — Plaie à la jambe droite, coup de pied de cheval, Bayonne. — Nécrose, élimination de séquestres, large cicatrice profonde adhérente au tibia, atrophie du membre.

GOURNAY, Achille-Frédéric-Ernest, né le 7 janvier 1847, Aubusson (Orne), garde mob. de l'Orne. — Fracture comminutive du fémur gauche, tiers inférieur, coup de feu, le Mans, 12 janvier. — Ankylose du genou, fixé dans l'extension.

GOURRAUD, Jean-Marie, 11ᵉ de ligne. — Fracture comminutive du tarse, pied droit, coup de feu, Thiais, 30 septembre. — Cicatrice adhérente et douloureuse avec gêne dans l'articulation tibio-tarsienne.

GOURRIÉ, Corentin-Marie, né le 10 avril 1850, Châteauneuf (Finistère), 97ᵉ de ligne. — Congélation du pied gauche, le Mans. —Perte des 1ᵉʳ et 5ᵉ orteils et de la phalange unguéale des trois autres orteils.

GOURSAT, Michel, né à Saint-Jean-de-Maurienne (Savoie), 65ᵉ de ligne, sergent-fourrier. —Plaie contuse à l'articulation scapulo-humérale gauche, coup de feu, Saint-Privat, — Cicatrices adhérentes, gêne dans l'élévation du bras.

GOURSAUD, Jean, garde mob. de la Charente. — Fracture comminutive du pied gauche et ablation d'un des orteils, coup de feu, Montbéliard, 16 janvier.

GOUSSARD, Armand-Jules-Anatole, né le 25 juillet 1850, Chermevières-sur-Marne (Seine-et-Oise), garde nationale de la Seine, 136ᵉ bataillon. — Fracture comminutive de la tête de .l'humérus gauche, coup de feu, Buzenval. — Plaies fistuleuses persistantes, ankylose incomplète scapulo-humérale, atrophie et impuissance du membre.

GOUSSARD, Claude-Antoine, né le 8 avril 1828, Vereux (Haute-Saône), génie de la garde nationale de la Seine. — Chute sur le coude gauche, Paris. — Luxation et ankylose du coude, gêne dans la supination et l'extension de l'avant-bras.

GOUSSE, Pierre, garde mob. de la Mayenne. — Plaie contuse au pied gauche, coup de feu, Boulay, 4 décembre. — Plaies fistuleuses, engorgement chronique du pied.

GOUT, Jean-Baptiste-Cyprien, né le 1ᵉʳ novembre 1849, Bleymard (Lozère), 43ᵉ de ligne. —◦ Plaie de tête à l'angle supérieur et postérieur du pariétal gauche, coup de feu, Villorceau. —Perte de substance du pariétal dans toute son épaisseur, cicatrice profonde et adhérente de deux travers de doigt, accidents cérébraux, troubles de la vue et de l'ouïe.

GOUTARD, François, 80ᵉ de ligne. — Plaie contuse au creux poplité droit, éclat d'obus, sous Metz, 7 octobre. — Cicatrice adhérente.

GOUTARD, Jean-Marie, né le 12 mai 1849, Amplepuis (Rhône), 21ᵉ de ligne. — Fracture comminutive du fémur gauche, coup de feu, Sedan. — Séquestres, suppuration prolongée, ankylose du genou, consolidation très-vicieuse avec chevauchement à angle droit des fragments, atrophie, déformation et raccourcissement de 10 centimètres du membre, qui est tuméfié et douloureux.

GOUTAYER, Jean, né le 11 mars 1849, Saint-Clément (Allier), 119ᵉ de ligne. —◦ Fracture comminutive de l'avant-bras droit, tiers inférieur, éclat d'obus, Châtillon sous Paris. — Ankylose du poignet.

GOUTEL, Jean-Claude, né le 6 septembre 1844, Saint-Romain-en-Jarret (Loire), 33ᵉ de ligne. — Fracture de l'olécrane gauche, coup de feu, Bapaume. — Ankylose du coude.

GOUTENOIR, Jean, 5ᵉ chass. à pied. — Fracture de la clavicule et de l'acromion, côté (?). — Ankylose incomplète scapulo-humérale avec atrophie.

GOUTERON, Léonard, né le 28 octobre 1844, Massignac (Charente), 73e de ligne, sergent. — Fracture du fémur droit, coup de feu, Gravelotte. — Cicatrice adhérente.

GOUTHIER, Pierre, 97e de ligne. — Plaie contuse à la main droite, coup de feu, Noisseville, 31 août.

GOUTTE, Joseph-Hyacinthe, né le 9 septembre 1848, Chalmazelles (Loire), garde mob. de la Loire. — Subluxation en dehors du fémur gauche, lésion du condyle interne du fémur, coup de feu, Ladon. — Gêne dans la flexion de la jambe.

GOUTTEBESSIS, Guillaume, 38e de ligne. — Plaie compliquée à l'avant-bras gauche, coup de feu, Champigny, 2 décembre. — Extension incomplète des trois derniers doigts de la main.

GOUTTEFANGEAS, Georges, né le 8 juillet 1840, Brugeron (Puy-de-Dôme), 2e légion du Rhône. — Fracture de la malléole interne gauche et de l'extrémité inférieure du tibia, coup de feu, Nuits, 18 décembre. — Consolidation vicieuse, déviation et déformation du pied (pied bot varus), ankylose tibio-astragalienne.

GOUVERNAYE, Jean, 49e de ligne. — Large plaie contuse à la jambe droite, coup de feu, Ladon, 24 novembre. — Cicatrice adhérente, ankylose tibio-tarsienne.

GOUVERNEL, Jean-François, né le 30 juin 1836, Borville (Meurthe), 1er zouaves. — Plaie aux os malaires, éclat d'obus, Strasbourg, 28 août. — Amaurose, perte de la vision à droite, taie sur la cornée de l'œil gauche, ectropion palpébral et épiphora.

GOUVIER, Pierre-Marie, 10e de ligne. — Plaie contuse à l'épaule droite, éclat d'obus, Saint-Privat.

GOUY, Jean-Nicolas-Edmond, né le 22 février 1847, Cutting (Meurthe), 113e de ligne, sergent. — Fracture de la jambe gauche, coup de feu, Paris, 24 mai. — Perte osseuse et cal très-difforme, vaste cicatrice adhérente, ankylose tibio-tarsienne.

GOUZÉ, Édouard, né le 1er janvier 1845, Jarzé (Maine-et-Loire), garde nationale mobilisée de la Loire-Inférieure, capitaine. — Plaie à travers le coude gauche, coup de feu, Champagné, 10 janvier. — Ankylose du coude.

GOUZE, Jean, 76e de ligne. — Fracture du doigt médius, main droite, coup de feu sous Paris, 19 mai. — Ankylose de ce doigt à angle droit.

GOUZOU, Jean, garde mob. de la Dordogne. — Plaie contuse à la hanche gauche, coup de feu, Loigny. — Plaie fistuleuse.

GOUZOU, Pierre-Marie, 47e de ligne. — Plaie contuse au genou gauche et fracture de deux métatarsiens, pied droit, 2 coups de feu, Wœrth.

GOUZY, Bernard, né le 23 novembre 1846, Salles-sur-l'Hers (Aude), 15e de ligne. — Plaie compliquée au creux axillaire droit, coup de feu, Saint-Privat. — Atrophie et paralysie du bras et de la main.

GOUZY, François, né le 27 octobre 1834, Mas-d'Azil (Ariége), 35e de ligne, sergent. — Plaie s'étendant de l'oreille gauche à l'aile du nez à droite, fracture du maxillaire supérieur, coup de feu, Chevilly sous Paris, 30 septembre. — Perte de l'œil gauche, paralysie faciale de ce côté.

GOVEN, François-Pierre, né le 9 septembre 1840, Chartres (Ille-et-Vilaine), 30e de ligne. — Fracture comminutive de l'avant-bras gauche, tiers supérieur, coup de feu, Patay, 2 décembre. — Consolidation vicieuse, cicatrice adhérente, ankylose incomplète du poignet, fixé dans la demi-pronation avec demi-flexion de la main, dont les doigts sont dans l'extension permanente.

GOVIGNON, Charles, né le 19 février 1836, Moulins (Allier), 12e artill. — Fracture de l'humérus gauche, tiers moyen, et du coude, même côté, accident à Besançon, 18 octobre 1870. — Ankylose du coude, l'avant-bras fixé dans le quart de flexion et de demi-pronation.

GOVIN, Clovis-Jules, né le 24 décembre 1845, Lerzy (Aisne), garde mob. de l'Aisne. — Plaie à travers l'articulation tibio-tarsienne gauche, coup de feu, Soissons, 8 octobre. — Ankylose tibio-tarsienne et inter-tarsienne avec perte des mouvements du pied, dont les orteils sont légèrement fléchis.

GOYARD, François, né le 4 mars 1836, Dompierre (Saône-et-Loire), 84ᵉ de ligne. — Plaie compliquée à la main droite, coup de feu, Gravelotte, 16 août. — Ankylose métacarpo-phalangienne du pouce et du médius avec inertie de ces doigts et de l'indicateur.

GOYAT, Jules-Constant, 94ᵉ de ligne. — Plaie contuse à la jambe droite, coup de feu, Saint-Privat. — Cicatrice adhérente.

GOYER, Victor-François, né le 25 juin 1846, Bonchamps (Mayenne), 31ᵉ de ligne. — Fracture comminutive du coude droit, éclat d'obus, Sedan. — Ankylose du coude dans la demi-flexion, atrophie du membre.

GOYET, Henri, 17ᵉ de ligne. — Perforation de l'os iliaque, en arrière de l'épine antérieure et supérieure, coup de feu, Sedan. — Cicatrice adhérente.

GRAIGNE, Hervé, né le 20 janvier 1848, Plougouver (Côtes-du-Nord), 67ᵉ de ligne. — Fracture du péroné droit, 2 coups de feu, Gravelotte. — Ankylose presque complète tibio-tarsienne, atrophie du membre.

GRAIL, Étienne, francs-tireurs de la Seine. — Plaie contuse à la jambe gauche, coup de feu, Orléans, 8 décembre. — Rétraction des muscles jumeaux.

GRAINDORGE, Isidore, 90ᵉ de ligne. — Fracture de la jambe gauche, coup de feu, Dijon, 30 octobre.

GRAMAGLIA, Claude-Charles, 70ᵉ de ligne. — Plaie en séton au mollet gauche, coup de feu, Montbéliard, 18 janvier.

GRAMOND, Alexis, 42ᵉ de ligne. — Congélation du pied gauche, Courmont, 14 janvier. — Perte de la phalange unguéale du gros orteil fortement altéré, le 2ᵉ orteil est réduit à un moignon, perte totale des 3 autres orteils.

GRANAL, Hilaire, 28ᵉ de ligne. — Fracture de l'articulation tibio-tarsienne gauche, coup de feu, Saint-Privat. — Perte osseuse, ankylose tibio-tarsienne.

GRAND, Antoine, né le 10 mars 1845, Cournon (Puy-de-Dôme), 4ᵉ cuirassiers. — Plaie pénétrante de poitrine, à la région précordiale, coup de feu, Frœschwiller. — Gêne dans la circulation et la respiration, palpitations.

GRAND, Charles-Eugène, né le 15 décembre 1835, Doye (Jura), 4ᵉ chass. — Plaie s'étendant de la partie supérieure du canal inguinal à la région fessière en arrière de l'articulation coxo-fémorale, pénétration de l'abdomen et de la fosse iliaque, coup de feu, Forbach. — Hernie à travers la paroi abdominale, rétraction cicatricielle des muscles fessiers.

GRAND, Jean-Baptiste, né le 24 juin 1849, Montrond (Savoie), 67ᵉ de ligne. — Plaie contuse à la cuisse gauche, coup de feu, Champigny, 30 novembre. — Balle non extraite.

GRAND, Pierre-Antoine, né le 31 mars 1837, Etoile (Drôme), 98ᵉ de ligne. — Perforation du tympan de l'oreille gauche, commotion, éclatement d'un obus près de la tête, Gravelotte. — Otorrhée chronique à gauche, surdité presque complète; déchirure de l'iris, opacité du cristallin, affaiblissement considérable de la vision à gauche.

GRANDASMAR, Léonard, garde mob. de la Haute-Vienne. — Plaies contuses à la jambe et au pied droits, éclats d'obus, Terminiers, 2 décembre. — Claudication.

GRANDCOLAS, Augustin, né le 10 mai 1843, Tholy (Vosges), 14ᵉ chass. à pied. — Fracture comminutive de l'avant-bras droit, coup de feu, Gravelotte. — Fausse articulation du cubitus.

GRANDET, Etienne, né le 7 juillet 1846, Saint-Ybard (Corrèze), 10ᵉ de ligne. — Plaie contuse à l'articulation tibio-tarsienne gauche, coup de feu, Saint-Privat. — Ankylose et atrophie de la jambe.

GRANDFILS, Désiré, né en 1828, Mézières (Ardennes), 43ᵉ de ligne. — Plaie contuse à la cuisse gauche, partie externe et postérieure, éclat d'obus, Cuchy (Somme), 27 novembre. — Cicatrice adhérente très-étendue rendant impossible l'extension complète de la jambe.

GRANDIN, Gustave-Théodore, né le 9 mars 1848, Authenay (Marne), garde mob. de la Marne. — Plaie perforante de la base du crâne et oblique de l'apophyse mastoïde au plancher de l'orbite droit, coup de feu, Saint-Quentin. — Affaiblissement de la vision des deux yeux.

GRANGÉRÉ, Constant-Michel, 8ᵉ cuirassiers. — Plaie contuse à la jambe gauche, lésion du tendon d'Achille, coup de feu, Wœrth. — Perte partielle de l'extension des orteils.

GRANDGHOND, Etienne-Joseph, né le 1ᵉʳ octobre 1846, Cistrières (Haute-Loire), 36ᵉ de ligne. — Plaie à la hanche gauche, région pelvi-trochantérienne, coup de feu, Frœschwiller. — Balle non extraite, plaie fistuleuse, carie du grand trochanter, allongement de la jambe, claudication.

GRANDJEAN, Charles, né le 10 juin 1834, Magny (Moselle), 211ᵉ bat. de la garde nationale de la Seine, sergent. — Plaies contuses à la face externe de la cuisse et à l'épaule droites, fracture de l'humérus droit, 3 coups de feu, Buzenval. — Esquilles, raccourcissement, atrophie de l'avant-bras.

GRANDJEAN, Charles, né le 11 avril 1847, la Machine (Nièvre), 47ᵉ de ligne. — Fracture de la tête de l'humérus droit, coup de feu, Frœschwiller. — Cicatrices adhérentes, ankylose incomplète scapulo-humérale, perte des mouvements d'élévation du bras.

GRANDJEAN, Jacques, né le 30 janvier 1847, Woustviller (Moselle), 7ᵉ de ligne. — Fracture du cubitus droit, coup de feu, Borny. — Perte osseuse de cet os, cicatrice adhérente, ankylose radio-cubitale.

GRANDJEAN, Marie-Etienne, né le 5 novembre 1846, Suriauville (Vosges), 91ᵉ de ligne. — Plaie à travers le coude droit, éclat d'obus, Gravelotte. — Larges cicatrices adhérentes, ankylose à angle droit, amaigrissement du bras et atrophie de l'avant-bras.

GRANDJEAN, Pierre-Joseph-Albert, né le 14 janvier 1850, Rozières-sur-Mouzon (Vosges), 110ᵉ de ligne. — Fracture comminutive du pied droit, coup de feu, l'Hay, 29 novembre. — Cicatrices adhérentes, ankylose des articulations tarso-métatarsiennes.

GRANDJEAN, Théophile-Nicolas, 65ᵉ de ligne. — Plaie en séton à la cuisse droite, lésion du nerf sciatique, coup de feu, Baccon, 9 novembre.

GRANDON, Jean-Louis, 3ᵉ de ligne. — Fracture du 1ᵉʳ métacarpien, main gauche, plaie pénétrante de poitrine à droite, 2 coups de feu, Frœschwiller. — Flexion permanente du pouce.

GRANDPERRIN, Jean-Baptiste, né le 17 octobre 1825, Besançon (Doubs), 1ᵉʳ chass. à pied. — Fracture du coude gauche, coup de feu, Frœschwiller. — Ankylose avec atrophie de l'avant-bras.

GRANET, Jean, né le 21 janvier 1849, Oradour-sur-Vayres (Haute-Vienne), 2ᵉ de ligne. — Fracture du fémur droit, coup de feu, Montbéliard. — Esquilles, cicatrices adhérentes, amaigrissement du membre.

GRANGE, Ferdinand, né le 16 août 1846, Avrolles (Yonne), garde mob. de l'Yonne. — Fracture du fémur droit, tiers moyen, coup de feu accidentel à Bourg (Ain), 10 novembre. — Plaies fistuleuses, engorgement considérable de tout le membre.

GRANGÉ, Guillaume-François, garde nationale mobilisée de la Nièvre. — Plaie contuse au coude droit, coup de feu, Brinon-l'Archevêque, 25 janvier. — Ankylose dans la demi-flexion, amaigrissement du membre, roideur des doigts.

GRANGE, Jean-Baptiste, né le 4 septembre 1845, Châtel (Savoie), 74ᵉ de ligne. — Fracture comminutive de l'humérus gauche, tiers supérieur, coup de feu, Frœschwiller.

GRANGÉ, Joseph, 2ᵉ artill. — Plaie contuse à la jambe droite, partie postérieure, éclat d'obus, Chier-aux-Bois, 3 décembre. — Rétraction musculaire, raccourcissement de la jambe, cicatrices profondes et adhérentes.

GRANGER, Louis, 32ᵉ de ligne. — Plaie compliquée à la main droite, coup de feu, Gravelotte. — Perte osseuse, déformation de la main.

GRANGIÉ, Jean-Paul, né le 29 juin 1846, Gourdon (Lot), 80° de ligne, sous-lieutenant. — Plaie compliquée à la nuque, côté droit, coup de feu, Saint-Privat. — Aphonie.

GRANGIER, Claude, 83° de ligne. — Fracture de l'épine de l'omoplate droite, éclat d'obus, les Tappes sous Metz, 7 octobre.—Cal volumineux, cicatrice profonde et adhérente.

GRANIER, Barthélemy-François-Lubin, 46° de ligne. — Plaie pénétrante du coude gauche, coup de feu, Beaumont (Ardennes). — Ankylose incomplète.

GRANIER, Jean-Pierre, né le 5 juillet 1848, Saint-Symphorien (Lozère), 35° de ligne. — Fracture comminutive de l'avant-bras droit; la plaie s'étend du tiers inférieur externe au tiers supérieur; coup de feu, Chevilly sous Paris, 30 septembre.—Consolidation vicieuse, atrophie et déviation de la main.

GRANIER, Jules-Hippolyte, né le 24 février 1849, Millau (Aveyron), 34° de ligne. — Plaies contuses au niveau de l'articulation tibio-tarsienne droite et au genou gauche, fracture partielle du fémur, 2 coups de feu, les Ormes, 4 octobre.—Ankylose et déformation de l'articulation tibio-tarsienne, extension incomplète de la jambe gauche.

GRANIER, Noël, 24° chass. à pied. — Fracture des condyles du fémur droit, coup de feu, Villers-sur-Saulnot (Haute-Saône), 19 janvier. — Ankylose du genou dans l'extension.

GRANIER, Noël-Eugène, 16° de ligne.—Plaies contuses au genou gauche et à la partie supérieure de la cuisse droite, 2 coups de feu, Baccon (Loiret), 9 novembre. — Large cicatrice adhérente à la cuisse.

GRANJON, Charles-Joseph, né le 4 février 1843, Courthezon (Vaucluse), 18° de ligne, caporal.—Fracture comminutive de l'avant-bras droit, tiers supérieur, coup de feu, Montmesly, 30 novembre. — Consolidation vicieuse, déviation et atrophie du membre.

GRANJON, Jean-Baptiste, né le 17 novembre 1849, Laversanne (Loire), 27° de ligne.— Rhumatisme chronique de la jambe droite, privations en captivité à Mayence.

GRANSAC, Jean-Baptiste-Hippolyte, né le 4 juillet 1838, Besançon (Doubs), 70° de ligne, sergent. — Plaie contuse à l'apophyse mastoïde gauche, éclat d'obus, Chevilly. — Phlegmon, plaie fistuleuse à la partie gauche du cou.

GRANSIRE, Cénoni-Joseph, 81° de ligne.—Perte des deux dernières phalanges de l'indicateur, main gauche, coup de feu, Saint-Privat.

GRARE, Pierre-Auguste, francs-tireurs de l'Eure, caporal. — Plaie contuse à la cuisse droite, Château-Robert, 31 décembre.

GRAS, Désiré, 4° de ligne. — Plaie à la main droite, coup de feu, Saint-Privat. — Ankylose des trois derniers doigts, fixés dans l'extension permanente.

GRAS, Jean-Ferdinand, 13° de ligne. —Fracture du radius droit, coup de feu, Saint-Privat. — Non-consolidation, rigidité musculaire.

GRAS, Joseph-Félicien, né le 24 juillet 1850, Peyrescq (Basses-Alpes), 46° de ligne.— Ablation des deux dernières phalanges du médius droit, francture des 3°, 4° et 5° métacarpiens, main droite, 2 coups de feu, Josnes, 10 décembre. — Plaie suppurante, déformation de la main, dont les doigts sont dans la flexion permanente, ankylose du poignet, atrophie de l'avant-bras.

GRAS, Pierre, né le 12 mai 1837, Ambert (Puy-de-Dôme), 46° de ligne. — Fracture des cartilages costaux, côté droit, coup de feu, Beaugency, 8 décembre. — Plaie fistuleuse, cicatrices adhérentes.

GRASMAGNAC, Pierre, né le 21 novembre 1847, Saint-Priest-Ligoure (Haute-Vienne), 50° de ligne, sergent. — Plaie compliquée au bras droit, au niveau du biceps, coup de feu, Wissembourg. — Atrophie et paralysie de l'avant-bras et de la main.

GRASON, Étienne, né le 23 mai 1848, Saint-Août (Indre), 17° chass. à pied. — Fracture de l'acromion et de l'épine de l'omoplate gauches, coup de feu, Paris, 24 mai. — Gêne dans l'élévation du bras.

GRASSEAU, Armand, 8e de ligne. — Fracture de l'humérus gauche, tiers supérieur, coup de feu, Forbach. — Cal vicieux, paralysie incomplète des extenseurs des doigts.

GRASSIN, Jules-René, né le 22 juin 1848, Sarvé (Sarthe), 7e chass. à pied. — Plaie contuse au genou gauche, coup de feu, Saint-Privat. — Phlegmon gangréneux de la jambe et du pied, cicatrices adhérentes à la rotule et du ligament rotulien, rétraction du pied dans la flexion permanente par cicatrice adhérente s'étendant de la face dorsale du pied à la partie inférieure de la jambe.

GRATESOLLE, Jean, 12e chass. — Plaie à la face, coup de pied de cheval à (?). — Desorganisation de l'œil gauche.

GRATIAUX, Pierre-Gustave, 10e de ligne, caporal. — Plaie contuse à la cuisse droite, coup de feu, l'Hay, 30 septembre.

GRATTARD, Joseph, 53e de ligne. — Perte de la phalangette de l'indicateur, main gauche, coup de feu, Chagey, 17 janvier.

GRAULE, Jean, né le 19 février 1843, Flourens (Haute-Garonne), 97e de ligne. — Plaie compliquée au bras gauche, partie interne et moyenne, éclat d'obus, Gravelotte. — Perte de substance musculaire, cicatrice profonde et adhérente, paralysie presque complète de l'avantbras et de la main dont les doigts sont dans l'extension.

GRAUX, Louis-Désiré-Alfred, né en 1850, Noyon (Oise), 8e de ligne. — Fracture de la 6e côte, coup de feu, Petit-Bry, 2 décembre.

GRAVANT, Désiré, né à Taverny-Montmorency, 59e de ligne.—Plaie en séton s'étendant du thorax à l'aisselle, côté droit, coup de feu, l'Hay, 30 septembre.

GRAVAT, Jean, 7e cuirassiers. — Plaies contuses à la tête et au bras (?), chute de cheval, le Mans, 10 janvier. — Arthrite du coude et nécrose de l'humérus.

GRAVE, Louis-Joseph, 91e de ligne. — Plaie contuse à la région iliaque droite, érosion de l'os iliaque, coup de feu, Saint-Quentin.

GRAVEL, Etienne, né en 1834, Grenoble (Isère), 77e de ligne. — Fracture comminutive de la jambe gauche, coup de feu, Forbach. — Cal volumineux et difforme, atrophie du membre.

GRAVELOT, Augustin, 36e de ligne. — Plaie contuse à la jambe (?), partie inférieure et antérieure, coup de feu, le Mans, 11 janvier. — Large cicatrice adhérente, gêne des mouvements de l'articulation tibio-tarsienne.

GRAVION, Jean, garde mob. du Cher. — Fracture comminutive des 2e et 5e métacarpiens, main droite, coup de feu, Juranville, 28 novembre.

GRÉBIS, Louis, 2e zouaves. — Plaie contuse à la jambe gauche, érosion des os, coup de feu, Frœschwiller. — Cicatrice adhérente, ankylose incomplète du genou.

GREDER, Louis, 30e de ligne. — Plaie contuse à la hanche droite, coup de feu, Beaumont (Ardennes). — Carie de l'os iliaque, gêne des mouvements de l'articulation coxo-fémorale.

GREFFERAT, François-Alexis, né le 10 avril 1843, Poisoux (Jura), 48e de ligne.—Fracture de l'indicateur, main droite, éclat d'obus, Wœrth. — Ankylose des phalanges de l'indicateur, qui est rétracté, cicatrice adhérente.

GRÉGOIRE, Antoine, 88e de ligne, caporal. —Plaie contuse au pouce, main gauche, coup de feu, Beaumont (Ardennes). — Ankylose incomplète métacarpo-phalangienne de ce doigt.

GRÉGOIRE, Edouard, né le 23 août 1849, Eloyes (Vosges), garde mob. des Vosges. —Fracture comminutive de l'avant-bras droit, coup de feu, Cussey, 22 octobre. — Consolidation vicieuse, perte des mouvements de pronation et de supination.

GRÉGOIRE, Frédéric-Charles-Henry, né le 3 février 1840, Troyes (Aube), 97e de ligne, tambour-major. — Plaie compliquée au bras droit, partie inférieure, coup de feu, Gravelotte. — Atrophie et paralysie de l'avant-bras et de la main.

GRÉGOIRE, Louis-Denis, 6e chass. à pied. — Fracture de l'épine iliaque supérieure droite, coup de feu, Villorceau, 10 décembre.

GRÉGOIRE, Mathieu, né le 4 juillet 1849, Vauxain (Dordogne), 45e de ligne. — Plaie contuse à la jambe gauche, coup de feu, Neuvilliers, 2 décembre. — Abcès, cicatrices adhérentes.

GRÉGOIRE, René, né le 21 octobre 1827, Vivonne (Vienne), gendarme d'Indre-et-Loire. — Irido-choroïdite double rhumatismale, fatigues 1870-71.—Perte complète de la vision à gauche et incomplète de la vision à droite.

GRÉGOIRE, Nondini, né en août 1845, Nîmes (Gard), 22e de ligne. — Fracture de l'humérus droit, coup de feu, Sedan. — Ankylose du coude dans l'extension.

GRÉGY, Camille, 8e de ligne. — Fracture de l'humérus droit, tiers inférieur, coup de feu, Spickeren. — Cal volumineux, ankylose incomplète du coude.

GRELET, Louis-Etienne, né le 13 novembre 1848, Saint-Avit (Loir-et-Cher), garde mob. de Loir-et-Cher. — Fracture comminutive de la jambe droite, tiers moyen. — Consolidation vicieuse, cal difforme, cicatrices adhérentes, raccourcissement et incurvation de la jambe qui est considérablement atrophiée.

GRELLETY, Jean, né à Burgard (?), 42e de ligne. — Fracture des derniers doigts de la main droite, coup de feu, Champigny, 2 décembre. — Déformation de la main avec ankylose.

· GRELLETY, Pierre, né le 26 juin 1846, Chalagne (Dordogne), 42e de ligne.—Fracture comminutive du maxillaire inférieur, coup de feu, Villejuif. — Perte osseuse, déformation de la mâchoire.

GRELOT, Alphonse, né le 22 octobre 1843, Château-Thierry (Aisne), 2e génie. — Plaie pénétrante de poitrine, partie externe et postérieure gauche, coup de feu, l'Hay, 29 novembre. —Balle non extraite.

GRELOT, Jean, 95e de ligne.— Plaie pénétrante de l'abdomen, coup de feu, plaie au doigt médius gauche, éclat d'obus, Patay, 2 décembre. — Roideur permanente du médius.

GRÉMILLIÉ, Alphonse-Joseph, garde mob. du Nord. — Fracture du condyle externe du fémur droit, coup de feu, Pont-Noyelles, 23 décembre. — Cal volumineux, gêne dans le genou.

GRÉMION, Joseph-François-Xavier, 23e de ligne, caporal. — Plaie contuse au bras droit, coup de feu, Spickeren.

GREMMEL, Mathieu, 54e de ligne.—Fracture de la main droite, coup de feu, Amanvillers. — Atrophie de la main, le pouce est dans la rétraction permanente.

GREMONT, Désiré-Victor, 7e hussards. — Plaie contuse à la jambe gauche, coup de feu, Pontijo (Loir-et-Cher). — Cicatrice adhérente.

GRENAT, Claude-Etienne, 56e de ligne. — Perte de deux phalanges de l'indicateur et du médius, main droite, coup de feu, Frœschwiller.

GRENET, Jean, né le 16 août 1845, Aussac (Charente), 50e de ligne. — Plaie pénétrante de poitrine entre la 7e et la 8e côte à droite, coup de feu, Wissembourg. — Empyème, fistule cutanée et bronchique, expectoration purulente, essoufflement habituel.

GRENIER, Antoine, 17e de ligne. — Plaie contuse à la cuisse gauche, partie supérieure et interne, coup de feu (?).

GRENIER, Jean-Louis, né le 3 octobre 1848, Romans (Drôme), 3e chass. d'Afrique.—Fracture du fémur droit et ablation d'un testicule, coup de feu, Vendôme, 16 décembre. — Consolidation incomplète, raccourcissement et difformité du membre.

GRENIER, Jean-Marie, né à Saint-Benoît-des-Ondes (?), 25e de ligne. — Fracture du radius gauche, coup de feu, Gravelotte.

GRENIER, Pierre, né le 22 septembre 1845, Tourne (Cironde), 77e de ligne.—Plaie contuse à la cuisse droite, coup de feu, Forbach. — Cicatrice adhérente.

GRENIER, Pierre-Henri, né le 9 septembre 1846, Cateau (Nord), 6e de ligne.—Plaie compliquée en séton au bras gauche, partie inférieure, coup de feu, Sainte-Barbe sous Metz. — Paralysie presque complète de l'avant-bras et de la main.

GRÉPON, Basile, garde mob. du Lot. — Perte des deux dernières phalanges de l'indicateur, main droite, éclat d'obus, Villiers près Vendôme. — Ankylose métacarpo-phalangienne de ce doigt, fixé dans l'extension.

GRÉSILLON, Hector-Jean-Baptiste, né le 22 juin 1850, Escaudœuvres (Nord), 67e de ligne. —Fracture compliquée du cubitus gauche, coup de feu, Bapaume.—Accidents inflammatoires graves, abcès phlegmoneux sous-aponévrotiques, perte osseuse du cubitus, atrophie de l'avant-bras, vaste cicatrice s'étendant du coude au poignet, rétraction permanente des cinq doigts de la main.

GRESSE, Joseph-Frédéric, né le 23 décembre 1841, Mollans (Drôme), 109e de ligne. — Fracture de l'humérus droit, tiers inférieur, coup de feu, Buzenval.—Ankylose du coude dans la flexion, paralysie incomplète et atrophie de la main.

GRESSIER, Alexis-Joseph, francs-tireurs du Nord.—Plaie contuse à la jambe gauche, recul d'un affût de canon, 27 novembre.—Ostéite, cicatrice adhérente.

GRESSOT, Adolphe, né le 20 juillet 1840, Dieulefit (Drôme), 7e de ligne. — Fracture du maxillaire supérieur, coup de feu, Bry-sur-Marne, 2 décembre.—Non-consolidation.

GRICOURT, Joseph-Léon-Arcole, né le 11 avril 1845, Picquigny (Somme), 18e provisoire. — Plaie contuse à l'épaule gauche, fracture des os propres du nez, coup de feu, Paris, 2e siége. — Obstruction des fosses nasales, gêne dans la respiration.

GRIÈRE, Philippe-Sébastien-Joseph, né le 20 janvier 1846, Boussières (Nord), garde mob. du Nord.—Fracture de la jambe droite, éclat d'obus, Bapaume. — Chevauchement des fragments du tibia, cicatrice adhérente à la partie moyenne, raccourcissement de 4 centimètres, ankylose tibio-tarsienne.

GRIÈS, Florent, 43e de ligne.—Plaie contuse au bras droit, éclat d'obus, Saint-Privat. — Perte considérable du deltoïde, cicatrices étendues et adhérentes.

GRIFFE, Augustin, 62e de ligne. — Plaie contuse à la main gauche, coup de feu, Sainte-Barbe sous Metz. — Cicatrice adhérente.

GRIFFOULIÈRE, Pierre-Jean, né le 1er décembre 1845, Viviez (Aveyron), 2e chass. à pied.— Fracture de l'humérus gauche, coup de feu, Saint-Privat. — Extraction d'esquilles, cal volumineux, ankylose scapulo-humérale, roideur des mouvements du cou avec flexion de l'avant-bras, dont la supination est limitée, plaies fistuleuses persistantes.

GUIGNARD, Étienne-Basile, né à Spagnac (Lozère), 37e de ligne. — Fracture de l'humérus droit, coup de feu, Changé, 10 janvier. — Cicatrice adhérente.

GRIGNON, Charles-Désiré, né le 18 décembre 1848, Ecuires (Pas-de-Calais), 65e de ligne. — Plaie à la main droite et désorganisation du globe oculaire droit, éclats d'obus, Saint-Privat. — Atrophie du pouce.

GRILLET, Jean, 70e de ligne. — Perte du doigt médius, main droite, coup de feu, Saint-Privat. — Gêne des autres doigts.

GRILLET, Pierre, né le 15 février 1845, Bruges (Gironde), 38e de ligne, sergent. — Plaies contuses à la région fessière, 3 coups de feu, Paris, 2e siége. — Gêne des mouvements du membre inférieur (?).

GRILLON, Charles, 18e de ligne. — Fracture de côtes, coup de feu, Sedan. — Cicatrice adhérente au sternum.

GRILLOT, Joseph, né le 2 décembre 1835, Gray (Haute-Saône), garde mob. de la Haute-Saône, capitaine. — Fracture comminutive des os du métatarse, pied droit, coup de feu, Grosmagny. — Esquilles nombreuses, ankylose tibio-tarsienne.

GRIMAL, Henry-Charles, 38e de ligne. — Rhumatisme articulaire, côté droit, fatigues, armée de la Loire. — Hémiplégie légère.

GRIMAL, Henri-François, né le 9 septembre 1844, Montredon (Tarn), 43e de ligne. — Plaie contuse à l'avant-bras gauche, partie externe et inférieure, ablation des deux dernières phalanges de l'annulaire, coup de feu, Amanvillers. — Rétraction des doigts auriculaire et médius, fléchis dans la paume de la main.

GRIMALD, Joseph, 12e de ligne. — Fracture de l'humérus gauche, coup de feu, Châtillon sous Paris, 30 septembre. — Cal difforme, plaie fistuleuse.

GRIMALDI, Joseph, 67e de ligne, caporal. — Fracture de l'os iliaque; côté (?), coup de feu, Gravelotte. — Cicatrice adhérente.

GRIMALDI, Simon, né le 2 octobre 1852, Carcheto (Corse), 61e de ligne. — Plaie en séton à l'avant-bras gauche, partie moyenne, coup de feu, Beaumont (Ardennes). — Demi-flexion permanente du poignet sur l'avant-bras, mouvements des doigts presque nuls.

GRIMAUD, Auguste, né le 18 septembre 1844, Remoulins (Gard), 125e de ligne (ex-14e provisoire). — Fracture comminutive du radius gauche, coup de feu, Issy, 5 mai. — Perte de substance musculaire, ankylose du poignet, de la main et des doigts.

GRIMAUD, Guillaume-Victor, 95e de ligne. — Fracture du péroné droit, coup de feu, l'Hay, 29 novembre. — Cicatrice adhérente.

GRIMAULT, Eugène, garde mob. du Loiret. — Plaie contuse au genou gauche, coup de feu, Champigny, 30 novembre. — Cicatrice adhérente à la rotule.

GRIMAULT, Victor-Louis-Désiré, 35e de ligne. — Plaie pénétrante de poitrine à gauche, coup de feu, Champigny, 30 novembre. — Dyspnée.

GRIPAT, Georges, 15e de ligne. — Plaie compliquée au mollet droit, coup de feu, Créteil, 30 novembre. — Rétraction du tendon d'Achille (pied bot), extension du pied sur la jambe.

GRISARD, Joseph, garde mob. de la Loire. — Ablation du doigt auriculaire et des deux dernières phalanges de l'annulaire, main droite, éclat d'obus, Beaune-la-Rolande.

GRISARD, René-François, né le 22 août 1842, Bursard (Orne), garde mob. de l'Orne. — Fracture comminutive de l'avant-bras droit, tiers inférieur, coup de feu, Bellême, 8 janvier. — Adhérences anormales des deux os, perte de la pronation et de la supination, atrophie du bras.

GRISARD, Sosthène-Alfred, né le 22 novembre 1833, Reims (Marne), 77e de ligne, lieutenant. — Fracture comminutive du fémur droit, coup de feu, Forbach. — Raccourcissement de 4 centimètres, déviation du membre en dedans, ankylose du genou.

GRISIER, Alfred-Léon, né le 8 février 1846, Marcilly-le-Hayer (Aube), garde mob. de la Seine. — Plaie compliquée à l'avant-bras droit, partie interne, coup de feu, Épinay, 30 novembre. — Atrophie de l'éminence hypo-thénar et des extenseurs de la main.

GRISLIN, Benoît, 8e de ligne. — Plaies contuses à l'anus et à la poitrine, fracture des 8e et 9e côtes, à droite, éclat d'obus, Gravelotte. — Induration de la marge de l'anus, cicatrice adhérente au thorax.

GRISVARD, Nicolas-Maurice, 27e de ligne. — Plaie contuse à la cuisse gauche, érosion du fémur, coup de feu, Orléans, 11 octobre. — Ankylose du genou.

GRIVEL, Ernest-Constant-Léonard, né le 6 novembre 1849, Clefey (Vosges), garde mob. des Vosges. — Plaie compliquée au coude gauche, partie interne, coup de feu, Cussey-sur-l'Oignon (Doubs), 22 octobre. — Paralysie des trois derniers doigts de la main.

GROÉNÉ, François-Joseph, 2e de ligne. — Plaie contuse à l'articulation métacarpo-phalangienne du pouce (?), coup de feu, Ardenay (Sarthe), 9 janvier. — Ankylose.

GROISSELLE, Xavier-Jules, 20e chass. à pied, caporal. — Fracture de la 6e vertèbre cervicale, éclat d'obus, Pont-Noyelles, 23 décembre.

GROMAS, Achille, 10e de ligne. — Plaie contuse à l'épaule droite, coup de feu, Saint-Privat.

GRONIER, Joseph-Léon, 25e de ligne, sergent-fourrier. — Fracture des deux premiers métatarsiens, pied droit, coup de feu, Gravelotte. — Cicatrice adhérente.

GROS, Antoine, né le 25 janvier 1845, Montégut (Haute-Garonne), 82e de ligne. — Fracture de l'orbite de l'œil droit, coup de feu, Paris, 24 mai. — Perte de la vision de ce côté.

GROS, Dominique-Auguste, 52e de ligne. — Plaie contuse à la jambe droite, coup de feu, Chenebier, 17 janvier. — Cicatrice adhérente.

Gros, Étienne, 83ᵉ de ligne. — Plaie à la poitrine, fracture d'une côte, coup de feu, Gravelotte. — Pleurésie, altération de la constitution.

Gros, François, 42ᵉ de ligne. — Amaurose progressive double, fatigues, siége de Paris. — Perte presque complète de la vision à gauche et incomplète à droite.

Gros, Jacques, né le 2 mars 1841, Luzillat (Puy-de-Dôme), 32ᵉ de ligne. — Plaies contuse au genou droit et compliquée au pied droit, coup de feu et éclat d'obus, la Bourgonce, 6 octobre. — Ankylose du genou et atrophie du pied dévié en dehors.

Gros, Jules-Joseph-Adrien, né le 3 juillet 1848, Nyons (Drôme), train des équipages militaires. — Affection scorbutique, fatigues et privations en captivité. — Engorgement chronique de l'extrémité inférieure de la jambe gauche.

Gros, Léon-Philippe, 23ᵉ de ligne. — Fracture comminutive de l'avant-bras droit, coup de feu, Champigny, 30 novembre. — Consolidation vicieuse.

Gros, Louis-Auguste, né le 6 novembre 1848, Coisia (Jura), 53ᵉ de ligne. — Fracture comminutive de la jambe droite, tiers moyen, coup de feu, Chagey (Haute-Saône), 15 janvier. — Fort chevauchement des fragments, raccourcissement de 8 centimètres et déviation considérable en dedans de la partie inférieure de la jambe.

Gros, Louis-Théophile, né le 27 septembre 1841, Niort (Deux-Sèvres), 2ᵉ de ligne. — Plaie compliquée à l'épaule droite, coup de feu, Beaugency. — Atrophie du bras qui est dans l'impossibilité de s'écarter du corps, ankylose du bras.

Gros, Pierre, né le 21 novembre 1849, Angoulême (Charente), 115ᵉ de ligne. — Fracture comminutive du fémur gauche, coup de feu, Montmesly, 30 novembre. — Cal difforme, cicatrires adhérentes, raccourcissement du membre et ankylose incomplète du genou.

Grosbety, Georges, né le 19 juin 1847, Thann (Haut-Rhin), 45ᵉ de ligne. — Plaie contuse au-devant du canal inguinal, coup de feu, Saint-Quentin. — Cicatrice à l'aine droite avec imminence d'une hernie à travers la paroi affaiblie du canal.

Grosboillot, Louis, 40ᵉ de ligne, caporal. — Plaie contuse à l'aisselle droite, coup de feu, Spickeren.

Grosclaude, Georges-Frédéric, né en 1849, Dung (Doubs), 19ᵉ de ligne. — Plaies contuses aux deux membres inférieurs et ablation du testicule droit, coup de feu et éclat d'obus, Champigny, 30 novembre.

Groseiller, Joseph-François, né le 18 juin 1840, Ferté-sous-Jouarre (Seine-et-Marne), 90ᵉ de ligne. — Fracture du col chirurgical de l'humérus gauche, coup de feu, Dijon, 30 novembre.

Grosjean, Antoine-Emile, 75ᵉ de ligne. — Plaie contuse à la cuisse gauche, coup de feu, Saint-Privat. — Balle non extraite.

Grosjean, Charles, né le 19 février 1833, Sainte-Marie-aux-Mines (Alsace), 22ᵉ de ligne. — Plaie en canal à la partie supérieure du bras gauche, plaies compliquées au coude et au pied droits, éclats d'obus, Sedan. — L'éclat d'obus entré au haut du bras gauche a été extrait en arrière du coude, atrophie du membre et paralysie de la main gauche, semi-paralysie des doigts, main droite, 7 esquilles du pied, fausse ankylose du pied.

Grosjean, Gabriel, né le 16 juin 1835, Magny-Vernois (Haute-Saône), 1ᵉʳ train d'artill. — Fracture du péroné gauche, tiers supérieur, éclat d'obus, Drigny. — Incurvation du pied, marche sur son bord externe.

Grosjean, Joseph-Isidore, né le 20 janvier 1840, Fougerolles (Haute-Saône), 1ᵉʳ train d'artill. — Plaie compliquée au scrotum, ablation des deux testicules, éclat d'obus, Héricourt, 15 janvier. — Perte partielle du scrotum, cicatrice longitudinale au haut de la cuisse droite près de l'aine, cicatrices à la partie interne et externe de la cuisse gauche.

Grosjean, Louis-Gabriel, né le 9 décembre 1845, Villers-les-Luxeuil (Haute-Saône), 8ᵉ chass. à pied. — Fracture incomplète du fémur droit, partie inférieure et postérieure, coup de feu. — Fractures incomplètes multiples de la jambe droite, tiers moyen et inférieur, éclat d'obus, Frœschwiller. — Perte de substance osseuse, rétraction de la jambe en quart de flexion, cicatrice de 6 centimètres de diamètre déprimée, profonde et adhérente, perte considérable osseuse et gonflement du tibia, cicatrice adhérente étendue, ankylose incomplète tibio-tarsienne, amaigrissement considérable de la jambe.

GROSJEANNE, Noël-Ferdinand, 13ᵉ chass. à pied. — Plaie compliquée au bras gauche, coup de feu, Amanvillers. — Atrophie de l'éminence thénar, main gauche.

GROSKOPH, Pierre, né le 21 juillet 1845, Hellfuntzkirck (Alsace), garde mob. du Haut-Rhin. — Plaie en séton de la partie interne de la cuisse droite au pli de la fesse, coup de feu, Beaune-la Rolande. — Gêne notable dans la marche.

GROSS, Nicolas, 90ᵉ de ligne. — Fracture du radius gauche, tiers inférieur, coup de feu, Noyon (Oise), 4 novembre. — Consolidation vicieuse.

GROSSE, Pierre-Antoine, né le 6 juin 1846, Batignolles (Seine), 10ᵉ artill. — Plaie contuse à la cuisse gauche, partie inférieure, éclat d'obus, Sedan. — Perte de substance musculaire, cicatrice très-étendue.

GROSSETÊTE, Jules-François, garde nationale de la Seine. — Fracture du fémur droit, tiers inférieur, coup de feu, Buzenval. — Gêne dans la flexion de la jambe sur la cuisse.

GROUILLET, Jean, 96ᵉ de ligne. — Fracture du cubitus gauche, coup de feu, Frœschwiller. —Gêne considérable dans le poignet.

GROULEZ, Edmond, 15ᵉ artill. — Fracture de l'épine de l'omoplate gauche, éclat d'obus, Saint-Privat. — Cicatrice adhérente très-étendue.

GROUMILHOUX, Jean, né le 15 novembre 1841, Saint-Sylvestre (Haute-Vienne), 29ᵉ de ligne. — Fracture de la clavicule gauche et plaie à travers l'épaule, coup de feu (?). — Cicatrice adhérente à la région dorsale.

GROUSSELAS, Léonard, 47ᵉ de ligne. — Plaie contuse à la cuisse gauche et autre plaie s'étendant de la clavicule droite jusqu'au niveau de la 4ᵉ vertèbre dorsale, 2 coups de feu, Frœschwiller, — Incurvation du cou en arrière.

GROUSSELAS, François-Firmin, 92ᵉ ligne, musicien, 4ᵉ classe. — Congélation du pied droit, Chassagne, 26 décembre. — Perte partielle du gros orteil.

GROUSSON, Pierre, 46ᵉ de ligne. — Perte des deux dernières phalanges du doigt indicateur, main gauche, coup de feu, Vendôme, 15 décembre.

GROUX, Appolinaire, 51ᵉ de ligne, caporal. — Fracture du fémur droit et plaie en séton aux deux cuisses et au périnée, coup de feu, Gravelotte. — Raccourcissement du membre.

GROUX, Philogène-Ange-Marie-Joseph, né le 24 février 1837, Auchy-loz-Labassée (Pas-de-Calais), garde mobilisée du Nord, sergent. — Fracture des os propres du nez, de l'orbite et de l'os malaire droits, coup de feu, Saint-Quentin. — Désorganisation du globe oculaire droit, ectropion cicatriciel considérable, paupière inférieure, cicatrice adhérente.

GRUEL, Jean, 72ᵉ de ligne. — Fracture de l'annulaire, main droite, coup de feu, Montbéliard, 16 janvier. — Perte des deux dernières phalanges de ce doigt.

GRUEL, Jean-Baptiste-Félix, 23ᵉ de ligne. —Plaie perforante du tibia droit, tiers supérieur, coup de feu, Champigny, 30 novembre. — Arthrite, ankylose incomplète du genou.

GRUEL, Jean-Pierre, 52ᵉ de ligne. — Plaie contuse à l'épaule droite, coup de feu, Villersexel, 9 janvier.

GRUMEL, Jean-Marie, 1ʳᵉ légion de marche du Rhône (artillerie). — Fracture comminutive de la jambe gauche, éclat d'obus, Nuits, 18 décembre. — Consolidation vicieuse.

GRUYÈRE, Charles, né le 11 mai 1848, Losne (Côte-d'Or), 75ᵉ de ligne. — Plaie en séton oblique à la cuisse droite se terminant à la partie interne du mollet, coup de feu, Sedan. — Cicatrice profondément adhérente à la partie interne de la cuisse, affaiblissement du membre, claudication.

GUARRIGA, Pierre, 12ᵉ artill. — Fracture comminutive de la rotule gauche, accident, Bourges, 4 octobre. — Ankylose du genou dans le quart de flexion permanente.

GUASCH, Raphaël-Honoré-Louis, né le 7 juillet 1846, Dieppe (Seine-Inférieure), garde mob.

de la Seine.—Fracture comminutive de la jambe droite, éclat d'obus, Issy, 20 janvier.—Cicatrice adhérente, cal volumineux, ankylose tibio-tarsienne, atrophie de la jambe, du pied et du bras.

GUAYRAUD, Baptiste, né le 24 juin 1848, Mélagues (Aveyron), 36e de ligne. — Plaie à travers l'espace inter-osseux de la jambe gauche, avec érosion des deux os, coup de feu, Sedan. — Hernie musculaire, gêne dans la marche.

GUDEFIN, Jean-Baptiste, 13e de ligne. — Fracture du péroné (?), coup de feu, Gravelotte. — Non-consolidation.

GUÉDÉ, Claude-Alfred, né le 15 avril 1839, Chaumont (Haute-Marne), 3e chass. d'Afrique. — Fracture des os cunéiformes et du cuboïde, pied droit, coup de feu, Sedan. — Consolidation vicieuse, atrophie du pied avec rétraction des fléchisseurs des orteils. — Adénite lymphatique à l'aine droite, pourriture d'hôpital, cicatrice adhérente et difforme à l'aine.

GUÉDON, Yves-Marie, né le 28 juillet 1849, Morlaix (Finistère), garde mob. du Finistère. — Fracture comminutive de l'avant-bras droit, coup de feu, l'Hay, 29 novembre. — Déformation de l'avant-bras, consolidation angulaire du radius, gêne considérable dans la supination.

GUÉDU, Athanase, 95e de ligne. — Perte des deux dernières phalanges de l'indicateur, main droite, coup de feu, Beaugency, 9 décembre.

GUEFFROY, Victorien-François, né le 23 août 1844, Sailly-la-Bourse (Pas-de-Calais), 68e de ligne. — Plaie pénétrante de poitrine, coup de feu, Beaumont (Ardennes). — Balle extraite après un an de séjour dans la poitrine, plaies fistuleuses, phthsie pulmonaire.

GUÉGAN, Julien-Marie, 32e de ligne. — Plaie compliquée à l'avant-bras droit, lésion de l'éminence thénar, coup de feu, Arthenay, 2 décembre. — Paralysie incomplète du pouce.

GUÉHO, Mathurin, 46e de ligne. — Fracture du péroné droit, coup de feu, le Mans, 11 janvier. — Œdème de l'articulation tibio-tarsienne.

GUÉLÉ, Pierre-Julien, né le 23 avril 1851, Pleine-Fougères (Ille-et-Vilaine), 58e de ligne. — Plaie contuse au coude gauche, coup de feu, Beaugency, 8 décembre. — Ankylose du coude.

GUELFI, Jean, né le 16 mai 1832, Renno (Corse), 34e de ligne, lieutenant. — Congélation du pied droit, armée de la Loire. — Perte de la dernière phalange des trois premiers orteils et du 5e orteil.

GUÉLOU, Charles, 91e de ligne. — Perte du médius, main droite, coup de feu, sous Metz, 7 octobre.

GUÉNAIRE, Pierre-Hippolyte, 20e de ligne, caporal. — Perte de la 3e phalange de l'indicateur et de la 2e du médius, main gauche, éclat d'obus, Verdun, 15 octobre.

GUÉNAL, Georges, né le 27 décembre 1820, Petit-Croix (Haut-Rhin), garde nationale de la Seine. — Fracture du péroné gauche et plaies contuses à la jambe et à la cuisse droites, partie postérieure, éclats d'obus, plateau d'Avron. — Œdème du membre inférieur gauche avec ulcère variqueux, gêne des mouvements des deux membres inférieurs.

GUÉNEAU, Pierre, 38e de ligne. — Plaie pénétrante de la région ilio-pubienne droite, coup de feu, Loigny. — Phlegmon diffus, ankylose incomplète coxo-fémorale droite, claudication.

GUÉNEBAULT, Amédée-Constant, 60e de ligne. — Fracture de la jambe gauche, coup de feu, Ebres, 13 janvier.

GUÉNET, Jean, 11e dragons. — Plaie pénétrante de la poitrine, à gauche, fracture de côtes, coup de feu, Sedan. — Consolidation vicieuse des côtes, dyspnée.

GUENIN, Charles-Auguste, né le 4 février 1851, Paris, 74e de ligne, caporal.—Plaies à la cuisse gauche et à la jambe droite, partie externe, fracture du col du fémur droit et plaie compliquée à la face avec fracture du maxillaire, coups de feu, Wissembourg. — Raccourcissement de 5 centimètres du membre, claudication, perforation de la voûte palatine, à droite, vaste perte de substance du maxillaire, perte de toutes les dents.

GuÉNIOT, Frédéric, 16e de ligne. — Fracture de l'omoplate droite, coup de feu, Arthenay, 2 décembre. — Gêne des mouvements du cou et de l'épaule, cicatrice adhérente.

GuÉNIOT, Philippe, 13e de ligne. — Plaie contuse au genou droit, éclat d'obus, fracture du 5e métacarpien, main droite, coup de feu, Gravelotte. — Atrophie de la main et perte partielle du poignet et des doigts.

GUENNEC, Augustin, né le 27 août 1843, Port-Philippe (Morbihan), 33e de ligne. — Fracture de la jambe gauche, tiers inférieur, coup de feu, Sedan. — Perte de substance osseuse, raccourcissement, forte déviation en dedans, claudication très-grande.

GUENNON, Joseph, 97e de ligne. — Congélation du pied gauche, Yvré-l'Évêque, 12 janvier. — Perte des phalanges unguéales des deux premiers orteils.

GuÉNO, Pierre Marie, garde nationale de la Seine. — Congélation. — Perte partielle des phalanges unguéales de chaque gros orteil, cicatrices adhérentes.

GuÉNY, Charles-Louis, né le 25 février 1848, Fère-en-Tardenois (Aisne), 21e de ligne. — Fracture comminutive de l'articulation tibio-tarsienne gauche, coup de feu, Sedan. — Ankylose tibio-tarsienne et atrophie de la jambe.

GUERBOIS, Achille-Charles-Georges, né le 5 novembre 1850, Vazzy (Nièvre), 13e artill. — Désorganisation du globe oculaire droit, éclat d'obus, Orléans, 2 décembre.

GUERCHOUX, Joseph-Edouard, né le 19 juin 1844, Thiaucourt (Meurthe), 68e de ligne, sergent. — Fracture du radius gauche, coup de feu, Beaumont (Ardennes). — Consolidation vicieuse, perte des mouvements de pronation.

GuÉRELLE, François, 35e de ligne, caporal. — Fracture des os propres du nez, éclat d'obus, Belfort, 21 décembre. — Consolidation vicieuse, cicatrice adhérente et difforme de la face à droite, ectropion de la paupière inférieure.

GuÉRELLE, Jean-Pierre, 4e de ligne. — Plaie contuse à l'épaule gauche, coup de feu, Gravelotte. — Cicatrices adhérentes à la partie postérieure.

GuÉRIMAND, André-François-Marius, né le 11 novembre 1849, Pierrelatte (Drôme), 85e de ligne. — Perte de l'indicateur et du médius et d'une partie de la 2e phalange de l'annulaire, main gauche, éclat d'obus, Gravelotte. — Flexion permanente de l'annulaire.

GuÉRIN, Aimé-Jean-François, né le 18 janvier 1840, Saint-André-d'Ornay (Vendée), 20e chass. à pied. — Fracture du fémur droit, déraillement de chemin de fer, armée de la Loire. — Cal difforme, déformation avec incurvation à concavité interne, raccourcissement de 6 centimètres (impossibilité de marcher sans béquilles).

GuÉRIN, Auguste-Prudent, né le 6 décembre 1850, Chambon (Loiret), 48e de ligne. — Perte de l'auriculaire, d'une phalange de l'annulaire et du médius, fracture de la 2e phalange de l'indicateur, main droite, coup de feu, Beaugency, 9 décembre.

GuÉRIN, Cyrille-Trophine, 7e hussards. — Congélation du pied droit. — Perte des dernières phalanges des cinq orteils.

GuÉRIN, Charles-Eugène, né le 24 avril 1845, Charenton-le-Pont (Seine), garde nationale de la Seine, 84e bataillon. — Plaie à travers le coude droit, fracture du cubitus, coup de feu, Montretout. — Ankylose.

GuÉRIN, Claude, né le 9 août 1847, Cortevaix (Saône-et-Loire), 12e artill. — Plaie au pli du coude droit, coup de feu, Boulay, 4 décembre. — Perte de substance musculaire, cicatrice profonde et adhérente, l'avant-bras est fixé dans la demi-flexion et dans la demi-pronation.

GuÉRIN, Désiré, né le 10 juin 1846, Oulches (Indre), garde mob. de l'Indre. — Plaie contuse à l'épaule droite, coup de feu, Chagey.

GuÉRIN, Elie-Joseph, artill. de la Charente-Inférieure, brigadier. — Plaie compliquée au pied droit, éclat d'obus, Autun, 1er décembre.

GuÉRIN, François-Simon-Lucien, né le 8 janvier 1833, Saint-Pélerin (Eure-et-Loir), 3e chass. à pied. — Plaie à travers le poignet droit et se terminant entre le pouce et l'indicateur, coup de feu, Vernon. — Ankylose du poignet avec flexion permanente des doigts.

Guérin, Jean-Louis, né le 23 août 1850, Couzon (Rhône), 3e zouaves. — Fracture de la tête du 2e métacarpien, main droite, coup de feu, Villersexel. — Cicatrice bridée à la base des doigts indicateur et médius, dont la flexion est difficile.

Guérin, Jean-Marcelin, né le 10 avril 1844, Oulches (Indre), 71e de ligne. — Fracture de la partie externe de l'orbite gauche, coup de feu, Borny. — Perte de la vision de ce côté.

Guérin, Joseph, né le 23 février 1836, Paris, 24e de ligne.—Fracture de l'humérus droit, tiers inférieur, coup de feu, Pont-Noyelles. — Nombreuses esquilles, ankylose du coude.

Guérin, Julien, né le 17 novembre 1846, Espirat-Reignat (Puy-de-Dôme), 96e de ligne.— Fracture de l'humérus gauche, éclat d'obus, Wœrth.—Ostéite, plaies fistuleuses nombreuses, ankylose du coude, atrophie du deltoïde.

Guérin, Laurent, né le 8 décembre 1832, Tramayes (Saône-et-Loire), 9e hussards.—Contusion violente à la poitrine, coup de crosse de fusil en captivité. — Nécrose des premières côtes sternales à droite, plaies fistuleuses au-dessous de la clavicule.

Guérin, Louis, né le 5 octobre 1848, Cornillé (Maine-et-Loire), 47e de ligne. — Fracture comminutive du cubitus gauche, coup de feu, Beaumont (Ardennes). — Perte osseuse, rétraction permanente des deux derniers doigts et extension incomplète du médius.

Guérin, Louis-Marie, né le 20 mai 1842, la Chapelle-Launay (Loire-Inférieure), 18e artill. — Plaie à la face, au niveau des lèvres, coup de feu, Rezonville. — Perte de trois canines et de toutes les incisives supérieures et inférieures, cicatrice bridée des lèvres avec rétrécissement et déviation de la bouche, dont l'ouverture est réduite à moins de 4 centimètres de diamètre.

Guérin, Valentin-Michel, 9e de ligne. — Fracture de l'omoplate gauche, coup de feu, Gravelotte.

Guérin, Victorin-Antoine, né le 12 septembre 1841, Chauzon (Ardèche), 38e de ligne. — Plaie compliquée au creux axillaire droit, coup de feu, Terminiers.—Paralysie du bras droit.

Guérineau, Armand-Auguste, 54e de ligne.—Plaie contuse à la jambe droite, éclat d'obus, Beaugency, 7 décembre. — Cicatrice adhérente au tiers inférieur de la crête du tibia.

Guérini, François, 13e chass. à pied. — Fracture de la main droite, coup de feu, Morée (Loir-et-Cher), 14 décembre. — Consolidation vicieuse et déformation de la main.

Guérinot, Paul-Alexandre, né le 22 octobre 1847, Moscou (Russie), 53e de ligne, caporal. — Plaie s'étendant de la région orbitaire externe droite à la région orbitaire externe gauche, coup de feu, Sedan.—Perte de l'œil droit, affaiblissement de la vision à gauche.

Guerlesquin, Yves-Louis, né le 2 juillet 1840, Pommerit-le-Vicomte (Côtes-du-Nord), 42e de ligne, sergent. — Plaie en séton au bras droit, partie postérieure, coup de feu, Issy (2e siége). — Gêne des mouvements du membre.

Guerlet, Henri, 81e de ligne. — Fracture de la jambe droite, coup de feu, Noisseville, 1er septembre.

Guerne, Anatole, né le 30 mars 1835, Falaise (Calvados), 4e zouaves, lieutenant. — Plaie perforante de la partie supérieure du tibia gauche, au-dessous du ligament rotulien, coup de feu, Villiers-sur-Marne.—Ankylose incomplète du genou dans l'extension, faiblesse du membre avec gêne notable de la marche.

Guéroult, Nicolas, né le 27 février 1850, Saint-Cosme (Saône-et-Loire), 2e génie. — Fracture du rebord inférieur de l'orbite droit, coup de feu, Clamart, 3 mai. — Désorganisation de l'œil droit et perte de substance des deux paupières.

Guerra (de), Charles-Henri, 114e de ligne. — Plaie contuse à la jambe droite, partie moyenne, érosion du tibia, coup de feu, Champigny, 30 novembre. — Cicatrice adhérente.

Guerre, Joseph, 3e de ligne. — Fracture comminutive du cubitus gauche, éclat d'obus, Gravelotte. — Consolidation vicieuse, déformation de l'avant-bras et perte de la supination.

Guerrier, Jacques-Alfred, garde mob. de la Seine-Inférieure. — Perte des deux dernières phalanges de l'indicateur, main droite, éclat d'obus, Champigny, 30 novembre.

Guerrier, Jean-Baptiste-Victor, né le 29 décembre 1849, Saint-Georges-Buttavent

(Mayenne), garde mob. de la Mayenne. — Plaie contuse à la cuisse droite, tiers inférieur, coup de feu, Loigny. — Ankylose du genou dans l'extension.

GUERRIER, Noël-René, 59e de ligne. — Plaie compliquée à la cuisse droite, coup de feu, Conneré. — Rétraction des fléchisseurs.

GUERRINOT, Dominique, garde mob. du Rhône. — Plaie contuse à l'épaule gauche, coup de feu, Nuits, 18 décembre.

GUERTEAU, Louis, 38e de ligne. — Chute sur la glace, armée de l'Est, 12 décembre, section des fléchisseurs de la main droite, débris de bouteille. — Cicatrice transversale adhérente au poignet, face antérieure, perte incomplète de la flexion des doigts.

GUÉRY, François-Blaise, né le 10 mars 1849, Bellefontaine (Vosges), 73e de ligne. — Fracture de la jambe droite, tiers inférieur, coup de feu, Saint-Privat. — Cal volumineux.

GUÉRY, Louis, 19e chass. à pied. — Plaie à la poitrine, coup de feu, Coulmiers, 9 novembre. — Hémoptysie, cicatrice adhérente s'étendant de l'extrémité sternale à la 6e côte, côté droit.

GUÉRY, Pierre, né à Chaudesac (?), 95e de ligne. — Plaie contuse à la cuisse droite, érosion du fémur, coup de feu, Saint-Privat. — Cicatrice adhérente.

GUESDON, Jean-Marie-Pierre, né le 23 septembre 1847, Saint-Didier (Ille-et-Vilaine), 54e de ligne. — Fracture comminutive de la jambe droite, éclat d'obus, Bitche, 11 septembre. — Cal vicieux et difforme, déformation et raccourcissement considérable de la jambe.

GUESNÉ, François-Louis, né le 18 février 1844, Champgeneteix (Mayenne), 26e de ligne. — Plaie à travers le petit bassin, coup de feu, Champigny. — Nécrose des os de la région, abcès multiples, plaie fistuleuse à la fesse gauche, amaigrissement du membre et claudication très-prononcée.

GUET, Claude, né le 17 février 1847, Charlieu (Loire), 75e de ligne. — Plaie compliquée à l'avant-bras gauche, coup de feu, Saint-Quentin. — Ankylose du coude à angle ouvert, paralysie et atrophie avec perte de l'usage des doigts indicateur, du pouce et médius.

GUÉTARD, Joseph, né le 15 décembre 1828, Beauvoir (Isère), 94e de ligne, sergent. — Plaie en séton à la jambe gauche, fracture du péroné droit, 2 coups de feu, Saint-Privat. — Perte de substance musculaire à la partie interne de la jambe droite, cicatrice profonde, gêne considérable des mouvements musculaires de ce membre.

GUÉTAT, Frédéric, né le 25 septembre 1849, Corbelin (Isère), garde mob. de l'Isère. — Vaste plaie contuse à la poitrine, partie supérieure droite, éclat d'obus, Beaugency. — Perte de la parole et hémiplégie droite.

GUEUDET, Charles-Alexandre, 1er de ligne. — Fracture de la jambe gauche, coup de feu, Gravelotte. — Cicatrice douloureuse.

GUÉVEL, Guillaume, 35e de ligne. — Plaie compliquée au bras droit, coup de feu, Chevilly (Seine), 30 septembre. — Paralysie incomplète.

GUÉZELOT, Corneïl-Marie, 59e de ligne. — Plaie contuse à la jambe gauche, partie antérieure et moyenne, coup de feu, Borny. — Nombreux phlegmons, cicatrices adhérentes à la jambe et au pied.

GUGLIELMI, Antoine, 1re légion garibaldienne, caporal. — Fracture de la branche horizontale du pubis, à droite, coup de feu, Dijon, 26 novembre. — Cicatrice adhérente, atrophie du testicule.

GUGUMUS, Adolphe, 15e chass. à pied. — Plaie pénétrante du coude gauche, coup de feu, Borny. — Ankylose incomplète, perte partielle du mouvement de la main.

GUGUIN, Jean-Mathurin, 25e de ligne. — Perte des deux dernières phalanges du doigt indicateur, main droite, coup de feu, le Mans.

GUIADER, Jean-François-Marie, 8e artill. — Fracture du fémur droit, passage d'une roue de caisson, Châtillon sous Paris, 5 avril. — Consolidation vicieuse et raccourcissement.

GUIBAL, Alexandre, 65e de ligne. — Fracture de l'orbite droit, éclat d'obus, Saint-

Quentin. — Perte de substance de l'arcade sourcilière et de l'apophyse zygomatique, déplacement du globe oculaire.

GUIBAL, Louis-Auguste, né le 14 septembre 1848, Aumessas (Gard), 77e de ligne. — Plaie contuse à la cuisse droite, érosion du fémur, éclat d'obus, Gravelotte. — Cicatrice adhérente.

GUIBAUD, Benoît-Marie-Sophie, né le 2 août 1846, Lyon (Rhône), 84e de ligne. — Perte du pouce, main gauche, et de la totalité du 1er métacarpien, coup de feu, Péronne, 21 janvier.

GUIBAUD, Félix-Baptiste, garde mob. des Hautes-Alpes. — Plaie à la hanche gauche, érosion de la crête iliaque, éclat d'obus, Cussey, 22 octobre. — Balle non extraite.

GUIBÉ, Nicolas-Isidore, 2e de ligne. — Plaie contuse au coude droit, coup de feu, Spickeren. — Semi-ankylose, atrophie légère du membre.

GUIBERT (?), né le 10 août 1849, Tannay (Nièvre), garde mob. de la Nièvre. — Fracture compliquée de l'épitrochlée droit, éclat d'obus, Montbéliard, 16 janvier. — Ankylose du coude dans la demi-flexion, atrophie du membre, paralysie de l'annulaire et de l'auriculaire fixés dans la flexion.

GUIBERT, Alexandre-Marie, né le 16 février 1847, Beillé (Sarthe), 2e zouaves. — Plaies au coude droit, 2 coups de feu, Frœschwiller. — Ankylose dans la flexion, cal volumineux, plaies fistuleuses et cicatrices profondes et adhérentes.

GUIBERT, Alfred, né le 4 mars 1847, Saint-Piers-Salande (Gironde), garde mob. de la Gironde, caporal. — Plaie contuse à la jambe droite, partie inférieure et interne, éclat d'obus, Arthenay, 3 décembre. — Œdème permanent du pied.

GUIBERT, Célestin-Xavier, 77e de ligne. — Plaies contuses à la jambe et à la cuisse gauches, 1 coup de feu et 5 éclats d'obus, Gravelotte. — Six cicatrices adhérentes, flexion du pied sur la jambe et de la jambe sur la cuisse.

GUIBERT, Etienne, né le 20 août 1847, Clelles (Isère), 47e de ligne. — Plaie contuse à la jambe droite, coup de feu, Frœschwiller. — Pourriture d'hôpital, cicatrice adhérente et profonde, atrophie considérable de la jambe avec rétraction du pied dont le talon ne peut toucher le sol.

GUIBERT, Joseph-Léon, né le 27 juillet 1848, Bazouges-la-Pérouse (Ille-et-Vilaine), 36e de ligne, caporal. — Fracture comminutive du péroné droit, coup de feu, Levallois-Perret (2e siége). — Gêne des mouvements de la jambe.

GUIBERT, Julien-René, né le 3 février 1846, Lonisfert (Loire-Inférieure), 59e de ligne, caporal. — Fracture incomplète du fémur gauche, tiers supérieur, éclat d'obus, Ladonchamps sous Metz. — Perte de substance osseuse, cicatrice irrégulière de 7 centimètres, douloureuse au toucher, adhérente à la partie interne et supérieure de la cuisse et s'étendant jusque sur la partie gauche du scrotum, cicatrice irrégulière de 9 centimètres de long à la partie postérieure et inférieure avec contracture musculaire, la jambe est fixée dans le quart de flexion, et le pied dans l'extension, le pied ne porte pas sur le sol, amaigrissement du membre.

GUIBOURDAUCHE, Louis-Pierre, 48e de ligne. — Plaie à l'indicateur, main droite, coup de feu, le Mans, 11 janvier. — Flexion permanente de ce doigt.

GUICHARD, Alcide, 9e dragons. — Plaies contuses à la tête et à la poitrine, coup de pied de cheval, Joigny, 15 avril. — Commotion cérébrale, affaiblissement des facultés intellectuelles.

GUICHARD, Augustin, garde mobilisée de l'Isère. — Plaie contuse à la jambe gauche, éclat d'obus, Pouilly, près Dijon. — Abcès sous-aponévrotiques des parties profondes, amaigrissement du membre.

GUICHARD, Germain-Joseph, né le 26 octobre 1846, Allières-et-Risset (Isère), 12e chass. à pied. — Plaie compliquée au bras gauche, tiers inférieur, coup de feu, Sedan. — Paralysie incomplète de l'avant-bras avec atrophie du membre.

GUICHARD, Ignace-Joseph, 3e zouaves. — Fracture de la crête iliaque gauche, coup de feu, Beaune-la-Rolande. — Cicatrices adhérentes.

GUICHARD, Jean, 54e de ligne. — Plaie contuse à la région fessière droite, coup de feu, Saint-Privat. — Esquilles, cicatrice profondément déprimée.

GUICHARD, Jean, 67e de ligne. — Plaie pénétrante de poitrine à gauche, coup de feu, Saint-Quentin. — Dyspnée.

GUICHARD, Jean, né le 26 octobre 1845, Saint-Antoine (Gironde), 10e chass. à cheval. — Ophthalmie purulente double, contractée sous Metz. — Perte de la vision de l'œil gauche avec déformation du globe oculaire, affaiblissement de la vision de l'œil droit avec injection vasculaire de la conjonctive et tendance aux congestions sanguines.

GUICHARD, Jean-Marie-Joseph, 44e de ligne. — Plaie contuse au talon gauche, érosion de la malléole interne, coup de feu, Saint-Privat. — Ankylose tibio-tarsienne.

GUICHARD, Joseph, 3e zouaves. — Fracture comminutive de la jambe gauche, coup de feu, Frœschwiller. — Abcès multiples, plaie fistuleuse.

GUICHARD, Louis-Julien, né le 6 janvier 1833, Gévézé (Ille-et-Vilaine), 39e de ligne. — Fracture des 3e, 4e et 5e métacarpiens, main gauche, coup de feu, Loigny. — Atrophie de la main et flexion permanente avec ankylose des derniers doigts.

GUICHARD, Pierre, 84e de ligne. — Fracture de l'humérus gauche, coup de feu, Gravelotte. — Flexion de l'avant-bras sur le bras.

GUICHARD, Victor-Joseph, né le 17 mars 1833, Saint-Sorlin (Isère), 66e de ligne. — Plaie contuse au genou gauche, coup de feu, Spickeren. — Ankylose presque complète dans l'extension.

GUICHÈRE, Jean, 89e de ligne. — Plaie contuse à la jambe gauche, éclat d'obus, Sedan. — Cicatrice adhérente.

GUICHET, Michel-Louis, né le 15 mars 1841, Tourch (Finistère), 14e de ligne. — Fracture comminutive de 4 métacarpiens, main gauche, coup de feu, Sedan. — Extension permanente des 4 derniers doigts.

GUIDAT, Sébastien, 66e de ligne. — Plaies contuses au poignet gauche, aux deux cuisses et à la tête, 3 coups de feu, Rezonville. — Cicatrice déprimée à la partie supérieure de l'os frontal.

GUIDET, Jacques-Philippe-Joseph, né le 16 avril 1832, Beaumetz (Pas-d-Calais), 14e de ligne. — Plaie compliquée à la main droite, coup de feu, Champigny, 30 novembre. — Nécrose des deux dernières phalanges de l'indicateur qui est raccourci et déformé, ankylose métacarpo-phalangienne des deux derniers doigts fixés dans l'extension.

GUIDEZ, Louis, né le 16 août 1850, Iwuy (Nord), 67e de ligne. — Fracture comminutive de l'avant-bras droit, coup de feu, Saint-Quentin. — Consolidation très-vicieuse, cicatrices adhérentes.

GUIDICELLI, Auguste-François, 20e de ligne. — Ophthalmie, captivité en Prusse. — Glaucôme opéré sans succès, perte de la vision de l'œil droit.

GUIET, Émile-Théodore, né le 6 août 1845, Ligny (Saône-et-Loire), 61e de ligne. — Plaie à travers le calcanéum, pied droit, coup de feu, Sedan. — Atrophie et déformation.

GUIEU, Marius, né le 25 octobre 1852, Marseille (Bouches-du-Rhône), 56e de ligne. — Plaie contuse au coude gauche, coup de feu, Beaugency. — Ankylose du coude avec flexion légère de l'avant-bras.

GUIF, Nicolas-Alzire, 8e artill. — Perte de l'extrémité des quatre derniers doigts, main droite, morsure de cheval, Nadeilles (Loir-et-Cher), 25 novembre.

GUIGNARD, Louis, 56e de ligne. — Ostéite rhumatismale suppurée, jambe gauche, fatigues, retraite du Mans. — Phlegmons multiples.

GUIGNARD, Louis-Henri, né le 5 janvier 1825, Cernon (Jura), 31e de ligne, sergent. —

Fracture comminutive de la main droite, coup de feu, Paris, 24 mai. — Impuissance et atrophie de la main, ankylose de tous les doigts.

GUIGNE, Henri-Jean, 22e chass. à pied. — Plaie contuse à la jambe gauche, éclat d'obus, fort d'Issy, 10 mai. — Cicatrice adhérente.

GUIGNEN, Joseph-Marie, 73e de ligne. — Fracture du 1er métacarpien, main gauche, éclat d'obus, Gravelotte. — Déformation du pouce.

GUIGNONY, Joseph-Félix, francs-tireurs de l'Égalité, sergent. — Plaie en séton aux deux cuisses, coup de feu, Prauthoy (Haute-Marne), 28 janvier.

GUIGUE, Pierre-Joseph, né le 6 juin 1834, Cossieu (Isère), garde mob. de l'Isère, lieutenant. — Plaie s'étendant le long de la cuisse droite, partie externe, érosion du fémur à sa partie moyenne, coup de feu, Vernon (Eure), 8 décembre. — Atrophie, ankylose incomplète du genou.

GUIGUE, Eugène-François, 17e chass. à pied, sergent. — Fracture du pariétal gauche, coup de feu, Frœschwiller. — Trépanation, hémiplégie à gauche.

GUIGUET, Alphonse-Légnori, 5e chass. à pied. — Perte de la phalangette du médius, main gauche, coup de feu, Ladonchamps, 7 octobre. — Extension permanente de ce doigt.

GUIHARD, Louis-Julien, 39e de ligne. — Fracture des 3e, 4e et 5e métacarpiens, main gauche, coup de feu, Loigny. — Nombreux abcès, déformation et atrophie de la main.

GUIHÉNEUF, Auguste-Marie, né le 30 décembre 1847, Pont-Château (Seine-Inférieure), 64e de ligne. — Violente contusion au globe oculaire droit, éclat d'obus, Saint-Privat. — Cataracte capsulo-lenticulaire avec décollement de l'iris, perte de la vision à droite.

GUILBAUD, Louis, garde mob. de Maine-et-Loire. — Plaie contuse à la cuisse gauche, coup de feu, Monnaie, 20 décembre. — Cicatrices adhérentes, atrophie de la cuisse.

GUILBAUD, Paul, 11e chasseurs. — Plaie contuse à la poitrine, région mammaire droite, éclat d'obus, Villorceau. — Cicatrice adhérente, dyspnée.

GUILBAULT, Jean-Théophile, né le 30 mai 1848, Châteauroux (Indre), 25e artill. — Plaie compliquée en séton à la cuisse droite, coup de feu, Coulmiers. — Ankylose coxo-fémorale dans la flexion, déviation du pied en dedans, amaigrissement et paralysie du membre.

GUILBERT, Émile-Désiré-Urgent, né le 8 octobre 1841, Lille (Nord), garde mob. du Nord. — Fracture comminutive de la jambe droite, tiers supérieur, coup de feu, Saint-Quentin. — Ankylose du genou et du pied en extension permanente en dedans (équin varus accidentel), flexion permanente des orteils, paralysie et atrophie du pied.

GUILBERT, Eugène-Clément-Paulin, né le 22 juillet 1845, Saint-Ouen (Seine), 19e artill. — Destruction de l'éminence thénar, main gauche, coup de feu, Sedan. — Cicatrice adhérente de 10 centimètres, atrophie de l'avant-bras et de la main.

GUILBERT, Florentin-Constant-Louis, né le 3 février 1846, Audruicq (Pas-de-Calais), 21e de ligne. — Fracture du condyle externe du fémur droit, coup de feu, Beaumont (Ardennes). — Ankylose presque complète du genou dans l'extension, paralysie et atrophie de la jambe, cicatrice adhérente dans le creux poplité.

GUILBERT, Martin-Louis, garde mob. du Pas-de-Calais. — Plaie contuse à l'avant-bras gauche, coup de feu, l'Etoile près Longprez, 27 décembre. — Longue cicatrice adhérente, ankylose du poignet.

GUILEMIN, André-Joseph-Thomas, 65e de ligne. — Fracture comminutive du radius droit, coup de feu, Saint-Privat. — Perte de substance osseuse, consolidation vicieuse, perte des mouvements de pronation et de supination.

GUILHEMPOUERT, Jean, 19e artill., maréchal des logis. — Fracture du péroné droit, éclat d'obus, Saint-Privat. — Cicatrice profonde et adhérente au mollet.

GUILHEMPÉ, Jean, né le 8 septembre 1849, Orx (Landes), 72e de ligne. — Plaie pénétrante dans la région iliaque gauche, coup de feu, Josnes, 9 décembre. — (La balle, entrée au-dessous de l'échancrure ischiatique, a traversé d'arrière en avant le petit bassin, est sortie à la partie moyenne de la cuisse droite, face interne.) — Rétrécissement organique de l'urèthre, incontinence d'urine.

GUILHEN, Jacques, 40° de ligne. — Plaie contuse au gros orteil, pied droit, coup de feu, Spickeren.

GUILHERM, Yves-Marie, né le 29 juillet 1850, Guichan (Finistère), 97° de ligne. — Plaie pénétrante de poitrine, à droite, coup de feu. — Congélation des pieds, le Mans. — Perte du gros orteil et des phalanges unguéales des 2° et 3° orteils des deux pieds.

GUILHOT, Jean, né le 11 août 1845, Sallèdes (Puy-de-Dôme), 53° de ligne, caporal. — Plaie contuse à la jambe gauche, partie supérieure, coup de feu, Sedan. — Gêne des mouvements du genou.

GUILLARD, Charles-Louis, 112° de ligne, sergent. — Fracture du fémur droit, coup de feu, Chevilly, 30 septembre. — Raccourcissement et déformation du membre, ankylose du genou.

GUILLARD, Dominique, né le 3 janvier 1843, Saint-Martin-le-Bouillant (Manche), 57° de ligne. — Plaie contuse au coude gauche, coup de feu, Saint-Privat. — Ankylose du coude dans l'extension imparfaite.

GUILLARD, Eugène, 10° de ligne. — Plaie contuse à la main gauche, coup de feu, Montretout. — Atrophie.

GUILLARD, Jean-Marie, né le 11 mai 1847, Romagné (Ille-et-Vilaine), 14° de ligne. — Fracture du 5° métacarpien, main droite, coup de feu. — Perte des mouvements de l'annulaire et diminution de ceux du médius et de l'auriculaire.

GUILLAUBEY, Grégoire-Emile, 17° de ligne. — Perte des deux dernières phalanges de l'indicateur, main droite, coup de feu, Beaumont (Ardennes).

GUILLAUD-COLLET, François, 100° de ligne. — Deux plaies contuses à la cuisse droite et perte des deux dernières phalanges du médius, main droite, 2 coups de feu et éclat d'obus, Gravelotte.

GUILLAUDON, Jean-Pierre, 48° de ligne. — Fracture du 1er métatarsien, pied droit, coup de feu, le Mans, 15 janvier. — Cicatrice adhérente.

GUILLAUDUX, François-Marie, 97° de ligne. — Fracture du 4° métacarpien, main gauche, coup de feu, Gravelotte. — Ankylose métacarpo-phalangienne de l'annulaire.

GUILLAUMAT, Pierre-Casimir, 5° chass. à pied. — Plaie contuse à la main droite, coup de feu, Saint-Privat. — Perte de l'indicateur.

GUILLAUMAT, Pierre, 12° de ligne. — Fracture comminutive de l'humérus droit, coup de feu, Chevilly, 30 septembre. — Cicatrice adhérente.

GUILLAUME, André, 100° de ligne. — Perte du médius, main gauche, coup de feu, Gravelotte. — Gêne dans les mouvements de l'indicateur.

GUILLAUME, Camille-Joseph, né le 4 septembre 1850, Sains (Nord), 135° de ligne. — Plaie contuse au mollet droit, coup de feu, Paris, 2° siége. — Vaste cicatrice douloureuse et déprimée, gêne dans l'extension du pied.

GUILLAUMOT, Dominique, né le 29 novembre 1829, Planchez (Nièvre). — Plaie contuse à la main gauche, éclat d'obus, Montoy, 1er septembre. — Ankylose dans la flexion des trois derniers doigts.

GUILLAUME, Edouard-Paulin, né le 24 janvier 1849, Ippecourt (Meuse), 64° de ligne. — Plaie contuse à l'épaule gauche, coup de feu, Sedan. — Esquilles, cicatrice adhérente, gêne des mouvements du bras.

GUILLAUME, Louis-Félix-Romain, né le 29 octobre 1848, Provins (Seine-et-Marne), garde mob. de Seine-et-Marne. — Plaie à travers la main gauche, coup de feu, Buzenval. — Ankylose du carpe.

GUILLAUMIN, Pierre, 71° de ligne. — Fracture du gros orteil, pied droit, coup de feu, Servigny sous Metz. — Cicatrices adhérentes.

GUILLEMAIN, Paul, garde mob. de l'Yonne. — Fracture compliquée du cubitus droit, éclat d'obus, Josnes, 8 décembre. — Perte de substance osseuse et ankylose incomplète du poignet et extension permanente des doigts.

GUILLEMAUD, Jean-René, 60ᵉ de ligne. — Congélation du pied droit, Blamont, 23 janvier. Perte de la phalangette du gros orteil et de la presque totalité du 2ᵉ orteil.

GUILLEMELLE, François-Bon-Maurice, 30ᵉ de ligne. — Fracture comminutive du pied gauche, coup de feu, Terminiers, 2 décembre. — Cicatrice adhérente, œdème du pied.

GUILLEMENT, Louis-Joseph, né le 16 mai 1839, Poire sous Bourbon-Vendée (Vendée), 6ᵉ artill. — Plaie compliquée aux orbites (?), Chilleurs aux-Bois, 3 décembre. — Cécité complète.

GUILLEMET, Alphonse, 78ᵉ de ligne. — Plaie pénétrante de poitrine, coup de feu, Frœschwiller. — Épanchement pleurétique à droite.

GUILLEMET, Joseph-Marie, 71ᵉ de ligne. — Fracture de la jambe droite, éclat d'obus, Borny. — Consolidation vicieuse, cicatrice adhérente, ankylose tibio-tarsienne.

GUILLEMETEAU, Paul, 37ᵉ de ligne. — Fracture comminutive de l'avant-bras droit, coup de feu, Coulmiers, 9 novembre. — Esquilles.

GUILLEMETTE, Constant-Jean, né le 25 juin 1845, Villiers-Fossard (Manche), 43ᵉ de ligne. — Plaie contuse au bras droit, partie inférieure interne, coup de feu, Saint-Privat. — Paralysie de la main et incomplète de l'avant-bras.

GUILLÉMIN, François, 5ᵉ section d'infirmiers militaires. — Plaie à la main droite (?), Phalsbourg, décembre. — Abcès profond à la face palmaire, cicatrice adhérente à la partie antérieure de l'avant-bras, atrophie de la main.

GUILLEMIN, Charles-Louis, né le 1ᵉʳ avril 1844, Dammarie (Meuse), 51ᵉ de ligne. — Plaie contuse au bras gauche, avec lésion du thorax et fracture de la 6ᵉ côte gauche, coup de feu, Noisseville. — Cicatrice adhérente, très-grande gêne des mouvements du bras.

GUILLEMIN, Joseph, né le 9 septembre 1845, Méniac (Morbihan), 92ᵉ de ligne. — Chute grave à Lyon. — Coxalgie du côté droit avec ankylose incomplète coxo-fémorale et amaigrissement du membre.

GUILLEMINOT, François-Pierre, né le 26 avril 1832, Palleau (Saône-et-Loire), garde mob. de la Côte-d'Or, sous-lieutenant. — Fracture comminutive de l'omoplate gauche avec plaie au creux axillaire, coup de feu, Chevilly sous Paris, 30 septembre. — Atrophie et paralysie du bras.

GUILLEMONT, Alexandre-Armand, né le 27 septembre 1848, Feigneux (Oise), 43ᵉ de ligne. — Fracture du radius gauche, tiers inférieur, coup de feu, la Varenne, 18 novembre. — Ankylose radio-carpienne, atrophie de la main, déviée en dehors.

GUILLEMOT, Pierre-Antoine, 34ᵉ de ligne. — Perte de la phalangette du pouce, main droite, coup de feu, Beaugency, 8 décembre.

GUILLEMOT, Nicolas-Marie, 76ᵉ de ligne. — Plaie contuse au genou droit, coup de feu, Styring-Mendel. — Pourriture d'hôpital, vaste cicatrice adhérente à la partie externe et inférieure du genou.

GUILLER, Alexis-Thomas, 5ᵉ cuirassiers. — Fracture de la rotule gauche, coup de pied de cheval, 6 septembre. — Consolidation vicieuse.

GUILLEREY, Charles, né en 1842, Besançon (Doubs), 114ᵉ de ligne. — Plaies contuses à la cuisse gauche et à l'épaule droite, 2 coups de feu, Champigny, 30 novembre. — Cicatrices.

GUILLERM, René-Robert, 84ᵉ de ligne. — Plaie contuse à l'épaule droite, coup de feu, Gravelotte. — Gêne dans les mouvements de l'épaule et du bras.

GUILLERMARD ou GUILLEMARD, Pierre, né le 30 septembre 1847, Villeurbanne (Rhône), garde mob. du Rhône. — Fracture compliquée et comminutive du coude droit, coup de feu, Neuf-Brisach, 15 octobre. — Ankylose dans la flexion, paralysie des mouvements de la main, atrophie de l'avant-bras et des doigts, l'annulaire est rétracté et les autres sont fixés dans l'extension, perte presque complète de la sensibilité.

GUILLERME, Henri-Albert, né le 27 juillet 1848, Savigny-le-Temple (Seine-et-Marne), 39e de ligne. — Fracture comminutive de l'avant-bras droit, tiers supérieur, éclat d'obus, Orléans, 11 octobre. — Cicatrice adhérente, ankylose du coude.

GUILLERMÉ, Joseph-Marie, né le 22 novembre 1846, Goven (Ille-et-Vilaine), 71e de ligne. — Fracture de la jambe droite, éclat d'obus, Borny. — Consolidation vicieuse, cicatrice adhérente, ankylose tibio-tarsienne.

GUILLERME, Pierre-François-Marie, 109e de ligne. — Fracture du péroné gauche, coup de feu, les Moulineaux, 27 avril. — Cicatrice adhérente.

GUILLERMET, Benoît, né le 25 novembre 1851, Saint-Jean-de-Maurienne (Savoie), 23e de ligne. — Plaies compliquées au bras et à l'épaule gauches, 2 coups de feu, Champigny, 2 décembre. — Demi-ankylose du coude, paralysie des extenseurs de la main.

GUILLERMIN, Claude-Antoine, né le 17 janvier 1848, Lyon (Rhône), 99e de ligne. — Plaie compliquée au poignet gauche et fracture du radius, coup de feu, Frœschwiller. — Rétraction des trois derniers doigts de la main.

GUILLET, Eugène, né le 22 janvier 1844, Rennes (Ille-et-Vilaine), 4e chass. à pied. — Plaie contuse au pied gauche, éclat d'obus, Sedan. — Perte du 5e orteil, ankylose métatarso-phalangienne du 4e orteil, cicatrice adhérente.

GUILLET, François-Léon, né le 21 juin 1844, Guilberville (Manche), 10e de ligne. — Plaie à l'articulation radio-carpienne gauche, coup de feu, Saint-Privat. — Ankylose et atrophie du membre.

GUILLET, Jean-Baptiste, 4e de ligne. — Plaie contuse à l'épaule droite, coup de feu, Gravelotte.

GUILLET, Joseph-Clément, né à Saint-Julien-sur-Rouze (Ain), 1er zouaves, — Fracture comminutive de l'avant-bras, coup de feu et éclat d'obus, Champigny, 30 novembre. — Consolidation anormale, atrophie légère du membre.

GUILLET, Louis-Alexis, 16e de ligne. — Plaie contuse à la cuisse gauche, coup de feu, Arthenay, 2 décembre. — Claudication marquée.

GUILLIER, François-Xavier, 11e ou 17e de ligne. — Plaie à la poitrine, fracture de côtes près l'aisselle droite, coup de feu, Beaumont (Ardennes). — Cicatrice adhérente.

GUILLIEZ, Louis, né le 26 janvier 1839, Ozouer (Loiret), 3e génie. — Adénite cervicale strumeuse, côté droit, privations en captivité.

GUILLIN, Auguste-Adolphe, 3e dragons, trompette. — Adénite cervicale énorme et anémie, captivité en Silésie du 29 octobre au 15 juillet, privations.

GUILLO, Jean-Baptiste, 76e de ligne, — Fracture du péroné gauche, coup de feu, Gravelotte.

GUILLO, Jean Marie, 17e chass. à pied. — Plaies contuses à la cuisse et à la jambe droites, érosion du tibia, coup de feu et éclat d'obus, Sedan. — Cicatrice adhérente à la cuisse.

GUILLOMARD, Augustin, né le 13 novembre 1846, Gaël (Ille-et-Vilaine), 64e de ligne. — Fracture de l'épine de l'omoplate gauche, coup de feu, Amanvillers. — Ankylose de l'épaule, atrophie du membre.

GUILLOMET, Louis-Lucie, 33e de ligne. — Plaie contuse à l'épaule gauche, coup de feu, Sedan. — Cicatrice adhérente.

GUILLON, François, 12e de ligne. — Fracture de deux métacarpiens, main droite, 2 coups de feu, Saint-Privat. — Difformité de la main, cicatrice à la base de l'indicateur.

GUILLON, Frédéric-Jean, garde mob. du Rhône. — Fracture comminutive du radius gauche, coup de feu, Nuits. — Cal vicieux et difforme, soudure des os de l'avant-bras, flexion permanente des doigts et perte des mouvements de rotation.

GUILLON, Jacques, 48e de ligne. — Fracture du maxillaire à gauche, coup de feu, Paris,

27 mai. — Perte du bord alvéolaire et des dents du côté gauche, défaut de parallélisme des maxillaires.

GUILLON, Joseph, né le 29 septembre 1846, Reventin-Vaugris (Isère), 53° de ligne. — Rhumatismes, en captivité. — Carie vertébrale (région lombaire) avec abcès par congestion.

GUILLON, Thomas, 22° de ligne. — Plaie compliquée au bras droit, coup de feu, Sedan. — Paralysie incomplète des doigts de la main, amaigrissement du membre.

GUILLOREAU, François-Pierre, né le 11 juillet 1850, Saint-Rémy-du-Plain (Sarthe), 71° de ligne. — Variole, tumeurs fibro-plastiques de l'orbite, perte de la vision à droite.

GUILLOSSAU, Trémeur-Henri, né le 12 octobre 1839, Sainte-Tréphine (Côtes-du-Nord), 26° de ligne. — Plaie contuse à la main gauche, coup de feu, Saint-Remy, 15 janvier. — Perte des deux dernières phalanges du médius, extension forcée des autres dotgts.

GUILLOT, Antoine, 59° de ligne. — Plaie en séton aux deux jambes, coup de feu, Hautes-Bruyères, 30 septembre.

GUILLOT, Antonin, né le 12 mai 1849, Saintes (Charente-Inférieure), 42 de ligne. — Plaie en séton au cou, coup de feu, Montmesly. — Deux cicatrices adhérentes, chaque côté, gêne des mouvements de flexion et de latéralité.

GUILLOT, Cyprien-Marie-Aristide, garde mob. de Loir-et-Cher. — Plaie contuse au genou droit, coup de feu, Loigny. — Ankylose incomplète.

GUILLOT, François-Joseph, 2° zouaves. — Plaie contuse au centre de la rotule gauche, coup de feu. — Ankylose du genou.

GUILLOT, Jean-Marie, 71° de ligne. — Plaie contuse à la jambe gauche, éclat d'obus, Saint-Privat. — Engorgement considérable avec développement variqueux des veines profondes de la jambe.

GUILLOT, Louis, 17° de ligne. — Plaie au deltoïde, bras droit, coup de feu, Montmesly, 30 novembre. — Perte des mouvements d'élévation.

GUILLOTEAU, Clément-Dominique, 56° de ligne. — Plaie contuse à la cuisse gauche, coup de feu, Conneré, 10 janvier. — Pourriture d'hôpital, perte de substance musculaire, vaste cicatrice.

GUILLOU, François, 12° de ligne. — Fracture de la 1re phalange de l'indicateur, main gauche, coup de feu, Saint-Privat. — Ankylose incomplète métacarpo-phalangienne.

GUILLOUET, garde mob. du Calvados. — Fracture du fémur droit, coup de feu, la Fourche, 21 novembre. — Raccourcissement et déformation de la cuisse.

GUILLOUX, Camil-Pierre-Marie, né le 5 mars 1849, la Trinité-Porhvet (Morbihan), garde mob. des Côtes-du-Nord, sergent-major. — Plaie à l'articulation huméro-cubitale gauche, coup de feu accidentel, Puteaux, 4 décembre. — Ankylose.

GUILLOUX, Jean-Marie, né le 24 août 1846, Boqueho (Côtes-du-Nord), 64° de ligne. — Ophthalmie, fatigues et intempéries en captivité. — Affaiblissement considérable et définitif de la vision des deux yeux, avec rétinite péri-vasculaire et névrite optique.

GUILLOUZIC, Charles-François, 7° artill. — Congestion cérébrale, Rueil, 16 mai. — Hémorrhagie rétinienne, perte de la vision à gauche.

GUILLOUZO, Joachim-Marie, né le 27 mars 1843, Moréac (Morbihan), 58° de ligne. — Plaie au dos, côté droit, coup de feu, Mouzon. — Cicatrice angulaire considérable et profonde, paralysie et atrophie des deux membres inférieurs, rétraction considérable des pieds et des orteils.

GUILLOZ, Pierre-Charles, garde mob. du Doubs. — Fracture de l'avant-bras droit, coup de feu, Thuley, 18 janvier. — Cal difforme, raccourcissement.

GUILLUY, Benjamin-Jean-Baptiste, 20° chass. à pied. — Plaie contuse à la face, coup de feu, Saint-Quentin. — Surdité à gauche.

71

GUILMINOT, Jules, 68e de ligne, caporal. — Fracture de l'acromion gauche, coup de feu, Beaumont (Ardennes). — Gêne notable dans les mouvements du bras.

GUILMINOT, Pierre, né le 5 février 1836, Paris (Seine), 1er chass. d'Afrique. — Perte du pouce, main droite, coup de feu, Sedan. — Gêne des mouvements du doigt médius.

GUILMOT, Auguste, né le 2 avril 1846, Vineuil (Indre), 43e de ligne. — Plaie s'étendant de la partie inférieure de l'oreille gauche à celle de l'œil droit, vaste perforation du voile du palais, coup de feu, Gravelotte. — Altération grave dans la voix, la parole et la déglutition.

GUILPIN, Vincent-Eugène, 20e de ligne. — Plaie contuse à la cuisse gauche, coup de feu, le Bourget, 21 décembre. — Perte de substance musculaire.

GUILPIN, René-Félicien-Mathieu, né le 25 février 1848, Berfay (Sarthe), garde mob. de la Sarthe. — Plaie compliquée à la jambe droite, éclat d'obus, Villepion, 2 décembre.—Rétraction musculaire, perte des mouvements de la jambe, paralysie de la sensibilité.

GUIMBRETIÉRE, Auguste-Hippolyte, garde mob. de la Vendée. — Plaie contuse au bras droit, lésion du deltoïde, coup de feu, Champigny, 30 novembre.—Cicatrice adhérente, ankylose incomplète de l'épaule.

GUIMON, Jean-Julien, né le 28 février 1843, Giroux (Indre), 5e artill. — Fracture de la jambe gauche par écrasement de roue de caisson, Servigny sous Metz. — Consolidation vicieuse.

GUIMONT, Pierre, 88e de ligne. — Plaie contuse à la main droite, coup de feu, Mouzon. — Flexion permanente de l'auriculaire.

GUINARD, Etienne, né le 11 juin 1845, la Palisse (Allier), 10e ligne. — Plaie contuse à la main gauche, coup de feu, l'Hay, 29 novembre. — Ankylose du poignet, atrophie de la main.

GUINARD, Judes, né le 20 octobre 1836, Vincennes (Seine), 40e de ligne.—Désorganisation du globe oculaire gauche, coup de feu, Spickeren.

GUINCESTRE, Pierre-Edouard-Olivier, né le 16 avril 1839, Tillières-sur-Avres (Eure), garde nationale sédentaire d'Eure-et-Loir. — Fracture comminutive de l'avant-bras droit, tiers moyen, coup de feu, Anet (Eure-et-Loir), 26 octobre. — Pseudarthrose des deux os.

GUINE, André, né le 16 novembre 1846, aux Portes (Gard), garde mob. du Gard.—Fracture comminutive de l'humérus droit, coup de feu, Pont-Noyelles. — Consolidation vicieuse, cal angulaire, atrophie et déformation du bras.

GUINET, Antoine-Ambroise, 100e de ligne.—Plaie contuse au pied gauche, éclat d'obus, Pontarlier, 31 janvier.—Perte de la moitié du gros orteil, difformité du 2e orteil.

GUINOIS, Albert-Frédéric, 37e de ligne, sergent. — Plaie contuse à la jambe droite, au niveau des malléoles, érosion du tibia, coup de feu (?).—Ankylose incomplète tibio-tarsienne avec extension du pied sur la jambe.

GUINOT, Pierre, né le 30 juillet 1845, Corvol-d'Embernard (Nièvre), 29e de ligne. — Perte des deux dernières phalanges de l'indicateur, main gauche, coup de feu à (?), armée du Rhin.

GUINTRANDY, Xavier-Pierre-Emile, né le 18 mars 1844, Gigondas (Vaucluse), 1er lanciers. — Plaie compliquée à l'avant-bras, partie supérieure et interne, coup de feu, Sedan. — Cicatrice irrégulièrement circulaire, amaigrissement de l'avant-bras, flexion de l'auriculaire et de l'annulaire, dans la paume de la main.

GUIOD, Edme, 70e de ligne. — Fracture du radius gauche, coup de feu, Saint-Privat. — Gêne dans les mouvements de pronation et de supination de l'avant-bras.

GUIOMAR, Yves-François, né le 16 mars 1847, Morlaix (Finistère), 8e de ligne. — Fracture du cubitus gauche, tiers supérieur, coup de feu, Forbach.—Ankylose du coude dans la demi-flexion permanente.

GUIONNEAU, François, né à Saint-Martin-de-Groichon (Dordogne), garde mob. de la Dordogne. — Plaie contuse à la malléole externe, éclat d'obus, Loigny. — Abcès multiples, engorgement du pied.

GUIOT, François, né le 7 septembre 1837, Lyon (Rhône), 1re légion de marche du Rhône, capitaine. — Plaie s'étendant de la partie supérieure interne de la cuisse droite à la partie interne et postérieure de la fesse droite, à la marge de l'anus, coup de feu, Vaux (Doubs).

GUIOT, Louis-Ildefonse, 2e chass. à pied. — Plaie contuse à la main gauche, coup de feu, Villers-Bretonneux. — Atrophie et déviation en dehors.

GUIOTTIÈRE, Henri-René-Joseph, né le 5 juillet 1841, Juvigné (Mayenne), 46e de ligne, caporal. — Plaie en séton à la partie postérieure et supérieure de la cuisse droite et perte d'une partie du gland du pénis, coup de feu à (?).

GUIRAL, Pierre-Alexandre, 31e de ligne. — Plaie pénétrante de poitrine, à droite, coup de feu, Villechauve (Loir-et-Cher), 7 janvier.—Dyspnée à droite.

GUIRAUD, André, garde mob. de l'Aude.—Plaie contuse à la cuisse gauche, éclat d'obus, Chenebier, 17 janvier. — Perte de substance musculaire à la partie interne, cicatrice adhérente, atrophie.

GUIRAUD, Hippolyte, 48e de ligne. — Congélation des pieds, le Mans. — Perte de la phalangette des trois premiers orteils, pied gauche, déformation des premier et quatrième orteils, pied droit.

GUIRAUD, Jeannot, né le 1er novembre 1827, Caïla (Gard), 40e de ligne, capitaine.—Plaie à travers le pied gauche, coup de feu, Spickeren. — Ankylose tibio-tarsienne et des articulations du pied.

GUIRAUD, Pierre, 79e de ligne. — Plaie contuse à la main droite, coup de feu, Héricourt, 15 janvier. — Ankylose de l'indicateur.

GUIRCHOUX, Joseph-Edouard, 68e de ligne, sergent. — Fracture du radius gauche, coup de feu, Beaumont (Ardennes). — Consolidation vicieuse, perte des mouvements de pronation.

GUIS, Jean-Baptiste, 52e de ligne. — Plaies contuses à la cuisse et au pied droits, 2 coups de feu, Chenebier, 17 janvier.

GUISBERT, Jean, né le 26 mai 1848, Camboulit (Lot), 83e de ligne. — Fracture comminutive de l'avant-bras droit, coup de feu, Ladonchamps, 7 octobre. — Atrophie et perte des mouvements de l'avant-bras.

GUISLAIN, Ernest-Joseph, 23e de ligne. — Perte des deux derniers doigts, main gauche, coup de feu, Gravelotte.

GUISOT, Jean-Baptiste, né le 23 juin 1852, Saint-Nicolas (Meurthe), 39e de ligne. — Plaie à travers l'épaule droite, le creux sous-claviculaire et l'angle de la mâchoire, coup de feu, Loigny. — Tuméfaction du maxillaire inférieur droit avec contracture du masséter.

GUISSE, Auguste-Marie-Alphonse, né le 12 février 1845, Lorient (Morbihan), garde mob. du Haut-Rhin, sous-lieutenant. — Plaie à travers la main droite, entre les 2e et 3e métacarpiens, coup de feu, Chalampé, sur les bords du Rhin. — Perte des mouvements de flexion des quatre doigts.

GUISSET, Baptiste-Jean, 20e de ligne, sergent-major.—Plaie contuse à l'articulation tibiotarsienne gauche, coup de feu, Buzenval. — Ankylose.

GUISSET, Prosper-Jean-Pierre, 3e de ligne. — Plaie au talon gauche, fracture du calcanéum, coup de feu, Frœschwiller. — Perte de substance osseuse, cicatrice adhérente.

GUITARD, François, né le 10 mars 1845, Payrac (Lot), 99e de ligne. — Désorganisation du globe oculaire droit, coup de feu, Frœschwiller.

GUITARD, Gérôme, 90e de ligne. — Fracture de la 1re phalange du pouce gauche, coup de feu, Borny. — Ankylose de ce doigt.

GUITARD, Guillaume, né le 26 décembre 1847, la Pomarède (Aude), garde mob. de l'Aude. —Fracture comminutive des 3e, 4e et 5e métacarpiens à leur tiers moyen, main droite, éclat d'obus, Morée-Saint-Hilaire, 14 décembre. — Consolidation vicieuse, destruction des extenseurs correspondants, cicatrice étoilée de 9 centimètres, déprimée et adhérente aux os, ankylose métacarpo-phalangienne des 3 derniers doigts fixés dans une extension permanente, et qui ont beaucoup perdu de leur sensibilité et de leur chaleur.

GUITEAU, Charles, 23e de ligne. — Plaie compliquée à la cuisse gauche, partie inférieure et externe, coup de feu, Champigny, 30 novembre. — Atrophie et paralysie du membre.

GUITTA, Jean-Pierre, né le 13 septembre 1841, Lyon (Rhône), 47e de ligne, sergent-major. — Fracture comminutive du maxillaire inférieur à droite, coup de feu, Wœrth. — Perte de substance osseuse et de toutes les molaires de ce côté avec chevauchement du fragment antérieur sur le postérieur, pseudarthrose de la branche latérale droite de la mâchoire.

GUITTET, Louis-Joseph, 15e chass. à pied. — Fracture de l'humérus gauche, coup de feu, Borny. — Ostéite, plaies fistuleuses, atrophie et perte des mouvements d'élévation du bras.

GUIZARD, Joseph-Auguste, garde mob. de l'Aude. — Plaie compliquée au bras droit, partie supérieure interne, coup de feu, au Bon Pasteur, près Lyon, 27 novembre. — Gêne dans l'élévation du bras qui est amaigri.

GULDENFELS, Ignace, 3e zouaves. — Plaie s'étendant de la cuisse droite à la partie supérieure de la fesse, coup de feu, Frœschwiller. — Plaie fistuleuse, cicatrices profondes et adhérentes, gêne de l'articulation coxo-fémorale.

GUMÉRY, Jean-Marie, 74e de ligne. — Plaie contuse à la jambe gauche, érosion du tibia et de la rotule, éclat d'obus, Wissembourg. — Cicatrice adhérente au genou.

GUNDER, Jean, né le 25 décembre 1841, Barr (Bas-Rhin), 3e zouaves. — Fracture intra-articulaire de l'articulation radio-carpienne droite, éclat d'obus, Sedan. — Ankylose, perte des mouvements des doigts.

GURY, Jean-François, 57e de ligne. — Plaie pénétrante de poitrine, fracture de l'omoplate gauche, coup de feu, Gravelotte. — Hémoptysies.

GURY, Joseph, né le 1er janvier 1837, Xertigny (Vosges), garde mobilisée des Vosges. — Rhumatismes musculaires, fatigues 1870-71. — Rétraction des doigts des deux mains.

GUTH, Augustin, né le 15 septembre 1853, Vieux-Thann (Haut-Rhin), 45e de ligne, caporal. — Fracture comminutive de l'articulation scapulo-humérale droite, coup de feu, Saint-Quentin, 27 décembre. — Ankylose et amaigrissement de l'épaule.

GUTTFREINT, Jérôme, né le 5 avril 1847, Metz (Moselle), 2e chass. à pied. — Fracture du coude gauche, éclat d'obus, Strasbourg, 21 septembre. — Ankylose dans l'extension, presque complète, atrophie du bras et de la main.

GUTTIG, Pierre, né le 10 juillet 1841, Soppes-le-Bas (Haut-Rhin), 100e de ligne. — Fracture de l'humérus droit, coup de feu, Pierrefitte. — Consolidation avec incurvation, faiblesse et amaigrissement du membre.

GUTY, Jean-Antoine, 70e de ligne. — Fracture de l'os iliaque gauche, coup de feu, Saint-Privat. — Gêne dans les mouvements de la hanche et de la jambe.

GUTZWILLER, François-Joseph, né le 4 février 1837, Bettloch (Haut-Rhin), 6e chass. à pied, caporal. — Fracture comminutive de l'humérus droit, tiers inférieur, coup de feu, Orléans. — Raccourcissement, ankylose incomplète du coude.

GUY, Henri-Benjamin, né le 17 août 1840, Niort (Deux-Sèvres), 5e provisoire, sergent. — Fracture du maxillaire supérieur droit, coup de feu, Paris, 27 mai. — Perforation de la voûte palatine, perte d'une partie alvéolaire du maxillaire et des dents, cicatrice difforme à la joue gauche.

GUY, François, né le 19 février 1838, Mayenne (Mayenne), 4e zouaves, caporal. — Fracture compliquée du cubitus droit, coup de feu, Bry-sur-Marne. — Cicatrices adhérentes, cal volumineux, amaigrissement de l'avant-bras, paralysie des fléchisseurs des quatre derniers doigts, qui sont fléchis.

GUY, Jacques-Jean, 93e de ligne. — Plaie contuse à la jambe gauche, partie interne, coup de feu, Gravelotte. — Etat œdémateux et variqueux de ce membre.

GUY, Jean, né le 3 juin 1844, Paris, 1er artill. — Plaie compliquée à la région sacrée, coup de feu, Sedan. — Balle non extraite, paralysie incomplète de la jambe gauche.

GUY, Eusèbe-Elisé, 22e de ligne. — Plaie compliquée à la main gauche, coup de feu, Beaune-la-Rolande. — Perte du doigt médius.

GUY, Jean-Marie, 66e de ligne. — Plaie contuse à la cuisse gauche, partie interne, coup de feu, Nuits, 19 décembre.

GUY, Joseph, né en septembre 1849, Bourg (Ain), 50e de ligne. — Fracture comminutive de la main gauche, coup de feu, Héricourt, 15 janvier. — Inflammation et hypertrophie des os, adhérence en masse des extenseurs, absence de toute flexion des doigts.

GUY, Louis, 9e de ligne. — Fracture du péroné gauche, coup de feu, Saint-Privat.

GUY, Louis-Joseph, 36e de ligne. — Plaie contuse au genou droit, coup de feu, Sedan. — Roideur articulaire.

GUYADER, Vincent-Marie, 54e de ligne. — Plaie contuse à l'omoplate gauche, éclat d'obus à (?).

GUYARD, Charles, né le 9 avril 1828, Vadencourt (Aisne), 112e de ligne, sergent. — Fracture du fémur droit, coup de feu, Chevilly sous Paris. — Raccourcissement de 15 centimètres, déformation du membre, ankylose du genou.

GUYARD, Isidore-Noël, 94e de ligne. — Fracture de l'humérus droit, coup de feu, Gravelotte. — Faiblesse dans les mouvements du bras.

GUYARD, Théophile, né le 16 janvier 1849, Lonorville (Seine-et-Oise), 1er chass. à pied. — Fracture de la tête de l'humérus gauche, éclat d'obus, Frœschwiller. — Ankylose scapulo-humérale, vaste cicatrice adhérente.

GUYENET, François-Etienne, 16e chasseurs. — Plaie compliquée à la cuisse gauche, coup de feu, Sedan. — Extension incomplète du genou et du pied.

GUYENNOT, Justin-Denis, garde mob. du Jura. — Plaie contuse au grand trochanter gauche, cicatrice adhérente, éclat d'obus, Villier-la-Ville, 9 janvier. — Cicatrice adhérente.

GUYOLLOT, Emile, 91e de ligne. — Fracture du péroné gauche, plaie contuse au pied droit, au-dessous des malléoles, érosion des os du tarse, 2 coups de feu, Gravelotte.

GUYON, Augustin, né le 27 février 1848, Becoleuf (Deux-Sèvres), 11e artill. — Plaie contuse s'étendant du bord supérieur de l'aisselle à l'épine de l'omoplate droite, éclat d'obus, Borny. — Ankylose scapulo-humérale, large et profonde cicatrice adhérente.

GUYON, Pierre-François, 11e de ligne, caporal. — Ablation de la phalange unguéale du pouce et de l'annulaire, main gauche, éclat d'obus, Sedan.

GUYONNET, Auguste, né le 10 octobre 1848, Chazais (Vendée), 77e de ligne. — Plaie contuse à la jambe gauche, partie inférieure, éclat d'obus, Montigny, 9 septembre. — Cicatrices adhérentes, roideur de l'articulation tibio-tarsienne, atrophie et raccourcissement du membre.

GUYONNET, François, 23e de ligne. — Plaie contuse au poignet droit, coup de feu, Forbach. — Ankylose et perte des mouvements de pronation et de supination.

GUYONNET, Jean-Baptiste, 68e de ligne, sergent. — Fracture de la branche montante du maxillaire supérieur droit et fracture de l'humérus gauche, tiers inférieur, coup de feu et éclat d'obus, Sedan. — Affaiblissement de la vision à droite, cal volumineux de l'humérus.

GUYONVARCH, Mathurin, 14e de ligne. — Variole à (?). — Ophthalmie purulente variolique, destruction du globe oculaire gauche.

GUYOT, Claude-Antoine, né le 18 juin 1850, Pomeys (Rhône), 7e artill. — Variole, Rennes. — Désorganisation de l'œil gauche et forte taie de l'œil droit.

Guyot, Delphin-François-Auguste, né le 10 septembre 1848, la Voivre (Haute-Saône), 6e chass. à pied. — Fracture de la jambe droite, tiers moyen, coup de feu, Sedan. — Consolidation vicieuse.

Guyot, Désiré-Marie-François, né le 21 mars 1841, Ploermel (Morbihan), 3e de ligne. — Plaies en séton à la cuisse droite, contuses à la jambe et à l'épaule gauches, et plaie s'étendant de la région anale à la partie antérieure du pubis, pénétration du bassin, 4 coups de feu, Frœschwiller. — Anus contre nature, persistance de plaies fistuleuses.

Guyot, Edme-Edmond, né le 2 avril 1847, Boudreville (Côte-d'Or), 2e génie, caporal. — Fracture de la paroi externe de l'orbite gauche, coup de feu, Champigny, 2 décembre. — Perte du globe oculaire.

Guyot, Eugène-Bruno-Dominique, né le 28 octobre 1848, Paris, garde mob. de la Seine. — Fracture de la branche droite du pubis, lésion du rectum et de l'urèthre, coup de feu, Épinay, 30 novembre. — Fistules urinaire et rectale, atrophie des testicules.

Guyot, François-Marie, né le 8 juin 1850, Belle-Isle-en-Terre (Côtes-du-Nord), 42e de ligne. — Fracture de l'os iliaque droit et du sacrum, plaie contuse à l'omoplate droite, coup de feu, éclat d'obus, Champigny. — Cicatrices adhérentes, gêne considérable des mouvements de la hanche droite et de la fesse gauche, cicatrice adhérente à l'épaule.

Guyot, François-Marie, né le 22 février 1850, Moréac (Morbihan), 25e de ligne. — Plaie contuse à la jambe gauche, éclat d'obus, Yvré-l'Évêque, 10 janvier. — Perte complète des muscles de la partie postérieure, ankylose tibio-tarsienne.

Guyot, Jules-Emile-Alfred, 17e de ligne. — Fracture de la branche droite du maxillaire inférieur, coup de feu, Saint-Privat.

Guyot, Nicolas-Amand, 94e de ligne, caporal. — Plaie contuse à la cuisse droite, partie postérieure, coup de feu, Saint-Privat. — Hernie inguinale droite.

Guyot, Siméon, né le 27 février 1837, Aillant-sur-Thalon (Yonne), 95e de ligne. — Plaie contuse à l'orbite droit, éclats d'obus, Palay, 2 décembre. — Amaurose, atrophie de la pupille et foyers hémorrhagiques péri-pupillaires, perte de la vision de l'œil droit.

Guyot, Victor, 4e de ligne. — Fracture comminutive du fémur droit, coup de feu, Saint-Privat. — Raccourcissement.

Gylier, Jean-Baptiste, né le 14 novembre 1848, Bazoges en Pareds (Vendée), 13e provisoire infanterie. — Pathisie pulmonaire avec ramollissement tuberculeux au sommet du poumon droit, fatigues et intempéries, siége de Metz.

Haas, René-Louis-Marie, 9e de ligne. — Fracture du scapulum et de la clavicule, côté droit, coup de feu, l'Hay. — Roideur de l'articulation scapulo-humérale.

Habay, Jean-Baptiste, né le 30 mars 1841, Mathon-Clémency (Ardennes), 2e train d'équipages militaires, brigadier. — Violentes contusions à la tête, Toul. — Accès épileptiformes, hémoptysies, paralysie du bras et incomplète de la jambe, côté droit.

Haberbusch, Georges, 89e de ligne. — Plaie pénétrante à la poitrine, coup de feu, Sedan. — Balle enkystée au sternum, cicatrice adhérente.

Habert, Albert-Médérique, né le 30 mars 1846, Antels-Villevillon (Eure-et-Loir), garde mob. d'Eure-et-Loir. — Plaie à la cuisse gauche, érosion du fémur, fracture de l'indicateur, main droite, 2 coups de feu, Sainte-Corneille, 12 janvier. — Périostite du fémur, plaies fistuleuses, consolidation incomplète de l'indicateur.

Habert, Jacques, 20e de ligne. — Luxation de l'articulation carpo-métacarpienne droite, tir à la cible, 10 janvier à (?).

Hablin, Auguste-Nicolas, 5e de ligne. — Plaie contuse à l'avant-bras gauche, coup de feu, Sedan.

Hache, Prosper-Séverin, 75e de ligne. — Fracture comminutive du pied gauche, coup de feu, sous Metz, 26 août. — Œdème du pied.

HACQUARD, Ferdinand-Eugène, né le 24 janvier 1850, Claudon (Vosges), 2e rég. du génie. — Plaie contuse à la fosse temporale droite, lésion superficielle du crâne, éclat d'obus, fort d'Issy, 2e siége. — Troubles légers des fonctions cérébrales.

HACQUART, Armand-Auguste-Timothée, né le 15 février 1851, Saint-Quentin (Aisne), 1er chass. à pied. — Désorganisation de l'œil gauche, éclat d'obus, Dury, 27 novembre.

HAFFNER, Maurice, 18e de ligne. — Fracture du fémur gauche à (?), 6 août. — Cicatrices adhérentes, perte des mouvements de la jambe.

HAGET, Michel, 71e de ligne. — Perte du pouce, main gauche, coup de feu, Borny.

HAGUENIER, Jean-Louis, né le 14 janvier 1828, Couture (Loir-et-Cher), 67e de ligne, sergent. — Fracture du fémur droit, plaie à la cuisse gauche, éclats d'obus, Gravelotte. — Perte de substance musculaire, cicatrices adhérentes à la partie interne des deux cuisses, atrophie du membre droit.

HAGUET, Louis, 26e de ligne. — Plaie contuse à la cuisse droite, coup de feu, Champigny, 2 décembre. — Cicatrices adhérentes.

HAHN, Charles-Jules, né le 2 mars 1847, Paris (Seine), 11e artill. — Fracture du maxillaire inférieur, éclat d'obus, Servigny-Sainte-Barbe. — Perte d'un grand nombre de dents, difformité de la mâchoire inférieure, cicatrices nombreuses adhérentes qui divisent la lèvre inférieure et sillonnent la région maxillaire et sous-maxillaire gauche.

HAILLANT, Joseph-Jules, né le 23 novembre 1847, Ferdrupt (Vosges), 6e artill. — Fracture du maxillaire inférieur droit, coup de feu sous Paris, 6 avril. — Perte de deux molaires à droite, et de cinq molaires à gauche, défaut de parallélisme des arcades dentaires.

HAINAUT, Auguste-Alexandre, né à Pantin (Nord), 17e chass. à pied. — Plaie à l'épaule gauche, coup de feu, Saint-Quentin. — Perte de l'élévation du bras.

HAINGUE, César-Isidore, 8e de ligne. — Congélation des pieds, Tonnerre, 8 janvier. — Perte des dernières phalanges des trois premiers orteils, pied droit, et de la dernière du 5e orteil, pied gauche.

HAÏTSE, Arnaud, né le 30 juillet 1848, Bayonne (Basses-Pyrénées), 93e de ligne, sergent. — Plaies à la jambe gauche, érosion du tibia, 2 coups de feu, Saint-Privat. — Cicatrices profondément adhérentes aux extenseurs, extension permanente de la jambe et du pied déformé, et devenu pied bot équin.

HALBAUT, Charles-Eugène, né le 10 juin 1847, Saint-Pierre-du-Regard (Orne), garde mob. de l'Orne. — Plaies compliquées à la jambe droite, au bras et au poignet gauches, coups de feu, Saint-Célerin, 11 janvier. — Atrophie et déformation de la jambe, du bras et du poignet.

HALBAUT, Jules-Henri-Dieudonné, né le 21 avril 1846, Aubers (Nord), 15e artill. — Désorganisation du globe oculaire gauche, coup de feu, Villers-Bretonneux.

HALGAND, Jean-Marie, né le 7 juillet 1844, Crossac (Loire-Inférieure), garde mobilisée de la Loire-Inférieure. — Fracture de l'humérus droit, tiers inférieur, coup de feu, Champagné (Sarthe), 10 janvier. — Ankylose du coude avec atrophie de tout le bras.

HALLARY, Tristan-Stéphan-Xavier, né le 28 mars 1847, Douchy (Loiret), 13e de ligne. — Large plaie contuse au mollet droit, coup de feu, Saint-Denis. — Perte de substance du tendon d'Achille, cicatrice profonde et adhérente, gêne dans la flexion et l'extension du pied.

HALLEY, Paul-Maurice, né le 4 juillet 1828, Paris, 52e de ligne, capitaine. — Plaie pénétrante de poitrine, à droite, avec fracture du bord interne de l'omoplate, coup de feu, Sedan. — Pneumonie, dyspnée.

HALLEZ, Dieudonné-Édouard, 9e de ligne. — Fracture du radius droit, tiers moyen, coup de feu, Châtillon sous Paris, 3 avril.

HALTE, Napoléon, 26e de ligne. — Fracture de l'os iliaque, côté (?), et plaie au dos, coup de feu, Arthenay, 1er décembre.

HAMANT, Jean-Louis-Philibert, né le 25 décembre 1848, Rorbach (Moselle), 31e de ligne, sergent. — Plaie compliquée en séton à la cuisse gauche, coup de feu, Sedan. — Atrophie et paralysie de la jambe avec déviation du pied, dont les mouvements sont impossibles.

HAMANT, Victor, né le 7 février 1847, Bouxières-aux-Dornes (Meurthe), 5e artill. — Plaie compliquée au bras droit, éclat d'obus, Rezonville. — Rétraction permanente du biceps et flexion constante de l'avant-bras, cicatrice adhérente, atrophie assez prononcée du bras.

HAMEAU, Pierre-Auguste, né le 30 mars 1846, Larchamp (Mayenne), 62e de ligne. — Plaies contuses au bras gauche et au côté interne de la poitrine, coup de feu, Gravelotte. — Cicatrice adhérente.

HAMEAU, Prosper-Paul, 16e de ligne. — Plaie contuse à l'épaule gauche, coup de feu, Champigny, 2 décembre. — Perte d'une partie du deltoïde.

HAMED-BEL-CACEM, né en 1840, Ouled-Riah (Oran), 2e tir. alg., caporal. — Plaie à la main gauche, coup de feu, Reischoffen. — Large cicatrice adhérente à la face palmaire, extension permanente des quatre derniers doigts.

HAMED-BEN-AÏSSA, né en 1833, Mekalias (Oran), 2o tir. alg. — Plaie au creux axillaire droit et à l'épaule droite, face postérieure et moyenne, 2 coups de feu, Wœrth. — Nécrose de l'humérus, cicatrices profondes et adhérentes au creux axillaire et au bord interne de l'articulation scapulo-humérale, émaciation du bras.

HAMEL, Félix-François, 69e de ligne. — Plaies à la cuisse droite et à la face, fracture de la clavicule droite, 3 coups de feu, Borny.

HAMEL, Joseph-Désiré, né le 19 janvier 1843, Lesquielles-Saint-Germain (Aisne), 87e de ligne. — Plaie contuse à la cuisse gauche, partie interne, éclat d'obus, Strasbourg. — Cicatrice adhérente, gêne dans la flexion de la cuisse.

HAMELIN, Antoine-Auguste, 89e de ligne. — Plaie au pied gauche, lésion de l'extenseur du gros orteil, éclat d'obus, Lumeau, 2 décembre. — Rétraction forcée du gros orteil.

HAMELIN, Théophile-Eugène, 44e de ligne. — Fracture comminutive de la jambe gauche, chute de cheval, 11 décembre. — Claudication et raccourcissement.

HAMENT, Charles, né le 25 juin 1846, Thiébauménil (Meurthe), garde mob. de la Meurthe. — Plaie au côté gauche de la face, coup de feu, Nompatelize, 6 octobre. — Ankylose du maxillaire supérieur.

HAMON, François-Alphonse-Jean-Marie, 2e zouaves. — Plaie pénétrante de poitrine, fracture de deux côtes (?). — Cicatrices profondes adhérentes, adhérences pleurales.

HAMON, François-Marie, 4e artill. — Entorse, chute d'un lieu élevé, Paris, 1er décembre. — Déformation des deux pieds.

HAMON, Mathias, né le 11 février 1848, Berne (Morbihan), garde mob. du Morbihan. — Fracture de l'avant-bras gauche, tiers supérieur, coup de feu, Fretteval, 14 décembre. — Consolidation vicieuse, ankylose du coude, atrophie du bras et paralysie des extenseurs de la main.

HAMON, Mathurin-Marie, né le 22 août 1852, Ploubalay (Côtes-du-Nord), 9e de ligne, sergent. — Fracture de l'humérus droit, tiers inférieur, coup de feu, Gravelotte. — Ankylose du coude à angle droit.

HAMON, Pierre-René-Marie, 90e de ligne. — Plaies contuses au front, au genou droit, à la jambe et à la main gauches, coup de feu, éclats d'obus et coup de sabre, Peltres sous Metz, 27 septembre. — Perte des deux dernières phalanges de l'indicateur.

HAMON, Yves, 59e de ligne. — Plaies contuses au creux poplité et à la jambe droite, coup de feu, Connéré, 11 janvier. — Extension permanente du pied.

HAMON, Yves, 4e artill. — Plaie contuse au mollet droit, éclat d'obus, Saint-Privat. — Larges cicatrices.

HAMON, Yves-Marie, né le 11 mars 1846, Callac (Côtes-du-Nord), 25e de ligne. — Fracture de l'humérus droit, tiers supérieur, et fracture de l'occipital, coups de feu, Saint-Privat. —

Large cicatrice adhérente, enfoncement des fragments osseux de l'occipital, perte de substance osseuse, troubles cérébraux intermittents.

HAMONIC, François-Marie, né le 2 juillet 1844, Loudéac (Côtes-du-Nord), 75e de ligne. — Fracture de la jambe gauche, tiers supérieur, coup de feu, Sainte-Barbe sous Metz. — Demi-ankylose du genou, raccourcissement du membre.

HAMONIC, Joseph-Marie, 93e de ligne. — Plaie contuse au bras droit, coup de feu, Saint-Privat. — Relâchement des parties molles de l'épaule.

HANAU, Philippe-Pierre, né le 5 juillet 1835, Kontz-Haute (Moselle), 96e de ligne. — Fracture du pouce, main gauche, coup de feu, Strasbourg. — Perte de ce doigt.

HANIN, Charles, né le 11 mars 1846, Dieulouard (Meurthe), 23e de ligne. — Plaie compliquée à la face, fracture du maxillaire inférieur, perforation de la voûte palatine, coup de feu, Gravelotte. — Perte de toutes les dents molaires supérieures, côté droit.

HANNEQUIN, François, né le 18 décembre 1850, Villequier (Cher), 12e de ligne. — Plaie pénétrante du genou droit, coup de feu, Vendôme, 6 janvier. — Ankylose dans la demi-flexion permanente.

HANNEQUIN, Jean-François, 6e chass. à pied. — Fracture de la jambe droite, tiers supérieur, coup de feu, Sedan.

HANOCQ, Flore-Joseph-Quentin, né le 21 juillet 1838, Créquy (Pas-de-Calais), 12e chass. à pied, sous-lieutenant. — Plaie compliquée à la main droite, coup de feu, Saint-Privat. — Perte du pouce avec perte totale de l'usage de la main.

HANOT, Théodore-Clément, né le 7 octobre 1833, Arras (Pas-de-Calais), 16e chass. à pied. — Plaie contuse au moignon de l'épaule gauche et fracture du 4e métacarpien, main droite, coups de feu, Orléans. — Rétraction permanente du pouce et des doigts médius, annulaire et auriculaire, atrophie de la main.

HANRION, Joseph, 8e cuirassiers, trompette. — Fracture de l'humérus droit, coup de feu, Wœrth.

HANRY, Louis-Pierre, 42e de ligne. — Fracture de l'os iliaque droit, coup de feu, Chevilly sous Paris, 30 septembre. — Cicatrice adhérente.

HANS, Nicolas, 66e de ligne, sergent. — Perte du pouce, main gauche, coup de feu, Spickeren.

HAOUSSIN-BERDJEM, 3e tir. alg. — Fracture du 4e métacarpien, main droite, coup de feu, Frœschwiller. — Flexion permanente de l'auriculaire fixé dans la paume de la main.

HAPPE, Emile-Joseph, 24e de ligne. — Plaie à la poitrine, côté droit, coup de feu, Saint-Quentin. — Cicatrice longitudinale, partie inférieure.

HAQUIN, Henri, né le 2 septembre 1850, Longjumeau (Seine-et-Oise), 37e de ligne. — Plaies en séton aux deux cuisses, coup de feu, Paris, 26 mai. — 4 cicatrices adhérentes.

HARAUD, Jean-François, né le 8 novembre 1848, Auterive (Haute-Garonne), garde mob. de la Haute-Garonne. — Congélation du pied gauche, Héricourt, 18 janvier. — Perte totale des deux derniers orteils et extension permanente des autres.

HARBELOT, Charles, 9e artill., maréchal des logis. — Plaie compliquée à la main droite, éclat d'obus, Courbevoie, 7 avril. — Perte du doigt médius, ankylose métacarpo-phalangienne des doigts indicateur, annulaire et auriculaire renversés en arrière.

HARBONNIER, Philibert, 37e de ligne. — Fracture de la clavicule gauche, coup de feu, Sedan.

HARDIVILLER, Auguste, né le 25 juin 1845, Paris, 7e artill., maréchal des logis. — Plaie compliquée à la main droite, coup de baïonnette, Beaugency, 7 décembre. — Large cicatrice adhérente à l'éminence thénar et hypo-thénar, atrophie incomplète de la main avec flexion complète et permanente du pouce.

HARDY, Amand-Alexandre, 1er chass. à pied. — Plaie contuse à la jambe droite, coup de feu, Villorceau, 8 décembre.

72

HARDY, Basile-Florimond, 75° de ligne. — Plaie à l'éminence thénar, main gauche, fracture de l'apophyse du radius gauche, 2 coups de feu, Gravelotte.—Une balle non extraite, ankylose incomplète du poignet.

HARDY, Charles-Marin, né le 4 juillet 1850, Sainte-Marie-du-Moret (Manche), 12° chass. à pied. — Plaie contuse à la cuisse gauche, partie interne, coup de feu, Coulmiers. — Vaste cicatrice adhérente.

HARDY, Emile-Joseph, 23° chass. à pied. — Ecrasement de l'indicateur, main droite, contusion par caisse à biscuits, Paris, 26 janvier. — Phlegmon, ankylose et atrophie.

HARDY, François-Louis, 73° de ligne. — Plaie au dos, plaie contuse au bras droit, érosion de l'humérus, coups de feu, Saint-Privat.

HARDY, Jean-Baptiste, né le 13 septembre 1845, Ville-Houdlemont (Moselle), 52° de ligne. — Destruction du globe oculaire droit, éclat d'obus, Sedan.

HARDY, Jules-Aimé, né le 23 octobre 1846, Chaourse (Aisne), 35° de ligne. — Fracture comminutive du col du fémur droit, coup de feu, Chevilly. — Nécrose profonde, raccourcissement de 6 centimètres.

HARDY, Théodore, 75° de ligne. — Plaie contuse à l'avant-bras droit, coup de feu, Gravelotte. — Gêne des mouvements de l'avant-bras, de la main et du pouce.

HARISMENDY, Pierre, né le 24 mars 1841, Bardos (Basses-Pyrénées), 43° de ligne.—Fracture comminutive du fémur droit, tiers supérieur, coup de feu, Villorceau. — Cal volumineux et difforme, perte du testicule droit, raccourcissement considérable.

HARIVEL, Hyacinthe-Jean-Baptiste, 65° de ligne, caporal. — Fracture comminutive du 1er métacarpien, main droite et du maxillaire inférieur, coups de feu, Saint-Privat. — Consolidations vicieuses, perte de substance de l'angle gauche du maxillaire.

HARIVEL, Théodore-Aimé, né le 9 juillet 1841, Condé-sur-Noireau (Calvados), 3° de ligne. — Plaies contuses à la jambe, au creux poplité et au genou droits, coup de feu et éclats d'obus, Beaune-la-Rolande. — Larges cicatrices, amaigrissement du membre.

HARIVEL, Victor-Louis, né le 21 juillet 1849, Coulouvray (Manche), 117° de ligne.— Fracture compliquée du péroné droit, éclat d'obus, Châtillon sous Paris, 19 septembre.— Perte osseuse, cal vicieux, cicatrice adhérente, renversement du pied en dedans, paralysie de la sensibilité et de la motilité de la jambe.

HARLÉ, Zéphir-Aubin, 70° de ligne. — Plaie à la main droite, coup de feu, Saint-Privat. — Perte des deux dernières phalanges de l'auriculaire, ankylose incomplète de l'annulaire.

HARLIN, Léopold, 71° de ligne. — Plaie contuse à la main droite, fracture du cubitus gauche, coups de feu, Borny. — Cicatrice adhérente, ankylose incomplète du poignet.

HARLUISON, Emile-Sylvain, 93° de ligne, caporal. — Perte de deux phalanges des doigts indicateur et médius, main (?), Héricourt, 17 janvier.

HAROT, René, 2° zouaves. — Plaie contuse à la cuisse gauche, érosion du fémur, coup de feu, Fræschwiller. — Large cicatrice adhérente.

HABOUEL, Joseph-Armand-Vast, né le 3 juin 1843, Provart (Somme), 21° de ligne.—Plaie compliquée au bras gauche, partie moyenne, coup de feu, Fræschwiller.—Perte des mouvements de supination, paralysie et flexion de la main.

HARRER, Martin, né le 14 mai 1846, Haguenau (Bas-Rhin), 4° cuirassiers. — Plaie contuse au bras gauche, partie externe, érosion de l'humérus, coup de feu, Fræschwiller.— Contraction permanente du biceps.

HARROUARD, Michel-Alexandre, 31° de ligne. — Fracture des doigts indicateur et médius, main gauche, coup de feu, Loigny. — Ankylose de ces doigts fixés dans l'extension.

HARRY, Germain-Alexandre-Eugène, né le 31 juillet 1843, Lorcy (Loiret), 35° de ligne.— Fracture de la jambe droite, coup de feu, Chevilly sous Paris, 30 septembre.—Esquilles, cicatrices adhérentes, atrophie et faiblesse du membre.

HARSCOET, Jean-François, né le 2 août 1848, Saint-Agathon (Côtes-du-Nord), 67° de ligne.

—Fracture comminutive de l'humérus droit, tiers supérieur, coup de feu, Forbach. — Cal difforme, rétraction musculaire maintenant l'avant-bras dans la flexion.

HARTWIG, Louis-Eugène, né le 16 juillet 1840, Paris, 69e de ligne. — Plaie compliquée à l'avant-bras droit, coup de feu, Bapaume. — Ankylose radio-carpienne avec atrophie considérable du membre privé de tout mouvement.

HASDENTEUFEL, Jean-Georges, né le 2 octobre 1847, Forbach (Moselle), 73e de ligne. — Fracture du fémur droit, tiers inférieur, coup de feu, Gravelotte. — Raccourcissement de 10 centimètres, demi-ankylose du genou et tibio-tarsienne.

HASSAN-BEN-MAHOMED, né en 1842, Constantine, 3e tir. alg. — Fracture de l'avant-bras gauche, tiers supérieur, coup de feu, Frœschwiller. — Ankylose du coude dans l'extension, atrophie de l'avant-bras et de la main.

HASSE, Nicolas-Antoine, né le 26 mai 1839, Lunéville (Meurthe), 17e chass. à pied, sergent. — Fracture du rebord orbitaire droit et plaie contuse à l'avant-bras droit, partie postérieure et moyenne, 2 coups de feu, Bapaume. — Perte de la vision à droite.

HASSLAUER, Henri-Gustave, né le 5 octobre 1849, Strasbourg (Bas-Rhin), francs-tireurs de Paris. — Fracture du péroné droit, coup de feu, Courpin près Étampes. — Hémorrhagies, pourriture d'hôpital, cal difforme, cicatrice adhérente très-étendue au-devant de l'articulation tibio-tarsienne, amaigrissement du membre.

HATET, Etienne-Casimir, né le 25 décembre 1843, Saint-Jean-d'Assez (Sarthe), 6e inf. provisoire. — Fracture du 3e métacarpien, main gauche, coup de feu, Paris. — Pourriture d'hôpital, ankylose métacarpo-phalangienne des doigts médius et annulaire.

HATTON, Victor, 62e de ligne. — Fracture du péroné gauche, coup de feu, Sainte-Barbe sous Metz. — Cicatrice adhérente.

HAUDEBOURG, Ferdinand-Chrysostôme, né le 15 octobre 1852, Péronville (Eure-et-Loir), 31e de ligne. — Plaie à l'articulation tibio-tarsienne droite, érosion du calcanéum, coup de feu, Loigny. — Perte de substance, cicatrice adhérente, engorgement du pied.

HAUDINE, Marcelin, né en juin 1849, Rouen (Seine-Inférieure), 14e de ligne. — Fracture comminutive de l'humérus gauche, coup de feu, Champigny, 30 novembre. — Rétraction de l'avant-bras fixé à angle droit.

HAUDIQUET, Léon-Gustave, né le 24 mai 1842, Paris (Seine), garde mob. du Nord. — Plaie compliquée au poignet droit, coup de feu, Saint-Quentin. — Ankylose du poignet avec flexion de la main dont les doigts sont privés de tout mouvement et fléchis dans la paume de la main.

HAUDOT, Jean-François, né le 15 août 1840, Stainville (Meuse), 25e de ligne. — Désorganisation du globe oculaire droit, coup de feu, Gravelotte.

HAUDRY, Amédée-Auguste, 25e de ligne. — Plaies contuses à la jambe et à l'apophyse mastoïde, côté gauche, 2 coups de feu, Ladonchamps, 7 octobre. — Atrophie de la jambe et cicatrice adhérente à l'apophyse mastoïde.

HAUMESSER, Jean, né le 17 avril 1831, Colmar (Bas-Rhin), garde nationale de la Seine, lieutenant. — Fracture du condyle interne du fémur gauche, coup de feu, sous Paris, 16 septembre. — Large cicatrice adhérente, gêne considérable dans le genou.

HAUMESSER, Joseph, 1er dragons. — Congélation des pieds, Sainte-Barbe sous Metz, 3 novembre. — Perte des 3 derniers orteils et de la 3e phalange des 1er et 2e orteils du pied droit, et de la 3e phalange des 3 premiers orteils du pied gauche.

HAUQUIN, Joseph, 77e de ligne. — Plaie contuse à la main (?), éclat d'obus, Montbéliard. — Perte des deux dernières phalanges du médius et flexion permanente des doigts auriculaire et annulaire.

HAUROY, Emery-Faustin, né le 9 août 1845, Estrées-Saint-Denis (Oise), 19e de ligne. — Plaie contuse au coude droit, fracture du fémur, tiers moyen, et plaie contuse à l'avant-bras gauche, 2 coups de feu et éclat d'obus, Borny. — Nombreuses esquilles du coude qui est ankylosé, raccourcissement de 4 centimètres de la cuisse, persistance d'une plaie fistuleuse.

Haury, Philippe, garde mob. de la Charente-Inférieure. — Fracture partielle du tibia droit, tiers moyen, coup de feu, Loigny. — Cicatrice irrégulière et adhérente.

Hausler, Louis, 27e de ligne, caporal. — Plaie contuse à l'épaule gauche, coup de feu, Sedan.

Hautefeuille, Emile-Jean, 26e de ligne. — Plaie perforante de l'omoplate et du cou, côté gauche, coup de feu, Gravelotte. —Atrophie et faiblesse du bras.

Haution, Isaïe-Aristide, dit Zaïe, 4e chass. d'Afrique. — Plaie contuse au bras gauche, éclat d'obus, Sedan. — Ostéite du tibia.

Hauty, Charles, 20e de ligne. — Fracture du calcanéum gauche, coup de feu, Villorceau. — Perte de substance osseuse.

Havas, Antoine-Mélidor, né le 17 février 1847, la Lande Patoy (Orne), garde mob. de l'Orne. — Plaie contuse à la main droite, face dorsale, éclat d'obus, la Fourche. —Raccourcissement et gêne dans la flexion et l'extension du doigt indicateur.

Havé, Onézime-Auguste-Placide, né le 1er janvier 1848, Saint-Germain (Seine-Inférieure), 73e de ligne. — Plaie s'étendant du milieu du bord spinal de l'omoplate droite jusqu'au-dessous du milieu de la clavicule, lésion du creux axillaire, coup de feu, Gravelotte.—Amaigrissement du bras, atrophie de l'avant-bras, paralysie et atrophie de la main qui a pris la forme de griffe.

Havet, Victor-Hyacinthe, 89e de ligne. — Pleurésie chronique, épanchement purulent, fatigues 1870-71.—Empyème, dyspnée.

Haxaire, Jean-Baptiste-Eugène, né le 1er mai 1847, Mandray (Vosges), 104e de ligne.— Fracture comminutive du radius droit, coup de feu, Paris, 2e siège. — Cicatrice profonde et adhérente, ankylose du poignet avec rétraction des doigts fixés en demi-flexion.

Haye, Joseph-Auguste, né le 25 octobre 1843, Mirecourt (Vosges), 48e de ligne. — Plaie contuse au globe oculaire droit, éclat d'obus, Patay, 1er décembre. — Cataracte, destruction de la moitié de l'iris, synéchies antérieures et postérieures, atrophie de l'œil.

Hayotte, Charles-Constant, né le 23 janvier 1821, Uzemain-la-Rue (Vosges), gendarmerie de Meurthe-et-Moselle. — Ophthalmie, suite de maladie, siège de Paris. — Perte totale de la vue à droite et affaiblissement considérable et progressif de la vue à gauche.

Hays, Louis-Victorien, 23e de ligne. — Deux plaies contuses au mollet gauche, 2 coups de feu (?). — Atrophie considérable de la jambe.

Hazard, Amand, né le 11 juillet 1850, Beugnies (Nord), 24e de ligne.—Fracture comminutive du coude gauche, coup de feu, Bapaume. —Perte totale de l'olécrane, vaste cicatrice adhérente autour du coude, ankylose du coude.

Héadébat, Jean, dit Lamane, né le 15 juin 1848, Momas (Basses-Pyrénées), 46e de ligne. —Fracture comminutive de l'avant-bras droit, tiers moyen, éclat d'obus, Josnes, 2 décembre. — Cal volumineux, ankylose du poignet.

Hébert, François, né le 21 avril 1848, Pouilly-sur-Saône (Côte-d'Or), 68e de ligne, caporal. —Plaie compliquée à la cuisse gauche, coup de feu, Beaumont (Ardennes).—Atrophie et paralysie de la jambe.

Hébert, Pierre, né le 11 septembre 1839, Falaise (Calvados), 90e de ligne.—Perte de la moitié des doigts annulaire et médius, main gauche, éclat d'obus, Lumeau.

Hébert, Pierre-Ernest, né le 14 janvier 1846, la Londe (Seine-Inférieure), 24e de ligne. — Plaie pénétrante de poitrine, au côté droit, coup de feu, Spickeren. — Désordres graves, dyspnée avec faiblesse et émaciation.

Hébert, Séraphin, 10e de ligne. — Plaie contuse à la cuisse droite, coup de feu Buzenval.

Hébrard, Charles-Jean-Baptiste, né le 24 juin 1852, Thionville (Moselle), 64e de ligne.

— Plaie contuse au bras droit, au niveau du deltoïde, coup de feu, Saint-Privat. — Perte de substance musculaire, gêne dans l'élévation du bras, cicatrice profonde et adhérente.

Hébras, Pierre, 87ᵉ de ligne. — Fracture du bassin, coup de feu, Strasbourg, 2 septembre. — Plaie fistuleuse, cicatrices adhérentes.

Hébuterne, Jules-Antoine, né le 18 juillet 1845, Etrépilly (Seine-et-Marne), 2ᵉ zouaves, caporal. — Plaie pénétrante du genou droit, coup de feu, Frœschwiller. — Ankylose avec gonflement considérable et raccourcissement de la jambe.

Hédan, Théophile-Marie, né le 15 janvier 1850, Rennes (Ille-et-Vilaine), 2ᵉ de ligne, sergent. — Plaie pénétrante de poitrine, fracture des 6ᵉ et 7ᵉ côtes, coup de feu, Spickeren. — Esquilles, plaie fistuleuse et enfoncement de la poitrine.

Hédant, Pierre-Julien, 94ᵉ de ligne. — Fracture du fémur gauche, tamponnement d'un train de chemin de fer, Toul, 10 août.

Heddebault, Henri-Joseph, né le 26 janvier 1849, Wannehain (Nord), garde mob. du Nord, sergent-major. — Fracture comminutive du maxillaire inférieur, coup de feu, Bapaume. — Perte nombreuse de dents et de substance osseuse, mobilité des fragments, fistule salivaire.

Hédé, Marie-François-Célestin, né le 30 mai 1844, Plumaudeau (Côtes-du-Nord), 75ᵉ de ligne. — Désorganisation du globe oculaire droit et plaie contuse à la cuisse gauche, partie postérieure et supérieure, 2 coups de feu, Gravelotte.

Hédouin, Auguste-Alphonse, né le 23 mars 1841, Montelsaton (Manche), 26ᵉ de ligne. — Fracture de l'humérus droit, coup de feu, Loigny. — Amaigrissement du membre.

Heidinger, Jean, 15ᵉ artill. — Fracture du fémur droit, chute d'un caisson, Paris, 27 mai. — Raccourcissement.

Heidmann, François-Joseph, 8ᵉ de ligne. — Plaie contuse à la cuisse gauche, coup de feu, Coulmiers, 9 novembre. — Engorgement douloureux.

Heintz, Charles, né le 30 juin 1845, Strasbourg (Bas-Rhin), 3ᵉ zouaves. — Fracture du cubitus gauche, tiers moyen, éclat d'obus, Beaune-la-Rolande. — Roideur du coude et du poignet.

Hélaine, Jean-Baptiste, né le 21 septembre 1846, Paris (Seine), 39ᵉ de ligne. — Fracture de l'humérus gauche, coup de feu sous Paris, 11 octobre. — Esquilles, perte de substance osseuse, nécrose d'une partie de l'humérus, cicatrice adhérente, ankylose scapulo-humérale.

Hélary, Jean-Marie, né le 20 avril 1841, Plouha (Côtes-du-Nord), 7ᵉ artill., maréchal des logis. — Cataracte, captivité en Allemagne. — Déformation de la pupille de l'œil droit.

Hélandais, Joseph-Jean, né le 26 juin 1838, Rimon (Ille-et-Vilaine), 10ᵉ artill. — Fracture du calcanéum, pied gauche, éclat d'obus, Coulmiers. — Esquilles, cicatrice adhérente.

Helfer, Laurent, 52ᵉ de ligne. — Fracture de l'humérus et plaie contuse à la main, côté droit, 2 coups de feu, Sedan.

Hélie, Charles-Auguste, 96ᵉ de ligne. — Fracture de l'indicateur et du pouce, main droite, éclat d'obus, Wœrth.

Hélie, Joseph-Frédéric, né le 17 février 1846, Beaumont-sur-Oise (Seine-et-Oise), 11ᵉ de ligne. — Fracture du maxillaire supérieur à gauche, perforation de la voûte palatine, coup de feu, Beaumont (Ardennes).

Héliot, Alphonse, 3ᵉ génie, tambour. — Plaie au pied droit, coup de pioche, Boiry-Saint-Martin (Pas-de-Calais), 8 janvier. — Cicatrice adhérente à la face dorsale.

Héliot, Jean-Claude, 5ᵉ chass. à pied, sergent-fourrier. — Perte des deux premières phalanges de l'indicateur, main gauche, coup de feu, Saint-Privat.

Hellart, Joseph, né le 24 mai 1843, Uzel (Côtes-du-Nord), 21ᵉ de ligne. — Plaie au doigt auriculaire, main droite, éclat d'obus, Drancy, 3 janvier. — Phlegmon diffus, extension permanente des doigts auriculaire, annulaire et médius, et flexion permanente de l'indicateur et du pouce.

HELLEC, Jean-Marie, né à Zinzac (Morbihan), 2e zouaves. — Plaie aux régions fessière et inguinale droites, coup de feu, Frœschwiller. — Claudication.

HELLOCO, Pierre, né le 6 novembre 1840, Langast (Côtes-du-Nord), 70e de ligne. — Plaie au globe oculaire droit, éclat d'obus, Neuilly-sur-Seine, 18 avril. — Opacité du cristallin et adhérence de l'iris, perte de la vision à droite.

HÉMAR, Auguste-Joseph, né le 16 mars 1845, Paris, 96e de ligne. — Fracture du bord orbitaire externe gauche, coup de feu, Frœschwiller. — Désorganisation de l'œil.

HEMBERT, Auguste, 70e de ligne. — Fracture du cubitus gauche, coup de feu, Saint-Privat.

HEMON, Joseph, né le 7 juin 1846, Malguénac (Morbihan), 1er hussards. — Fracture de l'humérus gauche, coup de feu, Sedan. — Consolidation incomplète avec cicatrice vicieuse.

HEMON, Victor, 98e de ligne. — Perte du doigt annulaire, main gauche, coup de feu, Saint-Privat.

HENAFF, Guillaume, 95e de ligne. — Contusion violente, chute sur la glace, Saint-Vigné, 4 janvier. — Affaiblissement de la vision avec atrophie commençante pupillaire.

HÉNAUD, François, né le 30 janvier 1845, Montardon (Charente), 17e chass. à pied. — Plaie pénétrante du genou droit, coup de feu, Loigny. — Ankylose avec raccourcissement du membre de 2 centimètres.

HÉNAULT, Louis-Alexandre, 69e de ligne. — Fracture de l'humérus gauche, tiers inférieur, coup de feu, Borny.

HENCK, Mathias, 1er zouaves. — Fracture comminutive du calcanéum droit, éclat d'obus, Montbéliard, 15 janvier. — Perte osseuse, cicatrice profonde et adhérente à la face plantaire.

HENDELEINE, Hippolyte-Valentin, 65e de ligne. — Perte de la dernière phalange de l'indicateur et partielle de la 2e du médius, main gauche, coup de feu, Saint-Privat.

HENNEQUIN, Auguste-Félix, 2e zouaves. — Plaie contuse au mollet droit, éclat d'obus, Frœschwiller. — Très-large cicatrice adhérente.

HENNEQUIN, Eugène-Armand, né le 7 juin 1837, Cherbourg (Manche), 22e de ligne. — Fracture comminutive du maxillaire inférieur, coup de feu, Sedan. — Ankylose incomplète de la mâchoire inférieure.

HENNEQUIN, François, 32e de ligne. — Fracture de l'humérus droit, coup de feu, la Bourgonce. — Atrophie et perte de l'élévation du bras.

HENNEQUIN, Louis-Paul, 30e de ligne. — Plaie au pied droit, coup de feu, Orléans, 4 décembre. — Paralysie du pied.

HENNINOT, Léon-Auguste-Charles, né le 4 février 1848, Saint-Pierre (Aisne), garde mob. de l'Aisne, sergent. — Plaie contuse à la jambe gauche, partie inférieure, éclat d'obus, Dury (Somme), 27 novembre. — Pourriture d'hôpital, cicatrices profondes et bridées, ankylose incomplète tibio-tarsienne, le pied fixé dans l'extension.

HENNION, Pierre-Charles-Joseph, né le 30 juillet 1827, Erquinghem-Lys (Nord), 1er de ligne, capitaine. — Plaie à travers la région scapulo-cervicale, fracture comminutive de la clavicule droite, coup de feu, Saint-Privat. — Nombreuses esquilles, cicatrices adhérentes et profondes, semi-ankylose scapulo-humérale.

HENNO, Fortuné, né le 12 décembre 1848, Orchères (Nord), 93e de ligne. — Désorganisation du globe oculaire gauche, coup de feu, Saint-Privat.

HENNO, François-Jean-Baptiste, 5e compagnie d'ouvriers d'artillerie. — Brûlure à l'œil gauche, fer rouge, Metz, 12 septembre. — Déformation de l'iris, cicatrice à la cornée de cet œil.

HÉNON, François-Alfred, né le 4 avril 1850, Aiglemont (Ardennes), 18e dragons. — Frac ture comminutive de la jambe droite, coup de pied de cheval, Épinay. — Perte de substance des deux os; raccourcissement de 5 centimètres, atrophie de la jambe, ankylose incomplète du genou et complète tibio-tarsienne.

Hénot, Auguste-Benjamin, 4e dragons, chef d'escadron. — Plaie contuse à la tête, éclat d'obus, Frœschwiller. — Paralysie progressive avec atrophie, gêne et lenteur dans la parole.

Henri, Pierre-Eugène, 66e de ligne. — Fracture du fémur gauche, coup de feu, Sarrebrück, 2 août. — Raccourcissement.

Henriet, Claude-Auguste, 46e de ligne.—Fracture comminutive de la jambe droite, coup de feu, Messanger (Côte-d'Or), 31 décembre. — Cicatrices adhérentes et atrophie du membre.

Henriet, Claude-François-Stéphane, né le 21 décembre 1847, Noroy-le-Bourg (Haute-Saône), 104e de ligne. — Plaie contuse à la cuisse droite, partie supérieure, et au scrotum, coup de feu, Paris, 2e siége. — Atrophie du testicule droit, gêne des mouvements du membre.

Henriette, Claude-Eugène, 66e de ligne. — Fracture du 5e métacarpien et érosion du 4e métacarpien, main gauche, coup de feu, Spickeren. — Ankylose métacarpo-phalangienne de l'auriculaire, atrophie des doigts annulaire et auriculaire.

Henrion, Pierre-Alexis, 35e de ligne. — Plaies contuses à la fesse droite et à la cuisse gauche, coup de feu, Champigny, 30 novembre.

Henniot, Pierre-Jules, né le 4 septembre 1831, Vert-la-Gravelle (Marne), 26e de ligne. — Plaie contuse au bras gauche, coup de feu, Gravelotte. — Flexion de l'avant-bras et atrophie de la main.

Henriprez, Louis, 91e de ligne. — Perte de la phalangette du pouce, main gauche, coup de feu, Patay, 27 décembre.

Henry, Claude, 8e chass. à pied.— Plaie contuse à la main droite, coup de feu, Frœschwiller. — Ankylose partielle des doigts auriculaire et annulaire.

Henry, Constant-Charles, né le 20 février 1848, Luzy (Haute-Marne), 6e artill. — Plaie en séton à la jambe gauche, extrémité inférieure, coup de feu, Châtillon, 13 octobre. — Ankylose incomplète du pied.

Henry, Ernest-Vérissime, 94e de ligne, sergent. — Fracture du péroné et du calcanéum droits, coup de feu, Saint-Privat. — Cicatrice profonde et adhérente, ankylose presque complète tibio-tarsienne.

Henry, Jacob, né le 8 août 1822, Mittersheim (Meurthe), 37e de ligne. — Fracture comminutive de la jambe gauche, au niveau des malléoles, coup de feu, Orléans, 4 décembre. — Consolidation vicieuse avec saillie du fragment supérieur du tibia, raccourcissement de la jambe.

Henry, Jean-François, né le 9 février 1843, Saint-Juvat (Côtes-du-Nord), 37e de ligne. — Fracture de l'os malaire gauche et lésion du masséter de ce côté, coup de feu, Sedan. — Contracture permanente des muscles élévateurs de la mâchoire inférieure, rapprochement des arcades dentaires.

Henry, Jules, 41e de ligne. — Plaie contuse au poignet gauche, coup de feu, Villorceau. — Ankylose du poignet.

Henry, Pierre-Cyrille, né le 8 août 1844, Chauffecourt (Vosges), 64e de ligne, caporal. — Plaie contuse au globe oculaire gauche, éclat d'obus, Saint-Privat. — Taie centrale de la cornée.

Hepp, Charles, né le 1er juillet 1847, Wissembourg (Bas-Rhin), 3e zouaves, caporal. — Plaie contuse au creux axillaire droit, coup de feu, Frœschwiller. — *Ligature de l'artère axillaire*, cicatrices difformes et perte des mouvements de la main.

Her, César-Louis, né le 2 janvier 1844, Lille (Nord), 17e de ligne, sergent. — Mutilation de la main droite, perte du doigt annulaire, éclat d'obus, Châtillon sous Paris, 19 septembre. — Extension permanente des 2e, 3e et 4e doigts avec atrophie prononcée de la main.

Hérail, Louis-Philippe, né le 3 juillet 1839, Villefranche (Tarn), 7e artill. — Fracture du radius droit, tiers inférieur, avec subluxation du poignet, coup de pied de cheval, Rennes. — Ankylose incomplète du poignet.

Héran, Augustin, né le 19 juillet 1844, Montpellier (Hérault), 98ᵉ de ligne. — Plaie contuse au coude gauche, coup de feu, Ladonchamps, 7 octobre. — Ankylose.

Hérard, Armand-Antonin, né le 9 juin 1848, Saint-Phal (Aube), 25ᵉ de ligne. — Plaie contuse au mollet droit, coup de feu, Gravelotte. — Rétraction musculaire, extension du pied, gêne dans la marche.

Hérard, Nicolas-Éloi, né le 12 février 1844, Massy-sur-Seine (Aube), 8ᵉ de ligne. — Fracture des doigts annulaire et auriculaire, main droite, coup de feu, Rezonville. — Gêne des mouvements de ces deux doigts.

Héraud, Émile, né le 19 juin 1848, Sens (Yonne), 62ᵉ de ligne. — Fracture du coude gauche, coup de feu, sous Metz, 31 août. — Ankylose avec atrophie incomplète de l'avant-bras.

Héraud, Jean, né le 2 juin 1850, Thenon (Dordogne), 82ᵉ de ligne. — Perte de la 3ᵉ phalange du doigt auriculaire et des deux dernières phalanges de l'annulaire, et fracture des doigts médius et indicateur, main droite, coup de feu, Montrouge, 18 mai. — Perte des mouvements des doigts indicateur et médius.

Héraud, Louis, 54ᵉ de ligne. — Plaie compliquée à la région ilio-lombaire, à gauche, coup de feu, Amanvillers. — Esquilles, cicatrice très-déprimée, gêne dans les mouvements de la jambe gauche.

Heraudeau, Édouard-Pierre, 15ᵉ de ligne. — Perte de l'indicateur, main droite, coup de feu, Montmesly, 30 novembre.

Hérault, Antoine-Philippe, né le 7 février 1848, Auteuil (Seine), 67ᵒ de ligne. — Plaie contuse à la main droite, éclat d'obus, Sainte-Barbe sous Metz. — Ankylose de l'indicateur dans l'extension.

Hérault, Jean-Baptiste, 65ᵉ de ligne. — Congélation du pied droit, en wagon, décembre. — Perte des cinq orteils.

Herbault, Julien, 67ᵉ de ligne, tambour. — Fracture de la jambe gauche, coup de feu, Verdun, 28 octobre. — Ostéite du tibia, plaies fistuleuses.

Herbaut, Albert-Roméo, né le 22 juillet 1848, Lille (Nord), 26ᵉ de ligne. — Fracture de l'humérus droit, coup de feu, Gravelotte. — Ankylose partielle du coude.

Herbay, Jean-Victor, né le 19 février 1846, Biermes (Ardennes), 36ᵉ de ligne. — Plaie contuse au poignet et perte du pouce gauches, coups de feu, Frœschwiller. — Ankylose incomplète du poignet.

Herbel, Jean-Marie-Pierre, garde mob. de l'Ille-et-Vilaine. — Plaie contuse au mollet gauche, éclat d'obus, Champigny, 2 décembre. — Perte de substance musculaire, larges cicatrices adhérentes.

Herbert, Marie-Pierre-Léon, né le 12 mai 1849, Darnac (Haute-Vienne), garde mob. de la Haute-Vienne, caporal. — Désorganisation du globe oculaire droit, coup de feu, Lumeau, 2 décembre.

Herbet, Désiré, né le 20 mars 1848, Bertry (Nord), garde mob. du Nord, caporal. — Fracture comminutive de l'avant-bras droit, coup de feu, Saint-Quentin. — Larges cicatrices adhérentes, ankylose presque complète du poignet et de presque tous les mouvements de la main et des doigts, larges et multiples cicatrices adhérentes.

Herblot, Charles, né le 9 octobre 1850, Neuvy-Sautour (Yonne), 9ᵉ artill., maréchal des logis. — Plaie compliquée à la main droite, coup de feu, Paris, 2ᵉ siége. — Perte du doigt médius, ankylose des doigts indicateur, annulaire et auriculaire, cicatrice de 5 centimètres adhérente à la face dorsale de la main.

Herbo, Jean-Baptiste, né le 13 mai 1844, Sin (Nord), 115ᵉ de ligne, caporal. — Fracture comminutive de la jambe droite, coup de feu, Champigny, 2 décembre. — Perte de substance osseuse, section du tendon d'Achille, esquilles, plaies fistuleuses persistantes, ankylose tibio-tarsienne dans l'extension forcée avec rétraction des orteils et atrophie de la jambe.

HERCENT, Louis-René, 33e de ligne.—Plaie contuse à la jambe droite, coup de feu, Sedan.

HERCHET, Frédéric-Marie, né le 2 juin 1849, Paris (Seine), garde mob. de la Seine, 1er bataillon.—Fracture du radius gauche, tiers moyen, coup de feu, Epinay, 30 novembre. — Déviation de l'avant-bras et gêne considérable dans les mouvements de la main.

HERET, Théophile-Gustave, né le 9 octobre 1850, Boulogne (Seine), 12e de ligne, caporal. — Plaie contuse au coude gauche, partie interne, coup de feu, Sainte-Barbe sous Metz. — Ankylose avec perte des mouvements de la main.

HÉRIAU, Pierre-Joseph, 58e de ligne. — Plaie contuse à la cuisse gauche, coup de feu, Sedan. — Cicatrice adhérente.

HÉRIGAULT, Aristide, 46e de ligne. — Plaie à la fesse et à la cuisse, érosion du fémur, côté droit, coup de feu, Champigny, 30 novembre.—Atrophie de la cuisse.

HÉRIPELLE, Louis-Constant, né le 25 décembre 1851, Verneuil (Eure), 4e zouaves.—Fracture de l'humérus gauche, coup de feu, Frœschwiller.— Atrophie considérable et paralysie du bras.

HÉRISSON, Jules, né en 1849, Valence (Tarn-et-Garonne), 17e de ligne. — Fracture du 1er métatarsien, pied gauche, coup de feu, Montmesly, 30 novembre. — Cicatrice adhérente.

HÉRISSON, Victor, né le 2 avril 1848, la Chapelle (Sarthe), garde mob. de la Sarthe. — Plaie de tête, éclat d'obus, Coulmiers. — Dépression considérable du pariétal gauche, 5 centimètres de long sur 3 centimètres de large, attaques épileptiformes.

HERJER, Gratien, 11e dragons. — Plaie contuse à la cuisse droite, coup de feu, Sedan.— Large cicatrice adhérente, atrophie du membre.

HERLANT, Albert, 7e de ligne. — Plaie contuse au pied droit, coup de feu, Créteil, 17 septembre.

HERMAN, François-Joseph, né le 10 mai 1847, Willemain (Pas-de-Calais), 80e de ligne, caporal. — Plaie contuse au globe oculaire gauche, éclat d'obus, Metz, 23 septembre.—Cataracte traumatique de cet œil.

HERMANGE, Louis, né le 25 mai 1846, Porcé (Sarthe), 79e de ligne. — Ulcération au côté gauche de la glotte, intempéries, décembre 1870. — Aphonie.

HERMANN, Charles, né le 24 février 1847, Bischwiller (Bas-Rhin), 2e zouaves. — Fracture du fémur droit, au-dessus du genou, coup de feu, Frœschwiller.—Consolidation vicieuse, raccourcissement considérable avec flexion de la jambe sur la cuisse.

HERMANN, Jean-Edouard, né le 12 octobre 1852, Altkirch (Haut-Rhin), 45e de ligne. — Plaie contuse au coude droit, coup de feu, Arthenay, 2 décembre.—Ankylose du coude.

HERMANN, Laurent, né le 19 août 1844, Vieux-Lixheim (Meurthe), 35e de ligne. — Fracture compliquée et comminutive du cubitus gauche, coup de feu, Champigny, 30 novembre. — Atrophie du membre.

HERMENOULT, Louis-Auguste-René, garde mob. de la Sarthe. — Plaie compliquée à l'avant-bras droit, coup de feu, Villorceau.—Paralysie de la main.

HERMENT, Oscar-François, 25e de ligne. — Plaie contuse à la région sus-orbitaire droite, coup de feu, Champigny, 30 novembre. — Troubles de la vision avec déformation de la pupille et paralysie du releveur de la paupière supérieure.

HERMINET, Jules-Louis, né le 28 octobre 1849, Watrelos (Nord), garde mob. du Nord. — Fracture comminutive de l'avant-bras gauche, tiers moyen, coup de feu, Saint-Quentin. — Cicatrices profondes et adhérentes, semi-ankylose du poignet, atrophie de la main, perte de la pronation et de la supination de l'avant-bras.

HÉRON, Charles-Alphonse, 21e de ligne.—Plaie à la cuisse gauche, partie supérieure avec fracture de l'ischion, coup de feu, Sedan.

73

HÉROU, François-Marie, 12e ligne, caporal.—Fracture comminutive du tarse pied gauche, coup de feu, Saint-Privat.—Ankylose incomplète tibio-tarsienne.

HERPIN, Michel, 10e de ligne. — Plaie à la face avec perforation du palais, coup de feu, Sedan.

HERRENBERGER, Jean-Victor, né le 20 juillet 1845, Mutzig (Bas-Rhin), 87e de ligne.—Fracture comminutive des têtes des 2e, 3e et 4e métacarpiens, main droite, éclat d'obus, Strasbourg, 21 septembre. — Consolidation vicieuse, et en masse, ankylose des articulations métacarpophalangiennes correspondantes.

HERSANT, Louis-Auguste-Victor, né le 8 octobre 1845, la Madeleine-Bouvet (Orne), 93e de ligne, sergent. — Fracture du 1er métacarpien, main droite, fracture compliquée du radius gauche, éclat d'obus, Saint-Privat.—Déformation et perte des mouvements du pouce.

HERSENT, Eugène, né à Paris (Seine), 8e de ligne. — Plaie contuse à la région sacro-lombaire, coup de feu, Champigny, 2 décembre. — Cicatrice adhérente.

HERSON, François-Jean, né le 13 avril 1823, Sacey (Manche), corps Cathelineau, sergent.— Plaie contuse à la jambe gauche, coup de feu, le Mans. — Ostéite du tibia, atrophie du membre.

HERTEL, Marie-Joseph-Camille, 92e de ligne. — Plaie contuse à la hanche droite, fracture du doigt annulaire, main gauche, coup de feu, Villersexel, 10 janvier. — Cicatrice adhérente à la hanche, consolidation vicieuse de ce doigt.

HERTZOG, Jean-Joseph, né le 31 mai 1838, Blotzheim (Haut-Rhin), 14e chass. à pied. — Plaie compliquée au bras gauche, partie moyenne, coup de feu, Gravelotte. — Demi-flexion permanente de l'avant-bras, de la main et des doigts.

HERVÉ, Charles-Louis, 81e de ligne.—Perte des deux dernières phalanges du doigt annulaire main gauche, coup de feu, Saint-Privat.

HERVÉ, Jean-Louis, 62e de ligne. — Fracture comminutive de la jambe gauche, éclat d'obus, Vendôme, 16 décembre.—Atrophie du membre, cicatrices adhérentes.

HERVÉ, Jean-Marie, 6e lanciers. — Fracture de l'os temporal gauche, éclat d'obus, Strasbourg, 18 septembre. — Enfoncement de cet os, troubles intellectuels.

HERVÉ, Toussaint, né le 11 octobre 1840, Pluheret (Morbihan), 10e de ligne. — Plaie pénétrante de poitrine, à droite, coup de feu, Saint-Privat. — Dyspnée.

HERVOIR, Jean-Louis, garde mob. d'Ille-et-Vilaine. — Plaie contuse à la face, coup de feu, Champigny, 2 décembre.

HERVY, Joseph, 100e de ligne. — Fracture comminutive de l'avant-bras gauche, coup de feu, Gravelotte. — Esquilles, amaigrissement et perte partielle des mouvements de la main.

HÉRY, Louis-Nicolas, né le 4 mars 1846, Poilly (Marne), 71e de ligne.—Fracture comminutive des os propres du nez et désorganisation du globe oculaire gauche, coup de feu, Borny.

HERZOG, Alphonse-Léon, né le 6 mai 1848, Versailles (Seine-et-Oise), 9e de ligne, caporal. — Plaie contuse au creux axillaire droit, fracture de côtes et de l'omoplate, même côté, coup de feu, Gravelotte. — Atrophie du bras.

HESSE, Auguste, 94e de ligne.—Plaie contuse au pouce, main gauche, coup de feu, Saint-Privat. — Perte partielle de ce doigt.

HETTINGER, Joseph-Albert, 31e de ligne. — Fracture des doigts auriculaire, annulaire et médius, main droite, coup de feu, Orléans, 4 décembre. — Consolidation vicieuse, déviation de la main et atrophie du bras.

HEUET, Louis-Léon-Adolphe, 33e de ligne, clairon. — Plaie en séton à la région cervicale, de gauche à droite, coup de feu, Saint-Privat. — Paralysie et atrophie incomplète du bras droit.

HEUFTEAU, Pierre-Louis, 93e de ligne.—Plaie en séton à la partie antérieure du pied gauche, et plaie contuse au pouce (?), coup de feu, Gravelotte. — Ankylose de la 1re phalange du pouce.

HEULINE, Louis-Ambroise, né le 2 juin 1846, la Fontenelle (Loir-et-Cher), garde mob. du Loir-et-Cher. — Fracture de la tête du 2e métacarpien, coup de feu, Parigné-l'Évêque. — Ankylose métacarpo-phalangienne de l'indicateur.

HEUZÉ, Charles-Dominique, né le 4 août 1842, Evreux (Eure), 2e tir. alg., sergent-major. — Fracture du fémur gauche, coup de feu, Wœrth. — Ostéo-myélite, nécrose, raccourcissement de 10 centimètres, ankylose du genou et du pied, atrophie considérable du membre.

HEYRIÈS, Jean-Adolphe-Aimable, 8e chass. à pied. — Fracture comminutive de l'avant-bras droit, coup de feu, Loigny. — Consolidation vicieuse.

HIGHEL, Georges, 84e de ligne.—Plaie contuse à l'articulation tibio-tarsienne droite, coup de feu, Gravelotte.—Engorgement du pied.

HILBRAND, Arthur-Auguste, né le 8 septembre 1848, Paris (Seine), garde nat. de la Seine. — Luxation de la hanche, côté (?), chute, Nanterre, 19 décembre. — Non-réduction, raccourcissement considérable.

HILDEBRAND, Ernest, né à Taisnières (Nord), 17e chass. à pied. — Fracture de l'épine de l'omoplate gauche, coup de feu, Pont-Noyelles, 24 décembre.

HILDENBRAND, Charles, né le 3 novembre 1842, Wasselonne (Bas-Rhin), 9e artill., maréchal des logis. — Plaie contuse au coude droit, coup de feu, Chenebier. — Cicatrices adhérentes à la partie postérieure du coude et au milieu du pli de celui-ci, ankylose avec quart de flexion et demi-pronation de l'avant-bras.

HILLION, Augustin-François-Marie, né le 22 février 1848, Plouvaro (Côtes-du-Nord), 1er train d'artill. — Variole confluente, Dresde (Allemagne). — Hémiplégie du côté droit.

HILSON, Paul, né le 2 mars 1848, Paris (Seine), garde mob. de la Seine, sergent. — Fracture compliquée de l'humérus gauche, coup de feu, Epinay, 30 novembre. — Non-consolidation, pseudarthrose de l'humérus, ankylose du coude avec paralysie partielle de l'avant-bras.

HIMMELSPACH, Antoine, né le 15 juillet 1818, Ensisheim (Haut-Rhin), 1er zouaves. — Plaie contuse au poignet gauche, et plaie compliquée à la main droite, coup de feu et coup de sabre, Châtillon sous Paris, 19 septembre. — Ankylose du poignet et extension permanente des doigts.

HIMMELSPACH, Jean, né le 5 décembre 1848, Niederbronn (Bas-Rhin), 57e de ligne. — Plaie à travers le creux poplité gauche, coup de feu, Borny. — Faiblesse du membre, gêne des mouvements du genou.

HIMMELSPACH, Joseph, né le 9 novembre 1848, Saverne (Bas-Rhin), 25e de ligne, caporal. — Fracture du fémur droit, tiers supérieur, coup de feu, Ladonchamps, 7 octobre. — Consolidation vicieuse, ankylose du genou et raccourcissement du membre.

HINARD, Eugène-Edouard, né le 28 octobre 1828, Coutances (Manche), 5e cuirassiers. — Plaie compliquée à l'avant-bras droit, coup de feu, Mouzon.—Rétraction musculaire.

HINSINGER, Jean-Baptiste, 3e zouaves.—Plaie à l'épicondyle droit, coup de sabre, Frœschwiller. — Ankylose incomplète du coude.

HINTERLANG, Mathias, né le 25 février 1848, Ebersheim (Bas-Rhin), 57e de ligne. — Fracture du maxillaire inférieur, coup de feu, Gravelotte. — Perte de substance osseuse et mobilité des fragments qui ne sont plus en rapport, déformation de la face.

HIPEAU, Théodore-Pierre, 14e de ligne. — Fracture du 3e métacarpien, main droite, coup de feu, Champigny, 30 novembre.

HIPPOLYTE, Louis, né le 18 novembre 1841, Caen (Calvados), 49e de ligne. — Plaie contuse au genou gauche, coup de feu, Coulmiers. — Arthrite, ankylose incomplète et déformation du genou.

HIRON, Louis-Joseph, 65e de ligne. — Plaie contuse à la cuisse droite, partie moyenne, coup de feu, Bapaume. — Cicatrice adhérente.

HIROU, Charles, 21e de ligne. — Fracture du radius gauche (?), Frœschwiller. — Cicatrice irrégulière étendue et adhérente.

HIRTZ, Joseph, 76e de ligne, capitaine. — Fracture du crâne avec enfoncement des fragments, chute de cheval à (?). — Affaiblissement général avec embarras de la parole.

HISSE, François, 80e de ligne. — Plaie pénétrante de poitrine, à droite, plaie contuse au bras droit, coups de feu, Saint-Privat.

HISSLER, Charles, 1er de ligne. — Plaies contuse à la cuisse gauche et à la plante du pied droit, 2 coups de feu à (?). — Cicatrice adhérente.

HITEY, Jean-Célestin, né le 19 décembre 1844, Tabanac (Gironde), 90e de ligne. — Fracture comminutive du cubitus gauche, extrémité inférieure, coup de feu, Borny. — Esquilles nombreuses, ankylose du coude.

HITIER, Louis, né le 24 juillet 1846, Ebreon (Charente), 87e de ligne. — Plaie compliquée au bras (?), coup de feu, Strasbourg, 17 septembre. — Demi-flexion de l'avant-bras sur le bras, cicatrice profonde et rétractée du pli du bras, atrophie des fléchisseurs des doigts qui sont inertes.

HIVERNON, Jacques, 71e de ligne. — Plaie contuse à la cuisse gauche, coup de feu, l'Hay, 30 septembre. — Cicatrice adhérente, déviation du pied.

HOBERVAL, Cyprien, né en septembre 1844, Autun (Saône-et-Loire), 6e infanterie provisoire.—Fracture compliquée de l'humérus gauche, extrémité inférieure, coup de feu, Paris, 23 mai.—Ankylose incomplète du coude, paralysie du poignet.

HOCDÉ, Henry, né le 24 juillet 1853, Laval (Mayenne), 71e de ligne.—Fracture de l'avant-bras gauche, tiers inférieur, coup de feu, Patay, 2 décembre. — Atrophie musculaire et paralysie incomplète de la main.

HOCHARD, Alphonse, né le 21 avril 1846, Limours (Seine-et-Oise), garde mob. de la Moselle. — Ophthalmie, kératite double, Coblentz, 19 avril. — Opacité centrale des deux cornées, perte incomplète de la vue.

HOCHEDEZ, Henri-Augustin, 17e chass. à pied. — Plaie contuse à la jambe gauche, coup de feu, Saint-Quentin.

HOCHET, Louis-Marie, 7e de ligne. — Fracture du péroné gauche, coup de feu, Servigny sous Metz, 31 août.

HOCQUART, Del-Fulgence, garde mob. des Vosges.—Plaie contuse à la main gauche, coup de feu, Cussey-sur-l'Oignon (Doubs), 22 octobre. — Cicatrices adhérentes à la face dorsale avec gêne de la flexion des doigts.

HODBERT, Ferdinand-Prosper-Amand, 2e train d'artill. — Plaie contuse à la main droite, éclats d'obus, Gravelotte.—Ostéite d'une phalange de l'indicateur, plaies fistuleuses, ankylose des deux premières phalanges de l'indicateur dans l'extension.

HODINOT, Edmond, né le 16 octobre 1841, Montigny-le-Roi (Haute-Marne), garde mob. de la Haute-Marne.—Plaie contuse à la cuisse gauche, partie inférieure, coup de feu, Provenchères. — Amaigrissement du membre.

HOÉ, Athanase-Nicolas-Joseph, 75e de ligne. — Plaie contuse à la main droite, coup de feu, Bapaume. — Cicatrices adhérentes, gêne dans la flexion des doigts auriculaire et médius.

HOEFFLIGER, Dominique, né le 17 décembre 1847, Guebwiller (Haut-Rhin), 60e de ligne. — Plaie de la cornée de l'œil gauche par une épine, bois de Gremont sous Metz. — Déformation de la pupille et perte de la vision à gauche,

HOEFFLINGER, Ignace, né le 3 juillet 1849, Colmar (Haut-Rhin), 10e chass. à pied.—Plaie compliquée à la main gauche, coup de feu, Yvré-l'Évêque, 11 janvier. — Destruction d'une partie des os du carpe, perte absolue de l'usage de la main.

Hoez, Victor-Oscar, né le 7 juillet, 1849, Effry (Aisne), garde mob. du Nord. — Fracture du maxillaire inférieur, coup de feu, Saint-Quentin. — Perte de huit dents, déformation de la face et gêne dans les mouvements de l'articulation temporo-maxillaire à gauche.

Hoff, Ignace, né le 20 juillet 1836, Marmoutier (Bas-Rhin), 103ᵉ de ligne. — Fracture comminutive du cubitus gauche, coup de feu, Paris, 2ᵉ siége. — Cicatrices adhérentes aux fléchisseurs, paralysie et atrophie de la main avec rétraction des doigts.

Hoffman, Bernard, garde mob. de la Moselle. — Fracture de l'os iliaque gauche, éclat d'obus, Thionville, 23 novembre. — Déformation du bassin à gauche, cicatrice adhérente.

Hoguet, Arthur-Théodore, 63ᵉ de ligne. — Fracture du 2ᵉ métacarpien, main droite, coup de feu, Spickeren.— Perte du doigt annulaire et d'une partie du 2ᵉ métacarpien, longue cicatrice adhérente.

Holland, Fleury-Jules, né le 22 avril 1849, Bailleul (Nord), 38ᵉ de ligne. — Plaie compliquée à l'avant-bras gauche, partie interne et inférieure, éclat d'obus, Issy, 2ᵉ siége. — Paralysie et atrophie des muscles inter-osseux et de l'éminence hypo-thénar, immobilité des doigts annulaire et auriculaire.

Hollebecque, Jules-Alfred, 69ᵉ de ligne, lieutenant. — Plaie compliquée à la cuisse gauche, partie inférieure, coup de feu, Bapaume. — Semi-ankylose du genou.

Holler, Pierre-Barthélemy, 24ᵉ de ligne. — Fracture de l'humérus gauche, coup de feu, Spickeren. — Cicatrice adhérente à la partie antérieure et supérieure de l'épaule.

Holveck, Jean-Joseph, né le 1ᵉʳ décembre 1849, Mortagne (Vosges), garde mob. des Vosges.—Plaie pénétrante de l'articulation scapulo-humérale droite, coup de feu, Cussey.— Ankylose scapulo-humérale, atrophie du bras.

Hominal, Edouard, 55ᵉ de ligne. — Fracture du péroné droit, extrémité inférieure, coup de feu, Saint-Privat.

Homps, Constant-Louis-Noël, garde mob. de l'Aude. — Plaie à la main gauche, coup de feu, Chenebier, 16 janvier. — Perte partielle de l'usage de cette main.

Honnart, Charles-Louis-Joseph, 7ᵉ artill., brigadier. — Plaie contuse entre les deux épaules, éclat d'obus, Villorceau, 9 décembre. — Large cicatrice adhérente.

Honno, Jean-François, né le 2 mai 1837, Saint-Théls (Côtes-du-Nord), 73ᵉ de ligne. — Fracture du 2ᵉ métacarpien, main gauche, coup de feu et éclat d'obus, Saint-Privat.

Honorat, Pierre-Antoine-Marius, né le 29 avril 1850, la Ciotat (Bouches-du-Rhône), 6ᵉ chass. à pied. — Plaie contuse au creux axillaire droit, coup de feu, Lorcy, 28 novembre. — Paralysie du bras.

Honoré, né le 13 décembre 1843, Tourcoing (Nord), 45ᵉ de ligne. — Plaie compliquée à l'épaule droite, coup de feu, Josnes, 8 décembre. — Ankylose scapulo-humérale avec amaigrissement du membre.

Hontarrède, Jacques, 42ᵉ de ligne, caporal. — Fracture du maxillaire inférieur, coup de feu, Champigny, 30 novembre. — Déviation légère du maxillaire du côté droit, ankylose incomplète temporo-maxillaire.

Horber, Jean-Georges, 4ᵉ de ligne, sergent. — Fracture de l'humérus droit, coup de feu (?). — Ankylose incomplète du coude et faiblesse de la main.

Horeau, Pierre-Auguste-Adrien, né à Vaux (Sarthe), 2ᵉ zouaves. — Fracture de l'os iliaque droit, coup de feu, Frœschwiller.

Horès, Jacques, 13ᵉ chass. à pied. — Fracture de l'humérus (?), tiers inférieur, coup de feu, Frœschwiller. — Gêne dans la flexion et l'extension de l'avant-bras.

Horter, Joseph, né le 7 décembre 1848, Ungersheim (Haut-Rhin), 33ᵉ de ligne, caporal. — Fracture comminutive du fémur gauche, tiers supérieur, et plaie à travers l'articulation tibio-tarsienne, même côté, 2 coups de feu, Servigny sous Metz, 31 août. — Consolidation vicieuse, raccourcissement de 15 centimètres, le membre est fortement arqué en dehors, plaie fistuleuse persistante, ankylose du genou dans l'extension et ankylose tibio-tarsienne, même côté.

HOSPITAL, Pierre-Scipion, né le 1er septembre 1842, Saint-Etienne (Loire), 57e de ligne. — Fracture de la jambe droite, coup de feu, Nuits.—Cal volumineux, cicatrices adhérentes, amaigrissement du membre.

HOT, Jean-Baptiste, 7e artill. — Plaie contuse au genou gauche, partie interne, coup de feu, Sedan.

HOUARD, Jean-Auguste, né le 8 avril 1849, Pouilly (Nièvre), garde mob. de la Nièvre. — Fracture comminutive du fémur gauche, coup de feu, Orléans. — Fausse articulation, ankylose du genou, raccourcissement considérable avec incurvation du membre, rétraction des orteils.

HOUBART, Benjamin-Emile, garde mob. de la Somme. — Fracture de la branche montante du maxillaire inférieur, à droite, avec luxation temporo-maxillaire, coup de feu, Pont-Noyelles. — Consolidation vicieuse.

HOUCHET, Jean-Joseph-Alexandre, né le 3 octobre 1845, Octéville (Manche), 39e de ligne. — Fracture comminutive du fémur gauche, tiers supérieur, coup de feu, Orléans, 11 octobre. —Cal difforme et raccourcissement de 5 centimètres.

HOUCKE, Désiré-Louis-Joseph, 43e de ligne. — Fracture du radius (?), tiers supérieur, coup de feu, Amanvillers.

HOUDARD, Victor-Aimable, né le 11 juillet 1836, Duclair (Seine-Inférieure), garde nationale de la Seine. — Perte de la phalangette de l'indicateur, main gauche, coup de sabre, Buzenval. — Atrophie et perte des mouvements de la partie restante de ce doigt.

HOUDART, Jean-Joseph-Marius, né le 30 juin 1846, au Allanch (Bouches-du-Rhône), 2e de ligne.— Plaie contuse à la cuisse gauche, partie supérieure, coup de feu, Spickeren. — Balle non extraite.

HOUDART, Palmyre-Désiré, né le 6 août 1849, Templeuve (Nord), garde mob. du Nord, sergent. — Fracture du fémur droit à l'union du tiers supérieur avec le tiers moyen, coup de feu, Béhagnies (Pas-de-Calais). — Incurvation en dehors, déviation de l'axe du membre, cal volumineux et raccourcissement.

HOUDAYER, Félix-Joseph, né le 14 juillet 1847, Bécon (Maine-et-Loire), 88e de ligne. — Fracture comminutive du col et de la tête de l'humérus gauche, coup de feu, Beaumont (Ardennes). — Cicatrice adhérente, ankylose incomplète scapulo-humérale, perte partielle des mouvements.

HOUDEBÈNE, Jacques, garde mob. de Maine-et-Loire. — Plaie contuse à la jambe droite, coup de feu, Loigny. — Nécrose du tibia, cicatrice déprimée et adhérente.

HOUDEBINE, Pierre-Henri, né le 25 février 1849, Châtelain (Mayenne), garde mob. de Maine-et-Loire. — Plaie pénétrante du coude droit, coup de feu, Patay. — Ankylose du coude à angle droit, atrophie du bras.

HOUDIN, Charles-Ferdinand, 73e de ligne, caporal. —Fracture de l'omoplate droite, plaie pénétrante de poitrine, coup de feu, Gravelotte. —Cicatrices adhérentes multiples à l'épine de cet os, dyspnée et gêne des mouvements du bras.

HOUDIN, Joseph, né le 25 février 1849, Bar-le-Duc (Meuse), 48e de ligne, sergent. — Plaie contuse à la fesse gauche, coup de feu, Borny. — Large cicatrice adhérente, douleurs vives et gêne notable des mouvements du membre.

HOUDMON, Jean-Louis, né le 18 août 1839, Nantes (Loire-Inférieure), 3e zouaves. — Plaie pénétrante du genou droit, coup de feu, Frœschwiller. — Balle enclavée dans la rotule, ankylose du genou avec déformation, atrophie de la jambe et du pied avec paralysie des extenseurs du pied.

HOUDUSSE, Pierre-Louis-François, volontaire de l'Ouest. — Plaie contuse au bras droit, coup de feu, Patay, 2 décembre.

Houel, Joseph-Michel, garde mob. d'Ille-et-Vilaine. — Fracture du 5e métacarpien, main gauche, coup de feu, Champigny, 2 décembre. — Flexion incomplète des 4 derniers doigts de la main.

Houet, Etienne-François-Marie, né le 28 mars 1846, Saint-Jouan-des-Genêts (Ille-et-Vilaine), 12e de ligne. — Plaie compliquée au poignet droit, coup de feu, Saint-Privat. — Ankylose des articulations radio-carpienne et carpienne.

Houillot, Théophile-Toussaint, 5e artill. — Plaie contuse à la fesse droite, éclat d'obus, Strasbourg, 8 septembre. — Vaste cicatrice adhérente.

Houlbert, François-Mathurin, 1er train. — Fracture du péroné droit avec luxation, chute de cheval, Vitré (Ille-et-Vilaine), 11 février. — Ankylose tibio-tarsienne.

Houliot, Jean-Baptiste, né le 21 juillet 1846, Athée (Mayenne), garde mob. de la Mayenne. — Fracture comminutive de la jambe gauche, coup de feu, Briey, 4 décembre. — Paralysie du pied.

Hourlain, Louis, 95e de ligne. — Plaie pénétrante des deux hypochondres, coup de feu, Noisseville. — Incurvation permanente du tronc en avant.

Hourdeau, Emile-Joseph, 33e de ligne. — Plaie contuse au coude droit, éclat d'obus, Saint-Quentin.

Hourdin, François-Jean, 26e de ligne. — Plaie contuse à la cuisse gauche, coup de feu, Champigny, 2 décembre. — Cicatrice adhérente, gêne dans l'extension de la jambe.

Hourdua, Etienne, 36e de ligne. — Plaie contuse au creux poplité droit avec érosion du condyle externe du fémur, coup de feu (?), 9 décembre. — Plaies fistuleuses.

Hourquebie, François, né le 26 juillet 1848, Saint-Sée-de-Lereu (Basses-Pyrénées), soldat au (?). — Arthrite rhumatismale du pied gauche, intempéries et fatigues. — Nécrose du calcanéum, plaies fistuleuses.

Hourquin, Etienne, né le 26 décembre 1844, Hermeville (Meuse), 26e de ligne. — Fracture comminutive du métacarpe, main droite, coup de feu, Gravelotte. — Déformation de la main, impossibilité de fléchir les doigts.

Houas, Alfred-Antoine, né le 9 mars 1849, Saint-Cannat (Bouches-du-Rhône), 34e de ligne. — Plaie compliquée à la main gauche avec luxation des phalanges en avant sur les métacarpiens, coup de feu, Champigny, 30 novembre. — Atrophie considérable de la main avec flexion du poignet et extension permanente des doigts.

Houratane, Jean, né le 22 septembre 1844, Betcave (Gers), 67e de ligne. — Fracture comminutive des 4e et 5e métatarsiens, pied gauche, coup de feu, Gravelotte. — Consolidation vicieuse, gêne des mouvements du pied.

Houselle, Sébastien-Joseph, né le 23 juin 1849, Corny (Moselle), 95e de ligne. — Fracture de la rotule droite et ouverture de l'articulation du genou, coup de feu, Choisy-le-Roi, 30 septembre. — Ankylose du genou avec déviation très-prononcée de la jambe en dedans, claudication pénible et douloureuse.

Houssais, Pierre, né le 24 mai 1845, Mauves (Loire-Inférieure), garde mobilisée de la Loire-Inférieure. — Fracture du col de l'humérus droit, coup de feu, Champagné (Sarthe), 10 janvier. — Ankylose scapulo-humérale.

Houssard, Eugène-Amédée, né le 30 décembre 1851, Paris, garde nationale de la Seine. — Plaie contuse derrière l'oreille gauche, coup de feu, Buzenval. — Perte de substance osseuse, cicatrice adhérente au rocher, troubles de l'ouïe.

Houssaut, Jules-Achille, 56e de ligne. — Plaies contuses au mollet (?) et au poignet droit, coups de feu, Froeschwiller.

Houssay, Edmond-Marie-Victor, né le 23 octobre 1851, Pont-Levoy (Loir-et-Cher), 109e de ligne. — Fracture du coude gauche, coup de feu, l'Hay, 30 septembre. — Ankylose.

Houssaye, Charles-Marie-Aimé, né le 14 juin 1852, Corlay (Côtes-du-Nord), 88e de ligne, caporal. — Plaie contuse à la cuisse gauche, partie supérieure et antérieure, coup de feu, Juranville. — Dilatation de la crosse de l'aorte.

Houssin, Joseph, 110° de ligne. — Fracture du gros orteil, pied gauche, coup de feu, les Moulineaux, 26 avril. — Déformation et ankylose de cet orteil, cicatrices adhérentes et douloureuses.

Houssin de Saint-Laurent, Emile-Auguste, né le 6 avril 1820, le Guiolain (Manche), garde mob. de l'Orne, capitaine. — Plaie contuse à l'aisselle gauche, coup de feu, Lorges. — Paralysie et atrophie de l'avant-bras et de la main.

Houssoy, Auguste-Henri, né le 4 septembre 1845, Estaires (Nord), 57° de ligne. — Fracture comminutive de la jambe gauche, 2 coups de feu, Saint-Privat. — Nombreuses esquilles du tibia, consolidation vicieuse, plaie fistuleuse et gonflement persistant du membre, ankylose tibio-tarsienne.

Houth, Jean, né le 21 mars 1820, Neunkirch (Moselle), 9° cuirassiers. — Fracture du radius droit, coup de feu, Reischoffen. — Amaigrissement du membre, ankylose du poignet, perte de l'usage du bras.

Houviez, François, 68° de ligne. — Plaie contuse à la jambe droite, éclat d'obus, sous Paris, 12 avril. — Périostite du tibia, cicatrice adhérente.

Hoyez, Louis-Auguste, 20° chass. à pied. — Plaie pénétrante du genou gauche (?), Saint-Quentin. — Ankylose incomplète du genou avec atrophie de la jambe et du pied.

Huard, Joseph-Pierre, 2° zouaves. — Fracture comminutive de la jambe droite, tiers supérieur, coup de feu, Sedan. — Esquilles.

Huard, Louis-Henri, 13° chass. à pied. — Plaie compliquée à la main gauche, coup de feu, Frœschwiller. — Perte de la moitié du doigt auriculaire avec ankylose des doigts médius et annulaire.

Huard, Pierre-Urbain-Stanislas, né le 7 mai 1844, Cérans-Foulletourte (Sarthe), 64° de ligne. — Plaie compliquée au pied gauche, coup de feu, Gravelotte. — Atrophie et douleurs du pied.

Huard, Victor, né le 29 octobre 1849, Étampes (Seine-et-Oise), garde mob. des Ardennes. — Fracture comminutive de la jambe gauche, coup de feu, Saint-Quentin. — Perte de substance, raccourcissement, atrophie et déformation de la jambe, cicatrice adhérente, ankylose tibio-tarsienne, atrophie du pied fixé dans l'extension.

Huart, Louis-Félix, né le 2 avril 1845, Paris, 3° dragons. — Plaies au coude droit et à la main, même côté, coups de sabre, Gravelotte. — Ankylose incomplète et perte partielle des mouvements de flexion des doigts.

Hubain, Louis, 9° de ligne. — Plaie contuse au genou droit, coup de feu, Gravelotte.

Hubert, Alexandre-Marie, né le 9 mars 1850, Saint-Barthélemy (Maine-et-Loire), 65° de ligne. — Perte de la partie antérieure des deux pieds avec ankylose dans l'extension des deux articulations tibio-astragaliennes, congélation en chemin de fer, janvier 1871.

Hubert, Charles-François, né le 10 mars 1848, la Ferté-Loupière (Yonne), 68° de ligne. — Fracture comminutive des 2° et 3° métacarpiens, main gauche, coup de feu, Beaumont (Ardennes). — Déformation et perte de l'usage de la main.

Hubert, François, 11° de ligne, sergent-fourrier. — Plaie contuse au cou, et fracture du pariétal droit, 2 coups de feu, Beaumont (Ardennes). — Trépanation du pariétal, perte de substance osseuse, cicatrice adhérente au cou.

Hubert, François-Jean-Marie, 17° chass. à pied. — Ablation du doigt annulaire, main (?), coup de feu, Frœschwiller.

Hubert, Joseph-Marie, né le 28 février 1842, Saint-Aignan (Morbihan), 93° de ligne. — Fracture de la rotule droite, plaies contuses à la cuisse, même côté, coups de feu, Gravelotte. — Ecartement des deux fragments de la rotule, ankylose incomplète du genou, rétraction musculaire de la cuisse.

HUBERT, Jules-Alfred, né le 26 février 1835, Paars (Aisne), 109e de ligne. — Congélation du pied gauche, l'Hay, 21 décembre. — Perte de la phalange unguéale de tous les orteils, cicatrice mince, sujette à s'excorier, gonflement douloureux avec rougeur persistante des moignons.

HUBERT, Léon, 17e chass. à pied. — Plaie contuse au bras droit, coup de feu, Pont-Noyelles. — Pourriture d'hôpital, perte de substance considérable du deltoïde.

HUBERT, Pierre-François, 32e de ligne. — Perte des deux dernières phalanges de l'indicateur, main droite, coup de feu, Saint-Privat.

HUBLER, Pierre-Auguste, né le 9 février 1848, Beaucourt (Haut-Rhin), garde mob. du Haut-Rhin. — Fracture de la partie supérieure de l'omoplate gauche et de l'extrémité externe de la clavicule, éclat d'obus, Belfort. — Esquilles, cicatrice adhérente.

HUBRY, Damas, né en décembre 1850, Quimper (Finistère), 25e chass. à pied. — Fracture comminutive du fémur droit, tiers moyen, coup de feu, Bapaume. — Perte de substance, raccourcissement de 10 centimètres, avec déformation de tout le membre.

HUBSCHWERLEN, François-Xavier, 40e de ligne. — Plaie contuse au bras droit, coup de feu, Spickeren.

HUCHET, Auguste, 94e de ligne. — Fracture de la 7e côte, éclat d'obus, Frœschwiller. — Esquilles, plaie fistuleuse au thorax.

HUCHET, Jean-Baptiste, 65e de ligne. — Plaie contuse à la main droite, coup de feu, Saint-Privat. — Ankylose de l'auriculaire dans la flexion.

HUCHET, René, 44e de ligne. — Fracture comminutive de la rotule droite, coup de feu, Borny. — Faiblesse des extenseurs de la jambe.

HUCHON, François-Marie, né le 27 septembre 1846, Lescouët (Côtes-du-Nord), 78e de ligne. — Plaie contuse à la jambe gauche, coup de feu, Wœrth. — Pourriture d'hôpital, perte de substance, rétraction de la jambe, ankylose tibio-tarsienne avec extension permanente du pied.

HUCHON, Joseph-Marie, 54e de ligne. — Fracture de la clavicule gauche, éclat d'obus, Saint-Privat. — Cicatrice adhérente à l'épaule et à la région dorsale.

HUCKEL, Georges, né le 30 novembre 1836, Weitbruck (Haut-Rhin), 11e cuirassiers. — Fracture grave de la jambe droite, tiers inférieur, chute, Neisse, 5 février 1871. — Saillie du fragment supérieur du péroné, déviation de la jambe en dehors.

HUDELILLE, Edouard, garde mob. du Nord. — Plaie contuse à la main gauche, coup de feu, Béhagnies, 2 janvier. — Perte des deux dernières phalanges de l'annulaire, ankylose avec déviation et flexion de l'auriculaire.

HUDRY, Jean, né le 14 décembre 1840, Saint-Jorioz (Savoie), 8e chass. à pied. — Plaies contuses à la jambe et à la cuisse gauches, 2 coups de feu, Frœschwiller. — Abcès multiples, *ligature de l'artère fémorale*, rétraction des fléchisseurs de la cuisse avec demi-flexion permanente de la jambe sur la cuisse et atrophie, ankylose tibio-tarsienne, rétraction des extenseurs du pied, longues cicatrices adhérentes à la cuisse (nécessité de deux béquilles).

HUE, Théodore-Séraphin, né le 1er mars 1837, la Trinité-de-Reville (Eure), 62e de ligne, caporal. — Plaie compliquée à la main gauche, éclat d'obus, la Fourche, 10 janvier. — Perte de l'indicateur, ankylose du poignet.

HUE, Armand-Désiré-Alphonse, garde mob. du Loiret. — Arthrite rhumatismale coxofémorale gauche, fatigues et privations, siége de Paris, 2 décembre. — Atrophie de la jambe.

HUE, Jean-Baptiste-Pierre, né le 9 juin 1847, Dol (Ille-et-Vilaine), 7e de ligne. — Fracture du maxillaire inférieur, coup de feu, Servigny sous Metz. — Non-réduction de la fracture, déformation de la bouche.

HUE, Louis-Armand, 41e de ligne, caporal. — Plaie compliquée à l'avant-bras droit, coup de feu, Chapelle-Saint-Rémy (Sarthe), 11 janvier. — Cicatrice très-étendue.

74

Hue, Louis-François, né le 25 décembre 1848, Cheux (Calvados), 94e de ligne, caporal. — Plaies contuses aux jambes et compliquée au pied gauche, éclats d'obus, Gravelotte. — Déviation du pied.

Huelin, Charles-Joseph, né le 6 décembre 1849, Trévillers (Doubs), 126e de ligne. — Plaie perforante s'étendant du milieu du sternum au creux axillaire gauche, coup de feu, Bry-sur-Marne. — Plaies fistuleuses, atrophie des muscles pectoraux et gêne des mouvements du bras.

Huet, Henri-Louis, né le 19 juillet 1845, Valognes (Manche), 75e de ligne. — Fracture des 3e et 4e métacarpiens, main gauche, coup de feu sous Metz, 26 août.—Perte des mouvements de l'auriculaire et de l'annulaire fixés en extension permanente et avec chevauchement l'un sur l'autre.

Huet, Jean, né le 29 octobre 1848, Saix (Vienne), garde mob. de la Vienne. — Variole épidémique, Paris, 6 janvier 1871. — Fonte purulente du globe oculaire droit et opacité incomplète du globe gauche.

Huet, Jean-Denis, né le 23 juin 1829, Rouen (Seine-Inférieure), 48e de ligne, musicien de 3e classe. — Fracture de la région pariétale droite, éclat d'obus, Strasbourg, 17 septembre. —Perte du tympan et des osselets entraînant la surdité à droite, perte de la vision de l'œil droit par atrophie de la pupille.

Huet, Jean-Pierre, né le 6 mars 1848, Rennes (Ille-et-Vilaine), 15e de ligne. —Plaie à travers les deux joues et perte partielle de la langue, coup de feu, Champigny, 2 décembre. —Perte de quatre dents molaires, cicatrice profonde et irrégulière de la langue, bégaiement.

Huet, Louis-Marie-Joseph, né le 20 février 1843, Saint-Pierre-de-Plesguen (Ille-et-Vilaine), 19e de ligne. — Plaie compliquée au bras droit, coup de feu, la Malmaison, 21 octobre. — Vaste cicatrice à la face interne du bras, paralysie partielle de l'avant-bras et de la main.

Huet, Pierre-François, né le 31 janvier 1846, Ardres (Pas-de-Calais), garde mob. du Pas-de-Calais. — Plaie pénétrante du coude gauche, coup de feu, Bapaume.—Ankylose dans la flexion.

Hugel, François, 95e de ligne, caporal. — Plaie contuse à la jambe droite, éclat d'obus, Noisseville. — Atrophie de la cuisse avec engorgement du pied et perte incomplète des mouvements.

Hugon, Louis-Napoléon, 19e de ligne. — Fracture du maxillaire inférieur, coup de feu, Paris, 26 mai. — Perte de 4 incisives, plaie fistuleuse avec écoulement de salive.

Hugonet, Charles-Clément, 100e de ligne, caporal. — Plaie compliquée à la face, côté droit, érosion de l'os malaire, coup de feu, Pierrefitte, 23 septembre. — Balle non extraite, fistules lacrymales, vertiges.

Hugot, Charles-Ernest, né le 10 juin 1827, Beaugency (Loiret) éclaireurs de la Seine. — Plaie compliquée à la région dorso-lombaire, coup de feu, Sedan. — Lésion de la moelle, myélite chronique, perte de la motilité des membres inférieurs et mouvements choréiques des membres supérieurs (nécessité de béquilles).

Hugot, Elie-Emile, garde mob. de l'Aude. — Fracture comminutive de l'os frontal, éclat d'obus, Boulogne, 10 janvier. — Cicatrice profonde et déprimée de l'os frontal au-dessus de l'œil droit, plaie fistuleuse permanente.

Hugues, Adolphe-Pierre, 32e de ligne.—Plaies compliquées à la cuisse droite et contuse à la jambe gauche, éclats d'obus, Gravelotte. — *Ligature de l'artère fémorale droite*, large cicatrice adhérente à la partie interne, large cicatrice adhérente à la partie externe de la jambe.

Hugues (d'), Victor-Ernest, 11e chass., capitaine. — Bronchite chronique spécifique, fatigues et privations de la captivité.

Huguet, François-Louis, né le 13 septembre 1849, Saint-Omer (Pas-de-Calais), garde mob. du Pas-de-Calais. — Plaie compliquée à la jambe gauche, partie inférieure, coup de feu, Saint-Quentin. — Ankylose tibio-tarsienne avec renversement du pied en dedans, large cicatrice adhérente.

HUGUET, Jean-Marie, 31e de ligne. — Fracture sus-malléolaire de la jambe gauche, coup de feu, Sedan. —Incurvation et atrophie du membre.

HUGUET, Louis, 95e de ligne. — Perte des deux dernières phalanges de l'annulaire, main gauche, coup de feu, Saint-Privat.

HUGUET, Pierre, 75e de ligne. — Plaie contuse à la jambe (?), coup de feu, Gravelotte.— Perte de substance musculaire, cicatrice adhérente.

HUGUET, Prudent-Théodule, né le 27 février 1848, la Ferté-Saint-Aubin (Loiret), 20e chass. à pied. — Fracture du maxillaire inférieur avec destruction d'une partie du tiers supérieur de l'orbite droit, coup de feu, Servigny sous Metz. — Perte de la vision de l'œil droit.

HUGUET, Xavier, 58e de ligne. — Fracture du maxillaire inférieur, coup de feu, Mouzon. — Ankylose de la mâchoire inférieure.

HUIN, Gustave-Armand, né le 31 mai 1846, Condé-sur-Iton (Eure), 54e de ligne. — Perte de la tête du 4e métacarpien et de la phalangette du médius, main droite, coup de feu, Bitche. — Atrophie et rigidité du doigt annulaire.

HULAUD, Jean-Marie-Jacques, 64e de ligne. — Fracture de l'acromion, épaule gauche, coup de feu, Saint-Privat. — Perte de substance du deltoïde, gène dans l'élévation et la circumduction du bras.

HULOT, Constant, 76e de ligne, sergent. — Plaie contuse au coude gauche, coup de feu, Styring-Wendel. — Ankylose incomplète.

HULOT, Louis-François, né le 4 octobre 1844, Oppy (Pas-de-Calais), 68e de ligne. — Fracture de la jambe droite, coup de feu, Beaumont (Ardennes). — Raccourcissement notable.

HUMBERT, François, né le 2 octobre 1847, Champlon (Meuse), 124e de ligne. — Contusion violente à l'abdomen, éclat d'obus, Paris, 2e siége. — Hernie abdominale droite volumineuse facile à réduire, mais difficile à maintenir réduite.

HUMBERT, François-Auguste, né le 14 juillet 1847, Augéa (Jura), 99e de ligne. — Plaie compliquée à la jambe gauche, éclat d'obus, Sedan. — Ankylose du genou et du pied avec atrophie et paralysie de la jambe.

HUMBERT, François-Marie, né le 7 janvier 1837, Belleydoux (Ain), 89e de ligne. — Plaie contuse à l'avant-bras droit et au cou, 2 coups de feu, Arthenay, 2 décembre. — Perte partielle des mouvements de l'avant-bras, aphonie.

HUMBERT, Hubert-Emile, 57e de ligne. — Plaie contuse à la cuisse gauche, près du grand trochanter, partie externe, coup de feu, Gravelotte.

HUMBERT, Jean-Auguste, né le 28 août 1844, Sirod (Jura), 42e de ligne. — Fracture comminutive du pied gauche, coup de feu, Champigny, 30 novembre. — Cicatrice adhérente et profonde, déformation et perte des mouvements du pied, ankylose presque complète tibio-tarsienne.

HUMBERT, Jean-Auguste-Alfred, né le 2 septembre 1848, Récicourt (Meuse), 40e de ligne. — Plaie contuse à la cuisse gauche, coup de feu, Spickeren. — Cicatrice adhérente, amaigrissement et gène des mouvements du membre.

HUMBERT, Théophile, né le 26 août 1847, Chamagne (Vosges), 4e de ligne, sergent. — Ptérygion double en captivité.

HUMBLET, Eugène, 63e de ligne. — Plaie contuse au pied gauche, coup de feu, Spickeren. — Douleur dans la marche.

HUMBRECHT, Joseph, 17e de ligne. — Plaie contuse à la jambe gauche, partie postérieure, coup de feu, Montmesly, 30 novembre.

HUMBRECHT, Louis, 2e zouaves.—Plaies contuses à la hanche gauche, coup de feu et éclat d'obus, Frœschwiller. — Cicatrice adhérente à l'os iliaque.

HUMEZ, Aimable-Joseph, né le 1er janvier 1823, Douai (Nord), 1er rég. train d'artill., capitaine. — Fracture du fémur gauche, subluxation cubito-carpienne, avant-bras droit, et fracture des côtes à droite, chute de cheval, Metz. — Consolidation vicieuse, avec chevauchement et saillie angulaire antérieure et externe, raccourcissement de 7 centimètres : courbure des os de l'avant-bras qui est amaigri.

HUMILLY DE CHEVILLY (D'), Raymond, né le 23 mars 1828, Viry (Haute-Savoie), 8e de ligne, capitaine. — Plaie compliquée en séton au bras droit, partie moyenne, coup de feu, Spickeren. — Abcès multiples, gêne dans l'extension de l'avant-bras et dans la rotation du bras en dehors, diminution notable dans la sensibilité et la préhension de la main et flexion difficile du poignet et de tous les doigts, ankylose incomplète métacarpo-phalangienne du pouce.

HUNEAU, Charles-Marie, 52e de ligne. — Fracture de la clavicule droite, coup de feu, Chenebier, 17 janvier. — Plaie fistuleuse.

HUON, Cléophas-Joseph, né le 21 décembre 1845, Hasnon (Nord), 3e hussards. — Fracture comminutive de la jambe droite, coup de feu, Sedan. — Plaies fistuleuses et suppuration persistante, claudication.

HUON, Louis-Marie, né à Clumillet (Côtes-du-Nord), 2e inf. provisoire. — Plaie compliquée au creux poplité gauche, coup de feu, Paris, 25 mai. — Déviation exagérée du pied sur la jambe.

HUOT, Jean-Maximilien, né le 25 octobre 1836, Lyon (Rhône), garde nationale du Rhône, caporal. — Plaie perforante de l'os iliaque gauche, coup de feu, Chavannes. — Exostose.

HURAND, Victor-Louis-Janvier, né le 19 septembre 1849, Saint-Denis-les-Rebais (Seine-et-Marne), garde mob. de Seine-et-Marne. — Fracture de l'humérus gauche, coup de feu, Buzenval. — Cal volumineux avec courbure de l'os, cal volumineux, gêne des mouvements du membre.

HURAT, Jean-Marie, garde mob. du Rhône. — Plaie contuse à la jambe gauche, coup de feu, Belfort, 5 janvier. — Ostéite, élimination d'un séquestre long de 23 centimètres, vaste cicatrice adhérente.

HURAULT, Louis-Emile-Théophile, né le 1er mai 1835, Vanault-les-Dames (Marne), 7e de ligne, capitaine. — Plaie compliquée à l'épaule gauche, coup de feu, Borny. — Ankylose scapulo-humérale.

HURBAL, Claude-Etienne, né le 9 mars 1835, Ancerville (Meuse), francs-tireurs de la Haute-Marne. — Plaie à travers le poignet gauche, coup de feu, plaies à l'avant-bras gauche, 2 coups de sabre, fracture comminutive du pied (?), coup de pied de cheval, Bretenay (Haute-Marne), 7 novembre. — Ankylose radio-carpienne.

HUREL, Théodore-Constant, 41e de ligne. — Fracture du radius gauche, coup de feu, Marchenoir, 3 décembre. — Esquilles, plaies fistuleuses, perte partielle des mouvements de pronation et de supination.

HURTEL, Eugène-Honoré-Victor, né le 14 avril 1830, Douarnenez (Finistère), rég. étranger, capitaine. — Fracture des 6e et 7e côtes à gauche et des 7e et 8e côtes à droite, coup de feu, Frœschwiller. — Gangrène et nombreuses esquilles, irrégularité des mouvements respiratoires, cicatrices adhérentes.

HURTELOUP, Julien, garde mob. de la Sarthe. — Plaie contuse à l'épaule droite, coup de feu, Thorigné, 9 janvier.

HURTREL, Léandre-Louis-Joseph-Bonaventure, né le 6 juin 1850, la Buissière (Pas-de-Calais), 20e chass. à pied. — Mutilation de la main gauche, coup de feu, Gentelle (Somme), 27 novembre. — Large cicatrice adhérente, perte de l'usage des doigts à l'exception du pouce.

Huss, Guillaume, 42e de ligne. — Plaie contuse au bras gauche, érosion de l'humérus, coup de feu, Champigny, 30 novembre. — Perte partielle des mouvements de l'avant-bras et des doigts, faiblesse du membre.

Husser, Louis-Gustave-Alphonse, 1er zouaves. — Fracture de l'os iliaque gauche, coup de feu, Frœschwiller. — Perte de substance osseuse, vaste cicatrice adhérente au niveau de l'épine iliaque antérieure et supérieure, gêne considérable des mouvements de la hanche et de la jambe.

Husson, Joseph-Diogène, né le 31 mai 1849, Loromontzeg (Meurthe), 69e de ligne. — Plaies contuses aux deux mollets, coup de feu et éclat d'obus, Sedan. — Rétraction du mollet droit, cicatrice adhérente.

Hustache, Michel, né le 19 août 1848, Vienne (Isère), 3e zouaves. — Plaie contuse au niveau de la malléole externe et à la face dorsale du pied droit, coup de feu, Beaune-la-Rolande. — Large cicatrice adhérente, gêne des mouvements de l'articulation tibio-tarsienne.

Hutte, Joseph, 71e de ligne. — Fracture du péroné droit, coup de feu, Servigny sous Metz. — Ostéite, plaie fistuleuse, ankylose tibio-tarsienne.

Hutter, Auguste-Théodore, 97e de ligne. — Perte des deux dernières phalanges des doigts médius et annulaire, main gauche, plaie contuse au poignet droit, éclats d'obus, Gravelotte.

Huvey, Charles-Hippolyte, ne le 14 janvier 1849, Coulommiers (Seine-et-Marne), 31e de ligne. — Fracture avec enfoncement considérable de la région pariéto-occipitale gauche, éclat d'obus, Paris, 2e siége. — Troubles de la motilité à droite, fourmillement et paralysie des doigts de la main droite.

Hygonnet, Joseph, 56e de ligne. — Plaie contuse à la cuisse gauche, éclat d'obus, Gravelotte. — Pourriture d'hôpital, large cicatrice adhérente.

Hyméry, François, né le 27 février 1839, Berné (Morbihan), 8e artill. — Plaie contuse à la cuisse droite, au niveau du grand trochanter, coup de feu, Beaugency, 8 décembre. — Balle non extraite, large cicatrice adhérente, ankylose incomplète coxo-fémorale, atrophie du membre.

Hymon, Jean, 15e de ligne. — Plaie compliquée au bras droit, partie interne et inférieure, coup de feu, Champigny, 30 novembre. — Paralysie légère de la main avec demi-flexion des deux premiers doigts.

Hymonet, Joseph, né le 3 décembre 1826, Agen (Lot-et-Garonne), 17e chass. à pied. — Plaie pénétrante de l'articulation tibio-tarsienne, côté (?), coup de feu, Frœschwiller. — Ankylose.

Hyppolite, Eugène, 85e de ligne. — Perte du doigt annulaire, main gauche, coup de feu, Neuilly-sur-Seine, 7 avril. — Perte des mouvements du doigt auriculaire.

Hyre, Jules, né le 12 avril 1848, Ivry (Seine), 14e de ligne. — Plaie pénétrante de poitrine, entre les 2e et 3e côtes à droite, plaie contuse à la cuisse droite au-dessus de la région poplitée, éclats d'obus, Dieulouard, 13 août. — Engorgement pulmonaire, dyspnée.

Hyvan, Pierre-Antoine, né le 3 juillet 1849, Saint-Martin-de-Castillon (Vaucluse). — (?). — Fracture comminutive de la jambe droite, tiers inférieur, coup de feu, Montretout. — Consolidation vicieuse, raccourcissement de 3 centimètres, ankylose tibio-tarsienne.

Iché, Jean-Marcel, né le 23 juin 1843, Pondis (Tarn), 95e de ligne. — Désorganisation du globe oculaire gauche, coup de feu, Sainte-Barbe sous Metz.

Ignart, Auguste-Jean-Baptiste, ne le 29 mars 1839, Neufmanil (Ardennes), 94e de ligne. — Plaie à la partie moyenne et supérieure du front, lésion du coronal, éclat d'obus, Sainte-Marie-aux-Chênes. — Atrophie de la pupille de l'œil droit, perte de la vision de ce côté, et diminution de celle-ci à gauche.

Igonel, Pierre, 18e chass. à pied. — Fracture de la jambe droite, partie supérieure, coup de feu, Saint-Quentin. — Perte de substance du tibia.

Imbault, François, né le 2 août 1844, Segay (Indre), 88e de ligne. — Plaie compliquée à la jambe gauche, coup de feu, Beaumont (Ardennes). — Cicatrices profondes et adhérentes s'étendant à presque toute la partie postérieure, flexion et atrophie de la jambe (marche impossible sans béquilles).

IMBAULT, Paul-Adrien, né le 7 mai 1850, Boutervilliers (Seine-et-Oise), 39e de ligne. — Fracture compliquée et comminutive de la tête de l'humérus droit, coup de feu, Beaugency, 9 décembre. — Ankylose scapulo-humérale, paralysie incomplète de l'avant-bras.

IMBERT, Bonnet, 9e de ligne. — Plaie compliquée à l'avant-bras gauche, coup de feu, Savraux, 5 janvier. — Paralysie et rétraction des doigts auriculaire et annulaire, atrophie du membre.

IMBERT, Édouard-Napoléon, né le 20 février 1849, Blois (Loir-et-Cher), 14e artill. — Fracture comminutive du col de l'humérus gauche, coup de feu, Josnes (Loir-et-Cher). — Consolidation vicieuse, cicatrice adhérente à la partie supérieure et externe de l'épaule, gêne considérable dans l'articulation scapulo-humérale.

IMBERT, François, né le 14 janvier 1848, Remollon (Hautes-Alpes), 60e de ligne. — Fracture du coude droit, coup de feu, Seryigny sous Metz. — Ankylose dans la flexion.

IMBERT, François-Henri, né le 30 octobre 1848, Lille (Nord), 26e de ligne. — Plaie compliquée au poignet droit, coup de feu, Gravelotte. — Ankylose dans l'extension, avec atrophie de la main et extension permanente des doigts..

INISAN, Louis, né le 21 février 1845, Trézélidé (Finistère), 35e de ligne. — Fracture comminutive du tarse, pied droit, coup de feu, Chevilly sous Paris. — Cicatrice adhérente et déformation du pied.

INQUIMBERT, Clément, 19e de ligne. — Fracture de la jambe droite, tiers supérieur, coup de feu (?). — Ostéite, plaies fistuleuses.

IROLA, Jean-Baptiste, né le 28 octobre 1844, Villefranque (Basses-Pyrénées), 67e de ligne. — Fracture comminutive de l'avant-bras droit, coup de feu, Rezonville. — Ankylose du coude dans la flexion, atrophie de tout le membre.

IRVIN, Stanislas, 21e de ligne. — Luxation incomplète et irréductible de l'articulation coxo-fémorale gauche, chute, Annecy, 2 décembre.

ISAAC, Frédéric-Ulysse, né le 5 août 1835, Butot (Seine-Inférieure), 71e de ligne. — Fracture comminutive du tarse, pied droit, coup de feu, Dijon, 30 octobre. — Ankylose avec atrophie de la jambe.

ISAAC, Jean, 26e de ligne. — Congélation, captivité en Prusse.— Engorgement chronique de la main gauche.

ISABEY, Séraphin, 79e de ligne, caporal. — Plaie pénétrante de poitrine, d'avant en arrière, et de haut en bas, coup de feu, Noisseville, 1er septembre. — Dyspnée.

ISAMBERT, Louis, garde mob. d'Eure-et-Loir, caporal. — Fracture du cubitus droit, extrémité supérieure, coup de feu, Tréon, 17 novembre. — Consolidation vicieuse, ankylose incomplète du coude.

ISAMBOURG, Joseph-Edouard, 91e de ligne. — Plaie contuse au pied gauche, coup de feu, Saint-Quentin. — Cicatrice adhérente à la malléole externe.

ISBLED, Henri-Joseph, 87e de ligne. — Fracture de la crête du tibia droit, coup de feu, Strasbourg, 7 septembre. — Cicatrice adhérente.

ISLY, Isidore, né en mars 1849, Clermont-Ferrand (Puy-de-Dôme), 3e chass. à pied. — Désorganisation des deux globes oculaires, coup de feu, Changé, 11 janvier.—Cécité complète.

ISNARD, Marius, 81e de ligne. — Perte du doigt annulaire, main droite, coup de feu, Pezoce (Loir-et-Cher), 14 décembre.

ISNARD, Maxime-Gustave, né le 14 janvier 1848, l'Isle (Vaucluse), 57e de ligne, caporal. — Plaie contuse à la partie inférieure et interne de l'avant-bras droit, érosion du cubitus, éclat d'obus, Saint-Privat, atrophie avec rigidité des muscles de l'avant-bras et de la main.

ISSEMMANN, Georges, 11e artill. — Fracture sous-trochantérienne du fémur droit, coup de feu, Saint-Privat.

ISTRE, Henri, 2e chass. à pied. — Plaie contuse au poignet gauche, coup de feu, Pont-Noyelles. — Ankylose presque complète avec gêne dans la flexion des doigts.

ISTRIA, Simon, 80e de ligne, caporal. — Luxation en dedans et irréductible de l'extrémité supérieure du cubitus gauche, éclat d'obus, Amanvillers. — Ankylose incomplète du coude.

ITRY, Jean-Gaspard-Adolphe, né le 7 septembre 1848, Bordeaux (Gironde), garde mob. de la Gironde. — Plaie s'étendant de la partie interne du genou droit, au-dessous de la tubérosité, à la partie moyenne et externe de la jambe, coup de feu, Nuits. — Abcès, esquilles, plaie fistuleuse, large cicatrice inodulaire, atrophie et gonflement permanent de la jambe.

ITHURBIDE, Arnaud, né le 8 mars 1845, Amoros-Succos (Basses-Pyrénées), 3e cuirassiers. — Fracture sous-trochantérienne du fémur droit, coup de feu, Busancy, 3 septembre. — Cicatrice profonde et adhérente, déformation et raccourcissement de 5 centimètres.

ITHIER, Casimir, 56e de ligne. — Plaie contuse à la fesse gauche, partie supérieure, coup de feu, Loigny. — Ostéite de l'os iliaque, plaies fistuleuses.

ITIER, Jules, né le 20 octobre 1840, Saint-Jean-Lachalin (Haute-Loire), 35e de ligne, caporal. — Ébranlement cérébral, fatigues et privations, siége de Belfort. — Épilepsie.

ITRAC, François, né le 5 janvier 1859, Florentin (Tarn), garde mob. du Tarn. — Désorganisation du globe oculaire droit, coup de feu, Bondy, 19 janvier.

IZAAC, Damien, né le 27 septembre 1837, les Allemands (Ariége), 7e hussards, maréchal des logis. — Ophthalmie rhumatismale, en captivité. — Iritis double ayant oblitéré les ouvertures pupillaires, double opération de pupille artificielle, affaiblissement considérable de la vision des deux yeux.

IZARD, Jacques, garde mob. de l'Aude. — Perte du pouce, main droite, coup de feu, Dunaud (Sarthe), 9 janvier.

IZARD, Jules-Désiré, garde mob. de l'Aude. — Plaie contuse à la main droite, coup de feu, Chenebier. — Flexion incomplète des doigts annulaire et médius.

IZARD, Léon, 89e de ligne, caporal. — Plaie contuse au dos, éclat d'obus (?). — Cicatrices multiples.

IZERABLE, Isidore-Constant, né le 15 avril 1844, Vinay (Isère), 45e de ligne. — Plaie contuse au creux axillaire gauche, coup de feu, Frœschwiller. — Paralysie de tout le bras.

IZIQUEL, Louis, né le 18 février 1848, Fouet (Morbihan), 26e de ligne. — Fracture comminutive de l'avant-bras gauche, coup de feu, Patay, 2 décembre. — Atrophie et déformation de l'avant-bras avec paralysie de la main.

IZOULET, Jean, 59e de ligne. — Plaie contuse à l'avant-bras gauche, fracture comminutive de la jambe gauche, 2 coups de feu, Borny. — Raccourcissement et cal volumineux.

JABOUILLE, Gabriel-François-Clément, né le 4 août 1849, Clairavaud (?), 17e chass. à pied, caporal. — Plaies contuses au bras et au flanc droits, éclat d'obus, Clamart, 6 mai. — Vastes cicatrices adhérentes.

JABOURDE, Étienne, 94e de ligne. — Fracture comminutive de la jambe gauche par écrasement, accident de chemin de fer, Toul, 10 août. — Perte de substance, raccourcissement considérable de la jambe.

JACOB, Joseph-Eugène, né le 28 octobre 1846, Saint-Hypolite (Haut-Rhin), 88e de ligne. — Fracture comminutive du maxillaire inférieur, lésion de la langue, éclat d'obus, Beaumont (Ardennes). — Perte des dents molaires, cicatrices profondes et adhérentes, déviation et rétrécissement de la bouche.

JACOB, Justin, né le 12 juillet 1838, Soligny (Yonne), 10e de ligne. — Plaie contuse à la main droite, coup de feu, Saint-Privat. — Perte partielle de l'usage.

JACOB, Romulus-Philippe, né en avril 1835, Nice (Alpes-Maritimes), 107e de ligne. — Ophthalmie, froids, siége de Paris. — Irido-choroïdite chronique, déformation de la cornée, atrophie de la pupille avec perte de la vision de l'œil droit.

Jacombet, Joseph-Lucien, né le 13 décembre 1845, Suze-la-Rousse (Drôme), 13e de ligne. — Fracture du fémur droit, tiers inférieur, coup de feu, Rezonville. — Cal volumineux, raccourcissement de cinq centimètres, engorgement de tout le membre.

Jacot, Antoine-Eugène-Edouard, né le 30 novembre 1831, Paris (Seine), 6e chass. à pied, sergent-major. — Fracture du cubitus droit, éclat d'obus, Villorceau.—Perte osseuse, longue cicatrice adhérente, atrophie de l'avant-bras, perte des mouvements de la main.

Jacoulet, François, 76e de ligne.—Plaie compliquée à l'avant-bras gauche, coup de feu, Styring-Wendel.—Amaigrissement de l'avant-bras et de la main, rétraction de l'auriculaire.

Jacoz, Benoît, 39e de ligne.—Plaies contuses aux deux cuisses, coup de feu, Coulmiers. —Cicatrices adhérentes et douloureuses.

Jacq, Henri-Marie, né le 13 septembre 1848, Loquivy-Plougras (Côtes-du-Nord), 67e de ligne. — Plaie au coude gauche, coup de feu, Gravelotte. — Ankylose dans la flexion.

Jacquart, François-Florie, né le 14 novembre 1849, Hornaing (Nord), 32e de ligne. — Fracture comminutive de l'humérus gauche, tiers supérieur, coup de feu, la Bourgonce. — Esquilles nombreuses, plaies fistuleuses, atrophie progressive du bras.

Jacque, Albert-Désiré, né le 4 mai 1848, Arras (Pas-de-Calais), 3e tir. alg., caporal. — Plaie contuse à l'orbite gauche, coup de feu, Frœschwiller. — Perte de la vision à gauche.

Jacque, Louis, tirailleurs volontaires du Nord.—Plaie contuse au dos (?), Saint-Quentin. — Gêne dans les mouvements du tronc et des jambes.

Jacquel, Sébastien, né le 24 mai 1844, la Broque (Vosges), 58e de ligne. — Plaie au coude droit, coup de feu, Sedan.—Ankylose dans l'extension.

Jacquemart, Paul-Antoine-Frédéric, né le 9 juin 1846, Vieilles-Maisons (Loiret), sous-lieutenant, garde mob. de la Seine, artillerie. — Plaie contuse à la cuisse gauche, partie antérieure, ablation de l'indicateur et destruction de l'articulation phalangienne du pouce, main gauche, éclats d'obus, Champigny. — Longue cicatrice adhérente à la cuisse.

Jacquemet, Auguste, né le 9 août 1843, Saint-Marcellin (Isère), 3e zouaves. — Plaie à travers le coude droit et fracture du radius et du cubitus, coup de feu, Frœschwiller. — Ankylose du coude à angle légèrement ouvert, ankylose incomplète du poignet et paralysie de la main, atrophiée, froide et sans fonctions; l'avant-bras est fixé dans la pronation et sa sensibilité est abolie à sa partie externe.

Jacquemin, François, né le 7 novembre 1841, Sarrebourg (Meurthe), 92e de ligne. — Congélation du pied droit, Bouligny (Meuse). — Abcès profonds, nombreuses cicatrices à la région plantaire, perte des quatre premiers orteils et de l'usage du 5e.

Jacquemin, Louis, né le 2 septembre 1847, Arandaz (Ain), garde mob. de l'Ain. — Plaie compliquée au bras droit, coup de feu, Parigné-l'Evêque. — *Ligature de l'artère humérale,* partie médiane et moyenne du bras, ankylose scapulo-humérale, atrophie considérable du membre et paralysie des doigts.

Jacquemond, Joseph, 3e zouaves. — Plaie compliquée à l'avant-bras gauche, coup de feu, Frœschwiller. — Roideur du pouce et des trois derniers doigts, l'indicateur fixé dans la flexion.

Jacquemot, Charles-Louis, né le 22 octobre 1843, Serrières (Meurthe), 87e de ligne. — Fracture comminutive du radius gauche, tiers supérieur, coup de feu, Strasbourg, 2 septembre. — Esquilles nombreuses, consolidation très-vicieuse, tumeur volumineuse occupant tout le pli du coude et maintenant l'avant-bras dans la pronation forcée.

Jacquemot, Jean-Pierre, né le 22 février 1847, Lyon (Rhône), 21e de ligne. — Plaie déchirée aux lèvres, éclat d'obus, Arthenay, 2 décembre. — Perte de deux dents, cicatrice bridée, difforme avec rétrécissement de la bouche et déformation très-gênante de la commissure labiale gauche.

Jacquemot, Pierre-Antoine, 15e chass. à pied. — Congélation du pied gauche, Bethoncourt, 16 janvier. — Perte par gangrène, du gros orteil, de deux phalanges du 2e, et d'une phalange du 3e orteil.

JACQUES, Eugène-Médard, né le 8 juin 1846, Paris, 91e de ligne. — Fracture de l'acromion et de l'épine de l'omoplate droite, éclat d'obus, Sedan. — Cicatrice adhérente, épaisse et longue de 22 centimètres à la partie postérieure de l'épaule, dont les mouvements sont presque abolis.

JACQUES, Léopold, dit GAUVRIT, garde mob. de la Charente-Inférieure. — Plaies contuses au mollet gauche, coup de feu et éclat d'obus, Patay, 4 décembre. — Cicatrice adhérente, amaigrissement du membre.

JACQUES, Louis, né le 29 juillet 1841, Vionville (Moselle), 16e de ligne. — Plaie contuse à la main gauche, face dorsale, coup de feu, Orléans. — Rétraction des doigts annulaire et auriculaire.

JACQUET, Auguste-Eugène, garde mob. de la Mayenne. — Congélation des pieds, le Mans, 17 janvier. — Perte des extrémités unguéales des deux gros orteils.

JACQUET, Aristide-Virgile, 47e de ligne. — Fracture de l'angle externe de l'orbite droit, coup de feu, Villersexel. — Perte partielle de la vision de ce côté.

JACQUET, Clément-Alexandre, 69e de ligne. — Plaie contuse au coude gauche, coup de feu, Borny. — Ankylose incomplète.

JACQUET, Constant, né le 28 septembre 1848, Saint-Flovier (Indre-et-Loire), 2e train d'artill. — Bronchite tuberculeuse, anémie et névralgie sciatique profondes, intempéries et privations en captivité.

JACQUET, François, 36e de ligne. — Plaie contuse à la cuisse gauche, coup de feu, Loigny.

JACQUET, Jean, garde mob. de l'Indre-et-Loire (ou de Maine-et-Loire). — Plaies contuses à la cuisse et à la hanche droites, coup de feu, Laval, 18 janvier.

JACQUET, Joseph, francs-tireurs de l'Ain. — Fracture de l'articulation tibio-tarsienne gauche, coup de feu, Abbevillers (Doubs), 18 janvier. — Gêne des mouvements du pied.

JACQUET, Jules-Alexandre, né le 8 avril 1832, au Puy (Haute-Loire), 113e de ligne, sergent. — Hémorrhagie cérébrale, fatigues, 1870-71. — Hémiplégie gauche.

JACQUET, Jules-Marie-Joseph, garde mob. de la Haute-Saône. — Plaie contuse à la cuisse droite, partie externe et postérieure, éclat d'obus, Belfort, 13 décembre. — Perte de substance musculaire, atrophie du membre.

JACQUET, Marius, né le 21 juin 1837, Lyon (Rhône), garde mob. de la Seine, 9e bataillon. — Fracture du coude gauche, coup de feu, Clamart, 24 octobre. — Cicatrice très-étendue, adhérente autour du coude ankylosé à angle obtus, perte de la supination avec inertie des doigts.

JACQUET, Philibert-Joseph, né le 11 novembre 1849, Virieu-le-Petit (Ain), 27e de ligne. — Fracture du cubitus gauche, coup de feu, Coulmiers, 9 novembre. — Ankylose du poignet et atrophie de l'avant-bras et de la main.

JACQUET, Romain-Cyrille, né le 19 mai 1843, aux Moussières (Jura), 48e de ligne. — Plaie en canal à l'articulation radio-carpienne droite, coup de feu, Wœrth. — Ankylose du poignet.

JACQUET, Vincent, 37e de ligne. — Plaie à travers la région poplitée gauche, coup de feu, Loigny. — Atrophie de la jambe.

JACQUIER, Joseph-Philibert, 11e de ligne. — Plaie contuse au poignet gauche, coup de feu, Beaumont (Ardennes). — Ankylose.

JACQUIN, Alexandre, né le 3 mai 1841, Tullins (Isère), 78e de ligne. — Plaie contuse au coude gauche, coup de feu, Frœschwiller. — Ankylose du coude dans la flexion, atrophie de l'avant-bras et de la main.

JACQUIN, Anatole-Henri-Jules, 39e de ligne. — Plaie contuse au bras gauche, éclat d'obus, Arthenay, 3 décembre. — Cicatrice adhérente à la partie inférieure et externe.

JACQUIN, Jean-Baptiste, 27e de ligne (ex-37e de marche). — Fracture de la malléole externe gauche, coup de feu, Coulmiers, 9 novembre. — Gêne dans l'articulation tibio-tarsienne.

JACQUIN, Jean-Benoît, 82e de ligne. — Plaie contuse à la main gauche, coup de feu, Paris,

24 mai. — Ankylose métacarpo-phalangienne de l'indicateur auquel adhère une épaisse cicatrice.

JACQUINOT, François-Latias, 17ᵉ de ligne. — Plaies contuses aux deux jambes, coup de feu et éclat d'obus, Beaumont (Ardennes).

JACQUINOT, Jules-Adam, né le 1ᵉʳ juillet 1848, Villiers-le-Sec (Haute-Saône), 6ᵉ chass. à pied. — Fracture de la jambe droite, coup de feu, Sedan. — Perte osseuse du tibia, tiers supérieur, œdème du membre.

JACQUOT, André, né le 7 septembre 1847, Thélod (Meurthe), 55ᵉ de ligne. — Plaies contuses aux deux cuisses, coup de feu, Styring-Wendel. — Balle enkystée dans la cuisse droite.

JACQUOT, Charles-Louis, 67ᵉ de ligne. — Plaies contuses à la cuisse et à la fesse droites, ablation des deux dernières phalanges de l'annulaire, main droite, coups de feu, Gravelotte.

JACQUOT, Jean-Nicolas, 38ᵉ de ligne. — Perte des deux dernières phalanges de l'indicateur, main droite, coup de feu, Loigny.

JACQUOT, Marie-Eugène-Jacques-Savinien, né le 20 avril 1841, Villehardouin (Aube), 190ᵉ bat. de la garde nationale de la Seine, sous-lieutenant. — Plaie compliquée s'étendant de la région scapulaire à l'aisselle, côté gauche, coup de feu, Montretout. — Atrophie de l'avant-bras et de l'éminence thénar.

JACTA, Antoine-Emile, 8ᵉ de ligne. — Plaie contuse au mollet gauche, éclat d'obus, Montretout. — Cicatrice adhérente.

JAFFRÉ, Jean-Louis, ne le 12 janvier 1844, Plouyé (Finistère), 64ᵉ de ligne. — Fracture de la branche gauche du maxillaire inférieur, coup de feu, Amanvillers. — Perte de quatre dents, consolidation vicieuse, adhérences de la base de la langue.

JAFFRÉ, René-Marie, 17ᵉ chass. à pied. — Plaies contuses au dos, à l'omoplate et au bras droits, 3 coups de feu, Bapaume.

JAFFRÈS, François, né le 14 août 1847, Plouguerneau (Finistère), 33ᵉ de ligne. — Plaie contuse au pied droit, chute, Arras (Pas-de-Calais). — Nécrose du calcanéum, plaies fistuleuses, gêne dans la marche.

JAFFUER, François-Casimir, né le 19 février 1850, Allenc (Lozère), 56ᵉ de ligne. — Plaie compliquée à la jambe droite, coup de feu, le Mans, 11 janvier. — Pourriture d'hôpital, perte considérable de substance du tibia, vaste cicatrice adhérente d'un décimètre carré, partie antérieure et supérieure, cicatrice adhérente fortement déprimée au-dessous de la précédente de 12 centimètres de long sur 4 de large.

JAGER, Jean, 8ᵉ cuirassiers. — Plaie pénétrante du genou gauche, coup de feu, Wœrth.

JAGLIN, Auguste-Marie, 19ᵉ chass. à pied. — Fracture de la jambe droite, éclat d'obus, Villorceau. — Consolidation vicieuse et difforme, cicatrice adhérente.

JAGLIN, Julien, 57ᵉ de ligne. — Plaie en séton à la jambe droite, coup de feu, Chenebier, 16 janvier. — Cicatrice adhérente.

• JAGOU, Jacques, 58ᵉ de ligne. — Plaie contuse à l'épaule droite, coup de feu, Sedan. — Cicatrice adhérente et difforme.

JAGOURY, Louis, né le 6 novembre 1847, Trefféan (Morbihan), 64ᵉ de ligne. — Fracture comminutive des os du tarse, pied gauche, éclat d'obus, Gravelotte. — Perte de substance, arthrite, gêne des mouvements du pied.

JAHAN, Jean, né le 5 juin 1849, Santenay (Loir-et-Cher), garde mob. de Loir-et-Cher. — Fracture de l'humérus droit, coup de feu, Loigny. — Nécrose, cicatrice adhérente, gêne des mouvements du bras.

JAHANDIER, Emile-Ernest, 21ᵉ de ligne. — Plaies contuses au mollet gauche et au creux poplité droit, avec érosion du condyle interne du fémur, 2 coups de feu, Sedan.

JAI, Gilbert, né le 13 janvier 1849, au Quartier (Puy-de-Dôme), 83ᵉ de ligne, caporal. —

Plaie contuse au front à l'angle externe de l'œil gauche, éclat d'obus, le Bourget, 30 octobre. — Amaurose, perte de la vision à gauche.

JAIL, Joseph-Alexandre, garde mob. de l'Isère. — Fracture du fémur, côté (?), coup de feu, Beaugency. — Raccourcissement.

JAILLANT, Ernest-Justin, né le 8 août 1845, Saint-Lyé (Aube), 99e de ligne. — Plaie s'étendant de la 2e vertèbre dorsale, en traversant le creux axillaire pour se terminer sous la mâchoire inférieure gauche, coup de feu, Frœschwiller. — Paralysie et atrophie du bras gauche.

JAILLERAT, Charles, 6e artill. — Plaie compliquée à la face, côté droit, coup de feu, Châtillon, 13 décembre. — Perte de la sensibilité de la joue, accès de névralgie et obstruction de la narine à droite.

JAILLET, Claude-Joseph-Alexandre, né le 8 octobre 1852, Saint-Julien (Ain), 52e de ligne. — Fracture de la paroi interne de l'orbite gauche, coup de feu, Arthenay, 2 décembre. — Désorganisation du globe oculaire et destruction du canal lacrymal.

JAILLET, Jean-Claude, né le 23 avril 1839, Beaurepaire (Saône-et-Loire), 18e chass. à pied. — Fatigues, 1er siége de Paris. — Phthisie pulmonaire.

JAILLET, Laurent, 35e de ligne, caporal. — Plaies contuses à la cuisse et au mollet gauches, 4 éclats d'obus, Belfort, 27 janvier. — Atrophie du membre.

JAILLETTE, François, né le 19 octobre 1848, Guipy (Nièvre), garde mob. de la Nièvre. — Rhumatismes, Belfort. — Paralysie et atrophie notable du membre supérieur droit et atrophie moins prononcée du membre inférieur, même côté.

JAL, Charles-François, 37e de ligne. — Congélation du pied droit, le Tertre-Rouge, près le Mans, 29 décembre. — Perte de la phalangette du gros orteil, qui reste déformé.

JALBAUD, Pierre, 93e de ligne. — Plaies contuses au front et au coude gauche, éclats d'obus, Saint-Privat.

JALBERT, Jean-Firmin, 17e de ligne, caporal. — Plaie en canal à la jambe droite, coup de feu, Orléans, 11 octobre. — Rétraction musculaire, partie externe, cicatrice adhérente.

JALLET, Jean, né le 9 septembre 1843, Gannay-sur-Loire (Allier), 39e de ligne. — Fracture comminutive des 2e et 3e métacarpiens, main gauche, coup de feu, Orléans, 4 décembre. — Déformation de la main et ankylose métacarpo-phalangienne.

JALLIFIER, Victor, dit BLANC, 67e de ligne. — Plaies contuses au bras gauche, coups de feu, Gravelotte. — Balle non extraite, plaie fistuleuse persistante, cicatrices adhérentes multiples à l'avant-bras.

JALLU, Julien-Marie, 28e de ligne. — Plaie contuse au bras droit, éclat d'obus (?), 16 août 1870. — Large cicatrice adhérente.

JALOUX, Victor-Louis, né le 20 octobre 1848, Reims (Marne), 20e chass. à pied. — Fracture comminutive du genou droit, coup de feu, Bapaume. — Raccourcissement très-considérable du membre.

JAMBON, Jean-Claude-Auguste, 63e de ligne. — Congélation du pied droit. — Perte de deux phalanges du gros orteil et des deux dernières des 2e et 3e orteils, atrophie du 4e orteil.

JAMBON, Paul-Alexandre, né à Saumur (Maine-et-Loire), 18e de ligne, sergent. — Fracture de l'omoplate gauche, coup de feu, Montmesly, 30 novembre. — Ankylose incomplète de l'épaule.

JAMBON, Prudent, né le 27 novembre 1847, Brives (Charente-Inférieure), 77e de ligne. — Plaies contuses à la cuisse gauche, 2 coups de feu, Forbach. — Hernie musculaire à la partie antérieure de la cuisse.

JAMES, Auguste-Camille-Xavier, 37e de ligne, sergent. — Plaie à travers les deux mains, coup de feu, Paris, 26 mai.

JAMET, Joseph-Hippolyte, né le 8 février 1847, Grenoble (Isère), 55e de ligne. — Désorganisation du globe oculaire gauche, coup de feu, Rezonville.

JAMET, Jean, 95e de ligne. — Perte de la phalangette du pouce, main droite, coup de feu, l'Hay, 29 novembre.

JAMET, Joseph-Marie, 25e de ligne. — Plaie à la poitrine, fracture de côtes, éclat d'obus, Coulmiers, 9 novembre. — Cicatrices adhérentes au côté droit et à la partie interne du mamelon.

JAMET, Simon-Jules, 77e de ligne. — Fracture du maxillaire inférieur, coup de feu, Forbach. — Cal difforme, défaut de parallélisme des arcades dentaires.

JAMETTON, Auguste-Louis, né le 8 août 1846, Lyon (Rhône), 1er hussards, brigadier. — Plaie à la poitrine, coup de feu, Sedan. — Cicatrices adhérentes, gêne des pectoraux.

JAMIN, Louis-Henri, 39e de ligne. — Fracture du péroné, tiers moyen, coup de feu, Loigny, 2 décembre. — Perte osseuse, roideur des mouvements de l'articulation tibio-tarsienne.

JAMIN, Marie-Augustin, né le 21 juillet 1846, Saint-Mars-la-Réorthe (Vendée), garde mob. de la Vendée. — Fracture comminutive de la jambe droite, coup de feu, Buzenval. — Esquilles, cal difforme, atrophie de la jambe et du pied dont les orteils sont rétractés en marteau, empâtement du genou avec gêne de la circulation du membre.

JAMME, Louis-Alfred, né le 11 septembre 1835, Privas (Ardèche), garde mob. des Basses-Pyrénées, capitaine. — Plaie compliquée à la cuisse droite, partie supérieure et postérieure, coup de feu, Arcey (Doubs), 13 janvier. — Paralysie et atrophie de la jambe, rétraction des fléchisseurs maintenant le genou dans la flexion permanente.

JAMMES-SERRES, Antoine-Auguste, né le 21 janvier 1845, Castres (Tarn), 36e de ligne, capitaine. — Fracture comminutive de la jambe droite, tiers supérieur, coup de feu, Wœrth. — Cal volumineux, ankylose incomplète tibio-tarsienne, le pied fixé dans l'extension.

JAMOIS, François-Pierre, né le 24 janvier 1850, Vern (Maine-et-Loire), 7e chass. à pied. — Fracture du radius gauche, coup de feu, luxation de la tête de cet os, chute, à (?), armée du Rhin. — Gêne considérable dans la rotation de l'avant-bras.

JAN, François, né le 3 février 1845, Persquen (Morbihan), 94e de ligne. — Plaie compliquée à la jambe droite, coup de feu, Gravelotte. — Paralysie incomplète du pied et rétraction permanente de la jambe.

JANIN, Jean-Louis, né le 1er février 1848, Julliénas (Rhône), 93e de ligne. — Plaie oblique à travers le pied gauche de dedans en dehors, fracture de la malléole et du péroné, coup de feu, Saint-Privat. — Ankylose tibio-tarsienne.

JANIN, Marie-Joseph-Prosper-Lucien, né le 13 décembre 1850, Pouillat (Ain), 87e de ligne. — Fracture comminutive des 4e et 5e métacarpiens, main droite, éclat d'obus, Asnières, (2e siège). — Cicatrice profonde et adhérente, perte des mouvements de flexion et d'extension des doigts annulaire et auriculaire.

JANDARD, Vincent, né le 1er janvier 1847, Villié-Morgan (Rhône), garde mob. de la Haute-Saône. — Congélation des pieds, Belfort. — Pourriture d'hôpital, perte de la 2e phalange du gros orteil, des deux dernières phalanges des 2e et 3e orteils, pied droit, perte des dernières phalanges des 3e, 4e et 5e orteils, pied gauche.

JANDOUIN, René-Joseph, 14e de ligne. — Plaie contuse à la hanche, côté (?), 2 coups de feu, Montreuil (Loir-et-Cher), 9 janvier. — Cicatrice adhérente et bridée.

JANIN, Jacques, né à Jenosé (Isère), 62e de ligne, caporal. — Fracture du cubitus et du poignet droits, coup de feu, Changé, 10 janvier. — Déformation du poignet.

JAN, Joseph-Marie, né le 27 août 1849, Maure (Ille-et-Vilaine), 95e de ligne. — Fracture comminutive de l'humérus droit, coup de feu, le Bourget. — Ostéite, ankylose scapulo-humérale avec déviation du bras en dedans, plaies fistuleuses, atrophie de tout le membre.

JANIN, Pierre, né le 12 octobre 1841, Châtillon-sur-Chalaronne (Ain), 3e zouaves. — Ataxie locomotrice, froid intense, armée de l'Est. — Paralysie du membre dans toute la jambe droite.

JANNET, Etienne, 59e de ligne. — Plaie à travers la main gauche, coup de feu, Borny. —

Cicatrices adhérentes, flexion incomplète des deux dernières phalanges de l'indicateur avec chevauchement sur le médius.

Janody, Jean-Marie-Alexandre, 53e de ligne.—Fracture comminutive de la jambe gauche, coup de feu, Sedan. — Cicatrice adhérente.

Janot, Claude-Constant, né le 7 février 1848, Messein (Meurthe-et-Moselle), 67e de ligne. —Fracture du fémur droit, tiers inférieur, coup de feu, Saint-Quentin. — Cicatrice incomplétement fermée, ankylose du genou dans l'extension.

Jantet, Pierre-Joseph, né le 15 mars 1849, Brenod (Ain), 79e de ligne. — Arthrite chronique du genou gauche, privations et fatigues en captivité. — Ankylose du genou en demi-flexion.

Janvier, Charles-Ambroise, né le 6 décembre 1850, Noisy-le-Grand (Seine-et-Oise), 60e de ligne. — Congélation des pieds, Bassurel. — Perte partielle de la phalangette du gros orteil droit et des parties molles du gros orteil gauche, gêne dans la marche.

Janvier, Jean, né le 6 mai 1838, Lourouer-les-Bois (Indre), 38e de ligne. — Plaie au coude gauche, coup de sabre, Orléans, 4 décembre. — Ankylose dans l'extension.

Janvier, Mathurin-Clément, né le 24 février 1827, Choux (Loir-et-Cher), 83e bataillon de la garde nationale de la Seine. — Plaie compliquée à l'avant-bras gauche, partie supérieure et externe, coup de feu, Buzenval. — Atrophie de l'avant-bras, paralysie de la main.

Janvier, Jean-Paul, né le 6 mai 1845, Ladon (Loiret), garde mob. du Loiret. — Plaie contuse à l'articulation tibio-tarsienne gauche, coup de feu, Champigny, 30 novembre. — Ankylose tibio-tarsienne.

Jaquin, Alexandre, 78e de ligne. — Plaie compliquée au coude gauche, coup de feu, Frœschwiller. — Ankylose dans la flexion, atrophie de l'avant-bras et de la main.

Jardin, Adonis-Albert, garde mob. de l'Orne. — Fracture de la branche horizontale gauche du maxillaire inférieur, coup de feu, Courcebœuf, 12 janvier. — Perte d'un grand nombre de dents, consolidation vicieuse, ankylose temporo-maxillaire.

Jardin, Jean-Désiré, né le 10 février 1846, Torchamp (Orne), 63e de ligne. — Plaies contuses à l'avant-bras, partie moyenne, et à la face palmaire de la main gauche, coup de feu, Spickeren. — Gêne des mouvements des doigts.

Jardin, Pierre, né le 27 juillet 1823, Montluçon (Allier), 42e de ligne, capitaine. — Fracture du maxillaire inférieur gauche, plaie à la main droite, coups de feu, Champigny, 30 novembre. — Perte de la presque totalité de la partie horizontale du maxillaire, extension permanente du doigts médius.

Jardonnet, Jean, 71e de ligne. — Plaie en séton à la poitrine, coup de feu, Borny. — Gêne dans l'épaule gauche.

Jarlier, Jules-Louis-Ernest, né le 12 août 1844, Lunéville (Meurthe), francs-tireurs de Paris, caporal. — Fracture du radius droit, coup de feu, Alençon. — Consolidation vicieuse, ankylose du coude dans la flexion, amaigrissement du membre.

Jarno, Eugène, né le 20 février 1845, Rennes (Ille-et-Vilaine), maréchal des logis, 8e artill. — Fracture de la jambe gauche, éclat d'obus, Verdun, 15 octobre. — Esquilles du tibia, vaste cicatrice adhérente, atrophie et perte de l'usage du membre.

Jarre, Pierre-Joseph, garde mob. de la Savoie. — Fracture comminutive du péroné et plaie à la main gauches, coups de feu, Beaune-la-Rolande, 28 novembre. — Cal volumineux et difforme, ankylose partielle de l'annulaire.

Jarret de la Mairie, Anatole-Louis-Marie, né le 2 juillet 1846, la Cressonnière (Calvados), garde mob. de la Mayenne, sous-lieutenant. — Plaie contuse au coude droit, coup de feu, Changé (Sarthe). — Ankylose.

Jarrier, Justin, né le 16 décembre 1846, Boulogne (Seine), 1er zouaves. — Plaie de tête, perforation du pariétal à droite, éclat d'obus, Sedan. — Perte de substance osseuse, hémiplégie à gauche.

JARRIGE, André, né le 2 novembre 1845, Argenton (Indre), 12e drago ns. — Arthrite rhumatismale, fatigues et intempéries 1870-71. — Gêne des mouvements du genou droit.

JARRIN, Jean-François, 3e de ligne. — Plaie à la main gauche, éclat d'obus, Arthenay, 7 décembre. — Large cicatrice adhérente aux tendons.

JARRY, Adolphe-Joseph, garde nationale de la Seine. — Plaie en séton au bras droit, partie supérieure externe, coup de feu, Buzenval.

JARRY, Jean-Baptiste-François, garde mob. de la Mayenne. — Fracture des 2e et 3e métacarpiens, main gauche, coup de feu, Patay, 2 décembre. — Consolidation vicieuse, cicatrice adhérente, perte des mouvements du médius et de l'annulaire.

JARRY, Jean, 76e de ligne, caporal.—Perte de la phalangette de l'indicateur, main droite, coup de feu, fort d'Issy, 5 mai. — Ankylose de ce doigt.

JARRY, Jules-Marie, né le 13 octobre 1845, Laval (Mayenne), 47e de ligne, caporal. — Plaie s'étendant de l'épitrochlée au 2e métacarpien, main droite, fracture de cet os, coup de feu, Frœschwiller. — Cicatrices adhérentes, amaigrissement et inertie de la main dont les doigts ne peuvent se fermer qu'à moitié, fausse ankylose du poignet.

JASMIN, Hyacinthe, né le 30 août 1849, Voulsé (Deux-Sèvres), 114e de ligne. — Fracture du péroné droit, coup de feu, Paris, 2e siége. — Cicatrices adhérentes déprimées à la partie moyenne de la jambe.

JASPARD, Alfred, 24e de ligne, caporal.—Plaie contuse à la cuisse gauche, partie moyenne, coup de feu, Saint-Quentin. — Cicatrice adhérente.

JASSINT, Pierre-Paul, 18e de ligne.—Fracture de l'avant-bras droit, coup de feu, Frœschwiller. — Atrophie légère et perte partielle des mouvements de la main.

JAUBART, Louis, garde mob. de Tarn-et-Garonne. — Désorganisation du globe oculaire droit, coup de baïonnette, Moissac, 17 septembre.

JAUBERT, Jean, 66e de ligne. — Plaie s'étendant de la cuisse à la fesse droites, coup de feu, Rezonville. — Rétraction des muscles adducteurs.

JAUBERT, Jean-Magloire, 3e de ligne. — Plaie contuse à l'articulation scapulo-humérale droite, coup de feu, Frœschwiller. — Roideur de cette articulation, cicatrice adhérente.

JAUBERT DE BECQUE, Charles-Joseph, né le 15 novembre 1827, Niort (Deux-Sèvres), 75e de ligne, capitaine. — Fracture comminutive de la tête du péroné droit et des deux tubérosités du tibia, coup de feu, Sedan. — Esquilles nombreuses, destruction des attaches des ligaments rotuliens, ankylose du genou.

JAUDOIN, Pierre, né le 29 novembre 1845, Auzances (Creuse), 47e de ligne, sergent. — Fracture comminutive de métacarpiens, main droite, coup de feu, Wœrth. — Ankylose métacarpo-phalangienne des doigts auriculaire, annulaire et médius, paralysie rigide des doigts.

JAUFFRET, Mathurin-Napoléon, né le 12 juin 1835, Ansouis (Vaucluse), garde mob. des Hautes-Alpes, capitaine. — Plaie pénétrante d'avant en arrière de la région hypochondriaque droite, lésion du foie, coup de feu, Cussey, 22 octobre.

JAUJOU, Pierre, 61e de ligne. — Plaie à travers l'espace inter-osseux de l'avant-bras droit, coup de feu, Verdun, 26 octobre. — Gêne dans la pronation et la supination, roideur des mouvements de l'indicateur.

JAULIN, Gustave-Léon, né le 7 septembre 1846, Chaunes (Seine-et-Marne), 55e de ligne, caporal. — Plaie à travers l'espace inter-osseux de la jambe gauche, coup de feu, Styring-Wendel. — Amaigrissement et gêne des mouvements de la jambe.

JAUMAÏN, Victor, né le 6 mai 1836, Etain (Meuse), 147e bat. de la garde nationale de la Seine, sergent. — Fracture comminutive de la clavicule gauche, tiers moyen, et plaie en séton au creux axillaire, coup de feu, Créteil, 2 décembre. — Amaigrissement et paralysie du bras gauche.

JAUME, François-Etienne, né le 27 décembre 1848, Peyresq (Basses-Alpes). — Fracture de l'omoplate et de l'humérus droits, tiers supérieur, coup de feu, Frœschwiller. — Cicatrice adhérente, ankylose scapulo-humérale, atrophie du bras.

JAUMIER, Jean-Auguste, 54e de ligne. — Plaie à travers l'épaule gauche, coup de feu, Amanvillers.

JAUMOUILLÉ, Jean-Henri, né le 7 avril 1850, Bignon (Loire-Inférieure), 39e de ligne. — Fracture comminutive du maxillaire inférieur, coup de feu, Parigné-l'Évêque. — Perte de six dents, difformité de la mâchoire.

JAUNASSE, Louis, né le 29 mars 1822, Nort (Loire-Inférieure), 75e de ligne. — Plaie compliquée à la main droite, éclat d'obus, Gravelotte. — Paralysie des quatre derniers doigts, atrophie de la main.

JAUNEAU, Charles, né le 6 avril 1848, Paris, 67e de ligne. — Fracture du condyle externe de l'humérus droit, coup de feu, Gravelotte. — Ankylose du coude dans la flexion.

JAUVOINE, Joseph, éclaireurs des Vosges. — Plaie contuse à la main droite, coup de feu, Roche-de-Blamont, 19 janvier. — Perte des doigts indicateur et médius, ankylose de l'annulaire.

JAVELLE, François-Victor, né le 10 février 1844, la Fouillouse (Loiret), 56e de ligne. — Fracture du fémur droit, tiers moyen, coup de feu, Frœschwiller. — Cal volumineux, difforme et saillant en dehors, raccourcissement du membre, qui est atrophié, avec paralysie partielle du mouvement et de la sensibilité.

JAVELOT, Jules-Noël, né le 25 décembre 1849, Jouvelle (Haute-Saône), 4e chass. à pied. — Plaie contuse au creux poplité gauche, éclat d'obus, Arthenay. — Abcès multiples, amaigrissement du membre.

JAY, Félix-Thomas, né le 1er janvier 1839, Bernin (Isère), 10e chass. à pied. — Fracture comminutive du fémur gauche, déraillement de chemin de fer, Martinvast, retour d'Allemagne. — Déformation de la cuisse, raccourcie de 4 centimètres; ankylose du genou dans l'extension.

JAY, Louis, 95e de ligne. — Perte de la dernière phalange du pouce, main droite, coup de feu, Sainte-Barbe sous-Metz.

JAYET, Georges-Martin, né le 11 septembre 1849, Oytier (Isère), garde mob. de l'Isère. — Perte des 3e et 4e phalanges de l'indicateur, main gauche, coup de feu, Coutenans.

JAYLE, François, 35e de ligne. — Plaie de poitrine à droite, coup de feu, Chevilly sous Paris, 30 septembre. — Balle enkystée dans le poumon, hémoptysies.

JAYMON, Elie-Pierre, 67e de ligne. — Plaie au pied gauche, au niveau de la malléole externe, coup de feu, Gravelotte. — Cicatrice adhérente.

JEAMBAIRE, Aimé-Toussaint, 2e train d'artill. — Fracture du fémur droit, chute de cheval, Ambacourt, 12 août. — Consolidation incomplète avec incurvation en dehors.

JEAN-BAPTISTE, dit SOLTET, garde mob. de la Lozère. — Perte de l'indicateur, main droite, coup de feu, Dijon, 30 octobre.

JEAN-BAPTISTE, né le 24 juin 1835, Ubres (Gard), 20e chass. à pied. — Fracture comminutive du coude droit, coup de feu, Gravelotte. — Ankylose du coude à angle droit.

JEAN, dit JEANTY, 67e de ligne. — Plaies à la jambe gauche, érosion du péroné, 2 coups de feu, Gravelotte. — Esquilles, grande faiblesse du membre.

JEAN, dit NARCISSE, 19e de ligne, caporal. — Plaie s'étendant de la partie antérieure et supérieure de l'avant-bras gauche à l'olécrane, coup de feu, Loigny.

JEAN, Antoine-Emile, 41e de ligne. — Fracture du péroné droit, tiers supérieur, coup de feu, Josnes, 10 décembre.

JEAN, Charles, 68e de ligne. — Fracture de l'humérus gauche, coup de feu, Beaumont (Ardennes). — Flexion incomplète du coude.

JEAN, François, 46e de ligne, caporal. — Fracture des 3e, 4e et 5e métacarpiens, main droite, coup de feu, Beaumont (Ardennes). — Cal volumineux, roideur dans le poignet.

JEAN, Guillaume, 2e chass. à pied. — Plaie contuse à l'avant-bras droit, coup de feu, Saint-Privat. — Gêne dans la flexion de la main.

JEAN, Jean-Baptiste, sergent, 9e de ligne. — Plaie contuse au mollet droit, éclat d'obus, Gravelotte. — Cicatrice adhérente.

JEAN, Jean-Baptiste-François, né le 22 septembre 1838, Sault (Vaucluse), 15e artill. — Plaie compliquée au poignet droit, coup de feu, Villers-Bretonneux. — Atrophie et déviation du poignet avec extension permanente de tous les doigts.

JEAN, Jean-Pierre, né le 12 janvier 1845, Etrepigney (Jura), 43e de ligne. — Plaie s'étendant de la partie supérieure de l'omoplate gauche, à la bouche, fracture de la branche montante du maxillaire inférieur, coup de feu, le Mans, 11 janvier, (une partie de la balle reste dans la joue). — La mâchoire inférieure ne peut s'ouvrir que d'un centimètre et demi, vaste cicatrice rayonnée adhérente à la partie supérieure du sterno-mastoïdien, qui est fortement rétracté et dévie la tête à gauche.

JEAN, Joseph-Louis, 5e de ligne. — Perte du gros orteil, pied droit, coup de feu, Champigny, 21 novembre.

JEAN, Joseph-Marie, né le 20 février 1848, Baguer-Préau (Ille-et-Vilaine), 1er de ligne. — Fracture du fémur gauche, coup de feu, Gravelotte. — Raccourcissement de 7 centimètres.

JEAN, Jules-Auguste, né le 16 août 1846, Lonny (Ardennes), 71e de ligne. — Fracture du radius gauche, tiers inférieur, coup de feu, Borny. — Ankylose du poignet, atrophie de la main et des doigts.

JEAN, Marc, né le 12 janvier 1848, Bubry (Morbihan), 49e de ligne. — Perte du gros orteil et de son métatarsien, pied gauche, éclat d'obus, Beaumont (Ardennes).

JEAN, Paul, né le 17 mai 1847, Mazamet (Tarn), 14e artill. — Fracture comminutive des 3e, 4e et 5e métacarpiens, main droite, coup de feu, Champigny, 30 novembre. — Ankylose métacarpo-phalangienne des doigts indicateur, médius, annulaire et auriculaire, fixés dans l'extension et rapprochés forcément entre eux.

JEAN, Pierre, né le 30 octobre 1827, Livinhac-le-Haut (Aveyron), 53e de ligne, caporal. — Bronchite chronique et hypertrophie du cœur, fatigues, 1870-71. — Emphysème pulmonaire, gêne de la respiration et de la circulation.

JEANDON, Pierre, 74e de ligne. — Plaie contuse au pied gauche, éclat d'obus, Wissembourg. — Ankylose incomplète des quatre derniers orteils, flexion des cinq orteils sur la face plantaire avec forte déviation en dehors du 1er orteil.

JEAN-FLÈCHES, Clément, 72e de ligne. — Plaies aux deux cuisses, coup de feu, Gravelotte, plaie contuse au bras droit, coup de feu, Ladonchamps sous Metz, 7 octobre. — Plaie contuse au poignet droit, éclat d'obus, Saint-Quentin. — Cicatrice adhérente avec engorgement de l'articulation radio-carpienne.

JEANISCH, Jules-Clair, né le 4 octobre 1849, Paris, 1er rég. d'éclaireurs de la Seine. — Plaie à la verge, coup de feu, Bondy, 8 octobre. — Fistules urinaires.

JEAN, Marie, 30e de ligne. — Pleies contuses à l'épaule gauche et au genou droit, 2 coups de feu, Beaumont (Ardennes).

JEANMOUGIN, Eugène-Xavier, 11e de ligne. — Fracture du fémur droit, coup de feu, Beaumont (Ardennes). — Consolidation vicieuse et raccourcissement.

JEANNE, Jules, né le 12 juin 1843, Chaunay (Indre-et-Loire), 10e de ligne. — Fracture comminutive du coude gauche, coup de feu, Saint-Privat. — Ankylose avec atrophie du membre.

JEANNE, Jules-Henri, 11e de ligne. — Plaie déchirée et compliquée à la jambe gauche, partie antérieure, coup de feu, Lorges (Loir-et-Cher), 8 novembre. — Paralysie incomplète des extenseurs du pied.

JEANNE, Noël-Narcisse, né à Meules (Seine-Inférieure), 15e de ligne. — Plaie pénétrante au genou gauche, coup de feu, Saint-Privat. — Ankylose incomplète.

JEANNEAU, Michel, 7e dragons. — Plaie contuse à la jambe gauche, coup de feu, Saint-Privat, 10 septembre. — Cicatrice adhérente, amaigrissement du membre.

JEANNET, Claude-Marie, 97e de ligne. — Fracture du 3e métacarpien, main gauche, coup de feu, Gravelotte. — Cicatrice adhérente.

JEANNIN, Jean-Urbain, 63e de ligne. — Congélation du pied droit, Montbéliard, 17 janvier.—Perte partielle de la 2e phalange du gros orteil et de la 2e du second orteil, avec cicatrices adhérentes et douleur dans la marche.

JEANNIN, François, né à Coicondrey (Doubs), 26e de ligne. — Perte des deux dernières phalanges de l'indicateur, main gauche, coup de feu, Bry-sur-Marne, 2 décembre.

JEANNIN, Frédéric, né le 7 octobre 1849, Thorey-sous-Charny (Côte-d'Or), 38e de ligne. —Plaie compliquée à la région cervicale, partie inférieure gauche, coup de feu, Issy (2e siège). — Diminution de la force d'expansion de la cage thoracique gauche, atrophie incomplète des muscles pectoraux.

JEANNIN, dit MARÉCHAL, Joseph-Constant, né le 2 mai 1835, Châtel-Blanc (Doubs), 3e chass. d'Afrique. — Fracture comminutive de l'avant-bras droit, coup de feu, Sedan.—Atrophie et perte des fonctions de ce membre.

JEANNIN, Léonie, né le 11 avril 1856, à Paris (Seine), civile. — Fracture de l'humérus gauche, tiers moyen, éclat d'obus, bombardement de Paris, Plaisance, 18 janvier.

JEANNIN, Victor-Eugène, 67e de ligne. — Fracture comminutive du fémur gauche, coup de feu, Gravelotte. — Consolidation vicieuse.

JEANNINGROS, Victor, né le 7 mars 1847, Vesoul (Haute-Saône), 4e de ligne. — Plaie compliquée au bras droit, coup de feu, Saint-Privat. — Ankylose du coude, paralysie et atrophie partielle du membre.

JEANNIOT, Pierre-Paul, né le 19 décembre 1824, Champlitte (Haute-Saône), 45e de ligne, capitaine. — Plaie pénétrante de l'articulation tibio-tarsienne gauche avec fracture des deux malléoles, coup de feu, Frœschwiller. — Esquilles, suppuration prolongée, ankylose tibio-tarsienne, œdème considérable de tout le membre, marche impossible sans l'aide de deux cannes.

JEANNO, Michel, 17e de ligne. — Plaies contuses à la fesse gauche et au front, coup de feu et éclat d'obus, Sedan.—Large cicatrice adhérente au front.

JEANNOT, Jean, 28e de ligne. — Plaie pénétrante de poitrine, partie antérieure droite, coup de feu, Gravelotte.

JEANNOT, Paul-Toussaint, né le 8 décembre 1836, Savigny (Haute-Marne). 50e de ligne. —Fracture comminutive de la jambe droite, tiers inférieur, chute sur la glace, Langres, 15 janvier. — Déformation de la jambe, déviée de son axe.

JEANNOU, Jacques, 66e de ligne. — Plaie contuse à la jambe droite, coup de feu, Rezonville. — Cicatrice adhérente, ankylose du pied.

JEANOT, Jean, garde mob. de la Dordogne.—Fracture de la branche montante du maxillaire inférieur, à gauche, coup de feu, Loigny. — Cal vicieux.

JEAN, Pierre-Jean, né le 17 avril 1840, Soucieu-en-Jarret (Rhône), 1re légion de marche du Rhône. — Destruction des os propres du nez et désorganisation du globe oculaire gauche, coup de feu Nuits, 18, décembre.

JEANSOLIN, Joseph-Léon, 87e de ligne. — Plaie à la poitrine et à l'épaule, côté droit, coup de feu, pont de Neuilly-sur-Seine, 21 avril.

JEANSON, Auguste, né le 25 octobre 1850, Bossancourt (Aube), 64e de ligne. — Plaie de tête, fracture de la région occipito-pariétale gauche, éclat d'obus, Issy, 7 mai. — Enfoncement des os de 2 centimètres de profondeur, céphalalgie habituelle et persistante.

76

JEANSON, Paul, 15ᵉ de ligne. — Plaie contuse à la cuisse droite, coup de feu, Saint-Privat.

JEANTÉ, Désiré-Alfred, 11ᵉ de ligne. — Plaie pénétrante du bras gauche, coup de feu, Montlivaut, 9 décembre. — Balle non extraite.

JEANTET, François-Félicien, né le 9 juin 1847, Onoz (Jura), 12 artill. — Paralysie des nerfs acoustiques, éclat d'obus, Strasbourg. — Perte de l'ouïe aux deux oreilles.

JEANTET, Michel, né le 13 août, 1848, Rumilly (Haute-Savoie), 55ᵉ de ligne, caporal. — Plaie contuse à la cuisse droite, partie postérieure et inférieure, coup de feu, Forbach. — Gêne dans l'extension de la jambe.

JEANTON, Louis, né le 7 décembre 1846, Commentry (Allier), 15ᵉ de ligne. — Fracture comminutive de l'humérus gauche, éclat d'obus, Saint-Denis, 21 janvier. — Perte étendue de substance musculaire, atrophie du bras.

JEANTRELLE, Jean-Nicolas, né le 17 juin 1820, Ozerailles (Moselle), 12ᵉ bataillon de la garde mob. de la Seine, capitaine. — Fracture des 2ᵉ et 3ᵉ métacarpiens, main gauche, coup de feu, Stains, 21 décembre. — Extension permanente des doigts.

JEANVOINE, Ferdinand-Jean-Baptiste, 3ᵉ génie. — Fracture du maxillaire inférieur, coup de feu, Sedan. — Gêne des mouvements de la langue.

JEANVOINE, Michel, 40ᵉ de ligne. — Fracture comminutive de l'humérus droit, coup de feu, Loigny. — Consolidation vicieuse, demi-ankylose du coude.

JÉGO, Charles-Marie, volontaire de l'Ouest. — Fracture du péroné droit, tiers supérieur, coup de feu, Yvré-l'Évêque, 11 janvier.

JÉGOU, Eugène-Jean, né le 24 janvier 1846, Saint-Jean-de-Boisseau (Loire-Inférieure), 7ᵉ artill. — Plaie compliquée au poignet droit, accident à Vervins, 28 septembre. — Ankylose et déformation du poignet.

JÉGOU, Jean, 2ᵉ train d'artill. — Fracture comminutive de la jambe droite, tiers inférieur, chute, écrasement par roue de caisson à Fussy (Cher), 15 décembre. — Cal volumineux et difforme.

JÉGOU, Quéric, né le 25 juin 1846, Kémungol (Morbihan), 1ᵉʳ hussards. — Désorganisation du globe oculaire droit, coup de feu, Sedan.

JEHANT, Jean-Emmanuel, né le 19 mars 1826, Bréhand (Côtes-du-Nord), 12ᵉ d'artill. — Fracture comminutive du coude droit et de l'humérus, tiers inférieur. — Ankylose dans le quart de flexion et l'avant-bras fixé dans la demi-pronation, cicatrices adhérentes, amaigrissement du membre.

JEHLIN, Joseph, né le 1ᵉʳ décembre 1846, Lunéville (Meurthe), 67ᵉ de ligne. — Fracture comminutive et compliquée du cubitus droit, tiers moyen, coup de feu, Gravelotte. — Perte osseuse sur une étendue de 4 centimètres, rétraction des 4 derniers doigts, atrophie de tout le membre.

JENTY, Jean-Baptiste, né le 22 septembre 1845, Aunay (Nièvre), 29ᵉ de ligne. — Fracture comminutive de la main gauche, coup de feu, Servigny sous Metz, 1ᵉʳ septembre. — Perte des doigts indicateur et médius, rétraction de l'annulaire.

JÉRÔME, Jean-Baptiste-Sébastien, né le 2 janvier 1841, Checy (Loiret), 43ᵉ de ligne. — Fracture de l'humérus droit, coup de feu, Cachy. — Gêne dans la flexion de l'avant-bras sur le bras.

JÉRÔME-LOUIS, né en octobre 1847, Saint-Sever (Landes), 25ᵉ de ligne. — Fracture comminutive de l'humérus droit, tiers inférieur, et plaie compliquée à l'avant-bras, même côté, coups de feu, Gravelotte. — Paralysie du poignet et de la main.

JEUBERT, Louis, né le 7 mai 1851, Paris, 22ᵉ de ligne, caporal. — Plaie pénétrante à la région ischiatique droite, coup de feu, Champigny. — Balle non extraite.

JEUILLARD, Alexandre, né le 12 juin 1847, Saint-Loup (Cher), garde mob. du Cher. — Plaie pénétrante de poitrine et à travers le poumon gauche, coup de feu, Juranville, 28 novembre. — Atrophie du côté gauche du thorax et du bras, même côté, dyspnée habituelle, expectoration de matières purulentes.

JEUILLY, Adrien, dit CHARLES, né à Volgré (Yonne), 51e de ligne, caporal. — Plaie compliquée au creux poplité, jambe (?), coup de feu, Yvré-l'Evêque, 12 janvier. — Perte des mouvements de la partie externe de la jambe.

JEUNEHOMME, Joseph, 71e de ligne. — Fracture du cubitus droit, éclat d'obus à... (?).

JOACHIM, Antoine, 2e zouaves. — Plaies contuses au bras gauche, à la fesse et au bras, côté droit, 3 coups de feu, .Strasbourg, 22 septembre. — Cicatrice adhérente, partie supérieure et interne du bras gauche.

JOACHIM, François, 37e de ligne. — Plaies contuses au pied et à la cuisse, érosion du fémur, côté droit, éclats d'obus, Sedan. — Esquilles, large cicatrice, profonde à la cuisse.

JOANNIC, Joseph-Marie, né le 4 juin 1845, Camon (Morbihan), 84e de ligne. — Vaste plaie contuse à la jambe droite, éclat d'obus, les Tappes sous Metz, 7 octobre. — Perte de substance musculaire, vastes cicatrices rigides et adhérentes s'étendant du creux poplité à la face dorsale du pied.

JOATTON, Benoît, né le 19 juin 1842, Riorges (Loire), 55e de ligne. — Fracture de la clavicule droite, coup de feu, Rezonville. — Large cicatrice adhérente, ankylose incomplète scapulo-humérale, atrophie du bras avec difficulté dans l'élévation de ce membre.

JOCTEUR, Joseph, né le 29 octobre 1847, Four (Isère), 47e de ligne. — Fracture comminutive de l'avant-bras gauche, plaie s'étendant du tiers supérieur de l'avant-bras au tiers moyen du bras, coup de feu, Frœschwiller. — Non-consolidation, pseudarthrose de l'avant-bras, fixé dans l'extension incomplète, avec flexion très-limitée des quatre derniers doigts.

JOËT, Auguste, 15e de ligne. — Fracture des os propres du nez, coup de feu, Amanvillers. — Gêne des fonctions respiratoires et olfactives de la fosse nasale gauche.

JOFFRE, Jacques, né le 2 mai 1843, Grange (Dordogne), 1er cuirassiers. — Désorganisation des deux globes oculaires, coup de feu, Sedan. — Cécité complète.

JOFFROY, Jean-Baptiste-Elysée, 1er de ligne. — Plaie au creux axillaire gauche, coup de feu, Sainte-Barbe sous Metz. — Paralysie incomplète du bras.

JOGNEAUX, Jean-Baptiste, né le 24 septembre 1835, Charleville (Ardennes), garde mob. de la Seine, capitaine. — Fracture compliquée du radius gauche, tiers moyen, coup de feu, Stains, 21 décembre. — Nombreuses esquilles, flexion permanente de la main, dont les doigts sont fixés dans l'extension.

JOHANY, Clément, né le 29 mars 1848, Clavières (Cantal), 3e chass. à pied. — Plaie contuse à l'épaule droite, partie supérieure et postérieure, coup de feu, Forbach. — Cicatrice adhérente, ankylose scapulo-humérale.

JOIN, René-François, 59e de ligne. — Congélation du pied droit, Conneré, 10 janvier. — Perte de la phalangette du gros orteil, la marche s'effectue sur le côté externe de ce pied.

JOINEAU, Louis-Eugène, 70e de ligne, caporal. — Plaie contuse à la jambe gauche, partie antérieure, coup de feu, Saint-Privat.

JOINT, Charles-Eugène, né le 14 octobre 1836, Dannemois (Seine-et-Oise), garde nationale de la Seine, 17e bataillon. — Plaie profonde au creux axillaire gauche, coup de feu, Buzenval. — Amaigrissement de l'avant-bras et paralysie incomplète de la main.

JOLAT, Félix, garde mob. du Cher. — Fracture de la main gauche, coup de feu, Juranville, 28 novembre. — Ankylose des deux derniers doigts, fixés dans l'extension, gêne des mouvements du médius et de l'indicateur.

JOLBERT, Jean-Baptiste-François, 50e de ligne. — Fracture partielle du tibia gauche, coup de feu, Longeau, 16 décembre. — Abcès.

JOLIFIÉ, Charles-Joseph-Antoine, 17e chass. à pied. — Fracture du sternum, éclat d'obus, Châtillon sous Paris, 19 janvier. — Esquilles, gêne des mouvements du bras droit.

JOLIN, Jules-Auguste, né le 20 avril 1845, Evry-les-Châteaux (Seine-et-Marne), 13e de ligne. — Plaie contuse à la partie inférieure de l'orbite gauche, et plaie s'étendant de la partie postérieure de l'oreille gauche à l'aile du nez en fracturant le maxillaire inférieur, 2 coups de feu, Gravelotte. — Ectropion de la paupière inférieure, déformation considérable de la face, abaissement de la commissure labiale gauche, défaut de parallélisme des arcades dentaires, qui ne s'écartent que d'un centimètre et demi, altération considérable de la voix, dont le timbre est très-élevé et résonne d'une façon très-prononcée.

JOLIVET, Etienne, né le 6 mai 1845, Lautan (Cher), 11e chass. à pied. — Rhumatismes articulaires, fatigues et intempéries en captivité. — Engorgement chronique de l'articulation tibio-tarsienne droite.

JOLIVET, François, né le 21 juillet 1843, Saint-Laurent (Creuse), 17e de ligne. — Fracture comminutive de la jambe droite, coup de feu, Beaumont (Ardennes). — Cal volumineux et difforme, ankylose du genou avec atrophie de la jambe et perte des mouvements du pied.

JOLIVET, Jean, 86e de ligne. — Tumeurs blanches des articulations du pied (?). — Captivité en Allemagne.

JOLIVET, Jean-François, né le 2 avril 1849, Marmaque (Cher), 36e de ligne. — Plaie à travers la région lombaire, de gauche à droite, coup de feu, Orléans. — Gêne des mouvements du tronc sur le bassin.

JOLIVET, Pierre, 3e zouaves. — Fracture des deux premiers métatarsiens, pied gauche, coup de feu, Frœschwiller. — Déviation du pied en dehors, cicatrice difforme et adhérente à son bord interne.

JOLLIVET, François, 38e de ligne. — Plaie contuse à l'avant-bras et fracture de la jambe, tiers inférieur, côté droit, coup de feu, Loigny. — Cicatrice adhérente.

JOLLY, Frédéric, né le 28 août 1831, Cernay (Haut-Rhin), 17e de ligne, lieutenant. — Fracture comminutive de l'avant-bras gauche, chute dans une tranchée, Saint-Ouen sous Paris, 18 novembre. — Destruction de l'espace inter-osseux, perte de la pronation, consolidation vicieuse du cubitus avec saillie en arrière du fragment inférieur, fausse articulation du radius.

JOLLY, Jean-Marie, né le 18 février 1848, Aizenay (Vendée), 77e de ligne. — Plaie pénétrante de poitrine, sous la clavicule droite, lésion probable du creux axillaire, coup de feu, Saint-Privat. — Atrophie considérable du bras, contracture permanente du biceps et disparition du pouls radial.

JOLLY, Julien-Marie, né le 16 novembre 1848, Maure (Ille-et-Vilaine), 44e de ligne. — Plaie contuse au dos, partie postérieure gauche, coup de feu, la Cluze. — Cicatrice adhérente, gêne dans la flexion du tronc.

JOLY, Achille, né le 14 janvier 1837, Boulogne (Seine), 2e zouaves. — Fracture comminutive de l'avant-bras gauche, coup de feu, Sedan. — Perte de substance, cicatrices adhérentes, l'avant-bras est tordu sur lui-même, de façon à présenter la face dorsale, le bras présentant la face antérieure, la main est fixée dans la pronation, atrophie du bras.

JOLY, Antoine, 1er de ligne. — Fracture du fémur gauche, coup de feu, Saint-Privat. — Raccourcissement.

JOLY, Arthur-Jacques-Honoré, né le 9 novembre 1846, Château-du-Loir (Sarthe), garde mob. de la Sarthe, lieutenant. — Plaie contuse à la cuisse gauche, coup de feu, Saint-Jean-sur-Erve, 15 janvier. — Cicatrices profondes et adhérentes, rétraction musculaire.

JOLY, Charles-Alphonse, né le 17 janvier 1847, Rubempré (Somme), 1er artill. — Plaie contuse au globe oculaire droit, éclat d'obus, Saint-Privat. — Déformation de la cornée, une cicatrice bridée retient l'œil au bord inférieur de l'orbite, perte de la vision à droite.

JOLY, Cléophas, 6e hussards. — Ecrasement du poignet gauche, accident, Castres (Tarn), 2 novembre. — Cal vicieux proéminent, ankylose incomplète du poignet avec paralysie du mouvement des cinq doigts de la main gauche, dont les trois premiers sont fixés dans l'extension.

JOLY, Fichter, né le 29 avril 1850, Premery (Nièvre), 67e de ligne. — Plaie contuse au globe oculaire droit, éclat d'obus, Montbéliard, 15 janvier. — Déformation et immobilité de la pupille, adhérences, perte de la vision à droite.

JOLY, Gustave-Joseph, 68ᵉ de ligne. — Plaie à la tête, coup de feu, Saint-Quentin. — Perte de substance arrondie au sommet du crâne et au niveau de la suture bi-pariétale.

JOLY, Hubert-Hippolyte-Alfred, né le 11 juin 1838, au Chêne (Ardennes), 16ᵉ de ligne, sergent. — Plaie à la main droite, coup de feu, Arthenay, 2 décembre. — Ankylose légère du poignet, perte des deux dernières phalanges des doigts indicateur et médius, et rétraction des doigts annulaire et auriculaire.

JOLY, Jean-Baptiste, garde mob. des Vosges. — Fracture du fémur gauche, coup de feu, Cussey, 22 octobre. — Raccourcissement de 6 centimètres.

JOLY, Jean-François, né le 8 avril 1825, Rambervilliers (Vosges), garde nationale de Rambervilliers. — Fracture des surfaces articulaires de l'épaule gauche, coup de feu, Rambervilliers, 9 octobre. — Ankylose scapulo-humérale.

JOLY, Joseph, 1ʳᵉ légion de marche du Rhône.— Plaie contuse au bras droit, coup de feu, Pauligny (Doubs), 13 janvier. — Perte de substance musculaire, cinq cicatrices adhérentes, atrophie du deltoïde.

JOLY, Paul, né le 19 août 1850, Izon (Drôme), 47ᵉ de ligne. — Plaie pénétrante du coude droit, fracture comminutive de l'olécrane, coup de feu, Villersexel, 9 janvier. — Extraction d'un fragment de balle, tiers inférieur, de l'avant-bras, huit mois après la blessure, phlegmon de l'avant-bras et de la main, huit incisions, arthrite du coude ankylosé dans la demi-flexion, perte des mouvements de l'avant-bras avec immobilité presque complète des cinq doigts.

JOLY, Siméon-Claude, 94ᵉ de ligne.—Congélation du pied droit à (?).—Perte du gros orteil.

JOLYOT, Jean-Baptiste, 33ᵉ de ligne. — Plaie en séton à la cuisse gauche de dedans en dehors et de bas en haut jusqu'au pli de la fesse, coup de feu, Sedan. — Cicatrice profonde et adhérente.

JOMARD, Pierre-Marie, 2ᵉ zouaves. — Fracture de la malléole externe et des os du tarse, pied gauche, coup de feu, Sedan. — Ankylose tibio-tarsienne.

JONGA, Pierre-Jean-Joseph, 37ᵉ de ligne. — Fracture de l'omoplate gauche, 2 coups de feu, Sedan. — Ankylose incomplète scapulo-humérale.

JONGLA, Raymond, 49ᵉ de ligne. — Plaie contuse au bras droit, coup de feu, Villersexel, 9 janvier.

JONCOURT, Alain, 18ᵉ de ligne. — Fracture comminutive de l'humérus droit, coup de feu, Châtillon sous Paris, 19 septembre. — Cicatrice adhérente.

JONCOUX, Jacques, né le 18 mai 1849, Saint-Cernin (Cantal), 14ᵉ de ligne. — Fracture comminutive de l'avant-bras gauche, coup de feu, Champigny, 30 novembre. — Atrophie de tout le membre avec paralysie de la main.

JONDOT, Joseph, 22ᵉ de ligne, sergent. — Plaie contuse au coude droit, coup de feu, Beaune-la-Rolande. — Ankylose incomplète.

JONIN, Auguste-Pierre, né le 10 mars 1849, Rézé (Loire-Inférieure), 30ᵉ de ligne.—Fracture comminutive du coude droit, éclat d'obus, Patay, 2 décembre. — Ankylose.

JONO, Joseph-Marie, né le 6 décembre 1847, Guénin (Morbihan), garde mob. du Morbihan. —Fracture comminutive du fémur gauche, éclat d'obus, Rosny, 4 janvier, — Consolidation vicieuse, raccourcissement de 6 centimètres

JONQUET, Jacques-François-Albert, né le 28 décembre 1850, Tornay (Haute-Marne), 63ᵉ de ligne. — Congélation des pieds, Montbéliard, 15 janvier. — Perte de la 2ᵉ phalange du gros orteil et atrophie des trois derniers orteils intimement soudés entre eux, pied gauche, perte de la 2ᵉ du gros orteil, atrophie des autres orteils, intimement soudés entre eux, pied droit.

JONQUET, Lucien, né le 1ᵉʳ octobre 1840, Paulhe (Aveyron), 12ᵉ dragons.—Plaie à travers le creux axillaire droit, coup de feu, Forbach. — Paralysie incomplète du bras, mouvements de l'épaule très-limités, perte de la sensibilité dans toute la partie interne du membre, et perte de l'activité des extenseurs de la main.

JONQUET, Pierre, garde mob. de la Charente. — Ablation du doigt auriculaire, main gauche, coup de feu, bois de Montbéliard, 17 janvier. — Paralysie et ankylose de l'annulaire.

JORDIEU, Claude, 47e de ligne. — Congélation du pied gauche, Héricourt, 16 janvier. — Ankylose dans la flexion permanente à angle droit du gros orteil et de son articulation métatarso-phalangienne.

JORDY, Martin, 16e de ligne. — Fracture du péroné gauche, tiers inférieur, coup de feu, Arthenay, 2 décembre.—Cicatrice adhérente.

JORES, Romain, né le 1er janvier 1845, Mesnil-Opac (Manche), 43e de ligne, caporal.— Fracture du 3e métacarpien, main droite, coup de feu, Saint-Privat. — Ankylose métacarpophalangienne du médius qui est atrophié et dévié.

JORET, Armand-Auguste, garde mob. de la Manche. — Vaste plaie contuse à la jambe gauche, éclat d'obus, Lorges, 9 décembre. — Développement variqueux, cicatrices adhérentes.

JORON, Ernest-Auguste, né le 14 avril 1849, Equeurdreville (Manche), 8e de ligne.—Fracture de la branche montante du maxillaire inférieur, coup de feu, Champigny, 2 décembre.— Balle non extraite, elle est engagée dans un des points de la base du crâne, ankylose du maxillaire inférieur, limitant l'écartement des mâchoires à 1 centimètre, douleurs dans tout le côté gauche de la tête et derrière l'oreille, gêne considérable dans l'élévation et la circumduction de la tête.

JORY, Jules-François-Auguste, né le 26 mai 1844, Hescamps-Saint-Clair (Somme), 39e de ligne.—Plaies contuses à la jambe gauche et à l'articulation tibio-tarsienne droite, 2 coups de feu, Orléans, 11 octobre. — Ostéite du tibia, perte osseuse de celui-ci, cicatrices vicieuses, adhérentes aux extenseurs du pied droit, ankylose tibio-tarsienne.

JOSEPH, Charles, né à Combles (Somme), 119e de ligne. — Fracture de la jambe gauche, coup de feu, Champigny, 30 novembre. — Consolidation vicieuse du tibia.

JOSEPH, François, né le 27 octobre 1848, Fontienne (Basses-Alpes), 4e de ligne.—Fracture du 5e métacarpien, main droite, coup de feu, plateau d'Avron. — Perte des mouvements de l'auriculaire.

JOSEPH, Alexis, 74e de ligne. — Perte de la phalangue unguéale du pouce gauche, éclat d'obus, Reischoffen.

JOSEPH, Médard, né en juin 1847, Langogne (Lozère), 5e de ligne. — Plaie contuse à l'articulation tibio-tarsienne gauche, coup de feu, Sedan.—Ankylose.

JOSEPH, Julien, dit SYLVAIN, garde mob. de la Mayenne.—Fracture de l'humérus gauche, coup de feu, Yvré-l'Évêque, 11 janvier. — Ankylose incomplète du coude, cicatrices adhérentes et déprimées.

JOSNON, Jules-Alexandrin, né le 25 février 1841, Vineuil (Loir-et-Cher), 90e de ligne, caporal. — Plaie contuse au globe oculaire droit, recul de la culasse mobile du chassepot, Paris, 24 mai. — Amaurose caractérisée par la dilatation permanente et l'immobilité de la pupille.

JOSSE, Jean-Marie, 54e de ligne. — Plaies contuses au pied et au niveau du tendon d'Achille gauches, coup de feu, Amanvillers.

JOSSELIN, François-Ambroise, 82e de ligne, sergent. — Plaie compliquée à la face palmaire, main droite, explosion de son fusil, à Bagneux sous Paris, 16 mai. — Perte de substance, rétraction musculaire de l'éminence thénar, atrophie et flexion du pouce dans la paume de la main, cicatrice adhérente et profonde.

JOSSET, Jean-Louis, 71e de ligne. — Plaie déchirée à la main droite, recul de la culasse de son chassepot, Clamart, 17 avril. — Cicatrice adhérente.

JOSSINET, Pierre-Alexandre, 24e chass. — Plaie à la main droite, coup de feu, Rezonville. — Ankylose du pouce fixé dans l'extension.

JOUAN, Augustin, 54e de ligne. — Plaies à la cuisse et à l'avant-bras, côté droit, coups de feu, Amanvillers. — Amaigrissement de la cuisse, claudication, atrophie de l'avant-bras et de la main.

JOUANAUD, Martial, 89e de ligne. — Plaie contuse à la cuisse gauche, coup de feu, Sedan. — Pourriture d'hôpital, claudication.

JOUANAUD, Mathieu, 38e de ligne. — Fracture du 1er métacarpien, main droite, coup de feu, Champigny, 2 décembre. — Ankylose métacarpo-phalangienne de l'indicateur.

JOUANIN, Pierre, né le 2 décembre 1850, Saint-Sébastien (Creuse), régiment étranger. — Coxalgie droite, rhumatismale, armée de l'Est. — Déformation considérable de la hanche par luxation spontanée de la tête du fémur qui est portée en arrière et en haut, raccourcissement et amaigrissement du membre.

JOUANNE, Jules-Charles-Alfred, né le 11 juin 1851, Caen (Calvados), 16e de ligne, caporal. — Vastes brûlures à la main gauche, au menton et au cou, explosion d'un caisson d'artillerie, Montbéliard, 18 janvier. — Cicatrices irrégulières et difformes, gêne dans la flexion des doigts, douleurs dans les mouvements de latéralité du cou.

JOUANNET, Jean, 47e de ligne. — Fracture du 1er métacarpien, main gauche, coup de feu, Sedan. — Cicatrice adhérente et rétraction permanente de l'indicateur.

JOUANNET, Julien-Marie, 63e de ligne. — Plaie contuse à la main droite, Spickeren. — Exfoliation des extenseurs des doigts auriculaire et médius qui sont privés de tout mouvement.

JOUANY, Julien-Marie, 65e de ligne. — Plaie contuse à la main droite, éclat d'obus, Servigny sous Metz. — Perte du doigt indicateur et ankylose du médius.

JOUASSIN, Léonard-Paul-Auguste, né le 18 janvier 1839, Limoges (Haute-Vienne), 15e de ligne, sergent. — Fracture du poignet gauche, coup de feu, le Bourget, 30 octobre. — Déformation et perte des mouvements du poignet et de la main.

JOUAULT, Louis-Laurent, 59e de ligne. — Fracture du calcanéum et de la malléole interne, pied gauche, coup de feu, Conneré, 11 janvier. — Ankylose tibio-tarsienne.

JOUBERT, Louis-François, garde mob. de la Sarthe, sergent. — Plaie pénétrante du bassin, coup de feu, Coulmiers, 9 novembre. — Cicatrices adhérentes au péritoine, atrophie du testicule gauche, perte partielle des mouvements de la jambe gauche.

JOUBIN, Henri-Louis-Marin, né le 13 février 1849, Mantillo (Orne), garde mob. de l'Orne. — Plaie contuse au niveau des vertèbres lombaires, coup de feu, Saint-Cellerin. — Cicatrice adhérente, gêne des mouvements du tronc.

JOUDELLA, Jean, né le 2 juillet 1845, Tarbes (Hautes-Pyrénées), 59e de ligne. — Douleurs rhumatismales, privations et intempéries en captivité. — Rigidité et contracture permanente du muscle sterno-cléido-mastoïdien gauche, gêne des mouvements de l'articulation atloïdo-axoïdienne, inclinaison de la tête à gauche.

JOUDOU, Adolphe-Louis-Victor, né le 23 mars 1843, Besançon (Doubs), 18e de ligne, sous-lieutenant. — Plaie à travers le genou droit avec fracture de la rotule, plaie contuse au creux poplité, même membre, 2 coups de feu, Frœschwiller. — Ankylose complète du genou dans l'extension et incomplète tibio-tarsienne, atrophie du membre.

JOUDOUX, Jean-Baptiste, né à Estivaux (Corrèze), 38e de ligne, caporal. — Plaie contuse au bras gauche et perte de la phalangette du pouce, coup de feu, Champigny, 2 décembre. — Atrophie du bras.

JOUENNE, François-Achille, 64e de ligne. — Vaste plaie au bras gauche, éclat d'obus, Gravelotte. — Destruction partielle des muscles grand dorsal et sous-épineux, cicatrice adhérente, gêne dans la rotation du bras.

JOUFFRAIS, Marius, 87e de ligne. — Fracture du péroné droit et plaie contuse à la jambe gauche, 2 coups de feu, bois de Boulogne, 16 mai. — Esquilles du péroné, cicatrice adhérente, périostite volumineuse des deux os, jambe gauche.

JOUFIER, Jean, 10e de ligne. — Plaie contuse à la main gauche, coup de feu, Saint-Privat.

JOUGLAS, Jacques, garde mob. du Lot. — Perte des deux dernières phalanges du médius, main gauche, éclat d'obus, Origny, 10 décembre.

JOUGLEN, Antoine, né le 16 janvier 1825, Brocas (Landes), garde mob. de 1848. — Mal de Pott, fatigues du 1er siége de Paris. — Déplacement des 9e, 10e et 11e vertèbres dorsales, gibbosité consécutive.

JOUHANNET, Jean, 55e de ligne. — Plaie au creux axillaire droit, coup de feu, Villersexel. — Ankylose scapulo-humérale, atrophie de la main et flexion de l'avant-bras.

JOUIN, Adolphe-Pierre, né le 6 juillet 1849, Saulnières (Ille-et-Vilaine), garde mob. d'Ille-et-Vilaine, sergent. — Fracture du sommet du crâne, éclat d'obus, Villiers-sur-Marne, 30 novembre. — Perte de substance osseuse, cicatrice déprimée sous laquelle se trouve le cerveau.

JOUINEAU, Lucien-Hilaire, né le 28 avril 1840, Couhé (Vienne), 9e artill., brigadier. — Plaie compliquée en séton au bras droit, érosion de l'humérus, coup de feu, Frœschwiller. — Paralysie incomplète de la main droite fixée à angle droit sur l'avant-bras dans la pronation.

JOULHA, Etienne, 56e de ligne. — Fracture du fémur droit, coup de feu, Frœschwiller. — Raccourcissement notable.

JOULIA, François, né le 29 janvier 1848, Nîmes (Gard), 22e de ligne, caporal. — Fracture du radius droit, tiers inférieur, coup de feu, Moulin-Saquet. — Gêne des mouvements du poignet et de la main.

JOULIN, Etienne, né à Bué (Cher), 85e de ligne. — Plaie pénétrante de poitrine à droite, coup de feu, fort de Vanves, 11 mai. — Adhérences pleurales.

JOULIN, Florentin-Napoléon, né le 2 avril 1849, Contres (Loir-et-Cher), 26e chass. à pied. — Plaie en séton à l'avant-bras gauche, érosion des deux os et lésion du nerf médian, coup de feu, Paris, 2e siége. — Paralysie incomplète des trois premiers doigts.

JOUNIER, Pierre-Marie, né le 26 mai 1845, Dolary (Morbihan), 10e de ligne. — Plaie contuse à la main droite, coup de feu, Saint-Privat. — Complications, atrophie du membre, ankylose du coude et du poignet.

JOUOT, Henri, né le 18 mai 1847, Vallières (Aube), 51e de ligne. — Plaie à la cuisse gauche, érosion du fémur, coup de feu, Gravelotte. — Nécrose du fémur, spina-ventosa, plaies fistuleuses, près du genou.

JOURDAIN, Jules-Henri-Joseph, 9e de ligne. — Fracture du calcanéum gauche, coup de feu, Saint-Privat. — Cicatrice adhérente.

JOURDAN, Auguste-Frédéric, né le 24 août 1847, Aubagne (Bouches-du-Rhône), 2e zouaves. — Fracture de l'os iliaque gauche, plaie contuse à l'avant-bras gauche, fracture comminutive et dilacération de l'articulation tibio-tarsienne gauche, éclats d'obus, Frœschwiller. — Déformation de la hanche et plaies fistuleuses, ankylose tibio-tarsienne, œdème considérable et déformation du pied fixé dans l'extension.

JOURDAN, Eloi-Marie-Anatole, né le 5 décembre 1851, Nîmes (Gard), 4e chass. à pied, caporal. — Fracture du fémur droit, coup de feu, Buzenval. — Fusées purulentes, cal vicieux.

JOURDAN, Guillaume-Michel, 100e de ligne. — Fracture de la jambe gauche, éclat d'obus, Gravelotte. — Perte de substance musculaire, cicatrice adhérente.

JOURDAN, Hippolyte-François, né le 20 février 1828, Salon (Bouches-du-Rhône), 6e de ligne, capitaine. — Désorganisation de l'œil gauche, plaie contuse au côté droit du menton, plaies contuses à l'avant-bras droit, partie supérieure et à la main gauche, fracture comminutive du gros orteil, pied gauche. — Eclats d'obus multiples, Saint-Privat. — Ankylose des doigts médius et annulaire et ankylose du gros orteil.

JOURDAN, Jean-Arnoux, né le 9 novembre 1822, Gap (Hautes-Alpes), gendarme, compagnie des Hautes-Alpes. — Ophthalmie granuleuse chronique, fatigues des deux siéges de Paris. — Blépharite et taies sur les deux cornées transparentes, affaiblissement considérable de la vue.

JOURDAN, Jean-Claude, né le 2 octobre 1837, Flacey (Saône-et-Loire), 12e de ligne. — Plaie contuse à la jambe droite, partie inférieure, et fracture comminutive du fémur, même côté, 2 coups de feu, Sainte-Barbe sous Metz. — Raccourcissement considérable de la cuisse.

JOURDAN, Jean-François-Régis-Florentin, né le 20 juillet 1840, Mazan (Ardèche), 42e de ligne. — Fracture de la jambe droite, tiers inférieur, coup de feu, Champigny, 30 novembre. — Esquilles, cal vicieux, raccourcissement du membre, plaies fistuleuses, adhérence des tendons, ankylose tibio-tarsienne.

JOURDAN, Léon-Edouard, 38e de ligne, caporal. — Plaie contuse au poignet gauche, coup de feu, Saint-Remy, 15 janvier. — Ankylose du poignet.

JOURDAN, Louis, né le 24 décembre 1845, Theys (Isère), 12e artill.—Fracture comminutive du col du fémur gauche, coup de feu, Loigny. — Ankylose coxo-fémorale, consolidation vicieuse, cicatrice adhérente au-dessus du grand trochanter et raccourcissement du membre.

JOURDIN, Séraphin-Honoré, né le 13 mars 1849, aux Jumeaux (Deux-Sèvres), 14e de ligne. — Fracture du 1er métacarpien et du pouce, main droite, coup de feu, Champigny. —Consolidation vicieuse, déformation et atrophie du pouce.

JOURFIER, Jean, né le 8 janvier 1843, Joze (Puy-de-Dôme), 10e de ligne.— Fracture des 3e et 4e métacarpiens, main gauche, coup de feu, Saint-Privat.—Ankylose de l'auriculaire fixé dans la flexion, ankylose et atrophie de l'annulaire.

JOURNOX, Joseph-Amiable, 2e zouaves. — Fracture de la jambe gauche, coup de feu, Frœschwiller. — Cicatrice adhérente, atrophie et raccourcissement.

JOUSSE, Jean-Pierre, né le 1er août 1849, Roche-en-Reynier (Haute-Loire), garde mob. de la Haute-Loire. — Fracture du pouce et de l'indicateur, main droite, coup de feu, Héricourt. — Perte de la phalangette du pouce et des 2e et 3e phalanges de l'indicateur.

JOUSSEAUME, Alexandre, 25e de ligne. — Plaie à travers l'épaule gauche, coup de feu, Ladonchamps sous Metz, 2 octobre. — Atrophie de tout le membre.

JOUSSEAUME, Ferdinand-Marie-François, 54e de ligne. — Plaie en séton entre l'indicateur et le pouce, main gauche, coup de feu, Saint-Privat. — Gêne des mouvements de ces doigts.

JOUSSEAUME, Pierre-Jean, né le 25 février 1849, Auzay (Vendée), 24e de ligne. — Plaies contuses aux deux fesses et à la jambe droite, partie inférieure, coup de feu, Villiers-sur-Marne, 30 novembre. — Perte de la moitié de la fesse gauche et d'un tiers de la fesse droite, vaste et profonde cicatrice aux fesses, cicatrice adhérente de 9 centimètres à la jambe droite.

JOUVE, Jean, né le 25 octobre 1847, Vorey (Haute-Saône), 10e de ligne. — Fracture comminutive de l'avant-bras gauche, coup de feu, Saint-Privat. — Cicatrices adhérentes, ankylose du coude avec atrophie du membre.

JOUVE, Pierre-Ferdinand-Eugène, né le 30 janvier 1844, Olargues (Hérault), 4e zouaves, sergent-major. — Fracture comminutive du carpe, main gauche, coup de feu, Bry-sur-Marne, 30 novembre. — Déformation de la main, ankylose du poignet et du doigt annulaire, les autres doigts sont fixés dans l'extension.

JOUVE, Pierre-Michel, 83e de ligne. — Fracture du péroné droit, coup de feu, Ladonchamps, 7 octobre. — Ankylose incomplète du genou, cicatrice adhérente.

JOUVELOT, Jean, dit ALBERT, 35e de ligne.—Fracture du péroné droit, coup de feu, Champigny, 30 novembre.—Cicatrice adhérente.

Jouvençon, Gilbert, né le 10 janvier 1850, Saint-Didier (Allier), 16e chass. à pied.—Congélation du pied gauche, Arcé, 17 janvier. — Gangrène, perte des quatre derniers et de la première phalange du gros orteil, cicatrices épaisses et adhérentes, peu résistantes.

Jouvenet, Humbert, né le 26 décembre 1846, Saint-Clair (Isère), 60e de ligne.—Fracture compliquée des 2e, 3e et 4e métacarpiens, main droite, éclat d'obus, Saint-Privat.—Cicatrice adhérente, ankylose métacarpo-phalangienne des doigts indicateur, médius et annulaire.

Jouvin, Julien, 19e chass. à pied. — Plaie pénétrante de la fesse, du scrotum et de la verge, côté gauche, coup de feu, Parigné-l'Évêque, 10 janvier.

Jovet, Charles, 47e de ligne. — Plaie contuse à la région iliaque gauche, coup de feu, Beaumont (Ardennes).

Jozy, Joseph-Alfred, 49e de ligne. — Amblyopie double, fatigues et privations en Allemagne.

Jubin, Paul-Eugène, né le 25 septembre 1842, Paris (Seine), 125e de ligne. — Plaie compliquée à l'avant-bras gauche, coup de feu, Bry-sur-Marne. — Paralysie et atrophie avec perte des mouvements de l'avant-bras et de la main.

Juchs, Jean-Baptiste, né le 24 juin 1844, Durrenback (Bas-Rhin), 6e de ligne, caporal. — Fracture de l'humérus gauche, coup de feu, Sainte-Barbe sous Metz.—Cal volumineux.

Judel, Albert, né le 23 février 1847, Guebwiller (Haut-Rhin), 90e de ligne. — Fracture de la rotule gauche avec lésion de son ligament, 2 coups de feu, Noisseville, 1er septembre. — Faiblesse des extenseurs.

Juénet, Norbert, 7e de ligne. — Plaie en séton à la partie supérieure de la cuisse (?), coup de feu, Patay, 2 décembre. — Suppuration permanente.

Juge, Bernard, 54e de ligne. — Plaies contuses à la cuisse et à la fesse droites, coup de feu, Amanvillers. — Cicatrice adhérente et déprimée à la cuisse qui est amaigrie, claudication.

Juge, Jean-Louis, 34e de ligne. — Plaie en séton à la jambe gauche, coup de feu, Champigny, 30 novembre. — Amaigrissement de la jambe.

Juge, Martin-Hippolyte, né le 31 mai 1846, Metz (Moselle), garde mob. de la Seine. — Fracture comminutive de l'avant-bras droit, coup de feu (balle de rempart), fort de Vanves, 18 novembre. — Adhérence des tendons et perte des mouvements de l'avant-bras et de la main.

Jugie, Mathurin, 6e de ligne. — Fracture du cubitus gauche avec plaie déchirée des extenseurs, coup de feu, Chauvency-le-Château (Meuse), 28 août. — Flexion permanente des doigts indicateur, médius et annulaire.

Jugie, Pierre, 45e de ligne. — Fracture de la jambe droite, accident en travaillant aux fortifications de Magdebourg, 15 janvier. — Raccourcissement.

Juglab, Joseph, 13e de ligne. — Plaie contuse au bras droit, coup de feu, Rezonville.

Jugnet, Benoît-Marie, né le 24 octobre 1845, la Clayette (Saône-et-Loire), 55e de ligne, sergent. — Plaie pénétrante de l'épaule gauche, coup de feu, Gravelotte. — Amaigrissement de cette région, ankylose incomplète de l'épaule.

Jugon, Joseph-Julien-Hélaine, né le 4 novembre 1838, Andouillé-Neuville (Ille-et-Vilaine), 17e chass. à pied. — Plaie contuse à la main gauche, face dorsale, et à travers la main droite avec ablation de la 3e phalange de l'auriculaire, 2 coups de feu, Frœschwiller. — Paralysie des fléchisseurs, main droite, avec ankylose du poignet.

Jugrand, Jean-Baptiste-Dieudonné, 22e artill. — Plaie à la main gauche (?), 3 décembre. — Sub-luxation du médius avec gêne des autres doigts.

Juillard, Claude-Marie, né le 3 juin 1845, Ceuves (Rhône), 80e de ligne. — Fracture du maxillaire inférieur, coup de feu, Saint-Privat. — Consolidation vicieuse, cicatrice adhérente à la langue.

JUILLARD, Jacques-Frédéric, né le 8 mai 1839, Audincourt (Doubs), 85ᵉ de ligne. — Fracture des deux maxillaires avec perforation de la voûte palatine, éclat d'obus, Borny.

JUILLOT, Jean-Baptiste, 23ᵉ de ligne. — Plaie compliquée à la cuisse gauche, coup de feu, Montretout, 19 janvier. — Amaigrissement et paralysie légère du pied.

JULE, 10ᵉ de ligne. — Fracture comminutive du coude gauche, coup de feu, Saint-Privat. — Ankylose avec atrophie du membre.

JULES, né en octobre 1847, Paris, garde mob. de Loir-et-Cher. — Plaie à travers le coude droit, coup de feu, Villorceau, 8 décembre. — Ankylose à angle droit.

JULIEN, Jean-Antoine, né le 16 juin 1847, Malzieu-Forain (Lozère), 4ᵉ de ligne. — Plaie contuse au dos, coup de feu, Gravelotte. — Balle non extraite.

JULIEN, Jérôme, né à Tracy, 50ᵉ de ligne, caporal. — Fracture de la jambe droite, coup de feu, Wissembourg. — Esquilles, cicatrice adhérente, claudication.

JULIEN, Joseph-François, 38ᵉ de ligne, caporal. — Plaie contuse à la main gauche, coup de feu, Coulmiers, 9 novembre. — Cicatrice adhérente et bridée entre l'indicateur et le médius, face dorsale, flexion de l'indicateur.

JULIEN, Silvestre, garde mob. des Bouches-du-Rhône. — Perte des deux dernières phalanges de l'indicateur, main gauche, coup de feu, Yvré-l'Evêque.

JULIN, Ferdinand-Victor, né le 29 juillet 1843, Paris, garde nationale de la Seine, 82ᵉ bataillon. — Plaies contuses à la cuisse gauche et à la verge, coup de feu, Buzenval. — Cicatrices multiples.

JULIAND, Paul, 37ᵉ de ligne. — Plaie contuse au genou droit, coup de feu, Coulmiers, 9 novembre. — Arthrite.

JULLIEN, Jean-Marie, 89ᵉ de ligne. — Plaie contuse au bras droit, éclat d'obus, fort d'Issy, 17 mai. — Perte de substance musculaire, large cicatrice adhérente.

JULLIEN, Jean-Pierre-Henri, garde mob. de l'Ardèche. — Plaie contuse à la cuisse gauche, érosion du fémur, coup de feu, Vernon, 22 novembre. — Cicatrice adhérente.

JULLIEN, Joseph, 93ᵉ de ligne. — Tuberculisation pulmonaire, fatigues, armée de la Loire.

JUNCA, Jean, né le 7 mai 1850, Messanges (Landes), 43ᵉ de ligne. — Plaie contuse au mollet droit, partie postérieure et moyenne, éclat d'obus, Villorceau. — Perte de substance musculaire, rétraction des extenseurs fixant le pied dans l'extension, atrophie de la jambe avec roideur considérable de l'articulation tibio-tarsienne.

JUNCAS, Jean, 17ᵉ de ligne. — Fracture de l'omoplate gauche, coup de feu, Beaumont (Ardennes). — Cicatrice adhérente et profonde à l'angle inférieur de l'omoplate.

JUNG, Augustin, né le 24 décembre 1844, Bréchaumont (Haut-Rhin), 85ᵉ de ligne, sergent. — Fracture de l'humérus gauche, tiers supérieur, coup de feu, pont de Neuilly-sur-Seine, 7 avril. — Ankyloses scapulo-humérale et huméro-cubitale.

JUNG, Jean, né le 15 juillet 1847, Estendorff (Bas-Rhin), 12ᵉ chass. à cheval. — Fracture des os propres du nez, coup de sabre, Busancy. — Difformité de la face.

JUNG, Nicolas, 3ᵉ zouaves. — Plaie à travers l'épaule droite, coup de feu, Frœschwiller. — Ankylose incomplète.

JUNG, Pierre, né le 21 mars 1849, Filstroff (Moselle), 43ᵉ de ligne. — Fracture comminutive du fémur gauche, coup de feu, le Mans. — Abcès multiples, nombreuses esquilles, arthrite du genou, ankylosé incomplètement.

JUNGBLUT, Michel, 2ᵉ zouaves. — Plaie pénétrante de poitrine, au-dessous de la clavicule droite et plaie en séton aux deux fesses, 2 coups de feu, Frœschwiller.

JUNIET, Gilbert, né le 13 novembre 1850, Saulcet (Allier), 55ᵉ de ligne. — Fracture du maxillaire inférieur, coup de feu, Beaune-la-Rolande. — Perte de toutes les dents, sauf 2 molaires à gauche et 3 à droite, cicatrice difforme à la joue gauche.

JUNIET, Jean, né le 25 mai 1841, Voussac (Allier), 56ᵉ de ligne, sergent. — Plaie compliquée à la jambe gauche, coup de feu, Frœschwiller. — Cicatrice adhérente longue de 8 centimères, contracture musculaire, ankylose presque complète tibio-tarsienne le pied fixé dans l'extension avec atrophie du membre qui est considérablement amaigri.

JURANVILLE, Isidore-Augustin-Désiré, né le 22 octobre 1847, Fray-aux-Loges (Loiret), 64° de ligne, caporal. — Fracture du péroné droit, éclat d'obus, Saint-Privat. — Ankylose rectiligne fémoro-tibiale et tibio-tarsienne.

JURÉ, René, 70° de ligne. — Plaie contuse au mollet gauche, coup de feu, Paris, 25 mai. — Balle non extraite, cicatrice adhérente.

JURION, Jean-Baptiste-Auguste, 19° de ligne. — Plaie contuse au bras droit, érosion de l'humérus, coup de feu, Borny.

JUSSAT, Joseph-Pierre-Désiré, 28° de ligne. — Plaie contuse au bras droit, au niveau du deltoïde, érosion de l'humérus, coup de feu, Saint-Privat. — Perte de l'élévation du bras.

JUSSELME, Pierre-Marie, 15° artill. — Fracture du doigt médius, main droite, coup de feu, Paris, 23 mai. — Ankylose du médius fixé dans l'extension avec chevauchement sur l'annulaire.

JUSSIAU, Nicolas, 40° de ligne. — Fracture de l'humérus gauche, coup de feu, Beaumont (Ardennes). — Cal volumineux, ankylose incomplète du coude avec atrophie du bras.

JUSTAFRÉ, Jean-Jacques, garde mob. de l'Aube. — Plaie à la main droite par piqûre de l'aiguille du chassepot, Chenebier, 16 janvier.—Phlegmon à la face palmaire de la main dont les fléchisseurs sont rétractés.

JUVEAU, François, né le 5 avril 1849, Saint-Secondin (Loir-et-Cher), garde mob. de Loir-et-Cher. — Fracture comminutive de l'avant-bras gauche, coup de feu, Loigny. — Nécrose des deux os.

JUVEN, Jacques, 17° de ligne. — Fracture de la malléole externe gauche, coup de feu, Sedan. — Cicatrice adhérente.

KACI-BEN-SELIMEN, 1er tir. alg. —Plaie contuse au pied droit, coup de feu, Wissembourg. — Cicatrice adhérente et œdème du pied.

KADDOUR-BEN-EL-HADI, né en 1851, Ouled-Besseim (Alger), 1er tir. alg. —Plaie pénétrante de poitrine, coup de feu, Wissembourg. — Nécrose vertébrale, plaies fistuleuses persistantes.

KADOUR-OULD-SÉNID, 2° tir. alg. — Fracture des surfaces articulaires du coude gauche, coup de feu, Wœrth. — Ankylose dans la flexion avec atrophie.

KADRO, Pierre, né le 3 novembre 1845, Metz (Moselle), 97° de ligne. — Fracture comminutive de l'avant-bras droit, coup de feu, le Bourget, 30 octobre. — Consolidation vicieuse, ankylose du poignet avec déviation en dehors et atrophie de la main dont les doigts sont privés de tout mouvement.

KAELBEL, Aloïse, né le 4 février 1843, Chatenois (Bas-Rhin), 1er de ligne. — Perte de la 3° phalange et des deux tiers de la 2° de l'indicateur, main droite, coup de feu, Servigny.— Ankylose de ce doigt, cicatrice adhérente et douloureuse.

KAÉNER, Félix-Célestin, né le 27 avril 1848, Vincey (Vosges), 12° de ligne. — Plaie contuse au genou droit, coup de feu, Chevilly sous Paris, 30 septembre. — Ankylose.

KALADI-BEN-YAHIA, 1er tir. alg. — Fracture de métacarpiens, main gauche, coup de feu, Reischoffen. — Cicatrice adhérente et extension forcée des doigts médius et annulaire.

KAMOAL, Joseph, 9° de ligne.—Plaie en séton à l'avant-bras droit, coup de feu, Saint-Privat.

KANNENGIERER, Nicolas, 39° de ligne. — Fracture du fémur droit, coup de feu, Loigny. Cicatrices douloureuses.

KAPPEL, Jean-Georges, né le 8 novembre 1839, Grosbliederstroff (Moselle), 68° de ligne. — Fracture des os propres du nez à sa racine, éclat d'obus, Beaumont (Ardennes). — Perte de la vision à gauche.

KAPS, Eugène, né le 8 décembre 1851, Saverne (Bas-Rhin), 3° zouaves. — Fracture du cubitus gauche, coup de feu, Beaune-la-Rolande. — Ankylose du coude dans la fle ion, dé formation et amaigrissement de l'avant-bras avec affaiblissement des fonctions de la main et des doigts.

KARM, Joseph, 84e de ligne. — Plaie contuse à la cuisse gauche, coup de feu, Gravelotte. — Cicatrices adhérentes, engorgement variqueux de tout le membre.

KAROQUILLO, Pierre, 47e de ligne.—Plaie contuse à la main gauche, éclat d'obus, Wœrth. — Extension permanente du pouce.

KARPINSKI, Joseph-Félix, né le 18 mars 1849, Cracovie (Pologne), 43e de ligne. — Plaie contuse à la cuisse gauche et fracture intra-articulaire des os du tarse et de l'articulation tibiotarsienne gauche, 2 coups de feu, Villorceau. — Ostéo-périostite chronique, ankylose tibiotarsienne.

KASTNER, Frédéric-Marie, 1er zouaves. — Plaie contuse à la main gauche, coup de feu, Châtillon sous Paris, 19 septembre. — Cicatrice adhérente, face dorsale, atrophie de l'éminence thénar et perte des mouvements du pouce et de l'indicateur.

KAUFFMANN, Adolphe, 27e de ligne. — Plaie contuse à la jambe gauche, partie externe, coup de feu, Sedan. — Vaste cicatrice adhérente.

KAUFFMANN, Bernard, né le 1er septembre 1827, Blodelsheim (Haut-Rhin), 8e cuirassiers. — Ataxie locomotrice progressive, fatigues, siége de Metz. — Paraplégie incomplète.

KAUFFURANN, Antoine, 43e de ligne.—Plaie contuse à l'articulation tibio-tarsienne droite, érosion de la malléole interne, coup de feu, Villorceau. — Cicatrice adhérente de 8 centimètres, ankylose incomplète tibio-tarsienne.

KAUTRET, François-Marie, né le 2 février 1824, Morlaix (Finistère), 1er chass. à pied. — Plaie pénétrante au scrotum, ablation des deux testicules, coup de feu, Pont-Noyelles. — Gêne dans le membre inférieur droit.

KAYSER, Jacques, 11e de ligne. — Plaie pénétrante de l'abdomen, perforation intestinale, coup de feu, Beaumont (Ardennes). — Gêne des fonctions digestives.

KERAT, Gustave-Valentin, né le 8 juin 1848, Parfondru (Aisne), garde mob. de l'Aisne.— Fracture complète de la jambe gauche, projection de pierres de taille, explosion de la citadelle de Laon. — Consolidation vicieuse, raccourcissement de la jambe avec rigidité du coude-pied.

KEFFIER, Pierre-Célestin, né le 13 novembre 1840, Bellegarde (Loiret), 2e cuirassiers. — Fracture compliquée et comminutive de l'avant-bras droit, coup de feu, Frœschwiller. — Atrophie de la main, privée des mouvements de flexion et d'extension.

KELLER, Jean, 8e chass. à pied. — Plaie à la jambe (?), chute, retraite d'Orléans, 5 décembre. — Ostéite du tibia, cicatrice adhérente.

KELLER, Jean, né le 28 septembre 1848, Haspelschiedt (Moselle), 88e de ligne. — Fracture du doigt annulaire droit et plaie contuse à la jambe gauche, coup de feu, Châtillon sous Paris. — Gêne et déformation du doigt annulaire, ulcère variqueux à la jambe.

KELLO, François-Marie, né le 9 janvier 1847, Plouisy (Côtes-du-Nord), 41e de ligne. — Fracture avec enfoncement de l'os frontal, coup de feu, Paris, 2e siége.—Cicatrice adhérente à la région temporale.

KELTZ, François-Joseph, 79e de ligne. — Perte des deux dernières phalanges de l'annulaire, main droite, et plaie contuse à l'avant-bras, même côté, éclat d'obus, Sedan. — Cicatrice adhérente.

KERBŒUF, Jean-Marie-Pierre, né le 18 février 1826, Saint-Donan (Côtes-du-Nord), 34e de ligne. — Fatigues et influences rhumatismales, tranchées sous Paris, 23 novembre. — Amblyopie double amaurotique.

KERHERVÉ, Guillaume, 62e de ligne. — Plaie contuse au bras droit, partie supérieure et interne, coup de feu, Sedan. — Cicatrice adhérente.

KÉRIEL, Guillaume, 59e de ligne. — Plaie contuse au doigt médius, main gauche, coup de feu, Servigny sous Metz. — Ankylose de ce doigt.

KERJEAN, Claude, 36ᵉ de ligne. — Plaie en séton à la cuisse droite, partie supérieure et interne, coup de feu, Buzenval.

KERMORVANT, Adolphe-Marie, 9ᵉ de ligne. — Plaie contuse au doigt annulaire, main gauche, coup de feu, Saint-Privat. — Perte de ce doigt.

KERN, Jean, né le 12 mars 1845, Thann (Haut-Rhin), 2ᵉ zouaves. — Plaie à travers le genou droit, d'arrière en avant, coup de feu, Frœschwiller. — Déviation de la rotule en dehors, et soudure des surfaces articulaires à angle obtus, ankylose du genou.

KERN, Jean-Baptiste-Henri, né le 8 juillet 1843, Sierck (Moselle), voltigeurs du Nord, 1ᵉʳ bataillon, caporal. — Fracture des articulations métacarpo-phalangiennes de l'indicateur et du médius, main (?), coup de feu, Saint-Quentin. — Extension permanente de ces deux doigts, atrophie et gêne des autres doigts. .

KERSALEZ, Corentin, 63ᵉ de ligne. — Désorganisation du globe oculaire droit, coup de feu, Saint-Privat.

KERSUGAN, Louis-Marie, garde mob. du Morbihan. — Plaie contuse à la cuisse droite, érosion du fémur, éclat d'obus, Champigny. — Esquilles, plaies fistuleuses, cicatrice adhérente.

KERVABON, Joseph, né le 23 octobre 1839, Kernével (Finistère), 4ᵉ de ligne. — Plaie en séton au bras gauche et pénétrant dans le poumon gauche, coup de feu, Saint-Privat. — Epanchements pleurétiques, hémoptysies.

KESLER, Michel, 98ᵉ ou 28ᵉ de ligne. — Plaies contuses à la poitrine, partie infé rieure gauche, et aux deux cuisses, partie antérieure et supérieure, éclats d'obus, Saint-Privat. — Plaie fistuleuse à la poitrine, cicatrices profondes aux cuisses, faiblesse de la jambe droite.

KHALED-BEN-AMAR-BEN-NOUI, né en 1846, Ameurs-Dahara (Constantine), 3ᵉ tir. alg.—Désorganisation de la face, côté droit, coup de feu, Frœschwiller. — Perte de l'œil, de l'orbite et de la partie supérieure de la fosse nasale.

KHRELIL-BEN-BAKTI, né en 1845, Cheufra (Alger), 1ᵉʳ tir. alg., sergent.—Fracture du fémur gauche, tiers inférieur, coup de feu, Frœschwiller. — Cal difforme, raccourcissement de 5 centimètres, atrophie de la cuisse avec engorgement de la jambe et du pied .

KIBLER, Damas, né le 4 décembre 1850, Geishausen (Haut-Rhin), 33ᵉ de ligne. — Fracture comminutive de l'avant-bras droit, extrémité inférieure, coup de feu, Montbéliard, 15 janvier. — Ankylose du poignet.

KIBLER, Joseph, 33ᵉ de ligne. — Plaie contuse au mollet droit, coup de feu, Sainte-Barbe sous Metz. — Rétraction musculaire.

KIEFFER, Fridolin, né le 21 mai 1836, Rumersheim (Haut-Rhin), 2ᵉ de ligne. — Fracture comminutive du coude droit, et des os du bras et de l'avant-bras, coup de feu, Spickeren. — Atrophie et paralysie de l'avant-bras.

KIEFFER, Jean-Jacques, né le 28 juillet 1848, Illfurth (Haut-Rhin), 63ᵉ de ligne. — Fracture comminutive du cubitus gauche, tiers moyen, éclat d'obus, Phalsbourg, 10 août. — Esquilles, pas de consolidation, déviation des fragments, ankylose incomplète du coude avec atrophie de l'avant-bras.

KIENNEMANN, Antoine, né le 14 septembre 1849, Mutzig (Bas-Rhin), 50ᵉ de ligne.—Fracture comminutive de l'avant-bras droit, éclat d'obus, Coulmiers, 9 novembre. — Soudure des deux os dans la pronation forcée, permanente, et ankylose du coude à angle obtus.

KIENTZLER, Charles, né le 23 mai 1842, Bischleim (Bas-Rhin), 20ᵉ artill. — Plaie contuse au globe oculaire droit, coup de feu, Strasbourg, 16 septembre. — Cataracte, perte de la vision à droite.

KUHN, Louis, né le 12 février 1841, Paris (Seine), 7ᵉ de ligne. — Plaies contuses aux deux cuisses et à la verge, coups de feu, Sedan.

KILCHER, Laurent, né le 19 août 1844, Buchy (Moselle), 4e chass. à pied.—Fracture comminutive de l'humérus gauche, tiers inférieur, coup de feu, Sedan. — Nombreuses esquilles, ankylose incomplète du coude dans la demi-flexion.

KISTNER, Eugène, né le 2 septembre 1845, Wœrth (Bas-Rhin), 5e artill., maréchal des logis.—Fracture comminutive du radius droit, tiers inférieur, éclat d'obus, Strasbourg, 27 août. — Large cicatrice adhérente et bridée, paralysie de la main avec atrophie du membre.

KISVIN, Edmond, 17e chass. à pied. — Plaie contuse au bras droit, coup de feu, Querrieu, 24 décembre. — Pourriture d'hôpital, cicatrice adhérente.

KITTLER, Albert, né le 31 janvier 1846, Sousheim (Haut-Rhin), 67e de ligne. — Plaie à travers le coude gauche, coup de feu, Gravelotte. — Ankylose dans la flexion.

KLAUBER, Léon, né le 29 mars 1847, Sourbourg (Bas-Rhin), garde mob. du Bas-Rhin, sous-lieutenant. — Atrophie des deux pupilles avec paraplégie, chute des remparts à Strasbourg, 21 septembre, dans le fossé plein d'eau. — Perte de l'usage des membres inférieurs : Cécité complète.

KLEIN, Charles, né le 9 septembre 1847, Berveiller (Moselle), 14e de ligne, caporal. — Fracture de l'olécrane gauche, coup de feu, Champigny, 30 novembre. — Ankylose du coude dans la flexion.

KLEIN, Gustave, 67e de ligne. — Fracture comminutive de la clavicule gauche, coup de feu, Gravelotte. — Vaste cicatrice adhérente, grande faiblesse dans le bras.

KLEIN, Jean, né le 10 novembre 1838, Forbach (Moselle), éclaireurs de la Seine. — Plaie compliquée au bras droit et long séton à la poitrine, coup de feu, Bondy, 14 novembre. — Paralysie de la main droite, affaiblissement du bras.

KLEIN, Jean-Baptiste-Henri-Ferdinand, né le 28 avril 1842, Bruxelles (Belgique), régiment étranger, sergent. — Fracture de la jambe gauche, coup de feu, Orléans, 11 octobre.

KLEIN, Joseph, 12e de ligne. — Plaie contuse à la cuisse droite, partie interne, et plaie à la région iliaque gauche, coups de feu, Saint-Privat.

KLEIN, Laurent, né le 1er août 1844, Neubois (Alsace), 32e de ligne. — Fracture de l'humérus gauche, coup de feu, Styring-Wendel. —Rétraction du biceps, ankylose scapulo-humérale, atrophie du bras.

KLEIN, Philippe, né le 6 mai 1837, le Havre (Seine-Inférieure), francs-tireurs de la Gironde. — Fracture comminutive de l'apophyse épineuse de la 6e vertèbre cervicale, coup de feu, Héricourt. — Cicatrice adhérente à la partie supérieure et postérieure du bras.

KLEIN, Vincent, 45e de ligne. — Plaie contuse à la cuisse gauche, coup de feu, Frœschwiller.

KLEINLOGEL, Charles, né le 18 février 1849, Bergheim (Haut-Rhin), 14e de ligne. — Congélation des pieds, le Bourget, 14 décembre. — Perte du gros orteil et de la 2e phalange du 2e orteil, pied gauche, perte de la 2e phalange du gros orteil, pied droit.

KLOCK, Pierre, 2e zouaves. — Plaie contuse à l'épaule (?), coup de feu, Frœschwiller. — Plaie fistuleuse, cicatrice adhérente.

KLOETZER, Emile-Guillaume, né le 22 mars 1845, Saar-Union (Bas-Rhin), 93e de ligne, caporal. — Plaie contuse au bras droit, coup de feu, Gravelotte. — Cicatrice adhérente, rétraction musculaire de l'avant-bras, perte partielle des mouvements.

KNAB, Antoine, 1er artill. — Plaie contuse au mollet droit, éclat d'obus, Amanvillers. — Cicatrices profondes et adhérentes, perte de substance musculaire, rétraction du mollet fixant le pied dans l'extension.

KNOEPFLI, Georges, 33e de ligne. — Plaie contuse à la main gauche, coup de feu, Béhaguies, 3 janvier.

KOEBELEN, Joseph-Gilbert, né le 1er décembre 1843, Guebwiller (Haut-Rhin), 7e de ligne. — Plaie contuse à l'épaule droite et plaie pénétrante de poitrine, partie supérieure gauche, coup de feu, à... (?), armée du Rhin. — Dyspnée.

KOELLER, Georges, 62e de ligne. — Fracture de l'humérus droit, coup de feu, Sainte-Barbe sous Metz. — Cicatrice adhérente, amaigrissement du bras.

KOENIG, Hippolyte, né le 8 avril 1849, Saint-Hippolyte (Haut-Rhin), 42e de ligne.—Fracture comminutive du coude gauche, éclat d'obus, Couthenans (Haute-Saône), 15 janvier. — Esquilles, vaste cicatrice profonde et adhérente, ankylose du coude dans l'extension.

KOENIG, Jean, garde nationale de la Seine. — Plaie contuse profonde au mollet droit, éclat d'obus, Saint-Denis, 23 janvier.

KOHLER, Charles-Joseph, 61e de ligne. — Plaie déchirée à l'avant-bras droit, coup de feu, Beaumont (Ardennes).

KONGE, Louis, garde mob. du Rhône. — Plaies contuses au poignet gauche et au cou, lésion du cartilage thyroïde (??). — Aphonie.

KOUAUTON, Yves-Marie, né le 10 novembre 1850, Ploudaniel (Finistère), 64e de ligne.— Fracture comminutive et compliquée de l'humérus droit, éclat d'obus, Paris, 2e siége. — Plaie fistuleuse, atrophie et paralysie de l'avant-bras et de la main.

KOUIDER-BEL-HASSEN, 1er tir. alg. — Luxation incomplète du genou (?), chute à Chilleurs-aux-Bois, 27 novembre. —Déformation du membre.

KONN, Victor, né le 1er mai 1848, Rhinau (Bas-Rhin), 57e de ligne. — Plaie s'étendant de la partie inférieure du bras à la partie supérieure de l'avant-bras gauche, éclat d'obus, Gravelotte. — Plaie fistuleuse persistante, ankylose incomplète du coude.

KOQUER, Joseph, 6e chass. à pied. — Plaie contuse au creux poplité gauche, coup de feu, Sedan. — Rétraction de la jambe sur la cuisse.

KORB, Xavier, 100e de ligne. — Fracture comminutive de la jambe gauche, coup de feu, Gravelotte. — Consolidation vicieuse, raccourcissement.

KOURIO, Jean-Jacques, né le 31 janvier 1843, Quéven (Morbihan), 33e de ligne, sergent. — Plaie à l'articulation tibio-tarsienne droite, éclat d'obus, Sedan. — Ankylose.

KRAÉHN, Philippe, né le 7 février 1844, Mieteshem (Bas-Rhin), 8e de ligne. — Fracture de la jambe droite, tiers inférieur, coup de feu, Forbach. — Cicatrice adhérente, déviation très-prononcée du pied en dedans, ankylose incomplète tibio-tarsienne.

KRAFFT, Adolphe-Remy, 75e de ligne, sergent. — Plaie à la main gauche, coup de feu, Ladonchamps sous Metz, 7 octobre. — Perte de l'usage de l'indicateur et du pouce.

KRAFFT, Charles, né le 21 novembre 1836, Sarreguemines (Moselle), 1er zouaves. — Fracture du péroné droit, coup de feu, Froeschwiller. — Ankylose tibio-tarsienne.

KREMER, Auguste, né le 2 mars 1839, Cappel (Moselle), 2e train d'artill. — Congélation du pied droit, Colombiers (Suisse), 5 février. — Perte des trois premiers orteils.

KREMER, Pierre, 4e artill. — Fracture du cubitus gauche et du condyle interne de l'humérus, éclat d'obus, Saint-Privat. — Large cicatrice adhérente, ankylose incomplète du coude.

KREMPFF, Nicolas-Hippolyte, né le 11 mars 1830, Nancy (Meurthe), 94e de ligne, sergent. Plaie au creux axillaire gauche, coup de feu, Sedan. — Paralysie de tout le membre et de la main.

KRONNER, Jean, né le 3 novembre 1847, Bar-le-Duc (Meuse), 27e de ligne, caporal. — —Plaie contuse au-dessus du pli du coude gauche, coup de feu, Mouzon.—Ankylose du coude, gêne dans l'extension et la supination de l'avant-bras.

KROUCH, Célestin-Adrien, 6e de ligne, sergent.—Destruction des 2e, 3e, 4e et 5e apophyses épineuses dorsales, côté (?), coup de feu, Saint-Privat. — Cicatrice profonde et adhérente en forme de gouttière, et parallèle à l'axe de la colonne vertébrale.

KRUCHI BEN EMBARCK, né en 1844, Ouled-Amanras (Constantine), 3ᵉ tir. alg. — Désorganisation du globe oculaire droit, coup de feu, Frœschwiller.

KRAUMHOLTZ, Jean-Thiébaut, né le 13 avril 1851, Roderen (Haut-Rhin), 11ᵉ de ligne. — Fracture comminutive de la main droite, éclat d'obus, Terminiers.— Destruction de plusieurs métacarpiens, cicatrices adhérentes et déformation considérable de la main.

KRUMMER, Jean-Paul, né le 26 juin 1848, Obernay (Bas-Rhin), 20ᵉ artill. — Plaie à travers l'épaule gauche, d'arrière en avant, coup de feu, Frœschwiller. — Paralysie et atrophie de tout le membre et de la main.

KSALEZ, Corentin, né le 15 septembre 1845, Plonéour (Finistère), 63ᵉ de ligne. — Désorganisation du globe oculaire droit, coup de feu, Saint-Privat.

KUCZYNSKI, Joseph, rég. étranger. — Plaie contuse à la jambe gauche, partie interne et inférieure, coup de feu, Orléans, 11 octobre. — Nombreux abcès, ankylose presque complète tibio-tarsienne.

KUENTZMANN, Jean-Philippe, né à Chulrheim (Haut-Rhin), 8ᵉ de ligne. — Plaie contuse à l'épaule droite, coup de feu, Forbach. — Plaie fistuleuse, cicatrice adhérente.

KUNTZ, Charles, né le 26 avril 1847, Ohnenhiem (Bas-Rhin), 27ᵉ de ligne. — Désorganisation des deux globes oculaires, coup de feu, Poupry, 2 décembre. — Cécité complète.

KUPTGEN, François-Jules, né le 24 avril 1848, Vierme-le-Château (Marne), 2ᵉ zouaves. — Fracture des 2ᵉ et 3ᵉ métatarsiens, pied droit, coup de feu, Arthenay, 3 décembre. — Roideur dans les mouvements du pied.

KURTZ, Joseph, né le 3 décembre 1838, Niéderbruch (Haut-Rhin), 9ᵉ cuirassiers. — Plaie à travers l'articulation coxo-fémorale gauche, coup de feu, Reischoffen. — Ankylose.

KVERN, Jean-Louis, né le 24 février 1843, Kergrist-Moellon (Côtes-du-Nord), 78ᵉ de ligne. — Plaie compliquée à l'articulation tibio-tarsienne droite, coup de feu, Frœschwiller. — Ankylose avec changement de rapport des surfaces articulaires, et le pied fixé dans l'extension.

LABADIE, Henri, né le 16 octobre 1839, à Mimizan (Landes), 34ᵉ de ligne. — Fracture de la jambe droite, tiers inférieur, coup de feu, Poupry (Eure-et-Loir), 2 décembre. — Cal volumineux, ankylose incomplète tibio-tarsienne.

LABADIE, Philippe-Antoine, né le 10 juillet 1847, Couiza (Aude), garde mob. de l'Aude. — Fracture comminutive du coude gauche, éclat d'obus, Chenebier, 16 janvier. — Perte de substance osseuse, cicatrices adhérentes autour du coude, qui est ankylosé, l'avant-bras étant fixé dans la demi-flexion et la demi-pronation avec amaigrissement du membre.

LABADIE, Pierre, 28ᵉ de ligne. — Fracture de la malléole interne droite, coup de feu, sous Metz, 7 octobre. — Cicatrices adhérentes et profondes, gêne dans la flexion du pied.

LABALLERY, Michel, 56ᵉ de ligne. — Fracture de la jambe gauche, tiers inférieur, coup de feu, Frœschwiller. — Ostéite du calcanéum, cicatrices adhérentes.

LABAN, Jean, 39ᵉ de ligne. — Fracture de l'articulation scapulo-humérale gauche, éclat d'obus, Orléans, 11 octobre. — Cicatrice vicieuse.

LABANNÈRE, Pierre, né le 16 septembre 1848, Leren (Basses-Pyrénées), 96ᵉ de ligne. — Fracture comminutive du radius droit, coup de feu, Frœschwiller. — Larges cicatrices adhérentes.

LABARASSE, Benoît, né le 27 septembre 1845, Joule (Rhône), 98ᵉ de ligne. — Plaie déchirée au bras gauche, coup de feu, Saint-Privat. — Rétraction musculaire, flexion permanente de l'avant-bras avec paralysie du mouvement de la main et des doigts, atrophie du membre.

LABARBE, Simon-Laurent, garde mob. du Gers. — Plaie à la poitrine, à gauche, fracture de la 9ᵉ côte, coup de feu, Yvré-l'Evêque, 11 janvier. — Nécrose de cet os.

LABARRE, François-Constant, né le 28 octobre 1848, Marchéville (Meuse), 51ᵉ de ligne.— Plaie en séton à la cuisse droite, coup de feu, Gravelotte. — Atrophie du membre.

78

LABARRE, Jean-Pomicène, rég. étranger. — Fracture de l'humérus droit, tiers moyen, coup de feu, Orléans, 11 octobre. — Cicatrice adhérente.

LABARRÈRE, Paulin-Casimir, né le 26 mai 1850, Vavincourt (Meuse), caporal, éclaireur de la Haute-Marne. — Plaie au globe oculaire gauche, coup de baïonnette, plaie contuse au poignet gauche, coup de feu, et 20 autres blessures sans gravité, 20 coups de sabre, Marault, 7 novembre. — Glaucôme, perte de la vision à gauche, ankylose radio-carpienne.

LABARTHE, Bernard, 31e de ligne. — Plaie contuse s'étendant de l'abdomen à la région dorsale, coup de feu, Sedan. — Cicatrice adhérente au dos.

LABAT, Bertrand, 77e de ligne. — Fracture comminutive de la main gauche, coup de feu, Beaugency, 7 décembre. — Cal difforme, atrophie des doigts.

LABAT, Guillaume, 42e de ligne. — Perte de deux phalanges du doigt annulaire, main gauche, coup de feu, Champigny, 30 novembre.

LABAT, Mathieu, 2e zouaves. — Fracture comminutive de l'avant-bras droit, coup de feu, Sedan. — Consolidation vicieuse.

LABBAT, Pierre, 47e de ligne. — Plaie contuse à la cuisse droite, partie antérieure, coup de feu, Frœschwiller. — Cicatrice fortement adhérente.

LABBÉ, Benoît, né le 28 septembre 1847, Saint-Jean-des-Ollières (Puy-de-Dôme), 23e de ligne. — Fracture comminutive de la jambe droite, partie moyenne, coup de feu, Rezonville. — Consolidation vicieuse avec raccourcissement, ankylose incomplète tibio-tarsienne.

LABBÉ, Clément, 26e de ligne. — Plaie contuse à la main gauche, coup de feu, Bry-sur-Marne, 2 décembre. — Cicatrice adhérente, atrophie des doigts annulaire et auriculaire.

LABBÉ, Jean-Marie, 10e de ligne. — Plaie contuse à la jambe gauche, coup de feu, Saint-Privat.

LABÉ, Auguste-Amateur, né le 23 novembre 1839, Lamballe (Côtes-du-Nord), 12e de ligne, caporal. — Fracture comminutive du fémur droit, coup de feu, Saint-Privat. — Abcès, esquilles, raccourcissement, déformation et atrophie du membre.

LABÉ, Léon-Ambroise, né le 1er février 1842, Elbeuf (Seine-Inférieure), 3e zouaves. — Fracture de l'humérus droit, coup de feu, Frœschwiller. — Cal volumineux sans consistance ni solidité, paralysie et atrophie du bras.

LABÉ, Urbain, né le 19 mai 1849, Pailhès (Ariége), 38e de ligne. — Plaie contuse au bras gauche, coup de feu, Châtillon sous Paris (2e siége). — Large cicatrice adhérente et bridée.

LABERME, François, 8e chass. à pied. — Fracture comminutive de la jambe gauche, coup de feu, Aizelles, 8 décembre. — Cicatrice adhérente fragile.

LABEYRIE, Pierre, né le 21 septembre 1841, Levignacq (Landes), 24e de ligne. — Plaie déchirée à la main gauche, fracture des 1er et 2e métacarpiens, coup de feu, Champigny, 30 novembre. — Rétraction des fléchisseurs de l'avant-bras, et ankylose de tous les doigts, fixés dans la flexion.

LABEYS, Charles-Auguste, né le 4 janvier 1837, Archettes (Vosges), 1er hussards. — Fracture comminutive de la jambe droite, éclat d'obus, Sedan. — Séquestre volumineux.

LABILLE, Etienne-Théophile, garde mob. de la Marne. — Plaie à la cuisse gauche, partie externe, coup de lance, Sivry-sur-Ante, 25 août.

LABONNETTE, Louis-Auguste-Gustave, né le 15 novembre 1849, Gallardon (Eure-et-Loir), 69e de ligne. — Plaie à l'épaule gauche, coup de feu, Beauvois (Aisne). — Nécrose de l'omoplate et de l'humérus, plaies fistuleuses multiples, ankylose scapulo-humérale avec atrophie du membre.

LABORDE, Claude-Victor, 47e de ligne. — Plaie s'étendant de la cuisse à la fesse, ablation du testicule et d'une partie du pénis, côté droit, coup de feu, Villersexel, 9 janvier.

LABORDE, Dominique, né le 20 juin 1848, Astugue (Hautes-Pyrénées), 11e dragons. — Congélation du pied gauche, captivité en Allemagne. — Perte des cinq orteils de ce pied.

LABORDE, Jean, né le 12 septembre 1841, Mirepoix (Basses-Pyrénées), 39e de ligne. —

Fracture du fémur gauche, tiers supérieur, coup de feu, Loigny. — Consolidstion vicieuse, déformation considérable de la hanche, raccourcissement de 9 centimètres, perte de tous les mouvements de la cuisse à l'exception de celui de la rotation.

LABORDE, Joseph, né le 21 avril 1850, Arx (Landes), 42e de ligne. — Fracture des os propres du nez, coup de feu, Autun, 6 janvier. — Perte presque complète de la vision à droite.

LABORDERIE, Auguste-François, né le 15 septembre 1844, Saint-Pierre-le-Bost (Creuse), 100e de ligne. — Plaie à travers les deux cuisses, coup de feu, les Tappes (Moselle). — Vaste cicatrice double à la face interne de la cuisse gauche et au sommet de la fesse, cicatrice irradiée à la face interne et supérieure de la cuisse droite.

LABORIE, Léonard, né en 1848, Moncigue (Dordogne), garde mob. de la Dordogne, sergent. — Plaie contuse au creux poplité droit, éclat d'obus, Loigny. — Rétraction et atrophie de la jambe.

LABOURÉ, Benoît-Claude, 68e de ligne. — Plaie contuse à l'épaule droite, coup de feu, Beaumont (Ardennes). — Cicatrice adhérente, gêne dans l'abduction et l'élévation du bras.

LABOURÉ, Jean, 37e de ligne.—Plaie s'étendant de la cuisse, partie antérieure, à la fesse, partie postérieure, côté gauche, coup de feu, le Mans, 11 janvier.

LABOUROIRE, Pierre, 3e génie. — Plaies contuses à la cuisse et à la main droites, 2 coups de feu, Paris, 24 mai. — Ankylose des deux dernières phalanges de l'indicateur avec plaie fistuleuse.

LABRE, Louis-Apollinaire, né le 22 juillet 1847, Bergues (Aisne), 81e de ligne. — Plaie à travers la région cervicale supérieure, coup de feu, Saint-Privat. — Atrophie et paralysie du bras droit en supination permanente.

LABRICHE, Achille-Louis, né le 31 août 1847, Tours (Indre-et-Loire), 11e artill. — Fracture de la 2e côte et plaie à travers l'épaule gauche, en séton oblique, coup de feu, Borny.— Atrophie du bras et ankylose scapulo-humérale.

LABRO, Elie, né le 9 avril 1848, Peyrelles (Lot), garde mob. du Lot. — Plaie compliquée à l'avant-bras gauche, coup de feu, Origny, 10 décembre. — Paralysie du médius et de l'annulaire avec roideur des autres doigts.

LABRO, Jean, né le 21 octobre 1828, Saint-Géry (Lot), ex-2e voltigeurs de la garde, 88e de ligne, sergent. — Désorganisation du globe oculaire droit, coup de feu, Gravelotte. — Affaiblissement de la vision à gauche.

LABRO, Jean-Louis, né le 23 novembre 1835, Bournazel (Aveyron), 23e de ligne, sergent. — Plaie contuse à l'avant-bras droit, coup de feu, Forbach. — Perte de substance musculaire, paralysie et atrophie de la main.

LABRO, Michel-Saline, 11e de ligne. — Fracture de la jambe gauche, tiers inférieur, coup de feu, Bitche, 4 septembre.

LABROSSE, Hildebert-Léon, 26e de ligne. — Plaie contuse à la jambe gauche, coup de feu, Josnes; 9 décembre.

LABROSSE, Jean-Claude, né le 11 octobre 1847, Saint-Victor (Loire), garde mob. de la Loire. — Fracture de l'humérus droit, éclat d'obus, Beaune-la-Rolande. — Consolidation vicieuse, cicatrice adhérente, ankylose du coude dans la demi-flexion.

LABROUSSE, Mathieu, 45e de ligne. — Contusion violente à la main droite, recul du levier du chassepot, Cernay, 8 décembre. — Abcès, ankylose incomplète des doigts.

LABROUSSE, Paul-Léon, né le 28 mars 1849, Montferrier (Ariége), 41e ligne, caporal. — Plaie à travers le premier espace inter-métacarpien, main droite, plaie contuse à l'avant-bras gauche, 2 coups de feu, Paris, 2e siége. — Flexion permanente du pouce.

LABROUSSE, Pierre, 56e de ligne. — Fracture du péroné gauche, tiers inférieur, coup de feu, Conneré, 10 janvier. — Cicatrice adhérente.

LABRUNE, Marchal, né le 9 décembre 1849, Vigin (Haute-Vienne), 12e de ligne.—Névralgie sciatique, fatigues et intempéries, siége de Paris. — Amaigrissement du membre inférieur gauche, gêne dans la marche.

LABRUNE, Martial, garde mob. de l'Indre. — Ecrasement de deux doigts, main droite, chute de voiture d'ambulance, passage de la roue, 10 février. — Ankylose des deux premières phalanges de l'auriculaire avec rétraction permanente de l'annulaire.

LABRUNIE, Jean-Antoine, 95e de ligne. — Plaie à la main gauche, coup de feu sous Metz, 27 octobre. — Ankylose et atrophie de l'indicateur.

LACAILLE, Jean-Baptiste, 65e de ligne. — Perte des deux dernières phalanges du doigt médius, main droite, coup de feu, Saint-Privat. — Ankylose métacarpo-phalangienne de ce doigt.

LACAISSE, Jean-François, né le 6 octobre 1848, Château-Meillant (Cher), 89e de ligne. — Désorganisation du globe oculaire gauche, éclat d'obus, Sedan.

LACAM, Jean-Louis, né le 29 mars 1847, Faycelles (Lot), 22e de ligne. — Désorganisation du globe oculaire droit, éclat d'obus, plaie en séton au bras gauche, partie moyenne, coup de feu, Mouzon (Ardennes). — Cicatrices adhérentes.

LACAMP, Etienne, né le 18 novembre 1844, Nonard (Corrèze), 47e de ligne. — Perte du doigt indicateur, des deux dernières phalanges du médius et de la 2e phalange du pouce, main gauche (?), Strasbourg, 29 août.

LACAN, Hugues, 2e train des équipages. — Plaie contuse au mollet droit, coup de feu, Noisseville, 24 septembre. — Cicatrice adhérente, atrophie de la jambe.

LACARELLE, Joseph, né le 29 juillet 1843, Saint-Cyr-le-Chatoux (Rhône), garde mobilisée du Rhône. — Plaie compliquée au bras droit, coup de feu, Nuits. — Paralysie de l'avant-bras et des doigts, main droite.

LACARRIÈRE, Augustin-Félix, né le 2 novembre 1842, Saint-Perdoux (Lot), 44e de ligne, caporal.—Fracture comminutive de la jambe gauche, éclat d'obus, Couthenans (Haute-Saône), 15 janvier. — Perte de substance osseuse, consolidation vicieuse, raccourcissement de 6 centimètres, courbure dans la convexité externe de la jambe qui est atrophiée avec le pied dont les doigts sont paralysés.

LACAUD, Jean, né le 16 décembre 1843, Théniers (Creuse), 17e chass. à pied. — Désorganisation des deux globes oculaires, coup de feu, Fræschwiller. — Cécité complète.

LACAUX, Gabriel-Théodore-Joseph-Henri, 84e de ligne.—Fracture comminutive de l'avant-bras gauche, coup de feu, Gravelotte. — Cicatrice adhérente, atrophie et faiblesse du membre.

LACAZE, Jean, né le 13 novembre 1845, Pomaray (Landes), 87e de ligne, caporal. — Plaie pénétrante de poitrine, partie inférieure et latérale gauche, s'étendant de la masse sacro-lombaire, au niveau de la 10e côte, au 9e espace intercostal, fracture comminutive du poignet gauche et de l'extrémité inférieure du radius, 2 coups de feu, Strasbourg, 17 août. — Ankylose radio-carpienne.

LACAZE, Jean, né le 29 octobre 1832, Limogne (Lot), 18e de ligne. — Plaie à travers le genou droit, d'avant en arrière, fracture de l'extrémité supérieure du tibia, coup de feu, Joinville, 28 novembre. — Raccourcissement, ankylose avec déformation du genou.

LACAZE, Joseph, né le 21 mai 1836, Gramat (Lot), 33e de ligne. — Fracture du fémur gauche, coup de feu, Coulmiers. — Raccourcissement du membre.

LACHAISE, Pierre, 7e de ligne. — Fracture comminutive de la jambe gauche, coup de feu, Petit-Bry, 2 décembre.

LACHAIZE, Bertrand, né le 25 janvier 1848, Rochechouart (Haute-Vienne), 58e de ligne.— Plaie à l'avant-bras droit, éclat d'obus, Sedan. — Perte des mouvements de pronation et de supination.

LACHAIZE, Jean-Baptiste, né le 6 janvier 1849, à Brie sous Archiac (Charente-Inférieure), garde mob. de la Charente-Inférieure.—Fracture du condyle interne du fémur droit, coup de feu, Terminiers. — Cicatrice adhérente et profonde, difficulté dans l'extension et la flexion du membre.

LACHARME, Antoine, né le 15 janvier 1849, Saint-Jacques (Rhône), 4e chass. à pied. — Plaie contuse à la main gauche, coup de feu, Belfort.—Large cicatrice adhérente, gêne dans la flexion des doigts indicateur, médius et annulaire.

LACHARNAY, Louis-Marie, 1re légion du Rhône. — Plaie compliquée à la cuisse gauche, partie supérieure, coup de feu, Nuits, 18 décembre. — Atrophie et paralysie de tout le membre.

LACHASSIGNOL, Jean, 77e de ligne. — Perte du doigt annulaire, main gauche, coup de feu, Saint-Privat. — Flexion permanente du doigt médius.

LACHAT, Jean-Baptiste, 1re légion du Rhône. — Perte du doigt indicateur, main droite, coup de feu, Chavanne (Haute-Saône), 1er janvier.

LACHAT, Mathieu, 78e de ligne. — Fracture comminutive du tarse, pied gauche, coup de feu, Wœrth. — Cicatrice adhérente à la face dorsale.

LACHAUD, Jean-Sylvain, né le 23 janvier 1849, Marquay (Dordogne), garde mob. de la Dordogne. — Plaie compliquée au poignet gauche, coup de feu, Loigny. — Ankylose du poignet avec paralysie de la main.

LACHENAL, Anthelme, né le 2 juillet 1835, Peyrieux (Ain), garde mob. de la Savoie, caporal. — Fracture compliquée de l'humérus droit, tiers moyen, coup de feu, Bethoncourt (Doubs), 16 janvier. —Paralysie des extenseurs de la main.

LACLÉMENCE, Gilbert, 15e chass. à pied. — Congélation des pieds à (?), 20 janvier. — Perte de la dernière phalange des trois premiers orteils, pied droit, et de la première du gros orteil, pied gauche.

LACOCQUEN, Jacques-Marie, 1er dragons. — Fracture grave de la jambe droite, chute de cheval, Tours, 15 novembre. — Faiblesse du membre.

LACOINTE, Arsène-Emile, 22e chass. à pied.—Plaie pénétrante de poitrine à droite, lésion du poumon, coup de feu, Châtillon sous Paris, 4 avril. — Dyspnée.

LACOMBE, Antoine, né le 21 mars 1841, Saint-Etienne-de-Puycorbier (Dordogne), 82e de ligne, sergent. — Plaie contuse à la main gauche, coup de feu, Raucourt. — Flexion permanente du doigt auriculaire.

LACOMBE, François-Henri, né le 17 avril 1849, Flagnac (Aveyron), 45e de ligne. — Fracture comminutive du fémur gauche, coup de feu, Fontaine (Loir-et-Cher). — Raccourcissement de 5 centimètres.

LACOMBE, Louis, né le 15 mai 1850, Bellevesvre (Saône-et-Loire), 26e chass. à pied. — Fracture comminutive du métatarse pied droit, coup de feu, Villers-Bretonneux. — Gêne des mouvements du pied.

LACOMBE, Pierre, 10e chass. à pied. — Plaie contuse à la cuisse gauche, coup de feu, Paris, 24 mai. — Cicatrices adhérentes.

LACOMBE, Pierre, 97e de ligne.—Plaie contuse à la cuisse gauche, partie supérieure (??). — Cicatrice adhérente très-étendue à la région iliaque.

LACOMBE, Pierre, 81e de ligne. — Perte de la phalange unguéale de l'indicateur, main droite, coup de feu, le Bourget, 21 décembre. — Ankylose de ce doigt.

LACOMBE, Pierre, garde mob. du Lot. — Plaie contuse à la cuisse gauche, partie supérieure et postérieure, éclat d'obus, Origny, 10 décembre. — Cicatrice profonde et adhérente.

LACOMME, Barthélemy-Adrien, 28e de ligne.—Plaies contuses à la région sus-scapulaire du bras, partie interne, et à l'avant-bras, partie externe, côté droit, 2 coups de feu, Gravelotte. — Ankylose de plusieurs doigts main droite.

LACONTRE, Jean-Marie, né le 11 mars 1844, Villelongue (Hautes-Pyrénées), 95e de ligne.

— Fracture de l'os iliaque droit, cou de feup sous Metz, 7 septembre. — Cicatrice très-étendue et adhérente à la région iliaque.

LACOSSE, Armand, né le 3 mars 1850, Longueville (Lot-et-Garonne), 41e de ligne.—Fracture de la 8e côte à gauche, coup de feu, le Mans. — Gêne dans la flexion et l'ampliation du côté gauche du thorax, cicatrice adhérente.

LACOSTE, Jacques, né le 13 décembre 1839, Bazayac (Dordogne), 80e de ligne. — Plaie contuse à la cuisse droite, partie moyenne, coup de feu, Saint-Privat. — Abcès froid de la région lombaire gauche communiquant avec une tumeur de même nature de la région sous inguinale, même côté.

LACOSTE, Jean, né le 6 août 1844, Venas (Allier), 13e provisoire, clairon.—Fracture de l'articulation tibio-tarsienne droite, coup de feu, Paris, 22 mai. — Ankylose.

LACOUMETTE, Guillaume-Gaston, francs-tireurs des Basses-Pyrénées, sergent. — Plaies contuses au pied et compliquée à la cuisse gauches, éclat d'obus, Alençon, 15 janvier. — Cicatrices adhérentes, atrophie du membre.

LACOUR, Étienne. — Perte de la phalange unguéale du pouce, main gauche, coup de feu, Beaumont (Ardennes).

LACOUR, Jean, 95e de ligne. — Perte de la phalangette du doigt médius, main droite, plaie au bras gauche, érosion de l'humérus et de l'omoplate, 2 coups de feu, Cravant, 8 décembre. — Paralysie du deltoïde.

LACOUR, Louis-Victor-Joseph, garde nationale de la Seine, sergent-major. — Fracture comminutive de l'humérus gauche, tiers supérieur, éclat d'obus, Paris, 19 janvier. — Non-consolidation.

LACOUR, Simon, né le 6 avril 1837, Marmagne (Saône-et-Loire), 32e de ligne. — Perte des deux dernières phalanges de l'indicateur, main gauche et plaie compliquée à l'avant-bras droit, 2 coups de feu, la Bourgonce. — Paralysie de la main droite.

LACOUT-LOUSTALET, Jean-Baptiste, 32e de ligne. — Plaie contuse à la cuisse gauche, coup de feu, Gravelotte. — Perte de substance musculaire, rétraction musculaire gênant l'extension de la jambe.

LACQUET, Joseph-Jean-Pierre, né le 3 juin 1826, Saint-Félicien (Ardèche), 83e de ligne.— Plaie compliquée à l'avant-bras droit, coup de feu, Montretout. — Paralysie des extenseurs de l'avant-bras et de la main dont les doigts sont dans la flexion permanente.

LACRAMPE, Jean-Marie, 35e de ligne. — Plaie au dos, s'étendant aux deux omoplates, coup de feu, Chevilly sous Paris, 30 septembre. — Cicatrices adhérentes.

LACROIX, Etienne-Justin, né le 24 mars 1848, Loubressac (Lot), garde mob. du Lot, caporal. — Plaie compliquée à travers le coude gauche, d'arrière en avant, coup de feu, Origny, 10 décembre. — *Ligature de l'artère humérale*, cicatrice adhérente au pli du coude, atrophie de l'avant-bras et de la main dont les doigts ne peuvent être fléchis.

LACROIX, François-Albert, 89e de ligne. — Fracture du fémur gauche, coup de feu, Sedan. — Raccourcissement et claudication.

LACROIX, Jean, 87e de ligne. — Fracture de l'omoplate gauche, coup de feu, sous Paris, 30 novembre. — Cicatrice adhérente, gêne dans les mouvements de l'articulation scapulo-humérale.

LACROIX, Jean, 28e de ligne. — Plaie contuse au pied droit, coup de feu, Mézanges, 6 janvier.

LACROIX, Jules, 32e de ligne. — Plaie contuse au bras droit, coup de feu, la Bourgonce. — Cicatrice adhérente au deltoïde, contractions douloureuses.

LACROIX, Jules-Lucien, né le 29 septembre 1843, Lamoura (Jura), garde mobilisée du Jura. — Plaie contuse au coude droit, coup de feu, Port-Lesney, 24 janvier. — Ankylose dans la flexion.

LACROIX, Louis, 75e de ligne, tambour. — Myélite chronique, fatigues en janvier, armée du Nord. — Paraplégie.

LACROIX, Pierre-Marie, né le 19 juillet 1846, Saint-Symphorien-sur-Coise (Rhône), 73e de ligne. — Plaie compliquée à l'épaule gauche, coup de feu, Gravelotte. — Cicatrices adhérentes, paralysie et atrophie du bras.

LACROIX, Sylvain-Ernest, 6e lanciers, brigadier. — Plaie pénétrante de poitrine, coup de feu, Frœschwiller. — Large adhérence de la plèvre, dyspnée.

LACRONIQUE, Sébastien-Egbert, né le 28 avril 1831, Nancy (Meurthe), 22e de ligne, capitaine. — Fracture du pariétal gauche avec lésion du cerveau, éclat d'obus, Champigny, 2 décembre. — Perte de substance osseuse, affaiblissement de la mémoire et attaques épileptiformes.

LACROTTE, Auguste, né le 26 mars 1841, Saint-Andéol-de-Bourlène (Ardèche), 139e de ligne. — Fracture du fémur et du tibia droits, éclats d'obus, fort de Vanves, 19 janvier. — Ankylose du genou dans l'extension permanente, déformation du membre raccourci de 4 centimètres.

LACROTTE, Auguste-Louis, garde mob. de l'Ardèche. — Fracture de côtes, coup de feu, Château-Robert, 4 janvier. — Cicatrices adhérentes à la poitrine.

LACROUX, Antoine, né le 22 mars 1845, Ambialet (Tarn), 36e de ligne. — Plaie en séton à la cuisse droite, et plaie s'étendant de la partie latérale droite du cou au niveau de la 2e vertèbre dorsale, 2 coups de feu, Wœrth. — Paralysie du bras droit.

LADÉGAILLERIE, Jacques, 7e de ligne. — Plaie contuse au bras gauche, coup de feu, Champigny, 2 décembre,

LADENT, Félix, 17e chass. à pied. — Plaie contuse au creux poplité gauche, éclat d'obus, Pont-Noyelles. — Pourriture d'hôpital, cicatrices vicieuses, rétraction musculaire.

LADET, Honoré-Aimé, né le 8 février 1849, Bagnols (Gard), 86e de ligne, caporal. — Plaie au globe oculaire droit, éclat d'obus, Beaumont (Ardennes). — Extraction de l'œil.

LADET, Isidore, 77e de ligne. — Plaie contuse à la cuisse gauche, érosion du fémur, coup de feu, Styring-Wendel. — Suppuration persistante, atrophie du membre.

LADREYT, Eugène-Jean-Pierre, 2e zouaves. — Plaie compliquée au bras gauche, coup de feu, Frœschwiller. — Paralysie partie du membre.

LADREYT, Régis-Augustin, né le 4 août 1842, Saint-Peray (Ardèche), 32e de ligne. — Plaie contuse au coude gauche, coup de feu, Héricourt, 16 janvier. — Ankylose avec perte de l'usage de la main.

LADROUE, Richard-Auguste, né le 12 août 1843, Chevry (Manche), 66e de ligne. — Fracture comminutive du fémur gauche, coup de feu, Spickeren. — Cal vicieux, plaie fistuleuse, atrophie et raccourcissement considérable du membre.

LAEMMEL, Jean, 3e génie, — Plaie au pied droit, érosion du 1er métatarsien et du calcanéum, coup de feu, Champigny, 30 novembre. — Cicatrice adhérente.

LAÈRE, Auguste-Jean, 54e de ligne. — Plaie contuse à la main droite, coup de feu, Coulmiers, 9 novembre. — Cicatrice adhérente au 1er métacarpien, ankylose incomplète du poignet et atrophie de l'avant-bras.

LAES, François, né le 5 septembre 1845, Potten (Belgique), 6e de ligne. — Plaie compliquée à la partie supérieure du mollet droit, coup de feu, Sainte-Barbe sous Metz. — Gêne des mouvements du membre.

LAFAGE, Louis-Eugène, né le 21 septembre 1850, Paris, 35e de ligne. — Fracture de la voûte crânienne, coup de feu, Vanves, 10 mai. — Perte de substance osseuse, soulèvement de l'encéphale qui exige un appareil protecteur, congestions cérébrales.

LAFAIRE, Ferdinand-Victor, garde mob. du Pas-de-Calais. — Plaie contuse à la cuisse gauche, coup de feu, Saint-Quentin. — Cicatrices adhérentes.

LAFARGE, Léonard, né le 10 juin 1843, Saint-Germain-les-Belles (Haute-Vienne), 4e zouaves.

— Plaie perforante du calcanéum, pied gauche, coup de feu, Champigny. — Ostéite, roideur des articulations du tarse et du cou-de-pied, engorgement des tissus.

Lafarge, Marie-Georges-Charles, né le 22 octobre 1848, Paris, 90e de ligne. — Fracture comminutive de l'humérus droit, coup de feu, Borny. — Abcès étendus, cicatrices adhérentes, atrophie du membre et ankylose du coude.

Lafargue, Henri-Joseph, né en 1850, Salies (Basses-Pyrénées), 31e de ligne. — Plaies contuses à la jambe droite et au niveau du grand trochanter gauche, coup de feu et éclat d'obus, Châtillon, 19 novembre. — Large et profonde cicatrice au grand trochanter.

Lafargue, Jean, né le 25 novembre 1844, Saint-Cricq-du-Gave (Landes), 89e de ligne.— Plaies contuses au creux axillaire et à l'oreille droite, 2 coups de feu, Sedan. — Paralysie de tout le bras.

Lafaurie, Bernard-Dominique, né le 17 octobre 1848, Dax (Landes), 19e chass. à pied. — Plaie contuse à la cuisse gauche, éclat d'obus, Sedan. — Perte de substance considérable musculaire, cicatrice linéaire de 15 centimètres de long, adhérente et profonde, partie supérieure, interne et postérieure.

Lafaye, Claude, 97e de ligne, caporal. — Plaie contuse à la cuisse gauche, partie postérieure, coup de feu, le Mans. — Abcès, gêne dans le genou.

Lafaye, Léonard, né le 25 septembre 1844, Saint-Eloy (Creuse), 68e de ligne. — Fracture du péroné gauche, tiers moyen, coup de feu, Torgau (Prusse), 10 décembre (service commandé). — Atrophie de la jambe avec déviation du pied en dedans.

Lafaye, Pierre, 35e de ligne. — Fracture du 5e métacarpien, main gauche, dont la face palmaire a été traversée, coup de feu, Chevilly, 30 septembre.

Lafaye, Silvain, né le 27 août 1840, Saint-Silvain-Montaigut (Creuse), 31e de ligne. — Fracture comminutive du coude droit, éclat d'obus, Loigny. — Ankylose dans le quart de flexion avec atrophie de tout le membre.

Lafeuillade, Gabriel-Joseph, né le 6 août 1834, Butgnéville (Meuse), 56e de ligne, sous-lieutenant. — Fracture du fémur droit, au niveau de ses condyles, éclat d'obus, Frœschwiller. — Cal volumineux, raccourcissement de 3 centimètres 1/2, large cicatrice au creux poplité, ankylose du genou, les mouvements d'extension et de flexion sont limités.

Lafeuille, Eugène, garde mob. du Lot. — Plaie en séton à la cuisse gauche, coup de feu, Gué du Loir, 6 janvier. — Rétraction permanente musculaire du creux poplité.

Laffaille, Jean-Chelle, né le 19 juillet 1848, Baudéon (Hautes-Pyrénées), 36e de ligne. — Fracture comminutive du coude gauche, coup de feu, Frœschwiller. — Ankylose dans la demi-flexion avec paralysie partielle des doigts.

Laffargue, Jean, garde mob. du Gers. — Fracture du cubitus droit, 2 coups de feu, Yvré-l'Evêque, 11 janvier. — Cicatrice adhérente.

Laffargue, Pierre-Augustin, garde mob. du Gers. — Plaie contuse à la cuisse gauche, partie inférieure, coup de feu, Yvré-l'Evêque, 11 janvier. — Cicatrices adhérentes, ankylose incomplète du genou.

Laffitte, Gaudens-François, 2e train d'artill. — Plaie contuse à la main gauche, éclat d'obus, Orléans, 4 décembre. — Atrophie de la main avec ankylose et déformation du doigt indicateur.

Laffitte, Joseph, dit Baptiste, 8e chass. à pied. — Perte des deux dernières phalanges de l'indicateur, main droite, et plaie contuse au pied droit, coup de feu, Beaugency, 8 décembre. — Œdème et roideur du pied avec ankylose incomplète tibio-tarsienne.

Laffond, Laurent, né le 18 octobre 1845, Baune (Ardèche), 2e zouaves. — Fracture de l'omoplate gauche, coup de feu, Frœschwiller. — Perte considérable de cet os, paralysie du moignon de l'épaule et du bras fixé dans l'immobilité complète.

Laffont, Jean-Louis, 28e de ligne. — Plaie contuse à la cuisse droite, coup de feu, Saint-Privat. — Gêne dans le genou.

LAFFONT, Pierre-Marius, 57e de ligne, caporal. — Fracture des 4e et 5e métatarsiens, pied droit, éclat d'obus, Champlitte, 17 janvier.

LAFITAU, Dominique, né le 26 décembre 1842, Saint-Geours-d'Auribut (Landes), 67e de ligne, sergent. — Plaie au globe oculaire droit, coup de feu, Paris, 24 mai. — Perte de la vision à droite.

LAFITAU, Jean, né le 21 décembre 1840, Mialos (Basses-Pyrénées), 80e de ligne. — Fracture comminutive du maxillaire supérieur, partie moyenne, avec perforation de la voûte palatine, et fracture de l'arcade zygomatique droite, coup de feu, Saint-Privat. — Large communication entre les fosses nasales et la cavité buccale, perte de 8 dents, perte de substance de l'arcade zygomatique et cicatrice adhérente, difformité de la face, nasonnement très-prononcé, les aliments passent de la bouche dans les fosses nasales.

LAFITTE, Pierre, 50e de ligne. — Plaie contuse à l'épaule (?), coup de feu, Wissembourg. — Engorgement pulmonaire.

LAFOLLET, Henri-Edouard, né le 26 août 1839, Guise (Aisne), 36e de ligne. — Plaie contuse à la cuisse gauche, érosion du fémur, et fracture du cubitus gauche, tiers moyen, éclats d'obus, Frœschwiller. — Esquilles du fémur, ankylose du poignet avec paralysie et flexion permanente de la main.

LAFON, Jean, garde mob. de la Dordogne. — Plaie contuse à la jambe droite, partie inférieure, éclat d'obus, Loigny. — Cicatrice adhérente.

LAFON, Jean, 50e de ligne, sergent. — Plaie contuse à la main droite, coup de feu, Wissembourg. — Ankylose du doigt annulaire et incomplète du médius et de l'indicateur.

LAFOND, Charles, 2e zouaves. — Fracture comminutive de l'humérus gauche, coup de feu, Frœschwiller.

LAFOND, Pierre, 13e chass. à pied. — Plaie compliquée au bras gauche, coup de feu, la Fourche, 6 janvier. — Rétraction du biceps maintenant l'avant-bras dans la flexion, atrophie du bras.

LAFONT, Antoine, né le 23 février 1843, la Chapelle (Lot), 93e de ligne. — Plaie à travers l'aine gauche et le rectum, coup de feu, Gravelotte. — Vaste cicatrice adhérente au pli de l'aine et au bord antérieur de l'os iliaque, fistule anale.

LAFONT, Antoine, 4e chass. d'Afrique, maréchal des logis. — Plaie contuse à l'épaule gauche, coup de feu, Sedan. — Ankylose incomplète scapulo-humérale.

LAFONT, Antoine-Henri-Sébastien, 8e cuirassiers, brigadier. — Fracture du radius droit, coup de feu, Wœrth. — Cicatrice adhérente.

LAFONT, François, 3e de ligne. — Plaie pénétrante de poitrine, à la région sous-axillaire gauche, coup de feu, Frœschwiller.

LAFONT, Pierre, né le 28 décembre 1850, Néris (Allier), régiment étranger. — Plaie contuse au coude droit, coup de feu, Paris, 2e siége. — Ankylose incomplète du coude avec gêne considérable des mouvements du bras.

LAFONT, Pierre, 12e de ligne. — Fracture du 2e métacarpien, main gauche, coup de feu, Gravelotte. — Consolidation vicieuse, déformation de la main, cicatrice adhérente.

LAFONTAINE, Jules, 80e de ligne, sergent. — Plaies contuses à la cuisse et à la jambe droites, coups de feu, Saint-Privat.

LAFORCE, Pierre, né le 5 janvier 1847, Gagnac (Lot), garde mob. du Lot. — Fracture des 2e, 3e et 4e métacarpiens, main droite, coup de feu, Brou (Seine-et-Marne), 9 décembre. — Perte absolue des mouvements des doigts annulaire, médius et indicateur.

LAFOREST, Léonard, 72e de ligne. — Plaie contuse à la jambe gauche, érosion du tibia, éclat d'obus, Sedan. — Cicatrice adhérente.

LAFORGE, Alexandre-Arthur, né le 6 décembre 1850, au Mériot (Aube), 51e de ligne. —

79

Fracture comminutive du coude gauche, éclat d'obus, Patay, 2 décembre. — Ankylose du coude avec paralysie de l'avant-bras.

LAFORGE, Emile, né le 20 novembre 1850, Cambrai (Nord), 24e de ligne. — Fracture du fémur gauche, coup de feu, Saint-Quentin.—Abcès fistuleux, cicatrice profonde et adhérente, atrophie du membre.

LAFORGUE, Thomas, né le 11 mai 1828, Joigny (Yonne), garde nationale de l'Yonne. — Plaies multiples à la tête, au cou et aux membres supérieurs avec plaie compliquée à l'avant-bras droit, 17 coups de sabre, Esnon, 18 novembre. — Ankylose des doigts, main droite, avec amaigrissement de tout le bras.

LAFOSSE, Pierre-Paul, 1er zouaves. — Plaie contuse à l'avant-bras gauche, partie postérieure et interne, éclat d'obus, Frœschwiller. — Cicatrice adhérente.

LAFOUCRIÈRE, Joseph, né le 6 juin 1844, Doutreix (Creuse), 36e de ligne. — Fracture du coude droit, éclat d'obus, Wœrth. — Ankylose dans la flexion.

LAFOURCADE, Alexis, 49e de ligne. — Perte des deux dernières phalanges des doigts indicateur et médius, main gauche, coup de feu, Connaré, 9 janvier.

LAFOURCADE, Jean-Baptiste-Armand, né le 6 mars 1852, Bayonne (Basses-Pyrénées), 124e de ligne. — Fracture compliquée de la jambe gauche, coup de feu, Villiers-sur-Marne, 30 novembre. — Raccourcissement de 4 centimètres et déformation de la jambe, cicatrices adhérentes et profondes avec rétraction musculaire.

LAFOY, Jean, né le 3 janvier 1853, la Machine (Nièvre), 30e de ligne. — Fracture comm i. nutive de la jambe gauche et plaie contuse au pied, même côté, 2 coups de feu, Sedan. — Nécrose du tibia, atrophie considérable de la jambe avec paralysie du pied.

LAFRANCHY, Jean, né le 15 juin 1850, Poiseux (Nièvre), 15e chass. à pied. — Fracture de l'humérus gauche, extrémité inférieure, éclat d'obus, Bethoncourt, 16 janvier. — Ankylose du coude à angle obtus.

LAFRENAGE, Edouard-François, garde mob. de la Sarthe. — Plaie contuse au creux poplité gauche, éclat d'obus, Loigny. — Ankylose du genou.

LAGANNE, François, né le 13 mai 1841, Peyzac (Dordogne), 58e de ligne.—Perte du doigt indicateur, main droite, avec luxation du pouce, coup de feu, Morée-Saint-Hilaire, 14 décembre.

LAGARDE, Charles-Ferdinand, né à Granvillers (Vosges), garde mob. des Vosges.—Plaie contuse à la jambe gauche, érosion du tibia, 2 coups de feu, Héricourt, 18 janvier. — Claudication.

LA GARDE (DE), Henry-Auguste-Marie, 116e de ligne, capitaine. — Plaie contuse à la jambe gauche, partie supérieure, lésion des tubérosités du tibia, coup de feu, Champigny, 30 novembre. — Esquilles, cicatrices adhérentes, atrophie avec contracture de la jambe.

LAGARDE, Jacques, né le 19 octobre 1844, Saint-Aubin (Lot-et-Garonne), 73e de ligne. — Fracture comminutive de la jambe gauche, tiers supérieur, coup de feu, Saint-Privat. — Perte considérable de substance de tubérosité interne du tibia, incurvation de la jambe en dedans avec raccourcissement, atrophie de la jambe et du pied incliné en dedans.

LAGARDE, Jacques-Lucien, né le 16 septembre 1841, Paulhan (Hérault), 39e de ligne. — Plaie à travers la jambe droite, au niveau des tubérosités du tibia, éclat d'obus, Villepio n, 2 décembre. — Nécrose de cet os avec présence d'un corps étranger dans son intérieur.

LAGARDE, Jean, né le 23 septembre 1840, Vendoire (Dordogne), 45e de ligne. — Plaie contuse à la partie supérieure du bras gauche, coup de feu, Cravant. — Balle enkystée au nivea u de l'angle inférieur de l'omoplate, atrophie de l'épaule, gène considérable dans l'élévation du bras.

LAGARDE, Jean, né le 11 avril 1843, Saugnacq (Landes), 66e de ligne. — Perte des de ux dernières phalanges de l'indicateur, main droite, coup de feu, Peltres, 27 septembre. —

Abcès multiples ayant envahi jusqu'à l'avant-bras, paralysie et atrophie considérable de l'avant-bras, de la main et des doigts réduits environ au tiers de leur volume.

LAGARDE, Joseph, 2e zouaves, fracture du radius droit, coup de feu (?), 11 mai. — Diminution de la sensibilité et des mouvements de ce membre.

LAGARDE, Joseph-Henri, 13e de ligne. — Plaie contuse à l'articulation tibio-tarsienne droite, coup de feu, Gravelotte. — Ankylose incomplète.

LAGARDE, Pierre-Jules, 1er de ligne. — Plaie contuse à l'épaule droite, éclat d'obus, Saint-Privat. — Vaste cicatrice adhérente à la fosse sous-épineuse de l'omoplate.

LAGARDÈRE, Jean, garde mob. de la Gironde. — Plaie contuse à la main droite, éclat d'obus, Montbéliard, 17 janvier. — Cicatrice adhérente à la face palmaire, gêne dans l'extension des deux derniers doigts.

LAGARRIGUE, Jean-Baptiste, né à Escandelière (Aveyron), 8e chass. à pied. — Fracture du radius gauche et plaie contuse à la cuisse droite, éclat d'obus et coup de feu, Reischoffen. — Cicatrice adhérente à l'avant-bras et perte de substance musculaire à la cuisse.

LAGARRIGUE, Jean-Pierre-Michel, né le 12 juin 1853, Conflens (Ariége), 109e de ligne, caporal. — Plaie pénétrante de poitrine avec fracture des 2e et 4e côtes droites, fracture du maxillaire inférieur, 2 coups de feu, Hautes-Bruyères, 30 septembre. — Perte des dents, consolidation imparfaite, mastication impossible, plaies fistuleuses à la poitrine où le projectile séjourne probablement.

LAGASSAT, Joseph, garde mob. de Lot-et-Garonne. — Hémiplégie gauche, congélation, armée de la Loire, 12 décembre. — Perte absolue de l'usage du bras et grande difficulté dans les mouvements de la jambe.

LAGASSE, René-Louis, 61e de ligne. — Plaie contuse au pied droit, coup de feu, Beaumont (Ardennes). — Semi-ankylose métatarso-phalangienne du gros orteil.

LAGENÈBRE, Michel, né le 23 juin 1846, Cadouin (Dordogne), 2e de ligne. — Plaie contuse au bras droit, près du coude, érosion de l'humérus, coup de feu, Spickeren. — Amaigrissement du bras avec extension incomplète de l'avant-bras.

LAGESTE, Jean-Cyprien, né le 26 septembre 1844, Herne (Landes), 3e génie. — Fracture comminutive de la jambe droite et du fémur gauche, accident de chemin de fer, 1er siége de Paris. — Raccourcissement et claudication.

LAGIER, Germain, 41e de ligne. — Fracture du maxillaire inférieur, coup de feu, Courbevoie, 4 avril. — Ankylose incomplète temporo-maxillaire.

LAGIER, Jean-Joseph, 15e de ligne. — Plaie compliquée à la main droite, coup de feu, Montmesly, 30 novembre. — Perte des mouvements de l'auriculaire avec flexion de l'annulaire.

LAGIER ou LAULGIER, Pierre-Théodore, 45e ou 24e de ligne. — Fracture comminutive de la jambe droite, coup de feu, Fontaines, 27 décembre. — Consolidation vicieuse et raccourcissement.

LAGLASSE, Louis-Jean, né le 12 juillet 1847, Metz (Moselle), 80e de ligne. — Plaies contuses à la cuisse droite, éclats de mitraille, Amanvillers. — Hernies musculaires, gêne des mouvements du membre inférieur.

LAGLEIZE, Jacques-Jean, 31e de ligne. — Perte des deux dernières phalanges du doigt indicateur et d'une partie de la dernière phalange du pouce, main droite.

LAGOGUE, Édouard-Alexandre, né le 21 septembre 1843, Château-Gontier (Mayenne), 15e de ligne, sergent. — Fracture de la voûte du crâne, à droite, coup de feu, Villers-Bretonneux, 27 novembre. — Perte de substance osseuse, hémiplégie gauche, perte de l'usage de la jambe gauche, myopie chromatique.

LAGORCE, Pierre, 52e de ligne. — Plaie contuse à la main gauche, coup de feu, Chenebier. — Ankylose dans l'extension des doigts annulaire et médius.

LAGOUTTE, Benoît-Marie, 70° de ligne. — Fracture comminutive de l'indicateur, main droite, coup de feu, Châtillon sous Paris, 4 avril. — Perte de la phalangette de ce doigt.

LAGOUTTE, Henri-René, né le 15 juillet 1850, Gorron (Mayenne), 13° chass. à pied. — Fracture comminutive de la main gauche, éclat d'obus, Morée-Saint-Hilaire, 14 décembre. — Ankylose de tous les doigts.

LAGOUTTE, Louis-Marie, né le 5 juin 1850, Merdrignac (Côtes-du-Nord), 59° de ligne, caporal. — Plaie compliquée à la cuisse gauche, coup de feu, Borny.—Cicatrices adhérentes, rétraction musculaire, ankylose du genou dans la flexion et le pied fixé dans l'extension, amaigrissement du membre.

LAGRANGE, Claude, né le 26 février 1846, Ars (Puy-de-Dôme), 46° de ligne. —Plaie compliquée à la jambe droite, et plaie pénétrante de poitrine à droite avec lésion du creux axillaire, 2 coups de feu, Paris, 23 mai. —Paralysie de la jambe et perte absolue des mouvements du bras droit.

LAGRANGE, Guillaume, né le 22 août 1850, Montastruc (Lot-et-Garonne), 25° chass. à pied. — Fracture du coude droit, coup de feu, Bapaume. — Pourriture d'hôpital, perte de substance, vaste cicatrice adhérente, ankylose du coude, dans l'extension permanente.

LAGRANGE, Jean, né le 11 avril 1844, Lucq-de-Béarn (Basses-Pyrénées), 17° chass. à pied. —Fracture comminutive du col de l'humérus droit, de l'acromion et de la fosse sous épineuse de l'omoplate, éclat d'obus, Beaumont (Ardennes). — Perte de substance osseuse, cicatrices adhérentes très-profondes en avant et en arrière de l'épaule, ankylose presque complète scapulo-humérale.

LAGRANGE, Joseph, 67° de ligne. — Plaies contuses au dos et à l'épigastre, et fracture du péroné gauche, coups de feu, Gravelotte. — Hernie musculaire entre le péroné et le tibia.

LAGRÈZE, Antoine, né le 2 décembre 1847, Larche (Corrèze), 47° de ligne. — Plaie compliquée à la cuisse droite, partie moyenne, coup de feu, Frœschwiller. — Atrophie considérable et paralysie de la jambe et du pied.

LAGRIFOUL, Jean-Joseph, 75° de ligne. —Fracture partielle du tibia droit, tiers supérieur, coup de feu, Gravelotte. — Cicatrices profondes et adhérentes.

LAGROS, Jean-Marie, né le 30 avril 1845, Paray-le-Monial (Saône-et-Loire), 61° de ligne. — Fracture du radius gauche, tiers moyen, coup de feu, Beaumont (Ardennes). — Cicatrice profonde, atrophie du bras et de la main.

LAGUANIER, Auguste-Marius-Charles, 83° de ligne. — Plaie contuse au mollet gauche, éclat d'obus, Ladonchamps, 7 octobre. — Cicatrice adhérente.

LAGUERRE, François-Joseph, 3° zouaves. — Fracture du calcanéum, pied droit, coup de feu, Wœrth. — Exfoliation et rétraction du tendon d'Achille, extension du pied.

LAGUERRE, Jean-Léon, 17° de ligne, sergent. — Plaies contuses à la poitrine et au mollet droit, plaie compliquée au pied gauche, 3 coups de feu, Bois-les-Dames, 29 août.— Cicatrice adhérente au calcanéum, rétraction du tendon d'Achille fixant le pied dans l'extension.

LAGUILLAUMIE, Pierre, 27° de ligne. — Plaie contuse à l'avant-bras droit, coup de feu, Poupry, 2 décembre.

LAHANQUE, Camille-Alphonse-Henri, garde mob. de la Marne. — Plaie contuse à l'avant-bras gauche, coup de feu, Sivry-sur-Ante, 25 août. — Perte de la supination de l'avant-bras, ankylose du poignet.

LAHAYE, Gratien-Auguste, né le 7 mars 1846, Carantilly (Manche), 21° de ligne, caporal. — Fracture comminutive du maxillaire inférieur, coup de feu, Frœschwiller. — Perte des dents molaires gauches, consolidation vicieuse, difformité de la face.

LAHÉRY, Joseph, 3° train des équipages, brigadier. — Plaie contuse au creux poplité gauche, coup de feu, Sedan. — Cicatrice adhérente.

LAHEURTE, Eugène, 6° chasseurs. — Fracture de la clavicule gauche et plaie contuse au mollet, même côté, éclat d'obus et chute de cheval, Sedan. — Cal vicieux et cicatrices adhérentes au mollet.

LAHILLE, Félix-Joseph, né le 12 octobre 1827, Outrey (Haute-Saône), 123e de ligne, capitaine. — Plaie contuse à la cuisse gauche, coup de feu, Champigny, 30 novembre. — Périostite, cicatrices adhérentes, atrophie de la jambe.

LAHIRE, Edmond-Félix, né le 3 août 1841, Reims (Marne), 14e chass. à pied, sergent. — Fracture comminutive de l'avant-bras gauche, tiers-inférieur, éclat d'obus, Sedan. — Perte considérable osseuse, cicatrice adhérente et profonde, raccourcissemt de 3 centimètres.

LAHOCHE, Louis-Charles, 87e de ligne. — Plaie contuse à la main gauche, coup de feu, Sedan. — Gêne des mouvements des doigts indicateur et médius.

LAHORE, Alexis, 80e de ligne. — Perte de la phalangette de l'indicateur, main gauche, coup de feu, Saint-Privat.

LAIDÉ, Adolphe, né le 20 janvier 1845, Oleron-Sainte-Marie (Basses-Pyrénées), 88e de ligne, caporal. — Fracture comminutive et compliquée de la jambe droite, tiers moyen, coup de feu, Beaumont (Ardennes). — Cicatrices nombreuses et adhérentes, raccourcissement du tibia de 6 centimètres, avec courbure défectueuse du péroné, atrophie du pied, dont les orteils sont paralysés.

LAIDIN, Pierre, 53e de ligne. — Perte de la 1re phalange du doigt indicateur, main droite, coup de feu, Chagey, 17 janvier. — Ankylose de ce doigt.

LAIGLE, Henri-Joseph, 93e de ligne. — Plaie contuse à la cuisse gauche, coup de feu, Gravelotte. — Mouvements du membre douloureux.

LAIGNÉ, Jacques-René, né le 23 septembre 1850, Gourgé (Deux-Sèvres), 32e de ligne. — Plaie contuse à la poitrine, fracture de l'humérus gauche, 2 coups de feu, Terminiers, 2 décembre. — Raccourcissement du bras, ankylose presque complète du coude dans la flexion, atrophie de l'avant-bras et de la main avec déformation des doigts, plaie fistuleuse à la poitrine.

LAILLE, Jean-Firmin-Balot, né le 17 juin 1842, Saint-Lary (Ariége), 58e de ligne. — Plaie contuse au coude gauche, coup de feu, Saint-Remy, 15 janvier. — Ankylose dans la demi-flexion avec atrophie incomplète du membre.

LAINÉ, Edouard-Cyrille-Joseph, né le 2 février 1849, Mencas (Pas-de-Calais), garde mob. du Pas-de-Calais. — Plaie en séton au bras gauche, partie supérieure, coup de feu, Bavelincourt, 23 décembre. — Atrophie de tout le bras avec faiblesse des mouvements.

LAINÉ, François-Ferdinand, garde mob. de l'Orne. — Plaie contuse à la cuisse gauche, coup de feu, Lorges, 8 décembre. — Atrophie de la jambe.

LAINÉ, Hippolyte-Bazile, né le 19 août 1848, Lithaire (Manche), 60e de ligne. — Fracture compliquée du cubitus gauche, coup de feu, Servigny sous Metz. — Cicatrice profonde et adhérente, perte absolue des mouvements, et diminution de la sensibilité.

LAINÉ, Jean-Pierre, né le 11 octobre 1849, Huisseau-sur-Cosson (Loir-et-Cher), garde mob. de Loir-et-Cher. — Plaies compliquées à l'orbite, partie externe, et à la main, côté gauche, éclats d'obus, Patay, 4 décembre. — Nécrose des parois de l'orbite et de l'os frontal à gauche, et perte de la vision de ce côté, perte des doigts indicateur, médius et annulaire.

LAINÉ, Rose-Alphonse, né le 4 février 1853, Sèvres (Seine-et-Oise), 1er zouaves. — Fracture du pariétal droit, éclat d'obus, Strasbourg, 27 septembre. — Destruction de la table externe du pariétal, bégaiement prononcé.

LAINIEL, Fidèle-Désiré, garde mob. du Nord. — Plaie contuse à la cuisse droite, coup de feu, Saint-Quentin. — Perte partielle des mouvements de la cuisse.

LAIR, Jean-Baptiste, né le 8 février 1849, Baroche-Gendouin (Mayenne), garde mob. de l'Orne. — Plaie s'étendant de la région sous-claviculaire gauche à l'angle supérieur de l'omoplate, près la colonne vertébrale, coup de feu, Orléans, 9 décembre. — Ankylose incomplète scapulo-humérale et atrophie de la main.

LAIR, Pierre, né le 5 septembre 1848, Paris, 12e artill. —Phthisie pulmonaire au sommet gauche, fatigues et privations, 1870-71. — Dyspnée.

LAISNÉ, Pierre-Marie, garde mob. d'Ille-et-Vilaine, caporal. — Plaie contuse à la jambe gauche, coup de feu, Connéré, 10 janvier. — Cicatrice adhérente au tendon d'Achille.

LAIX, François, né le 25 janvier 1845, Voutezac (Corrèze), 29e de ligne. — Plaie contuse à la face, éclat d'obus, Saint-Privat. — Perte de l'œil droit.

LAJOUS, Alexis-Jean-Marie, né le 5 septembre 1849, Fousseret (Haute-Garonne), 109e de ligne. — Désorganisation du globe oculaire gauche, ricochet d'une balle, Paris, 27 mai.

LALANDE, Almère-Théodore-Vincent, 62e de ligne. — Fracture du péroné gauche, coup de feu, Gravelotte. — Large cicatrice adhérente.

LALANDE, Fleury, né le 24 juin 1845, Mios (Gironde), 81e de ligne. — Fracture de la main gauche, coup de feu, Saint-Privat. — Cicatrices vicieuses, atrophie et ankylose de l'indicateur et du médius.

LALANDE, Louis, 2e section d'infirmiers militaires. — Plaie contuse à la jambe droite, éclat d'obus, Montmédy, 5 septembre.

LALANDES, Jean, garde mob. de la Charente-Inférieure, sergent. — Plaie pénétrante de poitrine, coup de feu, Villefranche, 6 janvier.

LALANNE, Etienne, 77e de ligne. — Fracture de la jambe droite, tiers inférieur, coup de feu, les Ormes, 11 octobre.

LALAUZE, Henri-Etienne, 28e de ligne. — Plaie contuse à la main droite, coup de feu, Saint-Privat. — Cicatrices adhérentes, rétraction du doigt auriculaire et légère atrophie de la main.

LALAUZE, Jean-Louis, né le 27 février 1845, Lyon (Rhône), 2e artill. — Plaies à travers la région ischio-pubienne droite et au dos, éclats d'obus, Sedan. — Esquilles du pubis et de l'ischion, vastes cicatrices adhérentes au dos.

LALEAU, Louis-Eloi-Victor, 58e de ligne. — Plaie contuse à la jambe droite, coup de feu, Mouzon (Ardennes). — Cicatrice adhérente longitudinale.

LALÈS, François-Marie, né le 16 avril 1842, Gondelin (Côtes-du-Nord), 30e de ligne. — Plaie contuse au coude droit, coup de feu, Coulmiers, 9 novembre. — Ankylose du coude.

LALET, Pierre, 63e de ligne. — Plaie s'étendant de la hanche droite au dos, coup de feu, Morée, 16 décembre. — Large cicatrice adhérente au dos, partie inférieure.

LALEURE, Jules, né le 19 novembre 1849, Dijon (Côte-d'Or), 13e de ligne. — Plaies contuses à la région sous-mastoïdienne, éclats d'obus, Parigné-l'Evêque. — Surdité presque complète à gauche, et perte de la vision du même côté.

LALIENGUE, Pierre, 37e de ligne. — Plaie pénétrante de poitrine, partie supérieure droite, coup de feu, Sedan. — Plaie fistuleuse.

LALIRE, Charles-Théodore, né le 19 avril 1851, Paris (Seine), 11e de ligne. — Plaie contuse au genou droit, coup de feu, Beaumont (Ardennes). — Ankylose avec cicatrice adhérente et gonflement de l'articulation.

LALLEMAGNE, Jean, né le 9 décembre 1844, Laprade (Charente), 73e de ligne. — Fracture comminutive du fémur droit, tiers inférieur, coup de feu, Borny. — Raccourcissement de 10 centimètres, demi-ankylose du genou, paralysie et atrophie de la jambe et du pied.

LALLEMAND, Henri, né le 25 juin 1850, Trith-Saint-Léger (Nord), 68e de ligne. — Plaie contuse à la cuisse gauche, partie inférieure et antérieure, éclat d'obus, Neuilly (2e siége). — Perte de substance musculaire, large cicatrice adhérente.

LALLEMENT, Jean-Nicolas, né le 17 mars 1847, Aumoutrey (Vosges), garde mob. des Vosges. — Plaie compliquée au bras droit, partie supérieure, coup de feu, Cussey. — Paralysie incomplète du membre.

LALLIER, Denis-Henri, né à Gauet (Loir-et-Cher), 114ᵉ de ligne. — Fracture comminutive du fémur gauche, coup de feu, Champigny, 30 novembre. — Périostite.

LALLIERMONT, Hilaire, 1ᵉʳ tir. alg., sergent-fourrier. — Plaie contuse à la cuisse gauche, éclat d'obus, Beaugency, 7 décembre. — Perte de substance musculaire, partie externe de la cuisse, vaste cicatrice, amaurose incomplète de l'œil droit.

LALLOUETTE, Jean-Baptiste, 1ᵉʳ zouaves. — Perte des deux dernières phalanges du doigt annulaire, main gauche, éclat d'obus, Montbéliard, 16 janvier. — Demi-flexion de l'auriculaire.

LALOUX, Louis-Martin, né le 3 décembre 1840, Hamelincourt (Pas-de-Calais), 21ᵉ artill. — Plaie contuse à la cuisse (?), partie inférieure et interne, coup de feu, la Malmaison, 21 octobre. — Arthrite violente du genou, qui est ankylosé et fixé dans l'extension, cicatrice adhérente au fémur.

LALOUDE, Constant, 40ᵉ de ligne. — Congélation du pied gauche (?), 2 décembre. — Perte des 4 derniers orteils.

LALUVEIN, Jean-Charles, 5ᵉ de ligne. — Plaie contuse à la main droite, coup de feu, Changé. — Extension des doigts indicateur et médius.

LALY, Jean-Baptiste, 17ᵉ de ligne, tambour. — Plaie contuse à la cuisse droite, coup de feu, Sedan. — Rétraction musculaire partielle, claudication légère.

LAMAND, Achille-Philippe-Joseph, 17ᵉ chass. à pied. — Plaie contuse à la jambe droite, coup de feu, Saint-Quentin.

LAMAQUE, Pierre-Auguste-Lusescuras, né le 9 mai 1840, Saint-Pardoux-la-Rivière (Dordogne), 3ᵉ zouaves, sergent. — Fracture de l'omoplate et de la tête de l'humérus, avec pénétration de l'articulation scapulo-humérale, côté droit, coup de feu, Frœschwiller. — Ankylose scapulo-humérale.

LAMARE, Louis-Alexandre, né le 25 décembre 1844, Bonneuil (Seine), 22ᵉ de ligne. — Plaie contuse à l'avant-bras droit, coup de feu, Champigny. — Gêne des mouvements de la main.

LAMARINS, Simon, 88ᵉ de ligne. — Plaie contuse à la cuisse gauche, partie interne, coup de feu, Beaumont (Ardennes). — Cicatrice adhérente.

LAMARQUE, Bernard, né le 16 mai 1829, Pau (Basses-Pyrénées), guérilla française d'Orient, sous-lieutenant. — Plaies en séton au tiers supérieur du bras et au tiers inférieur de l'avant-bras gauche, plaie compliquée à la main droite, à l'os iliaque en arrière de l'épine antérieure du cœcyx, plaies contuses à la cuisse gauche et au thorax, au niveau des dernières fausses côtes, coups de feu et éclats d'obus, Arthenay. — Ankylose du poignet gauche avec engorgement chronique de la main et gêne de la flexion des doigts, atrophie du doigt auriculaire, main droite.

LAMARQUE, Jean-Baptiste, 99ᵉ de ligne. — Plaie en séton de l'aisselle à l'omoplate gauches, et plaie contuse au bras droit, au niveau du deltoïde, 2 coups de feu, Frœschwiller.

LAMARRE, Charles-Joseph, né le 24 janvier 1840, Paris, 34ᵉ de ligne, caporal-tambour. — Amaurose, captivité en Allemagne. — Cécité complète.

LAMARRE, Dominique-Auguste, né le 1ᵉʳ août 1850, Dun (Meuse), 14ᵉ chass. à pied. — Fracture du coude droit, éclat d'obus, Héricourt, 15 janvier. — Ankylose, l'avant-bras fixé dans le quart de flexion.

LAMARRE, Edouard-Hippolyte, 21ᵉ artill., maréchal des logis fourrier. — Plaie contuse à la jambe gauche, éclat d'obus, Champigny, 30 novembre. — Cicatrice adhérente et profonde.

LAMARRE, Louis-Lucien, 19ᵉ de ligne. — Plaie contuse au thorax, et en séton à l'épaule droite, coup de feu, près Droué (Loir-et-Cher), 17 décembre. — Gêne des mouvements du bras droit.

LAMASOU, Victor, né le 18 novembre 1849, Laas (Basses-Pyrénées), 114ᵉ de ligne. — Plaie contuse à l'épaule droite, coup de feu, Champigny, 30 novembre. — Ankylose avec déformation de la clavicule et atrophie du bras.

LAMAZIÈRE, Pierre-Jean, né à Saint-Angel (Dordogne), 10e de ligne. — Plaie contuse à l'épaule droite, coup de feu, Rezonville.

LAMBAULT, Auguste, 24e de ligne. — Fracture comminutive du 1er métatarsien, pied droit, coup de feu, Spickeren. — Perte des mouvements du gros orteil.

LAMBERBOURG, Léonard, 89e de ligne. — Fracture de l'os frontal, coup de feu, Orléans, 11 octobre. — Perte de substance de la table externe, cicatrice adhérente, névralgies.

LAMBERGER, Pierre-Frédéric, né le 3 octobre 1829, Thann (Haut-Rhin), 98e de ligne. — Congélation des deux pieds, Chagny (Côte-d'Or), en décembre. — Perte de tous les orteils des deux pieds, à l'exception du 5e orteil, pied droit.

LAMBÉRGET, Claude-François, né le 22 février 1823, Lavans (Jura), 5e chasseurs, brigadier. — Fracture comminutive de la jambe gauche, tiers moyen, chute de cheval, armée du Rhin. — Nombreuses esquilles, consolidation vicieuse, raccourcissement considérable.

LAMBERT, Armand-Louis, 37e de ligne. — Plaie pénétrante de poitrine, au-dessous de la clavicule gauche, coup de feu, Loigny. — Hémoptysies.

LAMBERT, Augustin, né le 15 septembre 1839, Landrecies (Nord), 20e chass. à pied, caporal. — Perte des deux dernières phalanges des doigts indicateur, médius et annulaire, main gauche, coup de feu, Servigny sous Metz.

LAMBERT, Constant-Emile, 19e de ligne. — Plaie contuse à la main gauche, coup de feu, Buzenval. — Flexion forcée de l'annulaire et de l'auriculaire.

LAMBERT, Dominique, né le 14 octobre 1847, Cagues (Alpes-Maritimes), 4e de ligne. — Ecrasement du pouce gauche, coup de pied de cheval, 10 février 1871. — Atrophie, déformation et ankylose de ce doigt.

LAMBERT, Eugène-Louis, né le 19 mars 1848, Paris, 19e de ligne.—Plaie aux deux cuisses, partie postérieure, éclat d'obus, Borny. — Cicatrices étendues, adhérentes et profondes, atrophie et paralysie incomplète du membre inférieur gauche.

LAMBERT, Ferdinand, né le 15 novembre 1850, Vireux-Wallerand (Ardennes), 40e de ligne. — Plaie contuse au gros orteil, pied gauche, éclat d'obus, Saint-Quentin. — *Tétanos*, paralysie incomplète des membres inférieurs, plus prononcée à gauche.

LAMBERT, François, garde mob. du Cher. — Plaie contuse à la jambe gauche, coup de feu, Juranville, 28 novembre. — Gêne considérable des mouvements de ce membre.

LAMBERT, Gustave, garde mob. de l'Indre-et-Loire. — Plaie contuse à la fesse et ablation du testicule droit, coup de feu, Saint-Quentin.

LAMBERT, Jean, né le 9 novembre 1849, Villa-Pourçon (Nièvre), 69e de ligne. — Plaie à travers la région tarsienne, pied gauche, coup de feu, Neuilly, 2e siége. — Gêne des mouvements du pied.

LAMBERT, Jules-Henry, né le 18 octobre 1844, Chauvency-Saint-Hubert (Meuse), 57e de ligne. — Plaie à travers la main gauche, de la face palmaire à la face dorsale, fracture du 3e métacarpien, coup de feu, Saint-Privat. — Nombreuses esquilles, cicatrice adhérente étoilée, atrophie de la main et flexion incomplète des doigts.

LAMBERT, Louis, garde mob. du Nord, sergent. — Plaies contuses à la jambe gauche et à la poitrine, coup de feu, Saint-Quentin. — Atrophie de la jambe.

LAMBERT, Louis-Henri, 20e de ligne. — Fracture comminutive de l'avant-bras droit, coup de feu, Sedan.

LAMBERT, Pierre Eugène, né le 27 mars 1842, Saint-Péray (Ardèche), 72e de ligne, caporal. Fracture comminutive du fémur gauche, coup de feu, Pont-Noyelles.—Consolidation vicieuse, plaies fistuleuses, raccourcissement de 23 centimètres avec déviation du membre.

LAMBERT, Pierre-Joseph-François, 2e ou 3e chass. d'Afrique. — Fracture du col du fémur droit, chute de chemin de fer, Lunéville, 3 août. — Raccourcissement et gêne dans l'articulation coxo-fémorale.

LAMBERT, Prix, 9ᵉ cuirassiers. — Fracture comminutive de la jambe (?), tiers inférieur, coup de pied de cheval, 14 décembre. — Raccourcissement du membre.

LAMBERT-LIGIER, Delphin-Augustin, 40ᵉ de ligne. — Fracture comminutive de la jambe gauche, coup de feu, Patay, 2 décembre. — Perte de substance du tibia.

LAMBERTET, Charles, né le 19 novembre 1849, Champlieu (Saône-et-Loire), 4ᵉ chass. à pied.—Perte des 2ᵉ et 3ᵉ phalanges de l'annulaire, main gauche, coup de feu, Isle-sur-Doubs. — Rétraction permanente de l'auriculaire.

LAMBEYE, Crépin, né le 13 octobre 1845, Arette (Basses-Pyrénées), 67ᵒ de ligne. — Fracture comminutive de l'humérus gauche, au niveau de l'attache du deltoïde, coup de feu, Gravelotte. — Cal volumineux et dévié, mouvements très-limités de l'épaule, et grande faiblesse du bras.

LAMBINET, Jean-Auguste, garde nationale de la Seine, 18ᵉ bataillon. — Fracture du calcanéum gauche, coup de feu, Buzenval. — Cicatrice adhérente et œdème du pied.

LAMBLET, Jean-Baptiste, 29ᵉ de ligne. — Plaie contuse au mollet gauche, coup de feu, Josnes, 10 décembre.

LAMBOTTIN, Léon, 95ᵉ de ligne.—Fracture comminutive de la jambe droite, coup de feu, le Bourget, 21 décembre. — Cicatrice adhérente.

LAMBOULÉ, Eugène, 2ᵉ zouaves. — Fracture comminutive du tarse et du 5ᵉ métatarsien, pied gauche, coup de feu, Frœschwiller. — Gêne dans la flexion du pied.

LAMBRÉ, Oscar-Victor, né le 30 juin 1847, Favril (Nord), 70ᵉ de ligne, caporal. — Fracture comminutive de la main gauche, coup de feu, Saint-Privat. — Difformité considérable et perte de l'usage de la main.

LAMBRET, Claude, garde nationale mobilisée du Rhône, caporal.—Plaie à la main gauche, destruction des fléchisseurs de l'indicateur, accident, Etang-des-Dames (Jura), 10 février. — Ankylose de ce doigt fixé dans l'extension.

LAMEAU, Jean, né le 28 décembre 1848, Champagnac-de-Belair (Dordogne), 6ᵉ chass. à pied.—Plaie contuse à la jambe droite, éclat d'obus, Sedan. — Ankylose tibio-tarsienne, atrophie et faiblesse du membre.

LAMER, Pierre-Victor, né le 19 octobre 1848, Vierzon-Village (Cher), garde mob. du Cher.— Fracture compliquée de l'os iliaque gauche, coup de feu, Juranville. — Atrophie de la cuisse et de la jambe.

LAMET, Désiré-Eustache, né le 20 septembre 1849, Unverre (Eure-et-Loir), 90ᵒ de ligne. —Plaie à la région costo-sternale gauche, coup de feu, Paris, 2ᵉ siége. — Perte de substance du sternum, pneumonie chronique, hémoptysies intermittentes.

LAMI, Etienne-Eugène-Léon, né le 26 décembre 1850, Falaise (Calvados), 41ᵉ de ligne. — Fracture de l'humérus gauche, extrémité inférieure, coup de feu, Villorceau. — Ankylose du coude.

LAMI, Emile-Albert, 8ᵉ artill.—Perte de deux doigts, main gauche, éclat d'obus, Patay, 2 déc.

LAMICHEL, Félix, né le 9 avril 1846, Vaux (Allier), garde mob. de l'Allier. — Fracture comminutive du péroné gauche, tiers inférieur, coup de feu, fort de Joux. — Perte de substance osseuse, cicatrice adhérente.

LAMIDIAUX, Joseph, 2ᵉ zouaves. — Plaie à la jambe droite, érosion du tibia, coup de feu, Orléans, 4 décembre. — Engorgement du genou.

LAMIRE, Léopold-Emile, 62ᵉ de ligne. — Plaie contuse à la poitrine, éclat d'obus, Sainte-Barbe sous Metz, 1ᵉʳ septembre. — Cicatrice adhérente à la région précordiale.

LAMOOT, André-Théodore, 69ᵉ de ligne. — Plaie contuse à la cuisse droite, coup de feu, Borny. — Cicatrice adhérente.

80

LAMORE, Girard, 66e de ligne. — Perte des deux dernières phalanges et d'une partie de la première de l'indicateur, main droite, coup de feu, Forbach.

LAMORLETTE, Désiré, né le 3 août 1851, Verdun (Meuse), 5e chass. à pied. — Désorganisation des deux globes oculaires, variole, Vendôme, 18 décembre. — Cécité complète.

LAMOTHE, Louis, garde mob. du Gers. — Plaie contuse à la cuisse gauche, coup de feu, Yvré-l'Évêque. — Atrophie du membre.

LAMOTHE, Arthur, né le 16 septembre 1846, Paris (Seine), 17e de ligne. — Fracture comminutive de la jambe gauche, coup de feu, Châtillon sous Paris, 19 septembre. — Esquilles nombreuses, plaies fistuleuses persistantes, raccourcissement de 6 centimètres, atrophie.

LAMOTHE, Baptiste, 93e de ligne. — Perte des deux dernières phalanges de l'indicateur droit, coup de feu, Saint-Privat.

LAMOTHE, Pierre, né le 15 juillet 1850, Latresne (Gironde), 49e de ligne. — Congélation, armée de l'Est. — Hémiplégie gauche.

LAMOUR, Ernest, 3e de ligne, caporal. — Plaie au cou, partie postérieure, et fracture de l'os frontal à droite, 2 coups de feu, Frœschwiller. — Blépharospasme et affaiblissement de la vision de l'œil droit.

LAMOUR, Jean-Marie, 28e de ligne. — Plaie pénétrante au genou gauche, coup de feu, Illepion, 1er décembre. — Ankylose incomplète.

LAMOUR, Louis-Marie, né le 14 mars 1842, Carnac (Morbihan), 71e de ligne, clairon. — Fracture de l'humérus droit, coup de feu, Borny. — Cicatrice adhérente.

LAMOURETTE, Jean-Baptiste-François-Joseph, 53e de ligne. — Plaie contuse au mollet gauche, coup de feu, Chagey, 17 janvier. — Pourriture d'hôpital, vaste cicatrice adhérente.

LAMOUREUX, Claude, né le 12 février 1848, Viplaix (Allier), 115e de ligne. — Plaie contuse à la cuisse gauche, partie inférieure et interne, coup de feu, Paris, 2e siége. — Cicatrices adhérentes et profondes, amaigrissement et gêne dans la flexion du membre.

LAMOUREUX, Jean, né le 1er juin 1850, Jouillat (Creuse), 6e artill. — Plaie contuse à la région temporale droite, coup de feu, Villersexel. — Vaste cicatrice, cataracte traumatique, adhérence et déformation de l'iris, perte de la vision de ce côté.

LAMOUREUX, Pierre, né le 1er février 1852, Souffrignac (Charente), 85e de ligne. — Plaie contuse au mollet droit, coup de feu, Paris, 1er juin 1871. — Large cicatrice adhérente, atrophie de tout le membre et immobilité des muscles du mollet.

LAMOUROUX, Gervais-Léon, né le 3 août 1837, Paris, 26e de ligne. — Plaie contuse à la main droite, éclat d'obus, Ladonchamps, 7 octobre. — Atrophie de l'indicateur fixé dans l'extension et ankylose de l'annulaire.

LAMPERTE, Dominique, né le 21 juin 1836, Calacuccia (Corse), 83e de ligne. — Plaie contuse à la main gauche, coup de feu, Ladonchamps. — Ankylose des phalanges du médius, amaigrissement du médius.

LAMURE, André, né le 10 février 1849, Saint-Ygny-de-Roche (Saône-et-Loire), garde mob. de Saône-et-Loire). — Fracture de l'humérus droit, coup de feu, Pouilly (Côte-d'Or), 23 janvier. — Complications, drainage du bras et de l'avant-bras, ouverture du coude, adhérence des gaînes tendineuses, déformation du bras et ankylose des doigts, main droite.

LAMY, Auguste, 8e chass. à pied, sous-lieutenant. — Amaurose plus prononcée à gauche qu'à droite, excès de travail pendant la nuit. — Perte incomplète mais graduelle de la vision.

LAMY, Bernard, 42e de ligne. — Plaie pénétrante au coude gauche, coup de feu, Juranville. — Abcès, cicatrice adhérente, ankylose incomplète du coude.

LAMY, Eugène, 36e de ligne. — Plaie contuse à l'occiput, éclat d'obus, Courbevoie, 17 avril. — Enfoncement de l'angle supérieur de l'os occipital, cicatrice adhérente, trouble léger de la vision.

LAMY, Emmanuel-Pierre, né le 3 octobre 1840, Clermont-Ferrand (Puy-de-Dôme), garde nationale de la Seine. — Plaies contuses à la partie moyennne et postérieure de la crête iliaque, 2 coups de feu, Montretout. — Gêne dans la flexion de la région lombaire, cicatrices adhérentes.

LAMY, Léon-Xavier, né le 12 octobre 1847, Sens (Yonne), garde mob. de l'Yonne, sous-lieutenant. — Plaie contuse à l'articulation tibio-tarsienne droite, coup de feu, Josnes, 8 décembre. — Ankylose tibio-tarsienne avec engorgement du pied.

LANADALIE, Guillaume, né le 6 novembre 1846, Morval (Haute-Vienne), 43e de ligne. — Congélation du pied droit, Kœnigsberg. — Perte des cinq orteils.

LANCE, François, 51e de ligne. — Fracture comminutive du pied droit, coup de feu, Gravelotte. — Ankylose des articulations du tarse.

LANCELEUR, Jean-Baptiste, né le 27 janvier 1840, Clermont (Sarthe), garde mob. de la Sarthe. — Plaie contuse au coude droit, éclat d'obus, Poisly, 9 décembre. — Ankylose avec atrophie du membre et extension permanente des doigts.

LANCEL, Désiré, né le 5 décembre 1852, Valenciennes (Nord), 24e de ligne. — Plaie compliquée à la main gauche, éclat d'obus, Boves, 27 novembre. — Perte du doigt indicateur, rétraction permanente du médius dans la paume de la main avec difficulté des mouvements de l'annulaire comprimé par le médius.

LANCELLE, François-Clément, né le 24 janvier 1847, Neuville-Bourjomal (Pas-de-Calais), 27e de ligne. — Plaie contuse au genou gauche, coup de feu, Orléans, 11 octobre.—Ankylose avec cicatrices multiples adhérentes à la cuisse et à la jambe.

LANCELOT, Pierre-Marie, 41e de ligne. — Plaie contuse à la fesse gauche, érosion de l'os iliaque de ce côté, coup de feu, Beaugency, 7 décembre.

LANCÔME, Louis-Auguste, 4e de ligne. — Fièvre typhoïde, siége de Metz. — Atrophie et paralysie des jambes.

LANÇON, Pierre-Léon, né le 8 mai 1850, Lyon (Rhône), 80e de ligne. — Fracture comminutive du cubitus droit, coup de feu, Pesmes, 16 décembre. — Perte osseuse, adhérence des fléchisseurs, perte de la pronation et de la supination avec perte presque complète du mouvement de la main et des doigts, ankylose incomplète du poignet.

LANCRE, Louis-Bienaimé-Augustin, 86e de ligne. — Fracture comminutive de la jambe gauche, éclat d'obus, Beaumont (Ardennes). — Cicatrice adhérente très-étendue à la partie antérieure de la jambe.

LANCRENON, Jean-Louis, né le 8 août 1841, Vuillecin (Doubs), 14e chass. à pied, sergent. — Fracture du maxillaire inférieur et de l'os hyoïde, coup de feu, Gravelotte. — Perte de onze dents, cicatrice retenant la langue en arrière de l'arcade dentaire, plaie fistuleuse au cou.

LANCTIN, Eugène, 71e de ligne. — Fracture de la jambe gauche, coup de feu, Servigny sous Metz. — Cicatrice adhérente et engorgement de la jambe.

LANDAIS, Alexis-François, 37e de ligne. — Plaie compliquée à la main gauche, coup de feu, Villorceau. — Perte de deux phalanges du doigt annulaire, rétraction incomplète des fléchisseurs du pouce, de l'indicateur et du médius.

LANDART, Charles-Augustin, né le 9 décembre 1851, Sedan (Ardennes), éclaireurs de la Seine. — Fracture comminutive de l'humérus droit, fracture de la 7e côte et plaie pénétrante de poitrine à droite, coup de feu, Bondy, 15 octobre. — Pleurésie, atrophie du bras.

LANDE, François, 2e chass. à pied. — Plaie contuse à l'avant-bras droit, coup de feu, Villers-Bretonneux, 27 novembre. — Ankylose du coude.

LANDES, Jean, 37e de ligne. — Plaie pénétrante de l'abdomen au-dessous de l'ombilic, et de la hanche droite, coup de feu, Sedan. — Atrophie considérable de toute la jambe droite.

LANDON, Antoine, 100e de ligne, caporal.—Plaie compliquée au doigt indicateur, main droite, coup de feu, Gravelotte. — Perte absolue du mouvement de ce doigt.

LANDREAU, Louis-René, 51e de ligne. — Plaie contuse aux deux cuisses, coup de feu, Cernay, 9 décembre.

LANDRIN, Laurent-Edouard, né le 20 octobre 1846, Dampierre-sur-Aire (Eure-et-Loir) garde mob. d'Eure-et-Loir. — Perte des 2e et 3e phalanges de l'indicateur, main gauche, éclat d'obus, Poisly. — Ankylose métacarpo-phalangienne de ce doigt.

LANDRY, Félix-Arthur, 51e de ligne — Perte des deux dernières phalanges du doigt indicateur, main droite, éclat d'obus, Yvré-l'Évêque, 10 janvier.

LANDRY, Pierre, 71e de ligne. — Congélation des pieds, épanchement pleurétique chronique à gauche à (?). — Ankylose des deux gros orteils avec cicatrice adhérente.

LANET, Louis-Fortuné, né le 4 juillet 1848, Narbonne (Aude), 95e de ligne.—Commotion cérébrale, obus, Sainte-Barbe sous Metz. — Etat nerveux prononcé, tic d'une partie des muscles de la face et de la partie supérieure du corps, surdité presque complète sans rupture du tympan, choroïdite intense avec atrophie pupillaire, perte partielle de la vue, surtout à gauche, paralysie du membre inférieur droit avec amaigrissement.

LANEYRIE, Joseph, 17e de ligne. — Fracture de l'omoplate gauche, coup de feu, Créteil, 30 octobre.

LANFUMEY, Pierre, né le 21 avril 1838, Saulx (Haute-Saône), 2e zouaves. — Plaie contuse au globe oculaire droit, coup de feu, Frœschwiller. — Atrophie et perte de la vision de l'œil droit.

LANG, Jean, né le 27 janvier 1847, Beaune (Côte-d'Or), 18e de ligne. — Plaie à travers le calcanéum, pied gauche, coup de feu, Wœrth. — Esquilles nombreuses, ankylose et gonflement notable du pied et de la partie inférieure de la jambe qui ne pose plus perpendiculairement sur le sol.

LANGE, Ferdinand-Henri, né le 16 octobre 1844, Saint-Paul-Trois-Châteaux (Drôme), 17e chass. à pied. — Plaie contuse au mollet gauche, partie postérieure et externe, éclat d'obus, Frœschwiller. — Pourriture d'hôpital, vaste perte de substance musculaire, rétraction du tendon d'Achille avec flexion permanente des orteils et impossibilité d'appuyer le pied sur le sol.

LANGE, Louis-Achille, né le 20 septembre 1848, Ménil-Hubert (Orne), garde mob. de l'Orne. — Fracture du cubitus (?). — Consolidation vicieuse, gêne des mouvements du bras.

LANGEAIT, Sylvain-Henri, 9e cuirassiers, maréchal des logis. — Diastase des os du tarse, pied (?), chute de cheval, Nemours (Seine-et-Marne), 5 octobre. — Exostose.

LANGEOIS, Parfait-Désiré, 13e artill. — Plaie contuse à l'épaule droite, partie supérieure et postérieure, coup de feu, Saint-Privat. — Large cicatrice.

LANGERAY, Pierre, garde mob. d'Eure-et-Loir. — Plaies contuses à la hanche gauche, à la tête, à la main et au pôignet droits, 4 coups de feu, Tréon, 17 novembre. — Ankylose du poignet.

LANGLADE, Léonard, garde mob. de la Dordogne. — Fracture du péroné droit, coup de feu, Coulmiers. — Engorgement de l'articulation tibio-tarsienne.

LANGLADE, Pierre, 14e de ligne.—Plaies contuses au triangle Scarpa et au pénis, 2 coups de feu, Sedan. — Miction difficile, gêne dans l'extension et la flexion de la cuisse sur le bassin.

LANGLAIS, Constant-Lucien, né le 12 décembre 1844, Mamers (Sarthe), 10e de ligne.— Plaie pénétrante du coude droit, coup de feu, Saint-Privat. — Ankylose et déformation avec atrophie du membre.

LANGLAIS, François-Louis, 78e de ligne. — Fracture des doigts auriculaire et annulaire, main droite, coup de feu, Wœrth. — Cicatrice adhérente,

LANGLAIS, Jean-Baptiste, 14e de ligne. — Fracture de l'humérus (?), coup de feu, Sedan, — Consolidation vicieuse.

LANGLAIS, René-Marie, né le 20 août 1848, Thorée (Sarthe), garde mob. de la Sarthe. — Scarlatine épidémique, armée de la Loire. — Perte absolue de la vision, épanchement des humeurs de l'œil gauche, ulcération de la cornée de l'œil droit avec taie consécutive.

LANGLÈS, Jean, né le 8 août 1839, Lamothe-Capel (Lot), 88e de ligne. — Fracture comminutive du maxillaire inférieur avec lésion de la langue et du larynx, coup de feu, Beaumont (Ardennes). — Trachéotomie, esquilles et perte de 4 molaires, déformation de la face.

LANGLÈS, Pierre, 31e de ligne. — Plaie contuse au pied droit, érosion du calcanéum et lésion du tendon d'Achille, coup de feu, Sedan.

LANGLET, Adolphe, 69e de ligne. — Plaie contuse au dos, éclat d'obus, Beauvois (Aisne), 18 janvier. — Cicatrice adhérente à la colonne vertébrale.

LANGLET, Constant-Adolphe, 23e de ligne. — Plaie contuse au pied gauche, coup de feu, Rezonville. — Ankylose métatarso-phalagienne du gros orteil.

LANGLET, Léon-Remy, 9e de ligne. — Plaie contuse à la main droite, coup de feu, Gravelotte. — Ankylose métacarpo-phalangienne des doigts auriculaire et annulaire.

LANGLET, Théodore, 97e de ligne. — Plaie pénétrante de poitrine, à gauche, coup de feu, Saint-Privat. — Hémoptysies.

LANGLOIS, Charles-Joseph-Etienne, né le 19 mars 1832, Auteuil (Seine), garde nationale de la Seine. — Fracture comminutive du pouce droit, coup de feu, Buzenval. — Gêne considérable des mouvements de ce doigt.

LANGOLF, Antoine, 51e de ligne. — Fracture du poignet gauche, coup de feu, Gravelotte. — Ankylose du poignet.

LANGOT, Ernest-Louis, 35e de ligne. — Fracture comminutive du frontal, coup de feu, Chevilly sous Paris, 30 septembre. — Nécrose, perte osseuse, cicatrice profonde et adhérente, troubles du cerveau et faiblesse de la vision.

LANGROGNET, Jean-Baptiste, né le 2 février 1844, Raze (Haute-Saône), 95e de ligne caporal. — Fracture comminutive de l'avant-bras gauche, coup de feu, Sainte-Barbe sous Metz. — Fausse articulation du radius, cicatrices profondes et adhérentes.

LANIER, Jean-Marie, né le 19 août 1840, Lyon (Rhône), 1re légion de marche du Rhône. — Désorganisation du globe oculaire gauche, coup de feu, Nuits.

LANIÈS, Jean, 27e de ligne. — Perte de la phalange unguéale du pouce, main droite, coup de feu, Arthenay, 2 décembre. — Atrophie et fausse ankylose métacarpo-phalangienne de ce doigt.

LANNAY, William, artill. mob. de la Seine-Inférieure, maréchal des logis. — Fracture du col du fémur gauche, chute de cheval, 13 mars 1871. — Raccourcissement et amaigrissement avec déviation du pied en dehors.

LANNE, Jean-Baptiste-Germain, né le 30 juillet 1848, Lamarche (Vosges), 84e de ligne. — Plaie contuse à l'avant-bras droit, coup de feu, Gravelotte. — Cicatrices adhérentes et profondes, atrophie et flexion forcée des doigts.

LANNE, Louis-Théodore, garde mob. de l'Yonne. — Plaie contuse à la main droite, coup de feu, Villorceau, 8 décembre. — Ankylose métacarpo-phalangienne du pouce.

LANNEGRAND, Jean, garde mob. des Landes. — Plaie contuse à la main gauche, coup de feu, Rouen (?). — Cicatrices adhérentes, atrophie et ankylose des doigts annulaire et auriculaire.

LANNES, Antoine-Bernard-Géréon, né le 8 octobre 1850, Lézian (Gers), 34e de ligne. — Congélation des pieds, Montfort (Sarthe). — Perte des quatre premiers orteils, pied droit, et de la 2e phalange du gros orteil, pied gauche.

LANNES, Bertrand, 22e chass. à pied. — Plaie contuse à la main droite, recul du chassepot, Neuilly-sur-Seine, 13 avril. — Ankylose du pouce et de l'indicateur.

LANNOUX, Henri, 76e de ligne, sergent. — Plaie contuse à l'épaule droite, partie supérieure, coup de feu, Styring-Wendel. — Cicatrice adhérente.

LANOÉ, Jean-Marie-Pierre-François, 89e de ligne. — Plaie contuse à l'épaule droite, engorgement considérable de la jambe droite, coup de feu et fatigues, Clamart, 11 avril.

LANOÉ, Pierre-Marie, 32e de ligne. — Plaie contuse à la jambe droite, coup de feu, la Bourgonce (Vosges), 6 octobre. — Cicatrice adhérente et gêne considérable dans les mouvements du membre.

LANSADE, Pierre, né le 7 mars 1849, Cours de Pile (Dordogne), garde mob. de la Dordogne. — Fracture du fémur gauche, coup de feu, le Mans. — Raccourcissement de 4 centimètres, ankylose presque complète du genou.

LANSON, Henry-Marie, 2e chass. à pied, sergent. — Fracture comminutive du tarse, pied droit, coup de feu, Villers-Bretonneux. — Esquilles, plaies fistuleuses, ankylose.

LANTELME, Jean-Baptiste-Pascal, 46e de ligne, caporal. — Fracture des trois premiers os du tarse, pied droit, coup de feu, Beaumont (Ardennes). — Cal volumineux.

LANTERNIER, Félix-Constant, né le 26 juillet 1841, Villette-les-Dôle (Jura), 14e de ligne. — Fracture des 3e, 4e et 5e métacarpiens, main droite, coup de feu, Saint-Remy, 15 janvier. — Déformation de la main.

LANTERNIER, Louis-François, 87e de ligne. — Plaie contuse à la jambe gauche, éclat d'obus, Strasbourg, 4 septembre. — Cicatrice adhérente.

LANTHELME, Jean-François, 3e de ligne. — Fracture comminutive de la jambe droite, coup de feu, Saint-Quentin. — Perte de substance du tibia.

LANTILLET, Emile, né le 9 février 1835, Paris (Seine), 52e bat. de la garde nationale de la Seine. — Plaies à la tête, désorganisation du globe oculaire gauche, fracture du 5e métacarpien, main gauche, éclats d'obus et brûlures, Buzenval. — Rétractions cicatricielles gênant les mouvements de l'annulaire et de l'auriculaire.

LANTILLON, Etienne, 6e lanciers. — Fracture des deux os pariétaux, éclat d'obus, Coulmiers. — Enfoncement de ces deux os, troubles cérébraux.

LANVERS, François, né le 23 septembre 1837, Montriond (Haute-Savoie), 21e de ligne. — Fracture du cubitus gauche, coup de feu, Arthenay. — Fausse articulation à l'union du tiers supérieur avec le tiers moyen de cet os, atrophie de la main.

LAOUÉNAN, Louis-Marguerite, né le 14 novembre 1846, Lannion (Côtes-du-Nord), 10e de ligne. — Fracture du poignet droit, coup de feu, l'Hay, 29 novembre. — Ankylose avec atrophie de la main.

LAOULY, Pierre, né le 4 mai 1836, Biron (Dordogne), 70e de ligne. — Fracture des 3e et 4e métacarpiens, main droite, coup de feu, Beaune-la-Rolande. — Ankylose métacarpophalangienne des doigts médius et annulaire.

LAPAILLE, Philippe-Jules, né à Châlon-sur-Saône (Saône-et-Loire), 3e zouaves. — Fracture double de l'humérus gauche, 2 coups de feu, Frœschwiller. — Plaies fistuleuses.

LAPASSAT, Marius-Hippolyte, né le 20 mars 1848, Bourg-le-Péage (Drôme), 16e artill. — Fracture de l'extrémité inférieure du radius (?), éclat d'obus, Coulmiers, 9 novembre. — Ankylose du poignet avec perte presque complète des mouvements de la main.

LAPASSET, Jean-Pierre, né le 8 avril 1845, Montferrier (Ariège), 3e de ligne. — Plaie à travers le poignet gauche, coup de feu, Wœrth. — Ankylose du poignet avec demi-flexion de la main sur l'avant-bras.

LAPERGUE, Jean, 50e de ligne. — Plaie compliquée à l'avant-bras gauche, coup de feu, Beaune-la-Rolande — Ankylose du pouce et gêne dans les mouvements du coude.

LAPEYRE, Baptiste, né le 6 juillet 1850, Sauveterre (Aveyron), 46e de ligne. — Plaie déchirée et profonde au mollet gauche, éclats d'obus, Montbéliard, 15 janvier. — Pourriture d'hôpital, perte considérable de substance musculaire du mollet et du tendon d'Achille, immobilité du pied.

LAPEYRE, François, 58e de ligne, — Fracture du maxillaire inférieur, coup de feu, Sedan. — Perte de dents, cicatrice adhérente à la lèvre inférieure.

LAPEYRE, Joseph, né le 7 mars 1846, Justian (Gers), 66e de ligne. — Fracture du maxillaire inférieur, coup de feu, Rezonville. — Perte de dix dents et d'une partie de la mâchoire à gauche, cicatrices adhérentes, déviation de la partie restante de la mâchoire et roideur dans l'articulation temporo-maxillaire.

LAPEYRE, Mathieu, né à Saint-Julien (Landes), 77e de ligne. — Plaies contuses à la cuisse et au coude gauches, éclats d'obus, Arthenay, 2 décembre. — Cicatrices adhérentes.

LAPEYRE, Pierre, né le 13 juin 1850, Nontron (Dordogne), 51e de ligne. — Plaie contuse à l'articulation tibio-tarsienne gauche, coup de feu, Josnes, 8 décembre. — Ankylose et tumeur blanche de cette articulation, atrophie du membre.

LAPIERRE, Alcide-Placide, né le 14 mai 1826, Challans (Vendée), 58e de ligne. — Méningite chronique contractée en Allemagne. — Affaiblissement des facultés intellectuelles.

LAPIERRE, Anthelme, né le 29 janvier 1847, Contrevoz (Ain), garde mob. de l'Ain. — Plaie contuse à la poitrine, partie interne du mamelon gauche, éclat d'obus, congélation des deux mains, le Mans, 10 janvier. — Dépression de la 4e côte, perte des ongles et d'une partie des phalanges unguéales avec perte des mouvements de flexion et d'extension des doigts.

LAPIERRE, Marc, né le 16 septembre 1848, Scientrier (Haute-Savoie), 67e de ligne. — Fracture comminutive du fémur droit, près le grand trochanter, coup de feu, Forbach. — Consolidation vicieuse et en coude, raccourcissement de 20 centimètres, et fausse articulation, atrophie des deux testicules réduits à la dimension d'un petit pois.

LAPIERRE, Pierre, né le 17 janvier 1845, Cantillac (Dordogne), garde mob. de la Dordogne. — Plaie pénétrante du coude droit, coup de feu, Vibray, 8 janvier. — Ankylose et paralysie des quatre derniers doigts de la main.

LAPLACE, Gilbert, né le 1er mai 1842, Arronne (Allier), 67e de ligne. — Fracture des 4e et 5e métacarpiens, main gauche, Châtillon sous Paris, 13 octobre. — Ankylose des doigts annulaire et auriculaire.

LAPLANCHE, Firmin-Edouard, né le 18 mars 1836, Baizieux (Somme), 1er rég. de chass. d'Afrique. — Fracture du 1er métacarpien, main droite, éclat d'obus, Verdun, 27 octobre. — Perte de l'usage du pouce avec atrophie de la main, gêne dans la flexion de la main et des doigts.

LAPORTE, Annet, 47e de ligne. — Plaie contuse à la cuisse droite, coup de feu, Fræschwiller.

LAPORTE, Auguste, né le 24 février 1846, Decazeville (Aveyron), 39e de ligne. — Plaie transversale de la paume de la main droite, coup de feu, Paris, 23 mai. — Ankylose du poignet, atrophie de tout le membre, rétraction et immobilité des 5 doigts.

LAPORTE, Claude, 13e dragons. — Plaie contuse à la cuisse (?), éclat d'obus, Josnes, 11 décembre.

LAPORTE, Guillaume, né le 26 novembre 1838, Lanteuil (Corrèze), 2e de ligne. — Plaie en séton à la cuisse droite, partie moyenne, coup de feu, Beaumont (Ardennes). — Rétraction des fléchisseurs, flexion permanente de la jambe, le pied fixé dans l'extension.

LAPORTE, Hector-Anatole, né le 23 novembre 1849, Toulon (Var), 37e de ligne. — Plaie en séton à l'épaule gauche et contusion à l'angle interne de l'œil, même côté, 1 coup de feu, Loigny. — Perte de la vision à gauche.

LAPORTE, Jean, 26e de ligne. — Fracture de l'os iliaque droit, et plaie contuse à la cuisse gauche, coup de feu, Saint-Privat. — Cicatrice adhérente, gêne des deux membres inférieurs.

LAPORTE, Jean, 70e de ligne. — Plaie contuse à la main droite, coup de feu, Châtillon sous Paris, 4 avril. — Ankylose métacarpo-phalangienne du pouce.

LAPORTE, Pierre, né le 2 août 1844, Puylaroque (Tarn-et-Garonne), 88e de ligne, sergent.

— Fracture comminutive du radius droit, coup de feu, Beaumont (Ardennes). — Cal volumineux, cicatrices adhérentes, paralysie de l'avant-bras et de la main avec perte de la pronation.

LAPORTE, Charles-Louis, 9e artill. — Congélation du pied gauche, Héricourt, 22 janvier. — Perte du 5e orteil et des deux dernières phalanges des 2e, 3e et 4e orteils.

LAPOUGE, Jean, 67e de ligne. — Plaie contuse à la main droite, coup de feu, Gravelotte. — Ankylose métacarpo-phalangienne du pouce.

LAPOUGE, Pierre, 32e de ligne. — Plaie contuse à l'épaule droite, coup de feu, la Bourgonce, 6 octobre. — Semi-ankylose avec atrophie du membre.

LAPOUJADE, Jean, né le 12 novembre 1847, Bouillac (Aveyron), 36e de ligne. — Fracture de l'humérus gauche, extrémité inférieure, et plaie compliquée à l'avant-bras, même côté, éclats d'obus, Frœschwiller. — Consolidation vicieuse, soudure du radius avec le cubitus, ankylose des doigts, main gauche.

LAPPERT, Louis-Paul, né le 17 décembre 1841, Châtillon-sur-Loing (Loiret), 26e de ligne. — Fracture de l'humérus (?), coup de feu, Patay. — Ankylose du coude avec gêne considérable des mouvements du membre.

LAPRÉVÔTÉ, Hippolyte-Joseph-Auguste, 1er chass. d'Afrique. — Plaie pénétrante de l'abdomen, lésion de la vessie et du rectum, coup de feu, Sedan. — Incontinence incomplète d'urine et des matières fécales, gêne des mouvements de la jambe gauche.

LARBI-OULD-EL-ADJ-SAÏD, 2e tir. alg. — Plaie pénétrante du coude gauche, coup de feu, Wœrth. — Ankylose et cicatrice adhérente.

LARCHER, Magloire-Alexandre, né le 2 avril 1834, Poissy (Seine-et-Oise), 121e de ligne. — Fracture du 2e métacarpien, main gauche, coup de feu, Champigny. — Perte du doigt indicateur, rétraction du médius et atrophie de la main avec gêne des mouvements des autres doigts.

LARCHEVÊQUE, Gustave-Louis, né le 5 avril 1845, Paris, 1er chass. à pied. — Ophthalmie, captivité en Allemagne. — Amaurose de l'œil droit, perte de la vision de ce côté.

LARÇON, Jean-Marie, né le 1er septembre 1849, Vieux-d'Izenave (Ain), 34e de ligne. — Plaie compliquée à l'épaule gauche, éclat d'obus, les Ormes, 11 octobre. — Plaie fistuleuse, amaigrissement du membre, large cicatrice déprimée.

LARDET, Abraham, 3e train des équipages. — Plaie contuse à la jambe droite, coup de pied de cheval, Châteauroux, 2 octobre. — Cicatrice avec engorgement du membre.

LARDET, Jean-Claude, 66e de ligne. — Plaies contuses à l'abdomen, partie latérale (?), et à la hanche gauche, partie externe et supérieure, coup de feu et éclat d'obus, Rezonville. — Cicatrices adhérentes à l'abdomen et à la crête iliaque.

LARDEUX, Hilaire-Auguste, 59e de ligne. — Plaie contuse au bras gauche, au niveau du biceps, coup de feu, Beaugency, 8 décembre. — Abcès multiples, flexion de l'avant-bras sur le bras.

LARDIÈRE, Antoine-Alfred, garde nationale de la Seine. — Fracture des 3e, 4e et 5e métacarpiens, main gauche, coup de feu, Buzenval.

LARDON, Pierre, né le 25 septembre 1842, Marlhes (Loire), garde mob. de la Loire. — Amaurose double, fatigues et froids excessifs, armée de l'Est. — Cécité complète.

LARDY, Michel, né à Dampierre-les-Ormes (Saône-et-Loire), 10e de ligne. — Perte de la phalangette de l'indicateur et du médius, main droite, coup de feu, l'Hay, 30 septembre.

LARÉAL, Augustin-Joseph, né le 14 mai 1850, Saint-Vallier (Drôme), 23e de ligne. — Fracture du fémur droit, coup de feu, Champigny. — Nécrose de cet os, plaies fistuleuses multiples, ankylose incomplète du genou, atrophie du membre.

LAREY, Pierre, garde mob. du Rhône. — Fracture de la jambe gauche, coup de feu, Nuits. — Ostéite du tibia, plaies fistuleuses.

LARGEAULT, Jules, né le 26 novembre 1849, Champagné-les-Marais (Vendée), 24e de ligne.

— Fracture de l'omoplate droite, éclat d'obus, Champigny, 30 novembre. — Larges cicatrices déprimées et adhérentes.

LARGUET, Philibert, né le 22 septembre 1850, Chambéry (Savoie), garde mob. de la Savoie. — Fracture de l'omoplate gauche, extrémité supérieure, et de l'humérus, même côté, tiers inférieur, 2 coups de feu, Béthoncourt, 16 janvier. — Cal vicieux avec raccourcissement, ankylose incomplète du coude.

LARGUIER, Auguste-Louis, né le 29 juin 1843, Lyon (Rhône), 35e de ligne. — Plaie contuse au bras gauche, coup de feu : fracture de la jambe gauche par écrasement de roue de chariot, sur le champ de bataille, Chevilly sous Paris, 30 septembre. — Perte de substance du tibia, cicatrice profonde et adhérente sur la crête du tibia.

LARIDAN, Louis-Joseph, né le 22 octobre 1848, Witternesse (Pas-de-Calais), 33e de ligne. — Fracture de la clavicule gauche, coup de feu, Lessy sous Metz, 1er septembre. — Ankylose scapulo-humérale avec atrophie du membre.

LARCIEUX, Henri-Georges, né le 29 novembre 1847, Paris, 44e de ligne. — Fracture comminutive du fémur droit, coup de feu, à... — Cal vicieux avec raccourcissement de 7 centimètres, flexion limitée du genou.

LARIVAUD, Jean-Baptiste, né le 18 septembre 1844, Bourbon-l'Archambault (Allier), 45e de ligne. — Fracture comminutive du coude gauche, coup de feu, Cravant, 8 décembre. — Ankylose du coude.

LARIVIÈRE, Étienne, né le 15 septembre 1846, Mareuil (Dordogne), 25e de ligne. — Fracture du calcanéum gauche, coup de feu, Saint-Privat. — Rétraction du tendon d'Achille, cicatrice profonde et adhérente, et extension permanente du pied sur la jambe.

LARJEAULT, Louis-Henri, né le 21 juillet 1848, aux Espesses (Vendée), 91e de ligne. — Large plaie contuse à la fesse droite, éclat d'obus, Gravelotte. — Phthisie pulmonaire, fatigues, 1870-71.

LARMARAUD, Emile, 97e de ligne. — Plaie contuse au bras gauche, perte de l'indicateur, main droite, éclats d'obus, Gravelotte. — Large cicatrice irrégulière au bras.

LARNAUDIE, Firmin, né le 7 mai 1846, au Bastit (Lot), garde mob. du Lot. — Variole confluente, Blois, 15 novembre. — Pustule variolique cicatrisée avec taie sur la cornée transparente de l'œil droit, perte de la vision de ce côté.

LAROCHE, Alfred-Louis, né le 13 février 1845, Benney (Meurthe), 14e chass. à pied. — Fracture du maxillaire supérieur, éclat d'obus, Borny. — Perte de treize dents et de la région antérieure de la mâchoire, perforation occupant toute la largeur de la voûte palatine.

LAROCHE, Jean-Florian, né le 26 novembre 1846, Menil (Maine-et-Loire), 77e de ligne. — Plaies contuses au genou (?), et à la partie interne et inférieure du bras gauche, éclat d'obus et coup de feu, Arthenay. — Cicatrice rétractée, amaigrissement et paralysie de l'avant-bras, de la main avec flexion incomplète des doigts.

LAROCHE, Pierre-Martial, 97e de ligne. — Fracture du pouce, main droite, coup de feu, le Mans, 11 janvier. — Atrophie et perte de la phalange unguéale du pouce.

LA ROCHE (DE), Victor-Baptiste, né le 4 juillet 1847, Flée (Sarthe), garde mob. de la Sarthe. — Plaie s'étendant de l'oreille droite au-dessous de l'œil gauche, coup de feu, Villorceau. — Destruction complète de la voûte palatine et du voile du palais, difformité de la face.

LAROCHETTE, François, né le 23 août 1844, Saint-Laurent (Ain), 61e de ligne, sergent. — Fracture compliquée de l'avant-bras droit, coup de feu, Terminiers, 2 décembre. — Extraction de 17 esquilles, flexion incomplète des doigts et des mouvements de pronation et de supination.

LARONCE, Manuel, 82e de ligne. — Fracture du péroné droit, coup de feu, Beaugency, 8 décembre. — Cicatrice adhérente.

81

LARONCHE, Louis-Auguste, 14ᵉ de ligne. — Plaies contuses aux deux cuisses, partie interne et moyenne, 2 coups de feu, Josnes, 10 décembre.

LAROSE, Pierre, 47ᵉ de ligne. — Plaie contuse au pied droit, coup de feu, Beaumont (Ardennes).

LAROSE, Siméon-François, né le 20 avril 1844, Créancer (Manche), 39ᵉ de ligne, sergent. — Plaie contuse au pied gauche, coup de feu, Villorceau. — Ankylose métatarso-phalangienne du gros orteil.

LARPAILLANGE, Pierre, 84ᵒ de ligne. — Perte de la phalange unguéale de l'indicateur, main gauche, coup de feu, la Marche (Haute-Marne), 11 décembre. — Atrophie de la main.

LARQUIÉ, Jean, 93ᵉ de ligne. — Plaie contuse au bras gauche, coup de feu, Gravelotte. — Gêne dans l'élévation du bras.

LAROYE, Joseph, 83ᵉ de ligne. — Fracture du péroné gauche, coup de feu, Beaugency, 8 décembre. — Cicatrice adhérente.

LARRAN, Pierre, né à Nizan (Gironde), 50ᵉ de ligne. — Plaies contuses au thorax, à droite et à la cuisse gauche, partie postérieure, coup de feu et éclats d'obus, Wissembourg. — Vaste cicatrice adhérente et indurée à la cuisse.

LARRAN, Prosper-Pierre-Théodore, né le 31 janvier 1845, Saint-Vincent-de-Tirosse (Landes), 28ᵉ de ligne, sergent. — Plaie s'étendant de l'apophyse zygomatique gauche à l'angle inférieur droit du maxillaire qui a été fracturé comminutivement, coup de feu, Saint-Privat. — Esquilles volumineuses, ankylose incomplète temporo-maxillaire.

LARRET, Louis Fortuné, 95ᵉ de ligne. — Soulèvement des muscles du cou par un obus, Saint-Privat. — Commotion de tout le système nerveux, fièvre ataxo-adynamique avec symptômes typhiques des viscères abdominaux.

LARRIBE, Isidore, 65ᵉ de ligne. — Fracture partielle de l'humérus droit, coup de feu, Sedan. — Ankylose incomplète scapulo-humérale.

LARRIBE, Justin, né le 13 juillet 1845, Sénaillac (Lot), garde mob. du Lot. — Plaie compliquée au niveau de la 6ᵉ vertèbre lombaire, coup de feu, Gué-du-Loir, 6 janvier. — Paralysie de la jambe droite.

LARRIEU, Alphonse, né le 18 mars 1848, Saint-André (Aude), 2ᵉ zouaves. — Plaie au maxillaire supérieur et à l'apophyse de l'os temporal, coup de feu, Champigny, 30 novembre. — Déviation de la bouche et perte de l'ouïe, à gauche.

LARRIEU, Armand, 66ᵉ de ligne. — Plaie contuse à l'avant-bras gauche, partie supérieure et antérieure, coup de feu, Spickeren. — Cicatrice adhérente et amaigrissement.

LARRIEU, Antoine, né le 19 octobre 1839, Aire (Landes), garde mob. des Landes. — Congélation de la main droite, Charost, 20 février. — Perte du doigt auriculaire, ankylose du pouce avec demi-flexion des autres doigts.

LARRIEU, Jean-Baptiste, garde mob. des Landes. — Fracture du 3ᵉ métacarpien, main gauche, coup de feu, Rouen (?). — Cicatrice adhérente à la face dorsale.

LARROUY, Jean, 25ᵉ de ligne. — Fractures des 4ᵉ et 5ᵉ métacarpiens, main gauche, coup de feu, Patay, 2 décembre. — Difformité de la main.

LARROUY, Pierre, 66ᵉ de ligne. — Fracture de l'humérus droit et du doigt annulaire, même côté, coup de feu, Spickeren. — Ankylose du coude et de l'annulaire.

LARTAUD, Claude, 41ᵒ de ligne. — Perte du doigt auriculaire, main gauche, coup de feu, Borny. — Rétraction des doigts médius et annulaire.

LARTIGUE, Jean, né le 12 novembre 1850, Orthez (Basses-Pyrénées), 90ᵉ de ligne, caporal. — Plaie compliquée à la jambe droite, tiers supérieur, éclat d'obus, Châtillon sous Paris, 3 avril. — Paralysie des extenseurs de la jambe et du pied.

LARTIQUE, Jean-Pothon, né le 2 juin 1850, Lons (Basses-Pyrénées), 8ᵉ chass. à pied. —

Fracture de la rotule gauche, éclat d'obus, Josnes, 9 décembre. — Cicatrices profondes et adhérentes, ankylose incomplète du genou.

LARUÉ, François, né le 20 novembre 1846, Cours-les-Barres (Cher), train des équipages militaires. — Plaie contuse à la jambe gauche, coup de feu, Paris, 2ᵉ siége. — Ostéo-périostite du tibia, gonflement de la jambe.

LARUE, Jean, 61ᵉ de ligne. — Plaie contuse au mollet droit, coup de feu, Beaumont (Ardennes).

LARUE, Pierre, garde mob. de Saône-et-Loire.—Fracture comminutive du radius gauche, coup de feu, Chenebier, 21 janvier.

LARUELLE, Louis-Eugène, né le 19 février 1849, Noyon (Oise), 114ᵉ de ligne.—Fracture comminutive du fémur (?), coup de feu, Champigny.—Perte de substance du condyle interne, consolidation vicieuse, ankylose du genou dans la flexion.

LASAIGUES, Jean-Prosper, né le 8 novembre 1840, Bonac (Ariége), 63ᵉ de ligne, sergent. — Fracture comminutive du fémur gauche, coup de feu, Spickeren. — Cal difforme, raccourcissement de 8 centimètres, ankylose presque complète du genou.

LASCAUX, Antoine, né le 17 juillet 1846, Saint-Solice (Corrèze), 10ᵉ de ligne. — Rhumatisme musculaire généralisé, fatigues et intempéries 1870-71. — Atrophie des muscles interosseux des deux mains.

LASCAUX, Jean, 97ᵉ de ligne. — Fracture comminutive de la clavicule et de l'épine de l'omoplate, côté gauche, coup de feu, Gravelotte.—Esquilles nombreuses, abcès, cicatrice irrégulière et adhérente.

LASCHETTE, Etienne-Félix-Gilbert, né le 22 mars 1849, Paris (Seine), 10ᵉ de ligne—Fracture de l'humérus gauche, coup de feu, l'Hay, 29 novembre. — Ankylose du coude avec atrophie du membre.

LASCOUP, Jean, garde mobile de la Dordogne. — Fracture de la main droite, coup de feu, Loigny. — Perte du doigt médius avec faiblesse et atrophie de l'indicateur.

LASERRE, Michel, né le 4 novembre 1848, l'Hôpital-Saint-Blaise (Basses-Pyrénées), garde mob. des Basses-Pyrénées. — Plaie compliquée à la jambe gauche, coup de feu, Dijon, 26 novembre. — Ankylose du genou dans la flexion à angle obtus (150° environ), déviation de la jambe en dedans et roideur tibio-tarsienne avec extension du pied.

LASFARGÉAS, Guillaume, né le 1ᵉʳ août 1850, Hautefort (Dordogne), 59ᵉ de ligne. — Fracture des 3ᵉ et 4ᵉ métacarpiens, main droite, éclat d'obus, Vendôme, 15 décembre.—Mauvaise consolidation, cicatrices adhérentes, ankylose des 4 dernières articulations métacarpo-phalangiennes avec extension forcée et subluxation des phalanges.

LASFARGUES, Charles-Antoine, né le 12 septembre 1845, Villeneuve (Aveyron), garde mob. de l'Aveyon. — Fracture des doigts indicateur, médius, annulaire et auriculaire, main droite, coup de feu, Dijon, 21 janvier. — Abcès, ankylose du poignet.

LASFARGUES, Jean-Amédée, né le 7 juillet 1844, Vigan (Lot), 80ᵉ de ligne. — Plaie à la partie latérale et postérieure gauche du cou, coup de feu, Saint-Privat. — Paralysie incomplète du bras et abaissement considérale de l'articulation scapulo-humérale.

LASNE, Gaspard-Charles, 15ᵉ chass. à pied. — Fracture de l'humérus gauche, coup de feu, Bethoncourt, 16 janvier. —Ostéite, ankylose incomplète du coude.

LASNIER, Alfred-Joseph-Marcel, né le 11 septembre 1850, Brillac (Charente), 49ᵉ de ligne. Fracture comminutive de l'avant-bras droit, coup de feu, la Fourche (Loiret), 6 janvier. — Esquilles, déformation notable du membre et amaigrissement de la main.

LASNIER, Laurent-Joseph-Gaston, né le 26 avril 1847, Troyes (Aube), 22ᵉ de ligne, caporal. —Fracture des deux premières phalanges des doigts annulaire et médius, main gauche, coup de feu, Champigny, 2 décembre. — Extension permanente des doigts indicateur et auriculaire.

LASSALE, Jean-Amans-Sébastien, né le 20 janvier 1845, l'Ecluse (Pyrénées-Orientales), 2ᵉ de ligne, sergent.—Fracture comminutive du coude gauche, coup de feu, Spickeren.—Ankylose dans la flexion à angle droit.

LASSALLE, Emile-Laurent-Joseph, 8ᵉ cuirassiers. — Fracture comminutive du radius gauche, coup de feu, Wœrth. — Cicatrice adhérente à l'avant-bras, ankylose incomplète du coude, déformation et atrophie du membre.

LASSALLE, Laurent, né le 14 décembre 1849, Bordeaux (Gironde), 76ᵉ de ligne. — Plaie contuse à la cuisse droite, partie supérieure, coup de feu, Champigny, 30 novembre. — Coxalgie avec allongement du membre.

LASSE, Jules-Marie, né le 2 décembre 1844, Mayenne (Mayenne), 8ᵉ de ligne, caporal. — Fracture comminutive de la jambe droite, tiers inférieur, fracture du péroné gauche, tiers inférieur, 2 coups de feu, Spickeren. — Ankylose tibio-tarsienne droite, et roideur avec gêne de l'articulation tibio-tarsienne gauche.

LASSERRE, Jean, né le 1ᵉʳ novembre 1850, Onesse (Landes), 61ᵉ de ligne. — Plaie contuse à la cuisse gauche, partie antérieure, éclat d'obus, Montbéliard. — Vaste cicatrice adhérente avec émaciation du membre.

LASSIA, Frédéric, 16ᵉ de ligne. — Fracture du maxillaire inférieur, éclat d'obus, Montbéliard, 16 janvier. — Cicatrice adhérente et irrégulière au maxillaire, région sous-mentonnière.

LASSIAZ, Jean-Baptiste, né le 6 mars 1845, Cevins (Savoie), 74ᵉ de ligne. — Fracture de l'angle externe de l'arcade orbitaire droite, coup de feu, Wissembourg. — Perte de l'œil droit avec affaiblissement considérable de la vue et douleurs de l'œil gauche.

LASSIGNARDIE, Jean, né le 8 janvier 1850, Saint-Cybranet (Dordogne), 81ᵉ de ligne. — Fracture du fémur gauche, coup de feu, Josnes, 9 décembre. — Raccourcissement du membre avec ankylose incomplète du genou.

LASSIME, Noël, 90ᵉ de ligne. — Plaie contuse au pied gauche, coup de feu, Gravelotte.

LASSIRÉ, Pierre-Paulin, né le 15 février 1845, Limesy (Seine-Inférieure), 99ᵉ de ligne. — Fracture comminutive de la jambe droite, coup de feu, Frœschwiller. — Fracture mal consolidée, déviation du pied en dedans.

LASSUS, Etienne, né le 18 août 1848, Tarnos (Landes), 15ᵉ de ligne. — Fracture des 4 derniers métacarpiens, main droite, coup de feu, Beaumont (Ardennes). — Déformation de la main avec ankylose du poignet.

LATAILLADE, Jean-Pierre, 18ᵉ de ligne. — Plaie en séton à la jambe (?), au niveau du tendon d'Achille, coup de feu, le Mans, 10 janvier.

LATAIX, Albert-Louis-Félix, né le 31 décembre 1849, Château-Thierry (Aisne), 50ᵉ de ligne, sergent. — Plaie pénétrante à la partie supérieure et postérieure de la cuisse gauche, coup de feu, Beaune-la-Rolande. — Balle non extraite, gêne dans la marche.

LATAPIE, Jean, né à Mascarin (Basses-Pyrénées), garde mob. des Basses-Pyrénées. — Arthrite suppurée du genou droit, fatigues de la campagne. — Ankylose incomplète.

LATAPIÉ, Jean, 50ᵉ de ligne. — Plaies contuses à la poitrine, côté gauche, au pied et au genou gauches, 3 coups de feu, Wissembourg.

LATAPIÉ, Martin, né le 5 décembre 1843, Gramat (Lot), 4ᵉ chasseurs. — Fracture comminutive du coude gauche, coup de feu, Forbach. — Suppuration longue et abondante, perte absolue de l'usage du bras.

LATGER, Emile, né le 25 septembre 1850, Paris (Seine), 37ᵉ de ligne. — Plaie contuse au pouce, main gauche, coup de feu, Sedan. — Ankylose de ce doigt.

LATIÈRE, Barthélemy, né le 7 mai 1846, Villefranche (Lot-et-Garonne), 56ᵉ de ligne, sergent. — Arthrite rhumatismale du genou droit, fatigues, armée de la Loire. — Hydarthrose chronique.

LATIL, Louis-Joseph-Auguste, né le 29 octobre 1822, Draguignan (Var), 7ᵉ de ligne, capitaine. — Plaie contuse à la cuisse gauche, partie interne et moyenne, coup de feu, Servigny sous Metz. — Rhumatismes chroniques.

LATIL DE THIMÉCOURT, Joseph-Hyacinthe, né le 21 juillet 1825, Coligny (Ain), 21e chass. à pied, sergent. — Fracture du 3e métacarpien, main droite, coup de feu, Châtillon sous Paris, 13 octobre. — Rétraction du doigt médius.

LATIN, Pierre, garde nationale de la Seine. — Plaie pénétrante au-devant des deux omoplates, coup de feu, Buzenval.

LATINIER, Joseph-Marie, 19e chass. à pied. — Fracture de l'humérus gauche, tiers supérieur, coup de feu, Bapaume, 2 janvier.

LATOUR, Alcide, 15e de ligne. — Fracture du doigt indicateur, main droite, coup de feu, Créteil, 30 novembre. — Perte de la dernière phalange et ankylose de la 2e avec la première.

LATOUR, Alpinien, né le 16 mai 1821, Castelsarrasin (Tarn-et-Garonne), 25e de ligne, capitaine. — Plaie compliquée à l'avant-bras droit, coup de feu, Saint-Privat. — Atrophie considérable et paralysie presque complète du membre.

LAUBEJOIS (?), 68e de ligne. — Plaie compliquée à la cuisse gauche, partie supérieure, coup de feu, Orléans, 6 décembre. — Atrophie notable du membre, qui est incomplétement paralysé avec rétraction des orteils vers la plante du pied.

LAUBER, Antoine, né le 15 novembre 1846, Wœgscheid (Haut-Rhin), 2e de ligne. — Plaie à travers le coude gauche, coup de feu, Spickeren. — Ankylose dans la demi-flexion.

LAUBERGE, Gilbert, 94e de ligne, caporal. — Plaie contuse à la cuisse gauche, coup de feu, Gravelotte. — Cicatrice profonde et adhérente, amaigrissement du membre.

LAUBIER, Arcadi-Anatole, 24e de ligne. — Plaie contuse à la main gauche, coup de feu, Spickeren. — Ankylose du doigt médius et atrophie de l'annulaire.

LAUBIER, Louis, 4e de ligne. — Plaie à la fesse gauche, érosion de l'os iliaque, coup de feu, Saint-Privat.

LAUBIÈS, Louis-Antoine, 32e de ligne. — Perte des deux dernières phalanges du médius et d'une partie de la phalangette de l'indicateur, main droite, coup de feu, Saint-Privat.

LAUBULTRY, Joseph, 3e cuirassiers. — Congélation du pied droit, Parigné-l'Evêque, 20 janvier. — Perte du 5e orteil.

LAUBYE, Louis-Mathieu, né le 20 septembre 1847, Ussel (Corrèze), 126e de ligne. — Plaie contuse à la jambe droite, partie inférieure, fracture du fémur et du péroné gauches, éclats d'obus, Petit-Bry. — Raccourcissement du membre, côté gauche, de 6 centimètres.

LAUDAT, Etienne-Jules, né le 17 juillet 1841, Bourges (Cher), 1er zouaves. — Fracture du fémur droit, tiers supérieur, chute d'un arbre coupé par un obus, Sedan. — Cal très-volumineux et vicieux, raccourcissement de 8 centimètres avec incurvation en dehors.

LAUDE, Antoine, né le 8 novembre 1845, Bertry (Nord), garde mob. du Nord. — Fracture double du maxillaire inférieur, coup de feu, Saint-Quentin. — Perte de substance et ankylose incomplète temporo-maxillaire à gauche,

LAUDE, Jean-Baptiste, 31e de ligne. — Plaie contuse à la jambe droite, érosion du tibia, coup de feu, Sedan. — Cicatrices adhérentes, empâtement du membre.

LAUDE, Jean-Baptiste, né le 30 juin 1844, Nœuvre (Nord), 61e de ligne. — Fracture compliquée du 3e métacarpien, main gauche, coup de feu, Sedan. — Adhérence des extenseurs au métacarpe, perte de l'usage de la main.

LAUDÉHO, Vincent-Auguste, 48e de ligne. — Fracture du gros orteil, pied droit, au niveau de l'articulation métatarso-phalangienne, coup de feu, Sedan. — Cicatrice profonde et adhérente.

LAUDREN, Julien, né le 2 janvier 1849, Vannes (Morbihan), 6e provisoire. — Plaie pénétrante du genou droit, coup de feu, Paris, 23 mai. — Ankylose dans l'extension.

LAUER, Jean-Baptiste, 79e de ligne. — Ablation du doigt médius, main gauche (?) à (?). — Atrophie de la main.

LAUFÉRON, Claude, 42e de ligne. — Froids et privations en Prusse. — Affection rhumatismale. — Atrophie des deux épaules et du bras droit.

LAUFFENBURGER, Philippe, né le 18 février 1847, Gerstheim (Bas-Rhin), 2e zouaves. — Plaie pénétrante du genou gauche, coup de feu, Sedan. — Ankylose dans l'extension permanente.

LAUGA, Jean, né le 25 février 1842, Saint-Geours-de-Marenne (Landes), 77e de ligne. — Plaie contuse à la main gauche, face dorsale, coup de feu, Orléans, 11 octobre. — Large cicatrice adhérente, ankylose des doigts auriculaire, annulaire et médius, fixés dans l'extension.

LAUGIER, Jacques-Raphaël, né à Largues (Var), 79e de ligne. — Fracture des 2e et 3e métacarpiens, main gauche, coup de feu, Paris, 25 mai. — Ankylose de l'annulaire avec paralysie du médius et de l'auriculaire.

LAUGIER, Jean-Baptiste-Vincent-Antoine, né le 7 mai 1846, Aspremont (Alpes-Maritimes), 1er train d'artill. — Contusion violente au genou droit, coup de pied de cheval, Paris. — Arthrite chronique.

LAUGIER, Louis-Urbain, né le 13 mars 1850, Hyères (Var), 70e de ligne. — Plaie contuse à la face, éclat d'obus, Châtillon sous Paris, 23 avril. — Perte de la vision à droite et amblyopie de l'œil gauche.

LAULONI, Jean, 67e de ligne. — Plaie contuse à la cuisse gauche, coup de feu, Gravelotte. — Ostéite du fémur.

LAUNAY, Adrien, 24e de ligne. — Fracture compliquée du péroné gauche, coup de feu, Saint-Quentin. — Cicatrices adhérentes, gêne dans les mouvements du pied, de la jambe et des orteils.

LAUNAY, Auguste, né le 2 juillet 1848, Corné (Maine-et-Loire), garde mob. de Maine-et-Loire. — Fracture comminutive de la jambe gauche, éclat d'obus, Cercottes, 4 décembre. — Esquilles, consolidation très-vicieuse, raccourcissement considérable de la jambe avec rétraction des fléchisseurs.

LAUNAY, Firmin-Grégoire, 95e de ligne. — Plaie contuse à la cuisse gauche, coup de feu, Saint-Privat.

LAUNAY, François, né le 21 janvier 1841, Hambye (Meurthe), garde mob. de la Seine. — Plaie compliquée au poignet gauche, coup de feu, le Bourget, 30 octobre. — Pourriture d'hôpital, complications, *ligature de l'artère humérale*, pseudarthrose avec mobilité extrême, perte absolue de l'usage de la main et des doigts.

LAUNAY, Jean-Baptiste-Antoine, né le 23 juin 1844, Argent (Cher), 76e de ligne. — Fracture de l'humérus droit, tiers inférieur, coup de feu, Gravelotte. — Ankylose du coude.

LAUNAY, Julien-Pierre-Marie, né le 12 août 1849, Fay (Loire-Inférieure), 70e de ligne. — Plaie compliquée à la partie inférieure de l'avant-bras gauche, coup de feu à (?), 30 septembre. Ankylose du poignet.

LAUNAY, Michel, 54e de ligne, caporal. — Fracture du cubitus droit, coup de feu, Amanvillers. — Cicatrice adhérente, atrophie du membre.

LAUNAY, Pierre-André, 65e de ligne. — Luxation chronique irréductible de la tête du radius droit, chute, Achiet (Pas-de-Calais), 23 décembre.

LAUNAY, René, 66e de ligne. — Perte des phalanges unguéales des doigts indicateur et médius, main droite, éclat d'obus, Monthéliard, 19 janvier.

LAURANT, Laurant, né le 1er novembre 1836, Champlin (Nièvre), 128e de ligne. — Fracture des doigts annulaire et auriculaire, main gauche, coup de feu, Pierrefitte. — Abcès et phlegmon diffus de la main et de l'avant-bras, ankylose des doigts fracturés.

LAURE, Gilbert, 27e de ligne, caporal. — Plaies contuses à l'avant-bras gauche, coup de feu, et éclat d'obus, Sedan. — Rétraction des fléchisseurs du bras et de l'avant-bras.

LAURENCE, Louis-Arnèse. — Fracture de l'extrémité inférieure du radius gauche et de la 1re rangée des os du carpe, coup de feu, Stains, 21 décembre. — Ankylose incomplète du poignet.

LAURENÇON, Mathieu, né le 27 juin 1848, Saint-Pal-de-Mons (Haute-Loire), 99e de ligne, caporal. — Plaie contuse à la partie interne et moyenne de l'avant-bras gauche, coup de feu, Sedan. — Rétraction des tendons fléchisseurs, cicatrices adhérentes, demi-flexion des doigts auriculaire, annulaire et médius.

LAURENCY, Bonaventure, 3e de ligne. — Plaies contuses à la fesse et à la cuisse gauches, coup de feu, Frœschwiller. — Atrophie et paralysie du membre inférieur.

LAURENS, Jacques, né le 29 septembre 1845, Levens (Alpes-Maritimes), 25e chass. à pied. — Fracture comminutive de la jambe droite, tiers inférieur, coup de feu, Gravelotte. — Large cicatrice adhérente, gêne des mouvements de la jambe.

LAURENS, Paul-Euzèbe, 52e de ligne. — Plaie contuse à la cuisse gauche, coup de feu, Arthenay, 2 décembre.

LAURENSON, Jean-Baptiste, 91e de ligne. — Fracture comminutive de la jambe (?), coup de feu, Ladonchamps, 7 octobre. — Consolidation vicieuse.

LAURENT, Alexandre-Philogone, 68e de ligne. — Plaie contuse au dos, coup de feu, Beaumont (Ardennes). — Cicatrice adhérente, gêne dans la flexion du tronc sur le bassin.

LAURENT, Auguste-Alexandre, né le 7 février 1847, Bonneval (Eure-et-Loir), 71e de ligne. — Plaie à l'épaule gauche, coup de feu, Borny. — Ankylose scapulo-humérale et cicatrice adhérente.

LAURENT, Charles-Joseph, 17 artill. — Plaie contuse à la jambe gauche, éclat d'obus, Saint-Privat. — Faiblesse du membre.

LAURENT, Charles-Victor, 54e de ligne. — Plaie contuse à l'avant-bras droit, coup de feu, Amanvillers. — Atrophie légère et faiblesse du bras.

LAURENT, Claude, 6e de ligne. — Plaie contuse à la jambe gauche, éclat d'obus, Saint-Privat. — Cicatrice adhérente.

LAURENT, Edmond-Jules, 26e de ligne. — Plaie contuse à la main droite, éclat d'obus, Gravelotte. — Ankylose incomplète des doigts indicateur et médius.

LAURENT, Eugène-Jean-Auguste, 6e chass. — Plaie contuse à l'épaule droite, et plaies contuses multiples aux deux cuisses, 4 coups de feu, Sedan.

LAURENT, 11e dragons. — Plaie compliquée au pied droit, éclat d'obus, Saint-Privat. — Cicatrices adhérentes, déviation du pied en dedans.

LAURENT, Jacques, né le 9 mars 1845, Vitteaux (Côte-d'Or), garde mob. de la Côte-d'Or. — Plaie contuse à la tempe droite, éclat d'obus, Champigny, 2 décembre. — Cataracte de l'œil droit.

LAURENT, Jacques, 46e de ligne. — Fracture du péroné droit (?), Montbéliard, 16 janvier. — Cal volumineux, cicatrice adhérente.

LAURENT, Jean, garde mob. de la Dordogne. — Plaie contuse à la jambe droite, coup de feu, Loigny.

LAURENT, Louis, né le 6 février 1843, Cressanges (Allier), 6e de ligne. — Plaie contuse au pied droit, coup de feu (?). — Congélation du pied gauche à Glogau (Prusse), 6 janvier. — Perte presque complète de tous les orteils de ce pied.

LAURENT, Luc-Joseph, né le 7 mars 1850, Pouilly-sur-Loire (Nièvre), 62e de ligne. — Fracture de la rotule gauche, coup de feu, Changé, 10 janvier. — Ecartement de 3 centimètres et demi des fragments, ankylose du genou dans l'extension avec atrophie du membre.

LAURENT, Pierre, né le 10 septembre 1846, Garchy (Nièvre), 121e de ligne. — Plaie contuse au côté droit inférieur de la poitrine, éclat d'obus, Saint-Privat. — Cicatrice adhérente profonde, gêne des mouvements du thorax.

LAURENT, Pierre, né le 5 juin 1839, Terrasson (Dordogne), 2e zouaves, caporal. — Plaie contuse aux deux fesses, plaie pénétrante de poitrine au-dessous de la clavicule gauche, fracture de l'omoplate, coups de feu, Frœschwiller. — Dyspnée à gauche.

LAURENTIAUX, Eugène-Napoléon, né le 28 janvier 1838, Romeries (Nord), 29e de ligne. —

Fracture de l'humérus droit, tiers supérieur, plaies contuses au coude et à l'avant bras, coups de feu, Saint-Privat. — Cicatrices adhérentes, atrophie du bras.

LAURET, Etienne, garde mob. du Loiret. — Plaie contuse à l'épaule gauche, coup de feu, Champigny, 30 novembre. — Cicatrice adhérente.

LAURIDANT, Jean-François, 9e de ligne. — Plaie contuse à la main gauche, éclat d'obus, Gravelotte. — Perte de la 3e phalange de l'indicateur et des deux dernières phalanges du médius.

LAURIÉ, Marie-Louis-Abel, né le 28 juin 1849, Monteron (Indre-et-Loire), volontaires de l'Ouest, sergent. — Plaie à la main gauche, coup de feu, Patay, 2 décembre. — Déforma- tion de la main avec flexion permanente des doigts annulaire et auriculaire, cicatrice concave adhérente à la face dorsale.

LAURIN, François-Antonin, né le 17 janvier 1854, Clermont-Ferrand (Puy-de-Dôme), 7e de ligne. — Plaie contuse à l'épaule gauche, lésion de l'omoplate, coup de feu, Champigny. — Cicatrice adhérente, gêne des mouvements de l'épaule et du bras.

LAURIN. Gaspard, 10e chass. à pied.—Plaie contuse à la cuisse gauche, partie moyenne et postérieure, coup de feu, Cernay, 8 décembre.—Large cicatrice profonde et adhérente.

LAUTARD, Emile, 33e de ligne. — Fracture du gros orteil, pied droit, coup de feu, Ar- thenay, 2 décembre. — Claudication.

LAUTRON, Guillaume-Marie, né le 28 mai 1850, Plourin (Finistère), 97e de ligne.—Congé- lation; Yvré-l'Évêque.—Perte des ongles et de la pulpe des trois premiers orteils, pied gauche, et des quatre premiers, pied droit.

LAUVAND, Antoine-Arthur, 16e artill., brigadier. — Plaie contuse à la jambe gauche, partie postérieure et moyenne, éclat d'obus, Strasbourg, 6 septembre.—Atrophie.

LAUVERS, François, 21e de ligne. — Fracture du cubitus gauche, coup de feu, Arthenay, 2 décembre. —Fausse articulation du cubitus, atrophie de la main.

LAUVIE, Marc, garde mob. du Lot. — Plaie contuse au mollet droit, coup de feu, Ley sous Cravant, 8 décembre. — Rétraction du tendon d'Achille.

LAUWERS, Charles-Alfred, 64e de ligne.—Fracture du maxillaire inférieur, partie antérieure, fracture du radius gauche, 2 coups de feu, Saint-Privat.—Mauvaise consolidation du maxillaire.

LAUXIÈRE, Zacharie, né en mai 1847, Autun (Saône-et-Loire), 66e de ligne. — Fracture de l'humérus droit, tiers moyen, coup de feu, Rezonville. — Persistance de plaies fistuleuses, ankylose presque complète du coude dans l'extension avec déviation de l'avant-bras en pro- nation, atrophie et perte des mouvements du membre.

LAUZE, Jean, 2e zouaves, caporal. — Fracture comminutive du pied (?) avec lésion du tendon d'Achille, éclat d'obus, Orléans, 3 décembre. — Ankylose incomplète tibio-tarsienne.

LAUZE, Jules, né le 26 décembre 1850, Bédarieux (Hérault), 25e chass. à pied. — Froids à Héricourt, 23 janvier 1871.—Paralysie complète avec contracture permanente du bras gauche et de toute la main droite, paralysie de la langue avec contracture et aphonie, foyer hémor- rhagique simple ou multiple vers le bulbe rachidien.

LAUZER, Raymond, 116e de ligne. — Fracture de l'indicateur, main droite, coup de feu, Rueil, 19 janvier. — Ankylose de ce doigt avec renversement en arrière de la phalange unguéale, plaie fistuleuse.

LAVACHE, Louis, 41e de ligne. — Plaie contuse au pied gauche, coup de feu, Borny. — Déformation du pied et claudication douloureuse.

LAVAL, Antoine, né le 26 avril 1848, Caluire (Rhône), 124e de ligne. — Atrophie pupil- laire double, sous Metz. — Affaiblissement considérable de la vision.

LAVAL, Antoine-Anthelme, né le 12 novembre 1842, Lyon (Rhône), 20e de ligne. —Frac- ture comminutive du radius gauche, coup de feu, Montretout. — Perte absolue de l'usage de l'avant-bras et de la main, ankylose du coude.

LAVAL, Dénis, 4e zouaves. — Plaie contuse au coude droit, partie externe, coup de feu, plaie contuse à la main, même côté, éclat d'obus, Montretout. — Ankylose angulaire du coude et perte du doigt médius.

LAVAL, François, né le 11 février 1846, Montambert-Trannoy (Nièvre), garde mob. de la Nièvre. — Perforation des tympans, éclatement d'un obus à (?). — Surdité complète.

LAVAL, Jean, 47e de ligne. — Fracture de la jambe gauche, coup de feu, Wœrth. — Consolidation vicieuse.

LAVAL, Jean-Baptiste, 12e de ligne. — Fracture de l'os occipital, coup de feu, Choisy-le-Roi, 30 septembre. — Enfoncement, cicatrice adhérente, douleurs vertigieuses.

LAVALETTE, Jean-Marius, 10e de ligne, sergent-fourrier. — Plaie contuse au dos, coup de feu, Saint-Privat. — Commotion cérébro-spinale, faiblesse de la jambe (?).

LAVALLÉE, René, 25e de ligne. — Plaie contuse à l'articulation tibio-tarsienne gauche, coup de feu, Gravelotte. — Engorgement de cette articulation.

LAVAN, François, 23e de ligne.—Fracture du 3e métacarpien, main gauche, coup de feu, Champigny, 30 novembre. — Paralysie des doigts médius et auriculaire.

LAVAQUERY, Jean Baptiste-Fidèle, 74e de ligne. — Fracture du cubitus gauche, coup de feu, Frœschwiller. — Cicatrice adhérente.

LAVARDE, Exupère-Léon, né le 12 février 1849, Bretteville-sur-Odon (Calvados), 75e de ligne, caporal. — Plaie compliquée au bras gauche, coup de feu, Villers-Bretonneux. — Ankylose du coude, large cicatrice adhérente, atrophie du bras, les mouvements de la main et des doigts sont compromis.

LAVASTE, Alexandre, né le 16 janvier 1840, Beaurepaire (Isère), 98e de ligne. — Fracturé de l'humérus gauche, au niveau du coude, éclat d'obus, Gravelotte. — Nécrose de cet os, plaies fistuleuses, ankylose du coude.

LAVASTROUX, Géraud, né le 22 mai 1848, Altillac (Corrèze), 18e chass. à pied. — Plaie contuse au mollet gauche, éclat d'obus, Clamart, 2e siége. — Perte de substance musculaire, large cicatrice adhérente, gêne dans l'extension de la jambe.

LAVATON, François, 26e de ligne. — Plaie à la main droite, coup de feu, Patay, 1er décembre. — Atrophie et rétraction permanente du fléchisseur de l'indicateur.

LAVAU, François, né le 28 novembre 1850, Clairac (Lot-et-Garonne), 42e de ligne, caporal.—Plaie compliquée à travers le larynx, région sous-hyoïdienne, coup de feu, Etaubon (Doubs), 17 janvier. — Paralysie de la langue et perte de la parole.

LAVAUD, Aimard, né le 26 février 1840, Saint-Martin-Lepert (Corrèze), 74e de ligne. — Plaie pénétrante du genou droit, coup de feu, sous Paris, 28 avril. — Ankylose du genou avec faiblesse et atrophie de la jambe.

LAVAUD, François, garde mob. de la Dordogne. — Plaies contuses au genou, au-dessus de la rotule, et en avant de la malléole externe, jambe gauche, coup de feu, Loigny. — Faiblesse du membre et atrophie du pied.

LAVAUD, Jean-Louis, né le 27 juillet 1835, Nauton (Saône-et-Loire), 18e chass. à pied. — Fracture comminutive des doigts médius et annulaire, main droite, coup de feu, Paris, 25 mai. — Consolidation vicieuse avec extension permanente de ces doigts.

LAVAUD, Michel, né le 6 avril 1847, Juillac (Corrèze), 71e de ligne. — Fracture de l'omoplate gauche, coup de feu, Gravelotte. — Atrophie du bras et de la main avec perte des mouvements des doigts.

LAVAUD, Pierre, né le 27 octobre 1839, aux Lesches (Dordogne), 1er chass. à pied. — Plaie au globe oculaire gauche, éclat d'obus, Frœschwiller. — Cataracte traumatique et perte de la vision de ce côté.

LAVAUZELLE, Pierre, né le 28 avril 1850, Etagnac (Charente), 65e de ligne. — Désorganisation du globe oculaire gauche, coup de feu, sous Paris, 3 mai.

LAVAYSSE, Jean. — Fracture des deux genoux, coup de feu, Sedan. — Esquilles.

LAVEDAN, Lucien, né le 11 juin 1848, Tarbes (Hautes-Pyrénées), 26e de ligne. — Plaie

82

compliquée à la cuisse droite, coup de feu, Gravelotte. — Atrophie considérable de tout le membre, paralysie de la jambe, rétraction musculaire, face postérieure de la jambe, avec pied équin très-prononcé, flexion permanente des orteils.

LAVENNE, Pierre, né le 23 février 1844, Gournay (Indre), 38e de ligne. — Plaie s'étendant de la lèvre supérieure à gauche, dilacération de la langue, jusqu'à la partie supérieure et externe du cou. Les incisives du maxillaire supérieur et les molaires de l'inférieur ont été brisées, coup de feu, Arthenay. — Difformité de la mâchoire inférieure, parole et déglutition difficiles.

LAVÉRAN, Jean, 51e de ligne. — Fracture comminutive de l'avant-bras droit, coup de feu, Villorceau. — Déformation du membre.

LAVERGNE, Jean-Antoine, né le 23 mai 1847, Maurs (Cantal), 8e de ligne. — Fracture comminutive de l'avant-bras droit, coup de feu, Champigny, 2 décembre. — Ankylose du coude avec déformation considérable de l'avant-bras, cicatrices profondes et adhérentes, mouvements de flexion des doigts à peu près nuls.

LAVERGNE, Pierre, 66e de ligne. — Plaie contuse au mollet gauche, éclat d'obus, Spickeren. — Perte de substance musculaire.

LAVERRIÈRE, Jean-François, 67e de ligne. — Fracture des doigts indicateur et médius, main gauche, éclat d'obus, Forbach. — Consolidation vicieuse, rigidité de ces deux doigts.

LAVIE, Jean-Baptiste, né le 25 avril 1845, Gravières (Ardèche), 57e de ligne. — Fracture de la clavicule gauche, éclat d'obus, Saint-Privat. — Cicatrice adhérente, points fistuleux, gêne dans l'élévation du bras.

LAVIELLE, Laurent, 77e de ligne. — Plaie contuse à la main gauche, coup de feu, Héricourt, 16 janvier. — Cicatrices adhérentes, ankylose métacarpo-phalangienne du pouce, fixé dans l'extension.

LAVIEILLE, Pierre, né le 15 avril 1851, Faux-la-Montagne (Creuse), 41e de ligne, — Fracture comminutive de l'humérus gauche, coup de feu, Beaugency. — Consolidation vicieuse, cal volumineux, cicatrices adhérentes.

LAVIGNE, Adolphe-Armand, 26e de ligne, caporal. — Fracture du cubitus gauche, coup de feu, Ladonchamps, 7 octobre. — Atrophie de la main.

LAVIGNE, Antoine, né le 22 janvier 1846, Paulhiac (Lot-et-Garonne), garde mob. de Lot-et-Garonne. — Fracture comminutive de la jambe droite, coup de feu, Beaugency. — Nécrose du tibia, ulcération et suppuration persistantes.

LAVIGNE, Vincent, 37e de ligne. — Plaie contuse à la jambe gauche, coup de feu, Sedan. — Gêne dans l'extension.

LAVILLAT, Ferdinand, 52e de ligne. — Perte des 2e et 3e phalanges de l'indicateur, main droite, coup de feu, Orléans, 11 octobre.

LAVIS, Etienne-Joakim, né le 28 juillet 1843, Avèze (Sarthe), 57e de ligne, caporal. — Plaie à travers le poignet gauche, coup de feu, Saint-Privat. — Ankylose du poignet, atrophie de la main avec impossibilité absolue de fléchir les doigts.

LAVISCE, François, 56e de ligne. — Plaies contuses au bras gauche et à la jambe droite, 2 coups de feu, Frœschwiller. — Cicatrice adhérente et déprimée au bras, cicatrices adhérentes à la jambe.

LAVOISIER, Etienne-François, né le 5 novembre 1843, Mouthiers (Aisne), 98e de ligne. — Fracture comminutive du coude droit, coup de feu, Gravelotte. — Ankylose dans l'extension forcée, amaigrissement considérable de l'avant-bras avec diminution de la sensibilité.

LAVOIX, Jean, 5e de ligne. — Plaies contuses au jarret et à l'épaule, côté droit, coup de feu, Sedan. — Cicatrices adhérentes.

LAVOYEZ, Grégoire, 33e de ligne. — Plaie contuse à la fesse droite, coup de feu, Saint-Quentin. — Balle non extraite, plaie fistuleuse à la fesse, gêne dans le membre inférieur droit.

LAVRY, Pierre-François, 73ᵉ de ligne. — Fracture du cubitus droit, coup de feu, Saint-Privat. — Perte de substance osseuse.

LAYERLE, Salvat-Anne, né le 13 mai 1846, Toulouse (Haute-Garonne), 18ᵉ artill. — Vaste plaie contuse à la partie inférieure et postérieure de la cuisse droite, coup de feu, Beaugency, 8 décembre. — Ankylose du genou dans la flexion, 3 cicatrices adhérentes.

LAYET, Honoré, 56ᵉ de ligne. — Plaie contuse à la cuisse droite, coup de feu, Frœsch-willer. — Contraction musculaire pénible et douloureuse.

LAYNAUD, Henri-Xavier, né le 16 mars 1848, Vinezac (Ardèche), 64ᵉ de ligne. — Désor-ganisation du globe oculaire droit, éclat d'obus, Sedan.

LAYTON, Bazile, né le 5 février 1845, l'Herm (Lot), 94ᵉ de ligne. — Plaie à la jambe gauche, partie postérieure, éclat d'obus, Gravelotte. — Rétraction du tendon d'Achille, avec extension permanente du pied sur la jambe.

LAZARD, Louis, garde mob. d'Ille-et-Vilaine, caporal. — Fracture du radius gauche, coup de feu, Champigny, 2 décembre. — Abcès nombreux, amaigrissement et faiblesse de l'avant-bras.

LAZARDEUX, Lazare-Ernest, soldat au (?). — Plaies contuses au bras droit, partie supé-rieure, et à la main, même côté, coup de feu, Nompatelize (Vosges), 6 octobre. — Ankylose incomplète des doigts indicateur, médius et annulaire.

LAZARE, François-Auguste, né le 21 décembre 1841, Bédoin (Vaucluse), 40ᵉ de ligne. — Plaie s'étendant de la racine du nez, à l'angle de l'œil droit, jusqu'à l'angle de mâchoire, même côté, coup de feu, Poupry, 2 décembre. — Désorganisation du globe oculaire droit, gêne dans l'articulation temporo-maxillaire.

LAZARUS, Anselme, né le 11 avril 1845, Ernolsheim (Bas-Rhin), 4ᵉ cuirassiers. — Plaie contuse à la jambe droite, partie interne, éclat d'obus, Frœschwiller. — Cicatrices adhérentes, varices volumineuses, gêne douloureuse dans les mouvements du membre.

LAZOU, Ernest-Pierre-Marie, né le 14 août 1847, Morlaix (Finistère), garde mob. du Finis-tère, caporal. — Plaie pénétrante du poignet droit, coup de feu, l'Hay, 29 novembre. — Pa-ralysie incomplète de la main.

LÉANDRE, Pierre, né en 1846, Maurs (Cantal), 114ᵉ de ligne. — Fracture compliquée du cubitus gauche, coup de feu, Champigny, 30 novembre. — Flexion et insensibilité des doigts auriculaire et annulaire.

LÉAUTIER, Jean-Joseph, né le 1ᵉʳ juin 1846, Manteyer (Hautes-Alpes), 48ᵉ de ligne. — Fracture du maxillaire supérieur, coup de feu, Paris, 2ᵉ siége. — Perte des deux canines et des quatre incisives.

LE BAIL, Jean, 28ᵉ de ligne. — Plaie contuse au mollet droit; à (?). — Perte considérable de substance musculaire, vaste cicatrice adhérente.

LE BAIL, Jean-Marie, né le 8 avril 1843, Saint-Gildas (Côtes-du-Nord), 17ᵉ de ligne. — Destruction de la moitié latérale gauche du maxillaire supérieur et de la voûte palatine, éclat d'obus, plaie s'étendant du milieu de la fesse droite jusqu'au niveau de l'anneau externe du canal inguinal, à gauche, la vessie a été traversée, coup de feu, Montmesly, 30 novembre. — Fistule urinaire.

LE BAILLY, Louis, 8ᵉ de ligne. — Fracture de la clavicule droite, coup de feu, Forbach. — Cal vicieux avec saillie très-prononcée du fragment interne qui est déplacé en arrière et en haut.

LE BARBIER, François, 7ᵉ chass. à pied. — Perte de la phalangette de l'indicateur gauche, coup de feu, Saint-Privat.

LE BARBIER, Paul-Charles-Marie, (?). — Plaies contuses à la partie supérieure et externe du thorax, et au moignon de l'épaule, à droite, éclat d'obus, Lorges, 10 décembre. — Cica-trices adhérentes très-étendues, perte de substance musculaire au moignon de l'épaule.

LE BARON, Julien, 13e chass. à pied, caporal. — Fracture comminutive du tarse, pied gauche, coup de feu, la Fourche, 6 janvier. — Ankylose incomplète tibio-tarsienne.

LEBARS, François, né le 23 juillet 1845, Quimper (Finistère), franc-tireur de la Presse. — Plaie en séton aux deux cuisses, coup de feu, le Bourget, 22 septembre. — Larges cicatrices irrégulières et adhérentes.

LEBAS, Jean-Charles-Victor, né le 22 octobre 1838, Sotteville (Manche), 31e de ligne. — Fracture comminutive de la jambe droite avec pénétration de l'articulation tibio-tarsienne, coup de feu, Orléans, 4 décembre. — Perte osseuse du tibia, raccourcissement et ankylose tibio-tarsienne.

LEBEAUPIN, Henri, né le 16 décembre 1845, la Haye-Fouassière (Loire-Inférieure), 4e zouaves. — Hypertrophie du cœur avec insuffisance de l'orifice auriculo-ventriculaire gauche, privations et fatigues, siége de Metz et captivité.

LE BEGIN, Pascal-Auguste, garde mob. de la Manche. — Fracture de l'humérus droit au niveau du coude, chute dans la cale d'un navire, Cherbourg, 14 décembre 1870. — Raccourcissement du bras, ankylose et déformation du coude fixé en demi-flexion, impossibilité des mouvements de pronation et de supination.

LE BELLEC, Allain, 95e de ligne. — Perte des deux dernières phalanges du médius, main gauche, coup de feu, Noisseville.

LE BELLEGARD, Mathurin-Marie, né le 13 mars 1849, Leslay (Côtes-du-Nord), 110e de ligne. — Plaie s'étendant de la base du nez à la région sourcilière droite, avec désorganisation du globe oculaire, plaie compliquée à l'avant-bras gauche, partie antérieure et inférieure, 2 coups de feu, l'Hay, 29 novembre. — Paralysie et atrophie de la main.

LEBERT, Charles-Armand, 49e de ligne. — Plaies contuses à la cuisse gauche et à l'épaule(?), éclats d'obus, Sedan. — Cicatrices adhérentes à l'épaule, gène dans l'élévation et la rotation du bras.

LEBERT, Hector-Louis-François, 35e de ligne, caporal. — Fracture des articulations tarso-métatarsiennes, pied droit, coup de feu, Bessoncourt, 15 novembre. — Ankylose incomplète.

LEBEUF, Jean-Pierre, 13e dragons. — Plaies compliquées aux deux bras, 1 coup de lance, 2 coups de sabre, Gravelotte. — Paralysie et atrophie de la main gauche, affaiblissement du bras droit.

LE BEURIER, Georges-Pierre, né le 9 janvier 1850, la Gohannière (Manche), 47e de ligne. — Luxation du coude gauche, chute au camp, sous Châtellerault. — Ankylose dans la flexion, atrophie de l'avant-bras.

LE BIGOT, François-Léon, né le 2 juillet 1840, Elbeuf (Seine-Inférieure), 3e zouaves. — Plaie contuse à l'avant-bras droit, partie antérieure, coup de feu, Beaune-la-Rolande. — Ankylose incomplète du coude avec rétraction des doigts.

LE BIHAN, François-Marie, né le 17 février 1847, Questembert (Morbihan), 2e de ligne. — Fracture comminutive du bras et de l'avant-bras gauches, coup de feu, Spickeren.—Ankylose du coude et impossibilité de porter la main vers la tête.

LE BIHAN, Marc, né le 16 février 1847, Mûr (Côtes-du-Nord), 2e de ligne. — Fracture de la jambe gauche avec plaie de 15 centimètres au-dessous du genou, coup de feu, Spickeren. — Perte de substance et déviation considérable du tibia, ankylose incomplète du genou.

LE BIHAN, Vincent-Mathurin, né le 18 janvier 1840, Suyzur (Morbihan), 3e zouaves. — Plaie contuse au génou droit, section de l'insertion inférieure du ligament rotulien, coup de feu, Frœschwiller. — Rétraction de la rotule en haut, cicatrice adhérente.

LE BIRIC, Yves-Marie, 62e de ligne. — Plaie contuse au mollet droit, coup de feu, Sedan. — Cicatrices adhérentes.

LEBLANC, Eloi-Victor, né le 17 novembre 1844, Saint-Ouen (Seine), 43e de ligne. — Fracture du radius gauche à son extrémité articulaire avec le carpe, coup de feu, Willorceau. — Consolidation vicieuse, ankylose du poignet, perte des mouvements de la main et des doigts.

LEBLANC, Emile-Joseph, 8e de ligne. — Plaie contuse au pied droit, érosion du calcanéum et de la malléole externe, éclat d'obus, Spickeren.

LEBLANC, Eugène-Théodore-Jules.—Plaie contuse à la cuisse gauche, coup de feu, Saint-Privat. — Rétraction musculaire et atrophie.

LEBLANC, Fabien-Michel, né le 2 avril 1849, la Dorée (Mayenne), 65e de ligne. —Fracture de la 3e vertèbre dorsale, coup de feu, Saint-Quentin. — Esquilles, atrophie et paralysie consécutive du bras droit.

LEBLANC, Jean, garde mob. du Rhône. — Plaies contuses au thorax et au bras, côté droit, coup de feu, Nuits.—Cicatrices douloureuses et bridées.

LEBLANC, Louis, né le 27 mars 1848, Lyon (Rhône), 8e de ligne, sergent.—Fracture compliquée du grand trochanter droit, coup de feu, Gravelotte. — Pourriture d'hôpital, cicatrice adhérente.

LEBLANC, Louis-Achille, né le 13 avril 1849, l'Isle-sur-Marne (Marne), garde mob. de la Marne.— Plaies : compliquée au bras droit et perforante au cou, coup de feu et coup de sabre, Passavant, 25 août. — Atrophie du bras avec hépatisation du poumon droit imperméable à l'air.

LEBLANC, Louis-Auguste, 30e de ligne. — Plaie compliquée à la partie supérieure et interne du bras droit, coup de feu, Sedan.—Atrophie de tout le bras.

LEBLANC, Victor-Antoine, 13e de ligne. — Plaies contuses à la région iliaque droite, au genou gauche et à la lèvre supérieure, coup de feu et éclats d'obus, Borny.—Rétraction musculaire de la cuisse droite.

LEBLAND, François-Roch, né le 15 août 1843, Saint-Sulpice-les-Champs (Creuse), 40e de ligne, sergent.—Plaie compliquée au pied gauche, coup de feu, 15 janvier à (?), armée du Nord, — Esquilles nombreuses, plaie fistuleuse, perte des mouvements du pied qui est engorgé.

LEBLOND, Henri-François-Joseph, garde mob. du Pas-de-Calais. — Fracture de l'avant-bras gauche, coup de feu, Saint-Quentin. — Consolidation vicieuse.

LEBLOND, Louis-Gustave, né le 30 mai 1843, Paris (Seine), 19e chass. à pied. — Plaie pénétrante de poitrine, coup de feu, Villers-Bretonneux, 27 novembre. — Pleuro-pneumonie chronique et plaies fistuleuses.

LEBLOND, Jules-Joseph, né le 30 janvier 1844, Bazuel (Nord), 28e de ligne. —Plaie contuse à l'avant-bras gauche, partie inférieure, coup de feu, Gravelotte. — Ankylose du poignet qui est déformé, cicatrices adhérentes et diminution notable des mouvements des doigts.

LE BODO, Jacques-Marie, né le 14 mars 1845, Questembert (Morbihan), garde mob. du Morbihan. — Fracture comminutive du coude gauche, chute grave à Paris, 30 novembre. — Abcès multiples, ankylose dans l'extension.

LEBOIS, Julien-Louis, né en 1849, Cauterne (Orne), 52e de ligne. — Plaie contuse à la main droite, coup de feu, Champigny, 30 novembre. — Ankylose du pouce.

LEBOIX, Jean, né le 8 octobre 1848, Châteauponsac (Haute-Vienne), 98e de ligne.—Fracture comminutive de l'extrémité inférieure de la jambe droite et du tarse, éclat d'obus, Gravelotte. —Consolidation très-vicieuse, ankylose tibio-tarsienne avec déformation et déviation du pied en dehors, raccourcissement de 2 centimètres.

LE BOLAY, Joachim-Marie, 25e de ligne. — Plaie contuse à la cuisse gauche, érosion du fémur, coup de feu, Ladonchamps sous Metz, 7 octobre. — Faiblesse du membre.

LE BOMIN, François, né le 19 janvier 1836, Gourin (Morbihan), 66e de ligne. — Fracture comminutive de la jambe gauche, coup de feu, Rezonville. — Cicatrices adhérentes, raccourcissement et atrophie.

LEBON, Pierre-Antoine, garde mob. de la Seine.—Plaie contuse à la jambe gauche, coup de feu, Buzenval.

LE BONNIEC, Pierre, né le 7 juillet 1844, Bégard (Côtes-du-Nord), 35e de ligne.—Fracture de l'humérus gauche, coup de feu, Champigny, 30 novembre. — Non-consolidation, pseudarthrose.

LEBORGNE, Auguste, 84e de ligne. — Fracture du cubitus gauche, coup de feu, Peltres sous Metz, 27 septembre. — Atrophie de l'avant-bras et de la main.

LE BORGNE, Louis, né le 4 juillet 1842, Langoat (Côtes-du-Nord), 10e de ligne. — Fracture comminutive de la main gauche, coup de feu, la Malmaison, 21 octobre. — Ankylose du poignet et atrophie de la main.

LE BORGNE, Pierre, 53e de ligne. — Fracture du calcanéum, pied gauche : à (?). — Plaies fistuleuses persistantes, gêne considérable dans la marche.

LE BOT, Jean-Louis-Yves, 33e de ligne. — Plaies contuses aux deux mains, 2 coups de feu, Saint-Privat. — Perte de deux phalanges de l'indicateur gauche.

LEBOUBE, Charles-Prosper, né le 17 mai 1845, Plôches (Vosges), 94e de ligne, sergent. — Fracture de côtes, côté droit de la poitrine, éclat d'obus, Sedan.—Perte de substance du grand pectoral, vastes cicatrices adhérentes, dyspnée.

LEBOUC, Edouard-Marie-François, né le 14 août 1844, la Flèche (Sarthe), 81e de ligne. —Plaie contuse à la jambe gauche, au niveau du tendon d'Achille, éclat d'obus, Noisseville. —Perte de substance musculaire, cicatrice adhérente.

LEBOUC, Sébastien, 6e dragons. — Chute sur le poignet droit, chute de cheval à Melmen-sur-Yèvre (Cher), 24 décembre. — Arthrite.

LEBOUIS, Pierre-Louis, né le 26 octobre 1850, Mélamarre (Seine-Inférieure), 19e de ligne. — Plaie pénétrante de poitrine, côté gauche, coup de feu, congélation des pieds, Villorceau. — Perte de la pulpe des trois premiers orteils, pied gauche et de celle des 2e et 3e orteils, pied droit.

LE BOULCH, Gabriel, né le 26 février 1849, Saint-Frégant (Finistère), garde mob. du Finistère. — Congélation du pied gauche, armée de la Loire. — Perte de la phalange ungué-ale et ankylose métatarso-phalangienne du gros orteil, déformation et perte de la pulpe des quatre autres orteils.

LE BOULCH, Vincent, 30e de ligne. — Plaie contuse au genou droit, coup de feu, Loigny.

LEBOURGEOIS, Joseph-Edmond-Clément, 1er chass. à pied. — Plaie contuse au genou gauche, coup de feu, Saint-Quentin. — Arthrite, ankylose incomplète.

LE BOURLAY, Etienne, né le 2 mars 1847, Guémenée (Morbihan), 43e de ligne. — Plaie compliquée s'étendant de la partie externe du grand trochanter droit, traversant la cuisse, le pli inguinal et le scrotum, jusqu'à la verge qui a été excoriée, coup de feu, Gravelotte. — Atrophie du testicule et paralysie de la jambe droite.

LEBOURLEUX, Jean-Baptiste-Désiré, 56e de ligne. — Plaie contuse à la cuisse droite, coup de feu, Champigny, 3 décembre.—Contracture musculaire.

LEBRAS, Jean-Baptiste, garde mob. du Finistère.— Plaies en séton à la jambe droite et à fesse gauche, fracture du radius droit, extrémité inférieure, 3 coups de feu, l'Hay.—Ankylose du poignet.

LE BRAS, Yves, ne le 30 décembre 1848, Tréglamus (Côtes-du-Nord), 24e de ligne. — Ablation du talon gauche par éclat d'obus, Saint-Quentin. — Abcès multiples à la jambe, cicatrices nombreuses, atrophie du pied.

LEBRAT, Ludovic-Frédéric, 48e de ligne. — Plaie contuse à la main gauche, coup de feu, Montbéliard, 17 janvier. — Perte des deux dernières phalanges du médius.

LEBRAY, Auguste-Constant-Adolphe, né le 10 août 1846, Colonard (Orne), 57e de ligne, sergent. — Fracture du péroné gauche, tiers inférieur, coup de feu, Gravelotte. — Cicatrices adhérentes, profondes et douloureuses, gêne considérable dans l'articulation tibio-astraga-lienne.

Lèbre, Florentin, 6° lanciers. — Plaie contuse au dos, coup de feu, Frœschwiller. — Gêne dans les mouvements de la colonne vertébrale.

Lebret, Auguste-Marie, 37° de ligne. — Plaie contuse à la clavicule droite, éclat d'obus, Sedan. — Gêne dans le bras droit.

Lebret, Jules-Augustin, né le 4 septembre 1845, Paris, garde mob. de la Seine, 12° bataillon. — Fracture comminutive de l'humérus droit, coup de feu, Stains, 21 décembre. — Arthrite de l'épaule, raccourcissement du bras.

Lebret, Louis-Amand, né le 13 octobre 1839, Rouen (Seine-Inférieure), 24° de ligne. — Fracture de l'olécrane droit, coup de feu, Spickeren. — Perte de cet os, fausse ankylose du coude.

Lebreton, Constant-Léopold, né le 6 février 1847, Lande-Saint-Siméon (Orne), garde mob. de l'Orne. — Fracture comminutive de l'omoplate droite, coup de feu, Lorges, 8 décembre. — Ankylose incomplète scapulo-humérale.

Le Breton, François, né le 27 janvier 1823, Beuzeville-sur-le-Voy (Manche), 88° de ligne, capitaine. — Fracture comminutive de l'humérus gauche, tiers supérieur, coup de feu, Beaumont (Ardennes). — Esquilles et extraction de nombreux séquestres volumineux, gangrène qui a détruit le deltoïde et une partie du biceps, cicatrice déprimée et adhérente, atrophie du bras et perte des mouvements de l'articulation scapulo-humérale.

Lebreton, Jean-Pierre, 76° de ligne. — Plaies contuses au genou, à la cuisse et à la jambe droites, éclats d'obus, Rezonville. — Larges cicatrices adhérentes.

Lebreton, Julien-Ange, né le 24 mai 1847, Coësme (Ille-et-Vilaine), 62° de ligne, caporal. — Plaie compliquée en séton à la partie moyenne du bras droit, coup de feu, Gravelotte. — Perte de l'usage du membre avec paralysie de la main et des doigts.

Le Brèton, Louis-Mathurin, né le 27 juin 1847, Plaintel (Côtes-du-Nord), 49° de ligne. — Fracture du radius gauche, éclat d'obus, Sedan. — Les mouvements du radius et du cubitus sont nuls, paralysie de la main.

Le Bris, François-Marie, né le 12 mars 1850, Belle-Isle-en-Terre (Côtes-du-Nord), 70° de ligne. — Plaie pénétrante du coude gauche, coup de feu, Recourt près Belfort, 16 janvier. — Arthrite, ankylose incomplète avec perte de la pronation et de la supination de l'avant-bras, atrophie de l'avant-bras et de la main.

Le Bris, Henry, né le 7 mars 1838, Sainte-Tréphine (Côtes-du-Nord), 43° de ligne. — Fracture des 3°, 4° et 5° métacarpiens, main (?), coup de feu, Amanvillers. — Large cicatrice déprimée et adhérente, ankylose du poignet et des doigts médius, annulaire et auriculaire, atrophie de la main.

Lebrun, Albert-Sénateur, né le 12 mai 1850, Motteville (Seine-Inférieure), 94° de ligne. — Fracture de l'omoplate gauche, coup de feu, Paris, 24 mai. — Gêne des mouvements de l'épaule.

Lebrun, Anthelme, 8° cuirassiers, brigadier. — Fracture de l'apophyse mastoïde avec perte partielle du pavillon de l'oreille droite, coup de feu, Wœrth. — Surdité de ce côté.

Lebrun, Bénoni-Benoît, né le 20 mars 1850, Neuville (Nord), 72° de ligne. — Fracture de la jambe droite, coup de feu, Pont-Noyelles. — Ostéite, gêne considérable des mouvements de la jambe.

Lebrun, Ernest, 57° de ligne. — Plaie au niveau du globe oculaire gauche, coup de baïonnette, Amanvilliers. — Exophthalmie avec paralysie de la paupière inférieure et troubles dans la vision de ce côté.

Lebrun, Frédérich-Georges, né le 28 octobre 1820, Phalsbourg (Meurthe), 95° de ligne, capitaine. — Fracture comminutive du fémur droit, tiers moyen, coup de feu, Saint-Privat. — Cal volumineux, abcès, débridements multiples, cicatrices très-étendues à la face externe du membre, ankylose presque complète des articulations fémoro-tibiale et tibio-tarsienne, atrophie de la jambe et raccourcissement de 15 centimètres.

LEBRUN, Jean-Baptiste-Joseph, garde mob. du Nord. — Plaie contuse à la cuisse droite, partie antérieure et moyenne, coup de feu, Pont-Noyelles. — Perte de substance musculaire, cicatrice adhérente et douloureuse.

LEBRUN, Jules, 33e de ligne. — Fracture de côtes, côté droit de la poitrine, coup de feu, Sedan. — Cicatrice adhérente à l'aisselle.

LEBRUN, Louis-Théodore-Marie, né le 13 juin 1845, Saint-Aubin-du-Cormier (Ille-et-Vilaine, 75e de ligne. — Plaie contuse à l'angle externe de l'œil gauche, coup de feu, Gravelotte. — Cataracte avec iritis, perte de la vue de ce côté.

LEBRUN, Louis-Mathieu, né le 15 octobre 1851, Tinqueux (Marne), 17e chass. à pied. — Fracture comminutive de la jambe gauche, coup de feu, Clamart, 2 mai. — Cicatrices adhérentes, pseudarthrose.

LEBRUN, Mathieu-Marie, 23e de ligne. — Fracture des os du crâne, coup de feu, dans une émeute à Thorn (Prusse), 14 avril. — Perte de substance, cicatrice membraneuse, céphalalgie et vertiges.

LEBUNETEL, Louis-Auguste-Bienaimé, 66e de ligne. — Perte des deux dernières phalanges des doigts indicateur et médius, main droite, coup de feu, Forbach.

LECA, François, né le 21 mai 1849, Marzo (Corse), 1er train d'artill. — Plaie contuse à la jambe gauche, partie inférieure et externe, éclat d'obus, Patay. — Large cicatrice adhérente.

LECA, François-Antoine, né le 18 juin 1851, Coggia (Corse), 15e de ligne. — Fracture du crâne, partie supérieure et postérieure gauche, coup de feu, Montmesly, 30 novembre. — Affaiblissement de la vision de l'œil gauche dont le fond est hypérémié et atrophie pupillaire avec choroïdite.

LECA, Jean-Pierre, 25e de ligne. — Fracture du radius droit, tiers inférieur, coup de feu, Sainte-Barbe sous Metz, 1er septembre. — Soudure du radius au cubitus, perte des mouvements de supination de l'avant-bras et du poignet.

LECACHEUX, Louis, 36e de ligne. — Perte des deux dernières phalanges de l'indicateur, main droite, éclat d'obus, Neuilly-sur-Seine, 1er mai.

LECAER, René-François, 93e de ligne. — Plaie s'étendant de la fesse à la cuisse, côté gauche, coup de feu, Saint-Privat. — Large cicatrice.

LE CAHÉREC, Julien, 10e de ligne. — Plaies contuses à la fesse et à la cuisse droites, éclats d'obus, Rezonville.

LE CALLONNEC, Jean-Pierre, 13e dragons. — Plaie profonde au bras droit, coup de feu et coup de sabre, Gravelotte. — Perte de substance, cicatrice adhérente.

LE CALVOZ, Guillaume, 26e de ligne. — Plaie contuse à la cuisse droite, coup de feu, Thorigny, 8 janvier. — Vaste cicatrice adhérente.

LE CAM, Pierre-Marie, né le 30 juin 1845, Rostrenen (Côtes-du-Nord), 7e de ligne. — Fracture des os propres du nez et désorganisation du globe oculaire gauche, coup de feu, Sedan. — Obstruction des fosses nasales.

LE CARDINAL, Yves-Marie, né le 8 août 1843, Plainehaute (Côtes-du-Nord), 38e de ligne. — Plaie contuse à l'avant-bras gauche, partie antérieure, coup de feu, Champigny. — Rétraction des doigts indicateur et médius.

LECARDONNEL, Eugène-Gustave, né le 25 octobre 1842, Lorey (Manche), 26e de ligne. — Paralysie rhumatismale, fatigues de la campagne.

LE CARGUET, Hyacinthe-Marie, né le 22 mai 1847, Pont-l'Abbé (Finistère), garde mob. du Finistère, sergent. — Plaie contuse à la cuisse gauche, érosion du fémur, éclat d'obus, Villejuif, 4 janvier. — Nécrose du condyle interne du fémur, ankylose du genou et amaigrissement du membre.

LE CARLIER DE VESLUD, Fernand-Henri-Charles-Emmanuel, né le 11 avril 1850, Laon

(Aisne), 23e de ligne. — Fracture du calcanéum et du 4e métatarsien, pied gauche, coup de feu, Champigny.

LECARPENTIER, Jules-Louis-Albert, 43e de ligne. — Fracture comminutive de la jambe droite, coup de feu, Gravelotte. — Cicatrice adhérente.

LECAT, Henri-Louis-Joseph, 121e de ligne. — Plaie en séton de l'os iliaque gauche à la fesse, même côté, coup de feu, Drancy, 22 décembre.

LECAT, Léon-Joseph, né le 31 janvier 1842, Valenciennes (Nord), 6e chass. à pied. — Fracture comminutive de la jambe droite, tiers inférieur, coup de feu, Coulmiers, 9 novembre. — Consolidation vicieuse avec chevauchement des fragments, plaies fistuleuses, raccourcissement de 13 centimètres.

LECAT, Louis-Hyacinthe-Désiré, 48e de ligne, caporal. — Perte des deux dernières phalanges du médius, main gauche, coup de feu, Frœschwiller.

LECAVELIER, Charles, né à Grosville (Manche), 54e de ligne. — Fracture du doigt indicateur gauche, coup de feu, Saint-Privat. — Atrophie et extension permanente de ce doigt.

LECERF, Camille-Augustin, né le 5 juillet 1844, Rocquigny (Aisne), 1er tir. alg., clairon. — Fracture de l'omoplate gauche, coup de feu, Wissembourg. — Cicatrice adhérente profonde dans la fosse sous-épineuse, ankylose scapulo-humérale.

LECERF, Hippolyte-Joseph, 6e de ligne. — Fracture des os propres du nez et du rebord inférieur de l'orbite gauche, coup de feu, Saint-Privat. — Gêne dans l'articulation temporo-maxillaire.

LECESNE, Charles-Pascal, né le 13 avril 1846, Rouen (Seine-Inférieure), 70e de ligne. — Fracture de la 3e phalange de l'indicateur, main gauche, coup de feu, Ladonchamps, 2 octobre. — Abcès multiples de toute la main, cicatrices adhérentes, ankylose du poignet et des doigts.

LÉCHAL, Joachim-François, né en mai 1838, Apt (Vaucluse), 40e de ligne. — Fracture comminutive de l'astragale, pied droit, coup de feu, Poupry, 2 décembre. — Nécrose, perte de substance osseuse, consolidation vicieuse et déformation du pied, ankylose tibio-astragalienne.

LECHANGEUR (De), née Richard-Etiennette, le 1er novembre 1831, Arconcey (Côte-d'Or), ex-cantinière à l'artillerie auxiliaire. — Plaies contuses au bras droit, éclats d'obus, Nogent.

LÉCHAPPÉ, Jean-Baptiste, 95e de ligne. — Plaie pénétrante du genou gauche, coup de hache (en service commandé), 15 septembre. — Ankylose incomplète.

LECHAPTOIS, Pascal-Frédéric, né le 27 mars 1842, Saint-Martin-le-Bouillant (Manche), 37e de ligne. — Plaie compliquée à l'avant-bras gauche, coup de feu, Moré, 16 décembre. — Rétraction des fléchisseurs, ankylose du poignet.

LECHARTIER, Louis-Polycarpe, né le 3 janvier 1833, Etampes (Seine-et-Oise), 81e de ligne. — Plaie au globe oculaire gauche, éclat d'obus, Beaugency. — Staphylôme et perte de la vision de ce côté.

LECHAT, Ferdinand, 46e de ligne. — Congélation des pieds à (?). — Perte de la phalangette des deux gros orteils.

LECHAT, Joseph-Jean-Marie, né le 21 novembre 1849, Saint-Hilaire-du-Harcouët (Manche), 67e de ligne. — Fracture des os du crâne avec lésion du cerveau, coup de feu, Châtillon sous Paris. — Céphalalgie habituelle, troubles de la vue, affaiblissement de l'intelligence, dyspnée et faiblesse générale très-prononcée.

LÉCHELLE, Pierre, 114e de ligne. — Fracture de la 9e côte à droite, plaies contuses à la partie supérieure et externe de la cuisse, et à la partie interne de l'avant-bras, côté droit, 3 coups de feu, Champigny, 30 novembre.

LECHERTIER, Théophile-François-Marie, né le 11 août 1846, Hété (Ille-et-Vilaine), 9e artill. — Fracture comminutive du col du fémur gauche, coup de feu, Sedan. — Consolidation

83

vicieuse, raccourcissement de '9 centimètres, ankylose des articulations fémoro-tibiale dans l'extension, et tibio-tarsienne avec extension du pied.

LE CHEVALIER, Baptiste, né le 2 février 1837, la Ferrière-aux-Etangs (Orne), 119e de ligne. — Désorganisation du globe oculaire gauche, et perte de la 3e phalange du doigt indicateur gauche, coups de feu, Châtillon sous Paris, 19 septembre.

LE CHEVALIER, Jean-Marie, né le 1er septembre 1848, Guern (Morbihan), 7e de ligne. — Désorganisation du globe oculaire droit, coup de feu, Servigny sous Metz. — Affaiblissement de la vision à gauche.

LECHEVALLIER, Chubert-Victorin, 37e de ligne. — Plaie en séton aux deux cuisses, érosion des fémurs, coup de feu, Patay, 1er décembre. — Esquilles.

LE CHEVILLER, Joseph-Marie, né le 15 avril 1843, Crach (Morbihan), 14e de ligne. — Plaie contuse à la cuisse droite, éclat d'obus, Sedan. — Perte de substance musculaire, cicatrice bridée étendue, atrophie de la jambe.

LECIGNE, Julien-Victor, garde mob. du Nord. — Plaie contuse à la main droite et luxation irréductible en arrière de la phalange du pouce sur le métacarpien, coup de feu, Saint-Quentin. — Ankylose métacarpo-phalangienne de ce doigt.

LECLAINCHE, Mathurin, 100e de ligne. — Perte de la dernière phalange de l'indicateur, main gauche, coup de feu, les Maxes sous Metz, 27 septembre. — Plaie contuse à l'omoplate gauche, coup de feu, Ladonchamps, 7 octobre. — Amaigrissement et faiblesse du bras gauche.

LE CLAIR, Lucien-Benoist, né le 12 juillet 1850, Javron (Mayenne), 62e de ligne. — Plaie pénétrante du poignet droit, coup de feu, Changé, 10 janvier. — Ankylose du poignet et des doigts et ankylose incomplète du coude.

LECLERC, Amédée-Augustin, né le 10 mai 1849, Paris (Seine), garde mob. de la Seine, 12e bataillon. — Fracture du 1er métacarpien, main droite, coup de feu, le Bourget, 30 octobre. — Arthrite du carpe, perte des mouvements de la main.

LECLERC, Charles-Louis, né le 4 novembre 1827, Manneville-ès-Plains (Seine-Inférieure), 60e de ligne. — Congélation, Monthéliard. — Perte de tous les orteils des deux pieds, engorgement douloureux des pieds, marche difficile.

LECLERC, Charles-Mathurin-Marie, né le 26 avril 1844, Saint-Maugand (Ille-et-Vilaine), 21e de ligne. — Plaie compliquée à l'articulation scapulo-humérale droite, coup de feu, Sedan. — Ankylose presque complète scapulo-humérale, flexion de l'avant-bras sur le bras et extension permanente des doigts.

LECLERC, Charles-Nicolas, 70e de ligne, caporal. — Plaie pénétrante de l'omoplate droite, coup de feu, Saint-Privat. — Gêne dans l'épaule et le bras droits.

LECLERC, Etienne-Pierre, né le 5 septembre 1845, Rouen (Seine-Inférieure), 34e de ligne. — Désorganisation du globe oculaire droit, coup de feu, le Bourget, 21 décembre.

LECLERC, François, né le 16 janvier 1848, Lussac (Charente), 25e de ligne. — Plaie contuse à la cuisse droite, coup de feu, Saint-Privat. — Atrophie et paralysie incomplète du membre.

LECLERC, François-Hilaire, né le 23 janvier 1847, Léméré (Indre-et-Loire), 74e de ligne. — Plaie contuse au globe oculaire gauche, éclat d'obus, Strasbourg, 24 septembre. — Perte de la vision de ce côté.

LECLERC, Gustave-Emile, 2e chass. à pied. — Fracture de la clavicule droite et la partie supérieure de l'omoplate, coup de feu, Bapaume. — Consolidation vicieuse, atrophie du bras.

LECLERC, Jean-François, né le 13 janvier 1842, Charmes (Vosges), 7e de ligne, caporal-fourrier. — Plaie compliquée en séton à la cuisse gauche, coup de feu, Champigny, 30 novembre. — Paralysie et atrophie de tout le membre (marche impossible).

LECLERC, Jean-Henri, né le 13 février 1840, Metz (Moselle), 2e compagnie, fusiliers de discipline. — Fracture du cubitus droit, coup de feu, Azay-le-Rideau, 6 janvier.—Perte osseuse, cicatrice adhérente.

LECLERC, Louis, né le 11 juillet 1845, Paris (Seine), 1er génie. — Plaie compliquée à la jambe gauche, coup de feu, Frœschwiller. — Ankylose incomplète fémoro-tibiale et presque complète tibio-tarsienne avec rétraction du pied en arrière, atrophie de tout le membre.

LECLERC, Michel, garde mob. de l'Indre. — Plaie contuse à la cuisse droite, coup de feu, Maison-Blanche, 30 novembre.

LECLERC, Pierre-Louis, 60e de ligne. — Plaies contuses à l'avant-bras gauche, 2 coups de feu, Arcey, 15 janvier. — Perte des mouvements de pronation et de supination.

LECLERC, Pierre-Octave, 84e de ligne. — Plaie contuse au bras gauche, coup de feu, Gravelotte. — Atrophie et faiblesse du membre.

LECLERCQ, Alexandre, 17e chass. à pied, caporal. — Fracture du péroné droit, tiers inférieur, coup de feu, Saint-Quentin. — Ankylose incomplète tibio-tarsienne.

LECLERCQ, Antoine-Hubert, né le 18 septembre 1834, Paris (Seine), garde mob. de la Seine, 14e bataillon. — Plaie pénétrante de poitrine à droite, plaies contuses au thorax côté gauche, et à la région sourcilière, même côté, 3 coups de feu, le Bourget, 30 octobre. — Hémoptysies fréquentes.

LECLERCQ, Augustin-Jules, 66e de ligne.—Plaie contuse à la hanche droite et fracture du 4e métatarsien, pied gauche, 2 coups de feu, Spickeren. — Cicatrice adhérente à la hanche et déformation du pied.

LECLERCQ, Jean-Baptiste-Marc-Joseph, né le 29 mars 1844, Rebreure-Saint-Pol (Pas-de-Calais), 57e de ligne. — Plaie compliquée à la cuisse gauche, coup de feu, Gravelotte. — Atrophie et perte de la sensibilité, impossibilité de marcher sans béquilles.

LECLERCQ, Joseph, 65e de ligne. — Perte des deux dernières phalanges du doigt indicateur droit, coup de feu, Saint-Quentin.

LECLERCQ, Jules-Léon, né le 29 mars 1845, Lille (Nord), 57e de ligne. — Plaie en séton au bras droit, tiers supérieur, et, pénétrant dans la poitrine, coup de feu, Saint-Privat. — Projectile présumé resté dans la poitrine, cicatrice fortement adhérente au niveau de la 7e côte, plaie fistuleuse, dyspnée surtout dans la marche ascendante.

LECLERCQ, Nestor-César, né le 20 avril 1846, Béthune (Pas-de-Calais), 68e de ligne.—Plaie contuse à la cuisse droite, coup de feu, Beaumont (Ardennes).—Gêne et faiblesse des mouvements du membre.

LECLÈRE, Emile-Louis, 2e chass. à pied, caporal.—Plaie contuse à la hanche et à la cuisse gauches, coup de feu, Loigny.

LECLERQ, Alphonse-Auguste, 59e de ligne. — Plaie contuse au bras droit, partie externe et antérieure, coup de feu, Servigny sous Metz. — Gêne dans l'extension et la flexion de l'avant-bras.

LECLÈVE, François-Jean, 94e de ligne.—Plaie contuse au bras gauche, coup de feu, Gravelotte.

LECLEZIO, Joseph, 1er chass. à pied. — Plaie contuse à l'épaule droite, coup de feu, Frœschwiller. — Cicatrices adhérentes.

LE CLOÏREC, Cyprien-Marie, né le 14 juin 1849, Poutscorff (Morbihan), 39e de ligne.—Plaie pénétrante du genou droit, coup de feu, Patay, 2 décembre.— Ankylose dans la demi-flexion.

LECLOITRE, Adolphe-Marie-François, né le 11 mai 1842, Quimper (Finistère), 32e de ligne. — Plaie perforante du tibia gauche à sa partie supérieure et spongieuse, coup de feu, la Bourgonce, 6 octobre. — Esquilles, plaie fistuleuse, ankylose du genou.

LECOANET, Charles-Victor, 1er bat. inf. légère d'Afrique. — Plaie compliquée au bras gauche, partie supérieure, coup de feu, Beaune-la-Rolande.—Paralysie incomplète.

LECOCQ, Alphonse-François, né le 21 avril 1834, Aive (Pas-de-Calais), éclaireurs de la

Seine. — Plaie déchirée du globe oculaire droit, éclat de bois, Saint-Martin-Dumanoir (Seine-Inférieure). — Perte de la vision de ce côté.

LECOCQ, François-Émile, né le 27 février 1849, Alliancelles (Marne), garde mob. de la Marne. — Plaies à la tête, région pariéto-frontale droite, 2 coups de sabre, Passavant, 25 août. — Cicatrices fortement enfoncées, perte de l'intégrité des fonctions cérébrales.

LECOCQ, Jules-Eugène-Alexandre, 1er chass. à pied. — Fracture du médius, main droite, éclat d'obus, Pont-Noyelles, 23 décembre. — Ankylose dans l'extension forcée de ce doigt.

LECOCQUE, Paul-Martial, né le 12 mars 1845, Noth (Creuse), 100e de ligne. — Fracture des os malaires et de la cloison nasale, coup de feu, Gravelotte. — La balle est restée logée dans le côté gauche de la face, qui est déformée, épiphora permanent.

LECŒUR, Victor-Auguste, garde mob. de l'Orne. — Plaies contuses à la main gauche et à l'avant-bras droit, 2 coups de feu, Lorges, 9 décembre. — Perte de la supination de l'avant-bras droit.

LECOFFRE, Basile, 14e de ligne. — Plaie contuse à la main droite, éclat d'obus, Sedan. — Ankylose et atrophie de l'indicateur.

LECOINTE, Charles-Théodore, né le 19 avril 1847, Boulogne-sur-Mer (Pas-de-Calais), 70e de ligne. — Congélation des pieds, captivité en Allemagne. — Perte du petit orteil et de la 2e phalange du 2e orteil, pied (?), atrophie et déviation des deux gros orteils.

LECOINTRE, Charles-Émile, né le 7 août 1848, Sassedot-le-Mauconduit (Seine-Inférieure), garde mob. de la Seine-Inférieure. — Irido-choroïde, froids, le Bourget, 21 décembre. — Glaucôme : Cécité complète.

L'ECOLIER, Augustin, né le 15 avril 1841, Hurbache (Vosges), 13e chass. à pied, sergent. — Fracture comminutive de l'avant-bras droit, coup de feu, Gravelotte. — Ankylose incomplète et perte presque complète de la pronation et de la supination de l'avant-bras.

LE COLLEN, Guillaume, né le 19 février 1850, Pleubian (Côtes-du-Nord), 57e de ligne. — Plaie en séton au côté droit de la face et de la tête, coup de feu, Amanvillers. — Perte de la vision, à droite, surdité complète à droite et presque complète à gauche.

LECOMME, Alfred-Emile-Joseph, né le 5 novembre 1848, Cambrai (Nord), 26e de ligne, sergent-fourrier. — Plaie contuse à la jambe gauche, éclat d'obus, Gravelotte. — Ankylose du genou dans l'extension.

LE COMPTE, Arsène-Émile, né le 13 septembre 1846, Bretteville (Seine-Inférieure), 64e de ligne. — Fracture de l'articulation tibio-tarsienne droite, coup de feu, Borny. — Esquilles, plaies fistuleuses, ankylose tibio-tarsienne.

LECOMTE, Alphonse-Frédéric, né le 12 février 1849, Saint-Pierre-de-Lorouer (Sarthe), 32e de ligne. — Fracture de la clavicule gauche et plaie pénétrante du poumon, de ce côté, coup de feu, la Bourgonce. — Nécrose du sternum, empyème, dyspnée.

LECOMTE, Antoine-Alexis, 9e de ligne. — Fracture de l'olécrane droit, coup de feu, les Hautes-Bruyères, 22 septembre. — Roideur du coude.

LECOMTE, Élie-Ludovic, né le 8 mai 1851, Dammarie (Eure-et-Loir), 20e chass. à pied. — Plaie à travers l'articulation tibio-tarsienne droite, coup de feu, Gravelotte. — Ankylose du pied et tibio-tarsienne, flexion permanente des orteils.

LECOMTE, Eugène, volontaires de l'Ouest. — Plaie contuse à l'omoplate droite, coup de feu, Patay, 2 décembre. — Cicatrice adhérente, partie inférieure de cet os.

LECOMTE, Floriselle, garde mob. de Seine-et-Marne. — Fracture du radius droit, extrémité inférieure, coup de feu, Rueil, 21 octobre. — Déformation de l'avant-bras.

LECOMTE, Henri-Désiré, né le 1er janvier 1850, Lille (Nord), 24e de ligne. — Fracture de la 1re côte, à gauche, coup de feu, Bapaume. — Plaie fistuleuse à la région sus-épineuse, gêne des mouvements du bras gauche.

LECOMTE, Henri-François, garde mob. du Nord. — Plaie contuse au pied droit, coup de feu, Lompret, 28 décembre. — Gêne et douleur dans la marche.

LECOMTE, Hippolyte-Alexandre, né le 21 mars 1850, Solesme (Nord), 24e de ligne. — Plaie contuse à l'avant-bras droit, éclat d'obus, Saint-Quentin.—Larges cicatrices adhérentes à la partie inférieure, gêne considérable des mouvements du bras.

LECOMTE, Pierre, 49e de ligne. — Plaie contuse au genou droit, coup de feu, Arthenay, 2 décembre. — Ankylose incomplète.

LECONTE, Alphonse-Victor, 54e de ligne. — Fracture du péroné (?), coup de feu, Saint-Privat. — Esquilles.

LECONTE, Jules-Albert, né le 13 mai 1850, Douvrend (Seine-Inférieure), 19e chass. à pied. — Plaie contuse au genou droit, coup de feu, Villers-Bretonneux. — Abcès multiples, nombreuses cicatrices adhérentes, ankylose du genou avec flexion légère de la jambe, amaigrissement sensible du membre.

LECONTE, Louis-Pierre, 21e de ligne. — Fracture de la jambe gauche, éclat d'obus, Sedan. — Perte de substance osseuse, cicatrice adhérente.

LE COQ, Étienne-Paul, né le 3 juillet 1850, Quintin (Côtes-du-Nord), 47e de ligne. — Plaie contuse à la main droite, coup de feu, Coulmiers. — Ankylose métacarpo-phalangienne et des phalanges du pouce.

LECOQ, Mathurin-Yves, né le 21 juillet 1850, Plaine-Haute (Côtes-du-Nord), 64e de ligne — Plaie contuse à la cuisse droite, coup de feu, Paris, 2e siége. — Gêne des mouvements de l'articulation tibio-tarsienne.

LE CORNO, Jean-Marie. — Fracture de la malléole interne, pied gauche, coup de feu, Sedan. — Cicatrice irrégulière et profonde.

LE CORRE, Noël-Louis-Marie-Frédéric-Auguste, 25e de ligne, sergent. — Plaie contuse à l'avant-bras gauche, coup de feu, Gravelotte. — Atrophie.

LE CORRE, Yves, né le 30 mars 1848, Plozévet (Finistère), 67e de ligne. — Fracture compliquée du cubitus gauche, coup de feu, Forbach. — Rétraction permanente des quatre derniers doigts de la main, qui est atrophiée.

LE CORVAISIER, Joseph-Laurent, né le 12 septembre 1842, Tréméloir (Côtes-du-Nord), garde mob. des Côtes-du-Nord, caporal. — Congélation des pieds, Yvré-l'Évêque, 16 janvier. — Perte totale du gros orteil droit et des deux phalanges du gros orteil gauche.

LECOSNIER, Auguste-Fulgence, né le 22 janvier 1849, Chérencé-le-Roussel (Manche), 33e de ligne. — Fracture de l'humérus droit, tiers supérieur, coup de feu, Patay, 2 décembre. — Plaies fistuleuses, ankylose scapulo-humérale.

LE COSSEC, Alain, 3e zouaves. — Perte des deux dernières phalanges du médius, main droite, coup de feu, Paris, 19 janvier. — Gêne des mouvements des autres doigts.

LECOUPT, Charles-Auguste-Amédée, né le 15 juin 1849, Saint-Cloud (Oran), 6e de ligne. — Fracture comminutive du genou droit, coup de feu, Sedan. — Ankylose du genou dans la flexion complète.

LECOUR, Jacques, né le 8 novembre 1844, Lévignac (Lot-et-Garonne), 27e de ligne, caporal. — Fracture du fémur droit, coup de feu, Poupry, 2 décembre. — Consolidation vicieuse, raccourcissement de 8 centimètres.

LECOUVREUR, Adrien, 15e de ligne. — Plaie pénétrante de poitrine, côté gauche, coup de feu, Soissons, 24 septembre. — Dyspnée.

LE CEZ, Pierre-Marie, 13e chass. à pied.—Plaie contuse au dos, coup de feu, la Fourche, 6 janvier. — Large cicatrice adhérente.

LE COZIC, Trémeur, né le 2 avril 1844, Pommery-le-Vicomte (Côtes-du-Nord), 38e de ligne, sergent. — Fracture de la clavicule avec perforation de l'omoplate gauche, coup de feu, Sedan. — Grande roideur de l'articulation scapulo-humérale.

LE CREFF, Yves, né le 26 mars 1847, Languidic (Morbihan), 2e de ligne. — Fracture comminutive de l'avant-bras gauche et plaie contuse au poignet droit, coup de feu, Spiskeren.

— Difformité de l'avant-bras gauche avec ankylose incomplète du poignet, atrophie et anky-lose du poignet droit.

Lecrenais, François-Alexandre, 59e de ligne. — Plaies contuses à l'avant-bras droit et à la partie supérieure de la cuisse droite, 2 coups de feu, Borny. — Perte du testicule gauche.

Lecrenier, Louis, né le 26 décembre 1843, Moulins (Allier), 6e de ligne. — Fracture comminutive de la jambe gauche, éclat d'obus et coup de feu, Servigny sous Metz. — Rac-courcissement et perte partielle des mouvements de ce membre.

Lecrique, Jean-Victor, né le 2 octobre 1828, Nouart (Ardennes), 83e de ligne, sergent.— Plaie pénétrante de poitrine à droite, fracture des 4e et 5e côtes, coup de feu, Ladonchamps sous Metz. — Paralysie du deltoïde et de l'épaule.

Lecroq, Frédéric-Edouard, 9e de ligne. — Fracture de l'avant-bras droit, coup de feu, les Hautes-Bruyères, 30 septembre.

Lecrosnier, Eugène-Jules, 93e de ligne. — Plaie contuse à la jambe gauche, érosion du tibia, coup de feu, Chevilly sous Paris, 30 septembre. — Perte de substance de cet os.

Le Cuirot, Louis, 26e de ligne. — Plaie à la main gauche, accident à l'ambulance de la caserne n° 2 à Cherbourg. — Flexion du doigt annulaire et extension de l'auriculaire.

Lecul, Edouard-Ernest, né le 12 juillet 1843, Fréchencourt (Somme), 68e de ligne. — Fracture du radius gauche, coup de feu, Clamart, 19 septembre. — Ankylose du poignet.

Lecuru, Louis-René, 35e de ligne. — Fracture de l'omoplate droite, éclat d'obus, Val Fleury, 21 avril. — Cicatrice adhérente.

Lecussan, Pierre, 45e de ligne. — Fracture du 2e métacarpien, main gauche, coup de feu, Josnes, 8 décembre. — Cicatrice adhérente.

Lécuyer, Louis-Jacques, garde mob. des Côtes-du-Nord. — Plaie contuse à l'avant-bras (?), éclat d'obus, Yvré-l'Evêque, 11 janvier. —Amaigrissement et rétraction.

Lécuyer, Théophile-Alphonse-Désiré, né le 3 janvier 1837, Fréniches (Oise), 5e de ligne. — Trois plaies contuses à la cuisse et à la jambe droites, coup de feu, Sedan. — Perte de substance musculaire à la jambe, très-large cicatrice adhérente, rétraction de la jambe.

Lecuziat, Guillaume-Marie, 78e de ligne. — Plaie contuse au genou droit, éclat d'obus, Sedan. —Cicatrices adhérentes.

Le Dall, Jean-François, 62e de ligne. — Adénite cervicale à droite, misères et priva-tions, Allemagne. —Suppuration, plaies fistuleuses nombreuses, cicatrices bridées, flexion du cou à droite.

Le Dantec, Yves-Jean, né le 22 février 1848, Plonévez-de-Faou (Finistère), 67e de ligne. — Fracture comminutive de l'avant-bras gauche, extrémité inférieure, coup de feu, Gra-velotte. — Cal volumineux et difforme, luxation incomplète du poignet, rétraction des doigts.

Ledent, Théophile, 6e de ligne. — Fracture de l'os iliaque droit, au-dessous de la crête, coup de feu, Sainte-Barbe sous Metz. — Cicatrice adhérente et profonde.

Ledermann, Frédéric-Laurent, né le 6 juin 1840, Strasbourg (Bas-Rhin), 33e de ligne, sergent. — Fracture double du péroné droit et plaie contuse à la cuisse, même côté, coup de feu et 2 éclats d'obus, Servigny sous-Metz. — Ankylose fémoro-tibiale et tibio-tarsienne, atrophie de tout le membre et large cicatrice adhérente à la cuisse.

Le Dévéhat, Paterne, 10e de ligne. — Plaie contuse à la main gauche, coup de feu, Saint-Privat.

Ledin, Henri, né le 16 novembre 1847, Valenciennes (Nord), 65e de ligne. — Plaie con-tuse à la main gauche, coup de feu, Saint-Privat. —Ankylose des articulations carpo-méta-carpienne et radio-carpienne avec extension des doigts, atrophie de la main et de l'avant-bras.

Le Dorlot, François, 25e de ligne.—Plaie contuse à la cuisse gauche, partie externe et postérieure, coup de feu, Frœschwiller. — Atrophie du membre avec diminution de sa sensibilité et perte des mouvements des quatre derniers orteils.

Le DORTZ, Julien, né le 22 juin 1849, Canors (Morbihan), 114ᵉ de ligne. — Fracture de l'os iliaque droit avec plaie pénétrante de l'abdomen, coup de feu, Paris, 2ᵉ siége. — Gêne dans la flexion de la cuisse sur le bassin.

Le DOUGUET, Jean-Michel, garde nationale du Finistère. — Congélation de la jambe droite, Rougemont, 16 décembre. — Perte de substance musculaire à la cuisse et à la jambe, cicatrices adhérentes, atrophie du membre.

Le DOUSSAL, François-Yves, né le 11 juillet 1848, Tremeven (Finistère), 67ᵉ de ligne. — Plaie contuse à la cuisse gauche, coup de feu, Gravelotte. — Balle non extraite, ankylose incomplète du genou en extension prononcée.

LEDOUX, Auguste-Charles, 26ᵉ de ligne. — Perte des deux dernières phalanges de l'indicateur, main gauche, coup de feu, Gravelotte.

Le DOZE, Joseph-Marie, 12ᵉ de ligne. — Fracture comminutive des 1ᵉʳ, 2ᵉ et 3ᵉ métacarpiens, main gauche, 2 coups de feu, Montbéliard, 15 janvier. — Cicatrices adhérentes, perte des mouvements de la main.

LEDRANS, Edouard-Louis, né le 22 octobre 1847, Périers (Manche), 5ᵉ inf. provisoire. — Désorganisation du globe oculaire droit, coup de feu, Paris, 30 mai.

Le DRET, Joseph, né le 9 mars 1819, Plestin (Côtes-du-Nord), conducteur civil requis au train des équipages militaires. — Fracture comminutive de la jambe gauche, chute, armée de Bretagne, 11 février. — Cal très-difforme, raccourcissement considérable.

LEDREUILLENEC, François-Marie, 20ᵉ de ligne. — Plaie contuse au bras droit, éclat d'obus, Champigny, 2 décembre. — Perte de substance musculaire, semi-ankylose du coude.

LEDRU, Jules-Emile, né le 16 novembre 1849, Paris (Seine), 13ᵉ de ligne. — Plaies compliquées au bras gauche et à la main droite, plaie contuse au thorax, côté gauche, coups de feu, Borny. — Perte de l'usage des deux membres.

Le DU, Guillaume-Laurent, né le 25 juillet 1848, Buiec (Finistère), garde mobilisée du Finistère. — Fracture comminutive du fémur droit, coup de feu, Droué. — Esquilles, plaies fistuleuses, raccourcissement de 6 centimètres, atrophie du membre, ankylose du genou avec déviation de la jambe en dedans.

LEDU, Jean-Marie, né le 10 avril 1847, Pléhédel (Côtes-du-Nord), 69ᵉ de ligne. — Plaie profonde et compliquée à la fesse droite, éclat d'obus, Borny. — Paralysie du membre inférieur droit.

LEDUC (?), 26ᵉ de ligne. — Fracture de l'humérus gauche, coup de feu, Gravelotte.

LEDUC, Antoine-Philémond, 63ᵉ de ligne, caporal. — Plaie contuse à la main gauche, avec lésion des extenseurs des doigts indicateur et médius, coup de feu, Spickeren.

LEDUC, Auguste-Valentin, né le 13 novembre 1837, Cussy (Calvados), 64ᵉ de ligne. — Fracture de l'humérus droit, extrémité inférieure, coup de feu, Borny. — Ankylose du coude dans l'extension.

LEDUC, Jean-Louis, 10ᵉ de ligne. — Plaie contuse à la cuisse droite, coup de feu, Saint-Privat.

LEDUC, Jean-Michel-Thomas, né le 8 septembre 1844, Saint-Sulpice-la-Forêt (Ille-et-Vilaine), 25ᵉ de ligne. — Fracture comminutive du carpe et de l'extrémité inférieure du radius droit, coup de feu, Gravelotte. — Ankylose du poignet et de l'articulation radio-cubitale, le doigt auriculaire est fixé dans la flexion et les mouvements des autres doigts sont gênés.

LEDUC, Louis-Philippe, né le 24 septembre 1839, Saint-Quentin (Aisne), 45ᵉ de ligne. — Fracture des 1ᵉʳ et 2ᵉ métacarpiens, main gauche, coup de feu, Beaugency. — Ankylose du poignet et des articulations métacarpo-phalangienne du pouce et de l'indicateur.

LEDUC, Marie-Joseph-Stanislas, 2ᵉ zouaves, caporal. — Fracture du cubitus droit, coup de feu, le Mans, 10 janvier. — Cal vicieux, déformation de l'avant-bras et diminution de sa sensibilité.

LEFAUCHEUR, Louis-Marie, 51e de ligne. — Plaie compliquée à l'avant-bras droit, coup de feu, Gravelotte. — Rétraction permanente des doigts.

LEFEBVRE, Abeilard, 72e de ligne. — Plaie contuse à la région inguino-crurale droite, coup de feu, Pont-Noyelles, 23 décembre. — Fistule uréthro-pénienne, atrophie du testicule droit, cicatrices adhérentes.

LEFEBVRE, André, né le 23 février 1821, Esnes (Nord), 5e chass. à cheval, capitaine. — Fracture comminutive de la jambe droite, chute d'un échafaudage au bivouac à Metz, 14 septembre. — Consolidation vicieuse, raccourcissement avec courbure du membre, ankylose du pied.

LEFEBVRE, Antoine-Célestin, né le 6 février 1850, Preux-aux-Bois (Nord), 67e de ligne. — Fracture comminutive du pied droit, coup de feu, Paris, 23 mai. — Arthrite chronique de l'articulation tibio-tarsienne.

LEFEBVRE, Auguste-Victor, né le 14 mai 1850, Boiry (Pas-de-Calais), 20e chass. à pied. — Plaie contuse à la cuisse droite, coup de feu, Bapaume. — Spina-ventosa de l'extrémité inférieure du fémur, roideur dans le genou.

LEFEBVRE, Augustin-Joseph, 19e chass. à pied. — Fracture du cubitus droit, coup de feu, Beaumont (Ardennes). — Ankylose incomplète du coude.

LEFEBVRE, César-Louis-Joseph, 1er de ligne. — Plaie en séton à la jambe gauche, partie inférieure, coup de feu, Sainte-Barbe sous Metz. — Large cicatrice.

LEFEBVRE, Charles-Théophile-Joseph, né le 29 juillet 1845, Mondoubleau (Loir-et-Cher), garde mobile d'Indre-et-Loire, sergent. — Plaie s'étendant de la partie postérieure du flanc gauche à la même partie du flanc droit, fracture des apophyses épineuses lombaires, coup de feu, Laval (Mayenne), 18 janvier.

LEFEBVRE, Denis-Edmond, né le 26 mai 1843, Petit-Couronne (Seine-Inférieure), 57e de ligne. — Plaie transversale oblique du poignet gauche, coup de feu, Gravelotte. — Ankylose avec rétraction de la main et perte des mouvements des doigts.

LEFEBVRE, Edmond-Aimé, né le 14 septembre 1845, Turcoing (Nord), 84e de ligne. — Ophthalmie double par déflagration de poudre à canon, Peltres sous Metz, 27 septembre. — Perte complète de la vision à gauche et incomplète à droite.

LEFEBVRE, Emile-Adolphe, 43e de ligne. — Fracture du radius gauche, coup de feu, Amanvillers. — Consolidation vicieuse.

LEFEBVRE, Emile-Irénée, né le 26 juin 1846, Boiry-Becquerelle (Pas-de-Calais), 26e de ligne. — Plaies contuses à la cuisse gauche et fracture du cubitus, même côté, tiers supérieur, coup de feu, Gravelotte. — Cicatrices multiples à la cuisse et consolidation vicieuse du cubitus.

LEFEBVRE, François-Fortuné, né le 13 avril 1848, Benonville-sur-Mer (Seine-Inférieure), 64e de ligne. — Fracture du frontal, coup de feu, Paris, 2e siége. — Perte de substance osseuse, défaut de protection du cerveau, douleurs céphalalgiques.

LEFEBVRE, Jean-Augustin-Louis, 1er chass. à pied. — Plaies contuses au thorax au niveau des 5e et 6e côtes (?), et au pied gauche, 2 coups de feu, Borny. — Ankylose métatarsophalangienne des 4 premiers orteils.

LEFEBVRE, Louis-Edmond, né le 27 octobre 1850, Saint-Didier (Eure), Enfants perdus de Paris. — Plaie contuse à la cuisse gauche, partie postérieure, coup de feu, Nuits. — Large cicatrice adhérente, gêne des mouvements de membre.

LEFEBVRE, Raimond-Louis-Gustave, né le 30 août 1846, Tétéghem (Nord), 85e de ligne. — Fracture du radius droit, coup de feu, Beaune-la-Rolande. — Perte de substance osseuse, cicatrices adhérentes, rétraction et atrophie de la main.

LEFEUVRE, François-Ambroise, né le 4 octobre 1841, Iffendie (Ille-et-Vilaine), 12e de ligne, sergent. — Fracture comminutive de la jambe gauche, tiers inférieur, coup de feu, Saint-Privat. — Raccourcissement du membre et ankylose incomplète tibio-tarsienne.

LEFEUVRE, Jean-Benoît-Benoni, né le 2 avril 1850, Saint-Allier (Mayenne), 36e de ligne. — Plaie contuse à la main droite, éclat d'obus, sous Paris, 1er mai. — Ankylose incomplète du poignet et des quatre derniers doigts.

LEFEUVRE, Jean-François, 20e de ligne. — Fracture du radius gauche, coup de feu, Neuville-aux-Bois, 24 novembre. — Plaie fistuleuse à l'avant-bras.

LEFEUVRE, Louis-Albert, 62e de ligne, caporal. — Fracture de l'humérus droit, coup de feu, Saint-Privat. — Déformation du bras, cicatrices adhérentes.

LEFÈVRE, Aimable-Constant, 2e zouaves. — Fracture du tibia droit, coup de feu, Fœschwiller — Consolidation vicieuse, raccourcissement.

LEFÈVRE, Bienaimé-Ferdinand, 23e de ligne. — Plaie contuse à la main gauche, éclat d'obus, Rezonville. — Perte des deux dernières phalanges du médius et ankylose de l'indicateur.

LEFÈVRE, Georges, 2e zouaves, caporal. — Fracture comminutive de l'os iliaque droit, coup de feu, Fœschwiller. — Gêne dans les mouvements du bassin et du membre inférieur droit.

LEFÈVRE, Jean-Baptiste, 33e de ligne. — Plaie contuse au coude droit, coup de feu, Gravelotte. — Ankylose incomplète.

LEFÈVRE, Jean-Baptiste-Césaire, 10e artill. — Plaie à la face, éclat d'obus (?). — Atrophie pupillaire ; cécité complète.

LEFÈVRE, Jean-Dominique, né le 30 novembre 1841, Macquigny (Aisne), 24e de ligne. — Fracture de l'omoplate droite, coup de feu, Loigny. — Ankylose scapulo-humérale.

LEFÈVRE, Louis-Eugène-Léopold, né le 28 août 1843, Suez (?), 2e zouaves, caporal. — Plaie au creux axillaire gauche, coup de feu, Gien, 7 décembre. — Atrophie et paralysie du bras.

LEFÈVRE, Paul, né le 4 août 1838, Haudiomont (Meuse), 53e de ligne. — Plaie en séton au coude droit, coup de feu, Sedan. — Gêne des mouvements de l'avant-bras.

LEFÈVRE, Paul-Désiré, 39e de ligne. — Fracture de la jambe gauche, coup de feu, Coulmiers. — Claudication.

LEFÈVRE, Pierre-Alfred-François, 15e chass. à pied. — Congélation, Montbéliard, 17 janvier. — Perte de la dernière phalange du gros orteil et des deux dernières du second orteil à chaque pied.

LEFÈVRE, Pierre-Julien, né le 6 août 1844, Noron (Calvados), 57e de ligne, caporal. — Plaie contuse à la main gauche, coup de feu, Gravelotte. — Esquilles, l'opposition du pouce est incomplète et la flexion des autres doigts est impossible, atrophie de la main et diminution notable dans sa sensibilité.

LEFÈVRE, Victor, né le 12 septembre 1844, Caen (Calvados), 23e de ligne. — Plaie compliquée à la main droite, éclat d'obus, Rezonville. — Perte des trois derniers doigts.

LEFLEM, François-Marie, 91e de ligne. — Plaie contuse à la jambe gauche, érosion du tibia, coup de feu, Gravelotte. — Cicatrice adhérente, perte osseuse du tibia.

LE FLOCH, Mathurin-Joseph, 70e de ligne. — Plaie à travers la main droite, entre les 3e et 4e métacarpiens, coup de feu, Saint-Privat. — Gêne considérable dans la main.

LE FLOHIC, Joseph-Marie, 13e de ligne. — Plaie contuse au dos, érosion d'une vertèbre lombaire avec commotion de la moelle épinière, coup de feu, fort d'Issy, 2 mai. — Paralysie légère.

LEFOLL, Jacques-Marie, 13e chass. à pied. — Fracture du cubitus gauche, tiers inférieur, coup de feu, le Mans. — Amaigrissement et gêne dans la flexion de l'avant-bras.

LEFONDRÉ, Noël-Jacques-Pierre, 38e de ligne. — Fracture du 4e métacarpien, main droite, et plaie contuse à l'avant-bras, même côté, coup de feu, Loigny.

LEFORESTIER, Ferdinand-Sévère, né le 7 novembre 1842, Cambernon (Manche), 37e de ligne. — Plaie compliquée à la main gauche, éclat d'obus, Patay, 2 décembre. — Perte complète du doigt médius, rétraction des doigts indicateur et annulaire, ankylose du poignet.

LEFORT, Charles-Auguste, né le 9 mai 1850, Aubigny (Vendée), 54e de ligne. — Fracture de l'arcade sourcilière et désorganisation du globe oculaire gauches, éclat d'obus, Vendôme, 15 décembre.

LEFORT, Edouard-Marius-Joseph, 27e de ligne. — Plaie contuse à l'épaule droite, coup de feu, Arthenay, 2 décembre. — Déformation de l'épaule,

LEFORT, François-Eugène, né le 9 novembre 1844, Coullons (Loiret), 58e de ligne, sergent. — Fracture de la jambe gauche, tiers supérieur, coup de feu, Dunnau (Sarthe), 9 janvier. — Cicatrisation vicieuse.

LEFORT, Léonard, 87e de ligne. — Plaie en séton à la fesse droite, coup de feu, Strasbourg, 14 août. — Gêne dans la marche.

LEFORT, Théodore-Lucien, 19e chass. à pied. — Plaies contuses aux deux cuisses, coup de feu, Frœschwiller.

LE FORTIER, Albert, né le 27 juin 1841, le Havre (Seine-Inférieure), 43e de ligne. — Plaie compliquée à la jambe gauche, fracture du péroné, éclat d'obus, Villers-Bretonneux. — Cal volumineux, cicatrice étendue et profonde au côté externe et moyen de la jambe, paralysie des extenseurs du pied et rétraction des fléchisseurs : pied équin.

LEFRAN, César-Télesphore, né le 13 octobre 1841, Arc-sur-Montenot (Doubs), francs-tireurs du Doubs, sous-lieutenant. — Fracture compliquée de l'avant-bras droit, partie inférieure, éclat d'obus et coup de feu, Lorcy. — Nombreuses esquilles, larges cicatrices adhérentes et déformation de l'avant-bras, ankylose du poignet et flexion permanente de la main et des doigts dont les mouvements sont anéantis.

LEFRANC, Charles-Alexis-Thomas, né le 4 mars 1848, Estrébœuf (Somme), 29e de ligne. — Plaie contuse au bras droit, au niveau du deltoïde, et fracture de l'acromion, coup de feu, Sainte-Barbe sous Metz. — Ankylose incomplète scapulo-humérale.

LEFUMAT, François, né le 8 juillet 1848, Saint-Frion (Creuse), 79e de ligne. — Plaie contuse à la jambe gauche, coup de feu, Paris, 2e siége. — Balle non extraite, ankylose incomplète du genou et du cou-de-pied.

LEFRANC, Eugène, 94e de ligne. — Congélation du pied droit (?). — Perte de la 2e phalange du gros orteil.

LEFRANC, Marie-Victor-Edouard, né le 8 octobre 1849, Paris, garde mob. de la Seine. — Fracture comminutive du fémur droit, coup de feu, Bry-sur-Marne. — Large cicatrice adhérente à la face interne de la cuisse, raccourcissement de 8 centimètres, atrophie incomplète de tout le membre, claudication très-prononcée, ankylose incomplète du genou.

LEFRANC, Noël-François, 53e de ligne. — Perte de la phalange unguéale du gros orteil, pied droit, coup de feu, Chagey (Haute-Saône), 15 janvier.

LEFRAND, Victor-Charles, né à Lille (Nord), 20e chass. à pied. — Plaie pénétrante de l'articulation scapulo-humérale gauche, coup de feu, Patay, 2 décembre. — Ankylose incomplète de l'épaule.

LE FUSTEC, François-Marie, né le 8 mars 1846, Plougras (Côtes-du-Nord), 48e de ligne. — Fracture du maxillaire supérieur droit, coup de feu, le Mans, 12 janvier. — Perte de la vision et de l'ouïe du côté droit.

LEGA, Jean, 56e de ligne. — Plaie pénétrante du crâne, au niveau du pariétal droit, coup de feu, Connéré, 11 janvier. — Perte de substance des parties molles et des parties dures, affaiblissement des facultés intellectuelles.

LEGAC, Yves, né le 5 octobre 1841, Botsorhel (Finistère), 37e de ligne. — Plaie pénétrante du coude gauche, avec fracture de l'humérus, coup de feu, Patay. — Ankylose du coude dans la flexion.

Legac, Yves-Marie, 10e de ligne. — Plaie contuse à la cuisse droite, coup de feu, Saint-Privat.

Le Gaffric, François-Marie, 13e chass. à pied. — Fracture des fausses côtes, côté droit, coup de feu, la Fourche, 6 janvier. — Débilité.

Le Gaillard, Vincent-Marie, né le 16 juin 1849, Saint-Jean-Brévelay (Morbihan), 65e de ligne. — Fracture du maxillaire inférieur, coup de feu, Saint-Privat. — Cicatrice à la joue droite, ankylose incomplète temporo-maxillaire, flexion de la tête sur la poitrine, gêne dans la parole et la déglutition.

Le Gal, Joachim, 46e de ligne. — Fracture de la main gauche, coup de feu, Sedan. — Large cicatrice adhérente à la face dorsale de la main, ankylose du poignet et atrophie de la main.

Le Gal, Mathurin-Jean, né le 20 octobre 1846, Moréac (Morbihan), volontaires de l'Ouest, sergent. — Désorganisation du globe oculaire gauche, et plaies contuses à l'épaule, même côté, coups de feu, Patay, 2 décembre.

Le Gal, Yves-Marie, 13e de ligne. — Fracture comminutive de l'avant-bras gauche, coup de feu, Meudon, 30 septembre. — Perte partielle des mouvements de l'avant-bras.

Le Gall, Clet, né le 30 avril 1842, Pouldreuzic (Finistère), 99e de ligne, caporal. — Fracture comminutive du fémur gauche, coup de feu, Montmesly, 30 novembre. — Cal volumineux; plaies fistuleuses persistantes, raccourcissement de 5 centimètres.

Le Gall, Paul-Marie, né le 21 mars 1849, Landivisiau (Finistère), 18e de ligne. — Plaie contuse à la main gauche, coup de feu, Châtillon sous Paris, 19 septembre. — Perte des doigts indicateur et médius, cicatrice adhérente, grande difficulté des mouvements des autres doigts.

Le Gall, Pierre-Marie, 46e de ligne. — Plaie compliquée au bras droit, coup de feu, Beaumont (Ardennes). — Paralysie du bras.

Le Gall, René-Antoine, 97e de ligne. — Fracture du cubitus droit, coup de feu, le Mans, 11 janvier. — Cicatrice adhérente au pli du bras, ankylose incomplète du coude.

Legall, Tugdual, né le 13 juin 1845, Ploubezre (Côtes-du-Nord), 59e de ligne. — Plaie contuse à la région poplitée gauche, coup de feu, Servigny sous Metz. — Large cicatrice adhérente.

Legall, Yves, 35e de ligne. — Perte des deux dernières phalanges de l'indicateur, main gauche, coup de feu, Champigny, 2 décembre. — Gêne dans les mouvements des autres doigts.

Le Gallic, Joachim, né le 21 avril 1834, Moustoir-Rac (Morbihan), 46e de ligne. — Plaie s'étendant des doigts médius et indicateur à la partie interne de l'avant-bras gauche, fracture de la main, coup de feu, Sedan. — Large cicatrice adhérente à la face dorsale de la main, ankylose du poignet et atrophie du bras.

Legarez, Claude, né le 9 novembre 1841, Thiers (Puy-de-Dôme), 43e de ligne. — Plaie de tête avec enfoncement de la bosse pariétale droite, et lésion de la base occipitale, coup de feu, Saint-Amand. — Hémiplégie complète droite avec atrophie considérable et contraction permanente des fléchisseurs des deux membres, amaurose de l'œil droit, surdité à droite, paralysie du côté droit de la face et de la moitié droite de la langue, du voile du palais et du larynx, aphonie, bégaiement, dyspepsie continue, et syncopes spontanées.

Le Garlès, Guillaume, né le 20 août 1848, Senven-Lehart (Côtes-du-Nord), 11e de ligne. — Fracture du fémur gauche, coup de feu, Beaumont (Ardennes). — Raccourcissement considérable du membre.

Legarrois, François-Théodore-Philippe, 49e de ligne. — Fracture comminutive du radius gauche, coup de feu, Coulmiers, 9 novembre. — Esquilles, déformation de l'avant-bras.

Legay, Élisée, né le 12 janvier 1850, Feuquières (Somme), 69e de ligne. — Plaie à travers la partie supérieure et interne de la cuisse gauche, érosion du grand trochanter, coup de feu, Bapaume.

LEGAYE, Honoré-Arthur-Félicien, né le 30 mai 1848, Jouval (Ardennes), garde nationale du Nord, caporal. — Fracture comminutive de la jambe (?), au-dessus des tubérosités du tibia, coup de feu, Saint-Quentin. — Perte osseuse, luxation de la tête du péroné en dehors, incurvation considérable de la jambe, le pied ne peut effleurer le sol que par son bord externe.

LEGEAI, Jules-François, né le 29 juillet 1845, Pin-la-Garenne (Orne), 93° de ligne. — Plaies compliquées au bras droit, érosion de l'humérus, 3 coups de feu, Saint-Privat. — Ankylose du coude et de l'épaule, atrophie avec paralysie de tout le membre.

LEGENDRE, Julien-Marie, né le 22 avril 1844, Bourg-des-Comptes (Ille-et-Vilaine), 25° de ligne, caporal. — Plaie contuse s'étendant de la fesse droite au pli de l'aine, après avoir contourné le grand trochanter, coup de feu, et plaie pénétrante du coude droit, éclat d'obus, Gravelotte. — Cicatrice adhérente à la fesse, ankylose du coude dans la demi-flexion, perte des mouvements avec paralysie incomplète de l'avant-bras et de la main.

LEGENDRE, Julien-Marie, 62° de ligne. — Fracture comminutive de la jambe gauche, tiers inférieur, coup de feu, Changé, 10 janvier. — Cicatrices adhérentes.

LEGENDRE, Louis, 21° de ligne. — Plaie à travers la fesse et l'os iliaque gauches, coup de feu, Champigny, 2 décembre.

LEGENS, Joseph, né le 21 mai 1850, Versailles (Seine-et-Oise), 9° chass. à pied. — Plaies contuses aux deux jambes, 3 éclats d'obus, Héricourt. — Périostite du tibia gauche, cicatrice adhérente peu solide, amaigrissement de cette jambe.

LEGENTIL, François-Noël-Thomas, né le 21 décembre 1847, la Chapelle-Moche (Orne), 7° de ligne. — Plaie contuse à l'aisselle droite, partie antérieure, éclat d'obus, Sedan. — Cicatrice adhérente, atrophie du bras.

LÉGER, Adrien, né le 28 avril 1843, Preuilly (Indre-et-Loire), 20° chass. à pied. — Désorganisation du globe oculaire gauche, coup de feu, Gravelotte.

LÉGER, Albert-Marie, volontaires de l'Ouest. — Fracture des 1er et 2e métacarpiens, main droite et plaies contuses à la poitrine, à l'épaule et à la main, côté gauche, coups de feu, Patay, 2 décembre. — Cal volumineux, main droite, cicatrices adhérentes, extension permarente du pouce et de l'indicateur.

LÉGER, Jacques-Antoine, 23° de ligne. — Plaies contuses au bras et à la poitrine, côté droit, coup de feu, Gravelotte. — Atrophie du deltoïde et du biceps, perte partielle des mouvements de la main, cicatrice enfoncée en haut et en avant du thorax.

LÉGER, Jean-Philibert, né le 5 mai 1849, Bligny-sur-Beaune (Côte-d'Or), 17° de ligne. — Plaie contuse à la jambe gauche, érosion de la crête du tibia, coup de feu, Montmesly, 30 novembre. — Gêne considérable dans les mouvements du membre.

LÉGER, Théodore-Alexis, né le 25 février 1847, Seringes-et-Nesles (Aisne), 68° de ligne. — Fracture comminutive de l'avant-bras droit, tiers inférieur, coup de feu, Beaumont (Ardennes). — Ankylose du poignet et paralysie des fléchisseurs de la main.

LÉGERON, Pierre, né le 31 août 1844, la Champenoise (Indre), garde mobilisée de l'Indre. — Fracture comminutive de l'humérus droit, coup de feu, Saint-Gervais sous Bois. — Ostéopériostite, séquestre et raccourcissement de 7 centimètres: ankylose scapulo-humérale.

LÉGIE, Hippolyte, 19 artill. — Fracture de la jambe gauche, coup de feu, Saint-Quentin. — Cicatrice adhérente et engorgement œdémateux.

LÉGIER, Eugène-François, né le 2 août 1845, Montecheroux (Doubs), 97° de ligne. — Fracture de la jambe gauche, tiers moyen, éclat d'obus, Gravelotte. — Cicatrices adhérentes, atrophie considérable de la jambe avec extension permanente du pied.

LE GIGAN, Auguste-Aimable, 100° de ligne. — Fracture du fémur gauche, coup de feu, Rezonville. — Consolidation vicieuse.

LÉGLISE, Hubert-Eugène, 66° de ligne. — Plaie contuse à la main gauche, coup de feu, Spickeren. — Ankylose de tous les doigts.

LEGOASCOZ, Jean, né le 7 octobre 1838, Tréogat (Finistère), 91° de ligne. — Plaie en canal au pli de la fesse droite, coup de feu, Saint-Privat. — Pourriture d'hôpital, extraction de la balle le 9 septembre au tiers inférieur de la cuisse, cicatrice profonde et adhérente, atrophie du membre avec gonflement variqueux du pied, faiblesse du membre et gêne considérable dans la marche..

Le Goazion, Vincent, 71e de ligne. — Fracture du maxillaire inférieur, coup de feu, Borny. — Perte de dents et déformation de la face.

Legoff, Jean, né le 31 octobre 1847, Glomel (Côtes-du-Nord), 81e de ligne. — Plaie déchirée à la main droite, coup de feu, Noisseville, 1er septembre. — Flexion permanente du pouce dans la paume de la main, et impossibilité de la flexion des autres doigts.

Legoff, Jean-Marie, 3e chass. à pied. — Plaie oblique à travers le coude (?), Vilpion, 2 décembre. — Ankylose incomplète du coude.

Le Goff, Pierre, né le 27 octobre 1845, Plouay (Morbihan), 20e de ligne.—Plaie en séton à la cuisse gauche et à la verge, coup de feu, Sedan. — Fistule de l'urèthre, incontinence d'urine.

Le Goff, Pierre-Marie, né le 3 juillet 1848, Plœmeur (Morbihan), garde mob. du Morbihan.—Perte des doigts annulaire et auriculaire et des 4e et 5e métacarpiens, main gauche, coup de feu, Champigny, 2 décembre.

Le Golvan, Pierre-Marie, né le 10 avril 1846, Camors (Morbihan), 38e de ligne. — Plaie contuse à la partie externe du bassin au niveau de l'épine iliaque antérieure et supérieure gauche, éclat d'obus, Paris, 2e siége.—Vastes cicatrices profondes et adhérentes, gêne considérable des mouvements du membre inférieur.

Legonnidec, Yves, né le 11 août 1841, Plouëc (Côtes-du-Nord), 28e de ligne. — Fracture du tibia gauche, déchirure du ligament rotulien et plaie pénétrante du genou, coup de feu, le Bourget, 30 octobre. — Déformation et ankylose du genou fixé dans la flexion.

Legouhy, Etienne, né le 29 janvier 1847, Couches-les-Mines (Saône-et-Loire), 66e de ligne. —Désorganisation du globe oculaire droit, coup de feu, Rezonville.

Legouis, Joseph, 94e de ligne. — Panaris (?). — Inflammation des gaines tendineuses du doigt indicateur droit, atrophie et ankylose de ce doigt fixé dans l'extension.

Le Goulven, Jean-Pierre, né le 8 août 1840, Languidié (Morbihan), 97e de ligne. — Fracture de la jambe gauche, tiers inférieur, coup de feu, Gravelotte.—Esquilles, cicatrices adhérentes, renversement du pied en dehors et ankylose tibio-tarsienne.

Legoupillot, Jules-Désiré, 26e de ligne.—Plaie contuse à la main gauche, coup de feu, Saint-Privat. — Perte des deux dernières phalanges de l'auriculaire et ankylose dans l'extension avec atrophie de l'annulaire.

Legourd, Alexandre-Auguste, 62e de ligne. — Perte du doigt indicateur, main gauche, coup de feu, Saint-Aubin, 18 janvier. — Atrophie de la main.

Legout, Emile, né le 22 septembre 1847, Paris (Seine), 2e artill., conducteur. — Plaies contuses à l'avant-bras gauche et à la région précordiale de la poitrine, éclats d'obus, Beaumont (Ardennes). — Hypertrophie du cœur : Hernie inguinale, fatigues de la guerre.

Legovic, Joseph, garde mob. du Morbihan. — Plaie contuse au pied droit, éclat d'obus, Nogent-sur-Seine, 25 décembre.—Cicatrice adhérente à la partie externe du pied.

Legrain, Jules-Tranquille, 99e de ligne. — Fracture de l'humérus droit, extremité inférieure, éclat d'obus, Sedan.—Semi-ankylose du coude.

Legrand, Alexandre, né le 14 juin 1849, Courceaux (Yonne), garde mob. de l'Yonne. — Fracture du maxillaire supérieur et désorganisation du globe oculaire droit, éclat d'obus, Villorceau. — Perte de substance du maxillaire.

Legrand, Alphonse, né le 14 janvier 1850, Mauchamps (Seine-et-Oise), 4e chass. à pied. — Plaie en séton à la partie interne du coude gauche, éclat d'obus, Héricourt. — Cicatrices bridées, rétraction de l'avant-bras dans la demi-flexion.

Legrand, Arsène-Joseph, 5ᵉ de ligne.—Fracture de la main gauche, coup de feu, Sedan. — Périostite du métacarpe et paralysie de l'indicateur.

Le Grand, Auguste-Claude, né le 2 avril 1828, Cherbourg (Manche), 3ᵉ zouaves.— Plaie à travers l'articulation tibio-tarsienne droite, coup de feu, Beaune-la-Rolande. — Ankylose et soudure des os du tarse et du métatarse, rétraction des orteils.

Legrand, Emile-Hémard-Léon, né le 2 septembre 1848, Briarres (Loiret), 17ᵉ de ligne.— Chute sur le genou gauche, Champigny, 2 décembre. —Luxation incomplète irréductible et en dedans, déchirure des ligaments rotuliens latéraux internes.

Legrand, François, né le 31 décembre 1841, Saint-Aubin (Jura), 1ᵉʳ chass. à pied, caporal.—Fracture du cubitus droit, coup de feu, Josnes, 8 décembre. — Cicatrice adhérente, perte des mouvements de supination de l'avant-bras, atrophie de la main.

Legrand, Hippolyte, né le 23 octobre 1848, Paris (Seine), 62ᵉ de ligne. — Plaie compliquée au bras droit, coup de feu, Noisseville. — Atrophie du membre et paralysie de la main.

Legrand, Jean, né le 1ᵉʳ septembre 1834, Rougnat (Creuse), 2ᵉ chass. à pied. — Plaie contuse au coude gauche, partie postérieure, coup de feu, Bapaume. — Ankylose dans la flexion.

Legrand, Jules-César, né le 10 mars 1848, Lourches (Nord), 29ᵉ de ligne.—Plaie contuse à la région sacrée et fessière droite, coup de feu à (?), armée du Rhin. — Larges cicatrices adhérentes.

Legras, François-Michel, né le 14 octobre 1849, Jublains (Mayenne), garde mob. de la Mayenne. — Plaie contuse à la main gauche, éclat d'obus, Chassille (Sarthe), 14 janvier. — Perte du doigt médius, extension permanente des autres doigts à l'exception du pouce.

Le Gratiet, François, 57ᵉ de ligne. — Plaie contuse à la cuisse gauche, coup de feu, Chenebier, 17 janvier. — Cicatrice adhérente, perte partielle des mouvements de la jambe.

Légrier, Jean-Baptiste-Clément, 61ᵉ de ligne, sergent. — Lésion de la cornée transparente de l'œil droit, éclat de pierre, Busserel (Haute-Saône), 15 janvier. — Opacité des deux tiers inférieurs de cette membrane, perte partielle de la vision à droite.

Legris, Charles-Auguste, né le 17 mai 1845, Bourg-Hacharde (Eure), 4ᵉ chass. à pied. — Fracture comminutive de la jambe gauche, coup de feu, Sedan.—Cal difforme, cicatrices adhérentes à la partie postérieure de la jambe.

Legris, Léopold-Jean-Baptiste, 113ᵉ de ligne. — Plaies contuses au genou et à l'avant-bras droits, coup de feu, Champigny, 2 décembre.

Legros, Adolphe, né le 11 février 1845, Remanville (Seine-et-Marne), garde mob. de Seine-et-Marne. — Perte du doigt auriculaire gauche et d'une partie du 5ᵉ métacarpien, coup de feu, Bry-sur-Marne.

Legros, Louis-Pierre, né le 7 avril 1836, Brunelles (Eure-et-Loir), 94ᵉ de ligne. —Fracture du fémur droit, coup de feu, Gravelotte. — Consolidation vicieuse, périostite du fémur, atrophie du membre.

Le Guellec, Prosper, 12ᵉ de ligne. — Plaie contuse à la main gauche, coup de feu, Montbéliard, 17 janvier. —Cicatrice adhérente aux fléchisseurs des doigts annulaire et auriculaire, qui sont en flexion permanente.

Le Guelvour, Mathurin, 3ᵉ train d'équipages. — Plaie contuse à la cuisse droite, éclat d'obus, Sedan. — Cicatrice bridée et adhérente.

Le Guen, Jean-François, 26ᵉ de ligne. — Fracture de métatarsiens, pied gauche, et plaie contuse à la main gauche, 2 coups de feu, Patay, 2 décembre.

Le Guen, Jean-Marie, né le 6 février 1845, Plouvenez-Moëdec (Côtes-du-Nord), garde mob. des Côtes-du-Nord. — Plaie contuse au genou gauche, face externe, chute à (?), armée de la Loire. — Cicatrice adhérente et gêne dans la flexion du membre.

Le Guen, Yves-Louis, né le 11 juin 1846, Plouguerneol (Côtes-du-Nord), 42ᵉ de ligne.

— Fracture de la partie spongieuse du tibia gauche, coup de feu, Champigny. — Phlegmons diffus, atrophie du membre avec ankylose incomplète du genou et du cou-de-pied, cicatrices profondes, étendues et adhérentes de tout le membre.

Le Guennec, Jean-Marie, né le 30 décembre 1847, Pluvigner (Morbihan), 2e de ligne. — Fracture du fémur gauche, coup de feu, Spickeren. — Consolidation vicieuse, gêne des mouvements du membre.

Le Guern, André-Jean, né le 21 septembre 1844, Laz (Finistère), 84e de ligne. — Fracture du péroné droit, sous Metz, 7 octobre. — Perte osseuse, rétraction des extenseurs du pied, qui est fixé en extension.

Le Gueuzieg, Louis-Marie, né le 3 mai 1846, Ploubezre (Côtes-du-Nord), 42e de ligne. — Plaie à travers le pied droit, au niveau du scaphoïde qui a été traversé, coup de feu, Chevilly. — Ankylose incomplète tibio-tarsienne, cicatrices adhérentes et œdème du pied et de la partie inférieure de la jambe.

Le Guével, Jean-François-Marie, 1er de ligne. — Plaie contuse à la jambe gauche, coup de feu, Saint-Privat. — Cicatrice adhérente et douloureuse avec déviation légère du membre.

Le Guiffant, Jean, né le 23 août 1840, Langolen (Finistère), 31e de ligne. — Fracture du radius gauche, extrémité inférieure, coup de feu, Coulmiers. — Ankylose du poignet et atrophie de la main dans l'extension avec flexion des doigts très-limitée, diminution dans la sensibilité cutanée.

Leguillon, Joseph-François, 54e de ligne. — Plaies contuses à l'épaule droite et à la main gauche, coups de feu, Amanvillers. — Perte des deux dernières phalanges de l'annulaire et gêne dans les mouvements des autres doigts.

Le Guillou, Jean-Yves, 21e de ligne. — Fracture du péroné droit, coup de feu, Sedan. — Cicatrice adhérente.

Le Guilloux, Pierre, 12e de ligne. — Perte du doigt auriculaire, main droite, coup de feu, Montbéliard, 16 janvier.

Le Guilloux, Yves-Maurice, 76e de ligne. — Plaie contuse à l'épaule gauche, coup de feu, Champigny, 30 novembre. — Cicatrice adhérente.

Leguy, Joseph-Auguste-Louis, garde mob. de la Sarthe. — Plaie pénétrante de l'articulation tibio-tarsienne gauche, coup de feu, Villorceau, 8 décembre. — Perte des mouvements du pied.

Le Guyader, Louis, né le 6 mars 1849, Pluguffan (Finistère), 16e de ligne. — Plaie pénétrante de poitrine au niveau de la 8e côte gauche, coup de feu, la Renardière, 9 novembre. — Extraction de la balle au côté droit, pneumonie chronique et dépérissement progressif.

Lehaye, Louis-Jules-Eugène, garde mob. de la Seine. — Plaies contuses au dos et à l'épaule droite, coup de feu, le Bourget, 30 octobre.

Lehé, Pierre, 57e de ligne. — Plaie contuse à la jambe droite, éclat d'obus, Verdun, 13 septembre. — Cicatrice adhérente.

Le Hérissé, Jacques-Marie, 12e de ligne. — Fracture de l'os iliaque droit, coup de feu, congélation du pied, même côté, Paris, 23 décembre. — Atrophie du pied.

Lehmann, Martin, né le 21 août 1848, Haguenau (Bas-Rhin), 35e de ligne. — Plaies contuses aux deux cuisses, 2 coups de feu, Champigny. — Enfoncement du sinus frontal, explosion de la cartoucherie Rapp, 17 mai. — Perte de la vision à droite.

Lehugeur, Louis-Henri, 48e de ligne. — Fracture des 4e et 5e métacarpiens, main gauche, coup de feu, Beaugency, 10 décembre. — Cicatrice adhérente, flexion permanente des doigts annulaire et auriculaire.

Le Hyaric, Joseph-Louis, 54e de ligne. — Plaies contuses au genou droit et à la main gauche, éclats d'obus, Amanvillers. — Claudication et roideur dans les mouvements du genou, rétraction permanente de l'annulaire et de l'auriculaire gauches.

LEIB, Elie, né le 29 mai 1835, Hellimes (Moselle), garde mob. du Rhône, 3e légion, sous-lieutenant. — Fracture comminutive de la rotule gauche, plaie s'étendant du milieu de la rotule à la partie interne du genou, coup de feu, Pont-les-Moulins (Doubs), 25 janvier. — Ankylosé presque complète du genou, marche impossible sans béquilles.

LEIBER, François-Joseph, né le 7 janvier 1825, Wirh-au-Val (Haut-Rhin), 16e chass. à pied. — Plaie contuse au coude gauche, éclat d'obus, Sedan. — Ankylose incomplète avec paralysie des fléchisseurs et des supinateurs avec atrophie du membre.

LEIBIG, Georges, né le 12 janvier 1841, Hœrdt (Bas-Rhin), 86e de ligne, sergent. — Plaie contuse à la main droite, coup de feu, Gravelotte. — Ankylose incomplète du poignet, gêne des mouvements de la main et des doigts.

LEINDECKER, Joseph, 20e de ligne. — Plaie contuse au coude gauche, coup de feu, Sedan. — Ankylose du coude.

LEJAIE, Jean-Baptiste, né le 6 avril 1837, Jeauménil (Vosges), francs-tireurs du Haut-Rhin. — Fracture comminutive et compliquée de l'omoplate droite, coup de feu, Autun, 1er décembre. — Atrophie de l'épaule : Ophthalmie survenue à l'hôpital, taie sur la pupille de l'œil droit.

LE JÉGOUX, Marie-Joachim, 2e train d'artill. — Chute des remparts de Sedan, 1er septembre. — Coxalgie à droite, gêne dans l'abduction du membre inférieur.

LEJEUNE, Charles-Pierre, né le 12 avril 1848, Metz (Moselle), 24e de ligne. — Plaies contuses au coude droit, coup de feu, Spickeren. — Esquilles, cicatrices adhérentes multiples, ankylose.

LEJEUNE, Clément, né le 15 mai 1847, Hadol (Vosges), 18e de ligne. — Plaies contuses au bassin et à la tempe droite, plaie pénétrante de poitrine à gauche, fracture de deux côtes, 3 coups de feu, Frœschwiller. — Cicatrice adhérente et déprimée, gêne de la respiration et de la circulation.

LEJEUNE, Jean, né le 1er juin 1845, Mellecey (Saône-et-Loire), 61e de ligne. — Plaie à travers les os du carpe, main droite, coup de feu, Beaumont (Ardennes). — Cicatrices adhérentes aux tendons dont les mouvements sont abolis.

LE JEUNE, Joseph-Adolphe, 72e de ligne. — Contusion violente à la paume de la main droite, recul du levier de la culasse mobile du chassepot, tir à la cible à Versailles, 6 avril. — Arthrite et ankylose incomplète du poignet.

LEJEUNE, Louis, 1er chass. à pied. — Plaie contuse à la main gauche, coup de feu, Boves, 27 novembre. — Gêne dans les mouvements des doigts.

LEJEUNE, Rose-François, 41e de ligne. — Fracture comminutive de la jambe droite, coup de feu, Gravelotte. — Atrophie.

LE JOLIFF, Charles-Marie, 10e de ligne. — Plaie contuse à la jambe gauche, coup de feu, l'Hay, 30 septembre.

LEKAL-BEN-ABDALLAH-CHEURFI, né en 1845, Zenatria (Alger), 1er tir. alg. — Plaie en séton au mollet droit, et plaie contuse au pied gauche, coup de feu, Frœschwiller. — Cicatrices adhérentes en dehors du tendon d'Achille et au calcanéum, gêne des mouvements avec engorgement permanent du pied gauche.

LE LANDAIS, Jean-Charles-Bienaimé, né à Saint-Germain (Seine-et-Oise), 54e de ligne. — Plaie contuse à l'épaule gauche, érosion de la crête de l'omoplate, coup de feu, Saint-Privat.

LELARDEUX, Jacques-Eugène, né le 7 novembre 1849, Angers (Maine-et-Loire), 27e de ligne. — Plaie contuse au genou gauche, coup de feu, la Bourgonce. — Perte de substance, cicatrices adhérentes, ankylose du genou avec atrophie du membre.

LELASSEUX, Paul-François-Louis, né le 29 juin 1847, le Mans (Sarthe), 110e de ligne, sergent-major. — Fracture comminutive de la jambe gauche, coup de feu, Buzenval. — Cicatrices adhérentes, raccourcissement du membre et gêne dans la marche.

LE LAURENT, François-Marie, né le 29 décembre 1843, Rospez (Côtes-du-Nord), 33e de ligne. — Fracture comminutive de la jambe gauche, éclat d'obus, Saint-Quentin. — Pseudarthrose au tiers supérieur, ankylose tibio-tarsienne et atrophie de la jambe.

LELEU, François, 65e de ligne. — Plaie contuse à la main droite, coup de feu, sous Metz, 31 août. — Perte du doigt annulaire et d'une partie du 4e métacarpien, perte des mouvements du médius.

LELEU, Louis, né le 24 décembre 1850, Hem (Nord), 15e artill. — Fracture comminutive de l'os iliaque droit, écroulement de la barricade du boulevard d'Argenson, Neuilly-sur-Seine, 5 mai. — Consolidation vicieuse, déformation de la hanche, déviation du membre et claudication.

LELIÈVRE, François, garde mob. du Morbihan. — Plaies contuses au dos et aux jambes, éclat d'obus, Champigny, 2 décembre. — Plaies fistuleuses.

LE LIÈVRE, Frédéricque, né le 10 juin 1836, Guillac (Morbihan), 17e de ligne. — Plaie au niveau de l'épine de l'omoplate droite, éclat d'obus, Sedan. — Paralysie du bras, qui est atrophié, le bras et l'avant-bras sont complètement cylindriques et ne présentent aucun relief musculaire, les doigts sont effilés et sans mouvements.

LELIÈVRE, Jean, né le 29 août 1835, Zimming (Moselle), 73e de ligne. — Plaie contuse au coude droit, coup de feu, Gravelotte. — Ankylose avec perte de l'usage du membre.

LELIÈVRE, Jean-Marie-Désiré, 52e de ligne. — Plaie contuse à la cuisse gauche, coup de feu, Chenebier, 17 janvier. — Gêne considérable dans les mouvements.

LELIÈVRE, Louis-Gustave, 57e de ligne. — Fracture de l'omoplate droite, éclat d'obus, Gravelotte. — Esquilles, cicatrice adhérente.

LELIÈVRE, Victor-Eugène, 23e de ligne. — Plaie contuse à la main droite, coup de feu, Gravelotte. — Ankylose du pouce et de l'indicateur.

LE LOCAT, Pierre-Marie, né le 30 novembre 1845, Lorient (Morbihan), garde mob. du Morbihan. — Fracture du cubitus droit, tiers supérieur, coup de feu, Fretteval, 14 décembre. — Ankylose dans la demi-flexion.

LELOGÈS, Arthur, 20e chass. à pied. — Plaie contuse à la jambe gauche, éclat d'obus, Servigny sous Metz. — Nécrose du tibia.

LELONG, François, né le 30 mai 1842, Neuville (Nièvre), 13e artill. — Plaie contuse à la jambe gauche, coup de feu, contusion violente de la main gauche par chute consécutive, Coulmiers. — Ostéite du tibia, amaigrissement et gêne des mouvements de la jambe, plaies fistuleuses, arthrite de la main, gêne des, articulations métacarpo-phalangiennes des doigts annulaire et auriculaire.

LELONG, Jules-Léon, né le 6 mars 1839, Cherbourg (Manche), 21e de ligne, caporal. — Fracture de l'olécrane et du cubitus gauche, tiers supérieur, coup de feu, Beaumont (Ardennes). — Ankylose incomplète du coude et perte des mouvements de supination de l'avant-bras.

LE LOUARN, Jean-Marie, né le 29 octobre 1841, Plougouvez (Côtes-du-Nord), 70e de ligne. — Fracture comminutive de la jambe gauche, et plaie pénétrante de poitrine au niveau du sternum, coup de feu et éclat d'obus, Gravelotte. — Eclat d'obus non extrait de la poitrine, perte osseuse du tibia, raccourcissement et atrophie considérable du membre, plaie fistuleuse à la région sternale,

LE LOUER, Louis, né le 20 avril 1848, Landaul (Morbihan), 8e chass. à pied. — Fracture du poignet (?), coup de feu, Frœschwiller. — Cal volumineux, atrophie et anesthésie de l'éminence hypothénar, gêne des mouvements des doigts auriculaire et annulaire.

LE LOUER, Yves, 9e artill. — Plaies contuses aux deux jambes, éclats d'obus, Strasbourg. — Perte de substance musculaire, cicatrices adhérentes et bridées.

85

LELOUET, Michel, garde mob. du Finistère. — Plaie contuse à la région lombaire, côté droit, coup de feu, Parigné-l'Évêque, 12 janvier. — Cicatrice adhérente.

LELOUP, Ambroise-Armand, né le 22 mai 1837, Avranches (Manche), éclaireur de la Seine. — Plaie s'étendant de la région mastoïdienne droite à la bouche, fracture du maxillaire supérieur, coup de feu, Beaumont (Ardennes). — Esquilles très-nombreuses, paralysie faciale, à droite.

LELOUP, Joseph, né le 18 juin 1843, Audun-le-Roman (Moselle), inf. de marche. — Plaie contuse au poignet droit, coup de feu, Loigny. — Ankylose avec flexion permanente des doigts.

LELOUTRE, Jules, 31e de ligne. — Fracture du radius gauche, coup de feu, Bagneux, près Sceaux, 19 septembre. — Non-consolidation et saillie des fragments, gêne dans la pronation et la supination de l'avant-bras.

LE MAILLAND, Jules, 50e de ligne. — Plaie compliquée au pied (?), coup de feu, Beaune-la-Rolande. — Claudication et gêne notable dans la marche.

LEMAILLE, Charles-Louis-Joseph, né le 9 novembre 1848, Allermes (Nord), 93e de ligne. — Plaies contuses à l'épaule gauche, 2 coups de feu, Gravelotte. — Ankylose scapulo-humérale.

LEMAIRE, Albert-Victor, garde mob. du Nord. — Fracture comminutive de l'humérus gauche, éclat d'obus, Saint-Quentin. — Cicatrice adhérente.

LEMAIRE, Alphonse, 10e artill. — Fracture du maxillaire supérieur, coup de feu, Beaumont (Ardennes). — Perte de la moitié de cet os.

LEMAIRE, Apollon-Fidèle, né le 30 octobre 1850, Oisy (Aisne), 75e de ligne, sergent. — Plaie déchirée à la main droite avec section de l'artère palmaire profonde, recul du levier du chassepot; à (?). — Ligature de l'artère radiale palmaire, ankylose et rétraction des doigts annulaire et auriculaire, atrophie et déformation de l'avant-bras et de la main.

LEMAIRE, Charles-Louis-Joseph, né le 16 janvier 1849, Richebourg (Pas-de-Calais), garde mob. du Nord. — Fracture de la malléole externe, de l'astragale et du calcanéum, pied gauche, éclat d'obus, Vermand, 15 janvier. — Ankylose tibio-tarsienne, atrophie du membre et impossibilité de marcher sans béquilles.

LEMAIRE, Désiré-Jean, 63e de ligne. — Fracture de la jambe gauche, coup de feu, Spickeren. — Cicatrice adhérente, gêne et douleur dans la marche.

LEMAIRE, Faldouy-Auguste-Narcisse, 16e de ligne. — Plaie pénétrante des parois abdominales, à gauche, coup de feu, Arthenay, 2 décembre. — Large cicatrice adhérente à la hanche gauche.

LEMAIRE, Henri-Jean-Baptiste-Joseph, garde mob. du Nord, sergent. — Fracture de l'humérus droit, coup de feu, Saint-Quentin. — Cicatrice adhérente, perte presque complète des mouvements de l'épaule.

LEMAIRE, Jean-Adolphe, né à Jubigny-en-Pertois (Meuse), 39e de ligne. — Plaie contuse au genou droit, coup de feu, Orléans, 4 décembre. — Ankylose incomplète du genou et empâtement des tissus.

LEMAIRE, Jean-Baptiste-Ernest-Alexandre, né le 26 août 1843, Thenailles (Aisne), 87e de ligne, caporal. — Double fracture comminutive de l'humérus droit, coups de feu, Strasbourg, 18 août. — Cicatrice adhérente au col chirurgical, avec atrophie du deltoïde, cal volumineux faisant corps avec la masse des tissus environnants, atrophie du moignon de l'épaule et affaiblissement considérable du membre.

LEMAIRE, Jean-Baptiste-Paul, 19e de ligne, caporal. — Plaie en canal à la fesse gauche, coup de feu, Droué, 17 décembre.

LE MAIRE, Jean-Marie, né le 11 mars 1843, Plouguenast (Côtes-du-Nord), 70e de ligne. — Plaie à la région dorso-lombaire, coup de feu, Gravelotte. — Balle non extraite, plaie fistuleuse, atrophie des testicules, et rétention d'urine, grande gêne dans les mouvements du membre inférieur gauche.

LEMAIRE, Joseph-Louis-Constant, né le 15 avril 1845, la Bresse (Vosges), garde mob. des Vosges. — Plaie pénétrante du coude droit, coup de feu, Cussey-sur-l'Oignon (Doubs), 22 octobre. — Ankylose dans la flexion.

LEMAIRE, Oscar-Louis-Joseph, 19e de ligne. — Fracture de la jambe gauche, coup de feu, Borny. — Perte osseuse du tibia, cicatrice adhérente, raccourcissement et claudication.

LEMAIRE, Pierre-Eugène, né le 8 juin 1835, Paris, garde nationale de la Seine, 78e bataillon, caporal. — Plaie contuse à la cuisse droite, partie supérieure et externe, coup de feu, Buzenval. — Varices à la jambe.

LEMAÎTRE, Émile-Aimé, né le 18 novembre 1848, Isles (Marne), 43e de ligne. — Fracture de la malléole externe, pied droit, avec ouverture de l'articulation tibio-tarsienne, éclat d'obus, Amanvillers. — Ankylose, cicatrices adhérentes.

LEMAÎTRE, Eugène-Joseph, né le 27 janvier 1850, Rouen (Seine-Inférieure), 2e chass. à pied. — Plaies contuses au poignet et à la main gauches, coup de feu, Villers-Bretonneux. — Ankylose du poignet.

LE MAÎTRE, Jean-François, né le 23 juin 1848, la Motte (Côtes-du-Nord), 78e de ligne. — Fracture du coude droit, coup de feu, Wœrth. — Ankylose dans la flexion permanente et atrophie de l'avant-bras et de la main.

LEMAITRE, Jean-Pierre, né le 5 décembre 1838, Trouhans (Côtes-du-Nord), 85e de ligne.— Plaie à travers le coude droit, coup de feu, Beaune-la-Rolande.—Ankylose dans la flexion, cicatrice adhérente, amaigrissement de l'avant-bras et gêne notable dans les mouvements des doigts.

LEMAITRE, Joseph-Edmond, né le 29 avril 1843, Mametz (Somme), 94e de ligne. — Fracture comminutive du maxillaire à droite, coup de feu, Gravelotte. — Perte de substance, la mastication et la parole sont très-difficiles, ankylose temporo-maxillaire.

LEMAITRE, Jules, 37e de ligne. — Plaie en séton aux cuisses et au scrotum, coup de feu, Sedan.—Rétrécissement fibreux du canal de l'urèthre.

LEMAITRE, Léon-Théodore, 24e chass. de marche. — Perte des deux dernières phalanges de l'indicateur, main droite, coup de feu, Rezonville.

LEMAN, Joseph-Louis, 65e de ligne. — Fracture du radius gauche, éclat d'obus, Saint-Privat.—Perte osseuse et non-consolidation, extension presque absolue du pouce.

LEMAN, Jules-Joseph, 65e de ligne. — Plaie contuse à la région anale, éclat d'obus, Bapaume. — Incontinence incomplète des matières fécales.

LEMARCHAND, Pierre-Casimir-Anatole, né le 26 novembre 1831, Etrepagny (Eure), 1er rég. de chass. d'Afrique. — Perte des quatre derniers orteils, pied gauche, éclat d'obus, Sedan.

LEMARIÉ, Auguste-François, garde nationale de la Seine. — Fracture du péroné droit et plaie contuse à la main droite, coups de feu, Buzenval. — Ankylose métacarpo-phalangienne du médius.

LEMARIÉ, Pierre-Etienne, né le 29 juin 1849, Longué (Maine-et-Loire), 21e de ligne. — Fracture du col de l'humérus gauche, coup de feu, Champigny, 2 décembre. — Consolidation vicieuse, atrophie et paralysie de tout le membre.

LE MARINEL, Arthur-Constant, 54e de ligne.—Plaie contuse à l'arcade sourcilière droite, éclat d'obus, Amainvillers.—Exostose de l'arcade sourcilière, dilatation de la pupille et affaiblissement notable de la vision de ce côté.

LE MAROIS, Louis-Henri, 8e de ligne. — Plaie déchirée à la jambe gauche, coup de feu à (?), 6 août. — Cicatrice adhérente.

LEMARQUIS, Louis-Auguste, 4e dragons, brigadier. — Fracture du frontal, éclat d'obus, la Belle-Epine, 13 mai. — Perte de l'œil gauche, cicatrice adhérente.

LE MASSON, Gabriel, 10e de ligne, caporal.—Plaie contuse au bras gauche, coup de feu, Saint-Privat.

LEMAZURIER, Noël, né le 18 juin 1848, Limoges (Haute-Vienne), 73ᵉ de ligne. — Désorganisation du globe oculaire gauche, coup de feu, Gravelotte.

LEMÉE, Pierre, 37ᵉ de ligne. — Perte partielle de la 2ᵉ phalange de l'indicateur, main droite, coup de feu, Beaugency. — Ankylose de ce doigt.

LE MÉNÉ, Yves, né le 30 avril 1840, Plouëc (Côtes-du-Nord), 71ᵉ de ligne.—Fracture des os propres du nez et de l'arcade orbitaire droite, éclat d'obus, sous Metz. — Désorganisation du globe oculaire droit.

LEMERCIER, François-Alexis, 86ᵉ de ligne. — Fracture de la malléole externe et du calcanéum, pied gauche, coup de feu, Beaumont (Ardennes).

LEMERLE, Alfred, 28ᵉ de ligne.—Plaie contuse à la cuisse droite, coup de feu, Saint-Privat. — Pourriture d'hôpital, perte de substance musculaire.

LEMERLE, Eugène, 11ᵉ de ligne. — Plaies contuses à la jambe gauche et au dos, 2 coups de feu, Beaumont (Ardennes).

LEMERLE, Jean-Henri, né le 3 février 1843, Gironne (Creuse), 82ᵉ de ligne. — Plaies contuses au jarret gauche et à la cuisse droite, partie interne, éclats d'obus, Sedan. —Cicatrices adhérentes.

LE MESLE, Louis, né le 2 avril 1847, Bayeux (Calvados), 4ᵉ chass. à pied. — Fracture comminutive de l'humérus droit, tiers moyen, coup de feu, Beaune-la-Rolande. — Cicatrices adhérentes, gêne des mouvements du bras.

LEMELLE, Louis, 9ᵉ artill. — Plaie contuse à la cuisse gauche, éclat d'obus, Sedan. — Vaste cicatrice adhérente.

LEMESLE, Pierre-Louis-Léonor, né le 15 janvier 1845, Saint-Aubin-d'Appenai (Orne), garde mob. de l'Orne. — Plaie contuse à la cuisse droite, coup de feu, congélation du pied droit, Saint-Germain-Lombrau, 11 janvier. — Amaigrissement du membre, perte de la phalange unguéale du gros orteil qui est déformé, atrophie et paralysie partielle du pied.

LEMEUNIER, Pierre, 62ᵉ de ligne. — Fracture du frontal avec enfoncement de cet os, coup de feu, Sedan. — Affaiblissement de la vue, céphalalgie.

LEMEUNIER-DESGRAVIERS, Charles-Joseph, né le 10 mai 1826, Paimbœuf (Loire-Inférieure), garde mob. de la Gironde, capitaine. — Plaie à travers l'épaule droite, d'avant en arrière, coup de feu, Chanteloup (Sarthe), 12 janvier. — Ankylose incomplète scapulo-humérale.

LE MEUR Jean-Marie, 78ᵉ de ligne.—Plaie contuse à la cuisse droite, coup de feu, Wœrth. — Cicatrices profondes et adhérentes, amaigrissement du membre.

LEMIÈRE, Louis-Napoléon, 64ᵉ de ligne. — Fracture de la tête de l'humérus gauche et de l'acromion, coup de feu, Saint-Privat.

LE MILINER, Joseph, 8ᵉ de ligne. — Plaies contuses au crâne, éclat d'obus et coups de piquets, Beaune-la-Rolande. — Accès épileptiformes.

LE MOAL, Jean-Louis, né le 20 juillet 1845, Elliant (Finistère), 42ᵉ de ligne, sergent. — Plaie contuse à la cuisse droite, coup de feu, Champigny, 30 novembre. — Abcès multiples, cicatrices adhérentes, rétraction musculaire et extension du pied.

LE MOAL, Jean-Marie, né le 23 février 1849, Plouvenez-Quintin (Côtes-du-Nord), 8ᵉ de ligne. — Luxation irréductible du coude droit en arrière, chute, Champigny, 3 décembre. — Extension et flexion de l'avant-bras impossibles, ainsi que la pronation et la supination.

LE MOAL, Pierre-Yves, garde mob. du Finistère. — Plaie contuse à la cuisse droite, coup de feu, la Magdeleine-Bouvet (Eure-et-Loir), 21 novembre.—Cicatrice irrégulière et adhérente.

LE MOAL, Yves-Corentin, 2ᵉ chass. à pied. — Fracture du pouce, main gauche et luxation de la phalangette de ce doigt, coup de feu, Bapaume. — Réduction vicieuse, flexion permanente du pouce.

LE MOEL, Mathurin, 11ᵉ de ligne. — Congélation de la main droite, Moulin-Saquet, 29 décembre. — Perte des deux dernières phalanges de l'indicateur et du médius et extension permanente des trois autres doigts.

Le Moenne, Jacques-Joseph, garde mob. du Finistère. — Plaie contuse au bras gauche, coup de feu, le Mans, 12 janvier. — Perte de substance musculaire, large cicatrice épaisse et adhérente à l'humérus.

Le Moign, Yves, 67e de ligne. — Fracture du fémur gauche, extrémité inférieure, coup de feu, Gravelotte ou Forbach. — Ankylose incomplète du genou.

Lemoigne, Zacharie-François, né le 4 avril 1847, la Feuillée (Manche), 29e de ligne.— Plaie contuse à la poitrine, région sternale, coup de feu, Borny. — Entorse consécutive du poignet droit, chute : — Gêne des mouvements du poignet et des doigts.

Lemoine, Antoine-Emile, 2e zouaves.—Plaie en canal à la cuisse droite, partie inférieure, coup de feu, Sedan.

Lemoine, François, né à Sussy-Boissy (Seine-et-Oise), 14e inf. provisoire. — Fracture du cubitus droit, coup de feu, bois de Boulogne, 20 mai. — Perte osseuse, cicatrice adhérente, atrophie de l'avant-bras.

Lemoine, Gustave, né le 20 mars 1846, Flavy-le-Martel (Aisne), 62e de ligne. — Plaie compliquée à la cuisse droite, coup de feu, Montois. — Cicatrices adhérentes à la partie postérieure de la cuisse, rétraction du gros orteil.

Lemoine, Jean-Baptiste, né le 19 août 1848, Plumaugat (Côtes-du-Nord), 64e de ligne. — Fracture partielle et compliquée du cubitus droit, coup de feu, Sedan. — Rétraction de l'avant-bras et de la main avec gêne dans l'extension des doigts, plaies fistuleuses.

Lemoine, Maximilien, 87e de ligne, caporal. — Fracture comminutive du péroné gauche, coup de feu, Beaugency, 8 décembre. — Cicatrice adhérente.

Lemoine, Victor, né le 9 octobre 1835, Guignes (Seine-et-Marne), 31e de ligne. — Fracture du crâne, coup de feu, Loigny. — Perte de substance osseuse, cicatrices fronto-pariétales profondes et adhérentes, perte de l'ouïe à gauche, troubles des fonctions cérébrales.

Lemoinne, Auguste-Zacharie, né le 15 mars 1847, Saint-Pierre-sur-Erve (Mayenne), 31e de ligne. — Fracture du cubitus gauche et du poignet, éclat d'obus, Sedan. — Perte de substance osseuse, ankylose et paralysie de l'avant-bras et de la main ; cicatrice adhérente.

Lemonnier, Pierre-Julien, né le 20 janvier 1844, Montjean (Mayenne), 8e de ligne.—Fracture du sommet du crâne, coup de feu, Champigny, 2 décembre. — Enfoncement des os et perte de leur substance, cicatrice adhérente douloureuse, paralysie incomplète du membre inférieur droit.

Lemore, Charles-Zéphyr, né le 12 juin 1849, Sainte-Honorine-la-Guillaume (Orne), 22e de ligne.—Plaie compliquée à l'avant-bras gauche, coup de feu, Champigny, congélation du pied gauche.—Paralysie et atrophie de l'avant-bras, sphacèle du gros orteil, rétraction permanente des 4 derniers orteils.

Lemortellec, François-Marie, 28e de ligne, caporal. — Fracture de la clavicule gauche, coup de feu, Saint-Privat. — Nécrose partielle de cet os.

Le Morvan, Jacques, 1er chass. à pied. — Plaie perforante de la fesse et du scrotum avec ablation du testicule gauche, coup de feu, Frœschwiller.

Le Mouel, François-Marie, né le 18 juillet 1846, Mur (Côtes-du-Nord), garde mob. des Côtes-du-Nord. — Fracture comminutive de la jambe droite, coup de feu, Montretout. — Consolidation vicieuse, cicatrice adhérente.

Le Moussu, Louis-Noël-Edouard, né le 6 janvier 1850, Marcilly (Manche), 13e chass. à pied. — Plaie contuse à l'épaule droite, fracture du maxillaire inférieur, 2 coups de feu, Morée-Saint-Hilaire, 14 décembre. — Cicatrices profondes et adhérentes à l'épaule, gêne considérable des mouvements du bras, défaut de parallélisme des arcades dentaires, perte des incisives et des canines.

Lemouton, Charles, né le 9 janvier 1842, Claire-Fangère (Orne), 89e de ligne. — Plaie compliquée à la jambe gauche, coup de feu, Alençon. — Perte de substance tendineuse et musculaire et perte des mouvements de la jambe.

LEMOZY, Antoine, 90ᵉ de ligne. — Plaies contuses à la cuisse et à la jambe, côté (?), éclat d'obus, Villejuif, 19 septembre. — Vastes cicatrices adhérentes.

LEMPEREUR, Alfred, 33ᵉ de ligne. — Plaie contuse à l'épaule droite, coup de feu, Sedan.

LÉNARD, Pierre, 31ᵉ de ligne. — Fracture du cubitus gauche, tiers supérieur, coup de feu, Sedan.

LÉNART, Charles-Auguste, né le 14 août 1843, Roubaix (Nord), 61ᵉ de ligne. — Désorganisation du globe oculaire droit, éclat d'obus, Mouzon (Ardennes).

LE NAVÉOS, Guigner, né le 21 mai 1844, Landaul (Morbihan), 48ᵉ de ligne. — Fracture du cubitus gauche, tiers supérieur, coup de feu, Wœrth. — Ankylose du coude dans la demi-flexion, paralysie incomplète des fléchisseurs des doigts.

LEMDORMIE, Frédéric-Alexandre, 93ᵉ de ligne. — Plaie contuse à l'omoplate droite, coup de feu, Saint-Privat. — Large cicatrice très-étendue.

LENÉ, Joseph-Paul, né le 3 octobre 1844, Sœurdres (Maine-et-Loire), 42ᵉ de ligne. — Fracture du frontal, partie moyenne, coup de feu, plaie contuse à la main droite, éclat d'obus, Couthenans (Haute-Saône), 15 janvier. — Perte de la vision à gauche, et perte des doigts médius et annulaire, ankylose de l'indicateur et flexion permanente de l'auriculaire.

LENEC, Alexandre, 41ᵉ de ligne. — Plaies contuses à la hanche gauche et au poignet droit, 2 coups de feu, Borny.

LENFANT, Ernest-Emile, né le 5 janvier 1850, Quevillon (Seine-et-Inférieure), 43ᵉ de ligne. — Fracture comminutive de l'humérus droit, tiers supérieur, coup de feu, le Mans, 12 janvier. — Consolidation vicieuse, atrophie du bras droit, gêne dans les mouvements de l'épaule.

LENGLET, Georges-Jean, né le 7 septembre 1850, Ville d'Avray (Seine-et-Oise), 44ᵉ de ligne. — Fracture comminutive de la jambe gauche, coup de feu, Juranville. — Consolidation vicieuse avec raccourcissement de 8 centimètres, perte des mouvements du pied.

LENGRAND, Jean-Baptiste, 9ᵉ artill. — Plaie contuse au bras droit, partie interne, éclat d'obus, Frœschwiller. — Gêne dans la flexion de l'avant-bras.

LENNE, Jules-Joseph, 45ᵉ de ligne. — Fracture comminutive du péroné (?), coup de feu, Frœschwiller. — Cicatrice adhérente.

LE NOAN, Jean-Louis, né le 24 décembre 1843, Coatascorn (Côtes-du-Nord), 30ᵉ de ligne. — Fracture du radius droit, coup de feu, Beaumont (Ardennes). — Ostéite, plaies fistuleuses, gêne dès mouvements de l'avant-bras.

LENOBLE, Simon, né le 21 février 1849, Sully (Saône-et-Loire), 84ᵉ de ligne. — Fracture du maxillaire inférieur, au niveau des 3ᵉ et 4ᵉ dents molaires, coup de feu, la Bourgonce. — Pseudarthrose de cet os à gauche.

LENOBLE, Jean-Baptiste-Basile-Anselme, 95ᵉ de ligne. — Perte de la phalangette de l'indicateur droit, coup de feu, Château-l'Epine (Loiret), 7 janvier.

LENOIR, Emilon, 17ᵉ de ligne. — Plaie contuse à la cuisse droite, coup de feu, Sedan.

LENOIR, Eugène, né le 14 février 1852, Nanteaux-sur-Essonne (Seine-et-Marne), 17ᵉ chass. à pied. — Fracture du fémur gauche, tiers inférieur, coup de feu, Paris, 24 mai. — Ankylose du genou dans l'extension, raccourcissement du membre.

LENOT, Antoine, né le 17 mai 1847, Neuvic (Corrèze), 88ᵉ de ligne. — Fracture comminutive du maxillaire inférieur, coup de feu, Beaumont (Ardennes). — Esquilles, consolidation incomplète et mobilité des dents, pseudarthrose, déformation de la face et fistule salivaire.

LENÔTRE, Emile-Jules, né le 3 octobre 1848, Oherville (Seine-Inférieure), 1ᵉʳ zouaves. —

Plaie s'étendant du 1er espace métacarpien, main gauche, jusqu'au bord interne du poignet, coup de feu, Champigny, 30 novembre. — Ankylose du poignet avec extension permanente des doigts.

LENTILLON, Pierre, 28e de ligne, sergent. — Plaie contuse à la cuisse gauche, coup de feu (?), 18 août. — Large cicatrice adhérente.

LÉON, Pierre-Jean, 14e de ligne. — Plaie à la main gauche, coup de feu, Sedan. —Perte du doigt auriculaire avec ankylose de l'annulaire et du médius.

LÉON, Yves-Marie, 35e de ligne. — Plaie contuse au genou gauche, coup de feu, Champigny, 30 novembre. — Ankylose incomplète.

LÉONARD, Edouard-Georges, 94e de ligne. — Rhumatismes articulaires, fatigues et privations, siège de Metz. — Atrophie des deux mains dont les doigts sont rétractés.

LÉONARD, Louis, 41e de ligne. — Plaies contuses à l'épaule gauche par (?), Borny.

LÉONARD, Remy, né le 24 novembre 1843, Celles (Vosges), 92e de ligne. — Congélation du pied droit, armée de la Loire, 20 décembre.—Perte des trois premiers orteils et de l'usage des deux autres qui sont rétractés et paralysés.

LÉONTRE, Félix-Théodore, 4e zouaves. — Plaie compliquée au pied droit, coup de feu, Gravelotte. — Cicatrice profonde et étendue avec difformité du pied.

LÉOPOLD, Pierre, 72e de ligne. — Plaie contuse à l'articulation tibio-tarsienne gauche, coup de feu, Sedan. — Ankylose incomplète.

LÉOST, Pierre, né le 16 octobre 1832, Plabennec (Finistère), 19e de ligne. — Plaie s'étendant du milieu du deltoïde droit jusqu'au-dessous de l'extrémité interne de la clavicule, érosion de la tête de l'humérus, coup de feu, Droué, 19 décembre. — Amaigrissement du membre, les mouvements de l'articulation scapulo-humérale sont impossibles, ceux du coude sont presque nuls, ceux du poignet et des doigts sont incomplets.

LÉOST, Yves-Joseph, 37e de ligne. — Congélation du pied gauche, Patay, 8 décembre.— Déviation du pied en dedans, claudication.

LÉOTARDI, Eugène-François-Bernard, 17e de ligne. — Fracture comminutive du 1er métacarpien, main droite, coup de feu, Beaumont (Ardennes).—Fausse articulation métacarpophalangienne du pouce.

LE PABIC, Louis, 42e de ligne. — Plaie contuse à la main gauche, coup de feu, Champigny, 30 novembre. — Perte des deux phalanges de l'indicateur avec rétraction des doigts médius, annulaire et auriculaire.

LEPAGE, Alphonse, né le 28 août 1849, Saint-Aignan (Aisne), 1er train d'artill. — Plaie contuse au genou gauche, éclat d'obus, Soissons, 14 octobre. — Phlegmon diffus, ankylose dans la demi-flexion, atrophie du membre et paralysie du pied.

LEPAGE, Jean-Guillaume, 93e de ligne. — Plaie au jarret gauche, coup de feu, Arcey (Doubs), 13 janvier.—Rétraction musculaire.

LEPAGE, Jean-Marie, 5e chass. à pied. — Fracture du radius droit, extrémité inférieure, coup de feu, Orléans, 11 octobre. — Gêne des mouvements du poignet.

LE PAGE, Joseph-Marie, né le 7 mai 1844, Saint-Tugdual (Morbihan), 14e chass. à pied. —Fracture du péroné gauche, tiers inférieur, coup de feu, Chagey, 15 janvier. — Cicatrice adhérente, rétraction des muscles jumeaux et extension permanente du pied, ankylose incomplète tibio-tarsienne.

LEPAGE, Julien-Pierre, né le 4 juillet 1847, Couëron (Loire-inférieure), 64e de ligne. — Fracture compliquée au côté gauche de la face, éclat d'obus, Sedan. — Perte de substance des os du nez, du rebord orbitaire inférieur et d'une partie du maxillaire supérieur, perte de la vue, à droite (appareil prothétique).

LEPAGE, Louis-Jules, né le 29 septembre 1844, Boulleret (Cher), garde nationale de la

Seine. — Plaie contuse au creux axillaire droit, coup de feu, Buzenval. — Atrophie de l'avant-bras et de la main.

Le Page, Louis-François, 10e de ligne. — Plaie pénétrante de poitrine, à droite, coup de feu, Gravelotte. — Dyspnée.

Lepage, Pierre-Léon, né le 9 août 1844, Grimbosq (Calvados), 57e de ligne. — Fracture du crâne, éclat d'obus, Gravelotte.—Perte osseuse à la partie supérieure du pariétal gauche, troubles légers des fonctions cérébrales.

Lepagney, Aimable-Joseph, 94e de ligne. — Perte de la phalangette de l'indicateur, main droite, coup de feu, Gravelotte. — Ankylose dans l'extension de ce doigt, amaigrissement de la main.

Lepape, Henri-Paul, né le 12 mars 1850, Domfront (Orne), 1er génie. — Désorganisation du globe oculaire gauche, éclat d'obus, sous Paris, 11 avril.

Le Pape, Jean-Louis-Rolland, 58e de ligne. — Fracture de l'humérus gauche, coup de feu, Mouzon (Ardennes). — Fracture mal consolidée, cicatrice adhérente.

Le Pape, Guy, né le 3 avril 1828, Mezer (Côtes-du-Nord), capitaine, 17e de ligne.—Fractures comminutives de la jambe gauche et de l'humérus droit, 2 coups de feu, Beaumont (Ardennes).—Perte considérable du tibia, tiers supérieur, plaies fistuleuses, ankylose incomplète du genou et complète du pied, œdème de la jambe. — Cal difforme et volumineux de l'humérus, mouvements du coude bornés à angle droit.

Le Parc, Guillaume-François-Pierre, né le 10 novembre 1848, Coadout (Côtes-du-Nord), 7e chass. à pied.—Fracture comminutive du cubitus droit, tiers moyen, coup de feu, Borny. —Abcès multiples, plaies fistuleuses, ankylose du coude à angle de 130°.

Le Parc, Joseph, 7e de ligne. — Fracture comminutive de la jambe droite, coup de feu, Servigny sous Metz.

Lepároux, Pierre, né le 3 novembre 1845, Conquereuil (Loire-Inférieure), 75e de ligne.— Plaie en séton aux deux cuisses, au scrotum et au pénis, coup de feu, Gravelotte. — Atrophie et paralysie incomplète du membre inférieur droit, rétrécissement du canal de l'urèthre avec déviation cicatricielle du pénis.

Lepatre, Jean, 14e de ligne. — Plaie contuse à la cuisse droite, partie moyenne, coup de feu, Sedan. — Cicatrice adhérente, gêne dans la flexion de la jambe.

Le Pellan, Ange-François-Marie, 3e zouaves.—Fracture du fémur gauche, coup de feu, Frœschwiller. — Consolidation vicieuse, raccourcissement du membre.

Lepelletier, Romulus-Alfred, garde mob. de la Seine-Inférieure. — Vaste plaie contuse au mollet gauche, éclat d'obus, Champigny, 30 novembre.—Vaste cicatrice profonde et adhérente, perte considérable de substance musculaire, rétraction de la jambe.

Lepelletier, Victor, 40e de ligne. — Plaie contuse au pied droit, partie externe, coup de eu, Saint-Quentin.—Engorgement du pied.

Le Peltier, Jean-Pierre, 75e de ligne. — Fracture des 2e et 3e métatarsiens, pied droit, coup de feu, Gravelotte. — Cicatrice adhérente.

Lepère, Simon-Désiré, né le 18 février 1836, la Chapelle-en-Servis (Oise), 68e de ligne. — Fracture comminutive de l'humérus gauche, coup de feu, Beaumont (Ardennes). — Perte de substance osseuse et perte incomplète de l'usage de la main.

Lepetit, Albert, 37e de ligne, sergent-fourrier. — Fracture des deux omoplates, coup de feu, Sedan. — Esquilles.

Lepetit, François, 100e de ligne. — Plaies contuses à la cuisse gauche et au pubis, côté droit, coup de feu, Saint-Privat. — Balle non extraite.

Lepetit, Jean, 47e de ligne.—Plaie contuse au mollet gauche, éclat d'obus, Wœrth.— Perte de substance musculaire, cicatrice adhérente.

Lepetit, Patern, 93e de ligne.—Perte de la 2e phalange du pouce, main gauche, coup de feu, Gravelotte. — Rétraction de ce doigt.

Lepez, Florent-Eugène-Joseph, né le 29 août 1838, Loos (Nord), 67e de ligne. — Plaie contuse à la cuisse droite, éclat d'obus, Paris, 2e siége. — Large cicatrice adhérente à la partie supérieure et externe.

Lépicier, Etienne, 14e de ligne. — Perte des deux premières phalanges de l'indicateur, main gauche, coup de feu, Patay, 2 décembre.

Lepilliet, Jean-Baptiste-Benjamin-Joseph, né le 5 juin 1843, Ranchicourt (Pas-de-Calais), garde mob. du Pas-de-Calais, caporal. — Fracture de l'humérus droit, coup de feu, Saint-Quentin. — Cal difforme, cicatrices adhérentes, ankylose incomplète du coude, atrophie du membre et paralysie de la main.

Lépine, Charles-Jacques, 1er tir. alg., capitaine.—Plaie compliquée à la cuisse (?), coup de feu. — Paralysie partielle.

Lépine, Jean, 44e de ligne. — Plaie contuse au genou droit, éclat d'obus, Sainte-Barbe sous Metz. — Hydarthrose, ankylose incomplète.

Le Pinuisic, François, 31e de ligne.—Plaie contuse au cou, côté droit, éclat d'obus, Sedan. — Cicatrice adhérente, rétraction du muscle sterno-cléido-mastoïdien.

Le Piouffle, Mathurin-Louis, 44e de ligne, sergent. — Plaies contuses aux deux pieds, coup de feu, Chieulles, 23 septembre. — Cicatrices adhérentes, paralysie des extenseurs des orteils du pied droit.

Leplat, Charles-Augustin, né le 17 juin 1842, Villiers-Saint-Frédéric (Seine-et-Oise), 8e de ligne. — Plaie contuse au bras gauche, coup de feu, le Mans, 11 janvier. — Pourriture d'hôpital, large cicatrice profonde adhérente et inodulaire.

Leplat, Gustave-Sylvain, 100e de ligne. —Fracture comminutive de la main gauche, éclat d'obus, Rezonville. — Cicatrice adhérente, rétraction et atrophie des derniers quatre doigts.

Leplat, Pierre, 24e de ligne. — Congélation du pied (?), Pont-Noyelles. — Perte de la phalange unguéale du gros orteil.

Le Poullen, Vincent, né le 4 mai 1836, Begard (Côtes-du-Nord), 3e zouaves. — Fracture du coude droit, coup de feu, Frœschwiller. — Ankylose dans la demi-extension, atrophie de tout le membre et perte des mouvements des doigts.

Lepoutre, Louis-César, né le 14 avril 1840, Camphin-en-Pévèle (Nord), 91e de ligne. — Fracture de l'humérus droit, coup de feu, Bapaume. — Consolidation vicieuse, ankylose du coude dans l'extension.

Leprêtre, Oscar-Louis, né le 27 juillet 1848, Lille (Nord), 59e de ligne. — Fracture du frontal, coup de feu, Borny. — Perte de substance osseuse, cicatrice déprimée, profonde et adhérente, affaiblissement de la vision à gauche.

Leprette, Charles-Césaire, né à Sanneville (Seine-Inférieure), garde mob. de la Seine-Inférieure. — Fracture du fémur droit, coup de feu, Bosc-le-Hard, 4 octobre. — Consolidation vicieuse et difforme, claudication.

Leprette, Jules-Étienne, né le 17 avril 1845, Saint-Josse (Pas-de-Calais), 26e de ligne. — Plaie contuse à la main droite, coup de feu, Gravelotte. — Ankylose et perte des mouvements des doigts indicateur, médius et annulaire.

Lepreux, Pierre-Louis, 5e inf. provisoire. — Plaie contuse à l'épaule droite, coup de feu, Paris, 22 mai. — Légère rétraction de l'avant-bras.

Leprevost, Alfred-Hilaire, né le 21 mars 1848, Elbeuf (Seine-Inférieure), 70e de ligne. — Plaie contuse à l'aisselle gauche, coup de feu, Saint-Privat. — Gêne dans les mouvements de l'épaule.

Le Priellec, Pierre, 3e de ligne. — Fracture du péroné droit, et plaie contuse à la jambe gauche, éclat d'obus et coup de feu, Sedan. — Perte de substance osseuse, large cicatrice adhérente.

Leprince, Edouard-Alexis, né le 15 septembre 1843, Dreux (Eure-et-Loir), 72e de ligne,

86

sergent. — Plaie contuse à la jambe droite, érosion du tibia, coup de feu, Sedan. — Cicatrice adhérente.

LEPRINCE, François, né le 28 mai 1849, Rully (Saône-et-Loire), garde mob. de Saône-et-Loire. — Fracture du poignet gauche avec luxation, coup de feu, Beaune-la-Rolande. — Non-réduction, ankylose avec déviation de la main, qui fait arc avec l'avant-bras dans le sens latéral externe.

LEPRINCE, Jean-Nicolas, né le 20 janvier 1850, Sauville (Ardennes), 2ᵉ zouaves. — Fracture compliquée du cubitus gauche, coup de feu, Champigny, 30 novembre. — Cicatrice adhérente au pli du coude, atrophie de l'avant-bras et de la main, avec extension permanente des doigts, semi-ankylose du coude.

LEPRINCE, Joseph-Benjamin, né le 16 décembre 1844, Janzé (Ille-et-Vilaine), 86ᵉ de ligne. — Fracture du pariétal gauche, coup de sabre, Chenebier, 16 janvier. — Perte de substance osseuse intéressant toute l'épaisseur du pariétal, cicatrice fermant la solution de continuité dans une étendue de 20 centimètres.

LEPRON, François-Zéphirin, 11ᵉ de ligne. — Plaie contuse à la fesse gauche, coup de feu (?), 11 janvier. — Cicatrice adhérente et douloureuse.

LE PUIL, Julien-Marie, né le 7 février 1849, Mur (Côtes-du-Nord), 89ᵉ de ligne. — Plaie contuse au globe oculaire gauche, éclat d'obus, Châtillon sous Paris, 5 avril. — Épanchement sanguin dans les milieux de l'œil, irido-choroïdite, synéchie antérieure de l'iris, atrophie choroïdienne.

LE PUT, Julien-Marie, né le 13 mars 1847, Goudelin (Côtes-du-Nord), 2ᵉ génie. — Fracture très-complexe du poignet gauche et de la main, coup de feu, Issy, 19 mai.

LEQUÉRÉ, Yves, 53ᵉ de ligne. — Plaie contuse à la main gauche, coup de feu, Chagey, 17 janvier. — Perte de la 2ᵉ phalange du médius, flexion permanente et très-prononcée de l'annulaire, gêne très-grande dans l'usage de la main.

LE QUERÉ, Yves-Marie, 3ᵉ artill. — Perte de la phalangette des quatre derniers orteils, pied gauche, éclat d'obus, Yvré-l'Évêque, 11 janvier.

LEQUERTIER, Paul-François, 44ᵉ de ligne. — Fracture de l'humérus droit, coup de feu, Juranville. — Cicatrices adhérentes, gêne dans l'élévation du bras.

LEQUESNE, Augustin-Joseph, 94ᵉ de ligne. — Plaie contuse à la cuisse gauche, partie externe, coup de feu, Ardenay (Sarthe), 9 janvier. — Cicatrice profonde et adhérente.

LE QUILLIEC, Jean-Pierre, 78ᵉ de ligne. — Fracture du cubitus gauche, coup de feu, Wœrth. — Déformation et faiblesse de l'avant-bras.

LEQUIN, Jean, né le 1ᵉʳ octobre 1850, Marmagne (Saône-et-Loire), 37ᵉ de ligne, caporal. — Plaie contuse à la poitrine et au bras droit, coup de feu, Changé, 10 janvier. — Rétraction musculaire et paralysie incomplète des doigts de la main.

LEQUY, Jean-Baptiste, né le 12 mai 1828, Autreville (Meuse), 15ᵉ de ligne, sergent. — Fracture du col du fémur gauche, chute, Saint-Denis, 17 janvier. — Non-consolidation, fausse articulation et raccourcissement.

LERAS, Jean-Ferdinand, né le 3 octobre 1827, Cruas (Ardèche), 18ᵉ de ligne, sergent. — Fracture incomplète du cubitus droit, coup de feu, Wœrth. — Ankylose du poignet avec extension permanente des cinq doigts.

LERAT, Joseph, 35ᵉ de ligne. — Plaie contuse à la main droite, coup de feu, Champigny, 30 novembre. — Ankylose du pouce, et gêne dans les quatre derniers doigts.

LERAT, Sylvain, né le 12 décembre 1845, Cromac (Haute-Vienne), 89ᵉ de ligne. — Fracture du fémur droit, coup de feu, Sedan. — Consolidation vicieuse avec incurvation, ankylose du genou et raccourcissement de 6 centimètres.

LERAY, François-Pierre, 15ᵉ de ligne. — Perte des deux dernières phalanges du médius et de la 3ᵉ de l'indicateur, main gauche, coup de feu, Saint-Privat.

Leray, Hyacinthe-Alexandre-Guillaume, né le 11 septembre 1841, Neufbourg (Manche), 26e de ligne. — Plaie s'étendant de l'angle interne de l'œil droit à la partie postérieure de l'oreille gauche, lésions osseuses, profondes à la face, coup de feu, Champigny, 2 décembre. — Affaiblissement progressif de la vue, surtout à gauche.

Leray, Jean-Joseph, né à la Chapelle-Boissy (Ille-et-Vilaine), garde mob. d'Ille-et-Vilaine. — Plaie contuse à la cuisse droite, éclat d'obus, Champigny, 2 décembre. — Perte de substance musculaire, large cicatrice adhérente.

Leréby, Jean-Pierre, né le 15 septembre 1850, Bagnères-de-Bigorre (Hautes-Pyrénées), 1er rég. du génie. — Fracture des 1er et 5e métacarpiens, main gauche, coup de feu, Vendôme. Subluxation d'une phalange de l'auriculaire, qui est ankylosé, gêne dans l'extension du pouce.

Lerche, Jean-Baptiste-Louis, 1er de ligne. — Plaie contuse à la cuisse gauche, éclat d'obus, Saint-Privat. — Cicatrices adhérentes.

Le Rebourg, Alexis-Adolphe, né le 27 septembre 1840, Balleroy (Calvados), 70e de ligne. — Plaie compliquée à la jambe gauche, coup de feu, Rezonville. — Ostéite du tibia, enclavement du projectile.

Lereclus, Pierre, né le 13 mars 1843, Limoges (Haute-Vienne), 65e de ligne. — Écrasement de la racine du nez et de l'orbite droit, par roue de fourgon, Valenciennes (Nord). — Désorganisation de l'œil droit.

Leriche, Pierre-Auguste-Alexis, 49e de ligne. — Fracture du péroné gauche, avec plaie contuse à la jambe, même côté, coup de feu et éclat d'obus, Sedan.

Le Roch, Mathurin-Jean, 12e chass. à pied. — Plaie contuse au mollet droit, éclat d'obus, Bussancy, 27 août.

Le Rolland, Yves, garde mob. des Côtes-du-Nord. — Fracture comminutive de l'humérus droit, coup de feu, fort de Rosny. — Consolidation vicieuse, pseudarthrose de l'humérus, ankylose incomplète scapulo-humérale.

Le Rolland, Yves-Marie, 6e de ligne. — Fracture comminutive du radius gauche, coup de feu, Gravelotte. — Atrophie de l'avant-bras, paralysie de la main.

Léromain, Florent, né le 3 septembre 1846, Sotzheim (Bas-Rhin), 27e de ligne. — Perforation des parois thoraciques et du poumon droit, fracture de la 2e côte et de l'omoplate droite, coup de feu, Belfort. — Hémoptysies fréquentes.

Lerond, Jean-Baptiste, né le 17 avril 1849, Neuilly (Calvados), 113e de ligne. — Plaie contuse à la jambe gauche, lésion du tendon d'Achille, coup de feu, Paris, 2e siége. — Cicatrice adhérente, gêne dans la flexion et l'extension du pied.

Lerondeau, Pierre-Louis, 90e de ligne. — Double fracture du maxillaire inférieur, coup de feu, Dijon, 30 octobre. — Perte d'un grand nombre de dents.

Lerosier, Auguste-Nicolas, né le 18 novembre 1845, Méautis (Manche), 65e de ligne. — Fracture du radius et de l'humérus droits, 1 coup de feu, Saint-Privat. — Ankylose du coude dans la demi-flexion, atrophie de l'avant-bras et de la main.

Leroudier, Louis-Ursule-Émile, né le 12 octobre 1850, Royère (Creuse), 10e chass. à pied. — Plaie au larynx, coup de feu, le Mans, 8 janvier. — Aphonie, chloro-anémie profonde, résultant de l'impuissance d'une nourriture suffisante par gêne dans la déglutition.

Leroux, Adonis, né le 24 août 1853, Courcelles-Campeaux (?), 7e de ligne. — Plaie contuse à l'épaule droite, coup de feu, Petit-Bry, 2 décembre. — Cicatrice adhérente.

Leroux, Alexandre-Louis, né le 30 septembre 1849, Louplande (Sarthe), garde mob. de la Sarthe. — Fracture de la jambe droite, coup de feu, Villorceau. — Ankylose du genou dans la flexion permanente, avec le pied fixé dans l'extension.

Leroux, Émile, né le 22 octobre 1849, Condé (Meuse), 72e de ligne. — Fracture de l'humérus droit, éclat d'obus, Puteaux, 2e siége. — Nécrose de cet os, cal volumineux, amaigrissement du membre, ankylose du coude, quatre plaies fistuleuses.

Le Roux, François-Joseph, né le 4 mars 1849, Iffiniac (Côtes-du-Nord), garde mob. des

Côtes-du-Nord. — Plaie contuse à la cuisse droite, extrémité inférieure, érosion de l'humérus, coup de feu, Yvré-l'Evêque, 10 janvier. — Ankylose du genou dans la flexion permanente à angle droit, large cicatrice profonde au côté externe de la cuisse, atrophie du membre.

Leroux, François-Marie, 4e de ligne. — Fracture du radius gauche, coup de feu, Sainte-Barbe sous Metz, 1er septembre. — Esquilles, cicatrices adhérentes étendues à la main.

Le Roux, François-Marie, né le 19 octobre 1821, Plouha (Côtes-du-Nord), 3e chass. d'Afrique. — Plaie contuse au genou droit, partie interne, éclat d'obus, Sedan. — Vaste cicatrice adhérente, ankylose du genou.

Leroux, François-René, né le 14 septembre 1850, Saint-Paul-des-Bois (Maine-et-Loire), 7e de ligne. — Fracture de l'humérus droit, tiers supérieur, coup de feu, Patay, 2 décembre. — Esquilles, ankylose scapulo-humérale.

Leroux, Henri-Joseph, né le 4 mai 1849, Brebières (Pas-de-Calais), 90e de ligne. — Plaie contuse à l'épaule droite, coup de feu, Chevilly (Seine). — Cicatrices adhérentes à la clavicule et à l'omoplate, gêne des mouvements du bras.

Leroux, Jean-Victor, 2e zouaves.— Plaie contuse à la jambe droite, coup de feu, Frœschwiller. — Hernie musculaire.

Leroux, Joseph-Augustin, 9e de ligne. — Plaie contuse à la région temporale droite, coup de feu, Gravelotte. — Balle non extraite, dépression à la région atteinte, douleurs de tête.

Leroux, Joseph-Marie, né le 28 septembre 1842, Laurenau (Côtes-du-Nord), 91e de ligne. — Fracture de la clavicule et du col de l'humérus gauches, plaie compliquée à la main droite, 2 coups de feu, Pont-Noyelles. — Cicatrices adhérentes multiples, amaigrissement du bras, ankylose scapulo-humérale, perte absolue de l'usage des doigts auriculaire, annulaire et médius qui sont déviés et ankylosés dans la flexion, gêne très-notable dans les mouvements de l'indicateur et du pouce.

Leroux, Pierre-Marie, né le 31 juillet 1848, Saint-Molf (Loire-Inférieure), 91e de ligne.— Plaie à la jambe droite, coup de feu, Saint-Privat.— La balle s'est divisée sur la crête du tibia en 2 fragments, dont l'un est sorti vers la malléole externe en fracturant le péroné, et l'autre a été extrait à 2 centimètres au-dessous de la malléole interne, gêne et douleurs des mouvements de l'articulation tibio-tarsienne.

Leroy, Antoine, 7e dragons. — Fracture comminutive du fémur droit, coup de feu, Forbach. — Esquilles.

Le Roy, Albert-Auguste, 23e de ligne. — Fracture de la jambe gauche, coup de feu, Nompatelize, 6 octobre. — Cicatrices multiples.

Leroy, Auguste-Henri-Joseph, né le 16 mai 1847, Vieux-Berquin (Nord), 81e de ligne. — Fracture comminutive du fémur droit, coup de feu, Saint-Privat. — Perte de substance musculaire, cal difforme et vicieux, incurvation et raccourcissement du membre.

Leroy, Edmond-Alfred, 3e train d'équipages militaires. — Plaie de tête, éboulement de terrain, en captivité à Krekow, le 11 mars. — Perte de substance du crâne, cicatrices profondes.

Leroy, Edmond-Constant, 26e de ligne. — Plaie contuse à la hanche gauche, coup de feu, Patay, 2 décembre. — Cicatrice étendue et adhérente.

Leroy, Elie, 11e chass. à pied. — Plaie contuse à la cuisse gauche, coup de feu, Sainte-Barbe sous Metz. — Perte de substance musculaire.

Leroy, Etienne-Alexandre, né le 2 juin 1846, Saint-Martin-de-Connée (Mayenne), 64e de ligne. — Fracture comminutive de la jambe droite et du pied, même côté, éclats d'obus, Borny. — Esquilles du tibia, cal vicieux, cicatrice adhérente, déformation de la jambe, ankylose des 2e et 3e orteils, pied droit, cicatrice adhérente.

Leroy, François, né le 25 avril 1851, Pontailler-sur-Saône (Côte-d'Or), garde mob. de la Côte-d'Or. — Fracture compliquée du maxillaire droit, coup de feu, Dijon, 30 octobre. — Nécrose, ankylose temporo-maxillaire, perte presque complète de l'œil gauche.

LEROY, Henri-Charles, né le 16 décembre 1848, Quiévy (Nord), 29e de ligne. — Plaie contuse à la poitrine, côté droit et partie supérieure, coup de feu, Forbach. — Destruction du grand pectoral, large cicatrice adhérente à la région sous-claviculaire, perte de l'usage du bras droit.

LEROY, Henri-Joseph, 39e de ligne.—Fracture de l'os iliaque droit, coup de feu, Loigny. — Cicatrice adhérente.

LEROY, Jacques, 31e de ligne. — Fracture de la jambe gauche, tiers moyen, coup de feu, Coulmiers. — Perte osseuse, large cicatrice profonde et irrégulière.

LEROY, Jean-Baptiste-Joseph, né le 3 mars 1835, Verlinghem (Nord), 57e de ligne, sergent.—Fracture incomplète du col chirurgical de l'humérus droit, coup de feu, Saint-Privat. —Ankylose incomplète scapulo-humérale avec rétraction des tendons fléchisseurs, demi-flexion de l'avant-bras.

LE ROY, Jean-Guillaume, 50e de ligne. — Plaie pénétrante de poitrine, à droite, et fracture du pouce, main droite, 2 coups de feu, Prauthoy (Haute-Marne), 28 janvier. — Dyspnée, déformation du pouce ankylosé incomplétement.

LEROY, Jules, né le 17 mars 1853, Paris (Seine), 119e de ligne. — Arthrite rhumatismale du coude droit, fatigues, 1er siége de Paris. — Ankylose incomplète.

LEROY, Marcou-Louis, né le 25 juillet 1844, Oucques (Loir-et-Cher), 24e de ligne, caporal.—Plaie contuse au globe oculaire droit, coup de feu, Sedan. — Perte absolue de la vision de ce côté.

LEROY, Martin, né le 8 avril 1846, Saint-Martin-des-Champs (Seine-et-Marne), 61e de ligne. — Plaie contuse aux doigts médius et indicateur, main gauche, coup de feu, Sedan.— Semi-ankylose métacarpo-phalangienne du médius et de l'articulation de la 2e phalange de l'indicateur avec la 3e.

LEROY, Pascal, né le 21 avril 1850, Ouchamps (Loir-et-Cher), 39e de ligne. —Fracture comminutive de l'humérus droit, tiers moyen, coup de feu, Loigny.—Nombreux abcès, consolidation vicieuse, atrophie du membre et paralysie incomplète des doigts.

LEROY, Victor-Auguste, né le 23 mars 1824, Lagorgne (Nord), 5e de ligne, sous-lieutenant. — Fracture comminutive de l'avant-bras gauche, tiers supérieur, coup de feu, Villersexel. — Ankylose incomplète du poignet et des phalanges dans l'extension, sauf le pouce, amaigrissement du membre.

LERUE, Gérôme, 2e zouaves. — Perte de la phalangette des cinq orteils, pied droit, congélation, Clerval, 17 janvier.

LESAGE, Charles-Joseph, 61e de ligne. — Fracture de la jambe droite, coup de feu, Longwy, 14 novembre. — Perte de substance, cicatrice adhérente.

LESAGE, Emile-François-Joseph, garde mob. d'Ille-et-Vilaine. — Congélation, Villejuif.— Ulcère et phlegmon à l'avant-bras droit, cicatrices profondes, gêne dans l'extension.

LESAGE, Jacques, né le 4 octobre 1849, Saint-Germain-des-Bois (Cher), garde mob. du Cher. — Plaies contuses aux deux cuisses, éclats d'obus, Juranville.—Larges et nombreuses cicatrices, affaiblissement des deux membres, surtout à gauche.

LESAGE, Jean-Léon, né le 4 octobre 1848, Sept-Vents (Calvados), soldat au (?). — Plaie contuse à la jambe gauche, coup de feu, Chevilly. — Gêne et faiblesse des mouvements du membre.

LESAGE, Sylvain, né le 17 mars 1839, Ménétréol-en-Sancerre (Cher), 24e de ligne. — Fracture de l'humérus droit, coup de feu, Villiers-sur-Marne, 30 novembre.—Plaie fistuleuse, 3 cicatrices adhérentes, ankylose du coude et déviation en dedans du poignet.

LESAINT, Alexandre, garde mob. de la Manche. — Fracture du péroné gauche, coup de feu, Thiron (Eure-et-Loir), 21 novembre. — Cal volumineux.

Lesauce, Marc, né le 28 novembre 1841, Guern (Morbihan), 59e de ligne.—Plaie contuse à la cuisse gauche, partie interne, coup de feu, Conneré. — Cicatrice adhérente, rétraction légère des muscles adducteurs de la cuisse.

Lesauvage, Charles-Désiré, 15e chass. à pied.—Fracture de la jambe gauche, coup de feu, Borny. — Atrophie.

Lescure, Joseph, né le 15 février 1849, Buzeins (Aveyron), 89e de ligne. — Fracture de l'articulation tibio-tarsienne droite, coup de feu, Paris, 20 mai. — Ankylose avec atrophie de la jambe et du pied.

Le Sech, Charles, 3e zouaves. — Fracture des 8e et 9e côtes gauches, coup de feu (?). — Ostéite et plaie fistuleuse.

Le Sellin, Jean, 42e de ligne. — Fracture de la crête iliaque droite, éclat d'obus, Poi x, 31 août. — Vaste cicatrice adhérente.

Le Sénéchal, Ernest-Jean-Paul, né le 26 février 1847, Saint-Hilaire-du-Harcouet (Manche), garde mob. de la Manche, sous-lieutenant. — Plaie en séton à la cuisse gauche, tiers supérieur, fracture du péroné, même côté, éclats d'obus, Thiron-Gardais, 21 novembre.

Leseur, Félix-Théodore, garde mob. du Nord. — Plaie contuse à l'articulation tibio-tarsienne gauche, coup de feu, Ligny (Pas-de-Calais), 15 janvier.—Perte de substance du tendon d'Achille, cicatrice adhérente, ankylose tibio-tarsienne.

Lesorge, Jean-Bazile, 76e de ligne. — Plaie contuse au coude droit, coup de feu, Champigny, 30 novembre. — Ankylose incomplète, amaigrissement du membre.

Lesouple, Hippolyte, 2e zouaves. — Plaie pénétrante de poitrine, à droite, coup de feu, Frœschwiller. — Dyspnée et gêne dans les mouvements du bras droit.

Lespinasse, Antoine, né le 18 décembre 1843, Saint-Crépin (Dordogne), 66e de ligne. — Plaie à travers le pli du bras droit, coup de feu, Rezonville. — Amaigrissement et gêne des mouvements du membre.

Lespinasse, Guillaume, 20e chass. à pied. — Fracture du 5e métacarpien, main droite, et de la 1re phalange des doigts indicateur et médius, coup de feu, Servigny sous Metz, 31 août. — Atrophie de la main, perte des mouvements des quatre derniers doigts.

Lespine, Jean, né le 3 janvier 1848, Pujo-de-Plan (Landes), 28e de ligne. — Fracture du coude gauche, coup de feu, Saint-Privat. — Esquilles, nombreux abcès péri-articulaires, ankylose du coude.

Lesport, Pierre, garde mob. de la Charente. — Plaie contuse à la région inguinale, côté (?), coup de feu, Montbéliard, 16 janvier.

Lessertisseur, François-Joseph, 1er chass. à pied. — Plaie contuse au tendon d'Achille droit, coup de feu, Strasbourg, 24 septembre.

Lesur, Victor-Eusèbe, né le 10 juin 1842, Bomescamps (Oise), 75e de ligne. — Plaie en séton à la région axillaire droite, coup de feu, Villers-Bretonneux. — Atrophie de l'avant-bras et de la main, paralysie des doigts auriculaire, annulaire et médius.

Létalnet, François-Alexandre, 84e de ligne. —Plaie contuse à la main gauche, coup de feu, Gravelotte. — Perte des deux dernières phalanges de l'indicateur, atrophie légère de la main.

Létang, Jean, né le 12 juin 1845, Lyon (Rhône), 66e de ligne. — Variole épidémique, Rastadt (Allemagne), 3 décembre. — Atrophie du globe oculaire droit.

Létang, Joseph-François, né le 17 mars 1845, Archès (Vosges), 4e chass. à pied. — Fracture du fémur (?), coup de feu, Beaumont (Ardennes). — Saillie externe des fragments, raccourcissement de 5 centimètres, atrophie du membre avec extension de la jambe.

Létard, Jean-Pierre, garde mob. de la Vendée. — Plaie contuse au pied gauche, coup de feu, Champigny, 30 novembre. — Cicatrice adhérente au calcanéum.

Leteinturier, Romain-Alexandre, né le 12 mars 1849, Saint-Martin-de-Chaulieu (Manche), garde mob. de la Manche. — Plaie contuse au niveau du tendon d'Achille droit, au-dessous des malléoles, coup de feu, Thiron. — Atrophie du mollet, gêne dans la flexion et l'extension du pied.

LETELLIER, Victor-Marie, né le 17 janvier 1842, Bricey (Manche), 26e de ligne. — Plaie compliquée au bras gauche, éclat d'obus, Anvours, 10 janvier. — Paralysie de la main.

LE TERRISIEN, Jean-François-Marie, né le 16 septembre 1841, Grâces (Côtes-du-Nord), 33e de ligne, caporal. — Plaie pénétrante du coude gauche, coup de feu, Saint-Quentin. — Ankylose dans l'extension, paralysie de la main.

LE TERTRE, Guillaume-Marie, né le 8 juin 1846, Plouvin-Quintin (Côtes-du-Nord), 13e artill., maréchal ferrant. — Plaie à l'œil gauche, coup de feu, Gravelotte. — Altération des milieux de l'œil, décollement de la rétine, extraction du cristallin, perte de la vision à gauche.

LE TEXIER, Louis-Marie, 25e de ligne. — Plaie contuse à la région inguinale gauche, coup de feu, Coulmiers. — Claudication.

LE THIEC, Mathurin, né le 19 juin 1848, Sairzeau (Morbihan), 9e de ligne. — Fracture du 2e métacarpien, main gauche, coup de feu, Gravelotte. — Phlegmon diffus, flexion complète de l'indicateur et de l'auriculaire, extension complète de l'annulaire et du médius, perte des mouvements d'opposition du pouce.

LETHUAIRE, Vidal, 46e de ligne. — Fracture comminutive de la jambe gauche, coup de feu, Mazange, 6 janvier.

LE TIRILLY, Isidore-Marie, garde mob. du Finistère. — Plaie contuse à l'épaule droite, coup de feu, Fretteval, 14 décembre. — Large cicatrice adhérente.

LETOFFET, Louis-Eugène, 21e de ligne. — Fracture de l'os iliaque gauche, coup de feu, Strasbourg. — Cicatrice adhérente.

LÉTONNÉ, Jules-Pierre, né le 11 février 1850, Créteil (Seine), soldat au (?). — Fracture des 2e et 3e métatarsiens, pied droit, coup de feu, Paris, 2e siége. — Saillie osseuse à la plante du pied, gêne dans la marche.

LETOUCHE, Pierre, garde mob. de Saône-et-Loire. — Plaie compliquée au bras droit, partie supérieure, coup de feu, Chenebier, 16 janvier. — Atrophie et paralysie incomplètes du membre.

LETOURNEUR, Pierre, 26e de ligne. — Plaie contuse au globe oculaire droit, coup de feu, Patay, 2 décembre. — Perte de la vision de ce côté.

LETOURNEUR, Pierre-François-Désiré, né le 14 septembre 1845, Champsuret (Orne), 93e de ligne. — Plaie à la main droite, coup de feu, Gravelotte. — Perte des trois derniers doigts.

LE TOUZÉ, François, 51e de ligne. — Plaie contuse au mollet droit, éclat d'obus, Gravelotte. — Rétraction musculaire.

LETRÉGUILLY, Prosper-Célestin, 65e de ligne. — Fracture incomplète du radius droit, coup de feu, Saint-Privat.

LE TYNEVEZ, Yves, 1er chass. à pied. — Plaie en sillon au pied gauche, coup de feu, Sedan. — Cicatrice adhérente, face dorsale du pied.

LEVA, Emile-Félix, 78e de ligne. — Plaie contuse à la cuisse droite, éclat d'obus, Wœrth. — Cicatrice adhérente.

LEVACHER, Eugène-Henri, né le 22 avril 1847, Paris, francs-tireurs de Paris. — Broiement du doigt indicateur et de son métacarpien, main gauche, coup de feu, Alençon, 15 janvier.

LEVADOUX, Bonnet, 25e de ligne. — Plaie contuse au pied droit, éclat d'obus, Saint-Privat. — Large cicatrice adhérente, rétraction du petit orteil et atrophie du pied.

LEVAIRE, Jules-Louis-Eugène, né le 6 juin 1849, Lassigny (Oise). 4e chass. à pied, sergent. — Plaie contuse à la face, coup de feu, Orléans. — Déviation des os propres et des cartilages du nez. — Plaie contuse à la main gauche, éclats d'obus, Paris, 2e siége. — Perte du doigt auriculaire et ankylose des phalanges de l'indicateur.

LEVALET, Jean, né le 14 juillet 1850, Saint-Mars-du-Désert (Loire-Inférieure), 125e de ligne, ex-14ᵉ d'inf. provisoire. — Fracture comminutive des tubérosités du tibia droit, coup de feu, Paris, 22 mai. — Perte de substance, plaies fistuleuses, cicatrices adhérentes, atrophie.

LE VALLY, Antoine, né le 29 août 1835, Cavan (Côtes-du-Nord), 1ᵉʳ de ligne. — Désorganisation du globe oculaire gauche, coup de feu, 2 décembre.

LEVASSEUR, Pierre-Cyrille, né le 9 juin 1848, la Ferté-Saint-Sanson (Seine-Inférieure), 21ᵉ de ligne. — Plaie compliquée au côté droit de la face, coup de feu, fort de Lichtenberg, 9 août. — Perte de plusieurs dents, déformation de la joue droite, l'œil droit est vidé, cicatrice transversale au pavillon de l'oreille droite, dont le conduit auditif est oblitéré incomplétement, avec suintement purulent et continuel.

LEVASSEUR, Pierre-Emile, 43ᵉ de ligne. — Fracture du poignet gauche, coup de feu, Amanvillers. — Ankylose incomplète.

LEVÉ, Louis-Julien, né le 16 février 1849, Paris, 113ᵉ de ligne. — Désorganisation du globe oculaire gauche, coup de feu, Bas-Meudon, 30 septembre.

LEVÉE, François, garde mob. de la Charente. — Plaie contuse à la cuisse gauche, partie inférieure, érosion du fémur, éclat d'obus, Montbéliard, 15 janvier. — Cicatrice adhérente et profonde.

L'EVEIL, Jean-Marie, 12ᵉ de ligne. — Plaie contuse à la cuisse gauche, partie antérieure et moyenne, coup de feu, l'Hay, 29 novembre. — Atrophie.

LEVÊQUE, Casimir-Théodule, né le 19 mars 1848, la Ferté-sous-Jouarre (Seine-et-Marne), garde mob. de Seine-et-Marne. — Désorganisation des deux yeux, coup de feu, Buzenval. — Cécité complète.

LÉVÊQUE, Joseph, né le 27 octobre 1844, Damparis (Jura), 24ᵉ de ligne. — Plaie pénétrante de l'articulation scapulo-humérale droite, coup de feu, Spickeren. — Ankylose, nombreux abcès.

LÉVÊQUE, Jules-Paul, 54ᵉ de ligne. — Plaies contuses au bras et à l'avant-bras droits, partie inférieure, coups de feu, Saint-Privat. — Ankylose incomplète du coude, et gêne dans les mouvements de la main.

L'ÉVÊQUE, Pierre, né le 6 janvier 1842, Saint-Cyr (Haute-Vienne), 29ᵉ de ligne. — Perte du doigt médius gauche, coup de feu, la Cluse. — Contraction des autres doigts avec gêne mouvements de la main.

LÉVÊQUE, Pierre-Félix, né le 27 novembre 1846, Commer (Mayenne), 42ᵉ de ligne. — Plaie s'étendant de la région temporale gauche jusqu'à la partie postérieure du cou, en traversant l'oreille, coup de feu, Issy, 2 mai. — Large cicatrice adhérente à l'oreille, et perte de l'ouïe par oblitération du conduit auditif externe.

LÉVÊQUE, Sylvain, 47ᵉ de ligne. — Plaie contuse à la hanche droite, coup de feu, Sedan.

LÉVÊQUE, Victor-Jacques-Philippe, 56ᵉ de ligne. — Plaie à la main droite, section de l'extenseur de l'indicateur, coup de sabre, Frœschwiller. — Flexion permanente de ce doigt.

LEVERD, Paul-Joseph, garde mob. du Nord. — Fracture de l'humérus gauche, coup de feu, Villers-Bretonneux. — Atrophie du bras.

LEVERT, Charles, 97ᵉ de ligne. — Fracture comminutive du radius droit, éclat d'obus, Gravelotte. — Rétraction des fléchisseurs, déviation de la main, cicatrice adhérente.

LÉVESQUE, Pierre-Louis, né le 25 décembre 1847, Joyeuse (Ardèche), 2ᵉ rég. de train d'artill. — Névralgie lombo-sciatique rebelle : Intempéries et fatigues en captivité. — Myélite, déviation de la colonne vertébrale et atrophie du membre (?).

LEVET, Jean-Marie, né le 16 juillet 1842, Saint-Jean-Solymieux (Loire), garde mob. de la Loire, caporal. — Plaie contuse un peu en dehors de l'apophyse épineuse de la 3ᵉ vertèbre lombaire, lésion de la moelle, coup de feu, Beaune-la-Rolande. — Paralysie des membres inférieurs avec commencement d'atrophie et diminution de leur chaleur.

Levézac, Étienne, 3ᵉ zouaves. — Plaie contuse à l'aine gauche et fracture de l'humérus gauche, tiers inférieur, 2 coups de feu, Frœschwiller. — Ankylose incomplète du coude.

Léviavant, René, 54ᵉ de ligne. — Enfoncement de l'os frontal par éclat d'obus, Saint-Privat. — Perte partielle de la vision à gauche.

Le Viément, René, né le 12 août 1845, Quimperlé (Finistère), 42ᵉ de ligne. — Fracture du maxillaire inférieur, coup de feu, Champigny, 30 novembre. — Non-consolidation.

Leviéu, Pierre-François, 94ᵉ de ligne, caporal. — Plaie contuse à l'épaule droite, coup de feu, Coulmiers, 9 novembre. — Perte partielle des mouvements du bras.

Levieux, Pierre-Edouard, né le 8 février 1849, Varouville (Manche), garde mob. de la Manche. — Epanchement purulent, fatigues de la campagne. — Fistule pleurale, suppuration abondante, altération profonde de la constitution.

Levillain, Jacques-Théodore, né le 23 avril 1846, Saint-Pierre-de-Varengeville (Seine-Inférieure), 62ᵉ de ligne. — Fracture comminutive de la jambe gauche, coup de feu, Montois (Moselle), 31 août. — Perte osseuse, déformation et raccourcissement, ankylose tibio-tarsienne.

Levilly, Bernard-Joseph, 15ᵉ artill. — Fracture de la clavicule et de l'omoplate droites, coup de feu, Bapaume, 2 janvier. — Cicatrice adhérente.

Levon, Jules-Ernest, né le 11 septembre 1850, Saint-Léger-Dubosq (Calvados), 41ᵉ de ligne. — Plaie contuse à l'avant-bras droit, coup de feu, Commerveil (Sarthe). — Nécrose du cubitus.

Levourch, Martin, 43ᵉ de ligne. — Plaie contuse à l'avant-bras gauche, éclat d'obus, Saint-Privat. — Cicatrice adhérente.

Levrard, Julien-Hilaire, né le 13 janvier 1840, Saint-Gemmes-le-Robert (Mayenne), 95ᵉ de ligne. — Fracture comminutive de l'articulation tibio-tarsienne gauche, coup de feu, Bondy, 10 octobre. — Ankylose tibio-tarsienne.

Levrien, Pierre-François, né le 24 février 1847, Lihous (Somme), 73ᵉ de ligne. — Fracture comminutive du fémur gauche, 2 coups de feu, Saint-Privat. — Ostéo-myélite avec hyperostose du fémur, plaie fistuleuse, claudication.

Lévy, Adolphe, né le 5 août 1850, Leipzig (Allemagne), 1ᵉʳ tir. alg. — Plaie contuse à la cuisse gauche, partie supérieure, coup de feu, Arthenay. — Amaigrissement du membre, gêne de l'articulation coxo-fémorale, plaie fistuleuse au niveau du grand trochanter.

Lévy, Nathan, né le 21 août 1845, Hagenbach (Haut-Rhin), garde mob. du Haut-Rhin. — Luxation tibio-tarsienne, pied droit, avec fracture de la malléole interne, chute à Neuf-Brisach, 4 novembre. — Difformité considérable de la jambe avec grande déviation du pied en dedans.

Leyau, Eugène, 39ᵉ de ligne. — Plaie contuse au niveau du poignet gauche, coup de feu, Orléans, 11 octobre. — Ankylose du poignet.

Leycube, Léonard, 89ᵉ de ligne. — Fracture du fémur gauche, coup de feu, Bry-sur-Marne, 30 novembre. — Esquilles.

Leydié, Jacques, 24ᵉ chass. à pied. — Plaies contuses aux deux jambes, coups de feu, Gravelotte.

Leyrit, Bonnet, 41ᵉ de ligne. — Plaie contuse au pied gauche, coup de feu, Beaugency, 8 décembre. — Nécrose des os du tarse, difformité de cette région, cicatrice adhérente.

Leyrit, Claude, né le 10 février 1848, Charbonnières-les-Vieilles (Puy-de-Dôme), garde mob. du Puy-de-Dôme. — Fracture comminutive de l'avant-bras gauche, près du coude, coup de feu, Bar (Doubs), 15 janvier. — Ankylose du coude dans la flexion.

Lherbergue, Jean-François-Joseph-Augustin, né le 27 mai 1849, Alette (Pas-de-Calais), 121ᵉ de ligne. — Plaie pénétrante de poitrine, à droite, à 4 centimètres au-dessous de la clavicule et de la tête de l'humérus, coup de feu, Champigny, 2 décembre. — Paralysie incomplète du bras droit.

Lherbet, Jacques, né le 23 mars 1849, Beauregard (Dordogne), 89e de ligne. — Fracture comminutive de la jambe gauche, tiers moyen, coup de feu, Josnes (Loir-et-Cher), 8 décembre. — Raccourcissement de 6 centimètres, cicatrice adhérente, atrophie du mollet et paralysie des extenseurs des orteils.

Lhéritier, François-Joseph, né le 4 mai 1844, Frays-Billot (Haute-Marne), 1re lég. de marche du Rhône. — Plaie contuse au coude gauche, partie interne, coup de feu, Nuits (Côte-d'Or). — Vastes abcès, ankylose du coude.

Lhermitte, Auguste-Louis, garde nationale de la Seine. — Fracture du cubitus droit, tiers inférieur, coup de feu, Montretout.

Lhernault, Onésime-Auguste, né le 5 mai 1848, Saint-Wandrille-Rançon (Seine-Inférieure), 1er de ligne. — Plaie contuse à la cuisse droite, partie inférieure et moyenne, 2 coups de feu, Gravelotte. — Cicatrices adhérentes, ankylose incomplète des articulations fémoro-tibiale et tibio-tarsienne.

Lhévéder, Amédée-Jacques-Marie, 62e de ligne. — Fracture du calcanéum, pied droit, et plaie contuse à la cuisse gauche, partie supérieure, 2 coups de feu, Sainte-Barbe sous Metz. — Cicatrices adhérentes à ces régions.

Lhomme, Edouard-Magloire, 27e de ligne. — Plaie contuse à l'articulation tibio-tarsienne droite, coup de feu, Orléans, 11 octobre. — Déviation du pied.

Lhomme, Jean, né le 29 août 1848, Abjat (Dordogne), 81e de ligne. — Plaie à la main gauche, coup de feu, Saint-Privat. — Paralysie incomplète de l'indicateur et du médius.

L'homme, Léonard, 54e de ligne. — Fracture du 4e métacarpien, main droite, et plaie contuse à la cuisse, côté (?), coups de feu, Amanvillers. — Cicatrice adhérente à la cuisse, claudication.

Lhomme, Omer-Henri-Joseph, 66e de ligne. — Perte partielle de l'indicateur, main droite, coup de feu, Montretout.

Lhomme, Victor-François-Joseph, né le 23 juillet 1845, Boulogne-sur-Mer (Pas-de-Calais), 26e de ligne. — Fracture comminutive du maxillaire inférieur, à son tiers moyen, coup de feu, Gravelotte. — Perte du bord alvéolaire qui correspond aux incisives, canines et petites molaires.

Lhopital, Jean-Antoine, né le 23 novembre 1848, Ribost (Rhône), 77e de ligne. — Plaie compliquée à la main droite, coup de feu, Saint-Privat. — Perte du doigt médius et de la moitié du 1er métacarpien, cicatrice adhérente, roideur des autres doigts, fixés en demi-flexion.

L'hostis, François, né le 6 juin 1838, Laumeur (Finistère), 44e de ligne. — Plaie au bras droit, lésion de l'humérus, coup de feu, Borny. — Nécrose de cet os, plaie fistuleuse, amaigrissement et gêne dans l'élévation du bras.

Lhote, Edouard-Louis, 28e de ligne. — Plaie à l'orbite droit, partie interne, coup de feu, Saint-Privat.

Lhotelier, Jean-Baptiste-Jacques, né le 19 juillet 1844, Marchesieu (Manche), 10e de ligne. — Plaie à la partie antérieure et latérale gauche du crâne, région pariéto-frontale, coup de feu, Metz. — Hémiplégie, côté droit.

Lhotellerie, Gustave-Antoine, 18e artill. — Mutilation de la face, éclat d'obus, Chevilly (Loiret), 3 décembre. — Perte de la base du nez avec renversement de celui-ci, perte de 3 centimètres de la lèvre supérieure, qui forme un large bec-de-lièvre irréparable, perte des quatre incisives, cicatrice bridée de la lèvre, obstruant les orifices des fosses nasales, et gênant la respiration.

L'hotellier, Pierre-Marie, garde mob. d'Ille-et-Vilaine. — Plaie contuse au mollet (?), éclat d'obus, Marchenoir, 8 décembre. — Rétraction musculaire, cicatrice adhérente.

Lhuilier, Auguste-Charles, né le 25 septembre 1849, Ile-Bouchard (Indre-et-Loire), garde mob. d'Indre-et-Loire. — Plaies contuses à la hanche, au coude et au bras, côté gauche, éclats d'obus, Beaule, 7 janvier. — Perte de la plus grande partie du deltoïde.

LHUILLIER, Antoine, né le 25 juillet 1848, Premeaux (Côte-d'Or), garde mob. de la Côte-d'Or. — Fracture de l'orbite droit, coup de feu, Chevilly, 30 septembre. — Perte de cet œil, qui a été vidé.

LHUILLIER, Charles-Dominique, né le 29 mars 1846, Nancy (Meurthe), 4e de ligne (ex-34e de marche), caporal. — Fracture de l'articulation scapulo-humérale gauche, éclat d'obus, Arthenay, 2 décembre. — Ankylose.

LHUILLIER, Félix-François, 27e de ligne. — Plaie contuse à l'avant-bras droit, érosion du radius, coup de feu, Beaumont (Ardennes). — Cicatrice adhérente.

LHUILLIER, François-Ernest, 15e de ligne. — Plaie contuse à la main droite, coup de feu, Saint-Privat. — Cicatrice adhérente au pouce, fixé dans l'extension, et perte de ses mouvements d'opposition.

LHUILLIER, Nicolas-Célestin, 88e de ligne. — Plaie contuse au mollet droit, partie externe, éclat d'obus, Sedan. — Perte de substance musculaire, cicatrice profonde et adhérente.

LHUISSIER, Jean-Baptiste, 5e de ligne. — Plaie contuse au pied gauche, coup de feu, Sedan. — Engorgement considérable des os du tarse.

LIAGRE, Jules-Stanislas, né le 28 juin 1844, Faches (Nord), 26e de ligne. — Plaie compliquée à la partie interne du bras gauche, coup de feu, Gravelotte. — Paralysie de la main.

LIARD, André, né le 18 décembre 1841, Annecy (Haute-Savoie), 14e de ligne. — Fracture comminutive du maxillaire inférieur, à gauche, coup de feu, Paris, 26 mai. — Cal vicieux, cicatrices adhérentes à la langue.

LIAS, François, né le 22 mai 1841, Riscles (Gers), 80e de ligne. — Fracture de l'omoplate droite, partie supérieure, coup de feu, Saint-Privat. — Ankylose incomplète scapulo-humérale.

LIAUTEY, Jean-Baptiste, né le 4 septembre 1847, Rosey (Haute-Saône), 62e de ligne. — Plaie à l'orbite gauche, angle externe, coup de feu, Gravelotte. — Surdité presque absolue, et perte presque complète de la vue, côté gauche.

LIBAUD, Joseph, 59e de marche, caporal. — Plaie contuse à la main gauche, coup de feu, Vernon (Eure), 9 décembre. — Phlegmon diffus, perte de la phalangette des doigts indicateur et médius, perte de la flexion des doigts.

LIBÉRAL, Alexandre, né le 4 novembre 1841, Paris (Seine), 3e zouaves, sergent. — Plaie en séton à l'épaule, côté (?), et fracture du maxillaire inférieur à droite, 3 coups de feu, Sedan. — Perte de substance osseuse, difformité irrémédiable du maxillaire, mastication impossible.

LIBIS, François-Joseph, né le 28 avril 1842, Fislis (Haut-Rhin), 36e de ligne. — Plaie s'étendant du bord postérieur de l'aisselle gauche au moignon de l'épaule, fracture de l'humérus, coup de feu, Suchey, 23 décembre. — Ankylose incomplète de l'épaule et du coude.

LIBOIS, Joseph-Augustin, né le 26 mai 1840, Guéprei (Orne), 4e de ligne. — Enfoncement du pariétal droit, éclat d'obus, Thionville, 23 novembre. — Perte de la vision à droite.

LIBOIS, Louis-Eugène, 57e de ligne. — Fracture du fémur gauche, coup de feu, Rezonville. — Consolidation vicieuse.

LICHOUNET, Jean-Justin, né le 14 avril 1860, Parbayse (Basses-Pyrénées), 8e chass. à pied. — Plaie s'étendant du point d'union de la fesse droite au niveau de l'épine iliaque antérieure, en contournant le sacrum et l'os iliaque dont la crête a été fracturée, coup de feu, Patay, 3 décembre. — Esquilles, abcès profonds, cicatrices adhérentes au bas du scrotum et au niveau du grand trochanter, ankylose presque complète du pied fixé dans l'extension, paralysie des extenseurs des orteils, amaigrissement de la cuisse et atrophie de la jambe.

LICHTLÉ, Jean, né le 1er janvier 1849, Schlestadt (Bas-Rhin), 16e chass. à pied. — Fracture du maxillaire inférieur, plaie à la région orbitaire gauche, éclats d'obus, Orléans, 11 octobre. — Perte de substance osseuse et de toutes les dents, impossibilité de la mastication ; taie sur la cornée de l'œil gauche dont la vision est affaiblie.

LICOINE, Jean, 28e de ligne. — Plaies contuses à la malléole, interne et à la jambe, côté droit, éclats d'obus, à (?), 18 août.

LICOINE, Pierre, 2e génie. — Plaie contuse à la main droite, coup de feu, Saint-Quentin. — Perte partielle de l'indicateur, gêne dans les mouvements des autres doigts.

LICONNET, Antoine, 118e de ligne. — Plaie contuse à la main gauche, coup de feu, Montmesly, 30 novembre. — Ankylose du médius dans l'extension.

LICOYNE, Jean, 33e de ligne. — Fracture du maxillaire supérieur, coup de feu, Arthenay, 2 décembre.

LIEUTAUD, Joseph-Romain, garde mob. des Alpes-Maritimes. — Plaie contuse à la région inguinale et fessière droite, coup de feu, Dijon, 21 janvier. — Perte de substance, cicatrice adhérente.

LIEUTIER, Victor-Régis, 69e de ligne. — Plaie pénétrante de poitrine, coup de feu, Borny. — Dyspnée.

LIGAVANT, François, né le 25 août 1835, Queménéven (Finistère), 77e de ligne. — Plaie compliquée au genou gauche, coup de feu, Forbach. — Cicatrice transversale profondément adhérente à la rotule, ankylose du genou avec atrophie du membre.

LIGNAC, François, 18e artill. — Plaie contuse au niveau de l'articulation métacarpo-phalangienne de l'indicateur, main droite, éclat d'obus, Cravant, 8 décembre. — Cicatrice adhérente.

LIGNÉ, Louis-Paul, né le 13 mars 1847, Loué (Sarthe), garde mob. de la Sarthe. — Fracture du cubitus gauche, coup de feu, Coulmiers. — Amaigrissement notable de l'avant-bras.

LIGNÈRE, Etienne, 100e de ligne. — Fracture du médius, main droite, coup de feu, Gravelotte. — Perte des deux dernières phalanges de ce doigt.

LIGNÈRES, Etienne-Jacques, garde mobile de l'Aube. — Plaie contuse au coude droit, coup de feu, Héricourt, 16 janvier. — Ankylose incomplète.

LIGNEUL, Paul-Eugène-Julien, 6e cuirassiers. — Fracture de la rotule droite, chute de cheval, Rambouillet, 20 février. — Gêne dans les mouvements du genou.

LIGNEY, Antoine, né le 24 juin 1849, Trèves (Haute-Saône), 21e de ligne. — Fracture de la jambe gauche, partie supérieure, coup de feu, Châtillon sous Paris. — Abcès multiples, gêne dans la flexion de la jambe.

LIGNIÈRES, Joseph-Marie-Paul, capitaine d'état-major à la 9e division militaire.—Fracture comminutive de l'articulation tibio-tarsienne gauche, coup de feu, Gravelotte. — Perte de substance osseuse, raccourcissement de 4 centimètres, abcès multiples, cicatrices sur toute la longueur de la jambe et sur le pied qui est gonflé considérablement avec perte des mouvements des orteils, ankylose tibio-tarsienne avec extension du pied, amaigrissement de la jambe, marche très-difficile et avec le secours de béquilles.

LIGNON, Joseph-Michel, 13e de ligne. — Plaies contuses au coude gauche, à l'avant-bras droit, partie inférieure, et à la jambe droite, 3 coups de feu, Borny.

LIGNY, Nicolas, né le 9 février 1837, Semmadon (Haute-Saône), 93e de ligne (ex-12e de marche). — Fracture de l'os iliaque gauche, coup de feu, Choisy-le-Roi, 30 septembre. — Perte de substance osseuse, cicatrice adhérente.

LILLE, Pierre-Benoît, né le 20 mars 1846, Castelnau-Barbarens (Gers), 15e de ligne. — Plaie compliquée au pied droit, coup de feu, Amanvillers. — Cicatrice adhérente au cou-de-pied.

LIMACHER, Joseph, né le 11 janvier 1841, Thann (Haut-Rhin), 7e chass. à pied. — Plaies au bras gauche et à la poitrine, coup de feu, Saint-Privat. — Hernie du poumon gauche.

LIMELETTE, Edmond-Charles-Louis, 68e de ligne, caporal.— Fracture du grand trochanter gauche, coup de feu, Beaumont (Ardennes). — Cicatrice adhérente.

LIMET, Jules-Charles, 9e chass. à pied. — Fracture de la 1re côte et de l'omoplate droites, coup de feu, Autrey-le-Vay, 9 janvier.

LIMOGE, Jean-Baptiste, 42e de ligne. — Plaie contuse à l'épaule gauche, éclat d'obus, Chevilly, 30 septembre. — Vaste cicatrice.

LIMON, Eugène, garde mob. des Vosges. — Fracture du fémur gauche, tiers moyen, coup de feu, Villersexel. — Raccourcissement.

LIMOUSIN, Claude, né le 22 juin 1847, Saint-Didier-la-Séauve (Haute-Loire), garde mob. de la Haute-Loire. — Fracture du calcanéum gauche, coup de feu, Fréville (Loiret). — Plaies fistuleuses.

LIMOUZI, Jean-Pierre, 20e dragons. — Fracture du fémur droit, chute de voiture (?). — Consolidation vicieuse et raccourcissement.

LINCE, Jean, né le 2 février 1840, Tartas (Landes), 40e de ligne, caporal. — Plaie contuse au pied droit, coup de feu, le Mans. — Roideur des articulations du tarse, engorgement du pied, atrophie considérable de la jambe.

LINCK, Jean-Baptiste, né le 28 août 1842, Munchhausen (Haut-Rhin), 14e ligne. — Plaie compliquée à la jambe droite, partie inférieure et interne et plaie contuse à la cuisse gauche, partie supérieure, coups de feu, Châtillon sous Paris, 13 octobre. — *Ligature de la fémorale droite à l'anneau*, atrophie de la jambe.

LINCY, Louis-Eugène, né en octobre 1849, Chartres (Eure-et-Loir), 36e de ligne. — Plaie s'étendant de la cavité glénoïde de l'omoplate droite à l'extrémité sternale de la clavicule, coup de feu, Châtillon sous Paris, 16 avril. — Ankylose incomplète du coude, atrophie du membre avec paralysie des doigts.

LINGET, Théodore-Alfred-Grégoire, né le 9 mai 1846, Ozoir-le-Breuil (Eure-et-Loir), 24e de ligne. — Fracture comminutive du tarse, pied gauche, coup de feu, Spickeren. — Ankylose tibio-tarsienne et atrophie de la jambe.

LINGOIS, Léopold-Édouard, 4e chass. à pied. — Plaie contuse à l'épaule gauche, coup de feu, Forbach. — Gêne dans l'élévation du bras.

LINGOT, Alexandre-Joseph, né le 16 juillet 1848, Polliat (Ain), 23e de ligne. — Fracture comminutive des doigts médius et annulaire, main gauche, et de la tête des 3e et 4e métacarpiens, éclat d'obus, Gravelotte. — Extension permanente des doigts médius et annulaire.

LINGOZ, Victor, né le 23 août 1847, Villevois (Ain), 2e génie. — Ecrasement des orteils, pied droit, roue de caisson, Mont-Valérien. — Perte des deux premiers orteils, ankylose métatarso-phalangienne du 3e orteil et gêne des mouvements des deux derniers.

LINOIR, Eugène, né le 30 juin 1849, Badevels (Doubs), 27e de ligne. — Plaie à la main gauche, perte de l'annulaire, coup de feu, la Malmaison. — Flexion de l'auriculaire, amaigrissement de la main.

LINOL, garde mob. du Lot. — Luxation incomplète du pouce, coup de feu, Parigné-l'Evêque, 10 janvier. — Déviation anormale et perte absolue des mouvements de ce doigt.

LINOL, Antoine, né le 5 juin 1837, Cazillac (Lot), 71e de ligne. — Ophthalmie, captivité en Allemagne. — Perte de la vision à gauche.

LINOL, Pierre, 28e de ligne, caporal. — Plaie contuse au talon gauche, coup de feu (?), 7 octobre. — Cicatrice difforme à la région plantaire.

LINON, Charles-Adolphe, 53e de ligne. — Fracture de la jambe droite, tiers supérieur, coup de feu, Sedan. — Cicatrice adhérente, atrophie du membre.

LINXE, Rémi, 67e de ligne. — Fracture de l'épaule gauche (?), Gravelotte. — Esquilles, cicatrice adhérente à l'omoplate.

LION, Aimé-Jean-Baptiste, 3e de ligne. — Plaie contuse à la main droite, coup de feu, Fræschwiller. — Ankylose des deux premières phalanges des doigts annulaire et auriculaire.

LION, Joseph, 35e de ligne. — Plaie contuse au genou gauche, coup de feu, Chevilly,

30 septembre. — Phlegmon diffus, gêne dans les mouvements du genou et du cou-de-pied, atrophie du membre.

Lions, Antoine-Casimir, 76ᵉ de ligne, caporal. — Fracture comminutive du tarse, pied droit, coup de feu, Forbach. — Consolidation vicieuse.

Lions, Calixte-Théodore, né le 3 septembre 1847, Châteauroux (Hautes-Alpes), 2ᵉ zouaves. — Fracture comminutive du fémur droit, tiers supérieur, coup de feu, Frœschwiller. — Nombreuses et fortes esquilles, cal vicieux avec incurvation en dedans, raccourcissement considérable du membre.

Liorat, Maurice, né le 23 novembre 1847, Romans (Drôme), 87ᵉ de ligne. — Fracture avec enfoncement de la voûte palatine, destruction de 4 incisives, de la canine gauche et des 5 molaires du même côté à la mâchoire supérieure, de 2 incisives gauches, de la canine et de la première molaire, même côté, à la mâchoire inférieure, coup de feu, Paris, bois de Boulogne, 16 mai.

Lioté, Louis-Paulin, 43ᵉ de ligne. — Perte des deux dernières phalanges de l'auriculaire, main gauche, coup de feu, Amanvillers. — Gêne des mouvements des autres doigts.

Lirot, Louis, 90ᵉ de ligne, caporal. — Fracture de l'omoplate gauche, éclat d'obus, Borny, 14 août. — Longue cicatrice profondément adhérente, gêne dans l'élévation du bras.

Lirot, Philippe, né le 7 décembre 1838, Tarbes (Hautes-Pyrénées), 3ᵉ zouaves, sergent. — Fracture compliquée de l'humérus gauche, tiers moyen, coup de feu, Frœschwiller. — Cal volumineux et difforme, plaie fistuleuse à la partie inférieure, atrophie de tout le membre et perte absolue du mouvement des doigts.

Lirzine, Pierre-Louis, né le 14 février 1840, Saint-Gilles-Pliceaux (Côtes-du-Nord), 95ᵉ de ligne. — Fracture des 8ᵉ et 9ᵉ côtes, côté gauche de la poitrine, éclat d'obus, Sainte-Barbe sous Metz. — Hernie du poumon gauche.

Lisambard, Ferdinand-Etienne, 16ᵉ de ligne. — Fracture du maxillaire inférieur, éclat d'obus, Montmesly, 30 novembre. — Large cicatrice adhérente, rétraction de la lèvre inférieure à gauche, ptyalisme.

Lisambart, Léon-François, né le 28 mars 1844, Valenton (Seine-et-Oise), 4ᵉ de ligne. — Plaie compliquée à la main droite, coup de feu, Frœschwiller. — Ankylose dans l'extension permanente des doigts auriculaire, annulaire et médius.

Lisdéro, Antoine-Boniface, né le 16 janvier 1853, Bricherazio (Italie), légion garibaldienne. — Fracture de la jambe droite, au tiers moyen, coup de feu, Dijon. — Cal volumineux et difforme, cicatrices adhérentes.

Lissy, Jean-Baptiste-Elise, 1ᵉʳ chass. à pied. — Plaies contuses aux deux cuisses, coup de feu, Frœschwiller.

Littardi, Louis-Charles, 3ᵉ de ligne. — Fracture comminutive de la jambe droite, coup de feu, Frœschwiller. — Cicatrice adhérente.

Livet, Louis, garde mob. de la Sarthe. — Plaie compliquée au bras droit, coup de feu, Coulmiers, 9 novembre. — *Ligature de l'humérale, tiers supérieur*, atrophie du membre.

Lizat, Paul, né le 3 avril 1849, Rennes (Ille-et-Vilaine), 17ᵉ de ligne, sergent. — Fracture du fémur gauche, tiers moyen, coup de feu, Beaumont (Ardennes). — Cal difforme, raccourcissement de 8 centimètres.

Llarch, Antoine-André-Laurent, né le 13 juin 1849, Pezilla (Pyrénées-Orientales), 52ᵉ de ligne. — Coxalgie gauche, fatigues 1870-71. — Raccourcissement de 4 centimètres, déformation de l'articulation coxo-fémorale.

Llaurency, Bonaventure-Joseph-Jean, né le 11 avril 1846, Villarach (Pyrénées-Orientales), 3ᵉ de ligne. — Plaie s'étendant de la partie supérieure de la cuisse gauche au sommet de la fesse, même côté, coup de feu, Frœschwiller. — Paralysie et atrophie du membre.

Lléal, dit Goueillé, Pierre-Jean-Bonaventure, né le 15 octobre 1827, Serdinya (Pyrénées-Orientales), 119ᵉ de ligne, sergent. — Fracture de la jambe gauche, coup de feu, Châtillon sous Paris. — Ankylose tibio-tarsienne dans la flexion, plaies fistuleuses persistantes.

LLOBÈRES, Jean-Joseph-Sébastien, né le 2 juin 1844, Taillet (Pyrénées-Orientales), 35ᵉ de ligne. — Désorganisation du globe oculaire gauche avec fracture de la voûte orbitaire, coup de feu, Issy, 22 mai.

LOBJOIE, Jules-Emile, né le 11 janvier 1850, Seboncourt (Aisne), 68ᵉ de ligne. — Plaie compliquée à la cuisse gauche, partie supérieure, coup de feu, Orléans. — Paralysie incomplète du membre.

LOCHE, Jean-Auguste-Modeste, 57ᵉ de ligne, sergent. — Perte de la dernière phalange des doigts auriculaire, annulaire et médius, main gauche, éclat d'obus, Saint-Privat. — Extension de ces doigts.

LOCQUET, François-Joseph, né le 2 mars 1841, Palluel (Pas-de-Calais), 26ᵉ de ligne. — Plaie compliquée à la main gauche, coup de feu, Gravelotte. — Déformation et gêne considérable des mouvements des doigts, ankylose métacarpo-phalangienne du médius.

LODÉ, Jean-Jacques, né le 6 avril 1838, Saint-Etienne-de-Montluc (Loire-Inférieure), 11ᵉ de ligne. — Fracture du maxillaire supérieur et désorganisation du globe oculaire gauche, coup de feu, Beaumont (Ardennes).

LODS, Henri-Auguste, 37ᵉ de ligne. — Plaies contuses au bras gauche, à la jambe droite et à la cuisse gauche, fracture comminutive de la jambe gauche, coups de feu, Coulmiers, 9 novembre.

LOË, Louis-Léon, 65ᵉ de ligne. — Plaie contuse à l'avant-bras droit, coup de feu, Vermand, 18 janvier. — Rétraction musculaire.

LOEHLER, Joseph, né le 5 juin 1848, Habsheim (Haut-Rhin), 53ᵉ de ligne, caporal. — Plaie contuse à l'épaule droite, coup de feu, Chagey. — Paralysie incomplète de la région.

LOEILLET, Edme, né le 7 août 1844, Magny-la-Chartre (Indre), 85ᵉ de ligne. — Plaie au niveau de l'articulation coxo-fémorale droite, éclat d'obus, Strasbourg, 28 août. — Raccourcissement du membre.

LOGEAIS, Henri, né le 31 décembre 1845, Cholet (Maine-et-Loire), 77ᵉ de ligne, sergent. — Fracture du coude droit, coup de feu, Forbach. — Esquilles, ankylose du coude dans le quart de flexion, atrophie du membre.

LOGEAIS, Léon-Pierre, 45ᵉ de marche. — Fracture de la clavicule droite, avec lésion de l'articulation scapulo-humérale, coup de feu, Cravant, 8 décembre. — Ankylose incomplète de l'épaule, cicatrice adhérente.

LOGEROT, Jules-Napoléon, 56ᵉ de ligne. — Fracture du fémur droit, coup de feu, Frœschwiller. — Chevauchement des fragments, raccourcissement du membre.

LOGEUX, Chrétien, né le 10 juin 1848, Balan (Ardennes), 27ᵉ de ligne. — Contusion violente à la jambe droite, coup de pied de cheval, Metz. — Tuméfaction du pied et de la partie inférieure de la jambe.

LOGIEZ, Désiré-Joseph, né le 26 avril 1846, la Gorgue (Nord), garde mob. du Nord. — Fracture comminutive de la jambe droite, coup de feu, Saint-Quentin. — Raccourcissement de 7 centimètres, consolidation vicieuse, cicatrice adhérente.

LOGUE, Louis-Jules-Adolphe-Alexandre, né le 1ᵉʳ juillet 1845, Paris, garde mob. de la Seine. — Plaie pénétrante de la hanche et de l'abdomen, coup de feu, le Bourget. — Gêne dans la flexion de l'articulation coxo-fémorale, hernie inguinale gauche.

LOH, Jean, né le 10 décembre 1843, Metz (Moselle), 26ᵉ de ligne. — Plaie compliquée à la main droite, coup de feu, Arthenay. — Perte du pouce, de l'indicateur et de l'annulaire, et de deux phalanges du médius et de l'auriculaire.

LOHBERGER, Louis, né le 26 mars 1844, Holtzwirh (Haut-Rhin), 97ᵉ de ligne. — Mutilation de la face, éclat d'obus, Gravelotte. — Perte de l'œil gauche, de la partie moyenne du nez, et d'une partie du maxillaire supérieur gauche, difformité très-grave de la face.

Loher, Vincent, 25ᵉ de ligne. — Plaie contuse à la jambe droite, partie antérieure, coup de feu, le Mans, 12 janvier. — Vaste cicatrice adhérente.

Loichot, Venuste-Hippolyte, 3ᵉ de ligne. — Plaie pénétrante de poitrine, au-dessous de la clavicule et de l'angle inférieur de l'omoplate, coup de feu, Wœrth.

Lointier, François-Denis, né le 18 septembre 1848, Saint-Agnan (Isère), 10ᵉ artill. — Fracture des 2ᵉ et 3ᵉ métacarpiens, main droite, coup de feu, Bitche, 4 septembre. — Cal difforme, cicatrices adhérentes aux deux faces de la main, ankylose de l'indicateur et du médius dans la demi-flexion.

Loire, Alfred-Polycarpe, 3ᵉ train d'équipages militaires. — Plaie contuse à la jambe droite, éclat d'obus, Pont-Noyelles, 23 décembre. — Cicatrice adhérente.

Loiseau, Abel-Emanuel-Théodule, né en 1850, Fleury-aux-Choux (Loiret), garde mob. du Loiret. — Perte de la dernière phalange de l'indicateur, main gauche, coup de feu, Buzenval.

Loiseau, Albert, né le 25 mars 1851, Paris (Seine), 35ᵉ de ligne. — Fracture de l'os iliaque gauche, coup de feu, Champigny, 30 novembre.

Loiseau, Jean-Baptiste-Désiré, 17ᵉ de ligne. — Fracture du 1ᵉʳ métacarpien, main gauche, coup de feu, Sedan. — Consolidation vicieuse.

Loiseaux, André, 82ᵉ de ligne, caporal. — Fracture comminutive de l'humérus droit, coup de feu, Gravelotte. — Cicatrice adhérente.

Loiseaux, Jules-Adolphe, né le 18 avril 1853, Douai (Nord), 75ᵉ de ligne. — Fracture comminutive des deux maxillaires, et plaie contuse au pied (?), coups de feu, Gravelotte. — Perte de substance et de beaucoup de dents, consolidation vicieuse, cicatrice adhérente au tendon d'Achille.

Loisel, Frédéric-François, né le 11 mars 1848, Sourdeval (Manche), 104ᵉ de ligne. — Fracture de l'apophyse coracoïde et de la portion écailleuse de la fosse sous-épineuse, coup de feu, Paris, 2ᵉ siége. — Cicatrice adhérente à la partie postérieure de l'épaule droite.

Loisel, Jean-Marie, garde mob. du Morbihan. — Plaie contuse à la jambe droite, coup de feu, Fretteval, 14 décembre. — Cicatrice adhérente.

Loisel, Joseph-Marie, 20ᵉ de ligne. — Plaie contuse à la main droite, coup de feu, Bougival, 21 octobre. — Perte des deux dernières phalanges de l'indicateur.

Loisel, Narcisse, 1ᵉʳ zouaves. — Fracture comminutive de l'avant-bras gauche, tiers inférieur, coup de feu, Clamart, 19 septembre. — Déformation et amaigrissement avec flexion incomplète des doigts.

Loiselet, Laurent-Henri-Paul, 51ᵉ de ligne. — Plaie contuse à la main droite, éclat d'obus, Asnières, 22 avril. — Cicatrice adhérente aux tendons.

Loison, Jacques-Michel, né le 18 décembre 1838, Saint-Charles (Mayenne), 63ᵉ de ligne, caporal. — Fracture comminutive des deux mains, 2 coups de feu, Spickeren. — Main droite, les doigts et annulaire ne peuvent se fléchir, déformation et raccourcissement de l'indicateur, avec ankylose de la 3ᵉ phalange : main gauche, ankylose des premières phalanges des doigts médius et annulaire avec les 2ᵉ, déformation des deux mains.

Loison, Louis, 8ᵉ de ligne. — Plaie contuse à la cuisse droite, coup de feu, Sedan. — Cicatrices profondes et adhérentes.

Loisy, Pierre, 37ᵉ de ligne. — Plaie contuse au dos, éclat de boîte à mitraille, bois de Boulogne, 17 mai. — Vaste cicatrice adhérente, gêne des mouvements du tronc.

Loizeaux, Vital, né le 5 juillet 1850, Buironfosse (Aisne), 88ᵉ de ligne. — Fracture du maxillaire inférieur, coup de feu, à (?), 8 décembre. — Consolidation vicieuse, cicatrices adhérentes.

Loizel, Barthélemy, 2ᵉ de ligne, sergent-major. — Fracture du 4ᵉ métacarpien, main gauche, coup de feu, Spickeren. — Ankylose des doigts auriculaire, annulaire et médius, atrophie de la main.

LOLÉRON, Joseph, garde mob. du Finistère. — Plaie contuse à l'avant-bras gauche, coup de feu, l'Hay, 29 novembre. — Engorgement de la main dont les doigts sont fléchis, cicatrice adhérente.

LOLLIOZ, Jean-Pierre, né le 27 avril 1850, Vacheresse (Haute-Savoie), 4e chass. à pied.— Plaie perforante de la face de gauche à droite, coup de feu, Courbevoie (2e siége).—Cicatrices adhérentes, névralgie frontale rebelle.

LOMBART, Célestin-Jules, né le 24 août 1848, Gaillac (Tarn), 99e de ligne.—Fracture comminutive de l'humérus gauche, coup de feu, Sedan. — Ankylose incomplète du coude dans la demi-flexion.

LOMBARD, Jacques, né le 22 octobre 1845, Arles (Bouches-du-Rhône), 66e de ligne. — Plaie pénétrante du poignet droit, coup de feu, Spickeren. — Ankylose avec extension permanente de la main et des doigts, cicatrices adhérentes.

LOMBARD, Joseph, 3e cuirassiers.—Fracture du 2e métacarpien, main droite, coup de feu, Reischoffen. — Ankylose de l'indicateur dans l'extension.

LOMBART, Jean-Baptiste-Clovis-Théophile, né le 14 novembre 1849, Abbécourt (Aisne), garde mob. de l'Aisne. — Fracture comminutive de la jambe droite, explosion de la citadelle de Laon, 9 septembre. — Déformation de la partie inférieure de la jambe avec ankylose incomplète du pied rejeté en arrière et en dehors.

LOMBERAUD, Antoine, né le 16 mai 1849, Semur (Saône-et-Loire), 1re de ligne. — Congélation en captivité à Mayence. — Atrophie du deltoïde, ankylose incomplète scapulo-humérale gauche, gêne des mouvements du bras.

LONCA, Etienne, né le 17 avril 1848, Sers (Hautes-Pyrénées), 36e de ligne. — Fracture du fémur gauche, tiers moyen, coup de feu, Frœschwiller.—Consolidation vicieuse, raccourcissement de 4 centimètres.

LONESSARD, Jean-Marie-Joseph, garde mob. d'Ille-et-Vilaine, sergent-fourrier. — Plaie contuse à l'épaule droite, coup de feu, Montretout, 29 novembre. — Cicatrices multiples.

LONGCHAMPT, Charles-Jean-Claude, né le 2 janvier 1843, Chay (Doubs), 1er lanciers. — Fracture de l'omoplate et de la tête de l'humérus gauches, coup de feu, le Bourget, 17 septembre. — Cicatrices adhérentes, perte de l'élévation de bras.

LONGEAU, Jean-Baptiste-Marie, né le 3 juin 1845, Recoules (Lozère), 3e de ligne.—Fracture comminutive de la jambe droite, tiers inférieur, coup de feu, Saint-Quentin. — Ankylose tibio-tarsienne avec atrophie du pied fixé dans l'extension forcée.

LONGELIN, Antoine-François, né le 12 février 1846, Fenain (Nord), garde mob. du Nord. — Mutilation de la main droite, éclat d'obus, Saint-Quentin.—Perte des 3e, 4e et 5e métacarpiens et des doigts médius, annulaire et auriculaire, flexion de l'indicateur et mouvements très-bornés du pouce.

LONGERON, Louis, né à Guérin (Ain), garde mob. de la Nièvre.—Plaie contuse à la cuisse droite, coup de feu, Orléans, 11 octobre. — Cicatrice adhérente.

LONGHAIS, Camille, garde mob. de la Seine, 183e bataillon, sergent-fourrier. — Fracture de l'humérus gauche, coup de feu, Montretout. — Esquilles, plaies fistuleuses.

LONGRE, Claude, né le 26 septembre 1837, Lyon (Rhône), 87e de ligne. — Fracture des os du crâne, avec enfoncement de la région temporo-pariétale, éclat d'obus, Strasbourg, 27 septembre. — Perte osseuse, cicatrice adhérente, profonde, otorrhée et perte de l'ouïe à gauche.

LONGUET, Auguste-Joseph, né le 25 juillet 1849, Thérouanne (Pas-de-Calais), garde mob. du Pas-de-Calais. — Fracture comminutive de la jambe gauche, tiers moyen, éclat d'obus, Saint-Quentin. — Cal volumineux, larges cicatrices adhérentes, incurvation en dedans et en arrière, raccourcissement, ankylose du pied dans l'extension.

LONGUET, César, 33e de ligne. — Plaie contuse à la jambe droite, coup de feu, Sedan. — Vaste cicatrice.

88

LONGUET, Edouard-Ernest, né à Montataire (?), 4e de ligne. — Plaies contuses aux deux omoplates, coup de feu à (?). — Cicatrices adhérentes.

LONNOY, Alcindor, 3e train d'équipages. — Fracture comminutive du tarse, pied droit, coup de feu (?). — Nécrose.

LOPERT (?), Victor-Adolphe, 2e zouaves (?). — Plaie pénétrante de poitrine à gauche, coup de feu, Reischoffen. — Dyspnée.

LOPIN, Pierre, né le 13 janvier 1842, Plésidy (Côtes-du-Nord), 30e de ligne. — Fracture compliquée du coude droit, coup de feu, Guyonville (Loiret), 1er décembre. — Ankylose dans la demi-extension, paralysie de l'avant-bras et de la main.

LOPIN, Pierre, né le 17 août 1837, Ploërdut (Morbihan), 1er chass. à pied. — Perte du gros orteil, pied gauche, coup de feu, Strasbourg, 10 septembre.

LOPPIN, Nicolas-Eugène, 11e chass. à pied. — Fracture du cubitus gauche et plaie contuse à la main, même côté, éclats d'obus, Borny. — Cicatrice adhérente, perte des doigts indicateur et médius.

LOPPINET, Jean-Ernest, 81e de ligne. — Fracture du premier métatarsien pied droit, coup de feu, Saint-Privat. — Cicatrices adhérentes.

LOPRIOL, Jean-Ursin, né le 25 octobre 1844, Bosroger (Creuse), 100e de ligne. — Fracture comminutive de l'avant-bras droit, coup de feu, Saint-Privat. — Atrophie et paralysie de la main.

LOQUES, Henri-Zéphirin, 37e de ligne. — Plaie pénétrante au-dessous de la rotule, genou gauche, coup de feu, Loigny. — Ankylose incomplète.

LOQUET, Auguste, né le 6 janvier 1844, Doullens (Somme), 79e de ligne, caporal. — Fracture du 5e métacarpien, main droite, coup de feu, Chagey. — Fracture non consolidée, flexion très-prononcée et oblique de l'auriculaire, flexion moins prononcée des trois autres doigts.

LORAIN, Louis-Tranquille, né le 12 mars 1850, Broglie (Eure), 41e de ligne. — Plaie pénétrante de l'articulation scapulo-humérale droite, Lorges, 9 décembre. — Ankylose.

LORAIN, Victor-Paul, né le 22 novembre 1842, Château-Thierry (Aisne), francs-tireurs de la Seine. — Large plaie contuse à la cuisse droite, éclat d'obus, Châteaudun. — Gêne des mouvements du membre.

LORANGE, Fourrier-Charles, né le 7 juillet 1848, Mattincourt (Vosges), 53e de ligne. — Plaie contuse à la jambe gauche, partie supérieure et interne, éclat d'obus, Sedan. — Cicatrice adhérente.

LORGET, Isidore-Jules, né le 27 mai 1847, Sommeille (Meuse), 84e de ligne. — Fracture de l'articulation tibio-tarsienne gauche et de la jambe droite, tiers moyen, 2 coups de feu, Gravelotte. — Ankylose incomplète tibio-tarsienne avec sallie externe et irrégulière de l'astragale et du calcanéum, exostose volumineuse du tibia, cicatrice adhérente.

LORDONNÉ, Pierre-Marie, 28e de ligne. — Congélation, Jupilles (Sarthe), 26 décembre. — Abcès multiples, large cicatrice adhérente au bord supérieur et interne de l'avant-bras gauche avec gêne dans la flexion et la pronation.

LOREAU, Jean-Baptiste, né le 16 avril 1847, Lanocle (Nièvre), 29e de ligne. — Plaie contuse à la main droite, coup de feu, Borny. — Ankylose des phalanges des doigts auriculaire et annulaire.

LOREC, Eugène-Léopold, né le 15 avril 1850, Lorient (Morbihan), 64e de ligne. — Plaie s'étendant du dehors de la pointe de l'omoplate à la clavicule, à gauche, coup de feu, Issy, 4 mai. — Fausse ankylose de l'épaule, atrophie de tout le bras.

LORENTZ, Alexis, né le 29 avril 1847, Bergheim (Haut-Rhin), 8e cuirassiers. — Plaie compliquée au bras gauche, coup de feu, Frœschwiller. — Rétraction du bras fixé dans la flexion, demi-ankylose du coude.

LORENTZ, Alphonse, né le 19 janvier 1848, Gingsheim (Bas-Rhin), 43e de ligne. — Fracture incomplète du maxillaire inférieur, coup de feu, le Mans. — Perte de 4 dents molaires, plaie fistuleuse persistante.

LORENTZ, Joseph-Albert, 31e de ligne. — Plaie contuse à l'avant-bras droit, coup de feu, Loigny.— Cicatrice adhérente au cubitus, gêne des mouvements de l'avant-bras et des trois derniers doigts, amaigrissement du membre.

LORET, Alexis, né le 16 avril 1845, Colméry (Nièvre), garde mob. de la Nièvre. — Désorganisation du globe oculaire droit avec perforation de la voûte palatine, coup de feu, Bethoncourt, 15 janvier.

LORET, Gabriel, né le 4 décembre 1845, Baraize (Indre), 42e de ligne. — Fracture des 2e et 3e métatarsiens, pied gauche, coup de feu, Champigny. — Rétraction des orteils.

LORETTE, Henri-Ange, 100e de ligne, sergent. — Perte de l'indicateur, main droite, coup de feu, Gravelotte. — Atrophie et paralysie du médius, et gêne dans les mouvements du bras.

LORGE, Aimé-Eugène, né le 6 février 1847, Cernon (Jura), 9e de ligne. — Plaie en sillon le long de la face interne de l'humérus droit, avec lésion du creux axillaire, coup de feu, l'Hay, 30 septembre. — Paralysie incomplète du membre, rétraction notable des biceps.

LORGE, Joseph-Philémon-Vincent, né le 20 janvier 1849, Argoules (Somme), 20e chass. à pied. — Plaie contuse à la cuisse droite, coup de feu, Villers-Bretonneux.—Amaigrissement du membre.

LORHO, Marc-Marie-Ernest, né le 28 novembre 1847, Vannes (Morbihan), 24e de ligne — Plaie s'étendant du pli inférieur de la fesse droite à la partie interne et inférieure de la cuisse droite, avec fracture du fémur, au tiers moyen, coup de feu, Saint-Quentin.—Difformité considérable de la cuisse, raccourcissement et claudication.

LORIDAN, Charles-Louis, garde mob. du Nord. — Fracture de la jambe gauche, coup de feu, Pont-Noyelles.

LORIDAN, Fleury, 48e de ligne. — Fracture de la jambe droite, chute en travaillant aux fortifications de Magdebourg. — Raccourcissement.

LORIDAN, Florin-Joseph, garde mob. du Nord. — Fracture comminutive du cubitus droit, coup de feu, Villers-Bretonneux.—Perte osseuse.

LORIDENT, Antoine, né le 11 novembre 1832, Marsal (Meurthe), 12e chass. à pied, caporal. —Plaie compliquée à travers la fosse iliaque droite, coup de feu, Gravelotte. — Atrophie de tout le membre inférieur droit.

LORIÉLLIÈRE, Louis-Eugène-Elphèze, né le 19 avril 1847, Moutier-au-Perche (Orne), 19e de ligne. — Plaie s'étendant de la face dorsale du carpe, main droite, au milieu de la face externe de l'avant-bras, coup de feu, Borny. — Cicatrice adhérente à la main, ankylose presque complète du poignet, amaigrissement de la main avec difficulté dans la flexion des doigts.

LORIEAU, Louis-François, garde mob. de la Vendée. — Plaie contuse au genou gauche, coup de feu, Champigny, 30 novembre. — Gène dans les mouvements du genou.

LORIENT, Edmond, 95e de ligne. — Perte du doigt médius, main gauche, coup de feu, Noisseville (Moselle), 31 août.

LORIEUX, Simon-Eugène-Désiré, 94e de ligne, caporal. — Plaie contuse à la cuisse gauche, érosion du fémur, coup de feu, Sainte-Marie-aux-Chênes.

LORIMEY, Pierre, garde mob. de la Côte-d'Or. — Plaie à travers la région sacrée et le grand trochanter, côté droit, coup de feu, Chevilly, 30 septembre.

LORIN, Louis-Pierre-Désiré, né le 26 août 1848, la Fontanelle (Loir-et-Cher), garde mob. de Loir-et-Cher. — Fracture du 3e métacarpien, main gauche, coup de feu, Villorceau. — Rétraction des fléchisseurs des doigts médius et annulaire, fixés dans la flexion.

LORIOT, Marie-Léopold, né le 21 janvier 1843, Montmorillon (Vienne), garde mob. de la Vendée, capitaine. — Plaie pénétrante de poitrine, avec fracture comminutive de la 8e côte, à droite, coup de feu, Montretout. — Adhérences pleurales, cicatrice adhérente à la partie moyenne de la 8e côte.

LORGEOU, Eugène-Polycarpe, né le 14 mars 1836, Tavers (Loiret), 68e de ligne. — Congélation, le Bourget. — Perte des cinq orteils, pied gauche.

LORMANT, Bertrand, 59e de ligne. — Perte des deux dernières phalanges du médius et de la dernière de l'annulaire, main droite, coup de feu, Conneré, 11 janvier.

LORNÉ, Jules-Bazille, 25e de ligne. — Plaie contuse au-dessous du grand trochanter gauche, éclat d'obus, Gravelotte. — Large cicatrice adhérente.

LORRAIN, Eugène, né le 15 décembre 1845, Paris, 35e de ligne. — Plaie contuse à la jambe gauche, érosion du tibia, coup de feu, Champigny, 30 novembre. — Engorgement du membre.

LORRAIN, Julien, né le 20 février 1847, Wisches (Vosges), 18e de ligne. — Plaie oblique à travers la région dorsale de la main droite, coup de feu, Frœschwiller. — Ankylose de la 1re phalange de l'indicateur sur la 2e, cicatrice inodulaire et atrophie de ce doigt, cicatrice adhérente au niveau de l'articulation métacarpo-phalangienne de l'auriculaire, extension permanente des derniers quatre doigts, avec quelques mouvements bornés de flexion.

LORT, Louis-Jean-Denis, né le 9 octobre 1849, Miramont (Haute-Garonne), garde mob. de la Haute-Garonne. — Fracture du cubitus gauche, éclat d'obus, Baume-les-Dames, 15 octobre. — Perte de substance osseuse, cicatrice adhérente, atrophie du membre.

LORTHOIS, Henri, 93e de ligne. — Fracture comminutive de l'avant-bras droit, coup de feu, Gravelotte. — L'avant-bras est fixé en demi-pronation.

LORVO, Yves-Marie, 37e de ligne. — Plaie à travers la fesse et la cuisse gauches, coup de eu, Loigny. — Esquilles.

LOSTE, Jean, né le 23 mars 1842, Paunat (Dordogne), 41e de ligne. — Fracture de l'omoplate droite, coup de feu, Beaugency. — Cicatrice adhérente.

LOSSENDIÈRE, Eugène-Edouard, 14e de ligne. — Perte de la dernière phalange de l'indicateur, main droite, coup de feu, Champigny, 30 novembre.

LOSSOUARN, Charles-Théodore-Christophe-André, né le 30 décembre 1841, Plouné-sur-Trez (Finistère), 70e de ligne. — Fracture du coude gauche, coup de feu, Ladonchamps, 7 octobre. — Nécrose, Ankylose partielle du coude.

LOTÉGIER, Louis-François, né le 31 mai 1850, Armentières (Nord), 17e chass. à pied. — Fracture comminutive du fémur droit, tiers moyen, coup de feu, Saint-Quentin. — Cal difforme avec incurvation en dedans, raccourcissement de 6 centimètres, atrophie de tout le membre, et ankylose presque complète du genou.

LOTTE, Louis-Léopold, 17e chass. à pied. — Plaie s'étendant de la partie supérieure de la cuisse droite au scrotum, avec ablation du testicule, coup de feu, gare de Clamart, 6 mai.

LOTTIGIER, Victor-Léonard-Jean, 91e de ligne. — Fracture du calcanéum, pied gauche, éclat d'obus, Pont-Noyelles. — Gêne dans l'articulation tibio-tarsienne.

LOUAT, François-Jules, né le 26 décembre 1824, Paris, 2e hussards, capitaine. — Plaies au crâne, coups de sabre, Rezonville. — Atrophie pupillaire, perte de la vision à droite, et affaiblissement de celle-ci à gauche.

LOUBATIÈRES, Henri, né le 8 septembre 1849, Agen (Lot-et-Garonne), 30e de ligne. — Plaie compliquée au poignet droit, coup de feu, Bitche, 30 septembre. — Ankylose du poignet dans l'extension permanente de la main et des doigts.

LOUBET, Bernard, né le 8 décembre 1849, Massat (Ariége), 25e de ligne. — Congélation, Aubervilliers. — Nécrose de la phalange unguéale du gros orteil et perte de l'ongle des autres orteils, pied gauche, gêne dans la marche.

LOUBOUTIN, Jacques, 2e zouaves. — Plaie contuse à l'avant-bras droit, coup de feu Frœschwiller. — Diminution dans sa sensibilité.

LOUCHART, Augustin-François, né le 22 juin 1847, Merville (Nord), garde mob. du Nord. Fracture comminutive du fémur droit, coup de feu, Pont-Noyelles. — Consolidation vicieuse avec incurvation en dehors, raccourcissement de 7 centimètres, ankylose presque complète du genou.

LOUDEMONT, Léon, 40e de ligne. — Fracture comminutive de la jambe droite, coup de feu, Patay, 2 décembre. — Raccourcissement.

LOUET, Jules-Charles, né le 30 août 1836, Paris, 2e artill., brigadier. — Fracture comminutive du tarse, pied droit, éclat d'obus, Villorceau, 2 décembre.

LOUGÈRE, Claude-Marie, 98e de ligne. — Fracture comminutive de l'avant-bras droit, coup de feu, Saint-Privat. — Cicatrices profondes et adhérentes.

LOUINEAU, Henri, 54e de ligne. — Plaie contuse à l'épaule gauche, coup de feu, Bougival, 21 octobre. — Atrophie du moignon de l'épaule.

LOUIS, Claude, 66e de ligne. — Plaie contuse à l'avant-bras droit, partie interne et supérieure, coup de feu, Saint-Privat. — Cicatrice adhérente.

LOUIS, Etienne, né le 14 septembre 1822, Commercy (Meuse), 98e de ligne, capitaine. — Fracture du calcanéum, pied droit, éclat d'obus, Saint-Privat. — Esquilles, amaigrissement de la jambe avec empâtement de la région tibio-tarsienne, gène, douleur et grande difficulté dans la marche.

LOUIS, Eugène, né le 27 mars 1848, Echarçon (Seine-et-Oise), sapeurs-pompiers de Paris. — Plaie contuse au bras gauche, le (?). — Phthisie pulmonaire, fatigues en captivité.

LOUIS, Félix-Marcellin, né en avril 1844, Saint-Brieuc (Côtes-du-Nord), 75e de ligne. — Désorganisation du globe oculaire droit, coup de feu, Ladonchamps, 7 octobre.

LOUIS, Ferdinand-Napoléon, né le 16 octobre 1848, Boulogne (Seine), 25e de ligne. — Fracture du fémur gauche, tiers moyen, coup de feu, Gravelotte. — Raccourcissement considérable et atrophie du membre.

LOUIS, François, né le 6 novembre 1848, Trondes (Meurthe), artill. de la garde mob. de la Meurthe. — Plaies compliquées à l'avant-bras et à la jambe, côté droit, coups de feu, Toul, 22 septembre. — Ankylose du coude dans la flexion, claudication.

LOUIS, Isidore-Honoré, né le 3 mai 1845, Paris, 47e de ligne, caporal. — Plaie contuse à la cuisse gauche, partie antérieure et moyenne, coup de feu, Saint-Loup (Loiret), 30 novembre. — Cicatrice adhérente.

LOUIS, Jean-Pierre, dit BÉCARIE, garde mob. des Basses-Pyrénées. — Plaies contuses au genou gauche, partie interne et à la jambe, coups de feu, Dijon, 26 novembre. — Ankylose incomplète du genou.

LOUIS, Joseph, 40e de ligne. — Plaie contuse au moignon de l'épaule gauche, éclat d'obus, Sedan. — Perte de substance musculaire, cicatrice adhérente.

LOUIS, Joseph-Jules, dit PLANTELINE, né le 26 septembre 1842, Fontainebleau (Seine-et-Marne), 2e dragons. — Rhumatismes chroniques, privations et fatigues. — Hypertrophie du cœur avec insuffisance de l'orifice auriculo-ventriculaire gauche.

LOUIS, Pierre, né le 18 décembre 1851, Toulouse (Haute-Garonne), 20e chass. à pied. — Fracture du coude gauche, coup de feu, Pont-Noyelles. — Ankylose dans l'extension.

LOULOUM, Jean, né le 5 novembre 1844, Villenave (Doubs), 75e de ligne. — Plaie compliquée à la main gauche, éclat d'obus, Gravelotte. — Ankylose des articulations phalangiennes et métacarpiennes des doigts auriculaire, annulaire, médius et indicateur fixés dans l'extension avec perte de tout mouvement.

LOUOT, François, 6e de ligne. — Chute sur le coude droit, Mézières, 5 décembre. — Arthrite, ankylose incomplète.

LOUPIAS, Jean-Louis-Philippe, 6e chass. à cheval. — Fracture du 5e métatarsien, pied gauche, éclat d'obus, Sedan. — Cal volumineux, cicatrice adhérente.

LOURTEAU, Pierre, 3e génie. — Plaie contuse à la cuisse droite, éclat d'obus, Forbach. — Large cicatrice adhérente.

LOUSTALOT, Ambroise-Cyrille, 35e de ligne. — Fracture de la jambe gauche, coup de feu, Champigny, 30 novembre. — Cal vicieux.

LOUSTAUDAUDINE, Gratien, né le 9 février 1843, Lées-Athas (Basses-Pyrénées), 3e chass. d'Afrique. — Plaie contuse à la jambe droite, partie inférieure, plaie s'étendant de la partie supérieure de la cuisse gauche, au-dessous du pli de l'aine, à la partie moyenne de la fesse droite avec lésion du rectum, coup de feu, Sedan. — Engorgement du membre et surtout du pied, marche impossible sans le secours d'une canne.

LOUTRAGE, Joseph, né le 23 mai 1842, Mantallot (Côtes-du-Nord), 3e chass. à cheval. — Fracture du maxillaire inférieur à gauche, coup de feu, Varize (Loiret), 30 novembre. — Mobilité des fragments, les arcades dentaires ne correspondent plus.

LOUVAT, Jean-Baptiste, garde mob. de l'Isère. — Fracture des 6e et 7e côtes, à droite, coup de feu, Beaugency.

LOUVEAU, Eugène-René, 71e de ligne. — Plaies à l'épaule et au dos, avec lésion des vertèbres, coup de feu, l'Hay, 29 novembre. — Cicatrices adhérentes.

LOUVEL, Louis, 93e de ligne. — Plaies contuses au bras et à la jambe gauches, éclats d'obus, Gravelotte. — Longue cicatrice de 9 centimètres, profonde et adhérente à la jambe.

LOUVET, Auguste-Victor, né le 26 février 1829, Gentilly (Seine), 25e de ligne. — Plaies contuses à la poitrine et au dos, éclats d'obus, Gravelotte. — Perte de substance du grand pectoral et du grand dorsal, cicatrices adhérentes, dyspnée considérable.

LOUVET, Louis-Alexandre, garde mob. de la Seine. — Plaie contuse au cou, partie postérieure gauche, coup de feu, Epinay, 21 décembre. — Douleurs névralgiques.

LOUVET, Louis-Marie, né le 3 janvier 1844, Laval (Mayenne), 14e de ligne. — Fracture comminutive du radius gauche, coup de feu, Metz, 15 septembre. — Perte de la pronation et de la supination ave atrophie de l'avant-bras.

LOUVIER, Léon, né le 17 mai 1830, Péage (Isère), 62e de ligne. — Fracture comminutive et compliquée de l'humérus gauche, tiers inférieur, coup de feu. Changé. — Consolidation vicieuse, large cicatrice adhérente, atrophie et paralysie de l'avant-bras et de la main.

LOUVIGNY, Léger-Alexandre, né à Évreux (Eure), 24e de ligne. — Plaies contuses au coude et au poignet gauches, coups de feu, Champigny, 2 décembre. — Atrophie de l'avant-bras.

LOUVROY, Clovis-Emile-Victor, 39e de ligne. — Fracture de la rotule droite, coup de feu, Vorges (Doubs), 28 janvier. — Ankylose du genou dans l'extension.

LOUY, Auguste, 19e de ligne. — Luxation du cristallin de l'œil droit, par projection de terre lancée par éclat d'obus, Borny. — Perte de la vision de ce côté.

LOUYÉ, Charles-Victor-Edouard, 91e de ligne. — Fracture de l'omoplate gauche, éclat d'obus, Sedan.

LOYAU, François-Désiré, né le 4 juin 1848, Vendôme (Loir-et-Cher), garde mob. de Loir-et-Cher. — Plaies compliquées à l'avant-bras gauche, 2 coups de feu, Loigny. — Paralysie de l'avant-bras et rétraction des fléchisseurs des trois derniers doigts.

LOYO, Nicolas, né le 19 avril 1834, Listorff (Allemagne), rég. étranger. — Fracture du fémur gauche, coup de feu, Orléans, 11 octobre. — Raccourcissement de 3 centimètres.

LOYS, Jean-Baptiste-Alfred, 17e de ligne. — Plaie au cou, érosion de l'apophyse épineuse de la 5e vertèbre cervicale, coup de feu, Châtillon, 19 septembre. — Gêne dans la flexion du cou sur la poitrine.

LOZIER, Julien-Maire-Joseph, 64e de ligne. — Plaies contuses à la poitrine, côté droit, 2 coups de feu, Borny.

LUBERT, Jean-Marie, 78e de ligne. — Fracture du radius droit, coup de feu, Wœrth. — Cicatrice adhérente.

LUCAIN, Casimir-Gustave, né le 28 mai 1846, Lille (Nord), 2e zouaves. — Fracture comminutive de la jambe gauche, tiers inférieur, coup de feu, Fræschwiller. — Perte de substance osseuse, ankylose tibio-tarsienne, le pied fixé en pied équin, claudication prononcée.

LUCAIN, Jean, né le 30 avril 1839, Pontoux (Landes), 2e zouaves. — Fracture comminutive de la jambe gauche, tiers inférieur, coup de feu, Frœschwiller. — Nombreuses esquilles, ankylose tibio-tarsienne avec le pied fixé dans l'extension.

LUCAND, Chales-Denis, né le 16 janvier 1850, la Roche-en-Breuil (Côte-d'Or), 74e de ligne. — Plaie contuse au niveau du tendon d'Achille gauche, éclat d'obus, Paris, 2e siége. — Cicatrice adhérente au niveau de l'articulation calcanéo-astragalienne, gêne dans la marche.

LUCAS, Abraham-Jean-Baptiste-Antoine, 24e de ligne. — Fracture de la clavicule droite, plaie s'étendant de la clavicule au dos, coup de feu, Spickeren. — Cicatrice peu résistante à l'épaule.

LUCAS, Auguste-Marie, né le 31 janvier 1831, Alençon (Orne), francs-tireurs de Paris, caporal. — Plaie contuse à la jambe gauche, coup de feu, Noneville sous Paris. — Gêne des mouvements du pied.

LUCAS, Constantin-Edouard, né le 10 juillet 1848, Matton-Clémency (Ardennes), 69e deligne. — Plaie contuse au poignet gauche, coup de feu, Borny. — Gêne des mouvements des doigts.

LUCAS, François-Auguste, 73e de ligne. — Plaie contuse au pied droit, éclat d'obus, Saint-Privat. — Ankylose incomplète tibio-tarsienne.

LUCAS, Gédione, 77e de ligne, caporal. — Plaie contuse à la main gauche, coup de feu, Forbach. — Perte de la première phalange du pouce, avec ankylose des deux premières phalanges de l'indicateur.

LUCAS, Pierre-Arsène, garde mob. de Loir-et-Cher. — Fracture du péroné gauche, tiers inférieur, coup de feu, Coulmiers. — Esquilles, ostéite.

LUCAS, Pierre-Arsène, né le 7 juillet 1848, Lieurey (Eure), 29e de ligne. — Plaie contuse au mollet droit, coup de feu, Saint-Privat. — Perte de substance musculaire, cicatrice adhérente, atrophie avec flexion de la jambe sur la cuisse, et extension du pied sur la jambe, difficulté considérable dans la marche.

LUCAS, Pierre-Joseph-Margelin, né le 26 janvier 1840, Marquette (Nord), 65e de ligne. — Plaies à travers la main droite et au bras, même côté, 2 coups de feu, Villers-Bretonneux. — Atrophie du bras, paralysie de la main.

LUCCANTONI, François-Louis, né le 22 décembre 1843, Monté (Corse), 79e de ligne. — Désorganisation du globe oculaire droit, coup de feu, Chagey, 17 janvier.

LUCCIONI, Ambroise, 80e de ligne. — Plaie en canal à l'épaule (?), coup de feu, Metz, 7 octobre.

LUCCIONI, Ange-Toussaint-Paul-Aristide, né le 29 janvier 1845, Bisinchi (Corse), 24e de ligne. — Fracture des 3e et 4e métacarpiens, main gauche, coup de feu, Spickeren. — Cicatrice adhérente, perte de l'usage du médius et de l'annulaire, perte à peu près complète de l'usage de l'indicateur et de l'auriculaire.

LUCCIONI, Ours-Jean, né le 13 août 1833, Piedicorte-de-Gaggio (Corse), 57e de ligne. — Plaie s'étendant de l'angle interne de l'omoplate droite au-dessous de l'extrémité externe de la clavicule, coup de feu, Gravelotte. — Atrophie de l'épaule, gêne considérable dans l'élévation du bras.

LUCE, Alfred-Pierre, 50e de ligne. — Plaie s'étendant de la poitrine à l'omoplate droite, coup de feu, Wissembourg.

LUCET, Adolphe-Ferdinand, né le 31 août 1845, Oissel (Seine-Inférieure), 10e de ligne. — Plaie contuse à la région frontale gauche, coup de feu, Saint-Privat. — Perte de substance, large cicatrice adhérente, affaiblissement de la constitution.

LUCHEUX, Jean-Baptiste-Antony, né le 17 août 1843, Domart (Somme), 70e de ligne. — Plaie à la hanche gauche, coup de feu, Ladonchamps, 7 octobre. — Extraction de la balle dans la vessie, fistule urinaire persistante, gêne des mouvements du membre inférieur gauche.

LUCIANI, Angélin, né le 13 août 1849, Guitera-Givicacce (Corse), 25e de ligne, caporal. — Fracture des 3e et 4e métacarpiens, main gauche, coup de feu, Champigny, 30 novembre.

— Cicatrices adhérentes, pseudarthrose du 3e métacarpien, rigidité et extension forcée des doigts médius et annulaire.

Luciani, François-Antoine, 3e de ligne. — Fracture du maxillaire inférieur, coup de feu, Frœschwiller. — Non-consolidation.

Luciani, Simon-François, 79e de ligne. — Plaie contuse à la main droite, coup de feu, Beaune-la-Rolande. — Cicatrice adhérente, perte des mouvements du médius.

Luciat, Laurent, né le 8 juillet 1838, Montaut (Basses-Pyrénées), 81e de ligne. — Plaie contuse au genou droit, coup de feu, Saint-Privat. — Gêne prononcée dans la marche.

Luçon, Antoine, 8e chass. à pied. — Fracture de l'épine de l'omoplate gauche, coup de feu, Bretoncelles, 21 novembre. — Gêne dans l'élévation du bras..

Lucotte, Jean-Baptiste, né le 4 juin 1853, Paris, 4e zouaves. — Fracture de la malléole externe gauche, coup de feu, Champigny. — Pourriture d'hôpital, gêne dans l'articulation tibio-tarsienne.

Lucron, Jules, né le 16 mars 1846, Paris (Seine), 20e chass. à pied.—Contusion violente à l'épaule droite, accident de chemin de fer, Critot.—Paralysie du deltoïde, arthrite scapulo-humérale.

Ludre (de), Auguste-Joseph-Louis-Marie, né le 16 juillet 1831, Nancy (Meurthe), garde mob. de la Meurthe, chef de bataillon. — Atrophie double et complète des pupilles, ataxie locomotrice, fatigues éprouvées pendant le siège de Toul. — Cécité complète, mouvements désordonnés des membres inférieurs et douleurs musculaires.

Luent, Jean-Armand, né le 7 février 1844, Gourdan (Haute-Garonne), caporal. — Bronchite tuberculeuse, intempéries et fatigues, captivité.

Luet, François-Arsène, né le 13 juillet 1838, Saint-Romphaire (Manche), 66e de ligne, sergent.—Contusion violente à l'épaule gauche, éclat d'obus, Gravelotte.—Atrophie du moignon de l'épaule, roideur dans l'articulation scapulo-humérale.

Lugez, Ernest-Louis, 33e de ligne, sergent. — Plaie contuse à la cuisse gauche, partie moyenne, coup de feu, Sedan.—Cicatrices adhérentes aux parties antérieures et postérieures.

Lugol, Pierre, garde mob. du Lot. — Fracture comminutive du pied gauche, coup de feu, Origny, 10 décembre. — Gêne considérable dans les mouvements du pied.

Lugrin, Marie, 33e de ligne.—Perte du pouce, main gauche, coup de feu, Paris, 23 mai.

Lunière, Ferdinand, 68e de ligne, caporal. — Plaie contuse à la jambe droite, coup de feu, Saint-Quentin. — Cicatrice adhérente.

Luquet, Jacques, né le 9 avril 1853, Lyon (Rhône), 1er chass. à pied. — Fracture de l'humérus droit, fracture des 4e et 5e métacarpiens, main gauche, 2 coups de feu, Pont-Noyelles. — Consolidation de l'humérus avec chevauchement, cicatrice adhérente, atrophie du bras, ankylose du coude dans l'extension, gêne des mouvements des doigts, main gauche.

Luquet, Jules, 1er chass. à pied. — Fracture de l'humérus droit et du métacarpe, main gauche, coup de feu, Pont-Noyelles.

Luquin, Jean, 45e de ligne. — Fracture du fémur droit, coup de feu, Cravant.—Cicatrice adhérente.

Lurault, Guillaume, 67e de ligne.—Plaies contuses à la cuisse gauche, partie antérieure et externe moyennes, éclats d'obus, Vian, 15 janvier.

Lussat, Louis-Joseph, né le 2 janvier 1845, Oradour-Saint-Genest (Haute-Vienne), garde mob. de la Haute-Vienne. — Fracture du radius gauche, tiers moyen, coup de feu, Lumeau, 2 décembre. — Atrophie et flexion incomplète du membre, gêne des mouvements de l'avant-bras et de la main.

Luttringer, Dominique, né le 4 août 1842, Saint-Amarin (Haut-Rhin), 47e de ligne. — Plaie déchirée à la partie supérieure et interne de la cuisse droite, éclat d'obus, Villersexel. —Flexion forcée de la jambe qui est amaigrie et atrophiée, impossibilité de poser l'extrémité des orteils sur le sol et de marcher sans le secours de béquilles.

LUXEREAU, François-Gustave, né le 21 juin 1848, Tripleville (Loir-et-Cher), 14e de ligne (ex-35e de marche).— Plaie contuse à la jambe droite, éclat d'obus, Terminiers, 2 décembre. — Large perte de substance, cicatrice adhérente.

LUZI, Jean, 1re légion du Rhône. — Plaie contuse à la face, côté droit, et à la main droite, 2 coups de feu, Nuits, 18 décembre. — Ankylose métacarpo-phalangienne du pouce avec perte de ses mouvements.

LYANTEY, Jean-Baptiste, 62e de ligne.—Plaie à la région temporale gauche, éclat d'obus, Gravelotte. — Surdité presque complète à gauche, perte de la vision à gauche et affaiblissement de celle-ci à droite.

LYCURAS, Grégoire, 68e de ligne. — Plaies contuses à la cuisse et au mollet gauches, éclats d'obus, Bois-les-Dames, 29 août.

LYMET, Alexandre, né le 17 mars 1844, Valençay (Indre), 47e de ligne. — Fracture double de l'humérus gauche, coup de feu, Beaumont (Ardennes).—Gonflement de l'os, périostite, plaies fistuleuses, perte de l'extension de l'avant-bras avec gêne des mouvements de la main, amaigrissement du membre.

LYONNAIS, Pierre, 83e de ligne. — Plaie contuse au bras gauche, coup de feu, Villorceau. — Atrophie du membre.

MAAMAR-BEN-SADEK, né en 1838, aux Beni-Tamon (Alger), 1er tir. alg. — Fracture comminutive du poignet droit, coup de feu, Wissembourg.—Déformation et ankylose du poignet, les doigts fixés dans l'extension, plaies fistuleuses persistantes, à la face dorsale de la main.

MABILLE-DUCHÊNE, Arthur-Alexandre-Armand, né le 13 juin 1848, Saint-Michel (Sarthe), garde mob. de la Vendée, sous-lieutenant. — Plaie contuse au globe oculaire droit, éclat d'obus, Cercottes, 4 décembre. — Iritis, perte de la vision à droite.

MABILLE, Prosper-Napoléon, 6e de ligne. — Fracture du cubitus droit au tiers inférieur, coup de feu, Sainte-Barbe sous Metz.—Cicatrice profonde et adhérente, rétraction des doigts annulaire et auriculaire.

MABILLEAU, Paul-Charles, né le 28 février 1837, Vernoil (Maine-et-Loire), 5e chass. à pied. — Fracture de la jambe gauche, coup de feu, Borny. — Cal volumineux, raccourcissement et déviation de la jambe.

MABIRE, Armand-Victorien, 39e de ligne. — Plaie contuse à la partie moyenne de la cuisse droite, perte du pavillon de l'oreille droite, 2 coups de feu, Orléans, 11 octobre. — Amaigrissement et faiblesse de la jambe, diminution de l'ouïe à droite.

MABIT, Pierre-François, 62e de ligne, caporal. — Congélation du pied droit, à (?), 9 janvier. — Perte de trois orteils.

MABY, Pierre, 25e de ligne.—Fracture de l'humérus gauche, coup de feu, Ladonchamps, 2 octobre. — Consolidation vicieuse.

MACÉ, Jacques-François, né le 11 octobre 1841, Treuffeudel (Ille-et-Vilaine), 86e de ligne. — Fracture comminutive de la jambe gauche, coup de feu, Josnes. — Nécrose des os, large cicatrice adhérente, ankylose tibio-tarsienne.

MACÉ, Joseph, né le 24 juin 1849, Cholet (Maine-et-Loire), 119e de ligne. —Luxation en arrière avec fracture de l'apophyse coracoïde et de la tête du radius gauche, chute à (?), armée de Versailles. — Ankylose incomplète du coude.

MACÉ, Joseph-Marie, né le 23 janvier 1849, Bains (Ille-et-Vilaine), garde mob. d'Ille-et-Vilaine.—Fracture comminutive du fémur droit, coup de feu, Saint-Marc sous Ballon (Sarthe), 13 janvier.—Consolidation vicieuse, déformation de la cuisse avec tumeur osseuse volumineuse à sa partie externe, raccourcissement considérable du membre.

MACÉ, Mathurin, né le 1er juillet 1848, Bains (Ille-et-Vilaine), rég. étranger. — Plaie compliquée à la main droite, éclat d'obus, Montbéliard. — Perte des doigts indicateur et médius, ankylose de l'annulaire, cicatrice difforme et adhérente à la face dorsale de la main.

89

Macé, Paul-Jean-Marie, 74e de ligne. — Plaie contuse au creux axillaire droit, coup de feu, Wissembourg. — Atrophie et rétraction du biceps.

Machard, Louis, né le 21 février 1836, Roquemaure (Gard), 76e de ligne. — Plaie compliquée à la face, lésion du maxillaire supérieur et des simus frontaux, coup de feu, Styring-Wendel.—Cécité complète.

Maché, Jean-Claude, 13e de ligne. — Plaie contuse à la jambe gauche, coup de feu, Rezonville.

Machorre, Vincent, 19e chass. à pied. — Plaie compliquée à l'avant-bras gauche, coup de feu, Patay, 2 décembre. — Cicatrice adhérente, gêne des mouvements de l'avant-bras.

Machut, Jean-Baptiste, 62e de ligne. — Fracture du péroné droit et plaie contuse à la main gauche, 2 coups de feu, Sainte-Barbe sous Metz. — Cicatrice adhérente à la jambe, ankylose du doigt médius.

Macle, Louis-Pierre-Paul, né le 27 août 1840, Bursard (Orne), garde mob. de l'Orne, caporal. — Fracture comminutive de l'humérus droit, coup de feu, la Fourche, 21 novembre. — Ankylose scapulo-humérale et huméro-cubitale, atrophie du bras.

Macron, Pierre, 15e de ligne. — Plaie contuse au coude droit, coup de feu, Montmesly, 30 novembre. — Ankylose du coude.

Macquart, Nicolas-Martial, 23e de ligne. — Plaie contuse à la cuisse gauche, partie externe et supérieure, érosion du fémur et de l'os iliaque, 2 coups de feu, Rezonville. — Esquilles.

Macrez, Joseph-Edmond, 41e de ligne. — Fracture du maxillaire inférieur, coup de feu, Petit-Bry, 2 décembre. — Déviation et non consolidation du maxillaire.

Madaule, François, né le 20 janvier 1848, Boissezon (Tarn), 34e de ligne. — Fracture des deux condyles du tibia droit, coup de feu, Sedan. — Atrophie du membre, paralysie, raccourcissement avec déviation de la jambe en dehors.

Madec, Joseph-Marie, né le 18 juillet 1848, Hennebont (Morbihan), 1er zouaves. — Fracture du cubitus et de l'olécrane droits, coup de feu, Frœschwiller. — Ankylose incomplète du coude avec l'avant-bras fixé dans la pronation, atrophie du membre, rétraction permanente de l'annulaire.

Madery, Antoine, né le 22 octobre 1850, Méallet (Cantal), 70e de ligne. — Plaie contuse au-dessus de l'oreille gauche, lésion osseuse, éclat d'obus, Châtillon sous Paris, 4 avril. — Perte de substance osseuse, cicatrice adhérente, surdité à gauche.

Madet, Gabriel, 1er bat. de volontaires des Côtes-du-Nord. — Plaies contuses au bras et à la poitrine, côté droit, 2 coups de feu, Dijon, 30 octobre.

Madeuf, Jean, né le 29 août 1846, Bagnols (Puy-de-Dôme), garde mob. du Puy-de-Dôme. — Fracture du maxillaire supérieur avec désorganisation du globe oculaire droit et perforation de la voûte palatine, coup de feu, Arthenay, 2 décembre. — Perte partielle du maxillaire et de la voûte palatine avec communication des fosses nasales.

Madinier, Jean-Étienne, né le 30 juillet 1843, Saint-Laurent-du-Chamousset (Rhône), 1re légion du Rhône. — Fracture comminutive du fémur gauche, au tiers inférieur, coup de feu, Nuits, 11 décembre. — Cal vicieux très-volumineux, nombreuses cicatrices adhérentes, raccourcissement de 10 centimètres, et atrophie de tout le membre.

Madiot, François, né le 9 avril 1849, la Chapelle-sur-Oudonne (Maine-et-Loire), 37e de ligne, caporal. — Fracture comminutive du coude droit, coup de feu, Coulmiers. — La balle s'est divisée en plusieurs fragments, esquilles, ostéite, ankylose du coude et atrophie du membre.

Madiou, Yves-François-Louis, garde mob. du Finistère. — Plaie en canal à la cuisse droite, coup de feu, l'Hay, 29 novembre. — Claudication.

MADUBEAU, Nicolas, né le 10 octobre 1847, Lurey-Lévy (Allier), 56e de ligne. — Fracture de la jambe gauche, au-dessous de la tubérosité du tibia, coup de feu, Frœschwiller. — Perte de substance osseuse, ostéite, cicatrices adhérentes, raccourcissement de 4 centimètres, atrophie de tout le membre.

MAERTEN, Henri, 32e de ligne. — Plaie compliquée à la main gauche, coup de feu, Héricourt, 17 janvier. — Ankylose de l'annulaire, paralysie des doigts médius et annulaire.

MAESTRACCI, Pierre, 28e de ligne. — Plaie contuse à la main gauche, coup de feu, Saint-Privat. — Gêne dans les mouvements des doigts.

MAFFRE, Jean-Martial, 32e de ligne. — Fracture de l'humérus droit, coup de feu, Gravelotte. — Chevauchement des fragments, raccourcissement du bras.

MAFFRE, Jean-Rubens, né le 28 juillet 1846, Vabre (Tarn), 28e de ligne. — Plaie contuse à la cuisse gauche, partie antérieure moyenne, éclat d'obus, Gravelotte. — Large cicatrice adhérente, gêne et faiblesse dans les mouvements du membre.

MAGARD, Nicolas, né le 8 juin 1843, Schwerdorff (Moselle), 16e artill. — Fracture comminutive du cubitus (?), éclat d'obus, Strasbourg, 21 septembre. — Ankylose incomplète du coude, atrophie considérable de tout l'avant-bras et de la main.

MAGIMEL, François, garde mob. de la Dordogne, caporal. — Plaie contuse à la cuisse droite, éclat d'obus, Loigny. — Cicatrice réticulaire.

MAGIMEL, Martivel, 1er de ligne. — Perte de la phalangette de l'indicateur, main droite, coup de feu : fracture métacarpo-phalangienne avec luxation irréductible du pouce droit; chute, Montbéliard, 16 janvier. — Déviation du pouce.

MAGNAT, Jean, 47e de ligne. — Fracture du radius gauche, coup de feu, Wœrth. — Consolidation vicieuse, gêne dans la supination de l'avant-bras et de la main.

MAGNAT, Joseph-Remy, 92e de ligne. — Plaie contuse à la jambe gauche, partie supérieure, coup de feu, Villersexel, 10 janvier. — Cicatrice rétractile de 12 centimètres, à la région poplitée, cicatrice adhérente aux têtes du tibia et du péroné.

MAGNAUD, Jean, 71e de ligne. — Plaie contuse à la jambe gauche, au niveau du tendon d'Achille, coup de feu, Borny. — Cicatrices adhérentes, gêne dans la marche.

MAGNE, Alexandre, 34e de ligne. — Perte de la 3e phalange des doigts indicateur et médius, main droite, éclat d'obus, Patay, 2 décembre. — Ankylose de ces deux doigts.

MAGNE, Charles, 4e artill. — Congélation des mains, Noisy-le-Sec, 22 décembre. — Perte des 2e et 3e phalanges des doigts médius, annulaire et auriculaire, main gauche : ankylose et atrophie de l'indicateur, main droite.

MAGNIEN, Jean-Baptiste, né le 18 mars 1848, Quincey (Côte-d'Or), 109e de ligne. — Fracture du pariétal droit, partie supérieure, coup de feu, l'Hay. — Hémiplégie légère, faiblesse du membre supérieur gauche, dyspnée, large cicatrice adhérente.

MAGNIER, Bazile-Joseph, né le 12 mai 1846, Boulogne (Pas-de-Calais), garde mob. du Pas-de-Calais. — Fracture comminutive de la tête de l'humérus droit, coup de feu, Pont-Noyelles. — Cicatrices adhérentes et profondes, plaies fistuleuses, ankylose scapulo-humérale.

MAGNIER, Jean-Baptiste-Joseph, né le 15 décembre 1846, Bois-Duighem (Pas-de-Calais), 48e de ligne, caporal. — Forte contusion de l'orbite gauche, éclat d'obus, Sedan. — Cataracte, perte de la vision à gauche.

MAGNIER, Jean-Baptiste-Julien-Clément, né le 16 février 1839, Paris, 1er chass. à pied. — Plaie compliquée à la cuisse gauche, coup de feu, Wœrth. — Renversement permanent du pied en arrière, atrophie du membre, la marche et la station verticale sont impossibles sans béquilles.

MAGNIER, Léon, 62e de ligne. — Luxation du coude gauche, chute, Villersexel, 6 janvier. — Ankylose du coude.

MAGNIN, Charles-Pierre, né le 22 avril 1836, Cessieu (Isère), garde mob. de l'Isère, capitaine. — Fracture comminutive du fémur gauche, au tiers inférieur, coup de feu, Beaugency, 3 décembre. — Consolidation vicieuse, raccourcissement de 3 centimètres avec incurvation en dedans, gêne permanente dans la marche.

MAGNIN, Christophe-Marie, né le 17 mars 1844, Ecoche (Loire), 74e de ligne. — Ablation des quatre premiers orteils, pied droit, éclat d'obus, Frœschwiller. — Gêne dans la marche et atrophie du membre.

MAGNIN, Claude-Antoine, né le 16 mars 1842, Amplepuis (Rhône), 79e de ligne. — Fracture comminutive de l'avant-bras gauche, coup de feu, Mouzon, 30 août. — Consolidation vicieuse, atrophie de l'avant-bras.

MAGNIN, Hippolyte-Auguste, 24e de ligne, sergent. — Plaie contuse à l'avant-bras gauche, partie antérieure moyenne, éclat d'obus, Loigny. — Perte de substance musculaire, large cicatrice profonde et adhérente, paralysie incomplète de la main et des doigts.

MAGNOLE, Simon-Jules, né le 30 août 1848, Moulins (Allier), 64e de ligne. — Fracture du fémur gauche, éclat d'obus, Saint-Privat. — Déformation et raccourcissement du membre, claudication, large cicatrice profonde et adhérente, au-dessus du grand trochanter.

MAGNOLLE, Pierre-Benoist, 47e de ligne. — Fracture de la 1re côte et de la clavicule gauches, coup de feu, Wœrth. — Cal difforme, gêne dans les mouvements de l'épaule.

MAGNY, Armand-Silvestre, 41e de ligne. — Plaie contuse à l'articulation tibio-tarsienne droite, coup de feu, Borny. — Cicatrice adhérente, affaiblissement du membre, ankylose incomplète tibio-tarsienne.

MAGOUROU, François, 47e de ligne. — Plaie contuse au pied droit, coup de feu, Gravelotte. — Gêne dans la marche.

MAGNET, Pierre, né le 10 février 1848, Connaux (Nord), 32e de ligne. — Plaie contuse au mollet gauche, partie inférieure, coup de feu, Gravelotte. — Plaies fistuleuses, gêne des mouvements du pied.

MAHÉ, François, 75e de ligne. — Plaie contuse à la main droite, coup de feu, Saint-Privat. — Ankylose des phalanges du pouce et de l'indicateur, fixés dans l'extension.

MAHÉ, Henri-Joachim, né le 28 octobre 1844, Montoir (Loire-Inférieure), garde mobilisée de la Loire-Inférieure, sous-lieutenant. — Perte des doigts annulaire, médius et indicateur, main gauche, coup de feu, Droué, 9 décembre. — Perte de l'usage de la main.

MAHÉ, Jean-Louis, 10e de ligne. — Plaie contuse à la jambe droite, coup de feu, Saint-Privat.

MAHÉ, Léon-Pierre, 4e chasseurs. — Plaie compliquée à la jambe droite, partie supérieure coup de feu, la Fourche, 8 janvier.

MAHÉ, Michel, né le 4 octobre 1849, Langonnet (Morbihan), 64e de ligne. — Plaies contuses aux deux cuisses et au mollet gauche, coup de feu et éclats d'obus, Champigny. — Rétraction musculaire, partie postérieure, aux cuisses et au mollet, gêne dans la marche.

MAHÉ, Yves-Marie, 71e de ligne. — Plaies contuses à la jambe gauche, éclats d'obus, Borny. — Cicatrices adhérentes, gêne dans la marche.

MAHÉO, Claude, 10e de ligne. — Plaie contuse au pied gauche, coup de feu, Saint-Privat.

MAHÉO, Mathieu, 14e de ligne. — Fracture des 3e et 4e métatarsiens, pied droit, coup de feu, fort de Vanves, 11 mai. — Abcès multiples, consolidation vicieuse, cicatrices adhérentes et profondes, difformité et tuméfaction considérable du pied.

MAHET, Jean-Claude-Félix, né le 23 juillet 1845, Broin (Côte-d'Or), 62e de ligne. — Plaie compliquée au poignet droit, coup de feu, Saint-Privat. — Ankylose du poignet avec déformation de la main.

MAHIAT, Alfred, 43ᵉ de ligne. — Plaie contuse au bras droit, partie inférieure et postérieure, éclat d'obus, Saint-Quentin. — Cicatrice transversale adhérente.

MAHIETTE, Jean-Baptiste, né le 24 juin 1843, Provine (Nord), 43ᵉ de ligne. — Fracture comminutive de l'humérus droit, coup de feu, Saint-Privat. — Esquilles primitives, nécrose, ankylose incomplète du coude dans la flexion, cicatrices adhérentes, amaigrissement et raccourcissement du bras.

MAHIEUX, Auguste-Séverin, né le 22 octobre 1845, Wulverdinghe (Nord), 57ᵉ de ligne.— Fracture comminutive de la jambe droite, au tiers inférieur, coup de feu, Gravelotte.—Déformation volumineuse et ankylose tibio-tarsienne.

M'AHMED-AIN-ZARGUA, né en 1830, Coléah (Alger), 1ᵉʳ tir. alg., caporal. — Fracture de la branche horizontale droite du maxillaire inférieur, coup de feu, Wissembourg. — Cal vicieux et énorme, difformité de la face.

M'AHMED-BEL-ADI, 2ᵉ tir. alg.—Fracture de la tête de l'humérus (?), coup de feu, Wœrth. — Semi-ankylose scapulo-humérale, atrophie de l'épaule.

M'AHMED-BEN-ABDERRAHMAN. — Fracture incomplète des condyles du fémur gauche, coup de feu, Sedan.

MAHIN, Jean-Baptiste, né le 14 avril 1850, Villers-Cernay (Ardennes), 71ᵉ de ligne. — Maladie (?), armée du Rhin. — Cécité complète.

MAHMOUD-BEN-MAHMOUD, né en 1840, Bou-Sâada (Constantine), 3ᵉ tir. alg. — Plaies contuses à la jambe gauche, partie inférieure et postérieure, et à la cuisse droite, 2 coups de feu, Maizières (Loiret). — Cicatrice adhérente à la jambe.

MAHOIC, Pierre-Marie, 9ᵉ de ligne. — Plaie contuse au poignet droit, coup de feu, Gravelotte. — Affaiblissement de la main.

MAHOMED-BEN-ALI, 3ᵉ tir. alg. — Fracture du maxillaire inférieur, coup de feu, Frœschwiller. — Perte de dix dents, consolidation vicieuse.

MAHOMED-BEN-LAHOUSSIN, 1ᵉʳ tir. alg. — Fracture comminutive de l'épitrochlée droite, coup de feu, Wissembourg. — Atrophie progressive du membre, l'avant-bras dans la demi-flexion, avec extension permanente des doigts.

MAHOT, Emile-Ernest, dit DUBOURG, né le 23 juillet 1847, Villaines-la-Intrel (Mayenne), garde mob. de l'Orne. — Plaie perforante de la main gauche, coup de feu, Lorges. — Gêne dans la flexion et l'extension des doigts.

MAHOUT, Etienne-Clément, garde mob. de la Marne. — Plaie à la tête, coup de sabre, Sivry-sur-Ante (Marne), 25 août. — Perte de substance du pariétal droit avec cicatrice adhérente de 8 centimètres.

MAHOUX, Pierre; né le 10 août 1846, Castans (Aude), 6ᵉ de ligne. — Violente contusion à la jambe gauche, chute d'une pièce de canon, Laon (Aisne), 12 août. — Ankylose incomplète tibio-tarsienne, amaigrissement de la jambe.

MAHUET, Théodore, né le 4 janvier 1829, Nijon (Haute-Marne), gendarme de la Haute-Marne. — Plaie contuse à la main gauche, éclat d'obus, Courbevoie, 6 avril.

MAHUZIER, Paul-Marie, garde mob. du Tarn, caporal. — Plaie contuse à la fesse droite, coup de feu, Chenebier. — Perte de substance musculaire, cicatrice adhérente.

MAIGRET, Alexis, 34ᵉ de ligne. — Fracture du cubitus gauche, coup de feu, Sedan.

MAILFER, Joseph-Charles, né le 20 mai 1843, Manheulle (Meuse), 31ᵉ de ligne. — Perte de la 2ᵉ phalange du pouce et des 2ᵉ et 3ᵉ phalanges de l'indicateur et de l'annulaire, coup de feu, Sedan.

MAILHÉ, Louis-Cyprien, né le 5 mars 1845, Nant (Aveyron), 46ᵉ de ligne. — Plaie s'étendant de la racine du nez jusque entre l'apophyse mastoïde et la branche montante du maxillaire inférieur, fracture des os propres du nez, de l'os malaire et de la branche montante du maxillaire, 2 coups de feu, Beaumont. — Ecartement très-limité des deux mâchoires, obstruction des fosses nasales.

MAILLARD, Charles, né le 9 mars 1850, Saint-Amand (Nord), 72ᵉ de ligne. — Fracture du maxillaire inférieur à droite; lésion de la langue, coup de feu, Saint-Quentin.—Déformation de la mâchoire inférieure, perte des dents molaires, cicatrices adhérentes à la langue dont les mouvements sont très-gênés.

MAILLARD, François-Constant-Désiré, 48ᵉ de ligne. — Plaie contuse à la cuisse droite, partie supérieure externe, éclat d'obus, Frœschwiller. — Large cicatrice adhérente.

MAILLARD, Joseph, né le 17 août 1846, Saint-Cyr-les-Vignes (Loire), 1ᵉʳ chass. à pied. — Fracture comminutive du poignet droit, coup de feu, Frœschwiller. — Ankylose du poignet, cicatrice adhérente, atrophie et immobilité des doigts.

MAILLAT, Alphonse-Nélius, né le 19 août, 1848, Bœur (Yonne), garde mob. de l'Yonne.— Fracture de la jambe droite au tiers moyen, éclat d'obus, le Mans. — Destruction des extenseurs du pied, qui est fixé dans la flexion, engorgement d'une partie de la jambe.

MAILLÉ, Athanase, 44ᵉ de ligne. — Congélation, fort de Joux, 31 janvier. — Perte de la dernière phalange des orteils du pied gauche, gêne dans la station debout.

MAILLÉ, Joseph, né le 14 juillet 1846, Bocé (Maine-et-Loire), 42ᵉ de ligne. — Fracture comminutive de la jambe gauche, coup de feu, Champigny, 30 novembre. — Déformation, atrophie et raccourcissement de 4 centimètres du membre, ankylose tibio-tarsienne.

MAILLÉ, Philippe, né le 6 novembre 1846, Busset (Allier), 94ᵉ de ligne, caporal.—Fracture du cubitus gauche avec lésion du poignet, coup de feu, Saint-Privat. — Atrophie et paralysie de la main.

MAILLET, Auguste-Théophile, né le 22 avril 1846, Charols (Drôme), 3ᵉ de ligne.—Fracture comminutive du fémur gauche, coup de feu, Gravelotte.—Raccourcissement de 8 centimètres.

MAILLET, François-Alexis, né le 16 avril 1851, Meydens (Haute-Savoie), 4ᵉ chass. à pied. — Plaie à travers le bras gauche, au niveau du deltoïde, coup de feu, Orléans. — Cicatrice adhérente.

MAILLET, François-Marie, né le 27 août 1850, le Tremblay (Maine-et-Loire), 59ᵉ de ligne. —Fracture des cartilages des 7ᵉ et 8ᵉ côtes à droite avec plaie compliquée à l'avant-bras droit, coup de feu, Beaugency, 8 décembre. — Ankylose du coude, l'avant-bras fixé en demi-flexion et en pronation, cicatrices adhérentes multiples, amaigrissement du membre avec diminution de la température et de la sensibilité de la main dont les mouvements sont difficiles.

MAILLET, Joseph-Désiré, né le 15 juillet 1843, Saint-Philbert (Eure), 94ᵉ de ligne, caporal. — Fracture comminutive de l'humérus gauche au tiers inférieur, coup de feu Gravelotte. — Ankylose du coude, atrophie du membre.

MAILLET, Pierre-Joseph, 13ᵉ chass. à pied. — Perte du doigt annulaire, main gauche, coup de feu, la Fourche, 6 janvier.

MAILLIU, Jules-Auguste, né le 16 février 1849, Camaret (Finistère), artillerie de la garde mob. du Finistère, maréchal des logis chef. —Fracture de la tête de l'humérus droit, coup de feu, Saint-Quentin. — Ankylose scapulo-humérale, plaie fistuleuse, atrophie du deltoïde, le bras fixé contre le tronc.

MAILLON, Jean-Claude, né le 22 janvier 1850, Saint-Héand (Loire), 5ᵉ chass. à pied.— Plaie perforante des parois comprises entre les deux omoplates, coup de feu, Orléans. —Paralysie et atrophie du muscle deltoïde gauche.

MAILLOT, Gilbert, 90ᵉ de ligne. — Fracture comminutive de l'avant-bras gauche, coup de feu, Dijon, 30 octobre. — Gêne considérable dans les mouvements de l'avant-bras.

MAILLOT, Justin-Emile, 80ᵉ de ligne. — Plaies contuses à la fesse (?) et au périnée, coup de feu, Saint-Privat.

MAIMBOURG, Ernest, né le 27 octobre 1846, Epinal (Vosges), 38ᵉ de ligne.—Fracture de la main gauche, coup de feu, Orléans, 4 décembre. — Ankylose métacarpo-phalangienne du pouce dans la flexion.

Mainard, Auguste-François, 76ᵉ de ligne. — Plaies contuses à la cuisse et au pied gauches, face dorsale de celui-ci, éclats d'obus, Gravelotte. — Cicatrice adhérente et déviation du pied en dehors.

Maindron, Achille-Clément, 54ᵉ de ligne. — Plaie contuse à l'avant-bras droit, partie moyenne et externe, coup de feu, Coulmiers. — Cicatrice très-adhérente, gêne considérable dans la flexion et l'extension des doigts annulaire et auriculaire.

Maingon, Remy-Ernest, né le 7 mai 1840, Bouilly (Marne), 51ᵉ de ligne, sergent. — Plaie en séton à la fesse droite, de la partie externe du grand trochanter au coccyx, coup de feu, Gravelotte.

Maire, Charles-Joseph, 61ᵉ de ligne. — Fracture du radius gauche, coup de feu, Beaumont (Ardennes). — Saillie postérieure des fragments osseux, cicatrice adhérente.

Maire, Claude-Marie-Ulysse, 66ᵉ de ligne. — Plaie contuse au sternum, coup de feu, Spickeren. — Cicatrice adhérente à la partie supérieure et antérieure du thorax, plaies fistuleuses.

Maire, François-Joseph, 45ᵉ de ligne. — Fracture de la jambe droite et plaie contuse à la jambe gauche, éclats d'obus, Frœschwiller.

Maire, Paul-Joseph, 15ᵉ dragons. — Rhumatisme aigu, accident, suite d'un service commandé, 18 août. — Ankylose incomplète des articulations métacarpo-phalangiennes des doigts auriculaire, annulaire, médius et indicateur, main (?).

Mairesse, Louis, né le 14 mars 1837, Béthencourt (Nord), 10ᵉ chass. à pied, caporal. — Fracture comminutive du fémur gauche, par 3 coups de feu, le Mans, 11 janvier. — Raccourcissement considérable de la cuisse.

Mairet, Jean, 69ᵉ de ligne. — Congélation du pied gauche, Pont-Noyelles. — Nécrose partielle du gros orteil, cicatrices.

Mairot, Jules-César-Léopold, né à Nods (Doubs), 73ᵉ de ligne. — Plaie s'étendant de l'aine droite, à la fesse gauche avec lésion de la vessie, coup de feu, Gravelotte. — Dysurie, gêne dans la marche.

Maison, Louis-François, 56ᵉ de ligne. — Fracture de l'os iliaque droit, coup de feu, Frœschwiller. — Abcès, perte de substance osseuse.

Maisoneuve, Antoine, né le 11 mars 1848, Saint-Exupéry (Corrèze), 96ᵉ de ligne. — Vaste plaie contuse à l'avant-bras droit, partie supérieure et externe, perte du pouce, main droite, plaie contuse à l'épaule gauche, partie externe, fracture du temporal gauche, éclats d'obus, Sedan. — Large cicatrice adhérente à l'épaule gênant les mouvements du bras en arrière, enfoncement à la région temporale.

Maisonneuve, Pierre, né le 5 décembre 1846, Monceaux (Corrèze), 35ᵉ de ligne. — Fracture de l'orbite gauche et du maxillaire supérieur, coup de feu, Chevilly, 30 septembre. — Désorganisation du globe oculaire gauche.

Mastairie, Joseph-Marie, 71ᵉ de ligne. — Plaie contuse en arrière de la hanche droite, coup de feu, Borny. — Cicatrice adhérente, gêne dans la flexion du tronc sur le bassin.

Maitre, Claude, né le 8 février 1847, Epiry (Nièvre), 45ᵉ de ligne. — Fracture de l'os malaire et des deux maxillaires à droite, coup de feu, Frœschwiller. — Perte des dents molaires supérieures, tuméfaction persistante de toute la région, grande difficulté dans la mastication.

Maitre, Edouard, 23ᵉ de ligne. — Plaie pénétrante du bassin et fracture des os de la région, coup de feu, Gravelotte. — Gêne des mouvements des membres inférieurs, rétraction musculaire à la partie supérieure de la cuisse droite et à la fesse gauche, gêne considérable dans la défécation.

Maitre, Ernest-Félix-Pascal, garde mob. du Loiret. — Fracture de la 3ᵉ phalange de l'indicateur, main droite, coup de feu, Buzenval. — Déformation du doigt, cicatrice adhérente.

MAÎTRE, Henry-Alexis, né le 17 septembre 1852, Chambain (Côte-d'Or), 32e de ligne. — Maladie, fatigues, 1870-71. — Epilepsie.

MAÎTRE, Jean, 47e de ligne. — Plaie pénétrante à la région iliaque gauche, coup de feu, Sedan.

MAITREJEAN, Antoine, né le 12 avril 1847, Saint-Maurice-les-Couches (Saône-et-Loire), 76e de ligne. — Fracture comminutive de la table externe de l'occipital, coup de feu, Gravelotte. — Cicatrice adhérente de la partie postérieure de la tête.

MAITREJEAN, Jacques, 112e de ligne. — Perte du doigt annulaire, main gauche, coup de feu, Choisy-le-Roi, 30 septembre. — Ankylose partielle de l'auriculaire.

MAITREPIERRE, Alfred-Emile, 26e de ligne. — Plaie contuse à la main gauche, coup de feu, Gravelotte. — Atrophie des doigts indicateur et médius.

MAIXANT, Jean, né le 1er novembre 1846, la Réole (Gironde), 49e de ligne, sergent-major. — Plaie contuse à la cuisse droite, partie postérieure, éclat d'obus, Sedan. — Cicatrice profonde et très-étendue.

MAIZIÈRES, Lazare, né le 11 août 1846, Sainte-Radegonde (Saône-et-Loire), 56e de ligne. — Bronchite chronique, en captivité.

MAIZON, Silvain-Jules, 3e génie. — Plaie contuse au poignet droit, coup de feu, le Mans, 12 janvier. — Gêne dans les mouvements des doigts.

MALAHYNDE, Ferdinand-Eustache-Désiré, né le 1er janvier 1843, Pernes (Pas-de-Calais), 12e de ligne. — Plaies contuses à la main gauche et à la poitrine, 2 coups de feu, Sainte-Barbe sous Metz. — Amaigrissement de la main, gêne de l'ampliation du côté gauche du thorax, cicatrice adhérente.

MALARD, Charles-Auguste-Bienaimé, né le 15 novembre 1849, Saint-Hilaire-Petitville (Manche), 2e artill., maréchal des logis. — Ophthalmie, armée de la Loire. — Taie très-opaque sur la cornée de l'œil droit, perte de la vision de ce côté.

MALARD, Jean, né le 19 avril 1844, Chavagnac (Dordogne), 96e de ligne. — Fracture comminutive de l'extrémité supérieure du cubitus gauche, coup de feu, Frœschwiller. — Consolidation vicieuse, ankylose du coude dans la demi-flexion.

MALART, Gaudérique-Joseph-Thomas, né le 7 février 1846, Villefranche (Pyrénées-Orientales), 3e de ligne. — Fracture comminutive de la jambe gauche, coup de feu, Frœschwiller. — Nécrose du tibia, consolidation vicieuse, raccourcissement, ankylose incomplète du genou, les mouvements du pied sont impossibles.

MALARTIC, Jean, né le 28 décembre 1848, Boussès (Lot-et-Garonne), 95e de ligne. — Plaie contuse au pied droit, coup de feu, Saint-Privat. — Gêne des mouvements de la partie antérieure du pied, ankylose métatarso-phalangienne du gros orteil.

MALASSAGNE, Célestin, 67e de ligne. — Arthrite du genou droit, à (?). — Tumeur blanche.

MALASSAGNE, Jean, né le 13 août 1846, Coux (Dordogne), 5e de ligne, caporal. — Fracture comminutive du fémur droit, tiers inférieur, 2 coups de feu, Villepion, 2 décembre. — Perte osseuse du fémur, raccourcissement.

MALASSENET, Jean-Baptiste-Eugène, né le 2 mars 1850, la Selle-Condé (Cher), 91e de ligne. — Fracture comminutive de la malléole interne, pied droit, coup de feu, Paris, 2e siège. — Sept esquilles, engorgement considérable de l'articulation tibio-tarsienne, gêne et douleur dans la marche.

MALATERRE, Jean-Louis, 58e de ligne. — Plaie contuse au creux poplité gauche, coup de feu, Sedan. — Cicatrice adhérente, varices.

MALAURIE, Baptiste-Isidore, né le 19 juin 1845, Couzon (Lot), garde mob. du Lot. — Plaie contuse à la main gauche, éclat d'obus, Beaugency. — Perte des mouvements du pouce, atrophie de l'éminence thénar.

MALAVAL, Jean-Pierre, né le 13 novembre 1845, Saint-Jean-de-Serre (Gard), 67e de ligne.

— Plaie compliquée au bras gauche, partie moyenne, coup de feu, Gravelotte. — Perte des mouvements de pronation et de supination, paralysie des doigts médius, indicateur et du pouce.

MALARVIALLE, Pierre-Anselme, 12e artill. — Plaie contuse au bras droit, à la partie inférieure et postérieure, coup de feu, plaie à la main droite, et section de la phalangette de l'annulaire, 2 coups de sabre, Frœschwiller. — Cicatrice étendue et adhérente au bras, ankylose du doigt médius.

MALBEG, Alphonse-Barthélemy, né le 24 août 1834, Longpré-les-Corps-Saints (Somme), 125e de ligne. — Plaie contuse au poignet droit, et lésion du 4e métacarpien, coup de feu, Rueil, 21 octobre. — Ankylose du poignet, avec déformation et atrophie de la main.

MALBECK, Guillaume, né le 10 avril 1848, Espédaillac (Lot), garde mob. du Lot. — Fracture comminutive de l'humérus gauche, coup de feu, Beaugency, 8 décembre. — Ankylose du coude avec déformation du bras, et perte partielle des mouvements du bras.

MALBROUCK, Joseph-Marie, né en 1853, sur la côte occidentale d'Afrique, 107e de ligne.— Variole épidémique, Paris, novembre 1870. — Cécité complète.

MALBY, dit MALVY, Augustin, garde mob. du Lot. — Plaie contuse au coude droit, coup de feu, Ley-sur-Cravant, 8 décembre. — Ankylose du coude.

MALECAZE, Jacques, 3e de ligne.—Phthisie pulmonaire, fatigues et privations en captivité.

MALEDENT, Joseph, né le 4 octobre 1838, Gentioux (Creuse), garde mob. de la Gironde, sergent. — Fracture de la jambe droite, au tiers moyen, éclat d'obus, plaie en séton à la cuisse droite, partie interne et moyenne, coup de feu, Montbéliard. — Consolidation vicieuse, cicatrice profondément adhérente, engorgement considérable de la jambe, déviée en dedans (Ne peut appuyer le pied à terre, marche avec béquilles).

MALÉ, Joseph-Paul-Jean, né le 26 octobre 1848, Saint-Marsal (Pyrénées-Orientales), 12e chass. à pied. — Fracture comminutive de l'épaule gauche, coup de feu, Gravelotte. — Cicatrices adhérentes, paralysie du membre supérieur.

MALÉE, François, né le 24 janvier 1843, Besançon (Doubs), garde mob. du Doubs. — Fracture du fémur droit, coup de feu, Verrey (Côte-d'Or), 17 janvier. — Cal difforme, raccourcissement, ankylose du genou.

MALENGER, Jean-Baptiste, 32e de ligne. — Fracture comminutive du tarse, pied gauche, coup de feu, la Bourgonce. — Cicatrice adhérente, flexion des orteils par rétraction musculaire.

MALÉSIEUX, Benjamin-François, né le 20 septembre 1846, Maretz (Nord), 28e de ligne. — Plaie s'étendant de l'angle externe de l'orbite gauche, fracturé jusqu'à la joue droite, coup de feu, Gravelotte. — Perte de l'œil gauche.

MALET, Edouard-Clément, né le 6 mars 1845, Spada (Meuse), 47e de ligne. — Plaie à travers la main gauche, de bas en haut, fracture du 4e métacarpien, coup de feu, Frœschwiller. — Flexion permanente des doigts auriculaire et annulaire, avec gêne des mouvements du médius et de l'indicateur.

MALET, Jean-Marie, 54e de ligne. — Fracture partielle du sacrum et de l'os des iles, coup de feu, Saint-Privat. — Claudication et gêne dans la marche.

MALFAIT, Désiré-Henri-Joseph, né le 2 septembre 1838, Marcq-en-Barœuf (Nord), garde mob. du Nord. — Fracture comminutive de l'avant-bras droit, au tiers inférieur, coup de feu, Saint-Quentin. — Ankylose du poignet, perte de la pronation et de la supination de l'avant-bras.

MALFROID, Jean-Marie-Léon, 94e de ligne. — Plaie contuse à la jambe gauche, coup de feu, Ladonchamps, 7 octobre. — Cicatrice profonde et adhérente.

MALGOUYRES, Jean-Baptiste, né le 11 janvier 1845, Castelmary (Aveyron), 46e de ligne. — Luxation de l'astragale, pied droit, chute, Sedan, 1er septembre. — Engorgement de l'articulation tibio-tarsienne, atrophie du pied, fixé dans l'adduction.

90

MALHERBE, François-Ernest-Ferdinand, né le 3 août 1845, Bayeux (Calvados), garde mob. du Calvados. — Plaie pénétrante de l'articulation scapulo-humérale gauche, coup de feu, Dreux, 17 décembre. — Nécrose des os de l'articulation, ankylose scapulo-humérale.

MALHERBE, Guillaume, 113e de ligne, caporal. — Fracture du maxillaire inférieur, au niveau du menton, éclat d'obus, gare Montparnasse, 22 mai. — Perte de substance, cicatrice adhérente.

MALHERBES, Pierre-Bénoni, 46e de ligne. — Fracture du radius droit, coup de feu, Yvré-l'Évêque, 11 janvier. — Cicatrice adhérente.

MALIÉTY, Claude-Antoine, 53e de ligne. — Plaie contuse au niveau des deux maxillaires supérieurs, coup de feu, Sedan. — Cicatrice adhérente, gêne dans les mouvements des mâchoires.

MALIGNE, Denis, né le 26 août 1845, Champagnac-de-Belair (Dordogne), 72e de ligne. — Plaie contuse au globe oculaire droit, éclat d'obus, Sedan. — Atrophie de l'œil avec atrésie complète de la pupille.

MALIGOT, Etienne, né le 26 septembre 1845, Feurs (Loire), 75a de ligne. — Fracture comminutive de l'humérus gauche, au tiers inférieur, plaie en séton à la cuisse droite, partie supérieure et externe, 2 coups de feu, Gravelotte. — Nécrose de l'humérus, consolidation vicieuse, rétraction musculaire, cicatrice adhérente.

MALINGE, François, 6e hussards. — Variole, armée de la Loire, 25 décembre. — Désorganisation du globe oculaire gauche.

MALIQUE, Jean, né le 30 août 1842, Francoulès (Lot), 44e de ligne. — Plaie contuse à la main gauche, coup de feu, Couthenans. —Perte des deux dernières phalanges de l'auriculaire, ankylose partielle métacarpo-phalangienne des doigts auriculaire et annulaire.

MALIVOIR, Joseph-Amable, 64e de ligne. — Plaie contuse au mollet gauche, éclat d'obus, Saint-Privat. — Perte de substance musculaire.

MALLARD, Auguste-Jean, né le 21 juillet 1846, Ruillé-en-Champagne (Sarthe), 47e de ligne. — Plaie pénétrante du genou droit, et fracture du fémur au-dessus des condyles, coup de feu, Beaumont. — Raccourcissement de 4 centimètres, ankylose du genou, avec la rotule déplacée en bas et en dehors, et la jambe fixée dans l'extension.

MALLARD, Pierre-Marius, 12e de ligne. — Fracture comminutive de la jambe gauche, coup de feu, Saint-Privat. — Raccourcissement, gêne et douleur dans la marche.

MALLET, Germain-Romain, né le 30 juillet 1843, Saint-Nazaire (Isère), 21e de ligne. — Fracture du fémur gauche, éclat d'obus, Frœschwiller. — Consolidation vicieuse, cicatrices adhérentes, raccourcissement et déformation de la cuisse.

MALLET, Hippolyte-Alphonse-Ernest, né le 2 septembre 1841, Issengeaux (Haute-Loire), chasseurs républicains de la Loire, capitaine. — Plaie en canal à la cuisse droite, partie postérieure externe, coup de feu, Nogent-sur-Seine, 25 octobre. — Rétraction musculaire, la jambe est dans la demi-flexion.

MALLET, Jean, 9e chass. à pied. — Plaie contuse à la jambe droite, éclat d'obus, Arthenay, 10 octobre. — Cicatrice adhérente, varices et vaste ulcère variqueux.

MALLET, Jean-Germain, 90e de ligne. — Fracture de l'humérus droit, coup de feu, Dijon, 30 octobre.—Perte de substance osseuse, cicatrice adhérente et gêne dans l'élévation du bras.

MALLET, Michel, né le 25 avril 1843, Sierentz (Haut-Rhin), 12e de ligne. — Fracture du col de l'humérus et de l'omoplate gauches, coup de feu, Saint-Privat. —Atrophie de l'épaule et paralysie du bras.

MALLET, Scipion-Gédéon, 7e de ligne. — Fracture des 4e et 5e métatarsiens, pied gauche, coup de feu, Servigny sous Metz.

MALLET-CHRISTY, Etienne-Paul, né le 7 mai 1840, Paris, 11e dragons. — Plaie à la région cervicale, postérieure et moyenne, fracture des apophyses épineuses des vertèbres, coup de feu, Saint-Quentin. — Plaie fistuleuse, ankylose des cinq premières vertèbres, avec flexion de la tête en avant, et torsion à droite.

MALLEVILLE, Pierre, chass. d'Afrique, 1er bataillon, caporal. — Fracture comminutive et compliquée de l'avant-bras gauche, coup de feu, Beaune-la-Rolande.—Paralysie de l'avant-bras.

MALO, Jean, né le 25 septembre 1849, Mouchan (Gers), 42e de ligne. — Ablation de l'os malaire gauche, coup de feu, Champigny. — Cicatrice difforme et adhérente à l'aile du nez, affaiblissement graduel de la vision, à gauche, difformité de la face.

MALO, Pierre, 39e de ligne. — Plaie compliquée à l'indicateur, main droite, éclat d'obus, Orléans, 11 octobre. — Ankylose de l'indicateur, raccourci de 2 centimètres.

MALON, Etienne, 68e de ligne. — Plaies contuses à la jambe droite, érosion du tibia, et à la main (?), Bois-les-Dames, 29 août. — Cicatrice adhérente à la jambe, ankylose métacarpo-phalangienne du médius.

MALOSSE, Louis, né le 25 août 1847, Saint-Pierre-Eynac (Haute-Loire), 33e de ligne. — Fracture de la clavicule droite et de la branche ascendante du maxillaire, à gauche, 2 coups de feu, Sedan. — Consolidation vicieuse de ces deux fractures, otorrhée à gauche.

MALOU, Louis-François, garde mob. du Cher. — Plaie au côté droit de la face, coup de feu, près Blois, 28 janvier. — Perte partielle de la vision à droite.

MALPOTE, Jean, 1er chass. à pied. — Fracture du radius gauche, coup de feu, Orléans, 13 décembre. — Consolidation vicieuse, cicatrices profondes, gêne des mouvements du poignet, de la main et des doigts.

MALQUIT, Victor-Louis, 45e de ligne. — Plaie contuse à la main droite, coup de feu, Neuilly-sur-Seine, 20 mai. — Gêne des mouvements des doigts auriculaire et annulaire.

MALTAVERNE, Nicolas, 18e de ligne. — Fracture des 1er et 2e métacarpiens, main droite, éclat d'obus, Sedan. — Ankylose du pouce, cicatrice adhérente et gêne dans les mouvements du poignet.

MALVAL, Jean-Baptiste, né le 7 février 1842, Clermont-Ferrand (Puy-de-Dôme), 38e de ligne. — Plaie contuse à la main droite, coup de feu, Loigny. — Ankylose métacarpo-phalangienne du médius.

MALVAUX, Etienne-Eugène-Silas, né le 30 octobre 1849, Suippes (Marne), 8e artill. — Fracture du fémur droit, coup de feu, Coulmiers. — Consolidation vicieuse, raccourcissement de 6 centimètres, larges cicatrices adhérentes.

MALVERGNE, Laurent-Honoré, 52e de ligne, caporal. — Perte de la 2e phalange du pouce, main gauche, coup de feu, Sedan.

MALZAC, Auguste-Léon, né le 29 avril 1844, Nant (Aveyron), 96e de ligne.—Plaie compliquée à la cuisse gauche, coup de feu, Frœschwiller. — Atrophie et paralysie du membre inférieur.

MAMBRÉ, Edouard, né le 27 novembre 1842, Thann (Haut-Rhin), 15e de ligne.—Ophthalmie, suite de déflagration de poudre par recul de la culasse du chassepot, Epinay. — Taie sur chaque cornée et perte partielle de la vision des deux yeux.

MAMET, Jean, garde mob. du Lot. — Plaie contuse au creux axillaire droit, coup de feu, Ley sous Cravant. — Gêne dans les mouvements du bras et de l'épaule.

MANACH, Jean-François, né le 22 juillet 1845, Plouigneau (Finistère), garde mob. du Finistère. — Fracture comminutive de la jambe droite, coup de feu, Thay, 29 novembre. — Nombreuses esquilles, cicatrices adhérentes, déformation de la jambe incurvée en dehors, semi-ankylose du pied dans l'extension.

MANCEL, Jean-Eugène, 14e de ligne. — Plaie compliquée à la main gauche, coup de feu, Sedan. — Rétraction permanente de l'indicateur.

MANCEL, Louis-Hippolyte, né le 8 août 1823, Rouen (Seine-Inférieure), 8e artill. — Vaste plaie à la partie externe et moyenne de la cuisse droite, coup de feu, Coulmiers. — Perte considérable de substance, vaste cicatrice adhérente au fémur, atrophie de la cuisse et de la jambe avec douleurs névralgiques (déchirure du nerf sciatique).

MANCHES, Jean, né le 24 juillet 1841, Saint-Jacques (Cantal), 61e de ligne. — Plaie s'étendant de la partie inférieure de l'olécrane gauche à la partie antérieure de l'avant-bras, coup de feu, Villorceau. — Ligature de l'artère cubitale dans la plaie, contraction des doigts, sauf le pouce, insensibilité du médius et de l'annulaire, l'auriculaire est cyanosé et très-froid.

MANCIET, Jean, 81e de ligne. — Plaie contuse à l'articulation scapulo-humérale gauche, coup de feu, Noisseville, 1er septembre. — Ankylose, cicatrices adhérentes.

MANCIGA, Pierre-Joseph, né le 29 novembre 1844, Epernay, garde mob. de la Seine. — Plaie contuse au côté gauche du cou, coup de feu, le Bourget, 21 décembre. — Affaiblissement du bras gauche.

MANCIPOZ, Jean, né le 15 juillet 1830, Saint-Savin (Isère), 62e de ligne. — Plaie contuse à la jambe gauche, partie inférieure, coup de feu, Changé. — Atrophie très-prononcée de la jambe avec ankylose tibio-tarsienne et extension forcée du pied sur la jambe.

MANDELERT, Juste-Edouard, né le 3 mars 1845, Château-Lambert (Haute-Saône), garde mob. de la Haute-Saône. — Plaie compliquée au bras droit, partie inférieure et interne, coup de feu, Bethoncourt ou Belfort, 15 novembre. — Paralysie et rétraction musculaire de l'avant-bras.

MANDOUL, Antoine, né le 20 décembre 1848, Cuq-Toulzac (Creuse), 54e de ligne. —Désorganisation des deux globes oculaires, coup de feu, Frœschwiller.—Cécité complète.

MANECY, Jean, 53e de ligne. — Plaie contuse à l'avant-bras droit, coup de feu, Sedan.— Vaste cicatrice adhérente.

MANEM, Jean, 53e de ligne. — Fracture du cubitus gauche, coup de feu, Beaune-la-Rolande. — Gêne dans l'extension des doigts.

MANENT, Auguste, 90e de ligne.—Fracture comminutive de l'avant-bras gauche, Frœschwiller. — Déformation et consolidation vicieuse, flexion incomplète des doigts auriculaire, annulaire et médius.

MANENT, Jean-François, 9e dragons. — Fracture complète de la jambe droite avec déchirure des ligaments articulaires, chute de cheval, Joigny, 9 avril. — Raccourcissement de 6 centimètres.

MANEVAL, Samuel, né le 25 juin 1849, Saint-Aulagnier-Grand (Haute-Loire), 38e de ligne. —Plaie contuse à la jambe droite, fêlure du tibia, coup de feu, Loigny.—Erysipèle phlegmoneux, pourriture d'hôpital, amaigrissement de la jambe.

MANFREDI, Horace, né en 1836, Rapaggio (Corse), 1re légion de la garde républicaine. — Fracture comminutive de l'humérus droit, désorganisation du globe oculaire droit, éclats d'obus, Paris.

MANGEART, Basilic-Théophile, né le 13 octobre 1847, Pomacle (Marne), garde mob. de la Marne. — Plaie contuse à la région fessière droite, éclat d'obus, Saint-Quentin. — Cicatrice étendue fortement adhérente, gêne des mouvements du membre.

MANGEOL, Louis-Auguste, né le 20 janvier 1849, Hadol (Vosges), garde mob. des Vosges. — Perforation du sinus maxillaire, coup de feu, Nompatelize, 6 octobre.— Perte de la vision à droite et affaiblissement de la vision à gauche.

MANGIN, Charles-Alphonse, 75e de ligne. — Fracture de l'humérus droit, coup de feu, Gravelotte. — Consolidation vicieuse.

MANGIN, Eugène, 15e de ligne. — Fracture de l'humérus droit, coup de feu, Soissons, 26 septembre. — Gêne notable des mouvements du bras.

MANGIN, Joseph-Constant, né le 10 mars 1847, Saint-Remy (Vosges), 76e de ligne.—Fracture de l'humérus gauche, coup de feu, Rezonville. — Fausse articulation du coude.

MANGINEL, Emile, 4ᵉ de ligne, caporal. — Fracture du fémur droit, coup de feu, Saint-Privat. — Consolidation vicieuse.

MANGNEY, Erasme-Alire, 68ᵉ de ligne. — Plaie compliquée à la jambe gauche, coup de feu, Beaumont. — Paralysie des extenseurs de la jambe et extension permanente du pied.

MANGOLD, Joseph, né le 1ᵉʳ octobre 1848, Sigolsheim (Haut-Rhin), 49ᵉ de ligne.—Désorganisation du globe oculaire gauche, éclat d'obus, Beaumont.

MANGOT, Jean, 12ᵉ dragons. — Plaies contuses au doigts médius, au genou et à l'épaule, côté gauche, plaie perforante de l'abdomen, coups de feu, Forbach. — Difficulté dans la marche ; adhérences douloureuses à l'abdomen.

MANHEBAL, Bernard, né le 5 février 1847, Carlat (Cantal), 41ᵉ de ligne. — Plaie contuse au bras gauche et destruction de la lèvre inférieure et des incisives, 2 coups de feu, Borny.— Difficulté des mouvements du bras.

MANIBAL, Jean, né le 24 juillet 1849, Murat (Tarn), 6ᵉ artill. — Plaie contuse au mollet gauche, partie supérieure, coup de feu, Montbéliard, 15 janvier. — Vaste cicatrice, gêne considérable dans les mouvements du membre.

MANIGARD, Pierre, garde mob. de la Mayenne. — Fracture de l'humérus gauche, coup de feu, Loigny. — Cicatrices adhérentes.

MANIGUET, François-Xavier, né le 3 avril 1846, Montby (Doubs), 11ᵉ de ligne. — Plaie s'étendant de la fesse droite à l'aine gauche, coup de feu, Beaumont. — Paralysie incomplète de la cuisse droite.

MANIN, Bruno-Pierre, né le 9 mai 1839, Claix (Isère), 20ᵉ artill. — Phthisie pulmonaire, fatigues et privations en captivité.

MANIN, Jean-Pierre, garde mob. de l'Isère.—Fracture de l'humérus droit, au tiers supérieur, coup de feu Juranville.

MANIOL, Joseph, né le 2 novembre 1834, Saint-Vincent-et-Barmer (Lot), 40ᵉ de ligne, caporal. — Fracture du fémur droit, coup de feu, Spickeren.—Perte de substance osseuse, raccourcissement et ankylose incomplète du genou.

MANIQUET, Pierre-Paul, né le 20 février 1838, Mulhouse (Haut-Rhin), 20ᵉ artill.—Vaste plaie à la cuisse droite, partie supérieure et interne, perte complète des deux testicules et d'une partie de la verge, coup de feu, Frœschwiller. — Moignon difforme de la verge, large et profonde cicatrice irrégulière, rétraction de la jambe, claudication.

MANISCALCO, Salvator, né le 1ᵉʳ septembre 1842, Poggioral (Italie), régiment étranger.— Plaie contuse à la main gauche, coup de feu, Orléans.—Perte de la flexion des doigts médius et annulaire.

MANNEHEUT, Pierre-Louis, 6ᵉ de ligne. — Fracture comminutive de l'avant-bras gauche, au tiers moyen, coup de feu, Saint-Privat. — Gêne des mouvements des doigts.

MANOIR, Jean-Louis, né en 1850, Amonay (Ardèche), 4ᵉ chass. à pied, caporal. — Plaie contuse à la cuisse gauche, éclat d'obus, Paris, 23 mai. — Perte de substance musculaire, large cicatrice adhérente.

MANON, Jean, né le 10 mars 1837, Saint-Romain (Charente), 37ᵉ de ligne. — Fracture du fémur droit, coup de feu, Beaugency. — Consolidation vicieuse.

MANON, Jean-Baptiste, 1ᵉʳ de ligne, caporal. — Plaie contuse à l'articulation scapulo-humérale gauche, coup de feu, Neuville-aux-Bois, 3 décembre.—Ankylose incomplète.

MANOURY, Henri, 21ᵉ de ligne. — Plaie contuse à la cuisse droite, coup de feu, Frœschwiller. — Rétraction musculaire, partie postérieure de la cuisse, flexion de la jambe.

MANSARD, Bellonie, né le 2 juillet 1853, Paris (Seine), garde nationale de la Seine. — Plaie pénétrante du sacrum, coup de feu, Buzenval.—Large cicatrice profonde et adhérente, gêne des mouvements du tronc.

MANSAT, Jean, 39ᵉ de ligne. — Plaie contuse à la fesse gauche, éclat d'obus, Loigny. — Cicatrice adhérente très-étendue, marche très-pénible.

MANSIAT, Jacques, né le 25 mai 1830, Ceuves (Rhône), 63e de ligne. — Fracture comminutive de l'avant-bras gauche, coup de feu, Pesmes. — Cicatrice adhérente à la partie supérieure, perte des mouvements de pronation et de supination.

MANSIET, Jean, né le 10 août 1846, Perquié (Landes), 81e de ligne. — Plaie contuse à
l'épaule gauche, coup de feu, Noisseville. — Ankylose scapulo-humérale.

MANSION, Adolphe-Ernest, 16e chass. à pied, capitaine. — Fracture de la jambe (?), à (?).
— Consolidation vicieuse, ankylose tibio-tarsienne.

MANSON, Arthur, né le 15 novembre 1847, Saint-Médard (Charente-Inférieure), 1er hussards, brigadier. — Plaies compliquées aux deux mains, coup de feu, Sedan. — Rétraction
complète des dix doigts avec perte de tous les mouvements des deux mains.

MANSON, Louis, né le 14 juillet 1849, Saint-Pierre-de-Juillers (Charente-Inférieure), garde
mob. de la Charente-Inférieure. — Fracture des 1re, 2e et 3e articulations métacarpo-phalangiennes, main gauche, coup de feu, Villeporcher, 6 janvier. — Perte de l'usage de la main,
qui ne peut ni s'ouvrir ni se fermer.

MANSUY, Jean-Pierre, né le 12 mai 1831, au Vignot (Meuse), 93e de ligne. — Fracture
des 10e et 11e côtes gauches, coup de feu, Montbéliard. — Gêne des mouvements du tronc.

MANTEL, François-Aristide, 6e cuirassiers, maréchal des logis. — Fracture comminutive
des malléoles, pied gauche, chute de cheval, à (?). — Raccourcissement considérable, et déformation de la jambe.

MANTEL, François-Isidore, né le 19 mai 1830, Vers Hébécourt (Somme), garde nationale
sédentaire de la Somme, sergent. — Plaies à la main droite et à la tête, coups de sabre, Héricourt. — Cicatrices adhérentes à la voûte du crâne, ankylose métacarpo-phalangienne de
l'auriculaire.

MANTZ, Henri-Ignace, né le 30 juillet 1846, Strasbourg (Bas-Rhin), 33e de ligne. — Plaie
compliquée à la cuisse et à la fesse droites, coup de feu, Pont-Noyelles. — Atrophie de tout
le membre, flexion permanente de la jambe, ankylose incomplète tibio-tarsienne, avec extension
permanente du pied.

MANUEL, Marius-Antoine, 97e de ligne. — Fracture de la clavicule droite, coup de feu,
Gravelotte. — Cicatrice adhérente, gêne dans les mouvements de l'épaule.

MANUEL, Pierre-Corentin, garde mob. du Finistère. — Congélation du pied droit à (?). —
Perte de la phalange unguéale des trois premiers orteils, et de la matrice unguéale des deux
autres.

MAQUARD, Alfred, 9e chasseurs. — Perte des 2e et 3e phalanges de l'indicateur, main
droite, coup de feu, Héricourt, 15 janvier.

MAQUIGNEAU, Jean-Baptiste, né à Colombier (Vendée), garde mob. de la Vendée. — Plaie
contuse à la face, coup de feu, Champigny, 30 novembre. — Cicatrice adhérente, ankylose
incomplète temporo-maxillaire.

MAQUIN, Julien, garde mob. de l'Aisne. — Violentes contusions au genou gauche, explosion de la citadelle de Laon, 9 septembre. — Hydarthrose.

MARAIS, Denis-Henri, 88e de ligne. — Perte de l'arcade dentaire du maxillaire supérieur,
partie antérieure, et des dents incisives et canines, coup de feu, Beaumont (Ardennes). —
Déformation de la face.

MARAIS, Jean, né le 21 novembre 1845, Brausat (Allier), 3e zouaves. — Plaie contuse au
coude gauche, éclat d'obus, Sedan. — Ankylose du coude, avec gêne dans les mouvements
des doigts.

MARAIS, Jean-Baptiste, né le 4 septembre 1848, Bouguenais (Loire-Inférieure), 81e de
ligne. — Plaie contuse à l'arcade sourcilière gauche, éclat d'obus, Noisseville. — Cataracte,
perte de la vision à gauche.

MARAIS, Julien-Jean-Marie, 94e de ligne. — Plaie pénétrante du cou-de-pied droit, coup
de feu, Gravelotte.

MARAVAL, Adrien-Charles-Marcellin, né le 19 février 1839, Brassac (Tarn), garde mob. du Tarn, sergent. — Fracture du coude droit, coup de feu, Nogent-sur-Seine. — Ankylose du coude dans la flexion permanente, atrophie du membre.

MARAVAL, Charles-Joséph, 76e de ligne. — Fracture du calcanéum, pied droit, coup de feu, Rezonville. — Nécrose du calcanéum, gêne des mouvements du pied.

MARAVAL, Emile-Antoine, 16e de ligne. — Fracture compliquée du pied gauche, éclat d'obus, Loigny. — Paralysie partielle des orteils du pied, qui est atrophié.

MARAVAL, Pierre-Marius, 16e artill. — Hernie inguinale gauche, effort en changeant une roue à un affût de 12, Strasbourg, 16 septembre.

MARBOUTY, François, 61e de marche. — Congélation, près Montbéliard, 29 janvier. — Ulcères gangréneux, cicatrices et gêne des mouvements des orteils des pieds.

MARC, Auguste-Philippe-Raphaël, 67e de ligne. — Fracture du péroné droit, avec section incomplète du tendon d'Achille, coup de feu, Champigny, 30 novembre. — Gêne des mouvements de la jambe.

MARC, Bertrand, garde mob. de la Haute-Garonne. — Brûlure à la face, explosion d'arme à feu, armée de Bretagne, 29 novembre. — Taie sur la cornée de l'œil gauche, perte incomplète de la vision à gauche.

MARC, Dominique-Vital, 42e de ligne. — Fracture du péroné droit et de la jambe gauche, coup de feu, Champigny, 30 novembre. — Cicatrices adhérentes, gêne des mouvements des deux jambes.

MARC, Jean-Julien-Stanislas, né le 20 août 1826, Vendôme (Loir-et-Cher), garde nationale de la Seine, 52e bataillon. — Plaie compliquée à la main droite, coup de feu, Buzenval. — Perte du doigt médius, roideur des autres doigts, fixés dans l'extension.

MARC, Louis, 52e de ligne. — Ophthalmie en captivité, perforation de la cornée, déformation de la pupille et hernie de l'iris, œil gauche, perte presque complète de la vision à gauche.

MARGA, François, né le 20 janvier 1826, Fontainebleau (Seine-et-Marne), 3e zouaves. — Fracas de l'arcade sourcilière droite, désorganisation du globe oculaire et fracture de l'os malaire, coup de feu, Beaune-la-Rolande. — Esquilles nombreuses.

MARCAGGI, Antoine, 23e de ligne, caporal. — Rhumatismes musculaires généralisés, froids et privations, Paris, décembre. — Gêne des mouvements des membres.

MARCAGGI, Etienne, né le 25 mai 1845, Ajaccio (Corse), 114e de ligne. — Plaie contuse à la jambe droite, coup de feu, Paris, 2e siége. — Gêne et faiblesse des mouvements du membre.

MARCANGÉLI, Jean-Noël, né le 8 mars 1847, Azzana (Corse), 28e de ligne. — Plaie à la face palmaire, main droite, coup de feu, Saint-Privat. — Rétraction incomplète des fléchisseurs des doigts.

MARCE, Jean-Pierre, 37e de ligne. — Plaies contuses à la région lombaire et au bras droit, coups de feu, Sedan. — Cicatrices adhérentes.

MARCEAU, Benjamin-Jean-Marie, garde mob. de la Loire-Inférieure. — Plaies contuses à la cuisse droite et à la tête, coups de feu à (?), 14 janvier.

MARCEAU, Louis-Charles, né le 10 septembre 1849, Ablis (Seine-et-Oise), 3e zouaves. — Fracture comminutive de l'avant-bras droit, au niveau du poignet, coup de feu, Beaune-la-Rolande. — Cicatrices adhérentes, ankylose du poignet, atrophie de l'avant-bras et de la main, gêne dans les mouvements des doigts.

MARCEL, André, 56e de ligne. — Plaie contuse à la cuisse gauche, partie moyenne, érosion du fémur, coup de feu, Beaugency, 7 décembre. — Brides cicatricielles.

MARCEL, Marius, né le 11 décembre 1849, Marseille (Bouches-du-Rhône), 43e de ligne. — Fracture comminutive de l'avant-bras droit, coup de feu, le Mans. — Cal volumineux, cicatrice adhérente.

MARCELIN, Eugène, né le 9 avril 1835, Arles (Bouches-du-Rhône), 24e de ligne. — Vaste plaie contuse à la région inguinale gauche, éclat d'obus, Gravelotte. — Amaigrissement et gêne des mouvements du membre inférieur gauche, faiblesse des parois abdominales.

MARCELIN, Jacques, garde mob. de la Gironde, sergent. — Fracture de l'humérus droit avec lésion du creux axillaire, coup de feu, Chanteloup (Sarthe), 12 janvier. — Cicatrice adhérente et profonde, plaie fistuleuse à la partie supérieure interne du bras, atrophie du bras et de l'avant-bras avec flexion permanente de la main, paralysie de tout le membre.

MARCELLAUD, Léonard-Traphin, 68e de ligne. — Plaie pénétrante de poitrine, à droite, coup de feu, Beaumont (Ardennes). — Dyspnée.

MARCELLIN, Charles-Auguste, né le 27 septembre 1841, Saint-Paray (Ardèche), 36e de ligne, caporal. — Plaie pénétrante du coude droit, coup de feu, Frœschwiller.—Ankylose du coude dans la flexion.

MARCELLIN, Jean-Baptiste, né le 8 février 1844, Saint-Symphorien-de-Lay (Loire), 4e légion de marche du Rhône. — Vaste plaie déchirée profonde à la jambe droite, chute, armée du Jura, 5 février 1871. — Pourriture d'hôpital, ostéite, cicatrice adhérente sur presque toute la longueur du membre, atrophie de la jambe et paralysie du pied.

MARCELLIN, Louis-Félix, 75e de ligne. — Fracture de l'orbite droit, coup de feu, Ladonchamps, 7 octobre. — Perte de ce l'œil.

MARCELOT, Eugène, 21e de ligne. — Fracture du 4e métatarsien et du calcanéum, pied gauche, coup de feu, Sedan. — Vaste cicatrice adhérente à la face dorsale et externe du pied.

MARCEUIL, Marie-Louis, né le 26 août 1836, Blois (Loir-et-Cher), adjoint de 2e classe de l'intendance. — Fracture du calcanéum, pied (?), coup de feu, Gravelotte. — Cicatrice adhérente de 4 centimètres.

MARCHADIER, Edmond, né le 24 décembre 1848, Paris (Seine), garde mob. de la Seine, 13e bataillon. — Plaies : compliquée au genou gauche et contuse au sacrum et à la colonne vertébrale, partie inférieure, coup de feu, Stains, 21 décembre. — Périostite, ankylose du genou dans l'extension, cicatrices adhérentes au sacrum.

MARCHADIER-LAGARDE, Marie-Jean-Baptiste-Frédéric, né le 3 avril 1840, Cieux (Haute-Vienne), 2e zouaves.—Plaie pénétrante du coude droit, coup de feu, Frœschwiller.—Ankylose du coude dans la flexion.

MARCHAIS, Louis-Jacques, 71e de ligne. — Congélation des pieds à (?). —Perte de la phalangette de chaque gros orteil, gêne dans la marche.

MARCHAL, Auguste-Victor, né le 2 juin 1835, Faucogney (Haute-Saône), 11e artill. — Violentes contusions à la face, accident à Choisy-le-Roi, 30 novembre. — Atrophie de la pupille de l'œil droit, perte de la vision de ce côté, ankylose incomplète du maxillaire inférieur.

MARCHAL, Charles, 33e de ligne. — Plaie contuse à l'articulation tibio-tarsienne droite, coup de feu, Saint-Quentin. — Cicatrice adhérente à la malléole interne.

MARCHAL, Charles-Jean-Baptiste, 6e chass. à pied. — Fracture du radius droit, coup de feu, Sedan.

MARCHAL, Emile, 67e de ligne, sergent. — Plaie contuse au genou droit, coup de feu, Gravelotte. — Gêne dans la flexion de la jambe.

MARCHAL, Jean-Baptiste, 45e de ligne. — Plaies contuses à la poitrine, au bras et à la main, côté droit, fracture de l'humérus, éclats d'obus, Autun, 1er décembre.

MARCHAL, Joseph, 54e de ligne. — Fracture du cubitus droit, coup de feu, Amanvillers. — Gêne considérable des mouvements de l'avant-bras et de la main avec perte des mouvements des doigts auriculaire et annulaire.

MARCHAL, Joseph-Prosper, né le 25 janvier 1845, Royaumeix (Meurthe), 73e de ligne, caporal. — Désorganisation du globe oculaire droit, coup de feu, Saint-Privat. — Affaiblissement de la vue à gauche.

MARCHAL, Laurent, né le 8 octobre 1844, Botans (Haut-Rhin), 43e de ligne. — Fracture comminutive du fémur droit, coup de feu, Villorceau. — Tumeur osseuse, atrophie du membre avec perte des mouvements des fléchisseurs de la jambe et déviation du pied en dedans.

MARCHAL, Nicolas-Constant, 39e de ligne. — Fracture de la malléole externe, pied gauche, plaie contuse à la main droite, 2 coups de feu, Loigny. — Gêne notable dans la marche, perte des mouvements d'opposition du pouce.

MARCHAL, Pierre-Just, garde mob. du Jura. — Perte des 2e et 3e phalanges de l'annulaire et de la 3e de l'auriculaire, main gauche, coup de feu, Héricourt.

MARCHALAND, Allain, né le 27 juillet 1843, Cléder (Finistère), 26e de ligne. — Plaie compliquée à la jambe droite, éclat d'obus, Gravelotte. — Fistule osseuse du tibia, gonflement du genou avec commencement d'ankylose.

MARCHAND, Alexandre-Alfred, né le 2 avril 1848, Rocroy (Ardennes), 17e artill. — Désorganisation de l'œil gauche, coup de feu, Gravelotte.

MARCHAND, Bazile-Victor-Alphonse, né le 21 septembre 1849, Joué-du-Bois (Orne), garde mob. de l'Orne. — Fracture comminutive de la tête de l'humérus droit, de la clavicule et plaie à travers la bouche, coup de feu, Lonbrou (Sarthe), 11 janvier. — Cicatrice à la commissure labiale gauche, ankylose scapulo-humérale.

MARCHAND, Célestin-Alphonse-Alexandre, garde mob. du Loiret. — Plaie contuse au bras droit, au niveau du deltoïde, coup de feu, Buzenval. — Cicatrice adhérente, gêne dans les mouvements d'élévation du bras.

MARCHAND, Cyrille-Joseph-Désiré, né le 28 avril 1850, Breuche (Haute-Saône), 15e chass. à pied. — Fracture du cubitus gauche, au tiers supérieur, coup de feu, Bethoncourt, 16 janvier. — Luxation irréductible du radius en dehors, la capsule restant articulée avec l'épicondyle, perte considérable du cubitus, cicatrices adhérentes, semi-ankylose du coude, du poignet et des doigts, atrophie du membre et paralysie du pouce.

MARCHAND, Ernest, 27e de ligne. — Plaie contuse à la hanche gauche, coup de feu, Arthenay, 2 décembre.

MARCHAND, Fidèle, 67e de ligne. — Fracture partielle du condyle interne de l'humérus gauche, à (?). — Vaste cicatrice adhérente, ankylose incomplète du coude.

MARCHAND, François, né à Douheurs (Vienne), 56e de ligne. — Plaie grave à la tête, éclat d'obus, Wissembourg. — Dépression du crâne.

MARCHAND, Jean, 42e de ligne. — Fracture du péroné gauche avec lésion du tendon d'Achille, coup de feu, Champigny, 30 novembre. — Ankylose incomplète tibio-tarsienne.

MARCHAND, Jean-Baptiste-Alfred, né le 6 février 1841, Nouvion (Somme), 99e de ligne. — Plaie à travers les deux cuisses, coup de feu, Sedan. — Amaigrissement et affaiblissement des deux membres.

MARCHAND, Jean-Jules, 10e de ligne. — Plaie contuse à l'épaule droite, coup de feu, l'Hay, 29 novembre. — Perte partielle des mouvements du bras.

MARCHAND, Joseph-Eugène, né le 5 avril 1849, Lesse (Meurthe), 15e de ligne. — Fracture du maxillaire inférieur, coup de feu, Soissons, 3 octobre. — Semi-ankylose des articulations de la mâchoire inférieure, déformation de la face.

MARCHAND, Jules-Alphonse, né le 29 juillet 1847, Civry (Eure-et-Loir), 24e de ligne, sergent. — Plaie à travers la cuisse gauche, coup de feu, Spickeren. — Cicatrice adhérente.

MARCHAND, Julien, né le 12 février 1850, Bordeaux (Gironde), 44e de ligne. — Perte de la phalangette de l'indicateur et de la moitié des 2e phalanges des doigts auriculaire, annulaire et médius, main gauche, fracture du 2 métacarpien, main droite, coup de feu, Villers-la-Chèvre, près Longwy, 7 décembre. — Ankylose du poignet droit avec flexion permanente de la main en dehors et perte de la flexion des doigts.

91

MARCHAND, Louis-Augustin, 50e de ligne. — Plaie contuse à la cuisse gauche, éclat d'obus, Sedan.

MARCHAND, Pierre-Joseph-Eléonore, né le 13 avril 1838, Chapelle-des-Bois (Doubs), 61e de ligne. — Plaie compliquée à la tête, coup de feu, Beaumont (Ardennes). — La voûte crânienne au niveau de la suture lambdoïde présente une dépression transversale longue de 6 centimètres, paralysie incomplète des extrémités inférieures, miction difficile, vomissements, constipation et amaigrissement progressif (les béquilles sont nécessaires pour la marche).

MARCHAND, Pierre-Marie, 12e de ligne. — Plaie pénétrante du bassin à gauche, coup de feu, à (?). — Nécrose de l'os iliaque.

MARCHAND, Vincent-Joseph, né le 26 juin 1850, Chaudefonds (Maine-et-Loire), 1er génie. — Plaie compliquée à l'avant-bras droit, coup de feu, Paris, 2e siège. — Atrophie et paralysie de l'avant-bras et de la main avec flexion à angle droit de la main sur l'avant-bras et de celui-ci sur le bras, immobilité des doigts.

MARCHAND, Zéphirin-Alexandre, 62e de ligne. — Perte de l'indicateur, main droite, éclat d'obus, Gravelotte.

MARCHAT, Pierre, né le 23 décembre 1841, Belvès (Dordogne), 15e de ligne, sergent. — Fracture comminutive du fémur gauche, coup de feu, Soissons, 28 septembre. — Raccourcissement de 10 centimètres, avec incurvation en dedans, cicatrices adhérentes, plaies fistuleuses, ankylose incomplète du genou.

MARCHETTI, Antoine, né le 5 juillet 1845, Santa-Riparata (Corse), 2e rég. provisoire d'infanterie. — Plaie à la partie supérieure du sacrum, coup de feu, Paris, 2e siège. — Balle non extraite, atrophie de la fesse droite à sa partie interne, gêne des mouvements du membre inférieur droit.

MARCHES, Jean, 61e de ligne. — Plaie compliquée à l'avant-bras gauche, coup de feu, Villorceau. — Ligature de l'artère cubitale, rétraction des doigts, sauf le pouce, et perte de la sensibilité des 3 derniers doigts.

MARCIAUX, Claude, 20e de ligne. — Plaies contuses à l'épaule (?) et au dos, 2 coups de feu, Montretout.

MARCILLAC, Jean, 46e de ligne. — Plaie à travers l'épaule et l'omoplate gauches, coup de feu, Châtillon sous Paris, 8 avril. — Paralysie incomplète du bras.

MARCIN, Jean, né le 4 juin 1848, Villemur (Hautes-Pyrénées), 56e de ligne. — Désorganisation du globe oculaire droit, éclat d'obus, Sedan.

MARCIREAU, Jean-Gustave, 10e artill. — Plaies, déchirée à la partie antérieure de la cuisse droite, et contuse à la partie inférieure de la cuisse gauche, éclats d'obus, Sedan. — Large cicatrice adhérente à la cuisse droite.

MARCON, Jacques, né le 28 octobre 1848, Saint-Julien-Chapteuil (Haute-Loire), garde mob. de la Haute-Loire. — Plaie pénétrante de poitrine à droite, coup de feu, Bellegarde (Loiret). — Dyspnée.

MARÇON, Michel-Louis, né le 30 octobre 1845, Auroux (Lozère), 67e de ligne. — Plaie pénétrante du genou gauche, coup de feu, Forbach. — Ankylose du genou dans l'extension, arthrite chronique.

MARCON, Simon, né le 12 mai 1847, Queyrières (Haute-Loire), garde mob. de la Haute-Loire. — Fracture de la tête de l'humérus droit et de l'acromion, coup de feu, Héricourt. — Esquilles, ankylose scapulo-humérale.

MARCONIS, Simon, né le 31 décembre 1848, Montauban (Tarn-et-Garonne), 53e de ligne. — Variole, captivité en Allemagne. — Taie très-opaque occupant la moitié de la cornée de l'œil droit, perte de la vision de ce côté.

MARCONNET, Gabriel, 100e de ligne. — Perte de la 3e phalange de l'indicateur droit, coup de feu, Saint-Privat.

MARCONNET, Jacques-Honoré, 7e artill. — Plaie contuse à la cuisse droite, partie externe et inférieure, coup de feu, Sedan. — Cicatrices profondes et adhérentes.

MARCOURT, Jean, 2e génie. — Plaie contuse à la cuisse droite, coup de feu, Saint-Quentin. — Gêne dans les mouvements du membre inférieur.

MARCOUX, Jean, né le 23 mars 1830, Saint-Bonnet (Haute-Vienne), gendarme de l'Indre. — Ophthalmie, déflagration de la poudre d'une mitrailleuse, Courbevoie, 2e siége. — Iritis avec photophobie de l'œil gauche, paralysie de la paupière supérieure droite ; amaurose incomplète de l'œil droit avec déchirure de la membrane du cristallin et opacité de l'organe.

MARCOUYEUX, Jean, garde mob. du Lot. — Plaie compliquée à la jambe droite, coup de feu, Origny. — Ligature de l'artère fémorale, faiblesse du membre.

MARCY, Désiré-Henri-Joseph, né le 19 janvier 1849, Maisnil (Nord), garde mob. du Nord. — Fracture comminutive de l'humérus gauche, près l'épaule, coup de feu, Saint-Quentin. — Ankylose scapulo-humérale, cicatrices adhérentes, atrophie du deltoïde.

MARDELLE, René, 9e de ligne. — Plaie contuse au globe oculaire gauche, éclat d'obus, Meudon, 4 mai. — Cataracte, perte de la vision à gauche.

MARDOU, Pierre-Auguste-Désiré, né le 17 janvier 1844, Orbec (Calvados), 57e de ligne. — Fracture de l'os malaire gauche et de la partie inférieure de l'orbite, éclat d'obus, Gravelotte. — Désorganisation de l'œil gauche.

MARE, Joseph, 1re légion du Rhône. — Fracture du cubitus gauche, au tiers inférieur, à (?). — Atrophie de tout le membre, ankylose incomplète du poignet et paralysie des doigts.

MARE, Jules-Emile, 45e de ligne. — Fracture du fémur droit, coup de feu, Cravant, 8 décembre. — Atrophie et gêne dans les mouvements de la jambe.

MAREAU, Louis-François, 3e zouaves. — Plaie contuse à la main gauche, coup de feu, Héricourt. — Ankylose du pouce dans l'extension et de l'indicateur dans la flexion.

MARÉCAUX, Jean-Pierre, 17e de ligne. — Fracture du péroné droit, coup de feu, Pont-Noyelles. — Ankylose tibio-tarsienne.

MARÉCHAL, Alfred, né le 4 juillet 1846, Saint-Marcel (Isère), garde mob. de l'Isère. — Plaie contuse à la cuisse gauche, coup de feu et chute sur la hanche, même côté, Beaugency, 8 décembre. — Coxalgie, déformation étendue et semi-luxation de l'articulation coxo-fémorale, atrophie de tout le membre.

MARÉCHAL, Désiré-Ferdinand, né le 8 novembre 1849, Huisseau-sur-Cosson (Loir-et-Cher), 14e artill. — Fracture comminutive de la jambe droite, au tiers supérieur, coup de feu, Château-Andelard, 5 janvier. — Plaie fistuleuse à la partie externe et supérieure, engorgement du genou et principalement du creux poplité, rétraction de la jambe dans le quart de flexion.

MARÉCHAL, Emile, 32e de ligne. — Fracture comminutive de la jambe droite, au tiers supérieur, coup de feu, la Bourgonce. — Atrophie de la jambe.

MARÉCHAL, François, garde mob. de Saône-et-Loire. — Plaie contuse au pied droit, coup de feu, Chenebier. — Cicatrice difforme et douloureuse, gêne dans la marche.

MARÉCHAL, Jean-Louis, 49e de ligne. — Fracture du sacrum, éclat d'obus, Belfort, 4 février. — Claudication.

MARÉCHAL, Joseph, 17 de ligne. — Plaie contuse au pied droit, au niveau du tarse, coup de feu, Sedan. — Gêne notable dans la marche.

MARÉCHAL, Philippe-Eugène, né le 28 mai 1848, Paris (Seine), 42e de ligne. — Plaie compliquée à la main droite, éclat d'obus, Chevilly, 30 septembre. — Perte de l'usage de la main qui ne peut être fléchie, atrophie de tous les doigts qui sont entièrement roidis.

MARÉCHAL, Pierre-Jacques, rég. étranger. — Plaie contuse à la jambe droite, éclat d'obus, Montbéliard. — Cicatrice adhérente : Amblyopie, fatigues de la guerre.

MARÉCHAL, René-Emile, né le 8 mars 1843, Reuwey (Ardennes), 48ᵉ de ligne.—Plaie s'étendant du sillon naso-labial gauche jusqu'en arrière de l'oreille droite, coup de feu, le Mans, 11 janvier. — Déformation du maxillaire supérieur, paralysie de la face, surdité et affaiblissement de la vision à droite, mastication très-difficile.

MARÉCHAL, Victor-Adolphe, né le 23 août 1849, Orrouer (Eure-et-Loir), 43ᵉ de ligne. — Fracture comminutive de la clavicule et de l'épine de l'omoplate gauche avec section du nerf circonflexe, coup de feu, parc de Saint-Maur, 11 novembre. — Paralysie et atrophie du deltoïde avec perte de l'élévation du bras.

MARÉCHAL, Victor-François, 6ᵉ de ligne. — Plaie contuse au mollet gauche, lésion du péroné, coup de feu, Sainte-Barbe.

MARELLEC, François-Marie, 81ᵉ de ligne. — Perte du doigt annulaire et d'une partie du 4ᵉ métacarpien, main gauche, coup de feu, Gravelotte. — Rétraction des autres doigts.

MARESCAUX, Henri-Désiré-Joseph, garde mob. du Nord. — Plaie à travers l'articulation scapulo-humérale droite, coup de feu, Bethoncourt, 23 décembre. — Gêne des mouvements de l'épaule.

MARESCQ, Léon-Pierre-Etienne, 20ᵉ chass. à pied. — Fracture de l'humérus gauche, accident de chemin de fer à Critot (Seine-Inférieure), 4 octobre 1870. — Consolidation vicieuse, raccourcissement, ankylose incomplète de l'épaule.

MAREST, Charles, né le 28 septembre 1851, Paris (Seine), francs-tireurs de Paris. — Plaie contuse au pied gauche, éclat d'obus, Alençon.—Dénudation du tendon d'Achille, cicatrice adhérente, gêne dans l'extension du pied.

MAREST, Guillaume-Alexandre, 24ᵉ de ligne, sergent. — Plaie compliquée au bras droit, partie inférieure, coup de feu, Beaugency, 9 décembre.— Paralysie du mouvement et de la sensibilité des doigts médius, indicateur et du pouce.

MARFAING, Alexis, dit COBELLE, 17ᵉ de ligne. — Plaie contuse à la cuisse droite, coup de feu, Beaumont (Ardennes).

MARGAIL, Martin-Gaudérique-François, né le 5 novembre 1848, Prades (Pyrénées-Orientales), 16ᵉ de ligne. — Plaie compliquée au bras gauche, coup de feu, la Renaudière. — Nécrose de l'humérus, tiers supérieur, plaies fistuleuses, atrophie et paralysie de tout le membre avec rétraction des doigts.

MARGAILLAN, Théophile-Irénée, 3ᵉ de ligne. — Fracture du sommet du crâne, coup de feu, Frœschwiller. — Paralysie incomplète de la jambe droite.

MARGAIT, Pierre, 47ᵉ de ligne. — Fracture partielle du fémur droit, coup de feu, Frœschwiller. — Cicatrice adhérente, amaigrissement et gêne des mouvements de la jambe.

MARGAS, Pierre, né le 9 juin 1845, Jumelles (Maine-et-Loire), 51ᵉ de ligne. — Fracture comminutive de la jambe gauche, coup de feu, Gravelotte. — Perte de substance, consolidation vicieuse, plaie fistuleuse.

MARGÉRIC, Joseph-Guillaume, né le 23 octobre 1848, Laudun (Gard), 17ᵉ de ligne. — Plaie à travers l'articulation tibio-tarsienne gauche, coup de feu, Bois-les-Dames, 29 août.— Ankylose tibio-tarsienne.

MARGIER, Joseph, né le 10 juin 1850, Colombier-le-Vieux (Ardèche). — Congélation, Belfort. — Perte partielle de substance ; de la motilité et de la sensibilité des deux gros orteils.

MARGOT, Ernest, né le 7 février 1849, Nancy (Meurthe), volontaire de l'Ouest.—Fracture comminutive de la main gauche, éclat d'obus, Brou, 25 novembre. — Nécrose des métacarpiens, cal difforme, ankylose du poignet, déformation de la main avec les cinq doigts fixés dans l'extension.

MARGOTTAT, Annet, 75ᵉ de ligne. — Perte des 2ᵉ et 3ᵉ phalanges de l'indicateur gauche, coup de feu, Forbach.

MARGOUTY, Jean, 72e de ligne. — Plaie contuse au bras gauche, au niveau du deltoïde, coup de feu, Champigny, 2 décembre.

MARGUERIE, Jules-Léon, 69e de ligne. — Congélation du pied droit, Saint-Quentin. — Nécrose partielle, gêne des mouvements du gros orteil.

MARGUERITE dit MÉNOREL, Jean, né le 16 février 1846, Coudé-sur-Viré (Manche), 5e cuirassiers.—Plaie compliquée à l'avant-bras droit, section du nerf radial, coup de feu, Mouzon. — Atrophie et flexion du poignet.

MARGUERY, Jean-Louis, né le 4 août 1830, Boulogne-sur-Seine, 16e chass. à pied. — Plaie pénétrante de poitrine avec perforation du poumon gauche, coup de feu, Loigny. — Dyspnée.

MARGUET, Jean-Baptiste, 19e chass. à pied. — Fracture du péroné droit, tiers inférieur, éclat d'obus, Loigny. — Gêne des mouvements de la jambe.

MARI, Louis, né le 17 octobre 1841, Guebwiller (Haut-Rhin), 24e de ligne. — Fracture oblique et compliquée du radius droit, coup de feu, Boves. — Ankylose incomplète du coude, paralysie incomplète de la main, cicatrice adhérente à la partie antérieure supérieure de l'avant-bras.

MARIAGE, Jean-Baptiste, né le 19 novembre 1834, Aire (Pas-de-Calais), artill. de la garde mob. de la Haute-Garonne, capitaine. — Désorganisation des deux yeux, éclat d'obus, Belfort, 22 janvier. — Cécité complète.

MARIANI, Simon, né le 12 août 1841, Morosaglia (Corse), 67e de ligne. — Plaie en séton aux deux cuisses, partie supérieure, fracture du fémur gauche, coup de feu, Gravelotte. — Claudication et raccourcissement de la jambe gauche.

MARICHAL, Hubert-Gérard, né le 13 avril 1837, Bruxelles (Belgique), rég. étranger. — Plaie en séton à la cuisse gauche, partie interne, et fracture de l'orbite droit, 2 coups de feu, Orléans, 11 octobre. — Fonte de l'œil droit.

MARICHAL, Roméo-Florimond, 93e de ligne. — Plaie à travers la face, érosion des deux branches du maxillaire inférieur, coup de feu, Gravelotte. — Perte de substance osseuse.

MARIDAT, Edouard-Henri, né le 6 avril 1850, Paris (Seine), 110e de ligne. — Plaie pénétrante de poitrine, coup de feu, l'Hay, 29 novembre. — Hémoptysies.

MARIE, Edouard, né le 15 août 1846, Niort (Deux-Sèvres), 98e de ligne. — Fracture du cubitus droit au tiers supérieur, coup de feu, Ladonchamps.—Semi-ankylose du coudé, perte des mouvements de l'avant-bras avec flexion permanente des trois derniers doigts.

MARIE, Frédéric-Pierre, né le 28 avril 1847, Sainte-Suzanne-sur-Vire (Manche), 54e de ligne.—Plaie en séton à la région axillaire gauche, coup de feu, Saint-Privat. — Paralysie et atrophie du membre.

MARIE, Honoré, né à Atys (Orne), 9e artill. — Fracture du maxillaire supérieur, éclat d'obus, Montrouge, 13 janvier.—Cicatrice vicieuse à la commissure labiale droite.

MARIE, Joseph-Célestin, né le 19 mai 1846, Crué (Meuse), 3e cuirassiers. — Fracture du fémur droit, coup de feu, Reischoffen. — Plaie fistuleuse persistante à la face externe de la cuisse, cicatrices profondes et adhérentes à la partie supérieure et inférieure internes de la cuisse, raccourcissement, ankylose du genou dans l'extension.

MARIE, Pierre-Victor-Alphonse, dit LAZE, né le 2 juin 1844, Epinay-sur-Odou (Calvados), soldat au (?).—Plaie de tête, éclat d'obus, Sainte-Barbe sous Metz. — Perte de substance des os du crâne et à la partie supérieure et externe du frontal gauche.

MARIE, Louis-René, né le 14 avril 1844, Argouges (Manche), 6e de ligne.—Plaie en séton à l'avant-bras gauche, coup de feu, Servigny sous Metz. — Adhérences des tendons fléchisseurs dans leurs gaines, large cicatrice adhérente, gêne considérable des mouvements de la main qui est atrophiée.

MARIETTE, Charles-Eugène, né le 9 avril 1848, Saint-Germain-de-Tallevende (Calvados), 39e de ligne. — Fracture comminutive de la jambe gauche, au tiers moyen, éclat d'obus,

Arthenay, 2 décembre. — Cal volumineux et difforme, abcès multiples, vastes cicatrices adhé-rentes, atrophie de tout le membre, ankylose incomplète tibio-tarsienne avec le pied fixé en extension forcée.

MARIETTE, Joseph-Isidore-Bénoni, 64ᵉ de ligne. — Fracture de la main gauche, coup de feu, Chambord, 16 décembre. — Ankylose métacarpo-phalangienne dans l'extension des doigts indicateur et médius.

MARILIER, Georges, né le 17 juin 1837, Epinac (Saône-et-Loire), 67ᵒ de ligne. — Fracture comminutive de la jambe droite au tiers inférieur, coup de feu, Gravelotte. — Extraction d'esquilles et de trois os du tarse, raccourcissement, ankylose tibio-tarsienne.

MARILLEZ, Jean-Baptiste, né le 18 juin 1839, Chatenoiz (Jura), 7ᵒ de ligne. — Plaies con-tuses à la poitrine et aux doigts, main droite, coups de feu, Bry-sur-Marne, 2 décembre. — Cicatrice adhérente, ankylose des troisièmes phalanges des doigts auriculaire, annulaire et médius.

MARIN, Benoît, né le 29 août 1837, Tarare (Rhône), 22ᵉ de ligne, sous-lieutenant. — Plaies en séton au creux axillaire et à la partie latérale droite inférieure du cou, coup de feu, Champigny, 2 décembre.—Paralysie du bras.

MARIN, Louis-François, né le 26 janvier 1832, Paris (Seine), garde nationale de la Seine, 50ᵉ bataillon.—Fracture double du péroné gauche, coup de feu, Buzenval.—Cicatrice adhé-rente, gêne considérable dans la marche,

MARINEAU, Augustin-Maximin, garde mob. de l'Eure.—Plaie contuse à la cuisse gauche, partie supérieure et postérieure, coup de feu, Lorges, 8 décembre. — Cicatrice adhérente se déchirant facilement par la marche.

MARIO, Pierre-Emile-Louis, 23ᵉ de ligne. — Fracture du fémur (?), coup de feu, Rezon-ville. — Consolidation vicieuse, raccourcissement.

MARION, Amand-Désiré, né le 27 décembre 1850, Anould (Vosges), 17ᵉ chass. à pied. — Plaie contuse au creux poplité gauche, coup de feu, Saint-Quentin.

MARION, Antoine, 29ᵉ de ligne. — Plaie perforante de l'omoplate droite, coup de feu à (?).

MARION, Charles-Narcisse, né le 29 mars 1842, Vernier-Fontaine (Doubs). — Fracture de l'avant-bras droit, coup de feu, Sainte-Marie-aux-Mines, 18 août.

MARION, Jean-Bon-Alexandre, 43ᵉ de ligne. — Plaie pénétrante de l'épaule (?), coup de feu, Amanvillers.

MARION, Paul-Adolphe, 20ᵉ chass. à pied. — Plaie contuse à la cuisse droite, coup de feu, — Luxation incomplète des vertèbres lombaires et dorsales, choc violent d'un caisson d'artil-lerie.—Gêne dans la marche et les mouvements du tronc.

MARION, Sébastien, né le 23 mars 1823, Jonchet (Haut-Rhin), éclaireurs de la Seine. — Plaie contuse à la région iliaque droite, coup de feu, Pacy-sur-Eure (Eure), 22 octobre. — Large cicatrice adhérente à la crête iliaque.

MARION, Toussaint-Laurent, 100ᵉ de ligne, caporal.—Plaie compliquée à la main gauche, coup de feu, Gravelotte. — Paralysie incomplète de tous les doigts.

MARIONET, Claude, garde mob. de Saône-et-Loire. — Plaie contuse à la cuisse droite, coup de feu, Beaune-la-Rolande.

MARIOTTE, Charles-François, 66ᵒ de ligne. — Fracture de la jambe gauche, coup de feu, Spickeren.—Consolidation vicieuse.

MARISSAL, Achille-Joseph, né le 27 octobre 1838, Roubaix (Nord), 1ᵉʳ chass. d'Afrique.— Plaie à travers l'articulation scapulo-humérale droite, coup de feu, Sedan.—Arthrite violente, destruction des cartilages articulaires, ankylose incomplète scapulo-humérale.

MARJOLET, Léonard, né le 17 octobre 1847, Limoges (Haute-Vienne), garde mob. de la Haute-Vienne. — Fracture partielle du fémur avec plaie à la fesse droite, éclats d'obus, Ter-miniers, 2 décembre. — Nombreuses esquilles, plaies fistuleuses, rigidité musculaire de la cuisse, claudication.

MARJOLLET, Jacques, né le 8 février 1849, Noyer (Savoie), 37e de ligne. — Fracture de l'extrémité supérieure du 2e métacarpien, main gauche, avec lésion des fléchisseurs, coup de feu, Paris, 2e siége. — Amaigrissement et flexion incomplète des quatre derniers doigts et déviation du pouce.

MARLÉ, Antoine, 36e de ligne. — Perte du doigt annulaire, main droite, coup de feu, Sedan. — Gêne des mouvements des autres doigts.

MARLÉ, Jean-Pierre, 94e de ligne. — Plaie de tête, coup de feu, Gravelotte. — Troubles cérébraux.

MARLET, Joseph-Valentin-Gustave, né le 24 juillet 1850, Bandol (Var), 70e de ligne. — Perte du pouce, main droite, fracture de l'humérus gauche au tiers inférieur, éclats d'obus, Châtillon sous Paris, 22 avril. — Cal difforme, déviation de la main gauche.

MARLIER, Armand-Pierre Moussaint, né le 29 juin 1828, Hautvillers (Marne), garde nationale de la Seine, 72e bat. — Fracture comminutive et compliquée de l'humérus droit, coup de feu, Buzenval. — Atrophie de l'avant-bras et de la main.

MARLIÈRE, Jean-Baptiste, garde mob. du Nord. — Fracture comminutive des 2e et 3e métacarpiens, main gauche, éclat d'obus, Saint-Quentin. — Ankylose du médius avec gêne des mouvements des autres doigts.

MARMONIER, Jean-François-Joseph, 5e chass. à pied. — Plaie contuse à la main droite, coup de feu, Orléans, 11 octobre. — Rétraction des fléchisseurs des doigts annulaire et auriculaire.

MARMONT, Hippolyte-Frédéric, 67e de ligne. — Plaie contuse à la main gauche, coup de feu, Gravelotte. — Ankylose et atrophie des doigts indicateur et médius, fixés dans la flexion.

MARNAT, Urbain-Hubert, 51e de ligne, caporal. — Plaie pénétrante de poitrine et fracture de la clavicule à droite, coup de feu, la Bourgonce. — Consolidation vicieuse avec raccourcissement de la clavicule, dyspnée, gêne des mouvements de l'épaule droite.

MARNOT, Pierre, né le 25 juillet 1850, Noidans-le-Vesoul (Haute-Saône), 71e de ligne, caporal. — Fracture de l'avant-bras gauche, coup de feu, Borny. — Cicatrices adhérentes, ankylose du poignet avec extension permanente des doigts.

MARON, Jean, 83e de ligne. — Perte de la 3e phalange de l'annulaire droit et d'une partie des phalanges des trois autres doigts, éclat d'obus, Sedan.

MARONNIER, Silvain, 68e de ligne. — Fracture de la la clavicule droite, coup de feu, Montbéliard. — Consolidation vicieuse.

MAROT, Jean, né le 4 mai 1830, Couze (Dordogne), 27e de ligne, capitaine. — Plaie compliquée en séton à la cuisse gauche, coup de feu, Poupry, 2 décembre. — Atrophie et paralysie de la jambe.

MAROSELLI, François-Marie, 3e de ligne. — Plaie contuse au pied droit, coup de feu, Frœschwiller.

MARQUANT, Joseph, né le 2 novembre 1845, Solesme (Nord), 57e de ligne. — Plaie s'étendant de la partie supérieure externe de la nuque, contournant le cou, lésant le côté gauche de la langue et se terminant à la bouche, par où la balle est sortie : plaie contuse à l'articulation tibio-tarsienne gauche, 2 coups de feu, Saint-Privat. — Adhérences étendues de la la langue avec le plancher, gonflement considérable permanent et ankylose de l'articulation tibio-tarsienne (ne peut marcher sans béquilles).

MARQUANT, Jules-Edmond, 17e chass. à pied. — Plaie compliquée à l'avant-bras (?), coup de feu, Issy, 3 mai. — Paralysie des doigts.

MARQUER, Yves, 74e de ligne. — Fracture comminutive de l'avant-bras droit, coup de feu, Wissembourg. — Cicatrices adhérentes, gène considérable dans la pronation et la supination de l'avant-bras.

MARQUET, Amand-Alphonse, né le 11 avril 1837, Cambremer (Calvados), 66e de ligne. —

Atrophie et paralysie des deux mains et des deux pieds avec contraction permanente de tous les doigts et de tous les orteils, congélation en wagon.

MARQUET, Ambroise, né le 6 mars 1847, Hostun (Nord), 3ᵉ de ligne. — Plaie contuse à la colonne vertébrale, coup de feu, Frœschwiller. — Paralysie et atrophie du membre.

MARQUET, Armand, 47ᵉ de ligne. — Fracture du radius droit, coup de feu, Sedan. — Pourriture d'hôpital, perte considérable de substance musculaire, large cicatrice adhéaente.

MARQUET, Joseph, né le 4 juillet 1845, Rennes (Ille-et-Vilaine), 40ᵉ de ligne. — Fracture compliquée et comminutive de l'humérus droit, au tiers moyen et supérieur, coup de feu, Spickeren (la balle est sortie sous la clavicule). — Atrophie et paralysie du mouvement et de la sensibilité de tout le membre.

MARQUEZ, Claude-Pierre-Marie-Evariste, né le 30 septembre 1824, Vic (Meurthe), 1ᵉʳ tir. alg., capitaine. — Plaies contuses aux deux jambes, partie inférieure, 2 coups de feu, Wissembourg. — Balle enkystée dans le creux poplité droit, cicatrices adhérentes, gêne considérable des mouvements des deux membres, mais plus prononcée à droite.

MARQUOT, Pierre-François, né le 8 septembre 1838, Merrey (Aube), 14ᵉ artill., maréchal des logis. — Fracture de l'humérus gauche, coup de feu, Bapaume. — Cal difforme, ankylose scapulo-humérale, cicatrices multiples adhérentes.

MARRE, Jean-Baptiste, né le 29 mars 1845, Bienpeyroux (Aveyron), 46ᵉ de ligne. — Désorganisation du globe oculaire gauche, coup de feu, Sedan.

MARRE, Noël, né le 20 septembre 1832, Tulle (Corrèze), 4ᵉ zouaves, sergent. — Fracture compliquée à la jambe gauche, coup de feu, Bry-sur-Marne, 30 novembre. — Perte de substance osseuse, plaie fistuleuse, ankylose du pied.

MARRET, Jacques, 85ᵉ de ligne. — Fracture de l'apophyse coronoïde droite du maxillaire inférieur, coup de feu, Neuilly-sur-Seine, 7 avril. — Perte d'arcades alvéolaires et de molaires, rapprochement des mâchoires.

MARSAIS, François, 89ᵉ de ligne. — Plaie contuse à la main droite, érosion du 1ᵉʳ métacarpien, coup de feu, Issy, 16 mai. — Cicatrice adhérente et faiblesse de la main.

MARSAL, Louis, 87ᵉ de ligne. — Fracture comminutive du cubitus droit, coup de feu, Patay, 2 décembre. — Cal difforme, cicatrice adhérente.

MARSALEIX, Léonard, né le 14 mars 1847, Boyssac-Lubersac (Corrèze), 87ᵉ de ligne, caporal. — Fracture des cartilages des 8ᵉ, 9ᵉ et 10ᵉ côtes à gauche, coup de feu, Strasbourg, 23 septembre. — Dyspnée.

MARSAUD, Méry, né le 4 octobre 1841, Abjat (Dordogne), 118ᵉ de ligne. — Plaie contuse à la cuisse gauche, partie postérieure et interne, coup de feu, Montmesly, — Ankylose incomplète et engorgement du genou.

MARSAUDON, Martial, né le 2 février 1843, Saint-Ouen (Haute-Vienne), 89ᵉ de ligne. — Fracture de la jambe gauche, éclat d'obus, Sedan. — Perte osseuse considérable du tibia, déformation du membre, vaste cicatrice adhérente, ankylose tibio-tarsienne.

MARSAULT, Pierre, né le 9 décembre 1849 Parthenay (Deux-Sèvres), 114ᵉ de ligne. — Plaie perforante de poitrine, coup de feu, Champigny. — Large cicatrice adhérente, et fortement déprimée, à la partie postérieure de l'épaule gauche, gêne des mouvements d'expansion du thorax et de ceux d'élévation du bras.

MARSOIN, Louis-François-Marie, 20ᵉ chass. à pied. — Plaie contuse au pied gauche, lésion osseuse, éclat d'obus, Borny. — Claudication et gêne dans la marche.

MARSOLLIER, Cyprien-Joseph, né le 2 mai 1842, Méral (Mayenne), 49ᵉ de ligne. — Fracture comminutive de l'humérus gauche, coup de feu, Chagey, 15 janvier. — Esquilles.

MARSOT, Nicolas, né le 29 décembre 1831, Etueffont-Haut (Haut-Rhin), 124ᵉ de ligne, capitaine. — Fracture comminutive du fémur droit, au tiers supérieur, coup de feu, Beaune-la-Rolande. — Consolidation vicieuse avec déviation et raccourcissement de 6 centimètres.

MARTAL, Pierre, garde mob. de la Seine. — Plaie en canal à l'avant-bras droit, coup de feu, Buzenval. — Gêne dans la pronation et la supination du poignet et de la main.

MARTAUD, Vincent, 10e chass. à pied. — Perte des 2e et 3e phalanges de l'indicateur, main droite, coup de feu, Origny, 8 décembre.

MARTEAU, Edouard-Alexis, né le 27 juillet 1850, la Riche (Indre-et-Loire), 110e de ligne, — Plaie contuse à la jambe gauche, coup de feu, Issy, 8 mai. — Ankylose tibio-tarsienne.

MARTEAU, Pierre-Jean, né le 2 mars 1843, Perpignan (Pyrénées-Orientales), 36e de ligne. — Atrophie de la main et de l'avant-bras gauches, avec rétraction permanente des doigts, fléchis sur la face palmaire, intempéries, 1870-71.

MARTEL, Adolphe, né le 7 janvier 1843, Saint-Venant (Pas-de-Calais), 41e de ligne. — Fracture comminutive du radius droit, coup de feu, Moulin-Saquet, 3 mai. — Pourriture d'hôpital, destruction de la partie postérieure de l'avant-bras, semi-ankylose du poignet et des doigts, atrophie de l'avant-bras et de la main.

MARTEL, Jean-Louis, 60e de ligne. — Plaie contuse à la jambe gauche, éclat d'obus, Bussurel (Haute-Saône), 16 janvier. — Perte de substance musculaire.

MARTEL, Jean-Marin-Alphonse, né le 7 septembre 1843, Saint-Julien-sur-Sarthe (Orne), 94e de ligne. — Plaie compliquée à la cuisse droite, coup de feu, Gravelotte. — Atrophie et paralysie incomplètes de la jambe et du pied.

MARTEL, Liben-Ferdinand, 41e de ligne. — Plaie pénétrante de l'hypochondre droit, coup de feu, Moulin-Saquet, 3 mai. — Cicatrice irrégulière, hernie épigastrique.

MARTEL, Michel, né le 14 août 1845, Manzat (Puy-de-Dôme), garde mob. du Puy-de-Dôme. — Fracture comminutive du coude gauche, coup de feu, Rueil, 15 novembre. — Ankylose du coude, avec flexion permanente de l'avant-bras.

MARTET, Jean-Baptiste, garde mob. du Cher. — Fracture comminutive de l'avant-bras gauche, coup de feu, Yvré-l'Evêque, 11 janvier.

MARTIAL, Antoine, né le 15 avril 1842, Thiviers (Dordogne), 36e de ligne. — Perte des doigts médius et annulaire, main droite, éclat d'obus, le Mans. — Flexion permanente des doigts auriculaire et indicateur.

MARTIGNON, Auguste-Emile-Célestin, né le 14 janvier 1845, Cherbourg (Manche), 75e de ligne.—Fracture du cubitus droit, coup de feu, Gravelotte.—Consolidation vicieuse, ankylose de l'articulation radio-cubitale supérieure et du coude.

MARTIGNY, Armand, né le 21 février 1850, Haut-Fontaine (Oise), 62e de ligne. — Plaie contuse à la partie supérieure et externe de la cuisse et de la fesse gauches, coup de feu, Villersexel. — Amaigrissement du membre, cicatrices adhérentes.

MARTIN, Alphonse, 37e de ligne, caporal.—Plaie contuse au mollet gauche, éclat d'obus, porte d'Auteuil, 21 mai. — Perte de substance musculaire, vaste cicatrice adhérente, gêne dans les mouvements du pied et de la jambe.

MARTIN, Alphonse-François, 23e de ligne. — Fracture comminutive du cubitus (?), coup de feu, Champigny, 30 novembre. — Perte de substance osseuse, gêne dans la pronation et la supination.

MARTIN, Annet, né le 11 juin 1850, Espinasse (Puy-de-Dôme), 68e de ligne.—Fracture du fémur gauche, au tiers supérieur, coup de feu, Héricourt, 16 janvier.—Consolidation vicieuse, raccourcissement et affaiblissement du membre.

MARTIN, Antoine, né le 16 novembre 1846, Saint-Pierre-de-Clairac (Lot-et-Garonne), garde mob. de Lot-et-Garonne. — Fracture comminutive du cubitus gauche, tiers supérieur, coup de feu, Villejuif (armée de la Loire). — Ankylose du coude dans la flexion.

MARTIN, Antoine, 54e de ligne, sergent. — Fracture du péroné droit, coup de feu, Paris, rue des Poissonniers, 23 mai. — Cicatrices adhérentes, gêne dans la flexion et l'extension du pied.

MARTIN, Armand-Marie, garde mob. de l'Ille-et-Vilaine. — Plaie contuse au bras droit, coup de feu, Champigny, 2 décembre. — Cicatrice profonde et adhérente.

MARTIN, Auguste-Antoine, 75° de ligne. — Plaie contuse à la cuisse gauche, partie postérieure, coup de feu, Villers-Bretonneux.

MARTIN, Célestin-Edmond, né le 1er juillet 1849, Brest (Finistère), garde mob. de la Seine. — Plaie contuse au pied droit, coup de feu, le Bourget. — Ankylose tibio-tarsienne, plaies fistuleuses à la malléole interne et au calcanéum.

MARTIN, Charles, né le 3 août 1844, Dampierre (Charente-Inférieure), 35° de ligne.—Plaie contuse au mollet droit, partie postérieure et externe, coup de feu, Belfort.—Quatre cicatrices adhérentes, gêne dans la marche.

MARTIN, Charles, né le 10 mars 1843, Nancy (Meurthe), 6° compagnie de cavaliers de remonte. — Fracture comminutive de l'avant-bras droit, au tiers inférieur, éclat d'obus, Frœschwiller. — Pas de consolidation du cubitus dont l'extrémité inférieure est luxée en arrière.

MARTIN, Charles-Louis, né le 22 juillet 1850, Epernay (Marne), 2° zouaves. — Fracture comminutive du fémur droit, coup de feu, Orléans, 4 décembre. — Consolidation vicieuse, raccourcissement considérable du membre.

MARTIN, Claude, 56° de ligne. — Fracture de la jambe gauche, coup de feu, Frœschwiller. — Abcès multiples, plaies fistuleuses, cicatrice adhérente, contraction douloureuse des muscles du mollet.

MARTIN, Constant, 3° de ligne. — Perte de l'indicateur, main gauche (?), Saint-Quentin.

MARTIN, Denis, né le 9 décembre 1838, Peseux (Jura), 66° de ligne.—Fracture comminutive de l'humérus gauche au tiers supérieur, coup de feu, Rézonville.— Esquilles, cal vicieux, plaie fistuleuse au bord spinal de l'omoplate, gêne considérable des mouvements de l'épaule.

MARTIN, Dominique-Joseph, 19° de ligne. — Plaie pénétrante à la région inguinale droite, coup de feu, Borny. — Hernie abdominale.

MARTIN, Edouard-Hippolyte, né le 26 novembre 1849, Basson (Yonne), garde mob. de la Seine. — Plaie contuse à l'articulation coxo-fémorale gauche, coup de feu, Stains, 21 décembre. — Arthrite suppurée, ankylose coxo-fémorale.

MARTIN, Emile-Michel, né le 13 septembre 1851, Paris (Seine), 3° zouaves.—Fracture de l'extrémité inférieure du cubitus (?), coup de feu, Beaune-la-Rolande.—Cal volumineux, cicatrices adhérentes, gêne des mouvements du poignet.

MARTIN, Eugène-Désiré-Armand, né le 28 juillet 1848, Couvron (Aisne), garde mob. de l'Aisne. — Fracture de la clavicule, de l'apophyse coracoïde et de la tête de l'humérus droit, chute de pierres, explosion de la citadelle de Laon, 9 septembre. — Ankylose scapulo-humérale et perte des mouvements du bras.

MARTIN, Eugène-Dieudonné, né le 6 février 1845, Paris (Seine), 6° de ligne.—Fracture comminutive de la jambe gauche, éclat d'obus, Saint-Privat. — Cal vicieux, raccourcissement considérable, atrophie de la jambe et du pied fixé en pronation, cicatrices multiples adhérentes et profondes à la partie supérieure et antérieure de la jambe.

MARTIN, Félix-Aimé, né le 31 janvier 1846, Saint-Remèze (Ardèche), 1er dragons.—Chute d'un canon sur le genou gauche, armée de l'Est. — Arthrite, gêne considérable des mouvements du genou.

MARTIN, François, né le 12 février 1845, Meyrneis (Lozère), 14° de ligne, caporal.—Fracture comminutive de la jambe gauche, coup de feu, Champigny, 30 novembre. — Consolidation vicieuse, cicatrices adhérentes et étendues, déformation de la jambe.

MARTIN, François, 37° de ligne. — Plaie pénétrante du genou droit, coup de feu, Paris, Champs-Elysées, 22 mai. — Ankylose du genou.

MARTIN, François, 7° de ligne. — Plaie contuse au bras gauche, coup de feu, Servigny sous Metz. — Rétraction musculaire de la partie antérieure du bras et de l'avant-bras, gêne dans l'extension du membre.

MARTIN, François, né le 4 novembre 1839, Puy-Guillaume (Puy-de-Dôme), 83e de ligne. — Plaies contuses au dos et au bras gauche, coup de feu et éclat d'obus, Beaugency. — Déviation de la colonne vertébrale, paralysie légère.

MARTIN, François, né le 12 décembre 1846, Rom (Deux-Sèvres), 52e de ligne. — Plaie contuse au genou gauche, éclat d'obus, Sedan. — Engorgement chronique de la cuisse, plaies fistuleuses persistantes autour du genou avec nécrose des os, rétraction permanente des tendons fléchisseurs.

MARTIN, François-Félix, 2e de ligne. — Fracture du cubitus gauche, coup de feu, Spickeren. — Perte de substance osseuse, atrophie de l'avant-bras.

MARTIN, François-Victor-Alphonse, garde mob. du Jura. — Fracture de la branche droite du maxillaire inférieur, coup de feu, Salins, 26 janvier. — Rapprochement permanent des mâchoires avec surdité à droite.

MARTIN, Henri, 36e de ligne. — Plaie contuse au bras droit, coup de feu, Vendôme, 31 décembre. — Ankylose incomplète du coude.

MARTIN, Henri-Adolphe, né le 18 mars 1851, Charleville (Ardennes), 36e de ligne, caporal. — Plaie contuse au pouce gauche et fracture de la mâchoire inférieure, 2 coups de feu, Gravelotte. — Ankylose temporo-maxillaire.

MARTIN, Henri-Benjamin, né le 13 juin 1850, Milly (Seine-et-Oise), 98e de ligne. — Fracture comminutive du fémur droit, au-dessus du genou, coup de feu, Juranville. — Perte de substance osseuse, consolidation vicieuse, raccourcissement de 3 centimètres.

MARTIN, Jacques, 83e de ligne. — Plaie contuse à la main droite, coup de feu, Courtalin, 1er janvier. — Perte de la 3e phalange du doigt (?).

MARTIN, Jacques, garde nationale mobilisée du Cher. — Fracture de la clavicule droite, coup de feu, Blois, 28 janvier. — Non-consolidation, gêne des mouvements de l'épaule.

MARTIN, Jean, né le 4 septembre 1851, Boisset-Saint-Priest (Loire), 35e de ligne. — Désorganisation du globe oculaire droit, plaies contuses au bras et à la jambe, côté droit, plaie contuse à la main gauche, plaie à la bouche, coups de feu et éclats d'obus, Champigny, 30 novembre. — Cicatrice adhérente au bras.

MARTIN, Jean, né le 8 octobre 1841, Saint-Romain-le-Puy (Loire), 37e de ligne, caporal. — Fracture du fémur droit, au tiers inférieur, coup de feu, Sedan. — Consolidation vicieuse cal très-volumineux avec imminence de nécrose, demi-flexion permanente de la jambe, atrophie considérable de tout le membre.

MARTIN, Jean, né le 12 juin 1848, Metz (Moselle), 26e de ligne. — Plaie à la région latérale droite du bassin, fracture de l'os iliaque, coup de feu, Servigny. — Gêne considérable des mouvements de la jambe droite qui est atrophiée, large cicatrice adhérente.

MARTIN, Jean-Augustin, né le 29 octobre 1838, Burzet (Ardèche), 66e de ligne. — Fracture comminutive du calcanéum gauche, Rezonville. — Perte de substance osseuse, cicatrice profonde et adhérente.

MARTIN, Jean-Bertrand, dit TOURASSE, 39e de ligne. — Fracture comminutive de la jambe gauche, éclat d'obus, Loigny. — Claudication.

MARTIN, Jean-Baptiste-Eugène, 46e de ligne. — Fracture comminutive de l'humérus (?), coup de feu, Beaumont (Ardennes). — Esquilles, ankylose incomplète du coude.

MARTIN, Jean-Marie, né le 14 mai 1850, Muzillac (Morbihan), 11e chass. à pied. — Fracture du péroné gauche, tiers supérieur, coup de feu, congélation du pied gauche, Villorceau. — Perte des trois premiers orteils du pied.

MARTIN, Jean-Pierre, dit RACAMIER, né le 23 septembre 1850, Tournon (Ardèche), 3e zouaves. — Ophthalmie. — Opacité complète de la cornée de l'œil droit, perte de la vision de cet œil.

MARTIN, Joseph, 12e de ligne. — Fracture du radius gauche, tiers inférieur, coup de feu, Sainte-Barbe sous Metz. — Consolidation vicieuse, ankylose du poignet avec déviation de l'avant-bras.

MARTIN, Joseph, train des équipages militaires (ex-garde impériale). — Luxation du genou (?), chute de cheval, Paris, 19 janvier. — Corps étranger dans le genou.

MARTIN, Joseph-Edmond-Urcissin, né le 24 août 1841, Laviron (Doubs), 24e de ligne, caporal. — Plaies contuses au dos, côté droit, et à l'avant-bras droit, coups de feu, Saint-Quentin. — Cicatrice adhérente s'étendant du pli du coude à la partie moyenne de l'avant-bras qui est rétracté, gêne dans les mouvements du dos.

MARTIN, Joseph-Félicien, 10e chass. à pied. — Plaie contuse à la tête, coup de feu, Spickeren. — Affaiblissement de la vue à droite.

MARTIN, Jules-Amédée, 10e de ligne. — Plaie contuse à la hanche gauche, coup de feu, Saint-Privat. — Gêne dans la jambe de ce côté.

MARTIN, Jules-Richard, garde mob. du Haut-Rhin. — Fracture de la jambe droite, coup de feu, Beaune-la-Rolande. — Plaie fistuleuse à la partie supérieure.

MARTIN, Laurent-Baptiste, 10e arttill. — Plaie contuse au genou droit, éclat d'obus, Bapaume. — Cicatrice adhérente, ankylose du genou.

MARTIN, Louis, né le 23 août 1846, Nevers (Nièvre), 31e de ligne, sergent. — Fracture de l'omoplate gauche et plaie compliquée en séton à travers l'aisselle et le bras, coup de feu, Sedan. — Atrophie progressive avec paralysie incomplète de la main.

MARTIN, Louis, né le 14 septembre 1848, Jaulny (Meurthe), 44e de ligne. — Fracture comminutive de l'extrémité supérieure de l'avant-bras gauche, éclat d'obus, Saint-Privat. — Ankylose du coude dans la flexion.

MARTIN, Louis-Alphonse, né le 26 novembre 1849, Vitrey (Haute-Saône), 3e chass. à pied. — Plaie contuse au bras et au coude droits, coup de feu, Arthenay, 10 octobre. — Ankylose du coude et du poignet dans la flexion, atrophie et rétraction de l'avant-bras.

MARTIN, Mathieu, né le 5 mars 1850, Firminy (Loire), 27e de ligne. — Perte des deux derniers orteils, pied gauche, coup de feu, Montbéliard, 10 janvier. — Cicatrice douloureuse et gêne considérable dans la marche.

MARTIN, Narcisse, 91e de ligne. — Plaie à travers la partie supérieure des deux cuisses, coup de feu, Gravelotte. — Perte d'un testicule.

MARTIN, Nicolas-Eléonore, 18e de ligne. — Fracture du fémur gauche, coup de feu, Sedan. — Raccourcissement du membre.

MARTIN, Nicolas-Ferdinand, né le 21 mars 1816, Aumale (Seine-Inférieure), 219e bat. de la garde nationale de la Seine. — Fracture comminutive du fémur au tiers supérieur (?), chute du haut des remparts de Paris. — Raccourcissement de 10 centimètres.

MARTIN, Philippe-Victor, né le 28 février 1845, Paris, garde mob. du Loiret, sous-lieutenant. — Fracture du fémur droit au tiers inférieur, plaie contuse à la jambe gauche, partie inférieure, coups de feu, Villiers, 30 novembre. — Esquilles, raccourcissement de 8 centimètres.

MARTIN, Pierre, né le 24 février 1845, Saint-Sulpice (Savoie), garde mob. de la Savoie. Fracture de l'arcade sourcilière gauche et destruction du maxillaire supérieur de ce côté, Saulnot (Côte-d'Or), 13 janvier. — Perte de la vision à gauche, plaie fistuleuse, cicatrice adhérente.

MARTIN, Pierre, 25e chass. à pied. — Plaie contuse au mollet droit, coup de feu, Héricourt, 16 janvier. — Cicatrice vicieuse, rétraction des fléchisseurs de la jambe.

MARTIN, Pierre, né le 13 juillet 1848, Chambon (Lozère), 35e de ligne. — Plaie contuse à la région fessière gauche, coup de feu, Chevilly, 30 septembre.

MARTIN, Pierre-Benoît, 3e de ligne. — Fracture de la jambe droite, éclat d'obus, Fræschwiller. — Cicatrice adhérente.

MARTIN, Pierre-Martin, né le 2 juillet 1844, Moléans (Eure-et-Loir), 7ᵉ artill. — Plaie contuse à la jambe droite, éclat d'obus, Sedan. — Plaie ulcéreuse à la partie antérieure moyenne de la jambe.

MARTIN, Pierre-Romain, 65ᵉ de ligne. — Fracture du cubitus droit, plaies contuses à la région épigastrique et au poignet gauche, coup de feu, Saint-Privat. — Cicatrice adhérente au poignet avec gêne de la pronation et de la supination.

MARTIN, Prudent-Marie, né le 22 juillet 1839, Boistrudan (Ille-et-Vilaine), 77ᵉ de ligne, sergent. — Plaie compliquée à la partie supérieure et interne du bras gauche, coup de feu, Forbach. — Paralysie et atrophie du bras avec inertie de la main.

MARTIN, Sulpice, 3ᵉ de ligne. — Fracture de l'angle inférieur de l'omoplate et de la 2ᵉ côte, à droite, coup de feu, Saint-Quentin. — Atrophie du bras.

MARTIN, Victor, garde mob. de la Mayenne. — Fracture de la malléole interne droite, éclat d'obus, Loigny. — Gêne dans l'articulation tibio-tarsienne.

MARTINACHE, Victor, 26ᵉ de ligne. — Plaie contuse au poignet (?), coup de feu, Gravelotte. — Ankylose du poignet.

MARTINEAU, Joseph, 80ᵉ de ligne. — Plaies contuses à la cuisse et au mollet gauches, éclat d'obus et coup de feu, Saint-Privat. — Cicatrices adhérentes multiples.

MARTINEAU, Léonidas-Auguste, né le 30 septembre 1849, Mathelan (Indre-et-Loire), garde mob. d'Indre-et-Loire. — Fracture de l'humérus droit, tiers inférieur, coup de feu, Beaugency. — Ankylose du coude dans la demi-flexion.

MARTINEAU, Louis, 75ᵉ de ligne. — Fracture comminutive de la face, coup de feu, Bapaume. — Perte partielle de la vision à gauche, avec névralgie faciale de ce côté.

MARTINEAU, Napoléon-Adolphe-Jules-Pierre, né le 21 octobre 1843, Nontaudin (Mayenne), garde mob. de Maine-et-Loire, capitaine. — Plaie à travers le poignet gauche, coup de feu, Cercottes, 4 décembre. — La balle est logée dans le premier espace interosseux des métacarpiens où elle existe toujours.

MARTINEAU, Victor-Henri, 100ᵉ de ligne.—Perte des deux dernières phalanges des doigts indicateur et médius gauches, coup de feu, Gravelotte.

MARTINET, Désiré, garde mob. de l'Yonne, caporal. — Plaie contuse à la main droite, coup de feu, le Mans, 12 janvier. — Ankylose métacarpo-phalangienne du pouce.

MARTINI, Jean-Adam, 14ᵉ chass. à pied. — Plaie pénétrante de poitrine, au sommet gauche, coup de feu, Sedan. — Cicatrice adhérente au bord supérieur de l'omoplate.

MARTIN-MÉTAIRIE, Gaston-Marie-Camille, né le 11 février 1844, Fougères (Ille-et-Vilaine), garde mob. d'Ille-et-Vilaine, lieutenant. — Plaie compliquée au bras droit, coup de feu, Champigny, 2 décembre. — *Ligature de l'artère humérale*, ankylose incomplète du coude, atrophie de l'avant-bras et de la main.

MARTINOT, Jean, 2ᵉ zouaves. — Fracture de la jambe gauche et plaie contuse à l'épaule, même côté, 2 coups de feu, un à Frœschwiller et l'autre à Sedan. — Cicatrice adhérente à la jambe.

MARTINOT, Jean-Baptiste-Irénée, 71ᵉ de ligne. — Plaie en séton à la jambe droite, coup de feu, Borny. — Atrophie de la jambe et gêne dans la marche.

MARTY, 53ᵉ de ligne. — Fracture comminutive du métacarpe, main (?), coup de feu, Chagny (Haute-Saône), 17 janvier. — Ankylose dans l'extension permanente des doigts auriculaire et annulaire, immobilité de l'indicateur et du médius.

MARTY, Antoine, 30ᵉ de ligne. — Plaie perforante du tibia gauche, au tiers supérieur, coup de feu, Loigny. — Plaies fistuleuses.

MARTY, Auguste-Martin, né le 12 novembre 1848, Almayrac (Tarn), 36ᵉ de ligne.—Plaie pénétrante de poitrine, à travers tout le côté droit, coup de feu, Sedan.—Hémoptysie, pleuropneumonie droite, dyspnée.

MARTY, Emile-Auguste-Jean-Baptiste, né le 24 juin 1845, Compiac (Aveyron), 62ᵉ de ligne. — Désorganisation du globe oculaire gauche, plaie compliquée à la main gauche, 2 coups de feu, Changé, 10 janvier. — Rétraction des doigts auriculaire et annulaire.

MARTY, Henri, 1er de ligne. — Plaies contuses à la fesse, à la hanche et à la cuisse gauches, éclats d'obus, Saint-Privat. — Cicatrices multiples adhérentes, claudication.

MARTY, Jacques, né le 25 août 1847, Nevers (Nièvre), 3e zouaves. — Plaie compliquée à la main gauche, perte du 2e métacarpien, coup de feu, Beaune-la-Rolande. — Large cicatrice adhérente à la face dorsale de la main, ankylose du poignet, atrophie et paralysie de la main et de l'avant-bras.

MARTY, Jean, né le 27 mai 1849, Verdun (Aude), garde mob. de l'Aude.—Fracture comminutive du radius droit, au tiers inférieur, coup de feu, Morée-Saint-Hilaire. — Ankylose du poignet avec les cinq doigts fixés en demi-flexion.

MARTY, Jean, né le 9 mai 1846, Calès (Dordogne), 2e de ligne. — Plaie compliquée au bras gauche, et plaie à travers les deux cuisses, 2 coups de feu, Spickeren. — Atrophie de tout le bras.

MARTY, Jean, né le 14 août 1838, Gaillac-Toulza (Haute-Garonne), 44e de ligne. — Plaie en séton au côté droit de la poitrine, fracture d'une côte, fracture de l'humérus droit, coup de feu, Beaune-la-Rolande.—Ankylose incomplète du coude dans la flexion, atrophie du bras et perte partielle des mouvements des doigts.

MARTY, Joseph-Gaspard, né le 30 mars 1826, Najac (Aveyron), 7e de ligne.—Fracture du péroné droit avec lésion profonde des muscles, coup de feu, Servigny sous Metz. — Atrophie de la jambe et difficulté dans la marche.

MARTY, Philippe, 73e de ligne. — Plaie contuse à la cuisse droite et au côté droit de la face, éclat d'obus, Saint-Quentin,—Cicatrice adhérente à la région malaire et naso-lacrymale, épiphora et amaurose de l'œil droit.

MARTY, Pierre, 87e de ligne. — Plaie contuse au bras droit et perte de la phalangette de l'indicateur droit, coups de feu, Orléans, 2 décembre.

MARTY, Sauveur-Jean-Victor, né le 9 novembre 1850, Tarérach (Pyrénées-Orientales), 53e de ligne. — Fracture comminutive de la main gauche, éclat d'obus, Chagny. — Ankylose des doigts auriculaire et annulaire fixés dans l'extension, immobilité des doigts indicateur et médius.

MARULIER, François-Julien, 71e de ligne. — Perte des 2e et 3e phalanges de l'indicateur, main gauche, coup de feu, Sainte-Barbe sous Metz.

MARVIELLE, Jean-Marie, 61e de ligne. — Fracture du maxillaire inférieur, coup de feu, Beaumont (Ardennes). — Ankylose temporo-maxillaire, cicatrice adhérente à la langue, partie antérieure.

MARX, Charles, né le 13 décembre 1845, Paris (Seine), 47e de ligne. — Plaie contuse à l'avant-bras gauche, coup de feu, Mombarrois. — Cicatrice adhérente au cubitus, face postérieure, et aux fléchisseurs.

MARY, César-Gustave, 67e de ligne. — Plaie transversale au dos, coup de feu, Forbach. — Commotion de la moelle épinière, faiblesse des membres inférieurs.

MARY, Jean, garde mob. de Lot-et Garonne. — Plaie contuse à la fesse droite et fracture des 2e et 3e métacarpiens, main droite, 2 coups de feu, Beaugency.

MARY, Louis, 24e de ligne. — Fracture du radius droit, coup de feu, Boves, 26 novembre. — Cicatrice adhérente, ankylose incomplète du coude et paralysie incomplète de la main.

MARY, Louis-Augustin, 46e de ligne. — Perte de l'indicateur, main droite, coup de feu, Rocher sous Vendôme, 6 janvier.

MARZAT, Charles, 66e de ligne. — Perte du doigt annulaire et d'une partie du 4e métacarpien, main gauche, coup de feu, Rezonville. — Gêne dans les mouvements des autres doigts.

Mas, Barthélemy-Jean-Paul-Jules, 17e de ligne.—Fracture de la branche montante gauche du maxillaire inférieur, coup de feu, Bois-les-Dames, 29 août. — Cal vicieux, écartement des arcades dentaires, nécrose de l'os temporal gauche, plaies fistuleuses, rupture du tympan de ce côté.

Mas, Etienne-Jean-Jacques, 8e cuirassiers. — Plaie contuse à la cuisse (?), coup de feu, Sedan. — Claudication.

Mas, Jean, né le 10 février 1849, Roujan (Hérault), 27e de ligne.—Fracture de l'humérus droit, coup de feu, Orléans, 11 octobre.—Nécrose de cet os, consolidation vicieuse, plaie fistuleuse, perte des mouvements du bras, cicatrices adhérentes.

Mascart, Henri, né le 5 avril 1846, Fresnes (Nord), 4e zouaves. — Plaie contuse à la main gauche, coup de feu, Bry-sur-Marne. — Ankylose du poignet et des articulations méta-carpo-phalangiennes des doigts auriculaire, annulaire, médius et indicateur fixés dans l'extension.

Maschino, Pierre, né le 5 avril 1844, Haspelscheidt (Moselle), 10e chass. à pied. — Fracture de la 1re phalange du pouce, main gauche, coup de feu. Wœrth.—Ankylose métacarpo-phalangienne de ce doigt fléchi dans la paume de la main.

Maschet, Hippolyte, né le 23 mai 1842, Neuville-aux-Bois (Loiret), 2e zouaves.—Fracture comminutive de l'humérus gauche, tiers supérieur, éclat d'obus, Gien. — Cicatrices profondes adhérentes à l'humérus, atrophie du membre, gêne considérable des mouvements du bras.

Masmichel, François, 26e de ligne. — Plaie contuse à l'épaule gauche, Bry-sur-Marne, 30 novembre. — Ophthalmie : Kératite double chronique, perte partielle de la vision.

Masoyer, Claude, 61e de ligne. — Plaie contuse à la main droite, coup de feu, Beaumont (Ardennes). — Gêne dans la flexion et l'extension des doigts.

Massacret, Jean-Philippe, né le 12 février 1843, Ronsenac (Charente), 36e de ligne. — Fracture du fémur droit, coup de feu, Frœschwiller. — Consolidation vicieuse, raccourcissement de 4 centimètres.

Massaint, Michel-Paul, 27e de ligne. — Plaie contuse à l'épaule droite, coup de feu, Arthenay, 2 décembre.

Massal, Louis, né le 22 juin 1849, Mèze (Hérault), 36e de ligne. — Plaies compliquées aux deux avant-bras, éclats d'obus, Orléans, 11 octobre. — Ankylose du poignet droit avec flexion permanente de la main, ankylose du coude gauche dans la flexion.

Massard, Mathurin, né le 21 août 1844, Monistrol (Haute-Loire), 50e de ligne. — Contusion à l'angle interne de l'œil gauche, éclat de bois ou de pierre, Wissembourg. — Amaurose, perte de la vision à gauche.

Massard, Pierre, garde mob. de la Loire. — Plaie pénétrante du scrotum et de la fesse gauche, coup de feu, Saint-Seine, près Dijon, 27 octobre. — Atrophie du testicule gauche et gêne des mouvements de la jambe de ce côté.

Massat, Jean, né le 28 août 1849, Tourtouse-Laserre (Ariége), 21e de ligne. — Fracture comminutive de la crète du tibia droit, coup de feu, Champigny, 2 décembre. — Plaie fistuleuse osseuse, arthrite du genou, fausse ankylose, atrophie de la jambe et du pied dont la face dorsale est privée de sensibilité.

Massat, Joseph, 19e chass. à pied. — Fracture partielle du calcanéum, pied droit, et section incomplète du tendon d'Achille, éclat d'obus, Patay, 2 décembre. — Gêne dans l'articulation tibio-tarsienne.

Massé, François-Auguste, 8e cuirassiers. — Fracture de la jambe droite, coup de pied de cheval, 5 août 1870. — Consolidation vicieuse avec incurvation du membre en dedans.

Massé, Louis, né le 31 août 1848, Saint-Vincent (Deux-Sèvres), 92e de ligne. — Congélation des pieds, Chagny. — Perte de la phalange unguéale des deux gros orteils, des 2e et

3ᵉ phalanges du 4ᵉ, et de la 3ᵉ du 2ᵉ orteil, pied gauche, atrophie de l'extrémité des 3ᵉ et 4ᵉ orteils, pied droit.

MASSE, Octave-Ulysse, né le 20 février 1850, Esclainvillers (Somme), 43ᵉ de ligne. — Fracture de l'os frontal à droite, éclat d'obus, Amanvillers. — Enfoncement de l'os, cicatrice profonde et adhérente, photophobie.

MASSEAU, Jean-Marie, né le 8 janvier 1846, Saint-Hilaire-des-Landes (Mayenne), 62ᵉ de ligne. — Plaies contuses à la main et à la hanche droites, et au cou, coups de feu, la Fourche, 10 janvier. — Perte du doigt auriculaire, ankylose complète du pouce et incomplète des autres doigts, cicatrice adhérente à la hanche, exostose de la 4ᵉ vertèbre cervicale.

MASSENAT, Charles-Sylvestre, 10ᵉ de ligne. — Plaie contuse à la jambe droite, coup de feu, Saint-Privat.

MASSERON, Louis-Nicolas, né le 9 octobre 1852, Reims (Marne), 11ᵉ chass. à pied. — Plaie pénétrante à la région inguinale droite, coup de feu, Villorceau. — Balle enkystée dans les chairs, plaie fistuleuse, gêne des mouvements de la jambe droite.

MASSEY, Louis-Alexandre-Auguste, 61ᵉ de ligne, caporal. — Fracture du calcanéum, pied droit, coup de feu, Vians (Côte-d'Or), 16 janvier. — Cicatrice adhérente, gêne des mouvements du pied.

MASSIGOU, Antoine, 59ᵉ de ligne. — Plaie compliquée au creux poplité et au mollet gauches, 2 coups de feu, Beaugency. — Paralysie de la motilité et de la sensibilité du pied.

MASSIOT, Prosper, né le 5 novembre 1847, Paris, 26ᵉ de ligne, caporal. — Plaie compliquée au pied gauche, éclat d'obus, Rezonville. — Cicatrice profonde, adhérente et rétractée.

MASSIRE, Benjamin-Alfred, 10ᵉ de ligne. — Perte du doigt médius, main gauche, coup de feu, Montretout.

MASSOL, Hyacinthe-Pierre, garde mob. de l'Aveyron. — Perte des 2ᵉ et 3ᵉ phalanges de l'indicateur, main (?), coup de feu, Dijon, 21 janvier. — Ankylose de ce doigt.

MASSOL, Joseph-Sylvain, garde mob. de l'Aveyron. — Plaie contuse à l'épaule et au bras gauches, coup de feu, Dijon, 21 janvier. — Atrophie du bras et difficulté des mouvements de l'articulation scapulo-humérale.

MASSON, Augustin-Etienne, né le 1ᵉʳ avril 1843, Orléans (Loiret), 17ᵉ de ligne. — Fracture comminutive de l'avant-bras gauche, au tiers inférieur, coup de feu, Bois-les-Dames, 29 août. — Ankylose du poignet avec perte de l'usage de la main, atrophie de l'avant-bras.

MASSON, Charles, 66ᵉ de ligne. — Plaie contuse à la cuisse droite, coup de feu, Gravelotte. — Cicatrice adhérente, partie antérieure et moyenne.

MASSON, Jean, garde mob. de la Vendée. — Fracture comminutive du poignet droit, coup de feu, Sillé-le-Guillaume, 15 janvier. — Périostite suppurée, plaie fistuleuse, gêne des mouvements de la main.

MASSON, Jean-Auguste, 62ᵉ de ligne. — Fracture de l'humérus droit, coup de feu, bois du Raincy, 22 septembre. — Consolidation vicieuse, cicatrice profonde et adhérente, atrophie des muscles deltoïde et biceps.

MASSON, Joseph, né le 9 avril 1848, Saint-Dié (Vosges), 47ᵉ de ligne. — Fracture comminutive de l'indicateur, main droite, coup de feu, Beaumont (Ardennes). — Perte des 2ᵉ et 3ᵉ phalanges de ce doigt.

MASSON, Joseph, 51ᵉ de ligne. — Fracture comminutive du fémur gauche, coup de feu, Gravelotte. — Raccourcissement et déformation de la cuisse.

MASSON, Joseph-Célestin-Jean-Marie, né le 29 octobre 1848, la Chapelle-Launay (Loire-Inférieure), 52ᵉ de ligne. — Fracture comminutive du pied droit, coup de feu.

Sedan. — Déformation et rétrécissement du pied, cicatrice adhérente palmaire, gène dans la marche.

MASSON, Joseph-Célestin, 25e de ligne. — Plaie contuse au mollet (?), éclat d'obus, Josnes, 8 décembre. — Perte de substance musculaire, vastes cicatrices adhérentes.

MASSON, Louis-Clotaire, 3e dragons. — Adénite cervicale tuberculeuse gauche, privations, captivité à Glogau. — Adénite en voie de suppuration.

MASSON, Pierre-François, né le 12 décembre 1849, Soudan (Loire-Inférieure), 114e de ligne. — Fracture du fémur gauche, tiers inférieur, coup de feu, Champigny. — Consolidation vicieuse, raccourcissement, cicatrices adhérentss, ankylose du genou.

MASSON, Pierre-Philippe, 64e de ligne. — Perte du pouce, main droite, coup de feu, Sedan.

MASSON, René, 97e de ligne. — Plaie contuse à l'avant-bras gauche, lésion du cubitus, coup de feu, Gravelotte. — Cicatrices adhérentes, rétraction des fléchisseurs de la main.

MASSOT, Jean, 20e de ligne. — Plaie à travers la bouche, coup de feu, Sedan.

MASSOT, Joseph-Henry, né le 29 septembre 1850, la Chapelle-Janson (Ille-et-Vilaine), 13e chass. à pied. — Fracture compliquée de l'humérus gauche, coup de feu, Morée-Saint-Hilaire. — Phlegmons, paralysie de l'avant-bras et des extenseurs des doigts, mouvements de la main très-bornés, les doigts sont fixés dans la flexion.

MASSOT, Lucien-Alfred, garde mob. de Loir-et-Cher. — Fracture comminutive de la jambe droite, éclat d'obus, Loigny. — Consolidation vicieuse, cicatrice adhérente.

MASSOT, Pons-Joseph, né le 24 juin 1848, Villeneuve-les-Avignon (Gard), garde mob. du Gard. — Plaie à la poitrine, partie postérieure gauche, lésion de l'articulation de l'épaule et de l'omoplate, coup de feu, Vrécourt, 21 janvier. — Mouvements du bras impossibles.

MATAKIEWICZ, Corneil, né le 16 septembre 1840, Cracovie (Pologne), légion étrangère, caporal. — Plaie s'étendant du bord interne de l'omoplate gauche, jusque sous l'angle de la mâchoire inférieure, coup de feu, Orléans, 11 octobre. — Atrophie du bras.

MATHA, Joseph, 3e de ligne. — Plaie contuse à la cuisse droite et fracture du radius droit, éclat d'obus et coup de feu, Juranville. — Consolidation vicieuse, cicatrices adhérentes à l'avant-bras.

MATHARAN, Dominique-Noël-Delphin, soldat au (?). — Congélation du pied gauche, Sainte-Barbe, 5 novembre. — Déformation et paralysie du pied.

MATHAU, Justin, né le 27 août 1842, Comiac (Lot), 9e lanciers. — Plaie pénétrante du coude gauche, coup de sabre, Rezonville. — Arthrite suppurée, ankylose du coude.

MATHÉ, Auguste-Pierre, né le 13 octobre 1851, Bordeaux (Gironde), 1er de ligne. — Fracture comminutive des extrémités articulaires du coude droit, coup de feu, Pont-Noyelles. — Ankylose dans la flexion.

MATHE, Etienne, né le 28 mars 1845, Larnat (Ariége), 3e de ligne, caporal. — Plaie contuse à la partie supérieure de la poitrine, lésion du creux axillaire, coup de feu, Frœschwiller. — Atrophie et paralysie du bras droit.

MATHÉ, François-Edouard, né le 21 septembre 1834, Saint-Saulge (Nièvre), garde mob. de la Nièvre. — Fracture du calcanéum, pied gauche, éclat d'obus, Arthenay, 10 octobre. — Cicatrice adhérente, déformation du pied, fixé dans l'extension, atrophie de la jambe.

MATHÉ, Jacques, 38e de ligne. — Plaies contuses aux deux mains, coup de feu, Héricourt, 22 janvier. — Perte de la phalangette de l'indicateur, main gauche, ankylose de ce doigt, ankylose des doigts indicateur, médius et annulaire, main droite.

MATHEAU, Baptiste, 42e de ligne, caporal. — Plaie à travers le bras et l'épaule, côté droit, fracture de l'épine de l'omoplate, coup de feu, Meudon, 3 avril.

MATHELIN, Alfred, 19e chass. à pied. — Plaie contuse à la main droite, coup de feu, Beaumont. — Ankylose du médius.

93

MATHELON, Germain, 1er de ligne. — Plaies contuses au périnée et à la fesse droite, coup de feu, Patay, 2 décembre.

MATHÉOUD, Pierre-Joseph, né le 5 février 1848, la Pisse (Hautes-Alpes), 4e chass. à pi ed — Plaie contuse au creux axillaire gauche, coup de feu, Beaumont. — Atrophie du membre, perte de la sensibilité et de la motilité de la main et des doigts.

MATHÉUDI, Joseph-André-Louis, né le 16 septembre 1847, Luceran (Alpes-Maritimes), 13e de ligne, sergent. — Plaie compliquée à la jambe gauche, coup de feu, Rezonville. — Cicatrices déprimées et adhérentes, au tiers inférieur du tibia, atrophie du membre.

MATHEVET, Gabriel, 7e de ligne. — Plaie pénétrante de poitrine, lésion du poumon gauche, plaie contuse au bras droit, 2 coups de feu, Servigny sous Metz. — Ces deux balles n'ont pas été extraites.

MATHIAS, Etienne, 55e de ligne, sergent-fourrier. — Plaies contuses à la cuisse gauche, avec lésion du scrotum, et à la main gauche, 2 coups de feu, Rezonville. — Atrophie du testicule gauche, ankylose des phalanges de l'auriculaire.

MATHIÉ, Jean, dit JOURDAN, 37e de ligne. — Plaie pénétrante de la face, fracture de l'os malaire droit, coup de feu, Sedan. — Vertiges fréquents.

MATHIEU, Armand, né le 23 juillet 1839, Arcis-sur-Aube (Aube), 61e de ligne. — Plaie à trois centimètres au-dessus de la malléole interne droite, forte érosion du tibia, coup de feu, Sedan. — Cicatrice adhérente au tibia.

MATHIEU, Benoît, 21e de ligne. — Fracture du radius gauche, tiers supérieur, éclat d'obus, Fræschwiller. — Abcès diffus à l'avant-bras, flexion permanente du pouce gauche.

MATHIEU, Bernard, 35e de ligne. — Plaie contuse au coude gauche, coup de feu, Champigny, 30 novembre. — Ankylose incomplète du coude.

MATHIEU, Emmanuel, né le 30 août 1838, Mus (Gard), 64e de ligne. — Plaie contuse à l'épaule droite, partie supérieure externe : désorganisation du globe oculaire gauche, éclats d'obus, Sedan. — Gêne des mouvements du bras droit.

MATHIEU, Emile-Mansuy, né le 24 août 1850, Arches (Vosges), 36e de ligne. — Fracture comminutive de la jambe droite, coup de feu, Montlivault (Loir-et-Cher). — Nombreuses esquilles, raccourcissement et atrophie du membre, ankylose tibio-tarsienne.

MATHIEU, Eugène-Aimable, né le 19 février 1841, Sainte-Barbe (Vosges), 94e de ligne, caporal. — Fracture du coude droit, coup de feu, Gravelotte. — Ankylose du coude dans le quart de flexion, atrophie du membre.

MATHIEU, François, 25e de ligne. — Plaie contuse à la cuisse droite, coup de feu, Champigny, 2 décembre. — Double cicatrice adhérente, gêne dans la marche.

MATHIEU, François-Marie, 25e de ligne. — Plaie contuse à la main droite, éclat d'obus, Champigny, 2 décembre. — Cicatrice adhérente, ankylose métacarpo-phalangienne du pouce.

MATHIEU, Jacques, 37e de ligne. — Plaie à travers la cuisse et la fesse gauches, coup de feu, Sedan.

MATHIEU, Jean, né le 22 décembre 1849, la Motte-Servolex (Savoie), garde mob. de la Savoie. — Fracture des 4e et 5e métacarpiens, main gauche, coup de feu, Bethoncourt. — Cicatrice adhérente, flexion et extension très-difficiles.

MATHIEU, Jean, 93e de ligne. — Plaie contuse à la cuisse (?), coup de feu, Gravelotte. — Cicatrices adhérentes.

MATHIEU, Jean-Albert, né le 22 février 1849, Bordeaux (Gironde), 26e de ligne. — Plaie compliquée à l'épaule droite, coup de feu, Champigny. — Ankylose scapulo-humérale, perte de l'usage du membre.

MATHIEU, Jean-Baptiste, 3e de ligne.—Fracture de l'humérus droit, coup de feu, Fræschwiller. — Consolidation vicieuse, atrophie et raccourcissement du bras.

MATHIEU, Jean-Pierre, né à Villeneuve (Tarn), 54e de ligne, sergent. — Fracture du maxillaire inférieur, côté droit, coup de feu, Paris, 23 mai. — Consolidation vicieuse.

MATHIEU, Laurent, 18e de ligne. — Plaie contuse à la fesse droite, coup de feu, Strasbourg, 30 août. — Perte de substance, large cicatrice adhérente, gêne des mouvements de la cuisse et de la marche.

MATAIS, Edouard-Emile, né le 16 février 1847, Indre (Loire-Inférieure), 77e de ligne. — Plaie contuse à la partie supérieure externe de la poitrine, coup de feu, Gravelotte.—Rétraction permanente des muscles pectoral et grand dorsal, atrophie et paralysie des extenseurs du bras (?).

MATHIS, François, né le 31 janvier 1847, Ippling (Moselle), 3e train des équipages. — Congélation, armée de la Loire, 21 décembre. — Perte incomplète des 5 orteils, pied droit, et des 3 derniers orteils, pied gauche.

MATHIS, Jean-Frédéric, né le 2 octobre 1836, Hunawihr (Haut-Rhin), 2e zouaves.— Fracture des extrémités articulaires de l'humérus et du cubitus droits, coup de feu, Frœschwiller. — Ankylose du coude, la main est fixée dans la supination et sans aucune force musculaire.

MATHON, Baptiste-Julien, 91e de ligne. — Plaie à travers les deux mollets, coup de feu, Ham, 9 décembre. — Cicatrices étendues, gêne dans les deux jambes.

MATHONNET, Jean-Alphonse-Adolphe, 37e de ligne. — Plaie contuse au poignet gauche, perte du doigt auriculaire, même côté, coups de feu, le Point-du-Jour, Paris, 21 mai.—Cicatrice adhérente.

MATHONNIÈRE, Jean, né le 31 octobre 1843, Maillet (Allier), 45e de ligne.—Plaie à travers le poignet gauche, éclat d'obus, Frœschwiller. — Ankylose du poignet, perte de l'usage de la main.

MATHOREL, Louis-Gabriel, né le 8 février 1836, Dieppe (Seine-Inférieure), 33e de ligne.— Plaie de tête, éclat d'obus, Saint-Privat. — Perte de substance osseuse, large cicatrice profonde et adhérente à la partie supérieure latérale droite du pariétal.

MATHURIN, Louis, 36e de ligne. — Perte des 2e et 3e phalanges de l'indicateur droit, plaie contuse à la jambe droite, coup de feu et éclat d'obus à (?).

MATIGOT, Pierre, 9e chass. à pied. — Plaie contuse à la jambe gauche, coup de feu, Cernay, 8 décembre. —Cicatrice adhérente, gêne et douleur dans la marche.

MATON, Emile, né le 26 juin 1849, Châlons (Marne), 4e de ligne. — Plaie contuse à la jambe gauche, coup de feu, les Ormes. — Cicatrice adhérente à la partie inférieure, gêne dans la marche.

MATONAY, François, rég. étranger. — Plaie contuse à la main gauche, coup de feu, Orchies (Loiret), 18 décembre. — Exfoliation des tendons de l'indicateur, atrophie de la main.

MATRAT, Sulpice, soldat au (?.)—Plaie contuse à la jambe gauche, coup de feu, Montretout.

MATTEI, Charles-Simon, né en janvier 1838, Croce (Corse), 3e zouaves, caporal. — Plaie contuse au coude gauche, coup de feu, Héricourt. — Phlegmon, cicatrice profonde et adhérente, atrophie de l'avant-bras et de la main avec perte absolue des mouvements des doigts.

MATTON, Eugène-Napoléon-Marie, garde mob. du Lot, sergent-major. — Plaie contuse à la jambe gauche, coup de feu, Parigné-l'Evêque, 10 janvier. — Large cicatrice à la partie moyenne.

MATTY, Etienne-Hilaire, né le 12 juillet 1839, Colmars (Basses-Alpes), 51e de ligne, lieutenant. — Plaie pénétrante au niveau de la tête de l'humérus gauche, coup de feu, Villorceau. — Balle non extraite, esquilles, plaies fistuleuses persistantes, ankylose incomplète scapulo-humérale, atrophie du membre.

MAUBERNARD, Henri-Louis, 21e de ligne. — Fracture des 4 derniers métatarsiens, pied droit, coup de feu, Wœrth. — Consolidation vicieuse, gêne considérable des mouvements du pied.

MAUBERT, Gustave-Edouard, 48e de ligne. — Plaies contuses à la région sacro-coccygienne et à la région médiane du front, éclats d'obus, Origny, 10 décembre.—Vaste cicatrice adhérente et bridée au niveau du coccyx, gêne des mouvements du tronc, perte de substance de la table externe du frontal, accidents cérébraux, vertiges et céphalalgie.

MAUBET, Frédéric-Auguste, 60ᵉ de ligne. — Congélation, armée de l'Est, 16 janvier. — Perte de la 3ᵉ phalange du gros orteil et des deux derniers orteils, pied gauche, et de la 3ᵉ phalange du gros orteil et du 5ᵉ orteil, pied droit.

MAUBOUSSIN, Isidore, né le 12 décembre 1841, Saint-Denis-d'Orques (Sarthe), garde mobilisée de la Sarthe. — Pleurésie, froids, armée de la Loire. — Nécrose de côtes, plaies fistuleuses, emphysème du poumon droit avec perte absolue des fonctions respiratoires de ce côté.

MAUBREY, Jean-Baptiste-Auguste, garde mob. de l'Aube. — Plaie compliquée au pied gauche, coup de feu, Boulogne-sur-Seine, 19 janvier. — *Ligature de l'artère pédieuse.*

MAUCHAND, Emiland, 76ᵉ de ligne. — Fracture de la rotule gauche, coup de feu, Rezonville. — Gêne des mouvements du genou.

MAUCHEIN, François, né le 10 décembre 1846, Bagneux (Idre), garde mob. du Cher, sergent. — Plaie déchirée au bras gauche, éclat d'obus, Juranville. — Perte du muscle deltoïde, diminution de l'usage du membre.

MAUCOURANT, 3ᵉ de ligne. — Plaies contuses à la jambe gauche, 2 éclats d'obus, Saint-Quentin. — Cicatrice adhérente.

MAUDET, Jules-Charles-Désiré, garde mob. de la Vendée. — Plaie contuse au coude droit, coup de feu, Champigny, 30 novembre. — Ankylose du coude.

MAUFFRAY, François-Eugène, né le 3 octobre 1845, Rupt (Vosges), garde mob. des Vosges. — Plaie contuse à la main gauche, coup de feu, Cussey-sur-l'Oignon (Doubs), 22 octobre. — Flexion permanente des quatre derniers doigts.

MAUFREDI, Horace, garde républicaine. — Désorganisation du globe oculaire droit, éclat d'obus, Bondy, 22 octobre.

MAUFROY, Joseph-Théophile-Léon-Ferdinand, 91ᵉ de ligne. — Fracture de la jambe droite, coup de feu, Laon. — Hypertrophie de la jambe, plaies fistuleuses persistantes.

MAUGARD, Antoine, né le 21 mars 1838, Belvis (Aude), 22ᵉ de ligne. — Plaies contuses à la cuisse gauche, 2 coups de feu, Sedan. — Ankylose du genou avec flexion permanente de la jambe.

MAUGOUX, Jean, garde mob. de la Charente. — Plaie perforante de la poitrine et de l'épaule gauche, coup de feu, Sainte-Marie, 13 janvier.

MAUGRION, François, né le 16 juillet 1836, Magnac-Laval (Haute-Vienne), garde mob. de la Seine. — Fracture de l'avant-bras droit, des 2ᵉ et 3ᵉ métatarsiens, pied droit, contusion violente au dos, éboulement d'un mur par éclat d'obus, plateau d'Avron, 28 décembre. — Consolidation vicieuse, atrophie et perte des mouvements de supination et d'extension de la main, lumbago traumatique chronique.

MAULET, Marie, 1ᵉʳ train d'équipages. — Fracture comminutive de la jambe gauche, chute d'un chariot de fourrages, Lyon, 19 décembre 1870. — Cal difforme, raccourcissement du membre avec gêne dans la marche.

MAUME, Jean-Prosper, 26ᵉ de ligne. — Fracture de l'articulation tibio-tarsienne droite, coup de feu, Gravelotte. — Gêne des mouvements de cette articulation.

MAUMILL, Dominique-Martin-Jean, 53ᵉ de ligne. — Fracture du péroné gauche, coup de feu, Beaune-la-Rolande. — Pourriture d'hôpital, cicatrice adhérente.

MAUNY, Louis-Marie, né le 5 novembre 1849, Concoret (Morbihan), garde mob. du Morbihan. — Fracture comminutive du coude gauche et du radius droit, tiers inférieur, coup de feu, Nogent-sur-Seine, 25 octobre. — Ankylose du coude dans l'extension presque complète, atrophie du membre, difficulté de la flexion des doigts médius et indicateur gauches, déviation de la main droite et gêne des mouvements du poignet.

MAUNY, Louis, 82ᵉ de ligne, sergent. — Fracture du fémur gauche, tiers supérieur, coup de feu, Rougemont (Aisne), 10 décembre. — Perte de substance osseuse, ankylose incomplète coxo-fémorale et rétraction permanente des fléchisseurs de la cuisse.

MAUPAS, Armand, 5e chass. à pied. — Fracture du maxillaire supérieur gauche, coup de feu, Thionville, 30 septembre. — Plaies fistuleuses s'ouvrant dans le conduit auditif.

MAUPAS, Pierre-Louis, né le 19 octobre 1853, Bar-le-Duc (Meuse), 43e de ligne. — Fracture comminutive du fémur gauche, tiers moyen, coup de feu, Villorceau. — Consolidation vicieuse avec raccourcissement du membre, ankylose du genou, atrophie de la jambe et du pied.

MAUPÉRIN, André-Théophile, 19e de ligne. — Plaie pénétrante de la cuisse droite, coup de feu, la Malmaison, 19 janvier. — Rétraction musculaire, flexion de la jambe, ankylose du genou.

MAUPIN, Charles-Jean-Baptiste, né le 14 avril 1843, Châtillon-sur-Seine (Côte-d'Or), 1er rég. du train d'artill., maréchal des logis.—Fracture comminutive du fémur gauche, coup de feu, Verdun, 28 octobre. — Raccourcissement de 12 centimètres, tuméfaction et induration des tissus de la cuisse à sa partie supérieure.

MAURAIS, Joseph, garde mob. d'Ille-et-Vilaine, caporal. — Fracture du péroné droit, coup de feu, le Mans, 11 janvier. — Roideur de l'articulation tibio-tarsienne, gêne dans la marche.

MAURAN, Alexandre-Joseph, 3e de ligne. — Plaie contuse au genou droit, coup de feu, Froeschwiller. — Roideur du genou.

MAURANNE, Jean, né le 28 janvier 1847, Ally (Haute-Loire), 3e de ligne. — Fracture des dernières fausses côtes à droite, luxation du cubitus gauche sur le radius et le carpe, coup de feu, Froeschwiller. — Cicatrices adhérentes à la poitrine, ankylose du poignet.

MAURANNE, Pierre, né le 17 avril 1842, Chastel (Haute-Loire), 2e de ligne. — Plaie à travers la cuisse (?), partie externe postérieure, érosion du fémur, coup de feu, Conneré. — Rétraction musculaire.

MAURAT, François, né le 30 juin 1850, le Loroux (Loire-Inférieure), 90e de ligne. — Fracture comminutive de la tête du péroné gauche, coup de feu, Paris (Trocadéro), 21 mai. —Larges cicatrices adhérentes au creux poplité et à la crête du tibia, paralysie incomplète de la jambe et du pied.

MAURAT, Jacques, né le 4 septembre 1835, Sèvres (Ariége), 128e de ligne. — Fracture de l'avant-bras droit, accident de voiture, le Bourget, 30 octobre.—Tumeur blanche du poignet, paralysie de la main.

MAUREAU, Charles, 76e de ligne, sergent-fourrier. — Plaie contuse à la cuisse gauche, partie supérieure, coup de feu, Bry-sur-Marne, 30 novembre.

MAUREL, Antoine, 65e de ligne. — Plaie pénétrante de poitrine, coup de feu, Villers-Bretonneux. — Emphysème pulmonaire, dyspnée.

MAUREL, Eugène-Casimir, né le 1er janvier 1851, Levens (Alpes-Maritimes), Phalange niçoise. — Plaies contuses à l'hypochondre et au poignet gauches, coups de feu, Marchenoir. — Cicatrice adhérente à l'éminence hypothénar, gêne des mouvements du poignet et de la main.

MAUREL, Giraud, né à Saint-Privat (Corrèze), garde mob. de la Corrèze. — Fracture de l'humérus droit, coup de feu, le Mans, 11 janvier. — Cicatrice adhérente, extension incomplète de l'avant-bras.

MAUREL, Jean-Pierre, 30e de ligne. — Plaie pénétrante de l'articulation tibio-tarsienne gauche, coup de feu, Changé. — Nécrose du calcanéum, ankylose.

MAUREL, Louis, 48e de ligne. — Fracture de l'humérus droit, coup de feu, Froeschwiller. —Cicatrice adhérente et profonde à l'insertion du deltoïde.

MAURELEVAT, Jean-Baptiste, garde mob. de Saône-et-Loire. — Fracture des métatarsiens, pied droit, coup de feu, Chenebier. — Nécrose, déformation du pied.

MAURETTE, Mathieu, né le 9 juin 1845, Uston (Ariége), 17ᵉ de ligne. — Fracture du maxillaire inférieur, coup de feu, Bois-les-Dames, 29 août. — (La balle entrée au niveau de la dent canine gauche, est sortie au niveau du muscle sterno-cléido-mastoïdien droit). Fausse articulation du maxillaire inférieur avec mobilité du fragment externe, les dents ne correspondent plus avec celles de la mâchoire supérieure, le maxillaire inférieur est presque immobile et permet à peine l'introduction du doigt dans la bouche (se nourrit exclusivement de bouillie).

MAURETTE, Paul, né le 3 décembre 1845, Mireval-Lauragais (Aude), 15ᵉ de ligne. — Désorganisation du globe oculaire droit, éclat d'obus, Saint-Privat.

MAURIAC, Louis-Léon, 41ᵉ de ligne. — Plaie compliquée à la main gauche, coup de feu, le Mans, 11 janvier. — Gêne notable dans les mouvements de la main.

MAURICE, Césaire-Albert, né le 30 mai 1849, la Remuée (Seine-Inférieure), 31ᵉ de ligne. — Fracture du fémur droit, coup de feu, Orléans. — Plaie fistuleuse.

MAURICE, Louis, né le 25 avril 1843, Bagnères (Hautes-Pyrénées), 12ᵉ artill. — Plaie en séton à la cuisse gauche, érosion du fémur, éclat d'obus, Belfort, 20 octobre. — Vastes cicatrices adhérentes et profondes à la partie moyenne et externe de la cuisse, rétraction des muscles fléchisseurs de la jambe, l'extrémité antérieure du pied appuie seule sur le sol.

MAURICE, Louis-Alfred, né le 3 juillet 1851, Clichy (Seine), 15ᵉ de ligne. — Congélation, le Drancy. — Déformation et ankylose du gros orteil, pied droit, avec perte partielle de la 1ʳᵉ phalange, fausse ankylose des articulations du gros orteil, pied gauche.

MAURICE, Pierre-François, né le 19 décembre 1846, Vars (Haute-Saône), 17ᵉ de ligne. — Fracture comminutive du fémur droit, tiers inférieur, coup de feu, Beaumont. — Consolidation vicieuse, cal difforme, raccourcissement de 8 centimètres, ankylose du genou.

MAURICE, Prix, 75ᵉ de ligne, caporal. — Plaie contuse à la main gauche, coup de feu, Gravelotte. — Gêne notable des mouvements du pouce.

MAURIN, Baptiste, 86ᵉ de ligne. — Contusion au globe oculaire gauche, éclat de bois, forêt du Mans, 9 décembre. — Amaurose, perte de la vision à gauche.

MAURIN, François, né le 14 juin 1839, Saint-Bresson (Gard), 100ᵉ de ligne. — Fracture du maxillaire supérieur, de l'os malaire et destruction du bord de l'orbite et du conduit lacrymal, coup de feu, Rezonville. — Ankylose de la mâchoire, amaurose de l'œil droit, épiphora.

MAURIN, Frédéric-Auguste, né le 7 octobre 1850, Vézénobres (Gard), 48ᵉ de ligne. — Plaie contuse à la main droite, coup de feu, Paris, 2ᵉ siége. — Atrophie de l'éminence hypothénar, rétraction incomplète du tendon fléchisseur commun des 4 derniers doigts.

MAURIN, Pierre, 5ᵉ de ligne. — Plaie contuse au genou droit, éclat d'obus, Sedan. — Cicatrices minces, gêne dans la flexion du genou.

MAURIT, Louis-François, né le 23 décembre 1844, Saint-Benoît (Vendée), 13ᵉ d'infanterie provisoire. — Fracture comminutive de l'humérus droit, coup de feu, Paris, 24 mai. — Esquilles, cicatrices adhérentes profondes, phlegmon diffus, roideur des articulations et atrophie de tout le membre.

MAURY, Antoine, garde mob. de l'Aveyron. — Fracture du radius droit, coup de feu, Lantenay (Côte-d'Or), 27 novembre. — Atrophie de l'avant-bras, roideur et gêne des mouvements du poignet.

MAURY, Cléophas, 61ᵉ de ligne. — Fracture comminutive de la jambe droite, coup de feu, Beaumont (Ardennes). — Raccourcissement de 3 centimètres.

MAURY, Fulcrand, 27ᵉ de ligne. — Plaie contuse à la région dorsale, éclat d'obus, Coulmiers, 9 novembre. — Cicatrice très-étendue, gêne des mouvements du tronc.

MAURY, Jean, 2ᵉ de ligne. — Fracture de l'os des îles, (?), Spickeren. — Vastes cicatrices adhérentes à la hanche gauche.

MAURY, Jean-Baptiste, né le 24 janvier 1836, Espezel (Aude), 27ᵉ de ligne. — Fracture comminutive du fémur gauche, tiers moyen, coup de feu, Arthenay. — Consolidation vicieuse, raccourcissement de 4 centimètres, atrophie du membre et rétraction des orteils.

MAURY, Jean-Baptiste, né le 14 janvier 1849, Saurat (Ariége), 114ᵉ de ligne. — Plaie contuse à la partie interne de l'aisselle droite, coup de feu, Châtillon sous Paris. — Gêne des mouvements du bras.

MAURY, Léonard, né le 9 avril 1850, Seilhac (Corrèze), 36ᵉ de ligne. — Plaie compliquée à la cuisse droite, partie antérieure, coup de feu, Saint-Denis. — Gêne dans l'extension de la cuisse, marche sur la pointe du pied.

MAURY-TARAIL, François, né le 8 juillet 1844, Saurat (Ariége), 8ᵉ cuirassiers, trompette. — Fracture de la jambe droite avec destruction étendue des parties molles, coup de feu, Frœschwiller. — Cicatrice adhérente et irrégulière, claudication.

MAUS, Ernest, né le 18 août 1837, Torcy (Ardennes), 67ᵉ de ligne, capitaine. — Plaie compliquée au pied gauche, éclat d'obus, Pont-Noyelles. — Ankylose des articulations tibio-tarsienne et tarso-métatarsienne, atrophie de la jambe.

MAUSENCAL, Bernard, 44ᵉ de ligne. — Luxation du radius droit, éclat d'obus, Beaune-la-Rolande, 28 novembre. — Réduction vicieuse, ankylose incomplète du coude dans l'extension.

MAUVERNAY, Claude-François, garde mob. du Rhône. — Plaie contuse à la cuisse droite, partie postérieure, éclat d'obus, Belfort, 6 février. — Large plaie profonde, non cicatrisée.

MAUVÉZIN, Jean-Marie, né le 5 décembre 1849, Mun (Hautes-Pyrénées), 48ᵉ de ligne. — Fracture de la jambe droite, éclat d'obus, Yvré-l'Evêque — Cicatrice adhérente, plaie fistuleuse, gêne des mouvements de la jambe.

MAUVEZIN, Jean-Pierre, né le 10 décembre 1848, Saint-Laurent (Hautes-Pyrénées), 81ᵉ de ligne. — Plaie s'étendant de la partie externe moyenne de l'avant-bras droit à la partie inférieure du bras, coup de feu, Noisseville.

MAUVIEZ, Joseph-Victor, né le 26 juin 1839, Strasbourg (Bas-Rhin), 33ᵉ de ligne, sergent-major. — Plaie contuse à la partie postérieure du coude gauche, coup de feu, Sedan. — Ankylose du coude, dans l'extension forcée.

MAVAIS, Jean, 3ᵉ zouaves. — Plaie contuse au coude gauche, éclat d'obus, Sedan. — Ankylose du coude, avec gêne des mouvements des doigts.

MAVET, Maxime-Alexandre-Alphonse, né le 7 novembre 1846, Fauconcourt (Aisne), 35ᵉ de ligne. — Plaie contuse à la jambe droite, lésion des deux os, coup de feu, Chevilly. — Cicatrice adhérente.

MAVAS, Abel-Eugène-François-Pascal-Théodore, garde mob. de Seine-et-Marne. — Plaie pénétrante de l'abdomen, au-dessous de l'ombilic et de la cuisse droite, au-dessous du grand trochanter, coups de feu à (?). — Péritonite, phlegmons.

MAXANT, Jules-Joseph, 2ᵉ zouaves. — Plaie pénétrante au-dessus de la rotule, et au creux poplité, coup de feu, Frœschwiller. — Gêne des mouvements du genou.

MAXANT, Nicolas-Auguste-Georges, né le 23 mars 1852, Nancy (Meurthe), garde nationale de la Seine, éclaireurs. — Plaie profonde de la racine du nez, avec lésion de l'orbite gauche, plaie en séton au bras droit, partie postérieure, coups de feu, Villemomble, 18 octobre. — Perte de la vision à gauche.

MAYELLE, Charles-Hippolyte, né le 18 juin 1843, Courcelles-les-Lens (Pas-de-Calais), 6ᵉ chass. à cheval. — Plaie contuse à la cuisse gauche, coup de feu, Sedan. — Cicatrices profondes et adhérentes sur le trajet des veines saphène interne et fémorale, varices et œdème du membre.

MAYER, Camille, né le 9 mai 1848, Lyon (Rhône), 1ᵉʳ zouaves, sergent. — Fracture du calcanéum gauche, coup de feu, Frœschwiller. — Perte de substance osseuse, ankylose tibio-tarsienne, atrophie du membre.

MAYET, Jean, garde mob. de la Dordogne. — Plaie à la cuisse gauche, coup de feu, Loigny. — Raccourcissement du membre, avec gêne dans la marche.

MAYNADIE, Jean-Baptiste, 6ᵉ de ligne. — Plaie pénétrante à la région poplitée droite, éclat d'obus, Villorceau. — Cicatrices multiples adhérentes, gêne dans la marche et dans les mouvements d'extension de la jambe.

MAYNARD, Louis-Alexis, garde mob. des Deux-Sèvres. — Fracture de la 1ʳᵉ phalange des doigts auriculaire, annulaire et médius, coup de feu, la Bourgonce.

MAYOT, Anthelme, né le 17 juillet 1839, Murs (Ain), francs-tireurs de l'Égalité, sergent. — Plaie compliquée au poignet droit, coup de feu, Prauthoy, 28 janvier. — Ankylose des articulations de la main et du poignet.

MAYOUSSIER-BLACHE, Sylvain, né le 10 mai 1849, Vinay (Isère), 10ᵉ de ligne. — Fracture comminutive du coude droit, coup de feu, l'Hay. — Ankylose du coude, et perte des mouvements du coude.

MAYOUX, Antoine, 73ᵉ de ligne. — Plaie pénétrante à la région calcanéo-astragalienne gauche, coup de feu, Gravelotte. — Ankylose et gêne des mouvements du pied.

MAZADE, Jean-Pierre, 50ᵉ de ligne. — Plaie à la main gauche, coup de feu, à (?). — Ankylose de l'indicateur, dans la flexion permanente.

MAZAMBERT, Firmin, né le 17 mars 1841, Comiac (Lot), 30ᵉ de ligne. — Plaie contuse au coude gauche, éclat d'obus, Montbéliard, 14 janvier. — Ankylose du coude dans la demi-flexion avec l'avant-bras en pronation.

MAZAS, Victor, né le 26 février 1843, Pratviel (Tarn), 87ᵉ de ligne. — Plaie pénétrante de la fosse sous-épineuse, et du creux axillaire droit, coup de feu, Strasbourg. — Balle enkystée sous le tendon du grand pectoral, engourdissement avec gêne des mouvements d'élévation et d'abduction du bras.

MAZAUDON, François, 54ᵉ de ligne. — Plaie par balle, pénétrant à la nuque, contournant le maxillaire inférieur, et traversant la bouche, en fracturant quatre incisives, coup de feu, Saint-Privat.

MAZÉ, Clément, garde mob de Maine-et-Loire. — Congélation, Vierzon, 28 décembre. — Hémiplégie, côté (?).

MAZEAU, Bernard, 20ᵉ chass. à pied. — Plaie à la main droite, éclat d'obus, Pont-Noyelles. — Ankylose complète de l'indicateur dans la flexion, et incomplète du médius, cicatrices adhérentes à la face dorsale de ces deux doigts.

MAZEAU, Jean, 54ᵉ de ligne. — Plaie pénétrante de poitrine, partie supérieure droite, coup de feu, Saint-Privat.

MAZEAU, Jean, né le 30 septembre 1846, Champagnac (Dordogne), 125ᵉ de ligne (ex-14ᵉ provisoire). — Fracture de l'humérus gauche, tiers moyen, coup de feu, bois de Boulogne, 18 mai. — Perte de substance des parties molles et des parties dures, cicatrices adhérentes, gêne des mouvements du coude.

MAZEAU, Pierre-Léon, né le 28 février 1852, Besançon (Doubs), 89ᵉ de ligne, caporal. — Désorganisation du globe oculaire gauche, éclat d'obus, Sedan.

MAZEL, Paul, 3ᵉ de ligne. — Fracture du cubitus (?), éclat d'obus, Frœschwiller. — Perte de substance musculaire, cicatrice adhérente.

MAZER, Louis-Ernest-Frédéric, 19ᵉ de ligne, caporal. — Fracture comminutive de l'avant-bras droit, coup de feu, Loigny. — Consolidation vicieuse, perte des mouvements de pronation et de supination.

MAZERIN, Henri, 1ᵉʳ train d'artill. — Contusion violente à la tête, côté gauche, chute de cheval, camp d'Arles, 29 septembre. — Hémiplégie à droite.

MAZEYRAC, Augustin, 39ᵉ de ligne. — Fracture de la jambe gauche, éclat d'obus, Sedan. — Gêne dans les mouvements de la jambe.

MAZILLIÉ, Jean-Baptiste-Désiré, 1er chass. à pied. — Fracture de l'humérus gauche, coup de feu, Frœschwiller. — Consolidation vicieuse, gêne des mouvements du bras.

MAZIN, Antoine, 2e zouaves. — Fracture comminutive du tarse, pied droit, éclat d'obus, Arthenay. — Ankylose incomplète de l'articulation tibio-tarsienne, claudication et déformation du pied.

MAZON, Casimir, né à Lavial (Ardèche), 12e de ligne. — Plaie contuse au bras gauche, coup de feu, l'Hay, 29 novembre. — Rétraction musculaire, flexion de l'avant-bras.

MAZOYER, Louis, né le 24 avril 1843, Châlon-sur-Saône (Saône-et-Loire), 23e de ligne.— Amblyopie amaurotique, siége de Metz, aggravation en captivité. — Cataracte de l'œil droit, amaurose de l'œil gauche : Cécité complète.

MAZULL, Hubert-Théophile, 31e de ligne. — Perte des 2e et 3e phalanges de l'indicateur, main gauche, Sedan.

MAZURIER, François-Guillaume, né le 13 janvier 1831, Ezy (Eure), garde nationale de la Seine. — Plaie pénétrante à la cuisse gauche, coup de feu, Montretout. — Balle non extraite, œdème généralisé de tout le membre.

MÉALLIER, François, 39e de ligne. — Plaie contuse à la cuisse droite, coup de feu, la Bourgonce. — Tumeur cicatricielle mobile, gêne notable dans les mouvements du membre.

MEAUX, Marguerite-Henri, 1er hussards. — Congélation, Niort, 6 janvier. — Congestion cérébrale, hémiplégie à droite.

MÉBROUK-BEN-MOHAMED, né en 1841, à Constantine, 3e tir. alg. — Désorganisation du globe oculaire gauche, coup de feu, Mézières, 30 novembre.

MÉCHAMBRE, Etienne, 38e de ligne. — Plaie contuse à la main gauche, éclat d'obus, Château du Bel-Air, 31 décembre. — Perte du doigt indicateur, rétraction du médius.

MÉCHET, Auguste-Eugène, 10e artill. — Plaie contuse à la main droite, éclat d'obus, Sedan. — Extension permanente des doigts indicateur et médius.

MÉCRANT, Eugène-Ernest, né le 18 octobre 1838, Saint-Germain en Laye (Seine-et-Oise), 4e chass. à pied. — Plaie à travers le genou droit, coup de feu, Arthenay. — Tuméfaction générale du fémur, ankylose du genou dans l'extension, amaigrissement du membre, rétraction des extenseurs du pied. (La marche se fait sur l'extrémité des orteils.)

MÉDA, François, 20e de ligne. —Fracture des 3e et 4e métacarpiens, main gauche, coup de feu, Saint-Quentin. — Perte des mouvements des doigts auriculaire, annulaire et médius.

MÉDA, Joseph, né le 27 novembre 1837, Masevaux (Haut-Rhin), 84e de ligne.—Fracture de l'humérus gauche, tiers inférieur, coup de feu, Pesmes, 16 décembre. — Consolidation vicieuse, déformation et raccourcissement du bras, ankylose du coude avec engorgement de l'articulation, atrophie du bras.

MÉDAN, Pascal, né le 13 avril 1835, Galié (Haute-Garonne), 79e de ligne, sergent.—Fracture du maxillaire supérieur, coup de feu, Sedan. — Perte de substance très-étendue et perte totale des dents de la mâchoire supérieure.

MÉDAN, Théophile-Marie, 2e de ligne, sergent. —Plaie pénétrante de poitrine, avec fracture comminutive des 6e et 7e côtes à (?), coup de feu, Spickeren.—Enfoncement du thorax, cicatrices profondes et irrégulières, plaies fistuleuses persistantes, dyspnée.

MÉDARD, Auguste, 1er chass. à pied. — Perte des 2e et 3e phalanges de l'indicateur et du médius, main gauche, coup de feu, Pont-Noyelles.

MÉDARD, Chinel, né en juin 1845, Angoulême (Charente), 2e zouaves. — Plaie à travers la jambe droite au niveau des malléoles, fracture comminutive de la jambe gauche compliquée d'écrasement par le passage d'un cheval, 2 coups de feu, Frœschwillers. — Consolidation très-vicieuse avec chevauchement des fragments, cicatrices profondes et adhérentes aux os.

MÉDARD, Joseph, 5e de ligne. — Plaie contuse à l'articulation tibio-tarsienne gauche, coup de feu, Sedan. — Ankylose tibio-tarsienne.

94

MEFFREY, Venance-Louis-Emile, né le 1er janvier 1850, Herbeys (Isère), 3e de ligne. — Plaie compliquée à la main gauche, perte du doigt indicateur, coup de feu, la Fourche, 6 janvier. — Perte absolue de l'usage de la main, ankylose du poignet.

MEIFFREN, Paul, 36e de ligne. — Plaie pénétrante de la main gauche, coup de feu, Orléans, 11 octobre. — Ankylose des doigts indicateur et médius.

MEIGNE, Germain, né le 5 juin 1847, Noyers (Yonne), 67e de ligne.—Fracture du 3e métacarpien, main gauche, coup de feu, Gravelotte. — Déformation de la main et paralysie des doigts médius, annulaire et auriculaire.

MÉGRAUD, Joseph, 12e cuirassiers. — Plaie contuse à la cuisse droite, éclat d'obus, Rezonville. — Cicatrice adhérente, atrophie de la cuisse.

MÉGY, Henri, né le 26 janvier 1850, Valensole (Bouches-du-Rhône), 14e dragons. — Plaie perforante de l'épigastre et du flanc droit, cicatrice adhérente et douloureuse au péritoine, imminence de hernie abdominale à droite.

MÉHAUTÉ, René-Marie, 78e de ligne. — Plaie contuse au coude gauche, coup de feu, Frœschwiller. — Demi-flexion de l'avant-bras, gène des mouvements du coude.

MÉHAYE, Théophile-Julien-Joseph, 11e artill. — Fracture comminutive du péroné gauche, éclat d'obus, Bélicourt, 15 janvier. — Perte de substance, large cicatrice adhérente.

MÉHEUX, François-Pierre-Marie-Marc, garde mob. des Côtes-du-Nord. — Plaie pénétrante de l'articulation tibio-tarsienne droite, coup de feu, le Mans, 11 janvier. — Ankylose.

MEIGNEN, Pierre-Joseph, 37e de ligne. — Plaie contuse au bras (?), coup de feu, Changé. — Amaigrissement du bras.

MEILHAN, Léonard, né le 6 novembre 1848, Castelnau-d'Anglès (Gers), garde mob. du Gers. — Plaie pénétrante de poitrine à droite, coup de feu, Orléans. — Dyspnée.

MEILHAN, Pierre, 87e de ligne. — Plaie contuse à l'avant-bras droit, partie supérieure et externe, coup de feu, Montretout. — Gène des mouvements de l'avant-bras et de la main.

MEILHAN-BORDES, Jean-Marie, 2e zouaves. — Fracture des 1er et 2e métacarpiens, main gauche, coup de feu, Frœschwiller. — Ankylose des deux premiers doigts.

MEILLAN, Paul-Etienne, né le 14 mars 1846, Romans (Drôme), 94e de ligne. — Fracture du coude gauche, coup de feu, Gravelotte. — Ankylose dans la demi-flexion, atrophie du membre.

MEILLANT, Médard, 62e de ligne. — Plaie pénétrante à l'épaule gauche, fracture du péroné (?), 2 coups de feu, Sainte-Barbe sous Metz. — Cicatrice adhérente à l'épaule, claudication.

MEILLEIR, Jean-Régis, né le 23 janvier 1850, Firminy (Loire), 60e de ligne. — Plaie contuse au mollet gauche, coup de feu, Busserel. — Rétraction des extenseurs de la jambe et du pied.

MEILLIÈRE, Xavier, garde mob. du Haut-Rhin. — Plaie contuse à la région temporale gauche, éclat d'obus, château de Belfort, 10 février. — Surdité.

MEILLON, Joseph-Xavier, né le 17 juin 1839, Grignan (Drôme), 11e de ligne. — Fracture de l'humérus gauche, tiers inférieur, coup de feu, Beaumont (Ardennes). — Ankylose du coude avec flexion permanente de l'avant-bras.

MEISTERMANN, Léon, né le 14 avril 1848, Rouffach (Haut-Rhin), 62e de ligne, caporal. — Fracture du radius droit, tiers supérieur, coup de feu, Servigny.—Large cicatrice adhérente, gène dans la rotation de l'avant-bras.

MÉLAY, Victor-François-Julien, 58e de ligne. — Plaie contuse à la main gauche, coup de feu, Paris, 26 mai. — Cicatrice profonde et adhérente, perte des mouvements du pouce.

MELCHIOR, Jules, né le 3 avril 1844, Paris (Seine), 35e de ligne, caporal. — Fracture compliquée du fémur gauche, coup de feu, Chevilly. — La balle entrée à la partie interne et supérieure de la cuisse est sortie au-dessus du pli fessier gauche, raccourcissement de 5 centimètres, claudication très-prononcée, atrophie du membre.

MELCOT, Charles-Auguste, né le 12 juillet 1827, Arbois (Jura), 15e chass. à pied.— Fracture comminutive de l'avant-bras droit, éclat d'obus, Byans. — Amaigrissement et gêne des mouvements du membre.

MELIN, Joseph-Jules, né le 18 décembre 1846, Lyon (Rhône), 34e de ligne. — Plaie contuse au mollet droit, coup de feu, Sedan. — Semi-ankylose du genou droit avec flexion de la jambe à angle droit, défaut de calorification et atrophie de tout le membre.

MELIN, Joseph-Louis, né le 7 août 1847, Beaucé (Ille-et-Vilaine), garde mob. de l'Ille-et-Vilaine.—Plaie contuse au genou gauche, coup de feu, Champigny, 2 décembre.—Ankylose du genou dans l'extension.

MELIN, Maurice, né le 23 septembre 1847, Clermont-Ferrand (Puy-de-Dôme), 29e de ligne, tambour. — Ablation des 2e et 3e phalanges de l'indicateur, main gauche, coup de feu, Sainte-Barbe sous Metz.

MELLÉ, Eugène-François-Arthur, 1er de ligne. — Fracture de la 1re phalange du médius, main droite, coup de feu, Gravelotte. — Cicatrices adhérentes, et ankylose de ce doigt.

MELLERIN, Jean-François, né le 15 février 1832, Bourgneuf (Loire-Inférieure), 21e de ligne. — Fracture de l'humérus gauche, tiers inférieur, coup de feu, Frœschwiller. — Cal vicieux à angle saillant, en dedans du coude, ankylose du coude à angle droit.

MELLIN, Pierre-Auguste, né le 11 janvier 1847, Prailles (Deux-Sèvres), 2e de ligne, caporal. — Fracture incomplète de l'humérus (?), coup de feu, Spickeren. — Ankylose du coude, atrophie et perte des mouvements de ce membre.

MELON, Charles, 24e de ligne. — Plaie compliquée au-dessus du poignet gauche, coup de feu, Saint-Quentin. — Paralysie presque complète du mouvement et de la sensibilité de la main.

MELON, Louis-Marie, 11e de ligne. — Congélation, Dresde, 11 décembre. — Perte des trois derniers orteils, pied gauche.

MELOT, Claude-François-Emile, 7e artill. — Plaie contuse à la jambe droite, éclat d'obus, Sedan. — Large cicatrice adhérente.

MELOUX, Jean-Béloni, dit BELLONY, 96e de ligne, sergent. — Plaie contuse au bras gauche, coup de feu, Frœschwiller.

MEMBRÉ, Nicolas-Joseph, né le 4 avril 1849, Villoncourt (Vosges), garde mob. des Vosges. — Perte des doigts indicateur et médius de la main droite, coupés à leur base, coup de feu, Villersexel, 9 janvier.

MÊME, Louis-Désiré, 2e zouaves. — Plaie pénétrante à la base du thorax, au-dessus du creux épigastrique, coup de feu, Frœschwiller. — Dyspnée.

MÉNADIER, Antoine, né le 25 novembre 1848, Augerolles (Puy-de-Dôme), 6e artill. — Ascite, en captivité. — Tumeur ombilicale.

MÉNAERT, Edouard-Edmond, né le 24 janvier 1839, Arnèke (Nord), garde mobilisée du Nord. — Plaie à la face dorsale de la main droite, chute de cheval, armée du Nord. — Phlegmon gangréneux, perte des tendons extenseurs des quatre derniers doigts, large cicatrice adhérente, inertie de la main.

MÉNAGER, Amable-Valère, garde mob. du Loiret. — Plaie contuse au bras gauche, éclat d'obus, Montretout, 19 janvier. — Perte de substance musculaire et du deltoïde, large cicatrice adhérente.

MÉNAND, Pierre, garde mob. de la Vendée. — Plaie contuse à la jambe droite, coup de feu, Champigny, 30 novembre. — Cicatrices adhérentes multiples.

MENANTEAU, Pierre-Henri, 54e de ligne. — Fracture du radius gauche, éclat d'obus, Amanvillers. — Ankylose incomplète du poignet, perte de la flexion du pouce et de l'indicateur.

MÉNARD, Étienne, 83ᵉ de ligne. — Plaie contuse à l'épaule gauche, coup de feu, Buzenval. — Gêne des mouvements de l'épaule et du bras.

MÉNARD, Félix-Enosime, né le 29 octobre 1848, Lingeard (Manche), 64ᵉ de ligne, caporal. — Fracture du frontal, plaie contuse à la région fessière gauche, coup de feu et éclat d'obus, Saint Privat. — Céphalalgie persistante, avec mydriase double, cicatrice déprimée à la partie moyenne et supérieure du frontal.

MÉNARD, Fulgence-Henri, né le 24 avril 1852, Boissise-la-Bertrande (Seine-et-Marne), 1ᵉʳ zouaves. — Fracture partielle du tibia gauche, coup de feu, Frœschwiller. — Perte de substance, cicatrices adhérentes, gêne des mouvements de la jambe.

MÉNARD, Jean, né le 8 décembre 1850, Montlivault (Loir-et-Cher), 56ᵉ de ligne. — Contusion au globe oculaire gauche, coup de feu, Sainte-Corneille. — Déchirure de la rétine, atrophie de la choroïde, opacité légère de la cornée, cicatrice plissée à l'angle externe de l'œil.

MÉNARD, René-Marie, né le 9 décembre 1849, Loiré (Maine-et-Loire), garde mob. de Maine-et-Loire. — Plaie pénétrante de l'aisselle droite, coup de feu, Loigny. — Paralysie du bras.

MENECIER, Nicolas-Arsène, né le 1ᵉʳ octobre 1850, Ecot (Doubs), 60ᵉ de ligne. — Variole épidémique. — Atrophie du 1ᵉʳ espace inter-osseux du métacarpe gauche, faiblesse du membre (affection consécutive à la variole).

MENET, Joseph-Marie, 2ᵉ génie. — Plaie contuse à la région mastoïdienne droite, éclat d'obus, Clamart, 5 mai. — Perte de l'ouïe à droite.

MÉNÉTRIER, Maximilien-Charles-Jules-Léon-Ernest, né le 26 août 1847, l'Isle-sur-Doubs (Doubs), garde mob. de la Seine. — Congestion cérébrale, fatigues et intempéries, Epinay. — Hémiplégie incomplète, côté droit.

MENEZ, Louis-Joseph, 59ᵉ de ligne. — Perte des 2ᵉ et 3ᵉ phalanges de l'indicateur, main droite, coup de feu, Servigny.

MENGIN, Edmond, né le 25 avril 1847, Lemtrey (Meurthe), 78ᵉ de ligne, caporal. — Fracture comminutive de l'humérus droit, tiers supérieur, coup de feu, Wœrth. — Ankylose scapulo-humérale.

MENGIN, François-Nicolas, né le 6 septembre 1851, Rosières-aux-Salines (Meurthe), 32ᵉ de ligne. — Fracture comminutive de la jambe gauche, coup de feu, Gravelotte. — Perte des mouvements du pied.

MÉNIGAUT, Adolphe, né le 19 janvier 1843, Paris, 25ᵉ de ligne. — Plaie contuse à la jambe gauche, coup de feu, Sainte-Barbe sous Metz, 1ᵉʳ septembre. — Atrophie de la jambe, ankylose incomplète tibio-tarsienne.

MENIGOZ, Charles-Joseph, né le 22 février 1836, Raddon (Haute-Saône). — Plaie à travers le coude gauche, coup de feu, Frœschwiller. — Ankylose du coude dans la demi-flexion, avec extension permanente des doigts.

MÉNIL, Joseph-Emile, garde mob. de la Somme. — Plaies contuses au pied, face plantaire, et à la jambe, côté droit, 2 coups de feu, Pont-Noyelles. — Pourriture d'hôpital, perte de substance musculaire, cicatrice adhérente.

MÉNIN, Théophile, né le 2 octobre 1849, Essey-Maizerais (Meurthe), 8ᵉ artill. — Plaie contuse à l'avant-bras droit, partie antérieure et interne, coup de feu, armée de l'Est, 20 janvier 1871. — Cicatrice adhérente et profonde, longue de 6 centimètres, rétraction des doigts auriculaire, annulaire et médius, atrophie du membre, gêne et roideur des mouvements du poignet.

MENJOU-MARCAT, Bazile, né le 25 avril 1844, Lasseube (Basses-Pyrénées), 2ᵉ chass. d'Afrique. — Plaie pénétrante du coude droit, coup de feu, Gravelotte. — Ankylose osseuse du coude, paralysie incomplète du pouce et de l'indicateur.

MENNESSON, Alphonse, né le 13 août 1848, Buironfosse (Aisne), 26e de ligne.— Plaie contuse au coude gauche, coup de feu, Gravelotte. — Ankylose du coude.

MENNESSON, Emile-Paul, né le 15 novembre 1850, Paris (Seine), 53e de ligne. — Fracture comminutive du coude droit, fracture du 4e métacarpien, main gauche, 2 coups de feu, Chagey, 15 janvier. — Ankylose du coude dans la demi-flexion permanente, flexion permanente du doigt annulaire.

MENNETRÉ, Jean, garde nationale de la Seine. — Plaie à la hanche droite, coup de feu, Buzenval. — Esquilles, gêne des mouvements du membre.

MENNEZIN, Nicolas-Constant, né le 11 février 1840, Frizon (Vosges), 6e chass. à pied. — Plaie contuse à la fesse et à la cuisse gauches, érosion du fémur, coup de feu, Sedan.—Amaigrissement et gêne des mouvements du membre.

MENOU, Joseph, 50e de ligne. — Plaie pénétrante à la jambe gauche, coup de feu, Héricourt. — Claudication, induration musculaire, cicatrice adhérente, gêne dans la flexion du pied.

MENOU, Yves-Anne, 26e de ligne. — Plaie contuse au coude gauche, coup de feu, Ladonchamps, 7 octobre. — Ankylose incomplète du coude.

MENTA, Jean, 88e de ligne. — Fracture de la branche montante du maxillaire inférieur, à droite, coup de feu, Mouzon (Ardennes). — Consolidation vicieuse, perte de huit dents.

MÉNUT, Joseph, né le 20 mai 1847, Rosières (Haute-Loire), 48e de ligne. — Fracture du crâne avec enfoncement à la région frontale gauche, coup de feu, Wœrth.—Perte de substance permettant l'introduction de la pulpe du doigt médius, troubles notables des fonctions cérébrales, vertiges, éblouissements.

MÉNY, Henry, 4e de ligne. — Plaie contuse au coude gauche, éclat d'obus (?), armée de la Loire. — Ankylose du coude.

MÉON, Claude, 37e de ligne. — Epanchement pleurétique à droite, fatigues en captivité. — Fistule biliaire.

MERCADÉ, Pierre-Célestin, né le 28 janvier 1850, Bordeaux (Gironde), 20e chass. à pied. —Plaie pénétrante du genou gauche, coup de feu, Saint-Quentin. — Ostéïte et gonflement considérable du genou, ankylose dans l'extension.

MERCADIER, Jacques-René-Eugène, né le 14 novembre 1827, Toulouse (Haute-Garonne), 83e de ligne, capitaine. — Atrophie pupillaire double, fatigues, 1870-71. — Cécité complète.

MERCE, Laurent, 4e de ligne. — Fracture de l'humérus droit, coup de feu, Gravelotte.— Ankylose incomplète du coude, déviation du bras.

MERCHADOU, Pierre, 98e de ligne. — Plaie contuse à l'avant-bras gauche, éclat d'obus, Saint-Privat.—Cicatrice adhérente, atrophie légère.

MERCIER, André, garde mob. de l'Indre.—Fracture du radius droit, coup de feu, Chagey, 15 janvier. — Consolidation vicieuse, gêne dans la flexion de la main.

MERCIER, Auguste-Eugène-Jean, dit REBOULT, né le 26 mars 1846, Paris (Seine), 36e de ligne.—Plaie contuse au globe oculaire gauche, éclat de pierre, Torçay (Eure-et-Loir), 18 novembre. — Perte de l'œil.

MERCIER, Claude-Marie-Joachim, né le 24 juillet 1847, Cours (Rhône), 46e de ligne. — Fracture comminutive de la jambe gauche, coup de feu, Josnes. — Consolidation vicieuse, vaste cicatrice adhérente au tibia, rétraction musculaire, partie postérieure, extension permanente du pied.

MERCIER, Constant-Jules-Elie, né le 12 mai 1849, Sougères (Yonne), garde mob. de l'Yonne. — Plaies contuses à la partie externe et moyenne de la cuisse gauche, et à la partie externe du mollet droit, éclats d'obus, fort d'Issy.

MERCIER, Emile-Jules, 14e de ligne. — Plaie contuse à la poitrine, au niveau du pectoral gauche à son insertion humérale, coup de feu, Bapaume. — Atrophie de tout le bras gauche.

MERCIER, Jean-Baptiste, 56ᵉ de ligne. — Fracture du cubitus gauche, coup de feu, Beaugency, 8 décembre. — Pourriture d'hôpital.

MERCIER, Jean-François, né le 30 mai 1844, Neaux (Loire), 53ᵉ de ligne. — Fracture du poignet et du métacarpe droits, 2 coups de feu, Sedan.—Ankylose du poignet avec extension permanente de la main, perte complète de l'usage du poignet et de la main.

MERCIER, Jean-Marie, né le 23 juin 1849, Belmont (Loire), 25ᵉ de ligne. — Fracture compliquée de la tubérosité interne de l'humérus droit, coup de feu, Champigny, 30 novembre.— Atrophie et paralysie incomplète de l'avant-bras et de la main.

MERCIER, Joseph, né le 26 janvier 1845, Gruffy (Haute-Savoie), 45ᵉ de ligne. — Fracture comminutive du fémur gauche, au tiers supérieur, éclat d'obus, Sedan. — Raccourcissement considérable du membre qui est déformé et amaigri, gêne des articulations fémoro-tibiale et tibio-tarsienne.

MERCIER, Mathurin-Paul, né le 13 janvier 1848, Cabanial (Haute-Garonne), 42ᵉ de ligne.— Plaie pénétrante de l'articulation tibio-tarsienne gauche, fracture comminutive du tibia et du calcanéum, coup de feu, Choisy-le-Roi, 30 septembre.—Esquilles, abcès multiples, ankylose tibio-tarsienne, atrophie du membre.

MERCIER, Modeste, 4ᵉ de ligne. — Fracture du péroné (?), coup de feu, Gravelotte. — Claudication légère.

MEREL, Baptiste, né le 7 avril 1849, Nort (Loire-Inférieure), 17ᵉ chass. à pied.—Fracture du crâne avec enfoncement de la table externe, éboulement d'un mur par éclat d'obus, Clamart, 14 avril.— Affaiblissement général.

MEREL, Jean-Marie, né le 8 juillet 1842, Vay (Loire-Inférieure), 9ᵉ de ligne. — Fracture de la jambe gauche, coup de feu, l'Hay, 30 septembre. — Raccourcissement de 3 centimètres.

MERER, Guillaume, né le 8 août 1845, Plourin (Finistère), 43ᵉ de ligne.—Contusions à la région orbitaire gauche, éclats de pierre lancés par obus, Saint-Privat. — Amaurose, perte de la vision à gauche, strabisme divergent.

MÉRESSE, Emile-Guislain, né le 4 janvier 1848, Paillencourt (Nord), 15ᵉ artill. — Contusion à la jambe gauche, passage d'une roue de caisson, Sedan.—Engorgement douloureux de l'articulation tibio-tarsienne.

MÉRESSE, Louis, né à Bethoncourt (?), 10ᵉ chass. à pied, caporal. — Fracture comminutive du fémur gauche, 3 coups de feu, le Mans, 11 janvier.—Raccourcissement.

MERCYEUX, Joseph-Emile, 82ᵉ de ligne. — Fracture comminutive de la jambe gauche, coup de feu, Beaugency.— Raccourcissement, cicatrice mince et adhérente, atrophie du mollet.

MERGOIL, Félix, né le 11 juillet 1844, Vissac (Haute-Loire), 100ᵉ de ligne. — Congestion cérébrale, insolation, camp de Châlons. — Paralysie du bras droit.

MÉRIAUX, Jean-Baptiste, 34ᵉ de ligne. — Plaie contuse au creux axillaire (?), coup de feu, la Bourgonce. — Cicatrice adhérente sous claviculaire, atrophie et paralysie du bras.

MÉRIC, Jean, 62ᵉ de ligne. — Plaie contuse au pied droit, lésion osseuse, coup de feu, Changé, 10 janvier. — Gêne des mouvements du pied.

MÉRIEL, Eugène-Alfred, né le 7 mars 1849, Courseuilles (Calvados), 25ᵉ de ligne.—Congélation, Yvré-l'Évêque. — Perte des cinq orteils, pied droit, chute de l'ongle du gros orteil et d'une phalange des 2ᵉ et 3ᵉ orteils, pied gauche.

MÉRIENNE, Ambroise-Jean, né le 1ᵉʳ août 1850, Roz-Landrieux (Ille-et-Vilaine), 48ᵉ de ligne. — Plaie contuse à la face palmaire de la main droite, éclat d'obus, Neuilly-sur-Seine, 2ᵉ siège. — Cicatrice adhérente comprenant les deux premiers doigts et l'éminence thénar, amaigrissement et déformation de la main, gêne des mouvements d'opposition, de flexion et d'extension du pouce.

MÉRIENNE, François-Jean-Marie, 33e de ligne, sergent. — Entorse du poignet gauche, chute, Paris, 27 mai, boulevard Beaumarchais. — Gêne des mouvements du poignet.

MÉRIENNE, Louis-Marie-Etienne, 3e zouaves. — Plaie contuse à la main droite, section des tendons fléchisseurs, coup de feu, Fræschwiller. — Gêne dans la flexion des doigts indicateur, médius et annulaire.

MÉRIEUX, François-Emile, né le 6 août 1844, la Hardoye (Ardennes), 48e de ligne. — Perte de la phalangette du pouce, main droite, coup de feu, Paris, 2e siége.

MÉRIGUET, Antoine, 100e de ligne. — Plaie contuse au bras droit, coup de feu, Bapaume, 3 janvier. — Cicatrice adhérente longue de 10 centimètres, atrophie du bras et de la main.

MÉRIGUET, Jean, 81e de ligne. — Plaie contuse à la jambe gauche, coup de feu, Noisseville, 31 août. — Perte de substance musculaire.

MÉRINDOL, Pierre, 47e de ligne. — Plaie contuse à la main gauche, coup de feu, Phalsbourg, 8 octobre. — Atrophie de la main, gêne des mouvements des doigts et spécialement du pouce.

MÉRIT, Guillaume, 25e de ligne. — Fracture de l'omoplate droite, coup de feu, Gravelotte. — Gêne des mouvements du bras.

MÉRIT, Victor, garde mob. du Lot. — Congélation à (?). — Abcès multiples, cicatrices adhérentes, œdème de la jambe et du pied (?).

MERLE, Benoît, garde mob. de Saône-et-Loire. — Plaie contuse à l'épaule gauche, lésion de l'omoplate, coup de feu, Pouilly, 23 janvier.

MERLE, Durand, 3e de ligne. — Fracture du 1er métatarsien, pied gauche, coup de feu, Beaumont (Ardennes). — Flexion permanente du gros orteil.

MERLE, Jacques-Ambroise, 20e de ligne, caporal. — Fracture de la jambe gauche, coup de feu, Sedan. — Consolidation vicieuse et déformation de la jambe.

MERLE, Jean-Baptiste, garde nationale mobilisée de Saône-et-Loire, lieutenant. — Fracture du pubis, coup de feu, Pouilly, 23 janvier. — Plaie fistuleuse à la partie antérieure du pubis, parcelle osseuse détachée entretenant une sanie purulente, abondante et fétide.

MERLE, Jean-Bruno, né le 29 juillet 1837, Saint-Pierre-le-Déchausselat (Ardèche), 3e zouaves. — Fracture comminutive de l'avant-bras gauche, tiers supérieur, coup de feu, Beaune-la-Rolande. — Ankylose du coude avec rétraction des 4 derniers doigts.

MERLET, Alexis, né le 28 avril 1847, au May (Maine-et-Loire), 88e de ligne. — Fracture comminutive de l'humérus droit, tiers supérieur, coup de feu, Beaumont (Ardennes). — Atrophie considérable du membre avec l'avant-bras fixé dans la demi-flexion.

MERLET, Alphonse-Adrien, 35e de ligne, sergent-major. — Fracture de l'ischion, coup de feu, Parigné-l'Evêque. — Gêne des mouvements du membre inférieur gauche.

MERLET, Léon-Norbert, né le 20 septembre 1849, Aventon (Vienne), 20e de ligne.—Plaie compliquée au coude gauche, coup de feu, Montretout. — Ankylose du coude, atrophie considérable de l'avant-bras et de la main.

MERLIER, Pierre-Marie, 5e hussards. — Congélation, Patay, 4 décembre. — Perte partielle de quelques phalanges des orteils des deux pieds.

MERLIN, Eustache-Jean-Marie, 11e dragons, brigadier. — Plaies contuses au bras et à l'avant-bras droits, éclats d'obus, Sedan. — Cicatrices adhérentes.

MERLIN, Henri-Pierre, garde mob. de l'Isère. — Fracture du fémur gauche, 2 coups de feu, Juranville. — Cal difforme, raccourcissement.

MERLINGE, Jean-François, né le 20 avril 1840, Pontivy (Morbihan), 66e de ligne. — Fracture du fémur droit, tiers supérieur, coup de feu, Rezonville. — Pseudarthrose, perte complète de l'usage du membre.

Merloz, Gabriel-Clément, né le 29 août 1840, Valencogne (Isère), 6e artill. — Plaie à travers le coude droit, coup de feu, à (?), armée de l'Est. — Ankylose du coude dans la demi-flexion permanente.

Merlué, Esprit-Joseph-Vincent, né le 10 juin 1835, Rivesaltes (Pyrénées-Orientales), 1er zouaves. — Fracture du fémur gauche, tiers supérieur, coup de feu, Sedan. — Coxalgie gauche, flexion permanente de la cuisse, impossibilité d'appuyer le pied sur le sol

Mermat, Michel-Auguste-Adrien, 35e de ligne. — Plaie à travers le creux axillaire et l'omoplate droits, coup de feu, Clamart, 10 mai. — Gêne des mouvements de l'épaule et du bras.

Mermet, François, dit Plottu, né le 18 novembre 1849, aux Déserts (Savoie), garde mob. de la Savoie. — Fracture du fémur gauche, tiers inférieur, coup de feu, Bethoncourt, 16 janvier. — Périostite, saillie du fragment supérieur, raccourcissement de 8 centimètres, ankylose du genou dans l'extension.

Mermet, Joseph, né le 4 novembre 1850, Porrignier (Haute-Savoie), 75e de ligne. — Plaie contuse à l'épaule gauche, coup de feu, Paris, 2e siége. — Cicatrices adhérentes déprimées, à la fosse sous-épineuse, au bord spinal de l'omoplate et à la colonne vertébrale.

Mermier, Joseph-Marcelin, né le 13 janvier 1845, Bossey (Haute-Savoie), 4e chass. d'Afrique. — Plaie à la région lombaire, lésion de la colonne vertébrale, éclat d'obus, Sedan. — Vaste cicatrice adhérente, flexion du tronc presque impossible, faiblesse extrême des deux membres inférieurs, marche difficile.

Mermoz, Alexandre-Joseph, né le 30 novembre 1830, Signy-le-Petit (Ardennes), 3e zouaves. — Plaie contuse au coude droit, coup de feu, Frœschwiller. — Ankylose du coude, atrophie de tout le membre, avec gêne des mouvements des doigts.

Mersemma, Marcel-Louis-Julien, 64e de ligne. — Fracture du 1er métacarpien, main droite, coup de feu, Sedan. — Cicatrice adhérente, flexion permanente de l'indicateur, main droite.

Merveilleux, François-Clodomir, 82e de ligne. — Congélation, le Mans, 11 janvier. — Perte de la dernière phalange du gros orteil, et des deux dernières des trois orteils suivants, pied droit, perte de la dernière phalange du gros orteil, et des deux dernières des 2e et 3e orteils, pied gauche.

Méry, Charles-Onésime, né le 7 novembre 1846, Coinces (Loiret), garde mob. du Loiret. — Plaie par balle, entrée au-dessus des fausses côtes, et ressortie en arrière au niveau de la crête iliaque, coup de feu, Saint-Maur. — Variole confluente, contractée à l'ambulance, staphylôme de l'œil droit, et taie légère de la cornée gauche.

Méry, Joseph-François, 11e chass. à pied. — Plaie contuse à la partie antérieure et interne de la cuisse droite, éclat d'obus, Villorceau.

Méry, Louis, 36e de ligne. — Fracture comminutive du péroné droit, coup de feu, Frœschwiller. — Esquilles, consolidation vicieuse, plaie fistuleuse.

Méry, Pierre, 5e de ligne. — Plaie contuse à la cuisse gauche, coup de feu, Sedan.

Mescam, François-Marie, né le 26 juin 1842, Saint-Thégonnec (Finistère), 24e chass. à pied. — Fracture du condyle de l'humérus droit, coup de feu, Rezonville. — Écartement des fragments, déformation du membre, ankylose incomplète du coude, ankylose du poignet, demi-flexion de l'avant-bras, fixé dans la pronation.

Meslaine, Jean, 91e de ligne. — Fracture comminutive du tarse, pied droit, coup de feu Gravelotte. — Plaie fistuleuse, gêne considérable des mouvements de l'articulation tibio-tarsienne.

Meslières, Jacques-Louis, né le 2 novembre 1825, Roche-les-Blamont (Doubs), gendarme de Saône-et-Loire, sergent. — Plaie compliquée à la fesse gauche, en arrière du grand trochanter, et plaie en séton, à la fesse droite, coup de feu, Meudon, 2e siége. — Paralysie et atrophie du membre inférieur gauche, avec rétraction des orteils.

MESNAGER, Louis-Ernest, 21e de ligne. — Fracture partielle du péroné gauche, coup de feu, Sedan. — Cicatrices adhérentes.

MESNIL, Jean-Baptiste-Noël, né le 10 avril 1850, Saint-Germain-des-Vaux (Manche), 26e de ligne. — Plaie compliquée à la main gauche, coup de feu, Morée, 14 décembre. — Déformation et gêne considérable des mouvements des doigts.

MESNIL, Marcelin-Sauveur, garde mob. de la Seine. — Fracture des 1er et 2e métacarpiens, main droite, coup de feu, Montretout. — Déformation de la main, et ankylose métacarpo-phalangienne du médius.

MÉSOGNON, Sylvain, 1re légion de marche. — Fracture de la clavicule gauche, coup de feu, Arcey, 13 janvier. — Consolidation vicieuse, large cicatrice.

MESSAGER, Ferdinand, 25e de ligne. — Fracture de la 1re phalange du médius, et du 4° métacarpien, main gauche, coup de feu, Coulmiers. — Ankylose du médius et de l'annulaire.

MESSAGER, Louis, garde mob. de la Marne. — Section de l'attache supérieure du muscle sterno-cléido-mastoïdien droit, autres blessures sans gravité, coups de crosse de fusil et de lance, Passavant, 25 août. — Cicatrice adhérente et douloureuse, gêne des mouvements du cou.

MESSAGER, Sylvain, né le 17 janvier 1848, Saint-Maur (Indre), 43e de ligne. — Fracture comminutive de la jambe droite, tiers supérieur, coup de feu, Villorceau. — Raccourcissement de 3 centimètres, déviation de l'axe de la jambe en dedans, et incurvation en dehors, atrophie du membre, ankylose incomplète tibio-tarsienne.

MESSAOUD-BEL-KASSEM, 3e tir. alg. — Choc violent sur le moignon de l'épaule droite, luxation irréductible de l'épaule, éclat d'obus, Sedan. — Hypertrophie de la tête de l'humérus.

MESSAOUD-BEN-SLIMAN, 1er tir. alg. — Fracture du cubitus gauche, coup de feu, Frœschwiller. — Flexion des doigts auriculaire et annulaire.

MESSAOUD-BEN-ZERROUK, 3e tir. alg. — Fracture du calcanéum gauche, coup de feu, Mézières, 30 novembre. — Perte de substance, cicatrice adhérente.

MESSIN, Nicolas, né le 7 février 1848, Borny (Moselle), 12e dragons, brigadier. — Plaie pénétrante du coude gauche et ablation d'une partie de l'olécrane, coup de sabre, Gravelotte. — Ankylose du coude dans l'extension complète, paralysie des doigts, émaciation du membre.

MESTRE, Jean-Pierre-Antoine, né le 19 février 1849, Soumont (Hérault), 27e de ligne. — Fracture du coude droit, éclat d'obus, Coulmiers. — Ankylose du coude à angle droit.

MÉTAUT, Louis-Eugène-Félix, 40e de ligne. — Plaie contuse au mollet gauche, éclat d'obus, Spickeren. — Cicatrice adhérente, atrophie de la jambe.

MÉTAYER, Henri-François, né le 18 avril 1848, la Chapelle-au-Riboul (Mayenne), garde mob. de la Mayenne. — Fracture du poignet droit, éclat d'obus, Loigny. — Nécrose, rétraction permanente des fléchisseurs de tous les doigts.

MÉTAYER, Jean-Marie, 25e de ligne. — Plaie en séton à la cuisse et plaie contuse au pied, lésion de la malléole interne, côté gauche, 2 coups de feu, Saint-Privat.

METCHE, Jean-Pierre, 8e chass. à pied. — Plaie contuse à la main droite, coup de feu, Vendôme, 15 décembre. — Atrophie de la main, roideur des articulations du pouce.

MÉTHAIS, Pierre, 10e de ligne. — Fracture du maxillaire inférieur à droite, coup de feu, Saint-Privat. — Consolidation vicieuse.

MÉTIVIER, André, né le 13 août 1846, Mosnac (Charente), 5e de ligne. — Fracture du fémur gauche, coup de feu, Sedan. — Raccourcissement, ankylose du genou.

MÉTRAL, Isidore, né le 1er novembre 1842, Lyon (Rhône), 12e de ligne. — Fracture comminutive de la jambe gauche, coup de feu, Sainte-Barbe sous Metz. — Raccourcissement de la jambe, aplatissement et déviation du pied en dedans, cal volumineux.

95

Métral, Jean, 59ᵉ de ligne. — Plaie contuse au bras droit, éclat d'obus, Saint-Privat. — Paraplégie rhumatismale, amaigrissement des jambes.

Mettaie, Louis-François-Auguste, 42ᵉ de ligne. — Plaie contuse à la main gauche, coup de feu, Champigny, 30 novembre. — Atrophie et ankylose de l'indicateur dans l'extension.

Mettavant, Ernest, 57ᵉ de ligne. — Perte des 2ᵉ et 3ᵉ phalanges de l'auriculaire gauche, coup de feu, Saint-Privat.

Mettavant, Hyacinthe, né le 3 juillet 1845, Hannonville (Meuse), 64ᵉ de ligne, caporal. — Fracture du fémur gauche, tiers supérieur, coup de feu, Beaumont (Ardennes). — Six grosses esquilles, déformation du fémur courbé en dehors, raccourcissement de 10 centimètres, perte partielle de la sensibilité de la cuisse et plaie fistuleuse.

Mette, François-Aimable, né le 27 mars 1846, Villedieu (Manche), 47ᵉ de ligne. — Plaie compliquée à travers l'aisselle droite, plaie s'étendant de la partie postérieure de l'omoplate droite au bord axillaire, même côté, fracture comminutive de l'avant-bras gauche, partie moyenne, 3 coups de feu, Frœschwiller. — Paralysie de la main et de l'avant-bras droits avec atrophie notable et abaissement de température.

Metzger, Georges, 67ᵉ de ligne, caporal. — Fracture de la jambe gauche, coup de feu, Gravelotte. — Perte de substance musculaire, vaste cicatrice adhérente.

Metzger, Jacques, 100ᵉ de ligne. — Plaie contuse à l'épaule gauche, lésion de l'omoplate, coup de feu, Saint-Privat. — Faiblesse et gêne des mouvements du bras, plaie fistuleuse.

Metzinger, Charles, 104ᵉ de ligne, lieutenant. — Désorganisation du globe oculaire droit et perforation de la voûte palatine, coup de feu, Villorceau. — Déformation de la paupière inférieure, plaie fistuleuse, affaiblissement de la vision à gauche.

Meunier, Alphonse-Louis-Victor, né le 29 septembre 1849, Neuilly (Seine), 34ᵉ de ligne. — Plaie à travers l'articulation tibio-tarsienne droite, coup de feu, Bazeilles. — Ankylose tibio-tarsienne avec rétraction considérable du tendon d'Achille, atrophie du membre.

Meunier, Claude-Charles, né le 7 février 1842, Biefmorin (Jura), 22ᵉ de ligne, caporal. — Plaie compliquée à la région latérale droite du cou, près du triangle sus-claviculaire, coup de feu, Champigny, 2 décembre. — Paralysie et inertie de tout le bras, la sensibilité est conservée, cicatrice ovalaire au cou.

Meunier, Denis, né le 27 février 1844, Gannat (Allier), 67ᵉ de ligne. — Fracture du péroné gauche, tiers supérieur, coup de feu, Dury. — Gêne des mouvements du genou.

Meunier, Georges-Joseph, 42ᵉ de ligne, caporal. — Fracture du calcanéum droit, coup de feu, Champigny, 30 novembre. — Gêne dans la marche.

Meunier, Jacques-Philippe, né le 1ᵉʳ mars 1847, Chozeau (Isère), 47ᵉ de ligne, caporal. — Fracture du 2ᵉ métacarpien, main gauche, coup de feu, Frœschwiller. — Ankylose du poignet avec hypertrophie des surfaces articulaires, cicatrices autour du poignet.

Meunier, Jean-Marie, 79ᵉ de ligne. — Fracture de la jambe droite, coup de feu, Chenebier. — Nécrose.

Meunier, Joseph, né le 8 mars 1851, Rebais (Seine-et-Marne), 20ᵉ dragons, maréchal des logis. — Bronchite chronique tuberculeuse, fatigues, 1870-71.

Meunier, Joseph-Auguste, né le 4 février 1840, Paris (Seine), 26ᵉ ligne. — Plaie contuse au mollet gauche, coup de feu, Gravelotte. — Rétraction musculaire du mollet avec extension permanente du pied, atrophie considérable du membre.

Meunier, Joseph-Théophile, 3ᵉ chass. d'Afrique. — Plaie contuse à la partie postérieure et supérieure de la cuisse gauche, coup de feu, Sedan. — Atrophie et diminution de la sensibilité cutanée de la jambe.

Meunier, Laurent, 57ᵉ de ligne. — Fracture du 3ᵉ métacarpien, main gauche, coup de feu, Gravelotte. — Cicatrice adhérente, flexion permanente du médius et de l'annulaire.

MEUNIER, Louis, né le 13 décembre 1849, Sobre-le-Château (Nord), garde mob. du Nord. — Plaie pénétrante de l'articulation tibio-tarsienne gauche, coup de feu, Saint-Quentin. — Ankylose avec extension du pied sur la jambe, claudication.

MEUNIER, Louis, né le 21 mars 1849, Coteau (Loire), 85e de ligne. — Plaie à travers les deux fesses et le sacrum avec lésion de la partie inférieure de la moelle épinière, coup de feu, Héricourt. — Paralysie complète à droite et incomplète à gauche des membres inférieurs.

MEUNIER, Louis-Charles, né le 26 novembre 1842, Paris (Seine), 28e de ligne. — Plaie en séton au bras droit, plaie contuse à la région dorsale, plaie au pouce gauche, 2 coups de feu, un coup de sabre, Saint-Privat. ,

MEUNIER, Louis-Pierre, né le 9 novembre 1829, Chevannes (Yonne), garde nationale de la Seine. — Plaies contuses à l'aine et à la main droites, 2 coups de feu, Paris. — Ankylose métacarpo-phalangienne du pouce.

MEUNIER, Pierre-Jérôme, né le 1er octobre 1846, Illiers (Eure-et-Loir), 47e de ligne, caporal. — Plaie contuse au poignet droit, coup de feu, Frœschwiller. — Rétraction de l'extrémité inférieure des deux os de l'avant-bras, perte presque complète des mouvements des doigts.

MEUNIER, Simon-Nicolas, né le 17 mai 1835, Hoiollan (Seine-et-Oise), garde mob. de la Seine. — Fracture de la clavicule droite, coup de feu, Île Saint-Denis, 25 novembre. — Perte des mouvements d'élévation du bras.

MEUNIER, Théodore-Aristide, 56e de ligne, sergent. — Plaie contuse à la main gauche, éclat d'obus, Vendôme, 15 décembre. — Ankylose des phalanges de l'indicateur et du médius avec perte des mouvements de flexion.

MEURANT, César-Victorien, né le 8 juin 1848, la Flamengrie (Aisne), 24e de ligne. — Fracture comminutive du coude avec luxation de l'extrémité supérieure du cubitus droit, chute, Annoy (Somme). — Perte de substance osseuse, difformité et ankylose incomplète du coude, vaste cicatrice adhérente, perte des mouvements de pronation et de supination de l'avant-bras.

MEURANT, Émile, 5e de ligne. — Plaie contuse à la cuisse gauche, éclat d'obus, Arthenay, 3 décembre.

MEURANT, Émile, né le 18 juin 1850, Landrecies (Nord), 68e de ligne. — Fracture comminutive du carpe, et de l'extrémité inférieure du cubitus, coup de feu, Saint-Quentin. — Paralysie de la main.

MEURILLON, Gustave-Joseph, né le 9 janvier 1844, Landrecies (Nord), 20e artill. — Fracture du coude droit, coup de feu, Strasbourg. — Déformation et gonflement considérable du coude qui est ankylosé, cicatrices multiples, atrophie du bras.

MEUZIAU, Charles-Joseph-Léon, né le 10 juillet 1821, Strasbourg (Bas-Rhin), 13e de ligne, colonel. — Fracture par écrasement du calcanéum droit, coup de feu, Mouzon. — Inflammation de l'articulation tibio-tarsienne et des gaines tendineuses voisines, ankylose tibio-tarsienne.

MEVEL, Michel-Nicolas, 7e de ligne. — Plaie compliquée au pied gauche, coup de feu, Villiers, 2 décembre. — Ankylose incomplète des articulations tibio-tarsienne et tarso-métatarsienne.

MEVEL, Paul, 65e de ligne. — Fracture de la jambe droite, tiers inférieur, coup de feu, Bapaume, 3 janvier.

MEY, Jean-Baptiste-Auguste, né le 9 avril 1842, Mantoche (Haute-Saône), 42e de ligne. — Désorganisation du globe oculaire droit, coup de feu, Champigny, 30 novembre.

MEY, Louis, né le 9 novembre 1848, Pourchères (Ardèche), 13e de ligne. — Fracture de l'antre d'Highmore, coup de feu, Borny. — Consolidation vicieuse du maxillaire supérieur à droite, perte du rapport entre les arcades dentaires.

MEYER, Alexis, né le 3 février 1841, Scherwiller (Bas-Rhin), 93e de ligne. — Fracture de l'humérus droit, coup de feu et éclat d'obus. — Cicatrices adhérentes multiples, perte des mouvements du membre.

MEYER, Aloyse, né le 26 mars 1836, Scherwiller (Bas-Rhin), 98e de ligne, caporal. — Fracture de la malléole interne droite, éclat d'obus, Gravelotte. — Ankylose tibio-tarsienne.

MEYER, Alfred-Louis, né le 17 juillet 1850, Mulhouse (Haut-Rhin), 86e de ligne, sergent. —Lésion profonde de la marge de l'anus, l'os coccyx et la tubérosité de l'ischion gauche, éclat d'obus, Beaumont (Ardennes). — Incontinence des matières fécales, claudication et allongement du membre inférieur gauche.

MEYER, Anselme, 51e de ligne. — Fracture comminutive de l'épaule gauche, coup de feu, Gravelotte. — Déformation de l'épaule, cicatrice adhérente, gêne des mouvements de l'épaule.

MEYER, François, 34e de ligne, caporal. — Plaie contuse à la main gauche, éclat d'obus, Beaune-la-Rolande. — Ankylose du médius avec flexion des doigts annulaire et auriculaire.

MEYER, Ignace, né le 8 décembre 1834, Bergheim (Bas-Rhin), 44e de ligne, sergent. — Fracture de l'omoplate droite, coup de feu, Juranville. — Ankylose scapulo-humérale et huméro-cubitale, paralysie presque complète des doigts.

MEYER, Jean, 89e de ligne. — Plaie contuse à l'articulation tibio-tarsienne, coup de feu, Sedan. — Cicatrice adhérente à la jambe, gêne dans la marche.

MEYER, Jean, né le 12 octobre 1851, Soultbach (Haut-Rhin), 3e de ligne. — Fracture de de l'os iliaque gauche, coup de feu, Beaune-la-Rolande. — Cicatrice adhérente, plaie fistuleuse.

MEYER, Jean-Joseph, né le 5 juillet 1824, Vintzenheim (Haut-Rhin), francs-tireurs du Haut-Rhin. — Fracture comminutive de la crête iliaque gauche, coup de feu, Bois-Commun (Loiret), 24 novembre. — Plaies fistuleuses, cicatrices adhérentes, arthrite chronique coxofémorale, adénite inguinale, nombreuses esquilles, difficulté dans la marche.

MEYER, Joseph, né le 21 mars 1840, Burnwiller (Haut-Rhin), 35e de ligne. — Plaie compliquée à la cuisse droite, coup de feu, Chevilly.—Atrophie et paralysie du membre inférieur droit.

MEYER, Joseph, né le 18 juin 1848, Bantzenheim (Haut-Rhin), 15e de ligne. — Fracture de la branche montante droite du maxillaire inférieur et plaie de tête, éclats d'obus, Saint-Privat.—Perte de l'œil droit, cicatrice adhérente avec forte dépression au niveau de la région pariétale droite.

MEYER, Joseph, né le 14 novembre 1850, Landser (Haut-Rhin), 3e chass. à pied.—Double plaie contuse à l'épaule et à l'avant-bras droits, 2 coups de feu, Styring-Wendel. — Atrophie de l'avant-bras et de la main.

MEYER, Joseph-Adolphe, né le 5 janvier 1845, Vaureppe (Isère), 2e zouaves. — Plaie à la face, coup de feu, Frœschwiller.—Cicatrice à la paupière inférieure de l'œil droit, nécrose des os, épiphora permanent.

MEYER, Léger, né le 21 août 1841, Guebwiller (Haut-Rhin), 78e de ligne. — Fracture du maxillaire inférieur, coup de feu, Wœrth. — Consolidation vicieuse, déformation de la face avec rétrécissement de la bouche.

MEYER, Marie-Aloïse, né le 5 juillet 1846, Haguenau (Bas-Rhin), 14e chass. à pied.— Fracture comminutive de la jambe droite, coup de feu, Sedan. — Cicatrice adhérente et profonde, atrophie de la jambe.

MEYNET-PIRET, Alphonse, 3e artill. — Fracture du péroné gauche, coup de feu, Beaune-la-Rolande. — Cicatrice adhérente à la partie supérieure et externe.

MEYNET-PIRET, François, né le 7 novembre 1848, Lyon (Rhône), 93e de ligne. — Plaie pénétrante de poitrine, à gauche, coup de feu, Gravelotte. — Emphysème pulmonaire.

MEYNIER, Etienne-Casimir, 32e de ligne. — Plaie contuse à la main gauche, coup de feu,

Gravelotte.—Ankylose incomplète du poignet avec perte des mouvements de supination et flexion incomplète des doigts.

MEYNIEUX, Pierre, né à Verneuil (Haute-Vienne), garde mob. de la Haute-Vienne.—Plaie pénétrante à la cuisse gauche, éclat d'obus, Terminiers.

MEYRIGNAC, Antoine, né le 16 novembre 1848, Sarlat (Dordogne), 14e artillerie. — Fracture du médius gauche, coup de feu, Gravelotte. — Renversement en dehors de la phalangette sur la phalange du médius.

MEYRIGNAC, Charles, 25e de ligne. — Plaie contuse à la cuisse gauche, partie inférieure, coup de feu, Beaugency. — Atrophie et faiblesse du membre.

MEYSSARD, Paul, né le 11 mars 1845, Menerbes (Vaucluse), 2e de ligne. — Fracture comminutive de l'avant-bras gauche, coup de feu, Spickeren. — Vastes cicatrices, atrophie de l'avant-bras et de la main.

MEYTRAS, Victor, né le 4 septembre 1847, Vizille (Isère), 4e zouaves. — Plaie compliquée au bras droit, coup de feu, Champigny, 30 novembre.—Paralysie de la main avec rétraction permanente du poignet et des doigts dans la flexion, et, pronation permanente de l'avant-bras.

MÉZIN, Nicolas-Léon, né le 24 septembre 1831, Saint-Aubin (Meuse), gendarmerie de la Meuse, maréchal des logis. — Luxation des métatarsiens, pied droit, chute de cheval, Paris. — Déformation du pied, ankylose des articulations tarso-métatarsiennes.

MÉZY, Frédéric, 20e de ligne. — Plaie contuse à la main droite, coup de feu, Montretout. Perte des 2e et 3e phalanges de l'indicateur.

M'HAMED-BEN-CADOUR, né en 1844, El-Bordj (Oran), 2e tir. alg. — Fracture de l'extrémité de l'humérus (?), coup de feu, Wœrth. — Pseudarthrose et changements de rapports dans l'articulation du coude.

M'HAMED-BEN-EL-HADI, né en 1840, Ouloud-Khélouf-el-Djébaïlia (Oran), 2e tir. alg. — Fracture de la tête de l'humérus gauche, coup de feu, Wœrth. — Demi-ankylose scapulo-humérale, cicatrices profondes et adhérentes.

MHAMMED-BEN-MANSOUR, né en 1842, Eghris-Cheroya (Oran), 2e tir. alg. — Fracture du calcanéum droit, coup de feu Wœrth. — Fausse ankylose des articulations du tarse le pied fixé à angle droit.

MIALET, Etienne, né le 9 juillet 1843, Colandres (Cantal), 28e de ligne. — Fracture comminutive de la jambe droite, coup de feu, Saint-Privat. — Nombreuses esquilles, cicatrices adhérentes.

MIALHE, Pierre, 93e de ligne. — Fracture de l'indicateur droit au niveau de l'articulation métacarpo-phalangienne, coup de feu, Gravelotte. — Ankylose de ce doigt.

MIARD, Jean-Adolphe, 56e de ligne. — Fracture du calcanéum gauche avec érosion des os du métatarse, coup de feu, Frœschwiller.—Atrophie du pied.

MIAU, Bertrand-Adrien, né le 10 janvier 1846, Gimont (Gers), 18e de ligne. — Plaie s'étendant de dessous l'orbite droit en avant du tragus gauche, coup de feu, Frœschwiller.—Exophthalmie et amaurose de l'œil droit, paralysie faciale gauche, impossibilité presque absolue d'ouvrir la bouche, céphalalgie continuelle.

MICAELLI, César-Thimoléon, 3e de ligne. — Plaie pénétrante au creux poplité gauche, coup de feu, Frœschwiller. — Rétraction musculaire.

MICAL, Jean-Alfred, né le 17 juin 1849, Saint-Symphorien (Indre-et-Loire), 26e de ligne. —Luxation irréductible coxo-fémorale droite, chute, armée du Nord. — Raccourcissement du membre avec rotation en dedans.

MICAS, Armand, né le 31 mars 1845, Bouscat (Gironde), garde mob. de la Gironde. — Plaie contuse à l'articulation tibio-tarsienne gauche, coup de feu, Chenebier.—Perte osseuse du tibia, cicatrices adhérentes, ankylose incomplète avec gonflement de l'articulation tibio-tarsienne.

Micas, Jérôme-Prosper, né le 16 novembre 1845, Rabat (Ariége). 87ᵉ de ligne, sergent. — Plaie pénétrante s'étendant de la fesse gauche à 3 centimètres au-dessus de la tubérosité de l'ischion, et à la partie antérieure de la cuisse droite vers l'angle inférieur du triangle de Scarpa, coup de feu, Frœschwiller. — Incontinence des matières fécales.

Michaely, Jacques-Emile, 85ᵉ de ligne.—Plaie pénétrante des deux cuisses, coup de feu, Beaune-la-Rolande. — Douleurs dans les deux membres.

Michallet, Hippolyte, né le 13 février 1839, Luthezien (Ain), 3ᵉ lanciers. — Plaie perforante de la tête de l'humérus, d'avant en arrière, coup de feu, Juranville.—Ankylose scapulo-humérale, atrophie du deltoïde, anesthésie du membre.

Michard, Félix-Victor, 135ᵉ de ligne. — Perte des 2ᵉ et 3ᵉ phalanges, de l'indicateur droit, coup de feu, Epinay, 30 novembre.

Michau, Jules-Firmin, gardé mob. d'Eure-et-Loir. — Plaie déchirée à la jambe droite, coup de feu, Conneré.—Hernie musculaire.

Michaud, Auguste-François-Etienne, né le 2 mars 1848, Alger, 1ᵉʳ chass. d'Afrique, brigadier.—Fracture comminutive du fémur droit, coup de feu, Sedan.—Consolidation vicieuse, raccourcissement, claudication.

Michaud, Edouard-Firmin, 3ᵉ zouaves. — Fracture du 2ᵉ métacarpien, main gauche, coup de feu, Beaune-la-Rolande. — Cicatrice adhérente, ankylose de l'indicateur avec paralysie de ce doigt.

Michaud, Jacques, né le 19 février 1846, Saint-Sorbin (Saône-et-Loire), 1ᵉʳ chass. à pied. — Plaie à travers le coude gauche, coup de feu, Boves. — Ankylose du coude dans la flexion.

Michaud, Jean, 73ᵉ de ligne. — Plaie contuse au bras gauche, coup de feu, Gravelotte.—Ankylose incomplète du coude.

Michaud, Joseph, 1ᵉʳ zouaves. — Fracture compliquée du cubitus gauche, coup de feu, Chilleurs-aux-Bois. — Rétraction incomplète des quatre derniers doigts de la main.

Michaud, Joseph-Justin, né le 26 février 1843, Champrams (Jura), 2ᵉ de ligne.—Fracture comminutive du coude gauche, coup de feu, Spickeren. — Ankylose du coude, rigidité des doigts et atrophie partielle du membre.

Michaud, Louis-Félix, né le 12 mars 1849, Parcey (Jura), 26ᵉ chass. à pied, sergent.— Plaie contuse à l'épaule droite avec lésion de l'épine de l'omoplate, éclat d'obus, Paris, place de la Concorde, 22 mai. — Perte de substance des muscles sus et sous épineux, du deltoïde, large cicatrice adhérente à la partie postérieure de l'omoplate et au moignon de l'épaule.

Michaud, Pierre, 45ᵉ de ligne, caporal. — Fracture comminutive des 2ᵉ et 3ᵉ métacarpiens, main droite, coup de feu, Sedan. — Ankylose des 2ᵉ et 3ᵉ doigts, gêne dans la flexion des trois autres.

Michaud, Pierre, né le 8 mai 1840, la Rochelle (Charente-Inférieure), 42ᵉ de ligne. — Plaie compliquée à la jambe gauche, éclat d'obus, Issy, 6 mai.—Atrophie de tout le membre, paralysie de la jambe et du pied avec rétraction des orteils, cicatrices profondes.

Michaux, Augustin-Hilaire, né le 3 février 1835, Pesmes (Haute-Saône), 38ᵉ de ligne. — Plaie compliquée à travers la cuisse gauche, partie inférieure, coup de feu, Pierrefitte, 23 septembre.—Paralysie de la motilité et de la sensibilité de la moitié inférieure de la jambe et de tout le pied.

Michel, Auguste, né le 10 août 1848, Petit-Fayt (Nord), garde mob. du Nord. — Variole confluente, armée du Nord. — Cécité complète.

Michel, Augustin-Daniel, né le 11 décembre 1848, Solliès-Farlède (Var), garde mob. du Var. — Congélation, Héricourt. — Perte de tous les orteils, pied droit, et déformation du pied, ankylose métatarso-phalangienne du gros orteil, pied gauche.

Michel, Claude-Marie-Victor, né le 5 septembre 1846, Champagnat (Saône-et-Loire), 17ᵉ de ligne. — Plaie pénétrante à 1 centimètre en avant du lobule de l'oreille droite, fracture de la branche montante du maxillaire inférieur et d'une partie du maxillaire supérieur, fracture et ablation d'une partie de la voûte palatine, fracture d'une partie du maxillaire supérieur gauche, coup de feu, Beaumont (Ardennes).

Michel, Firmin-Honoré, 35e de ligne. — Plaies contuses au bras droit et à la jambe droite avec lésion du ligament sous-rotulien, 2 coups de feu, Paris, 26 mai.

Michel, François-Herma, 24e de ligne. — Fracture des 2e et 3e métacarpiens, main gauche, coup de feu, Sedan. — Ankylose et atrophie des doigts indicateur et médius.

Michel, Jacques, 47e de ligne. — Plaies pénétrantes à la cuisse et à la fosse iliaque gauches, avec lésion du sacrum, 2 coups de feu, Frœschwiller.

Michel, Jacques-Jean-Pierre-Laurent-Marie, né le 10 août 1848, Merdrignac (Côtes-du-Nord), 62e de ligne. — Fracture du cubitus gauche, coup de feu, Sainte-Barbe sous Metz. — Large cicatrice adhérente, paralysie complète des doigts annulaire et auriculaire et incomplète des 3 autres doigts.

Michel, Jean, garde mob. des Hautes-Alpes. — Luxation de la tête de l'humérus gauche, contusion violente, Gap, 1er septembre. — Paralysie incomplète du bras.

Michel, Jean-Baptiste-Désiré, 23e de ligne. — Broiement du 5e métatarsien, pied (?), fracture de l'extrémité inférieure du cubitus gauche, éclats d'obus, Champigny, 30 novembre. — Cicatrices douloureuses au pied, gêne des mouvements du poignet.

Michel, Jean-Marie, 69e de ligne. — Plaie contuse au creux poplité droit, coup de feu, Borny. — Gêne dans les mouvements du genou.

Michel, Jean-Vidal, né le 15 décembre 1842, Sauges (Haute-Loire), 101e de ligne. — Plaie s'étendant de dessous l'épine du pubis, à la pointe de la fesse gauche, coup de feu, Paris, 2e siége. — Destruction du testicule gauche, perte de substance de la partie antérieure et postérieure du gland, hypospadias.

Michel, Joseph, 94e de ligne. — Section du tendon extenseur propre du pouce gauche, coup de baïonnette, Sainte-Marie-aux-Chênes, 18 août. — Flexion permanente de ce doigt.

Michel, Joseph-Amédée, né le 26 février 1849, Issirac (Gard), garde mob. du Gard. — Plaie compliquée à la face antérieure de l'avant-bras gauche, coup de feu, Saint-Quentin. — Paralysie et déformation de la main avec extension presque complète des doigts.

Michel, Joseph-Napoléon, garde nationale de la Seine. — Fracture de l'épine de l'omoplate gauche, coup de feu, Buzenval. — Gêne des mouvements de l'épaule.

Michel, Marie-Elie, 113e de ligne. — Plaie compliquée à l'avant-bras droit, coup de feu, Champigny, 30 novembre. — Paralysie et atrophie incomplète de l'avant-bras et de la main avec extension presque complète des doigts.

Michel, Paul-François-Armand. — Plaie contuse au thorax et fracture comminutive de l'humérus gauche, coup de feu à (?), 18 août.

Michel, Philippe, 41e de marche. — Plaie contuse à la jambe droite, coup de feu, Beaugency. — Cicatrice adhérente, gêne dans la marche.

Michel, Philippe, né le 11 décembre 1848, Paris, 33e de ligne. — Plaie contuse à la main droite, coup de feu, Borny. — Perte de la flexion de l'indicateur.

Michel, Prosper-Joseph, 1re section d'ouvriers d'administration. — Hypertrophie du cœur avec insuffisance des valvules aortiques, refroidissement.

Michel, Toussaint-Sauveur-Joseph, 28e de ligne. — Fracture comminutive de l'épaule gauche, éclat d'obus, Saint-Privat. — Esquilles, cicatrice adhérente, gêne des mouvements de l'épaule.

Michelangeli, Charles-Louis, né le 2 août 1840, Croucchia (Corse), 77e de ligne. — Fracture comminutive de la jambe gauche, tiers inférieur, coup de feu, Forbach. — Vaste cicatrice adhérente sur la partie antérieure de la jambe, engorgement du membre qui est raccourci, ankylose tibio-tarsienne, atrophie du pied.

MICHEL-BRIANT (?), garde mob. du Jura. — Plaie contuse à la jambe gauche, éclat d'obus, Byans (Doubs), 16 janvier. — Large cicatrice adhérente.

MICHELLAND, Jean-Baptiste, né le 7 juin 1848, Albanne (Savoie), 56e de ligne. — Plaie profonde, déchirée à la partie postérieure de la jambe (?), éclat d'obus, Frœschwiller. — Rétraction musculaire, claudication prononcée.

MICHELLE, Henry, 1re légion de marche du Rhône. — Plaie compliquée au poignet droit, coup de feu, Nuits. — Ankylose du poignet avec flexion incomplète des quatre derniers doigts.

MICHELOT, Louis, 13e de ligne. — Fracture de l'humérus gauche, coup de feu, Borny. — Gêne dans l'extension de la main.

MICHEU, Prosper, 25e de ligne. — Perte de la phalange unguéale de l'indicateur droit, coup de feu, Champigny, 2 décembre. — Atrophie et difficulté dans la flexion de ce doigt.

MICHON, Louis, né le 4 octobre 1845, Crèches (Saône-et-Loire), 42e de ligne. — Fracture comminutive des deux jambes, coup de feu, congélation du pied droit, Champigny. — Evidement des tubérosités des deux tibias, extraction d'esquilles primitives et secondaires, déformation de la jambe droite.

MICHOT, Louis, 39e de ligne. — Fracture du fémur gauche, coup de feu, Orléans, 11 octobre. — Claudication, raccourcissement du membre.

MICHOULIER, Jean-Baptiste-Aimé, 18e dragons. — Congélation, armée de la Loire, décembre 1870. — Perte de la totalité des orteils du pied droit, et d'une partie de la 2e phalange du gros orteil, pied gauche.

MICHOUX, Pierre, né le 5 août 1848, Noyé (?), garde mob. du Loiret. — Plaie contuse au pied gauche, coup de feu, Champigny, 30 novembre. — Large cicatrice adhérente, gêne des mouvements du pied.

MICLO, Jean-Joseph, né le 27 juin 1844, Orbey (Haut-Rhin), 39e de ligne. — Fracture comminutive du péroné droit, coup de feu, Loigny. — Ankylose tibio-tarsienne, nombreuses cicatrices adhérentes.

MICLO, Urbain-Constant, né le 11 décembre 1845, Orbey (Haut-Rhin), 27e de ligne. — Plaie au poignet gauche, coup de feu, Sedan. — Déformation du poignet, cicatrices adhérentes au poignet et à la main, gêne dans la flexion des doigts.

MICOUD, Antoine, garde mob. du Rhône. — Plaies contuses à la fesse et à la cuisse gauches, coup de feu, Nuits, 10 décembre. — Douleurs et gêne des mouvements du membre.

MIDENET, Charles-Emile, né le 26 janvier 1844, Chatenois (Vosges), 1er cuirassiers, maréchal des logis. — Encéphalite chronique, captivité, affaiblissement des facultés intellectuelles.

MIDY, Justien, garde mob. de la Haute-Marne. — Fracture de l'os iliaque gauche, coup de feu à (?), 16 décembre. — Plaie fistuleuse à la fesse.

MIEGÉVILLE, Jean-Marie-Angelan, 4e chasseurs. — Plaie à la face, lésion de la langue et du bord alvéolaire des deux maxillaires supérieurs.

MIENS, Louis-Joseph, 45e de ligne. — Fracture de la jambe gauche, coup de feu, Frœschwiller. — Claudication.

MIERLOT, Félix-Célestin, né le 15 avril 1847, Vierre-Effroy (Pas-de-Calais), 98e de ligne. — Fracture de l'extrémité inférieure du tibia gauche, coup de feu, Ladonchamps. — Consolidation vicieuse, ankylose tibio-tarsienne, avec flexion du pied en dedans.

MIÉTON, Régis-Victor, garde mob. de l'Isère. — Fracture comminutive du fémur droit, coup de feu, Beaugency. — Gêne dans la marche.

MIEULET, Bernard, 95e de ligne, caporal. — Plaie pénétrante de poitrine, coup de feu, Noisseville. — Hémoptysies, dyspnée.

MIGEON, Etienne-Isidore, 28e de ligne. — Fracture de la 3e phalange de l'indicateur gauche, coup de feu, Saint-Privat. — Flexion forcée de ce doigt.

MIGNARD, Jacques, 49e de ligne. — Congélation, armée de l'Est. — Ulcération gangréneuse, cicatrice adhérente à la face dorsale du pied.

MIGNARD, Pierre, 10e de ligne. — Plaie contuse à la région dorso-lombaire, coup de feu, l'Hay, 30 septembre. — Gêne dans la flexion du tronc.

MIGNEROT, Jean-Pierre, 73e de ligne. — Fracture du bassin, coup de feu, Saint-Ruffin, 28 septembre. — Vaste cicatrice à la région iliaque, gêne dans la marche.

MIGNIER, Dousset, 26e de ligne. — Plaie contuse à la cuisse droite, coup de feu, Bry-sur-Marne, 2 décembre. — Double hernie musculaire, gêne des mouvements du membre.

MIGNONNEAU, Marius-François-Paul, né le 22 février 1853, Nantes (Loire-Inférieure), 109e de ligne.— Plaie contuse à la cuisse gauche, coup de feu, l'Hay, 30 septembre. — Variole épidémique, Paris, 14 janvier. — Ophthalmie, albugo cornéen de l'œil gauche, perte de la vision de ce côté, albugo cornéen partiel excentrique de l'œil droit, affaiblissement de la vision de ce côté.

MIGNOT, André, 48e de ligne. — Fracture de l'omoplate gauche et de l'apophyse épineuse de la 3e vertèbre dorsale, coup de feu, le Mans, 11 janvier.— Gêne des mouvements de l'épaule.

MIGNOT, Etienne, né le 4 septembre 1819, Bourbon-Lancy (Saône-et-Loire), garde nationale de la Seine, 11e bataillon.— Fracture comminutive, par écrasement du tibia droit, passage d'une roue sur la jambe, Paris. — Chevauchement des fragments.

MIGNOT, Joseph, né le 2 novembre 1826, Vauvillers (Haute-Saône), 83e de ligne, caporal. — Fracture du fémur droit, tiers inférieur, coup de feu, Ladonchamps. — Ankylose du genou.

MIGNOT, Joseph-Ernest, 94e de ligne. — Plaie contuse à la jambe droite, coup de feu, Gravelotte. — Hernie musculaire.

MIGNOT, Louis, 109e de ligne. — Plaie contuse à la cuisse gauche, coup de feu, l'Hay, 30 septembre. — Cicatrice adhérente.

MIGNOT, Zéphir, 62e de ligne, caporal. — Plaie contuse à la jambe droite, coup de feu, Changé, 10 janvier. — Nécrose du tibia, tiers moyen, cicatrices adhérentes.

MIGOUT, André-Jérôme, né le 24 mai 1845, Bénévent (Creuse), 84e de ligne, sergent. — Fracture de la jambe gauche, coup de feu, Gravelotte. — Perte de substance de la partie supérieure du tibia, cicatrice très-étendue et très-largement adhérente.

MIGRÉ, Jean, 25e de ligne. — Plaie contuse à l'épaule gauche, coup de feu, Gravelotte.— Cicatrice adhérente à l'omoplate.

MIGUET, Jean-François, né le 14 novembre 1849, Aillon-Lejeune (Savoie), garde mob. de la Savoie. — Perte des doigts auriculaire et annulaire, main gauche, avec une partie des 4e et 5e métacarpiens, coup de feu, Héricourt.—Gêne considérable des mouvements des doigts indicateur et médius.

MILARD, François-Théophile, né le 15 mars 1849, Halaine (Orne), garde mob. de l'Orne. — Plaie pénétrante de poitrine, coup de feu, Dreux, 12 octobre. — Pneumonie chronique avec adhérences pleurétiques au côté droit, hémoptysies.

MILET, Gustave, né le 6 juillet 1848, Courtenay (Loiret), 11e de ligne, caporal.—Fracture de la jambe droite, coup de feu, Beaumont (Ardennes).—Ankylose tibio-tarsienne.

MILHAS, François, 82e de ligne. — Plaie contuse à l'épaule droite, coup de feu, Sedan.— Déformation et amaigrissement de l'épaule, vaste cicatrice.

MILHAU, Jules-Jean, 119e de ligne. — Plaie contuse à la jambe droite, partie inférieure, éclat d'obus, Châtillon, 19 septembre. — Cicatrice adhérente.

MILHIT, Marie-Pierre-Joseph, né le 6 janvier 1850, le Puy (Haute-Loire), 50e de ligne, caporal. — Plaie en séton à la partie supérieure du bras gauche, coup de feu, Longeau (Haute-Marne), 16 décembre.—Ankylose du coude, atrophie du membre, cicatrice adhérente profonde.

Milhorat, Jean-Paul-Samuel, 6e artill. — Plaie à l'articulation tibio-tarsienne droite, morceaux de verre, en captivité. — Cicatrices adhérentes, gêne dans la marche.

Miliet, Pierre-Jean-Baptiste, né le 27 novembre 1848, Veaugnes (Cher), 109e de ligne. —Fracture comminutive de l'humérus gauche, tiers supérieur, coup de feu, l'Hay. — Séquestres volumineux, cicatrices adhérentes, atrophie du membre avec perte des mouvements d'élévation du bras.

Millard, Alexandre, né le 8 avril 1853, Paris (Seine),2e zouaves.—Brulûres aux poignets, aux mains et à la face, déflagration de poudre à canon, Arthenay, 3 décembre.—Larges cicatrices aux poignets et aux mains, opacité de la cornée de l'œil droit avec perte de la vision de ce côté.

Millard, Joseph-François, né le 23 mars 1849, Saint-Etienne (Loire), garde mob. de la Loire. — Fracture des 1er, 2e et 3e métacarpiens, main droite, coup de feu, Saint-Sénie. — Cal osseux assez considérable, gêne dans la flexion et l'extension des doigts.

Mille, Jean-Baptiste, né le 2 janvier 1847, Essert (Haut-Rhin), 67e de ligne. — Fracture comminutive de l'os iliaque droit, coup de feu, Gravelotte.—Plaie non cicatrisée, suppuration persistante, gêne et douleurs dans les mouvements du membre.

Milleaud, Etienne-Victor, garde mob. de la Gironde.—Plaies contuses aux deux jambes, éclat d'obus, Orléans, 4 décembre. — Ulcères.

Milleliri, Léon, né le 14 mars 1837, Sotta (Corse), 61e de ligne, caporal. — Plaie compliquée en séton à l'avant-bras droit, coup de feu, Beaumont (Ardennes). — Atrophie de l'avant-bras et de la main.

Miller, Séraphin, né le 29 octobre 1841, Brémenil (Meurthe), 6e chass. à pied.—Congélation, Beaugency, 8 décembre. — Mutilation du pied gauche.

Milleran, Hubert, 91e de ligne. — Fracture du péroné et plaie contuse à l'épaule gauches, 2 coups de feu, Gravelotte.

Milleret, Jean-Camille, né le 21 mars 1849, Montaymont (Savoie), 29e de ligne.—Fracture comminutive de la jambe gauche, coup de feu, Champigny, 2 décembre. — Ankylose complète du pied, atrophie considérable de tout le pied.

Millereux, Pierre, 31e de ligne. — Plaie contuse à la jambe (?), coup de feu, Sedan. — Cicatrice adhérente et profonde, flexion permanente de la jambe.

Millerioux, François, garde mob. du Cher. — Plaie pénétrante de la cuisse gauche et du bassin, coup de feu, Juranville.

Millescamps, Jules-Emile-Joseph, né le 18 septembre 1850, Mouveaux (Nord), 67e de ligne. — Fracture comminutive de la main droite, 4 éclats d'obus, Bapaume. — Déformation, atrophie et paralysie de la main.

Millet, Charles-Ferdinand, garde mob. du Jura. — Plaie contuse à la main gauche, coup de feu, Beaune-la-Rolande. — Ankylose métacarpo-phalangienne des doigts indicateur et médius fixés dans l'extension et atrophiés.

Millet, Edme-Etienne, artificier, maréchal des logis. — Fracture des deux jambes, explosion de fulminate, perte partielle de la vision des deux yeux, déflagration ignée, Bourges. — Consolidation vicieuse des deux jambes.

Millet, Grégoire-Périssère, né le 27 décembre 1842, Gèbres (Hautes-Pyrénées), 17e chass. à pied, sergent. — Fracture du fémur droit, tiers moyen, coup de feu, Frœschwiller. — Raccourcissement de 8 centimètres, hydarthrose chronique du genou, claudication très-prononcée.

Millet, Jules-César, 17e chass. à pied. — Plaie contuse au bras gauche, érosion de l'humérus, coup de feu, Gravelotte. — Cicatrices adhérentes.

Milliat, Joseph, 47e de ligne, caporal. — Destruction de l'épine de l'omoplate droite, coup de feu, Beaumont (Ardennes). — Cicatrice adhérente, gêne des mouvements de l'épaule.

Milliau, Joseph, né le 28 octobre 1842, Bergauty (Lot), 51e de ligne.—Plaie compliquée à la partie inférieure interne du bras gauche à (?). — Rétraction permanente des doigts auriculaire et annulaire.

MILLIEN, Jean, né le 19 octobre 1850, Saint-Franchy (Nièvre), 67e de ligne. — Fracture comminutive du temporal gauche, coup de feu, Paris-Montmartre, 23 mai. — Céphalalgies fréquentes, conjonctivite, troubles de la vue.

MILLIEN, Joseph, 17e de ligne. — Plaie contuse à la cuisse droite, partie moyenne, éclat d'obus, Sedan. — Large cicatrice adhérente.

MILLIET, Bernard-Joseph, né le 29 juin 1815, Cranves-Sales (Haute-Savoie), 45e de ligne. — Plaie compliquée à la cuisse droite, érosion du fémur, coup de feu, Frœschwiller. — Paralysie de la motilité de la jambe et du pied.

MILLIET, Jean, né le 11 juin 1846, Fleury (Saône-et-Loire), 47e de ligne. — Variole en captivité, février 1871. — Perte de la vision de l'œil droit.

MILLIEZ, Augustin, 68e de ligne. — Plaie pénétrante de la fesse et de l'abdomen, à gauche, coup de feu, Saint-Quentin. — Balle non extraite, gêne des mouvements du membre inférieur gauche.

MILLO, Maurice-Xavier, 17e chass. à pied. — Perte des 2e et 3e phalanges de l'indicateur droit, éclat d'obus, Saint-Quentin.

MILLON, Pierre, 110e de ligne. — Plaie déchirée à la partie inférieure de la jambe droite, éclat d'obus, l'Hay, 30 novembre. — Amaigrissement et rigidité du pied, large cicatrice adhérente, gêne des mouvements des orteils.

MILLOT, Auguste, 5e chass. à pied. — Fracture comminutive de la mâchoire inférieure, coup de feu, Villorceau. — Ankylose incomplète temporo-maxillaire à gauche.

MILLOT, Claude, 62e de ligne. — Plaie contuse à la main gauche, coup de feu, Changé. — Cicatrice vicieuse, ankylose de l'indicateur.

MILLOT, François, 98e de ligne. — Plaie à travers les deux crêtes iliaques, région dorso-lombaire, coup de feu, Saint-Privat. — Gêne dans la flexion de la colonne vertébrale.

MILLOT, Gilbert, né le 27 juin 1848, au Creusot (Saône-et-Loire), 29e de ligne. — Arthrite chronique coxo-fémorale gauche, fatigues et intempéries en captivité. — Gêne des mouvements de la hanche, amaigrissement du membre inférieur.

MILLOT, Jules, né le 6 mai 1848, Lannézols (Lozère), 35e de ligne. — Plaie pénétrante du coude, pied droit, avec érosion du tibia, coup de feu, Chevilly. — Nombreuses esquilles, demi-ankylose tibio-tarsienne, gêne notable des mouvements des orteils.

MILLOT, Jules, 68e de ligne. — Plaie contuse à la jambe gauche, Beaumont (Ardennes).

MILOCHAU, Léon-Gustave, garde mob. d'Eure-et-Loir, sergent-major. — Plaie contuse à la main droite, coup de feu, Connéré, 11 janvier. — Rétraction de l'auriculaire.

MILON, Alexandre-Alphonse, né le 25 juin 1832, Doué (Maine-et-Loire), 56e de ligne, sous-lieutenant. — Fracture comminutive de la jambe gauche, tiers inférieur, coup de feu, Reischoffen. — Cal vicieux, ankylose tibio-tarsienne, gonflement considérable du pied, fortement déjeté en dedans, perte complète de ses mouvements et de ceux des orteils.

MILOUD-BEN-ABDEL-KADER, né en 1841, aux Ouled-Kosseirs-Gherabas (Alger), 1er tir. alg. — Fracture de l'humérus gauche, tiers supérieur, coup de feu, Frœschwiller. — Consolidation vicieuse, atrophie considérable du membre.

MILOUD-BEN-AMAR, né en 1844, Ghazouat (Oran), 2e tir. alg. — Fracture des cinq métatarsiens, pied droit, coup de feu, Wœrth. — Atrophie du pied.

MILPIED, Guillaume, garde mob. du Cher. — Perte de la phalangette de l'indicateur, et des 2e et 3e phalanges du médius, main droite, coup de feu, Saint-Loup-de-la-Salle (Côte-d'Or), 26 décembre.

MIMARD, Emile, né le 24 décembre 1846, Véron (Yonne), garde mob. de l'Yonne. — Fracture complète de la jambe gauche, tiers moyen, coup de feu, Villorceau. — Ankylose tibio-tarsienne, amaigrissement de la jambe.

MIMPONTEL, Pierre, 2ᵉ de ligne. — Perte du doigt médius gauche, coup de feu, Beaumont, 7 décembre. — Atrophie de la main et des autres doigts.

MINARD, Charles-Jean-Auguste, 72ᵉ de ligne, lieutenant-colonel. — Plaie contuse au globe oculaire droit, lésion de la rétine, coup de feu, Sedan. — Perte de la vision à droite.

MINAULT, Jacques, 28ᵉ de ligne. — Perte de la phalangette des doigts auriculaire, annulaire et médius, main droite, coup de feu. Changé.

MINEL, Constant-Anatole, garde mob. de la Seine-Inférieure. — Abcès multiples à l'avant-bras gauche, revaccination et travaux de terrassement, siége de Paris. — Flexion à angle droit de l'avant-bras.

MINRT, Alexandre-Jules, 68ᵉ de ligne. — Fracture de la jambe gauche, plaies contuses à la main et à l'épaule droites, coup de feu et éclats d'obus, Beaumont (Ardennes).

MINFRAY, Stanislas-Léon, né le 5 novembre 1850, Saâne-Sainte-Juste (Seine-Inférieure), 2ᵉ chass. à pied. — Plaie compliquée au poignet droit, coup de feu, Bapaume. — Ankylose du poignet, avec déviation considérable de la main.

MINIER, François-Victor, né le 9 février 1843, Vergonnes (Maine-et-Loire), garde mobilisée de Maine-et-Loire. — Arthrites rhumatismales, intempéries et privations, armée de l'Est. — Tumeur blanche du poignet droit, tumeur blanche avec désorganisation des articulations tibio-tarsienne et tarso-métatarsiennes du pied gauche.

MINIME, Alphonse-Joseph, 10ᵉ de ligne. — Plaie contuse à la main droite, coup de feu, Rezonville. — Perte partielle des mouvements de la main.

MINISELON, Jean-Baptiste, 87ᵉ de ligne. — Plaie en séton à l'avant-bras droit, coup de feu, Nuits, 18 décembre.

MINOC, Jean, né le 16 mai 1849, Plouider (Finistère), 26ᵉ de ligne. — Plaie contuse à la jambe gauche, coup de feu, Patay. — Ossification de l'extrémité inférieure du tendon d'Achille, gêne des mouvements du pied sur la jambe.

MINOREILLE, Nicolas-Victor, 58ᵉ de ligne. — Plaie au côté droit de la poitrine, coup de feu, Duneau, 9 janvier. — Gêne considérable des mouvements du bras et de l'épaule droits, plaie fistuleuse.

MINOT, Alexandre-Ugesne-Eugène, né le 16 avril 1832, Angers (Maine-et-Loire), éclaireurs de Maine-et-Loire, caporal. — Plaie contuse à la cuisse droite, partie inférieure externe, coup de feu, Courcebœuf (Sarthe), 12 janvier. — Ankylose incomplète du genou.

MINVIELLE, Augustin, né le 9 octobre 1823, Eugénie-les-Bains (Landes), 36ᵉ de ligne, sergent. — Plaie à la partie inférieure de la jambe gauche, section du tendon d'Achille, coup de feu, le Mans. — Ostéite du péroné, cicatrice adhérente, rétraction permanente de la jambe. Douleurs rhumatismales, paralysie du mouvement des extenseurs des deux mains.

MIOLANE, Léonard, né le 24 juin 1849, la Chapelle-Ognon (Puy-de-Dôme), 90ᵉ de ligne. — Plaie à travers le bassin, de l'aine gauche à l'anus, coup de feu, Dijon. — Plaie fistuleuse, atrophie et gêne douloureuse du membre inférieur gauche.

MIOLLET, René, né le 28 décembre 1847, Chanzeaux (Maine-et-Loire), garde mobilisée de Maine-et Loire. — Désorganisation du globe oculaire droit, coup de feu, Parigné-l'Évêque.

MIOT, Achille-Emmanuel, né le 16 mars 1847, Misy (Seine-et-Marne), garde mob. de Seine-et-Marne. — Plaie de tête, coup de feu, Bry-sur-Marne. — Perte de substance des os frontal et pariétal gauches (sans accidents cérébraux).

MIQUEL, Joseph-Pierre, 4ᵉ chass. d'Afrique. — Fracture de la clavicule gauche, coup de feu, Sedan. — Gêne des mouvements de l'épaule.

MIQUEL, Philippe-Vincent, 10ᵉ de ligne, caporal. — Plaie contuse au bras droit, coup de feu, Sainte-Barbe sous Metz. — Gêne des mouvements du bras.

MIQUEL, Victor, 3ᵉ de ligne. — Fracture de la jambe droite avec lésion des parties molles, coup de feu, Frœschwiller. — Gêne des mouvements de la jambe et du pied avec paralysie incomplète du gros orteil.

MIQUEROL, Alphonse-Henri-Théodore, né le 8 novembre 1850, Domptin (Aisne), 49° de ligne. — Plaie à travers la poitrine, sous la clavicule droite, fracture des 2° et 8° côtes, coup de feu, Chagey (Haute-Saône), 15 janvier.—Nécrose des côtes, esquilles, gêne des mouvements du bras droit, affaiblissement général de la constitution.

MIRE, André, né le 10 janvier 1830, Carcassonne (Aude), 33° de ligne. — Plaie contuse à la cuisse droite, partie postérieure, éclat d'obus, Azé (Loir-et-Cher), 6 janvier. — Gêne dans l'extension de la cuisse.

MIRGALET, Martial, 65° de ligne. — Plaie contuse à la fesse gauche, plaie en séton à la jambe droite, 2 coups de feu, Villers-Bretonneux. — Gêne dans la marche.

MIRGUET, François, 65° de ligne. — Fracture de l'auriculaire, main droite, coup de feu, Servigny. — Raccourcissement et ankylose des phalanges de ce doigt, cicatrice adhérente.

MISSIRE, Jean-François, 75° de ligne. — Plaie contuse à la jambe (?), coup de feu, fort de Montrouge, 19 septembre. — Cicatrice adhérente.

MISSONIER, Jean, né le 9 mai 1848, Ansac (Charente), 37° de ligne. — Plaie contuse à la cuisse droite, lésion du fémur, tiers inférieur, et de l'articulation du genou, coup de feu, Sedan. — Nombreuses esquilles, ankylose du genou.

MISTCH, Pierre, 65° de ligne. — Fracture du 3° métacarpien, main droite, coup de feu, Bapaume. — Ankylose du médius fixé dans l'extension.

MISTRAL, Jean-Antoine, né le 29 mars 1845, Vergons (Basses-Alpes), 15° de ligne, sergent. — Fracture comminutive de la jambe droite, coup de feu, Saint-Privat — Esquilles, vastes cicatrices adhérentes, raccourcissement et déformation prononcées de la jambe par suite de rétraction permanente du tendon d'Achille (le membre est plus nuisible qu'utile).

MISTROT, Jean-Bernard, 72° de ligne.—Plaie contuse au mollet droit, coup de feu, Sedan. — Gêne des mouvements de la jambe et du pied.

MITJAVILLE, Jean, né le 17 février 1850, Aygueatebia (Pyrénées-Orientales), 22° chass. à pied. — Perte du doigt médius gauche, coup de feu, Clamart, 3 mai. — Ankylose complète de l'annulaire et incomplète de l'indicateur, gêne considérable des mouvements de la main.

MOAL, Guillaume, né le 12 décembre 1841, Mespaul (Finistère), 41° de ligne. — Plaie pénétrante du coude gauche, coup de feu, Spickeren. — Ankylose dans la demi-flexion, paralysie incomplète de la main.

MOCUDÉ, Augustin-Prudent-Désiré-Marie, né le 28 mars 1848, Plélan (Ille-et-Vilaine), 7° de ligne.—Fracture de l'omoplate droite à (?).—Cicatrices profondes et adhérentes, ankylose incomplète scapulo-humérale, atrophie de l'épaule, mouvements du bras très-limités.

MOELEMAN, Christian, garde mob. de la Seine. — Plaie pénétrante du pied gauche, coup de feu, Buzenval. — Rétraction du tendon d'Achille, extension du pied.

MOELLO, Pierre, 7° de ligne. — Plaie contuse au bras droit, coup de feu, Servigny. — Cicatrice adhérente à la partie supérieure et externe.

MOGNIN, Antoine, 25° de ligne. — Plaie contuse à la jambe gauche, coup de feu, Champigny, 2 décembre. — Cicatrice adhérente, atrophie de la jambe, gêne considérable des mouvements.

MOHAMED-BEL-ABBÈS, né en 1836, aux Mekahali (Oran), 2° tir. alg., caporal. — Fracture de l'humérus et du cubitus gauches, 1 coup de feu, Wœrth. — Ankylose du coude dans l'extension permanente, cicatrice adhérente aux faces antérieure et postérieure du bras gauche, large et longue cicatrice adhérente au bord externe supérieur de l'avant-bras.

MOHAMED-BEL-HADJ, né en 1851, Tizi-Ouzou (Constantine), 3° tir. alg. — Fracture du fémur droit, tiers supérieur, fracture du cubitus gauche, éclats d'obus, Mézières, 30 novembre. — Vaste cicatrice adhérente aux faces antérieure et postérieure de la cuisse, perte de substance de plus de 5 centimètres du cubitus, cicatrice adhérente comblant l'intervalle des deux fragments, perte de l'usage des deux membres.

MOHAMED-BEL-HADJ, né en 1845, Bordjia (Oran), 1ᵉʳ tir. alg. — Contusion violente au coude gauche, éclat d'obus, Orléans. — Ankylose incomplète du coude, atrophie du membre.

MOHAMED-BEL-HADJ, 1ᵉʳ tir. alg. — Fracture d'un métacarpien, main gauche, coup de feu, Orléans, 4 décembre. — Cicatrice adhérente, faiblesse et gêne des mouvements des doigts.

MOHAMED-BEL-HADJ-AHMED, né en 1837, Beni-Sliman (Alger), 1ᵉʳ tir. alg. — Désorganisation du globe oculaire droit, coup de feu, Wissembourg.

MOHAMED-BEL-HADJ-TAHAR, né en 1832, Cherchell (Alger), 1ᵉʳ tir. alg. — Plaie à travers la main gauche, coup de feu, Wissembourg. — Chevauchement des doigts indicateur et médius sur les deux autres, perte des mouvements des 4 derniers doigts.

MOHAMED-BEN-ABDALLAH, 3ᵉ tir. alg., sergent. — Plaies compliquées au bras droit et au périnée, 9 autres blessures légères, coup de feu et coups de sabre, Sedan. — Atrophie de l'épaule et roideur du coude, atrophie d'un testicule.

MOHAMED-BEN-AHMED-AUAZOUZI, né en 1830 aux Beni-Mazous (Constantine), 3ᵉ tir. alg. — Fracture du cubitus gauche, tiers moyen, coup de feu, Sedan. — Cicatrice adhérente, atrophie de l'avant-bras avec flexion permanente des doigts auriculaire et annulaire.

MOHAMED-BEN-AHMED, 3ᵉ tir. alg., caporal. — Fracture du 3ᵉ métacarpien, main gauche, coup de feu, Frœschwiller. — Ankylose du médius, gêne de l'annulaire.

MOHAMED-BEN-ALI, né en 1846, aux Monts-Chain (Alger), 1ᵉʳ tir. alg. — Fracture comminutive de la jambe droite, coup de feu, Wissembourg. — Consolidation vicieuse, raccourcissement, cicatrices adhérentes.

MOHAMED-BEN-BELGASSEM, 3ᵉ tir. alg. — Plaie contuse à la jambe gauche, éclat d'obus, Strasbourg, 15 septembre. — Vaste cicatrice.

MOHAMED-BEN-BEL-KASSEM, 3ᵉ tir. alg. — Plaie contuse à la main droite, coup de feu, Sedan. — Perte de la 1ʳᵉ phalange du pouce.

MOHAMED-BEN-BERDAD, 2ᵉ tir. alg. — Plaie contuse à la cuisse gauche, coup de feu, Wœrth. — Longue cicatrice adhérente à la partie supérieure postérieure.

MOHAMED-BEN-BILKASSEM, 3ᵉ tir. alg. — Plaie contuse au genou gauche, coup de feu, Sedan. — Ankylose incomplète du genou, atrophie du membre.

MOHAMED-BEN-BON-DIDA, 2ᵉ tir. alg. — Plaie à travers le pied gauche, coup de feu, Wœrth. — Extension forcée du pied.

MOHAMED-BEN-BRAHIM, 3ᵉ tir. alg. — Plaie compliquée au bras gauche, coup de feu, Mézières (Loiret), 30 novembre. — Atrophie du bras, flexion permanente dans la paume de la main des doigts auriculaire et annulaire.

MOHAMED-BEN-CADDOUR, né en 1844, aux Oulad-Boufrid (Alger), 3ᵉ tir. alg. — Fracture comminutive de l'avant-bras gauche, coup de feu, Wœrth. — Cicatrices profondes, étendues et adhérentes aux faces antérieure et postérieure avec adhérence des tendons fléchisseurs et extenseurs.

MOHAMED-BEN-CADOUR, né en 1838, Alkerma-Cheraga (Oran), 1ᵉʳ tir. alg. — Fracture du cubitus gauche, coup de feu, Wœrth. — Fausse ankylose du coude à angle droit, pronation forcée et paralysie des extenseurs des doigts, cicatrice d'entrée mobile à la face antérieure moyenne de l'avant-bras, cicatrice adhérente de sortie derrière la base olécranienne.

MOHAMED-BEN-CADOUR, né en 1848, aux Achaacha (Oran), 2ᵉ tir. alg. — Plaie s'étendant de la région parotidienne gauche à la pointe de l'omoplate, partie interne, plaie en séton à la partie externe de la cuisse gauche, coups de feu, Wœrth. — Paralysie du nerf facial et de l'oreille gauche, ankylose du genou.

MOHAMED-BEN-CHEICK, 1ᵉʳ tir. alg. — Fracture de l'humérus gauche, coup de feu, Montbéliard, 16 janvier. — Cicatrice adhérente et amaigrissement du bras.

MOHAMED-BEN-CHRIK-BEN-YAYA, 1ᵉʳ spahis. — Plaies au bras et à la main droits avec lésion des extenseurs des doigts, coups de sabre, les Ormes (Loiret), 4 décembre.

MOHAMED-BEN-DADA, 1er tir. alg. — Fracture de l'humérus gauche, coup de feu, Wissembourg. — Cicatrice adhérente.

MOHAMED-BEN-DJALLALI, 1er tir. alg.—Plaie contuse au bras droit, coup de feu.—Frœschwiller. — Cicatrice adhérente, gène des mouvements de l'épaule, extension incomplète de l'avant-bras.

MOHAMED-BEN-DJÉDID, 2e tir. alg., caporal. — Fracture du 1er métatarsien, pied droit, coup de feu, Wœrth. — Gêne dans la marche.

MOHAMED-BEN-DJELLOUL, né en 1832, aux Oulad-Bersem-Cheraga (Alger), 1er tir. alg. — Plaie à travers la paume de la main droite, coup de feu, Frœschwiller. — Contracture permanente des doigts de la main.

MOHAMED-BEN-EL-HADJ-SAÏD, né en 1848, Raoufa (Alger), 1er tir. alg. — Plaie à travers la main gauche, fracture du 3e métacarpien, coup de feu, Frœschwiller. — Flexion des doigts médius et annulaire, extension des doigts auriculaire et indicateur.

MOHAMED-BEN-FERATH, né en 1835, Houdena (Constantine), 3e tir. alg.—Fracture du cubitus gauche, tiers moyen, coup de feu, Sedan. — Atrophie du membre et rétraction permanente des fléchisseurs de la main avec les doigts fixés en demi-flexion.

MOHAMED-BEN-FOUMI, né en 1831, Aumale (Alger), 3e tir. alg. — Fracture de la jambe droite, tiers inférieur, coup de feu, Sedan. — Consolidation vicieuse, gène dans la marche.

MOHAMED-BEN-GOUTI, né en 1842, Mariona (Oran), 2e tir. alg. — Fracture comminutive de la jambe gauche, tiers supérieur, coup de feu, Wœrth. — Esquilles volumineuses, atrophie de la jambe, gène dans la marche.

MOHAMED-BEN-HATAB, né en 1843, aux Beni-Ouragh (Oran), 2e tir. alg. — Plaie s'étendant de la partie antérieure du moignon de l'épaule droite au bord interne de l'omoplate, fracture de la tête de l'humérus, coup de feu, Wœrth.—Nécrose de la partie supérieure de l'humérus, fausse ankylose, atrophie du bras.

MOHAMED-BEN-KADDOUR, 1er tir. alg. — Plaie contuse à la jambe gauche, coup de feu, Frœschwiller. — Cicatrice adhérente, amaigrissement du membre et gène dans la marche.

MOHAMED-BEN-KOUIDER, 1er tir. alg. — Fracture de l'indicateur, main (?), coup de feu, Wissembourg. — Extension forcée des 3 derniers doigts.

MOHAMED-BEN-LAHOUSSIN, né en 1838, Tuaret-El-Mamin (Alger), 1er tir. alg. — Fracture de l'épitrochlée droit, coup de feu, Wissembourg. — Paralysie du bras fixé en demi-flexion avec extension permanente des doigts.

MOHAMED-BEN-LAZEREG, né en 1840, Oulad-Yahya (Oran), 2e tir. alg. — Fracture du fémur gauche, tiers supérieur, coup de feu, Wœrth. — Cal volumineux, raccourcissement de 5 centimètres.

MOHAMED-BEN-LAZEREG, né en 1828, Oulad-Malef (Oran), 2e tir. alg. — Plaie pénétrante du coude droit, plaie contuse à la main droite, coups de feu, Wœrth. — Fausse ankylose du coude, l'avant-bras fixé dans la demi-flexion.

MOHAMED-BEN-MAHIDIN, 2e tir. alg. — Fracture des 4e et 5e métacarpiens, main gauche, coup de feu, Wœrth. — Ankylose complète de l'auriculaire et incomplète de l'annulaire.

MOHAMED-BEN-MALEK, né en 1851, Cherchell (Alger), 1er tir. alg. — Plaie pénétrante de poitrine à droite, fracture d'une côte, plaie contuse à l'avant-bras droit, 2 coups de feu, Wissembourg. — Cicatrice adhérente, dyspnée.

MOHAMED-BEN-MOUZID, 3e tir. alg. — Fracture comminutive do la jambe droite, éclat d'obus, Sedan. — Consolidation vicieuse.

MOHAMED-BEN-SCHOUD, 3e tir. alg. — Plaie contuse à la jambe droite, coup de feu, Sainte-Marie, 1er novembre. — Atrophie de la jambe, gène dans la marche.

MOHAMED-BEN-SOLTAN, 3e tir. alg. — Fracture comminutive de la jambe droite, coup de feu et éclat d'obus, Mézières, 30 novembre. — Cicatrice adhérente.

MOHAMED-BEN-TORBI, né en 1846, aux Ouled-Hiraïd (Constantine), 3e tir. alg. — Fracture des 2ᵉ et 3ᵉ métacarpiens, main gauche, éclat d'obus, Mézières, 30 novembre.—Flexion permanente des doigts médius et annulaire, atrophie de la main.

MOHAMED-BEN-YAHIA, 1ᵉʳ tir. alg. — Fracture de la jambe gauche, tiers supérieur, coup de feu, Frœschwiller. — Raccourcissement.

MOHAMED-BEN-YOUSSEF, né en 1847, aux Rika (Alger), 1ᵉʳ tir. alg. — Fracture comminutive du fémur gauche, coup de feu, Wissembourg. — Cal énorme avec chevauchement des fragments, raccourcissement de 12 centimètres.

MOHAMED-BERAKROU, 2ᵉ tir. alg. — Plaie pénétrante au bras droit, coup de feu, Wœrth.

MOHAMED-OULD-EL-MILOUD, 2ᵉ tir. alg. — Plaie contuse au coude gauche, coup de feu, Wœrth. — Gêne dans ses mouvements.

MOHAMED-TAHAR-BEN-EL-MADANI, 3ᵉ tir. alg. — Plaie contuse à la fesse droite, éclat d'obus, Sedan. — Perte de substance musculaire, vaste cicatrice adhérente.

MOHAMET-BEN-ABDALLA, né en 1853, Constantine (Algérie), francs-tireurs Provençaux. — Fracture de l'os iliaque et du fémur droits, coup de feu, Chaudenay, 17 janvier. — Esquilles, plaies fistuleuses, raccourcissement du membre, tuméfaction des tissus péri-articulaires.

MOIGNARD, Joachim, 66ᵉ de ligne. — Perte de l'auriculaire, main (?), éclat d'obus, Rezonville. — Ankylose de l'annulaire et gêne des mouvements du médius.

MOINE, Pierre-Marie, né le 14 mai 1836, Lyon (Rhône), 1ʳᵉ légion de marche du Rhône. —Plaie compliquée en séton, d'avant en arrière, à la cuisse droite, coup de feu, congélation, Nuits, 18 décembre. — Atrophie considérable du membre, paralysie du pied.

MOINE, Pierre-Victor, 2ᵉ artill. — Plaie à la partie supérieure de la région dorsale, éclat d'obus, Sedan. — Cicatrice adhérente étendue du deltoïde gauche à l'omoplate droite.

MOINET, Pierre-Auguste, 21ᵉ de ligne. — Plaie contuse à la poitrine, coup de feu, Beaumont. — Perte de substance des parois thoraciques au-dessous de la clavicule droite, vaste cicatrice.

MOIREAU, Désiré, 8ᵉ artill. — Fracture de l'épine iliaque antérieure supérieure droite, coup de feu, Cravant, 8 décembre. — Cicatrice adhérente, plaie fistuleuse.

MOIRIN, André, né le 27 mai 1847, Verchers (Maine-et-Loire), 19ᵉ artill. — Fracture de l'os iliaque droit, éclat d'obus, Sedan. — Esquilles, nécrose, plaies fistuleuses, gêne dans la marche.

MOIROUD, Joseph-Benjamin, né le 30 avril 1850, Vienne (Isère), 24ᵉ chass. à pied, caporal. — Fracture de la jambe gauche, coup de feu, Bapaume.— Hyperostose du tibia, plaies fistuleuses, rétraction musculaire, gêne dans la marche.

MOIROUD, Jules, 2ᵉ chass. à pied.— Plaie contuse au coude gauche, érosion de l'olécrane, coup de feu, Amanvillers. — Cicatrice adhérente, rétraction permanente de l'avant-bras.

MOIROUD, Michel-Etienne, garde mob. de l'Isère. — Plaie à la racine des deux cuisses, coup de feu, Beaune-la-Rolande. — Paralysie incomplète des deux membres inférieurs.

MOISAN, Yves-Marie, 9ᵉ de ligne. — Perte des 2ᵉ et 3ᵉ phalanges de l'indicateur gauche, coup de feu, Gravelotte.

MOISSET, Jean-Pierre-Baptiste, 12ᵉ de ligne. — Fracture de la jambe gauche, coup de feu, Saint-Privat. — Perte osseuse du tibia.

MOISSINAC, Pierre, né le 27 septembre 1849, Calviac (Lot), 22ᵉ de ligne.—Plaie contuse à la jambe droite, plaie à travers la narine droite et le conduit auditif externe, 2 coups de feu, Champigny, 2 décembre. — Perte de l'audition à droite, gêne des mouvements de l'articulation temporo-maxillaire, épiphora.

MOISY, François-Julien, 20ᵉ de ligne. — Plaie pénétrante de la cuisse gauche, coup de feu Sédan. — Balle enclavée dans le fémur.

MOKTAR-BEN-FHODEL, 2ᵉ tir. alg. — Fracture de la clavicule et de l'acromion gauche, coup de feu, Wœrth. — Abaissement du moignon de l'épaule, gêne considérable des mouvements du bras.

MOKTAR-OULD-MOHAMED-BEN-AHMED, né en 1837, aux Ouled-Bichon (Nemours), 2e tir. alg. — Perforation de la voûte palatine, coup de feu, Frœschwiller. — Très-grande gêne dans la déglutition.

MOLAC, Charles-Marie, né le 24 août 1848, Quintin (Côtes-du-Nord), 10e de ligne, sergent-major. — Plaie compliquée au bras droit, coup de feu, Montretout. — Ankylose du coude, atrophie du membre et perte de l'usage du bras.

MOLARD, Antoine, 6e de ligne. — Plaie à la main droite, éclatement de son fusil, Versailles, 26 avril. — Atrophie et flexion incomplète des doigts auriculaire, annulaire et médius.

MOLARD, Jules, 29e de ligne. — Plaie pénétrante de la jambe droite, coup de feu à (?).

MOLINES, Louis, 56e de ligne. — Plaies contuses à la fesse et à la cuisse gauches, coup de feu, Epinay, 30 novembre. — Gêne notable dans la marche.

MOLINIER, Jean, né le 5 novembre 1842, Gagnac (Lot), 44e de ligne. — Plaie compliquée à la région lombaire, coup de feu, Juranville. — Atrophie et paralysie incomplète des membres inférieurs.

MOLINIER, Jean, 23e de ligne, caporal. — Plaie contuse au coude droit, coup de feu, Champigny, 30 novembre. — Ankylose du coude, perte incomplète des mouvements du bras et de l'avant-bras.

MOLINIER, Jean-Antoine-Léon, né le 3 octobre 1847, Amarens (Tarn), 102e de ligne. — Fracture du péroné droit, coup de feu, Paris, 2e siége. — Cicatrice adhérente à la partie inférieure de la jambe.

MOLINIER, Louis-Alexis, 99e de ligne. — Plaie contuse au bras droit, au niveau du deltoïde, coup de feu, Frœschwiller. — Variole, taie sur l'œil (?). — Gêne dans l'élévation du bras.

MOLINIER, Pierre, né le 22 février 1849, Requecourt (Tarn), 79e de ligne. — Perte de l'auriculaire et du 5e métacarpien, main droite, éclat d'obus, Chagey, 17 janvier. — Flexion permanente des doigts annulaire et médius.

MOLLARD, Joseph, né le 25 janvier 1844, Domessin (Savoie), 12e de ligne. — Plaie contuse à la jambe droite, coup de feu l'Hay, 29 novembre. — Phlébite ayant amené probablement une embolie cérébrale, paralysie du bras droit avec atrophie et perte absolue de la motilité et de la sensibilité.

MOLLARET, Pierre-Eugène, 20e de ligne, sous-lieutenant. — Fractures multiples du maxillaire inférieur, contusion au rachis, accident de chemin de fer.

MOLLÉ, Baptiste-Jean-Victor, 1er chass. à pied. — Plaie contuse à la main droite, éclat d'obus à (?) 6 août. — Ankylose du médius, gêne des mouvements des quatre autres doigts.

MOLLE, Henri, 1er zouaves. — Plaie contuse au bras gauche, partie postérieure et supérieure, coup de feu, Frœschwiller. — Atrophie de l'épaule.

MOLLE, Norbert, 1er train d'artill. — Fracture de la jambe gauche, coup de feu, Sedan. — Raccourcissement et extension du pied sur la jambe, cicatrice adhérente.

MOLLES, Joseph, né le 5 octobre 1845, Orsac (Gironde), 81e de ligne. — Fracture comminutive du fémur gauche, coup de feu, Noisseville. — Cal vicieux et difforme, raccourcissement et incurvation du membre.

MOLLET, Florimond-Nicolas, né le 18 octobre 1847, Cambrai (Nord), garde mob. de l'Aisne. — Fracture comminutive de l'avant-bras droit, explosion de la citadelle de Laon. — Abcès multiples, cicatrices adhérentes et vicieuses.

MOLLET, Jean-Antoine, 15e de ligne, sergent. — Plaie contuse à l'avant-bras gauche, coup de feu, Saint-Privat. — Déformation et amaigrissement de l'avant-bras.

MOLLIER, Benoît-Auguste, garde mob. de l'Isère. — Plaie contuse à la jambe gauche, éclat d'obus, Chateau-Renault, 8 janvier. — Ostéite et gonflement du tibia, cicatrice adhérente.

97

MOLLIER, Edouard, né le 14 octobre 1848, Igny (Seine-et-Oise), garde mob. de la Seine. — Fracture très-comminutive de la jambe gauche, coup de feu, Stains, 21 décembre. — Perte de substance de tout le tiers moyen du tibia, consolidation incomplète.

MOLLINGRE, Aloïse-J.-B., 24e chass. à pied. — Fracture comminutive de la jambe gauche, coup de feu, Ladonchamps, 7 octobre. — Gêne dans les mouvements de la jambe.

MOLON, Désiré-Joseph, 23e de ligne. — Perte partielle de la phalangette de l'indicateur, et luxation à angle droit de celle du médius, main (?), coup de feu, Amanvillers. — Ankylose dans l'extension de l'indicateur et du médius.

MOMBET, David-Constant, garde mob. du Gers. — Fracture du péroné gauche, coup de feu, Yvré-l'Évêque. — Gêne dans les mouvements de la jambe.

MOMONT, Emile-François, né le 19 juillet 1845, Orchies (Nord), 2e chass. à pied. — Fracture comminutive du fémur droit, coup de feu, Villers-Bretonneux. — Raccourcissement.

MONAND, Marin, garde mob. du Rhône. — Plaie contuse à la partie inférieure de la cuisse droite, éclat d'obus, Héricourt. — Cicatrices adhérentes à la partie supérieure du creux poplité, et à la partie interne de la cuisse droite, gêne dans la marche.

MONATTE, Benoît, 36e de ligne. — Fracture du radius droit, coup de feu, Frœschwiller. — Gêne des mouvements de l'avant-bras.

MONAVON, Simon, né le 20 février 1848, Lyon (Rhône), 63e de ligne. — Fracture de la 1re phalange du pouce droit, coup de feu, Spickeren. — Déformation de cette phalange, ankylose de la partie restante, fixée dans l'extrême flexion sur le métacarpien, atrophie de la phalangette.

MONBOISSE, Antoine, 13e chass. à pied. — Fracture du maxillaire inférieur, coup de feu, Wœrth. — Consolidation vicieuse, déformation de la face.

MONBOISSES, Bernard, 87e de ligne. — Vaste plaie contuse à l'avant-bras gauche, éclat d'obus, Strasbourg, 25 août. — Cicatrice adhérente s'étendant à tout l'avant-bras, perte des mouvements des trois derniers doigts.

MONCAN, François, 30e de ligne. — Fracture des 4e et 5e métacarpiens, main gauche, par (?), Villiers (Loir-et-Cher), 31 décembre. — Atrophie de la main, ankylose de l'annulaire et de l'auriculaire.

MONCEIX, Antoine-François, né le 15 septembre 1849, Peyrat-le-Château (Haute-Vienne), 4e chass. à pied. — Fracture du 5e métacarpien et de la 1re phalange de l'auriculaire, main gauche, coup de feu, l'Isle-sur-le-Doubs. — Atrophie de la main, gêne des mouvements de l'annulaire et de l'auriculaire.

MONCHABLON, Eugène, né le 5 août 1846, Chalaines (Meuse), 20e de ligne. — Fracture comminutive du tarse, pied gauche, coup de feu, Sedan. — Ankylose tibio-tarsienne.

MONCHAL, Pierre-Hippolyte, 32e de ligne. — Perte des 2e et 3e phalanges de l'indicateur gauche, coup de feu, Sainte-Barbe.

MONCHANAY, Jean, né le 17 février 1849, Grandris (Rhône), 42e de ligne. — Fracture du frontal au-dessus du sourcil droit, éclat d'obus, Chaville, 10 mai. — Perte de substance osseuse, affaiblissement graduel et progressif de la vision des deux yeux, cicatrice adhérente et difforme.

MONCHAU, Nazaire-Louis-Joseph-Renelde, né le 28 juillet 1844, Préseau (Nord), 9e de ligne, caporal. — Ablation complète du calcanéum gauche, éclat d'obus, Gravelotte. — Perte absolue de l'usage du pied.

MONCHAUX, Adolphe-Auguste, né le 25 juin 1846, Lille (Nord), 27e de ligne, sergent-major. — Plaie contuse au genou droit, plaie compliquée au bras gauche, 2 coups de feu, Poupry, 2 décembre. — Ankylose incomplète du genou, paralysie incomplète des trois premiers doigts.

MONCOUTIÉ, Jean, 12e dragons. — Plaie pénétrante de l'abdomen, coup de feu, Forbach. — Adhérences douloureuses, difficulté dans la marche.

MONDANEL, Maurice, 100e de ligne. — Plaie contuse à la fesse gauche, coup de feu, Gravelotte. — Plaie fistuleuse, gêne notable dans les mouvements du membre.

MONDE, Vincent, 12e cuirassiers. — Plaie contuse au genou (?), coup de feu, Rezonville. — Roideur musculaire avec extension incomplète, gêne dans la marche..

MONDIN, Félix-Constant, né le 12 février 1846, Paris, garde mob. de la Seine. — Fracture du radius gauche, tiers inférieur, coup de feu, le Bourget. — Nécrose, cicatrices adhérentes, fausse ankylose du poignet dans l'extension.

MONDINE, Jean-Alexandre, 114e de ligne. — Plaie pénétrante de poitrine à droite, coup de feu, Châtillon sous Paris, 13 octobre. — Hémoptysies, dyspnée.

MONDON, Clovis-Onézime, 62e de ligne. — Plaie contuse à la main gauche, coup de feu. Gravelotte. — Cicatrices adhérentes, atrophie de la main avec rétraction du pouce et de l'indicateur.

MONDOUX, Eugène-Jean, garde mob. de Maine-et-Loire. — Désorganisation du globe oculaire gauche, accident de chemin de fer, Châteauroux, 11 décembre.

MONGENDRE, Désiré-Edouard, 81e de ligne. — Perte de l'indicateur, main droite, coup de feu, Josnes, 8 décembre. — Gêne des mouvements des autres doigts.

MONGEY, Claude-François, né le 1er juin 1840, Novoy-le-Bourg (Haute-Saône), 8e de ligne. — Perte de l'annulaire gauche, coup de feu, Petit-Bry. — Déviation en dedans de l'auriculaire, gêne des mouvements de la main.

MONGIN, Adolphe, né le 7 mai 1846, Signéville (Haute-Marne), 68e de ligne. — Fracture de la jambe droite, tiers inférieur, coup de feu, Beaumont (Ardennes). — Consolidation incomplète du péroné, extension permanente du pied sur la jambe.

MONGINOT, Joseph-Jules, né le 24 mai 1827, Audeloncourt (Haute-Marne), 88e de ligne, sergent. — Fracture comminutive de l'humérus droit au-dessous du col chirurgical, plaie compliquée en séton à la partie inférieure de l'avant-bras droit, 2 coups de feu. — Violente plaie contuse au condyle interne de l'humérus droit, subluxation du coude, éclat d'obus, Beaumont (Ardennes). — Esquilles de l'humérus dont une de plus de 5 centimètres, atrophie du membre et de la main avec perte de leurs mouvements.

MONGODIN, Arsène-Jean-Baptiste-Joseph, né le 19 juillet 1844, Teilleul (Manche), 23e artill. — Fracture de l'os malaire et de l'orbite gauche avec enfoncement, éclat d'obus, Gravelotte. — Photophobie de l'œil droit, perte de la vision à gauche, paralysie de la face.

MONGODIN, Célestin-Julien-Marie, garde mob. d'Ille-et-Vilaine, sergent. — Plaie contuse à l'épaule droite, partie postérieure, coup de feu, Champigny, 2 décembre. — Cicatrice verticale au milieu de l'omoplate.

MONIATTE, Joseph-Jean-Sylvestre, né le 9 février 1845, Fremifontaine (Vosges), 34e de ligne. — Fracture de la jambe droite, partie supérieure, coup de feu, Sedan. — Cal volumineux, cicatrices adhérentes, nombreux points fistuleux.

MONICARD, Célestin, né le 19 octobre 1837, Epinal (Vosges), 26e de ligne. — Fracture de deux métacarpiens, main gauche, coup de feu, Gravelotte. — Rétraction et atrophie de la main, paralysie des doigts.

MONICO, Giovanni-Enrico-Cesare, né le 18 octobre 1838, Milan (Italie), légion italienne des Vosges. — Fracture du fémur droit, coup de feu, Dijon. — Cal volumineux et difforme, les fragments forment un angle presque droit à saillie externe, raccourcissement de 15 centimètres, ankylose du genou.

MONJÉ, Jacques, né le 14 janvier 1845, Baraigne (Aude), 15e de ligne. — Fracture comminutive de l'humérus droit, coup de feu, Saint-Privat. — Cicatrices adhérentes, cal volumineux.

MONIER, Jean-Louis, 33e de ligne. — Fracture du fémur droit, coup de feu, Coulmiers. — Raccourcissement de 3 centimètres.

MONIEZ, Louis-Toussaint, né le 27 mars 1848, Avesne-lez-Aubert (Nord), garde mob. du

Nord. — Fracture comminutive de l'avant-bras gauche, coup de feu, Pont-Noyelles. — Cica-trices profondes et étendues, perte de tous les mouvements du bras.

Moniez, Pierre-François-Jean-Baptiste, 65e de ligne. — Perte partielle du pouce gauche, coup de feu, Bapaume.

Monin, Louis-Hippolyte, né le 24 juillet 1844, Arzillières (Marne), 2e génie. — Plaie con-tuse au genou gauche, coup de feu, bois de Boulogne (2e siége). — Ankylose incomplète avec gêne dans la flexion de la jambe.

Moniotte, Jean-Baptiste, né le 23 juin 1832, Cresancey (Haute-Saône), 59e de ligne. — Plaie pénétrante au bras droit, coup de feu, Beaumont, 7 décembre. — Cicatrices adhérentes, rétraction du biceps, flexion de l'avant-bras, amaigrissement du membre et perte partielle des mouvements de l'avant-bras.

Monjoin, Henri, 47e de ligne. — Plaie contuse à la cuisse droite, érosion du fémur, coup de feu, Beaumont (Ardennes). — Larges cicatrices adhérentes, gêne dans la marche.

Monjour, Yves, né le 22 mai 1853, Châteaulin (Finistère), 46e de ligne. — Plaie péné-trante de la fesse gauche, coup de feu, la Renardière. — Plaies fistuleuses, amaigrissement et gêne des mouvements du membre.

Monleau, Henri, 20e de ligne. — Plaie contuse au coude droit, coup de feu, Sedan. — Semi-ankylose du coude.

Monné, Louis-Etienne, 25e de ligne. — Plaie contuse au bras gauche, fracture du 2e mé-tacarpien et de l'annulaire, main gauche, 2 coups de feu, Thionville, 7 octobre. — Atrophie du bras.

Monnehaye, François-Joseph, né le 7 février 1847, Songeons (Oise), 4e chass. à pied. — Fracture comminutive de la partie supérieure de l'humérus gauche, coup de feu, Beaumont. — Cal vicieux, cicatrice adhérente peu résistante, raccourcissement et amaigrissement du membre.

Monnerie, Léonard, né le 28 janvier 1847, Saint-Cyr (Haute-Vienne), 46e de ligne. — Plaie contuse à la région scapulo-claviculaire droite, coup de feu, Beaumont. — Amaigrisse-ment et faiblesse du membre.

Monneron, François-Adrien, 90e de ligne. — Plaie contuse à la cuisse gauche, coup de feu, Paris, 25 mai. — Cicatrice adhérente.

Monnestier, Pierre, 99e de ligne. — Fracture comminutive de l'angle inférieur de l'omo-plate gauche, coup de feu, Sedan. — Gêne des mouvements de l'épaule.

Monnet, André, né le 9 janvier 1848, Vernaison (Rhône), 4e chass. à pied. — Fracture comminutive de l'humérus gauche, tiers inférieur, coup de feu, Beaumont. — Raccourcisse-ment, cicatrices adhérentes, gêne dans l'extension de l'avant-bras.

Monnet, Claude-Julien, né le 1er février 1844, Champdor (Ain), 59e de ligne, sergent. — Désorganisation du globe oculaire droit, coup de feu, Borny. — Cicatrices adhérentes à la partie interne de la région nasale et au niveau de la partie externe et inférieure de l'ar-cade orbitaire.

Monnet, Laurent, né le 6 décembre 1849, Pugieu (Ain), 25e de ligne. — Plaie contuse à la poitrine, coup de feu, Bry-sur-Marne, 30 novembre. — Cicatrice profonde et adhérente, au niveau de la 9e côte gauche.

Monnet, Pierre, 30e de ligne. — Fracture de la jambe gauche, coup de feu, Beaumont. — Cicatrice adhérente, amaigrissement de la jambe.

Monnet, Pierre, garde mob. de la Seine, 17e bataillon, capitaine. — Plaie compliquée à la partie supérieure du bras droit, coup de feu, Paris, 26 mai. — Atrophie et paralysie du bras, perte partielle des mouvements de l'avant-bras, de la main et des doigts.

Monnier, Félix-Joseph-Louis, né le 9 août 1849, Roubaix (Nord), garde mob. du Nord. — Fracture du coude droit, coup de feu, Vermand. — Ankylose du coude, à angle obtus; atrophie et perte des mouvements de l'avant-bras, atrophie de la main.

Monnier, François-Désiré, né le 13 décembre 1836, Maucomble (Seine-Inférieure), 8e cuirassiers. — Plaie en séton à l'avant-bras droit, partie moyenne, coup de feu, Frœschwiller. — Déviation de la main.

Monnier, Jules, garde mob. du Rhône. — Large plaie au tendon d'Achille droit, coup de feu, Nuits, 18 décembre. — Atrophie de la jambe et roideur dans l'articulation tibio-tarsienne.

Monnier, Louis-Célestin, né le 6 août 1845, Lyon (Rhône), garde mob. du Rhône. — Fracture comminutive du coude droit, coup de feu, Montprés sous Belfort, 24 novembre. — Ankylose du coude à angle obtus, atrophie de l'avant-bras et de la main.

Monnier, Marie-Paul, né le 28 octobre 1850, Lyon (Rhône), 82e de ligne. — Perte totale du nez, éclat d'obus, Sedan, 1er septembre.

Monnier, Michel-Julien-Victor, 8e artill. — Congélation, armée du Nord, 4 décembre. — Perte partielle de la phalangette du gros orteil, pied (?), et gène des mouvements du pied.

Monnier, Pierre-Marie, né le 4 septembre 1850, Messac (Ille-et-Vilaine), 37e de ligne. — Plaie contuse à la fesse et à la hanche droites, éclat d'obus, Paris, 2e siège. — Large cicatrice adhérente.

Monnier, Prudent-Achille-Joseph, né le 9 mai 1835, Roubaix (Nord), 17e chass. à pied. — Plaies contuses à la main droite et à l'indicateur, main gauche, coup de feu, Pont-Noyelles. — Rétraction du pouce, du médius et de l'annulaire droits, rétraction de l'indicateur gauche.

Monnin, Louis-Modeste, francs-tireurs du Doubs. — Plaie contuse à la jambe droite, coup de feu, Ladon, 24 novembre. — Cicatrice profonde.

Monpart, Léger-Guillaume, né le 26 septembre 1845, Prats-de-Carlux (Dordogne), garde mob. de la Dordogne. — Plaie à la région occipito-temporale gauche, coup de feu, Arthenay. — Cicatrice profonde, gène considérable dans l'audition.

Monpouet, Valentin-Sylvain, 15e chass. à pied. — Plaie pénétrante à la cuisse droite et aux testicules, coup de feu, Borny. — Cicatrice adhérente au testicule.

Monsaint, Jean-Charles-Alphonse, né le 5 juillet 1845, Dives (Calvados), 43e de ligne. — Vaste plaie contuse au mollet gauche, éclat d'obus, Gravelotte. — Perte de substance musculaire, cicatrice adhérente très-étendue.

Monsard, Marc, né le 30 novembre 1833, Surzur (Morbihan), 4e de ligne. — Plaie pénétrante de poitrine, coup de feu, Saint-Privat. — Hépatisation du poumon gauche.

Monseux, François-Henri, né le 15 avril 1837, Valenciennes (Nord), 65e de ligne, sergent. — Fracture comminutive du radius droit, tiers inférieur, coup de feu, Saint-Privat. — Luxation en dehors des os du carpe, atrophie et rétraction des extenseurs, atrophie des doigts et impossibilité de les fléchir.

Monsigny, Louis-Joseph, 65e de ligne. — Fracture du cubitus droit, éclat d'obus, Saint-Privat. — Ankylose incomplète du coude.

Monsimer, Jacques-Auguste, 47e de ligne, caporal. — Plaie compliquée à l'avant-bras gauche, coup de feu, Wœrth. — Paralysie de la sensibilité des trois premiers doigts.

Montadre, Pierre, 94e de ligne. — Plaie contuse à la hanche (?), érosion de l'os iliaque, coup de feu, Gravelotte. — Faiblesse générale.

Montagne, Athanase-Charles-Adolphe, né le 16 juin 1850, Villiers-sur-Tholon (Yonne), 4e zouaves. — Plaie à travers la main droite, coup de feu, Champigny. — Extension permanente de l'annulaire.

Montagne, Auguste-Henry, né le 13 décembre 1846, Lille (Nord), 59e de ligne. — Fracture comminutive de la jambe droite, coup de feu, Borny. — Perte de substance osseuse, cicatrices adhérentes, déformation de la jambe avec déviation en dedans, et point d'appui sur les orteils.

Montagne, Gilbert, né le 16 novembre 1848, Gouzon (Creuse), 10e chass. à pied. — Plaie contuse à la cuisse droite, écrasement du pied droit, éclats d'obus, Spickeren.

MONTAGNÉ, Jean, 36ᵉ de ligne. — Entorse chronique de l'articulation tibio-tarsienne droite, chute déterminée par éclat d'obus, Frœschwiller. — Gêne dans la marche.

MONTAGNON, Antive, 2ᵉ de ligne. — Fracture du péroné droit, coup de feu, Spickeren. — Cicatrices adhérentes.

MONTAGNOUX, Jean-François, garde mob. de la Haute-Savoie. — Fracture du péroné gauche, coup de feu, Vauvillers (Haute-Saône), 14 octobre. — Cicatrice adhérente, faiblesse du membre.

MONTAIGNE, Jules, garde mob. du Pas-de-Calais. — Perte de l'indicateur droit, coup de feu, Saint-Quentin.

MONTAL, Jean-Louis, 17ᵉ de ligne. — Plaie pénétrante de poitrine à gauche, coup de feu, Sedan. — Hernie pulmonaire.

MONTAMBAULT, Jean-Baptiste, né le 20 février 1845, Avesnières (Mayenne), 77ᵉ de ligne. — Plaie à travers la poitrine, de gauche à droite, avec pénétration du bras droit, lésion de l'humérus, coup de feu, Gravelotte. — Abcès ossifluent au bras, roideur de l'articulation scapulo-humérale, amaigrissement du membre,

MONTANE, Pierre-Joseph, né le 29 octobre 1843, Toulouse (Haute-Garonne), 42ᵉ de ligne. — Brûlure des sourcils de l'œil gauche, des cils et de la conjonctive, crachement de son chassepot, Champigny, 30 novembre. — Cataracte complète de l'œil gauche.

MONTAT, Joseph, né le 30 novembre 1838, Grenoble (Isère), 56ᵉ de ligne. — Plaie compliquée à la partie interne et supérieure du bras droit, coup de feu, Frœschwiller.—Paralysie partielle avec flexion permanente des 4 derniers doigts.

MONTAUBIN, Hubert-Edwards, né le 7 août 1836, Mirebeau (Vienne), garde mob. de la Vienne, capitaine.—Arthrite rhumatismale du genou droit, tranchées de Châtillon sous Paris, janvier 1871. — Ankylose du genou.

MONTAUBRIE, Antoine, 66ᵉ de ligne.—Plaie contuse à la main gauche, coup de feu, Rezonville. — Déformation et luxation de l'indicateur, ankylose du pouce.

MONTAURIER, Claude, 37ᵉ de ligne. — Plaie contuse au bras droit, coup de feu, Sedan.— Atrophie considérable de ce membre.

MONTAUT, François, né le 23 octobre 1839, la Bastide-Clermont (Haute-Garonne), 3ᵉ zouaves. — Plaie contuse au bras droit, coup de feu, Frœschwiller. — Ankylose incomplète scapulo-humérale, amaigrissement du bras.

MONTAUT, Jean-Henri, 2ᵉ zouaves. — Congélation à (?). — Atrophie du pied gauche avec cicatrices au talon et à l'extrémité des orteils.

MONTCLAUX, Joseph, 74ᵉ de ligne. — Fracture du maxillaire inférieur, coup de feu, Wissembourg. — Déformation de la mâchoire.

MONTÉGUT, François, 21ᵉ de ligne.—Plaie contuse à la poitrine, coup de feu, Champigny, 2 décembre. — Cicatrice à la partie inférieure et latérale gauche.

MONTEIL, Alphonse-Arsène, 4ᵉ de ligne. — Fracture comminutive de l'avant-bras droit, éclat d'obus à (?), armée de la Loire.

MONTEIL, Edouard, 25ᵉ de ligne, sergent-major.—Fracture du fémur droit, coup de feu, Ladonchamps. — Claudication et atrophie du membre.

MONTEIL, Jean, 24ᵉ chass. à pied, caporal. —Fracture comminutive du tarse, pied (?), coup de feu, Gravelotte. — Gêne des mouvements de l'articulation tibio-tarsienne.

MONTEIL, Pierre, né le 21 janvier 1849, Saint-Paul (Corrèze), 6ᵉ de ligne. — Arthrite rhumatismale du poignet gauche, intempéries, siége de Paris. — Tumeur blanche, ankylose du poignet.

MONTEL, Pierre-Joseph, 25ᵉ de ligne. — Plaie contuse à la jambe gauche, éclat d'obus, Champigny, 30 novembre. — Cicatrice adhérente, atrophie du membre et gêne dans la marche.

MONTÉLÉON, Jacques-Théodore, 94ᵉ de ligne. — Plaie contuse au mollet gauche, coup de feu, Morée-Saint-Hilaire. — Cicatrice profonde et adhérente, rétraction musculaire, gêne dans la marche.

MONTÉLESCAUT, Jean, 13e chass. à pied. — Fracture de l'omoplate gauche, coup de feu, la Fourche, 6 janvier. — Cicatrice adhérente, gêne des mouvements de l'épaule et du bras.

MONTELS, Ernest-Henri, 23e de ligne.—Plaie contuse à la jambe gauche, érosion du tibia, coup de feu, Sainte-Barbe sous Metz. — Flexion permanente de la jambe sur la cuisse.

MONTELUX, Jean, 47e de ligne. — Fracture de l'omoplate gauche, coup de feu, Frœschwiller.

MONTENACHER, Pierre, 41e de ligne. — Plaie pénétrante du pied gauche, coup de feu, Borny. — Roideur des articulations et gonflement de ce pied.

MONTET, Jean-Henri, né le 16 avril 1831, Paris (Seine), garde nationale de la Seine, 211e bataillon. — Fracture de la portion radio-condylienne du coude gauche, plaie diagonale à travers la face plantaire du pied gauche, 2 coups de feu, Buzenval. — Cicatrice adhérente, ankylose du coude dans la flexion, faiblesse et impuissance du membre.

MONTEZ, Joseph, né le 6 août 1848, Nogaret (Haute-Garonne), 16e de ligne. — Fracture comminutive du fémur gauche, tiers inférieur. — Abcès multiples, esquilles, 8 cicatrices adhérentes, ankylose du genou à angle obtus, atrophie du membre.

MONTFORT, François, né le 9 janvier 1843, Thermes (Hautes-Pyrénées), 41e de ligne. — Contusion en captivité à Minden, 25 janvier. — Tumeur blanche du poignet droit, ostéite des extrémités osseuses, adhérence des gaînes tendineuses, perte des mouvements de la main et des doigts.

MONTGRENIER, Jean, né le 12 février 1842, Valbenoite (Loire), 2e train d'artill. — Plaie à travers le genou gauche et fracture du fémur droit, plaie contuse à la hanche gauche, coup de feu et éclat d'obus, Spickeren. — Ankylose des deux genoux dans l'extension, arthrite de l'articulation coxo-fémorale gauche, luxation spontanée consécutive du fémur.

MONTIBUX, Léonard, garde mob. de la Haute-Vienne. — Plaie contuse à l'épaule droite, coup de feu, Terminiers. — Gêne des mouvements de l'épaule.

MONTIGNY (DE), Théobald-Edouard, 21e de ligne, capitaine.—Plaie compliquée à la jambe droite, coup de feu, Wœrth. — Périostite, œdème du membre.

MONTILLET, Henri, né le 19 juillet 1852, Chazey-Bons (Ain), 2e chass. à pied. — Plaie pénétrante de l'articulation tibio-tarsienne gauche, fracture des deux malléoles, coup de feu, Villers-Bretonneux. — Ankylose tibio-tarsienne, gonflement considérable des tissus, atrophie de la jambe.

MONTMAYEUR, Hippolyte, né le 8 février 1850, Longefoy (Savoie), 114e de ligne. — Fracture compliquée du tiers inférieur de la jambe droite, coup de feu, Bourg-la-Reine, 2 mai. — Nombreuses esquilles, la malléole externe n'a pu se consolider, ankylose tibio-tarsienne, plaies fistuleuses.

MONTPELLAZ, Jean-Louis, 71e de ligne. — Fracture du maxillaire supérieur et des os du nez, plaie contuse à l'épaule droite, 2 coups de feu, Borny. — Cicatrices adhérentes.

MONTROY, Jean, 69e de ligne.—Fracture du cubitus droit, éclat d'obus, Borny.—Déformation de l'avant-bras.

MONTURET, Jean, 35e de ligne.—Plaie perforante du tibia gauche, tiers supérieur, lésion du creux poplité, coup de feu, Chevilly, 30 septembre. — Esquilles, gêne des mouvements du genou et de la jambe.

MONZIT, Thomas, né le 17 juillet 1841, Calès (Dordogne), 24e de ligne. — Plaie contuse au mollet gauche, partie inférieure, éclat d'obus, Montretout. — Ankylose tibio-tarsienne, vaste cicatrice adhérente.

MOQUET, Louis-Désiré-Germain, 41e de ligne, sergent. — Plaie contuse à l'épaule droite, coup de feu. Plaie pénétrante au niveau de la clavicule droite, pointe de sabre, Borny.

MOQUIER, Louis-Jean, né le 25 avril 1842, Desertines (Mayenne), 29e de ligne. — Fracture de l'humérus droit, tiers inférieur, coup de feu, Neuville-aux-Bois, 24 novembre. — Ankylose du coude dans la demi-flexion, la main dans la demi-pronation.

MORACCHINI, Sylvestre, né le 25 octobre 1849, San-Damiano (Corse), 71e de ligne, caporal. — Plaie contuse à la cuisse gauche, érosion du fémur, coup de feu, à (?) en captivité. — Cicatrice adhérente et profonde à la partie moyenne antérieure de la cuisse, gêne dans l'extension de la jambe.

MORAWSKI, Daniel-Ignace-Boleslas, né le 21 juin 1846, Malina (Pologne), 47e de ligne, sergent. — Plaie contuse à la partie antérieure et inférieure de l'avant-bras et à l'éminence thénar, droits, coup de feu, Pont-aux-Moines. — Gêne dans la flexion du poignet et flexion permanente du pouce.

MORCHAIN, Fidélis, 67e de ligne. — Plaie compliquée à l'avant-bras droit, coup de feu, Bapaume, 3 janvier. — Gêne dans la pronation et la supination de l'avant-bras, paralysie incomplète de la main.

MORDELET, Pierre-Casimir, garde mob. de Loir-et-Cher. — Fracture du calcanéum droit, coup de feu, Loigny. — Ostéite, gêne des mouvements du pied.

MOREAU, Alfred-Jean, né à Saint-Sulpice (Loir-et-Cher), garde mob. du Loir-et-Cher. — Fracture comminutive de la jambe droite, coup de feu, Parigné-l'Evêque. — Esquilles, consolidation vicieuse, gêne dans les mouvements de la jambe.

MOREAU, Alphonse, né le 11 septembre 1846, Versailles (Seine-et-Oise), 13e de ligne. — Plaie pénétrante à la région lombaire, coup de feu, Amanvillers. — Nombreuses esquilles des vertèbres, paraplégie avec perte de l'usage des deux membres inférieurs.

MOREAU, Anatole, garde mob. de l'Yonne. — Perte des 2e et 3e phalanges de l'annulaire gauche, coup de feu, Dijon, 27 octobre.

MOREAU, Armand, né le 23 octobre 1849, Etigny (Yonne), garde mob. de l'Yonne. —Plaie contuse au bras gauche, tiers inférieur, coup de feu, le Mans. — Amaigrissement du membre, flexion permanente des doigts, paralysie incomplète du membre.

MOREAU, Benjamin, 31e de ligne. — Fracture du 3e métatarsien, pied gauche, coup de feu, Loigny, 2 décembre. — Cicatrice adhérente et profonde à la face dorsale du pied.

MOREAU, Edme-Germain, né le 14 décembre 1850,, Saint-Martin-des-Champs (Yonne), 51e de ligne. — Mutilations des mains, 2 coups de feu, Arthenay. — Perte d'une phalange du médius droit, ankylose de la 1re avec la 2e phalange de l'annulaire droit, cicatrice adhérente, ankylose des deux premières phalanges du médius gauche, perte de 2 phalanges de l'annulaire et de la phalangette de l'auriculaire.

MOREAU, Emile-Isidore, 18e dragons, capitaine. — Anémie profonde, troubles digestifs, coliques hépatiques, captivité.

MOREAU, Eugène, né le 24 août 1843, Montbazon (Indre-et-Loire), 17e de ligne. — Plaie pénétrante de l'articulation coxo-fémorale gauche, coup de feu, Beaumont (Ardennes). — Ankylose coxo-fémorale, la cuisse fixée dans la demi-flexion.

MOREAU, Eugène, né le 15 septembre 1848, Bagneux (Seine), 60e de ligne. — Fracture comminutive de la jambe gauche, coup de feu, Spickeren. — Esquilles, plaies fistuleuses.

MOREAU, Eugène-Gabriel, né le 15 mars 1847, Sainte-Colombe (Yonne), 49e de ligne. — Adénite cervicale suppurée, fatigues et privations, 1870-71. — Cicatrices saillantes.

MOREAU, Eugène-Louis, 20e chass. à pied. — Plaie en séton à la cuisse droite, éclat d'obus, Sainte-Barbe. — Claudication.

MOREAU, Francisque, 40e de ligne. — Fracture de l'humérus droit, coup de feu, Arthenay, 2 décembre. — Demi-ankylose du coude dans la flexion.

MOREAU, Hippolyte-Louis, 19e de ligne. — Fracture de l'acromion droit, coup de feu, Châtillon, 19 septembre. — Gêne dans l'élévation du bras.

MOREAU, Isidore, né le 27 décembre 1839, Fresnes (Nord), 23e de ligne. — Fracture des condyles du fémur droit, coup de feu, Champigny. — Ankylose incomplète du genou.

MOREAU, Jean, 10e de ligne. — Plaies contuses au bras et à la jambe gauches, coups de feu, Petit-Bry, 30 novembre.

MOREAU, Jean-Baptiste, 4e chass. — Fracture du cou-de-pied droit, accident, Tarascon. — Ankylose incomplète.

MOREAU, Jean-Marie, né le 8 juillet 1840, Maltat (Saône-et-Loire), 100e de ligne. — Plaie compliquée à la main gauche, coup de feu, Frœschwiller. — Atrophie de l'avant-bras, ankylose et difformité du poignet avec paralysie de tous les doigts, plaies fistuleuses à la région dorsale du carpe.

MOREAU, Joseph, né le 4 avril 1848, Favril (Nord), garde mob. du Nord. — Perte totale des deux yeux et du nez, éclat d'obus, Bapaume. — Cécité complète.

MOREAU, Joseph-Pierre, né le 14 novembre 1830, Villefranche (Yonne), garde nationale mobilisée de Maine-et-Loire, chef de bataillon. — Fracture du crâne, coup de lance, Monnaie, 20 décembre. — Perte de substance osseuse à la partie supérieure du pariétal droit, hémiplégie incomplète gauche, attaques épileptiques.

MOREAU, Julien-Pierre, 5e de ligne. — Plaie contuse à la cuisse gauche, coup de feu, Sedan. — Cicatrice adhérente, engorgement du genou.

MOREAU, Louis-Henri, né le 5 octobre 1841, Saint-Martin-la-Rivière (Vienne), 33e de ligne. — Fracture de l'articulation tibio-tarsienne droite, coup de feu, les Ormes (Loiret), 11 octobre. — Balle non extraite, ankylose tibio-tarsienne avec extension du pied sur la jambe.

MOREAU, Martial, né le 28 octobre 1843, Favril (Nord), 43e de ligne. — Fracture de l'humérus droit, coup de feu, Servigny. — Deux vastes cicatrices adhérentes, impossibilité de l'extension de l'avant-bras sur le bras, atrophie de la main.

MOREAU, Pierre, né le 29 avril 1846, la Chapelle-Morthemer (Vienne), 65e de ligne. — Fracture comminutive du coude gauche et de l'extrémité inférieure de l'humérus, éclat d'obus, Villers-Bretonneux. — Cicatrices adhérentes, ankylose du coude à angle droit, amaigrissement du membre.

MOREAU, Pierre-François, né le 21 juillet 1846, Saint-Didier (Côte-d'Or), 6e chass. à cheval. — Plaies à la région lombaire, coup de sabre, plaie contuse au grand trochanter droit, coup de feu, Patay. — Paralysie et atrophie du membre inférieur gauche.

MOREAU, Sylvain-Désiré, 61e de ligne. — Congélation à (?). — Perte de la phalange unguéale du gros orteil droit, gêne des mouvements du pied.

MOREAUD, Pierre, 5e de ligne. — Plaie contuse au pied droit, lésion du 1er métatarsien, coup de feu, Sedan. — Cicatrice adhérente.

MOREAUX, Armand, né le 20 février 1847, Villers-Cotterets (Aisne), 40e de ligne. — Plaie contuse à la jambe gauche, lésion de la tête du péroné : mutilation de la main droite, coups de feu, Montbéliard. — Les mouvements de la main n'ont plus ni force, ni régularité.

MOREAUX, Henri-Joseph, 72e de ligne. — Plaie contuse au bras droit, coup de feu, Saint-Quentin. — Flexion de l'avant-bras sur le bras.

MOREL, Auguste-Désiré-Joseph, 15e artill. — Plaie contuse à la cuisse gauche, éclat d'obus, Pont-Noyelles. — Rétraction musculaire de la partie postérieure de la cuisse, larges cicatrices.

MOREL, Charles-Joseph, né le 13 février 1842, Besançon (Doubs), 60e de ligne. — Plaie contuse au niveau de l'apophyse mastoïde droite, coup de feu, Busserel. — Cicatrice adhérente, gêne des mouvements de la tête.

MOREL, Damien, 71e de ligne. — Fracture des doigts annulaire et auriculaire, main gauche, coup de feu, Sainte-Barbe. — Flexion forcée de ces deux doigts.

98

Morel, Denis, né le 8 mars 1843, Coligny (Ain), 3e zouaves. — Plaie à travers la partie supérieure de l'avant-bras droit, coup de feu, Reischoffen. — Ankylose du coude et du poignet droits, paralysie de la main, l'avant-bras fixé dans la flexion a perdu ses mouvements de pronation et de supination.

Morel, Eugène-Charles, né le 1er octobre 1849, Montivilliers (Seine-Inférieure), garde mob. de la Seine-Inférieure. — Fracture de l'humérus droit, coup de feu, Bosc-le-Hard, 4 décembre. — Plaies fistuleuses, ankylose scapulo-humérale.

Morel, Henri-Louis, né le 7 mai 1849, Nieppe (Nord), 72e de ligne. —Fracture de la tête de l'humérus droit, coup de feu, Paris, 2e siége. — Ankylose scapulo-humérale.

Morel, Jean, 79e de ligne. — Fracture du péroné gauche, coup de feu, Mouzon (Ardennes). — Cicatrice adhérente, gêne des mouvements de la main.

Morel, Joseph, né le 31 mars 1852, Pontcharra (Isère), rég. étranger. — Fracture de la partie postérieure du coude gauche, coup de feu, Montbéliard. — Ankylose incomplète du coude, ne permettant que la demi-flexion de l'avant-bras, ankylose radio-cubitale, avec perte des mouvements de pronation et de supination.

Morel, Joseph-Marie, 47e de ligne. — Fracture de l'omoplate droite, coup de feu, Wœrth. — Cicatrice adhérente, gêne dans les mouvements du bras et de l'épaule.

Morel, Jules-Ferdinand, né le 22 mai 1845, Beaupont (Ain), 53e de ligne. — Plaie de tête, région antérieure et latérale droite, coup de feu, Sedan. — Perte de substance osseuse, cicatrice déprimée d'environ 1 centimètre.

Morel, Jules-Léon, né le 12 avril 1834, Paris (Seine), 12e artill., trompette. — Fracture comminutive du fémur droit, par écrasement, Frœschwiller. — Chevauchement des fragments avec saillie considérable du cal en dehors, raccourcissement de 10 centimètres avec déformation de la cuisse.

Morel, Louis-Eugène, né le 10 octobre 1852, Fleury-sur-Andelle (Eure), 13e chass. à pied. — Plaie compliquée au bras droit, coup de feu, Morée-Saint-Hilaire. — Ankylose du coude dans l'extension, rétraction des extenseurs, cicatrices profondes et adhérentes, flexion de la main et des doigts.

Morel, Marie-Joseph-Emmanuel, né le 21 octobre 1838, Maffaus (Haute-Saône), 17e de ligne. — Plaie à travers la partie inférieure de la cuisse gauche, coup de feu, Châtillon sous Paris, 19 septembre. — Abcès multiples, vastes cicatrices adhérentes, ankylose du genou, atrophie du membre.

Morel, Pierre-Marie, 44e de ligne. — Deux plaies contuses au côté droit de la poitrine, coups de feu, Borny. — Une balle non extraite.

Morel, Simon-Emile, né en 1848, Menin (Nord), garde mob. du Nord. — Plaie perforante du bras gauche et du thorax, coup de feu, Vermand, 18 janvier. — Balle enkystée au côté droit de la poitrine, dyspnée, gêne des mouvements du bras.

Morel, Victor-Jean-Baptiste, 64e de ligne. — Plaie s'étendant aux deux omoplates, coup de feu, Sedan. — Larges cicatrices adhérentes, gêne des mouvements des deux épaules.

Morel, Yves-François, 5e de ligne. — Perte du doigt médius, main gauche, coup de feu, Sedan.

Morelle, Adolphe-Charles, né le 25 juin 1845, Lille (Nord), 57e de ligne. — Plaie à travers le bassin, coup de feu, Saint-Privat. — Fistule vésico-rectale, constitution profondément altérée.

Morelle, Alfred-Joseph, né le 10 mai 1847, Somain (Nord), 96e de ligne. — Plaie contuse au creux axillaire gauche, coup de feu, Frœschwiller. — Atrophie progressive de tout le bras avec rétraction des 4 derniers doigts, et insensibilité d'une partie de la main.

Morellini, André, 76e de ligne, sergent. — Plaie en séton à l'avant-bras droit, et lésion du calcanéum, pied (?), coups de feu, Champigny, 30 novembre.

Moren, Eugène-Clément, né le 2 septembre 1845, Erguy (Pas-de-Calais), garde mob. du

Pas-de-Calais. — Fracture des surfaces articulaires du genou gauche, coup de feu, Saint-Quentin. — Cicatrices adhérentes multiples, ankylose du genou, déformation du membre avec incurvation en dehors.

MOREN, Louis, 2e zouaves. — Plaie contuse à la région orbitaire gauche, coup de feu, Sedan. — Blépharite chronique, mouvements convulsifs permanents de la paupière supérieure.

MORET, François-Pierre, né le 6 septembre 1848, Neuvy-en-Sullias (Loiret), 20e chass. à pied. — Fracture comminutive du coude gauche, éclat d'obus, Sainte-Barbe sous Metz. — Ankylose du coude à angle droit, atrophie du membre.

MORETTE, Nicolas, né le 10 mai 1845, Toury (Nièvre), 29e de ligne, caporal. — Plaie perforante du poumon droit, coup de feu à (?), armée du Rhin. — Dyspnée.

MOREUW, Pierre, né le 12 mars 1821, Ostcamp (Belgique), 71e de ligne. — Fracture comminutive du poignet droit, coup de feu, Saint-Privat. — Ankylose du poignet avec flexion de la main sur l'avant-bras, et rétraction des doigts.

MORGANA, Antoine-Joseph, né le 21 novembre 1846, Castello-di-Bostino (Corse), 13e de ligne. — Fracture du maxillaire inférieur, coup de feu, Orléans, 3 décembre. — Perte de substance osseuse et de dents, cicatrice adhérente de la lèvre et des gencives, ankylose temporo-maxillaire, côté (?).

MORGENTHALER, Pierre, né le 21 août 1836, Mittelbroun (Meurthe), 83e de ligne. — Fracture comminutive de l'avant-bras gauche, coup de feu, les Tappes, 7 octobre. — Atrophie de l'avant-bras et de la main.

MORGUET, Louis-Gustave, 20e chass. à pied. — Fracture comminutive de la jambe gauche, accident de chemin de fer, Critot, 4 octobre. — Esquilles, raccourcissement.

MORIAS, Étienne-Benoît, né le 8 juillet 1844, Veyrins (Isère), 3e artill. — Entorse grave, chute, Grenoble. — Ankylose tibio-tarsienne droite, atrophie du membre.

MORICE, Jean-Marie, garde nationale mobilisée de la Loire-Inférieure. — Fracture du cubitus droit, plaie contuse à l'abdomen, 2 coups de feu, près le Mans, 10 janvier. — Nécrose du cubitus.

MORILLE, Joseph-Constant, né le 12 janvier 1848, Maulevrier (Maine-et-Loire), 71e de ligne. — Perte totale des deux yeux, coup de feu, Borny.

MORILLON, Baptiste-Léon, 24e de ligne. — Fracture des 2e et 3e métatarsiens, pied gauche, coup de feu, Montretout. — Ankylose des 2e et 3e orteils.

MORILLON, Eugène-Constant, 2e train d'artill. — Luxation irréductible du pouce gauche, chute de cheval, Poitiers, 18 décembre 1870. — Atrophie de ce doigt.

MORIN, Auguste, 82e de ligne. — Plaie pénétrante à la partie supérieure de la cuisse gauche, coup de feu, Ville-Chauve, 7 janvier. — Balle non extraite, gonflement et douleurs au-dessous du grand trochanter, gêne considérable des mouvements de la cuisse, qui se meut dans le sens DIT en fauchant.

MORIN, Charles-Théophile-Alexandre, né le 30 juin 1843, Chatres (Mayenne), 98e de ligne. — Fracture très-comminutive de la jambe gauche, coup de feu, Gravelotte. — Raccourcissement du membre.

MORIN, Claude, né le 1er avril 1843, Sainte-Croix (Saône-et-Loire), 23e de ligne. — Perte du pouce gauche, coup de feu, Gravelotte.

MORIN, François-René, 25e de ligne. — Plaies contuses à la jambe et au pied droits, éclat d'obus, Gravelotte. — Atrophie du membre.

MORIN, Georges, 14e de ligne. — Plaie contuse à la main gauche, coup de feu, Champigny, 30 novembre. — Cicatrice bridée, perte des mouvements de supination du pouce.

MORIN, Jacques-François, né le 19 septembre 1849, Saint-Bomer-les-Forges (Orne), 93e de ligne. — Plaie contuse à la main droite, éclat d'obus, Villeporcher. — Rétraction des fléchisseurs des doigts.

MORIN, Jean-Gabriel, 19e de ligne, sergent. — Plaie contuse à la main gauche, coup de feu, Buzenval. — Atrophie et ankylose du doigt annulaire avec perte de ses mouvements.

MORIN, Joseph-François, 8e dragons. — Perte de la phalangette des doigts indicateur, médius et annulaire, main gauche, coup de feu, Choisy-le-Roi, 21 mai.

MORIN, Marie-Ange-Mathurin-Joseph, 30e de ligne. — Fracture du cubitus (?), à (?). — Extension incomplète de l'avant-bras, gêne des mouvements des doigts.

MORIN, Maurice-Léonard, né le 22 août 1847, Vrizy (Ardennes), 63e de ligne. — Plaie compliquée à travers l'avant-bras gauche, fracture du radius, coup de feu, Spickeren. — Atrophie de l'avant-bras, dont les mouvements de rotation sont difficiles, paralysie du pouce et de l'indicateur.

MORIN, Patient, né le 21 mai 1847, Beaulieu (Loiret), 24e de ligne. — Plaie contuse à la région inguinale gauche avec perte du testicule de ce côté, coup de feu, Spickeren. — Gêne dans la marche.

MORIN, René-Louis, 64e de ligne. — Plaie contuse à la fesse droite, éclat d'obus, Sedan. — Perte considérable de substance musculaire, gêne dans les mouvements du membre inférieur droit.

MORINEAU, Jean-François-Marie, né le 18 septembre 1848, Guémenée (Morbihan), 59e de ligne. — Fracture du maxillaire inférieur, éclat d'obus, Saint-Privat. — Perte de dents molaires, pseudarthrose de la mâchoire avec impossibilité de mâcher, écoulement de la salive, gêne dans les mouvements de la langue.

MORINIÈRE, François-Célestin, né le 7 juillet 1843, Bréal sous Vitré (Ille-et-Vilaine), 96e de ligne. — Fracture du fémur droit, coup de feu, Strasbourg, 14 août. — Esquilles, arthrite fémoro-tibiale, ankylose du genou.

MORIOT, François, né le 11 novembre 1850, Maulais (Nièvre), 55e de ligne. — Plaie contuse à l'avant-bras droit, coup de feu, Paris, 2e siége. — Coxalgie, côté (?), avec abcès profonds de la fesse, fatigues, 1870-71.

MORIOT, Marie, 69e de ligne, sergent. — Plaies contuses à la cuisse gauche et à la main droite, 2 coups de feu, Saint-Quentin. — Ankylose dans l'extension de l'annulaire et gêne de la flexion de l'auriculaire et du médius.

MORISSET, Joseph, garde mob. du Cher. — Fracture comminutive de l'humérus droit, coup de feu, Juranville. — Gêne dans l'épaule et le bras.

MORIVAL, Louis-Armand, né le 13 novembre 1850, Landas (Nord), 24e de ligne. — Plaie contuse à la cuisse gauche, coup de feu, Querrieux. — Phlegmons diffus, cicatrices déprimées, profondes et adhérentes, gêne dans la marche.

MORLAN, Pierre, né le 16 décembre 1839, la Bastide (Landes), 77e de ligne. — Plaie contuse à la jambe gauche, coup de feu, Villorceau. — Phlegmon diffus, cicatrice adhérente au péroné.

MORLANNE, Jean-Claverie, 89e de ligne. — Perte du pouce gauche, éclat d'obus, Bry-sur-Marne, 2 décembre.

MORLOT, Charles-Frédéric, 2e chass. à pied. — Plaie compliquée à l'avant-bras droit, coup de feu, Bapaume. — Ankylose incomplète du poignet, amaigrissement de l'avant-bras, difficulté des mouvements des doigts.

MORON, Joseph, 3e zouaves. — Plaie contuse à la poitrine, fracture de l'humérus droit, 2 coups de feu, Sedan. — Semi-ankylose du coude.

MORONVALLE, Oscar, né le 27 avril 1849, Cambrai (Nord), garde mob. du Nord, sergent. — Plaie pénétrante de la cuisse droite, partie supérieure postérieure, coup de feu, Saint-Quentin. — Balle non extraite, cicatrice adhérente, amaigrissement et gêne des mouvements du membre.

MOROY, Philéas-Eugène, né le 17 juillet 1850, Vézilly (Aisne), 68e de ligne. — Fracture comminutive de la jambe gauche, coup de feu, Saint-Quentin. — Raccourcissement considérable du membre.

MORTELETTE, Jean, 62e de ligne. — Plaie contuse au bras gauche, coup de feu, Sedan. — Cicatrice adhérente, rétraction du bras.

MORTELETTE, Louis-Joseph, 20e de ligne. — Plaie contuse à la main droite, coup de feu, Sedan. — Perte des mouvements de l'indicateur.

MORTIER, Albert, né le 14 mai 1831, Neuville-sur-Ain (Ain), 47e de ligne, caporal.— Fracture du radius droit, coup de feu, Patay, 2 décembre. — Ankylose du poignet dans la demi-flexion, perte des mouvements des doigts fixés dans l'extension.

MORTUREUX, Jean-Louis, 7e hussards. — Fracture complète de la jambe (?), chute en corvée, 29 octobre. — Cal difforme avec déviation du pied en dehors.

MORVAN, Gabriel-Marie, 43e de ligne. — Plaie pénétrante de la cuisse gauche, coup de feu, Amanvillers. — Gêne dans la marche.

MORVAN, Jean-François, 42e de ligne. — Fracture du 2e orteil, pied (?), coup de feu, Champigny, 30 novembre. — Flexion et chevauchement de cet orteil.

MORVANT, Daniel-Pierre, né le 5 avril 1844, Saint-Hernin (Finistère), 28e de ligne (ex-36e de marche), caporal. — Désorganisation du globe oculaire droit, plaies contuses aux deux cuisses, érosion du fémur gauche, 4 coups de feu, Torsay, 18 novembre.

MOSCA, Delsol, né le 8 juin 1849, Lugo di Nazza (Corse), 80e de ligne, sergent-fourrier. — Fracture du cubitus gauche avec lésion des extenseurs, éclat d'obus, Borny. — Atrophie du bras, cicatrice adhérente très-étendue, paralysie de l'auriculaire et flexion incomplète des doigts.

MOSDIER, Eugène-Paul, 95e de ligne. — Fracture des 3e et 4e métacarpiens, main droite, coup de feu, Cravant — Cal vicieux, cicatrice adhérente, rétraction permanente du médius.

MOSNIER, Gilbert, né le 26 juillet 1850, Champs (Puy-de-Dôme), 4e chass. à pied. — Plaie perforante du tibia droit, tiers supérieur, coup de feu, Beaugency. — Nombreuses esquilles, pourriture d'hôpital, vaste cicatrice adhérente, atrophie considérable et perte de la sensibilité de la jambe, rétraction du mollet et extension permanente du pied.

MOTEL, Julien-Marie, garde mob. d'Ille-et-Vilaine. — Plaie contuse à la hanche gauche, coup de feu, Champigny, 2 décembre, — Engorgement de la fesse gauche, cicatrice adhérente.

MOTLET, Hubert, 7e dragons. — Plaie contuse à la jambe gauche, coup de feu, Gravelotte. — Vaste cicatrice adhérente.

MOTTAIS, François-Marie, 62e de ligne. — Fracture de la clavicule droite, coup de feu, Sainte-Barbe. — Cicatrices adhérentes.

MOTTARD, François, né le 29 septembre 1850, Thouars (Deux-Sèvres), 32e de ligne. — Plaie contuse à la partie supérieure de l'avant-bras gauche, éclat d'obus, Patay, 2 décembre. — Mouvement d'extension de l'avant-bras très-borné, perte de celui de la supination et flexion incomplète des doigts, atrophie du bras.

MOTTARD, Joseph, 5e de ligne. — Plaie contuse au genou droit, coup de feu, Sedan. — Cicatrice adhérente à la partie interne, gêne des mouvements de la jambe.

MOTTE, Emile-Henry, né le 13 juin 1851, Saint-Didier (Rhône), 86e de ligne, caporal. — Plaie compliquée à l'avant-bras droit, éclat d'obus, Beaumont (Ardennes). — Atrophie du bras, quatre cicatrices étendues, bridées et adhérentes, flexion permanente à angle obtus du coude.

MOTTE, Henri, 87e de ligne. — Perte du 4e orteil, pied gauche, coup de feu, Strasbourg, 2 septembre. — Gêne dans la marche.

MOTTE, Urbain, né le 31 janvier 1843, Ayguetinte (Gers), 22e de ligne. — Plaie à travers l'aisselle et l'omoplate droites, coup de feu, Sedan. — Hémoptysies, gêne des mouvements du bras.

MOTTET, Albert-Masc, né le 25 avril 1848, Aix (Bouches-du-Rhône), 80e de ligne, caporal.

— Congélation, captivité en Allemagne. —Perte des 4ᵉ et 5ᵉ orteils, pied gauche, et des dernières phalanges des 4ᵉ et 5ᵉ orteils, pied droit.

MOTTET, Joseph-Alphonse-Théodore, 38ᵉ de ligne, sergent. — Perte des deux dernières phalanges de l'auriculaire, main gauche, coup de feu, Champigny, 2 décembre. — Gêne des mouvements des autres doigts.

MOTTIN, Pierre, 53ᵉ de ligne. — Plaie contuse au coude gauche, coup de feu, Champigny, 30 novembre. — Ankylose incomplète avec gêne des mouvements de l'avant-bras.

MOTTINI, Charles-Joseph, né le 6 juillet 1837, Olivone (Italie), rég. étranger. — Plaie à travers le genou gauche, coup de feu, Orléans.—Ankylose du genou dans la flexion, atrophie du membre.

MOUCHARD, Auguste-Emile-Joseph, dit CALES, garde mob. de l'Ariége. — Perte des doigts médius et annulaire, main gauche, coup de feu accidentel d'un autre soldat, Blois, 28 octobre.

MOUCHARD, Elisée, 19ᵉ de ligne. — Fracture du 2ᵉ métacarpien, main droite, coup de feu, Borny. — Perte presque complète des mouvements de l'indicateur.

MOUCHET, Jean-Pierre, né le 19 août 1848, Aubiet (Gers), 80ᵉ de ligne. — Plaie contuse au bras droit, éclut d'obus, Gravelotte. — Perte des 2ᵉ et 3ᵉ phalanges de l'indicateur droit, coup de feu, Servigny. — Atrophie du bras.

MOUCHOTTE, Claude-Constant, né le 15 septembre 1839, Dommartin (Haute-Marne), 97ᵉ de ligne. — Fracture de l'épitrochlée, coude droit, coup de feu, Gravelotte. — Ankylose du coude, paralysie de la main.

MOUCHY, François-Elzéar, né le 28 septembre 1843, Villeron (Vaucluse), 82ᵉ de ligne.— Plaie en séton à l'avant-bras gauche, partie antérieure inférieure, coup de feu, Villernau, 8 décembre. — Pourriture d'hôpital, large cicatrice adhérente, perte à peu près complète de la flexion des doigts.

MOUGEL, Jean-Baptiste-Victor, 94ᵉ de ligne.—Fracture de l'extrémité inférieure du radius gauche, chute, Gravelotte, 16 août. — Déformation du poignet, gêne des mouvements de la main.

MOUGEL, Stanislas-Marie, né le 14 décembre 1846, Syndicat-Saint-Amé (Vosges), garde mob. de Seine-et-Marne. — Fracture du cubitus droit, tiers supérieur, coup de feu, Buzenval. — Fausse articulation.

MOUGENOT, Jean-Joseph, né le 23 mai 1844, Olleville (Vosges), 37ᵉ de ligne. — Perte de la 3ᵉ phalange de l'indicateur et des 2ᵉ et 3ᵉ phalanges du médius, main gauche, coup de feu, le Mans.

MOUGENOT, Louis-Jean-Baptiste, 53ᵉ de ligne, caporal. — Plaie contuse à la cuisse gauche, coup de feu, Orléans, 11 octobre. — Cicatrice adhérente, gêne des mouvements du membre.

MOUGET, Alexandre, 71ᵉ ligne. — Congélation à (?). — Atrophie, flexion incomplète et roideur des doigts des deux mains.

MOUGIN, Eugène-Nicolas, né le 27 juillet 1848, la Chapelle-au-Bois (Vosges), garde mob. des Vosges. — Plaie contuse au niveau de la tête de l'humérus droit, partie antérieure, plaie contuse au bras gauche et au côté gauche de la poitrine, plaie pénétrante de l'aine gauche et de la région anale, 3 coups de feu, la Bourgonce. — Cicatrice adhérente, ankylose incomplète scapulo-humérale, gêne des mouvements du membre inférieur gauche.

MOUHOT, Jean-Jacques, né le 23 septembre 1845, Dambenois (Doubs), 84ᵉ de ligne. — Fracture comminutive de l'humérus gauche, tiers inférieur, coup de feu, Gravelotte. — Cal difforme angulaire et adhérent aux muscles, raccourcissement du bras, ankylose du coude, pronation permanente de l'avant-bras.

MOUHOT, Pierre-Frédéric, né le 4 août 1849, Présentviller (Doubs), garde mob. du Doubs.

— Plaie compliquée au poignet droit, coup de feu, Seloncourt, 16 janvier. — Ankylose du poignet avec flexion permanente des quatre derniers doigts.

MOUILLESAUX, Pierre-François, 75e ligne. — Fracture comminutive de la jambe gauche, coup de feu, Chauveney-le-Château, 28 août. — Cicatrice adhérente, gêne des mouvements du membre.

MOUILLESEAUX, Xavier, 60e de ligne. — Plaie contuse à la main droite, coup de feu, Borny. — Ankylose des phalanges du médius, flexion permanente du pouce.

MOUILLET, Jean, 56e de ligne. — Plaie contuse à la cuisse gauche, au-dessous du pli fessier, coup de feu, Frœschwiller. — Gêne des mouvements du membre.

MOUILLON, Eugène-Charles, né le 18 octobre 1852, Dijon (Côte-d'Or), 93e de ligne, caporal. — Plaie pénétrante de l'articulation tibio-tarsienne droite, coup de feu, Saint-Privat (la balle s'est implantée dans le calcanéum, d'où elle a été extraite). — Nombreuses esquilles, plaies fistuleuses persistantes, cicatrices adhérentes, ankylose tibio-tarsienne, extension permanente du gros orteils.

MOUILLON, Jean, 94e de ligne. — Fracture de la rotule gauche, éclat d'obus, Vanves, 5 janvier. — Ankylose incomplète du genou.

MOULÈNE, Pierre, 49e de ligne. — Plaie contuse à la jambe droite, coup de feu, Sedan. — Cicatrice étendue adhérente à la partie inférieure du mollet.

MOULHAC, Etienne, né le 28 juillet 1848, Nazbinals (Lozère), 17e de ligne. — Plaie à travers la fesse droite, la marge de l'anus, fracture de l'ischion gauche, coup de feu, Sedan (la balle s'est perdue au niveau du trou obturateur). — Nombreux abcès à la région anale, rétraction musculaire de la partie interne de la cuisse gauche, claudication.

MOULIN, Antoine, 67e de ligne, sergent-fourrier. — Fracture de l'omoplate droite, coup de feu, Gravelotte. — Cicatrice adhérente, gêne des mouvements de l'épaule et du bras.

MOULIN, Auguste, 5e de ligne, tambour. — Plaie compliquée au bras droit, coup de feu, Sedan. — Atrophie et paralysie de l'avant-bras et de la main.

MOULIN, Gabriel, 2e de ligne. — Désorganisation du globe oculaire gauche, perte de la 3e phalange de l'annulaire, main gauche, 2 coups de feu, Beaugency, 8 décembre.

MOULIN, Henri, garde mob. du Cher. — Plaie contuse à la cuisse droite, coup de feu, Juranville, 28 novembre.

MOULIN, Jean-Baptiste, né le 25 septembre 1848, Lafage (Corrèze), 26e de ligne, caporal. — Fracture de l'omoplate droite, coup de feu, Paris, 2e siége. — Faiblesse et atrophie du bras.

MOULIN, Jean-Etienne, 3e chass. d'Afrique. — Plaie contuse au bras gauche, éclat d'obus, Sedan. — Perte de substance musculaire, flexion de l'avant-bras, atrophie du bras.

MOULIN, Jules, 21e artill. — Plaie contuse au pied gauche, lésion du calcanéum, éclat d'obus, fort d'Issy, 6 janvier. — Œdème et gêne des mouvements du pied.

MOULIN, Louis-Auguste, né le 22 février 1839, Ailhon (Ardèche), 5e de ligne. — Plaie contuse à l'avant-bras droit, coup de feu, Sedan. — Atrophie de l'avant-bras et de la main.

MOULIN, Paul-François, 91e de ligne. — Plaie contuse au bras gauche, coup de feu, Saint-Quentin. — Vaste cicatrice adhérente, gêne des mouvements du bras.

MOULINE, Eugène-Etienne, né le 4 mars 1843, Marguerittes (Gard), 26e de ligne. — Arthrite chronique du genou droit, fatigues du siége de Paris. — Ankylose du genou dans l'extension.

MOULINIER, François, né le 15 mai 1852, Excideuil (Dordogne), 49e de ligne, sergent. — Plaie contuse à la région frontale gauche, éclat d'obus, perte de la 2e phalange du pouce droit, plaie contuse à la partie inférieure de la jambe gauche, 2 coups de feu, Montbéliard, 15 janvier.

MOULINIER, Jean, 100e de ligne. — Plaie pénétrante à la jambe droite, coup de feu, Levraysi (Haute-Saône), 5 janvier. — Cicatrice adhérente, amaigrissement du membre et claudication, gêne dans la marche.

MOULON, Jules-Sylvain, né le 24 mai 1849, Nançay (Cher), 114e de ligne. — Plaie contuse à la partie postérieure inférieure de la cuisse droite, fracture de la jambe, même côté, 2 coups de feu, Champigny, 30 novembre.—Atrophie du membre raccourci, flexion légère du genou, pied bot équin.

MOULUQUET, Jean, garde mob. des Basses-Pyrénées. — Plaie contuse à la jambe (?) coup de feu, Dijon, 22 janvier. — Rétraction du tendon d'Achille, gêne dans la flexion du pied sur la jambe.

· · MOULY, Antoine, né le 24 janvier 1846, Villefranche (Aveyron), 92e de ligne. — Perte des 2e et 3e phalanges de l'annulaire, main gauche, coup de feu, Chenebier. — Phlegmon, adhérence des tendons, demi-flexion permanente du pouce, demi-extension des autres doigts, amaigrissement du membre.

MOUNES, Pierre, 34e de ligne. — Plaies contuses à l'épaule et à la fesse droites, 2 coups de feu, Bazeilles, 31 août. — Cicatrice adhérente.

MOUNEYRAC, Jean-Baptiste-Fleury, 54e de ligne, caporal. — Plaie contuse au côté droit de la poitrine, lésion des 7e et 8e côtes, coup de feu, Wœrth.

MOUNIER, Jean-François, 36e de ligne. — Plaie pénétrante de la jambe droite, coup de feu, Frœschwiller. — Claudication avec gêne des mouvements de la jambe.

MOUNIER, Louis-Pierre, né le 22 octobre 1845, Saint-Baudille-et-Pipet (Isère), garde mob. du Finistère.—Fracture du genou gauche, coup de feu, Beaugency.—Nombreuses esquilles, ankylose du genou, la jambe fixée dans l'extension et déviée en dehors.

MOUNIER, Pierre, né le 18 novembre 1848, Bellegarde (Aude), 96e de ligne. — Plaies contuses à la cuisse gauche, 2 coups de feu, Frœschwiller. — Faiblesse et gêne des mouvements du membre.

MOURA, Jules, 28e de ligne, sergent. — Plaie contuse au genou droit, coup de feu, Saint-Privat. — Cicatrice adhérente.

MOURAY, Emile-Grégoire, volontaire de l'Ouest. — Fracture de côtes, côté (?), coup de feu, Patay, 2 décembre. — Cicatrice adhérente, gêne des mouvements du thorax.

MOUREAU, Yves, né le 2 février 1848, Malguénac (Morbihan), 43e de ligne. — Fracture comminutive du fémur gauche, tiers supérieur, coup de feu, Saint-Privat. — Esquilles, plaies fistuleuses, ankylose incomplète coxo-fémorale en demi-flexion, atrophie du membre.

. MOURENAS, Pierre-Prosper, né le 22 octobre 1849, Monteluc (Hautes-Alpes), 114e de ligne. — Plaie pénétrante à la base du sacrum, coup de feu, Champigny, 30 novembre. — Paraplégie incomplète.

MOURET, Ferdinand, né le 13 décembre 1840, Nîmes (Gard), 2e zouaves. — Fracture de l'omoplate et de la clavicule droites, avec lésion du creux axillaire, coup de feu, Beaune-la-Rolande. — Cals difformes, cicatrices adhérentes, atrophie de tout le bras avec paralysie des mouvements de la main et des doigts.

MOURET, Louis, 28e de ligne. — Plaie contuse à la cuisse droite, partie externe, coup de feu, Saint-Privat. — Esquilles, large cicatrice.

MOURET, Pierre, 22e de ligne. — Plaie en séton à la jambe droite, érosion du tibia, coup de feu, Champigny, 2 décembre.

MOUREY, Célestin-Augustin, 97e de ligne. — Plaie contuse au coude droit, lésion de l'olécrane, coup de feu, Gravelotte. — Ankylose incomplète du coude.

MOUREY, François-Alexis, 8e artill. — Plaie contuse à la cuisse gauche, coup de pied de cheval, camp de Châlons, 7 août. — Vaste cicatrice adhérente.

MOURGUE, Bernard, 93e de ligne. — Fracture de l'indicateur droit, coup de feu, Chevilly, 30 septembre. — Ankylose de ce doigt.

MOURGUE, Frédéric-Emile, né le 25 septembre 1850, Saint-Flour (Cantal), 115e de ligne. — Fracture compliquée du radius gauche, tiers inférieur, coup de feu, Champigny, 2 décembre. — Paralysie de la main avec flexion permanente du poignet et des doigts.

MOURIBOT, Elie, 54e de ligne. — Plaie contuse au bras gauche, partie moyenne et externe, éclat d'obus, Saint-Privat. — Cicatrice fortement déprimée, gêne dans l'extension du bras.

MOURIER, Emile-François, 3e tir. alg. — Plaie contuse à la cuisse droite, partie supérieure interne, coup de feu, Montbéliard, 15 janvier. — Perte de substance musculaire, cicatrice adhérente et bridée.

MOURIER, Jacques, né le 4 mars 1847, Chambon (Loire), 14e chass. à pied. — Plaie contuse au coude droit, coup de feu, Coulmiers. — Ankylose du coude avec atrophie du membre, l'avant-bras est dans le quart de flexion.

MOURIN, François, 31e de ligne. — Plaie pénétrante de poitrine, à droite, au niveau de la 3e côte, coup de feu, Nuits, 18 décembre. — Balle non extraite, cicatrice adhérente et profonde, dyspnée.

MOURLON, Jean, né le 19 octobre 1837, la Serre-Bussière-Veille (Creuse), 3e zouaves, caporal. — Plaie contuse au coude droit, coup de feu, Reischoffen. — Ankylose du coude avec amaigrissement du membre et gêne des mouvements des doigts.

MOUROT, Joseph-Aimé, né le 13 septembre 1848, Montlès-Lamarche (Vosges), 84e de ligne. — Fracture de l'omoplate gauche, coup de feu, Gravelotte. — Phlegmons et ankylose scapulo-humérale, atrophie de tout le membre, cicatrices profondes et adhérentes, abcès multiples.

MOUROUX, Jean-Baptiste, né le 22 décembre 1847, Aix (Haute-Vienne), 69e de ligne, caporal. — Emphysème pulmonaire, fatigues et intempéries, siège de Paris. — Dyspnée.

MOUSSARD, Théophile-Marie-Joseph, 29e de ligne. — Fracture du radius droit, coup de feu, à (?). — Gêne des mouvements de l'avant-bras.

MOUSSAY, Jean-Désiré, né le 2 juin 1848, Paris (Seine), 37e de ligne. — Plaie contuse à la cuisse droite, au niveau du pli fessier, coup de feu, Sedan. — Cicatrice vicieuse adhérente de 12 centimètres.

MOUSSET, Jules-Pierre, né le 11 avril 1846, Lussant (Charente-Inférieure), 65e de ligne. — Fracture du fémur droit, au tiers moyen et à la partie inférieure, 2 coups de feu, Saint-Privat. — Raccourcissement de 15 centimètres de la cuisse, qui est considérablement déformée, ankylose du genou, atrophie de la jambe.

MOUSSET, Léonard, 95e de ligne. — Fracture comminutive de l'avant-bras droit, coup de feu, Noisseville, 31 août. — Cal difforme, cicatrices adhérentes.

MOUSSET, Stanislas, 19e de ligne. — Congélation, Aubervilliers, 10 janvier. — Engorgement du poignet et de la main droits, et gêne dans leurs mouvements.

MOUSTEY, Jean, né le 11 mars 1847, Haux (Gironde), 31e de ligne. — Plaie compliquée à l'avant-bras droit, coup de feu, Sedan. — *Ligature de l'artère humérale*, atrophie de l'avant-bras et de la main, ankylose métacarpo-phalangienne des quatre derniers doigts fléchis en forme de crochet et en extension permanente.

MOUTAT, Pierre, 56e de ligne. — Plaie contuse au creux axillaire droit, coup de feu, Frœschwiller. — Paralysie partielle avec flexion permanente des 4 derniers doigts.

MOUTAULT, Alexis, 21e de ligne. — Fracture des quatre premiers métatarsiens, pied droit, coup de feu, Champigny, 2 décembre. — Gêne dans la flexion et l'extension du pied.

MOUTENY, Louis-Henri, 36e de ligne. — Plaies contuses à l'épaule gauche, partie postérieure, et à la région lombaire, partie inférieure droite, coup de feu et éclat d'obus, Frœschwiller. — Balle non extraite.

MOUTET, Jean-Frédéric, né le 20 octobre 1844, Saint-Pono (Basses-Alpes), 1re légion de marche du Rhône. — Fracture du maxillaire inférieur à gauche, coup de feu, Nuits. — Perte de substance osseuse, gêne notable dans la parole.

Moutialoux, Alexandre, 46e de ligne. — Fracture du maxillaire inférieur, coup de feu, Beaumont (Ardennes). — Ecartement anormal des deux mâchoires.

Moutier, Arthur, 52e de ligne.—Plaie contuse à la jambe gauche et fracture de la jambe droite, 2 coups de feu, Chenebier.

Moutillier, François, 93e de ligne. — Fracture du maxillaire inférieur avec perte de dents, coup de feu, Saint-Privat.

Mouton, François-Eugène, 5e ligne, caporal. — Plaies contuses à la fesse gauche et à la jambe droite, partie postérieure, coup de feu et 2 éclats d'obus, Sedan. — Cicatrices adhérentes.

Mouton, Hippolyte, né le 30 août 1849, Saint-Paul-du-Cornillos (Loire), 17e chass. à pied. — Fracture comminutive du pouce gauche, coup de feu, Frœschwiller. — Esquilles, ankylose de ce doigt.

Mouton, Joseph-Marie, 49e de ligne. — Plaie contuse à l'épaule droite, coup de feu, les Ormes, 11 octobre. — Ankylose incomplète scapulo-humérale, gêne notable des mouvements du bras.

Mouton, Jules-Alexandre, 99e de ligne. — Plaie contuse à la cuisse gauche, coup de feu, Frœschwiller. — Hernie musculaire, cicatrice adhérente.

Mouton, Juste-Grégoire, né le 3 septembre 1836, Marville-les-Bois (Eure-et-Loir), 48e de marche. — Plaie oblique à travers le bassin, coup de feu, Josnes. — Double fistule urinaire, amaigrissement notable du membre inférieur gauche, difficulté dans la marche.

Moutot, Pierre, 17e de ligne.—Fracture de la branche montante du maxillaire supérieur droit, coup de feu, Beaumont (Ardennes).—Destruction du canal nasal droit, épiphora, gêne dans la vision de l'œil droit.

Moutot, Sylvain, 37e de ligne. — Plaies contuses à la poitrine et aux deux bras, coup de feu, Sedan. — Cicatrices adhérentes à l'épaule droite, faiblesse du bras droit.

Moutte, Philippe-Célestin, 89e de ligne. — Fracture du col de l'humérus gauche, coup de feu, Dijon. — Gêne des mouvements du bras.

Mouveau, Arthur-Alexandre-Georges, garde mob. d'Eure-et-Loir, caporal.—Fracture de l'os iliaque droit, éclat d'obus, Poisly, 8 décembre. — Perte de substance osseuse, large cicatrice adhérente, gêne des mouvements du membre inférieur.

Mouysset, Antoine, 13e de ligne. — Fracture de la crête iliaque gauche, coup de feu, Amanvillers. — Esquilles.

Mouzon, Jean-Louis, 91e de ligne. — Fracture de la jambe gauche, plaie contuse à la cuisse droite, 2 coups de feu, Pont-Noyelles. —Consolidation vicieuse, raccourcissement de la jambe.

Moyaux, Henri, né le 29 mars 1850, Aulnoy (Nord), 91e de ligne. — Fracture comminutive de l'avant-bras gauche, coup de feu, Bapaume. — Cal difforme, perte des mouvements de pronation et de supination de l'avant-bras, ankylose du poignet, atrophie de la main et des doigts avec perte de leurs mouvements.

Moyaux, Louis, 91e de ligne. — Plaie compliquée au bras gauche, coup de feu, Saint-Quentin. — Paralysie partielle de l'avant-bras et de la main.

Noyon, Jean-Marie, garde mob. de la Loire-Inférieure. — Plaie contuse à l'avant-bras droit, coup de feu, le Mans. — Nécrose du cubitus.

Mozer, Adolphe, né le 24 juillet 1848, Champagney (Haute-Saône), 1er génie. — Plaie contuse au pied droit, coup de pied de cheval, octobre 1870. — Arthrite et périostite du gros orteil, roideur de ses articulations.

Mugnéry, Marie-Anthelme, né le 16 décembre 1846, Saint-Martin-de-Bavel (Ain), 34e de ligne, caporal. — Fracture des os du nez, éclat d'obus, Bazeilles.—Perte de la vue à gauche, cicatrice profonde s'étendant de la partie interne de l'arcade sourcilière gauche jusqu'au niveau de l'os malaire droit, plaie fistuleuse.

Muhr, Edmond, né le 12 février 1835, Sainte-Marie-aux-Mines (Vosges), 138e de ligne, sergent. — Fracture de l'indicateur gauche, éclat d'obus, le Bourget, 21 décembre. — Perte de l'indicateur, gêne des mouvements du médius et de l'annulaire.

Mulier, Gustave-Désiré, né le 7 juillet 1848, Roubaix (Nord), 53e de ligne. — Plaie à la malléole externe, pied droit, coup de feu, Arthenay. — Cicatrice adhérente, œdème du pied, gêne dans la marche.

Muller, Antoine, 89e de ligne. — Plaie contuse au bras droit, coup de feu, Sedan. — Cicatrice adhérente.

Muller, Eugène-Nicolas, né le 13 mai 1849, Paris, 45e de ligne.—Fracture comminutive du frontal, partie moyenne et externe, coup de feu, Cravant. — Perte de substance, cicatrice déprimée, céphalalgies.

Muller, Jacques, né le 6 octobre 1849, Neunkirch (Moselle), 33e de ligne, caporal. — Fracture comminutive de l'avant-bras gauche, coup de feu, Orléans, 4 décembre.—Atrophie et ankylose du poignet dans l'extension.

Müller, Jean, né le 26 novembre 1843, Host (Moselle), 6e chass. à pied. — Fracture du fémur gauche, tiers supérieur, coup de feu, Sedan. — Raccourcissement de 4 centimètres.

Muller, Jean, 40e de ligne. — Plaie contuse à la jambe droite, partie inférieure, coup de feu, Spickeren. — Cicatrice adhérente et peu résistante.

Muller, Michel, né le 9 septembre 1836, Souffelvegersheim (Bas-Rhin), 25e de ligne. — Fracture comminutive de l'angle du maxillaire inférieur droit, coup de feu, Gravelotte. — Perte de substance osseuse.

Muller, Nicolas, né le 16 janvier 1848, Dalem (Moselle), 15e de ligne. — Fracture méta-carpo-phalangienne des doigts indicateur et médius, main gauche, coup de feu, Montmesly.— Atrophie de la main, ankylose de ces deux doigts dans l'extension.

Mullet, Louis-Joseph, né le 17 août 1841, Sillers (Pas-de-Calais), 33e de ligne.—Plaie contuse à l'épaule gauche, coup de feu, le Mans. — Cicatrice adhérente, plaie fistuleuse, atrophie du membre et roideur dans les mouvements des doigts,

Mullier, Alexandre-Joseph, né à Chérère (Nord), 5e de ligne. — Plaie pénétrante de poitrine à droite, plaie contuse à la fesse gauche, 2 coups de feu, Sedan.

Mullot, Michel, né le 3 avril 1850, Bacqueville (Seine-Inférieure), 2e chass. à pied. — Perte du pouce, main gauche, plaie à travers le métacarpe, main droite, 2 coups de feu, Pont-Noyelles. — Cicatrice adhérente, flexion permanente de l'indicateur droit.

Mulot, Félix-Ernest, 1er chass. à pied. — Fracture de la jambe droite, coup de feu, Saint-Quentin. — Ostéite suppurée du tibia, tuméfaction du membre.

Muneaux, Eugène, né le 15 septembre 1848, Carignan (Ardennes), 19e chass. à pied. — Fracture comminutive du fémur gauche, coup de feu, Saint-Quentin. — Cal extrêmement difforme, ankylose du genou, atrophie de la jambe.

Munier, Paul-Marie-Louis, né le 6 avril 1850, Charmes (Vosges), 37e de ligne, lieutenant. — Plaie contuse à la cuisse droite, partie antérieure supérieure, éclat d'obus, Coulmiers. — Pourriture d'hôpital (cautérisation au fer rouge), perte considérable de substance musculaire, cicatrice adhérente, gêne considérable dans la marche.

Munsch, Joseph, 2e zouaves. — Fracture comminutive de l'avant-bras droit, coup de feu, Frœschwiller. — Atrophie du membre.

Mura, Joseph, né le 18 décembre 1836, Uffholtz (Haut-Rhin), 2e zouaves. — Perte des doigts indicateur, annulaire et auriculaire, ainsi que des 4e et 5e métacarpiens, main droite, coup de feu, Sedan. — Large cicatrice à la face dorsale de la main.

Muracciole, Charles-Joseph, 5e chass. à pied. — Plaie contuse à la jambe droite, coup de feu, Sainte-Barbe. — Cicatrice adhérente.

Muraire, Jacques-Victor-Lucien, né le 26 février 1844, Castellane (Basses-Alpes), 13e de ligne. — Plaie à la face, coup de feu, Gravelotte. — Perte de l'œil droit et d'une partie des os du nez.

Murat, Jean, 91e de ligne. — Fracture de l'humérus gauche, coup de feu, Saint-Privat. — Esquilles, cicatrices adhérentes, douleur des mouvements de l'épaule.

Murat, Louis, né le 13 juin 1846, Ladornac (Dordogne), 42e de ligne. — Sciatique rhumatismale, refroidissements aux tranchées, siége de Paris. — Atrophie et perte des mouvements du membre inférieur gauche.

Murat, Pierre, né à Montauban (Tarn-et-Garonne). — Fracture comminutive de la malléole interne droite, coup de feu, Changé. — Déviation du pied en dehors, gêne dans l'articulation tibio-tarsienne.

Muratet, Raymond, 100e de ligne. — Plaie contuse à la partie antérieure et moyenne du pied droit, coup de feu, Servigny sous Metz.

Mure, Etienne-Amédée, né en 1848, Grenoble (Isère), 16e de ligne, caporal. — Plaie contuse au mollet gauche, éclat d'obus, Créteil, 30 novembre. — Perte de substance musculaire, rétraction du mollet, cicatrice adhérente.

Mureau, André, né le 8 décembre 1847, la Roche-Clermaut (Indre-et-Loire), 74e de ligne. — Fracture du fémur droit, tiers moyen, éclat d'obus, Wissembourg, 4 août. — Paralysie complète des mouvements de l'articulation tibio-tarsienne.

Mure-Ravaud, Alphonse-Antoine, 47e de ligne. — Plaies contuses au pied gauche, coup de feu et éclat d'obus, Frœschwiller. — Ankylose métatarso-phalangienne des deux premiers orteils, extension permanente du gros orteil, cicatrice adhérente.

Muret, Jean-Marius, né le 11 juin 1848, Gap (Hautes-Alpes), garde mob. des Hautes-Alpes. — Plaie contuse au pied gauche, fracture de la jambe droite, éclats d'obus, Cussey, 22 octobre. — Phlegmon, esquilles, adhérence des fléchisseurs avec flexion des orteils, amaigrissement du membre.

Muriel, Constant-Jean, garde mob. d'Ille-et-Vilaine. — Perte des 2e et 3e phalanges de l'indicateur, main gauche, coup de feu, Châtillon sous Paris, 19 septembre.

Muron, Claude, né le 2 mars 1849, Saint-Romain-d'Urfé (Loire), 85e de ligne. — Désorganisation du globe oculaire droit, coup de feu, Beaune-la-Rolande.

Mus, Joseph, 3e de ligne. — Plaie pénétrante de poitrine à gauche, plaie contuse à la jambe gauche, partie antérieure, 2 coups de feu, Frœschwiller.

Musset (de), Eugène-Louis-Albert-Adrien, né le 28 mars 1828, Joinville (Haute-Marne), 7e de ligne, chef de bataillon. — Plaie contuse à la partie inférieure gauche de la région cervicale, coup de feu, Borny. — Commotion de la moelle épinière, symptômes graves de paralysie générale.

Musset, Martin, né le 11 août 1848, Castillon (Gironde), 71e de ligne. — Plaie compliquée à la main gauche, éclat d'obus, Servigny, 1er septembre. — Perte de deux phalanges des doigts médius et annulaire, flexion permanente de l'indicateur et de l'auriculaire, ankylose du poignet.

Mussot, Eugène, né le 8 avril 1844, Ancier (Haute-Saône), 21e artill., maréchal des logis. — Plaie contuse à la région orbitaire gauche, coup de feu, fort d'Issy, 6 janvier. — Cataracte de l'œil gauche, perte de la vision de ce côté.

Mustapha-bel-Hadj, 3e tir. alg. — Congélation, armée de la Loire. — Perte de la totalité des orteils des deux pieds.

Muteau, André, 82e de ligne. — Congélation du pied droit, route de Cherbourg à Guéret, 26 décembre. — Douleur dans les mouvements avec amaigrissement du pied.

Muthuon, Jean-Claude, né le 1er février 1840, Saint-Sigolène (Haute-Loire), 37e de ligne. — Fracture du pouce gauche, coup de feu, Morée-Saint-Hilaire. — Ankylose de ce doigt.

Mutin, François, 13e de ligne. — Plaie contuse à la partie supérieure du bras gauche, coup de feu, Borny. — Ankylose incomplète scapulo-humérale, perte des mouvements d'abduction du bras.

MUZARD, Louis-Alexandre, 69e de ligne, sergent. — Plaie contuse au bras (?), coup de feu, Bapaume. — Perte de substance du deltoïde, cicatrices adhérentes.

MUZELLE, Barthélemy, 22e de ligne. — Fracture de l'épaule gauche, coup de feu, Beaune-la-Rolande. — Amaigrissement et gêne des mouvements du bras.

MUZELLEC, Yves, garde mob. du Finistère. — Plaie contuse à la cuisse gauche, lésion du fémur, coup de feu, l'Hay, 29 novembre. — Cicatrice adhérente, gêne dans la marche.

NABHOTZ, Jacques, 9e de ligne. — Plaie contuse au genou gauche, éclat d'obus, Gravelotte. — Gonflement du genou.

NADAL, Sicaire, 28e de ligne. — Perte des 2e et 3e phalanges de l'indicateur, main gauche, coup de feu, à (?), 18 août. — Flexion des doigts médius et annulaire, et de la partie restante de l'indicateur.

NADAUD, Martin, 47e de ligne. — Perte de l'indicateur gauche, coup de feu, Fræschwiller. — Flexion incomplète du médius.

NADOT, Alexandre-Frédéric, 31e de ligne. — Fracture de la 1re phalange du médius gauche, coup de feu, Loigny. — Extension incomplète du médius et de l'indicateur.

NADOT, Auguste, garde mob. de l'Indre. — Plaies au bras gauche, 2 coups de feu, près Blois, 28 janvier. — Paralysie incomplète du bras.

NAJEAN, Nicolas-Cyrille, 59e de ligne. — Plaie contuse à la cuisse gauche, partie externe et inférieure, éclat d'obus, Saint-Privat. — Large cicatrice irrégulière et adhérente, gêne et douleur dans les mouvements de flexion et d'extension de la jambe.

NANDROT, François, 10e chass. à pied. — Perte des 2e et 3e phalanges de l'indicateur droit, coup de feu, sous Paris, 16 mai.

NANQUETTE, Florent-Auguste, garde nationale de la Seine. — Plaie contuse à la main droite, coup de feu, Buzenval.

NANQUETTE, Jacques-Isidore, né le 19 juin 1834, Revin (Ardennes), garde nationale de la Seine, 82e bataillon. — Plaie compliquée à la partie supérieure et antérieure de l'avant-bras gauche, coup de feu, Buzenval.

NANTIER, Edme-Victor, né le 20 août 1849, Choisy-le-Roi (Seine), 38e de ligne. — Plaie à travers le coude droit, fracture comminutive de l'extrémité supérieure du cubitus, coup de feu, Loigny. — Ankylose du coude dans la demi-flexion, avec pronation forcée de l'avant-bras et de la main.

NAOUR, Jean-Laurent-Marie, 52e de ligne. — Fracture comminutive du pied gauche, coup de feu, Morée-Saint-Hilaire. — Ankylose incomplète tibio-tarsienne.

NAPOLY, Marius-Théodore-Julien, né le 11 novembre 1843, Buxy (Saône-et-Loire), 3e génie, sergent. — Désorganisation des deux yeux, explosion, Pantin, 23 décembre. — Cécité complète.

NARD, Arnaux, 7e chass. à pied. — Fracture de l'omoplate gauche, coup de feu, Ladon, 26 novembre. — Perte des mouvements d'élévation du bras.

NARDEUX, Martin, né à Monnaye (Indre-et-Loire), 2e zouaves. — Fracture comminutive du tarse, pied gauche, coup de feu, Yvré-l'Evêque, 12 janvier. — Ankylose tibio-tarsienne.

NARS, François-Pierre-Stéphane, né le 21 mars 1849, Saint-Lary (Hautes-Pyrénées), 72e de ligne. — Plaie à la face, coup de feu, Beaugency. — Rétraction du muscle masséter, ankylose incomplète de la mâchoire inférieure.

NASTORG, Ambroise, 17e de ligne. — Plaie contuse à la poitrine, coup de feu, Sedan. — Dyspnée.

NATALI, Antoine-Hyacinthe, garde mob. de la Corse. — Fracture du fémur gauche, tiers inférieur, coup de feu, Villersexel. — Cicatrice adhérente.

NATALINI, Ours-Toussaint, né le 4 février 1849, Erbajolo (Corse), garde mob. de la Corse. — Excoriation du pied gauche, armée des Vosges. — Phlébite, abcès multiples, cicatrices rétractées multiples au pied et à la jambe, déformation et atrophie du pied, qui est dévié en dehors, et appuie sur le sol par son côté externe, claudication.

NATALINI, Antoine-Philippe, 14e de ligne. — Plaie contuse à la région axillaire droite, éclat d'obus, Borny. — Abcès fistuleux, cicatrice adhérente et douloureuse, gêne des mouvements du bras.

NATHÉ, Léonard, dit FINGAL, né le 21 janvier 1835, Villers-Cotterets (Aisne), garde nationale de la Seine, sergent. — Fracture comminutive du radius droit, coup de feu, Buzenval. — Nombreuses esquilles, cicatrices adhérentes, ankylose incomplète du poignet, adhérence des fléchisseurs dans la paume de la main, flexion incomplète des doigts sur les métacarpiens.

NAUCELLE, François, garde mob. du Lot. — Fracture du bord alvéolaire du maxillaire inférieur, coup de feu, Bezons, 7 novembre. — Perte de plusieurs dents.

NAUCODIE, Léonard, 42e de ligne. — Plaie contuse à la main gauche, coup de feu, Champigny, 30 novembre. — Gêne dans ses mouvements.

NAUD, Hippolyte, né le 26 avril 1848, Mézières (Indre), 68e de ligne. — Fracture du fémur droit, tiers inférieur, coup de feu, Beaumont (Ardennes). — Cal volumineux, ankylose du genou, atrophie et paralysie de la jambe et du pied.

NAUD, Pierre, né le 17 mars 1850, Magné (Deux-Sèvres), 95e de ligne. — Fracture du coude, coup de feu, le Bourget. — Ankylose du coude dans l'extension.

NAUDIN, Jean, 64e de ligne. — Fracture du 3e métacarpien, main gauche, coup de feu, Amanvillers. — Gêne dans les mouvements de la main.

NAUDIN, Louis, né le 1er mai 1844, Saint-Georges de Noisné (Deux-Sèvres), 96e de ligne. — Fracture comminutive de l'avant-bras droit, coup de feu, Wœrth. — Esquilles, perte des mouvements de pronation et de supination de l'avant-bras, atrophie du membre.

NAULLEAU, Louis-Aimé-René, 72e de ligne. — Plaie contuse à la poitrine, érosion du sternum, éclat d'obus, Pont-Noyelles. — Ulcérations, cicatrice adhérente.

NAUMENDROFF, Jean, né le 23 février 1844, Yutz (Moselle), 23e de ligne, sergent. — Fracture de la jambe gauche, coup de feu, Champigny, 30 novembre. — Déformation et raccourcissement de la jambe.

NAVARD, Michel-Jean, né le 24 septembre 1835, Rennes (Ille-et-Vilaine), 95e de ligne. — Plaie à travers le coude gauche, coup de feu, Saint-Privat. — Ankylose du coude dans l'extension.

NAVARRE, Arthur-Joseph, 19e de ligne. — Plaie pénétrante au talon gauche, labourant la face plantaire du pied et se terminant à la tête du second métatarsien, coup de feu, Chatraigne (Sarthe), 9 janvier. — Gêne dans la marche.

NAVARRE, Bernard, né le 8 mai 1844, Lustar (Hautes-Pyrénées), 93e de ligne. — Fracture de la tubérosité interne de l'humérus gauche, coup de feu, Saint-Privat. — Ankylose du coude dans la flexion.

NAVARRE, Louis, 34e de ligne. — Plaie contuse à la jambe droite, tiers inférieur, éclat d'obus, Bazeilles. — Cicatrice adhérente.

NAVARRE, Philippe-Alexandre, garde mob. de l'Yonne. — Plaie contuse à l'épaule droite, coup de feu, Beaugency. — Cicatrice adhérente.

NAVEAU, Auguste, né le 5 février 1849, Cossé en Champagne (Mayenne), 114e de ligne. — Plaie contuse à la jambe gauche, coup de feu, Paris, 2e siège.

NAVET, Louis, 95e de ligne. — Plaie contuse au coude droit, coup de feu, Sainte-Barbe. — Gêne des mouvements de l'avant-bras.

NAVINER, Joseph, 8e de ligne. — Fracture du temporal droit et lésion du pavillon de l'oreille, coup de feu, Gravelotte. — Cicatrice adhérente et déprimée, otorrhée, céphalalgie et perte de l'ouïe à droite.

NAVION, Pierre-Georges, garde mob. du Doubs. — Fracture de l'humérus gauche, coup de feu, Charbonnière près Montbéliard, 13 janvier. — Plaie fistuleuse persistante.

NÉ, François-Joseph-Léon, 64e de ligne. — Fracture comminutive du métatarse, pied gauche, coup de feu, Borny.

NÉANNE, Claude-Ambroise, 2e zouaves. — Plaies au mollet et au pied droits, plaie à l'abdomen, coup de feu et coup de baïonnette, Frœschwiller.

NÉANT, Claude, né le 24 septembre 1846, Luzy (Nièvre), 39e de ligne.—Plaie pénétrante du genou droit au niveau du condyle interne du fémur, coup de feu, Orléans. — Ankylose du genou dans l'extension complète avec immobilité de la rotule.

NÉAR, Yves, inf. légère d'Afrique. — Fracture de la jambe gauche, coup de feu, Beaune-la-Rolande. — Claudication.

NÉAU, Augustin, né le 8 avril 1855, Bourneau (Vendée), 12e de ligne. — Tumeur blanche du coude droit, fatigues et intempéries, captivité à Ulm. — Nécrose des os, plaies fistuleuses, ankylose du coude.

NÉAU, Pierre, 95e de ligne. — Fracture du coude droit, coup de feu, le Bourget, 21 décembre.—Ankylose du coude avec l'avant-bras fixé dans un angle de 45°.

NEBEL, Alexandre, garde nationale sédentaire, Dijon. — Plaie contuse à la partie antérieure et externe de la jambe gauche, coup de feu, près Dijon, 30 octobre. — OEdème du membre avec gêne dans la circulation des veines.

NECTOUX, François, né le 16 avril 1849, Broye (Saône-et-Loire), 53e de ligne. —Fracture du coude gauche, coup de feu, Beaune-la-Rolande. —Ankylose du coude dans la flexion permanente.

NÉDÉLEC, Alain, né le 28 mars 1846, Perguet (Finistère), 14e de ligne. —Fracture de l'extrémité inférieure de l'humérus droit, coup de feu, Hautergeville, 24 août. — Ankylose incomplète du coude, atrophie de l'avant-bras.

NÉDELEC, Guillaume, 71e de ligne, caporal. — Plaie contuse à la cuisse droite, et fracture de l'indicateur droit, coups de feu, Borny. — Ankylose de ce doigt.

NÉE, Guillaume-Adolphe, né le 16 novembre 1841, Dieppe (Seine-Inférieure), 10e chass. à pied. — Fracture de la tête de l'humérus gauche, coup de feu, Spickeren. — Ankylose scapulo-humérale.

NÉE, Sylvain, 47e de ligne. — Plaie pénétrante de la première articulation tarso-métatarsienne, pied droit, coup de feu, Wœrth. — Périostite du 1er métatarsien, gêne dans la marche.

NÉEL, Pierre, né le 28 avril 1846, Lyon (Rhône), 91e de ligne. — Fracture comminutive de l'humérus droit, coup de feu, Gravelotte. — Perte de substance, phlegmon diffus, faiblesse très-sensible du membre.

NÈGRE, Joseph, né le 18 mai 1848, Castelnau (Tarn), 42e de ligne. — Plaie contuse à la jambe gauche, coup de feu, Champigny. — Rétraction musculaire, flexion du pied sur la jambe.

NEIL, Louis-François, né le 15 février 1849, Verneuil (Eure), 2e chass. à pied. — Fracture comminutive de l'os malaire droit, éclat d'obus, Villers-Bretonneux, 27 novembre. — Extraction de cet os, perte de l'œil droit.

NÉMOZ, Henri, né le 15 février 1850, Saint-Gevire (Isère), 39e de ligne. — Plaie pénétrante entre l'apophyse coracoïde et la tête de l'humérus droits, coup de feu, Paris, 2e siége. — Cicatrices adhérentes, gêne des mouvements de l'épaule et du bras.

NÈPLE, Alphonse, 91e de ligne. — Plaie contuse à la cuisse gauche, éclat d'obus, Gravelotte. — Perte de substance musculaire, cicatrice très-étendue.

NEPPER, Augustin, né le 20 avril 1840, Thugny-Trugny (Ardennes), 27e artill., adjudant sous-officier. — Désorganisation du globe oculaire gauche, déflagration de poudre (mitrailleuse), février 1871. — Affaiblissement de la vision à droite.

NERDEUX, Alexandre-Baptiste, garde mob. de Maine-et-Loire. — Plaies contuses aux deux cuisses, 2 coups de feu, Parigné-l'Evêque.—Gêne des mouvements des deux membres inférieurs.

NEU, Pierre, né le 1er mars 1844, Epping (Moselle), 51e de ligne. — Fracture comminutive du fémur gauche, tiers supérieur, coup de feu, Gravelotte. — Perte de substance, raccourcissement considérable du membre.

NEUSWENDER, Frédéric, 65e de ligne, caporal. — Plaie contuse au niveau de l'articulation tibio-tarsienne droite, coup de feu, Saint-Privat.—Gonflement de cette articulation, gêne des mouvements du pied.

NEUVILLE, Pierre, né le 29 mai 1834, Servant (Puy-de-Dôme), 84e de ligne, sergent. — Fracture du coude droit, coup de feu, Gravelotte. — Ankylose du coude à angle obtus très-ouvert, paralysie et atrophie de l'avant-bras et de la main.

NEVEU, Pierre-Antoine, né le 17 août 1848, Sury-en-Vaux (Cher), garde mob. du Cher. — Fracture compliquée de l'humérus gauche, coup de feu, Juranville. — Rétraction des fléchisseurs, paralysie de l'avant-bras, du poignet et de la main fixés dans la pronation.

NEVEU, Pierre-Désiré, né le 25 mai 1850, Essé (Ille-et-Vilaine), 42e de ligne. — Plaie contuse à la cuisse droite, éclat d'obus, parc d'Issy, 6 mai. — Phlegmons, larges cicatrices adhérentes à la cuisse et à la jambe, ankylose incomplète du pied.

NEVEUX, Gustave-Théodore-Fénélon, né le 9 novembre 1845, Belloy (Somme), 4e artill., maréchal des logis. — Plaie contuse au creux axillaire droit, éclat d'obus, Saint-Privat. — Atrophie de la main avec impossibilité absolue des mouvements de flexion et d'extension du membre.

NEXON, Jean-Baptiste-Louis, né le 10 mars 1848, Montembœuf (Charente), garde mob. de la Charente, sergent. — Fracture du fémur gauche, coup de feu, le Mans, 11 janvier.— —Raccourcissement de 7 centimètres, émaciation considérable du membre, ankylose du genou.

NEXON, Pierre, garde mob. de la Dordogne.—Fracture comminutive de la jambe gauche, coup de feu, Coulmiers, 9 novembre. — Rétraction des fléchisseurs.

NEYRON, Pierre-Marie, né le 14 août 1847, Saint-Etienne (Loire), 3e zouaves. — Plaie à la face, destruction de l'arcade zygomatique droite, coup de feu, Frœschwiller. — Déformation de la face.

NICAISSE, Charles, né le 2 juillet 1850, Mutzig (Bas-Rhin), 33e de ligne. — Fracture comminutive de la jambe droite, coup de feu, Azé (Loir-et-Cher), 6 janvier.—Raccourcissement et déformation de la jambe incurvée légèrement en dehors, ankylose incomplète tibio-tarsienne.

NICAL, Auguste-Joseph, né le 23 novembre 1849, Quesnoy-sur-Deûle (Nord), garde mob. du Nord. — Déchirure de l'oreille gauche et perte absolue de l'œil de ce côté, éclats d'obus, Saint-Quentin. — Cicatrice adhérente à l'apophyse mastoïde.

NICAUD, Jean-Baptiste, 11e chass. à pied. — Plaie pénétrante à la cuisse gauche, coup de feu, Sainte-Barbe sous Metz. — Paralysie incomplète du pied.

NICE, Paul-Emile, né le 1er décembre 1848, Martigny (Aisne), 49e de ligne. — Fracture comminutive du calcanéum gauche, coup de feu, Sedan. — Ankylose tibio-tarsienne, atrophie de la jambe.

NICKEL, Jacques, né le 23 mars 1841, Barr (Bas-Rhin), 6e de ligne. — Fracture du maxillaire inférieur à gauche, coup de feu, Saint-Privat. — Perte de 4 molaires (2 en bas et 2 en haut), rétrécissement du maxillaire inférieur non consolidée, grande gêne dans la parole.

NICKES, Nicolas, né le 2 janvier 1822, Rouhling (Moselle), 230e bat. de la garde nationale de la Seine. — Chute sur le poignet droit, Paris, 15 janvier. — Arthrite suppurée, ankylose et atrophie de la main.

NICOD, François-Xavier, 21e de ligne. — Fracture du cubitus gauche, coup de feu, Frœschwiller. — Gêne des mouvements de l'avant-bras.

NICOLAÏ, Denis, né le 20 octobre 1841, Vignale (Corse), 34e de ligne. — Plaie contuse au creux poplité gauche, éclat d'obus, Bazeilles. — Abcès multiples de la partie postérieure de la cuisse, rétraction de la jambe, atrophie et ankylose du genou.

NICOLAI, Jacques-Antoine, né le 12 février 1842, Levie (Corse), garde mob. de la Corse, sergent. — Plaie contuse à la partie supérieure du sternum, plaie à travers la main gauche, fracture comminutive des 3e et 4e métacarpiens, main gauche, 2 coups de feu, Villersexel. — Cal difforme, flexion permanente des doigts annulaire et auriculaire, ankylose du poignet.

NICOLAÏ, Nicolas, garde mob. de la Corse, sergent. — Plaie contuse à la cuisse droite, lésion du fémur, coup de feu, Villersexel. — Esquilles, gêne des mouvements du membre.

NICOLAS, Alexandre-Raphaël, 28e de ligne, caporal. — Plaie à travers la face, coup de feu, à (?), 18 août. — Cicatrice à la langue, fistule salivaire.

NICOLAS, Alfred-Louis, né le 16 février 1846, Marseille (Bouches-du-Rhône), section du génie des francs-tireurs provençaux, sous-lieutenant. — Fracture comminutive de l'avant-bras droit, coup de feu, Germiny, 5 novembre. — Cicatrice adhérente, ankylose du poignet avec perte des mouvements des doigts.

NICOLAS, Auguste-Léon-Marie, né le 9 février 1846, Pont-l'Abbé (Finistère), 91e de ligne. — Larges plaies contuses à la partie postérieure supérieure de la cuisse droite et à la partie antérieure moyenne de la cuisse gauche, éclats d'obus, Sedan. — Cicatrices adhérentes aux deux cuisses, atrophie et rétraction du membre inférieur droit.

NICOLAS, Charles-Alfred, 23e de ligne. — Perte de l'indicateur gauche, coup de feu, Arthenay, 2 décembre.

NICOLAS, François, 16e de ligne. — Plaie au bras gauche, coup de sabre, Provenchère, 3 décembre. — Chute sur le genou gauche, arthrite du genou, affaiblissement du bras.

NICOLAS, Jean-Baptiste-Firmin, né le 6 avril 1842, Roquevaire (Bouches-du-Rhône), 30e de ligne. — Fracture du calcanéum et de l'astragale, pied droit, coup de feu, Arthenay, 3 décembre. — Cicatrice adhérente et profonde, engorgement permanent du pied avec grande gêne dans la marche.

NICOLAS, Jean-Etiene, né le 3 décembre 1847, Saint-Pierre-Eynac (Haute-Loire), garde mob. de la Haute-Loire, caporal. — Plaie contuse au niveau de la malléole interne, pied gauche, coup de feu, Héricourt. — Cicatrices profondes et adhérentes, rétraction du pied.

NICOLAS, Nicolas, né le 17 janvier 1843, Etalente (Côte-d'Or), 17e chass. à pied. — Fracture de l'olécrane droit avec plaie pénétrante du coude, éclat d'obus, Frœschwiller. — Ankylose du coude, atrophie du membre.

NICOLAS, Théophile-Jean-Louis, né le 1er mai 1848, Rennes (Ille-et-Vilaine), 78e de ligne. — Congélation, Ingolstadt (Bavière). — Perte totale des orteils des deux pieds.

NICOLAUD, Martial, né le 6 janvier 1844, Villeneuve-d'Allier (Haute-Loire), 41e de ligne. — Plaie pénétrante de poitrine à gauche, coup de feu, Beaugency. — Plaies fistuleuses persistantes, gêne des mouvements de l'épaule.

NICOLET, Emile-Justin, né le 9 avril 1850, Doubs (Doubs), 63e de ligne. — Congélation, Montbéliard. — Perte des 4 premiers orteils, pied droit, déviation et atrophie du 5e orteil.

NICOLINI, Jean-Pierre, 29e de ligne, sergent. — Fracture de l'humérus gauche, tiers supérieur, coup de feu, Saint-Privat. — Atrophie du bras.

NICOLLEAU, Jean-Auguste, 52e de ligne. — Plaie contuse à la cuisse gauche, coup de feu, Connéré. — Larges cicatrices.

NICOLLEAU, Louis-Henri-François, né le 22 mai 1850, Beaufou (Vendée), volontaires de l'Ouest. — Fracture de la jambe gauche, coup de feu, Yvré-l'Evêque. — Perte de substance, cal difforme, cicatrice excavée et profonde à la partie inférieure de la jambe raccourcie et atrophiée, extension permanente du pied.

NICOLLET, François-Marie, né le 27 mai 1849, Champfronier (Ain), 37e de ligne. — Plaie à travers le coude gauche, coup de feu, Loigny. — Ankylose incomplète du coude et mouvements très-limités de la main.

Nicollet, Jean, 55ᵉ de ligne. — Chute sur le genou droit, Forbach, 6 août. — Arthrite chronique, gêne des mouvements du genou.

Nicot, Pierre-Claude, né le 5 mars 1841, Villersexel (Haute-Saône), 42ᵉ de ligne. — Plaie contuse à l'épaule gauche, coup de feu, Champigny. — Cicatrice adhérente au bord spinal de l'omoplate amaigrissement et gêne des mouvements du membre.

Nicouleau, Pierre-Jean-Baptiste, 46ᵉ de ligne. — Fracture du cubitus droit, coup de feu, Sedan. — Cal difforme et volumineux, gêne considérable de tous les mouvements du poignet et de l'avant-bras.

Niel, Laurent, 20ᵉ de ligne, caporal. — Fracture du cubitus gauche, tiers supérieur, éclat d'obus, Sedan. — Ankylose incomplète du coude.

Nielloux, Jacques-Saturnin, 4ᵉ de ligne. — Plaie contuse à la main gauche, coup de feu, le Mans, 11 janvier. — Atrophie et ankylose des doigts auriculaire, annulaire et médius.

Niémérich, Edouard, né le 25 janvier 1843, Heimsbrunn (Haut-Rhin), 97ᵉ de ligne. — Plaie perforante de la base du pénis au centre de la fesse gauche, fracture du bord inférieur de l'os iliaque, coup de feu, Gravelotte. — Plaie fistuleuse profonde de 8 centimètres, gêne des mouvements du bassin sur la cuisse.

Niepce, Antoine, garde mob. de Saône-et-Loire, sergent. — Plaie contuse à la cuisse gauche, coup de feu, Dijon, 23 janvier. — Claudication, faiblesse générale.

Nier, Jules, 20ᵉ de ligne. — Luxation irréductible du coude gauche, chute à (?), 2 décembre.

Nifenecker, Charles-Eugène, né le 4 juillet 1847, Héricourt (Haute-Saône), garde mob. de la Haute-Saône. — Variole confluente, Belfort. — Cécité complète.

Nifle, François, né le 15 octobre 1846, Saint-Escupéry (Corrèze), 42ᵉ de ligne, caporal. — Fracture de la jambe droite, tiers supérieur, coup de feu, Champigny. — Gêne dans la flexion de la jambe.

Nimper, Joseph, né le 7 janvier 1844, Signy-Montlibert (Ardennes), 8ᵉ artill. — Plaie contuse à l'épaule droite, éclat d'obus, Saint-Privat. — Vaste cicatrice adhérente à la partie supérieure externe de l'articulation scapulo-humérale qui est ankylosée.

Ninin, Jean-Pierre, né le 19 juin 1837, Cons-la-Grandville (Ardennes), éclaireurs des Ardennes. — Désorganisation du globe oculaire droit, coup de feu, Mézières, 25 décembre.

Niquelle, Louis-Eugène, né le 2 avril 1844, Rouquerolles (Seine-et-Oise), 10ᵉ chass. à pied. — Fracture de l'humérus gauche, coup de feu, Spickeren. — Consolidation vicieuse, déformation et atrophie du membre.

Niquet, Paul, né le 26 octobre 1844, Varzy (Nièvre), 116ᵉ de ligne. — Plaie de tête, fracture de l'apophyse mastoïde gauche, coup de feu, l'Hay. — Idiotisme, plaie fistuleuse au niveau du conduit auditif externe, aplatissement de la paroi crânienne.

Nitzel, Jean-Baptiste, né le 7 avril 1844, Deux-Nouds-aux-Bois (Meuse), 61ᵉ de ligne. — Fracture comminutive de la jambe gauche, tiers inférieur, plaie s'étendant de la partie antérieure et moyenne de la cuisse gauche à la partie antérieure du périnée, plaie s'étendant de la partie inférieure moyenne du pli fessier, cuisse droite, à la partie postérieure du périnée, 3 coups de feu, Beaumont (Ardennes).

Nivet, Jean-François, né le 27 novembre 1844, Langueux (Côtes-du-Nord), 97ᵉ de ligne. — Fracture de l'avant-bras droit et de l'articulation scapulo-humérale droite, 2 coups de feu, Rezonville. — Ankylose scapulo-humérale.

Nivot, Claude, né le 12 mai 1840, Toulon-sur-Arroux (Saône-et-Loire), 2ᵉ zouaves. — Fracture du cubitus droit, tiers moyen, plaie contuse à la main gauche, 2 coups de feu, Frœschwiller.

NOBLE, Louis-Jean, 4e zouaves. — Fracture de l'indicateur, main gauche, coup de feu, la Malmaison, 21 octobre. — Ankylose de ce doigt.

NODON, Henry, né le 13 décembre 1839, Saint-Jean-Chambre (Ardèche), 37e de ligne. — Fracture comminutive de la jambe droite, coup de feu, Villorceau. — Ankylose angulaire du genou, engorgement de l'articulation tibio-tarsienne avec rétraction des orteils, atrophie du membre.

NODOT, Claude-Antoine, né le 19 septembre 1847, Seveux (Haute-Savoie), 2e artill., maréchal des logis. — Perte totale des quatre derniers orteils et de la 1re phalange du gros orteil, pied droit, coup de feu, Sedan.

NOEL, Amand-Félix-Victor, né le 18 octobre 1849, Caen (Calvados), 20e chass. à pied. — Contusion du globe oculaire gauche, terre projetée par éclat d'obus, Arthenay. — Cataracte, perte de la vision de ce côté.

NOEL, Auguste, 8e de ligne, sergent. — Fracture du maxillaire supérieur, coup de feu, Forbach. — Déformation de la face, gêne dans l'écartement des mâchoires.

NOEL, Bernard, 71e de ligne. — Perte de l'indicateur, main (?), coup de feu, Servigny.

NOEL, Edmond-Nicolas-Auguste, né le 5 mai 1848, Montaulin (Aube), garde mob. de l'Aube. — Plaie contuse à la jambe gauche, éclat d'obus, bois de Boulogne, 2e siége. — Ostéite suppurée du tibia, gêne dans la marche.

NOEL, Eugène-Jacques-Honoré, né le 27 avril 1842, Sainte-Honorine-la-Guillaume (Orne), garde mobilisée de l'Orne. — Vaste plaie au creux poplité gauche, éclat d'obus, Alençon. — Abcès diffus, gangrène, cicatrice vicieuse adhérente, rétraction de la jambe sur la cuisse.

NOEL, Jean, né le 13 avril 1844, Lugny-Champagne (Cher), 37e de ligne. — Fracture comminutive du fémur gauche, coup de feu, Sedan. — Nombreuses esquilles, raccourcissement considérable du membre.

NOEL, Jeha, 56e de ligne. — Plaies contuses au mollet droit et au pied gauche, 2 coups de feu, Froeschwiller. — Ankylose incomplète tibio-tarsienne gauche.

NOEL, Joseph-Noël, 72e de ligne. — Fracture de la tête de l'humérus gauche, coup de feu, Pont-Noyelles. — Ankylose incomplète de l'épaule et perte des mouvements d'élévation du bras.

NOEL, Léon-Victor, rég. étranger. — Plaie compliquée au bras droit, coup de feu, Orléans, 11 octobre. — Paralysie incomplète du bras.

NOEL, Nicolas-Xavier, né le 6 septembre 1853, Urville (Vosges), 65e de ligne, caporal. — Plaie en séton à l'abdomen, fracture du radius (?), coups de feu, Gravelotte.

NOEL, Pierre-Auguste, 3e zouaves. — Variole, Besançon. — Staphylôme opaque de l'œil droit.

NOEL, Théodore, 26e de ligne. — Plaie contuse à la face dorsale du pied gauche, coup de feu, Loigny. — Large cicatrice adhérente.

NOEL, Victor-Paul-Adolphe-Emilien, né le 16 août 1848, Sionne (Vosges), garde mob. de la Seine, sous-lieutenant. — Fracture comminutive des phalanges des doigts indicateur et médius, et du 3e métacarpien, main gauche, fracture comminutive des mêmes doigts, main droite, coup de feu, Buzenval.

NOGUÈRES, François, garde mob. de Lot-et-Garonne. — Plaie contuse au bras droit, coup de feu à (?), 8 décembre.

NOGUÈS, Alphonse, 58e de ligne. — Plaies contuses à la jambe (?), 3 coups de feu, Mouzon. — Cicatrice adhérente au niveau du tendon d'Achille.

NOGUÈS, Jean-Baptiste, 7e chass. à pied. — Plaies contuses à la cuisse gauche, tiers inférieur, et à la cuisse droite, coup de feu à (?).

NOGUÈS, Jean-Baptiste, né le 1er mars 1840, Montfort (Ille-et-Vilaine), 24e chass. à pied. — Plaies perforantes au pied droit, la première s'étendant du bord interne du pied au-dessous de la malléole externe, la seconde, de la partie postérieure de la malléole externe en arrière de la malléole interne, 2 coups de feu, Rezonville. — Ankylose tibio-tarsienne.

Noguès, Louis-Marie-Marcellin, né le 18 juillet 1838, Rohan (Morbihan), francs-tireurs de la Loire-Inférieure, caporal-fourrier. — Fracture comminutive des 1er et 2e métacarpiens, main droite, coup de feu, Châteaudun, 18 octobre. — Cicatrice adhérente allant de la racine des doigts au sommet du poignet, atrophie et déformation de la main avec extension permanente des doigts.

Noguier, Fulcrand-Auguste, né le 26 avril 1845, Boussagues (Hérault), 30e de ligne. — Fracture du coude gauche, coup de feu, Sedan. — Ankylose du coude dans la demi-flexion, amaigrissement du membre, fixé en pronation.

Noir, Jean-Claude, né le 16 mars 1839, Lyon (Rhône), 1re légion du Rhône. — Perte des doigts auriculaire et annulaire, main gauche, coup de feu, Nuits. — Flexion permanente du médius.

Noir, Jean-Pierre, né le 3 avril 1831, Saint-Etienne (Loire), 6e chass. à pied, caporal. — Plaie en séton au bras gauche et à la poitrine, à travers le muscle pectoral, coup de feu, Sedan. — Atrophie du bras et rigidité de l'articulation scapulo-humérale.

Noirignat, Antoine, garde mob. de la Lozère. — Variole épidémique à (?). — Perte de la vision à droite.

Noirot, Augustin, né le 26 avril 1844, Fleury (Côte-d'Or), garde mobilisée de la Côte-d'Or. —· Tumeur blanche du genou gauche, marches forcées et refroidissements. — Atrophie du membre, ankylose du genou dans la flexion.

Noleau, Henri-Julien, 16e artill. — Plaie contuse au pied gauche, éclat d'obus, Strasbourg, 27 septembre. — Ankylose tibio-tarsienne avec engorgement chronique du pied.

Nonglaton, Christini, né le 20 janvier 1839, Grésy-sur-Aix (Savoie), 70e de ligne.—Ecrasement du pied gauche par une roue de wagon, Bourges, 1870. — Perte des 2 premiers métacarpiens et de leurs orteils, redressement des trois autres orteils, larges cicatrices adhérentes faibles et très-ulcérables, marche sur le talon et la face externe du pied.

Noni-ben-Moumer, 3e tir. alg. — Fracture de l'humérus gauche, coup de feu, Mézières, 30 novembre. — Atrophie du bras.

Nonnon, Georges-Frédéric, né le 26 juillet 1847, Reims (Marne), garde mob. de la Marne. — Plaie pénétrante du poignet avec luxation en avant, plaie contuse à la partie inférieure de l'avant-bras droits, 2 coups de feu, Pont-Noyelles. — Déformation de l'avant-bras, ankylose du poignet et perte de l'usage des doigts.

Nony, Louis, né le 20 avril 1826, Limoges (Haute-Vienne), 83e de ligne, sergent.—Fracture du fémur gauche, tiers supérieur, coup de feu, Rougemont. — Ankylose incomplète coxo-fémorale, rétraction permanente des fléchisseurs de la cuisse.

Nore, François, né le 13 janvier 1849, Evaux (Creuse), 61e de ligne. — Plaie pénétrante de l'articulation huméro-cubitale droite, coup de feu, Montbéliard. — Ankylose incomplète du coude.

Norelle, François, né le 3 décembre 1828, Comines (Nord), garde mobilisée du Nord.— Plaie contuse à l'épaule droite, partie supérieure, coup de feu à (?), armée du Nord. — Atrophie partielle du deltoïde, gêne des mouvements de l'épaule.

Normand, Arsène-Jean-Victor, né le 19 juillet 1845, Nonancourt (Eure), garde mob. de l'Eure-et-Loir. — Fracture comminutive du coude droit, éclat d'obus, Poisly (Loir-et-Cher), 8 décembre. — Ankylose du coude à angle droit, atrophie de l'avant-bras et de la main avec gêne des mouvements des doigts.

Normand, Charles, 34e de ligne. — Perte des 2e et 3e phalanges de l'indicateur droit, coup de feu, Couthenans, 15 janvier.

Normand, Pierre, garde mob. de la Gironde. — Plaie contuse au bras gauche, coup de feu, Busy (Doubs), 26 janvier. — Atrophie progressive du membre.

Normand, Victor, né le 30 octobre 1850, Paris (Seine), 5e chass. à pied ou 1er de ligne.—

Fracture de l'avant-bras droit, coup de feu, Morée, 14 décembre.—Déformation considérable de l'avant-bras avec perte de ses mouvements.

NORMANDIN, Louis, 14e chass. à pied. — Fracture du col chirurgical de l'huméras droit, coup de feu, Chagey, 15 janvier. — Gêne des mouvements de l'épaule.

NORMANT, Victor, garde mob. du Nord. —Plaies contuses à la cuisse gauche et à la main droite, coups de feu à (?).—Rétraction des doigts auriculaire et annulaire.

NOSNY, Louis-Jules, né le 16 novembre 1842, Paris-Grenelle (Seine), garde nationale de la Seine, 82e bataillon. — Plaie en séton à la partie antérieure du poignet droit, coup de feu, Buzenval.

NOTRE, Victor-Lucien-Edouard, né le 8 janvier 1850, la Loupe (Eure-et-Loir), 35e de ligne. — Fracture du 1er métacarpien, main gauche, coup de feu, Clamart, 5 avril. — Perte des mouvements d'opposition du pouce.

NOUAILHER, Etienne, né le 17 octobre 1840, Limoges (Haute-Vienne), 12e de ligne. — Plaie contuse au pied droit, coup de feu, l'Hay, 29 novembre. — Périostite et nécrose des os du pied, ankylose des articulations tarsiennes et métatarsiennes.

NOUALHAC-PIOCH, Antoine-Albert, 25e de ligne, caporal. — Plaie compliquée à la cuisse gauche, éclat d'obus, Gravelotte. — Gêne considérable des mouvements du membre.

NOUALLET, Joseph, né le 19 octobre 1838, Mansat (Creuse), garde nationale de la Seine. — Plaie contuse à la jambe droite, coup de pied de cheval, Paris. — Ulcération variqueuse rebelle.

NOUGAILLOU, né le 23 novembre 1846, Toulouse (Haute-Garonne), 67e de ligne, caporal. —Désorganisation du globe oculaire droit, coup de feu, Forbach (l'œil est vidé complétement).

NOUGIER, Victor-Auguste, 83e de ligne. — Plaie contuse à la main gauche, coup de feu, Sedan. — Perte du doigt médius.

NOUGUÈS, Jean, né le 3 novembre 1845, Hinx (Landes), 77e de ligne. — Plaie contuse à la main (?), éclat d'obus, Forbach. — Cicatrice adhérente au niveau du 1er métacarpien, flexion permanente du pouce qui est ankylosé, atrophie de la main.

NOULLET, Gustave-Edouard, 1er bat. infanterie légère. — Plaie contuse au talon pied gauche, coup de feu, Beaune-la-Rolande.—Déviation du pied en dedans.

NOURRY, Antoine-Victor, né le 6 avril 1843, Blaison (Maine-et-Loire), 66e de ligne. — Perte de l'auriculaire gauche, éclat d'obus, Saint-Privat. — Atrophie et perte partielle des mouvements de la main.

NOURTIER, Henri-Charles, 11e de ligne, caporal. — Fracture comminutive de l'omoplate gauche, éclat d'obus, Thiais, 30 septembre.—Ankylose incomplète scapulo-humérale.

NOUYRIGAT, Henri, né le 18 mai 1842, Tanus (Tarn), 87e de ligne. — Plaie contuse à la main gauche, coup de feu, Arthenay, 2 décembre. — Perte de la dernière phalange du pouce qui est atrophié, rétraction permanente du médius, ankylose métacarpo-phalangienne de l'annulaire, atrophie et roideur des autres doigts.

NOUZARET, Louis-Joseph, garde mob. de l'Ardèche. — Plaie à travers le poignet droit, coup de feu, Château-Robert, 4 janvier. — Ankylose du poignet avec gêne des mouvements des doigts, surtout du pouce, cicatrice adhérente.

NOYE, Robert-Noël, né le 4 avril 1837, Paris (Seine), 26e de ligne. — Plaie contuse à l'épaule droit, coup de feu, Saint-Privat.

NOYELLE, Edmond-Henri, né le 19 juin 1848, Halluin (Nord), garde mob. du Nord, caporal. — Plaie compliquée au pied gauche, coup de feu, Pont-Noyelles. — Ankylose tibio-tarsienne et des articulations tarsiennes, tuméfaction volumineuse du pied, rétraction du tendon d'Achille avec extension du pied sur la jambe.

NOYELLE, Eloi, né le 11 avril 1845, Saint-Benin (Nord), 57e de ligne. — Plaie de tête profonde au niveau de la suture sagittale, coup de feu, Gravelotte. — Cicatrice adhérente, paralysie incomplète du membre inférieur droit et affaiblissement du bras, même côté, altération de la mémoire avec gêne dans la prononciation de certains mots.

NOYER, Emile-Henri, né le 30 novembre 1845, Vesc (Drôme), 22e de ligne, caporal.—Plaie contuse à la jambe gauche, 2 éclats d'obus, Sedan. — Atrophie de la jambe avec ankylose incomplète tibio-tarsienne.

NOYER, Jules, 34e de ligne. — Fracture de la jambe droite, coup de feu, Orléans, 11 octobre. — Cicatrice adhérente, plaies fistuleuses.

NUELLES, Victor, garde mob. de la Haute-Loire. — Plaie contuse au genou gauche, coup de feu, Beaune-la-Rolande. — Gêne dans ses mouvements.

NUGELEISEN, Emile, né le 6 juillet 1847, Falkwiller (Haut-Rhin), 1er de ligne. — Fracture comminutive de la jambe droite, éclat d'obus, Saint-Privat. — Cal difforme et volumineux, séquestres adhérents au cal, trois plaies fistuleuses, raccourcissement considérable de la jambe, claudication très-prononcée.

NUGUE, Jean-Baptiste-Eugène, né le 28 avril 1841, Oyonnax (Ain), 1re légion de marche du Rhône. — Plaie à travers le coude droit, coup de feu, Nuits. — Ankylose du coude dans l'extension.

NURDIN, Augustin, 57e de ligne. — Fracture de l'os iliaque droit et plaie pénétrante de poitrine, coups de feu, Saint-Privat. — Esquilles, difficulté des mouvements du tronc et du membre inférieur droit, dyspnée.

OBERLÉ, Félix, né le 27 novembre 1848, Thal (Bas-Rhin), garde mob. du Bas-Rhin. — Plaie compliquée à la cuisse droite, éclat d'obus, Strasbourg. — Atrophie et paralysie de tout le membre avec inertie du pied.

OBIN, Jean-Baptiste, 17e chass. à pied. — Plaies contuses à la cuisse et à la jambe droites, coups de feu, Saint-Quentin.

OCHEM, Jean, né le 11 février 1834, Grindorff (Moselle), volontaires de Seine-et-Oise. — Fracture du poignet gauche et du coude droit, coups de feu, Paris-Montmartre, 24 mai. — Ankylose du poignet avec roideur des doigts, ankylose du coude.

OCHSENBEIN, Michel, né le 23 août 1845, Fur-Denheim (Bas-Rhin), 14e artill. — Désorganisation des globes oculaires, coup de feu, Sedan. — Cécité complète.

OCTOBRE, Jean, né le 20 octobre 1848, Pointis-de-Rivière (Haute-Garonne), 9e de ligne. — Plaie contuse à l'œil gauche, déchirure de l'iris, coup de feu, Issy, 8 mai. — Cataracte, perte de la vision.

ODDON, Etienne-Célestin, 86e de ligne. — Fracture du 1er métacarpien, main gauche, coup de feu, Sedan. — Rétraction du pouce.

ODÉON, Jean-Marie, né le 22 février 1848, Saint-Maurice-de-Rotherens (Savoie), garde mob. de la Savoie. — Plaie compliquée en séton au tiers moyen de la cuisse droite, coup de feu, Bethoncourt, 16 janvier. — Paralysie de la jambe.

ODEN, Adolphe-André, né le 23 juin 1850, Vazennes (Nord), 48e de ligne. — Plaie compliquée à la main droite, coup de feu, Paris, 2e siége. — Paralysie des doigts annulaire et auriculaire, atrophie de l'éminence hypothénar.

ODIN, Benoist-Marie, né le 1er avril 1844, Lyon (Rhône), médecin aide-major de 1re classe. — Déchirure de la membrane du tympan de l'oreille gauche, explosion d'obus, Sedan. — Perte des osselets de cette oreille, surdité de ce côté.

ODOU, Henri-Joseph, né le 12 mai 1845, Halluin (Nord), 6e artill. — Plaie à travers le coude gauche, coup de feu, Asnières, 9 avril. — Ankylose du coude avec l'avant-bras dans le quart de flexion.

ODOUARD, Joseph-Charles, né le 28 mai 1848, Montélimar (Drôme), 3e zouaves, sergent. — Plaie à travers la main droite, fracture comminutive de l'indicateur et des trois métacarpiens suivants, coup de feu, Frœschwiller. — Ankylose du poignet, paralysie et atrophie profonde de tout le membre.

ODYE, Jean-Marie-Joseph, 40e de ligne, caporal. — Plaie contuse à la main gauche, coup de feu, Spickeren. — Ankylose métacarpo-phalangienne de l'indicateur, cicatrice adhérente.

OFFMAN, Auguste-Emile, 95e de ligne. — Plaie contuse à la jambe droite, coup de feu, Beaugency. — Cicatrice adhérente.

OFFRET, Jules-Marie-René, né le 18 novembre 1841, Moustern (Côtes-du-Nord), 94e de ligne. — Perte des 2e et 3e phalanges de l'indicateur, main gauche, coup de feu, Saint-Privat. — Ankylose métacarpo-phalangienne de l'indicateur, roideur des autres doigts, atrophie de la main.

OGÉ, François-Joseph, né le 7 février 1847, Paramé (Ille-et-Vilaine), garde mob. d'Ille-et-Vilaine, caporal. — Fracture comminutive du maxillaire inférieur, coup de feu, la Maison-Blanche, 26 décembre.— Déformation de la mâchoire et ankylose incomplète temporo-maxillaire.

OGÉ, Nicolas-Isidore, né le 10 novembre 1847, Saint-Reminont (Meurthe), 57e de ligne. — Plaie à l'angle interne inférieur de l'omoplate gauche, par balle sortie à la partie postérieure du creux de l'aisselle, rentrée dans le bras à la partie supérieure interne, et ressortie à la partie moyenne, coup de feu, Saint-Privat. — Amaigrissement notable du membre à sa partie supérieure, gêne considérable dans le mouvement de l'épaule.

OGER, Arsène-Sébastien-Marie, 65e de ligne. — Fracture de la clavicule droite, coup de feu, Arthenay, 2 décembre.

OGER, Paul-Frédéric-Adolphe, 5e de ligne. — Plaie pénétrante de l'articulation tibio-tarsienne droite, coup de feu, Sedan. — Ankylose incomplète tibio-tarsienne.

OGERON, Joseph, 17e artill., trompette. — Plaie pénétrante du bassin, à gauche, coup de feu, Saint-Marcel, 16 août. — Faiblesse de la jambe gauche, gêne dans la miction.

OGEZ, Auguste-Henri-Bazile, 10e de ligne. — Plaie contuse à la jambe (?), coup de feu, l'Hay, 29 août. — Gêne et douleur dans la marche.

OGEZ, Emile-Joseph, né le 21 septembre 1845, Radinghem (Pas-de-Calais), 26e de ligne. — Plaie compliquée au bras gauche, coup de feu, Saint-Privat. — Atrophie et paralysie partielle de la main.

OGIER, 58e de ligne. — Fracture du cubitus (?), coup de feu, Cravant, 8 décembre. — Cicatrice adhérente et rétraction musculaire.

OGIER, Joseph-Victor, 7e artill., brigadier. — Plaies contuses au poignet, au genou et à l'épaule gauches, éclats d'obus, Belfort. — Perte presque complète de l'ouïe.

OGIER, Victor, né le 4 septembre 1830, Saint-Michel-les-Portes (Isère), garde mob. de la Seine, caporal. — Ophthalmie, plateau d'Avron. — Atrophie pupillaire : Cécité complète.

OHLINGER, Eugène-Ferdinand, 48e de ligne. — Plaie contuse à la main gauche, coup de feu, Frœschwiller. — Atrophie et ankylose des phalanges de l'indicateur dans la flexion.

OJAM, Antoine-François, 64e de ligne. — Plaie compliquée à la jambe droite, coup de feu à (?). — Ankylose du genou dans l'extension.

OLIER, Jean, 6e chasseurs à pied. — Perte de l'annulaire, main gauche, Josnes, 8 décembre.

OLIÉRO, Emmanuel-Eugène, né le 2 décembre 1849, au Palais, Belle-Ile-en-Mer (Morbihan), garde mob. du Morbihan. — Contusion à l'œil droit, ferme de Groslay, 21 décembre· — Perte complète de l'œil, suite de l'opération de la cataracte.

OLIVARY, Didier-Honoré-Joseph, né le 23 mai 1848, Mirabeau (Vaucluse), 57e de ligne. — Plaie à travers le coude droit, coup de feu, Gravelotte.—Ankylose du coude, plaie fistuleuse, atrophie de l'avant-bras.

OLIVE, Laurent-Martin, 11e chass. à pied. — Fracture du péroné gauche, coup de feu, Villorceau. — Large et profonde cicatrice adhérente, gêne dans la marche.

OLIVIER, Alfred-Diogène, né le 6 juillet 1844, Régneville (Meuse), 6e chass. à pied, caporal. — Fracture comminutive du fémur gauche, coup de feu, Sedan. — Raccourcissement de 12 centimètres avec incurvation du membre en dehors, vaste cicatrice adhérente de toute la face interne du genou et de la partie inférieure de la cuisse.

Olivier, Alphonse-Alexandre, garde mob. de l'Orne. — Plaie contuse à l'épaule gauche, coup de feu, Courcebœuf. — Cicatrice adhérente.

Olivier, César-Auguste, né le 7 mai 1841, Campagne-les-Boulonnais (Pas-de-Calais), 19e de ligne, caporal. — Plaie en séton au bras droit, coup de feu, vaste plaie à la région interne du coude droit, éclat d'obus, Châtillon sous Paris, 19 septembre. — Ankylose du coude.

Olivier, Constant-Louis, garde mob. de la Vendée. — Plaie contuse à la partie supérieure de la fesse droite, coup de feu, Champigny, 2 décembre. — Balle enkystée dans les parties profondes, plaies fistuleuses, gêne des mouvements du membre.

Olivier, Elysée-Léon-Prosper, 32e de ligne. — Luxation incomplète et irréductible des os du tarse, pied gauche, chute, la Bourgonce, 6 octobre. — Gêne des mouvements du pied.

Olivier, Félicien, 84e de ligne. — Fracture des 1er et 2e métatarsiens, pied droit, coup de feu, Gravelotte. — Perte du 2e orteil, raccourcissement du gros orteil, engorgement du pied.

Olivier, François, 43e de ligne. — Fracture du pied droit, coup de feu, Saint-Privat. — Gêne des mouvements du pied.

Olivier, François-Louis, né le 19 février 1848, Escandœuvres (Nord), 29e de ligne. — Perte de la phalangette des doigts indicateur et médius, coup de feu à (?), armée du Rhin. — Atrophie et gêne dans la flexion de ces deux doigts.

Olivier, Jean, 66e de ligne. — Fracture de la branche montante du maxillaire inférieur, coup de feu, Rezonville. — Consolidation vicieuse, perte de l'audition à gauche.

Olivier, Jean, né le 12 septembre 1849, Ménestrol-Montignac (Dordogne), garde mob. de la Gironde. — Plaie compliquée à la main gauche, éclat d'obus, Montbéliard. — Perte du doigt auriculaire, ankylose de l'annulaire, enfoncement du 3e métacarpien, cicatrice profondément adhérente et inodulaire dans la paume de la main, amaigrissement de la partie inférieure de l'avant-bras.

Olivier, Jean-Baptiste, 69e de ligne. — Plaie contuse au coude gauche, coup de feu, Villers-Bretonneux, 27 novembre. — Gêne et faiblesse de tout le membre.

Olivier, Jean-Louis, né le 11 juillet 1823, Bouffry (Loir-et-Cher), garde nationale sédentaire de Châteaudun. — Plaie pénétrante à la région dorsale, coup de feu, Châteaudun, 18 octobre. — Balle enkystée au voisinage de la colonne vertébrale, dyspnée et gêne des mouvements des membres inférieurs.

Olivier, Louis-Alphonse, 29e de ligne. — Fracture de l'omoplate (?), coup de feu à (?). — Plaies fistuleuses, gêne dans les mouvements des deux bras.

Olivier, Pierre, né le 28 juin 1838, Prunoy (Yonne), garde mobilisée de l'Yonne. — Plaie contuse à l'avant-bras droit, coup de feu, Châtillon-sur-Loire. — Cicatrice adhérente au tiers inférieur du cubitus, faiblesse générale du membre.

Olivin, Joseph-Auguste, né le 22 février 1839, Dercy (Aisne), 66e de ligne. — Plaie contuse à la main droite, coup de feu, Beaune-la-Rolande. — Engorgement du carpe, cicatrices adhérentes, fausses ankyloses des phalanges des doigts.

Olivos, Mathurin, 1er chass. à pied. — Perte des 2e et 3e phalanges de l'indicateur droit, coup de feu, Boves, 27 novembre.

Ollagnier, Antoine-Benoist, né le 28 octobre 1840, Briançon (Hautes-Alpes), 37e de ligne. — Fracture comminutive et compliquée de l'humérus droit, coup de feu, Morée, 16 décembre. — Paralysie de la main.

Ollard, Henri, 9e artill. — Luxation coxo-fémorale droite en haut et en dehors, Frœschwiller. — La cuisse est fixée dans la demi-flexion et dans l'adduction forcée, raccourcissement de 10 centimètres et atrophie du membre.

OLLIER, François, 96ᵉ de ligne. — Plaie pénétrante de la fesse droite, coup de feu, Frœschwiller. — Gêne des mouvements de la cuisse.

OLLIER, Jean-Louis-Odilon, né le 7 janvier 1847, Villefort (Lozère), 4ᵉ de ligne. — Plaie pénétrante du cou, coup de feu, Saint-Privat. — Gêne considérable de la déglutition avec perte presque complète des mouvements du bras.

OLLIER, Jean-Pierre, né le 15 mars 1841, Oriol (Drôme), 114ᵉ de ligne. — Fracture de l'extrémité inférieure de l'humérus droit, coup de feu, Paris, 24 mai. — Semi-ankylose du coude dans la flexion avec flexion des doigts sur la main.

OLLIVIER, François, né le 9 juillet 1849, Reallon (Hautes-Alpes), 37ᵉ de ligne. — Plaie contuse à la cuisse gauche, partie postérieure, coup de feu, Paris, 2ᵉ siège. — Cicatrices profondes adhérentes, amaigrissement du membre.

OLLIVIER, Guillaume, né le 18 septembre 1849, Quimperlé (Finistère), 41ᵉ de ligne. — Fracture comminutive de l'avant-bras gauche, coup de feu, le Mans, 11 janvier. — Plaies fistuleuses, atrophie et paralysie de l'avant-bras et de la main.

OLLIVIER, Isidore-Pierre, 38ᵉ de ligne. — Fracture comminutive de la jambe gauche, coup de feu, Loigny. — Perte de substance osseuse, cicatrice adhérente.

OLLIVIER, Jean-Marie, 73ᵉ de ligne.—Fracture de la jambe (?), coup de feu, Saint-Privat. — Esquilles, amaigrissement et déformation du membre avec gêne dans la marche.

OLLIVIER, Joseph, 8ᵉ cuirassiers, brigadier. — Plaie contuse à la main gauche, coup de feu, Wœrth. — Gêne des mouvements de l'annulaire et de l'auriculaire.

OLLIVIER, Pierre-Marie, né le 8 août 1848, Pordic (Côtes-du-Nord), 29ᵉ de ligne. — Plaie contuse au moignon de l'épaule gauche, coup de feu, Servigny. — Large cicatrice adhérente et peu résistante.

OLLIVIER, Prudent-Marie-Joseph-Louis, 64ᵉ de ligne. — Plaie contuse au pied gauche, éclat d'obus, Saint-Privat. — Gêne des mouvements du pied.

OLMO, Antoine, né le 20 novembre 1845, Péri (Corse), 42ᵉ de ligne. — Contusion à l'arcade orbitaire droite, coup de feu, Chevilly, 30 septembre. — Décollement de la rétine, perte de la vision de ce côté.

OLOT, Victor, né le 5 juin 1846, Paris (Seine), 26ᵉ de ligne. — Plaie pénétrante du genou gauche, éclat d'obus, Rezonville. — Ankylose incomplète du genou avec perte incomplète de la flexion de la jambe, atrophie du membre.

OLSEN, Olluf, né le 27 mars 1834, Copenhague (Danemark), rég. étranger. — Fracture comminutive du 4ᵉ métacarpien, main gauche, coup de feu, Meung, 2 décembre. — Rétraction de tous les doigts.

ONDET, Antoine, né le 17 mars 1833, Laquenille (Puy-de-Dôme), 44ᵉ de ligne. — Plaie pénétrante de l'épaule gauche avec fracture de l'omoplate, coup de feu, Juranville. — Ankylose scapulo-humérale.

ONETA, Ange-Baptiste, né le 5 novembre 1835, Rutali (Corse), 18ᵉ de ligne. — Variole épidémique, Paris. — Désorganisation du globe oculaire droit et déformation du nez.

ONFRAY, Edmond, né le 5 août 1850, la Ferté-Macé (Orne), 45ᵉ de ligne. — Fracture comminutive de l'avant-bras gauche, tiers moyen, coup de feu, le Mans. — Ankylose du poignet avec rétraction des doigts auriculaire et annulaire et immobilité des trois autres.

ONGUENT, Jean-Joseph-Remy, né le 10 août 1842, Cornillac (Drôme), 13ᵉ de ligne.—Fracture comminutive de la jambe gauche, tiers inférieur, coup de feu, à (?), armée de la Loire, 2 novembre. — Raccourcissement du membre avec plaie fistuleuse persistante, ankylose tibio-tarsienne.

ORAND, Victor-Casimir, né le 17 avril 1845, Glandage (Drôme), 2ᵉ cuirassiers.—Fracture comminutive de l'avant-bras droit, coup de feu, Frœschwiller. — Ankylose du poignet.

ORCEL, Jean, 84° de ligne. — Plaie contuse à la main droite, coup de feu, Saint-Privat. — Perte des 2° et 3° phalanges de l'indicateur.

ORCIÈRES, Jean, 3° de ligne. — Plaie contuse à la région dorsale, coup de feu, Saint-Quentin. — Cicatrice adhérente.

ORÉAL, Mathurin, né le 15 mars 1846, Guilliers (Morbihan), garde mob. du Morbihan.— Fracture du fémur gauche, tiers supérieur, coup de feu, Droué, 17 décembre.—Raccourcissement de 12 centimètres.

ORENGO, Charles-Camille, 5° de ligne.—Plaie pénétrante de l'épaule droite, coup de feu, Sedan. — Balle non extraite.

ORGAMBURU, Armand, 36° de ligne. — Fracture comminutive de la jambe gauche, coup de feu, Beaune-la-Rolande. — Gêne dans les mouvements du membre.

ORGEOLET, Bruniquet-Louis, 43° de ligne. — Fracture comminutive de la jambe droite, éclat d'obus, Beaugency. — Cicatrice adhérente.

ORHAN, Jean-René, 98° de ligne. — Fracture de la jambe droite, éclat d'obus, Gravelotte.

ORHON, Jean, né le 12 avril 1850, Teillé (Loire-Inférieure), 46° de ligne. — Fracture du fémur (?), tiers moyen, coup de feu, Bethoncourt. — Cal très-volumineux, raccourcissement du membre.

ORIOL, Emile, chass. des Alpes. — Plaies contuse à la hanche gauche, coup de Dijon, 21 janvier. — Cicatrice vicieuse à l'abdomen.

ORISAT, Désiré, 53° de ligne. — Plaie contuse à la main droite, coup de feu, Sedan. — Perte des 2° et 3° phalanges des doigts annulaire et auriculaire, ankylose incomplète du médius.

OBLHAC, Antoine, né le 24 décembre 1848, Montauban (Tarn-et-Garonne), 95° de ligne, caporal. — Désorganisation du globe oculaire gauche, coup de feu, Gravelotte.

ORLIAC, Jean-Charles-Edouard, né le 8 août 1846, Cordes (Tarn), garde mob. du Tarn, caporal. — Variole, Vincennes. — Staphylôme double : Cécité complète.

ORMANCEY, Hippolyte-Nicolas, né le 10 décembre 1848, Paris (Seine), 67° de ligne. — Plaie pénétrante de poitrine à droite, coup de feu, Gravelotte. — Hémoptysies, dyspnée.

ORSINI, Ange-Paul, 28° de ligne. — Perte de la phalangette de l'indicateur droit, éclat d'obus, Saint-Privat.

ORSINI, Pierre, né le 15 février 1835, Lunghignapo (Corse), 2° tir. alg., sergent.—Fracture de la jambe gauche, coup de feu, Wœrth. — Raccourcissement du membre avec saillie en avant, cicatrice adhérente à la face antérieure moyenne, et cicatrice très-étendue adhérente à la face intérieure moyenne.

ORTET, Jean, 14° de ligne. — Perte des doigts auriculaire, annulaire et médius, main gauche, éclat d'obus, Couchet, 6 décembre.

ORVILLE, Omer, 41° de ligne. — Fracture du cubitus gauche, coup de feu, Borny. — Cicatrice adhérente.

ORY, Jean-Baptiste, né le 19 février 1839, Orbey (Haut-Rhin), 1er hussards. — Fracture de l'humérus droit, coup de feu, Fréteval (Loir-et-Cher), 14 décembre. — Ankylose du coude, atrophie du membre.

ORY, Julien, né le 27 mai 1847, Meslay (Mayenne), garde mob. de la Mayenne.—Fracture du genou droit, coup de feu, Vendôme, 6 janvier. — Ankylose du genou dans l'extension complète.

ORY, Léon-Pierre-Frédéric, né le 22 février 1851, Montbéliard (Doubs), 74° de ligne, caporal. — Perte de l'indicateur, main gauche, vaste plaie à la partie externe de la jambe gauche avec fracture du péroné au tiers moyen, éclats d'obus, Sedan. — Cicatrices adhérentes, rétraction des tendons avec déviation du pied en dedans et impossibilité de le poser à terre.

ORZONI, Charles-Joseph, né le 23 février 1837, Ajaccio (Corse), 7ᵉ de ligne. — Fracture du radius gauche, plaie pénétrante de poitrine et de l'abdomen avec fracture de côtes, 2 coups de feu, Servigny, 31 août.

OSER, Louis, né le 23 août 1844, Bixheim (Haut-Rhin), 18ᵉ de ligne. — Plaie contuse au globe oculaire gauche, éclat d'obus, Strasbourg. — Perte de la vision de ce côté.

OSWALD, Henri, né le 23 janvier 1847, Ratzewiller (Bas-Rhin), 8ᵉ artill. — Fracture de l'extrémité inférieure de l'humérus droit, éclat d'obus, Rezonville. — Ankylose du coude.

OSTÈNE, Etienne-Jacques, 88ᵉ de ligne. — Plaie à la main droite, éclat de bois, camp de Gromberg, 27 avril. — Abcès phlegmoneux, nécrose, perte du doigt indicateur.

OSTER, Joseph-Auguste, né le 25 mai 1843, Hochfelden (Bas-Rhin), 66ᵉ de ligne, sergent. — Fracture du maxillaire supérieur, coup de feu, Rezonville. — Perte de 7 dents et d'une grande partie de la mâchoire, avec perforation considérable de la voûte palatine.

OSTIER, François, 25ᵉ de ligne, caporal. — Plaie contuse au creux poplité droit, coup de feu, Ladonchamps. — Esquilles, gêne des mouvements de la jambe.

OSTMAN-OULD-HESSAÏN, né en 1840, Mostaganem (Oran), 2ᵉ tir. alg. — Fracture comminutive de la jambe droite, coup de feu, Wœrth. — Raccourcissement du membre avec incurvation postérieure, cicatrices profondes et adhérentes.

OTT, Joseph, né le 27 juin 1849, Griesheim (Bas-Rhin), 13ᵉ chass. à pied. — Désorganisation du globe oculaire droit, éclat d'obus, Strasbourg, 6 septembre.

OTTAVJ, Valériens-Séraphin, 37ᵉ de ligne. — Plaies pénétrantes de l'épaule droite et du bras gauche, coups de feu, Patay. — Cicatrice adhérente à l'omoplate.

OUDOT, Nicolas-Edmond, 99ᵉ de ligne, sergent. — Plaie pénétrante à la fesse droite, au-dessus du pubis, coup de feu, Juranville.

OUGIER, Jean-Baptiste, né le 31 octobre 1846, Clavans (Isère), garde mob. de l'Isère. — Fracture de la partie supérieure de l'omoplate droite, éclat d'obus, Beaugency. — Ankylose scapulo-humérale.

OUHALDE, Gabriel, né le 1ᵉʳ décembre 1849, Arbouet (Basses-Pyrénées), 113ᵉ de ligne. — Plaie pénétrante de la région fessière droite, coup de feu, Issy, 2ᵉ siége. — Plaie fistuleuse profonde, balle enkystée dans les parties dures du bassin.

OULION, Joseph, né le 7 janvier 1848, Retournac (Haute-Loire), 97ᵉ de ligne. — Arthrite du genou gauche, chute, siége de Metz. — Tumeur blanche du genou avec atrophie du membre.

OURADOU, Casimir-Osmin, médecin-major, 40ᵉ de ligne. — Surexcitation cérébrale avec ataxie locomotrice, fatigues de la guerre.

OURCEL, Pierre-Marie, né le 28 juin 1836, Bréhan-Loudéac (Morbihan), 4ᵉ de ligne. — Plaie contuse à la main (?), coup de feu, Gravelotte. — Roideur durable des doigts.

OURGANT, Benoît, 82ᵉ de ligne. — Plaie contuse à la main gauche, éclat d'obus, Patay, 2 décembre. — Cicatrice adhérente avec flexion de l'indicateur.

OURS, Henry-Isaac, né le 6 juillet 1850, les Contamines (Haute-Savoie), 62ᵉ de ligne. — Plaie contuse à la cuisse droite, partie inférieure, coup de feu, Changé. — Cicatrice adhérente, gêne dans la marche.

OURSEL, Auguste-Eugène, 89ᵉ de ligne. — Perte des 2ᵉ et 3ᵉ phalanges de l'indicateur, main gauche, éclat d'obus, Josnes. — Ankylose métacarpo-phalangienne de ce doigt.

OURY, Aloise, 71ᵉ de ligne, caporal. — Plaie à la face, lésion de l'apophyse zygomatique droite, coup de feu, Dijon, 30 octobre.

OURY, Jean, né le 30 juillet 1848, Haut-Corlay (Côtes-du-Nord), 69ᵉ de ligne. — Fracture de la clavicule droite, chute, Auxerre. — Consolidation vicieuse, engourdissement et gêne des mouvements du bras.

OURY, Jean-Joseph, né le 22 août 1845, Cheverny (Loir-et-Cher), 44ᵉ de ligne, caporal.

— Plaie contuse au pied droit, coup de feu, Borny. — Gêne dans la marche, consomption pulmonaire.

Oury, Pierre-Philémon, né le 24 janvier 1849, Mélicourt (Eure), garde mob. de la Seine. — Fracture comminutive du fémur gauche, tiers moyen, coup de feu, Epinay. — Raccourcissement de 8 centimètres avec forte incurvation en dehors.

Ousset, Jean, né le 12 décembre 1849, Saint-Lary (Ariège), 33e de ligne. — Fracture du fémur gauche, coup de feu, Coulmiers. — Raccourcissement de 5 centimètres, plaies fistuleuses persistantes.

Oustet, Paul, 21e de ligne. — Plaie contuse à la main gauche, éclat d'obus, Beaumont. — Perte des 2e et 3e phalanges du médius, avec extension permanente de l'annulaire.

Ousty, Michel, garde mob. de la Dordogne. — Plaie en séton à la jambe gauche, coup de feu, Coulmiers. — Engorgement de l'articulation tibio-tarsienne avec gêne dans la marche.

Outrequin, Eugène, né le 7 janvier 1851, Amiens (Somme), 90e de ligne, sergent. — Désorganisation du globe oculaire droit, coup de feu, Sedan.

Ouvrard, François-Augustin, né le 28 septembre 1844, Trémontines (Maine-et-Loire), 5e hussards. — Perte du pouce droit, plaie contuse à la cuisse droite, éclats d'obus, Sedan. — Cicatrice adhérente, amaigrissement notable du membre.

Ouvrard, Jean-Marie-Alexis, 59e de ligne. — Plaies contuses à l'avant-bras droit et à l'épigastre (?), coups de feu, Conneré, 11 janvier. — Gêne dans la flexion de l'avant-bras et faiblesse des mouvements de la main, troubles de la digestion.

Ouvrard, Louis, né le 22 mai 1849, Doussay (Vienne), 17e de ligne. — Fracture du péroné et de la malléole interne gauches, coup de feu, Montmesly, 30 novembre. — Engorgement et ankylose de l'articulation tibio-tarsienne, large cicatrice adhérente, œdème et atrophie de la jambe.

Ouvrier, Jean, 13e de ligne. — Perte d'une phalange du pouce gauche, coup de feu, Borny.

Ozette, Charles-Philippe, 21e de ligne. — Fracture comminutive de l'avant-bras droit, coup de feu, Beaumont (Ardennes). — Gêne des mouvements du membre.

Ozil, Jacques-Auguste, 59e de ligne. — Perte de la phalangette de l'annulaire gauche, coup de feu, Hautes-Bruyères, 26 septembre. — Gêne dans la flexion des doigts annulaire et médius.

Paban, Jean-Baptiste-François, né le 11 novembre 1844, Draguignan (Var), 30e de ligne, caporal. — Plaie de la partie antérieure de l'épaule droite à la partie externe moyenne du bras, coup de feu, Sedan. — Ankylose scapulo-humérale, rétraction du biceps avec flexion permanente de l'avant-bras et amaigrissement considérable de tout le membre.

Pabeuf, Eugène, né le 23 juin 1831, Nantes (Loire-Inférieure), francs-tireurs de la Gironde. — Myélite, froids, 1870-71. — Paraplégie, ataxie locomotrice progressive, difficulté dans la digestion.

Pabois, Théophile-Marie, 11e artill. — Abcès multiples au coude droit, fatigues, siège de Paris. — Ankylose du coude.

Pacalin, Brunot-Barthélemy, garde mob. du Rhône. — Congélation, Héricourt, 16 janvier. — Perte de la phalange unguéale du gros orteil avec lésion des 3e, 4e et 5e orteils, pied droit, et des 2e et 3e orteils, pied gauche.

Pacaret, Cyrille, né en mars 1843, Pamiers (Ariège), 66e de ligne. — Fracture comminutive de l'avant-bras droit, coup de feu, Spickeren. — Ankylose et déviation du poignet, atrophie de l'avant-bras et de la main.

Pacaud, Gabriel, né le 25 août 1850, Lays-sur-le-Doubs (Saône-et-Loire), 37e de ligne. — Plaie à travers les deux cuisses, coup de feu, Changé. — Cicatrices étendues adhérentes et peu résistantes à la région inguinale droite et à la face antérieure moyenne de la cuisse gauche.

PACAUD, Gilbert-Thomas, né le 21 décembre 1845, le Compas (Creuse), 47e de ligne, sergent. — Fracture de l'os iliaque droit, coup de feu, Beaumont. — Plaies fistuleuses dans le pli inguinal, atrophie et paralysie du membre inférieur.

PACHOT, Eugène, 2e artill. — Fracture de l'épine de l'omoplate droite, éclat d'obus, Chilleurs-aux-Bois. — Cicatrice adhérente.

PACHOUX, Joseph-Amédée, 58e de ligne. — Fracture du 5e métacarpien, main gauche, coup de feu, le Mans, 11 janvier. — Flexion forcée des doigts auriculaire et annulaire.

PACUILL, Jean-Gaudirique, 43e de ligne, sergent-fourrier. — Plaie pénétrante à l'avant-bras gauche, coup de feu, Borny. — Cicatrice adhérente

PADIRAT, Guy, né le 16 mai 1847, Assier (Lot), garde mob. du Lot. — Fracture des métatarsiens, pied gauche, coup de feu, Ley sous Cravant. — Atrophie de la jambe.

PADRO, Charles-Louis-Jean, né le 27 mai 1853, Guelma (Algérie), 14e chass. à pied. — Fracture du radius gauche, tiers inférieur, coup de feu, Chagey, 17 janvier. — Atrophie de l'avant-bras avec adhérence des tendons fléchisseurs et extenseurs des doigts.

PAGANEL, Jean-Baptiste, né le 23 mai 1836, Cieurac (Lot), 60e de ligne. — Fracture comminutive et compliquée de l'humérus droit, coup de feu, Borny. — Atrophie du membre supérieur avec paralysie des 4 derniers doigts.

PAGANEL, Pierre, 37e de ligne. — Plaie contuse à la hanche droite, éclat d'obus, fracture du genou droit, coup de feu, Sedan. — Esquilles du genou et gêne de ses mouvements.

PAGE, Hervé, 2e cuirassiers. — Fracture de l'os iliaque, côté (?), coup de feu, Frœschwiller.

PAGE, Nicolas-Napoléon, 4e de ligne. — Perte du doigt auriculaire gauche, coup de feu, Arthenay, 2 décembre. — Rhumatismes chroniques.

PAGÈS, Antoine-Gustave, né le 7 août 1841, les Vans (Ardèche), 82e de ligne. — Fracture de l'astragale, pied droit, coup de feu, Sedan. — Luxation en arrière du fragment postérieur et changement de rapports de l'articulation tibio-péronéo-astragalienne, amaigrissement de la jambe et du pied.

PAGÈS, Auguste, 16e de ligne. — Perte des 2e et 3e phalanges du médius, main droite, éclat d'obus, Champigny, 2 décembre. — Paralysie incomplète des autres doigts.

PAGÈS, Etienne, 95e de ligne. — Perte partielle de l'indicateur droit, coup de feu, Sainte-Barbe.

PAGÈS, Pierre, garde mob. du Lot. — Perte des 2e et 3e phalanges de l'indicateur droit, coup de feu, Parigné-l'Evêque. — Gêne des mouvements de la main.

PAGÈS, Barthélemy, 93e de ligne. — Fracture de la branche montante droite du maxillaire inférieur, coup de feu, Saint-Privat. — L'articulation temporo-maxillaire a une tendance à une luxation spontanée, cicatrice profonde et adhérente.

PAGÈS, Gabriel, 54e de ligne. — Plaie contuse à l'épaule droite, coup de feu, Amanvillers. — Cicatrices adhérentes.

PAGET, Victor-Eugène, 3e de ligne. — Plaie contuse à l'épaule gauche, coup de feu, Frœschwiller. — Ankylose incomplète scapulo-humérale.

PAGNON, Pierre, garde mob. de la Haute-Garonne. — Congélation, Héricourt, 18 janvier. — Perte des deux gros orteils.

PAGNOU, Pierre, né le 3 mars 1847, Bergerac (Dordogne), garde mob. de la Dordogne. — Plaie s'étendant de la tubérosité de l'ischion à l'éminence iléo-pectinée, coup de feu, Loigny. — Atrophie de tout le membre inférieur droit, fistule vésicale, plaie fistuleuse près l'articulation coxo-fémorale.

PAGOT, Hébé-Louis-Aimé, né à Saint-Hilaire-de-Riez (Vendée), 2e section d'infirmiers militaires, sergent. — Entorse du pied droit, Rennes. — Arthrite chronique de l'articulation tibio-tarsienne, rétraction en arrière et déformation du pied, atrophie de la jambe.

PAHIN, Antoine, 39e de ligne (37e de marche). — Plaie contuse à la main gauche, coup de feu, Patay, 3 décembre. — Flexion permanente de l'indicateur, perte de la 3e phalange du médius.

Paiche, Louis, 64e de ligne. — Fracture comminutive du maxillaire inférieur avec perforation de la voûte palatine, coup de feu, Sedan. — Amaurose de l'œil droit, perte de la vision de ce côté, perte de l'audition à gauche.

Pailha, Jean, 13e infant. provisoire. — Apoplexie cérébrale, camp de Satory. — Hémiplégie droite.

Pailhet, Jean-Marie, 33e de ligne, caporal. — Fracture comminutive de l'avant-bras gauche, coup de feu, Boves. — Gêne dans ses mouvements.

Paillard, Jean-Hippolyte, 29e de ligne. — Plaie contuse à la main gauche, coup de feu à (?). — Perte partielle du 3e métacarpien et des surfaces de son articulation métacarpophalangienne.

Pailler, Antoine, 83e de ligne. — Perte partielle de l'indicateur droit, coup de feu, Saint-Remy, 15 janvier.

Pailler, Pierre-Marie-Thérèse, né le 30 mars 1833, le Ponthou (Finistère), 50e de ligne. — Plaie à travers la partie supérieure du bras droit avec lésion de l'humérus, coup de feu, Wissembourg. — Atrophie et paralysie du membre.

Paillon, François-Dominique, né le 25 décembre 1839, Bouxières-aux-Chênes (Meurthe), 22e de ligne. — Plaie contuse à la cuisse gauche, coup de feu, Sedan. — Pourriture d'hôpital, grande perte de substance musculaire, vaste cicatrice adhérente à la partie antérieure de la cuisse, atrophie du membre, ankylose du genou (marche impossible sans béquilles).

Paillot, Achille-Vital, garde mob. de l'Yonne. — Plaie grave à l'avant-bras gauche, chute dans une excavation, Neuvy-sous-Bois, 12 janvier. — Cicatrice adhérente, gêne des mouvements des doigts.

Pailloz, Léon-Césaire-Joseph, 114e de ligne. — Perte de l'indicateur gauche, coup de feu, Champigny, 30 novembre. — Atrophie de la main, gêne des mouvements des doigts.

Pain, Louis-Fulgence, né le 4 août 1845, Bonville (Seine-Inférieure), garde mob. de la Seine-Inférieure. — Fracture comminutive de l'avant-bras droit, coup de feu, Buzenval. — Ankylose du poignet, atrophie du membre.

Painchault, Etienne-Désiré, garde nationale sédentaire de Châteaudun. — Fracture de l'épine de l'omoplate droite avec lésion du cou, coup de feu, Varize, 15 octobre. — Fracture non consolidée, gêne dans l'élévation du bras.

Pain-Frandon, Jean-Désiré, 54e de ligne. — Fracture de la jambe droite, coup de feu, Amanvillers. — Esquilles, cicatrices adhérentes.

Pairaudeau, Pierre-Alexandre, 93e de ligne. — Fracture des 3e et 4e métacarpiens, main gauche, coup de feu, Gravelotte. — Déformation des phalanges métacarpiennes avec flexion des doigts.

Paire, Claude, 59e ligne. — Plaie à travers les deux cuisses, coup de feu, Conneré. — Pourriture d'hôpital à la cuisse droite, qui est atrophiée, cicatrice très-étendue et très adhérente.

Paisant, Paul, garde nationale de la Seine. — Fracture comminutive de l'humérus droit, coup de feu, Buzenval. — Consolidation vicieuse, gêne des mouvements du bras.

Pajaud, Jean-Octave-Clément-Firmin, 65e de ligne, sergent. — Plaie contuse à la cuisse droite, coup de feu, Saint-Privat. — Roideur de la partie postérieure de la cuisse.

Palain, Martial, 81e de ligne. — Plaie contuse à la cuisse droite, partie supérieure, coup de feu, Conneré. — Cicatrice adhérente.

Palais, Louis-Eugène, 19e de ligne. — Fracture comminutive de l'avant-bras droit, éclat d'obus, Borny. — Paralysie des extenseurs des deux derniers doigts.

Palamour, Franoi-Marie-Ernest, né le 28 mars 1843, Arzon (Morbihan), 35e de ligne. —

Fracture du fémur droit, coup de feu, Chevilly, 30 septembre. — Déformation et raccourcissement considérables du membre (le membre est plus gênant qu'utile).

PALAS, dit LANNE, Julien, né le 3 août 1833, Bescat (Basses-Pyrénées), 22e de ligne, sergent. — Plaies contuses à l'épaule et à la jambe gauches, coup de feu, Sedan. — Cicatrice adhérente à l'épaule, ankylose scapulo-humérale, faiblesse dans le membre.

PALAT-BEZIAN, Joseph-Auguste, né le 13 janvier 1849, la Cavalerie (Aveyron), 21e chass. à pied. — Plaie en séton du grand trochanter, côté (?), à l'ombilic, plaie compliquée à l'avant-bras droit, 2 coups de feu, l'Hay, 30 septembre. — Ankylose du poignet avec perte des mouvements des doigts.

PALE, Joseph, né le 6 avril 1837, Villefranche (Rhône), 1er zouaves. — Plaie contuse au coude droit, coup de feu, Frœschwiller. — Ankylose du coude dans la flexion, atrophie de l'avant-bras avec extension forcée des doigts.

PALIERNE, François-Antoine, 75e de ligne. — Perte des 2e et 3e phalanges du médius droit, coup de feu, Saint-Privat. — Ankylose métacarpo-phalangienne de ce doigt, et perte des mouvements des doigts annulaire et auriculaire.

FALLEIX, Joseph-Claude, 25e de ligne. — Plaie contuse à la fesse gauche, coup de feu, Gravelotte. — Cicatrice adhérente, atrophie de la cuisse gauche.

PALLIARD, Albert-Paul, né le 17 janvier 1846, Paris, 1er chass. d'Afrique, maréchal des logis. — Fracture du coude gauche, coup de feu, Sedan. — Ankylose du coude avec flexion permanente de l'avant-bras.

PALLIÈRE, Pierre, né le 8 mars 1850, Saint-Baudille (Isère), rég. étranger. — Perte du pouce et du 1er métacarpien, main gauche, coup de feu, Neuilly-sur-Seine, 18 avril. — Cicatrice adhérente à la face palmaire de la main, ankylose incomplète du poignet.

PALLOC, Henri, né le 26 décembre 1845, Nîmes (Gard), garde mob. du Gard, sergent. — Fracture comminutive du fémur gauche, éclat d'obus, Montdidier, 17 octobre. — Cal énorme, raccourcissement du membre, ankylose du genou, gonflement considérable de la cuisse.

PALLOT, Jean-Marie, né le 13 septembre 1846, Saint-Yan (Saône-et-Loire), 56e de ligne. — Fracture de l'humérus gauche, tiers inférieur, coup de feu, Wœrth. — Ostéite, plaies fistuleuses, large cicatrice adhérente à la partie interne du bras, atrophie de la main et de l'avant-bras, paralysie des extenseurs et des fléchisseurs des doigts.

PALLUET, François-Marie-Joseph, 113e de ligne. — Plaie contuse à la cuisse gauche, coup de feu, Champigny, 30 novembre. — Cicatrice étendue et adhérente.

PALTZ, Charles, 15e de ligne. — Plaie contuse à la cuisse gauche, éclat d'obus, Soissons, 13 octobre. — Vaste cicatrice.

PANA, Jean-Baptiste, 34e de ligne. — Plaie contuse à la main gauche, éclat d'obus, Sedan. — Atrophie et extension permanente des doigts indicateur et auriculaire.

PANARIOU, François-Laurent, 22e de ligne. — Plaie pénétrante de poitrine à droite, coup de feu, Champigny, 2 décembre.

PANASSAC, Joseph-Maurice, 52e de ligne (ex-27e de marche). — Plaie pénétrante de l'abdomen à droite, coup de feu, Poupry, 2 décembre.

PANHALEUX, Vincent-Marie, 6e chass. à pied. — Plaie contuse à l'épaule gauche, coup de feu, Sedan. — Gêne des mouvements du membre.

PANNETIER, Alexandre-Magloire, né le 10 août 1845, Saint-Pierre-des-Landes (Mayenne), 7 artill. — Désorganisation du globe oculaire droit, éclat d'obus, Sedan.

PANNETIER, Jacques, 33e de ligne. — Plaie contuse à la jambe droite, partie supérieure, éclat d'obus, les Ormes, 1er octobre. — Perte de substance musculaire, large cicatrice adhérente.

PANNETIER, Philibert, né le 30 novembre 1848, Clamecy (Nièvre), 25e de ligne. — Fracture du fémur gauche, tiers supérieur, coup de feu, Saint-Privat. — Consolidation vicieuse et raccourcissement du membre.

PANNIER, Louis-François, né le 7 juillet 1847, Laigneler (Ille-et-Vilaine), 14ᵉ de ligne.— Fracture comminutive de la jambe gauche, tiers inférieur, coup de feu, Sedan. — Atrophie du membre, déformation de la jambe avec déviation du pied, larges cicatrices adhérentes.

PANNIER, René-Etienne, 39ᵉ de ligne. — Plaie contuse à la cuisse gauche, partie antérieure, coup de feu, Patay, 2 décembre. — Gêne des mouvements du membre.

PANOUZE, Louis-Philippe, né le 29 avril 1834, Mongesty (Lot), francs-tireurs comtois, capitaine. — Plaie pénétrante de poitrine à gauche, coup de feu, Cruxon. — Balle non extraite, dyspnée et engorgement chronique du poumon gauche.

PAOLI, Don-Joseph, né le 14 juillet 1849, Taglio-Isolaccio (Corse), 34ᵉ de ligne, caporal. — Fracture comminutive de l'humérus droit, 2 coups de feu, Sedan. — Plaies fistuleuses, nombreuses cicatrices adhérentes, atrophie du membre.

PAOLI, Jean-Darius, 43ᵉ de ligne, caporal. — Fracture comminutive du tibia et de la tête du péroné droits, coup de feu à (?). — Cicatrice profonde et adhérente.

PAOLI, Toussaint, 82ᵉ de ligne.—Fracture comminutive de l'humérus gauche au niveau de son col chirurgical, coup de feu, Moulin de Cachan, 18 mai.—Cicatrices adhérentes, gêne des mouvements de l'épaule.

PAOLI, Venance, né le 28 octobre 1834, Silvareccio (Corse), 47ᵉ de ligne, sous-lieutenant. — Fracture du fémur droit, tiers supérieur, coup de feu, Frœschwiller. — Cal saillant et volumineux, déformation et raccourcissement du membre de 5 centimètres, atrophie de la jambe, (marche très-pénible.)

PAPAVOINE, Pascal-Théophile, né le 3 novembre 1848, Notre-Dame de Vandreuil (Eure), 80ᵉ de ligne. — Fracture du péroné et de la malléole interne, jambe droite, coup de feu, Saint-Privat.—Cicatrices adhérentes, ankylose incomplète tibio-tarsienne.

PAPE, Fiacre, né le 17 juillet 1840, Plouigneau (Finistère), 12ᵉ chass. à pied. — Plaies contuses aux deux régions inguinales, éclats d'obus, Bellegarde (Loiret).—Vastes cicatrices à ces régions, gêne des deux membres inférieurs.

PAPEAU, Jean, né le 26 juillet 1847, Saint-Pierre-d'Oleron (Charente-Inférieure), garde mob. de la Charente-Inférieure.—Fracture comminutive de l'avant-bras et du poignet droits, éclats d'obus, Terminiers, 2 décembre. — Ankylose incomplète du coude et du poignet, amaigrissement de tout le membre avec extension des doigts.

PAPEL, Germain-François, né le 20 novembre 1848, Laval (Mayenne), 9ᵉ de ligne.—Plaie pénétrante à la partie supérieure de la cuisse droite, coup de feu, Chenebier. — Balle non extraite et logée vers le creux poplité, gêne dans l'adduction et la flexion de la jambe.

PAPILLON, Jean-Marie, garde mob. du Rhône. — Plaie pénétrante de l'omoplate gauche, coup de feu, Pérouse (Haut-Rhin), 21 janvier. — Gêne notable des mouvements du bras.

PAPILLON, Théodore-Auguste, né le 29 juillet 1847, Arcy-sur-Cure (Yonne), 75ᵉ de ligne. —Fracture de l'avant-bras gauche, coup de feu, Bapaume. — Perte considérable du radius, perte des mouvements de l'avant-bras et diminution de ceux du poignet et de la main, cicatrices profondes.

PAPIN, André-Adrien, 2ᵉ de ligne, caporal. — Perte du doigt auriculaire gauche, coup de feu, Spickeren.

PAPIN, François, 59ᵉ de ligne. — Congélation, le Mans, 24 décembre. — Perte de la phalangette des trois premiers orteils, pied droit, et des deux premiers, pied gauche, ankylose métatarso-phalangienne des deux gros orteils.

PAPONNET, Jean-Baptiste, 42ᵉ de ligne. — Plaie contuse à la main gauche, éclat d'obus, Champigny, 30 novembre. — Perte de la 3ᵉ phalange de l'indicateur avec ankylose de ce doigt, affaiblissement de la main.

PAPONNET, Jean-Joseph, 27ᵉ de ligne. — Fracture de l'humérus gauche, coup de feu, Beaumont (Ardennes). — Cicatrice adhérente.

PAPY, Joseph-Jean, né le 2 mai 1849, Vèbre (Ariége), 37ᵉ de ligne. — Fracture du cubitus gauche, coup de feu, Loigny.—Atrophie de la main, ankylose carpo-métacarpienne, rétraction des doigts annulaire et auriculaire.

PAQUET, Pierre, garde mob. du Loiret. — Perte de la 2e phalange du pouce gauche, coup de feu, Héricourt, 19 janvier.

PAQUET, Jean, 48e de ligne. — Plaie contuse à la cuisse gauche, coup de feu, Frœschwiller. — Cicatrice adhérente.

PAQUIER, Louis, né le 16 juillet 1850, Nantes (Loire-Inférieure), 5e chass. à pied.—Fracture comminutive de la jambe (?), tiers supérieur, coup de feu, Josnes. — Esquilles, gêne notable dans la marche.

PAQUIGNON, Michel, né le 3 février 1849, Saint-Germain-Chassenay (Nièvre), 45e de ligne. — Plaies contuses à la cuisse et à la jambe gauches et à la hanche droite, 3 coups de feu, Cravant. — Gêne des mouvements des deux membres inférieurs.

PAQUIN, Frédéric-Adrien-Bon, né le 26 décembre 1842, Lille (Nord), 80e de ligne, capitaine.—Fracture comminutive de la jambe gauche, coup de feu, Wœrth.—Perte de substance des deux os, raccourcissement de 5 centimètres avec incurvation en dedans de la jambe.

PAQUIOT, Christophe-Justin, 8e artill. — Plaie pénétrante du coude droit, coup de feu, Sedan. — Ankylose incomplète du coude.

PAQUIT, Henri-Romain, garde mob. des Ardennes. — Traumatisme au globe oculaire gauche, accès de fièvre délirante, captivité en Prusse, 27 janvier. — Perte de la vision de cet œil.

PARADIS, Clément-Chrysostôme, né le 20 août 1846, Bassu (Marne), garde mob. de la Marne. — Plaie compliquée à l'avant-bras droit, tiers moyen, 3 coups de sabre, Passavant, 25 août. — Paralysie des trois premiers doigts.

PARAVISINI, Dominique, 37e de ligne. — Plaie compliquée au bras gauche, coup de feu, Beaugency, 8 décembre. — Atrophie et rétraction des doigts de la main.

PARCAUD, Pierre, 49e de ligne. — Plaie pénétrante de poitrine à droite, de haut en bas, de la région claviculaire à la région iliaque, coup de feu, la Fourche, 6 janvier. — Balle non extraite, dyspnée.

PARDON, Charles, 53e de ligne. — Congélation, Villersexel, 15 janvier. — Perte du 3e orteil, pied gauche et ankylose du 2e orteil, gêne dans la marche.

PAREAU, Claude, 87e de ligne, caporal. — Plaie en canal à la jambe gauche, coup de feu, Strasbourg, 2 septembre. — Gêne dans la marche.

PARENT, Georges, né le 1er février 1849, Paris (Seine), garde mob. de la Seine, 8e bat. —Fracture très-comminutive du carpe et du métacarpe, de l'avant-bras, au tiers moyen et de l'humérus, au tiers inférieur (bras gauche). Désorganisation du globe oculaire gauche, éclats d'obus, plateau d'Avron, 27 décembre.

PARENTIN, Jean-Michel, 57e de ligne. — Plaie contuse à la cuisse droite, coup de feu, Gravelotte. — Balle non extraite, cicatrice adhérente et déprimée, gêne dans la marche et la flexion de la jambe.

PARIOT, Augustin, né le 14 février 1828, la Ferté-sur-Aube (Haute-Marne), 86e de ligne, sergent.—Deux plaies contuses à la partie moyenne du dos avec fracture de la 6e côte droite, plaie contuse à la partie latérale droite du cou, plaie à travers le jarret gauche, éclat d'obus et coups de feu, Beaumont (Ardennes). — Atrophie de la jambe.

PARIS, Abel-Eustache, 89e de ligne, caporal. — Plaie contuse au bras gauche au niveau du deltoïde avec érosion de l'humérus, coup de feu, Sedan. — Paralysie de l'épaule.

PARIS, François-Xavier-Eugène, né le 21 mars 1842, Aillevillers (Haute-Saône), 93e de ligne. — Plaie pénétrante au poignet gauche, coup de feu, Saint-Privat. — Balle non extraite, perte du pouce, rétraction des doigts auriculaire, annulaire et médius.

PARIS, Marie-Louis-Gustave, 3e zouaves. — Fracture du péroné gauche, coup de feu, Beaune-la-Rolande. — Cicatrice adhérente au mollet, atrophie de la jambe.

Parizel, Hubert, 33e de ligne, caporal. — Perte de la 3e phalange des doigts médius et annulaire, coup de feu, Montbéliard, 15 janvier.

Parizy, Albert, 58e de ligne. — Plaie contuse au coude gauche (?). — Ankylose incomplète.

Parménion, Anatole-Célestin, 26e de ligne. — Plaie contuse à la région orbitaire droite, coup de feu, Morée, 14 décembre. — Perte de la vision de l'œil droit.

Parmentier, Henri-Augustin, 93e de ligne. — Fracture de la clavicule gauche, coup de feu, Gravelotte. — Raccourcissement de 3 centimètres avec saillie à angle aigu.

Parmentier, Jean-Baptiste, 51e de ligne. — Plaie en canal à la jambe gauche, au niveau du tendon d'Achille, coup de feu, Gravelotte. — Roideur de l'articulation tibio-tarsienne.

Parmentier, Joseph, 20e de ligne. — Plaies contuses au dos et au coude gauche, 3 coups de feu, Sedan. — Ankylose du coude.

Parmentier, Nicolas-Joseph, 8e de ligne, caporal. — Plaie contuse à la cuisse droite, coup de feu, Gravelotte. — Cicatrices étendues et profondes, suite d'incisions.

Parmentier, Nicolas-Joseph, né le 25 septembre 1850, Thaon (Vosges), 90e de ligne. — Plaie contuse à l'avant-bras gauche, éclat d'obus, Paris, 2e siége. — Paralysie incomplète du mouvement et de la sensibilité de la main.

Paroche, Noël-Edouard, 67e de ligne, sergent. — Plaies contuses à l'épaule et à l'avant-bras gauches, 2 éclats d'obus, Forbach. — Cicatrice adhérente à l'avant-bras.

Parodi, Vincent, 3e zouaves. — Fracture du fémur gauche, coup de feu, Frœschwiller. — Raccourcissement et consolidation vicieuse.

Parot, André, 80e de ligne. — Fracture comminutive du 1er métatarsien, pied droit, éclat d'obus, Châtillon sous Paris, 19 septembre. — Cicatrices adhérentes, gêne dans la flexion et l'extension du pied.

Parot, Jean-Baptiste, né le 11 juin 1847, Limoges (Haute-Vienne), 68e de ligne. — Fracture comminutive du maxillaire inférieur, plaies contuses au coude gauche et à l'épaule droite, éclat d'obus, 2 coups de feu, Beaumont (Ardennes). — Perte de substance du maxillaire, ankylose du coude dans la flexion à angle droit.

Parpais, Joseph, 17e de ligne. — Fracture du 3e métacarpien, main gauche, coup de feu, Sedan. — Cicatrice adhérente, extension permanente du médius, et gêne des mouvements des autres doigts.

Parpaite, Jean-Baptiste-Jules-Norbert, né le 16 janvier 1844, Carignan (Ardennes), 63e de ligne, sergent-major. — Fracture comminutive de l'humérus gauche, coup de feu, Spickeren. — Cal difforme, paralysie incomplète de l'avant-bras avec atrophie de la main.

Parra, Camille, garde mob. du Puy-de-Dôme, sergent. — Fracture comminutive de la main droite, coup de feu, Arthenay. — Paralysie complète du pouce et de l'indicateur, et incomplète de l'auriculaire, de l'annulaire et du médius.

Parrot, Gustave-Henri, 29e de ligne. — Perte des 2e et 3e phalanges de l'indicateur droit, coup de feu à (?).

Parry, Frédéric-Napoléon, 98e de ligne. — Plaies contuses à la jambe droite, coup de feu et 2 éclats d'obus, Saint-Privat. — Vastes cicatrices adhérentes au tendon d'Achille, au mollet et à la partie externe du genou.

Partout, Nicolas-Auguste, né le 11 janvier 1845, Serrain (Vosges), 8e de ligne, caporal. — Plaie pénétrante du genou gauche avec fracture du condyle externe du fémur, coup de feu, Gravelotte. — Ankylose du genou dans l'extension.

Parys, Guillaume, rég. étranger. — Fièvre typhoïde. — Atrophie pupillaire double : cécité complète.

Pasbecq, Jean-Baptiste-Glorieux, né le 10 février 1844, Pendeville (Nord), 61e de ligne. — Fracture comminutive du fémur gauche, tiers inférieur, coup de feu, Beaumont (Ardennes). — Esquilles, ankylose du genou.

PASCAL, Jacques-Antoine, 13ᵉ de ligne. — Plaie contuse au flanc droit et à la région lombaire, fracture partielle de l'humérus (?), tiers inférieur, 2 coups de feu, Saint-Privat.—L'avant-bras est dans la flexion.

PASCAL, Louis, 2ᵉ zouaves. — Congélation, Gien (Loiret), 5 décembre. — Perte de quatre orteils, pied gauche, gangrène et lésion profonde des cinq orteils, pied droit.

PASCAL, Pierre-Bienvenu, 76ᵉ de ligne. — Perte des doigts auriculaire et annulaire, main gauche, éclat d'obus, Champigny, 2 décembre.

PASCAL, Jean-Louis, 67ᵉ de ligne. — Plaie à travers la partie supérieure de la cuisse droite, Gravelotte. — Paralysie incomplète et atrophie du membre.

PASCAL, Joseph-Séraphin, garde mob. des Hautes-Alpes. — Plaie contuse au pied droit, éclat d'obus, Cussey, 22 octobre. — Gêne dans l'articulation tarso-métatarsienne.

PASCALIN, Victorien-Baptiste, 20ᵉ de ligne.—Plaie contuse au mollet gauche, éclat d'obus, Sedan. — Vaste cicatrice adhérente.

PASCAUD, Jean-Baptiste-Gustave, 20ᵉ chass. à pied. — Plaie pénétrante de l'avant-bras gauche, coup de feu, Gentelles (Somme). — Balle non extraite, paralysie incomplète des extenseurs des doigts, flexion permanente du pouce, atrophie de l'avant-bras avec gêne de l'extension, cicatrice profonde et adhérente au radius.

PASCAUD, Victor, 135ᵉ de ligne, sergent. — Fracture de la tête des 4ᵉ et 5ᵉ métacarpiens, main droite, coup de feu, Epinay. — Extension permanente avec déviation des doigts auriculaire et annulaire.

PASCAULT, Alfred, né le 31 mars 1850, Charroux (Vienne), 6ᵉ chass. à pied. — Fracture du fémur droit, coup de feu, la Renardière, 9 novembre. — Consolidation vicieuse, raccourcissement de 5 centimètres.

PASCHAL, Gustave, 91ᵉ de ligne, caporal. — Fracture du 1ᵉʳ métacarpien, main gauche, coup de feu, Pont-Noyelles.

PASCHAL, Pierre-Florentin, 3ᵉ de ligne. — Plaie compliquée à la cuisse gauche, coup de feu, Frœschwiller. — Paralysie incomplète de la jambe.

PASCO, Mathurin-Marie, né le 21 septembre 1850, Nantes (Loire-Inférieure), 56ᵉ de ligne. — Plaie pénétrante à la région temporale droite, désorganisation du globe oculaire droit, coup de feu, le Mans, 12 janvier.

PASINI, Siro, né le 9 janvier 1846, Garlasco (Italie), rég. étranger. — Plaie à travers les deux yeux, de la tempe gauche à la tempe droite, coup de feu, Orléans, 11 octobre. — Cécité complète.

PASQUAL, Jean, 98ᵉ de ligne. — Plaie contuse au poignet droit, coup de feu, Gravelotte. — Ankylose incomplète du poignet.

PASQUET, Louis-Eugène, né le 1ᵉʳ juillet 1845, Rouen (Seine-Inférieure), 96ᵉ de ligne. — Fracture du radius droit, coup de feu, Frœschwiller. — Consolidation vicieuse, gêne des mouvements du bras.

PASQUET, Pierre, né le 8 octobre 1850, Cendrieux (Dordogne), 81ᵉ de ligne. — Fracture comminutive du fémur droit, coup de feu, Josnes. — Cal vicieux et difforme, perte de substance musculaire, raccourcissement et amaigrissement du membre.

PASQUIER, Eugène, 5ᵉ de ligne. — Plaie contuse à la cuisse droite, coup de feu, Champigny, 2 décembre. — Cicatrices profondes.

PASQUIER, Félix-Léon, 71ᵉ de ligne. — Plaie compliquée à la cuisse droite, coup de feu, Dijon, 30 octobre. — Atrophie et paralysie du pied.

PASQUIER, Joseph-Lubin, né le 21 septembre 1849, Werdon (Loir-et-Cher), garde mob. de Loir-et-Cher. — Fracture comminutive de l'avant-bras gauche, coup de feu, Loigny. — Nécrose, gêne des mouvements de l'avant-bras.

PASQUIER, Louis, né à Nantes (Loire-Inférieure), 5ᵉ chasseurs (ex-11ᵉ de marche).— Fracture comminutive de la jambe (?), Josnes, 8 décembre. — Esquilles, gêne notable dans la marche.

PASQUIER, Louis-Pierre-Henri, 92ᵉ de ligne. — Congélation, Villersexel, 11 janvier. — Perte de la phalange unguéale du gros orteil, et de tout le 5ᵉ orteil, pied gauche.

PASSARET, Jean, né le 2 avril 1846, Fos (Haute-Garonne), 67ᵉ de ligne. — Fracture comminutive de la jambe gauche, coup de feu, Gravelotte. — Plaies fistuleuses, raccourcissement et atrophie de la jambe.

PASSAT, Jean-François, né le 12 janvier 1848, Tain (Drôme), 47ᵉ de ligne, sergent. — Fracture compliquée et comminutive du fémur droit, éclat d'obus, Frœschwiller (l'éclat d'obus n'a été extrait qu'en août 1871). — Raccourcissement de 12 centimètres, cal vicieux, angulaire, avec saillie en avant et en dedans, paralysie et atrophie complètes de la jambe et du pied, (marche presque impossible.)

PASSÉ, Pierre, 52ᵉ de ligne, caporal. — Plaie pénétrante au genou gauche, coup de feu, Sedan.

PASSEGUÉ, Vrain-Adrien, 16ᵉ chass. à pied. — Fracture des 3ᵉ et 4ᵉ métacarpiens, main droite, coup de feu, Bethoncourt, 16 janvier. — Cicatrice adhérente aux extenseurs des doigts, paralysie incomplète des doigts auriculaire, annulaire et médius.

PASSERON, André, 28ᵉ de ligne. — Plaie contuse à l'avant-bras droit, coup de feu, Saint-Privat. — Flexion incomplète des doigts auriculaire et annulaire.

PASSIEUX, Félix, né le 4 mars 1842, Saint-Pierre-d'Albigny (Savoie), 5ᵉ chass. à pied. — Plaie contuse au poignet gauche, coup de feu, Orléans. — Ankylose du poignet avec flexion incomplète de tous les doigts, et atrophie de la main.

PASSOT, Alexis-Honoré, 6ᵉ chass. à pied. — Perte partielle du médius, main gauche, coup de feu, Arcey, 13 janvier.

PASTEY, Léon, 41ᵉ de ligne. — Ophthalmie. — Tuméfaction des parties profondes de la cavité orbitaire gauche, perte partielle de la vision de ce côté avec exophthalmie et strabisme convergent.

PASTOUR, Laurent-Hilaire, né le 14 janvier 1846, Cabasse (Var), 36ᵉ de ligne. — Plaie pénétrante de la paume de la main droite avec fracture du 3ᵉ métacarpien, coup de feu, Frœschwiller. — Flexion permanente des quatre derniers doigts.

PASTRÉ, Eugène-Casimir-Louis, 74ᵉ de ligne, sergent-major. — Contusion au globe oculaire gauche, éclat d'obus, Sedan. — Perte de la vision de cet œil par cataracte.

PASTRÉ, Jean, né le 25 décembre 1848, Agde (Hérault), 17ᵉ de ligne. — Plaie pénétrante de poitrine avec lésion des deux poumons, coup de feu, Sedan. — Dyspnée et plaie fistuleuse intercostale.

PATARD, Victor-Alfred, 2ᵉ zouaves, sergent. — Fracture des 4ᵉ et 5ᵉ métatarsiens, pied droit, coup de feu, Wœrth.

PATERNE, François, 49ᵉ de ligne. — Plaie contuse au côté gauche de l'abdomen, coup de feu, la Fourche, 6 janvier. — Gêne dans la flexion du tronc sur le bassin.

PATERNOTTE, Léon, né le 23 octobre 1846, Landrecies (Nord), garde mob. de la Seine, 16ᵉ bataillon. — Fracture du fémur gauche, coup de feu, Saint-Denis, 19 septembre. — Cal difforme, atrophie et gêne des mouvements du membre.

PATÉRY, Pierre, né le 17 septembre 1848, le Gua (Charente-Inférieure), garde mob. de la Charente-Inférieure. — Variole épidémique, Pithiviers. — Gangrène, larges cicatrices adhérentes à la partie inférieure de la cuisse et à la partie antérieure de la jambe gauches, rétraction des orteils, ankylose incomplète tibio-tarsienne.

PATEZ, Sosthène-Amédée, 5ᵉ de ligne, caporal. — Plaie contuse au genou droit, coup de feu, Sedan, 1ᵉʳ septembre.

PATOU, Alphonse, 1ᵉʳ chass. à pied. — Plaies contuses à la partie supérieure et antérieure de la jambe et au pied droits, éclats d'obus, Boves, 27 novembre.

PATOUILLET, Alfred, garde mob. de la Côte-d'Or. — Fracture comminutive du carpe et de la 1re phalange du pouce, main gauche, coup de feu, Champigny, 2 décembre, — Ankylose incomplète du poignet et du pouce.

PATOUX, Jules-Joseph, 65e de ligne. — Fracture du péroné droit, coup de feu, Villers-Bretonneux, 27 novembre. — Ankylose incomplète tibio-tarsienne avec pied varus équin, cicatrices adhérentes.

PATRAULT, Pierre-Alphonse-Prosper, 28e de ligne. — Plaie pénétrante de poitrine, partie antérieure, coup de feu à (?), armée de la Loire, 9 janvier. — Dyspnée.

PATRICE, Louis-François, 10e chass. à pied. — Coxalgie à (?), fatigues et marches forcées, armée du Rhin, en août.

PATRIS, Jean-Baptiste, 66e de ligne. — Plaies contuses au mollet et à la cuisse, partie supérieure interne, côté droit, éclats d'obus, Spickeren, 6 août.

PATRISSE, Victor-Constant, né le 13 mars 1844, Soissons (Aisne), 19e de ligne. — Plaie au-dessus du bord supérieur de la rotule gauche, coup de hache, Borny, 6 août. — Arthrite aiguë, nombreux abcès, la jambe est déjetée en dedans, ankylose du genou dans la flexion, l'extrémité du pied touche seule sur le sol.

PATROIX, Eugène, né le 25 novembre 1850, Divonne (Ain), 23e chass. à pied. — Plaie contuse à la main droite, éclat d'obus, Neuilly-sur-Seine, 15 avril. — Ankylose carpo-métacarpienne, déformation et perte des mouvements du pouce, paralysie incomplète des autres doigts.

PATRY, Eugène-Alexandre, né le 20 juillet 1847, Grugé-l'Hôpital (Maine-et-Loire), 14e de ligne. — Fracture comminutive du radius gauche, coup de feu, Gravelotte. — Atrophie de la main avec rétraction à angle droit sur l'avant-bras, flexion permanente des doigts.

PATRY, Félix, né le 23 novembre 1843, Paris (Seine), francs-tireurs des Deux-Sèvres. — Fracture du 2e métacarpien, main gauche, coup de feu, Beaugency, 8 décembre. — Ankylose de l'indicateur.

PATTY, Jérôme, né le 24 juillet 1848, Ferréol (Haute-Savoie), 55e de ligne. — Variole, en captivité à Wisbourg, 2 janvier. — Perte de la vision à gauche.

PAU, Jean-François-Cyprien, né le 12 décembre 1847, Montfroc (Drôme), 16e de ligne. — Variole épidémique à (?). — Ramollissement de la cornée, perte de la vision à droite.

PAUC, Eugène-Scipion, né le 24 février 1843, Anduze (Gard), 93e de ligne. — Fracture comminutive de la jambe gauche, coup de feu, Gravelotte. — Raccourcissement de la jambe, cal vicieux.

PAUCHET, Louis-Constant, né le 25 décembre 1847, Lizy-sur-Ourcq (Seine-et-Marne), 81e de ligne. — Plaie pénétrante au coude gauche, coup de feu, Saint-Privat. — Gêne des mouvements du coude.

PAUL, dit Antoine CARRAL, né en décembre 1850, Amiens (Somme), 43e de ligne. — Fracture du maxillaire supérieur avec désorganisation du globe oculaire droit, coup de feu, Bapaume. — Cicatrice adhérente, difformité de la face.

PAUL, Emile, 57e de ligne. — Plaie pénétrante de poitrine, coup de feu, Gravelotte. — La balle est enclavée dans la 7e côte, plaie fistuleuse, dyspnée.

PAUL, Henri, né le 31 juillet 1850, Marseille (Bouches-du-Rhône), 48e de ligne. — Plaie contuse à la hanche gauche, coup de feu, Paris, 2e siége. — Nécrose de la crête iliaque gauche, engorgement ganglionnaire, très-grande gêne dans la marche.

PAUL, Jacques-Marie, 73e de ligne, caporal. — Fracture de la jambe droite, coup de feu, Saint-Privat. — Gêne dans la marche.

PAUL, Jean-Bienvenu-Emilie, 6e chass. à pied. — Plaie contuse à la main gauche, coup de feu, Bapaume, 3 janvier. — Atrophie de la main, ankylose métacarpo-phalangienne.

PAULI, Alphonse-Emile, né le 20 juillet 1847, Wihr-au-Val (Haut-Rhin), 3e de ligne. —

Fracture de la jambe gauche, tiers supérieur, éclat d'obus, Sedan. — Ankylose incomplète du genou.

PAULIN, Jean, 62e de ligne. — Fracture du calcanéum droit, coup de feu, Changé. — Gêne des mouvements du pied.

PAULIN, Louis-Alfred, né le 1er février 1844, Etrechy (Cher), 37e de ligne. — Fracture de la tête de l'humérus gauche, coup de feu, Sedan. — Cicatrice adhérente, atrophie du bras et gêne considérable dans ses mouvements.

PAULY, Marc, né le 16 avril 1849, Gray (Haute-Saône), 2e artill. — Fracture comminutive de la jambe gauche, tiers supérieur, coup de feu, Beaumont (Ardennes). — Ankylose du genou, atrophie de la jambe avec flexion permanente des orteils.

PAULY, Martin, né le 1er novembre 1846, Sierck (Moselle), 29e de ligne, sous-lieutenant. — Fracture du fémur droit, tiers moyen, coup de feu, Borny. — Cicatrice profonde et adhérente aux extenseurs de la cuisse.

PAUMARD, Alphonse-René, né le 24 novembre 1847, Trelazé (Maine-et-Loire), 94e de ligne. — Fracture comminutive de l'humérus droit, tiers supérieur, coup de feu, Gravelotte. — Ankylose scapulo-humérale.

PAUMARD, Louis-Amand, 50e de ligne. — Fracture du 2e métacarpien, main droite, coup de feu, Wissembourg. — Raccourcissement de l'indicateur, cicatrice adhérente et gêne des mouvements des doigts.

PAUTARD, Jean, né le 24 février 1845, Murat (Cantal), 87e de ligne, sergent. — Ablation totale du pouce et de l'indicateur, main gauche, et des 1er et 2e métacarpiens, coup de feu, Strasbourg, 12 septembre. — Ankylose du poignet.

PAUTOUT, Jean, né le 25 septembre 1838, Sussac (Haute-Vienne), 79e de ligne. — Plaie à travers le poignet et fracture comminutive de l'avant-bras droits, 2 coups de feu, Mouzon (Ardennes). — Ankylose du poignet avec flexion permanente des doigts et perte de l'usage de la main.

PAUTRE, Eugène, 4e de ligne. — Plaie contuse à l'avant-bras (?), éclat d'obus, Saint-Privat. — Faiblesse des mouvements du membre.

PAUTREL, Jean-Marin-Julien, né le 28 juin 1843, Larchamp (Mayenne), garde mob. de la Mayenne. — Congélation, Mayenne. — Paralysie et atrophie de tout le membre inférieur gauche.

PAUZE, Joseph, né le 22 septembre 1849, Saint-Maurice-sur-Loire (Loire), garde mob. de la Loire. — Fracture de l'humérus droit, coup de feu à (?), armée de la Loire. — Nécrose, ankylose du coude en flexion permanente.

PAVEILLAC, Bernard, 28e de ligne. — Plaies contuses au genou et à la main gauches, éclat d'obus et coup de feu, Saint-Privat. — Ankylose de l'annulaire avec extension incomplète de l'auriculaire.

PAVIOT, Joseph-Marie, 84e de ligne. — Plaie contuse à la partie antérieure interne de la cuisse gauche, coup de feu, Gravelotte. — Gêne des mouvements du bras.

PAWELESKY, Alexandre, né le 15 octobre 1837, Varsovie (Pologne), garde nationale de la Seine, 183e bat. — Plaie contuse à la jambe gauche, éclat d'obus, Arcueil, 4 janvier. — OEdème et plaie ulcéreuse avec gêne dans la marche.

PAYA, Joseph-Félicien, 54e de ligne. — Plaie contuse à l'avant-bras gauche, coup de feu, Buzenval. — Cicatrice adhérente, atrophie et gêne des mouvements de l'avant-bras et de la main.

PAYAN, César, né le 10 mai 1844, Entraunes (Alpes-Maritimes), 44e de ligne, sergent-major. — Fracture des articulations métacarpo-phalangiennes, main droite, éclat d'obus, Beaune-la-Rolande. — Gêne des mouvements d'opposition du pouce, extension des doigts indicateur, médius et annulaire, amaigrissement de la main.

PAYAN, Jacques, 45e de ligne. — Fracture comminutive du calcanéum gauche, coup de feu, Frœschwiller. — Esquilles, ankylose du pied.

PAYAN, Joseph-Amoux, 13e de ligne. — Fracture de la main droite, coup de feu, Rezonville. — Ankylose des phalanges de l'annulaire et rétraction de l'auriculaire.

PAYAN, Joseph-Pierre-Zile, né le 6 février 1842, Mirabeau (Basses-Alpes), 46e de ligne. — Fracture double du maxillaire inférieur, coup de feu, Arthenay. — Consolidation vicieuse, difficulté dans la mastication.

PAYEN, Edouard-Joseph, garde mob. du Pas-de-Calais. — Plaie contuse à la jambe droite, coup de feu, Saint-Quentin. — Large cicatrice adhérente.

PAYEN, Henri, né le 26 mai 1850, Maing (Nord), 68e de ligne. — Plaie contuse à la main droite, éclat d'obus, Neuilly-sur-Seine, 15 avril. — Ankylose métacarpo-phalangienne des doigts annulaire, médius et indicateur.

PAYET, Claude, né le 7 décembre 1850, Outrefurens (Loire), 36e de ligne.—Plaie contuse à la cuisse gauche, lésion du scrotum et du testicule gauche, coup de feu, Villorceau.—Cicatrice adhérente.

PAYET, Claude, garde mob. du Rhône, 2e légion. — Fracture de la malléole interne, pied gauche, coup de feu, Nuits, 13 décembre. — Gêne dans l'articulation tibio-tarsienne.

PAYET, Pierre, né le 26 mai 1843, Saint-Etienne (Loire), 3e chass. d'Afrique. — Fracture de l'omoplate et de la clavicule droites, coup de feu, Sedan. — Ankylose incomplète de l'épaule et du coude, diminution sensible du murmure vésiculaire.

PAYMAL, Henri-Jean-François, 48e de ligne. — Plaie contuse à la main gauche, coup de feu, Saint-Calais (Sarthe). — Flexion permanente du pouce et de l'indicateur.

PAYNOT, Jean-Baptiste-André, né le 29 novembre 1848, Boismé (Deux-Sèvres), garde mob. des Deux-Sèvres. — Plaie pénétrante de l'épine de l'omoplate droite, coup de feu, Beaune-la-Rolande.—Plaie fistuleuse, gène des mouvements du bras.

PAYOT, Emile-Marie-Léger, né le 16 mai 1848, Thicourt (Moselle), 90e de ligne. — Chute à Metz. — Ankylose coxo-fémorale gauche, atrophie du membre raccourci de 4 centimètres, déviation du bassin et impossibilité de marcher sans béquilles.

PAYROU Jean-Marc, né le 25 avril 1848, Montner (Pyrénées-Orientalcs), 6e artill. — Contusion à la région trochantérienne gauche, choc d'une prolonge, Sedan. — Ostéo-périostite, rétraction musculaire, large cicatrice adhérente.

PAZEM, Louis-Auguste, né le 23 octobre 1849, Paris (Seine), 46e de ligne. — Fracture de 3 métacarpiens, main gauche, éclat d'obus, Villorceau. — Ankylose du poignet, atrophie de l'avant-bras, déformation de la main avec extension permanente des doigts.

PÉATIER, Jean-Pierre, né le 12 février 1830, Saint-Apollinaire-de-Brias (Ardèche), 32e de ligne.—Fracture de l'humérus droit et plaie pénétrante du coude, coup de feu, Gué du Loir, 6 janvier. — Paralysie des mouvements de l'avant-bras et de la main en pronation forcée.

PÉAU, René, 2e zouaves. — Plaie pénétrante de l'abdomen et du bassin à gauche, coup de feu, Frœschwiller. — Cicatrice adhérente.

PÉCATE, Auguste, né le 6 juillet 1849, Guéret (Creuse), 13e artill. — Congélation, tranchées sous Paris.—Atrophie du bras et de l'avant-bras et d'une partie de la main, côté droit, extension permanente des doigts.

PÉCHARD, François-Jean, 59e de ligne. — Fracture du péroné gauche, coup de feu, Borny. — Rétraction du mollet, pied bot équin.

PÉCHARD, Yves, 12e de ligne. — Plaies contuses à la cuisse gauche, 2 coups de feu à (?). — Cicatrice adhérente.

PECHAUBÈS, Bernard, né le 15 janvier 1846, Grezet-Cavagnan (Lot-et-Garonne), 9e lanciers. — Plaie au poignet droit, coup de sabre, Rezonville. — Ankylose du poignet et perte de l'usage de la main.

PECHAUDROL, Pierre, 35e de ligne. — Plaie contuse à la partie supérieure de la cuisse (?), coup de feu, Chevilly, 30 septembre.

PECHBERTY, François, garde mob. du Lot.—Plaie contuse à la jambe droite, éclat d'obus, Josnes, 8 décembre, — Perte de substance musculaire, atrophie et affaiblissement du membre.

PÉCHEU, Mathurin-René, 34e de ligne. — Plaie compliquée à la partie supérieure de la cuisse droite, coup de feu, Bazeilles. — Paralysie et atrophie du membre.

PECHMAGRÉ, Jean-Pierre, garde mob. du Lot. — Congélation (?). — Perte de la 3e phalange de l'annulaire gauche, ankylose de ce doigt et gêne des mouvements des autres doigts.

PÉCHOU, Jean, né le 20 mars 1850, Montesquieu-Solvestre (Haute-Garonne), 62e de ligne. — Plaie compliquée au bras droit, coup de feu, Changé. — Atrophie du membre et paralysie de la main.

PÉCHOUX, Henri, 28e de ligne.—Plaie contuse à la main droite, coup de feu à (?), 18 août. — Perte de la 3e phalange de l'indicateur.

PÉCOLLET, Jean-Marie, 62e de ligne. — Plaie contuse à la poitrine, fracture du cubitus droit, tiers supérieur, 2 coups de feu, Gravelotte. — Ankylose incomplète du coude.

PÉCOT, Pierre-Achille, 43e de ligne. — Plaie de tête, éclat d'obus, congélation des pieds, Villorceau. — Cicatrice profonde et adhérente à l'occipital.

PÉCHIAUX, Pierre-Marie, né le 16 janvier 1844, Paris (Seine), 21e de ligne. — Plaie pénétrante de la cuisse gauche, du pubis et du bassin, coup de feu, Sedan. — Balle non extraite, atrophie notable des mouvements du membre.

PÉDRON, Mathurin, 35e de ligne. — Plaie contuse au bras gauche, partie moyenne, coup de feu, Champigny, 30 novembre. — Atrophie de l'avant-bras et de la main.

PEDRON, Pierre-Alphonse-Joseph, 48e de ligne. — Perte de la substance alvéolaire et des incisives du maxillaire inférieur, coup de feu, Borny.

PÉDUSSAUD, Bernard, né le 31 décembre 1849, Artigat (Ariége), 25e de ligne. — Plaie contuse à la cuisse droite, partie inférieure postérieure, éclat d'obus, Champigny. — Deux cicatrices adhérentes, rétraction musculaire.

PEGHAIRE, Claude, né le 5 janvier 1845, Blassac (Haute-Loire), 7e de ligne. — Plaie compliquée à la cuisse droite, partie moyenne, coup de feu, Borny. — Paralysie de la jambe.

PÉGUCHET, René-Jean-Baptiste, né le 2 mai 1845, Liry (Ardennes), 4e chass. à pied. —Fracture comminutive du fémur droit, tiers moyen, éclat d'obus, Beaumont (Ardennes). — Cal très-difforme, raccourcissement de 15 centimètres, ankylose du genou dans l'extension.

PEGUIGNAT, François, 91e de ligne. — Fracture comminutive du carpe et du 1er métacarpien, main (?), coup de feu, Saint-Privat. — Ankylose du pouce.

PÉHAUT, Baptistin, 14e de ligne. — Fracture de la malléole externe gauche, éclat d'obus, Villersexel. — Ankylose incomplète tibio-tarsienne.

PEIFFER, Henri, 12e chass. à pied. — Fracture de la clavicule droite, coup de feu, Coulmiers. — Cicatrice adhérente.

PEIFFER, Jean-Pierre, 26e de ligne.—Plaie contuse à la cuisse gauche, coup de feu, Saint-Privat. — Atrophie du membre, cicatrice profonde et adhérente.

PEIGNÉ, Alexandre, 6e section d'infirmiers militaires, caporal. — Plaie contuse à la main gauche, éclat d'obus, Trocadéro, mai. — Flexion complète de l'annulaire et incomplète des autres doigts.

PEIGNEUX, Pierre, garde mob. du Rhône.—Plaie contuse au mollet gauche, éclat d'obus, Belfort, 7 février. —Atrophie de la jambe, ankylose incomplète tibio-astragalienne, large cicatrice profonde et déprimée.

PEIGNEY, Constant-Prosper-Félix, francs-tireurs de l'Eure. — Fracture compliquée de l'humérus droit, 3 coups de feu, Petit-Massandre (Eure), 12 décembre.— Paralysie incomplète de l'avant-bras et de la main.

PEIGT, François-Pierre, né le 7 janvier 1829, Angoustrine (Pyrénées-Orientales), 97e de ligne.—Fracture du coude gauche, coup de feu, Gravelotte,—Rétraction du biceps, ankylose du coude.

PÉILLET, Jean-Baptiste, 62e de ligne. — Plaie en canal à la cuisse droite, coup de feu, Beaugency. — Cicatrices adhérentes, claudication.

PEILLEX, Joseph-Basile, né le 8 novembre 1845, Bemex (Haute-Savoie), 45e de ligne. — Fracture comminutive et compliquée de l'articulation coxo-fémorale gauche, coup de feu, Frœschwiller.—Raccourcissement et ankylose coxo-fémorale, amaigrissement du membre et paralysie du pied.

PEILLON, Antoine, né le 5 septembre 1850, Rives-de-Gier (Loire), 12e artillerie. — Broiement de l'extrémité inférieure du fémur gauche, écrasement par roue de caisson, Cercottes, 16 décembre. — Phlegmon diffus, vaste et profonde cicatrice à la partie interne de la cuisse, cicatrice adhérente à la face externe du genou qui est ankylosé, atrophie considérable du membre.

PEILLON, François-René, 95e de ligne. — Plaie contuse au poignet gauche, coup de feu, Chevilly, 30 septembre. — Cicatrices adhérentes, ankylose du poignet et de la main avec gêne des mouvements des doigts.

PEILLON, Pierre, 114e de ligne. — Plaie à la région pubienne, perte du testicule gauche et d'une partie du pénis, coup de feu, Châtillon sous Paris, 13 octobre.

PEINGAU, Théophile, né le 28 juin 1847, Jarnac (Charente), 93e de ligne, caporal.— Plaie par balle entrée à l'éminence hypothénar, ayant traversé toute la longueur de l'avant-bras et sortie en arrière au-dessous du coude au niveau de l'espace inter-osseux, coup de feu, Saint-Privat. — Cicatrice adhérente, flexion des doigts auriculaire, annulaire et médius qui sont rétractés.

PEINGET, Pierre-Jules, né le 19 janvier 1831, Strasbourg, 12e chass. à pied, sergent.— Fracture de l'humérus droit, coup de feu, Peltres. — Ankylose du coude.

PEITG, François-Pierre, 97e de ligne. — Fracture du coude gauche, coup de feu, Gravelotte. — Esquilles, ankylose du coude, rétraction du biceps.

PEU, Pierre, né le 25 mars 1849, Amblagnieu (Isère), 37e de ligne. — Plaie contuse à la main gauche, coup de feu, Changé. — Cicatrices adhérentes à la face dorsale de la main qui est atrophiée.

PELAFIGUE, Jean-Marie, 66e de ligne. — Plaie contuse au pied gauche, coup de feu, Gravelotte.—Cicatrice adhérente à sa face dorsale.

PELAGE, André, né le 14 novembre 1847, Sannat (Creuse), 77e de ligne.—Plaies contuses au coude droit et à la hanche gauche, 2 coups de feu, Mouzon. — Ankylose incomplète du coude, perte de substance de l'os iliaque, gêne des mouvements du membre.

PELAN, Toussaint-François, né le 9 février 1833, Hénon (Côtes-du-Nord), 32e de ligne. — Plaie contuse à la main gauche, coup de feu, la Bourgonce (Vosges), 6 octobre. — Phlegmon diffus, ankylose presque complète des doigts.

PELANNÉ, Marc, 14e de ligne. — Plaie contuse à la cuisse droite, partie antérieure inférieure, coup de feu, Champigny, 30 novembre.—Cicatrice adhérente et déprimée.

PELATIER, César, 65e de ligne. — Perte partielle de l'auriculaire droit, coup de feu, perte des 2e et 3e phalanges des doigts annulaire, médius et indicateur droits, éclat d'obus, Sedan.

PELGRIN, Ernest-Dieudonné, 5e de ligne. — Plaie pénétrante à la région cervicale postérieure, coup de feu, Gravelotte. — Paralysie du bras droit.

PÉLEGRY, Antoine, né le 27 décembre 1845, Lasclottes (Tarn), 36ᵉ de ligne, caporal. — Fracture de côtes à droite, coup de feu, Wœrth.—Vaste cicatrice adhérente à l'hypochondre droit, nécrose des 5ᵉ et 6ᵉ côtes, plaies fistuleuses.

PÉLEGRY, Pierre, 6ᵉ de ligne. — Plaie contuse au bras gauche, partie supérieure, éclat d'obus, Patay.

PELET, Henry-Marie, né le 2 juin 1848, Miramont (Haute-Garonne), 35ᵉ de ligne. — Congélation, Champigny. — Rétraction permanente de l'indicateur, du médius et du pouce, main droite.

PÉLISSIÉ, Antoine, né le 29 décembre 1845, Cras (Lot), garde mob. du Lot. — Plaie contuse à la hanche droite, coup de feu, Cravant. — Amaigrissement du membre inférieur droit.

PÉLISSIÉ, Edmond-François, né le 29 août 1849, Gincla (Aude), 90ᵉ de ligne. — Fracture de la jambe droite, éclat d'obus, Meudon, 3 avril. — Consolidation vicieuse, cicatrices adhérentes, gêne dans la marche.

PÉLISSIER, Emile-Jacques, né le 25 février 1833, Pont-Saint-Esprit (Gard), 90ᵉ de ligne, sergent-major. — Fracture du 5ᵉ métatarsien, pied gauche, avec lésion du calcanéum, coup de feu, Dijon. — Gêne des mouvements du pied.

PÉLISSIER, Etienne, 109ᵉ de ligne. — Plaie contuse au mollet droit, coup de feu, Paris, pont d'Austerlitz, 25 mai.— Cicatrice adhérente, gêne des mouvements du pied et de la jambe.

PÉLISSIER, Guillaume, né le 19 octobre 1850, Saint-Salvadour (Corrèze), 36ᵉ de ligne. — Fracture de la jambe droite, coup de feu, Paris, 2ᵉ siège. — Perte osseuse du tibia, cicatrices adhérentes.

PÉLISSIER, Guillaume, 22ᵉ de ligne. — Plaie contuse au bras gauche, coup de feu, Sedan. — Ankylose incomplète du coude avec rétraction du biceps, gêne dans l'extension de l'avant-bras.

PÉLISSIER, Jean, 14ᵉ artill. — Congélation, armée de l'Est, le (?). — Perte de la phalangette du gros orteil, ankylose incomplète avec rétraction des trois derniers orteils, pied (?).

PÉLISSIER, Jean-Pierre, né le 19 juin 1848, Saint-Vincent (Haute-Loire), 22ᵉ artill. — Plaie à travers le creux poplité, d'arrière en avant, coup de feu, Champigny. — Arthrite chronique du genou gauche, déformation des condyles, atrophie du membre.

PELLAN, Jean-François, 11ᵉ de ligne. — Fracture de l'humérus (?), coup de feu, Chevilly, 30 septembre. — Gêne et douleur des mouvements de l'épaule.

PELLAQUIER, Joseph, 113ᵉ de ligne. — Plaie contuse à la cuisse gauche, partie moyenne interne, coup de feu, Paris, chaussée du Maine, 22 mai. — Cicatrice adhérente.

PELLÉ, Jean-Baptiste, né le 5 mai 1849, Paulmy, (Indre-et-Loire), 94ᵉ de ligne. — Perte des orteils, pied gauche, éclat d'obus, Sedan. — Atrophie et gêne des mouvements du pied.

PELLÉ, Octave-Félix, garde mob. du Loiret. — Perte du pouce droit, coup de feu, Juranville.

PELLEGRI, Jean-Louis-Casimir, 17ᵉ de ligne. — Plaie contuse au bras gauche, éclat d'obus, Sedan. — Atrophie du bras.

PELLEGRIN, Michel-Lange-Victor, 3ᵉ de ligne. — Perte de l'indicateur gauche, coup de feu, Saint-Quentin.

PELLEGRIN, Jacques, 37ᵉ de ligne. — Plaie contuse à la cuisse gauche, coup de feu, Sedan. — Vaste cicatrice adhérente.

PELLEGRIN, Jean-Baptiste-Louis, 32ᵉ de ligne. — Fracture comminutive des 1ᵉʳ et 3ᵉ métatarsiens, pied gauche, coup de feu, Rezonville. — Difformité du pied, raccourcissement du gros orteil.

PELLEGRIN, Louis-François-Clément, 27ᵉ de ligne. — Plaie contuse à la main droite, coup de feu, Arçay, 13 janvier. — Perte des 2ᵉ et 3ᵉ phalanges de l'indicateur avec gêne des mouvements des doigts.

PELLEGRIS, Jean, 20e de ligne. — Plaies contuses à la cuisse et à la main gauches, éclats d'obus, Sedan. — Pourriture d'hôpital, perte de phalanges aux doigts annulaire et auriculaire, rétraction musculaire de la cuisse.

PELLERIN, Célestin-Eugène, 7e de ligne. — Fracture du coude droit, coup de feu, Coulmiers. — Ankylose du coude.

PELLERIN, Charles-Antoine, 24e de ligne, sergent. — Plaie de la main et du poignet droit, coup de feu, Bapaume.

PELLERIN, Jean-Baptiste, 94e de ligne. — Contusion à la région inguinale (?), éclat d'obus, Gravelotte. — Hernie.

PELLERIN, Joseph, 14e de ligne. — Perte des 2e et 3e phalanges de l'indicateur gauche, coup de feu, Châtillon, 13 octobre.

PELLERIN, Henri-Georges-Marie, né le 21 avril 1850, Nantes (Loire-Inférieure), 76e de ligne. — Fracture comminutive du poignet gauche, coup de feu, Styring-Wendel. — Luxation de l'extrémité inférieure du cubitus, ankylose du poignet, atrophie de la main avec extension permanente du pouce et de l'indicateur.

PELLET, Jean-Baptiste-Henry, né le 23 juillet 1848, Saint-Léger-du-Bois (Saône-et-Loire), garde mob. de la Seine. — Plaies contuses à l'avant-bras et à la main gauches, explosion de dynamite, siége de Paris. — Perte du pouce et de son métacarpien, cicatrice adhérente à l'avant-bras.

PELLET, Joseph, 55e de ligne. — Plaie à travers l'espace inter-osseux de la jambe gauche, coup de feu, Gravelotte.

PELLETIER, Alfred, francs-tireurs franc-comtois. — Fracture de l'humérus gauche, coup de feu, Maizières (Loiret), 26 novembre. — Pourriture d'hôpital, consolidation vicieuse et difforme. .

PELLETIER, François, 64e de ligne, caporal. — Fracture de l'épine de l'omoplate droite, coup de feu, Saint-Privat. — Gêne douloureuse et considérable dans les mouvements de l'épaule.

PELLÉTIER, François-Constant, garde mob. de l'Indre. — Fièvre typhoïde, fatigues et privations, siége de Paris. — Nécrose des deux os de la jambe gauche, déformation et déviation du pied gauche en dedans, cicatrices multiples à la région dorso-lombaire gauche.

PELLETIER, François-Joseph-Emile, né le 24 décembre 1847, Mailleroncourt (Haute-Saône), 56e de ligne, sergent-fourrier. — Fracture de l'acromion droit, coup de feu, Frœschwiller. — Gêne considérable des mouvements de la main droite.

PELLETIER, Jean-Baptiste, 5e de ligne. — Fracture du frontal, à gauche, coup de feu, Champigny, 2 décembre. — Cicatrice adhérente, attaques épileptiques.

PELLETIER, Philibert, 30e de ligne. — Plaie contuse à la cuisse droite, éclat d'obus, Arthenay. — Hernie inguinale, côté (?), fatigues de la campagne.

PELLETIER, Philibert, 13e de ligne (ex-59e de marche). — Plaies contuses à la jambe (?), partie moyenne, et au côté gauche supérieur de la poitrine, éclats d'obus, Beaune-la-Rolande.

PELLICIER-BAL, François, 96e de ligne. — Plaies contuses à la main et à la jambe gauches, éclats d'obus, Sedan. — Perte de la 2e phalange du pouce et des 2e et 3e phalanges du médius, cicatrice adhérente à la jambe.

PELLISSIER, Auguste-Jean-Antoine, 14e de ligne. — Perte des 2e et 3e phalanges de l'indicateur gauche, coup de feu, Champigny, 30 novembre.

PELLISSIER, Charles-Jules, né le 16 août 1828, Moutiers (Savoie), 53e bat. de la garde nationale de la Seine. — Fracture de l'os malaire gauche et de la branche montante du maxillaire, coup de feu, Buzenval. — Déformation considérable de la face à gauche avec paralysie du nerf facial, perte de l'ouïe à gauche et affaiblissement notable de la vision de ce côté.

Pellissier, Gaston, né le 2 avril 1847, Angers (Maine-et-Loire), 61ᵉ de ligne. — Plaie pénétrante au niveau du sternum, coup de feu, Sedan. — Fistule stomacale (guérie), nécrose consécutive du sternum qui fournit une suppuration persistante et abondante, digestions très-mauvaises.

Pellot, Jean, né le 29 décembre 1836, Blanquefort (Gironde), garde mob. de la Gironde, sous-lieutenant. — Plaie contuse à l'articulation tibio-tarsienne gauche, éclat d'obus, Orléans, 4 décembre. — Abcès au niveau de la malléole interne, plaie ulcérée à la malléole externe, ankylose tibio-tarsienne avec déviation du pied en dedans et gonflement considérable de l'articulation.

Pellotier, Jean-Antoine. — Fracture comminutive de la jambe droite, coup de feu, Orléans, 11 octobre. — Déviation considérable de la jambe.

Pelloux, Antoine-Alphonse, 3ᵉ de ligne. — Fracture des 3ᵉ et 4ᵒ métacarpiens, main gauche, coup de feu, Vendôme, 15 décembre. — Cicatrice adhérente, très-grande gêne dans la flexion et l'extension des doigts médius et annulaire.

Pelluat, Claude, 2ᵉ légion de marche du Rhône. — Fracture comminutive du cubitus droit, coup de feu, Châteauneuf (Côte-d'Or), 3 décembre. — Consolidation vicieuse, déformation de l'avant-bras, cal volumineux.

Pelmoine, Joseph, 69ᵉ de ligne. — Plaie pénétrante de poitrine à gauche, coup de feu, Borny. — Hémoptysie.

Pelnand, Laurent, né le 27 septembre 1832, Lyon (Rhône), 1ʳᵉ légion de marche du Rhône, capitaine. — Désorganisation du globe oculaire droit, coup de feu, Nuits.

Pélopidas, Pierre, 89ᵉ de ligne. — Fracture comminutive de l'avant-bras gauche, coup de feu, Sedan. — Déformation et gêne des mouvements de l'avant-bras.

Peloquin, Auguste, né le 12 février 1849, Saint-Saturnin-du-Bois (Charente-Inférieure), 16ᵉ de ligne. — Contusion violente à la hanche (?), chute, tranchées de Créteil. — Coxalgie chronique, claudication,

Pélouard, Cyrille-Alphonse-Célestin, né le 20 octobre 1849, Saint-Lyé (Loiret), 59ᵉ de ligne, caporal. — Vaste plaie contuse à la face dorsale de l'avant-bras et du poignet gauches, éclat d'obus, Beaumont (Ardennes). — Ankylose du poignet dans la flexion, extension permanente de tous les doigts, cicatrice adhérente profonde de 12 centimètres de long sur l'avant-bras et le poignet.

Peltanche, Yves-Marie, né le 21 mars 1848, Guérande (Loire-Inférieure), 63ᵉ de ligne. — Rhumatisme articulaire, anévrysme de l'aorte, siége de Belfort.

Peltant, Jean, 71ᵉ de ligne. — Plaies contuses à la main et à la jambe droites, coup de feu et éclat d'obus, Servigny sous Metz, 1ᵉʳ septembre. — Perte du pouce avec rétraction de l'indicateur, cicatrice osseuse à la jambe.

Peltier, Joseph, 14ᵉ de ligne. — Perte de la phalangette de l'indicateur droit, éclat d'obus, Villorceau. — Atrophie de l'indicateur et gêne des mouvements des autres doigts.

Pelzer, Antoine, garde nationale de la Seine, 223ᵉ bat. — Fracture de la jambe droite, tiers inférieur, chute, Aubervilliers, 14 janvier.

Pemont, Janvier, 2ᵉ chass. à pied. — Plaie contuse à la jambe gauche, partie inférieure, coup de feu, Villers-Bretonneux. — Cicatrice adhérente et étendue, grande gêne dans les mouvements d'extension du pied sur la jambe.

· Penard, Théodore, né le 29 juillet 1842, Aubigné (Sarthe), 19ᵉ de ligne. — Perte du pouce gauche et brûlure de la face, explosion et éclat d'obus, Borny. — Désorganisation du globe oculaire droit.

Penaud, Camille-François-Louis, né le 12 novembre 1847, Aubusson (Creuse), 19ᵉ de ligne. — Plaie pénétrante de l'abdomen, coup de feu, Borny. — Hernie située à quelques centimètres à droite de l'ombilic.

PENAUD, Charles-Pierre, né le 25 septembre 1847, Beaufou (Vendée), garde mob. de la Vendée. — Fracture du radius gauche, coup de feu, Champigny. — Gêne dans l'extension de l'avant-bras sur le bras et dans la flexion des quatre derniers doigts.

PÉNAULT, Barthélemy, né le 6 novembre 1841, Loye (Cher), 53e de ligne. — Fracture des 2e, 3e, 4e et 5e métatarsiens, pied gauche, coup de feu, Montargis, 28 novembre.— Déformation du pied, ankylose des articulations métatarso-phalangiennes.

PÉNAULT, François, né le 5 avril 1843, Thizay (Indre), 17e de ligne. — Plaie compliquée à travers la fesse et l'aine gauches, coup de feu, Bois-les-Dames. — Atrophie et paralysie du membre inférieur gauche.

PENAUT, François, 89e de ligne. — Perte de l'indicateur droit, coup de feu, Sedan. — Gêne des mouvements des autres doigts.

PENDARIÈS, François, né le 27 mars 1847, Graulhet (Tarn), 41e de ligne.—Plaies contuses à la face et au coude gauches, coups de feu, Borny.—Ankylose incomplète du coude, atrophie de l'avant-bras.

PÈNE, François, né le 18 octobre 1849, Libourne (Gironde), 41e de ligne.— Plaie contuse à la main gauche, éclat d'obus, le Mans. — Flexion permanente de l'indicateur et du médius, gêne considérable des mouvements des autres doigts.

PÈNE, Jean-Marie, né le 7 octobre 1843, Esbareich (Hautes-Pyrénées), 16e de ligne. — Fracture compliquée du radius gauche, coup de feu, Montmesly. — Paralysie de tous les doigts avec atrophie considérable de tout le bras, flexion légère de l'avant-bras avec perte absolue des mouvements de rotation et de supination, cicatrices adhérentes.

PENEAU, Alfred-Sébastien, né le 28 novembre 1848, le Bignon (Loire-Inférieure), 101e de ligne.—Plaie contuse au genou droit, partie externe, coup de feu, Paris, 2e siége.—Douleurs articulaires, claudication.

PENEAU, Jean-Augustin, 7e de ligne. — Plaie pénétrante du bassin, coup de feu, Sedan. — Gêne des mouvements de la hanche.

PENEAU, Jean-Hippolyte-Alphonse, né le 29 novembre 1847, Bourguenais (Loire-Inférieure), garde mobilisée de la Loire-Inférieure. — Plaie pénétrante de l'articulation tibio-tarsienne droite, coup de feu à (?), armée de la Loire. — Inflammation chronique de cette articulation, gêne considérable dans la marche.

PENEAU, Julien, 17e chass. à pied.—Plaie pénétrante de l'articulation métatarso-phalangienne du gros orteil, pied droit, coup de feu, Frœschwiller. — Gêne des mouvements du pied.

PENEL, Benoît-Auguste-Joseph, 20e chass. à pied. — Plaie contuse au pied droit, coup de feu, Pont-Noyelles. — Ankylose incomplète du ːed.

PENEY, Jean-Louis, né le 4 juillet 1841, Farg. ɔ (Ain), 4e artill. — Fracture comminutive de l'avant-bras droit, coup de feu, Montretout. — Ankylose du coude et du poignet.

PENEY-QUIOT, Alexandre-Marie, né le 16 mars 1837, Paris (Seine), 20e artill. — Plaie à la face, coup de feu, Frœschwiller. — Fistule du canal lacrymal gauche, écoulement considérable et persistant de pus, difficulté d'écarter les mâchoires et mouvements convulsifs de la face.

PÉNIGUEL, Jean-Marie, 95e de ligne. — Plaie contuse à la fesse (?), éclat d'obus, le Bourget, 21 décembre. — Entorse tibio-tarsienne gauche.

PENNANECH, Jean-Corentin, né le 12 décembre 1848, Briec (Finistère), 50e de ligne. — Fracture compliquée de l'humérus droit, coup de feu, Wissembourg. — Atrophie et paralysie du bras.

PENNEL, Claude-Louis-Joseph, 15e artill. — Plaie contuse à la région inguinale et fessière droite, coup de feu, Saint-Quentin. — Rétraction musculaire, cicatrices profondes et adhérentes.

Pennequin, Adrien-Jean-Baptiste-Joseph, garde mob. du Nord. — Fracture comminutive du tarse, pied droit, coup de feu, Villers-Bretonneux. — Cicatrices adhérentes.

Penning, Alphonse, 19e de ligne. — Fracture comminutive de l'avant-bras gauche, coup de feu, Loigny. — Atrophie de l'avant-bras avec gêne dans la pronation et la supination.

Pénon, Alexis-Auguste, 91e de ligne. — Plaie contuse au cou, fracture comminutive de l'humérus gauche, coup de feu et éclat d'obus, Gravelotte.

Pentecôte, Louis, garde mob. d'Ille-et-Vilaine. — Plaies contuses aux deux jambes, érosion du tibia droit, coup de feu, Champigny, 2 décembre. — Faiblesse et gêne dans la marche de la jambe droite, cicatrices adhérentes.

Pentecôte, Paul, garde mob. de Maine-et-Loire. — Fracture de la crête du tibia droit, plaie contuse au mollet gauche, coup de feu, Cercottes, 4 décembre.

Péon, Cyrille-Auguste-Alexis, né le 23 août 1848, Mont-Saint-Jean (Aisne), 71e de ligne. — Plaie compliquée à la cuisse droite, coup de feu, Saint-Privat. — Paralysie de la jambe et du pied.

Pépin, Désiré-Léopold, né le 1er janvier 1846, Saint-Martin (Manche), garde mob. de la Manche. — Plaie contuse à la face dorsale du poignet droit, éclat d'obus, Thiron, 21 novembre. — Atrophie, déformation et roideur considérable du poignet.

Pépin, Henri-Louis, garde mob. du Loiret. — Perte du doigt (?), main gauche, éclat d'obus, le Bourget, 21 décembre.

Pépin, Pierre, né le 15 septembre 1841, Saint-Germain-de-Graves (Gironde), 42e de ligne. — Fracture comminutive du fémur droit, éclat d'obus, Couthenans. — Perte de substance osseuse, consolidation vicieuse, abcès fistuleux, raccourcissement considérable du membre, ankylose incomplète du genou.

Pepin, Pierre-François-Vulfran, né le 18 octobre 1850, Neuville-Coppegueulle (Somme), 69e de ligne. — Fracture de l'os malaire et du maxillaire supérieur, à gauche, coup de feu, Bapaume. — Difficulté extrême dans la parole et la mastication.

Pequignot, Adolphe-Juvenal, 8e de ligne. — Plaie en séton à la fesse et à la cuisse gauches, coup de feu, Loigny. — Rigidité musculaire douloureuse, gêne dans la marche.

Pérard, Jules-Alphonse, 15e de ligne. — Plaie contuse à l'épaule gauche, coup de feu, Saint-Privat. — Cicatrice adhérente au niveau de l'épine de l'omoplate.

Pérasset, Aimé, né le 2 octobre 1835, Micussy (Haute-Savoie), 21e de ligne, sergent. — Plaie pénétrante du bras droit, coup de feu, Terminiers. — Balle non extraite, suppuration persistante, rétraction du biceps et fausse ankylose du coude.

Perbos, Jean, né le 7 janvier 1845, Léognan (Gironde), 56e de ligne. — Fracture comminutive de la jambe gauche, coup de feu, Frœschwiller. — Consolidation vicieuse et raccourcissement considérable.

Percey, Joseph, 1er zouaves. — Fracture comminutive de l'humérus droit, coup de feu, Montbéliard. — Atrophie partielle du bras.

Percheron, Michel-Telesphore-Armand, né le 14 septembre 1835, Poitiers (Vienne), 2e zouaves. — Plaies contuses au dos, plaie pénétrante du pénis, du scrotum, du pli de l'aine et de la fesse gauche, éclat d'obus et coup de feu, Wœrth.

Perdoux, Adolphe-Clovis, garde mob. du Loiret. — Plaie pénétrante à l'avant-bras droit, coup de feu, le Bourget, 21 décembre. — Cicatrices adhérentes.

Perdrix, Louis, né le 22 octobre 1843, Paris (Seine), 18e de ligne. — Fracture comminutive du maxillaire supérieur gauche, éclat d'obus, Strasbourg. — Communication avec les fosses nasales et écoulement purulent.

Perdrizet, Pierre-Paul, 2e train d'artill. — Perte des phalangettes de l'indicateur et de l'annulaire, main droite, plaie contuse à la cuisse droite, éclats d'obus, Couthenans. — Engorgement et flexion de la jambe.

PERDU, Jules-Ernest-Isidore, né le 7 octobre 1850, Saint Julien (Orne), 19e de ligne. — Fracture de l'humérus droit, coup de feu, Crissé (Sarthe). — Consolidation vicieuse, gêne des mouvements du bras.

PERÉ, Jean, né le 22 juin 1834, Lescar (Basses-Pyrénées), 12e artill. — Plaie contuse au bras gauche, au-dessus de l'épitrochlée, et à la partie postérieure de l'avant-bras, même côté, coup de feu, Boulay, 4 décembre.

PERÊME, Jean-Pierre, né le 27 février 1833, Thoissey (Ain), 71e de ligne. — Plaie contuse à l'angle externe de l'œil gauche, coup de feu, Dijon. — Cicatrice adhérente et déprimée s'opposant à l'occlusion de la paupière supérieure, épiphora, affaiblissement de la vue à gauche.

PERENET, Antoine, né à Saint-Chef (Isère), garde mob. de l'Isère. — Plaies contuses à la région temporale droite, à la région frontale gauche et à la hanche gauche, 2 éclats d'obus et coup de feu, le Mans, 11 janvier. — Perte complète de l'ouïe.

PERENNES, Yves, 65e de ligne, sergent. — Plaie pénétrante de l'épaule gauche, coup de feu, Saint-Privat.

PÉRÈS, Joseph, né le 13 avril 1831, Plœren (Morbihan), garde mob. du Morbihan. — Plaie contuse à la partie supérieure interne de l'avant-bras droit, éclat d'obus, le Mans. — Variole, perte de l'œil droit. — Gêne des mouvements des doigts, main droite.

PÉRÈS, Joseph, né le 20 août 1850, Ramouzens (Gers), 64e de ligne. — Fracture des 3e et 4e métacarpiens, main gauche, coup de feu, le Mans, 12 janvier. — Rétraction des doigts.

PÉRIARD, Auguste, né le 24 octobre 1847, Arenthon (Haute-Savoie), 65e de ligne. — Fracture du fémur droit, chute d'un wagon à (?). — Consolidation vicieuse, raccourcissement.

PEREYRON, Jacques, 58e de ligne. — Fracture de l'humérus droit, coup de feu, Conneré. — Cicatrice adhérente à l'épaule.

PERGE, François-Régis-Pierre, 56e de marche. — Plaie contuse à la jambe gauche, éclat d'obus, Sainte-Corneille, 12 janvier. — Adhérence des tendons extenseurs des doigts.

PÉRIÉ, François-Philippe, né le 19 décembre 1846, Saussenac (Tarn), garde mob. du Tarn. — Désorganisation du globe oculaire gauche, coup de feu, Boismorand, 23 novembre.

PERIER, Barthélemy, 6e artill. — Plaie contuse à la hanche gauche, coup de feu, Sedan. — Pleurésie chronique.

PÉRIER, Henri, né le 5 septembre 1844, Valroufié (Lot), 81e de ligne. — Fracture du maxillaire inférieur avec perforation de la voûte palatine, coup de feu, Saint-Privat. — Perte de substance.

PÉRIER, Jean-Henri, né le 8 juin 1835, Puy-Laurens (Tarn), 22e de ligne. — Plaie compliquée au bras droit, coup de feu, Sedan. — Amaigrissement du membre, gêne des mouvements de la main et des doigts.

PÉRIER, Louis, né le 24 août 1843, Villeneuve-de-Marc (Isère), 18e de ligne. — Fracture des condyles du fémur gauche, coup de feu, Montmesly. — Consolidation vicieuse, raccourcissement du membre.

PERIGAUD, Siméon-Théodore, né à Rosseville (Vendôme), garde mob. de la Vendée. — Plaie contuse à la cuisse gauche, coup de feu, Champigny, 30 novembre. — Atrophie du membre.

PERIGNON, Jean-Laurent, 44e de ligne. — Fracture de l'astragale, pied gauche, chute d'un lieu élevé, Longwy, 23 janvier. — Déformation et gêne dans la marche.

PÉRILHOA, Jérôme-François, 3e de ligne. — Fracture du 2e métacarpien, main gauche, coup de feu, Frœschwiller. — Fausse articulation, adhérence des deux premières phalanges de l'auriculaire et de l'annulaire.

PÉRILLAT, Albert, 45e de ligne, sergent. — Plaie contuse au mollet gauche, coup de feu, Sedan. — Abcès à la région poplitée, cicatrices adhérentes.

Périllot, Marcelin-Adolphe, né le 7 mai 1845, Mailleroncourt (Haute-Saône), 8e chass. à pied, caporal. — Fracture comminutive de la jambe gauche, coup de feu, Sainte-Marie (Doubs). — Perte de substance osseuse, quatre cicatrices adhérentes, atrophie considérable de la jambe avec paralysie incomplète de l'articulation tibio-tarsienne, gêne dans l'extension de la jambe sur la cuisse.

Périné, Jean, né le 7 janvier 1846, Châteauroux (Indre), 81e de ligne. — Fracture du maxillaire inférieur, coup de feu, Gravelotte. — Fistule salivaire.

Périssière-Millet, Grégoire, 13e chass. à pied, sergent. — Fracture du fémur droit, tiers moyen, coup de feu, Frœschwiller. — Consolidation vicieuse, raccourcissement de 8 centimètres.

Perlemoine, Jean-Baptiste, 31e de ligne. — Plaie pénétrante à la cuisse (?), au niveau du grand trochanter, coup de feu, Sedan. — Ankylose incomplète coxo-fémorale.

Permezel, Claude, 2e génie. — Fracture du maxillaire inférieur, coup de feu, Paris, 23 mai. — Perte partielle de substance alvéolaire.

Pernelle, Jules-Alfred, 97e de ligne, sergent. — Plaie en séton à la partie inférieure des deux fesses, coup de feu, le Mans, 11 janvier. — Tremblements nerveux des deux membres inférieurs.

Pernes, Gustave-Louis-Augustin, 96e de ligne. — Plaie contuse au niveau de la malléole externe, pied gauche, coup de feu, Wœrth. — Gêne des mouvements du pied et de la jambe.

Pernet, Jules, 91e de ligne, caporal. — Plaie contuse à la poitrine et au bras droit, coup de feu, Gravelotte. — Paralysie de la main.

Perney, Constant, 17e de ligne. — Fracture des os du tarse, pied gauche, coup de feu, Beaumont (Ardennes).

Perney, Jules-Etienne, 41e de ligne. — Fracture de la jambe droite, coup de feu à (?). — Consolidation vicieuse.

Pernin, Alexis-Jules, 14e de ligne. — Plaie contuse à la main droite, coup de feu, Champigny, 30 novembre. — Flexion permanente des doigts auriculaire et annulaire.

Pernodet, Auguste, 84e de ligne. — Fracture du radius droit, coup de feu, Montalambert, 18 décembre. — Ankylose du poignet, atrophie de la main avec perte des mouvements d'extension des doigts.

Pernot, François, 13e de ligne. — Plaie contuse à l'avant-bras gauche, coup de feu, Borny. — Roideur et faiblesse des mouvements du membre.

Pernot, Jules, 79e de ligne. — Plaie contuse à la cuisse gauche, coup de feu, Sedan. — Atrophie du membre.

Pernot, Paul-François, 35e de ligne. — Fracture comminutive de l'avant-bras droit, plaie contuse à la cuisse droite, 2 coups de feu, Chevilly, 30 septembre.

Perocheau, Joseph, 49e de ligne. — Plaie contuse au bras gauche, coup de feu, Beaugency, 10 décembre. — Rétraction permanente des fléchisseurs du bras, de l'avant-bras et des doigts.

Perol, Michel, 79e de ligne. — Plaie contuse à la main droite, éclat d'obus, Sedan. — Atrophie et ankylose métacarpo-phalangienne de l'indicateur.

Péron, Louis, 97e de ligne. — Fracture du cubitus gauche, éclat d'obus, Gravelotte. — Cicatrice adhérente, gêne des mouvements de l'avant-bras, et dans la flexion des doigts.

Perouin, Constant-François-Victor, 78e de ligne. — Plaie contuse à la jambe gauche, coup de feu, Wœrth. — Cicatrice adhérente.

Perpigna-Han, Bernard, né le 27 février 1846, Sévignac-Thèze (Basses-Pyrénées), 89e de ligne. — Fracture comminutive du radius gauche, tiers inférieur, coup de feu, Sedan. — Fausse articulation, cicatrice profonde et adhérente.

Perquin, Jean, né le 24 décembre 1845, Bitche (Moselle), 2e artill. — Plaies contuses à la partie supérieure du bras et au coude gauches, Sedan. — Perte considérable de substance,

.cicatrice profonde et adhérente, déformation et gonflement du coude qui est ankylosé, atrophie de tout le membre.

PERQUIS, Jean-Marie, né le 19 avril 1848, Friac (Côtes-du-Nord), 74e de ligne. — Plaies contuses aux deux cuisses, 2 coups de feu, Wissembourg. — Cicatrices multiples, gêne dans la marche.

PERRAND, Joseph-Eugène, 76e de ligne. — Plaie contuse à la main gauche, coup de feu, Gravelotte. — Perte du doigt auriculaire et rétraction des autres doigts, atrophie de l'avant-bras.

PERRAS, Marie-Auguste, 53e de ligne. — Plaie contuse à la fesse gauche, éclat d'obus, Sedan. — Perte de substance musculaire, très-large cicatrice adhérente.

PERRAUD, André, 82e de ligne. — Plaie contuse à la main (?), explosion de fusil, Châtillon, 1er mai. — Epaisse cicatrice à la paume de la main.

PERRAUDEAU, Pierre-Auguste, né le 27 novembre 1849, Beauvoir (Vendée), garde mob. de la Vendée. — Ophthalmie ulcéreuse, siége de Paris. — Staphylôme antérieur de la cornée gauche, opacité complète de la cornée droite : cécité complète.

PERRAULT, Marie-Louis-Alphonse, 60e de ligne, sergent. — Plaie contuse à la jambe gauche, coup de feu, Bussurel (Haute-Sône), 15 janvier. — Cicatrice adhérente et profonde.

PERRE, Etienne-Xavier, né le 12 octobre 1845, Roche-Colombe (Ardèche), 8e chass. à pied. — Plaie contuse à l'épaule gauche, éclat d'obus, Juvigny. — Cicatrice considérable au niveau de la fosse sous-épineuse.

PERRÉ, P.-Georges, 33e de ligne. — Plaie contuse à la cuisse gauche, coup de feu, Sainte-Barbe, 31 août. — Cicatrice adhérente.

PERRÉAL, François-Joseph, 8e artill. — Fracture de la clavicule droite, chute de voiture, Lille, 13 mai. — Gêne des mouvements du bras droit.

PERRÉARD, Edouard, 3e de ligne. — Perte de la 3e phalange des doigts indicateur et médius droits, coup de feu, Arthenay, 2 décembre.

PERREAU, Charles-Louis, né le 20 février 1847, Bléneau (Yonne), 75e de ligne. — Plaie contuse à la région trochantérienne gauche, coup de feu, Gravelotte. — Ankylose incomplète coxo-fémorale, flexion légère de la jambe.

PERREAU, Emile-Armand, 14e de ligne. — Brûlures aux deux avant-bras, déflagration d'un obus, Sedan. — Cicatrice étendue, atrophie des deux avant-bras.

PERRET, Jean, garde mob. de la Loire-Inférieure. — Plaie légère au doigt médius, main gauche, Montigny, 16 décembre. — Phlegmon, perte de l'usage de la main.

PERRET, Jean-Baptiste, né le 19 novembre 1852, Lyon (Rhône), bataillon des vengeurs du Doubs. — Fracture comminutive du fémur droit, coup de feu, Bevillers, 1er janvier. — Raccourcissement de 10 centimètres du membre, arqué en dehors.

PERRET, Joseph-Alexandre, 1er train d'artill. — Fracture de la rotule droite, coup de pied de cheval à (?). — Tuméfaction du genou avec gêne des mouvements de flexion et d'extension.

PERRET, Léon-Dominique, 37e de ligne. — Fracture comminutive de l'humérus gauche à (?). — Esquilles, gêne des mouvements du bras.

PERREY, François-Constant, né le 17 février 1837, Ornans (Doubs), 85e de ligne. — Fracture du 3e métacarpien, main droite, coup de feu, Rezonville. — Déviation et rétraction du médius, extension incomplète des quatre derniers doigts, atrophie de la main.

PERRICHON, Jacques, 9e artill. — Plaie contuse à l'avant-bras gauche, partie moyenne antérieure, éclat d'obus, Sedan. — Cicatrices adhérentes, extension permanente des trois premiers doigts.

PERRIER, Alphonse-Joseph, 53e de ligne. — Plaie pénétrante de poitrine et plaie contuse à la main droite, coups de feu, Loigny, 1er décembre. — Dyspnée, ankylose incomplète du doigt médius.

PERRIER, Augustin, 62ᵉ de ligne. — Fracture de l'humérus droit, coup de feu, Sainte-Barbe sous Metz. — Faiblesse du membre.

PERRIER, Claude-Marie, né le 3 janvier 1848, Saint-Symphorien-des-Bois (Saône-et-Loire), 110ᵉ de ligne.—Plaie pénétrante de poitrine, à droite, coup de feu, l'Hay.—Cicatrice adhérente.

PERRIER, Edouard, 95ᵉ de ligne. — Perte des 2ᵉ et 3ᵉ phalanges de l'indicateur droit, coup de feu, le Bourget, 21 novembre.

PERRIER, Jean-Baptiste, né le 21 octobre 1847, Saint-Pierre-Chérignac (Creuse), 21ᵉ de ligne. — Fracture de la clavicule gauche, coup de feu, Sedan. — Cicatrices profondes et adhérentes, plaies fistuleuses aux régions sus et sous-claviculaires.

PERRIER, Jean-Charles-Emile, né le 18 août 1852, Domblans (Jura), 114ᵉ de ligne. — Fracture comminutive du calcanéum gauche, éclat d'obus, Champigny. — Esquilles, consolidation vicieuse, plaies fistuleuses persistantes, ankylose incomplète tibio-tarsienne, atrophie du pied.

PERRIER, Jean-François, 18ᵉ de ligne. — Plaie en canal au mollet droit, coup de feu, Wœrth. — Phlegmon, gêne dans la marche.

PERRIER, Joseph-Séraphin, 2ᵉ de ligne, clairon. — Fracture de l'humérus gauche, coup de feu, Spickeren. — Ankylose incomplète du coude avec rigidité du membre.

PERRIER, Michel, né en 1844, Saint-Pardon (Corrèze), 35ᵉ de ligne. — Plaie contuse au creux poplité droit, coup de feu, Chevilly, 30 septembre. — Cicatrice adhérente.

PERRIER, Victor-Joseph-Emile, 5ᵉ chass. à pied. — Plaie pénétrante à la cuisse droite, coup de feu, Borny.

PERRIGAUD, Alexandre-François, né le 13 octobre 1845, l'Hermitage (Côtes-du-Nord), 59ᵉ de ligne. — Fracture de l'articulation scapulo-humérale droite, coup de feu, Borny. — Perte de substance osseuse, cicatrices adhérentes, ankylose de l'épaule.

PERRILLAT-BOTTONNET, François, né le 1ᵉʳ juillet 1849, le Grand-Bernard (Haute-Savoie), 124ᵉ de ligne. — Fracture du 1ᵉʳ métatarsien, pied (?), éclat d'obus, Champigny.—Esquilles, gêne dans la marche.

PERRIN, Jean-Claude-Delphin, né le 20 décembre 1844, Amont (Haute-Saône), 94ᵉ de ligne. — Perte du pouce droit, fracture de la mâchoire (?), 2 coups de feu, Saint-Privat. — Perte de dents.

PERRIN, Antoine-Gustave, né le 14 septembre 1846, Nanceay (Doubs), garde mob. du Doubs. — Variole épidémique, Besançon. — Désorganisation du globe oculaire gauche.

PERRIN, Auguste-Pierre, 37ᵉ de ligne. — Plaie à la tête, plaie perforante du tibia et du creux poplité gauches, éclat d'obus et coup de feu, Villorceau.

PERRIN, Charles-Edouard, né le 31 mars 1846, Viry (Jura), 17ᵉ de ligne.— Plaie à travers le coude droit, coup de feu, Sedan. — Ankylose du coude, rétraction partielle des fléchisseurs des doigts annulaire et auriculaire.

PERRIN, Claude-Joseph, 5ᵉ de ligne. — Plaie pénétrante à la cuisse gauche, coup de feu, Changé. — Cicatrice profonde et adhérente.

PERRIN, Frédéric, né le 15 novembre 1846, Saint-Nazaire-le-Désert (Drôme), 13ᵉ de ligne. — Fracture du cubitus gauche, éclat d'obus, Saint-Privat. — Non-consolidation, gêne des mouvements de l'avant-bras.

PERRIN, Georges, né le 17 novembre 1850, Bussières (Haute-Vienne), 42ᵉ de ligne. — Plaie contuse à la cuisse gauche, coup de feu, fracture de l'os frontal, coup de crosse de fusil, Belfort. — Cicatrices adhérentes à ces deux régions.

PERRIN, Jean, né le 27 janvier 1845, Allerey (Côte-d'Or), 62ᵉ de ligne. — Fracture de l'os iliaque droit, coup de feu, Saint-Privat. — Cicatrice profonde et adhérente à l'aine droite, gêne considérable des mouvements du membre inférieur droit.

PERRIN, Jean-André, garde mob. de Saône-et-Loire. — Plaie contuse au pied gauche, coup de feu, Beaune-la-Rolande. — Gêne des mouvements du pied et dans la marche.

PERRIN, Jean-Baptiste, 2e génie.—Plaie pénétrante au pied gauche, coup de feu, le Mans, 12 janvier. — Gonflement du pied et gêne dans la marche.

PERRIN, Jean-Joseph, né le 18 juin 1850, Epinal (Vosges), 39e de ligne. — Fracture comminutive du cubitus droit, coup de feu, Loigny. — Esquilles, ankylose du coude.

PERRIN, Joseph, né le 1er mars 1826, Schlestadt (Bas-Rhin), 8e artill., maréchal des logis. —Plaie contuse à l'épaule gauche, éclat d'obus, Saint-Privat. — Ankylose scapulo-humérale.

PERRIN, Nicolas, 51e de ligne.—Fracture de l'humérus droit, coup de feu, Gravelotte.

PERRIN, Pierre-Adolphe-Joseph, 10e chass. à pied. — Plaie contuse au pied gauche, coup de feu, Cernay (Doubs), 18 décembre. — Ankylose métatarso-phalangienne des 4e et 5e orteils.

PERRIN, Victor-Alphonse, né le 10 mai 1851, Pierre-Chatel (Isère), 3e de ligne. — Perte du doigt auriculaire et de son métacarpien, coup de feu, Frœschwiller. — Rétraction permanente de l'annulaire.

PERRINON, Pierre, 94e de ligne, chef de bataillon. — Plaie déchirée à la partie inférieure interne de la cuisse gauche, coup de feu, Borny. — Cicatrice adhérente.

PERRINOT, Etienne, né le 15 juillet 1849, Vallerois-le-Bois (Haute-Saône), garde mob. de la Haute-Saône. — Plaie contuse au mollet droit, plaie à la face, éclats d'obus, Belfort. — Perte de substance du mollet, cicatrice adhérente, gêne des mouvements de la jambe : tiraillement de la paupière supérieure de l'œil droit par cicatrice adhérente.

PERRIOT, Guillaume, 4e artill. — Fracture de l'articulation tibio-tarsienne droite, passage d'une prolonge chargée, Mont-Valérien, 19 mai. — Ankylose tibio-tarsienne.

PERROCHON, Louis, 31e de ligne.—Fracture de la rotule droite, éclat d'obus, Champigny, 2 décembre. —Hydarthrose du genou, gêne des mouvements de la jambe.

PERRODIN, Louis, né le 12 octobre 1850, Hegenheim (Haut-Rhin), 45e de ligne. — Perte des doigts auriculaire et annulaire et des 4e et 5e métacarpiens, main gauche, éclat de bombe, Belfort, 3 février. —Ankylose du poignet.

PERRON, François-Marie, 76e de ligne. — Perte du doigt auriculaire et de son métacarpien, coup de feu, Styring-Wendel. — Cicatrice adhérente et douloureuse.

PERRON, Jean, 55e de ligne. — Fracture de l'omoplate droite, coup de feu, Sedan. — Ankylose scapulo-humérale.

PERRON, Jean, né le 7 juin 1846, Méasnes (Creuse), 28e de ligne. —Plaie contuse à la partie supérieure antérieure de la cuisse droite, coup de feu, Saint-Privat. —Cicatrices adhérentes, engorgement de la jambe.

PERRON, Jean-Marie, né le 11 mai 1847, Brain (Ille-et-Vilaine), 14e de ligne. — Fracture partielle du tibia gauche avec lésion du condyle interne du fémur, coup de feu, Sedan. — Ankylose du genou dans l'extension.

PERRON, Jean-Pierre, francs-tireurs de l'Isère. — Fracture de la tête de l'humérus droit et de la cavité glénoïde, désorganisation du globe oculaire droit, coups de feu, Pont-aux-Moines (Loiret), 4 décembre. — Ankylose scapulo-humérale, atrophie de tout le bras.

PERRONI, Michel, né le 30 août 1848, Galliate (Italie), légion garibaldienne. — Fracture comminutive de l'humérus gauche, tiers supérieur, coup de feu, Dijon. —Gêne considérable des mouvements du bras.

PERRONNE, Augustin-Emile, né le 28 octobre 1842, Blamont (Doubs), 19e de ligne. — Fracture de l'humérus droit et du calcanéum gauche, coups de feu, Châtillon. — Pas de consolidation de l'humérus, fausse articulation au tiers moyen, perte de substance du calcanéum.

PERRONNET, François-Maximilien, né le 6 décembre 1848, Barbey (Seine-et-Marne), 94e de ligne, caporal. — Plaie contuse à l'avant-bras gauche, partie interne, coup de feu, Gravelotte.—Cicatrice profonde et adhérente, gêne dans la flexion des doigts.

PERROT, Ambroise, né le 16 décembre 1825, Escolives (Yonne), 36ᵉ de ligne, chef de bataillon. — Amaurose, fatigues, 1870-71. — Atrophie pupillaire : cécité complète

PERROT, Auguste-Emile, né le 8 février 1848, Montbard (Côte-d'Or), 3ᵉ de ligne, sergent. — Fracture du bassin, lésion du rectum, coup de feu, Frœschwiller. — Fistule stercorale, plaie fistuleuse à l'aine droite, d'une profondeur de 7 centimètres, flexion légère de la cuisse sur le bassin (l'exercice du membre est compromis).

PERROT, Charles-Louis-Ernest, né le 5 septembre 1834, Napoléon-Vendée, 71ᵉ de ligne, caporal. — Fracture de l'humérus gauche, coup de feu, Servigny. — Ankylose scapulo-humérale.

PERROT, Clément-François, 30ᵉ de ligne. — Plaie contuse au bras droit, érosion de l'humérus, Mouzon (Ardennes). — Rétraction du biceps, flexion de l'avant-bras, extension difficile et douloureuse.

PERROT, Jean, 43ᵉ de ligne. — Plaie contuse à l'épaule gauche, éclat d'obus, Saint-Privat. — Large cicatrice adhérente, gêne des mouvements de l'épaule et du bras.

PERROT, Pierre, 81ᵉ de ligne. — Plaie contuse à l'épaule gauche, lésion de l'omoplate, de la tête de l'humérus et de l'acromion, coup de feu, Noisseville.

PERROT, Pierre-Marie, né le 3 décembre 1833, Plélo (Côtes-du-Nord), 36ᵉ de ligne. — Fracture du fémur gauche, tiers moyen, coup de feu, Torsay, 18 novembre. — Ankylose du genou dans l'extension.

PERROT, Pierre-Samson, 9ᵉ de ligne. — Fracture de l'articulation métacarpo-phalangienne de l'auriculaire gauche, coup de feu, Gravelotte. — Ankylose de ce doigt.

PERROT, Raymond, né le 22 mai 1846, Saint-Jean-de-Thurac (Lot-et-Garonne), 78ᵉ de ligne, sergent. — Fracture du maxillaire supérieur, coup de feu, Sedan. — Fistule lacrymale et affaiblissement de la vue à gauche.

PERROU, Jean-Eugène, 13ᵉ de ligne. — Plaie pénétrante de la cuisse gauche, coup de feu, Gravelotte. — Roideur des mouvements du membre.

PERROUD, Jules-Antoine, né le 26 juillet 1846, Viriville (Isère), 1ᵉʳ de ligne. — Fracture de l'avant-bras droit, éclat d'obus, Saint-Privat. — Cicatrices multiples et adhérentes, atrophie et rétraction du membre, l'avant-bras est fixé dans la pronation forcée.

PERROUX, Claude, 21ᵉ de ligne. — Plaie contuse à la hanche gauche, coup de feu, Beaumont (Ardennes). — Amaigrissement du membre inférieur.

PERROY, Jacques, né le 25 mars 1850, Aigre (Charente), 49ᵉ de ligne. — Fracture de la branche montante du maxillaire inférieur à droite, coup de feu, Beaugency. — Perte de 4 dents, fistule salivaire.

PERRU, Henry, né le 1ᵉʳ août 1849, Puteaux (Seine), 2ᵉ chass. à pied. — Désorganisation du globe oculaire droit, coup de feu, Saint-Privat. — Perte de substance du bord supérieur de l'orbite.

PERRUQUE, Jacques-Pierre, né le 17 septembre 1850, Liesville (Manche), 62ᵉ de ligne. — Plaie contuse à la cuisse droite, coup de feu, Changé. — Larges cicatrices profondes, hydarthrose du genou.

PERRY, Jean-Charles-Emile. — Plaie à la joue gauche, coup de feu, Borny. — Fistule salivaire.

PERS, Antoine, 80ᵉ de ligne. — Plaies contuses à la cuisse et à la main droites, 2 coups de feu, Saint-Privat. — Atrophie et ankylose du doigt médius.

PERSCHNICK, Emile, garde mob. de l'Isère. — Perte des 2ᵉ et 3ᵉ phalanges de l'indicateur droit, coup de feu, Villeporcher, 7 janvier. — Gêne des mouvements des autres doigts.

PERSON, Guillaume-Jean, né le 7 janvier 1836, Touquédec (Côtes-du-Nord), 3ᵉ zouaves. — Plaie pénétrante du coude gauche, coup de feu, Beaune-la-Rolande. — Ankylose du coude dans l'extension, gêne des mouvements des doigts.

PERSON, Jean-Marie, né le 12 avril 1845, Plouaret (Côtes-du-Nord), 14ᵉ de ligne. — Perte partielle de l'indicateur droit, éclat d'obus, Sedan.

PERSONNE, Emile-Auguste, 19ᵉ de ligne.—Fracture de l'humérus droit, coup de feu, Châtillon, 19 septembre. — Non-consolidation, pseudarthrose du bras.

PERSONNE, François, garde mob. de la Dordogne. — Plaie contuse à la jambe gauche au-dessous de la rotule, coup de feu, Coulmiers, 9 novembre. — Atrophie et faiblesse du membre.

PERSONNIC, Jules-Jean-Marie, né le 1ᵉʳ décembre 1849, Lorient (Morbihan), 10ᵉ de ligne. — Fracture comminutive des os du tarse et du métatarse, pied gauche, coup de feu, l'Hay, 29 novembre.—Ankylose tibio-tarsienne.

PERSYN, Adolphe-Auguste, 9ᵉ artill. — Plaie pénétrante à la hanche gauche, coup de feu, Frœschwiller. — Cicatrice adhérente.

PERSYN, Henri-Isaïe, 24ᵉ de ligne. — Fracture des 6ᵉ et 7ᵉ côtes droites, coup de feu, Amiens, 27 novembre. — Cicatrice profonde et adhérente à l'angle inférieur de l'omoplate, ankylose incomplète de l'épaule droite.

PERTET, Pierre, né le 20 février 1844, Lyon (Rhône), 12ᵉ artill. — Fracture comminutive de l'humérus droit, tiers supérieur, coup de feu, Sedan. — Perte de substance osseuse, cicatrices adhérentes, amaigrissement du membre avec gêne considérable des mouvements de l'articulation scapulo-humérale, l'extension et la flexion complète de l'avant-bras sont impossibles.

PERTHUIS, Alfred, 35ᵉ de ligne. — Plaie contuse à l'épaule gauche, coup de feu, Champigny, 30 novembre. — Cicatrice adhérente à l'épine de l'omoplate, gêne des mouvements du cou et de l'épaule.

PERTUSIER, François-Auguste, né le 15 janvier 1831, Baume (Doubs), 76ᵉ de ligne, capitaine. — Fracture comminutive de l'avant-bras gauche, tiers inférieur, plaie contuse au dos, coups de feu, Styring-Wendel. — Consolidation vicieuse, roideur du poignet, paralysie des extenseurs de la main et roideur des articulations des doigts : large cicatrice adhérente à la région dorsale.

PERZO, Jean-Mathurin, 39ᵉ de ligne. —Plaie pénétrante du poignet droit, coup de feu, Orléans, 11 octobre. — Ankylose du poignet avec gêne des mouvements de la main.

PESANT, François-Aimé, né le 24 février 1846, Taninges (Haute-Loire), 2ᵉ zouaves.— Plaie pénétrante à l'aine droite, coup de feu, Frœschwiller. — Gêne des mouvements du membre inférieur.

PESCHET, Jean-François-Edmond, 69ᵉ de ligne.—Plaie contuse au poignet droit, éclat d'obus, Brévilliers, 3 janvier.—Ankylose du poignet avec gêne des mouvements des doigts, atrophie de tout le membre.

PESSACQ-PAYSAA, Jean-Jules, né le 14 avril 1842, Navarrenx (Basses-Pyrénées), 24ᵉ de ligne. — Fracture comminutive du fémur gauche, tiers inférieur, coup de feu, Saint-Quentin. — Raccourcissement considérable de la cuisse, claudication.

PESSAT, Antoine, garde mob. du Cher.—Plaie contuse à la poitrine et au bras droit, coup de feu, Juranville, 28 novembre. — Atrophie et faiblesse du bras.

PESSEAU, Charles-Etienne, 25ᵉ de ligne. — Fracture de la jambe droite, éclat d'obus, Gravelotte. —Cicatrice adhérente.

PESTOUREN, Antoine, garde mob. de la Dordogne. — Plaie contuse à la partie postérieure externe du coude droit, éclat d'obus, Loigny. — Ankylose incomplète du coude.

PÉTAIN, Augustin-Joseph, né le 12 juin 1836, Cauchy à la Tour (Pas-de-Calais), 37ᵉ de ligne. —Plaie contuse à l'articulation tibio-tarsienne droite, coup de feu, Coulmiers. — Ankylose tibio-tarsienne, gêne dans la marche.

PETEL, Jean-Marie, 45ᵉ de ligne.—Plaie contuse à la cuisse et à la fesse droites, 2 coups de feu, Frœschwiller. — Une balle non extraite.

PETER, François-Antoine, 34ᵉ de ligne. — Fracture du cubitus (?), éclat d'obus, Sedan. — Cicatrices multiples, faiblesse de tout le bras.

PETHOUD, Jean-Marie, né le 30 avril 1843, Grésy-sur-Isère (Savoie), 119ᵉ de ligne. — Fracture comminutive de l'avant-bras droit, tiers inférieur, coup de feu, Champigny, 2 décembre. — Consolidation vicieuse, ankylose du poignet.

PÉTILLON, Alphonse, né le 26 septembre 1850, Chalantre-la-Petite (Seine-et-Marne), 113ᵉ de ligne. — Plaie contuse au coude gauche, coup de feu, Issy, 2 mai.—Ostéite suppurée des surfaces articulaires, cicatrices adhérentes, ankylose du coude dans la flexion.

PÉTIOT, Léon, né le 24 mai 1848, Pourrain (Yonne), 62ᵉ de ligne. — Perte du doigt indicateur droit, coup de feu, Sainte-Barbe sous Metz. — Ankylose du médius.

PÉTIOT, Charles-Joseph, né le 16 février 1848, Maresche (Sarthe), 1ʳᵉ inf. provisoire. — Plaie contuse à la main gauche, coup de feu, Paris, 22 mai. — Perte de la 3ᵉ phalange de l'annulaire, ankylose des phalanges de ce doigt et du médius, perte des mouvements de l'auriculaire, semi-ankylose des articulations métacarpo-phalangiennes.

PETIT, Adolphe, garde nationale mobilisée de la Loire-Inférieure, sergent. — Fracture des 10ᵉ et 11ᵉ côtes gauches, coup de feu, Champagné, 10 janvier. — Gêne des mouvements du thorax.

PETIT, Anthelme, né le 6 avril 1842, Lyon (Rhône), garde mob. du Rhône. — Plaies contuses aux deux jambes, 2 coups de feu, Nuits, 18 décembre. — Cicatrices adhérentes et irrégulières aux deux jambes, gêne dans la marche.

PETIT, Armand Léger, né le 16 février 1848, Saint-Germain en Laye (Seine-et-Oise), 8ᵉ de ligne. — Plaie contuse à la cuisse gauche, partie supérieure externe, éclat d'obus, Gravelotte. — Vaste cicatrice adhérente bridée, l'extension et la flexion de la cuisse sont difficiles.

PETIT, Augustin-Jean-Baptiste-Alexis, (?).—Fracture du cubitus gauche, éclat d'obus, Sedan. — Perte de substance.

PETIT, Bernard-Auguste, né le 12 janvier 1848, Parnot (Haute-Marne), 69ᵉ de ligne. — Rhumatisme, en captivité. — Hydarthrose invétérée du genou droit.

PETIT, Casimir, né le 18 septembre 1850, Sainte-Sévère (Charente), 49ᵉ de ligne, caporal. — Plaie contuse à la cuisse droite, coup de feu, la Fourche. — Cicatrice adhérente, gêne notable des mouvements du membre.

PETIT, Charles, 10ᵉ chass. à pied. — Plaie profonde à la cuisse gauche, coup de feu, Cernay, 8 décembre.

PETIT, Charles-Anatole-Joseph, 13ᵉ artill. — Fracture du fémur gauche, tiers inférieur, éclat d'obus, Gravelotte. — Consolidation vicieuse, raccourcissement du membre.

PETIT, Désiré-Ambroise, né le 28 mai 1843, Montfort (Seine-et-Oise), 93ᵉ de ligne, (ex-137ᵉ de ligne), caporal.—Fracture de la 1ʳᵉ phalange de l'indicateur et des 4ᵉ et 5ᵉ métacarpiens, main droite, plaies légères à la face, éclats d'obus, fracture de la clavicule droite, coup de crosse de fusil, plateau d'Avron, 21 décembre.—Déformation de la main et ankylose de tous les doigts.

PETIT, Arthur-Louis, 33ᵉ de ligne. — Perte partielle du pouce gauche, coup de feu, Orléans, 4 décembre.

PETIT, Etienne, né le 10 août 1843, Ouroux (Nièvre), 12ᵉ de ligne. — Fracture de l'extrémité inférieure du fémur gauche, coup de feu, Saint-Privat. — Luxation incomplète du genou.

PETIT, Eugène-Edouard, 93ᵉ de ligne. — Plaie contuse à la main gauche, éclat d'obus, Busserel (Doubs), 16 janvier. — Gêne dans la flexion des doigts médius et annulaire.

PETIT, Eugène-Ernest, né le 23 juillet 1851, Troyes (Aube), 46ᵉ de ligne, caporal. — Plaie en séton à la poitrine et au creux axillaire (?), coup de feu, Pezoux, 15 décembre. — Paralysie absolue du bras avec atrophie très-prononcée.

PETIT, Evariste-Antoine, 7e artill. — Plaie contuse à la malléole interne, pied gauche, éclat d'obus, Sedan. — Cicatrice adhérente.

PETIT, François-Arthur, né le 5 avril 1847, Cernay-la-Ville (Seine-et-Oise), artill. garde mob. de Seine-et-Oise. — Désorganisation du globe oculaire gauche, éclat d'obus, Mont-Valérien, 18 décembre.

PETIT, François-Joseph, né le 24 avril 1848, Méricourt (Pas-de-Calais), 19e de ligne. — Paralysie incomplète progressive avec tremblement nerveux des quatre membres, privations et fatignes, 1870-71.

PETIT, Henri, né le 31 août 1847, Pure (Ardennes), 71e de ligne. — Plaie contuse au bras gauche, éclat d'obus, Saint-Privat. — Plaies fistuleuses, cicatrices adhérentes, atrophie de tout le membre.

PETIT, Jean, 93e de ligne. — Fracture de la jambe gauche, tiers inférieur, coup de feu, Saint-Privat. — Consolidation vicieuse, raccourcissement, cicatrices adhérentes.

PETIT, Jean, né le 7 octobre 1845, Billy (Nièvre), 62e de ligne, caporal. — Plaie compliquée au bras gauche, tiers supérieur, coup de feu, Borny. — Paralysie incomplète de la main.

PETIT, Jean-Bapfiste, 7e de ligne. — Plaie pénétrante de la face, coup de feu, Borny. — Abcès à la face, diminution de la vision.

PETIT, Jules-Narcisse, né le 7 octobre 1850, Corbeil (Somme), 69e de ligne. — Fracture de l'os iliaque droit, coup de feu, Bapaume. — Perte de substance, cicatrice adhérente, gêne dans l'extension du membre inférieur.

PETIT, Louis-Auguste, né le 15 janvier 1848, au Revest (Var), volontaires de l'Ouest. — Plaie contuse au pied droit, coup de feu, Patay. — Nécrose partielle des 3e et 4e métatarsiens, gêne des mouvements de l'extrémité du pied.

PETIT, Louis-Eugène, né le 23 août 1834, Plancher-les-Mines (Haute-Saône), 2e de ligne. — Fracture transversale de la rotule (?), et plaie à travers le genou, coup de feu, Spickeren. — Ankylose du genou.

PETIT, Louis-Joseph, 97e de ligne. — Plaie contuse à l'avant-bras gauche, éclat d'obus, Gravelotte. — Déformation du pouce, perte des mouvements des quatre derniers doigts, large cicatrice, profonde et adhérente au cubitus.

PETIT, Mathieu-Alphonse, né le 2 novembre 1845, Cozes (Charente-Inférieure), 70e de ligne, caporal. — Plaie contuse au mollet droit, éclat d'obus, Saint-Privat. — Cicatrice adhérente.

PETIT, Maurice, né le 18 mai 1845, Montbron (Charente), 59e de ligne. — Plaie contuse à la main droite, coup de feu, Borny. — Perte des doigts auriculaire et annulaire, et de la tête du 5e métacarpien.

PETIT, Pierre, 17e de ligne. — Fracture de la crête iliaque gauche, coup de feu, Verdun, 28 octobre. — Consolidation vicieuse, gêne des mouvements du tronc.

PETIT, Pierre-Jules, dit EUGÈNE, 62e de ligne. — Fracture du péroné gauche, coup de feu, Sainte-Barbe. — Cicatrice adhérente.

PETIT, Simon, 59e de ligne. — Fracture comminutive de la crête iliaque gauche, coup de feu, Beaumont, 7 décembre. — Cicatrice adhérente.

PETIT, Théodore-Casimir, né le 7 septembre 1835, Boursault (Marne), 14e de ligne, sergent-major. — Plaie contuse à la cuisse gauche, partie supérieure et interne, lésion du testicule gauche, coup de feu, Champigny. — Gêne des mouvements du membre.

PETIT, Ulp.-Joseph, né le 11 mars 1843, Prouville (Somme), 39e de ligne. — Fracture du rebord orbitaire inférieur gauche, désorganisation de l'œil de ce côté, coup de feu, Loigny.

PETIT-DEMANGE, Arsène-Vincent, né le 19 juillet 1844, Valtin (Vosges), 21e de ligne. — Fracture des métacarpiens, main droite, coup de feu, Beaumont (Ardennes). — Ankylose du poignet et des doigts dans l'extension.

Petit-Demange, François, 31e de ligne. — Fracture comminutive du radius gauche, coup de feu, Janville, 2 décembre. — Mauvaise consolidation, déformation de l'avant-bras avec adduction forcée de la main.

Petiteau, Barthélemy, 53e de ligne. — Plaie contuse à l'épaule gauche, coup de feu, Sedan. — Cicatrice adhérente et étendue.

Petiteau, Jean, né le 4 août 1840, Beaupréau (Maine-et-Loire), volontaires de l'Ouest, caporal. — Fracture comminutive des os du carpe, main droite, éclat d'obus, Brou-sur-Marne, 9 novembre. — Difformité considérable de la main avec extension permanente des doigts.

Petit-Jean, Alphonse-Aimé, 82e de ligne, clairon. — Plaie contuse à l'articulation tibio-tarsienne gauche, coup de feu, Sedan. — Engorgement de cette articulation et amaigrissement du membre.

Petit-Jean, Antoine-Claude, né le 11 juin 1848, Lyon (Rhône), 3e zouaves. — Plaie contuse à l'épaule droite, coup de feu, Frœschwiller. — Amaigrissement et gêne des mouvements du bras.

Petit-Jean, Jean, né le 23 septembre 1849, Saint-Plaisir (Allier), 11e de ligne. — Plaie contuse à la cuisse droite, érosion du fémur, coup de feu, Villejuif. — 8 esquilles, amaigrissement du membre, gêne dans la marche.

Petit-Jean, Charles-François, né le 22 août 1852, la Houssaye (Oise), 62e de ligne, caporal. — Congélation en captivité, Bavière. — Perte des cinq orteils, pied droit, ankylose des articulations et atrophie du pied.

Petit-Jean, Jean-Martin, 45e de ligne. — Plaie au sommet de la tête, éclat d'obus, Châtillon, 9 avril. — Perte partielle de l'os occipital.

Petit-Jean, Jean-Pierre, né le 9 novembre 1835, Vescemont (Haut-Rhin), garde mob. du Haut-Rhin, sergent. — Plaie contuse à la cuisse droite, tiers inférieur, coup de feu, Clerval. — Atrophie du membre, ankylose du genou, cicatrices nombreuses profondes, plaies fistuleuses.

Petit-Jean, Pierre, 64e de ligne, caporal. — Plaie perforante de la cuisse gauche et du pli de la fesse, coup de feu, Saint-Privat.

Petitpas, François-Savinien, né le 19 octobre 1845, Ladon (Loiret), 47e de ligne. — Fracture comminutive de l'extrémité supérieure du tibia (?), coup de feu, Frœschwiller. — Erysipèle s'étendant à toute la partie inférieure de la jambe, congestion cérébrale consécutive, embarras de la parole, phlegmon profond de la jambe, cicatrices adhérentes, atrophie de la jambe, ankylose du genou dans l'extension permanente.

Petit-Renard, Célestin-Joseph, 6e de ligne. — Fracture du 3e métacarpien, main droite, coup de feu, Sainte-Barbe sous Metz. — Extension permanente du médius.

Petout, Jean-François, 76e de ligne. — Fracture de la main droite, coup de feu, Villiers, 30 novembre. — Gêne des mouvements des doigts indicateur et médius.

Pétrel, Aimé, né le 6 octobre 1820, Tresserve (Savoie), francs-tireurs de Constantine. — Fracture comminutive de l'avant-bras gauche, coup de feu, Lantenay, 27 novembre — Nombreuses esquilles, atrophie du bras, ankylose vicieuse du coude.

Pétrey, François, né le 27 juin 1843, Dôle (Jura), 20e chass. à pied. — Plaie à la face et contusion des yeux, corps étrangers projetés par éclat d'obus, Servigny. — Néphélion des deux cornées et staphylôme postérieur droit, affaiblissement de la vision des deux yeux.

Pétrod, Louis, né le 4 octobre 1850, Seyssel (Haute-Savoie), 82e de ligne. — Fracture comminutive des 3e et 4e métacarpiens, main gauche, coup de feu, Paris, 22 mai. — Atrophie de la main avec perte des mouvements de flexion et d'extension des doigts.

Pétron, Victor-François, né le 10 mars 1841, Javron (Mayenne), garde mobilisée de la Mayenne. — Fracture du fémur droit, tiers supérieur, coup de feu, Beaumont-sur-Sarthe, 14 janvier. — Consolidation vicieuse, raccourcissement et atrophie de tout le membre.

PETIT, Jean-Georges-Blaise, né le 2 février 1836, Dabo (Meurthe), 63e de ligne. — Fracture du coude gauche, coup de feu, Spickeren. — Esquilles, ankylose du coude dans la demi-flexion, atrophie considérable du membre.

PETTETIN, Louis-Philippe, 9e chass. à pied. — Plaie contuse à la fesse droite, coup de feu, Bretoncelles (Sarthe), 21 novembre. — Gêne des mouvements du membre inférieur droit.

PETTEX, Gabriel, garde mob. de la Savoie. — Plaie contuse à l'avant-bras gauche, coup de feu, Beaune-la-Rolande. — Perte des mouvements de supination de l'avant-bras.

PEUCH, Joseph, 30e de ligne. — Plaie contuse à l'abdomen, côté droit, éclat d'obus, Arthenay, 3 décembre. — Gangrène, perte de substance des parois abdominales, cicatrice plissée et douloureuse.

PEYBERNES, Barthélemy, né le 25 mars 1848, Foix (Ariége), 31e de ligne. — Fracture comminutive du fémur gauche, coup de feu, Villechauve (Loir-et-Cher), 7 janvier. — Consolidation vicieuse, raccourcissement considérable, ankylose incomplète du genou.

PEYEN, Adolphe, 94e de ligne. — Plaie contuse à la cuisse gauche, coup de feu, Gravelotte.

PEYRABON, Georges, 39e de ligne. — Plaies contuses au bras et au pied droits, 2 coups de feu, Loigny. — Cicatrices adhérentes.

PEYRAL, Pierre-Julien, né le 17 novembre 1842, Lioriac (Corrèze), 38e de ligne. — Congélation à (?), armée de la Loire. — Rétraction des extenseurs de la main gauche, gêne dans la flexion des doigts.

PEYRANO, Jean-Pierre, dit PERRON, né le 18 mars 1832, Chambéry (Savoie), francs-tireurs de l'Isère. — Plaie à travers l'articulation scapulo-humérale droite : désorganisation du globe oculaire droit, coups de feu, Pont-aux-Moines. — Ankylose scapulo-humérale.

PEYRARD, Claude, 60e de ligne. — Plaie contuse à la cuisse gauche, éclat d'obus, Amanvillers. — Vaste cicatrice adhérente au niveau du grand trochanter, rétraction permanente des muscles internes de la cuisse avec flexion de la jambe.

PEYRAS, Louis-Paul, 3e chass. à pied, sergent-fourrier. — Plaie contuse à la face dorsale de la main gauche, coup de feu, Styring-Wendel. — Flexion permanente des doigts auriculaire et annulaire.

PEYRAT, Pierre, 96e de ligne. — Plaie en canal à l'avant-bras gauche, coup de feu, Woerth.

PEYRE, Achille, né le 8 janvier 1847, Saint-Anastasie (Gard), 2e train d'artill. — Plaie à la face, éclat d'obus, Saint-Quentin. — Cicatrices vicieuses et difformes de la face, perte de substance à la commissure gauche des lèvres, perte de 6 dents à chaque mâchoire.

PEYRE, François-Régis, né le 12 mai 1846, Glandage (Drôme), 22e de ligne. — Plaie pénétrante de poitrine à droite, coup de feu, Bobigny. — Hémoptysies, dyspnée.

PEYRIÉ, Barthélemy-Casimir, né le 8 janvier 1841, Cadalen (Tarn), 41e de ligne. — Plaies contuses au crâne et à la joue droite, au bras droit, lacération du pouce et ablation des doigts indicateur et médius, éclats d'obus, Boulay, 4 décembre.

PEYRIGUÈRE, Jean-Pierre, né le 20 août 1846, Trébons (Hautes-Pyrénées), 95e de ligne. — Fracture de l'arcade dentaire et de la voûte palatine, perforation de la langue avec perte des incisives, coup de feu, Saint-Privat. — Gêne considérable de la mastication, de la déglutition et de la parole.

PEYROCHE, Augustin, 32e de ligne. — Plaie contuse au mollet gauche, coup de feu, Belfort, 17 janvier. — Large cicatrice déprimée et adhérente.

PEYRON, Benjamin, 20e de ligne. — Contusion violente, accident de chemin de fer, Cologne (Prusse), 13 avril. — Paralysie du pied gauche.

PEYRON, Léonard, 87e de ligne. — Plaie contuse à la main droite, éclat d'obus, Strasbourg, 26 août. — Déformation de la main.

PEYRONDET, Armand, 94e de ligne. — Plaie contuse à l'épaule droite, coup de feu, Gravelotte. — Cicatrices adhérentes, gêne des mouvements de latéralité du cou et de ceux d'élévation du bras droit.

PEYROT, François, né le 14 avril 1845, Lamazière-Basse (Corrèze), 82e de ligne. — Plaie contuse au sommet de la tête, éclat d'obus, Patay, 2 décembre. — Opacité complète de la cornée de l'œil gauche, légère diminution de la vision à droite, douleurs péri-orbitaires persistantes.

PEYROT, Louis-André-Joseph, né le 14 juin 1844, Saint-Brisson (Loiret), 14e chass. à pied. — Fracture de l'humérus droit, tiers moyen, coup de feu, Coulmiers. — Consolidation vicieuse, atrophie incomplète du bras.

PEYROT, Paul-Auguste, né le 15 février 1850, Portes (Ariége), 46e de ligne. — Plaie contuse à la fesse droite, coup de feu, Mezangé. — Atrophie du membre, plaie fistuleuse au scrotum.

PEYROUSE, Louis-Régis, 37e de ligne. — Plaie contuse au-dessus du sein gauche, coup de feu, Sedan. — Cicatrice adhérente.

PEYROUX, François-Xavier, né le 28 mars 1849, Basville (Creuse), 114e de ligne. — Plaie contuse à la cuisse droite, coup de feu, Châtillon sous Paris, 13 octobre. — Cicatrice adhérente au périnée, claudication.

PEYRUTIÉ, Jean, né le 2 octobre 1849, Tulle (Corrèze), 2e zouaves. — Plaie contuse à l'angle externe de l'orbite droit, coup de feu, Frœschwiller. — Perte complète de l'œil et surdité à droite.

PEYSSON, Jacques-Emmanuel, 87e de ligne, caporal. — Fracture du 5e métacarpien, main gauche, coup de feu, Neuilly-sur-Seine, 21 avril. — Perte du doigt auriculaire, ankylose métacarpo-phalangienne de l'annulaire.

PEYTAVIT, Jean, né le 3 juin 1842, Archignac (Dordogne), 12e de ligne. — Fracture comminutive de l'avant-bras gauche, coup de feu, Choisy-le-Roi. — Consolidation angulaire du radius, non-consolidation du cubitus, déformation et atrophie de l'avant-bras avec perte d'une partie des mouvements de la main.

PEZRON, Théophile, né le 17 juin 1850, Ploubezre (Côtes-du-Nord), 70e de ligne, caporal. — Fracture comminutive des 4e et 5e métacarpiens, main gauche, éclat d'obus, Neuilly, 28 avril. — Nécrose, issue d'esquilles cariées, difformité de la main et ankylose dans l'extension des doigts auriculaire et annulaire.

PFOHL, Thiébaud, né le 28 octobre 1847, Thann (Haut-Rhin), 10e artill., maréchal des logis. — Plaie contuse à l'avant-bras droit, coup de feu, Sedan. — Large cicatrice adhérente à la partie supérieure antérieure de l'avant-bras, atrophie et déformation du pouce déjeté en dehors, impossibilité de fermer la main plus qu'à moitié.

PHALIPPONT, Léonard, 47e de ligne. — Plaies contuses à la cuisse et au pied droits, 2 coups de feu, Wœrth.

PHARISIER, Jacques, né le 13 novembre 1847, Saint-Christophe-sur-Dolaison (Haute-Loire), 10e de ligne. — Fracture du fémur droit, tiers inférieur, coup de feu, Saint-Privat. — Ankylose du genou.

PHÉ, Félix-Jules, rég. étranger. — Fracture de la jambe droite, éclat d'obus, Orléans, 4 décembre. — Légère difformité de ce membre.

PHELOUZAT, Jean-Baptiste, né le 24 juillet 1847, Pouzy (Allier), 45e de ligne. — Fracture comminutive du coude et de l'avant-bras gauches, 2 coups de feu, le Mans, 11 janvier. — Ankylose du coude et du poignet avec déviation de la main et perte de l'usage des doigts.

PHÉNON, François, 14e de ligne. — Perte de la phalange unguéale de l'indicateur droit, coup de feu, Champigny, 30 novembre. — Atrophie de la main et ankylose de ce doigt.

PHILIBERT, Bernard, 28e de ligne. — Fracture comminutive de l'humérus gauche, coup de feu, Saint-Privat. — Cicatrices profondes et adhérentes.

PHILIBERT, Jean-Pierre, 78e de ligne. —Plaie pénétrante de poitrine, coup de feu, Frœsch-willer. — Dyspnée.

PHILIBERT, Vincent, 54e de ligne. —Fracture du pouce gauche, coup de feu, Wœrth. — Consolidation vicieuse et raccourcissement de ce doigt.

PHILIP, André-Isidore, 3e de ligne. — Plaie compliquée au pied gauche, coup de feu, Beaumont (Ardennes). — Flexion permanente des orteils.

PHILIP, Jean, 17e de ligne. — Plaie contuse à la région dorsale, coup de feu, Beaumont (Ardennes). — Cicatrice adhérente à la 8e vertèbre, gêne des mouvements du tronc.

PHILIP, Justin-Jean, dit COUSTERU, né le 31 janvier 1848, Saint-Etienne-du-Valdonnez (Lozère), 35e de ligne. — Fracture comminutive de la jambe gauche, coup de feu, Chevilly, 30 septembre. — Cal vicieux et raccourcissement considérable du membre.

PHILIP, Joseph-Marcelin, 10e chass. à cheval. — Chute de cheval à (?), 28 juillet. —Myé-lite, incontinence d'urine, paraplégie.

PHILIPPE, Aroud-Jean-Baptiste, 56e de ligne. — Plaie contuse à la jambe gauche, coup de feu, Wœrth. — Cicatrice adhérente au tibia, ankylose incomplète tibio-tarsienne.

PHILIPPE, Auguste, 50e de ligne. — Congélation, Héricourt. — Perte totale du gros orteil et perte partielle du 2e orteil, pied gauche.

PHILIPPE, Désir-Alfred, 41e de ligne. — Fracture du cubitus (?), tiers supérieur, Chevi-lier (Haute-Saône), 16 janvier.

PHILIPPE, Etienne-Modeste, 8e de ligne.—Plaie contuse à la région orbitaire droite, éclat d'obus, Sedan. — Amaurose, adhérences de l'iris, perte incomplète de vision de ce côté.

PHILIPPE, Jean, 60e de ligne. — Plaie contuse à la main gauche, coup de feu, Borny. — Ankylose métacarpo-phalangienne de l'auriculaire et des phalanges du médius.

PHILIPPE, Jean-Charles-Louis, 47e de ligne. — Fracture du 2e métacarpien, main gauche, coup de feu, Wœrth. — Gêne des mouvements de l'indicateur et du médius.

PHILIPPE, Jules, 96e de ligne.—Plaie pénétrante au dos, lésion des apophyses transverses des vertèbres, coup de feu, Wœrth.

PHILIPPE, Louis-Joseph-François, né le 3 mai 1846, Duault (Côtes-du-Nord), 87e de ligne, caporal. — Plaies contuses à la jambe gauche, coups de feu, bois de Boulogne, 15 mai. — Perte de substance des muscles jumeaux, cicatrice cruciale, vaste, adhérente et excavée (10 centimètres), cicatrice circulaire adhérente au-dessus de la tête du péroné (5 centi-mètres).

PHILIPPE, Marcelin, 59e de ligne.—Plaies contuses à l'abdomen et à l'avant-bras droit, coup de feu et éclat d'obus, Servigny. — Hernie inguinale droite, pourriture d'hôpital, cica-trice très-étendue et très-adhérente à la partie antérieure de l'avant-bras, gêne dans l'exten-sion de ce membre.

PHILIPPE, Paul-Marie-Pierre-Nicolas, né le 5 août 1852, Pons (Charente-Inférieure), 10e chass. à pied. — Plaie contuse au coude droit, coup de feu, Cernay, 8 décembre. — Ankylose du coude.

PHILIPPEAU, Alexandre, 14e artill. — Congélation, armée de la Loire.—Perte de la pha-lange unguéale du gros orteil, pied (?).

PHILIPPEAU, Auguste-Théodore, 24e de ligne. — Plaie contuse au coude droit, coup de feu, Spickeren. — Ankylose incomplète du coude, quatre cicatrices adhérentes à son pour-tour.

PHILIPPON, François-Joseph, né le 17 juin 1848, Vérel-de-Montbel (Savoie), garde mob. de la Savoie. — Plaie déchirée à la jambe droite, fracture du péroné, éclat d'obus, Bethoncourt. — Rétraction du mollet, flexion du pied impossible et extension permanente du gros orteil.

PHILIPPON, Guillaume-Marie, né le 11 février 1846, Tregune (Finistère), 6e cuirassiers. — Bronchite chronique tuberculeuse, fatigues et intempéries 1870-71.

PHILIPPOT, Jean-Baptiste-Honoré, né le 17 février 1846, Esnes (Meuse), 4ᵉ hussards, maréchal des logis. — Fracture partielle du fémur gauche, tiers inférieur, coup de feu, Sedan. — Exostose du condyle interne, gêne dans l'extension de la jambe.

PHILIPPOUX, Jean, 13ᵉ de ligne. — Perte des 2ᵉ et 3ᵉ phalanges des doigts indicateur et médius, coup de feu, Coulmiers.

PHILIPPS, Louis, né le 17 novembre 1844, Limoges (Haute-Vienne), 3ᵉ zouaves, sergent. — Fracture comminutive de la jambe droite, coup de feu, Reischoffen. — Cal vicieux, raccourcissement de 8 centimètres.

PIALAT, Jean-Antoine-Justin, 46ᵉ de ligne. — Plaie contuse au bras droit, coup de feu, Beaumont (Ardennes). — Atrophie du bras.

PIAMAS, Joseph, né le 17 août 1842, Cendrieux (Dordogne), 5ᵉ chass. à pied. — Plaie pénétrante au coude droit, coup de feu, Orléans. — Ankylose du coude avec paralysie de l'avant-bras et de la main.

PIAU, Auguste, 5ᵉ de ligne, sergent. — Fracture du maxillaire inférieur, coup de feu, Sedan. — Esquilles, consolidation vicieuse.

PIAUD, Jean, 24ᵉ de ligne. — Fracture comminutive du cubitus droit, éclat d'obus, Saint-Quentin. — Cicatrice adhérente, amaigrissement de l'avant-bras et rétraction des doigts.

PIBOULEAU, Henri, 2ᵉ artill., trompette. — Fracture de l'humérus gauche, coup de feu, Rezonville. — Cicatrice adhérente, atrophie et faiblesse du bras.

PIBOUTEAU, Pierre, né le 30 janvier 1848, Valeyrec (Gironde), 2ᵉ artillerie. — Arthrite suppurée du genou gauche, contractée en Allemagne. — Tumeur blanche, plaies fistuleuses au jarret, ankylose prochaine.

PICAMAL, Sébastien-Jean-Marie, 64ᵉ de ligne. — Plaie contuse à la partie inférieure et interne du bras gauche, coup de feu, Borny. — Gêne des mouvements de l'avant-bras.

PICARD, Abdon-Philadelphe, né le 14 mars 1846, Garennes (Eure), 28ᵉ artill. — Nécrose de l'os iliaque et du grand trochanter droits, fatigues et privations en captivité. — Plaies fistuleuses.

PICARD, Albert-Alphonse-Jules, francs-tireurs de Vaucluse. — Plaie pénétrante de l'articulation métacarpo-phalangienne du médius gauche, coup de feu, Autun, 1ᵉʳ décembre. — Flexion permanente de ce doigt dans la paume de la main.

PICARD, Anselme-Séraphin, 40ᵉ de ligne. — Plaie contuse à la main droite, coup de feu, Arthenay, 2 décembre. — Gêne dans la flexion des doigts.

PICARD, Benoît-Victor, né le 29 janvier 1853, Confrançon (Ain), 5ᵉ de ligne. — Fracture comminutive de la jambe gauche, coup de feu, Beaune-la-Rolande. — Ankylose incomplète tibio-tarsienne.

PICARD, Claude, né le 10 août 1844, Coulandon (Allier), 2ᵉ artill., brigadier. — Fracture des os du nez, destruction de l'orbite et du globe oculaire gauche, coup de feu, Châtillon sous Paris, 4 avril. — Affaiblissement de la vue à droite et gêne dans la respiration.

PICARD, Jean, 38ᵉ de ligne. — Plaie contuse au coude gauche, éclat d'obus, Paris, 19 avril. — Cicatrice vicieuse et adhérente, rétraction légère de l'avant-bras, atrophie et paralysie du bras.

PICARD, Jean-Marie, 10ᵉ de ligne. — Fracture de l'omoplate gauche, coup de feu, Saint-Privat. — Cicatrice adhérente.

PICARD, Jean-Marie-Louis, 33ᵉ de ligne. — Plaie contuse au coude gauche, lésion osseuse, coup de feu, Sedan. — Ankylose incomplète du coude.

PICARD, Joseph-Bruno, né le 17 mars 1838, Parvy-sur-Colomer (Yonne), 4ᵉ zouaves, caporal. — Plaie contuse à la face dorsale de la main gauche, coup de feu, Champigny. — Ankylose métacarpo-phalangienne du médius dans l'extension, ankylose incomplète de l'indicateur.

PICARD, Martial, né le 1ᵉʳ mai 1848, Lussac (Gironde), garde mob. de la Gironde. — Plaie contuse au genou droit, éclat d'obus, Montbéliard. — Cicatrice inodulaire profondément adhérente, ankylose et gonflement de l'articulation fémoro-tibiale, (ne peut marcher qu'avec une canne.)

PICAUDON, Luc, né le 18 juillet 1848, Condé (Indre), 47e de ligne. — Plaie pénétrante de poitrine, à droite, fracture de côtes, coup de feu, Beaumont (Ardennes). — Plaie fistuleuse persistante, dyspnée considérable.

PICHARD, Etienne, 90e de ligne. — Fracture du condyle externe du fémur droit, coup de feu, Borny. — Ankylose incomplète du genou.

PICHARD, Jean-Charles-Marie, garde mob. d'Ille-et-Vilaine. — Plaie contuse à la cuisse droite, coup de feu, Champigny, 2 décembre. — Gêne dans la marche.

PICHAT, Claude, né le 13 août 1847, Saint-Christophe-entre-deux-Guiers (Isère), 2e artill., maréchal des logis. — Fracture comminutive de la jambe droite, coup de feu, Coulmiers. — Perte considérable de substance osseuse, pourriture d'hôpital, vaste cicatrice adhérente, atrophie du membre et raccourcissement de 6 centimètres.

PICHAT, Pierre, né à Saint-Jean-de-Couz (Savoie), 35e de ligne. — Plaie contuse à l'épaule gauche, coup de feu, Chevilly. — Atrophie et gêne des mouvements de l'épaule et du bras.

PICHEREAU, Eugène-Augustin, dit THINET, né le 19 septembre 1845, Scorbé-Clairvaux (Vienne), 50e de ligne, clairon. — Fracture du col du fémur gauche, coup de feu, plaie au poignet droit, coup de baïonnette, Wissembourg. — Raccourcissement de 4 centimètres et amaigrissement du membre avec gêne douloureuse dans l'articulation coxo-fémorale.

PICHÉRIT, François-Louis, né le 16 décembre 1844, Chaudefonds (Maine-et-Loire), 90e de ligne, sergent. — Fracture des os du carpe, main gauche, coup de feu, Peltres, 27 septembre. — Abcès multiples, ankylose du poignet, de la main et des doigts.

PICHERY, Prosper-Joseph-Emile, 117e de ligne. — Plaie contuse à la région sacrée, coup de feu, Châtillon, 19 septembre. — Gêne considérable dans la flexion du tronc.

PICHOIRE, Antoine, 46e de ligne. — Large plaie au côté gauche de la poitrine, au creux axillaire et au bras, même côté, coup de feu, Châtillon, 5 avril. — Cicatrice profonde.

PICHON, Claude, né le 27 avril 1847, Devrouze (Saône-et-Loire), 66e de ligne. — Plaie contuse à la région lombaire, éclat d'obus, Rezonville. — Gêne notable des mouvements des membres inférieurs.

PICHON, Frédéric-Alphonse, garde mob. de l'Orne. — Plaie contuse au bras droit, coup de feu, Lorges, 9 décembre. — Ostéite de l'humérus.

PICHON, Joseph-Marin-François, né le 17 décembre 1849, Saint-Marceau (Sarthe), 65e de ligne. — Fracture comminutive de la jambe gauche, tiers inférieur, coup de feu, Villers-Bretonneux. — Entorse, déformation et ankylose de l'articulation tibio-tarsienne, atrophie de tout le membre.

PICHON, Louis-Victor, 58e de ligne. — Paralysie rhumatismale, fatigues et intempéries, 1870-71.

PICHOT, François, 3e zouaves. — Fracture double du fémur droit, coup de feu, Frœschwiller. — Raccourcissement.

PICHOT, François-Emile, né le 25 mars 1848, Sens (Ille-et-Vilaine), 1er zouaves. — Fracture compliquée du fémur droit, 3 coups de feu, Frœschwiller. — Raccourcissement considérable, ankylose presque complète du genou avec difformité et tuméfaction énorme de la cuisse, larges cicatrices.

PICHOU, Jean-Louis, 1er artill. — Perte du 5e orteil et de la phalangette du 2e orteil, pied gauche, éclat d'obus, Servigny sous Metz.

PICHOUD, Etienne, dit SAMBOUT, né le 22 août 1846, Pugny-Chatenod (Savoie), 35e de ligne, caporal. — Plaie pénétrante du nez avec perforation de la voûte palatine, coup de feu, Chevilly. — Lésion du nerf sterno-mastoïdien, balle extraite dans la région sus-claviculaire droite, ankylose incomplète temporo maxillaire, paralysie incomplète du bras.

Picornot, Jean-Baptiste, né le 4 avril 1849, Fontaine (Saône-et-Loire), garde mobilisée de Saône-et-Loire. — Fracture de la paroi externe de l'orbite gauche, coup de feu, Pouilly, 23 janvier.—Perte de l'œil gauche, cicatrice adhérente à la région temporale, gêne des mouvements de la mâchoire.

Picot, Claude, né le 5 juillet 1841, Corcelle (Saône-et-Loire), garde mobilisée de Saône-et-Loire. — Contusion violente au côté droit du thorax, coup de crosse de fusil, Pouilly. — Pleurésie et hépatite chroniques, gêne des fonctions respiratoires et digestives.

Picot, Henry-Valery, 53e de ligne. — Perte des 2e et 3e phalanges de l'indicateur droit, coup de feu, Mézières, 28 novembre.

Picot, Henry-Eugène, 75e de ligne. — Fracture de l'humérus gauche, éclat d'obus, Gravelotte. — Perte de substance osseuse, cicatrice adhérente profonde et verticale à la partie antérieure supérieure du bras.

Picot, Jean-Joseph-Marius, dit Guéraud, né le 17 avril 1837, Lyon (Rhône), fusilier marin (timonier au *Louis XIV*). — Plaie pénétrante à la cuisse droite, partie externe et moyenne, coup de feu, Paris, 26 mai. — Balle non extraite, ankylose du genou à angle aigu.

Picou, Jean-Antoine, né le 16 août 1850, Paris (Seine), 76e de ligne. — Plaies contuses au pied (?) et à la face externe du coude gauche, coup de feu et éclat d'obus, Champigny.— Ankylose calconéo-astragalienne.

Picout, Eugène-Achille-Isidore, 35e de ligne.—Luxation du poignet (?), le Mans, 14 janvier. — Réduction anormale, gêne des mouvements de la main.

Picquendar, Alfred-Augustin, né le 31 janvier 1842, Ruminghem (Pas-de-Calais), 33e de ligne. — Fracture des os du carpe, main gauche, éclat d'obus, Vermand, 18 janvier. — Atrophie du membre, ankylose du poignet.

Picquet, Claude-François, 11e de ligne. — Plaie contuse à l'épaule droite, coup de feu à (?). — Cicatrice adhérente.

Picquette, Isaac-Abraham, 26e de ligne. — Plaie contuse à la jambe gauche, coup de feu, Gravelotte. — Cicatrice adhérente.

Picquette, Louis, né le 15 mars 1850, Masny (Nord), 24e de ligne. — Plaies à la tempe, au front et à l'œil, côté droit, coup de feu, Bapaume. — Perte de la vision à droite, désorganisation et prolapsus de la paupière supérieure.

Picquoin, Gustave, né le 8 janvier 1851, Bar-le-Duc (Meuse), francs-tireurs de Paris. — Plaies à la région frontale droite, à la face, à la main et à la jambe gauches, coups de sabre, Dannemois. — Cicatrices adhérentes à la région frontale et accidents fonctionnels.

Pied, Jean-François, garde mob. de la Loire-Inférieure.—Plaie contuse à la main droite, coup de feu, le Mans. — Ankylose de l'indicateur.

Pied, René, né le 22 août 1839, Izé (Mayenne), 67e de ligne. — Plaie à travers le coude gauche, coup de feu, Paris, 23 mai. — Ankylose du coude dans la flexion, perte incomplète des mouvements de pronation et de supination, paralysie incomplète de la main.

Piédallu, Cyrille-Hippolyte, 26e de ligne. — Fracture du 2e métacarpien, main gauche, coup de feu, Guillonville, 1er septembre. — Rétraction du pouce.

Piédebout, Pierre, né le 7 avril 1849, Charroux (Vienne), 15e de ligne. — Fracture de l'humérus droit, tiers inférieur, et du cubitus, tiers supérieur, coup de feu, Champigny, 30 novembre. — Ankylose du coude, paralysie de la main.

Piéder, Pierre-Alfred-Anatole, 34e de ligne. — Plaie contuse à la cuisse droite, éclat d'obus, Arthenay, 2 décembre. — Large cicatrice adhérente.

Piedevache, Célestin-François, né le 19 février 1840, Evran (Côtes-du-Nord), 72e de ligne. — Plaie pénétrante du poignet droit, coup de feu, Pont-Noyelles. — Ankylose du poignet avec extension permanente du pouce et rétraction des autres doigts, perte des mouvements de la main, cicatrices adhérentes.

PIEDNOEL, Philémon-Auguste, 47ᵉ de ligne. — Fracture de l'acromion droit, coup de feu, Beaumont (Ardennes). — Cicatrice adhérente, gêne dans l'élévation du bras.

PRÉDOIS, Jean-Baptiste, né le 11 août 1827, Saint-Armel (Ille-et-Vilaine), artill. de la garde mob. d'Ille-et-Vilaine. — Fracture de l'avant-bras droit, coup de feu, Josnes, 8 décembre. — Déformation de l'avant-bras, large cicatrice adhérente, ankylose du poignet, avec extension permanente et atrophie de la main.

PIERQUIN, Raimond-Victor, 27ᵉ de ligne. — Plaie contuse à la cuisse gauche avec lésion du testicule, coup de feu, Beaumont (Ardennes).

PIERRARD, Charles-Eugène, né le 8 octobre 1850, Paris, 110ᵉ de ligne. — Fracture des 9ᵉ et 10ᵉ côtes à droite, avec plaie pénétrante du poumon de ce côté, coup de feu, l'Hay. — Cicatrice adhérente, dyspnée.

PIERRAT, Jules-Etienne, né le 4 novembre 1844, Bussy-Lettrée (Marne), francs-tireurs de Seine-et-Marne. — Désorganisation du globe oculaire droit, coup de sabre, Binos (Loir-et-Cher), 25 octobre.

PIERRE, François-Désiré, 19ᵉ artill. — Plaies contuses à la jambe et au bras droits, 2 coups de feu, Strasbourg, 26 septembre. — Gêne dans la flexion de l'avant-bras.

PIERRE, Jean-Baptiste, 20ᵉ de ligne. — Congélation, le Bourget, 23 décembre. — Perte des orteils du pied gauche par gangrène.

PIERRE, dit MÉRY, Jean-Louis-Edouard, né le 1ᵉʳ octobre 1849, Sainte-Menehould (Marne), 34ᵉ de ligne. — Fracture de l'humérus gauche, tiers inférieur, coup de feu, Arthenay, 2 décembre. — Plaies fistuleuses, ankylose incomplète du coude, atrophie de tout le membre.

PIERRE, Jules-Simon, né le 28 octobre 1849, Aron (Eure-et-Loir), garde mob. d'Eure-et-Loir. — Fracture de la 5ᵉ côte à gauche, coup de feu, Tréon, 17 novembre. — Consolidation vicieuse, cicatrices adhérentes.

PIERRE, Lazare, 11ᵉ chass. à pied. — Fracture de l'humérus droit, coup de feu, Servigny. Cicatrice adhérente, gêne des mouvements de l'épaule.

PIERRE, Louis-Jean-Baptiste, né le 8 avril 1846, Arron (Eure-et-Loir), 24ᵉ de ligne. — Plaie contuse à la cuisse gauche, coup de feu, Spickeren. — Balle non extraite, gêne dans la marche.

PIERRE, Noël, 109ᵉ de ligne. — Fracture du radius droit, coup de feu, château d'Issy, 4 mai. — Gêne des mouvements de supination de l'avant-bras et de la main.

PIERRE, Philippe-Arsène, né le 30 juin 1845, Lac ou Villers (Doubs), 11ᵉ de ligne, sergent. — Fracture de l'extrémité inférieure de l'humérus droit, coup de feu, Beaumont (Ardennes). — Ankylose du coude dans la flexion permanente.

PIERRE, Pierre-Joseph-Eugène, garde nationale de la Seine. — Plaie contuse à la main gauche, coup de feu, Buzenval. — Perte presque complète du pouce, flexion incomplète des autres doigts.

PIERRE, Principe-Pierre, 51ᵉ de ligne. — Paralysie incomplète rhumatismale, fatigues et intempéries, 1870-71.

PIERREFITTE, Jean-Charles, 2ᵉ zouaves. — Fracture comminutive de la jambe droite, 2 coups de feu, Frœschwiller. — Atrophie et gêne considérable des mouvements de la main.

PIERREPONT, Victor-Antoine, 48ᵉ de ligne. — Plaie compliquée à l'avant-bras droit, coup de feu, Frœschwiller. — Déviation des 2 deux derniers doigts, cicatrices adhérentes.

PIERRET, Victor-Honorius, né le 17 juin 1836, Londres (Angleterre), 20ᵉ chass. à pied, caporal. — Plaie compliquée au bras droit, coup de feu, Servigny. — Atrophie du bras, paralysie des doigts.

PIERRON, Clair, né à Romin-de-Popé (Rhône), garde mob. du Rhône, 2e légion. — Perte du doigt médius, main droite, coup de feu, Nuits. — Ankylose métacarpo-phalangienne du pouce.

PIERRON, Edouard-Joseph, 32e de ligne. — Plaie contuse à la main gauche, coup de feu, Rezonville. — Rétraction de l'auriculaire et gêne des mouvements des autres doigts.

PIERRON, Eugène-Joseph-Napolitain, né le 27 mai 1844, Sablon (Moselle), 8e artill., adjudant sous-officier. — Plaie contuse au poignet droit, éclat d'obus, Ourcel, 2 décembre. — Ankylose du poignet, désorganisation du globe oculaire gauche, éclat d'obus, Neuilly-sur-Seine, 26 avril.

PIERRON, Joseph-Emile, né le 6 mars 1842, Rambluzin (Meuse), francs-tireurs de Paris. — Fracture du fémur droit, tiers inférieur, coup de feu, Alençon, 15 janvier. — Raccourcissement de 9 centimètres, ankylose du genou dans l'extension.

PIERROT, Didier-Alphonse, né le 28 septembre 1827, Paris (Seine), 88e de ligne, capitaine. — Fracture comminutive du radius gauche, coup de feu, Beaumont (Ardennes). — Perte considérable de substance, larges et nombreuses cicatrices adhérentes à l'avant-bras et à la main, atrophie du membre.

PIERRY, François, né le 30 mars 1848, Levroux (Indre), 47e de ligne. — Fracture de la malléole externe pied droit, coup de feu, Beaumont (Ardennes). — Ankylose tibio-tarsienne, vaste cicatrice adhérente.

PIERSON, Eugène-Edouard, né le 23 septembre 1847, Laxon (Meurthe), 2e zouaves. — Fracture comminutive de l'avant-bras droit, tiers inférieur, éclat d'obus, Frœschwiller. — Consolidation vicieuse, déviation de la main fixée dans la pronation permanente et forcée en travers de l'axe du membre.

PIERSON, Jean, né le 16 avril 1848, Erstroff (Moselle), 6e lanciers. — Plaies contuses au tiers moyen du bras gauche, au milieu de l'épaule, même côté, de dehors en dedans, et au-dessus de la clavicule, même côté, 3 coups de feu, Frœschwiller. — Atrophie considérable et paralysie de tout le membre.

PIESENS, Anselme-Marie-François-Joseph, né le 9 mai 1834, Bruges (Belgique), rég. étranger, sergent. — Fracture comminutive du radius droit avec lacération profonde des muscles, coup de feu, Orléans, 11 octobre. — Contraction permanente des fléchisseurs de l'avant-bras, atrophie et ankylose du poignet dans la flexion permanente à angle droit.

PIESVAUX, Nicolas, né le 9 juillet 1847, Avocourt (Meuse), 84e de ligne. — Désorganisation du globe oculaire gauche, coup de feu, Gravelotte.

PIET, Gustave-François, né le 25 juillet 1849, Niort (Deux-Sèvres), 4e zouaves. — Plaie pénétrante de la tubérosité du tibia, (?) coup de feu, Champigny. — Nécrose, perte de substance, plaie fistuleuse, cicatrices adhérentes, ankylose fémoro-tibiale et tibio-tarsienne, flexion de la jambe et extension du pied.

PIET, Jean-Baptiste, 50e de ligne. — Plaie contuse au bras droit, partie inférieure, éclat d'obus, Sedan. — Cicatrice adhérente à l'humérus, atrophie du membre.

PIÉTERS, Henri-Joseph, 61e de ligne. — Plaies contuses à la main et au bras droits, éclats d'obus, Sedan. — Perte de substance musculaire au bras, ankylose métacarpo-phalangienne du pouce.

PIETIN, Victor, garde mob. du Nord. — Fracture comminutive des 1er et 2e métatarsiens, pied gauche, éclat d'obus, Bapaume. — Gêne des mouvements du pied.

PIÈTRE, Auguste-Camille, 6e de ligne. — Fracture comminutive du tarse, pied droit, coup de feu, Sainte-Barbe. — Gêne des mouvements de l'articulation tibio-tarsienne.

PIÉTRI, Paul-François, né le 11 avril 1837, Bocognano (Corse), 21e de ligne, sergent. — Plaies contuses à la poitrine et au bras gauche, 2 coups de feu, Sedan. — Pourriture d'hôpital, large cicatrice adhérente, flexion permanente de l'avant-bras avec paralysie de la main.

PIFFETEAU, Jean-Baptiste, 20e de ligne. — Plaie contuse au mollet droit et à cuisse, même côté, 2 coups de feu, Buzenval. — Varices volumineuses.

PIGAULT, Jean-Alexandre, né le 1er août 1843, Cerisy-Belle-Etoile (Orne), 84e de ligne, caporal. — Fracture comminutive de l'extrémité inférieure de l'humérus gauche, coup de feu, la Bourgonce. — Ankylose du coude à angle droit.

PIGEARD, Auguste-François, né le 28 août 1848, Saint-Germain-de-la-Coudre (Orne), garde mob. de l'Orne. — Fracture comminutive de l'humérus droit, tiers inférieur, coup de feu, Alençon, 15 janvier. — Raccourcissement et déformation du bras.

PIGELET, Henri, 45e de ligne. — Plaie compliquée à la partie interne de l'avant-bras droit, coup de feu, Belfort, 12 février. — Paralysie des doigts auriculaire et annulaire.

PIGEON, Julien-François-Marie-Ange, garde mob. des Côtes-du-Nord. — Plaie contuse au creux axillaire droit, coup de feu, Patay, 2 décembre. — Atrophie et paralysie de l'avant-bras, de la main et des doigts.

PIGEROULET, François, rég. étranger, — Plaie contuse à la cuisse gauche, éclat d'obus, Neuilly, 18 avril. — Perte considérable de substance musculaire, vaste cicatrice adhérente circulaire de 12 centimètres.

PIGET, Philippe, 2e artill. — Plaie contuse au pied droit, éclat d'obus, Coulmiers, 9 novembre. — Cicatrice adhérente, extension permanente du 5e orteil.

PIGNARD, Alexandre-Louis, né le 9 février 1849, Congé-sur-Orne (Sarthe), 5e chass. à pied. — Fracture comminutive du 1er métacarpien, main droite, éclat d'obus, Montbéliard. — Perte du pouce et du 1er métacarpien, paralysie de la main, ankylose du poignet.

PIGNOL, Augustin, né le 28 juillet 1850, Jax (Haute-Loire), 22e artill. — Contusion au globe oculaire droit, déchirure de l'iris, éclat d'obus, Paris, 25 mai. — Désorganisation de cet œil et perte de sa vision.

PIGNOLERT, Jean-Lucien, 23e de ligne. — Plaie compliquée au bras droit, coup de feu, Rezonville. — Flexion de l'avant-bras, paralysie partielle du pouce et de l'indicateur.

PIGNON, Louis-François-Joseph, né le 30 juillet 1843, Boulogne-sur-Mer (Pas-de-Calais), 63e de ligne. — Contusion au globe oculaire gauche, coup de feu, Forbach. — Amaurose de l'œil, tache hémorrhagique et atrophie de la pupille.

PIGNON, Pierre-Benjamin, garde mob. des Deux-Sèvres. — Plaie profonde à la jambe droite, coup de feu, la Bourgonce, 6 octobre. — Gêne dans la marche.

PIGOURY, Louis, né le 1er mai 1846, la Marche (Nièvre), 31e de ligne, sergent. — Plaie contuse à la jambe droite, partie postérieure externe, éclat d'obus, Sedan. — Large cicatrice adhérente, rétraction des extenseurs du pied qui ne s'appuie sur le sol que par sa face antérieure.

PIGNOUX, Pierre, 31e de ligne. — Plaies contuses au péroné et à la cuisse gauche, éclats d'obus, Sedan. — Atrophie du testicule droit, larges cicatrices adhérentes et irrégulières.

PIGNY, François, 59e de ligne. — Fracture du 1er métatarsien, pied gauche, coup de feu, l'Hay, 30 septembre. — Flexion permanente du gros orteil.

PIGOT, Jean-Baptiste, 24e de ligne. — Congélation à (?), 24 décembre. — Perte partielle du gros orteil, pied gauche.

PILET, Emile, 90e de ligne. — Plaie contuse au pied gauche, coup de feu, Borny. — Ankylose partielle tarso-métatarsienne.

PILLARD, Jean-Pierre, garde mob. des Vosges. — Plaie contuse à l'épaule droite, coup de feu, la Bourgonce. — Ankylose incomplète scapulo-humérale.

PILLARD, Léon-Portien, né le 22 août 1842, Tubœuf (Orne), 43e de ligne. — Plaie compliquée à la main gauche, coup de feu, Villorceau. — Atrophie et extension permanente de tous les doigts, ankylose incomplète du poignet et des phalanges.

PILLET, Etienne, né le 4 mai 1850, Saint-Cassin (Savoie), 47e de ligne. — Fracture des

2ᵉ, 4ᵉ et 5ᵉ métacarpiens, main droite, coup de feu, Beaugency. — Ankylose métacarpo-pha-langienne des quatre derniers doigts fixés dans la flexion.

PILLON, Jules-Edouard, 64ᵉ de ligne, caporal.—Plaie compliquée à l'avant-bras (?), coup de feu, Villerbon (Loir-et-Cher), 8 décembre.—Paralysie incomplète de l'avant-bras et de la main.

PILLON, Isidore, 14ᵉ de ligne. — Perte des 2ᵉ et 3ᵉ phalanges de l'indicateur droit, coup de feu, Châtillon, 13 octobre.

PILLOT, Jean-Alexandre-Zéphirin, 80ᵉ de ligne, sergent.—Plaie contuse à l'épaule droite, coup de feu, Saint-Privat.

PILLOT, Louis-Alexis, né le 28 août 1850, Ayron (Vienne), 28ᵉ de ligne.— Plaies compli-quées au bras et à l'avant-bras droits, 2 coups de feu, Azé (Loir-et-Cher), 1ᵉʳ janvier. — Perte presque complète des mouvements de la main.

PILLOT, Polycarpe, 4ᵉ zouaves. — Plaie à travers la poitrine à droite, coup de feu, Bry-sur-Marne, 30 novembre.—Dyspnée.

PILON, Lucien-François, 24ᵉ de ligne, caporal. — Plaie pénétrante de poitrine à gauche, coup de feu, Spickeren. — Dyspnée.

PILONCHÉRY, Jean, 53ᵉ de ligne. — Plaies contuses à l'épaule droite et à la partie supé-rieure du bras gauche, lésion de la tête de l'humérus et du creux axillaire, 2 coups de feu, Sedan. — Gêne des mouvements de l'épaule gauche.

PILOT, Nicolas, né à Bauberville (Vosges), 3ᵉ zouaves. — Fracture du fémur et plaie con-tuse au pied gauches, coup de feu et éclat d'obus, Frœschwiller. — Consolidation vicieuse, raccourcissement du membre.

PIMET, Pierre, 18ᵉ de ligne.—Plaie contuse à la région sus-orbitaire gauche, éclat d'obus, Sedan. — Paralysie de la paupière supérieure et occlusion complète de l'œil.

PIN, Louis, 5ᵉ de ligne.—Plaie contuse à la cuisse gauche, coup de feu, Changé, 10 jan-vier.—Entorse tibio-tarsienne droite.

PINARD, Auguste, né le 6 mars 1849, Saint-Herblain (Loire-Inférieure), 37ᵉ de ligne.— Plaie en sillon à la cuisse gauche, partie supérieure, plaie en séton à la cuisse droite, coup de feu, Paris, 2ᵉ siége.

PINARD, Jean, 1ᵉʳ dragons, maréchal des logis. — Fracture comminutive de la jambe droite, coup de pied de cheval, Tours, 15 septembre. — Cicatrice profonde et adhérente.

PINAT, Joseph-Elie, né le 22 août 1850, Châteaudouble (Drôme), 79ᵉ de ligne. — Frac-ture comminutive de la jambe gauche, coup de feu, Paris, la Bastille, 26 mai. — Consolida-tion très-vicieuse, raccourcissement de 6 centimètres, atrophie du membre, ankylose du genou et du cou-de-pied.

PINAUDIER, Julien, 4ᵉ de ligne. — Fracture du 1ᵉʳ métatarsien, pied droit, coup de feu, Paris, 23 mai. — Gêne des mouvements du pied.

PINCEDÉ, Henri-Joseph, né le 9 mai 1847, Saint-Souns (Seine-Inférieure), 40ᵉ de ligne.— Fracture comminutive de la jambe droite, coup de feu, Lumeau. — Esquilles, consolidation vicieuse, plaies fistuleuses, gêne des mouvements du membre.

PINCET, Joseph-Julien, né le 27 mai 1842, Bazouges-la-Péroux (Ille-et-Vilaine), 43ᵉ de ligne.—Fracture comminutive de l'avant-bras gauche, tiers supérieur, coup de feu, Arthenay. —Soudure des deux os, cicatrices adhérentes, perte des mouvements de pronation et de supi-nation.

PINCHON, François-Benoît, 10ᵉ de ligne. — Plaie contuse au bras droit, coup de feu, Saint-Privat. — Gêne des mouvements de l'épaule et du bras.

PINCHON, François-Jean-Baptiste-Julien, 71ᵉ de ligne. — Plaie contuse à la cuisse droite, coup de feu, Borny. — Plaie fistuleuse.

PINÇON, Auguste, né le 5 mars 1849, Chantilly (Oise), 7ᵉ de ligne. — Fracture partielle du tibia droit, coup de feu, Créteil. — Cicatrice adhérente, gêne dans la marche.

PINÇON, Léon-Joseph, né le 23 octobre 1850, Batignolles (Seine), 3e zouaves. — Plaies contuses au côté droit de la poitrine et au bras droit, 2 coups de feu, Fræschwiller.

PINÇON, Louis-Pierre, né le 29 juin 1844, Couterne (Orne), 71e de ligne. — Fracture du radius gauche, coup de feu, Servigny. — Consolidation vicieuse, atrophie de l'avant-bras et de la main avec extension permanente des doigts.

PINEAU, Emile-Toussaint-Zacharie, garde mob. du Loiret. — Fracture comminutive du maxillaire inférieur, coup de feu, Varennes-Saint-Maur, 12 octobre.—Consolidation vicieuse, perte de substance.

PINEAU, François-Alexis, né le 30 mars 1840, Saint-Georges-sur-Eure (Eure-et-Loir), 35e de ligne. — Fracture comminutive de l'avant-bras droit, plaie pénétrante de poitrine, 2 coups de feu, Chevilly. — Atrophie incomplète du membre, dyspnée.

PINEAU, Florentin-Charles-Henri, né le 15 septembre 1846, Paris (Seine), 4e de ligne. — Fracture du pariétal droit, coup de feu, Ladonchamps, 7 octobre.—Surdité de ce côté.

PINEL, Baptiste, 72e de ligne. — Chute sur le genou gauche à Bapaume. — Hydarthrose.

PINEL, Joseph, 82e de ligne.—Plaie contuse à la main gauche, coup de feu, Coulmiers. — Perte du doigt auriculaire, cicatrice adhérente, gêne des mouvements du médius et de l'annulaire.

PINEL, Noël, 39e de ligne, caporal. — Plaie contuse à la région lombaire, perte partielle de l'auriculaire, main gauche, éclat d'obus, Beaugency.—Suppuration prolongée à la région dorsale, affaiblissement.

PINEL, Paul-Pierre, né le 20 septembre 1850, Saint-Quentin (Manche), 47e de ligne. — Fracture comminutive du 3e métacarpien, main gauche, coup de feu, Fretteval. —Flexion imparfaite des quatre derniers doigts dans la paume de la main.

PINET, Pierre, né le 2 juin 1843, Ayat (Puy-de-Dôme), 36e de ligne. — Fracture comminutive de la jambe gauche, tiers inférieur, éclat d'obus, Fræschwiller. — Ankylose du pied.

PINGAUD, Théophile, 93e de ligne, caporal. — Plaie pénétrante de la main droite, coup de feu, Saint-Privat. — Cicatrice adhérente, flexion des doigts et de la main.

PINGUET, Louis, 91e de ligne. — Plaie contuse au bras gauche, éclat d'obus, Saulus-Mouchin, 2 septembre. — Perte de substance musculaire.

PINLON, Pierre, 96e de ligne. — Ecrasement de la jambe droite, roue de fourgon d'artillerie, Fræschwiller. — Cal vicieux du tibia, déformation du membre.

PINON, Pierre, garde mob. du Cher. — Plaie contuse à la hanche gauche, érosion de l'os iliaque, coup de feu, Juranville, 28 novembre. — Ostéite suppurée.

PINQUET, François, né le 22 juin 1847, Beauregard-l'Évêque (Puy-de-Dôme), 100e de ligne. — Abcès profond à l'épaule droite, en captivité. — Gêne des mouvements de l'épaule.

PINSARD, Auguste-Marie, 48e de ligne. — Fracture incomplète de l'humérus droit, coup de feu, Fræschwiller. — Cicatrices très-profondes et adhérentes, gêne dans la flexion et l'extension de l'avant-bras.

PINSARD, Pierre-François, né le 3 novembre 1846, Tripliville (Loir-et-Cher), 27e de ligne, maréchal des logis.—Plaie contuse au bras gauche, coup de feu, Villers-Bretonneux.— Cicatrice adhérente, gêne dans l'extension de l'avant-bras avec paralysie presque complète de la main et rétraction des fléchisseurs des quatre derniers doigts.

PINSART, Alfred, 40e de ligne. — Plaie contuse à la jambe gauche, coup de feu à (?).— Cicatrice adhérente au tibia.

PINSON, François, né le 10 janvier 1845, Morogues (Cher), 110e de ligne, sergent. — Chute sur le coude gauche à (?). — Arthrite, ankylose du coude dans l'extension, perte partielle des mouvements et atrophie du membre.

PINSON, Mathurin-Pierre-Marie, garde mob. du Morbihan. — Plaie contuse à la cuisse guuche, éclat d'obus, Nogent-sur-Seine, 25 octobre. — Vaste cicatrice adhérente, gêne dans la marche.

PINTUREAU, François-René, né le 28 octobre 1849, Charroux (Vienne), 68ᵉ de ligne. — Fractures des 2ᵉ, 3ᵉ et 4ᵉ métacarpiens, main droite, éclat d'obus, Châtillon, 19 septembre. — Déformation des doigts avec paralysie des fléchisseurs.

PIOT, Firmin, 54ᵉ de ligne.—Plaie contuse à la jambe droite, partie moyenne antérieure, coup de feu, Amanvillers.

PIOT, Jean-Pierre-Camille, né le 28 mai 1850, Moissieu (Isère), 58ᵉ de ligne, caporal. — Plaie contuse à l'avant-bras droit, coup de feu, la Fourche. — Cicatrice profonde vicieuse, perte des mouvements de pronation et de supination.

PIQUE, Henri, né le 40 octobre 1848, Hasnon (Nord), 3ᵉ zouaves. — Fracture comminutive de la partie antérieure et supérieure du pariétal droit, coup de feu, Frœschwiller. — Perte complète de la motilité dans les membres inférieurs et incomplète dans le membre supérieur gauche.

PIQUE, Joseph-Albert, né le 1ᵉʳ mars 1851, Laon (Aisne), 15ᵉ de ligne. — Variole. — Blépharite chronique avec épiphora et rétraction cicatricielle des paupières, surtout à droite, taies sur les deux cornées, exsudat considérable de l'œil droit dont la vision est perdue, affaiblissement de la vision de l'œil gauche.

PIQUEMAL, Guillaume-Eychenne, 32ᵉ de ligne. — Plaie contuse à la jambe gauche, partie inférieure, coup de feu, Gravelotte. — Cicatrice adhérente au tendon d'Achille, extension du pied.

PIQUET, François-Constant, né le 23 septembre 1848, Paris (Seine), 64ᵉ de ligne.—Plaie contuse à la cuisse gauche, partie inférieure, éclats d'obus, Sedan. — Pourriture d'hôpital, vaste cicatrice adhérente occupant la face externe du genou et la partie inférieure de la cuisse, ankylose du genou en extension.

PIQUET, Joseph, 63ᵉ de ligne. — Plaie contuse au bras (?), coup de feu, Spickeren. — Cicatrice adhérente très-étendue.

PIRAUD, Gilles-Alexandre, 12ᵉ chass. à pied. — Plaie contuse à la cuisse gauche, éclat d'obus, Chenebier. — Vaste cicatrice à la face externe de la cuisse et du genou, rétraction musculaire.

PIRON, Jacques-François, garde mob. des Côtes-du-Nord. — Plaie contuse à la jambe gauche à (?). — Pourriture d'hôpital, cicatrice adhérente.

PIRON, Martin, né le 18 mars 1843, Couesmes (Indre-et-Loire), 45ᵉ de ligne.—Contusion au globe oculaire gauche, éclat d'obus, Sedan. — Déformation et opacité de la cornée, perte de l'œil.

PISCART, Joseph-Félix, 28ᵉ de ligne. — Perte de la phalange unguéale du pouce gauche, coup de feu, Saint-Privat.

PISSEVIN, Etienne, 9ᵉ régiment de la garde mobile.—Luxation du pied gauche en dedans avec issue des os, chute d'une voiture à (?). — Abcès multiples, suppuration prolongée, ankylose tibio-tarsienne avec déformation du pied, atrophie de la jambe et rétraction du tendon d'Achille.

PISSOUCHET, Michel-Edmond, né le 23 août 1841, Paris, 4ᵉ chass. à cheval. — Plaie contuse à la jambe gauche, coup de feu, armée de la Loire, 15 janvier. — Nécrose du tibia, séquestre considérable.

PISTRE, Joseph-Louis, né le 9 avril 1850, la Salvetat (Hérault), 36ᵉ de ligne. — Entorse grave avec fracture de l'extrémité inférieure du péroné gauche, chute, armée de la Loire. — Consolidation vicieuse, arthrite suppurée, esquilles, ankylose tibio-tarsienne avec renversement du pied en dedans.

PITARD, Alexandre, 61ᵉ de ligne. — Plaie contuse à la cuisse droite, au niveau du pli de la fesse, coup de feu, Montbéliard (Doubs).

PITARD, Jules-Lucien, né le 12 juillet 1848, Cruas (Ardèche), 6e chass. à cheval. — Fracture verticale de la branche horizontale du maxillaire inférieur, éclat d'obus, Sedan. — Non-consolidation, le fragment droit chevauche en arrière du fragment gauche.

PITAVY, Félix-Henri, né le 26 mai 1849, Sauvessangues (Puy-de-Dôme), 93e de ligne. — Plaie contuse à l'épaule gauche et fracture des os propres du nez, 2 coups de feu, Chevilly.— Ankylose incomplète scapulo-humérale, destruction du canal nasal droit, épiphora.

PITEL, Adolphe-Ernest, né le 27 mars 1847, Lillebonne (Seine-Inférieure), 78e de ligne. — Plaie contuse au creux axillaire droit, coup de feu, Wœrth. — Atrophie incomplète de l'épaule et du bras, semi-ankylose scapulo-humérale.

PITELET, Remy, 19e de ligne. — Plaie à travers la cuisse et la fesse gauches, coup de feu, Borny. — Ankylose incomplète coxo-fémorale, gêne dans la flexion de la cuisse, atrophie du membre.

PITELET, Remy, 95e de ligne. — Plaie à la face, coup de feu, Sainte-Barbe. — Perte partielle de la vision de l'œil gauche.

PITEUX, Julien-Ernest, 93e de ligne, sergent-fourrier. — Congélation, armée de l'Est, 22 janvier. — Cicatrices adhérentes aux gros orteils.

PITIOT, Jean-Louis, né le 19 avril 1846, Vienne (Isère), 7e de ligne. — Fracture du fémur droit, éclat d'obus, Servigny. — Ankylose incomplète du genou, raccourcissement et déformation de la cuisse.

PITOIS, Nicolas-Eugène, né le 1er septembre 1841, Fouchères (Aube), 138e de ligne. — Fracture comminutive du fémur droit, éclat d'obus, Saint-Denis, 23 janvier. — Raccourcissement de 6 centimètres, arthrite du genou, rétraction des fléchisseurs du pied.

PITON, Constant-Cyrille, 63e de ligne. — Plaie pénétrante à l'épaule gauche, coup de feu, Spickeren. — Douleur des mouvements de l'épaule.

PIVETEAU, Charles-Aimé, 77e de ligne. — Fracture des apophyses épineuses des vertèbres dorsales, coup de feu, Blois, 28 janvier. — Large cicatrice adhérente, gêne des mouvements du tronc.

PIVOT-TAFFUT, Benoît, né le 1er mai 1844, Saint-Christophe-entre-deux-Guiers (Isère), 27e de ligne. — Fracture de l'os iliaque gauche, coup de feu, Arthenay. — Plaie fistuleuse, coxalgie, atrophie et gêne des mouvements du membre, élongation du membre.

PIVOT, Félix-Pierre, né le 12 avril 1840, Saint-Martin-le-Vinoux (Isère), 2e génie. — Contusion violente à la poitrine, éclat d'obus, le Bourget, 21 octobre.—Pneumonie traumatique, tuberculisation du poumon, dyspnée permanente.

PIZANNE, J., 3e de ligne. — Plaie à la marge de l'anus, coup de baïonnette, Beaumont (Ardennes). — Fistule anale borgne externe, bronchite chronique, hémoptysies.

PIZIER, Noël-Alfred, né le 5 janvier 1837, Gaillarbois (Eure), 74e de ligne. — Plaie contuse au coude droit, coup de feu, Neuf-Brisach, 15 octobre. — Erysipèle phlegmoneux, incisions multiples, ankylose du coude dans la flexion (le bras forme avec l'avant-bras un angle de 145°).

PLAIDEUX, Théodore, 24e de ligne. — Fracture de la jambe gauche, coup de feu, Saint-Quentin. — Ostéite du tibia, plaie fistuleuse.

PLANCHARD, Jean-Baptiste, né le 6 août 1845, Saint-Agnant (Creuse), 94e de ligne. — Fracture du coude droit, éclat d'obus, Gravelotte. — Ankylose du coude avec perte complète de l'usage du membre.

PLANCHAT, François-Louis, né le 24 octobre 1850, Saint-Laurent-des-Bâtons (Dordogne), 8e artill. — Congélation, Vesoul, 5 janvier. — Perte du gros orteil et de deux phalanges du 2e orteil, pied droit.

PLANCHAT, Jean-Baptiste, né le 8 janvier 1843, Limoges (Haute-Vienne), 75e de ligne. — Plaie contuse à l'avant-bras gauche, au-dessus du poignet, coup de feu, Gravelotte. — Cicatrice adhérente.

PLANCHE, Jean, 1ᵉʳ de ligne. — Plaie contuse à la jambe gauche, éclat d'obus, Sedan. — Vaste cicatrice adhérente.

PLANCHE, Victor, né le 18 février 1849, Laurac (Ardèche), 33ᵉ de ligne. — Fracture du fémur droit, tiers moyen, coup de feu, Masanger, 31 décembre. — Raccourcissement de 4 centimètres, ankylose rectiligne du genou.

PLANCHENAULT, François-Jean, né le 19 février 1847, Saint-Cyr-le-Gravelais (Mayenne). — Paralysie incomplète, plus accentuée à gauche qu'à droite, paralysie avec cyanose du pied gauche, froid humide à Metz.

PLANCHENEAU, Pierre-Eugène, 43ᵉ de ligne. — Plaie contuse au mollet gauche, coup de feu, Amanvillers. — Large cicatrice adhérente.

PLANET, Victor-Eugène, né le 7 janvier 1846, Vesseaux (Ardèche), 55ᵉ de ligne. — Fracture du cubitus gauche et plaie pénétrante de l'abdomen par le même projectile, coup de feu, Gravelotte. — Paralysie et atrophie de la main.

PLANICHAMP, Jean-Maurice, 33ᵉ de ligne. — Plaie contuse au bras gauche, coup de feu, Arthenay, 2 décembre. — Cicatrice douloureuse à la région sterno-claviculaire.

PLANQUART, Augustin-Désiré, garde mob. du Nord. — Fracture du cubitus droit, coup de feu, Saint-Quentin. — Non-consolidation, cicatrice adhérente, perte des mouvements de pronation et de supination de l'avant-bras.

PLANQUART, Pierre, 67ᵉ de ligne. — Fracture comminutive du métatarse, pied droit, coup de feu, Saint-Quentin. — Cicatrices adhérentes.

PLANQUE, Pierre-Romain, né le 17 octobre 1840, Lompret (Nord), 67ᵉ de ligne. — Fracture du radius droit, tiers inférieur, éclat d'obus, Saint-Quentin. — Vaste cicatrice adhérente sur l'avant-bras et une partie du bras, perte incomplète de la contraction des fléchisseurs de l'avant-bras et de la main.

PLANQUES, Jean-Antoine, 46ᵉ de ligne. — Fracture du maxillaire inférieur, coup de feu, Beaumont (Ardennes). — Diminution de l'ouverture buccale.

PLANSON, Pierre-François, 89ᵉ de ligne. — Plaie pénétrante du genou droit, coup de feu, Sedan. — Balle non extraite, ankylose incomplète du genou.

PLANTIER, Paul-Thomas, 89ᵉ de ligne, sergent-major. — Plaie contuse à la cuisse droite, éclat d'obus, Arthenay, 2 décembre. — Abcès multiples, gonflement du genou.

PLANTIER, Virgile, né le 7 juin 1847, Cruas (Ardèche), 66ᵉ de ligne, caporal. — Fracture comminutive de l'avant-bras droit, tiers supérieur, coup de feu, Spickeren. — Cal volumineux, perte de substance osseuse, raccourcissement de l'avant-bras.

PLANUS, Benoît-Marie-Fonin, né le 7 septembre 1849, Dième (Rhône), 17ᵉ de ligne. — Fracture de la jambe gauche, coup de feu, Montmesly, 30 novembre. — Consolidation vicieuse avec incurvation du tibia, cicatrice adhérente.

PLARD, François, 99ᵉ de ligne. — Fracture de la clavicule gauche et de l'apophyse coracoïde, coup de feu, Sedan. — Atrophie partielle du bras.

PLARR, Charles-Emile, né le 10 octobre 1828, Strasbourg (Bas-Rhin), 16ᵉ artill., capitaine. — Fracture de l'humérus gauche, tiers inférieur, éclat d'obus, Strasbourg, 6 septembre. — Perte considérable de substance osseuse, cicatrice irrégulière, ankylose du coude dans la flexion permanente.

PLAS, Adrien, rég. étranger. — Plaie contuse à la jambe gauche, éclat d'obus, Orléans, 4 décembre. — Exfoliation du tendon d'Achille, atrophie incomplète de la jambe.

PLAS, Pierre, né le 5 mars 1848, Affieux (Corrèze), 96ᵉ de ligne. — Plaie à travers le bras gauche, de dedans en dehors, coup de feu, Wœrth. — Large cicatrice adhérente à la partie postérieure du bras, atrophie de tout le membre, ankylose incomplète du coude.

PLASSE, Pierre, éclaireurs garibaldiens. — Plaie pénétrante de poitrine à gauche, coup de feu à (?). — Bronchite chronique, dyspnée, atrophie et gêne des mouvements du bras gauche et de la main.

PLASSIARD, Thomas-Edouard, né le 5 mars 1824, Bordeaux (Gironde), 10e chass. à cheval, chef d'escadron. — Congélation, Beaugency, 10 décembre. — Perte du gros orteil et de la 1re phalange du 4e orteil, ankylose incomplète tibio-tarsienne et ankylose complète des autres articulations du pied.

PLASSIN, Jean, 3e zouaves. — Fracture du frontal, coup de feu, Frœschwiller. — Perte de substance, cicatrice adhérente avec dépression de la bosse frontale gauche.

PLAT, Marie-Jules-Paulin, 32e de ligne. — Plaie contuse à la main droite à (?). — Difficulté de la flexion des doigts.

PLATEL, Louis-Joseph, né le 14 octobre 1845, Etoile (Drôme), garde mob. de la Drôme. — Variole confluente, siége de Paris. — Fonte purulente des deux yeux : cécité complète.

PLATON, Jean-Joseph, né le 3 novembre 1845, Saint-André-de-Roquepertuis (Gard), 26e de ligne. — Perforation de la voûte palatine, coup de feu, Rezonville. — Perte de la vision à droite.

PLATRET, Claude, né le 31 octobre 1844, Saint-Vincent-en-Bresse (Saône-et-Loire), 13e de ligne. — Plaie compliquée à la face antérieure de l'avant-bras droit, coup de feu, Gravelotte. — Paralysie du poignet et des doigts fléchis complétement dans le creux de la main.

PLAUCHUD, Louis-Alphonse, 36e de ligne. — Variole confluente, Salon (Bouches-du-Rhône). — Cécité complète.

PLAZOLLES, Edmond, 58e de ligne. — Plaie contuse au coude gauche, coup de feu, Mouzon. — Déformation et ankylose du coude dans la flexion.

PLÉAU, Ernest, né le 22 novembre 1850, Villeneuve-sur-Yonne (Yonne), 3e zouaves. — Congélation, armée de l'Est. — Perte des deux dernières phalanges des 2 premiers orteils, pied gauche.

PLEINDOUX, Lange-Ignace, né le 1er février 1848, Sault (Vaucluse), garde mob. de Vaucluse. — Fracture comminutive de tous les os du tarse, pied droit, éclat d'obus, Héricourt. — Nécrose, ankylose tibio-tarsienne et tarso-métatarsienne.

PLEYBER, Tanguy, né le 22 mars 1849, Plouescat (Finistère), 15e de ligne. — Fracture double du maxillaire inférieur, coup de feu, Champigny. — Adhérence très-prononcée de la langue et rapprochement des arcades dentaires, perte de la parole.

PLEYNET, Jean-Mathurin, né le 15 novembre 1846, Saint-Victor (Ardèche), 86e de ligne. — Plaie pénétrante du genou droit, coup de feu, Beaumont (Ardennes). — Ankylose du genou dans l'extension.

PLISSARD, Paul, né le 11 février 1840, Guérigny (Nièvre), 4e dragons, sous-lieutenant. — Plaie pénétrante de l'articulation tibi-tarsienne gauche, éclat d'obus, la Belle-Epine, 13 mai. — Arthrite, semi-ankylose tibio-tarsienne, atrophie du membre.

PLISSON, François, 12e de ligne. — Perte du 5e orteil, pied droit, coup de feu, Moulin-Saquet, 4 mai. — Large cicatrice adhérente au niveau de l'articulation tibio-tarsienne.

PLISSON, Jacques-Julien, né le 30 juin 1846, Saint-Baudel (Cher), garde mob. du Cher. — Fracture comminutive du fémur gauche, tiers supérieur, coup de feu, Juranville. — Perte de substance osseuse, cal vicieux énorme, raccourcissement de 8 centimètres.

PLOUBAN, Jean, né le 1er mai 1848, Tarasteix (Hautes-Pyrénées), 36e de ligne. — Fracture comminutive du fémur gauche, tiers inférieur, coup de feu, Wœrth. — Ankylose du genou.

PLOUCHART, Jean-Baptiste, né le 4 janvier 1841, Haussy (Nord), 24e de ligne. — Perte de l'œil droit par arrachement, coup de feu, Coulmiers.

PLOUZE, André-Edmond, né le 25 janvier 1850, Charonville (Eure-et-Loir), 3e zouaves. — Fracture comminutive du fémur droit au-dessous du grand trochanter, coup de feu, Frœschwiller. — Cal difforme, cicatrices adhérentes à la partie supérieure externe de la cuisse, atrophie, raccourcissement de 10 centimètres du membre.

PLUMEL, Jean-Pierre, 80e de ligne. — Perte des 2e et 3e phalanges du doigt médius, coup de feu, Saint-Privat.

PLUS, Hippolyte-Marie, 46e de ligne. — Fracture du calcanéum. pied droit, coup de feu, Beaugency, 8 décembre. — Esquilles, cal volumineux, gêne dans la marche.

PLUVIAUD, François, né le 5 juillet 1852, Vitrac (Charente), 82e de ligne. — Plaie contuse à la partie inférieure de la cuisse droite, coup de feu, Saint-Corney, 12 janvier. — Engorgement chronique de l'articulation fémoro-tibiale, atrophie de la jambe fixée dans l'extension.

POBELLE, Charles-Clément, né le 23 mars 1849, Sombacour (Doubs), 40e de ligne. — Fracture du maxillaire inférieur, coup de feu, Lumeau. — Gêne considérable dans la mastication.

POCHARD, Jean-Baptiste, garde mob. de la Haute-Saône. — Plaies contuses à la poitrine et au bras droit, 2 coups de feu, Grosmagny. — Gêne des mouvements du bras et de l'épaule.

POCHAT, Antoine, né le 8 août 1848, Plamaise (Savoie), 42e de ligne. — Plaie compliquée au bras gauche, coup de feu, Champigny.—Atrophie du membre avec perte partielle de ses mouvements.

POGANEL, Jean-Baptiste, 60e de ligne.—Fracture comminutive et compliquée de l'humérus droit, tiers supérieur, coup de feu, Borny. — Atrophie du membre et paralysie des quatre derniers doigts.

POHON, Jean-Marie, né le 2 avril 1847, Laniscat (Côtes-du-Nord), garde mob. des Côtes-du-Nord. — Fracture comminutive du radius gauche, coup de feu, Buzenval. — Pseudarthrose, perte des mouvements de la main et des doigts.

POICHOT, Etienne, né le 6 décembre 1846, Choisey (Jura), 17e de ligne. — Fracture de la tête des 3e et 4e métacarpiens, main gauche, coup de feu, Bois-les-Dames, 29 août.—Ankylose des doigts médius et annulaire dans l'extension permanente.

POIDVIN, Emile-Edmond, né le 13 avril 1846, Avremesnil (Seine-Inférieure), 7e de ligne. —Fracture comminutive de la jambe gauche, coup de feu, Créteil, 17 septembre.— Raccourcissement et atrophie du membre.

POIGNANT, Jean-François-Marcouf, 60e de ligne. — Fracture comminutive du pied droit, coup de feu, Saint-Privat. — Esquilles, cicatrice adhérente.

POILANE, Jean-Alexandre, 90e de ligne. — Plaie contuse au mollet droit, coup de feu, Peltres sous Metz, 27 septembre.

POILANE, Pierre, 9e artill. — Plaie compliquée au bras gauche, éclat d'obus, Frœschwiller. — Congélation : Perte de deux orteils, pied gauche : Paralysie du bras.

POILVÉ, Ferdinand, né le 14 septembre 1836, Plomion (Aisne), 38e de ligne. — Fracture du maxillaire supérieur, à gauche, éclat d'obus, Loigny. — Fistule salivaire, paralysie faciale.

POINT, Aimé, né à Batignolles-Paris (Seine), 28e de ligne, caporal. — Fracture du coude gauche, coup de feu à (?), 28 octobre. — Déformation et ankylose du coude avec perte des mouvements de pronation et de supination.

POINT, André, 32e de ligne. — Plaie contuse à la main et à l'avant-bras droits et au flanc droit, 2 coups de feu et éclat d'obus, Gravelotte.

POINT, Pierre, 99e de ligne. — Plaie pénétrante à l'épaule gauche, coup de feu, Frœschwiller. — Gêne des mouvements du bras.

POINTIN, Henri-Jules, né le 30 juillet 1828, Paris (Seine), garde nationale de Seine-et-Oise. — Fracture compliquée de la clavicule gauche, éclat d'obus, fort d'Issy, 6 janvier. — Paralysie et atrophie du deltoïde, perte presque complète de l'usage du membre.

POINTIS, Joseph, dit TONE, 18e artill. — Plaie contuse à la fesse gauche, éclat d'obus, Rezonville. — Cicatrice adhérente, amaigrissement du membre.

POINTU, Jean-Baptiste-Mary, né le 5 décembre 1845, Brousse (Puy-de-Dôme), 19e de ligne. — Contusion à la tempe gauche, éclat d'obus, Borny. — Atrophie choroïdo-rétinienne, perte de la vision à gauche.

POIRAUD, Jean-Louis, né le 17 mai 1836, la Chaise-le-Vicomte (Vendée), 36e de ligne. — Plaie contuse à la main gauche, éclat d'obus, Paris, 11 janvier.—Perte du pouce et ankylose des quatre derniers doits.

POIRAUD, Eugène-Armand, 23e de ligne.— Plaie contuse au mollet gauche, coup de feu, Epinay, 30 novembre. — Rétraction musculaire, extension permanente du pied sur la jambe, cicatrice très-étendue.

POIRÉ, Anthyme-Léonard, né le 7 décembre 1835, Namps-au-Mont (Somme), 51e de ligne, sergent. — Fracture du cubitus droit, coup de feu, Loigny. — Esquilles, plaies [fistuleuses, atrophie de l'avant-bras avec perte des mouvements de pronation et de supination et perte partielle des mouvements de la main.

POIRE, Pierre-Constant, 8e de ligne. — Fracture de l'omoplate gauche, éclat d'obus, Saint-Privat. — Plaies fistuleuses, gêne des mouvements de l'épaule et du bras.

POIREAU, Jérôme-Victor-Ferdinand, né le 19 mars 1845, Dompierre (Vendée), 54e de ligne. — Perte des quatre derniers doigts, main droite, éclat d'obus, Amanvillers.

POIRIER, Alphonse-Honoré, né le 4 juillet 1847, Autry (Loiret), 64e de ligne, caporal.— Fracture des quatre derniers métacarpiens, main gauche, coup de feu, Borny. — Raccourcissement et ankylose dans l'extension des quatre derniers doigts.

POIRIER, Charles, 46e de ligne. — Plaie pénétrante du genou gauche, coup de feu, Messangé près Vendôme, 6 janvier. — Ankylose du genou dans l'extension.

POIRIER, Jean-Louis, né le 1er mars 1849, le Mesnillard (Manche), 14e de ligne. — Fracture comminutive de la jambe gauche, coups de feu, Châtillon sous Paris, 13 octobre.—Cicatrice adhérente, raccourcissement et atrophie du membre.

POIRIER, Jean-Louis, 1er chass. à pied, caporal. — Plaie contuse à l'articulation scapulo-humérale gauche, coup de feu, Frœschwiller. — Gêne des mouvements de l'épaule.

POIRIER, Louis, né à Chapelle-de-Genêt (Maine-et-Loire), garde mob. de Maine-et-Loire. — Fracture de l'os iliaque gauche, coup de feu, Terminiers, 2 décembre. — Cicatrice adhérente.

POIRIER, Louis, né le 3 décembre 1845, la Selle-Craonnaise (Mayenne), garde mob. de la Mayenne. — Plaie contuse au pied gauche, coup de feu, Cercottes. — Nécrose des os du tarse, plaies fistuleuses, ankylose tibio-tarsienne.

POIRIER, Victor-Auguste, 87e de ligne. — Plaie contuse à la cuisse gauche, tiers supérieur, coup de feu, Frœschwiller. — Cicatrice adhérente.

POISSON, Eugène, né le 11 août 1850, Saint-Nicolas-du-Port (Meurthe), 41e de ligne — Plaie à travers la partie inférieure de la cuisse (?), coup de feu, Beaugency. — Cicatrice adhérente au niveau du condyle externe du fémur, gêne dans la flexion de la jambe.

POISSON, Joseph, né le 17 mars 1849, Vandrecourt (Haute-Marne), 3e de ligne. — Fracture de la partie inférieure du frontal et du temporal, côté droit, coup de feu, Champigny.— Cicatrices profondes et adhérentes, troubles cérébraux graves, éblouissements et syncopes.

POISSON, Marie-Constant, 66e de ligne. — Plaie pénétrante de poitrine à gauche, coup de feu, Spickeren. — Adhérences pleurales, cicatrices adhérentes, dyspnée.

POISSON, Léonard, 54e de ligne. — Fracture de l'humérus droit, tiers supérieur, coup de feu, Saint-Privat.—Plaies fistuleuses à la partie externe de la clavicule et au bord interne du scapulum.

POISSON, Pierre, 56e de ligne. — Plaies contuses à l'avant-bras droit et au thorax, côté droit, 2 coups de feu, Frœschwiller. — Plaies fistuleuses, ostéite du cubitus, cicatrice adhérente.

POISSON, Paul-Eugène, né le 27 septembre 1827, Condé-sur-Noireau (Calvados), 4e zouaves, sergent. — Plaie contuse à la partie interne et supérieure de la cuisse gauche, coup de feu, fort d'Issy. — Cicatrice adhérente et étendue.

Poisson, Pierre-Victor, né le 27 octobre 1845, Lessart et le Chêne (Calvados), 43e de ligne. — Fracture du fémur droit, tiers supérieur, coup de feu, Saint-Privat. — Déformation et raccourcissement de 4 centimètres, ankylose incomplète du genou.

Poissonnier, Jules, 52e de ligne. — Plaie contuse à la jambe gauche, partie moyenne, coup de feu, Boiscommun, 2 décembre. — Paralysie partielle du pied.

Poissy, Gabriel-Clément, 9e de ligne. — Fracture du 2e métacarpien, main gauche, plaie en séton aux deux bras, coups de feu, Gravelotte.

Poitevin, Joseph, né le 5 juin 1846, Tranger (Indre), 63e de ligne.— Fracture de l'avant-bras gauche, tiers inférieur, coup de feu, Gravelotte. — Cicatrice adhérente, perte des mouvements de pronation et de supination de l'avant-bras.

Poitoux, Raymond, 80e de ligne. — Plaie pénétrante de haut en bas au flanc droit, coup de feu, Saint-Privat. — Paralysie légère de la vessie et de la région lombaire.

Poivré, Léon-Albert, 21e de ligne. — Plaies contuses à la cuisse droite et à la jambe gauche, érosion du tibia, 2 coups de feu, Sedan.

Poizat, François-Antoine, né le 24 janvier 1847, Montseveroux (Isère), garde mob. de l'Isère. — Plaie à travers l'articulation scapulo-humérale droite, coup de feu, Yvré-l'Évêque. — Ankylose de l'épaule.

Poizat, François-Irénée, né le 14 août 1840, Ecoche (Loire), 24e chass. à pied. — Fracture de l'humérus droit, coup de feu, Gravelotte. — Cal vicieux, raccourcissement et incurvation du membre, pronation de l'avant-bras et rétraction des fléchisseurs des doigts et de la main.

Poletti, Antoine-Vincent, 56e de ligne. — Fracture du cubitus droit, tiers moyen, coup de feu, Frœschwiller.—Abcès multiples, cicatrice déprimée, gêne des mouvements de l'avant-bras et de la main.

Polge, Théodore, 60e de ligne. — Fracture comminutive de la clavicule droite et de l'omoplate, coup de feu, Borny. — Cicatrice adhérente.

Poliant, Joseph, 28e de ligne. — Plaie contuse à l'angle externe de l'œil droit, coup de feu, Saint-Privat. — Perte presque complète de la vision à droite.

Poll, Georges, né le 8 octobre 1846, Ham-sur-Varsberg (Moselle), 39e de ligne.—Plaie à travers la partie moyenne inter-osseuse de l'avant-bras gauche, plaie pénétrante de poitrine, à la partie supérieure droite du sternum, coups de feu, Orléans, 11 octobre.

Pollet, Eugène-Charles, 25e de ligne. — Plaie contuse à l'avant-bras droit, fracture du cubitus gauche, 2 éclats d'obus, Gravelotte. — Perte de substance musculaire et vaste cicatrice adhérente à l'avant-bras droit.

Polus, Charles-Louis, garde nationale du Nord. — Plaie à la jambe droite, 2 coups de feu, Saint-Quentin. — Périostite du tibia, large cicatrice peu résistante.

Poly, Charles-Auguste, 19e de ligne. — Brûlure de la face et des mains, explosion d'un obus, Borny. — Diminution de la vision à droite.

Pombet, Pierre, 10e chass. à pied. — Plaie contuse au coude (?), coup de feu, le Mans.— Gêne dans ses mouvements.

Pomérol, Jean-Baptiste, 136e de ligne, caporal. — Plaie contuse à la cuisse droite, coup de feu, Buzenval.

Pomès, Pierre, né le 29 octobre 1850, Astugues (Hautes-Pyrénées), 35e de ligne. — Fracture de l'humérus gauche avec plaie pénétrante de l'articulation scapulo-humérale, coup de feu, Vion, 15 janvier. — Ankylose scapulo-humérale.

Pomey, Emmanuel, 11e de ligne, caporal. — Plaie contuse à la main gauche, coup de feu, Beaumont (Ardennes). — Cicatrices adhérentes.

Pommard, Pierre-Auguste-Joseph, né le 23 février 1846, Saint-Denis-du-Moronval (Eure-

et-Loir), garde mob. de l'Orne. — Fracture du 3e métacarpien gauche, coup de feu, le Mans.
— Pseudarthrose de cet os, flexion permanente du médius dans la paume de la main.

POMMÉ, Jean-Marie, né le 31 janvier 1848, Contest (Mayenne), 29e de ligne. — Plaie contuse au bras gauche, coup de feu à (?), armée du Rhin. — Large cicatrice à la partie supérieure interne du bras avec gêne des mouvements d'élévation.

POMMERY ou POMMEY, Louis-Georges, né le 25 avril 1845, Méziré (Haut-Rhin), 16e artill. pontonniers.—Mutilation de la face et fracture des deux maxillaires, éclat d'obus, Strasbourg, 5 septembre. — Désorganisation du globe oculaire gauche et ankylose incomplète temporo-maxillaire gauche.

POMMET, Benoît, né le 10 mai 1846, Annoisin et Chatélans (Isère), 43e de ligne. — Plaie contuse au bras droit, coup de feu, Amanvillers. — Cicatrice adhérente vers l'épitrochlée et sur le trajet de l'artère humérale, rétraction permanente du biceps, atrophie de la main.

POMMIER, Antoine, né à Monestier (Corrèze), 41e de ligne, sergent.— Plaie contuse à l'épaule gauche, éclat d'obus, Châtillon, 9 avril. — Perte de substance musculaire, vaste cicatrice adhérente.

POMMIER, Jacques, né le 19 septembre 1850, Sauvignargues (Gard), 22e chass. à pied. — Plaie contuse au pied gauche, éclat d'obus, Issy, 2e siège. — Cicatrices adhérentes, gêne des mouvements du pied.

POMPÉANI, Ignace, né le 15 novembre 1826, Ajaccio (Corse), 13e artill. — Fracture comminutive des cinq métacarpiens, main gauche, coup de feu, Paris, 19 septembre. —Atrophie, amaigrissement et paralysie complète du bras, paralysie du membre inférieur droit et claudication, suite de (?).

POMPEU, Pierre, né le 15 avril 1850, Morlaas (Basses Pyrénées), 90e de ligne, caporal. — Fracture de la jambe gauche, coup de feu, Paris, 2e siège.—Perte de substance osseuse, abcès dans le creux poplité, adhérence et oblitération de la veine poplitée, œdème de la jambe.

POMPIDOU, Martin, né le 20 juin 1845, Cahuzac (Lot-et-Garonne). — Plaie à travers la main droite, coup de feu, Tierville, près Verdun, 13 octobre.— Ankylose du pouce dans l'extension et de l'indicateur dans la flexion, diminution des mouvements des trois autres doigts.

PONCEAU, Eugène, né le 22 février 1845, Beaune-la-Rolande (Loiret), 64e de ligne. — Fracture compliquée du cubitus droit, coup de feu, Saint-Privat. — Ankylose du coude dans la flexion et rétraction des doigts.

PONCET, Alfred, 39e de ligne. — Plaie compliquée à la main droite, coup de feu, Chevilly, 3 décembre. — Ankylose des doigts indicateur et médius et perte des mouvements d'opposition du pouce.

PONCET, Marie-Célestin-Ferdinand, 33e de ligne. — Plaie contuse à la cuisse gauche, coup de feu, sous Metz, 31 août.

PONCHAUX, Henri, né le 18 septembre 1850, Vieux-Condé (Nord), 24e de ligne. — Plaie contuse à la main droite, coup de feu, Bapaume. — Ankylose métacarpo-phalangienne de l'annulaire avec flexion des deux dernières phalanges de ce doigt.

PONCHEL, Louis-Joseph-Lézin, né le 13 février 1847, Beaurainville (Pas-de-Calais), garde mob. du Pas-de-Calais. — Fracture du condyle interne du fémur gauche, coup de feu, Saint-Quentin. — Périostite chronique, ankylose du genou dans l'extension.

PONCIN, Louis, né le 18 février 1849, Saint-Romain-de-Surieu (Isère), 94e de ligne. — Fracture comminutive de la jambe droite, tiers inférieur, coup de feu, Paris, 23 mai. — Raccourcissement de 6 centimètres, atrophie et affaiblissement de la jambe, ankylose incomplète tibio-tarsienne, plaies fistuleuses persistantes.

PÔNE, François-Alphonse, né le 13 avril 1837, Oye (Doubs), 22e de ligne. — Perte des 2e et 3e phalanges des doigts auriculaire, annulaire et médius, main gauche, éclat d'obus, Champigny.

PONS, André-Gilles, né le 2 décembre 1843, Toulonges (Pyrénées-Orientales), 37e de ligne. — Fracture comminutive du fémur gauche, tiers inférieur, coup de feu, Loigny. — Raccourcissement considérable du membre.

Pons, Auguste, 3e de ligne. — Fracture du col de l'humérus droit, coup de feu, Frœschwiller. — Ankylose incomplète scapulo-humérale.

Pons, François-Auguste, né le 11 juin 1841, Monetier-Allemand (Hautes-Alpes), 53e de ligne. — Perte des 2e et 3e phalanges des doigts indicateur et médius, main droite, éclat d'obus, Orléans.

Pons, Hippolyte, né le 4 avril 1849, Chalignargue (Cantal), 17e chass. à pied. — Plaies contuses à la partie moyenne de la cuisse et à la partie inférieure du bras droit, éclats d'obus, gare de Clamart, 6 mai. — Paralysie des doigts auriculaire et annulaire.

Pons, Thomas-Jean-Jacques, né le 11 janvier 1833, Velmanya (Pyrénées-Orientales), 26e de ligne, capitaine. — Fracture comminutive de la malléole interne, pied droit, avec section du tendon d'Achille, coup de feu, Gravelotte. — Ankylose tibio-tarsienne.

Ponson, Antoine, né le 17 octobre 1847, Valdrôme (Drôme), 3e de ligne. — Amaurose, contractée en Allemagne. — Cécité complète.

Ponsonaille, Andrez, né le 30 avril 1847, Saint-Just (Cantal), 17e chass. à pied. — Fracture de l'humérus droit, tiers moyen, fracture du radius, même côté, tiers moyen, 2 coups de feu, Frœschwiller. — Vaste suppuration au bras, ankylose du coude, perte des mouvements de supination de l'avant-bras.

Ponsonnaille, Jean-Louis, né le 16 avril 1847, Saint-Privat-du-Fau (Lozère), garde mob. de la Lozère. — Congélation, armée de l'Est. — Perte du gros orteil de chaque pied.

Ponsonnet, Jean-Marie, né le 3 mai 1849, Saint-Etienne (Loire), 37e de ligne. — Plaie pénétrante du genou gauche, coup de feu, Beaugency. — Ankylose du genou dans la flexion permanente, atrophie du membre.

Ponsot, Pierre, 76e de ligne, sergent. — Luxation de l'indicateur gauche, éclat d'obus, le Bourget, 21 décembre. — Ankylose de l'indicateur.

Pont, Charles, né le 2 octobre 1845, Ratenelle (Saône-et-Loire), 66e de ligne, clairon. — Fracture du radius droit, tiers supérieur, éclat d'obus, Rezonville. — Consolidation vicieuse, atrophie de l'avant-bras, gêne de ses mouvements de pronation.

Pont, Claude-Eugène, 5e de ligne. — Fracture du cubitus droit, coup de feu, Changé. — Atrophie de la main.

Pontécaille, Jean-Baptiste, né le 15 mars 1849, Bruyères (Vosges), 38e de ligne. — Fracture comminutive du fémur gauche, coup de feu, Loigny. — Consolidation vicieuse (*le membre ne peut servir à aucun usage*).

Pontet, Jean, né le 26 août 1848, Meillert (Allier), 41e de ligne. — Fracture du maxillaire à droite, coup de feu, Paris, 2e siége. — Ankylose incomplète temporo-maxillaire, cicatrice adhérente à la région malaire.

Pontet, Jean, 95e de ligne. — Plaie contuse à l'avant-bras gauche, coup de feu, Servigny sous Metz. — Rétraction partielle des tendons.

Ponthus, Jean-Louis-Auguste, 13e de ligne. — Fracture du radius gauche, coup de feu, Rezonville. — Perte des mouvements de supination de l'avant-bras.

Pontis, Joseph, né en 1847, Paris, 11e chass. à pied. — Plaie compliquée au poignet gauche, coup de feu, Borny. — Ankylose du poignet et des 4 derniers doigts, les mouvements du pouce sont très-bornés.

Popelin, Jean-Séraphin, né le 22 octobre 1830, Allemont (Isère), 24e de ligne, sergent. — Fracture du maxillaire inférieur et perforation de la voûte palatine, coup de feu, Loigny. — Ankylose presque complète temporo-maxillaire, communication de la cavité buccale avec les fosses nasales.

Porché, Jean-Pierre, 50e de ligne. — Plaie contuse à l'épaule gauche, éclat d'obus, Sedan. — Large cicatrice adhérente au bord interne de l'omoplate.

PORCHER, André-Jean-Baptiste-Barthélemy, 12e cuirassiers. — Plaie pénétrante du bassin, coup de feu à (?).

PORCHERET, Melchior, né le 21 mars 1844, Paris, 93e de ligne. — Fracture de l'olécrane, coude gauche, coup de feu, Gravelotte. — Nécrose du cubitus, plaies fistuleuses, ankylose du coude dans la flexion.

PORON, Victor, né le 25 décembre 1849, Saint-Georges-sur-la-Prée (Cher), 14e de ligne. — Plaie en séton sous le tendon d'Achille, pied gauche, coup de feu, Champigny, 30 novembre. — Ankylose tibio-tarsienne.

PORTAIS, Joseph-Pierre-François, né le 24 septembre 1850, Bacilly (Manche), 47e de ligne, caporal. — Plaie compliquée à la joue gauche, éclat d'obus, bois de Boulogne, 25 mai. — Cicatrice profonde et adhérente au bord inférieur de l'orbite, avec ectropion considérable, gonflement granuleux de la conjonctive avec épiphora permanent, troubles de la vision, névralgie temporo-faciale.

PORTAL, Augustin, né le 8 avril 1845, Siaugnes-Saint-Romain (Haute-Loire), 42e de ligne, caporal. — Fracture comminutive de l'humérus gauche, coup de feu, Chevilly. — Cal difforme et volumineux, atrophie de l'épaule et du bras.

PORTALÈS, Pierre-Casimir, né le 23 mars 1848, Saint-André-de-Majemoules (Gard), 77e de ligne. — Plaie contuse à la partie supérieure de la poitrine et au creux axillaire gauche, coup de feu, Saint-Privat. — Atrophie du deltoïde et gène des mouvements d'élévation du bras.

PORTE, Antoine-Marie, né le 10 août 1849, Saint-Etienne (Loire), 37e de ligne. — Fracture comminutive du fémur droit, éclat d'obus, Loigny. — Ankylose du genou et raccourcissement de 15 centimètres.

PORTE, Jean, né le 2 septembre 1850, Issigeac (Dordogne), 1er zouaves. — Fracture comminutive du 1er métacarpien gauche, coup de feu, Sedan. — Ankylose carpo-métacarpienne, flexion permanente du pouce dans la paume de la main, gène dans la préhension et la flexion des quatre autres doigts.

PORTÉ, Jean-Marie, né le 17 juillet 1847, Salles-Adour (Hautes-Pyrénées), 99e de ligne. — Fracture du 3e métacarpien gauche, coup de feu, Fræschwiller. — Consolidation vicieuse, ankylose métacarpo-phalangienne du médius, demi-flexion des doigts indicateur, médius et annulaire.

PORTE, Jean-Paul, 56e de ligne, caporal. — Plaie contuse à la cuisse gauche, érosion du fémur, coup de feu, Sainte-Corneille, 12 janvier. — Gène dans l'extension et la flexion de la cuisse sur le bassin.

PORTEBŒUF, Lucien-Jean, 83e de ligne. — Perte du doigt médius gauche, éclat d'obus, Sedan.

PORTES, Joseph, né le 6 mai 1845, Montmiral (Tarn), 14e artill., brigadier. — Plaie contuse à la fesse gauche, éclat d'obus, Sedan. — Perte de substance musculaire, vaste cicatrice, gène des mouvements du membre inférieur gauche.

PORTES, Louis, né le 14 septembre 1849, Puylaurent (Tarn), 53e de ligne. — Plaie contuse à la cuisse gauche, partie moyenne, coup de feu, Chagey. — Atrophie du membre.

PORTES-NARRIEU, Mathieu, 14e chass. à pied. — Fracture de l'humérus gauche, coup de feu, Chagey (Haute-Saône). — Ostéite et déformation du bras.

PORTIER, Emile-Victor-Etienne, né le 1er novembre 1827, Laon (Aisne), 94e de ligne, capitaine. — Plaie compliquée en séton à la partie supérieure de l'avant-bras droit, coup de feu, Rezonville. — Arthrite, ankylose du coude dans la flexion à angle droit, amaigrissement du membre et difficulté des mouvements de la main.

PORTIER, Jacques, 27e de ligne. — Plaies contuses à la tête et à l'avant-bras droit, coups de feu, Arthenay. — Cicatrices adhérentes.

PORTRAIT, Louis, né le 4 février 1842, Cheffois (Vendée), 3e dragons. — Plaies multiples sur toute la partie postérieure et latérale droite du cou, section profonde des muscles, sur la région temporale droite, et à la région occipitale, coups de sabre multiples, Gravelotte. — Perte de substance de l'os occipital, perte des mouvements du cou et gêne des mouvements du bras droit.

PORTUGAL, Claude, 44e de ligne. — Plaie en séton à la jambe gauche, coup de feu, la Cluse, 31 janvier. — Cicatrice adhérente.

POSTEC, François, 70e de ligne. — Plaie contuse à la jambe gauche, coup de feu, Sainte-Barbe, 2 octobre. — Gêne des mouvements de la jambe et du pied.

POSTEL, Jules, né le 29 septembre 1851, Troarn (Calvados), 23e de ligne. — Plaies en séton à la jambe gauche et au bras droit, 2 coups de feu, Champigny. — Gêne dans la marche et les mouvements du bras.

POT, Hermant-Joseph, né le 2 août 1849, Bruille-les-Marchiennes (Nord), garde mobilisée du Nord. — Plaie compliquée au coude gauche, coup de feu, Vermand. — Ankylose du coude à angle très-ouvert et perte de tous les mouvements de l'avant-bras.

POTAGE, Alphonse-Alexandre, 70e de ligne. — Fracture de la jambe gauche, coup de feu, Saint-Privat. — Raccourcissement de la jambe, cicatrice adhérente à la partie postérieure de la jambe.

POTARD, Gustave-Henri, garde mob. du Nord. — Plaie contuse à la hanche gauche, lésion de l'épine iliaque antérieure et supérieure, coup de feu, Saint Quentin.

POTEAU, Jules-Auguste, né le 29 avril 1853, Vaires (Seine-et-Marne), 9e de ligne. — Fracture comminutive du cubitus droit, coup de feu, Créteil, 15 septembre. — Ankylose du coude à angle droit.

POTEL, Nicolas-Étienne-François-Alphonse, né le 12 mai 1845, Tinchebray (Orne), 93e de ligne. — Fracture de la jambe droite, tiers moyen, coup de feu, Gravelotte. — Cal vicieux, cicatrice adhérente.

POTELLE, Jules-Jean-Baptiste, 24e de ligne. — Plaie perforante du petit bassin, lésion de la vessie, coup de feu, Bapaume. — Rétention d'urine.

POTERIE, Auguste-Léon-Marie, né le 5 janvier 1848, Solesmes (Sarthe), garde mob. de la Sarthe. — Fracture comminutive de l'humérus gauche, coup de feu, Coulmiers. — Perte de substance osseuse, adhérence du biceps, flexion permanente de l'avant-bras.

POTIER, Charles, 114e de ligne. — Fracture comminutive de la 10e côte à gauche, coup de feu, Châtillon, 13 octobre. — Gêne des mouvements du bras et de l'épaule gauches.

POTIER, Ernest-Aimé-Adolphe. — Perte des 2e et 3e phalanges de l'indicateur droit, coup de feu, Frœschwiller.

POTIER, Emile-Désiré, 65e de ligne. — Plaie contuse à la main droite, coup de feu, Saint-Privat. — Perte de la phalangette de l'indicateur et rétraction de l'auriculaire.

POTIER, François-Armand, 55e de ligne. — Plaie contuse à la cuisse gauche, coup de feu, Sedan. — Cicatrice adhérente.

POTIER, Jean-Baptiste, né le 6 décembre 1845, Dijon (Côte-d'Or), 60e de ligne, caporal. — Entorse grave de l'articulation tibio-tarsienne droite, retraite de l'armée du Rhin. — Complications, perte de substance de la jambe, déviation du pied, cicatrice adhérente.

POTIER, Pierre-Auguste, né le 31 janvier 1847, Toul (Meurthe), 2e de ligne, caporal. — Fracture comminutive de la jambe gauche, coup de feu, Sedan. — Raccourcissement, ankylose et atrophie de la jambe et du pied.

POTIN, Yves-Marie, né le 15 avril 1846, Lambezellec (Finistère), 6e de ligne. — Fracture du maxillaire inférieur à droite, éclat d'obus, Sainte-Barbe. — Fragments mobiles, perte de dents, large cicatrice adhérente empêchant d'ouvrir complétement la bouche.

POTIRON, Julien, 51e de ligne. — Fracture comminutive de l'avant-bras (?), coup de feu, Gravelotte. — Gêne des mouvements de pronation et de supination.

POTRON, Jean, né le 4 novembre 1849, la Celle-Condé (Cher), soldat au (?). — Fracture

.commmutive du poignet gauche, coup de feu, Sedan. — Ankylose du poignet avec flexion incomplète de l'indicateur et gêne dans l'extension des autres doigts.

POTTE, Marc-Etienne, 21ᵉ de ligne. — Fracture du calcanéum droit, coup de feu, Frœschwiller. — Vaste cicatrice adhérente, gêne dans la marche.

POTTERIE, Louis-René, né le 7 septembre 1838, Beaulieu (Maine-et-Loire), garde mob. de Maine-et-Loire. — Fracture comminutive des deux jambes, éclat d'obus, Arthenay. — Cal vicieux, déformation considérable des deux jambes.

POUCHAIN, Jean-Désiré, garde mob. du Pas-de-Calais. — Plaie pénétrante de la fesse et de la cuisse droites, coup de feu, Saint-Quentin.

POUCHON, Constant, 68ᵉ de ligne. — Fracture partielle du grand trochanter gauche, coup de feu, Beaumont (Ardennes). — Cicatrices adhérentes, rétraction musculaire.

POUDEVIGNE, Jean-Faustin, 54ᵉ de ligne. — Plaie contuse à la partie inférieure de la jambe gauche, érosion du tibia, éclat d'obus, Saint-Privat. — Cicatrice adhérente.

POUESSEL, François, né le 17 octobre 1842, Ercé-en-Lamée (Ille-et-Vilaine), 52ᵉ de ligne. — Fracture du fémur (?). coup de feu, Villersexel. — Consolidation vicieuse, cal très-difforme et volumineux à courbure latérale externe, raccourcissement considérable, cicatrices adhérentes.

POUESSEL, Julien, 70ᵉ de ligne. — Plaie contuse à la main gauche, coup de feu, Epinay, 30 novembre. — Flexion permanente du pouce.

POUET, Jean-Joseph, né le 27 août 1844, Maure (Ille-et-Vilaine), 34ᵉ de ligne. — Plaie contuse à l'épaule gauche, coup de feu, Sedan. — Ankylose scapulo-humérale, plaies fistuleuses persistantes, atrophie du membre.

POUGÈS, Faustin, né le 13 octobre 1848, la Plume (Lot-et-Garonne), garde mob. de Lot-et-Garonne. — Contusion au poignet droit à (?). — Amaigrissement du bras, gêne des mouvements du poignet : variole contractée à l'hôpital ; ataxie locomotrice légère.

POUGET, François-Anselme, 53ᵉ de ligne, sergent-major. — Fracture de l'humérus droit, plaie contuse à la cuisse droite, partie antérieure et interne, coups de feu, Sedan.

POUGET, Pierre, 95ᵉ de ligne. — Plaie pénétrante à l'aisselle droite, coup de feu, Saint-Privat. — Atrophie du bras, ankylose incomplète du coude, paralysie incomplète de l'avant-bras et de la main.

POUGHON, Félix, né le 12 septembre 1844, Arlanc (Puy-de-Dôme), 37ᵉ de ligne. — Fracture du fémur gauche, plaies contuses à l'avant-bras gauche et à la cuisse droite, 3 coups de feu, Sedan. — Atrophie et paralysie incomplète de la jambe.

POUGNIAUD, Pierre-Benjamin, né le 4 avril 1848, Massac (Charente-Inférieure), 73ᵉ de ligne. — Plaie pénétrante du coude gauche, coup de feu, Gravelotte. — Ankylose du coude dans l'extension avec déplacement en avant de la tête du radius.

POUILLE, Florion, garde mob. du Nord, caporal. — Plaie pénétrante au bras gauche, coup de feu, Villers-Bretonneux. — Balle non extraite, perte partielle des mouvements de tout le bras.

POUILLOT, Henri-Eugène-Victor, 56ᵉ de ligne. — Plaie contuse à la partie supérieure de la cuisse gauche, érosion de l'os iliaque, coup de feu, Frœschwiller. — Cicatrice adhérente.

POUIADE, Louis-Antonin, né le 11 janvier 1848, Caylus (Tarn-et-Garonne), 14ᵉ de ligne, sergent-major. — Plaie contuse au bras droit, éclat d'obus, Sedan. — Cicatrice profonde et adhérente, rétraction de l'avant-bras.

POUIADE, Pierre, garde mob. du Lot. — Fracture comminutive du pied droit, coup de feu, Ley-sous Cravant, 8 décembre. — Nombreuses esquilles, suppuration abondante, déformation considérable du pied.

POUIOL, Jean-François-Auguste, 56ᵉ de ligne. — Fracture du fémur droit, coup de feu, Frœschwiller. — Consolidation vicieuse.

POULAIN, Amant-Pierre, né le 26 novembre 1845, Flers (Orne), garde mob. de l'Orne. — — Fracture de l'olécrane droit, coup de feu, Beaugency. — Ankylose du coude dans l'extension.

POULALION, Pierre, 35e de ligne. — Plaie pénétrante de poitrine à gauche, coup de feu, Chevilly, 30 septembre. — Dyspnée.

POULET, Alfred-Arthur, 9e artill. — Plaie contuse au mollet droit, coup de feu, Sedan. — Gêne des mouvements de la jambe.

POULET, Arthur, né le 5 avril 1850, Rouen (Seine-Inférieure), 94e de ligne. — Plaie à la main droite, recul de la culasse de son chassepot, Paris, 24 mai. — Cicatrice profonde et adhérente, extension permanente des doigts, atrophie de la main.

POULET, Jean-Charles, 25e de ligne. — Perte des 2e et 3e phalanges de l'indicateur, main gauche, coup de feu, Ladonchamps, 7 octobre. — Ankylose de la phalange restante, atrophie de la main.

POULET, Jules-Louis, né le 25 août 1847, Balan (Ardennes), 100e de ligne. — Perte du pouce et de l'indicateur, main droite, éclat d'obus, Saint-Privat. — Difficulté des mouvements du médius.

POULET, Jules-André, né le 20 mai 1838, Saint-Laurent-du-Pont (Isère), 8e artill. — Fracture du rebord orbitaire droit inférieur, éclat d'obus, Longwy, 23 janvier. — Perte de l'œil droit.

POULET, Louis-Edme, né le 31 décembre 1842, Paris (Seine), 3e de ligne, sergent. — Fracture de l'os iliaque gauche, éclat d'obus, Frœschwiller. — Cicatrice adhérente étendue et peu résistante.

POULET, Louis-Prosper, garde mob. des Hautes-Alpes. — Plaie pénétrante à l'articulation tibio-tarsienne gauche, coup de feu, Cussey, 22 octobre. — Balle non extraite, gêne considérable des mouvements de cette articulation.

POULET, Pierre, né le 4 mars 1845, Montluel (Ain), 48e de ligne. — Fracture comminutive du poignet droit, éclat d'obus, Champigny, 30 novembre. — Perte de substance osseuse, ankylose du poignet avec atrophie de la main et impossibilité absolue des mouvements de flexion et d'extension des doigts.

POULICHOT, Yves, né le 1er septembre 1842, Pont-Melvez (Côtes-du-Nord), 1er zouaves. — Plaie contuse à la cuisse droite, lésion du condyle interne du fémur, coup de feu, Frœschwiller. — Raccourcissement du membre, ankylose du genou dans la flexion forcée, cicatrice profonde et adhérente.

POULIN, Emile-Paulin, né le 17 juin 1847, Ciez (Nièvre), 6e de ligne, caporal. — Plaie contuse à la main gauche, éclat d'obus, Sainte-Barbe. — Ankylose complète avec chevauchement l'un sur l'autre des doigts médius et annulaire fixés dans l'extension permanente.

POULLEN, Vincent, 3e zouaves. — Fracture du coude droit, coup de feu, Frœschwiller. — Ankylose du coude dans l'extension incomplète, atrophie du bras et perte des mouvements des doigts.

POULLIÉ, Charles-Denis-Joseph, né le 16 avril 1846, Comines (Nord), garde mob. du Nord. — Fracture du coude gauche, coup de feu, Villers-Bretonneux. — Ankylose du coude à angle obtus, large cicatrice adhérente, atrophie de l'avant-bras et perte de tous ses mouvements et de la plupart de ceux de la main.

POULLY, Auguste, né le 12 décembre 1847, Maizilly (Saône-et-Loire), 35e de ligne. — Fracture du fémur gauche, coup de feu, Belfort, 5 février. — Plaie fistuleuse, ankylose incomplète coxo-fémorale.

POULTEAU, Jean-François-Mathurin, né le 16 septembre 1849, Saint-Philbert (Vendée), 3e zouaves. — Fracture des 4 derniers métacarpiens, main gauche, coup de feu, Beaune-la-Rolande. — Déformation et atrophie de la main, flexion permanente des 4 derniers doigts.

POULY, François, 1er spahis. — Congélation à (?). — Perte partielle du gros orteil droit.

Poussard, François-Eugène, né le 22 mars 1848, la Chapelle-Biche (Orne), 42e de ligne. — Fracture du grand trochanter gauche et plaie à travers la fesse, même côté, coup de feu, Champigny. — Gêne des mouvements du membre.

Pousseau, Alexandre, né le 11 avril 1847, Curzay (Vienne), garde mob. de la Vienne. — Fracture comminutive du cubitus gauche, coup de feu, le Mans. — Non-consolidation, pseudarthrose à la partie moyenne.

Poussin, François-Hippolyte, né le 16 février 1848, Aroffe (Vosges), 96e de ligne. — Plaie compliquée à la partie supérieure interne du bras droit, coup de feu, Wœrth. — Paralysie des extenseurs de la main et des doigts.

Pounnathaa, Jean, né le 25 septembre 1838, Casteide-Camy (Basses-Pyrénées), 31e de ligne.—Fracture partielle du fémur droit, à son extrémité inférieure, coup de feu, Coulmiers, 9 novembre. — Ankylose du genou dans l'extension permanente et gonflement des surfaces articulaires.

Poupart, Joseph-Augustin, 8e chass. à pied. — Perte des 2e et 3e phalanges de l'indicateur droit, coup de feu, Josnes, 8 décembre.

Poupart, François, garde mob. de l'Orne. — Fracture du poignet droit, coup de feu, la Fourche (Eure-et-Loir), 26 novembre. — Ankylose du poignet.

Poupel, François-Pascal, 68e de ligne. — Fracture du calcanéum droit, éclat d'obus, Bois-les-Dames. — Cicatrice peu résistante au talon, gêne dans la marche.

Poupeney, Pierre-Léopold, né le 10 février 1849, Chamesols (Doubs), 19e de ligne. — Fracture comminutive de la main droite, éclat d'obus, le Bourget, 21 décembre. — Atrophie et déformation de l'indicateur, perte des 2e et 3e phalanges du médius.

Pouplier, Victor-Emile, 68e de ligne. — Fracture de l'humérus gauche, coup de feu, Amiens, 27 novembre. — Cicatrice adhérente.

Pourcet, Bernard-François-Julien, 49e de ligne. — Plaie pénétrante de poitrine, de gauche à droite, coup de feu, Beaumont (Ardennes). — Dyspnée.

Pourchaire, Prosper-Henri, né le 3 février 1836, Montréal (Ardèche), 2e artill., adjudant sous-officier.—Plaies aux deux mains et à la face, explosion d'une poudrière, Paris, 23 mai. — Désorganisation de tous les doigts des deux mains, cicatrices adhérentes profondes entre les parties molles du métacarpe, double ectropion à chaque œil.

Pourchaud, 62e de ligne. — Plaie contuse à l'avant-bras gauche, perte des 2e et 3e phalanges de l'indicateur droit, éclat d'obus et coup de feu à (?). — Faiblesse de l'avant-bras.

Pourieux, Alphonse-Prudent, 2e zouaves. — Plaie pénétrante de la rotule et du genou gauches, coup de feu, Sedan.—Balle non extraite, gonflement et gêne des mouvements du genou.

Pournillon, Eloi-Florimond, garde mob. de la Nièvre.— Fracture de partie externe de la clavicule droite et du bord supérieur de l'omoplate, coup de feu, Orléans, 11 octobre. — Ankylose scapulo-humérale.

Pourquet, Bernard, né le 13 mars 1845, Aveyron (Gers), 80e de ligne.— Plaie en séton à travers la partie inférieure du bras droit, coup de feu, sous Metz, 7 octobre (la balle s'était logée au flanc droit, d'où elle a été extraite). — Ankylose incomplète du coude.

Pourroy, Joseph-Janvier, 92e de ligne. — Plaie contuse au poignet gauche, éclat d'obus, le Mans. —Ankylose du poignet, atrophie de la main et rétraction des fléchisseurs des doigts.

Pourroy, Laurent, 75e de ligne. — Fracture du fémur gauche, tiers inférieur, coup de feu, Villers-Bretonneux. — Consolidation vicieuse.

Pourtain, Pierre, né le 30 décembre 1847, Larochebeaucourt (Dordogne), 61e de ligne. — Ablation du pavillon de l'oreille droite, coup de feu, Beaumont (Ardennes), — Perforation de la membrane du tympan, otite interne chronique, surdité à droite.

POURTIER, Augustin, 36e de ligne. — Perte de l'indicateur droit, éclat d'obus, Vendôme, 31 décembre.

POUSERGUES, Antoine, 79e de ligne. — Perte partielle du pouce droit, coup de feu, Arthenay, 2 décembre.

POUTOT, Georges-Augustin, 66e de ligne, caporal. — Plaie contuse à la main gauche, coup de feu, Spickeren. — Perte de la 2e phalange du pouce, gêne des mouvements de la main.

POUVEREAU, Laurent, né le 30 octobre 1845, Saint-Martin-de-Lerme (Gironde), 13e de ligne. — Fracture comminutive du pouce droit, coup de feu, Borny. — Perte totale de ce doigt.

POUX, Antoine, garde mob. du Lot. — Plaie contuse au mollet droit, coup de feu, Ley, sous Cravant, 8 décembre.

POUX, Jean-Pierre, 30e de ligne. — Fracture comminutive du radius droit, tiers supérieur, Patay, 2 décembre. — Cicatrices adhérentes, gêne des mouvements de pronation et de supination.

POUYADE, Adrien, 79e de ligne. — Plaie pénétrante à la partie supérieure de la cuisse gauche, lésion de l'ischion, coup de feu, Mouzon.

POUYANNE, Pierre-Adolphe, né le 31 octobre 1841, Orthez (Basses-Pyrénées), 27e de ligne, caporal. — Désorganisation du globe oculaire gauche, coup de feu, Coulmiers.

POUYET, Maurice, 76e de ligne. — Contusion violente du crâne, éclat d'obus, Bondy, 15 janvier. — Surdité complète.

POUZOL, Charles, né le 8 février 1842, Charbonnière-les-Vieilles (Puy-de-Dôme), 83e de ligne. — Fracture de l'humérus gauche, tiers supérieur, coup de feu, Champigny. — Ankylose incomplète scapulo-humérale, gêne dans l'élévation du bras.

POY, Baptiste, 74e de ligne. — Perte du doigt annulaire droit, éclat d'obus, Sedan.

POYAU, Alexis-Simon, né le 28 septembre 1850, Châles (Loir-et-Cher), 14e de ligne. — Fracture comminutive de l'avant-bras droit, coup de feu, Larget (Loir-et-Cher), 7 janvier. — Atrophie et perte des mouvements de pronation et de supination de l'avant-bras.

PRACHE, Adolphe-Joseph, né le 17 février 1843, Frémicourt (Pas-de-Calais), 73e de ligne. — Fracture du fémur gauche, coup de feu, Saint-Quentin. — Ankylose du genou dans la flexion, atrophie de la jambe et du pied.

PRADAL, Jean-Philippe, né le 8 février 1847, Sillau (Hérault), 3e de ligne. — Fracture comminutive du métatarse, pied gauche, plaie contuse à la hanche gauche, éclats d'obus, Wœrth.

PRADE, Jean-Louis, 91e de ligne. — Fracture du 3e métacarpien, main droite, coup de feu, Sainte-Barbe.

PRADEAUX, Etienne, 95e de ligne. — Plaie contuse à la main droite, coup de feu à (?), 29 septembre. — Rétraction du médius, flexion des deux dernières phalanges des autres doigts.

PRADEL, Antoine, 70e de ligne. — Plaie contuse au poignet gauche, éclat d'obus, Châtillon, 4 avril. — Ankylose incomplète du poignet.

PRADEL, Antoine, 14e de ligne. — Perte partielle de l'indicateur gauche, coup de feu, Champigny, 30 novembre.

PRADEL, Henry, né le 1er janvier 1848, Bordeaux (Gironde), 77e de ligne. — Plaie pénétrante au cou-de-pied gauche, coup de feu, les Ormes. — Ankylose incomplète tibio-tarsienne.

PRADEL, Jean, né le 9 septembre 1852, Tarare (Rhône), 19e chass. à pied. — Fracture compliquée de l'humérus droit, coup de feu, Patay. — Atrophie et paralysie incomplète de l'avant-bras, du poignet et de la main.

PRADELLE, Elzéar-Casimir, 3e compagnie de fusiliers de discipline, caporal. — Plaie contuse au coude gauche, coup de feu, Azé, 6 janvier. — Faiblesse dans les mouvements du membre.

PRADELLES, Jean-Amans, né le 3 novembre 1847, Cuq-Toulza (Tarn), 17e de ligne.—Fracture compliquée du radius droit, tiers inférieur, éclat d'obus, Beaumont (Ardennes). — Ankylose du poignet avec flexion permanente des doigts, momification de la main qui ne peut exécuter aucun mouvement.

PRADÈRE, François-Marie, 39e de ligne. — Plaie contuse à la jambe droite, coup de feu, Loigny. — Cicatrices adhérentes, atrophie du membre.

PRADINES, Léonard, 19e de ligne. — Plaie en séton à la cuisse (?), coup de feu, Châtillon, 19 septembre. — Gonflement du genou.

PRARIO, Claude-Eugène, 12e artil. — Plaies contuses au cou, à l'omoplate et à la région fessière, à droite, fracture du frontal, côté droit, éclats d'obus, Frœschwiller. — Cicatrice adhérente au cou, perte de substance de la table externe du frontal, cicatrice déprimée et adhérente, vertiges.

PRAST, Antoine-Brune, né le 30 novembre 1839, Sellières (Jura), 39e de ligne, sergent. — Fracture de l'humérus droit, tiers inférieur, coup de feu, Parigné-l'Évêque. — Ankylose incomplète du coude.

PRAT, Léon-Alexandre, né à Nîmes (Gard), 28e de ligne, caporal. — Perte des 2e et 3e phalanges du médius gauche, coup de feu, Ladonchamps. — Ankylose métacarpo-phalangienne de ce doigt.

PRAT, Gilles-Marie, 3e chass. à pied, sergent. — Plaie contuse à la main gauche, coup de feu, Loigny. — Extension permanente des quatre derniers doigts, amaigrissement de la main.

PRAT, Jean, 19e chass. à pied. — Plaie contuse au mollet gauche, éclat d'obus, Beaugency. — Perte de substance musculaire, cicatrice adhérente.

PRAT, Pierre-Victorin, francs-tireurs de l'Isère. — Plaie contuse à la cuisse gauche, coup de feu, Châtillon-sur-Seine, 19 novembre. — Ostéite du fémur, plaies fistuleuses.

PRATS, François-Bonaventure-Joseph, 16e de ligne. — Plaie contuse à l'épaule gauche, coup de feu, Coulmiers.

PRÉAUBERT, Baptiste-Auguste, 12e chass. à pied, caporal. — Plaie contuse à la cuisse gauche, coup de feu, Saint-Privat. — Cicatrice à la partie interne du membre, étendue et très-adhérente.

PRÉAUX, Désiré-Célestin, 71e de ligne.—Plaies contuses à la poitrine, au bras et à l'avant-bras gauches, coups de feu, Saint-Privat. — Rétraction du pouce gauche.

PRÉAUX, Ernest-Jean-Baptiste, né le 12 mai 1847, Vendeuvre (Meuse), 73e de ligne. — Perte partielle du médius gauche, coup de feu, Saint-Privat. — Ankylose et atrophie de ce doigt.

PRÉFILLION, Alexandre, 10e de ligne. — Plaie contuse à la fesse gauche, coup de feu, l'Hay, 30 novembre. — Gêne et douleur dans la marche.

PRÉHER, Jean, 13e chass. à pied, clairon. — Otorrhée chronique, perforation du tympan, côté (?), en captivité. — Perte de l'ouïe à (?).

PRÉLOT, Antoine-Hippolyte, 20e de ligne. — Fracture du péroné gauche, coup de feu, Sedan. — Ankylose tibio-tarsienne, atrophie de la jambe.

PREMIER, Louis-Philippe, né le 20 février 1843, Bondues (Nord), 65e de ligne. — Plaie contuse à l'articulation tibio-tarsienne droite, coup de feu, Saint-Privat. — Cicatrice adhérente étendue, gêne des mouvements de l'articulation tibio-tarsienne, amaigrissement de la jambe.

BRENANT, Julien, garde mob. de Loir-et-Cher. — Plaie contuse à la jambe gauche, éclat d'obus, Villorceau. — Perte de substance musculaire, cicatrice adhérente.

PRESMANN, Auguste-Louis, né le 10 novembre 1841, Strasbourg (Bas-Rhin), 10e chass. à pied. — Fracture compliquée de l'humérus gauche, coup de feu, Spickeren. — Paralysie de la main.

Paesse, Jean-Louis, né le 25 août 1839, Saint-Gilles-du-Mené (Côtes-du-Nord), 44ᵉ de ligne. — Plaie contuse au mollet droit, coup de feu, Juranville. — Rétraction des extenseurs du pied, atrophie de la jambe et du pied, cicatrice adhérente.

Pressoire, Géraud, 17ᵉ de ligne. — Plaie perforante du calcanéum droit, coup de feu, Beaumont (Ardennes). — Cicatrice adhérente, gêne des mouvements du pied.

Presta, Victor-Adrien, né le 16 janvier 1839, Meaux (Seine-et-Marne), 28ᵉ de ligne, caporal. — Fracture intra-articulaire du genou droit, coup de feu, Saint-Privat. — Ankylose du genou dans l'extension permanente.

Prestat, Eugène-Alexis, né le 1ᵉʳ juillet 1848, Saint-Dizier (Haute-Marne), 3ᵉ zouaves.— Fracture de l'omoplate droite, coup de feu, Beaune-la-Rolande. — Gêne des mouvements de l'épaule.

Prestavoine, Louis-Guillaume, 75ᵉ de ligne. — Plaie contuse à la jambe gauche, coup de feu, Coulmiers. — Amaigrissement de la jambe.

Prétat, Louis-Jules, né à Saint-Brice (Yonne), 1ᵉʳ chass. à pied, caporal. — Plaie contuse à la malléole interne gauche, partie postérieure, coup de feu, Frœschwiller. — Rétraction des orteils du pied, qui affecte la forme dite en marteau.

Prétavoine, Jacques-Armand, né le 2 octobre 1844, Vassy (Calvados), 57ᵉ de ligne, sergent. — Fracture du frontal, éclat d'obus, Gravelotte. — Esquilles, cicatrice adhérente et déprimée, vertiges, troubles des fonctions intellectuelles avec sensation habituelle de balance-.ment.

Pretot, Abel, né le 19 mars 1844, Lure (Haute-Saône), 68ᵉ de ligne. — Fracture du 1ᵉʳ métacarpien, à sa partie inférieure, main droite, coup de feu, Beaumont (Ardennes). — Ankylose métacarpo-phalangienne du pouce, cicatrices adhérentes et indurées.

Prétot, Charles, 59ᵉ de ligne. — Plaie contuse au coude droit, coup de feu, Borny. — Gêne dans l'extension de l'avant-bras, faiblesse de la main avec paralysie des doigts auriculaire et annulaire.

Prétot, Constant-Alphonse, né le 26 mai 1849, Fontenoy-le-Château (Vosges), garde mob. des Vosges. — Plaie contuse à la main gauche, éclat d'obus, Héricourt, 18 janvier. — Déformation complète de la main, ankylose et adhérence du pouce avec l'indicateur, ankylose des autres doigts dans la flexion.

Prétot, Philomène-Siméon, 9ᵉ de ligne, sergent. — Fracture du 4ᵉ métacarpien, main droite, coup de feu, Rezonville. — Gêne dans la flexion de l'annulaire et de l'auriculaire.

Prêtre, Adolphe-Frédéric, né le 12 décembre 1849, Ciez (Nièvre), 114ᵉ de ligne. — Fracture de la tête de l'humérus droit, coup de feu, Champigny.—Perte de substance osseuse, ankylose incomplète de l'épaule, qui est atrophiée.

Prével, Pierre-Jules, 25ᵉ de ligne. — Plaie contuse à la main gauche, coup de feu, Tonnes, 9 décembre. — Flexion permanente des 2ᵉ et 3ᵉ phalanges du médius.

Prévost, Eugène, 37ᵉ de ligne. — Perte des doigts annulaire et médius, et de la 3ᵉ phalange de l'auriculaire, main gauche, coup de feu, Loigny.

Prévost, Jean-Louis, né le 8 janvier 1847, Chateaumeillant (Cher), 99ᵉ de ligne. — Plaie contuse à l'épaule droite, lésion de l'épine de l'omoplate, coup de feu, Frœschwiller.—Anky-lose scapulo-humérale.

Prévost, Théophile-Stanislas, 94ᵉ de ligne. — Plaie contuse au coude gauche, coup de feu, Coulmiers. — Ankylose du coude.

Prévot, Christophe-Alphonse, 35ᵉ de ligne. — Plaie contuse à la jambe droite, éclat d'obus, Belfort, 15 janvier. — Cicatrice profonde et rétractée.

Prévot, Jean-Baptiste-Constantin-Joseph, né le 11 mars 1850, Prisches (Nord), 56ᵉ de marche. — Plaie contuse à l'épaule droite, coup de feu, Conneré. — Gêne des mouvements du bras.

Prévot, Joseph, 2e zouaves, sergent. — Plaie perforante des deux cuisses et du scrotum, coup de feu, Frœschwiller. — Gêne notable des mouvements des 2 membres inférieurs.

Prévot, Marie, 48e de ligne. — Plaie contuse à la cuisse gauche, coup de feu, Villorceau, 8 décembre. — Cicatrice adhérente, claudication.

Priand, François-Frédéric, né à Bonnat (Creuse), 14e de ligne, sergent. — Plaie contuse à la cuisse gauche, coup de feu, Champigny, 30 novembre. — Cicatrice profonde et adhérente à la partie inférieure externe.

Prie, Louis, 9e de ligne. — Fracture comminutive de la jambe gauche, coup de feu, Villersexel, 22 janvier. — Douleur, atrophie et roideur du membre.

Prié, Pierre, né le 7 octobre 1837, Brissac (Maine-et-Loire), 11e dragons. — Fracture comminutive du fémur droit, coup de feu, Sierck. — Raccourcissement de 10 centimètres et difformité considérable de la cuisse, déviation du pied en dedans.

Pries, Pierre, né le 30 avril 1840, Sierck (Moselle), 18e chass. à pied. — Fracture comminutive de l'avant-bras droit, tiers moyen, coup de feu, Bapaume. — Déformation de l'avant-bras, atrophie de la main et flexion très-limitée des doigts.

Prieur, Henri-Augustin, né le 10 septembre 1848, Leré (Cher), 124e de ligne. — Plaie à la face, fracture de l'arcade zygomatique, et lésion de l'apophyse orbitaire droite externe, coup de feu, Paris, 2e siége. — Perte complète de l'œil droit, semi-ankylose temporo-maxillaire.

Prieur, Hippolyte, 110e de ligne. — Plaie contuse à l'épaule droite, coup de feu, Buzenval. — Large cicatrice adhérente au niveau de l'acromion, gêne dans l'élévation du bras.

Prieur, Jean, garde mob. du Lot. — Fracture du frontal, coup de feu, Ourcelles, 10 décembre. — Suppuration persistante, issue d'esquilles nécrosées.

Prieux, Jules-Camille-Léon, garde mob. de la Marne. — Plaies à l'abdomen et au côté gauche de la poitrine, coups de sabre, fracture de l'omoplate et de l'humérus droits, Passavant, 25 août. — Perte de substance osseuse, large cicatrice adhérente, gêne considérable des mouvements de l'épaule et du bras.

Prigent, François, 43e de ligne. — Plaies contuses au cou et à la main droite, éclats d'obus, le Mans, 12 janvier. — Engorgement chronique des ganglions sous-maxillaires, rétraction et demi-flexion des doigts auriculaire et annulaire.

Prigent, Jean, 48e de ligne. — Fracture de l'humérus droit, coup de feu, Frœschwiller.

Prigent, Jean-François-Marie, né le 6 avril 1840, Launeanou (Finistère), 2e zouaves. — Fracture comminutive du coude et du poignet gauches, coup de feu, Frœschwiller. — Ankylose du coude dans la flexion permanente, atrophie de l'avant-bras, ankylose de la main sur le poignet.

Prigent, Marie, 5e de ligne, sergent. — Plaie contuse à la jambe droite, partie moyenne et interne, coup de feu, Sedan. — Perte de substance musculaire.

Prigent, Vincent, 21e de ligne. — Plaie contuse à la fesse gauche, fracture du péroné droit, 2 coups de feu, Vendôme, 31 décembre. — Cal vicieux et saillant en dehors.

Prim, Etienne-Jean-Jacques, né le 12 mars 1844, Bouleternère (Pyrénées-Orientales), 7e chass. à pied. — Luxation du coude droit, accident en Allemagne. — Luxation non réduite, ankylose du coude et atrophie du membre.

Primard, Eugène, né le 7 mai 1848, Vaucouleurs (Meuse), 6e inf. provisoire. — Plaie contuse au pied gauche, coup de feu, Paris, 2e siége. — Gêne des mouvements du pied, cicatrice adhérente et déprimée au niveau de la tête des 3e et 4e métatarsiens.

Primault, Albert-Gustave, né le 9 juin 1846, Coussay-les-Bois (Vienne), 47e de ligne. — Fracture comminutive du fémur droit, tiers moyen, coup de feu, Frœschwiller. — Raccourcissement de 12 centimètres, cicatrices adhérentes, amaigrissement considérable du membre avec perte presque totale des mouvements du pied.

. Prin, Jean, né le 19 juin 1848, Beddes (Cher), 7e dragons. — Fièvre typhoïde grave (?). — Paralysie incomplète des deux jambes et de la main droite, qui est émaciée, déviation en dedans des deux pieds.

Prin, Pierre-Adolphe, né le 10 mai 1839, Vitry-la-Ville (Marne), 22e de ligne. — Plaies contuses aux deux jambes, 2 coups de feu, Beaune, 28 novembre. — Ankylose incomplète du genou gauche, roideur du genou droit et perte des mouvements de flexion complète du membre.

Prince, François, 39e de ligne. — Fracture de la jambe droite, coup de feu, Patay, 2 décembre. — Cicatrice adhérente peu résistante.

Pringuet, Auguste-Charles, 35e de ligne. — Plaie contuse à l'avant-bras droit, coup de feu, Chevilly, 30 septembre. — Cicatrice adhérente étendue, atrophie de la main.

Priou, Louis, 4e cuirassiers. — Fracture comminutive de l'humérus droit, éclat d'obus, Frœschwiller. — Gêne des mouvements du bras.

Prioux, Jean, né le 20 juillet 1847, Chareil-Cintrat (Allier), 1er zouaves. — Fracture des 2e et 3e métatarsiens, pied droit, plaie contuse au poignet gauche, fracture du 3e métacarpien, main gauche, fracture des 7e et 8e côtes gauches, coups de feu, Clamart, 18 septembre. — Raccourcissement, déformation et déviation du pied, cicatrices adhérentes à la face dorsale du poignet, extension incomplète du médius, cicatrices adhérentes au thorax.

Prioux, Pierre-Marie, né le 20 septembre 1846, Mâcon (Saône-et-Loire), 49e de ligne, caporal. — Fracture de la tête du fémur gauche, coup de feu, Beaumont (Ardennes). — Balle enkystée dans le bassin, plaies fistuleuses, urine purulente, ankylose coxo-fémorale.

Privat, Sidoine, né en août 1825, Limoges (Haute-Vienne), 97e de ligne. — Plaie contuse au coude gauche, coup de feu, Mouzon. — Pourriture d'hôpital, *ligature de l'artère humérale*, ankylose incomplète du coude, large et épaisse cicatrice.

Privat, Jean-Célestin, né le 26 décembre 1846, Saint-George-de-Lévéjac (Lozère), garde mob. de la Lozère. — Tumeur blanche de l'articulation tibio-tarsienne gauche, fatigues, armée de l'Est. — Atrophie du membre.

Privat, Jean-Guillaume, né le 31 janvier 1842, Toulouse (Haute-Garonne), 1er de ligne. — Fracture du coude droit, coup de feu, Sainte-Barbe sous Metz. — Ankylose de cette articulation dans la flexion, paralysie incomplète de l'avant-bras et de la main.

Privel, Auguste-Alexandre, 38e de ligne.—Fracture du maxillaire inférieur, éclat d'obus, Issy, 5 mai. — Consolidation anormale de la portion horizontale gauche.

Probert, Joseph-Amand, né le 10 janvier 1846, Donges (Loire-Inférieure), 73e ligne. — Plaie pénétrante de poitrine, coup de feu, Saint-Privat. — Balle non extraite, nécrose du sternum, trois plaies fistuleuses, large cicatrice adhérente.

Prodhomme, Eugène-Désiré-Pierre, 38e de ligne. — Congélation des talons, Vaux. — Perte de substance et exfoliation osseuse, gêne dans la marche.

Prod'homme, François, né le 3 septembre 1846, la Chapelle-sous-Oudon (Maine-et-Loire), garde mob. de Maine-et-Loire. — Plaie s'étendant du conduit auditif externe à l'orbite droit, perte absolue de l'œil, coup de feu, Loigny.

Prod'homme, Prosper-Michel, 23e de ligne. — Plaie pénétrante transversale à la région lombaire, plaie contuse à la cuisse (?), 2 coups de feu, Gravelotte.

Prodhon, Claude, 15e chass. à pied, caporal. — Congélation, Bethoncourt, 15 janvier. — Perte de la phalange unguéale du gros orteil gauche.

Prohaska, Auguste-Alfred-Gaspard, né le 7 février 1850, Paris (Seine), 100e de ligne, sergent. — Plaie contuse au coude gauche, coup de feu, Gravelotte. — Ankylose du coude, avec faiblesse du membre et de la main.

Pronier, Joseph-Augustin, né le 23 juillet 1837, Valence (Drôme), 2 compagnie d'artificiers, capitaine. — Fracture du fémur gauche, coup de feu, Sedan. — Raccourcissement, ankylose coxo-fémorale, atrophie du membre.

Prost, Emile, garde mob. de la Côte-d'Or. — Désorganisation du globe oculaire droit, éclat d'obus, Champigny, 2 décembre.

Prost, Etienne, né le 11 septembre 1850, Saint-Bonnet (Saône-et-Loire), 9e chass. à pied. — Fracture des 8e, 9e et 11e côtes, à droite, coup de feu, Paris, 2e siége. — Cicatrices adhérentes, gêne des mouvements du thorax.

Prost, Félix-Léon, né le 10 septembre 1836, Beauvernais (Saône-et-Loire), 33e de ligne. — Plaie contuse à la cuisse droite, partie supérieure postérieure, éclat d'obus, le Mans.— Perte de substance musculaire, cicatrice adhérente.

Prost, Jean-Baptiste, 7e chass. à pied.—Fracture de la clavicule et de l'omoplate droites, coup de feu, Fresnoy, 26 novembre. — Ankylose scapulo-humérale, atrophie du bras.

Prost, Louis-Noël, né le 30 mai 1845, Lyon (Rhône), garde mobilisée du Jura.—Variole épidémique, fort des Rousses. — Cécité complète.

Prost, Pierre-André, né le 10 janvier 1849, Bligny-le-Sec (Côte-d'Or), garde mob. de la Côte-d'Or.— Désorganisation du globe oculaire droit, coup de feu, Champigny, 30 novembre.

Protat, Antoine, né le 11 janvier 1848, Prissé (Saône-et-Loire), 8e artill. — Fracture comminutive du péroné gauche, coup de feu, Saint-Julien, 1er septembre. — Cicatrice profonde et adhérente longue de 10 centimètres, à la partie externe et moyenne de la jambe, faiblesse et atrophie du membre.

Protat, Antoine-Charles, garde nationale de la Seine. — Plaie contuse à l'avant-bras droit, érosion osseuse, coup de feu, Buzenval.

Protière, Pierre, né le 28 août 1848, Saint-Etienne (Loire), 75e de ligne.—Plaie s'étendant de dessous la clavicule à l'angle inférieur de l'omoplate droite, coup de feu, Gravelotte.—Paralysie et atrophie de la main, gêne des mouvements de l'avant-bras et du bras droits.

Prou, Jean-Baptiste-Félix-Maurice, 79e de ligne. — Perte des doigts auriculaire et annulaire, main gauche, coup de feu, Mouzon.

Proust, Ferdinand-Xavier, né le 14 août 1847, Ouzouer-le-Doyen (Loir-et-Cher), garde mob. de Loir-et-Cher. — Plaie pénétrante du genou gauche, coup de feu, Loigny. — Ankylose du genou.

Proust, Léon, né le 10 mars 1850, Beaugency (Loiret), 39e de ligne. — Fracture comminutive de la jambe gauche, tiers supérieur, coup de feu, Coulmiers. — Raccourcissement et déformation très-prononcée de la jambe arquée en dedans et considérablement atrophiée, la jambe est dans la demi-flexion permanente, les orteils du pied sont fléchis (la marche n'est possible qu'avec deux béquilles).

Proust, Pierre, né le 20 novembre 1847, Thorigné (Deux-Sèvres), garde mob. des Deux-Sèvres. — Désorganisation du globe oculaire droit, coup de feu, la Fourche, 6 janvier.

Proutière, Emile, né le 29 mai 1846, Mazé (Maine-et-Loire), 59e de ligne. — Fracture comminutive du fémur droit, tiers inférieur, coup de feu, Morée, 16 décembre. — Perte de substance osseuse, cicatrices adhérentes, raccourcissement et amaigrissement du membre, ankylose du genou dans l'extension.

Proutière, Jules, 51e de ligne. — Plaie pénétrante au genou gauche, coup de feu, Gravelotte. — Gêne dans ses mouvements.

Prouvost, Alfred-Jean-Baptiste, né le 26 décembre 1850, Lille (Nord), 24e de ligne.— Plaies contuses aux deux mains, coup de feu, Saint-Quentin. — Ankylose des phalanges de l'annulaire et de celle de l'indicateur dans la flexion, main droite, ankylose des phalanges du médius et de l'annulaire, main gauche.

Proux, Antoine, 13e de ligne. — Plaie en canal à la cuisse gauche, coup de feu, la Malmaison, 21 octobre.

PROVANCE, Claude, garde mob. de Saône-et-Loire. — Fracture de la tête de l'humérus droit, coup de feu, Dijon, 23 janvier. — Esquilles et perte partielle des mouvements de l'épaule.

PROVIN, Gérard-Alfred, né le 13 octobre 1845, Buire-le-Sec (Pas-de-Calais), garde mob. du Pas-de-Calais. — Fracture de l'humérus droit, tiers inférieur, coup de feu, Saint-Quentin. — Consolidation vicieuse, cicatrice adhérente, ankylose angulaire du coude.

PROVOST, Gabriel, né le 23 mars 1847, Lignerolles (Allier), 19e chass. à pied. — Ophthalmie, en captivité. — Glaucôme : Cécité complète.

PROVOST, Louis-Arthur-Adrien, 100e de ligne. — Fracture de la cuisse gauche, coup de feu, Gravelotte. — Difformité et raccourcissement de la cuisse.

PROVOST, René-Auguste, 70e de ligne. — Plaie pénétrante de poitrine, coup de feu, Châtillon, 4 avril. — Balle non extraite, rétrécissement du thorax, dyspnée.

PRUDENT, Jean-Emile, né le 3 octobre 1840, Vitry (Seine), 90e de ligne, sergent.— Fracture comminutive du fémur gauche, tiers inférieur, coup de feu, Dijon, 30 octobre.—Ankylose du genou dans l'extension, tuméfaction de la région atteinte, le genou est très-développé et indolore (la marche n'est possible qu'avec deux béquilles).

PRUD'HOMME, Adrien-Isidore, garde mob. du Loiret. — Fracture du fémur (?), coup de feu, Montretout. — Raccourcissement du membre.

PRUD'HOMME, François, né le 23 février 1826, Colombey-le-Choiseul (Haute-Marne), 34e de ligne. — Plaie à travers la partie moyenne des deux cuisses, coup de feu, le Bourget.—Atrophie assez prononcée des deux membres inférieurs.

PRUD'HON, Jean-Marie-Vincent, né le 4 septembre 1853, Saint-Amand (Nièvre), 4e chass. à pied. — Luxation de la rotule gauche en dedans, chute, Arthenay. — Ankylose du genou dans la demi-flexion, atrophie de la jambe.

PRUDON, Antoine, né le 22 décembre 1850, Mâcon (Saône-et-Loire), 36e de ligne.—Fracture de la jambe droite, coup de feu, Pont-de-Cé, 15 février 1871. — Nombreuses esquilles du tibia (pas de reproduction osseuse).

PRUDON, Jean, 41e de ligne. — Plaie contuse à la main gauche, coup de feu, Borny. — Flexion permanente des doigts auriculaire et annulaire.

PRUDOT, Constant-Victor-Pierre-Jean, né le 24 mars 1848, la Selle-en-Coglais (Ille-et-Vilaine), 1er de ligne. — Fracture intra-articulaire du coude droit, coup de feu, Gravelotte. — Ankylose du coude dans la flexion permanente.

PRUGNAUD, Antoine, 100e de ligne. — Perte des 2e et 3e phalanges de l'indicateur droit, coup de feu, Chenebier, 17 janvier.

PRUBL, Antoine, 20e artill.—Fracture du coude gauche, éclat d'obus, Strasbourg, 20 septembre. — Ankylose du coude dans la flexion à angle droit, atrophie du membre avec perte des mouvements de pronation et de supination et de la flexion des doigts.

PRUNIER, Alfred, 89e de ligne. — Plaie contuse au poignet droit, coup de feu, Sedan. — Ankylose du poignet avec gêne notable des mouvements de la main.

PRUVOST, Victor-Henry-Désiré-Jean-Baptiste-Joseph, né le 17 juin 1849, Illier (Nord), garde mob. du Nord.—Plaie au bras gauche, coup de feu, Pont-Noyelles. — Ankylose incomplète du coude, rétraction musculaire et amaigrissement de l'avant-bras et de la main.

PRUVOT, Gaspard, né le 18 août 1835, Caulers (Pas-de-Calais), 57e de ligne. — Rhumatismes, fatigues.— Paralysie avec atrophie considérable des membres inférieurs, incontinence d'urine et paralysie incomplète du rectum.

PUAUD, François-Louis-Aimé, 54e de ligne, caporal. — Plaies contuses à la partie interne du genou gauche et à la jambe droite, coups de feu, Amanvillers. — Roideur de la jambe gauche.

PUCHÉAT, Jean, 92e de ligne. —Fracture du pouce gauche, coup de feu, Chenebier, 17 janvier. — Perte incomplète des mouvements de ce doigt.

PUCHEU, Germain, né le 24 juillet 1844, Pau (Basses-Pyrénées), 19e chass. à pied. — Fracture comminutive des 2e et 3e métacarpiens, main droite, coup de feu, Sedan. — Perte de substance osseuse, cicatrice adhérente à la face dorsale de la main, ankylose incomplète métacarpo-phalangienne de l'indicateur et du médius fixés avec l'annulaire dans l'extension permanente.

PUECH, François, né le 6 août 1847, Paris, 3e zouaves. — Plaie contuse à l'avant-bras gauche, partie antérieure et supérieure, coup de feu, Frœschwiller. — Cicatrice adhérente, gêne des mouvements des doigts.

PUECH, François, garde mob. du Tarn. — Fracture du maxillaire inférieur à droite, coup de feu, Chenebier, 17 janvier. — Plaie fistuleuse.

PUECH, Hippolyte-Jules, né le 17 janvier 1840, Calmels-de-la-Viala (Aveyron), 40e de ligne, sergent. — Fracture de la tête de l'humérus gauche, coup de feu, Spickeren. — Nombreux abcès, esquilles, cicatrices adhérentes rendant fort difficiles les mouvements du bras.

PUECH, Lucien-Louis, né le 19 mars 1842, Millau (Aveyron), 7e chass. à pied. — Plaie pénétrante au creux poplité gauche, coup de feu, Saint-Privat. — Balle non extraite, gêne et douleur des mouvements du membre.

PUECH, Paul-Firmin, 56e de ligne, caporal. — Plaie contuse à la cuisse droite, coup de feu, Sainte-Corneille, 12 janvier. — Esquilles, gêne des mouvements du membre.

PUECH, Paulin-Benoît, né le 12 janvier 1842, Truel (Aveyron), 87e de ligne. — Plaie à travers le côté gauche de la face, coup de feu, Patay. — Perte de presque toutes les dents de ce côté et d'une partie de la langue.

PUEL, Aristide-Bazile, 8e chass. à pied. — Plaie contuse en avant de l'oreille gauche, éclat d'obus, Sedan. — Otite suppurée, perte de l'ouïe à gauche.

PUFFENEY, Auguste-Valentin, 11e de ligne, sergent-major. — Plaie contuse à la cuisse (?), coup de feu, Beaumont (Ardennes). — Cicatrice douloureuse.

PUGINIER, Bernard, 9e de ligne. — Plaie contuse à l'épaule gauche, perte de la moitié de l'indicateur droit, 2 coups de feu, l'Hay, 30 septembre.

PUGINIER, Augustin-Joseph-Henri, 2e zouaves. — Fracture des os propres du nez et du bord interne des orbites, coup de feu, Frœschwiller. — Perte partielle de la vision à droite.

PUIFOUILLOUX, Claude, 54e de ligne. — Plaie contuse à la partie postérieure de l'épaule droite, coup de feu, Bitche, 30 septembre. — Cicatrice adhérente, atrophie de l'épaule avec perte partielle des mouvements de l'articulation.

PUISEUX, Eugène-Pierre, né le 6 août 1847, Vouziers (Ardennes), garde mob. des Ardennes, sous-lieutenant. — Plaie contuse à la jambe gauche, partie inférieure, lésion osseuse, coup de feu, Saint-Quentin. — Esquilles, raccourcissement du membre engorgé très-considérablement.

PUJO, Antoine-Etienne, né le 27 août 1838, Angers (Maine-et-Loire), 59e de ligne. — Fracture de la jambe gauche, tiers supérieur, coup de feu, Morée-Saint-Hilaire. — Un quart environ du tibia a été éliminé par esquilles, déformation considérable et raccourcissement de la jambe.

PUJO, Clément, né le 27 juin 1846, Bonnémazon (Hautes-Pyrénées), 33e de ligne, sergent. — Plaie compliquée au pli de la fesse gauche, coup de feu, Sedan. — Cicatrice adhérente, claudication.

PUJO, Jean, né le 4 janvier 1845, Bordeaux (Gironde), 77e de ligne. — Typhus, misères et privations à Erfurth. — Hémiplégie gauche, accidents nerveux généraux de nature convulsive.

PUJOL, Jean-Pierre, né le 11 août 1844, Saint-Lieux-la-Fenasse (Tarn), 6e artill. — Perte du pouce droit, éclat d'obus, Villorceau.

PUJOL, Baptiste, né le 25 juin 1849, Fougax (Ariége), 42e de ligne. — Fracture du fémur gauche, coup de feu, Créteil, 30 novembre. — Rétraction des tendons fléchisseurs, cicatrices adhérentes.

Pujol, Félix, 113e de ligne. — Ophthalmie à (?). — Taie sur la cornée de l'œil droit avec abaissement de la paupière supérieure.

Pujol, Jacques, dit Peyrot, 30e de ligne. — Plaie contuse à la main gauche, coup de feu, Sedan. — Cicatrice adhérente, rétraction de plusieurs doigts.

Pujol, Jean, 78e de ligne, caporal. — Plaies contuses à l'épaule et à la cuisse gauches, éclats d'obus, Wœrth.

Pujol, Pierre, 3e de ligne. — Plaie contuse au bras et à l'avant-bras droits, 2 coups de feu, Frœschwiller. — Paralysie incomplète de l'avant-bras et flexion permanente des doigts auriculaire et annulaire.

Pujos, François, né le 15 novembre 1842, Fieux (Lot-et-Garonne), 6e de ligne. — Plaie compliquée en séton à travers l'espace inter-osseux de la jambe gauche, coup de feu, les Ormes, 11 octobre. — Paralysie incomplète du pied.

Pulliat, Jean, garde mob. du Rhône. — Plaie contuse au creux poplité gauche, éclat d'obus, Belfort, 4 décembre. — Rétraction musculaire, large cicatrice irrégulière adhérente et bridée, gêne des mouvements du genou.

Pulvignon, François-Théodore, né le 17 juin 1827, Patay (Loiret), garde nationale sédentaire de Châteaudun. — Plaie contuse au mollet droit, coup de feu, Châteaudun, 18 octobre (rue des Chantres). — Cicatrice adhérente.

Puntous, François, né le 15 juin 1848, Fonsorbes (Haute-Garonne), 1er zouaves. — Plaie à la face, éclat d'obus, Frœschwiller. — Désorganisation du globe oculaire droit, affaiblissement de la vision à gauche.

Pupille, Jean-Barthélemy, né le 27 décembre 1844, Perpignan (Pyrénées-Orientales), 30e de ligne, sergent. — Fracture des os du bassin, coup de feu, Beaumont (Ardennes). — Paralysie et amaigrissement considérable du membre inférieur gauche.

Puravet, Antoine, né le 16 juillet 1850, Chantenay (Nièvre), 29e de ligne. — Plaie à la région frontale gauche, coup de lance, Borny. — Commotion cérébrale, hémiplégie droite incomplète.

Putet, Pierre-Marie-François, 2e légion de la garde mob. du Rhône. — Plaie contuse à la partie inférieure du bras gauche, coup de feu, Nuits, 18 décembre. — Amaigrissement et gêne des mouvements du membre.

Putond, Jean-François, garde mob. de l'Isère. — Plaie contuse au côté gauche de la face, coup de feu, le Mans. — Gêne dans l'audition, la parole et la mastication.

Puy, Bruno, 33e de ligne, sergent. — Plaie contuse au genou gauche, coup de feu, Arthenay, 2 décembre. — Gêne des mouvements du genou.

Puyfraix, Jean, né le 8 novembre 1842, Bussière-Boffy (Haute-Vienne), 43e de ligne. — Fracture comminutive de l'avant-bras gauche, coup de feu, le Mans, 11 janvier. — Consolidation vicieuse, atrophie de l'avant-bras et de la main.

Puyminet, Guillaume, 80e de ligne. — Fracture du péroné gauche, coup de feu, Gravelotte. — Perte de substance osseuse, claudication, plaie fistuleuse à la jambe.

Puyo, Jean-Alfred, né le 12 novembre 1848, Cauterets (Hautes-Pyrénées), 66e de ligne. — Fracture de l'humérus gauche et de l'acromion, coup de feu à (?), armée du Rhin. — Ankylose scapulo-humérale et perte des mouvements de l'épaule.

Puytorac, Jean-Saint-Front, 25e de ligne. — Plaies à la main droite et à la face, même côté, coups de feu, Gravelotte. — Atrophie et déformation de la main avec perte du doigt médius, troubles de la vision à droite.

Py, Charles, né le 31 octobre 1847, Bithaine (Haute-Saône), 4e chass. à pied. — Plaie en séton à la jambe gauche, érosion des deux os, coup de feu, Orléans. — Gangrène nosocomiale, cicatrice adhérente irrégulière, atrophie de la jambe qui a 8 centimètres de moins que l'autre, ankylose incomplète tibio-tarsienne dans l'extension (marche sur la pointe du pied).

Py, Jean-Henri, 58e de ligne. — Fracture du pied gauche, coup de feu, Sedan. — Perte de substance osseuse, cicatrice adhérente au talon, gêne dans la station et la marche, difficulté à supporter la chaussure.

Py, Victor-Alfred, 15e de ligne. — Ophthalmie, captivité en Prusse. — Amaurose incomplète des deux yeux, perte partielle de la vision.

Pyrénée, Jean-Louis, né le 18 février 1850, Bagnères (Hautes-Pyrénées), 61e de ligne. — Plaie perforante de la tête de l'humérus droit avec luxation irréductible en haut et en dedans, coup de feu, Byans (Haute-Saône), 15 janvier.

Quatrevaux, Amédée-Hildevert, né le 27 mai 1850, Nouvion-le-Comte (Aisne), 63e de ligne. — Plaie pénétrante de poitrine à gauche, coup de feu, Spickeren. — Atrophie du côté gauche du thorax, de l'épaule et du bras avec perte de ses mouvements d'élévation : dyspnée.

Quantin, Henri, né le 14 avril 1844, Beaufort (Maine-et-Loire), 43e de ligne. — Fracture du radius droit, plaies contuses à la partie externe du thorax à droite, et à la partie supérieure et antérieure, éclat d'obus, 2 coups de feu, Amanvillers. — Consolidation vicieuse, cicatrices adhérentes, déviation de la main, en pronation forcée, et rigidité des doigts, cicatrices adhérentes à la poitrine.

Quartier, Emile, garde mob. du Nord. — Plaie perforante de la fesse droite, du petit bassin et de la verge, coup de feu, Pont-Noyelles. — Larges et nombreuses cicatrices à la région inguinale, gêne considérable des deux membres inférieurs.

Quatresous, François, né le 22 janvier 1837, Bacqueville (Seine-Inférieure), 3e chass. à cheval. — Désorganisation du globe oculaire gauche, plaie contuse à l'œil droit, éclats de pierre, le Mans, 30 décembre. — Opacité de la cornée de l'œil droit : Cécité complète.

Queffurus, Claude-Marie, né le 31 mars 1846, Lannilis (Finistère), 5e dragons, brigadier. — Sciatique rebelle, fatigues, en captivité.

Queila, Hippolyte, 94e de ligne. — Perte partielle de l'indicateur droit, coup de feu, Paris, la Madeleine, 23 mai.

Quélavoine, Eugène-Louis, né le 31 mars 1850, Rennes (Ille-et-Vilaine), 6e chass. à pied. — Perte partielle de l'indicateur gauche, coup de feu, Montbéliard. — Immobilité et déviation de la phalange restante.

Quelier, Mathurin-René, né le 29 octobre 1850, Saint-Fraimbault (Mayenne), rég. étranger. — Congélation, Bourges, janvier. — Perte totale des orteils des deux pieds.

Quelvence, Marc, né le 2 février 1846, Clisson (Loire-Inférieure), 4e de ligne. — Perte du doigt auriculaire gauche, coup de feu, Paris, 23 mai.

Quemesreuc, Ferdinand-Alexis, 5e de ligne. — Plaie contuse à la partie supérieure du bras droit, coup de feu, Sedan. — Exostose de l'humérus, cicatrice adhérente.

Quénée, Henri-Joseph, 58e de ligne, sergent. — Plaie contuse à la cuisse droite, coup de feu, Saint-Remy (Sarthe), 15 janvier. — Cicatrice adhérente.

Quénéehdu, François-Marie, 31e de ligne. — Plaies contuses au flanc et au coude droits, 2 coups de feu, Coulmiers. — Cicatrice très-étendue au flanc, ankylose incomplète du coude.

Quenelle, Joseph, né le 29 novembre 1832, Sainte-Geneviève (Meurthe), 10e chass. à pied, sergent. — Plaie contuse aux deux pieds, coup de feu, Spickeren. — Nombreuses esquilles, marche difficile, ankylose incomplète tibio-tarsienne gauche.

Quénin, Joseph-Jacques, 45e de ligne. — Plaie contuse à la partie postérieure de la jambe droite, coup de feu, Sedan.

Quennesson, Gustave-Joseph, 2e chass. à pied. — Fracture du pariétal gauche, coup de feu, Loigny. — Trépanation, céphalées fréquentes.

QUÉNON, Géneis, 12e artill. — Plaie contuse à la main gauche, éclat d'obus, Châtillon, 6 avril. — Ankylose du pouce.

QUENOUILLÈRE, Pierre-Marie, né le 18 septembre 1850, Romillé (Ille-et-Vilaine), 18e chass. à pied. — Chute sur le côté gauche à (?), janvier 1871. — Hydarthrose chronique du genou gauche, tumeur blanche commençante du coude gauche, gonflement et épanchement intra-articulaire.

QUENTIN, Alexis-Jean-Victor, né le 22 mars 1843, Brécé (Mayenne), 54e de ligne. — Fracture du fémur gauche, coup de feu, Amanvillers. — Raccourcissement, claudication très-prononcée, ankylose presque complète du genou.

QUENTIN, Alphonse-Clément, 25e de ligne. — Plaie contuse au pied droit, éclat d'obus, Gravelotte. — Perte des 2e et 3e phalanges des 2e, 3e et 4e orteils, cicatrice adhérente au gros orteil.

QUENTIN, François-Désiré, né le 9 avril 1849, Coudray-Saint-Germèr (Ain), 26e de ligne. — Plaie contuse au poignet gauche, coup de feu, Patay. — Ankylose du poignet.

QUERCY, Jean-Pierre, garde mob. du Lot, caporal. — Fracture comminutive du poignet droit, coup de feu, Vendôme, 31 décembre.

QUÉRÉ, François-Marie, né le 19 janvier 1850, Calanhel (Côtes-du-Nord), 89e de ligne. — Plaie contuse aux deux cuisses, éclat d'obus, Châtillon, 5 avril. — Perte de substance musculaire à leur partie postérieure et interne, larges cicatrices adhérentes.

QUÉRÉ, Pierre-Marie, né le 26 mars 1844, Lesneven (Finistère), 43e de ligne. — Plaie contuse à l'articulation scapulo-humérale gauche, coup de feu, plaie contuse aux régions scapulaire et axillaire gauches, éclat d'obus, plaie contuse à la partie postérieure et supérieure du crâne, coup de feu, Amanvillers. — Cicatrices froncées et adhérentes longues de 18 centimètres s'opposant à l'élévation du bras gauche qui ne forme avec le tronc qu'un angle de 45°, cicatrice enfoncée et adhérente de 5 centimètres à la tête, diminution de l'ouïe à gauche.

QUÉREL, Jean, 48e de ligne. — Fracture comminutive de la tête du péroné gauche, coup de feu, Yvré-l'Evêque, 11 janvier. — Phlegmon profond, cicatrice adhérente.

QUERRUET, Alexandre-Aristide, 16e de ligne. — Plaie contuse au poignet gauche, coup de feu, Arthenay, 2 décembre. — Ankylose du poignet, large cicatrice adhérente.

QUERTIGNY, Philippe-Hubert, 28e de ligne. — Plaie contuse au bras gauche, coup de feu, Saint-Privat. — Atrophie de la main et diminution de la sensibilité des doigts.

QUÉRU, Jean-Louis-Cénéry, né le 31 juillet 1838, Lalen (Orne), 3e zouaves. — Fracture du radius gauche, coup de feu, Beaune-la-Rolande. — Perte de substance osseuse, atrophie de l'avant-bras et perte des mouvements des doigts.

QUESNEL, Florentin-Ernest, né le 15 décembre 1843, Benesville (Seine-Inférieure), 70e de ligne. — Fracture compliquée de l'humérus gauche, coup de feu, Saint-Privat. — *Ligature de l'artère humérale*, atrophie et paralysie progressive du bras.

QUESNEL, Louis-Théodore, 99e de ligne. — Perte du doigt annulaire et des 2e et 3e phalanges du médius, main droite, éclat d'obus, Beaune-la-Rolande.

QUESNEVILLE, Gustave-Georges, né le 8 août 1846, Paris, garde mob. de la Seine. — Décollement de la rétine de l'œil gauche, chute sur un piquet de gabion, fort d'Issy, 8 septembre. — Perte de la vision à gauche.

QUESTEL, Pierre-Augustin, 12 artill. — Plaie compliquée à la région fessière (?), fracture du sacrum, éclat d'obus, Wœrth. — Perte de substance osseuse et musculaire, larges cicatrices adhérentes.

QUÉTANT, Simon, 4e d'inf. provisoire. — Perte partielle de l'indicateur droit, éclat d'obus, Issy, 7 mai.

QUÉTAUD, Guillaume, 18e de ligne. — Plaie contuse à la jambe gauche, coup de feu,

Créteil, 30 novembre. — Gêne considérable dans l'extension de la jambe, cicatrices adhérentes.

QUÉTEL, Ernest-Adolphe, né le 3 juin 1845, Rouen (Seine-Inférieure), 3e zouaves. — Fracture du maxillaire inférieur avec lésion de la langue, coup de feu, Changé. — Difformité de la mâchoire, perte d'un grand nombre de dents.

QUETTIER, Jacques-Alexandre, 116e de ligne. — Fracture du doigt médius gauche, plaie contuse au bassin, éclats d'obus, Châtillon, 19 septembre.

QUÉVANNE, Auguste, né le 15 décembre 1839, Paris (Seine), 21e de ligne. — Plaies contuses à la cuisse droite, partie interne moyenne, et à la cuisse gauche, éclats d'obus, Loigny. — Vaste perte de substance musculaire à la cuisse droite, et large cicatrice adhérente.

QUEVAUVILLER, Charles-Frédéric, 99e de ligne, sergent. — Plaie pénétrante de poitrine, à gauche, coup de feu, Sedan. — Hémoptysies, dyspnée.

QUEVERDO, Louis-Mathurin, 49e de ligne. — Plaie pénétrante de l'abdomen, coup de feu, Beaumont (Ardennes). — Gêne dans la flexion du tronc.

QUÉVREUX, Charles-Louis-Alibert, garde mob. du Nord. — Plaie contuse à la jambe gauche, coup de feu, Pont-Noyelles. — Abcès multiples, cicatrices adhérentes.

QUEYROUX, Jean, 28e de ligne. — Plaie contuse à l'avant-bras droit, coup de feu, Saint-Privat. — Rétraction des fléchisseurs, paralysie partielle de la main, large cicatrice adhérente.

QUIBEL, Dubas-Romain-Augustin, 96e de ligne. — Fracture du maxillaire inférieur, coup de feu, Wœrth. — Surdité à gauche.

QUIDOT, Toussaint-Alfred, né le 23 septembre 1848, Moult (Calvados), garde mob. du Calvados. — Plaie pénétrante au creux poplité gauche, coup de révolver, Pont-Audemer. — Balle non extraite, gêne des mouvements du genou.

QUIFILE, Jean, 2e de ligne. — Plaie contuse à la région inguinale droite, coup de feu, Spickeren.

QUILICHINI, Don-Ventura, né le 21 juin 1840, Poggio (Corse), 56e de ligne, caporal. — Fracture de la main droite, coup de feu, Sedan. — Cicatrice adhérente, flexion permanente des doigts de la main.

QUILICHINI, Jacques-Pierre-Napoléon, né en 1848, Bella (Corse), 42e de ligne. — Plaie contuse à la jambe gauche, au niveau de la malléole externe, coup de feu, Champigny, 30 novembre. — Gêne dans l'articulation tibio-tarsienne.

QUILICI, Mathieu, né le 24 juillet 1846, Campo (Corse), 11e de ligne, sergent. — Plaies contuses à la main droite et à la partie postérieure de la cuisse droite, 2 coups de feu, Beaumont (Ardennes). Perte de la 3e phalange du médius, ankylose de l'annulaire, gêne persistante de la main, cicatrice adhérente à la cuisse, difficulté dans la marche.

QUILLARD, Pierre, 49e de ligne. — Plaie contuse à la jambe gauche, coup de feu, Josnes, 10 décembre. — Gêne dans l'articulation tibio-tarsienne.

QUILLIET, Eugène-Marthe, né le 6 novembre 1848, Beauvais (Oise), 64e de ligne. — Fracture comminutive de la malléole interne droite, coup de feu, Borny. — Ankylose tibio-tarsienne avec déviation du pied en dehors.

QUILLON, Pierre-Prosper, né le 24 juin 1841, Caussens (Gers), 32e de ligne. — Fracture de la malléole interne gauche, plaie pénétrante à l'épaule gauche, 2 coups de feu, la Bourgonce. — Ankylose tibio-tarsienne, ankylose incomplète scapulo-humérale.

QUIN, Paul, 94e de ligne. — Plaie contuse à la face dorsale du pied droit, éclat d'obus, Rezonville. — Cicatrice adhérente, gêne des mouvements de l'articulation tibio-tarsienne.

QUINARD, Auguste, né le 28 novembre 1847, Buzancy (Ardennes), 4e provisoire d'infanterie, sergent. — Plaie contuse à l'avant-bras droit, éclat d'obus, Paris, 23 mai. — Perte de substance musculaire, dénudation des deux os de l'avant-bras, large cicatrice adhérente, perte des mouvements de la main et des doigts.

QUINARD, Jean, 97e de ligne. — Perte du doigt indicateur droit, coup de feu, le Mans, 11 janvier.

QUINÉOU, Pierre, 54e de ligne. — Plaie contuse au-dessous de la clavicule gauche, coup de feu, Saint-Privat. — Cicatrices adhérentes, gêne des mouvements de l'épaule.

QUINIO, Louis, 2e de ligne. — Fracture du maxillaire inférieur et de l'os malaire gauche, coup de feu, Spickeren. — Ankylose incomplète temporo-maxillaire.

QUINIOU, François-Marie-René, né le 21 mars 1833, Guisseny (Finistère), 2e chass. à pied. — Perte du pouce droit, coup de feu, Villers-Bretonneux.

QUINQUE, Jean, 10e chass. à pied. — Plaie contuse à la partie postérieure de la cuisse gauche, coup de feu, Beaugency. — Large cicatrice adhérente.

QUINTIN, Augustin, né le 9 décembre 1848, aux Hermeaux (Lozère), 54e de ligne. — Fracture du rebord orbitaire de l'œil gauche, coup de feu, la Malmaison. — Contusion de l'œil, épanchement de sang, déformation de l'iris, perte complète de la vision à gauche.

QUINTOA, Jean-Marie-Osmain, 34e de ligne, caporal. — Plaie contuse au mollet gauche, coup de feu, Sedan. — Cicatrice adhérente.

QUINTON, Pierre-Louis, né le 17 octobre 1829, Montaudin (Mayenne), 115e de ligne. — Fracture comminutive de l'humérus droit, tiers supérieur, coup de feu, Montmesly. — Fausse articulation.

RABAH-BEL-HADJ, 1er tir. alg. — Fracture de la jambe gauche, coup de feu, Wissembourg. — Cal difforme.

RABAH-BEN-ATHMAN-BEN TOBBI, né en 1843, Ouled-Derradj (Constantine), 3e tir. alg. — Fracture du frontal, coup de feu, Frœschwiller. — Perte de substance de toute l'épaisseur du frontal, cicatrice profonte et adhérente, plaie fistuleuse.

RABAH-BEN-MOHAMED, 3e tir. alg. — Fracture des 2e, 3e et 4e métatarsiens, pied gauche, plaies contuses aux fesses, 3 coups de feu, Sedan.

RABAROT, Louis, 81e de ligne. — Plaie contuse à la région fessière droite, érosion de l'os iliaque, plaie contuse à la main gauche, coup de feu Noisseville, 1er septembre. — Rigidité du doigt médius.

RABATEY, Mathieu, 37e de ligne. — Fracture de l'avant-bras droit et plaie contuse à la région lombaire, 2 coups de feu, Ponthieu, 11 janvier. — Luxation du carpe sur le cubitus droit qui fait saillie sur le bord interne de la main qui est fortement fléchie sur le bord radial.

RABAU, Nicolas, né le 30 novembre 1847, Metz (Moselle), 21e de ligne, sergent. — Plaie contuse au creux axillaire droit, coup de feu, Frœschwiller. — Gêne dans la flexion de l'avant-bras et de la main.

RABÉRIN, Jean-André, né le 14 novembre 1845, Tiranges (Haute-Loire), 17e de ligne. — Plaie pénétrante de poitrine, coup de feu, Champigny. — Pleurésie chronique, dyspnée considérable.

RABIET, Eugène-Paul, 3e zouaves. — Plaie contuse à l'épaule gauche, partie postérieure et au bras, même côté, coup de feu et coup de baïonnette, Frœschwiller. — Cicatrice adhérente à l'épaule, gêne dans l'élévation du bras.

RABILLON, Henri-Louis, né à Châtournaud (Loiret), garde mob. du Loiret, caporal-fourrier. — Fracture des 2e et 3e métacarpiens, main gauche, coup de feu, Champigny, 30 novembre. — Insensibilité des doigts indicateur et médius, gêne des mouvements des autres doigts.

RABILLON, Pierre, né le 6 juillet 1844, Triguères (Loiret), 74e de ligne. — Fracture comminutive du maxillaire inférieur, coup de feu, Wissembourg. — Nombreuses esquilles, ankylose du maxillaire.

RABILLOUD, Pierre-François, 3e de ligne. — Fracture du radius gauche, éclat d'obus,

Frœschwiller. — Atrophie de l'avant-bras et gêne considérable des mouvements de la main.

Rabion, Alfred-Arthur-Raoul, né le 1er novembre 1848, Tours (Indre-et-Loire), garde mob. d'Indre-et-Loire, caporal. — Plaie à travers le côté gauche de la poitrine, coup de feu, Baule, 7 décembre. — Hémoptysie, épanchement dans le côté gauche, perte de l'usage du bras gauche.

Raboisson, Jacques, 87e de ligne, caporal.—Hydarthrose du genou gauche, armée de la Loire.

Rabory, Victor-Marin, né le 20 avril 1849, Fromentières (Mayenne), 44e de ligne.—Fracture comminutive de la jambe gauche et plaie contuse au côté gauche de la face, éclats d'obus, Clamart, 26 avril.—Atrophie et paralysie de la jambe, cicatrice à la tempe et au maxillaire.

Rabot, Alphonse-Louis, né le 16 novembre 1846, la Rochelle (Charente-Inférieure), 77e de ligne. — Plaie contuse à la région trochantérienne gauche, coup de feu, Forbach. — Cicatrice adhérente, douloureuse et déprimée, gêne dans la marche, claudication.

Rabot, Antoine, né le 13 mars 1848, Orcenais (Cher), 56e de ligne. — Plaie compliquée au poignet gauche, coup de feu, Frœschwiller. — Ankylose du poignet, atrophie de la main avec flexion permanente des doigts auriculaire, annulaire et médius.

Rabouin, Pierre, 82e de ligne. — Plaie contuse au genou gauche, éclat d'obus et chute, Morée, 11 décembre. — Ankylose incomplète du genou avec déviation du pied en dedans (pied bot varus).

Rabuteau, Louis, garde mob. du Cher.—Plaie contuse à la partie postérieure de la cuisse droite, éclat d'obus, Juranville, 28 novembre.—Rétraction musculaire, cicatrices adhérentes.

Rachais, Jean, né le 2 novembre 1838, Charnèches (Isère), 35e de ligne. — Fracture du poignet droit, coup de feu, Champigny. — Ankylose et déformation du poignet.

Racine, Claude-Ferdinand, né le 10 septembre 1836, Grange-la-Ville (Haute-Saône), 6e artill. — Fracture comminutive de la main droite, coup de feu, Sedan. — Ankylose méta-carpo-phalangienne des doigts auriculaire, annulaire et médius, et gêne considérable de l'indicateur et du pouce.

Racine, Eugène-Joseph-Marcelin, né le 20 mars 1844, Rœdersdorff (Haut-Rhin), 23e de ligne. — Fracture du maxillaire inférieur, coup de feu, Forbach. — Perte de toutes les dents de la mâchoire inférieure, fracture non consolidée.

Racine, Jean-Baptiste-Jules-Auguste, garde mob. du Jura, sergent. — Plaie contuse à la cuisse droite, éclat d'obus, Beaune-la-Rolande. — Cicatrice adhérente, atrophie du membre.

Radelet, Joseph-Adéoda, né le 26 février 1844, Sormonne (Ardennes), 4e chass. à pied. — Plaie contuse au mollet droit, éclat d'obus, Beaumont. — Cicatrice indurée et adhérente, gêne dans l'extension du pied.

Raclot, Jean-Baptiste-Pierre-François, né en 1847, Gevigney, canton de Combeau (Haute-Saône), 14e inf. provisoire. — Perte des 2e et 3e phalanges de l'indicateur droit, éclat d'obus, bois de Boulogne, 20 mai.

Radigois, Charles-Pierre-Jean-Baptiste, 31e de ligne. — Perte partielle de l'indicateur droit, coup de feu, Chesnes, 9 janvier. — Ankylose de la partie restante de ce doigt.

Radiguel, Jules-Albert, né le 12 décembre 1847, Vernon (Eure), 15e de ligne. — Désorganisation des deux globes oculaires, coup de feu, Montmesly, 30 novembre. — Cécité complète.

Raetz, Georges-Henry, né le 23 avril 1848, le Locle (Suisse), francs-tireurs de la Gironde. — Fracture du col du fémur gauche, coup de feu, la Butte-Pinson sous Paris, 12 octobre. — Arthrite suppurée coxo-fémorale, plaies fistuleuses multiples, ankylose du genou dans l'extension.

RAFFESTIN, Théophile, né le 5 mars 1849, Vinon (Cher), 10e de ligne.—Plaie compliquée à la main gauche, coup de feu, l'Hay, 30 novembre. — Perte de l'usage du bras.

RAFFIER, Jean, né le 26 octobre 1845, Champagnac (Haute-Vienne), garde mob. de la Haute-Vienne. — Fracture de l'humérus gauche, coup de feu, Terminiers. — Consolidation vicieuse, cicatrices adhérentes à la région pectorale et au bras, ankylose incomplète du coude, amaigrissement du bras avec diminution de ses mouvements.

RAFFIN, Jean-Marie, né le 10 janvier 1844, Saint-Clément-sur-Valsonne (Rhône), 1re légion de marche du Rhône. — Fracture de l'avant-bras gauche, éclat d'obus, Nuits, 18 décembre. — Soudure des deux os, incurvation de l'avant-bras et immobilité de la main et des doigts.

RAFFIN-DUGENS, Eugène-Pierre, 47e de ligne. — Plaie contuse à la partie inférieure de l'avant-bras gauche, coup de feu, Frœschwiller. — Amaigrissement et gêne des mouvements de l'avant-bras, cicatrice adhérente, flexion permanente de l'auriculaire.

RAFFINOT, Alexandre-Joseph, 5e de ligne (ex-39e de marche).— Fracture des deux métacarpiens, main droite, coup de feu, Coulmiers.—Atrophie de la main.

RAFFOUX, Antoine, 73e de ligne.—Plaie contuse à l'épaule gauche, coup de feu, Gravelotte. — Gêne des mouvements du bras.

RAFFY, Raymond, né le 26 janvier 1835, Coubizou (Aveyron), 63e de ligne. — Plaie contuse à la main droite, coup de feu, Gravelotte. — Ankylose du poignet, rétraction des doigts indicateur, médius, annulaire et auriculaire.

RAGACHE, Jules-Léopold, né le 13 mai 1839, Sorcy (Meuse), 13e chass. à pied, sergent.— Plaie pénétrante au niveau des vertèbres sacrées et se terminant à l'ombilic, coup de feu, Wœrth.—Déformation et déviation de la colonne vertébrale.

RAGER, Pierre-Désiré, né le 24 février 1850, Nancray (Loiret), 39e de ligne. — Plaie contuse au globe oculaire droit, coup de feu, Paris, 23 mai. — Décollement de la rétine, perte de la vision à droite.

RAGIL, Hervé, né le 9 novembre 1843, Sizan (Finistère), 21e de ligne. — Fracture des 2e, 3e et 4e métacarpiens, main droite, coup de feu, Frœschwiller. — Ankylose du poignet, extension permanente des doigts et engorgement des os de la main, cicatrice profonde et adhérente.

RAGOT, Auguste-Théodore, 36e de ligne. — Plaie contuse à la jambe gauche, coup de feu, Orléans, 11 octobre. — Atrophie de la jambe.

RAGOT, François-Henri, né le 21 janvier 1847, Metz (Moselle), voltigeurs du Nord, sergent. — Plaie pénétrante du genou gauche, coup de feu, Saint-Quentin. — Ankylose du genou dans la flexion à angle obtus.

RAGOT, Joseph-Edouard, né le 24 février 1848, Ville-sur-Iron (Moselle), 15e artill. — Fracture des os propres du nez, destruction du bord inférieur de l'orbite droit, et désorganisation de l'œil, coup de feu, Bapaume.

RAGOT, Jules-Claudius, né le 22 janvier 1845, Nîmes (Gard), chass. d'Orient, sergent. — Fracture comminutive du fémur gauche, tiers supérieur, coup de feu, Prauthoy. — Esquilles, raccourcissement et déformation de la cuisse, plaies fistuleuses.

RAGUIN, Charles-Gustave-Ernest, né le 6 mars 1843, Cranot (Jura), 3e zouaves. — Plaie pénétrante à la région dorsale, plaie contuse à la région fessière gauche, sous la crête iliaque, 2 coups de feu, plaie à l'aisselle (?), coup de baïonnette, Frœschwiller. — Balle enkystée entre la 5e et la 6e côte à (?).

RAILLARD, Louis-Gustave, né à Lenuque (Haute-Marne), 6e artill. — Erysipèle au pied droit, captivité à Wesel. — Phlegmon diffus, pourriture d'hôpital, vaste cicatrice adhérente, gêne des mouvements du pied.

RAILLARD, Simon, né le 8 mai 1846, Coutras (Gironde), 22e de ligne. — Plaie contuse à l'épaule droite, coup de feu, Sedan. — Ankylose scapulo-humérale.

RAIMBAUD, Germain-Isidore-Henri, 59e de ligne. — Plaie pénétrante au creux poplité droit, coup de feu, Conneré, 11 janvier. — Rétraction des tendons fléchisseurs, flexion légère de la jambe.

RAIMBAULT, Joseph-Félix, né le 23 mai 1845, la Chapelle-Rousselin (Maine-et-Loire), 77e de ligne. — Perte totale du nez, éclat d'obus, les Ormes, 11 octobre.

RAIMBAULT, Louis, né le 12 février 1848, Sury-es-Bois (Cher), garde mob. du Cher. — Plaie à travers la poitrine, de droite à gauche, coup de feu, Juranville. — Suppuration abondante, toux incessante, altération de la santé.

RAIMOND, Auguste, né le 7 janvier 1850, Douchy (Nord), 65e de ligne. — Plaie à travers la main droite, fracture du 1er métacarpien, coup de feu, Villers-Bretonneux. — Ankylose carpo-métacarpienne du pouce, gêne des mouvements d'opposition du pouce.

RAIMOND, Raimond, né le 10 juin 1845, Sorbs (Hérault), 20e chass. à pied. — Fracture du radius gauche, coup de feu, Rezonville.—Déviation de la main en dehors, et perte incomplète de son usage.

RAJADE, Firmin, 7e de ligne, sergent. — Plaies contuses à la cuisse droite et à la partie supérieure de la cuisse gauche, éclats d'obus, Borny. — Larges cicatrices adhérentes à la hanche et à la cuisse gauches.

RALICHON, François, né le 17 août 1849, Massay (Cher), 125e de ligne, sergent. — Ostéite de la 8e côte droite avec plaies fistuleuses s'étendant jusqu'au sternum, arthrite coxo-fémorale gauche, atrophie de la jambe, fatigues, 1870-71.

RAMADOUX, Jean, né le 20 juin 1843, Coursac (Dordogne), 4e zouaves. — Fracture comminutive de l'avant-bras gauche, coup de feu, Champigny. — Atrophie et paralysie de l'indicateur et du pouce, émaciation de l'avant-bras et de la main, cicatrice profonde et adhérente.

RAMAIN, Pierre, né le 3 août 1847, Charmansac (Cantal), 99e de ligne. — Plaie à travers le creux axillaire et l'épaule gauches, coup de feu, Frœschwiller. — Paralysie et atrophie du bras.

RAMBAUD, Jean-Célestin-Adrien, né le 7 février 1849, Saint-Ismier (Isère), garde mob. de l'Isère. — Désorganisation du globe oculaire droit, coup de feu, Beaumont, 7 décembre.

RAMBAUT, Oscar-Constant-Joseph, garde mob. du Nord. — Perte des 2e et 3e phalanges de l'annulaire, et luxation de l'auriculaire, main droite, coup de feu, Bapaume.

RAMBOISE, Louis-Napoléon, 24e de ligne. — Plaie contuse au mollet gauche, éclat d'obus, Saint-Quentin. — Perte considérable de substance musculaire, large cicatrice profonde et adhérente, flexion du pied.

RAMBOUD, Pierre-Alexandre-Henri, garde mob. de la Vendée. — Fracture comminutive de l'avant-bras droit, coup de feu, Champigny, 30 novembre. — Cicatrice adhérente.

RAMDAN-BEN-ALI, 3e tir. alg. — Congélation, captivité en Saxe. — Perte complète de tous les orteils des deux pieds.

RAMDHAM-BEN-ALI, 1er tir. alg. — Plaie pénétrante à la partie supérieure gauche de la poitrine, coup de feu, Frœschwiller. — Cicatrice adhérente et profonde, gêne considérable des mouvements de l'épaule et du bras.

RAMEAU, Louis-Nicolas, né le 16 septembre 1847, Montbouy (Loiret), garde mob. du Loiret, sergent. — Plaie contuse au bras gauche, érosion de l'humérus, coup de feu, Creteil, 16 octobre. — Ankylose du coude dans l'extension, perte des mouvements de l'avant-bras et des doigts.

RAMEL, Hippolyte-Louis-Numa, garde mob. de l'Aude. — Plaie contuse à la partie antérieure et moyenne de la cuisse gauche, coup de feu, Chenebier. — Affaiblissement et atrophie partielle du membre.

RAMEL, Jean-Claude, né le 7 mai 1844, Mézère (Haute-Loire), 2e cuirassiers. — Fracture de l'humérus gauche et plaie pénétrante du coude, coup de feu, Frœschwiller. — Ankylose du coude.

RAMEY, Claude-François, 85e de ligne. — Fracture des 3e, 4e et 5e métatarsiens, pied gauche, coup de feu, Saint-Privat. — Déformation légère du pied, et gêne des mouvements des orteils.

RAMEY, Henry-Alexandre, 17e chass. à pied. — Plaies contuses à la cuisse gauche et à la main droite, coup de feu, Frœschwiller. — Ankylose de l'indicateur.

RAMIER, Jean-Marie, 59e de ligne. — Plaie contuse au bras gauche, coup de feu, Servigny. — Contracture du biceps, flexion de l'avant-bras.

RAMIER, Jean-Marie, 65e de ligne. — Plaie contuse au jarret gauche, coup de feu, Bapaume.

RAMIER, Louis-Thomas, 19e de ligne. — Fracture du 3e métacarpien, main gauche, coup de feu, Saint-Privat. — Perte des mouvements du médius et gêne de ceux des autres doigts.

RAMILLON, Louis, né le 18 novembre 1848, Oudan (Nièvre), garde mob. de la Nièvre. — Plaie pénétrante de l'épaule gauche, coup de feu, Orléans. — Ankylose incomplète scapulo-humérale.

RAMILLY, Charles-Auguste, né le 18 novembre 1843, Sées (Orne), 3e zouaves. — Fracture comminutive de l'os malaire à (?), coup de feu, Beaune-la-Rolande. — Rétraction du masséter, gêne des mouvements de la mâchoire inférieure.

RAMONDEUC, Pierre, 39e de ligne. — Refroidissement subit et privations, captivité en Prusse. — Paralysie incomplète du côté droit.

RAMONET, Joseph, né le 8 novembre 1842, Vinça (Pyrénées-Orientales), 15e dragons. — Plaie contuse à la partie inférieure de la jambe droite, coup de feu, Beaune-la-Rolande. — Cicatrice adhérente et ulcérée, développement variqueux des veines de la jambe et du pied.

RAMPON, André, né le 17 juillet 1848, Régnié (Rhône), 15e artill. — Fracture comminutive de la jambe droite, passage d'une roue de caisson, Pont-Noyelles. — Douleur, faiblesse et gonflement de l'articulation tibio-tarsienne.

RANAUD, Bastien, né le 11 juillet 1840, Saint-Benoît (île de la Réunion), 56e de ligne. — Fracture de l'humérus droit, au niveau du col chirurgical, coup de feu, Conneré. — Atrophie de la partie supérieure du bras, ankylose incomplète scapulo-humérale.

RANCE, Jean, 10e de ligne. — Plaies contuses aux deux jambes, éclat d'obus, Longueville, 15 août. — Cicatrices adhérentes.

RANCHON, Claude, né le 20 janvier 1846, Araules (Haute-Loire), soldat au (?). — Fracture comminutive de l'os iliaque gauche, coup de feu, Frœschwiller. — Gêne des mouvements de la hanche.

RANCIEU, François, 20e de ligne. — Perte des 2e et 3e phalanges de l'indicateur gauche, coup de feu, Conneré.

RANDÉ, Jean, 1er de ligne. — Plaie contuse à la main droite, coup de feu, Loris, 14 octobre. — Flexion permanente des doigts auriculaire et annulaire, cicatrice adhérente.

RANDONNIER, Pierre, 5e de ligne. — Plaie contuse à la cuisse gauche, coup de feu, Sedan. Cicatrice adhérente.

RANDY, Michel, né le 20 décembre 1848, Balan (Ain), 42e de ligne. — Plaie pénétrante au creux poplité gauche, plaie contuse à la main droite, 2 coups de feu, Champigny. — Amaigrissement de la jambe rétractée à sa partie postérieure, extension du pied sur la jambe, ankylose des deux premières phalanges du médius.

RANG, André-Etienne, né le 6 mars 1845, Conflens (Ariége), 17e de ligne, sergent. — Fracture comminutive de la rotule gauche, coup de feu, Beaumont. — Balle enkystée dans la partie inférieure de la cuisse, ankylose incomplète du genou, atrophie de tout le membre.

RANNOU, Grégoire, 10e de ligne. — Fracture de la jambe gauche, coup de feu, Saint-Privat. — Consolidation vicieuse.

RANTIÉRÉ, Louis-Armand-Stanislas, né le 7 février 1842, Cerizay (Deux-Sèvres), 32e de ligne. — Désorganisation du globe oculaire gauche, coup de feu, Poupry, 2 décembre.

RANZY, Jacques, 53e de ligne. — Perte des 2e et 3e phalanges de l'indicateur droit, coup de feu, Ségeais (?).

RAOUL, Jean-Guillaume, né le 2 septembre 1835, Estadens (Haute-Garonne), 95e de ligne. — Plaie pénétrante à l'articulation métacarpo-phalangienne de l'indicateur gauche, plaie contuse à la partie supérieure de la jambe gauche, coups de feu, Beaugency, 9 décembre. — Flexion permanente des doigts, atrophie du membre supérieur, rétraction musculaire de la jambe atrophiée et fixée en demi-flexion.

RAOUL, Jean-Marie, né le 17 août 1848, Milhas (Haute-Garonne), 1er zouaves. — Plaie contuse à la cuisse gauche, partie supérieure postérieure, éclat d'obus, Chilleurs-aux-Bois. — Perte de substance musculaire, cicatrice adhérente, amaigrissement du membre.

RAOUL, Pierre, 13e chass. à pied. — Plaie perforante du pied gauche, coup de feu, Borny. — Gêne des mouvements de l'articulation calcanéo-astragalienne.

RAOULT, Albert, 2e zouaves. — Plaie contuse à la région fessière et iliaque droite, perte des 2e et 3e phalanges du médius droit, 2 coups de feu, Petit-Bry, 30 novembre.

RAOUX, Jean-Joseph, né le 15 mars 1846, Mirabel (Ardèche), 56e de ligne. — Plaie en séton à la partie inférieure de la jambe gauche, section du tendon d'Achille et lésion osseuse, coup de feu, Frœschwiller. — Ankylose tibio-tarsienne.

RAPHAEL, Louis-Jules, né le 4 mai 1850, Beauvoir (Isère), francs-tireurs de l'Isère. — Fracture de l'humérus gauche, coup de feu, Châtillon-sur-Seine, 19 novembre. — Ostéite, consolidation vicieuse, atrophie du membre.

RAPHAELLI, Pierre, 3e zouaves. — Plaie contuse au bord interne du pied gauche, coup de feu, Beaune-la-Rolande. — Gêne des mouvements de l'articulation tibio-tarsienne.

RAPHALEN, Jean-Pierre, 97e de ligne. — Plaie contuse au bras droit, coup de feu, Saugère, 10 janvier. — Gêne des mouvements de la main droite.

RAPICAULT, Armand-Adolphe, 14e artill. — Plaie contuse au pied droit, coup de feu, Neuvillers (Bas-Rhin), 2 décembre. — Perte de la 2e phalange du gros orteil, et gonflement de la 1re phalange.

RAPPASSE, Alfred, 33e de ligne. — Fracture de l'humérus droit, coup de feu, Boves, 27 novembre.

RAQUIN, Pierre, né le 26 mars 1835, Saint-Julien-de-Jonzy (Saône-et-Loire), 91e de ligne. — Plaie pénétrante du coude gauche, coup de feu, Patay. — Ankylose du coude, atrophie de l'avant-bras.

RASPILLER, François-Joseph-Delphin, 11e de ligne. — Ablation partielle de l'indicateur droit, coup de feu, Beaumont (Ardennes).

RASSE, Constant-Désiré, 79e de ligne. — Plaie contuse à la partie antérieure de la cuisse gauche, éclat d'obus, Sedan. — Douleurs et gêne des mouvements du membre.

RASSIS, Camille-Auguste, 52e de ligne. — Fracture d'une vertèbre à la région lombaire, coup de feu, Chenebier. — Cicatrice adhérente.

RASTERUCCI, Dominique, 36e de ligne. — Fracture de la branche montante du maxillaire inférieur, lésion de l'angle supérieur de l'omoplate et fracture du 1er métacarpien droit, éclats d'obus, Frœschwiller. — Perte des mouvements du pouce.

RASURET, Louis-Placide, né le 8 juillet 1850, Cuffy (Cher), francs-tireurs de Paris. — Plaie contuse à l'épaule gauche, coup de feu, Châteaudun. — Paralysie et atrophie du bras.

RATABOUL, Joseph, 14e chass. à pied. — Fracture de la jambe droite, coup de feu, Châtillon, 19 septembre. — Gêne des mouvements de la jambe.

RATEAU, Jean-Baptiste-Charles, 44e de ligne, sous-lieutenant. — Fracture de l'extrémité inférieure du radius gauche, éclat d'obus, Juranville. — Ankylose du poignet.

RATEL, Marc-Alfred, 33e de ligne. — Fracture du 4e métatarsien, pied gauche, coup de feu, Arthenay. — Cicatrice adhérente, gêne dans la marche.

RATIER, André né le 19 avril 1845, Saint-André-d'Ornay (Vendée), garde mob. de la Vendée. — Fracture comminutive de la jambe droite, coup de feu, Buzenval. — Plaies fistuleuses persistantes, claudication.

RATINOT, Louis-François-Marie, né le 10 août 1842, Quimper (Finistère), 57e de ligne. — Plaie pénétrante du coude droit, éclat d'obus, Saint-Privat. — Ankylose du coude et atrophie de la partie supérieure du bras.

RATTIER, Pierre-Grégoire-Honoré, né le 12 mars 1845, Saint-Thomas-de-Courceriers (Mayenne), 5e d'inf. provisoire. — Fracture du radius droit, coup de feu, Paris, 24 mai. — Esquilles nombreuses, pseudarthrose, gêne des mouvements de la main et des doigts.

RAUCOULES, Jean-Baptiste, né le 22 mars 1844, Audouque (Tarn), 44e de ligne. — Plaie contuse au pied droit, coup de feu, Beaune-la-Rolande. — Abcès multiples, ankylose tibio-tarsienne avec déformation du pied, nombreuses cicatrices.

RAUJOL, Jean-Antoine, né le 26 mars 1846, Gaillac (Tarn), 28e de ligne. — Plaie pénétrante à la région axillaire droite, coup de feu, Gravelotte. — Atrophie et paralysie du bras.

RAULET, Ange-Adrien, 17e de ligne. — Plaie contuse à la hanche et à la fesse gauches, coup de feu, Bois-les-Dames, 29 août.

RAULET, Charles, né le 21 février 1850, Saint-Laurent (Meuse), 45e de ligne. — Fracture des 5 métacarpiens, main droite, coup de feu, Beaugency. — Nombreuses esquilles, tuméfaction considérable de la main, ankylose des doigts et du poignet, atrophie notable du bras.

RAULIC, Julien-Marie, garde mob. du Morbihan. — Fracture de l'os coxal, coup de feu, Nogent-sur-Seine, 25 octobre. — Plaie fistuleuse à la partie antérieure de l'abdomen.

RAULT, Jean-Honoré-Alfred, né le 27 décembre 1850, Saint-Sauveur (Charente-Inférieure), 64e de ligne, caporal. — Désorganisation du globe oculaire droit et de toutes ses annexes, éclat d'obus, Issy, 3 mai.

RAULT, Louis-Jean-Baptiste, 9e de ligne, caporal. — Plaie contuse au pied gauche, coup de feu, Coulmiers, 30 novembre. — Cicatrice adhérente.

RAUTE, Jean-Marie, 51e de ligne. — Plaie contuse à la partie supérieure de la cuisse gauche, coup de feu, Gravelotte.

RAUTUREAU, Jean-Marie, né le 14 décembre 1845, Saint-Jouin-sur-Châtillon (Deux-Sèvres), garde mob. des Deux-Sèvres. — Plaie pénétrante à la cuisse gauche, coup de feu, Beaune-la-Rolande. — Balle non extraite, gêne des mouvements du membre.

RAUTUREAU, Pierre-Jean-Baptiste, né le 9 septembre 1849, la Guyonnière (Vendée), 34e de ligne. — Perte de l'indicateur gauche, éclat d'obus, Arthenay. — Ankylose de la 2e phalange du pouce, flexion incomplète des autres doigts.

RAUX, François, 76e de ligne. — Plaies contuses aux bras et aux jambes, 5 coups de feu, Forbach.

RAUXET, Emile-Albert, 42e de ligne. — Fracture du cubitus droit, coup de feu, Champigny, 30 novembre. — Rétraction de l'avant-bras.

RAVACHOL, Jean-Etienne, 27e de ligne. — Fracture de la jambe droite, coup de feu, Sedan. — Vaste cicatrice adhérente.

RAVAILHE, Pierre-Silvain, 13e de ligne. — Fracture du fémur gauche, coup de feu, Champigny, 2 décembre. — Raccourcissement.

RAVAILLE, Jean-Baptiste, 43e de ligne. — Plaie contuse à la cuisse droite, coup de feu, Saint-Privat. — Cicatrice adhérente au condyle externe du fémur droit, gêne dans l'extension du genou.

RAVAUD, Claude, né le 2 août 1838, Versaugues (Saône-et-Loire), garde mob. de Saône-et-Loire. — Fracture comminutive de l'avant-bras gauche, tiers inférieur, coup de feu, Pouilly,

23 janvier. — Nombreuses esquilles, ankylose du poignet, difficulté dans les mouvements et surtout dans l'usage des doigts.

RAVAUD, Jean, 15e de ligne. — Plaie contuse à la cuisse droite, coup de feu, Montretout.

RAVAUX, Jean-Joseph-Alexandre, né le 21 mai 1843, Montamisé (Vienne), 82e de ligne. — Fracture des 2e et 3e métacarpiens et du poignet droit, éclats d'obus, Sedan. — Cicatrice adhérente à la face dorsale de la main qui a perdu ses mouvements.

RAVAUX, Paul-Alfred-Joseph, né le 16 septembre 1851, Bouret-sur-Canche (Pas-de-Calais), 2e hussards. — Plaie pénétrante du genou droit, éclat d'obus, Bapaume. — Ankylose du genou dans la flexion.

RAVEL, Remy, garde mob. du Puy-de-Dôme. — Fracture du maxillaire inférieur gauche, coup de feu, Arthenay, 2 décembre.

RAVEL, Victor-Maurice, 28e de ligne. — Plaie contuse à la main gauche, coup de feu, Saint-Privat. — Cicatrice vicieuse réunissant les doigts auriculaire et annulaire.

RAVELET, Félix, 94e de ligne, caporal. — Plaie pénétrante de poitrine, coup de feu, Rezonville. — Balle non extraite.

RAVENEAU, Auguste, 94e de ligne. — Plaie compliquée à la jambe droite, coup de feu, Gravelotte. — Paralysie légère du membre.

RAVENEL, Charles, 6e de ligne. — Plaie contuse à la cuisse gauche, lésion du fémur et de la fesse, éclat d'obus, Saint-Privat. — Large cicatrice adhérente et profonde.

RAVET, Jules-Eugène, 12e de ligne. — Plaies multiples au pied gauche, Borny. — Roideur de l'articulation tibio-tarsienne, gêne des mouvements de la jambe, difficulté dans la marche.

RAVIER, Jules-Henry-Victor, né le 1er octobre 1846, Esnouveaux (Haute-Marne), 3e zouaves. — Fracture compliquée de la jambe gauche, coup de feu, Beaune-la-Rolande. — Consolidation vicieuse, cicatrices adhérentes à la partie interne et postérieure, raccourcissement et gêne considérable dans la marche.

RAVIOLA, Martin, légion garibaldienne. — Plaie compliquée à la partie moyenne antérieure du bras droit, plaies contuses à l'avant-bras gauche et à la cuisse (?), éclats d'obus, Talant (Côte-d'Or), 21 janvier. — Paralysie incomplète de la main et des doigts fixés dans l'extension, gêne des mouvements de pronation et de supination de l'avant-bras gauche.

RAVIOT, Antoine, garde mob. de la Côte-d'Or. — Fracture du radius droit, coup de feu, Champigny, 2 décembre. — Perte de substance.

RAVUT, Pétrus, 2e légion du Rhône, caporal-fourrier. — Fracture de l'indicateur droit, coup de feu, Nuits, 18 décembre. — Raccourcissement et déviation en dedans de ce doigt qui est ankylosé.

RAY, Louis-Henri, né le 9 décembre 1843, Saint-Igny-de-Roche (Saône-et-Loire), 36e de ligne. — Plaie contuse à la partie externe du pied gauche, éclat d'obus, Sedan. — Cicatrice adhérente et douloureuse, gêne considérable dans la marche.

RAYANT, François-Marius, 32e de ligne. — Plaie contuse à la partie supérieure interne du bras gauche, coup de feu, Gravelotte. — Flexion permanente des 2 dernières phalanges des 4 derniers doigts.

RAYBAUD, Jacques-Joseph, 99e de ligne. — Fracture de l'omoplate droite, coup de feu, Sedan.

RAYER, Jacques-François, né le 30 septembre 1849, Brain-sur-Lougnénée (?), garde mob. de Maine-et-Loire. — Fracture comminutive du fémur droit, coup de feu, Loigny. — Raccourcissement considérable du membre, ankylose incomplète fémoro-tibiale et tibio-tarsienne, œdème de tout le membre.

RAYGASSE, Joseph, 61e de ligne. — Plaie contuse au mollet droit, coup de feu, Héricourt. — Gêne des mouvements du membre.

RAYMOND, Antoine-Albert, 4e zouaves, sergent. — Perte partielle du pouce gauche, coup de feu, Frœschwiller.

RAYMOND, Charles-Joseph, né le 25 juin 1846, Raimboucourt (Nord), 69e de ligne. — Plaie s'étendant du bord externe de la clavicule droite au bord externe supérieur du scapulum, coup de feu, Borny. — Ankylose scapulo-humérale.

RAYMOND, Jacques, 36e de ligne. — Plaie contuse à l'épaule gauche, éclat d'obus, Wœrth. — Vaste cicatrice, perte des mouvements d'élévation du bras.

RAYMOND, Jean, né le 6 mai 1850, Audenge (Gironde), 20e chass. à pied. — Fracture du temporal gauche et désorganisation du globe oculaire gauche, coup de feu, Gentelle (Somme). — Névralgies.

RAYMOND, Jean-Baptiste, 76e de ligne. — Plaie contuse à l'avant-bras droit, coup de feu, Gravelotte.

RAYMOND, Jules, né le 1er juillet 1844, Publier (Haute-Savoie), 68e de ligne. — Plaie contuse au coude droit, coup de feu, Beaumont (Ardennes). — Ankylose du coude.

RAYMOND, Victor-Auguste, 9e de ligne. — Fracture intra-articulaire du pouce droit, coup de feu, Hautes-Bruyères, 30 novembre. — Ankylose et déviation du pouce en dedans.

RAYNAL, François-Jacques-Martin, né le 27 février 1844, Perpignan (Pyrénées-Orientales), 88e de ligne. — Fracture des 2e, 3e et 4e métacarpiens, main gauche, éclat d'obus, Sedan. — Perte du doigt médius, ankylose métacarpo-phalangienne des doigts indicateur et annulaire, qui sont atrophiés, cicatrice adhérente.

RAYNAL, Jean, né le 6 août 1846, Marquay (Dordogne), 76e de ligne. — Fracture du fémur droit, coup de feu, Forbach. — Consolidation très-vicieuse, cicatrices adhérentes, plaies fistuleuses, atrophie et raccourcissement considérable du membre, ankylose incomplète du genou et du cou-de-pied.

RAYNAL, Pierre, né le 26 décembre 1848, Castelnau (Lot), garde mob. du Lot. — Plaie contuse au niveau de l'articulation scapulo-humérale droite, coup de feu, Origny. — Cicatrice profondément adhérente, gêne des mouvements de cette région.

RAYNAL, Pierre, né le 10 mai 1845, Saint-Cyprien (Corrèze), 27e de ligne. — Plaie s'étendant du creux axillaire gauche à l'angle inférieur de l'omoplate, coup de feu, Poupry. — Pneumonie traumatique, tuberculisation pulmonaire.

RAYNAUD, Antoine, 93e de ligne. — Fracture de la 7e côte à (?), plaie contuse au bras gauche, 2 coups de feu, Saint-Privat. — Cicatrice adhérente et gêne des mouvements du thorax.

RAYNAUD, Jean, garde mob. de la Dordogne. — Fracture du péroné gauche, tiers inférieur, éclat d'obus, Loigny. — Engorgement malléolaire, cicatrice adhérente longue de 10 centimètres.

RAYNAUD, Louis, né le 9 décembre 1843, Montpezat (Ardèche), 72e de ligne. — Fracture du radius gauche, tiers moyen, coup de feu, Bapaume. — Pseudarthrose, larges cicatrices à la partie antérieure postérieure de l'avant-bras, atrophie de l'avant-bras et de la main.

RAYSSAC, Barthélemy-Etienne, garde mob. de l'Aveyron. — Fracture du radius droit, coup de feu, Dijon, 21 janvier. — Cal saillant, cicatrice profonde et adhérente.

REBAUD, Joseph, né le 21 octobre 1845, Saint-Etienne (Loire), 5e chass. à pied. — Plaie à la région inter-osseuse de l'avant-bras gauche, tiers moyen, coup de feu, Coulmiers. — Esquilles, arthrite du poignet, déformation du poignet, ankylose de la main, perte des mouvements des doigts.

REBEILLÉ, Bernard, 31e de ligne. — Fracture des 3e et 4e métatarsiens, pied droit, avec lésion de l'articulation tibio-tarsienne, coup de feu, Sedan. — Engorgement chronique du pied.

REBIÈRE, Pierre, né le 14 avril 1846, Villars (Dordogne), 2e de ligne. — Fracture comminutive du coude gauche, coup de feu, Spickeren. — Ankylose du coude, atrophie du membre.

Rebière, Théodore, né le 4 février 1845, le Buguc (Dordogne), 31e de ligne. — Fracture du calcanéum droit, coup de feu, la Bourgonce.— Perte de substance osseuse, cicatrice adhérente à l'os, rétraction musculaire du mollet, engorgement chronique du tarse.

Rébillard, Pierre-Eugène, né le 30 mai 1847, Chenebier (Haute-Savoie), 12e artill. — Plaie contuse à la région orbitaire droite, coup de feu, Saint-Quentin. — Cataracte, affaiblissement graduel de la vision à droite.

Rébillault, Louis, garde mob. du Cher. — Plaie contuse au thorax, lésion du sternum et de quelques fausses côtes, coup de feu, Juranville, 28 novembre. — Nécrose du sternum, suppuration persistante.

Rebillot, Nicolas-Alphonse, 11e chass. à pied. — Plaie contuse à l'épaule droite, coup de feu, Villorceau. — Gêne des mouvements de l'épaule et du bras.

Reboul, Camille-Pierre, 78e de ligne. — Plaie contuse à l'avant-bras droit, éclat d'obus, Wœrth. — Cicatrice adhérente, flexion incomplète des doigts.

Reboul, Jean-Pierre, 66e de ligne. — Plaie contuse à l'avant-bras gauche, coup de feu, Mezières (Loiret), 28 novembre. — Cicatrice adhérente à sa partie externe.

Reboul, Joseph-Eugène, né le 21 juillet 1841, Marsanne (Drôme), 29e de ligne. — Plaie contuse au bras (?), coup de feu (?), armée du Rhin.—Cicatrices adhérentes du deltoïde avec l'humérus, gêne dans l'élévation du bras.

Reboul, Louis-Auguste, francs-tireurs de l'Egalité, sergent. — Plaie perforante à l'épaule gauche, coup de feu, Pasques (Côte-d'Or), 27 novembre. — Ankylose incomplète scapulo-humérale.

Rebuffel, Jean-Antoine, 5e de ligne. — Plaie contuse à l'épaule gauche, coup de feu, Changé. — Cicatrice adhérente.

Rebulet, Delphin-Adrien, 2e hussards. — Plaie à la main droite, coup de sabre, Gravelotte. — Ankylose de l'annulaire dans la flexion permanente.

Rebut, François, 3e de ligne. — Fracture comminutive de l'avant-bras droit, coup de feu, Frœschwiller. — Non-consolidation du cubitus, gêne des mouvements de l'avant-bras et des doigts.

Recapé, Remy, né le 1er octobre 1849, Cercoux (Charente-Inférieure), 42e de ligne. — Plaie déchirée à l'avant-bras droit, coup de feu, Châtillon sous Paris. — Atrophie de l'avant-bras avec perte des mouvements de la main et des doigts.

Réchou, Bernard-Léon, 28e de ligne.—Plaies contuses à la jambe gauche, éclats d'obus à (?), 18 août. — Cicatrices adhérentes multiples.

Recordier, Jean-Baptiste, 3e zouaves. — Plaie contuse au bras gauche, éclat d'obus, Villersexel, 9 janvier.

Recurt, Jacques, garde mob. de la Haute-Garonne. — Fracture de l'indicateur droit, coup de feu, Beaune-la-Rolande. — Perte des 2e et 3e phalanges de ce doigt.

Redon, Jean, né le 23 mai 1848, Penne (Lot-et-Garonne), 35e de ligne.— Plaie pénétrante du bassin, déchirure du rectum, coup de feu, Chevilly. — Incontinence des matières fécales.

Redonnet, Jean-Marie, 19e chass. à pied. — Fracture de la dernière vertèbre sacrée et plaie pénétrante des deux fesses, coup de feu, Sedan. — Gêne des mouvements du bassin et des deux membres inférieurs.

Rebord, Louis-François, né à Orvault (Loire-Inférieure), 24e de ligne. — Fracture du maxillaire, coup de feu, Champigny, 30 novembre. — Balle enkystée dans le sinus du maxillaire supérieur, à gauche, ankylose du maxillaire inférieur.

Redouté, Nicolas-Théophile, né le 14 septembre 1847, Creancey (Haute-Marne), 55e de ligne. — Perte de la 3e phalange de l'indicateur et des 2e et 3e phalanges du médius et de l'annulaire, main gauche, coup de feu Metz, 8 septembre.

Reeb, Jean, 35e de ligne. — Plaie perforante de l'épitrochlée et de l'espace inter-osseux de l'avant-bras gauche, coup de feu, Buzenval. — Gêne des mouvements de pronation et de supination.

Refay, Antoine, éclaireurs, 8e division militaire, sergent. — Fracture comminutive de la jambe droite à (?). — Ankylose incomplète tibio-tarsienne, atrophie de la jambe.

Refeveuille, Célestin, 70e de ligne.—Plaie contuse à la cuisse droite, coup de feu Ladonchamps, 2 octobre. — Cicatrices adhérentes.

Reffier, Pierre-Célestin, 2e cuirassiers.—Fracture comminutive et compliquée de l'avant-bras droit, Frœschwiller. — Atrophie de la main avec perte des mouvements de flexion et d'extension.

Regad-Pellagru, Justin-Elisée, né le 31 octobre 1847, Lajoux (Jura), 93e de ligne. — Fracture du maxillaire supérieur avec pénétration à la région mastoïdienne, coup de feu, Gravelotte. — Rétrécissement de la bouche, perte des dents et rétraction des masséters.

Régereau, Louis-Hippolyte, 6e de ligne.—Fracture comminutive du médius gauche, coup de feu, Charenton, 9 novembre. — Raccourcissement et ankylose de ce doigt.

Reginensi, Paul-André, né le 29 décembre 1837, Ortalo (Corse), 43e de ligne, sergent.— Plaies en séton à la partie interne de l'avant-bras gauche, 2 coups de feu, Villorceau. — Contracture violente des doigts auriculaire, annulaire et médius complétement fléchis, cyanose de la main et de la partie inférieure de l'avant-bras.

Réglat, Bernard, né le 30 juin 1847, Cauvignac (Gironde), 35e de ligne. — Fracture comminutive du calcanéum et de l'astragale, pied (?), coup de feu, Champigny, 30 novembre. —Abcès multiples, gonflement du pied, ankylose incomplète des articulations tarsienne et tarso-métatarsienne.

Regnault, Claude, né le 20 août 1844, Broye (Saône-et-Loire), 41e de ligne, sergent.— Plaie à travers l'articulation coxo-fémorale gauche, d'avant en arrière, coup de feu, sous Metz, 1er septembre.—Ankylose coxo-fémorale.

Regnault, Félix-Antoine, né le 8 décembre 1848, Hérocourt (Meurthe), 2e train d'artill.— Fracture de la jambe gauche, coup de feu, Beaumont (Ardennes). — Perte osseuse du tibia, atrophie du membre, raccourcissement, large cicatrice adhérente et déprimée à la partie antérieure et supérieure.

Regnault, Nicolas, 66e de ligne, caporal. — Plaie contuse à la partie supérieure du bras gauche, éclat d'obus, Rezonville. — Arthrite scapulo-humérale, perte partielle du deltoïde et de l'acromion, perte des mouvements d'élévation et d'adduction du bras.

Régner, Augustin, né le 28 juin 1848, Saint-Just (Charente-Inférieure), 30e de ligne.— Plaie contuse au creux poplité droit, éclat d'obus, Sedan. — Arthrite du genou, gêne dans la flexion de celui-ci.

Régnier, Auguste-Joseph, né le 13 mars 1843, Laigle (Orne), 94e de ligne. — Plaie compliquée au cou, autres blessures (?), 5 coups de feu, Saint-Privat. — Gêne dans l'élévation du bras.

Régnier, Auguste-Julien, 98e de ligne. — Plaie compliquée au bras droit, coup de feu, Roche près Blasumaux, 23 janvier. — Paralysie partielle de la main et des doigts.

Régnier, Fleury, 14e de ligne. — Plaie contuse au mollet gauche, coup de feu, Pont-Noyelles.—Cicatrices adhérentes.

Régnier, Henri, 13e chass. à pied. — Plaie contuse à la hanche et fracture du radius gauches, 2 coups de feu, Frœschwiller. — Gêne des mouvements du poignet, cicatrice adhérente à la crête iliaque.

Régnier, Marie-Bertrand-Théophile, 4e zouaves, caporal. — Plaie contuse à la cuisse droite, coup de feu, Champigny, 30 novembre. — Cicatrice adhérente.

Régnier, Pierre-Victorin, né le 1er octobre 1848, Chaligny (Meurthe), 10e artill.—Arthrite rhumatismale et tumeur blanche du genou gauche, fatigues et intempéries, siége de Metz.

REIGNER, François, 47e de ligne. — Fracture du radius (?), coup de feu, Frœschwiller. — Amaigrissement et gêne des mouvements du membre.

REIMBAUX, Emile-Gaston, 18e de ligne.—Fracture du fémur gauche, éclat d'obus, Frœschwiller. — Déformation de la cuisse, cicatrice adhérente, gêne dans la marche.

RÉITER, Blaise, 2e zouaves. — Plaie à la joue gauche, fracture comminutive du tarse, pied droit, éclat d'obus et coup de feu, Frœschwiller. — Longue cicatrice linéaire à la joue.

REIX, Jean-Amédée, né le 12 avril 1845, Saint-Junien (Haute-Vienne), 29e de ligne, caporal. — Fracture du cubitus gauche, coup de feu, Borny.—Perte de substance osseuse, atrophie du membre avec perte des mouvements de pronation et de supination de l'avant-bras.

REMAUD, Henri-Louis-Ferdinand, 51e de ligne, caporal.—Congélation, Krekow, 9 février. — Paralysie de la main droite.

REMBAUD, Jean-François, né le 22 avril 1850, Bournezeau (Vendée), 59e de ligne. — Congélation, Conneré, 10 janvier. — Atrophie de la jambe droite, paralysie incomplète de la motilité et de la sensibilité du pied avec déformation et déviation en dedans des orteils et du pied.

REMBURRE, Eugène-Jean-Baptiste, né le 23 juin 1848, le Cateau (Nord), 29e de ligne. — Plaie contuse à l'avant-bras, lésion osseuse, coup de feu, Saint Privat. — Rétraction des fléchisseurs, atrophie, inertie et flexion permanente de la main sur le poignet, cicatrice interosseuse, perte des mouvements de pronation et de supination.

REMEZY, Charles-François, né le 20 mai 1845, Montpellier (Hérault), garde mob. de l'Hérault, caporal. — Fracture comminutive de l'extrémité supérieure de la jambe (?) coup de feu, sous Paris, 19 septembre. — Ankylose du genou avec engorgement considérable de l'articulation.

RÉMINIAC, Julien-Jean, né le 26 juillet 1844, Cesson (Ille-et-Vilaine), 21e de ligne. — Fracture du fémur droit au niveau du grand trochanter, fracture comminutive de la jambe gauche, 3 coups de feu, Champigny. — Cal vicieux et volumineux à la jambe, cicatrices adhérentes.

REMOISSENET, Jacques-Eugène, 12e artill. — Fracture de la jambe droite, coup de feu, Loigny. — Cicatrice adhérente, gêne dans la marche.

REMOLU, Adolphe-Léonard-Vinox, né le 6 novembre 1837, Buironfosse (Aisne), voltigeurs du Nord. — Fracture comminutive de la jambe gauche, tiers moyen, coup de feu, Bapaume. — Consolidation vicieuse, ankylose du genou, large cicatrice adhérente.

RÉMOND, Antoine, né le 7 avril 1826, Metz (Moselle), 75e de ligne. — Fracture compliquée et comminutive de l'avant-bras droit, tiers supérieur, coup de feu, Saint-Privat. — Ankylose des articulations radio-cubitale, supérieure et inférieure, paralysie et atrophie très-considérable de la main avec perte des mouvements de l'avant-bras.

RÉMOND, Claude-Auguste, né le 16 septembre 1846, Soing (Haute-Saône), garde mob. de la Haute-Saône. — Fracture comminutive de la clavicule droite, coup de feu, Grosmagny. — Déformation de l'épaule.

RÉMOND, Paul, né le 8 février 1845, Remiremont (Vosges), 75e de ligne. — Fracture comminutive du tarse, pied droit, coup de feu, Gravelotte. — Nécrose, ankylose du pied.

REMONTÉ, Pierre-Prosper, né le 14 octobre 1812, Saint-Vrin (Seine-et-Oise), civil. — Fracture de l'arcade orbitaire externe gauche, éclat d'obus, bombardement de Paris. — Perte de l'œil.

RÉMY, Constant, garde mob. du Nord. — Plaie compliquée à l'avant-bras gauche, coup de feu, Saint-Quentin. — Atrophie du bras, gêne dans l'extension des doigts.

RÉMY, François, 28e de ligne. — Ablation du testicule gauche, coup de feu, Saint-Privat. — Cicatrice adhérente.

111

REMY, Victor, 2ᵉ chass. à pied. — Fracture de l'humérus gauche, tiers inférieur, coup de feu, Villers-Bretonneux. — Atrophie du bras.

RENARD, Bastien, né le 6 février 1846, Paillé (Charente-Inférieure), 21ᵉ de ligne. — Fracture de la rotule gauche, coup de feu, Champigny, 2 décembre. — Ankylose permanente du genou.

RENARD, Claude-Antoine, 83ᵉ de ligne. — Plaie contuse à la main droite, coup de feu, Ladonchamps, 7 octobre. — Ankylose du pouce, cicatrice adhérente.

RENARD, Emile-Gustave, né le 12 décembre 1841, Morigny-Champigny (Seine-et-Oise), 99ᵉ de ligne. — Fracture du maxillaire supérieur et désorganisation du globe oculaire droit, coup de feu, Sedan. — Perte de substance osseuse.

RENARD, François, né le 26 novembre 1839, Monmerle (Ain), 3ᵉ zouaves. — Fracture de l'arcade sourcilière droite avec désorganisation de l'œil, éclat d'obus, Beaune-la-Rolande.

RENARD, Gratien, 76ᵉ de ligne. — Plaie contuse à l'épaule droite, coup de feu à (?), armée du Rhin.

RENARD, Henri, 93ᵉ de ligne. — Plaies contuses au bras droit et au pied gauche, 2 coups de feu, Chevilly, 30 septembre.

RENARD, Jacques, 54ᵉ de ligne. — Plaie à travers la cuisse (?), coup de feu, Coulmiers.

RENARD, Jean-Augustin, né le 13 mai 1850, Vitré (Ille-et-Vilaine), 41ᵒ de ligne. — Plaie contuse à la cuisse gauche, éclat d'obus, Josnes. — Cicatrice adhérente à la partie inférieure interne du fémur.

RENARD, Jean-Joseph, né le 13 mai 1834, Neufchâteau (Vosges), 95ᵉ de ligne, sergent-major. — Fracture de l'acromion et de l'omoplate droite, coup de feu, Noisseville. — Perte considérable de l'omoplate, vaste cicatrice adhérente, semi-ankylose scapulo-humérale.

RENARD, Joseph, né le 17 novembre 1846, Plainfaing (Vosges), 4ᵒ de ligne. — Fracture de l'épitrochlée avec pénétration dans le coude gauche, coup de feu, Saint-Privat. — Erysipèle, atrophie du bras et paralysie des extenseurs des doigts.

RENARD, Julien, 47ᵉ de ligne, caporal. — Fracture du fémur droit et plaie contuse à la main gauche, 2 coups de feu, Beaugency, 8 décembre. — Raccourcissement du membre, gêne dans la marche, ankylose du doigt médius.

RENARD, Léon-Georges, 33ᵒ de ligne. — Fracture du maxillaire inférieur, coup de feu, Orléans, 11 octobre.

RENARD, Pierre, 3ᵉ zouaves. — Fracture de la tête de l'humérus droit, plaie contuse à la cuisse gauche, coups de feu, Champigny, 30 novembre. — Ankylose incomplète scapulo-humérale.

RENARD, René-Pierre, né le 31 octobre 1838, Nouans (Sarthe), 3ᵉ zouaves, caporal. — Fracture comminutive de l'avant-bras gauche, coup de feu, Frœschwiller. — Déformation de l'avant-bras, cicatrice adhérente.

RENARD, Silvain, né le 19 mars 1843, Pouligny-Saint-Martin (?), 17ᵉ de ligne. — Fracture de la cavité glénoïde droite, coup de feu, Beaumont (Ardennes). — Ankylose scapulo-humérale, plaie fistuleuse.

RENAUD, Antoine, né le 21 octobre 1839, Foy (Saône-et-Loire), 2ᵉ chass. à pied, sergent. — Fracture comminutive de l'humérus droit, tiers inférieur, coup de feu, Villers-Bretonneux. — Cicatrice adhérente, flexion permanente de l'avant-bras.

RENAUD, Camille, 56ᵉ de ligne. — Fracture du col chirurgical de l'humérus droit, coup de feu, Conneré. — Atrophie partielle du bras, ankylose incomplète scapulo-humérale.

RENAUD, Claude, né le 1ᵉʳ janvier 1847, Sauvigner (Saône-et-Loire), 66ᵉ de ligne. — Fracture de la partie inférieure de l'avant-bras gauche et de quelques os du carpe, coup de feu, Forbach. — Plaies fistuleuses, ankylose de toutes les articulations de la main avec flexion permanente des doigts, atrophie de tout le membre.

RENAUD, Claude, né le 26 juin 1829, Fresnoy (Haute-Marne), 100° de ligne, sergent. — Fracture comminutive de l'avant-bras gauche, coup de feu, Gravelotte. — Abcès multiples, cicatrices adhérentes, ankylose du coude et du poignet, atrophie et gêne des mouvements de l'avant-bras et de la main.

RENAUD, Claude, né le 13 mai 1858, le Creusot (Saône-et-Loire), 3° zouaves. — Plaie contuse à la partie interne de l'avant-bras droit, coup de feu, Cercottes. — Cicatrice longitudinale adhérente, atrophie et paralysie du doigt annulaire.

RENAUD, Honoré-Barthélemy, 47° de ligne. — Plaie contuse à la jambe droite, lésion osseuse, coup de feu, Sedan. — Périostite du tibia, lésion osseuse.

RENAUD, Jean-Célestin, 70° de ligne, sergent. — Fracture de l'os iliaque droit, coup de feu, Châtillon, 4 avril.

RENAUD, Jean-Marie-René, 81° de ligne. — Fracture de la clavicule et plaie pénétrante de l'épaule gauches, coup de feu, Amanvillers.

RENAUD, Louis-Charles-Ferdinand, 7° artill. — Plaies à la face, éclat d'obus, Josnes, 9 décembre. — Variole épidémique, mars 1871. — Perte de la vision à droite.

RENAUD, Victor-Albert, né le 21 avril 1849, Sains (Aisne), 93° de ligne. — Désorganisation du globe oculaire gauche, coup de feu, Chevilly, 30 septembre.

RENAUDET, Louis, né le 10 février 1847, Faye-sur-Ardin (Deux-Sèvres), garde mob. des Deux-Sèvres. — Fracture de l'extrémité inférieure du radius gauche, coup de feu, Beaune-la-Rolande. — Abcès, fusées purulentes, ankylose du poignet avec perte des mouvements des doigts annulaire, médius et du pouce.

RENAUDIE, Jean, 24° chass. à pied. — Perte des 2° et 3° phalanges de l'indicateur droit, coup de feu, Sainte-Marie, 19 janvier.

RENAUDIN, François-Léopold, né le 24 juillet 1830, Paris (Seine), garde nationale de la Seine, 64° bataillon. — Fracture de la rotule gauche, chute, Paris. — Ecartement des fragments, gêne considérable des mouvements de la jambe.

RENAUDIN, Joseph-Nicolas-Séraphin, né le 22 octobre 1838, Olizy-Primat (Ardennes), 53° de ligne, sergent-major. — Plaie compliquée à la cuisse gauche, coup de feu, Sedan. — Paralysie incomplète de la jambe et complète du pied.

RENAUDOT, Gustave, 25° de ligne.—Perte du doigt indicateur gauche, coup de feu, Saint-Privat. — Atrophie de la main.

RENAULT, Alphonse-Julien, 37° de ligne. — Plaie contuse au pied gauche, éclat d'obus, Beaugency.—Cicatrice vicieuse à la plante du pied, gêne dans la marche.

RENAULT, Claude, né le 7 août 1847, Brassy (Nièvre), 3° zouaves. — Plaie en sillon à la poitrine et au bras gauche, coup de feu, Reischoffen.—Plaies fistuleuses à la région sternale, larges cicatrices adhérentes, paralysie complète de tout le bras.

RENAULT, Jean-Arsène, 65° de ligne. — Fracture de l'humérus (?), coup de feu, Saint-Privat.

RENAULT, Jean-Baptiste-Pierre-Marie, né le 3 mars 1847, Quédillac (Ille-et-Vilaine), garde mob. d'Ille-et-Vilaine.—Fracture double comminutive du fémur droit, coup de feu, Champigny, 2 décembre. — Cal vicieux, raccourcissement du membre qui est déformé.

RENAULT, Jean-Marie-Stanislas, né le 16 mars 1849, Fresne (Marne), francs-tireurs de Paris. — Fracture de l'humérus droit, coup de feu, Châteaudun. — Plaies fistuleuses, nombreuses esquilles, atrophie du membre.

RENAULT, Justin, francs-tireurs du Loiret. — Plaie perforante à la région lombaire et à la crête iliaque droites, coup de feu, Gien, 15 janvier.

RENAULT, Louis-Adonis-Désiré, 3° cuirassiers, brigadier. — Plaie contuse au creux poplité droit, coup de feu, Reischoffen. — Cicatrice adhérente.

RENAULT, Marcelin, né le 21 novembre 1849, Loudun (Vienne), 90° de ligne, caporal. —

Fracture du cubitus droit, plaie contuse à la cuisse droite, 2 coups de feu, Paris, 2e siége. — Gêne des mouvements de l'avant-bras et paralysie des doigts auriculaire et annulaire.

RENAULT, Marie-Ange-François, né le 23 janvier 1850, Tramain (Côtes-du-Nord), 64e de ligne. — Plaie contuse à la face palmaire de la main gauche, éclat d'obus, Clamart, 2e siége. — Cicatrice profonde et adhérente, flexion permanente des doigts.

RENAULT, Victor-Auguste, né le 4 octobre 1834, Saint-Mathurin (Maine-et-Loire), garde mobilisée d'Indre-et-Loire. — Hydarthrose et tumeur blanche du genou droit, fatigues. — Ankylose du genou.

RENAUT, Henri-Séraphin, né le 14 avril 1846, Andelys (Eure), garde nationale de la Seine, 105e bataillon. — Plaie contuse à l'épaule gauche et à la partie supérieure du dos, coup de feu, Buzenval.

RENAUTON, François-Théodore, 14e chass. à pied. — Plaies contuses au mollet et à l'épaule gauches, 2 coups de feu, Gravelotte.

RENCOULE, Jacques-Euphrodise, né le 2 novembre 1843, Saissac (Aude), 22e de ligne. — Perte du doigt médius gauche, éclat d'obus, Mouzon. — Ankylose presque complète de la main.

RENCUREL, Joseph-Pascal, né le 10 juillet 1841, Marseille (Bouches-du-Rhône), 48e de ligne, caporal. — Fracture comminutive du fémur gauche, tiers supérieur, coup de feu, Arthenay. — Déplacement très-anormal des fragments, esquilles, plaies fistuleuses, déformation et raccourcissement considérable du membre.

RENDÉ, Joseph, 19e chass. à pied.—Plaie contuse à la main gauche, coup de feu, Sedan. —Paralysie de l'annulaire et ankylose de l'auriculaire.

RÉNÉ, Alexandre, né le 19 janvier 1849, Nevilly (Yonne), 87e de ligne. — Plaie contuse à la face dorsale de la main gauche, coup de feu, la Bourgonce. — Rétraction permanente des doigts auriculaire, annulaire et médius, atrophie et inertie de l'indicateur.

RÉNÉ, Joseph, né le 8 juin 1848, la Genête (Saône-et-Loire), 97e de ligne. — Plaie contuse à la cuisse droite, coup de feu, Gravelotte.—Plaie fistuleuse à la région trochantérienne, atrophie du membre, ankylose incomplète du genou.

RENÉ, Sylvain, 21e de ligne. — Plaie contuse à la main droite, érosion osseuse, coup de feu, Frœschwiller. — Ankylose métacarpo-phalangienne de l'indicateur et du médius.

RÉNEAUX, André, né le 9 avril 1845, Cerbois (Cher), garde mob. du Cher.—Plaie contuse à la région orbitaire droite, éclat d'obus, Chagey. — Perte de la vision à droite.

RENIER, Ernest-Léonard, 82e de ligne.—Plaie contuse à la main (?), éclat d'obus, Cernay, 8 décembre. — Atrophie et gêne des mouvements de la main.

RENNER, Guillaume, 20e artill. — Fracture de l'omoplate droite, coup de feu, Sedan. — Cicatrice adhérente.

RÉNOSI, Dominique-Marc, 28e de ligne. — Plaie contuse au coude gauche, coup de feu à (?), 1er décembre. — Ankylose du coude.

RENOU, François-Auguste, 8e chass. à pied. — Plaie contuse à la cuisse gauche, éclat d'obus, Frœschwiller. — Perte de substance musculaire.

RENOUARD, Jean-Marie-Joseph, garde mob. d'Ille-et-Vilaine. — Perte de deux doigts, main gauche, Luisant, 21 octobre.

RENOUF, Désiré, né le 9 avril 1837, Sainte-Marie-du-Mont (Manche), 95e de ligne. —Plaie pénétrante au creux poplité gauche, coup de feu, Bondy, 10 octobre. — Balle non extraite, ankylose du genou dans la flexion très-prononcée.

RENOUILLE, Joseph, né le 3 septembre 1846, Lannion (Côtes-du-Nord), 64e de ligne. — Fracture de l'extrémité inférieure du radius gauche, coup de feu, Amanvillers. — Pseudarthrose, luxation complète en arrière du poignet avec inclinaison prononcée de la main sur le bord radial de l'avant-bras.

Renoux, Laurent-Louis-Ferdinand, né le 25 août 1845, Chaillé-le-Marais (Vendée), garde mob. de la Vendée. — Fracture comminutive du coude gauche, coup de feu, Champigny, 30 novembre. — Ankylose du coude avec atrophie de tout le membre.

Renuit, François-Alfred, 52e de ligne. — Plaie contuse à la main gauche, coup de feu, Arthenay, 2 décembre. — Ankylose métacarpo-phalangienne de l'indicateur.

Repaire, François-Joseph, né le 26 septembre 1844, Peille (Alpes-Maritimes), 99e de ligne. — Fracture de l'olécrane avec pénétration dans le coude gauche, coup de feu, Frœschwiller. — Ankylose du coude avec perte des mouvements de pronation et de supination, et atrophie de tout le membre.

Repelin, Henri-Marie-Perceval, né le 21 avril 1850, Gap (Hautes-Alpes), 15e chass. à pied. — Plaie à travers la partie supérieure de la cuisse gauche et le périnée, coup de feu, Borny. — Perte de substance du sphyncter anal et du coccyx, incontinence des matières fécales.

Replumard, Victor, garde mobilisée du Doubs.—Variole épidémique à (?), 17 novembre. — Ophthalmie, atrophie et perte de la vision de l'œil droit.

Requetanière, Pierre, garde mob. du Lot. — Plaies contuses aux deux bras, 2 coups de feu, Gué du Loir, 6 janvier. — Cicatrices adhérentes, atrophie.

Rénot, Augustin, né le 15 avril 1836, Belfort (Haut-Rhin), francs-tireurs du Haut-Rhin. — Fracture comminutive de la jambe gauche, coup de feu, Beaune-la-Rolande. — Déformation et raccourcissement considérable du membre, ankylose incomplète tibio-tarsienne.

Rescourio, Louis, né le 2 janvier 1844, Noyal-Pontivy (Morbihan), 54e de ligne. — Plaie à travers l'épaule droite, lésion du creux axillaire, coup de feu, Saint-Privat. — Atrophie de l'avant-bras et rétraction permanente des doigts.

Reski-ben-Abben, 3e tir. alg. — Plaie contuse au genou (?), coup de feu, Frœschwiller.— Amaigrissement du membre.

Respaut, Julien, né le 6 mars 1849, Soler (Pyrénées-Orientales), 9e inf. provisoire. — Plaie contuse à la main droite, coup de feu, Paris, 2e siége. — Phlegmon, cicatrice adhérente bridée à la face palmaire avec flexion très-prononcée des doigts.

Rethore, François-René, 39e de ligne. — Plaie contuse à la jambe gauche, partie antérieure moyenne, coup de feu, Beaugency, 9 décembre. — Cicatrice douloureuse.

Retière, Jean-Marie, né le 2 mars 1849, Nantes (Loire-Inférieure), 57e de ligne, caporal. — Plaie en séton à la partie supérieure du bras gauche, érosion de l'humérus, coup de feu, Chenebier. — Esquilles, plaie fistuleuse, amaigrissement considérable du membre avec perte de ses mouvements d'élévation.

Reveillechien, Louis, 59e de ligne. — Fracture des articulations métacarpo-phalangiennes de l'indicateur et du médius, main droite, coup de feu, Borny. — Ankylose de ces doigts.

Revel, Jean, né le 6 avril 1846, Yon-Artemare (Ain), 17e de ligne. — Fracture de la tête de l'humérus droit, coup de feu, Beaumont (Ardennes). — Ankylose scapulo-humérale.

Revel, Vincent, 19e chass. à pied. — Plaie contuse au mollet droit, éclat d'obus, Bapaume. — Perte de substance musculaire.

Révélen, Yves, garde mob. de la Loire-Inférieure. — Fracture de l'humérus droit, plaies contuses multiples aux jambes, 5 coups de feu, Champagné, 11 janvier.

Revelly, Jean-Baptiste, né le 6 octobre 1846, Saorges (Alpes-Maritimes), 5e chass. à pied. — Plaie contuse à la région fessière droite, coup de feu, Gravelotte. — Abcès nombreux, esquilles, douleurs des articulations coxo-fémorale et fémoro-tibiale.

Revenaz, Paul-Gustave, né le 9 août 1850, Versailles (Seine-et-Oise), 57e de ligne. — Fracture comminutive du fémur gauche, coup de feu, Nuits. — Raccourcissement de 8 centimètres, claudication, ankylose du genou, cicatrice adhérente à sa partie interne, plaie fistuleuse.

Reverdy, Claude, né le 13 octobre 1836, Saint-Rambert (Ain), 27e de ligne. — Fracture des os propres du nez et désorganisation du globe oculaire droit, coup de feu, Champigny, 30 novembre.

REVERDY, Etienne, né le 9 octobre 1840, Linxe (Landes), 84e de ligne, sergent-major. — Plaie déchirée à la cuisse droite, coup de feu, Gravelotte. — Large cicatrice adhérente au périoste du fémur, tiers inférieur, perte de l'extension de la jambe et flexion très-douloureuse.

REVEYRAND, Benoît, né le 16 décembre 1836, Bonnefamille (Isère), 59e de ligne. — Plaie à travers la partie interne supérieure du genou gauche, coup de feu, Morée. — Cicatrice profonde et adhérente à la cuisse et à la jambe, ankylose du genou, le pied est fortement déjeté en dehors.

REVOIR, Jean-Fleuri-Maurice, né le 7 octobre 1838, Charnas (Ardèche), chass. républicains de la Loire. — Fracture de la jambe droite, tiers inférieur, avec pénétration de l'articulation tibio-tarsienne, fracture de la jambe gauche, tiers inférieur, plaie perforante de l'os iliaque droit, 3 coups de feu, Pouilly, 23 janvier. — Ankylose tibio-tarsienne droite, rétraction musculaire à la hanche droite avec rotation incomplète de la cuisse.

REVOL, Henri-Jean, né le 8 novembre 1843, Dolomieu (Isère), 84e de ligne. — Fracture du radius droit, coup de feu, Gravelotte. — Cal volumineux et saillie des fragments en avant, atrophie de l'avant-bras, rétraction permanente des doigts auriculaire, annulaire et médius.

REVOLTE, Joseph-Louis, né le 17 mars 1838, la Palud (Vaucluse), 57e de ligne. — Fracture de la jambe droite à son tiers moyen, coup de feu, Gravelotte. — Nombreuses esquilles, cicatrices profondément adhérentes, atrophie, gêne considérable dans l'articulation tibio-tarsienne, incurvation du membre et déviation du pied en dedans.

REVOUX, Louis, garde mob. du Rhône. — Plaies contuses aux deux talons, 2 coups de feu, Nuits. — Deux cicatrices adhérentes au centre de chaque calcanéum.

REY, Adolphe, né le 3 avril 1847, Albi (Tarn), 1er chass. d'Afrique. — Fracture comminutive de la jambe gauche, coup de feu, Sedan. — Esquilles, cal difforme.

REY, Antoine, 16e de ligne. — Fracture des 2e et 3e métacarpiens, main droite, coup de feu, plaie à la main gauche, coup de sabre, Loigny.

REY, Antoine, 74e de ligne. — Fracture du radius gauche, coup de feu, Wissembourg.— Semi-ankylose du coude gauche, gêne considérable des mouvements de la main, fixée dans la pronation.

REY, Antoine, 83e de ligne. — Plaie pénétrante au creux poplité droit, coup de feu, Beaugency, 8 décembre. — Cicatrice profonde, renversement de la pointe du pied en dehors.

REY, Armand, 66e de ligne.—Plaie contuse à la partie postérieure inférieure de la cuisse gauche, coup de feu, Gravelotte.

REY, Auguste-Alexandre, né le 2 février 1846, la Frette (Isère), garde mob. de l'Isère. — Fracture comminutive de la jambe droite, coup de feu, Meung, 8 décembre. — Extraction de six volumineuses esquilles, raccourcissement du membre inférieur, claudication très-marquée et gêne considérable dans la marche.

REY, Henry-Marcellin, né le 30 avril 1844, Valbonnais (Isère), 45e de ligne. — Plaie pénétrante de poitrine, à droite, fracture de côtes, plaie s'étendant du côté droit de l'anus au pli de l'aine, même côté, avec lésion de la vessie et des organes génitaux, 2 coups de feu, Frœschwiller.

REY, Jean, 2e génie.—Plaie contuse à la main droite, éclat d'obus, Beaumont (Ardennes). — Ankylose métacarpo-phalangienne de l'indicateur dans l'extension, et flexion incomplète des autres doigts.

REY, Jean, garde mob. de l'Aveyron. — Fracture du sternum et lésion du sommet du poumon gauche, coup de feu, Autun, 1er décembre. — Dyspnée.

REY, Jean, 38e de ligne. — Fracture de l'humérus gauche, coup de feu, Boulay (Seine-et-Oise), 4 décembre. — Consolidation vicieuse, cicatrices adhérentes.

REY, Jean, né le 2 novembre 1846, Mussidan (Dordogne), 104e de ligne. — Plaie contuse à la partie supérieure de la jambe gauche, coup de feu, Paris, 2e siége. — Cicatrice adhérente à la tubérosité du tibia, gêne dans l'extension de la jambe.

REY, Jean, garde mob. du Rhône. — Plaies contuses à la jambe gauche, éclat d'obus, Belfort, 5 décembre. — Cicatrices adhérentes profondes, gêne dans la marche.

REY, Jean-Pierre-René, né le 24 octobre 1847, Lapte (Haute-Loire), 85e de ligne.— Fracture déchirée du 1er métacarpien, main gauche, coup de feu, Ladonchamps. — Perte absolue de l'usage du pouce.

REY, Joseph, 15e infanterie provisoire. — Plaie contuse à la cuisse droite, coup de feu, Paris, 23 mai. — Cicatrice adhérente à la partie postérieure interne de la cuisse, gêne dans l'extension de la jambe.

REY, Joseph, 15e de ligne. — Fracture de la tête de l'humérus gauche, coup de feu, Josnes, 10 décembre.

REY, Joseph-Auguste, né le 23 janvier 1848, Centrès (Aveyron), 36e de ligne. — Plaie contuse à la région lombaire, coup de feu, Sedan. — Carie de la 1re vertèbre lombaire, suppuration abondante, douleurs vives dans la région du foie.

REY, Justin, 13e de ligne. — Plaie contuse à l'avant-bras droit, coup de feu, Borny. — Paralysie incomplète de l'extrémité des doigts.

REY, Justin-Eugène, 10e chass. à pied. — Fracture de l'omoplate (?), coup de feu, Spickeren. — Perte de substance osseuse.

REY, Léon-Louis, né le 29 mai 1832, Toulouse (Haute-Garonne), garde nationale de la Seine, 106e bataillon, caporal-fourrier. — Fracture du pied droit avec arrachement de la malléole externe, éclat d'obus, bastion n° 68, Paris, 3 janvier. — Renversement du pied en dedans : En mars 1871, ce blessé a fait une chute avec ses béquilles et s'est luxé le coude gauche, luxation irréductible; perte des mouvements de pronation, de supination et d'extension de l'avant-bras.

REYBIER, Alexandre-Clément, né le 25 janvier 1843, Very (Jura), 48e de ligne. —Plaie à travers le coude gauche, lésions osseuses multiples, coup de feu, Fræschwiller. — Ankylose du coude dans la demi-flexion.

REYBIER, Joseph-Zéphirin, 93e de ligne. — Plaie contuse au bras (?), partie externe, éclat d'obus, Landonchamps, 7 octobre. — Cicatrice adhérente, faiblesse du membre.

REYDELLET, Alphonse-Eugène, né le 22 septembre 1848, Montfleur (Jura), 67e de ligne. — Plaie déchirée à l'avant-bras gauche, érosion des os, coup de feu, Gravelotte.—Rétraction musculaire, atrophie de l'avant-bras et de la main avec perte des mouvements de pronation et de supination, ankylose incomplète du coude.

REY-GAUBER, Léon, né le 6 mai 1853, Gaillon (Eure), 18e chass. à pied. — Plaie pénétrante du coude droit, coup de feu, Querrieux. — Ankylose du coude dans la demi-flexion, atrophie et paralysie de l'avant-bras et de la main.

REYMANN, Remy, 84e de ligne. — Fracture du cubitus droit, perte de la 3e phalange de l'auriculaire droit, coup de feu, Gravelotte. — Cicatrice adhérente à l'avant-bras.

REYME, Lucien-Victor, 1er de ligne. — Plaie contuse à la cuisse gauche, éclat d'obus, plaie de tête, coup de sabre, Sedan. — Cicatrice adhérente, enfoncement linéaire du pariétal gauche.

REYMOND, François, 5e de ligne. — Plaies contuses à la cuisse et à la jambe gauches, coup de feu et éclat d'obus, Sedan.

REYMOND, Laurent, né le 11 octobre 1841, Chimilin (Isère), 1re légion de marche du Rhône.—Perte absolue des quatre derniers doigts de la main droite et de leurs métacarpiens, coup de feu, Nuits. — Inutilité du pouce.

REYNAL, Joseph-Emile, 56e de ligne. — Plaie à travers l'épaule droite, fracture de l'omoplate, coup de feu, Sainte-Corneille (Sarthe). — Balle non extraite, gêne des mouvements de l'épaule.

REYNARD, Joseph-Félix, né le 14 septembre 1842, Marseille (Bouches-du-Rhône), 47e de ligne. — Fracture comminutive du fémur droit, coup de feu, Chézy (Loiret). — Esquilles volumineuses, nécrose, cicatrices profondes et adhérentes, atrophie et raccourcissement de 5 centimètres du membre, ankylose du genou.

REYNAUD, Antoine-Philippe, 43e de ligne, sergent. — Plaies contuses à la cuisse droite, érosion du fémur, 2 coups de feu, Gravelotte.

REYNAUD, Auguste, 36e de ligne. — Fracture du fémur gauche, coup de feu, Wœrth. — Claudication légère.

REYNAUD, François-Victor, 2e train d'artill. — Plaie contuse à la cuisse gauche, éclat d'obus, Verdun, 13 octobre. — Large cicatrice adhérente, affaiblissement du membre.

REYNAUD, Germain, 67e de ligne. — Plaies contuses au pouce droit et à la partie anté-rieure moyenne du bras droit, Champigny, 30 novembre. — Perte de substance musculaire au bras, vaste cicatrice adhérente.

REYNAUD, Henry-Félix, né le 8 octobre 1843, Alissas (Ardèche), 72e de ligne. — Fracture comminutive de l'humérus gauche, tiers inférieur, coup de feu, Pont-Noyelles. — Nécrose, perte considérable de substance, plaies fistuleuses, raccourcissement de 8 centimètres, ankylose du genou dans l'extension.

REYNAUD, Jean, né le 8 octobre 1846, Liginiac (Corèze), 87e de ligne. — Plaie contuse à la main droite, coup de feu, Patay. — Ankylose des phalanges des doigts médius et annu-laire, atrophie et gêne considérable des mouvements des autres doigts.

REYNAUD, Jean-Claude, garde mob. de l'Isère. — Plaie contuse au coude gauche, coup de feu, Mézières, 28 novembre. — Ankylose incomplète du coude.

REYNAUD, Léonard, né le 21 avril 1846, Eymoutiers (Haute-Vienne), garde mob. de la Haute-Vienne. — Congélation, Limoges, 28 décembre. — Perte totale des orteils, pied droit.

REYNAUD, Louis-Antoine, né le 1er août 1849, Lalon (Bouches-du-Rhône), 55e de ligne, caporal. — Plaie déchirée à la main droite, face palmaire, coup de feu à (?), armée de Ver-sailles, 28 avril. — Cicatrice adhérente, flexion de l'indicateur et extension du médius.

REYNAUD, Marie-Eugène, né le 19 novembre 1835, Carpentras (Vaucluse), 4e zouaves. — Plaie à travers la fesse gauche, le petit bassin et la cuisse droite avec lésion des organes génitaux (vésicules séminales), coup de feu, Champigny, 30 novembre. — Surdité presque complète, suite de (?).

REYNIER, Jean-Baptiste, 3e de ligne. — Plaie contuse au pied gauche, coup de feu, Frœschwiller. — Ankylose incomplète tarso-métatarsienne, gêne dans la marche.

REYNIER, Victor-Sylvain, né le 21 novembre 1838, Monteynard (Isère), 33e de ligne, caporal. — Fracture de l'humérus droit, tiers inférieur, coup de feu, Poupry. — Nécrose, perte de substance, cal vicieux, ankylose du coude dans la flexion, déformation et atrophie de tout le membre.

REYNOUDT, Pierre-Charles, né le 1er novembre 1844, Dunkerque (Nord), 26e de ligne. — Fracture du fémur (?), coup de feu, Saint-Privat. — Engorgement du membre.

REYROL, François, né le 11 septembre 1843, Saint-Saud (Dordogne), 66e de ligne. — Désorganisation du globe oculaire droit, coup de feu, Rezonville.

REYROLLES, Léonard, 81e de ligne — Plaie contuse à la main droite, coup de feu, Créteil, 30 novembre. — Cicatrice adhérente, flexion permanente des doigts auriculaire et annulaire.

REZÉ, Edouard, 19e chass. à pied. — Fracture du maxillaire inférieur, coup de feu, Loigny. — Mauvaise consolidation, plaie fistuleuse à la face.

RHAMANI-BEL-HADJ-TAHUR, né en 1850, aux M'Fatha (Alger), 1er spahis. — Plaie contuse au pied gauche, éclat d'obus, Vancé (Sarthe). — Perte de la phalangette des quatre premiers orteils, réunion cicatricielle de l'extrémité des trois orteils médians, gêne dans la marche.

RIAILLON, Raimond, 97e de ligne. — Fracture de l'apophyse coracoïde gauche, coup de feu, Arthenay, 2 décembre. — Ankylose incomplète scapulo-humérale, cicatrices adhérentes.

RIANT, Jules-Henry, garde mob. de la Sarthe. — Plaie contuse à la main droite, lésion des extenseurs des doigts, coup de feu, Villorceau. — Adhérence vicieuse.

RIAUDEL, Arthur-Marie, né le 2 décembre 1840, Rennes (Ille-et-Vilaine), 51e de ligne.— Plaie contuse au bras droit, coup de feu, Gravelotte. — Nécrose de l'humérus, atrophie et déformation du bras, ankylose scapulo-humérale.

RIBAULT, Ange-Pierre-Jacques, 98e de ligne. — Plaie contuse à la main gauche, coup de feu, Ladonchamps, 7 octobre. — Plegmon diffus, cicatrice adhérente, flexion de l'auriculaire, atrophie du bras.

RIBAYROL, Jean, 85e de ligne. — Perte des 2e et 3e phalanges de l'indicateur gauche, coup de feu, Héricourt. — Congélation, perte du 5e orteil de chaque pied.

RIBEAUCOUP, Jules, 15e artill. — Perte des 2e et 3e phalanges de l'annulaire gauche, plaie contuse au pied gauche, éclats d'obus, Verdun, 14 octobre. — Atrophie du pied, rétraction musculaire, cicatrice adhérente à la racine du 5e orteil.

RIBERAUD, Pierre, garde mob. de la Charente-Inférieure. — Plaie contuse au coude droit, éclat d'obus, Terminiers, 2 décembre. — Ankylose incomplète du coude, cicatrice adhérente.

RIBERY, Louis-Alexandre, né le 16 juillet 1849, Saint-Genard (Deux-Sèvres), garde mob. des Deux-Sèvres. — Plaie pénétrante de la région métacarpienne gauche, coup de feu, Chaffois (Doubs), 18 janvier. — Ankylose du poignet, atrophie des doigts.

RIBES, Augustin, 48e de ligne. — Fracture de la tête du radius gauche et pénétration du coude, coup de feu, Josnes, 10 décembre. — Ankylose huméro et radio-cubitale, l'avant-bras fixé en demi-flexion.

RIBES, Jean-Baptiste, né le 26 juin 1847, Beausemblant (Drôme), 53e de ligne. — Plaies contuses à la cuisse droite, à la jambe gauche et au thorax, 3 coups de feu, Sedan. — Pleurite traumatique et déformation du thorax à gauche.

RIBETTE, Jean-Baptiste, né le 21 mai 1844, Saint-Junien (Haute-Vienne), 14e de ligne, sergent.—Fracture longitudinale du péroné gauche, coup de feu, Champigny, 30 novembre. — Atrophie de la jambe, déviation du pied.

RIBIÉRAS, Jean, né le 16 février 1848, Sussac (Haute-Vienne), garde mob. de la Haute-Vienne. — Fracture de l'avant-bras droit, éclat d'obus, Terminiers. — Perte de substance musculaire, déformation de l'avant-bras, cicatrices adhérentes.

RIBIÈRE, Jean-Baptiste, 47e de ligne. — Plaie contuse au poignet gauche, coup de feu, Beaumont (Ardennes). — Atrophie de la main.

RIBOT, Thomas-Auguste-Jean, 17e de ligne. — Plaie contuse à l'épaule droite, lésion de l'humérus, coup de feu, Sedan. — Pourriture d'hôpital, large cicatrice adhérente.

RIBOULET, Antoine, né le 11 novembre 1838, Chaponal (Rhône), garde mob. du Rhône, 2e légion. — Plaie contuse à la partie inférieure de la cuisse droite, érosion du fémur, coup de feu, Nuits. — Esquilles, abcès.

RIBOULET, Jean, né le 22 novembre 1846, Chantérac (Dordogne), garde mob. de la Dordogne. — Plaie pénétrante de l'œil droit se terminant au-dessous de l'oreille droite, coup de feu, Loigny. — Perte de cet œil.

RIBOULET, Jean, 42e de ligne. — Perte des 2e et 3e phalanges de l'indicateur droit, coup de feu, Champigny, 30 novembre.

RIBOUREL, Jean-Pierre, né le 1er avril 1843, Allauch (Bouches-du-Rhône), 96e de ligne.— Fracture comminutive de l'avant-bras gauche, tiers inférieur, coup de feu, Frœschwiller. — Atrophie de l'avant-bras et de la main avec perte partielle des mouvements de pronation et de supination de l'avant-bras.

RIBRAUD, Eugène, 76e de ligne. — Fracture comminutive du radius gauche, tiers inférieur, coup de feu, Champigny. — Ankylose du poignet, déformation et atrophie de la main, paralysie des doigts fixés dans l'extension permanente.

112

RICARD, Benjamin-Toussaint, 79ᵉ de ligne. — Plaie contuse à la jambe droite, éclat d'obus, Loigny.

RICARDIE, Bertrand, né le 4 septembre 1849, Montauban (Tarn-et-Garonne), garde mob. de Seine-et-Marne, lieutenant. — Plaie en séton de la partie externe du genou gauche à la partie antérieure moyenne de la cuisse avec érosion du fémur, coup de feu, Buzenval. — Esquilles, plaies fistuleuses.

RICART, Sylvestre-Pierre-Assiscle, 3ᵉ chass. d'Afrique. — Fracture comminutive des 3ᵉ et 4ᵉ métatarsiens, pied droit, coup de feu, Sedan. — Consolidation vicieuse.

RICATTE, Jules-Théodore, 112ᵉ de ligne, caporal. — Fracture comminutive de l'humérus droit, éclat d'obus, Chevilly, 30 septembre. — Ankylose du coude.

RICAUD, Jean-Baptiste, 30ᵉ de ligne. — Plaie contuse à l'épaule droite, lésion de l'omoplate, coup de feu, Mouzon, 30 août.

RICAUD, Jean-Louis, 25ᵉ de ligne. — Plaie à la partie inférieure du thorax, coup de feu, Coulmiers. —Hernie abdominale, cicatrice adhérente à droite au niveau des dernières fausses côtes.

RICAUD, Jean-Marie-Hégésippe, né le 7 avril 1847, Villeneuve-de-Rivière (Haute-Garonne), garde mob. de la Haute-Garonne. — Fracture de l'humérus gauche, tiers moyen, coup de feu, Echenoz-le-Sec, 5 janvier. — Deux cicatrices arrondies et adhérentes, rétraction de l'avant-bras fixé dans le quart de flexion et la demi-pronation, amaigrissement de l'avant-bras et de la main.

RICH, Nicolas, né le 13 mai 1839, Lautenbach, canton de Guebwiller (Haut-Rhin), 29ᵉ de ligne. — Fracture des métatarsiens, pied gauche, coup de feu, Saint-Privat. — Ankylose dans l'extension des 5 orteils, large cicatrice à la face plantaire.

RICHARD, Adolphe, 29ᵉ de ligne. — Plaie contuse à la hanche gauche, lésion de l'os iliaque, coup de feu à (?).

RICHARD, Adolphe-Alfred, né le 2 octobre 1849, Hecq (Nord), 8ᵉ de ligne. — Fracture comminutive de l'humérus gauche, coup de feu, Champigny. — Cal vicieux, plaies fistuleuses, atrophie du bras.

RICHARD, Adrien-Adolphe-François, 41ᵉ de ligne. — Plaie contuse à la cuisse droite, partie supérieure antérieure, coup de feu, Chapelle-Saint-Rémy, 11 janvier. — Pourriture d'hôpital, perte de substance, cicatrices irrégulières, étendues et adhérentes.

RICHARD, Alexandre-Pierre, 77ᵉ de ligne. — Plaie contuse à la cuisse droite, Saarbrück. — Abcès multiples, ostéite du fémur.

RICHARD, Alphonse, né le 22 septembre 1839, Essonne (Seine-et-Oise), 18ᵉ de ligne, caporal. — Plaie pénétrante à l'épaule gauche, partie antérieure supérieure, fracture de l'acromion, coup de feu, Gravelotte. — Balle non extraite, ankylose presque complète scapulo-humérale et atrophie de tout le bras et de la main.

RICHARD, Arsène-François, né le 24 novembre 1844, Marcillé-la-Ville (Mayenne), 1ᵉʳ chass. à pied. — Fracture du fémur gauche, au tiers supérieur, coup de feu, Frœschwiller.—Incurvation et raccourcissement du membre, atrophie de la fesse gauche, cicatrice adhérente.

RICHARD, Auguste-Marie, 2ᵉ chass. à pied. — Fracture du cubitus droit, coup de feu, Neuilly, 17 mai. — Cicatrice étendue, gêne dans l'extension de l'avant-bras.

RICHARD, Auguste-Ferdinand, né le 31 mai 1845, Annonay (Ardèche), 3ᵉ zouaves, caporal. — Congélation, Sausergue, 24 décembre. — Phlegmon gangréneux, cicatrices très-étendues, difformes et adhérentes de la jambe et du pied, atrophie du membre, ankylose tibio-tarsienne.

RICHARD, Camille-Hippolyte, né le 15 juin 1847, Saint-Brès (Gard), 109ᵉ de ligne.—Plaies contuses aux deux jambes, coup de feu, Buzenval. — Rétraction musculaire à la jambe droite.

RICHARD, Charles, 28ᵉ de ligne. — Fracture de l'humérus droit, coup de feu, Sedan.

RICHARD, Constant-Joseph, garde mob. de la Meurthe, sergent-major. — Néphrite albumineuse avec anasarque et mydriase symptomatique, affaiblissement de la constitution, privations et misères, siége de Toul et en captivité.

RICHARD, Emile, 65e de ligne. — Plaie contuse à la cuisse droite, éclat d'obus, Bapaume. — Cicatrice adhérente et profonde.

RICHARD, Eugène-Joseph, né le 21 décembre 1839, Saint-Alban-sur-Sampzon (Ardèche), 5e de ligne. — Plaie compliquée au bras droit, coup de feu, Sedan. — Atrophie et paralysie de la main.

RICHARD, François, né le 9 septembre 1849, Gétigné (Loire-Inférieure), 38e de ligne. — Fracture comminutive de la main droite, coup de feu, Champigny, 2 décembre. — Perte des doigts auriculaire et annulaire, ankylose incomplète du médius.

RICHARD, François, 119e de ligne. — Contusion violente au genou droit, chute, sous Paris, 15 septembre. — Abcès phlegmoneux, trois cicatrices longues, verticales et adhérentes à la partie externe de la cuisse.

RICHARD, François-Joseph, 54e de ligne. — Plaie en séton à l'épaule gauche, coup de feu, Amanvillers.

RICHARD, François-Michel, né le 28 juin 1846, Avesnes (Sarthe), 35e de ligne. — Plaies contuses au bras et à l'avant-bras droits, fracture comminutive de l'articulation tibio-tarsienne (?), coups de feu, Chevilly, 30 septembre. — Cicatrices profondes et adhérentes avec paralysie des extenseurs et contraction permanente des quatre derniers doigts, ankylose des articulations tarso-métatarsiennes avec déviation du pied en dedans.

RICHARD, Hippolyte-Jean, né le 23 septembre 1831, Cossé en Champagne (Mayenne), 16e artill., brigadier. — Affection cérébrale, en captivité. — Hémiplégie gauche, embarras de la parole et perte de la sensibilité motrice des membres pelviens et thoraciques.

RICHARD, Jacques, né le 12 février 1849, Bibiche (Moselle), 17e de ligne. — Fracture comminutive de l'articulation tibio-tarsienne droite, coup de feu, Montmesly. — Ankylose tibiotarsienne avec immobilité du pied.

RICHARD, Jean, 38e de ligne. — Fracture du maxillaire inférieur à gauche, Orléans, 4 décembre. — Ankylose incomplète temporo-maxillaire.

RICHARD, Jean, 37e de ligne. — Fracture comminutive de l'humérus droit, coup de feu, Sedan. — Ankylose incomplète du coude, gêne des mouvements de la main.

RICHARD, Jean-Auguste, garde mob. de la Vendée. — Plaie contuse au bras gauche, coup de feu, Champigny, 30 novembre. — Atrophie presque complète du deltoïde, cicatrice très-profondément adhérente et très-étendue.

RICHARD, Jean-Marie-François, né le 2 avril 1845, Rennes (Ille-et-Vilaine), 44e de ligne. — Plaie contuse à l'épaule droite, coup de feu, Borny. — Ankylose scapulo-humérale, atrophie du membre.

RICHARD, Jean-Pierre, né le 3 juin 1850, Paris (Seine), 10e de ligne. — Plaie contuse au niveau de l'articulation tibio-tarsienne droite, coup de feu, Loigny. — Ankylose tibio-tarsienne, atrophie du membre.

RICHARD, Jean-Pierre, 96e de ligne. — Contusion violente au genou gauche, chute de cheval, Versailles, 18 février. — Arthrite.

RICHARD, Jean-Siffrein, 93e de ligne. — Plaie contuse à l'épaule gauche, coup de feu, Gravelotte.

RICHARD, Joseph, né le 25 août 1846, Marseille (Bouches-du-Rhône), 6e de ligne. — Fracture comminutive de la jambe droite, coup de feu, Petit-Bry. — Perte de substance osseuse, cicatrice adhérente et profonde, raccourcissement du membre avec ankylose incomplète du genou et du cou-de-pied.

RICHARD, Joseph, né le 5 décembre 1849, Caudé (Maine-et-Loire), 37e de ligne. — Plaie contuse au côté gauche du thorax, coup de feu, Coulmiers. — Gêne des mouvements des côtes.

RICHARD, Julien-Marie, 26e de ligne. — Plaies contuses à la jambe droite, à la hanche et à l'avant-bras gauches, 2 coups de feu, éclat d'obus, Saint-Privat. — Rétraction des tendons des doigts.

RICHARD, Laurent-Prosper, né le 6 mai 1842, Golbey (Vosges), garde mob. des Vosges, sergent-major. — Plaie contuse au dos, éclat d'obus, la Bourgonce, 6 octobre. — Vaste cicatrice adhérente transversale.

RICHARD, Pierre, né le 10 avril 1849, Luron (Drôme), 27e de ligne. — Plaie contuse à la main droite, coup de feu, Poupry. — Perte des doigts auriculaire, annulaire et médius, gêne des mouvements de l'indicateur et du pouce.

RICHARD, Pierre, né le 19 janvier 1844, Monnières (Loire-Inférieure), 2e zouaves. — Fracture du coude droit, coup de feu, Frœschwiller. — Ankylose du coude, atrophie du membre et perte des mouvements de la main.

RICHARD, Pierre-Julien, né le 16 mars 1849, Saint-Samson (Côtes-du-Nord), 135e de ligne. — Fracture de la partie inférieure de l'orbite droit, coup de feu, Epinay. — Désorganisation de l'œil droit.

RICHARD, Pomet-Jean-Baptiste, né le 23 février 1848, Sixt (Haute-Savoie), 67e de ligne. — Fracture comminutive du pied gauche, coup de feu, Gravelotte. — Ankylose tibio-tarsienne dans l'extension, atrophie et paralysie du pied.

RICHARD, Victor-Jean-Baptiste, garde mob. de la Mayenne. — Plaie contuse à la main droite, coup de feu, Loigny. — Perte des mouvements des doigts médius et annulaire.

RICHARD, Yves-Casimir, né le 20 mai 1832, Saint-Jean-de-Héraus (Isère), 89e de ligne, lieutenant. — Fracture comminutive de la jambe droite (fracture double du tibia), 2 coups de feu, Sedan. — Raccourcissement, incurvation et atrophie de la jambe, semi-ankylose fémoro-tibiale et tibio-tarsienne, plaie fistuleuse près du genou.

RICHARDE, Léon-Désiré, 70e de ligne. — Plaie contuse à la main droite, éclat d'obus, Saint-Privat. — Ankylose incomplète métacarpo-phalangienne du médius.

RICHARDEAU, Henri-Anatole-Armand, né le 11 juillet 1840, Paris (Seine), 95e de ligne. — Fracture des condyles du fémur gauche, avec pénétration du genou, coup de feu, la Bourgonce. — Ankylose du genou dans l'extension.

RICHARDOT, Auguste-Alexandre, 29e de ligne. — Congélation en décembre, armée de la Loire. — Perte totale des orteils, pied droit, et, partielle pied gauche.

RICHARDY, Louis-Léon, né le 18 janvier 1844, Alais (Gard), 45e de ligne. — Fracture comminutive de la jambe droite, éclat d'obus, Josnes. — Consolidation vicieuse, atrophie et rétraction de la jambe avec déviation du pied en (?).

RICHAUX, Louis-Léopold, 15e de ligne. — Perte partielle du pouce droit, coup de feu, Montretout.

RICHEFEU, Auguste-Julien, né le 26 janvier 1847, Saint-Georges-sur-Erve (Mayenne), 3e de ligne. — Plaie compliquée à l'avant-bras droit, coup de feu, Sedan. — Flexion des doigts auriculaire, annulaire et médius, atrophie et faiblesse du pouce.

RICHELOT, Eugène, 8e cuirassiers, maréchal des logis. — Fracture de la jambe gauche, chute de cheval, Wœrth.

RICHERT, Frédéric, né le 4 février 1845, Oberdorff (Bas-Rhin), 48e de ligne, caporal. — Plaie contuse à l'avant-bras droit et à la hanche, même côté, éclats d'obus, Reischoffen. — Atrophie de l'avant-bras et de la main avec extension permanente des doigts auriculaire, annulaire et médius, nécrose de l'os iliaque, plaies fistuleuses.

RICHERT, Louis-Nicolas, 96e de ligne. — Fracture de la jambe droite, éclat d'obus, Frœschwiller. — Cal volumineux.

RICHERT, Pierre-Joseph, né le 22 octobre 1848, Lille (Nord), 29e de ligne. — Fracture du poignet droit, coup de feu, Servigny. — Ankylose du poignet.

RICHETEAU, Julien-Célestin, 93e de ligne. — Plaie pénétrante de poitrine, à gauche, coup de feu, Saint-Privat. — Balle non extraite, dyspnée.

RICHEUX, Gabriel-Allain, 12e de ligne. — Fracture de l'indicateur droit, plaies contuses à la partie supérieure interne de la cuisse gauche et au mollet droit, éclat d'obus et coups de feu, Montbéliard, 15 janvier.

RICHIN, Joseph, né le 13 juin 1849, la Celle (Puy-de-Dôme), garde mob. du Puy-de-Dôme. — Pleurésie à gauche, intempéries, 1870-71. — Epanchement, adhérences pulmonaires, dyspnée.

RICHON, Etienne-Eugène-Denis, né le 14 août 1845, Paris (Seine), 14e de ligne, caporal. — Plaie pénétrante du coude gauche, coup de feu, Champigny, 30 novembre. — Ankylose du coude dans la flexion.

RICHOU, Jean, 98e de ligne. — Fracture de la rotule gauche, coup de feu, Gravelotte. — Arthrite et ankylose du genou.

RICHOUX, Jean-Louis, né le 6 juillet 1848, Vierzon (Cher), 3e zouaves. — Plaie pénétrante de l'articulation métacarpo-phalangienne du pouce gauche, coup de feu, Frœschwiller. — Ankylose incomplète avec gêne des mouvements d'abduction et d'opposition du pouce.

RICHY, Charles, 23e de ligne. — Fracture comminutive du 5e métacarpien, main droite, coup de feu, Rezonville. — Ankylose de l'auriculaire dans la flexion permanente, ankylose incomplète de l'annulaire.

RICOUARD, Paul-Antoine, 41e de ligne. — Fracture de la main gauche, Borny. — Ankylose de l'indicateur.

RICOUL, Julien-Frédéric, né le 8 novembre 1846, Vern (Maine-et-Loire), 1er hussards, maréchal des logis. — Fracture des 1er, 2e et 3e métacarpiens, main gauche, fracture de l'omoplate droite, coups de feu, Sedan. — Ankylose métacarpo-phalangienne du pouce et de l'indicateur, cicatrice adhérente à l'épine de l'omoplate.

RICQUE, Pierre-Placide, 41e de ligne. — Plaie contuse au dos, lésion de la colonne vertébrale, coup de feu, Sargé (Sarthe). — Gêne des mouvements des deux membres inférieurs.

RICQUIER, Emile-Eugène, né le 11 mars 1848, Hautot-sur-Mer (Seine-Inférieure), 6e chass. à pied. — Fracture du calcanéum gauche, coup de feu, Sedan. — Cicatrice cornée et adhérente, gêne dans la marche.

RIES, Jean-Jacques, né le 5 janvier 1849, Gertwiller (Haut-Rhin), 35e de ligne. — Fracture du fémur gauche, éclat d'obus, Belfort. — Consolidation vicieuse, raccourcissement et incurvation du membre.

RIETSCH, Quirin, né le 17 avril 1848, Munchausen (Haut-Rhin), 63e de ligne. — Fracture de l'articulation tibio-tarsienne gauche, coup de feu, Spickeren. — Ankylose tibio-tarsienne, rétraction des orteils dans la flexion, cicatrices adhérentès.

RIETTE, Mathias-Augustin, né le 19 août 1845, Fréland (Haut-Rhin), 71e de ligne, sergent. — Fracture comminutive du fémur droit, coup de feu, Pont-Noyelles. — Déformation et raccourcissement de 8 centimètres, ankylose du genou, semi-ankylose du pied.

RIEU, Jean, dit PEY, 76e de ligne. — Plaie contuse au poignet gauche, coup de feu, Frœschwiller. — Cicatrice adhérente.

RIEU, Jean-Baychet, 32e de ligne. — Fracture transversale de la rotule droite, coup de feu, Gravelotte. — Soudure de la rotule et du condyle interne du tibia, ankylose incomplète du genou.

RIEUNAU, Pierre-Jean-Philippe, né le 12 octobre 1842, Saint-Gemme (Tarn), 87e de ligne. — Ablation de la 3e phalange du doigt indicateur droit, et des 2e et 3e phalanges des doigts auriculaire, annulaire et médius, coup de feu, le Mans, 11 janvier.

RIEUSSEC, Paul, 37e de ligne, caporal. — Plaie compliquée à la région cervicale gauche, coup de feu, Patay, 1er décembre. — Amaigrissement de tout le bras gauche avec demi-flexion des 2e et 3e phalanges des quatre derniers doigts.

RIEUTORD, Pierre, né le 18 janvier 1850, Gramont (Tarn-et-Garonne), 62ᵉ de ligne. — Fracture du calcanéum droit, coup de feu, Changé. — Ankylose tibio-tarsienne droite, cicatrice adhérente.

RIFFARD, Joseph-Marie, né en janvier 1849, Saint-Brieuc (Côtes-du-Nord), garde mob. des Côtes-du-Nord. — Fracture de l'humérus droit, coup de feu, Alençon, 15 janvier. — Non-consolidation, fausse articulation et perte complète des mouvements du membre.

RIFFE, Emile-Jean-Baptiste, né le 1ᵉʳ janvier 1845, Avesnes (Nord), 6ᵉ de ligne. — Fracture de la région orbitaire droite externe, éclat d'obus, Saint-Privat. — L'œil a augmenté de volume, et les milieux en sont opaques.

RIFFLART, Jules-Julien-Léon, né le 28 janvier 1850, Albert (Somme), 15ᵉ de ligne. — Fracture du rebord inférieur orbitaire gauche, éclat d'obus, Creteil, 30 novembre. — Cicatrice des deux bords palpébraux de l'œil, dont la pupille est déformée, taie sur la cornée, hypérémie du fond de l'œil, dont la vision est à peu près abolie.

RIGAIL, Paul, né le 13 avril 1846, la Serpent (Aude), 48ᵉ de ligne. — Fracture longitudinale de l'humérus droit, du tiers moyen jusque dans l'articulation du coude, coup de feu, Frœschwiller. — Nombreuses esquilles, ankylose du coude avec paralysie de la main.

RIGAL, Mathieu, 86ᵉ de ligne. — Plaies contuses au bras, à l'épaule et à la jambe droites, coups de feu, Beaumont (Ardennes).

RIGAUD, Adolphe-Ferdinand, né le 15 septembre 1836, Saint-Sulpice-des-Champs (Creuse), 134ᵉ de ligne. — Plaie pénétrante de poitrine, fracture de la 4ᵉ côte droite et perforation du poumon, coup de feu, le Bourget. — Dyspnée.

RIGAUD, Aimé, né le 19 octobre 1849, Bellenaves (Allier), 97ᵉ de ligne. — Fracture comminutive du poignet droit, coup de feu, Clamart, 19 septembre. — Ankylose du poignet, déformation de la main et paralysie des quatre derniers doigts.

RIGAUD, Étienne, né le 5 février 1848, Limoux (Aude), 96ᵉ de ligne. — Plaie à la partie postérieure externe du bras et de l'avant-bras gauches, coup de feu, Frœschwiller. — Ankylose incomplète du coude, flexion permanente des deux derniers doigts de la main qui est amaigrie.

RIGAUD, Jean-Pierre, né le 29 juillet 1842, Cordes (Tarn), 37ᵉ de ligne. — Plaie contuse à l'épaule gauche, coup de feu, Morée. — Cicatrice adhérente à l'omoplate, gêne dans l'élévation du bras.

RIGAUD, Joseph, 8ᵉ de ligne. — Plaie contuse à la main droite, coup de feu, Saint-Privat. — Cicatrice horizontale, bridée et adhérente à la face palmaire de la main, qui est atrophiée.

RIGAUD, Marius-Joseph, 28ᵉ de ligne. — Plaie compliquée à la main gauche, coup de feu, Saint-Privat. — Perte des 2ᵉ et 3ᵉ phalanges du médius avec flexion incomplète des autres doigts.

RIGAUT, Augustin-Gustave, né le 17 décembre 1849, Vitry-le-François (Marne), garde mob. de la Marne. — Plaies à la main droite, coups de sabre, Passavant. — Cals osseux difformes, flexion permanente de l'auriculaire, et gêne des autres doigts.

RIGAUT, François, né le 3 janvier 1848, Varzy (Nièvre), 3ᵉ chass. à pied, — Plaie à la partie externe du genou gauche, coup de feu, Saint-Laurent-des-Bois. — Plaies fistuleuses, ankylose du genou.

RIGER, Jean-Baptiste, né le 16 janvier 1825, Beaune (Côte-d'Or), 26ᵉ de ligne, capitaine. — Fracture du fémur gauche, tiers inférieur, coup de feu, Saint-Privat. — Pourriture d'hôpital, perte de substance, large cicatrice adhérente, raccourcissement de 5 centimètres, ankylose du genou dans la flexion limitée.

RIGOLAGE, Hippolyte, né le 7 décembre 1826, Vienne (Isère), 15ᵉ de ligne, capitaine. — Fracture comminutive de l'humérus gauche, tiers supérieur, coup de feu, Saint-Privat. — Esquilles nombreuses, déformation et amaigrissement du membre avec perte presque complète de son usage.

Rigolet, Auguste, né le 19 septembre 1845, Avenières (Isère), 20e de ligne. — Plaie compliquée à l'avant-bras droit, perte des 2e et 3e phalanges de l'indicateur droit, coup de feu, Sedan. — Paralysie et atrophie de l'avant-bras et de la main.

Rigoley, Jules-Elie, né le 29 novembre 1850, Paris (Seine), garde mob. de la Seine. — Fracture comminutive de l'humérus gauche, tiers moyen, coup de feu, Buzenval. — Raccourcissement du bras.

Rigot, Claude, né le 18 septembre 1838, Frontonas (Isère), 39e de ligne. — Fracture compliquée du cubitus gauche, tiers supérieur, coup de feu, Arthenay. — Atrophie de l'avant-bras et de la main paralysés incomplétement.

Rigottier, Gois-Pierre, garde mob. de la Savoie. — Plaie pénétrante de la région lombo-iliaque et de la paroi abdominale droite, coup de feu, Bethoncourt, 16 janvier.

Rigoulet, Antoine, né le 15 septembre 1846, Issac (Dordogne), garde mob. de la Dordogne. — Perte du pouce et des 2e et 3e phalanges de l'indicateur, main droite, éclat d'obus, le Mans.

Rigoulot, Claude-François, né le 16 mars 1844, Traves (Haute-Saône), 74e de ligne. — Fracture du crâne avec enfoncement au niveau du pariétal droit, éclat d'obus, Neuf-Brisach, 3 novembre. — Esquilles, paralysie incomplète du bras gauche, affaiblissement de la vision à droite.

Rigout, Ambroise-Théodore, né le 26 février 1834, Aigremont (Yonne), 8e artill., brigadier. — Plaie pénétrante à la partie latérale des 2e et 3e vertèbres lombaires, coup de feu, Coulmiers. — Balle non extraite, cicatrice profonde et adhérente, paralysie incomplète et atrophie du membre inférieur gauche.

Riquet, Claude, 47e de ligne. — Plaie contuse à la main gauche, coup de feu, Beaumont (Ardennes). — Ankylose carpo-métacarpienne des doigts indicateur et médius, gêne dans la flexion des autres doigts.

Riguet, Jacques-Antoine, né le 10 mai 1842, Lyon (Rhône), 30e de ligne. — Plaie compliquée à la partie inférieure de la jambe gauche, coup de feu, Sedan. — Atrophie de la jambe fixée en demi-flexion, extension permanente du pied.

Rihl, François-Eugène-Constant, rég. étranger, sergent-major. — Fracture comminutive de la jambe gauche, coup de feu, Sedan. — Faiblesse du membre.

Rimbault, Auguste, né le 5 décembre 1848, Flers (Orne), 42e de ligne. — Plaies contuses à la cuisse et au mollet droits, coups de feu, Villejuif. — Cicatrices adhérentes, rétraction des fléchisseurs de la jambe.

Rimbault, Pierre, 10e de ligne. — Plaie contuse au-dessous du coude gauche, coup de feu, Saint-Privat. — Gêne des mouvements du bras.

Rimboud-Ferrol, Marie-François, né le 9 mai 1844, Beaufort (Savoie), 5e de ligne. — Fracture comminutive du fémur gauche, coup de feu, Sedan. — Cal vicieux, raccourcissement et déformation du membre.

Rincheval, Adolphe-Louis, 26e de ligne. — Perte partielle de l'indicateur gauche, coup de feu, Bry-sur-Marne, 2 décembre. — Atrophie de la main.

Ringler, Hubert, né le 13 juillet 1838, Rumersheim (Haut-Rhin), 16e de ligne, sergent. — Fracture de l'articulation coxo-fémorale droite, coup de feu, Arthenay. — Raccourcissement considérable du membre qui est affaibli.

Rio, Jean-Pierre, 15e chass. à pied. — Plaie contuse à la jambe droite, coup de feu, Borny. — Amaigrissement et affaiblissement du membre.

Rio, Louis-Olivix-Marie, garde mob. du Morbihan. — Plaie contuse au bras gauche, coup de feu, Fréteval, 14 décembre. — Atrophie du bras avec gêne des mouvements du coude.

Riollet, François, 93e de ligne. — Plaie à travers l'épaule droite, coup de feu, Gravelotte. — Cicatrice étendue au niveau de l'épine dorsale.

Riols, Raymond-Pierre-Fulcran, né le 5 mai 1847, Lacoste (Hérault), 3e de ligne. — Fracture comminutive de l'humérus droit, tiers moyen, coup de feu, Frœschwiller. — Raccourcissement du membre, ankylose et atrophie du bras.

Riot, Mathurin, garde mob. d'Ille-et-Vilaine. — Plaie contuse à la jambe droite, éclat d'obus, Marchenoir. — Roideur de l'articulation tibio-tarsienne avec gêne dans la marche.

Riou, Jean, 67e de ligne. — Plaies contuses à la cuisse droite, coups de feu, Forbach. — Gangrène, cicatrices adhérentes multiples.

Riou, Yves, né le 20 décembre 1849, Plougasnon (Finistère), 26e de ligne. — Plaie contuse à la région claviculaire droite, coup de feu, Coulmiers. — Paralysie de la main.

Riou, Yves-Joachim, né le 1er novembre 1840, Querrien (Finistère), 71e de ligne. — Fracture de l'avant-bras gauche, coup de feu, Borny. — Cicatrices adhérentes, gêne des mouvements des doigts.

Ripaud, Louis-Eugène, né le 28 décembre 1846, Herbiers (Vendée), 48e de ligne. — Perte des doigts annulaire et médius, main gauche, coup de feu, Yvré-l'Evêque, 11 janvier. — Rétraction de l'auriculaire, ankylose incomplète de l'indicateur.

Ripert (?), 23e de ligne. — Congélation à (?). — Perte de substance au côté interne du pied gauche et du gros orteil, paralysie incomplète du pied.

Ripert, Antoine-Honoré-Jean, né le 12 juillet 1832, Toulon (Var), 58e de ligne, lieutenant. — Congestion cérébrale, fatigues de la campagne, armée de la Loire. — Hémiplégie du côté droit.

Ripert, Félix-Xavier, né le 19 décembre 1845, le Barroux (Vaucluse), 78e de ligne. — Plaie pénétrante de l'abdomen, coup de feu, Wœrth. — Perte de substance de presque toute l'épaisseur de la paroi abdominale, dans une hauteur de 8 centimètres sur 12 de long (quatre tentatives opératoires ont été faites pour oblitérer cette vaste ouverture, trois en Prusse et une à Montpellier, elles ont été sans succès); anus considérable contre nature au flanc droit.

Ripert, Guillaume, 17e chass. à pied. — Fracture comminutive de la jambe droite, tiers moyen, coup de feu, Frœschwiller. — Engorgement du membre.

Ripert, Louis-Marius, 85e de ligne. — Perte des 2e et 3e phalanges de l'indicateur droit, éclat d'obus, Borny.

Riquidel, Ange-Jean-Mathurin, garde mob. du Morbihan. — Perte de l'auriculaire droit, éclat d'obus, Champigny. — Atrophie de la main.

Riquier, Louis-Joseph, 65e de ligne. — Plaie contuse au genou gauche, coup de feu, Saint-Quentin. — Hydarthrose.

Riquier, Pierre-Jean-Jules-Prosper, garde mob. du Nord. — Plaie contuse à la partie moyenne postérieure de la jambe droite, coup de feu, Mory, près Bapaume, 2 janvier. — Atrophie de la jambe avec rétraction du tendon d'Achille.

Riscalan, Jean-Marie, 73e de ligne. — Plaie contuse à la cuisse droite, coup de feu, Saint-Privat. — Amaigrissement et paralysie incomplète de la jambe.

Risse, Auguste-Paul, 62e de ligne. — Plaie contuse au mollet gauche, coup de feu, Sedan.

Ristori, François-Jean, né le 24 avril 1845, Casanova (Corse), 37e de ligne. — Plaie contuse à la cuisse droite, éclat d'obus, plaie en séton, de haut en bas et de dehors en dedans, à la cuisse gauche, coup de feu, perte partielle du gros orteil (?), éclat d'obus, Sedan. — Ankylose du genou droit, atrophie de tout le membre inférieur gauche, contracture permanente du gros orteil.

Rius, Pierre-Paul-Joseph, né le 11 mars 1850, Fénestret (Pyrénées-Orientales), 12e artill. — Rhumatisme généralisé, intempéries, armée de la Loire. — Affection organique du cœur, insuffisance de l'orifice aortique.

RIVALLAIN, Louis-Marie, 91ᵉ de ligne. — Fracture du cubitus droit, coup de feu, Sedan. — Cicatrice adhérente.

RIVAT, Félix, 9ᵉ artill. — Fracture de la jambe et plaie contuse à la cuisse droites, coup de feu et éclat d'obus, Sedan.

RIVERAIN, Léopold-Célestin-Félix-Désiré, né le 24 septembre 1846, le Havre (Seine-Inférieure), 14ᵉ bat. de la garde mob. de la Seine. — Désorganisation du globe oculaire droit, coup de feu, le Bourget, 30 octobre.

RIVÉROLIS, Jean-Antoine, 96ᵉ de ligne. — Plaie contuse au bras droit, éclat d'obus, Strasbourg, 28 août. — Gêne considérable des mouvements du coude.

RIVET, Eugène, 73ᵉ de ligne. — Plaie contuse au bras gauche, coup de feu, Saint-Privat. — Ankylose du coude dans la flexion.

RIVET, Jules-Elie, 11ᵉ de ligne.—Brûlure à la face, déflagration de la poudre d'un obus, Marchenoir, 10 décembre. — Taie sur la cornée de l'œil gauche, perte presque complète de la vision de ce côté.

RIVIER, Auguste, né le 4 janvier 1836, Rochefort (Charente-Inférieure), 3ᵉ zouaves, sous-lieutenant. — Fracture de la jambe droite, coup de feu, Wœrth.—Larges cicatrices profondes et adhérentes à la partie interne et supérieure de la jambe, douleurs vives et gonflement de tout le membre par la marche.

RIVIER, Louis, né le 7 mars 1843, la Chapelle-la-Tour (Isère), 66ᵉ de ligne. — Fracture comminutive de l'avant-bras droit, tiers inférieur, coup de feu, Rezonville.—Cicatrices adhérentes, ankylose presque complète du poignet.

RIVIÈRE, Ernest, 20ᵉ de ligne. — Fracture de l'humérus droit, éclat d'obus, Villorceau. —Semi-ankylose du coude, atrophie de l'avant-bras.

RIVIÈRE, Pierre-Marie, né le 8 décembre 1833, Rennes (Ille-et-Vilaine), garde mob. d'Ille-et-Vilaine, caporal. — Désorganisation du globe oculaire droit, coup de feu, Champigny, 2 décembre.

RIVIÈRE, Charles-Eugène, garde mob. de l'Orne. — Plaies contuses à la main gauche et à la face, 2 coups de feu, Lorges, 9 décembre. — Rétraction du doigt médius.

RIVIÈRE, Ernest-Ferdinand, 95ᵉ de ligne. — Perte des 2ᵉ et 3ᵉ phalanges de l'indicateur droit, coup de feu, Beaugency, 9 décembre.

RIVIÈRE, Etienne, 38ᵉ de ligne. — Congélation, Loigny, 2 décembre. — Perte des deux dernières phalanges des trois premiers orteils, pied gauche.

RIVIÈRE, François, né le 15 janvier 1843, Carlo-de-Roquefort (Ariége), 66ᵉ de ligne. — Fracture du poignet (?), coup de feu, Gravelotte. — Déformation et ankylose incomplète du poignet avec flexion permanente de la main.

RIVIÈRE, Isidore-Adèle, 15ᵉ de ligne. — Plaie contuse à la partie supérieure de la cuisse gauche, coup de feu, Saint-Privat.

RIVIÈRE, Jacques, garde mob. des Deux-Sèvres. — Perte du doigt médius droit, coup de feu, la Fourche, 6 janvier.

RIVIÈRE, Jean-Auguste, né le 26 septembre 1848, Olemps (Aveyron), 36ᵉ de ligne.—Fracture du péroné gauche, coup de feu, Wœrth. — Perte de substance musculaire à la partie postérieure, vaste cicatrice adhérente, gêne des mouvements du pied.

RIVIÈRE, Joachim-Claude, garde mob. de l'Isère. — Fracture du fémur gauche, coup de feu, Yvré-l'Evêque. — Consolidation vicieuse.

RIVIÈRE, Joseph, 79ᵉ de ligne. — Plaie contuse au pied droit, coup de feu, Beaune-la-Rolande. — Nécrose des os du tarse.

RIVIÈRE, Joseph-Constant, 4ᵉ de ligne.—Plaie contuse au bras droit, coup de feu, Sainte-Barbe. — Roideur du coude et gêne dans la flexion et l'extension des doigts.

RIVIÈRE, Laurent, dit SIMONE, né à Malvezier (Haute-Garonne), 77ᵉ de ligne.—Plaie contuse à l'épaule droite, coup de feu, les Ormes, 11 octobre. — Atrophie et faiblesse du bras.

898 BLESSURES DIVERSES ET MALADIES.

Rivière, Paul, né à Mornau (Vaucluse), 41e de ligne. — Fracture du 5e métacarpien, main (?), éclat d'obus, le Mans, 11 janvier.

Rivière, Victor-Julien-Isidore, garde mob. de l'Orne. — Plaie contuse au genou droit, coup de feu, Saint-Célerin, 11 janvier.—Tumeur blanche.

Rivoalan, Jean-Marie, né à Erémel (Côtes-du-Nord), 42e de ligne. — Plaie contuse à la main gauche, coup de feu, Champigny, 30 novembre. — Extension permanente des doigts annulaire et médius.

Rivoire, Joseph-Auguste, 30e de ligne. — Plaie contuse à la partie moyenne du bras droit, coup de feu, Sedan. — Cicatrice adhérente, flexion permanente de l'avant-bras.

Robach, Emile-Marie-Clément, 15e chass. à pied. — Perte des 2e et 3e phalanges de l'indicateur, main gauche, éclat d'obus, Bethoncourt.

Robaglia, Nonce-Pascal, né le 25 mars 1842, Bonifacio (Corse), garde mob. de la Gironde, capitaine. — Vaste plaie contuse à la partie supérieure externe de la cuisse gauche, plaie à la partie inférieure externe de la jambe, même côté, éclats d'obus, Cercottes, 4 décembre. — Atrophie du membre, claudication (ne peut marcher qu'avec deux cannes).

Robbrecht, Victor, rég. étranger. — Fracture comminutive de la jambe droite, coup de feu, Orléans, 11 octobre. — Consolidation vicieuse, atrophie du membre.

Robert, Adrien, né le 11 novembre 1850, Blois (Loir-et-Cher), 16e de ligne. — Fracture de l'os iliaque gauche, coup de feu, Châtillon, 19 septembre. — Cicatrice profonde à la fesse, partie supérieure.

Robert, Albin-Anselme-Léopold, 74e de ligne. — Plaie profonde au front, au-dessus de l'arcade orbitaire droite, coup de feu, Wissembourg.

Robert, Antoine, 17e artill. — Plaie contuse à la jambe droite, éclat d'obus, Saint-Privat. — Roideur du membre.

Robert, Antoine, 59e de ligne. — Congélation, en captivité. — Perte partielle des orteils, pied droit.

Robert, Antoine, garde mob. des Deux-Sèvres. — Plaie contuse au bras gauche, coup de feu, la Bourgonce. — Faiblesse du membre, flexion des doigts auriculaire et annulaire.

Robert, Auguste-Arthur, 43e de ligne. — Plaie pénétrante à la région sacrée, coup de feu, Villorceau. — Gêne des mouvements de la hanche gauche.

Robert, Augustin-Jean-Louis, garde mob. de la Haute-Loire, sergent.—Plaie compliquée à l'avant-bras gauche, coup de feu, Beaune-la-Rolande, 28 novembre.

Robert, Claude-Francisque, 24e de ligne, sergent. — Plaie contuse à la partie moyenne du bras droit, érosion de l'humérus, coup de feu, Saint-Quentin.—Exfoliation des tendons du biceps, gêne dans la flexion de l'avant-bras.

Robert, Edmond-Maximilien, né le 10 mars 1841, Paris (Seine), 38e de ligne. — Fracture de l'os iliaque (?), coup de feu, Loigny. — Abcès multiples, ostéite.

Robert, Etienne, garde mob. du Gers. — Fracture de l'humérus gauche, tiers supérieur, coup de feu, Yvré-l'Evêque, 11 janvier. — Nécrose, séquestre mobile.

Robert, Eugène-Prosper, garde mob. du Loiret. — Plaie contuse à la main gauche, coup de feu, Lure, 16 janvier. — Cicatrice adhérente, gêne des mouvements du pouce.

Robert, Henri, 6e chass. à pied. — Plaie contuse à la partie interne du pied droit, coup de feu, Orléans, 4 décembre. — Gêne des mouvements des orteils.

Robert, Jean-Fournier-François, né le 2 janvier 1838, Saint-Maurice (Seine), 67e de ligne, sergent. — Plaie compliquée au poignet gauche, coup de feu, Gravelotte. — Ankylose du poignet avec déviation de la main.

Robert, Jean-François-Auguste, 80e de ligne. — Fracture de la jambe droite, coup de feu, Saint-Privat. — Nécrose et hypertrophie du tibia.

Robert, Louis-Joseph, garde mob. des Hautes-Alpes.— Perte du doigt indicateur gauche, éclat d'obus, Blancheroche, 30 janvier.

Robert, Louis-Prosper, né le 30 septembre 1848, Saulx (Haute-Saône), garde mob. de la Haute-Saône. — Contusion au globe oculaire gauche, éclat d'obus, Belfort, 21 janvier. — Cataracte, perte de la vision à gauche.

Robert, Marius, 100e de ligne. — Abcès multiples à la région axillaire gauche, fatigues, Niesse (Silésie). — Vaste cicatrice adhérente.

Robert, Pierre, 22e de ligne. — Fracture de l'humérus gauche, coup de feu, Sedan. — Ankylose scapulo-humérale.

Robert, Pierre-Marie, 25e de ligne. — Perte du doigt médius gauche, éclat d'obus, Saint-Privat. — Atrophie de la main.

Robert, Théophile, né le 28 mars 1846, Ambroise (Indre-et-Loire), 21e de ligne. — Plaie compliquée au bras gauche, coup de feu, Frœschwiller. — Paralysie de la main avec demi-flexion permanente des doigts.

Robert, Vérin, 43e de ligne. — Perte de la 3e phalange de l'annulaire gauche, coup de feu, Villorceau, 8 décembre. — Rétraction permanente dans la paume de la main des deux phalanges restantes.

Robert, Vincent-Simon, 33e de ligne. — Plaie contuse à la main gauche, coup de feu, les Ormes (Loiret), 4 décembre. — Ankylose des doigts.

Robert-Collomby, Émile, carabiniers parisiens, sous-lieutenant. — Plaie compliquée au bras droit, coup de feu, Champigny. — Paralysie de la main.

Robichon, Alphonse, garde mob. du Loiret. — Fracture du cubitus gauche, coup de feu, Héricourt. — Cicatrice adhérente.

Robichon, Jean, 10e chass. à pied.— Plaie contuse à la main droite, coup de feu, Sainte-Barbe. — Rétraction du médius.

Robidoux, Jean-Marie-Pierre, 16e chass. à pied. — Plaie contuse à la jambe droite, au niveau du tendon d'Achille, coup de feu, Frœschwiller. — Cicatrice adhérente.

Robigo, Pierre-René, 32e de ligne. — Congélation, Conneré, 11 janvier. — Gêne dans la circulation de la jambe gauche et perte de sa sensibilité.

Robillard, Alphonse-Léon-Louis, né le 30 juin 1845, Jouy (Eure-et-Loir), 15e artill. — Plaie contuse à la partie postérieure inférieure de la cuisse gauche, éclat d'obus, Saint-Quentin.—Rétraction des muscles fléchisseurs, plaies fistuleuses, gêne des mouvements du genou.

Robillard, Jean-Baptiste-Eugène, garde nationale de la Seine. — Plaie contuse à la partie supérieure du bras gauche, coup de feu, Buzenval, 19 janvier. — Cicatrices profondes, atrophie du deltoïde.

Robin, Cyrille-Louis-Eugène, né le 29 septembre 1844, Géovresset (Ain), 62e de ligne, sergent. — Plaie compliquée au coude et à l'avant-bras droits, coup de feu, Borny. — Paralysie du poignet et de la main.

Robin, Eugène-Adolphe, 62e de ligne. — Plaie contuse au coude droit, coup de feu, Sainte-Barbe, 31 août. — Ankylose incomplète du coude.

Robin, Félix, 100e de ligne. — Fièvre typhoïde, captivité à Glogau. — Congestion cérébrale, hémiplégie droite.

Robin, François, 100e de ligne, caporal. — Plaie contuse à la partie supérieure interne de la jambe gauche, coup de feu, Gravelotte. — Cicatrice adhérente, amaigrissement du membre.

Robin, François-Louis, 64e de ligne. — Plaie pénétrante au mollet gauche, coup de feu, Borny. — Balle non extraite, périostite chronique du tibia.

Robin, Georges, 45e de ligne. — Plaie contuse à la jambe gauche, éclat d'obus, Belfort, 1er février. — Large cicatrice adhérente.

Robin, Gérôme, 71ᵉ de ligne. — Fracture de l'omoplate gauche, coup de feu, Borny. — Cicatrice adhérente au thorax.

Robin, Henri-Joseph, né le 12 août 1833, Saint-Denis (Seine), 11ᵉ artill. — Fracture du fémur gauche, accident, le Bourget, 21 décembre. — Consolidation vicieuse angulaire du fémur, à sommet externe, raccourcissement de 7 centimètres, claudication très-prononcée.

Robin, Jacques, 2ᵉ chass. à cheval, brigadier. — Plaie contuse à la main gauche, 3 coups de sabre, Gravelotte. — Cicatrice adhérente, gêne des mouvements du poignet et des doigts.

Robin, Jean, 56ᵉ de ligne. — Fracture du péroné droit, coup de feu, Frœschwiller. — Cal volumineux et difforme, gêne des mouvements de la jambe.

Robin, Jean-François, 51ᵉ de ligne. — Plaie contuse étendue à la poitrine, coup de feu, Ardenay, 9 janvier. — Ankylose incomplète du bras.

Robin, Jules, né le 21 mars 1845, Verneuil-sur-Indre (Indre-et-Loire), 94ᵉ de ligne. — Fracture des 4ᵉ et 5ᵉ métacarpiens, main droite, coup de baïonnette, fort d'Ivry, le (?). — Ostéïte suppurée, déformation de la main avec extension permanente des cinq doigts.

Robin, Louis, né le 14 octobre 1833, Montereau (Seine-et-Marne), 21ᵉ de ligne. — Fracture du fémur droit, coup de feu, Champigny, 2 décembre. — Consolidation avec incurvation à convexité externe, raccourcissement de 13 centimètres, engorgement du pied.

Robin, Pierre, 59ᵉ de ligne. — Plaie contuse au bras gauche et à la poitrine, coup de feu, Conneré, 11 janvier.

Robin, Rémond, né le 28 août 1848, Maule (Seine-et-Oise), 2ᵉ chass. à pied.—Fracture comminutive du coude droit, coup de feu, Saint-Privat. — Ankylose du coude dans la flexion à angle droit.

Robin, Sébastien, 78ᵉ de ligne, caporal. — Pleurésie, en captivité. — Epanchement pleurétique à droite, dyspnée et déformation du thorax.

Robinet, Emile, né le 10 juin 1849, Clavy-Warby (Ardennes), garde mob. des Ardennes. — Plaie à travers l'épaule gauche, coup de feu, Saint-Quentin. — Consolidation vicieuse de la clavicule, gêne des mouvements du bras.

Robinet, Jean-Alfred, né le 27 décembre 1847, Nixéville (Meuse), 14ᵉ de ligne, caporal. — Plaie au sommet du crâne, lésion osseuse, coup de feu, Champigny.—Perte de substance, cicatrice adhérente et déprimée.

Robitaillie, Ignace-Clovis-Adolphe, né le 1ᵉʳ février 1833, Bourbourg (Nord), volontaires de la Seine. — Désorganisation du globe oculaire droit, coup de feu, Paris-Montmartre, 23 mai.

Roblin, Claude, né le 26 janvier 1846, Brinon (Nièvre), 27ᵉ de ligne.—Plaie contuse à la tempe droite, éclat d'obus, Gué du Loir. — Perte de la vision à droite.

Robreau, Jean-Pierre, garde mob. de la Vendée. — Plaie contuse à l'avant-bras gauche, coup de feu, Montretout. — Ankylose incomplète du poignet, atrophie de la main.

Roccanet, Pierre, 36ᵉ de ligne, caporal. — Plaie pénétrante au cou-de-pied gauche, coup de feu, fracture comminutive de la jambe droite, éclat d'obus, Frœschwiller. — Ankylose tibio-tarsienne gauche avec paralysie incomplète des orteils, gêne considérable des mouvements de la jambe droite.

Roccaret, Pierre-Louis-Emile, dit Zozo, 2ᵉ zouaves, caporal-clairon. — Fracture de la rotule gauche avec pénétration du genou, coup de feu, Frœschwiller. — Ankylose du genou.

Rocchisani, Barthélemy, né le 16 avril 1845, Omessa (Corse), 56ᵉ de ligne. — Fracture de la jambe gauche, coup de feu, Frœschwiller.—Perte du substance du tibia qui est nécrosé, rétraction de la jambe avec paralysie du pied.

Roch, Bienvenu, 56ᵉ de ligne. — Plaie pénétrante à la base de la poitrine, coup de feu, Chenebier, 17 janvier. — Dyspnée à gauche.

Roch, François-Honoré, né le 11 juin 1832, Saint-Bonnet-de-Valérieux (Drôme), garde mobilisée de la Drôme. — Variole épidémique, armée de l'Est. — Désorganisation du globe oculaire droit.

Roch, Gratien-Antoine, né le 13 juin 1850, Sartilly (Manche), 62e de ligne. — Plaie contuse au gros orteil, pied droit, éclat d'obus, Saint-Jean près Laval, 14 janvier. — Ankylose métatarso-phalangienne, atrophie du pied.

Roch, Maurice, 56e de ligne. — Plaie pénétrante de poitrine à gauche, coup de feu, Frœschwiller. — Hémoptysies, dyspnée.

Rochard, Emile, 10e de ligne. — Plaie contuse à la jambe gauche, coup de feu, Saint-Privat.

Rochard, Guillaume-Louis, né le 18 octobre 1844, Trebrivont (Côtes-du-Nord), 65e de ligne. — Plaie contuse à l'avant-bras droit, coup de feu, Saint-Privat.—Atrophie de l'avant-bras et perte de l'usage du membre.

Rochas, Auguste, né le 31 janvier 1844, Cognin (Isère), 45e de ligne. — Plaie contuse à la cuisse droite, désorganisation du globe oculaire droit, 2 coups de feu, Wœrth.

Rochat, Jean-Joseph-Henri, garde mob. de la Savoie. — Plaie contuse au niveau du tendon d'Achille droit, lésion de la malléole interne, coup de feu, Bethoncourt, 16 janvier. — Cicatrice adhérente, gêne des mouvements de l'articulation tibio-tarsienne.

Rochat, Louis-François, 100e de ligne. — Plaie contuse à la jambe (?), coup de feu, Gravelotte. — Amaigrissement et faiblesse de la jambe avec gêne considérable dans la station verticale.

Roche, Adrien-Alexis-Jean, né le 1er février 1850, Potellière (Gard), 2e zouaves.— Fracture de l'os iliaque droit, coup de feu, congélation, Montbéliard, 16 janvier. — Perte de la dernière phalange des quatre premiers orteils, pied droit, perte partielle de la 2e phalange du gros orteil.

Roche, André, 82e de ligne. — Fracture du 3e métacarpien, main (?), coup de feu, Paris, 24 mai.

Roche, Antoine-Ferdinand, né le 23 septembre 1845, Saint-Etienne (Loire), garde mob. de la Loire. — Fracture de la 1re côte et de l'angle supérieur de l'acromion, coup de feu, Saint-Seine (Côte-d'Or). — Gêne des mouvements de l'épaule et du bras.

Roche, Baptiste, 99e de ligne. — Fracture de l'apophyse coracoïde gauche avec lésion de l'articulation scapulo-humérale, coup de feu, Frœschwiller. — Gêne des mouvements du bras.

Roche, François, 61e de ligne. — Perte des 2e et 3e phalanges des doigts auriculaire et annulaire, éclat d'obus, Beaumont (Ardennes). —Flexion de la phalangette du médius sur la phalangine.

Roche, Guillaume, né le 20 mars 1845, Bordeaux (Gironde), garde mob. de la Gironde, caporal. — Plaie en séton à la jambe gauche, au-dessous du creux poplité, lésion du tibia coup de feu, Chenebier. — Esquilles, flexion forcée du pied sur la jambe, amaigrissement du membre (ne peut marcher sans béquilles).

Roche, Henri-Joseph-Alexis, né le 16 juillet 1845, le Chambon (Haute-Loire), garde mob. de la Haute-Loire, sergent. — Fracture de la jambe gauche, coup de feu, Beaune-la-Rolande. — Consolidation vicieuse avec incurvation en dedans, cicatrices adhérentes, gêne dans la marche.

Roche, Jean, 59e de ligne. — Plaie contuse à la cuisse droite, érosion du fémur, coup de feu, Borny. — Cicatrice profonde et adhérente, gêne dans la flexion et l'extension de la jambe.

Roche, Jean, né le 7 novembre 1843, Combroude (Puy-de-Dôme), 36e de ligne. — Plaie pénétrante de poitrine à droite, coup de feu, Sedan. — Dyspnée.

Roche, Jean-Baptiste, 11e chass. à pied. — Fracture des 4e et 5e métacarpiens, main gauche, coup de feu, Beaugency, 8 décembre. — Perte des mouvements des doigts médius et annulaire, gêne de ceux des doigts indicateur et annulaire.

Roche, Jean-Baptiste, 32e de ligne. —Plaie contuse à la cuisse gauche, coup de feu, Styring-Wendel.

Roche, Jean-Claude-Ernest, né le 28 octobre 1836, le Buy (Haute-Loire), 9e chass. à pied. — Plaies contuses à l'avant-bras et au talon gauches, coup de feu et éclat d'obus, Bretoncelles. — Flexion des doigts auriculaire et annulaire et gêne des trois autres doigts, cicatrice adhérente à l'avant-bras, cicatrice rugueuse, calleuse et adhérente au talon.

Roche, Jean-François-Régis, né le 19 octobre 1847, Saint-Clément (Ardèche), 65e de ligne. — Fracture comminutive de l'humérus droit, tiers supérieur, coup de feu, Spickeren. — Ankylose incomplète du coude dans la demi-flexion, atrophie considérable du membre, cicatrice adhérente, grande gêne des mouvements de la main.

Roche, Joseph, 40e de ligne.—Plaie pénétrante de poitrine à gauche, coup de feu, Villeporcher, 6 janvier. — Dyspnée.

Roche, Joseph-Auguste, 13e de ligne. — Plaies contuses aux deux cuisses, coup de feu, Borny. — Gêne des mouvements des deux membres inférieurs.

Roche, Louis, 37e de ligne. — Plaies contuses à la région dorsale, au mollet gauche et à main droite, coup de feu et éclats d'obus, Sedan. — Déformation de la main.

Roche, Marie-Ferdinand, né le 27 février 1850, Joigny (Yonne), 1er génie.—Fracture de la jambe gauche, tiers inférieur, éclat d'obus, Yvré-l'Evêque.—Cicatrice adhérente, ankylose tibio-tarsienne.

Roche, Pierre, 96e de ligne. — Plaies contuses à l'épaule et à la cuisse droites, 2 coups de feu, Frœschwiller. — Gêne des mouvements du bras droit.

Rocheblare, Louis-Charles, né le 4 novembre 1848, Pompidon (Lozère), 35e de ligne.— Plaie à travers l'articulation tibio-tarsienne droite avec fracture du péroné, coup de feu, Chevilly, 30 septembre. — Ankylose tibio-tarsienne.

Rochefort, Etienne, né le 19 mars 1848, Pionsat (Puy-de-Dôme), 38e de ligne. — Fracture comminutive de la jambe droite, tiers inférieur, coup de feu, Orléans, 4 décembre. — Ankylose tibio-tarsienne avec changement de rapport des os de cette articulation, engorgement considérable et persistant du pied, plaie fistuleuse entretenue par la présence de nombreuses et volumineuses esquilles.

Rochefort, Marien, né le 20 juillet 1839, Bromont (Puy-de-Dôme), 3e zouaves. — Perte du pouce droit, coup de feu, Frœschwiller.

Rochefort, Eugène, 2e de ligne, caporal. — Plaie contuse à la cuisse gauche, coup de feu, Sedan. — Cicatrices adhérentes.

Rochelle, Jean-Marie, 1er de ligne.—Fracture de l'humérus gauche, coup de feu, Sainte-Barbe.

Rocher, André, né le 12 août 1849, Aiguilhe (Haute-Loire), 15e artill. — Fracture comminutive du péroné gauche, tiers inférieur, coup de feu, Villers-Bretonneux. — Déviation du pied en dedans, faiblesse de l'articulation tibio-tarsienne, paralysie incomplète des fléchisseurs des orteils.

Rocher, Etienne-Jean-Marie, né le 27 janvier 1843, Saint-Etienne (Loire), 1er génie. — Plaie pénétrante de l'épaule droite, fracture de la clavicule et lésion du poumon de ce côté, coup de feu, Saint-Privat. — Dyspnée et gêne des mouvements du bras.

Rocher, Louis-Alexandre, né le 28 octobre 1848, le Mans (Sarthe), 1er génie. — Plaie contuse à la jambe droite, au-dessous du ligament rotulien, éclat d'obus, Sedan.—Gêne dans la marche.

Rocheteau, Joseph, né le 13 août 1846, Saint-Sulpice-de-Royan (Charente-Inférieure), 65e de ligne. — Fracture de l'orbite gauche, éclat d'obus, Sedan. — Atrophie de la rétine et de la choroïde, perte de la vision à gauche.

ROCHETEAU, Pierre-Louis, né le 17 septembre 1848, Vernansault (Vendée), garde mob. de la Vendée. — Fracture comminutive de la jambe gauche, coup de feu, Champigny. — Raccourcissement du membre, cicatrices adhérentes, ankylose fémoro-tibiale et tibio-tarsienne.

ROCHETIN, Laurent, 48e de ligne. — Plaie contuse à la cuisse droite, coup de feu, Mézières, 28 novembre.

ROCHETTE, 17e chass. à pied. — Plaie pénétrante au pied gauche, coup de feu, Frœschwiller.

ROCHETTE, Eugène, 52e de ligne. — Plaie contuse à la cuisse gauche, coup de feu, Arthenay, 2 décembre.

ROCHETTE, Joseph, né le 2 septembre 1839, Saint-Montant (Ardèche), 3e zouaves, caporal. — Fracture de l'extrémité supérieure du radius gauche, coup de feu, Frœschwiller. — Amaigrissement et pronation forcée de l'avant-bras, gêne des mouvements des doigts.

ROCHON, Jules, garde mob. du Rhône, caporal. — Plaie contuse à la jambe droite, éclat d'obus, les Perches, 26 janvier. — Atrophie du membre avec gêne notable dans la marche.

ROCHRIG, Charles, 1er de ligne. — Perte du doigt indicateur droit, coup de feu, Gravelotte.

ROCQ, François, né le 5 janvier 1842, Vivonne (Vienne), 11e de ligne. — Fracture comminutive de la main droite, coup de feu, Saint-Pierre-la-Cluse, 1er février. — Ankylose métacarpo-phalangienne des quatre derniers doigts.

RODARIE, Joseph-Marie, né le 2 juillet 1846, Ambert (Puy-de-Dôme), 18e de ligne, musicien. — Plaie en séton à la partie inférieure postérieure de la cuisse droite, coup de feu, Sedan. — Atrophie considérable de la jambe, projection du pied en bas (ne peut appuyer que l'extrémité des orteils).

RODIER, Jean, né le 9 avril 1842, Adriers (Vienne), 33e de ligne. — Plaie contuse à la partie inférieure de la cuisse droite, coup de feu, Orléans.

RODIER, Jean, 87e de ligne. — Plaie contuse au thorax, et pénétration à l'avant-bras droit, coup de feu, Strasbourg, 22 septembre. — Cicatrice douloureuse à l'avant-bras, gêne des mouvements des doigts.

RODIER, Jean, 56e de ligne. — Fracture comminutive de l'humérus droit, coup de feu, Frœschwiller. — Ankylose du coude dans la demi-flexion, atrophie du membre.

RODIER, Joseph, né le 18 novembre 1843, Murat (Cantal), 56e de ligne. — Fracture comminutive de l'humérus droit, coup de feu, Frœschwiller. — Ankylose du coude dans la demi-flexion, atrophie du membre.

ROGÉ, François, né le 6 décembre 1847, Toulouse (Haute-Garonne), 114e de ligne, sergent. — Plaie contuse à la partie interne de la cuisse gauche, coup de feu, Paris, 2e siége. — Douleur et gonflement après la marche.

ROGEAUX, Jean-Baptiste-Joseph, 1er de ligne. — Fracture du fémur droit, coup de feu, Saint-Privat. — Raccourcissement et consolidation vicieuse.

ROGER, Augustin, 109e de ligne. — Plaie contuse à la cuisse gauche, coup de feu, Paris, 25 mai. — Cicatrice adhérente.

ROGER, Jacques-Paul, né le 5 février 1849, Ids-Saint-Roch (Cher), 10e de ligne. — Plaie à la face, lésion de la langue, coup de feu, l'Hay. — Immobilité de la langue, parole inintelligible, gêne de la déglutition, cicatrice adhérente et bridée des muscles génio-glosses.

ROGER, Jean-Denis-Cyriaque, 7e artill. — Contusion violente à la cuisse droite, coup de pied de cheval, les Ormes (Loiret), 25 novembre. — Tumeur osseuse du fémur.

ROGER, Joseph, né le 21 janvier 1846, Thilay (Ardennes), 99e de ligne. — Plaie pénétrante à la région lombaire, coup de feu, Frœschwiller. — Balle enkystée dans les tissus, paralysie incomplète du membre inférieur droit.

ROGER, Romain, né le 23 octobre 1849, Chérencé-le-Roussel (Manche), 94e de ligne. —

Fracture des maxillaires supérieur et inférieur gauches, coup de feu, Champigny, 30 novembre. — Perte de 8 dents, gêne considérable dans la parole et la mastication.

Roger, Zacharie, garde nationale de la Seine. — Fracture comminutive du radius droit, tiers supérieur, coup de feu, Buzenval. — Perte presque absolue des mouvements de rotation et de supination de l'avant-bras, avec flexion incomplète des doigts.

Rognon, Amand-Constant, garde mob. de l'Yonne. — Plaies contuses à la jambe gauche, 2 coups de feu, Beaumont, 8 décembre. —Arthrite du genou, plaie fistuleuse, cicatrice adhérente au tibia.

Roguez, Arthur-Benoni, né le 17 décembre 1848, la Neuville-Roy (Oise), 10e de ligne. — Fracture du maxillaire inférieur, coup de feu, Saint-Privat. — Résection du maxillaire inférieur, perte considérable de substance musculaire, déformation de la face.

Rohon, Jean-Marie, 55e de ligne. — Plaies déchirées au niveau du pli de la fesse gauche et aux membres inférieurs, 8 éclats d'obus, Drancy, 17 janvier.

Roland, Baptiste, 54e de ligne. — Plaie contuse à la face dorsale de l'avant-bras droit, éclat d'obus, Gravelotte. — Cicatrice allongée et adhérente, gêne dans la flexion et l'extension de la main.

Roland, Félicien-François-Joseph, né le 30 juin 1844, Namur (Belgique), rég. étranger. — Plaies pénétrantes au coude droit et au poignet gauche avec lésions osseuses de ces articulations, coups de feu, Orléans. — Ankylose du coude à angle droit, ankylose du poignet avec immobilité des doigts.

Roland, Pierre-Maurice, 7e lanciers. — Fracture du col du fémur (?), chute de cheval, Besançon, 21 janvier. — Claudication.

Rolet, Louis, garde mob. de Loir-et-Cher. — Fracture du doigt médius droit, éclat d'obus, Loigny. — Ankylose de ce doigt dans la flexion permanente.

Rolhion, Jean, né le 3 avril 1848, Valeivières (Puy-de-Dôme), 3e zouaves. — Fracture du radius gauche, coup de feu, Frœschwiller. — Consolidation vicieuse, déformation de l'avant-bras, large cicatrice adhérente, perte absolue des mouvements du poignet et des doigts.

Rolin, Téogène-Jules-Etienne, né le 30 décembre 1848, Ecriennes (Marne), garde mob. de la Marne. — Lésion de l'olécrane gauche et section du nerf cubital, coup de sabre, Passavant, 25 août. — Paralysie des doigts auriculaire, annulaire et médius.

Rolland, Alexandre, 4e zouaves. — Plaie contuse à la partie supérieure du mollet droit, coup de feu, Champigny, 30 novembre. — Paralysie du gros orteil.

Rolland, Etienne, 19e chass. à pied. — Plaie contuse à la main gauche, coup de feu, Sedan. — Paralysie des doigts auriculaire et annulaire.

Rolland, François-Marie, 135e de ligne. — Plaie contuse à la cuisse gauche, coup de feu, Epinay, 28 novembre. — Cicatrice adhérente.

Rolland, Jacques, garde mob. du Loiret. — Plaie contuse à la cuisse droite, partie supérieure antérieure, éclat d'obus, Champigny. — Erysipèle phlegmoneux, cicatrice étendue et bridée.

Rolland, Jean-Marie-Michel, 34e de ligne. — Congélation, Héricourt. — Perte partielle des orteils des deux pieds.

Rolland, Yves, né le 25 mars 1847, Ploumilliau (Côtes-du-Nord), garde mob. des Côtes-du-Nord. — Fracture comminutive de l'humérus droit, coup de feu, fort de Rosny. — Consolidation vicieuse, pseudarthrose de l'humérus, ankylose scapulo-humérale.

Rollet, Benoît, né le 28 mars 1841, Vienne (Isère), éclaireurs du Havre, maréchal des logis. — Contusion violente au genou gauche, chute de cheval, Montvilliers. — Ankylose incomplète et déformation du genou, amaigrissement du membre.

Rollet, Jérôme, né le 2 juin 1845, Cohënnoz (Savoie), 3e de ligne. — Fracture des tubérosités du tibia droit, coup de feu, Sedan. — Evidement du tissu spongieux, suppuration persistante, raccourcissement et faiblesse du membre.

Rollet, Pierre, 114e de ligne. — Perte partielle de l'indicateur droit, coup de feu, Châtillon, 13 octobre.

Rollin, Charles-Frédéric, 73e de ligne. — Fracture du fémur droit, coup de feu, Saint-Privat. — Consolidation incomplète, claudication.

Rollin, Nicolas-Célestin, né le 3 décembre 1827, Martinvelle (Vosges), 40e de ligne, capitaine. — Fracture comminutive du fémur gauche, coup de feu, Spickeren. — Consolidation vicieuse, raccourcissement de 7 centimètres, plaie fistuleuse, ankylose du genou.

Romageon, Hippolyte, 21e chass. à pied. — Plaies contuses aux deux mains, coup de feu, l'Hay, 30 septembre. — Perte des mouvements de la main droite avec ankylose du poignet, perte des 2e et 3e phalanges des 4 derniers doigts gauches.

Romagné, François-Félix, né le 7 mai 1838, Parigné (Ille-et-Vilaine), 26e de ligne. — Fracture du maxillaire inférieur, coup de feu, Saint-Privat. — Cicatrice adhérente, les arcades dentaires ne se correspondent plus.

Romand, Auguste-Pierre, né le 3 mai 1848, Vif (Isère), garde mob. de l'Isère. — Fractures multiples du fémur droit, coup de feu, Château-Renault, 9 janvier. — Raccourcissement de 5 centimètres, ankylose du genou.

Romand, Jules-Gustave, 84e de ligne, caporal. — Plaie contuse à la main droite, coup de feu, le Mans, 11 janvier. — Perte partielle de l'indicateur.

Romane, Antoine, né le 2 novembre 1843, Huriel (Allier), 45e de ligne. — Plaie à la joue gauche, coup de feu, Sedan. — Paralysie de la moitié gauche de la face, ophthalmie chronique avec paralysie de l'orbiculaire des paupières.

Romanu, Georges, 2e zouaves. — Fracture de la main gauche, coup de feu, Héricourt, 15 janvier. — Ankylose et rétraction du doigt médius.

Romary, François-Alfred-Constant, né le 4 octobre 1844, Xertigny (Vosges), 8e de ligne, sous-lieutenant. — Plaie contuse au bras droit, éclat d'obus, Petit-Bry, 2 décembre. — Cicatrice inodulaire de 17 centimètres à la partie externe antérieure du bras, s'étendant de l'épicondyle à la partie supérieure du membre et profondément adhérente à l'humérus, ankylose du coude dans la demi-flexion, douleurs nerveuses dans la main et les doigts.

Romeu, Antoine-Bonaventure-Marc, né le 19 mars 1849, Llagonne (Pyrénées-Orientales), 42e de ligne. — Perte des 2e et 3e phalanges de l'indicateur droit, coup de feu, Champigny.

Romeyron, Jean, 27e de ligne. — Plaie contuse à la jambe gauche, éclat d'obus, Sedan. — Vaste cicatrice adhérente à la partie antérieure externe.

Romier, Jean, 2e légion de marche du Rhône. — Plaie compliquée à l'avant-bras droit, coup de feu, Nuits, 18 décembre. — Déviation de la main en dedans avec paralysie incomplète des 4 derniers doigts, atrophie de l'avant-bras.

Rommelaere, Louis-Augustin, né le 12 septembre 1850, Watten (Nord), 91e de ligne. — Plaie contuse à la cuisse gauche, coup de feu, Pont-Noyelles. — Pourriture d'hôpital, perte de substance musculaire de 2 centimètres et demi de profondeur, vaste cicatrice adhérente, de 12 centimètres de haut sur 21 de large, amaigrissement du membre.

Rondé, Pascal-Théodore, 60e de ligne. — Plaie pénétrante de poitrine, coup de feu, Rezonville.

Rondeau, Alfred-Eugène, garde mob. de l'Orne. — Plaie contuse à la partie antérieure du thorax, coup de feu, Lombron (Sarthe). — Vaste cicatrice adhérente.

Rondeau, Auguste-Lucien, né le 8 janvier 1846, Crennes (Mayenne), 64e de ligne. — Fracture du péroné droit, partie inférieure, coup de feu, Borny. — Cicatrice profonde et adhérente, gêne des mouvements de la jambe.

Rondeau, Pierre, né le 20 septembre 1847, Monségur (Gironde), 98e de ligne. — Fracture comminutive de l'avant-bras droit et du 4e métacarpien, coup de feu, Gravelotte. — Ankylose du poignet et de l'annulaire avec gêne des mouvements des autres doigts.

Rondel, Jean-Marie, 12e chass. à pied. — Fracture de l'os malaire et du maxillaire supérieur gauches, coup de feu, Chenebier (Haute-Saône). — Cicatrice profonde et adhérente à la partie inférieure de l'orbite.

Rondet, Jean, garde mob. du Cher. — Plaie contuse à la jambe droite, coup de feu, Juranville. — Atrophie de la jambe.

Rondet, Jean, 27e de ligne. — Fracture du cubitus droit, coup de feu, Sedan.

Rondet, Paul, né le 22 mars 1844, Dun-le-Roy (Cher), 52e de ligne. — Fracture comminutive du cubitus gauche, éclat d'obus, Sedan. — Paralysie et atrophie de la main avec perte de l'usage du membre.

Ronet, Amédée, né le 12 mars 1847, Senan (Yonne), 58e de ligne. — Mutilation de la face, éclat d'obus, Sedan. — Perte de l'œil gauche, du nez et d'une grande partie du maxillaire supérieur gauche.

Rongé, Jean-Frédéric, né le 28 juin 1838, Pouilly (Nièvre), 7e chass. à cheval. — Contusion violente à la région dorsale, éclat d'obus et chute de cheval, fort d'Ivry, 2e siége. — Surdité, paraplégie incomplète.

Rongeat, François, né le 6 juillet 1845, Romans (Drôme), 55e de ligne. — Fracture du 5e métatarsien, pied gauche, coup de feu, Gravelotte. — Saillie osseuse à la région plantaire.

Ronn, Victor, 57e de ligne. — Plaie oblique à travers le coude gauche, éclat d'obus, Gravelotte. — Ankylose du coude, plaie fistuleuse.

Ronné, François, garde mob. de la Mayenne. — Plaie contuse au bras (?), coup de feu, Bricq, 2 décembre. — Ankylose incomplète du coude.

Ronot, Gustave, né le 17 février 1850, Paris, garde nationale de la Seine, 69e bataillon. — Désorganisation du globe oculaire droit, éclat d'obus, Billancourt, 8 janvier.

Ronzier, Henri-Joseph, 79e de ligne. — Plaie pénétrante au dos, coup de feu, Beaune-la-Rolande. — Gêne des mouvements du tronc.

Ronzon, Jean-Claude, né le 23 mai 1848, Coise (Rhône), 73e de ligne. — Fracture comminutive de la jambe gauche, coup de feu, sous Metz, le (?). — Hernie musculaire, cicatrice adhérente.

Rophile, Claude-Alphonse, né le 14 septembre 1824, Sallanches (Haute-Savoie), 1re légion de la garde républicaine. — Bronchite spécifique, fatigues, 1870-71. — Induration au sommet du poumon gauche.

Roquebernou, Joseph, né le 12 décembre 1841, Villauton (Aude), 52e de ligne. — Plaie contuse à la jambe droite, coup de feu, les Ormes. — Plaie fistuleuse, gêne dans la marche.

Roquehort, Jean, né le 9 avril 1844, Jurançon (Basses-Pyrénées), éclaireurs béarnais, caporal. — Fracture intra-articulaire du genou droit, éclat d'obus, Alençon, 15 janvier. — Abcès multiples, ankylose du genou, œdème de tout le membre.

Roques, Bernard-Quercy, né le 15 avril 1850, Saint-Antonin (Tarn-et-Garonne), 30e de ligne. — Plaie contuse au pied gauche, coup de feu, Patay. — Rétraction de l'extenseur commun des orteils.

Roques, Jean, 16e chass. à pied. — Perte du doigt médius gauche, coup de feu, Sedan. — Ankylose de l'indicateur, gêne des mouvements des trois autres doigts.

Roques, Jean-François, 46e de ligne. — Perte partielle du gros orteil gauche, coup de feu, Vombacourt (Vosges). — Cicatrice adhérente.

Roques, Joseph, 36e de ligne. — Plaie contuse à la hanche gauche, coup de feu, Wœrth. — Nécrose de l'os iliaque, plaie fistuleuse à la fesse.

Roques, Joseph, dit Lardy, 87e de ligne. — Plaie pénétrante des deux cuisses et du jarret droit, coup de feu, Strasbourg, 12 septembre.

Roques, Thomas, né le 13 août 1850, Boujan (Hérault), 42e de ligne. — Plaie compliquée à l'avant-bras droit, coup de feu, Issy, 1er mai. — Ligature de l'artère radiale, cicatrices adhérentes, perte de la flexion de la main et des trois premiers doigts, rétraction permanente des deux autres.

Roquet, Henri-Louis-Joseph, né le 21 mai 1841, Busigny (Nord), 43e de ligne. — Plaie pénétrante au niveau de l'articulation tibio-péronéo-tarsienne. — Cicatrice étendue et adhérente, ankylose tibio-tarsienne.

Roret, Pierre-Victor, 30e de ligne. — Perte partielle de l'indicateur droit, coup de feu, Villersexel.

Rosand, Louis, 87e de ligne. — Fracture de l'extrémité inférieure du péroné gauche, éclat d'obus, Asnières, 1er mai. — Cal volumineux, gêne des mouvements de l'articulation tibio-tarsienne.

Rosdin, Pierre, né le 8 septembre 1846, Troyes (Aube), 3e de ligne. — Fracture de la jambe gauche, coup de feu, Froeschwiller. — Ankylose tibio-tarsienne, paralysie et rétraction de la jambe.

Rose, Joseph-Pierre, né le 12 avril 1837, Soudan (Loire-Inférieure), 79e de ligne. — Fracture comminutive de l'humérus droit, coup de feu, Nompatelize, 6 octobre. — Cal difforme, cicatrice très-adhérente, ankylose du coude à angle droit.

Rose, Jules, 1er bataillon d'inf. légère d'Afrique. — Perte du pouce gauche, plaie contuse au pied gauche, coup de feu, Beaune-la-Rolande, 28 novembre.

Rose, Narcisse-François-Faustin, né le 6 septembre 1845, Souvans (Jura), 22e de ligne. — Plaie pénétrante à la cuisse gauche, coup de feu, Champigny. — Balle enkystée, amaigrissement de la cuisse.

Rosenblatt, Jean-Chrysostôme, né le 26 mars 1847, Stetten (Haut-Rhin), 23e de ligne. — Perte du doigt médius et de la 3e phalange de l'indicateur, main droite, coup de feu, Gravelotte.

Roset, Joseph, né le 7 mai 1843, Arcine (Haute-Saône), 2e génie. — Fracture comminutive de la jambe droite, tiers supérieur, coup de feu, Longwy, 23 janvier. — Ankylose du genou dans la demi-extension, cicatrice adhérente.

Rosier, Joseph, 33e de ligne. — Plaie contuse au bras gauche, coup de feu, Bapaume. — Extension exagérée de l'avant-bras.

Rossage, Ernest, né le 4 septembre 1853, Paris, 211e bataillon, garde nationale de la Seine. — Fracture de l'humérus droit, tiers supérieur, coup de feu, Buzenval. — Esquilles, plaies fistuleuses persistantes, affaiblissement et atrophie du membre.

Rossard, Aimé, né le 31 décembre 1846, Sanxay (Vienne), 17e de ligne. — Fracture du 1er métacarpien, main droite, coup de feu, Montmesly, 30 novembre. — Ankylose métacarpophalangienne du pouce avec perte de tout mouvement.

Rossetti, Maurice-François-Fortuné, né le 7 novembre 1835, Gorbio (Alpes-Maritimes), 37e de ligne. — Plaie contuse à la jambe droite, coup de feu, Morée. — Large cicatrice adhérente.

Rossi, Paul-Antoine, 34e de ligne. — Plaie compliquée à l'avant-bras droit, éclat d'obus, les Ormes. — Flexion de l'avant-bras, cicatrices adhérentes.

Rossignol, Alphonse-Alexandre, né le 30 mai 1847, Yvetot (Seine-Inférieure), 70e de ligne. — Plaie contuse à la partie supérieure interne du bras droit, coup de feu, Sedan. — Déformation de la main, atrophie du membre.

Rossignol, Antoine, né le 11 décembre 1847, Chazelles-sur-Lyon (Loire), 27e de ligne. — Plaie contuse à la jambe gauche, coup de feu, Sedan. — Ostéite du tibia, plaies fistuleuses, gêne dans la marche.

Rossignol, Cyriaque-Marc, né à Montigny (Nord), 17e chass. à pied. — Fracture de l'os iliaque gauche, coup de feu, Saint-Quentin.

Rossignol, Jean, 28e de ligne. — Plaie contuse à la partie supérieure du bras gauche et à l'aisselle, coup de feu, Saint-Privat. — Gêne dans l'épaule et le bras.

Rossignol, Wilfride-Jean, 54e de ligne. — Plaies au doigt médius, main droite, piqûre par pointe d'os, le 28 novembre (?). — Phlegmon, ankylose incomplète et atrophie de ce doigt, cicatrice adhérente.

Rossille, Jean-Pierre-Reymond, né le |1er septembre 1849, Boffres (Ardèche), 61e de ligne. — Plaie pénétrante à la partie antérieure de l'articulation scapulo-humérale droite, coup de feu, Héricourt. — Ankylose dans l'adduction.

Rostaing, Joseph-Alfred, 8e chass. à pied, caporal. — Plaie contuse au pied gauche, coup de feu, Beaugency. — Ankylose du gros orteil, cicatrice adhérente, gêne dans la marche.

Roth, Jean-Mathias, 19e artill. — Plaie contuse à la cuisse droite, éclat d'obus, Sedan.— Cicatrice adhérente.

Rottembourg, Louis-Ernest, né le 17 février 1847, Paris (Seine), garde mob. de la Seine. — Plaie compliquée à la cuisse gauche, coup de feu, Epinay. — *Ligature de l'artère fémorale.*

Rouaix, Etienne, né le 11 août 1831, Castelnau-Durban (Gironde) 1es zouaves.—Plaie contuse au creux axillaire gauche, coup de feu, Héricourt.—Atrophie et paralysie de la main et de la partie inférieure du bras.

Rouanès, Yves, 69e de ligne. — Fracture comminutive de la main droite, coup de feu, Bapaume.—Paralysie partielle de la main.

Rouanet, Paul, né le 4 mars 1846, Saint-Pons (Hérault). 92e de ligne. — Congélation, Chagny, armée de l'Est. — Perte des orteils, pied gauche, abcès multiples et pourriture d'hôpital à la partie supérieure interne de la jambe gauche, amaigrissement considérable et faiblesse du membre, la jambe en demi-flexion, large cicatrice adhérente et profonde.

Rouanet, Pierre, né le 12 septembre 1847, Soulié (Hérault), 36e de ligne, caporal. — Fracture comminutive de la jambe droite, tiers inférieur, éclat d'obus, Frœschwiller. — Ankylose tibio-tarsienne avec demi-paralysie des orteils.

Rouard, Laurent, 96e de ligne. — Plaie contuse à la main gauche, coup de feu, Frœsch-willer. — Ankylose métacarpo-phalangienne du pouce fixé dans l'extension et renversé en arrière.

Rouaret, Louis-Pierre-Emile, né le 2 novembre 1836, Roujan (Hérault), 2e zouaves, caporal. — Plaie à travers le genou gauche, de la rotule au creux poplité, coup de feu, Frœschwiller. — Ankylose du genou.

Rouaud, Amédée, né le 21 décembre 1841, Rennes (Ille-et-Vilaine), 2e zouaves. — Plaies contuses à la jambe gauche, fracture du crâne, coups de feu, Frœschwiller. —Perte de substance osseuse, large cicatrice très-profonde au sommet de la tête, hémiplégie incomplète à droite, douleurs vives dans la moitié droite de la face, éclatant surtout aux changements de temps.

Roubaud, Joseph-Adrien, né le 19 novembre 1821, Thor (Vaucluse), 73e de ligne.—Fracture comminutive de l'avant-bras gauche, coup de feu, Saint-Privat.—Consolidation vicieuse, déformation considérable de l'avant-bras fixé dans la pronation permanente.

Roubaud, Louis-André, 15e de ligne. — Perte des 2e et 3e phalanges du médius droit, coup de feu, Saint-Privat.

Rouber, Emile-Ulysse, 114e de ligne.—Plaie compliquée à la jambe gauche, coup de feu, Champigny, 30 novembre. — Varices volumineuses et gêne dans la circulation veineuse.

Roubertou, Martial, né le 5 février 1848, Gimel (Corrèze), 47e de ligne. — Fracture comminutive de la jambe gauche, au-dessus des malléoles, coup de feu, Frœschwiller. — Nombreuses esquilles, ankylose incomplète tibio-tarsienne.

Rouby, André-Victor, né le 10 février 1848, Saint-Félicien (Ardèche), 82e de ligne. — Fracture du coude gauche, coup de feu, moulin de Cachan, 18 mai. — Ankylose du coude, atrophie du membre, perte des mouvements de flexion et d'extension de la main et des doigts.

Roucairol, Esprit-Marius, né le 19 décembre 1845, Béziers (Hérault), 36e de ligne. — Plaie contuse au creux poplité droit, érosion du tibia, coup de feu, Paris, 2e siége.—Gêne des mouvements de la jambe, bronchite chronique, fatigues, 1870-71.

Rouch, François, né le 29 août 1835, Lescure (Ariége), 51e de ligne. — Perte des 2e et 3e phalanges de l'indicateur droit et plaie contuse à la main gauche, coup de feu, Yvré-l'Evêque. — Carie de la 3e phalange de l'indicateur gauche.

Rouch, Isidore, 58e de ligne.—Plaie pénétrante du bassin, coup de feu, le Mans.—Gêne des mouvements de cette région.

Rouch, Michel, né le 15 août 1825, Montpellier (Hérault), 77e de ligne, sergent.—Plaie à travers le pied droit, de dehors en dedans, coup de feu, Gravelotte. — Nombreuses esquilles, engorgement considérable du tissu osseux, ankylose tibio-tarsienne, plaie fistuleuse à la partie interne du pied.

Rouchon-Mazeirat, Léon-Léonard, 17e de ligne. — Plaie contuse à la partie moyenne de la cuisse droite, partie interne moyenne, coup de feu, Montmesly, 30 novembre.

Rouchouse, Pierre, né le 8 juin 1844, Saint-Etienne (Loire), 84e de ligne. — Plaie à la partie supérieure du pariétal gauche, coup de baïonnette, en captivité.—Atrophie rétinienne de l'œil droit et perte totale de la vision de ce côté, perte incomplète de la vision à gauche.

Rouchon-Mazerat, Joseph, 2e zouaves, sergent. — Plaie contuse à la partie supérieure antérieure de la cuisse droite, coup de feu, Frœschwiller. — Cicatrice profonde et adhérente.

Roudié, Jean, 56e de marche. — Plaie pénétrante de la cuisse et de la fesse gauches, coup de feu, Beaumont, 7 décembre.

Roudier, François, né le 25 janvier 1849, Peyrillac (Haute-Vienne), 14e de ligne. — Fracture du maxillaire inférieur gauche, coup de feu, Champigny, 30 novembre. — Déviation du maxillaire et gêne dans la mastication.

Roudière, Etienne-Eugène, né le 16 novembre 1848, Sainte-Colombe-sur-l'Hers (Aude), 96e de ligne. — Fracture du cubitus gauche, coup de feu, Frœschwiller. — Cicatrice adhérente à l'avant-bras.

Roudil, Guillaume, né le 1er juin 1838, Lorcières (Cantal), 87e de ligne.—Plaie à travers le côté gauche de la face, d'arrière en avant et de bas en haut, coup de feu, Strasbourg, 2 septembre. — Fistule lacrymale avec perte de l'œil gauche, anesthésie du côté gauche de la face.

Roudon, Jean-Antoine, 20e artill. — Fracture du radius droit, tiers inférieur, éclat d'obus, Frœschwiller. — Cicatrice adhérente.

Roué, Yves, né le 6 juillet 1841, Plouénac (Finistère), 43e de ligne. — Fracture de la jambe gauche, éclat d'obus, le Mans.—Cicatrice profonde et adhérente, atrophie du membre avec gêne dans ses mouvements.

Rouello, Jean, 17e de ligne. — Fracture du doigt médius gauche, coup de feu, Mouzon. — Rétraction partielle des fléchisseurs des trois derniers doigts.

Rouet, François, 61e de ligne. — Plaies en séton à la cuisse gauche, 2 coups de feu. — Plaie contuse au mollet droit, éclat d'obus, Héricourt.

Rouet, Pierre, né le 31 décembre 1846, Parnac (Indre), garde mob. de l'Indre.—Fracture comminutive de la jambe droite, au-dessus des malléoles, accident de chemin de fer, Colombier près Neuchâtel (Suisse), 22 mars (rapatriement). — Ankylose tibio-tarsienne avec luxation irréductible en dedans et changement de rapports de surfaces articulaires.

Rouff, Narcisse, 13e de ligne. — Plaie contuse à la main gauche, coup de feu, Gravelotte. — Atrophie des doigts indicateur et médius avec ankylose de la 1re avec la 2e phalange de l'indicateur.

Rouffiac, Auguste, né le 31 janvier 1849, Marvejols (Lozère), 20e de ligne. — Perte du doigt indicateur gauche, coup de feu, Montretout.

Rougamont, Jean-Baptiste, 138e de ligne. — Fracture de l'avant-bras droit, coup de feu, le Bourget, 21 décembre. — Ankylose incomplète du coude, extension permanente des quatre derniers doigts, soudure des deux os de l'avant-bras fixé en supination.

Rougé, Charles-Auguste, 75e de ligne. — Plaie contuse à la jambe gauche, éclat d'obus, Wissembourg.

Rougé, Pierre-Louis, né le 2 décembre 1837, Tresbœuf (Ille-et-Vilaine), 10e chass. à pied. — Plaie contuse à la partie inférieure du bras droit, coup de feu, Strasbourg. — Semi-ankylose du coude et perte des mouvements de la main.

Rougemaillo, Joseph-Emile, né le 27 novembre 1843, Thiais (Seine), 4e de ligne. — Bronchite tuberculeuse, privations en captivité.

Rougemont, Joseph, né le 24 mars 1832, Béthune (Pas-de-Calais), 9e artill., maréchal des logis. — Plaie compliquée au bras gauche, coup de feu, Frœschwiller. — Cicatrices adhérentes, paralysie de l'avant-bras.

Rougeot, Charles-François-Xavier, né le 24 janvier 1847, Vermondans (Doubs), 73e de ligne. — Fracture comminutive du fémur droit, coup de feu, Saint-Privat. — Raccourcissement considérable, plaies fistuleuses persistantes, ankylose du genou dans l'extension.

Rougeron, Michel, 2e chass. à pied. — Plaie contuse au creux axillaire droit, coup de feu, Saint-Privat. — Paralysie partielle du bras.

Rouget, Auguste, né le 25 novembre 1824, Toulouse (Haute-Garonne), 1er bat. des voltigeurs du Nord, sergent. — Fracture intra-articulaire du coude droit, coup de feu, Bapaume. — Ankylose du coude à angle droit, atrophie de la partie inférieure du bras et de l'avant-bras, semi-ankylose du poignet avec perte de la plupart des mouvements des doigts.

Rouget, Louis, 62e de ligne. — Plaie contuse au genou droit, coup de feu, Sainte-Barbe. — Cicatrice adhérente.

Rouget, Philibert, né le 13 juin 1845, la Chapelle-Naude (Saône-et-Loire), 61e de ligne. — Plaie contuse à la cuisse gauche, érosion du fémur, coup de feu, Beaumont (Ardennes). — Cicatrices adhérentes.

Rouget, Raymond, né le 24 février 1844, Castillon (Ariège), 16e de ligne. — Plaie contuse à la face dorsale du poignet droit, fracture de l'os iliaque gauche, éclats d'obus, Ricourt (Doubs), 16 janvier. — Flexion permanente des 4e et 5e doigts, main droite, claudication et atrophie du membre inférieur gauche.

Rougeux, Louis, né le 22 octobre 1847, Auvet (Haute-Saône), 65e de ligne. — Fracture comminutive de la main droite, éclat d'obus, Sedan. — Perte de l'indicateur droit, atrophie de la main avec ankylose incomplète des autres doigts.

Rougier, Jean-Baptiste, né le 29 juin 1849, Celles (Vosges), 1er rég. du train des équipages militaires. — Congélation, Pontarlier. — Déformation avec ongle incarné du gros orteil gauche, rhumatisme chronique des membres inférieurs, gêne dans la marche.

Rougiers, Giraud, 6e de ligne. — Plaie contuse au poignet droit, érosion du radius, fracture du pouce et de l'indicateur, main droite, 2 coups de feu, Saint-Privat. — Gêne des mouvements de ces deux doigts.

Rouguère, Etienne-Joseph-Sauveur, né le 4 mai 1839, Perpignan (Pyrénées-Orientales), 1er chass. d'Afrique, maréchal des logis. — Plaie à travers l'épaule droite, d'avant en arrière, plaie pénétrante à l'aine droite, 2 coups de feu, Sedan. — Trois cicatrices à la région sacrée (sortie de la balle en plusieurs fragments), demi-paralysie du rectum, incontinence d'urine, paralysie incomplète de la jambe droite et complète du sentiment du pied droit.

Rouhier, Louis, né le 20 mars 1845, Vollans (Deux-Sèvres), 77e de ligne. — Fracture du poignet droit, coup de feu, Styring-Wendel. — Ankylose du poignet avec extension permanente des doigts.

Rouilhac, Martial, né le 17 juillet 1848, la Geneytouse (Haute-Vienne), 64e de ligne. — Plaie contuse à l'épaule gauche, coup de feu, Borny. — Esquilles, cicatrices adhérentes à la fosse sous-épineuse, gêne et douleurs des mouvements de l'épaule et du bras.

Rouillac, Joseph-Marie, 83e de ligne. — Apoplexie cérébrale, fatigues, siége de Metz. — Hémiplégie incomplète du côté droit.

Rouillard, Mathurin, 12e de ligne. — Plaie contuse à la cuisse gauche, coup de feu, Châtillon sous Paris, 30 septembre. — Gêne dans la marche.

Rouillé, François-Marie, 62e de ligne. — Fracture de l'humérus gauche, coup de feu, Borny. — Affaiblissement du bras.

Rouillère, Joseph-Charles, garde mob. de Maine-et-Loire. — Plaie pénétrante de l'abdomen, lésion intestinale, coup de feu, Villorceau, 8 décembre.

Rouis, Louis, dit Chambetti, 110e de ligne. — Variole épidémique, Châtillon sous Paris, 4 avril. — Désorganisation du globe oculaire droit.

Rouja, Germain, 37e de ligne. — Plaie contuse à la cuisse droite, coup de feu, Arthenay, 2 décembre. — Atrophie du membre.

Rouja, Louis, 66e de ligne. — Perte du doigt indicateur droit, Beaune-la-Rolande.

Roul, Jean-André-Marius, né le 18 août 1836, Marseille (Bouches-du-Rhône), 24e chass. à pied, caporal. — Fracture de l'épitrochlée et plaie contuse à l'avant-bras droit, coup de feu, Ladonchamps, 7 octobre. — Ankylose du coude, l'extension de l'avant-bras ne dépasse pas l'angle droit.

Rouland, Etienne, né le 8 juillet 1847, Terrasson (Dordogne), 97e de ligne. — Mutilation de la face, partie inférieure, éclat d'obus, Gravelotte. — Perte de la partie horizontale du maxillaire inférieur, des dents et d'une partie des régions sublinguale et sus-hyoïdienne, très-grande difficulté dans la parole.

Rouleau, Baptiste, 71e de ligne. — Plaie en séton à la cuisse droite, coup de feu, Châtillon, 4 avril. — Cicatrice adhérente.

Roulet-Matton, Pierre-Alfey, né le 1er juin 1838, Voiron (Isère), 38e de ligne, caporal. — Fracture comminutive de l'humérus droit, coup de feu, Boulay (Loiret). — Déformation du bras, nombreuses cicatrices adhérentes, ankylose du coude, paralysie de l'avant-bras et de la main.

Roulin, François, 1er de ligne. — Fracture du 4e métatarsien, pied gauche, coup de feu, Sainte-Barbe. — Cicatrices douloureuses.

Roull, Charles, né le 1er février 1842, Soultz (Haut-Rhin), 57e de ligne, caporal. — Plaie pénétrante à l'œil droit, coup de feu, Verdun, 28 octobre. — Désorganisation du globe oculaire droit (la balle a été extraite en décembre 1870 à la partie latérale gauche du cou); surdité à gauche, névralgie faciale à droite.

Roulle, François, né le 2 décembre 1850, Nîmes (Gard), 2e zouaves. — Fracture comminutive de la jambe droite, tiers inférieur, coup de feu, Arthenay. — Ankylose tibio-tarsienne, atrophie du pied.

Roulleau, Augustin, 37e de ligne. — Plaie contuse au genou droit, coup de feu, Beaugency, 8 décembre. — Hernie inguinale double.

Roullet, Claude, né le 12 juillet 1846, Valencin (Isère), garde mob. de l'Isère. — Plaie contuse à la région fessière gauche, coup de feu, Yvré-l'Evêque. — Pourriture d'hôpital, vaste cicatrice profonde.

Roullet, Eugène-Félicien, né le 19 avril 1847, Saint-Vallier (Drôme), 14e inf. provisoire. — Désorganisation du globe oculaire gauche, coup de feu, Paris, 26 mai.

Roullet, Pierre, 22e de ligne. — Plaie en séton à la partie inférieure de la cuisse gauche, coup de feu, Sedan.

Roullier, Jules, 48e de ligne. — Fracture du cubitus gauche, tiers inférieur, coup de feu, Loigny, 2 décembre. — Gêne des mouvements de l'avant-bras, de la main et des doigts.

Roumaillac, Pierre, 5e de ligne. — Plaies contuses à la cuisse gauche et à la fesse droite, coup de feu, Sedan.

Roumanville, Jacques, garde mob. des Bouches-du-Rhône. — Plaie contuse à l'épaule droite, coup de feu, Azé (Loir-et-Cher), 6 janvier. — Perte de substance de l'épine du scapulum, gêne des mouvements de l'épaule et du bras.

Roumégoux, Antoine, garde mob. du Lot-et-Garonne. — Fracture du cubitus gauche, coup de feu, Beaugency.

Roumégoux, Henry-Pierre, né le 7 septembre 1849, Grèzes (Lot), 26e de ligne. — Coxalgie droite, fatigues, 1870-71. — Abcès multiples, ankylose coxo-fémorale.

Roumier, Jean, né le 6 octobre 1850, Guipy (Nièvre), 13e artill. — Contusion violente à la face, coup de pied de cheval, Meudon, 11 avril. — Perte de substance de la paupière supérieure gauche, cicatrice vicieuse, perte de l'œil gauche.

Rouot, Augustin-Marie, né le 15 janvier 1845, Semilly (Haute-Marne), 50e de ligne. — Perte de l'extrémité de la phalangette de l'indicateur droit, coup de feu, Wissembourg. — Paralysie et atrophie *récurrentes* du membre supérieur droit.

Roupeyroux, Henry, né le 29 janvier 1846, Montauban (Tarn-et-Garonne), 59e de ligne. — Plaie contuse à la partie inférieure postérieure de la cuisse droite, coup de feu, Conneré. — Cicatrice transversale déprimée fortement adhérente, gonflement du condyle interne du fémur, la jambe est dans le quart de flexion permanente.

Rouquette, Louis, né le 4 octobre 1850, Gaizes (Lot), 44e de ligne. — Fracture comminutive de la jambe droite, coup de feu, Juranville. — Esquilles, déformation de la jambe, claudication considérable.

Roure, François-Florentin, né le 22 juillet 1831, la Blachère (Ardèche), 100e de ligne, sergent. — Fracture comminutive de l'avant-bras gauche, coup de feu, Saint-Privat. — Abcès multiples, cicatrices profondes et adhérentes, atrophie de l'avant-bras et de la main.

Roure, Jean-Pierre, né le 12 janvier 1837, Thueyts (Ardèche), 10e artill. — Perte du pouce droit, coup de feu, Champigny, 2 décembre. — Taie à la partie inférieure de la cornée de l'œil droit, suite de (?).

Roure, Henri, 90e de ligne. — Plaie pénétrante au dos, coup de feu, Paris, 26 mai. — Balle non extraite, gêne dans la flexion du tronc.

Roure, Joseph, né le 8 mai 1846, Saint-Mélany (Ardèche), 38e de ligne. — Fracture comminutive de l'avant-bras gauche, coup de feu, le Bourget, 21 décembre. — Perte des mouvements du membre.

Roure, Joseph-Siméon, 30e de ligne. — Fracture comminutive du pied droit, Sedan. — Cicatrice adhérente à la face dorsale du pied.

Rous, Jean-Baptiste, 21e artill. — Fracture du cubitus gauche, à (?), 2 décembre. — Cicatrice adhérente et enfoncée, perte de la flexion des doigts.

Roussanne, Etienne, né le 4 juin 1845, Lagarde (Corrèze), 67e de ligne. — Plaie en séton à la cuisse gauche, au niveau du genou, coup de feu, Gravelotte. — Abcès multiples du genou, arthrite chronique, perte presque complète des mouvements de la jambe.

Roussaud, Pierre, 3e chass. à cheval. — Fracture de l'humérus droit, coup de feu sous Metz, 16 août. — Ankylose presque complète scapulo-humérale et incomplète du coude.

Rousse, François-Marie, 10e de ligne. — Plaies contuses aux deux cuisses, 2 coups de feu, Rezonville.

Rousse, Jean, 30e de ligne. — Perte de la 3e phalange du doigt annulaire gauche, éclat d'obus, Montbéliard. — Ankylose de ce doigt.

Rousse, Louis, né le 9 février 1842, Bain-sur-Allonnes (Maine-et-Loire), 51e de ligne. — Perte partielle du médius, main droite, coup de feu, Bry-sur-Marne. — Ankylose métacarpophalangienne de la partie restante.

Rousseau, Alexandre-Julien-Mandolphe, 24e de ligne. — Fracture partielle des doigts médius et annulaire, main gauche, coup de feu, Champigny, 30 novembre. — Ankylose de l'annulaire et de l'indicateur.

Rousseau, Augustin-Théofrède, né le 12 août 1835, Monastier (Haute-Loire), 1er chass. à pied. — Fracture du rebord orbitaire supérieur gauche, coup de feu, Frœschwiller.— Désorganisation du globe oculaire.

Rousseau, Bernard, né le 29 juin 1859, Lembuge (Basses-Pyrénées), 22e de ligne.—Plaie contuse à la face dorsale de la main droite, fracture compliquée de la jambe droite, 2 coups de feu, Châtillon sous Paris.

Rousseau, Charles-Augustin-Victor, 64e de ligne. — Fracture du radius et du poignet droits, éclat d'obus, Saint-Privat. — Ankylose incomplète du poignet, atrophie de l'avantbras, demi-ankylose des doigts.

Rousseau, Constant, 66e de ligne, sergent. — Plaie à la main droite, coup de feu, Chaumont, 18 août.

Rousseau, Etienne, né le 9 octobre 1849, Lempdes (Puy-de-Dôme), 76e de ligne. — Plaie contuse à la jambe gauche, coup de feu, Paris, 2e siége. — Ostéite du tibia, atrophie de la jambe, gène des mouvements du pied.

Rousseau, François, 89e de ligne. — Plaie contuse à l'épaule gauche, coup de feu, fort d'Issy, 19 mai. — Cicatrices adhérentes peu résistantes.

Rousseau, François, 59e de ligne. — Fracture comminutive du fémur droit, éclat d'obus, Borny. — Raccourcissement du membre.

Rousseau, Hyacinthe-Hubert, né le 6 juillet 1849, Chaillié sur les Ormeaux (Vendée), 37e de ligne, caporal. — Plaie pénétrante de poitrine, à gauche, fracture de plusieurs côtes, coup de feu, Paris, 27 mai. — Dyspnée.

Rousseau, Isidore-Eugène, 21e de ligne. — Fracture de la 1re phalange de l'indicateur droit, à (?). — Cal difforme, adhérence de l'indicateur au médius.

Rousseau, Jean, 24e de ligne. — Plaies contuses au niveau du pli du coude droit et à la partie inférieure droite de la poitrine, à (?). — Cicatrice adhérente, gène dans la flexion des doigts, longue cicatrice adhérente à la poitrine.

Rousseau, Jean-François, 10e chass. — Plaie contuse au pied gauche, coup de feu, à (?). — Ankylose dans l'extension de toutes les articulations métatarso-phalangiennes du pied.

Rousseau, Joseph, né le 12 mai 1835, Cardennais (Loire-Inférieure), 21e de ligne.—Plaie contuse au bras droit et à l'aisselle, coup de feu, Frœschwiller. — Flexion permanente de l'avant-bras à angle droit.

Rousseau, Julien, né à Saint-Crépin-Montfaucon (Eure-et-Loir), 119e de ligne. —Plaie contuse à la cuisse et à la fesse gauches, coup de feu, Paris, 26 mai.

Rousseau, Louis-Ernest, 83e de ligne. — Plaie contuse au bras gauche, coup de feu, Ladonchamps, 7 octobre. — Atrophie et perte des mouvements du bras.

Rousseau, Lucien-Auguste, 8e de ligne, caporal. — Plaie contuse à la région cervicale, coup de feu, Gravelotte.

Rousseau, René-François, 29e de ligne. — Plaie contuse à la cuisse droite, coup de feu, à (?). — Cicatrice adhérente.

Rousseil, Henri, né le 9 janvier 1848, Luzenac (Ariége), 99e de ligne. — Fracture des os propres du nez et destruction du globe oculaire droit, coup de feu, Frœschwiller.

Roussel, Alexis, né le 29 juillet 1845, Concoules (Gard), 67e de ligne. — Fracture comminutive du pied droit, coup de feu, Gravelotte.—Ankylose tibio-tarsienne avec extension du pied et paralysie des orteils.

Roussel, Antonin-Joseph, 100e de ligne. — Plaie contuse à la main gauche, coup de feu, Sainte-Barbe sous Metz. — Cicatrice adhérente des extenseurs des doigts.

Roussel, Edmond, 29e de ligne. — Fracture comminutive de la jambe droite, coup de feu, Neuville-aux-Bois, 24 novembre. — Amaigrissement du membre.

115

Roussel, Eugène, 65e de ligne. — Fracture [partielle de l'humérus gauche, coup de feu, Saint-Privat. — Esquilles, plaie fistuleuse persistante.

Roussel, Jean-Baptiste, né le 30 novembre 1850, Neuvelle-les-Champlette (Haute-Saône), 63e de ligne. — Fracture du coude gauche, coup de feu, Montbéliard. — Ankylose du coude avec l'avant-bras en pronation permanente.

Roussel, Jean-Baptiste-Louis, né le 24 juin 1845, Valréas (Vaucluse), 3e artill. — Fracture du fémur droit au niveau du grand trochanter, éclat d'obus, Champigny, 30 novembre. — Raccourcissement de 5 centimètres, augmentation du volume de membre.

Roussel, Jules-Albert, éclaireurs de la Normandie. — Plaie contuse à la cuisse droite, coup de feu, Saint-Ouen-Thouberville (Eure). — Ankylose du genou.

Roussel, Laurent, né le 20 août 1838, Fribourg (Meurthe), 6e chass. à pied.— Plaie contuse à la partie inférieure de la cuisse droite, coup de feu, Chevilly, 3 décembre.— Rétraction et atrophie du membre.

Roussel, Louis-Cyrille, né à Planibois (Doubs), 119e de ligne. — Fracture comminutive du pied gauche, coup de feu, Buzenval. — Ankylose tarso-métatarsienne du pied.

Roussel, Pierre, né le 26 novembre 1846, Flavignac (Haute-Vienne), 15e de ligne. — Plaie contuse à la partie postérieure de la cuisse gauche, coup de feu, Saint-Privat.—Amaigrissement du membre et gêne dans la marche.

Roussel, Pierre, 70e de ligne. — Plaie contuse à la cuisse droite, coup de feu, Clamart, 4 mai.

Roussel, Pierre-Joseph, 33e de ligne. — Plaie contuse à la main gauche, coup de feu, Gravelotte. — Ankylose des cinq doigts.

Rousselet, Zéphirin, né le 28 mars 1839, Jougne (Doubs), 38e de ligne.—Désorganisation du globe oculaire gauche, éclat d'obus, Champigny, 2 décembre.

Rousselin, Adolphe, 76e de ligne.—Plaie contuse à la cuisse droite, coup de feu, Villiers, 30 novembre. — Cicatrice adhérente.

Rousselle, Alexandre-Eugène, 72e de ligne. — Plaie contuse au gros orteil, pied droit, coup de feu, Verdun, 26 octobre.

Rousselle, Charles-Alfred, 35e de ligne. — Congélation à (?), 17 janvier. — Perte partielle du gros orteil avec déviation vicieuse des trois premiers orteils, pied gauche.

Rousselot, Joseph-Jules, 15e chass. à pied. — Plaie pénétrante de l'articulation tibiotarsienne droite, coup de feu, Saint-Julien, 14 janvier. — Ankylose incomplète tibio-tarsienne avec perte partielle des mouvements des orteils.

Rousset, Albert-Germain, 2e zouaves.— Plaie contuse profonde à la cuisse gauche, coup de feu, Frœschwiller. — Rétraction des fléchisseurs, longue cicatrice adhérente.

Rousset, André, 17e de ligne. — Plaie contuse à la jambe droite, éclat d'obus, Sedan.— Perte de substance musculaire, cicatrice irrégulière et adhérente.

Rousset, Charles, 13e de ligne. — Plaie contuse à la cuisse droite et plaie compliquée au scrotum, éclat d'obus, Amanvillers. — Amputation du testicule droit.

Rousset, Gaspard, né à Tamary (?), 24e de ligne.—Plaies contuses au mollet et au creux poplité droit, coup de feu, Spickeren. — Rétraction des fléchisseurs de la jambe.

Rousset, Jean, 56e de ligne. — Plaie contuse à la cuisse gauche, érosion du fémur, coup de feu, Frœschwiller. — Cicatrice adhérente, érosion du fémur.

Rousset, Jean-Léon, 27e de ligne. — Congélation, Vaux, 31 janvier.— Perte partielle du gros orteil, pied gauche.

Rousset, Maurice, inf. légère d'Afrique. — Fracture partielle de la jambe gauche, coup de feu, Beaune-la-Rolande. — Esquilles, nécrose des deux os.

Rousset, Pierre-Casimir, né le 19 mars 1838, Rocher (Ardèche), 14e de ligne. —Plaies contuses à la jambe et au pied droits, coup de feu, Sedan. — Cicatrice adhérente, ankylose tibio-tarsienne.

Rousseu, Bernard, né en 1849, Lambey (Basses-Pyrénées), 22e de ligne. — Fracture compliquée de la jambe (?), plaie contuse à la main droite, au niveau du 1er métacarpien, coups de feu, Châtillon, 19 septembre.

Roussey, Eugène-Nicolas, 114e de ligne. — Plaie transversale du pied droit, coup de feu, Champigny, 30 novembre. — Ankylose tarso-métatarsienne du pied.

Roussey, Joseph-Alexis, né le 13 juin 1842, Sellières (Jura), 32e de ligne. — Plaie contuse au mollet gauche, éclat d'obus, Chagey. — Perte de substance musculaire, cicatrice adhérente, gêne dans l'extension de la jambe.

Roussilon, Etienne, né à Cromieux (Isère), 37e de ligne. — Fracture des 7e et 8e côtes gauches, coup de feu, Changé. — Cicatrices adhérentes, gêne des mouvements d'ampliation du thorax et de ceux d'élévation du bras.

Roussilloux, Jean, 100e de ligne. — Plaie contuse à la cuisse gauche, coup de feu, Rezonville. — Cicatrice adhérente, amaigrissement du membre.

Roussineau, Michel-Pierre, 76e de ligne. — Plaie contuse au genou gauche, éclat d'obus, Châtillon, 5 avril. — Vaste cicatrice adhérente, gêne dans le genou.

Roussot, François, 89e de ligne, sergent. — Fracture du fémur droit, coup de feu, Buzenval. — Claudication et raccourcissement du membre, gêne dans la marche.

Routaboul, Jean-Pierre, né le 28 février 1843, Manhac (Aveyron), 97e de ligne. — Perte des 2e et 3e phalanges de l'indicateur droit, coup de feu, Rezonville.

Rouvet, Louis-Paschal, né le 4 novembre 1849, Courcy (Loiret), 24e de ligne. — Fracture des extrémités osseuses du coude gauche, coup de feu, Sedan. — Ankylose du coude à angle aigu.

Rouveyrol, Henry, 50e de ligne. — Fracture du rebord orbitaire externe gauche, coup de feu ; plaie contuse à la jambe gauche, éclat d'obus, Sedan. — Perte de la vision à gauche.

Rouvié, Charles-Guillaume, né le 6 avril 1849, Albi (Tarn), garde mob. du Tarn. — Fracture du col du fémur gauche, coup de feu, Boismorand, 23 novembre. — Raccourcissement de 10 centimètres, plaies fistuleuses, amaigrissement du membre, grande difficulté des mouvements de l'articulation coxo-fémorale.

Rouvreau, Pierre-François, 92e de ligne. — Congélation à (?). — Perte du 2e orteil, pied droit.

Roux, Antoine, 3e de ligne. — Fracture de l'humérus gauche, éclat d'obus, Frœschwiller. — Perte de substance du deltoïde, cicatrice adhérente, ankylose incomplète de l'épaule.

Roux, Auguste, né le 19 août 1848, Orange (Vaucluse), 57e de ligne. — Plaie à travers la main gauche, de dedans en dehors, coup de feu, Saint-Privat. — Adhérence de la base des doigts médius et annulaire, impossibilité de fléchir les doigts indicateur et médius.

Roux, Camille-Aimé, né le 22 janvier 1841, Bourg-Saint-Andréol (Ardèche), 2e zouaves, sous-lieutenant. — Plaie en séton à la cuisse gauche, fracture comminutive du 1er métacarpien, main gauche, 2 coups de feu, Arthenay. — Flexion forcée et permanente du pouce dans la paume de la main.

Roux, Germain-Théophile, 2e de ligne. — Plaie pénétrante du poignet droit, Patay, 8 décembre. — Ankylose incomplète du poignet.

Roux, Jacques-Ferdinand, garde mob. des Hautes-Alpes. — Fracture de la jambe droite, coup de feu, Cussey (Doubs), 22 octobre. — Consolidation vicieuse et raccourcissement du membre.

Roux, Jean, 32e de ligne. — Fracture du pied droit, coup de feu, le Mans. — Cicatrice adhérente au cou-de-pied.

Roux, Jean-Etienne, né le 24 mars 1838, Sainpuits (Yonne), 43e de ligne. — Contusion violente au dos, coup de crosse de fusil, Saint-Quentin. — Carie vertébrale, gibbosité au niveau des dernières vertèbres dorsales, affaiblissement des extrémités inférieures.

Roux, Jean-Marie, né le 8 juillet 1850, Chazelle-sur-Lavien (Loire), 77e de ligne. — Congélation, Belfort. — Ankylose incomplète tarso-métatarsienne du gros orteil gauche, cicatrice adhérente.

Roux, Joseph-Edouard, né le 18 décembre 1831, Vidauban (Var), chass. de la Croix-de-Nice, lieutenant. — Plaies contuses au coude gauche et à la main droite, 2 coups de feu, Dijon, 23 janvier. — Ankylose angulaire du coude avec difficulté des mouvements de la main gauche, ankylose des doigts annulaire et auriculaire droits.

Roux, Jules-Cyprien, 16e artill. — Phthisie pulmonaire, fatigues et privations, 1870-71.

Roux, Louis, né le 18 mars 1848, Paulhac (Lozère), 110e de ligne.— Variole épidémique, armée de Versailles. — Désorganisation du globe oculaire droit.

Roux, Louis-Ignace, né le 18 octobre 1845, Roussillon-la-Tour (Alpes-Maritimes), 19e chass. à pied. — Fracture de l'os iliaque droit, coup de feu, Sedan. — Nécrose de la crête iliaque, gêne des mouvements du membre.

Roux, Louis-Victor, né le 23 juillet 1846, Toulon (Var), 3e de ligne. — Fracture du crâne, perte des 2e et 3e phalanges de l'indicateur droit, fracture de l'humérus gauche, plaies contuses à la cuisse gauche et au scrotum, 5 coups de feu, Frœschwiller. — Perte de substance du crâne avec enfoncement des os et cicatrice transversale de 5 centimètres sur 3, paraplégie incomplète.

Roux, Marie-Auguste, 77e de ligne, sergent-fourrier. — Plaie contuse au genou droit, coup de feu, Forbach. — Hydarthrose.

Roux, Martin-Amable, né le 6 septembre 1844, Avignon (Vaucluse), 53e de ligne, caporal. — Fracture de la clavicule droite, coup de feu, Sedan. — Chevauchement des fragments, cicatrice adhérente et profonde, gêne considérable de l'usage du bras droit.

Roux, Pierre, 14e de ligne. — Plaie contuse à la main droite, coup de feu, Borny. — Gêne des mouvements des doigts.

Roux, Pierre-Frédéric, né le 20 septembre 1845, Senoncourt (Doubs), 29e de ligne. — Plaie contuse à la jambe droite, érosion du tibia, coup de feu, Borny. — Gêne des mouvements de la jambe et du pied.

Roux, Siméon, 28e de ligne. — Fracture comminutive de l'avant-bras droit, coup de feu, Saint-Privat. — Ankylose du coude, large cicatrice adhérente et difforme autour du coude.

Roux, Victor-Brutus, 46e de marche. — Plaie contuse à la région dorso-lombaire, coup de feu, Villiers près Vendôme, 31 décembre. — Paraplégie incomplète.

Rouxel, Mathurin-Gabriel, né le 30 août 1847, Bains (Ille-et-Vilaine), 26e de ligne. — Perte partielle de l'audition, fatigues, 1870-71.

Rouy, Pierre, 99e de ligne. — Plaie contuse à l'épaule droite, coup de feu, Sedan. — Cicatrice adhérente à l'omoplate, gêne des mouvements du bras.

Rouyer, Joseph-Adrien, 59e de ligne. — Plaie contuse à la cuisse gauche, coup de feu, Servigny. — Cicatrice adhérente, gêne dans tout le membre.

Rouzaud, Joseph, 30e de ligne — Luxation irréductible du poignet droit, chute, Sedan. — Ankylose et déformation du poignet.

Rouzaud, Raymond, 3e de ligne. — Plaie contuse à la main droite, coup de feu, Frœschwiller. — Perte de la 3e phalange de l'indicateur.

Rouzé, Jean-Baptiste-Edouard, né le 1er août 1836, Hellemmes-Lille (Nord), 2e artill. — Plaie compliquée en séton s'étendant de la région mammaire droite à la partie postérieure du bras, coup de feu, Patay, 2 décembre. — Atrophie du bras droit, avec insensibilité et flexion permanente des doigts.

Rouzeau, Auguste, né le 15 août 1845, Champigny (Indre-et-Loire), 13e chass. à pied, caporal. — Fracture du fémur gauche, tiers inférieur, coup de feu, Wœrth. — Raccourcissement de 4 centimètres, flexion de la jambe à angle droit.

Rouzet, Joseph-Clément, 43ᵉ de ligne. — Plaie en canal à la cuisse droite, coup de feu, à (?). — Gêne des mouvements du membre.

Rouzet, Louis-François, né le 19 octobre 1847, Guines (Pas-de-Calais), 80ᵉ de ligne. — Plaie à la partie inférieure postérieure de la cuisse gauche, éclat d'obus, Metz, 23 septembre. — Cicatrice profonde adhérente, ankylose du genou dans la demi-flexion.

Roy, Chéri, né le 3 mai 1842, Poitiers (Vienne), 33ᵉ de ligne. — Fracture du cubitus droit, coup de feu, Orléans, 11 octobre. — Consolidation vicieuse, cicatrice adhérente.

Roy, Claude, 17ᵉ de ligne. — Plaie pénétrante de l'articulation scapulo-humérale droite, coup de feu, Juranville. — Gêne de l'élévation du bras.

Roy, François-Edouard, né le 19 mars 1848, Quantilly (Cher), 56ᵉ de ligne. — Plaies contuses à la jambe et à la main gauches, 2 coups de feu, Beaugency. — Rétraction musculaire de la jambe, cicatrice adhérente considérable de la main, paralysie incomplète du pouce et de l'indicateur.

Roy, Georges-Frédéric, né le 30 août 1845, Désandaus (Doubs), 98ᵉ de ligne. — Désorganisation du globe oculaire droit, éclat d'obus, Gravelotte.

Roy, Gustave-Antoine-Pierre, gendarme à pied, compagnie de Maine-et-Loire. — Fracture de la jambe droite, roue de voiture, sous Metz, 15 août. — Raccourcissement du membre.

Roy, Jean, 73ᵉ de ligne. — Plaie contuse au bras droit, coup de feu, Gravelotte. — Ankylose de l'avant-bras.

Roy, Jean-François, employé requis par l'artillerie pour le service des transports auxiliaires. — Plaie contuse au genou gauche, coup de feu, Château-Farieu, 29 janvier. — Ankylose incomplète du genou.

Roy, Louis, 43ᵉ de ligne. — Fracture du 1ᵉʳ métatarsien, pied droit, éclat d'obus, Patay, 2 décembre. — Cal vicieux, déviation du pied en dedans.

Roy, Louis-Laurent-Victor, né le 18 février 1851, Poligny (Jura), 64ᵉ de ligne, caporal. — Fracture de l'humérus droit, tiers inférieur, coup de feu, Amanvillers. — Ankylose du coude dans la flexion.

Roy, Marc-Antoine-Elbon, 67ᵉ de ligne, caporal. — Fracture du crâne, coup de feu, Gravelotte. — Troubles des fonctions cérébrales, paralysie incomplète de la langue.

Roy, Pierre, né le 15 octobre 1845, Saint-Junien-les-Combes (Haute-Vienne), garde mob. de la Haute-Vienne. — Fracture de la jambe droite, coup de feu, Terminiers. — Esquilles, cicatrice adhérente.

Royal, Dominique-Jules, né le 24 mars 1848, Ahéville (Vosges), 67ᵉ de ligne, caporal. — Fracture du maxillaire inférieur, coup de feu, Gravelotte. — Perte de dents, déviation de la bouche.

Royer, Alexandre-Jean-Désiré, 12ᵉ de ligne. — Plaie contuse au mollet gauche, coup de feu, Gravelotte. — Cicatrice adhérente.

Royer, Alexis, 1ᵉʳ chass. à pied. — Plaies contuses au mollet et au talon gauches, éclats d'obus, Frœschwiller. — Cicatrices adhérentes, gêne dans la marche.

Royer, Auguste-Ferdinand, 12ᵉ chass. à pied. — Plaie contuse au bras gauche, coup de feu, Saint-Gervais, près Blois, 28 janvier. — Gêne des mouvements du membre.

Royer, Charles-Julien, 10ᵉ de ligne. — Plaie contuse au genou gauche, coup de feu, l'Hay, 29 novembre. — Ankylose du genou.

Royer, Cyrille-Armand, né le 24 février 1854, Paris, 7ᵉ de ligne, caporal. — Fracture du 4ᵉ métacarpien, main droite, coup de feu, Patay. — Perte du doigt annulaire.

Royer, Etienne-Léandre, né le 3 août 1840, Sauvagney (Doubs), 81ᵉ de ligne, sous-lieutenant. — Plaie contuse à la partie inférieure externe gauche des lombes, éclat d'obus, Gravelotte. — Large cicatrice, paralysie du membre inférieur gauche.

Royer, Félix, né le 7 octobre 1844, Vaux (Marseille), 7e hussards, brigadier. — Plaie pénétrante de l'abdomen, coup de feu, Borny. — Anus contre nature situé au côté droit de l'abdomen.

Royer, François, né le 17 avril 1836, Epinal (Vosges), 52e de ligne. — Désorganisation du globe oculaire droit, coup de feu, Poupry, 2 décembre.

Royer, François-Jean-Marie, né le 14 août 1840, Plouasne (Côtes-du-Nord), 61e de ligne. — Fracture de la jambe gauche, coup de feu, Sedan. — Consolidation vicieuse avec incurvation en dedans, cicatrice adhérente très-étendue, partie antérieure.

Royer, Joseph-Auguste, 19e de ligne. — Fracture comminutive de l'humérus droit, coup de feu, Lauvillers, 14 août. — Cicatrice bridée.

Royer, Zacharie, né le 12 janvier 1836, Jully-sur-Sarce (Aube), 116e bat. de la garde nationale de la Seine. — Fracture du radius droit, tiers supérieur, coup de feu, Buzenval. — Huit esquilles, cal vicieux, cicatrices adhérentes, perte des mouvements de supination avec affaiblissement de la main.

Royet, Claude, né le 28 juin 1850, Saint-Etienne (Loire), 54e de ligne. — Plaie à travers le coude gauche, coup de feu, Amanvillers. — Ankylose du coude, atrophie très-prononcée du membre.

Roynel, Auguste-François, né le 16 mars 1850, Sourdeval (Manche), 59e de ligne. — Perte des 2e et 3e phalanges de l'indicateur gauche, coup de feu, Conneré. — Flexion permanente du médius, difficulté des mouvements des doigts annulaire et auriculaire, atrophie considérable de la main.

Roze, François, 70e de ligne. — Plaie contuse à la jambe gauche, éclat d'obus, Châtillon, 4 avril. — Cicatrice adhérente.

Rozelleo, Guillaume-Jérôme, 67e de ligne. — Fracture des 2e et 3e métatarsiens, pied droit, coup de feu, Gravelotte. — Cicatrice adhérente, gêne et douleur dans la marche.

Rozeron, Antoine-Joseph, 2e zouaves. — Fracture du pied gauche, au talon et à la voûte plantaire, coup de feu, Frœschwiller. — Gêne des mouvements du pied.

Rozié, Alphonse, 93e de ligne. — Plaie contuse à la jambe gauche, éclat d'obus, Saint-Privat. — Cicatrice adhérente, gêne dans la marche.

Ruaud, Jean, né le 11 mars 1848, le Buis (Haute-Vienne), garde mob. de la Haute-Vienne. — Plaies compliquées à la face et à la main droite, éclats d'obus, Terminiers, 2 décembre. — Perte complète de l'œil gauche et de l'usage de la main.

Ruaux, Armand-Louis, 9e chass. à pied. — Plaie contuse à la jambe gauche, coup de feu, Héricourt. — Perte de substance musculaire, cicatrice adhérente, demi-flexion de la jambe et gêne dans la marche.

Ruban, Désiré-Joseph, né le 6 mars 1846, Wambrechies (Nord), 5e de ligne. — Plaie contuse à la partie inférieure de la jambe gauche, coup de feu, Sedan. — Vaste cicatrice adhérente au péroné, ankylose du pied.

Rubé, François-Marie, né le 9 septembre 1849, Marcey (Manche), 14e de ligne. — Plaie en séton au bras gauche, sous le biceps, et à la partie inférieure externe de la cuisse gauche, 2 coups de feu, Châtillon, 13 octobre. — Atrophie du bras.

Rubillard, Pierre-Dosithée-Marie, né le 5 octobre 1848, Saint-Jean-sur-Mayenne (Mayenne), garde mob. de la Mayenne. — Congélation, retraite du Mans, 15 janvier. — Perte totale des orteils aux deux pieds.

Rubut, Lucien-Jean-Baptiste-Marius, né le 27 janvier 1842, Marseille (Bouches-du-Rhône), 58e de ligne. — Fracture de la jambe gauche (éclat du tibia), coup de feu : Congélation, Saint-Remy, 15 janvier. — Perte osseuse, cicatrice déprimée et adhérente, plaies fistuleuses, ankylose tibio-tarsienne dans l'extension, perte partielle des orteils.

Ruby, Pierre, 1re légion du Rhône, caporal. — Fracture comminutive de la branche gauche du maxillaire inférieur, coup de feu, Nuits, 18 décembre.

Ruby, Victor, garde mob. de la Côte-d'Or. — Plaie pénétrante de poitrine, partie supérieure, fracture d'une côte et de la clavicule, coup de feu, Bagneux sous Paris, 13 octobre. — Gêne des mouvements du bras gauche.

Ruch, Chrétien, 6e chass. à pied. — Plaie compliquée au bras droit, plaie contuse à l'avant-bras gauche, tiers inférieur, 2 coups de feu, Sedan. — Paralysie de la main, rétraction des doigts auriculaire et annulaire.

Ruchette, Claude, né le 11 novembre 1846, Roanne (Saône-et-Loire), 18e de ligne. — Plaie contuse à la partie supérieure interne de la cuisse gauche, lésion du coccyx, coup de feu, Frœschwiller. — Plaies fistuleuses.

Rudant, Alexandre-Eugène-Désiré, né le 7 septembre 1848, Armentières (Nord), 29e de ligne. — Plaie contuse à la jambe droite, coup de feu, Borny. — Nécrose de la tête du tibia, cicatrice adhérente.

Rudelle, Pierre-Clément, né le 27 février 1846, Saint-Rome-de-Cernon (Aveyron), 46e de ligne. — Rhumatisme articulaire, fatigues, siége de Paris. — Atrophie progressive du bras droit, ankylose scapulo-humérale.

Ruelle, Pierre, 60e de ligne. — Fracture du crâne, éclat d'obus, Borny. — Perte de la table externe du pariétal droit de 7 centimètres.

Ruelle, Théodore, 56e de ligne. — Fracture de la 3e côte et plaie contuse à la région dorsale, coup de feu, Connéré, 11 janvier.

Ruet, Henri-Louis, né le 22 décembre 1848, Bart (Doubs), garde mob. du Doubs. — Fracture comminutive des condyles du fémur gauche, coup de feu, Seloncourt, 13 janvier. — Raccourcissement considérable du membre, déformation du genou.

Ruff, Charles-Nicolas, né le 11 juillet 1849, Charmes (Vosges), 3e hussards. — Atrophie pupillaire double, fatigues de la guerre, 1870-71. — Cécité complète.

Ruffard, Pierre, né le 22 mai 1818, Mâcon (Saône-et-Loire), garde nationale de la Seine, 80e bataillon. — Hémorrhagie cérébrale, rigueurs du froid, siége de Paris. — Hémiplégie complète gauche, atrophie des deux membres, extension des doigts.

Ruffardin, Théodore, né le 5 février 1849, Mollares (Drôme), 7e inf. provisoire, sergent. — Fracture des maxillaires, mitraille, Buzenval. — Perte du bord alvéolaire et de 14 dents du maxillaire supérieur, perte de la plupart des dents du côté droit du maxillaire inférieur, difformité de la bouche.

Ruillier, Ferdinand, né le 16 mai 1835, Saint-Rose (Guadeloupe), 63e de ligne, capitaine. — Fracture comminutive des deux condyles du fémur gauche, coup de feu, Spickeren. — Difformité considérable du membre, ankylose et engorgement très-volumineux et fortement induré du genou gauche, plaie fistuleuse persistante.

Ruin, François-Marie, 45e de ligne. — Fracture comminutive du pied (?), coup de feu, Sedan. — Ankylose tarso-métatarsienne du pied.

Ruin, Pierre-Joseph, 67e de ligne. — Plaie contuse au genou droit, fracture comminutive d'une côte, 2 coups de feu, Gravelotte. — Dyspnée, hémoptysies.

Rulleau, Etienne, 28e de ligne. — Plaie contuse au mollet et au creux poplité, coup de feu à (?), 7 octobre. — Gêne dans la flexion de la jambe.

Rullier, Joseph-Zéphirin, né le 14 avril 1848, Bourg-Saint-Maurice (Savoie), 44e de ligne. — Fracture comminutive du fémur droit, tiers supérieur, coup de feu, fort de Joux. — Cal difforme et à angle droit, ankylose du genou et du pied, raccourcissement de 20 centimètres.

Rumeau, François, 30e de ligne. — Plaie contuse à la cuisse gauche, au niveau du grand trochanter, coup de feu, Sedan.

Rumeau, Louis, garde mob. du Gers. — Plaie contuse à la main droite, coup de feu, Chenebier. — Ankylose métacarpo-phalangienne du pouce et des phalanges de l'indicateur.

Rumèbe, Siméon, 37° de ligne. — Fracture de l'humérus droit, coup de feu, Villorceau. — Esquilles, gêne des mouvements de l'épaule et du bras.

Runan, Auguste, 37° de ligne. — Hernie crurale, efforts en roulant des caisses d'armes, Versailles, 25 avril.

Ruppé, Charles-Alexis, né le 19 avril 1852, Pantin (Seine), 61° de ligne.—Fracture comminutive de la jambe gauche, coup de feu, Héricourt. — Phlegmons diffus, cicatrice de 10 centimètres de long à la partie moyenne et interne de la jambe qui est atrophiée avec le pied, rétraction des orteils.

Russat, Joseph, 54° de ligne, sergent. — Fracture de l'humérus droit, coup de feu, Amanvillers. — Ankylose incomplète scapulo-humérale.

Rustant, Antoine, 90° de ligne. — Plaie contuse à la main droite, coup de feu, Dijon, 20 octobre. — Extension permanente des doigts indicateur et médius.

Rusterrucci, Dominique, né le 26 juin 1847, Appieto (Corse), 36° de ligne, caporal.— Mutilation de la main droite par balle fracturant les 1er et 2° métacarpiens, main droite, comme l'homme mettait en joue, puis fracturant le maxillaire inférieur à droite, cheminant sous la peau et sortant au dos à la hauteur de l'angle supérieur de l'omoplate, coup de feu, Frœschwiller.

Rutard, Pierre-Désiré-Louis, 58° de ligne. — Plaie contuse à l'épaule gauche, coup de feu, Conneré. — Ankylose scapulo-humérale.

Ruyssen, Alphonse-Chrétien-Joseph, né le 12 janvier 1847, Meteren (Nord), 58° de ligne. — Plaie contuse à la main droite, coup de feu, Mouzon. — Ankylose des phalanges de l'annulaire dans la flexion, et de celle de l'auriculaire dans l'extension.

Ruyssen, François-Aurèle-Ignace, 9° artill. — Plaies contuses aux deux jambes, éclat d'obus, Orléans, 4 décembre.

Saad-ben-Ali, 3° tir. alg. — Plaie contuse au mollet gauche, éclat d'obus, Orléans. — Perte de substance musculaire, cicatrice vicieuse.

Saad-ben-Mohamed, né en 1837, Philippeville (Constantine), 3° tir. alg. — Fracture comminutive du maxillaire inférieur, éclat d'obus, Sedan. — Perte de substance osseuse, cicatrices adhérentes des parties molles avec la langue, grande difficulté de la mastication et de la parole.

Sabadié, Laurent-Désiré, né le 10 juillet 1849, Toulouse (Haute-Garonne), 40° de ligne. — Plaie contuse à la poitrine, coup de feu, Lumeau, 2 décembre. — Carie costale à droite, fistule pulmonaire.

Sabardan, Jean, né le 10 août 1845, Auch (Gers), 86° de ligne, sergent. — Plaies contuses à la face et à l'avant-bras gauche, fracture de la clavicule et de la 1re côte droites, 3 coups de feu, Beaumont.—Perte de 7 dents, consolidation vicieuse de la clavicule, cicatrice difforme, gêne des mouvements de l'épaule et du bras.

Sabathé, Guillaume, né le 9 décembre 1842, Jegun (Gers), 34° de ligne. — Plaie contuse à la partie inférieure antérieure du thorax, coup de feu, Dionville, 1er décembre. — Carie du sternum et des cartilages costaux, cicatrices adhérentes, plaies fistuleuses nombreuses.

Sabathier, Hippolyte, né le 17 juin 1854, Mirande (Gers), partisans du Gers. — Plaies au côté gauche du thorax et à la main gauche, coups de sabre, Angerville, 9 octobre.—Atrophie et extension permanente des doigts.

Sabathier, Jean-Marie, 28° de ligne. — Fracture de l'épine de l'omoplate gauche, coup de feu, Saint-Privat. — Gêne dans l'abduction du bras.

Sabatié, Raymond, né le 6 mai 1850, la Française (Tarn-et-Garonne), 19° chass. à pied. — Fracture comminutive de la jambe gauche, coup de feu, Parigné-l'Évêque. — Perte de substance osseuse, cal vicieux faisant saillie en dedans, cicatrices profondes et adhérentes, gêne considérable des mouvements de la jambe.

Sabatier, Auguste, né le 19 novembre 1848, Montpellier (Hérault), 87° de ligne, caporal.

— Fracture comminutive du coude droit, coup de feu, Strasbourg, 18 août. — Ankylose du coude à angle droit.

SABATIER, Auguste, 1er de ligne. — Fracture comminutive du maxillaire inférieur, coup de feu, Frœschwiller.

SABATIER, Augustin-Gracien, né le 19 novembre 1848, la Cadière (Gard), 69e de ligne. — Fracture comminutive de la main droite, coup de feu, Borny. — Paralysie de la main, ankylose du poignet.

SABLAS, Pierre, né en décembre 1844, Périgueux (Dordogne), 96e de ligne. — Perte du doigt médius et de la moitié du 3e métacarpien, main droite, coup de feu, Sedan. — Perte des mouvements de l'indicateur et rétraction de l'annulaire.

SABLÉ-BIDE, Dominique, né le 18 mars 1845, Massat (Ariége), 1er hussards. — Plaies contuses au côté droit de la poitrine, coup de feu, et au bras droit, éclat d'obus, Sedan. — Cicatrice profonde à la poitrine, perte des mouvements du bras.

SABLON, Emile-Louis-Joseph, né le 5 mai 1849, Bercée (Nord), garde mob. du Nord. — Plaie contuse au creux axillaire droit, coup de feu, Saint-Quentin. — Paralysie et atrophie du bras.

SABOT, Claude, né le 3 mars 1845, Saint-Gerand-le-Puy (Allier), 14e chass. à pied. — Fracture de l'épine de l'omoplate droite, coup de feu, Gravelotte. — Cicatrices adhérentes.

SABOT, Philibert, né le 22 juillet 1826, Saint-Chamond (Loire), 64e de ligne. — Plaie pénétrante au pli de la fesse droite, érosion de la branche descendante droite du pubis, destruction des deux testicules et d'une partie de l'urèthre, coup de feu, Borny. — Fistule urinaire scrotale, paralysie incomplète de la jambe droite.

SABOT, Pierre, 38e de ligne. — Plaie contuse à la main gauche, éclat d'obus, Champigny, 2 décembre. — Ankylose métacarpo-phalangienne du médius dans la flexion permanente.

SABOURAUD, Pierre-Jean, né le 24 décembre 1848, l'Isle-d'Elbe (Vendée), 9e artill. — Plaie contuse au poignet droit, coup de feu, Chevilly, 3 décembre. — Ankylose du poignet et carpo-métacarpienne du pouce, atrophie de l'avant-bras et de la main.

SABOURDY, Léonard, né le 15 avril 1848, Flavignac (Haute-Vienne), 87e de ligne. — Perte du doigt annulaire et du 4e métacarpien, main droite, coup de feu, Strasbourg, 2 septembre. — Rétraction permanente des doigts indicateur, médius et auriculaire, perte absolue de l'usage de la main.

SABOUROUX, Alexandre, 2e zouaves, sergent-fourrier. — Fracture comminutive du 1er métatarsien, pied droit, coup de feu, Frœschwiller. — Esquilles, ankylose métatarso-phalangienne du gros orteil.

SACQUET, Jean, né le 18 mars 1845, Planchez (Nièvre), 3e zouaves. — Fracture des 2e et 3e métacarpiens, main gauche, coup de feu, Beaune-la-Rolande. — Ankylose du poignet et de la main avec extension permanente des doigts.

SACRÉ, François-Auguste, 54e de ligne. — Plaie contuse à la cuisse droite, éclat d'obus, Saint-Privat. — Plaie fistuleuse.

SADDIER, Hippolyte, né le 26 mai 1850, Villaz (Haute-Savoie), 4e chass. à pied. — Plaie pénétrante à la fosse iliaque gauche et se terminant au côté gauche de l'abdomen à 5 centimètres au-dessus du ligament de Poupart, coup de feu, Beaugency. — Hernie abdominale du volume d'une orange, se réduisant facilement mais difficile à contenir.

SADOURNY, Jean-Baptiste, né le 24 novembre 1849, Puivers (Aude), 17e de ligne. — Fracture comminutive du fémur gauche, tiers supérieur, coup de feu, Montmesly. — Raccourcissement de 8 centimètres et fausse articulation.

SADRIN, Louis-Stanislas, né le 31 mars 1840, Boulleret (Cher), 4e de ligne. — Congélation en captivité. — Ulcères à la jambe gauche, gène dans la marche.

SAFFRAY, Gustave-Emile, né le 12 janvier 1843, Lhôme-Chamondot (Orne), 31e de ligne, caporal. — Fracture de l'arcade orbitaire inférieure par balle passant sous le conduit auditif

116

et l'apophyse mastoïde pour sortir à la région postérieure gauche du cou, coup de feu, Loigny. — Perte de la vue à gauche, paralysie de la joue gauche et de la langue.

SAGE, Charles-François, né le 2 novembre 1846, Molamboz (Jura), 1er provisoire, caporal. — Plaie contuse au creux axillaire gauche, coup de feu, sous Paris, 15 mai. — Pourriture d'hôpital, paralysie des trois derniers doigts, cicatrice adhérente étendue à la partie interne du bras.

SAGE, Henri-Marius, 3e de ligne. — Fracture du fémur droit, coup de feu, Frœschwiller. — Raccourcissement du membre, consolidé avec incurvation.

SAGE, Léonard, né le 13 juin 1848, Saint-Vitte (Haute-Vienne), 64e de ligne. — Plaie à travers le 1er espace métacarpien, main droite, coup de feu, Saint-Privat. — Atrophie et flexion du pouce.

SAGET, Alexandre-François, né le 3 mai 1844, Vétraz-Monthoux (Haute-Savoie), 68e de ligne. — Plaie pénétrante de l'épaule gauche, coup de feu, Beaumont (Ardennes). — Ankylose scapulo-humérale.

SAGET, Émile-Julien, né le 16 mai 1847, Saint-Dizier (Haute-Marne), 14e chass. à pied, sergent-major. — Fracture du poignet gauche, coup de feu, Chagey. — Ankylose du poignet avec extension permanente de tous les doigts.

SAGNIAT, Jean-Baptiste, 2e cuirassiers. — Fracture du radius gauche, coup de feu, Frœschwiller. — Perte partielle des mouvements de l'avant-bras gauche.

SAGORIN, Jean-Guillaume, 37e de ligne. — Perte du doigt indicateur droit, coup de feu, Champigny, 2 décembre. — Ankylose des phalanges du médius.

SAHUC, Pierre-Victor, 7e hussards. — Variole épidémique, Castres, 21 novembre. — Perte complète de l'œil gauche et incomplète de l'œil droit.

SAÏD-BEL-HADJ-NAÏT-MOHAMED, né en 1847, Ouadia (Alger), 1er tir. alg. — Fracture de l'os iliaque gauche, coup de feu, Frœschwiller. — Raccourcissement et amaigrissement du membre.

SAÏD-BEL-KACEM, 1er tir. alg. — Plaie contuse à la jambe gauche, au niveau du tendon d Achille, éclat d'obus, Wissembourg. — Tuméfaction du pied.

SAÏD-BEN-MOHAMMED, 3e tir. alg. — Fracture du fémur droit, plaie contuse à la main gauche, coups de feu, Frœschwiller. — Raccourcissement du membre, ankylose de l'auriculaire dans la flexion permanente.

SAÏD-BEN-YAHIA, 1er tir. alg. — Fracture de l'avant-bras droit, coup de feu, Orléans, 11 octobre. — Cal difforme.

SAÏD-BEN-YOUSSEF, né en 1837, Sarrach (Constantine), 3e tir. alg. — Plaie contuse à la hanche droite, coup de feu, Sedan. — Nécrose de l'os iliaque, pourriture d'hôpital, perte considérable de substance musculaire, cicatrice adhérente et fragile.

SAÏD-OULD-TAHAR, 2e tir. alg. — Plaie contuse à la main droite, coup de feu, Wœrth. — Cicatrice vicieuse.

SAIGET, Pierre-Julien, 1er bat. d'inf. légère d'Afrique. — Plaies contuses à l'épaule gauche et à la tête, éclat d'obus et coup de feu, Mézières, 30 novembre. — Cicatrices adhérentes au-dessus du deltoïde.

SAILLOT, Louis, 62e de ligne. — Fracture du péroné droit, tiers inférieur, coup de feu, Changé. — Consolidation vicieuse.

SAINT-AMAND, Pierre, 43e de ligne. — Plaie contuse au dos, lésion des deux omoplates, coup de feu, le Mans, 13 janvier. — Débilité générale.

SAINT-AMAUX, Louis, né le 4 septembre 1850, Puginier (Aude), 89e de ligne. — Plaie contuse à la jambe droite, érosion du tibia, coup de feu, Paris, 25 mai. — Cicatrices adhérentes, atrophie du membre.

SAINTARD, Louis-Eugène, 1er de ligne. — Plaie contuse au pied gauche, éclat d'obus, Sedan. — Cicatrice douloureuse au talon et à la face plantaire du pied.

SAINT-BONNET, François, né le 4 juillet 1836, Lépin (Savoie). — Fracture de l'humérus gauche, tiers supérieur (la balle est sortie à la partie externe de l'omoplate), coup de feu, Vendôme. — Atrophie prononcée et paralysie du bras.

SAINT-DENIS, Adolphe-Albert, né le 29 août 1848, Glos-la-Ferrière (Orne). — Amaurose, froid humide à Magdebourg. — Perte de l'œil gauche avec paralysie de la paupière.

SAINT-DENIS, Henri, garde mob. de la Seine. — Plaie pénétrante à la région fessière gauche, coup de feu, le Bourget, 18 octobre. — Gêne des mouvements du membre inférieur.

SAINT-DIDIER, Claudius, né le 1er février 1843, Arbresle (Rhône), 3e génie. — Plaie en sillon profond à la région pariétale droite, éclat d'obus, Spickeren. — Cicatrice allongée adhérente déprimée, céphalalgie persistante.

SAINTEMAIRE, Pierre, garde mob. du Lot. — Plaie contuse au pied gauche, coup de feu, Parigné-l'Evêque.

SAINTEMÊME, Magloire-Eugène-Auguste, garde mob. de l'Eure. — Plaie contuse à la partie inférieure de la région dorsale, éclat d'obus, Moulineaux (Eure), 30 décembre. — Perte de substance, gêne des mouvements sur le bassin.

SAINT-JEAN, Joseph-Théodore, 24e de ligne. — Fracture comminutive de la jambe droite, coup de feu, Saint-Quentin. — Cal vicieux et volumineux.

SAINT-JEAN DE PONTIS (DE), Jacques-Paul-Albert, 5e hussards, lieutenant-colonel. — Cystite chronique, fatigues à l'armée de la Loire et de l'Est.

SAINT-JEAN-FRIX, Romain-Justin, 36e de ligne. — Plaie pénétrante au sommet du thorax, fracture de l'omoplate droite, coup de feu, Villorceau. — Dyspnée, gêne des mouvements de l'épaule.

SAINT-MARTIN (DE), Amédée-François, né le 12 décembre 1849, Reims (Marne), 2e chass. à pied. — Plaie compliquée en séton à la partie moyenne de la cuisse gauche, coup de feu, Paris, 2e siége. — Atrophie et paralysie incomplète de la jambe et du pied, claudication très-prononcée.

SAINT-MARTIN, Charles-Louis, né le 7 avril 1847, Tourville (Calvados), 15e de ligne. — Fracture de l'humérus droit, tiers moyen, coup de feu, Saint-Privat. — Rétraction du biceps, semi-ankylose du coude, atrophie de l'avant-bras et paralysie de la main.

SAINT-MARTIN, 9e de ligne. — Plaie pénétrante à l'épaule gauche, coup de feu, Gravelotte.

SAINTON, Théophile-Médéric, né le 18 août 1848, Michery (Yonne), 4e chass. à pied. — Fracture comminutive de la malléole interne gauche, éclat d'obus, Saint-Privat. — Ankylose tibio-tarsienne.

SAINT-PASTON, Jean-Marie, 8e chass. à pied. — Plaie contuse à la cuisse gauche, partie inférieure interne, éclat d'obus, Villorceau. — Perte de substance musculaire, cicatrice peu résistante.

SAINT-PAUL, François, 27e de ligne. — Plaie contuse à l'avant-bras gauche, coup de feu, Arthenay. — Rétraction des doigts.

SAINT-PAUL, Jean-Marie, né le 19 mai 1849, Montrejean (Haute-Garonne), 135e de ligne. — Plaie contuse à la hanche gauche, coup de feu, Colombes, 2e siége. — Cicatrice douloureuse.

SAINT-ROCH, Antoine, 20e de ligne, caporal. — Refroidissement, passage de la Meuse, Mouzon, 30 août. — Hydropisie, ascite et engorgement des viscères abdominaux.

SAINT-ROMAND, Firmin-Louis-Félix, né le 11 octobre 1843, à Prapiac (Drôme), 96e de ligne. — Plaies contuses aux cuisses, à l'avant-bras droit et à la jambe, même côté, 4 coups de feu, Frœschwiller. — Perte de substance musculaire à la jambe droite qui est rétractée ainsi que le pied, atrophie du membre.

SAISON, Louis-Auguste, né le 22 octobre 1850, Tonnerre (Yonne), 15e de ligne. — Fracture de l'apophyse montante du maxillaire inférieur, coup de feu, Loigny. — Cicatrice à la racine du nez, côté droit, déformation des os propres du nez, congestion du fond de l'œil droit et décollement de la rétine de l'œil gauche.

SAISSAC, Jean, 89ᵉ de ligne. — Plaie contuse à la cuisse gauche, coup de feu, Sedan.— Gangrène, large cicatrice à la partie postérieure.

SALABERT, Gratien, 49ᵉ de ligne. — Plaie à la main droite, coup de sabre, plaie contuse au mollet droit, coup de feu, Beaumont (Ardennes). — Paralysie du pouce.

SALABERT, Pierre, 60ᵉ de ligne. — Congélation, armée du Nord, 4 janvier. — Perte partielle des orteils des deux pieds.

SALADIN, Henri-Jean, 9ᵉ de ligne. — Perte des 2ᵉ et 3ᵉ phalanges du doigt médius droit, éclat d'obus, l'Hay, 30 septembre.

SALAGNAC, Léonard, né le 10 décembre 1848, Peyrelevade (Corrèze), 97ᵉ de ligne. — Plaie contuse au pied gauche, éclat d'obus, Rezonville. — Large cicatrice adhérente, amaigrissement du membre avec diminution dans sa sensibilité.

SALAB BEN-TAÏEB, né en 1843, Hamla (Alger), 1ᵉʳ tir. alg. —Fracture comminutive des 1ᵉʳ et 2ᵉ métacarpiens, main droite, coup de feu, Frœschwiller. — Déformation de la main avec extension permanente des quatre derniers doigts.

SALAMAGNE, Pierre, 36ᵉ de ligne. — Plaies contuses au mollet et à la cuisse gauches, érosion du fémur, éclat d'obus et coup de feu, Sedan.

SALAMBAUD, Joseph-Auguste, 22ᵉ de ligne, sergent. — Plaies contuses au-dessous du mamelon gauche et à l'avant-bras, même côté, éclat d'obus, Sedan.

SALAMBIES, Joseph-Philippe, né le 6 juillet 1832, Wazemmes (Nord), 18ᵉ de ligne.—Plaies contuses à la cuisse droite, 2 coup de feu, Frœschwiller. — Larges cicatrices minces et adhérentes à la partie antérieure de la cuisse dont les mouvements sont très-douloureux (ne peut marcher sans béquilles).

SALAN, Hippolyte-Sylvain, 84ᵉ de ligne, caporal. — Plaie contuse à la cuisse gauche, coup de feu, Saint-Privat. — Cicatrice adhérente, atrophie du membre, gêne dans la marche.

SALARD, Jean-Marie, né le 29 mars 1847, Perrigny (Saône-et-Loire), 66ᵉ de ligne. — Fracture comminutive du fémur droit, coup de feu, Frœschwiller. — Consolidation vicieuse, raccourcissement de 5 centimètres, ankylose coxo-fémorale.

SALAÜN, François-Marie, né le 18 mars 1840, Trégastel (Côtes-du-Nord), 17ᵉ chass. à pied. — Plaies pénétrantes de poitrine, aux parties moyenne et latérale, 2 coups de feu, Frœschwiller. — Hémoptysies, dyspnée, affaiblissement prononcé de la constitution.

SALAÜN, René, né le 22 août 1842, Bannalec (Finistère), 35ᵉ de ligne. — Fracture du calcanéum droit, éclat d'obus, Clamart, 5 avril.— Carie du calcanéum, tumeur blanche tibio-tarsienne.

SALENTIN, Emile-Joseph, né le 10 décembre 1849, Saint-Leu-d'Esserent (Oise), 26ᵉ de ligne. — Fracture comminutive de la jambe droite, coup de feu, Josnes. — Ankylose tibio-tarsienne.

SALENTIN, Vincent, né le 19 juillet 1844, Cires-les-Mello (Oise). —Fracture compliquée comminutive de l'épaule gauche, éclat d'obus, Gravelotte. — Nombreux abcès, déformation et ankylose absolue de l'articulation scapulo-humérale avec perte des mouvements du bras.

SALES, Jean, 94ᵉ de ligne. — Plaie contuse à la hanche droite, coup de feu, Saint-Privat. — Cicatrice profonde et adhérente.

SALES, Laurent-Jean-Louis, 91ᵉ de ligne. — Fracture de l'os malaire droit, coup de feu, Saint-Privat. — Perte incomplète de la vision à droite.

SALESSE-LAVERGNE, Pierre-Félix, 35ᵉ ligne, sergent. — Fracture du 5ᵉ métacarpien, main gauche, éclat d'obus, Champigny, 2 décembre. — Cicatrice adhérente.

SALESSES, Antoine, 37ᵉ de ligne.— Fracture de la partie supérieure de l'omoplate gauche, coup de feu, Loigny, 2 décembre.

SALESSES, Jean-Joseph, 13e de ligne. — Plaie à la cuisse droite, coup de feu, Gravelotte. — Déformation avec déviation en dehors de la cuisse, qui est atrophiée.

SALETA, Isidore-Hyacinthe-André, né le 21 octobre 1843, Catlar (Pyrénées-Orientales), 3e de ligne. — Plaie compliquée au bras droit, coup de feu, Frœschwiller. — Atrophie et paralysie incomplète du bras.

SALETTI, Jacques-François, 42e de ligne. — Plaie compliquée au bras gauche, coup de feu, Châtillon, 19 septembre. — Gêne dans ses mouvements.

SALGUES, Antoine-Michel, né le 24 septembre 1847, Millau (Aveyron), garde mob. de l'Aveyron. — Fracture comminutive du pied droit, coup de feu, Pouilly, 23 janvier. — Pourriture d'hôpital, rétraction permanente du gros orteil, large cicatrice adhérente, atrophie de la jambe et du pied.

SALICHON, Gabriel, né le 27 novembre 1837, Pal-de-Mons (Haute-Loire), 3e tir. alg. — Congélation, armée de la Loire. — Perte de la phalange unguéale du gros orteil et des 2e et 3e phalanges des 2e, 3e et 5e orteils, pied droit, perte des 2e et 3e phalanges du 5e orteil, pied gauche.

SALIÈGES, Cyprien, 47e de ligne. — Fracture de l'apophyse épineuse de la 3e vertèbre lombaire, coup de feu, Parigné-l'Evêque. — Cicatrice adhérente, gêne dans la flexion de la colonne vertébrale.

SALIN, Gabriel, né le 14 juin 1847, Bitche (Moselle), soldat à (?). — Fracture du fémur gauche, coup de feu, Gravelotte. — Ostéite, raccourcissement du membre.

SALIN, Louis-Victor, garde mob. du Jura. — Plaie contuse au poignet gauche, coup de feu, Beaune-la-Rolande. — Ankylose du poignet.

SALINÉ, Martin, né le 27 août 1848, Bouillac (Tarn-et-Garonne), 32e de ligne. — Congélation en captivité. — Perte des ongles des orteils du pied gauche, atrophie et déformation du pied, gêne dans la marche.

SALION, René-Marie, 73e de ligne. — Perte du doigt indicateur droit, coup de feu, Saint-Privat.

SALLA, Camille-Alexandre, né le 1er juillet 1845, Orpierre (Hautes-Alpes), 60e de ligne.— Plaie compliquée au bras droit, coup de feu, Borny. — Paralysie des doigts avec amaigrissement de tout le membre.

SALLARD, René-François, né le 8 mai 1838, Lassay (Mayenne), 64e de ligne. — Fracture du bord supérieur externe de l'orbite droit, coup de feu, Amanvillers. — Amaurose de l'œil droit.

SALLÉE, Louis, né le 15 mai 1848, Limoges (Haute-Vienne), 64e de ligne. — Fracture du 1er métatarsien, pied gauche, coup de feu, Saint-Privat. — Esquilles, cicatrices adhérentes, gêne dans la marche.

SALLENAVE, Jean, né le 25 juin 1845, Sames (Basses-Pyrénées), 2e chass. à pied. — Fracture de la branche gauche du maxillaire inférieur, coup de feu, Villers-Bretonneux. — Cal vicieux et difforme, déformation et déviation à gauche de la mâchoire inférieure, défaut de parallélisme des arcades dentaires.

SALLES, Barthélemy-François, né le 14 juillet 1843, Salelles (Aude), 22e de ligne. — Plaie contuse à l'épaule gauche, fracture de la branche montante du maxillaire inférieur et perforation de la voûte palatine, 2 coups de feu, Sedan. — Ankylose incomplète scapulo-humérale, perte de substance des os propres du nez, cicatrice adhérente à la racine droite du nez.

SALLES, Pierre, garde mob. du Lot.— Plaie contuse à la fesse droite, éclat d'obus, Josnes, 10 décembre. — Large cicatrice profonde, adhérente et douloureuse.

SALLEY, Pierre-Louis-Auguste, né le 18 octobre 1850, Tréauville (Manche), 13e chass. à pied.—Plaie contuse à la tempe gauche, coup de feu, Morée-Saint-Hilaire.— Cécité complète.

SALLIÈRE, Pascal-Constant, 12e chass. à pied. — Plaie pénétrante de poitrine, coup de feu à (?). — Dyspnée.

SALLOIS, Baptiste-Alexandre, 93e de ligne. — Fracture de la jambe (?), coup de feu, Choisy-le-Roi, 30 septembre. — Consolidation vicieuse.

SALLOT, Jean-Baptiste, né le 17 janvier 1838, Tinchebray (Orne), 21e artill. — Perte du doigt médius, du 3e métacarpien et d'une partie de l'indicateur, main gauche, éclat d'obus, Champigny, 2 décembre. — Ankylose incomplète de l'annulaire et de l'auriculaire.

SALMET, Eusèbe, 28e de ligne. — Perte des 2e et 3e phalanges de l'indicateur gauche, éclat d'obus, Josnes. — Gêne des mouvements des autres doigts.

SALMON, Alexandre, né le 10 mars 1849, Batignolles (Seine), 113e de ligne. — Fracture du péroné gauche, coup de feu, Courbevoie, 2e siége. — Consolidation vicieuse, cicatrices adhérentes profondes.

SALMON, Athanase-François, né le 12 avril 1846, Rozoy (Seine-et-Marne), 91e de ligne, sergent-major. — Mutilation de la face, éclat d'obus, Bazeilles.— Perte presque complète des os maxillaires supérieur et inférieur, côté gauche, perte des dents, moins 2 à la mâchoire supérieure et 5 à l'inférieur, perte totale du nez (cartilages et os propres), de la lèvre supérieure, de la moitié de la langue et de la voûte palatine, épiphora, altération de la vision à gauche, mastication impossible.

SALMON, François-Louis-Anicet, né le 17 avril 1850, Carnet (Manche), 59e de ligne. — Fracture comminutive de l'os iliaque droit, coup de feu, Conneré. — Perte osseuse considérable, vaste cicatrice adhérente à l'os, forte contracture musculaire de la partie antérieure de la cuisse fléchie sur le bassin, marche très-difficile, la pointe du pied seule peut toucher le sol.

SALMON, Jean-Baptiste-Louis, né le 1er août 1847, Cambernon (Manche), 63e de ligne. — Fracture de l'extrémité inférieure de l'humérus droit, coup de feu, Spickeren.— Consolidation vicieuse, gène dans l'extension de l'avant-bras.

SALMON, Jules, 56e de ligne. — Congélation, Conneré, 10 janvier. — Perte des trois premiers orteils, pied droit, et atrophie du gros orteil, pied gauche.

SALMON, Louis-Pierre, né le 18 janvier 1845, Pontlieuc (Sarthe), 12e de ligne, caporal.— Plaie contuse à la cuisse gauche, coup de feu, Saint-Privat. — Cicatrice irrégulière et rétractée s'étendant du creux poplité à la partie supérieure de la cuisse, cicatrice déprimée et ronde à la partie antérieure externe du même membre, gène dans l'extension de la jambe.

SALOBERT, Pierre, 11e de ligne. — Fracture de l'humérus gauche, coup de feu, Beaumont (Ardennes).—Cicatrice adhérente.

SALOMON, Jean, né le 12 janvier 1849, Vaucbars (Charente), 26e de ligne. — Congélation, le Bourget, 22 décembre. — Déformation et paralysie du gros orteil, pied droit, rétraction de la jambe gauche, ankylose tibio-tarsienne droite, gène des mouvements du pied gauche.

SALOU, Louis, 44e de ligne, caporal. — Fracture du crâne, coup de feu, Saint-Privat.— Perte de substance osseuse à la région pariétale gauche, troubles intellectuels et éblouissements.

SALSAC, Hippolyte-François, né le 23 mai 1847, Brest (Finistère), garde mob. du Finistère, lieutenant. — Fracture de l'humérus droit, coup de feu, l'Hay, 29 novembre. — Atrophie du membre avec paralysie des extenseurs et des fléchisseurs des doigts.

SALUSSE, Auguste-Adolphe, né le 6 septembre 1833, Brest (Finistère), 28e de ligne.—Fracture du calcanéum et du péroné gauches, coup de feu, Pierrefitte, 23 septembre. — Ankylose du pied renversé en dedans.

SALUT, Jean-Marie, 85e de ligne, caporal. —Fracture de l'os iliaque droit, coup de feu, Beaumont (Ardennes). — Faiblesse du membre inférieur droit.

SALVAIN, Jules-Paul, né le 25 septembre 1846, Tarascon (Ariége), 12e artill., maréchal des logis. — Fracture du péroné gauche et du genou droit, coup de feu et éclats d'obus, Chevilly (Loiret), 14 décembre.—Perte osseuse du péroné, cicatrice adhérente de 3 centimètres, extension forcée et semi-ankylose du pied, perte de substance osseuse du genou, cicatrice adhérente de 8 centimètres à sa partie externe, ankylose du genou dans l'extension.

SALVATGE, Auguste, 89° de ligne, caporal. — Plaies contuses à la cuisse gauche et à la main, coups de feu, Villers, 2 décembre. — Ankylose et déformation des doigts.

SALVET, Narcisse-Louis-François, né le 3 mars 1847, à Pézilla de la Rivière (Pyrénées-Orientales), 25° de ligne. — Fracture du fémur droit, tiers inférieur, coup de feu, Servigny. —Cal volumineux, cicatrices difformes, plaies fistuleuses, rétraction des muscles de la région dite patte d'oie, paralysie de la jambe.

SAMACOITS, Michel, 20° de ligne. — Fracture du sommet du crâne, coup de feu, Connéré. — Perte de substance, cicatrice adhérente, vertiges fréquents.

SAMADET, Jean, né le 2 décembre 1841, Castelnau-Tursan (Landes), 33° de ligne.—Plaie contuse au coude gauche, coup de feu, les Ormes, 11 octobre.—Ankylose du coude.

SAMANE, Laurent-Alyaub, né le 10 octobre 1824, Maincy (Seine-et-Marne), 10° chass. à pied, caporal. — Plaies contuses au deux jambes, érosion des os de la jambe droite, coup de feu, congélation des pieds, Auvray.

SAMAT, Eugène-Jean-Baptiste, né le 18 novembre 1846, Peynier (Bouches-du-Rhône), 1er hussards. — Plaie contuse à l'épaule gauche, coup de feu, Sedan.—Ankylose de l'épaule, cicatrice vicieuse profonde, perte de l'usage du membre.

SAMBARDIER, Jean-Marie, né le 6 janvier 1848, Saint-Didier Saint-Beaujon (Rhône), 99° de ligne. — Plaie à travers l'abdomen, plaie à la partie supérieure postérieure de la cuisse droite, 2 coups de feu, Frœschwiller. — Anus contre nature à la partie supérieure de la portion descendante du côlon, paralysie du pied droit.

SAMBET, Joseph, 2° de ligne.—Fracture du fémur gauche, coup de feu, Loigny, 2 décembre. — Consolidation vicieuse.

SAMOUEL, Emile, 1er chass. à pied.—Plaie contuse à l'épaule droite, coup de feu, Verdun, 19 octobre. — Gêne des mouvements du bras.

SAMSON, François-Joseph, 75° de ligne. — Plaie contuse à l'épaule gauche, coup de feu, Gravelotte. — Perte partielle des mouvements du bras.

SAMSON, Yves-Marie, 43° de ligne. — Fracture comminutive du péroné gauche, tiers supérieur à (?). — Perte de substance osseuse, cicatrices adhérentes.

SANCÉRY, Jules-Alexandre, né le 1er janvier 1832, Douai (Nord), 48° de ligne, capitaine. — Fracture comminutive du fémur droit, tiers moyen, coup de feu, Wœrth. — Consolidation vicieuse avec forte saillie en dehors du fragment supérieur, déformation et raccourcissement de 3 centimètres, semi-ankylose du genou, amaigrissement du membre, cicatrices adhérentes, claudication très-prononcée.

SANCHOLLÉ, Gabriel, né le 17 novembre 1843, Seysses (Haute-Garonne), 1er de ligne, caporal.—Plaie pénétrante du coude gauche, coup de feu, Sainte-Barbe sous Metz.—Ankylose du coude dans la flexion.

SANDOZ, Charles-Constant, 80° de ligne. — Fracture de l'omoplate gauche, coup de feu, sous Metz, 18 août.

SANDRARD, Alexandre, né le 7 décembre 1838, Clerfayts (Nord), 47° de ligne. — Fracture comminutive de l'extrémité inférieure du fémur droit, coup de feu, Beaumont (Ardennes). —Nombreuses esquilles, arthrite violente, ankylose du genou dans l'extension.

SANDRIN, Charles-François-Henri, 75° de ligne. — Plaie pénétrante de poitrine à droite, coup de feu, Sedan. — Dyspnée.

SANGLARD, François-Pierre, 53° de ligne. — Fracture des doigts médius et annulaire, main droite, coup de feu, Sedan. — Ankylose incomplète de ces doigts, gêne des mouvements de la main.

SANNIER, Henri-Ambroise-Richard, 20° chass. à pied. — Fracture du péroné droit, coup de feu, Achiet, 2 janvier. — Consolidation vicieuse.

SANS, Jean-Pierre, né le 20 février 1846, Toulouse (Haute-Garonne), 12° cuirassiers.— Fracture du radius gauche, plaie compliquée au bras droit, coup de feu et éclat d'obus, Gravelotte. — Déviation du poignet gauche, cicatrice adhérente, rétraction de tous les doigts de la main droite.

SANSFAÇON. Jacques, né le 5 avril 1848, Plaisance (Gers), 80e de ligne. — Fracture comminutive de l'extrémité inférieure de l'humérus gauche et de l'olécrane, coup de feu, Saint-Privat. — Perte de substance osseuse, ankylose incomplète du coude, l'avant-bras fixé dans le quart de flexion et la demi-pronation, amaigrissement du membre et extension des trois derniers doigts.

SANSOIS, Charles-Arsène-Léopold, 69e de ligne. — Plaie contuse à la partie moyenne de la jambe droite, coup de feu, Saint-Quentin. — Faiblesse des mouvements du membre.

SANSOIT, Guillaume, 11e de ligne.—Plaie contuse à la jambe gauche, coup de feu, Villejuif, 30 septembre. — Cicatrices adhérentes.

SANSONNET, Alphonse, 21e de ligne. — Plaie contuse au bras gauche, coup de feu, Champigny, 30 novembre.—Amaigrissement du membre et gêne des mouvements des doigts.

SANTARELLI, Pierre, 28e de ligne. — Plaie contuse à la cuisse droite, coup de feu, Saint-Privat. — Abcès à la cuisse.

SANTÈS, Jules, 42e de ligne. — Fracture des 3e et 4e métacarpiens, main gauche, coup de feu, Champigny, 30 novembre. — Ankylose incomplète des doigts médius et annulaire.

SANTI, Antoine, né le 28 novembre 1847, Campo (Corse), 58e de ligne, sergent. — Fracture du fémur droit, coup de feu, Sedan. — Gêne et douleur des mouvements du membre

SAPÈNE, Bertrand-Eugène, 17e artill. — Fracture comminutive du pied gauche, éclat d'obus, Gravelotte. — Gêne des mouvements du pied.

SAPPIN-TRUFFY, Paul-Gilbert-Marie-Vincent, né le 23 novembre 1835, Mérinchal (Creuse), 1er hussards, brigadier. — Plaie compliquée à l'avant-bras droit, coup de feu, Sedan. —Cicatrice profonde, rétraction de tous les doigts.

SARAMONT, Jean-Marie-Janvier, né le 18 septembre 1848, Barran (Gers), 80e de ligne. — Fracture de la 9e côte gauche, coup de feu, Saint-Privat. — Cal vicieux, trois cicatrices adhérentes, gêne des mouvements d'ampliation du thorax.

SARASI, Jean, né le 4 juillet 1834, Château-Chervix (Haute-Vienne), 87e de ligne.—Plaie s'étendant de la région dorsale droite du thorax à l'angle inférieur de l'omoplate gauche, éclat d'obus, Orléans. — Hémiplégie incomplète du côté droit.

SARAZIN, Albert, 97e de ligne. — Fracture de la jambe droite, coup de feu à (?). — Déformation de la jambe, cicatrices adhérentes.

SARD, François, 46e de ligne. — Fracture du calcanéum, pied (?), coup de feu, Josnes, 10 décembre. — Cal volumineux, gêne dans la marche.

SARDA, Jean-François, 10e chass. à pied. —Plaie contuse à la main gauche, coup de feu, Paris, 23 mai. — Ankylose de l'indicateur.

SARLANGE, Antoine, 20e chass. à pied. — Fracture des os du bassin, coup de feu, Gravelotte. — Esquilles, claudication.

SARNETTE, Thomas-Etienne, 32e de ligne. — Fracture comminutive du radius droit, coup de feu, Gravelotte. — Paralysie du pouce, perte des mouvements de pronation et de supination de la main.

SARRAILLE, François-Charles, né le 19 janvier 1848, Bayonne (Basses-Pyrénées), 110e ligne, caporal. — Rhumatisme, tranchées de Villejuif. — Hypertrophie du cœur.

SARRAZIN, Auguste-Pierre, né le 22 novembre 1846, Jurignac (Charente), 50e de ligne.— Fracture du fémur gauche, coup de feu, Wissembourg. — Perte de substance considérable et déviation des fragments.

SARRAZIN, Gabriel, 1re légion de marche du Rhône. — Plaie contuse à la partie supérieure postérieure de la jambe droie, coup de feu, Nuits, 18 décembre. — Extension forcée et permanente du pied.

Sarrazin, Guillaume, 1er de ligne. — Plaie contuse à la poitrine, côté gauche, fracture de côtes, éclats d'obus, Saint-Privat. — Perte de substance musculaire, large cicatrice adhérente.

Sarrés, Jean, né le 11 juillet 1846, Saint-Colomb (Basses-Pyrénées), garde mob. des Basses-Pyrénées. — Variole à (?). — Cécité complète.

Sarrocchi, Pierre-Toussaint, 13e de ligne, sergent. — Plaie en séton à la région lombaire, coup de feu, Borny. — Faiblesse et gêne des mouvements des membres inférieurs.

Sarrola, François-Félix, 53e de ligne. — Plaie pénétrante de poitrine à gauche, coup de feu, Sedan. — Dyspnée.

Sarron, Jean-Marie, 7e de ligne. — Fracture comminutive de la main gauche, éclat d'obus, Borny. — Perte de deux doigts.

Surrot, Jean, né le 25 novembre 1842, Lannes (Lot-et-Garonne), 44e de ligne. — Congélation, Couthenans. — Perte de tous les orteils, pied gauche, et des deux dernières phalanges des orteils, pied droit.

Sarrut, Evariste, 3e de ligne. — Plaie contuse au poignet droit, coup de feu, Fræschwiller. — Ankylose du poignet avec gêne des mouvements des doigts.

Sarthou, Joseph, 37e de ligne. — Fracture de l'humérus gauche, coup de feu, Patay. — Atrophie et gêne des mouvements du bras.

Sasseigue, Edouard-Léopold, 73e de ligne. — Plaie contuse à l'épaule gauche, coup de feu, Gravelotte. — Atrophie du bras.

Sasserie, Joseph-Baptiste, né le 30 juillet 1849, Janzé (Ille-et-Vilaine), 27e de ligne. — Fracture des deux maxillaires, coup de feu, Poupry. — Consolidation vicieuse, perte de substance de la langue et de plusieurs dents, difformité de la face.

Sassi, Louis-Jules, né le 13 février 1850, Port-Marly (Seine-et-Oise), 28e de ligne. — Plaie contuse au pied (?), éclat d'obus, Pontarlier, 4 janvier.

Satabin, Victor-Ernest, né le 4 octobre 1845, Mézières (Ardennes), 2e zouaves, caporal. — Fracture comminutive de l'humérus gauche, tiers supérieur, coup de feu, Fræschwiller. — Perte considérable de substance osseuse, ankylose incomplète de l'épaule et du coude, la main est immobile et en flexion sur le poignet.

Satgé, François, 38e de ligne. — Perte du doigt auriculaire gauche, coup de feu, Neuilly-sur-Seine, 10 octobre. — Déformation du doigt médius.

Saturnin, Paul, 61e de ligne. — Congélation à (?) — Ankylose et atrophie du gros orteil gauche.

Saubadu, Guillaume, né le 12 août 1848, Donzacq (Landes), 28e de ligne. — Fracture des 2e et 3e métacarpiens, main droite, éclat d'obus, Saint-Privat. — Cicatrices adhérentes, ankylose et paralysie des doigts auriculaire et annulaire.

Saubeck, Georges-Frédéric, francs-tireurs comtois. — Plaie contuse au poignet droit, coup de feu, Bellegarde, 24 novembre. — Ankylose du poignet et extension permanente des quatre derniers doigts.

Saubesty, Simon, né le 21 novembre 1843, Escource (Landes), 66e de ligne. — Plaie pénétrante de poitrine et de l'épaule gauche, coup de feu, Rezonville. — Balle non extraite, atrophie de l'épaule et du bras avec rétrécissement de la cavité thoracique.

Sauce, Christophe-Léopold, né le 8 avril 1836, Barecourt (Meuse), 105e de ligne, sergent. — Insolation, août 1870, sous Metz. — Perte de la vision à gauche (décollement de la rétine), affaiblissement de la vision à droite (menace de cécité complète).

Saucé, Louis, 71e de ligne, caporal. — Fracture de l'humérus droit, coup de feu, Borny. — Ankylose incomplète du coude.

Saucède, Jean-Marie, né le 19 février 1849, Bassoues (Gers), 43e de ligne. — Plaie à travers la région axillaire gauche, coup de feu, Villorceau. — Rétraction du biceps, atrophie de la main.

BLESSURES DIVERSES ET MALADIES.

SAUDUBRAY, Siméon-Michel, né le 22 janvier 1845, Angers (Maine-et-Loire), 77º de ligne. — Plaie compliquée à l'avant-bras droit, éclat d'obus, Gravelotte. — Cicatrice adhérente à la partie interne du coude, atrophie de l'avant-bras et flexion permanente des trois derniers doigts.

SAUER, Frédéric-Louis-Emile, 6º lanciers.—Fracture du coude gauche, chute de cheval, Frœschwiller. — Ankylose du coude, atrophie du membre.

SAUGE, Edme-Joseph, 95º de ligne, caporal. — Plaie contuse à la hanche droite, coup de feu, Ardenay, 9 janvier. — Nécrose de l'os iliaque, plaies fistuleuses persistantes.

SAUJOT, Jules-Eugène, 85º de ligne.—Plaies déchirées à la main et à l'avant-bras droits, explosion de son fusil, pont de Neuilly, 7 avril. — Cicatrices adhérentes, gêne des mouvements de la main.

SAULÉ, Jacques, 2º chass. d'Afrique. — Plaies à la main droite et à la tête, 3 coups de sabre, Gravelotte. — Flexion permanente des doigts indicateur et médius.

SAULNIER, Arnaud-Eugène, 15º de ligne. — Plaie contuse à la partie supérieure et postérieure de l'épaule droite, coup de feu, Buzenval.

SAULNIER, Louis, 6º chass. — Plaie contuse au mollet gauche, coup de feu, Lorcy (Loiret), 29 novembre.

SAULON, Jean-Baptiste, garde mob. de Maine-et-Loire. — Rhumatismes, armée de la Loire. — Gêne des articulations du genou et du pied.

SAULTIER, Henri, 62º de ligne. — Fracture comminutive de la jambe droite, coup de feu, Changé, 10 janvier. — Consolidation vicieuse et déformation du membre.

SAUNEUF, Victor-François-Jean-Marie, né le 23 juin 1852, Lamballe (Côtes-du-Nord), 29º de ligne. — Fracture de la main gauche, éclat d'obus, Saint-Privat. — Perte d'une partie du 2º métacarpien, flexion permanente de l'indicateur, amaigrissement de la main.

SAUNIER, Claude, né le 27 août 1848, Roche (Isère), 12º artill. — Plaie contuse au dos, éclat d'obus, Sedan. — Perte de substance très-étendue et très-profonde, rétraction permanente de la région lombo-iliaque droite.

SAUNIER, Louis, 9º chass. à pied. — Plaie contuse à la jambe droite, éclat d'obus, plateau d'Avron. — Cicatrices adhérentes.

SAUNIER, Nicolas, 3º zouaves.—Fracture comminutive de la jambe droite, tiers supérieur, coup de feu, Beaune-la-Rolande. — Esquilles, abcès multiples, atrophie du membre.

SAUNIÈRE, Pierre, 52º de ligne. — Perte des 2º et 3º phalanges de l'indicateur droit, coup de feu, Yvré-l'Evêque.

SAUNOIS, Henri, né le 17 juillet 1849, Cussy-les-Forges (Yonne), 8º de ligne. — Plaie à travers l'abdomen, balle entrée à 2 centimètres au-dessus du pubis à droite et sortie à la partie postérieure du sacrum, coup de feu, Sedan. — Plaie fistuleuse au sacrum, par laquelle s'écoule des matières fécales et de l'urine.

SAUQUET, Alexandre, né en 1847, Surans (Deux-Sèvres), 42º de ligne.— Plaie contuse à l'avant-bras gauche, éclat d'obus, Champigny, 30 novembre. — Amaigrissement et rétraction musculaire de l'avant-bras.

SAUQUET, Fleury-Joseph-Désiré, né le 17 août 1843, Napoléon-Vendée (Vendée), 70º de ligne. — Plaie compliquée à l'avant-bras gauche, éclat d'obus, Gravelotte. — Ankylose du poignet, atrophie de l'avant-bras et de la main avec rétraction des quatre derniers doigts.

SAUBENCK, Georges-Frédéric, né le 25 décembre 1840, Montbéliard (Doubs), francs-tireurs comtois. — Plaie contuse au poignet droit, coup de feu, Bellegarde. — Ankylose du poignet avec extension permanente des quatre derniers doigts.

SAUREL, Joseph-Etienne, 53º de ligne.—Fracture du cubitus gauche, coup de feu, Sedan. — Cicatrice adhérente, flexion permanente des deux derniers doigts.

SAURET, François, né le 9 juillet 1852, Cahors (Lot), 17º chass. à pied. — Plaie contuse au mollet droit, coup de feu, Ham, 9 décembre. — Pourriture d'hôpital, perte considérable de substance musculaire, rétraction du tendon d'Achille, impossibilité d'appuyer le talon sur le sol.

SAURINE, Simon-Adolphe, né le 28 octobre 1848, Fabas (Ariége), 3e de ligne. — Fracture comminutive de la jambe et plaie contuse à la cuisse gauches, coup de feu, Frœschwiller. — Raccourcissement considérable du membre.

SAUSSAYE, Henri-Cervule, né le 20 avril 1841, la Houssaye-Bérenger (Seine-Inférieure), 94e de ligne. — Plaie contuse à l'avant-bras, tiers inférieur, éclat d'obus, le Mans. — Ankylose du poignet et atrophie considérable de la main.

SAUSSAYE, Emile-Désiré, 41e de ligne. — Plaie contuse à la jambe droite, coup de feu, Lorges, 11 décembre. — Douleur et gêne des mouvements de la jambe.

SAUTEJEAN, Constantin-Louis-Marie, né le 14 octobre 1841, Pallet (Loire-Inférieure), garde mobilisée de la Loire-Inférieure. — Rhumatisme, armée de la Loire. — Arthrite rhuma-tismale tibio-tarsienne gauche et tumeur blanche de cette articulation.

SAUTEL, Cyprien, 44e de ligne. — Plaie pénétrante au niveau du grand trochanter droit, coup de feu, Beaune-la-Rolande. — Balle non extraite, flexion de la cuisse sur le bassin.

SAUTEROT, François, né le 11 juillet 1846, Saint-Privé (Yonne), 25e de ligne. — Fracture de l'omoplate droite, coup de feu, Gravelotte. — Ankylose incomplète scapulo-humérale, atrophie notable et paralysie de l'épaule et du bras.

SAUTOUR, Pierre, 47e de ligne. — Fracture du crâne, coup de feu, Frœschwiller. — Perte de substance du pariétal droit, cicatrice adhérente, céphalalgie persistante.

SAUVAGE, Emile-Jean-Nicolas, né le 27 août 1849, Toulouse (Haute-Garonne), 121e de ligne. — Fracture du fémur gauche, au-dessus des condyles, érosion du tibia, même jambe, éclats d'obus, Châtillon sous Paris, 19 septembre. — Cicatrices adhérentes, profondes et dép rimées, ankylose du genou, atrophie du membre, rétraction de la partie postérieure de la jambe fléchie à angle droit sur la cuisse, et extension permanente du pied.

SAUVAGE, Henri-Charles, né le 5 mai 1850, Faulx (Meurthe), 59e de ligne. — Fracture partielle de l'humérus droit au-dessus de l'épicondyle, plaie contuse à la main droite, 2 coups de feu, Morée, 14 décembre. — Amaigrissement de tout le membre, rétraction du fléchisseur du pouce, gêne de la flexion des quatre autres doigts.

SAUVAGE, Jean-Justin, 38e de ligne. — Plaie contuse à la hanche gauche, coup de feu, Saint-Privat. — Abcès multiples, cicatrice adhérente.

SAUVAGET, Henri, 5e de ligne. — Fracture de la main gauche, coup de feu, Beaugency. — Rétraction permanente de l'annulaire.

SAUVAIRE, Auguste, né le 5 décembre 1850, Marseille (Bouches-du-Rhône), 19e artill. — Fracture comminutive de la jambe droite, coup de pied de cheval, armée de Versailles. — Plaie fistuleuse.

SAUVAIRE, Joseph-Auguste-Florentin, 1er train d'équipages, maréchal des logis. — Coxal-gie à droite, froid humide, armée de la Loire. — Raccourcissement et amaigrissement du membre.

SAUVANAUD, Louis, 93e de ligne. — Fracture du péroné droit, coup de feu, Saint-Privat. — Cicatrice adhérente.

SAUVANET, Jean-Gilbert, 17e de ligne. — Plaie contuse à la cuisse droite, érosion du fémur, coup de feu, Montmesly.

SAUVARD, François, garde mob. du Cher. — Plaie pénétrante des deux cuisses, coup de feu, Blois, 28 janvier.

SAUVÉ, Adolphe-Jules-Désiré, né le 22 octobre 1847, Cottenchy (Somme), francs-tireurs de la Somme, caporal. — Plaie en sillon d'une clavicule à l'autre, plaies contuses au bras droit, et autres sans gravité, 3 coups de feu, 2 coups de crosse, Soissons. — Cicatrice adhérente.

SAUVÉ, Clément-Vincent, 5e de ligne. — Plaie contuse au pied gauche, coup de feu, Sedan. — Nécrose des os du métatarse.

SAUZE, Léon, né le 29 octobre 1845, Robions (Vaucluse), 39e de ligne. — Fracture de l'indicateur et du 2e métacarpien, main gauche, coup de feu, Châtillon, 4 avril. — Flexion de l'indicateur, cicatrice adhérente et étendue.

SAUZÉ, Léopold, garde mob. du Rhône. — Plaie contuse à la région lombaire avec lésion de la crête iliaque postérieure droite, coup de feu, Nuits, 18 décembre. — Plaie fistuleuse.

SAUZE, Toussaint-Jules, 52e de ligne. — Plaie pénétrante de l'abdomen avec lésion intestinale, coup de feu, Chenebier, 17 janvier. — Gêne considérable dans la défécation.

SAUZET, André, 52e de ligne. — Plaie contuse à la main droite, accident dans un service de cuisine à (?). — Ankylose des articulations métacarpo-phalangiennes des 4e et 5e doigts.

SAVARY, Alphonse-Aimé, né le 29 juillet 1841, Chambrepas (Manche), 59e de ligne. — Fracture du maxillaire inférieur, coup de feu, l'Hay, 30 septembre. — *Ligature de l'artère maxillaire.*

SAVARY, Emile-Etienne, né le 25 août 1852, Sens (Yonne), 50e de ligne, caporal. — Fracture du radius gauche, tiers inférieur, coup de feu, Prauthoy, 28 janvier. — Douze esquilles, abcès au niveau du poignet, paralysie du pouce et de l'indicateur, faiblesse des autres doigts, atrophie du membre.

SAVÈS, Jean-Antoine, 60e de ligne, caporal. — Plaie contuse au mollet gauche, éclat d'obus, Blamont, 2 janvier. — Rétraction musculaire, extension permanente du pied, large cicatrice très-adhérente.

SAVIGNAC, Jean, 25e de ligne.—Fracture de la jambe et plaie contuse à la cuisse gauches, coup de feu et éclat d'obus, Gravelotte. — Cicatrice adhérente.

SAVIGNARD, Louis-Eugène, garde mob. de la Sarthe. — Fracture du crâne, coup de feu, Coulmiers.

SAVIGNAT, André, 95e de ligne.—Plaie contuse au mollet droit, coup de feu, Saint-Privat. — Cicatrice adhérente.

SAVIN, Alexandre-Marie, né à la Chapelle-du-Loup (Ille-et-Vilaine), 49e de ligne. — Fracture comminutive de l'os iliaque droit, coup de feu, Mouzon. — Perte de substance, cicatrice adhérente.

SAVIOZ, Joseph-François, 4e chass. d'Afrique.— Plaie contuse à la cuisse gauche, érosion du fémur, coup de feu, Sedan. — Claudication.

SAVIOZ-FOUILLET, André-Hippolyte, 6e artill. — Plaie profonde à la tête, éclat d'obus, Chevilly, 3 décembre. — Cicatrice à la région pariétale gauche, conjonctivite double avec photophobie et troubles intellectuels.

SAVOURAY, Denis-Bernard, 31e de ligne. — Fracture de la main gauche, coup de feu, Villorceau. — Raccourcissement considérable de l'annulaire, ankylose de ce doigt, du médius et de l'auriculaire.

SAVOURÉ, Jean-Marie-Edouard-Pierre, né le 17 juillet 1847, Tresbœuf (Ille-et-Vilaine), 24e de ligne, sergent-major. — Plaie pénétrante de poitrine à droite, coup de feu, Saint-Quentin. — Hémoptysies, larges cicatrices adhérentes au côté droit du thorax, dyspnée.

SAVY, Andrieux, né le 10 mars 1848, Oradour-sur-Vayres (Haute-Vienne), garde mob. de la Haute-Vienne. — Plaie contuse à la main gauche, éclat d'obus, Terminiers. — Atrophie de la main, flexion permanente de l'auriculaire, extension incomplète des doigts indicateur, médius et annulaire.

SAVY, Pierre-Philibert, né le 9 août 1846, Pierre (Saône-et-Loire), 1er zouaves. — Fracture comminutive de la jambe gauche, coup de feu, Montbéliard.—Cicatrice adhérente, gêne dans l'extension du pied.

SCAROU, Pierre, né le 18 avril 1849, Moëlan (Finistère), garde mob. du Finistère. — Fracture de la branche horizontale droite et de la branche montante gauche du maxillaire inférieur, coup de feu et chute consécutive, la Magdeleine-Bouvet, 21 novembre. — Cicatrices adhérentes de la face et de la base de la langue, diminution considérable de l'écartement des mâchoires.

Scalabrini, Bernardini, né le 19 juin 1837, Massiola (Italie), 1re légion garibaldienne. — Fracture du maxillaire inférieur, coup de feu à (?), armée de l'Est. — Perte de substance osseuse, défaut de correspondance des arcades dentaires.

Scalori, Paul, 1re légion garibaldienne, sergent-fourrier. — Plaie contuse au creux axillaire droit, coup de feu, Dijon, 21 janvier. — Perte des mouvements du membre.

Scao, François, né le 22 août 1843, Brest (Finistère), 87e de ligne. — Fracture du radius gauche, tiers inférieur, coup de feu, Strasbourg. — Ankylose du poignet avec perte des mouvements de pronation et de supination de l'avant-bras.

Scarbonchy, Ange-François, né le 23 décembre 1842, Cuttoli-Cortichioto (Corse), 21e de ligne. — Plaie contuse à la région dorsale, coup de feu, Sedan. — Abcès multiples, hémoptysies, cicatrice adhérente.

Schaal, Jacques, 23e de ligne. — Fracture de l'humérus gauche, coup de feu, Montigny, 28 août. — Ankylose du coude.

Schäal, Théophile, né le 22 décembre 1842, Rosty (Bas-Rhin), 119e de ligne. — Perte du doigt annulaire droit, éclat d'obus, Villers-sur-Marne. — Paralysie de l'indicateur.

Schaller, Adolphe, 13e. chass. à pied. — Plaie contuse à la partie externe de la jambe droite, coup de feu, Beaugency. — Large cicatrice adhérente.

Schauber, Jean, né le 2 avril 1839, Compiègne (Oise), 19e chass. à pied, sous-lieutenant. — Plaies contuses à la partie supérieure de la poitrine et au creux axillaire droit, coup de feu, Sedan. — Paralysie du bras.

Schaudel, Emile, 11e chass. à cheval, brigadier. — Plaie contuse à la main droite, éclat d'obus, Strasbourg, 5 septembre. — Rétraction des extenseurs et ankylose des doigts médius et annulaire.

Schaul, Frédéric, 39e de ligne. — Plaie contuse à la cuisse gauche, coup de feu, Loigny. — Cicatrice profonde et adhérente, flexion permanente du membre.

Scheweitzer, Joseph, né le 12 décembre 1848, Paris, 67e de ligne. — Fracture comminutive de la main gauche, coup de feu, Forbach. — Difformité de la main, rétraction des doigts auriculaire et annulaire.

Schiesslé, Jean-Baptiste, né le 24 novembre 1846, Châtenais (Bas-Rhin), 53e de ligne. — Fracture intra-articulaire du poignet droit, coup de feu, Sedan. — Perte de substance osseuse, ankylose du poignet.

Schiller, Nicolas, né le 7 mars 1846, Amanvillers (Moselle), 15e artill. — Plaie en séton compliquée à la cuisse droite, éclat d'obus, Pont-Noyelles. — Atrophie du membre, paralysie du pied.

Schirch, Chrétien, né le 19 décembre 1847, Pulversheim (Haut-Rhin), garde mob. du Haut-Rhin. — Plaies contuses aux deux cuisses, éclats d'obus, Neuf-Brisach, 7 octobre. — Perte considérable de substance musculaire à la partie antérieure interne de la cuisse droite, perte des mouvements et marche impossible.

Schirmann, Jacques, né le 18 octobre 1845, Fréland (Haut-Rhin), 93e de ligne. — Fracture du péroné gauche, coup de feu, Gravelotte. — Abcès multiples, amaigrissement de la jambe.

Schirru, Michel, 9e hussards. — Plaie à travers les deux cuisses, coup de feu accidentel à Metz, 19 août. — Infiltration du membre inférieur gauche, *ligature de l'artère fémorale*.

Schler, Jean-Baptiste, 1er zouaves. — Plaie contuse grave à la jambe gauche, coup de feu, Champigny, 2 décembre. — Emaciation du membre.

Schlupp, Michel, né le 4 février 1846, Mutzenhausen (Bas-Rhin), 98e de ligne. — Fracture du fémur gauche avec pénétration du genou, coup de feu, Gravelotte. — Raccourcissement de 3 centimètres, ankylose du genou.

Schmidt, George, né le 13 mars 1845, Natzviller (Vosges), 64e de ligne. — Fracture du rebord orbitaire externe de l'œil droit avec désorganisation de l'œil, coup de feu, Borny.

Schmitt, Florentin, né le 17 janvier 1844, Schœnau (Bas-Rhin), 43e de ligne. — Désorganisation du globe oculaire droit, éclat d'obus, Amanvillers.

Schmitt, Joseph, né le 4 juin 1853, Mouspach (Haut-Rhin), 8e cuirassiers. — Plaie pénétrante de l'œil gauche, accident, Moulins. — Perte de la vision à gauche,

Schmitt, Valentin, né le 8 février 1847, Riedseltz (Bas-Rhin), garde mob. du Bas-Rhin. — Plaie contuse à la partie externe de la cuisse droite, éclat d'obus, Strasbourg. — Large cicatrice irrégulière et facile à s'ulcérer.

Schmitt, Xavier, 11e de ligne. — Plaie en séton aux deux cuisses, fracture du calcanéum, pied gauche, 2 coups de feu, Beaumont.

Schmutz, Jacques, né le 28 novembre 1846, Rixheim (Haut-Rhin), 18e artill. — Plaie à travers l'œil gauche, qui a été désorganisé, éclat d'obus, Rezonville.

Schnartz, Joseph, 110e de ligne. — Fracture des 2e, 3e et 4e métacarpiens, main gauche, coup de feu, l'Hay, 30 septembre. — Perte de l'extrémité des doigts auriculaire et annulaire, perte des mouvements des doigts annulaire et médius, atrophie de la main.

Schneider, Antoine, né le 23 octobre 1824, Thionville (Moselle), garde mob. des Pyrénées-Orientales, capitaine. — Plaie en séton à l'avant-bras droit, tiers supérieur, coup de feu, Villersexel. — Atrophie de la main et de l'avant-bras, avec rigidité des quatre derniers doigts.

Schneider, Frédéric, né le 29 juin 1844, Oberhoffen (Bas-Rhin), 37e de ligne. — Plaie contuse très-étendue au haut de la jambe et à la cuisse gauches, plaie contuse à la jambe droite, plaie compliquée au bras droit, coup de feu et éclats d'obus, Sedan. — Ankylose du coude, grande difficulté des mouvements de la main.

Schneider, Henri-François, 76e de ligne. — Plaie contuse à la main droite, coup de feu, Beaugency. — Flexion permanente des doigts auriculaire et annulaire.

Schneider, Jacques, 100e de ligne. — Plaie contuse au coude droit, coup de feu, Gravelotte. — Ankylose incomplète du coude, faiblesse et amaigrissement du membre.

Schnepp, Jules-Auguste, 9e de ligne. — Fracture du cubitus droit, coup de feu, Gravelotte.

Schoelcher, Jean, né le 28 février 1844, Logelheim (Alsace), 60e de ligne. — Fracture de la clavicule droite, coup de feu, Borny. — Plaie fistuleuse, gêne dans l'élévation du bras.

Scholasch, François-Xavier, né le 14 octobre 1840, Morschwiller (Bas-Rhin), 35e de ligne. — Fracture comminutive de l'astragale et du scaphoïde, pied gauche, coup de feu, Chevilly, 30 septembre. — Déformation du pied, ankylose des os du tarse, claudication.

Scholtz, Jules-Claude-Antoine, né le 29 avril 1842, Bar-le-Duc (Meuse), garde mob. de la Meuse, capitaine. — Congélation, Kœnigsberg (Allemagne). — Paralysie de tout le bras gauche, et perte totale de l'usage du membre.

Schram, Emile-Nicolas, né le 4 mars 1841, Bitch (Moselle), garde nationale de la Seine, 163e bataillon, caporal. — Fracture comminutive de la jambe gauche, au-dessus des malléoles, éclat d'obus, bombardement de Paris, 20 janvier. — Saillie considérable du fragment supérieur du tibia à la partie interne.

Schreiner, Jean-Baptiste, né le 20 décembre 1842, Strasbourg (Bas-Rhin), 3e zouaves. — Fracture de l'humérus droit, coup de feu, Frœschwiller. — Ankylose du coude.

Schtreff, Guillaume, 1er inf. légère d'Afrique. — Plaie contuse à l'épaule droite, coup de feu, Beaune-la-Rolande.

Schub, Victor, né le 5 mars 1835, Boftzheim (Bas-Rhin), 1er chass. à pied, caporal. — Fracture du 5e orteil, pied droit, coup de feu, Pont-Noyelles.

Schuh, Edouard-Félix, 75e de ligne, caporal. — Fracture de la jambe gauche, coup de feu, Gravelotte. — Cal difforme.

Schumacher, Ignace, né le 12 juillet 1844, Schelestadt (Bas-Rhin), 24e de ligne, sergent-major. — Fracture du coude gauche, coup de feu, Saint-Quentin. — Consolidation vicieuse, ankylose à angle obtus, déformation de l'avant-bras, dévié en dedans, paralysie de la main.

Schurra, Denis, 53e de ligne. — Fracture comminutive de l'humérus gauche, coup de feu, Sedan.

Schwartz, Eugène-Nicolas, né le 1er mai 1847, Saint-Denis (Seine), 2e artill. — Fracture du fémur droit, éclat d'obus, Rezonville. — Raccourcissement de 3 centimètres, atrophie du membre, ankylose du genou dans l'extension.

Schweitzer, Joseph-Arsène, né le 12 décembre 1848, Cany-Barville (Seine-Inférieure), 110e de ligne. — Fracture comminutive des 3e et 4e métacarpiens, et de la base du 2e, main gauche, coup de feu, l'Hay. — Perte de l'usage des doigts médius et annulaire, avec gêne considérable des doigts indicateur et auriculaire, atrophie de la main.

Schwentzer, Emile, né le 11 août 1848, Strasbourg (Bas-Rhin), 20e artill. — Fracture comminutive du maxillaire supérieur gauche avec désorganisation de l'œil de ce côté, coup de feu, Frœschwiller.

Schwerdel, François-Xavier, né le 5 janvier 1847, Lauw (Haut-Rhin), garde mob. de l'Isère. — Fracture comminutive du fémur droit, tiers moyen, coup de feu, Beaugency. — Raccourcissement de 8 centimètres, ankylose incomplète du genou.

Sclaefer, Jean, 97e de ligne, clairon. — Fracture du poignet droit, coup de feu, Créteil, 30 novembre. — Cicatrices adhérentes, ankylose du poignet.

Scordia, Corentin, né le 5 octobre 1826, Penhars (Finistère), garde nationale de Dijon, sergent. — Contusion violente de la colonne vertébrale, chute, Dijon. — Paraplégie incomplète.

Scordia, Georges-Pierre, né le 29 juin 1850, Quimper (Finistère), 4e chass. à pied. — Plaies contuses à la jambe et au pied gauches avec érosion de la malléole externe, 2 coups de feu, Arthenay. — Cicatrices adhérentes, gêne et douleur de l'articulation tibio-tarsienne.

Seboul, Etienne-Marius, né le 26 avril 1850, Teil (Ardèche), rég. étranger, caporal. — Fracture du maxillaire inférieur, coup de feu, Paris, 2e siége. — Cicatrice adhérente de 9 centimètres, difformité de la face.

Serrier, Guillaume, 2e zouaves.—Plaie à la région orbitaire droite, coup de feu, Frœschwiller. — Amaurose traumatique, perte partielle de la vision à droite.

Sechaud, Jean-Marcellin, garde mob. du Jura. — Fracture du fémur droit, coup de feu à (?), 23 janvier. — Raccourcissement du membre, gêne dans la marche.

Second, Paul, né le 26 août 1847, Lurcy-le-Bourg (Nièvre), garde mob. de la Nièvre. — Fracture compliquée de l'extrémité supérieure du cubitus gauche, coup de feu, Orléans. — Ankylose du coude dans la demi-flexion, atrophie et paralysie du membre avec perte partielle de la sensibilité, cicatrices adhérentes autour du coude.

Secret, Désiré-Amand, 17e chass. à pied. — Congélation, Pont-Noyelles, 25 décembre. — Perte partielle du gros orteil, pied gauche, des 2e et 3e phalanges des quatre orteils, pied droit et du gros orteil de ce pied.

Ségeron, Pierre, né le 20 février 1848, Laval (Mayenne), 86e de ligne. — Plaie contuse au creux axillaire gauche, coup de feu, Beaumont (Ardennes). — Paralysie du bras.

Séguéla, Joseph, 77e de ligne. — Plaie contuse à la main gauche, coup de feu, Saint-Privat. — Extension permanente des doigts auriculaire et annulaire.

Séguéla, Paul, 42e de ligne, sergent.—Fracture de la jambe gauche, coup de feu, Champigny, 30 novembre. — Esquilles, atrophie de la jambe.

Séguier, Nérée-Antoine-Théodore, né le 7 mars 1849, Poutier-Cabardès (Aude), garde mob. de l'Aude. — Plaie à travers l'espace inter-osseux de l'avant-bras droit, coup de feu, Chenebier. — Nombreux abcès, cicatrices adhérentes, gêne dans la flexion des doigts.

Séguin, Antoine-Marius, 22e de ligne. — Perte des 3e phalanges aux doigts indicateur, médius et annulaire gauches, coup de feu, Chagey, 17 janvier.

Séguin, Auguste-Frédéric, né le 1er mars 1843, Mollans (Drôme), 72e de ligne. — Plaie contuse à la région orbitaire gauche, éclat d'obus, Sedan. — Cataracte, perte de la vision à gauche.

Séguin, Calixte, garde mob. de la Lozère.—Congélation, Héricourt.—Perte de la 2e phalange des quatre derniers orteils, pied gauche, carie et plaie fistuleuse de la 2e phalange du gros orteil.

Séguin, Hubin, né le 25 juin 1847, Villejésus (Charente), 86e de ligne. — Plaie contuse à la partie antérieure moyenne de la cuisse droite, coup de feu, Beaumont. — Cicatrice adhérente.

Seguin, Jean, né le 21 décembre 1817, Aubiat (Puy-de-Dôme), 17e de ligne, capitaine.— Fracture de l'omoplate gauche, coup de feu, Arthenay. — Plaie fistuleuse au-dessous de la clavicule.

Séguin, Jean, 46e de ligne. — Plaie pénétrante de l'épaule droite, coup de feu à (?). — Gêne des mouvements du bras, ankylose incomplète de l'épaule.

Séguin, Pierre-Joseph, 28e de ligne.—Chute sur le genou gauche, Pierrefitte, 23 septembre. — Tumeur blanche.

Séguy, Jean, 38e de ligne. — Fracture du fémur droit, éclat d'obus, Champigny. — Raccourcissement du membre.

Séguy, Jean-Joseph, 2e de ligne. — Plaie contuse à la jambe gauche, section du tendon d'Achille, coup de feu, Beaumont (Loiret), 7 décembre.

Séguy, Joseph-Napoléon, 50e de ligne, caporal. —Fracture de l'omoplate gauche, coup de feu, Wissembourg. — Perte de substance osseuse, cicatrice adhérente.

Séguy, Nicolas, né le 5 mai 1846, Réomès-Montagne (Cantal), 91e de ligne.—Fracture du fémur droit, tiers inférieur, coup de feu, Sedan. — Déformation de la cuisse incurvée en avant et en dehors, claudication, gêne considérable dans la marche.

Seifritz, Joseph, né le 17 mars 1842, Hérange (Meurthe), 87e de ligne. — Fracture comminutive du fémur droit, coup de feu, Strasbourg, 17 septembre. — Chevauchement des fragments, raccourcissement de 5 centimètres, vaste cicatrice adhérente.

Seigner, Pierre, né le 21 juillet 1847, Bouchage (Isère), garde mob. de l'Isère.—Fracture comminutive de la jambe droite, coup de feu, Essertienne. — Ankylose tibio-tarsienne, raccourcissement et atrophie de la jambe.

Seigneur, Louis-Victor, né le 26 janvier 1837, Notre-Dame-du-Hamel (Eure), garde nationale de Bernay (Eure), caporal.—Plaie contuse à la partie supérieure de la jambe droite, coup de feu, Bernay.—Gêne des mouvements du membre.

Seigue, Joseph, né le 10 octobre 1848, Chalus (Haute-Vienne), 5e lanciers, maréchal des logis. — Fracture comminutive du coude droit, coup de feu, Sedan.—Nombreuses esquilles, ankylose du coude, atrophie de l'avant-bras et de la main.

Seiler, Antoine, 1er zouaves.—Perte du doigt indicateur et de la 3e phalange de l'annulaire, main droite, coup de feu, Chilleurs-aux-Bois, 3 décembre.

Seillade, Pierre-Paul, né le 23 février 1846, Sarlat (Dordogne), 42e de ligne, sergent. — Bronchite chronique, siège de Paris. — Appauvrissement de la constitution.

Seiter, Charles, né le 18 mars 1854, Strasbourg (Bas-Rhin), 76e de ligne. — Fracture comminutive de l'avant-bras droit, tiers supérieur, coup de feu, Champigny. — Ankylose du coude.

Selimen-ben-Ali, né en 1846, Romerasso (Alger), 1er tir. alg.— Plaie en séton à la cuisse droite, au-dessus du genou, coup de feu, Frœschwiller. — Ankylose complète du genou et incomplète tibio-tarsienne avec le pied fixé dans l'extension.

Sellez, Philippe, 2e chass. à pied. — Plaie pénétrante à la joue gauche et subluxation du maxillaire supérieur, coup de feu, Saint-Quentin. — Perte de 5 dents molaires.

Sellier, Aimable, 4e section d'ouvriers militaires d'administration. — Plaies au genou droit et à la main (?), instrument piquant, Versailles. — Abcès péri-articulaire au genou qui est ankylosé, atrophie du membre : phlegmon du médius avec sub-luxation de la phalangine sur la phalange.

SELLIER, Eugène-Augustin-Joseph, garde mob. du Nord. — Plaie contuse à la jambe gauche, coup de feu, Saint-Quentin. — Atrophie de la jambe, rétraction du tendon d'Achille.

SÉLOSSE, Louis-François-Joseph, 26e de ligne. — Perte des 2e et 3e phalanges de l'indicateur gauche, coup de feu, Gravelotte.

SELVERS, Louis-Germain, 73e de ligne. — Perte partielle du pouce gauche, coup de feu, Saint-Privat.

SEMENTEGER, Léopold, né le 17 mai 1829, Granheim (Wurtemberg), ouvrier civil du génie.—Plaies contuses à la main et à la jambe gauches avec lésion de la malléole interne et du tendon d'Achille, éclats d'obus, Belfort. — Perte partielle du médius ankylosé, plaie non cicatrisée de la jambe.

SEMPÉ, Jules-Luc-Fulcran, né le 20 octobre 1850, Montpellier (Hérault), 87e de ligne. — Plaie contuse à la cuisse droite, au niveau du condyle interne, éclat d'obus, Asnières, 3 mai. — Gêne dans la flexion du membre.

SÉNANT, Auguste, 15e chass. à pied. — Fracture du péroné gauche, coup de feu, Borny. — Consolidation vicieuse, raccourcissement du membre.

SENAUX, Etienne, né le 8 janvier 1829, Nages (Tarn), gendarme de la Lozère, caporal.— Amaurose double, fatigues de la campagne 1870-71.—Cécité complète.

SENCEBY, Pierre, 37e de ligne. — Plaie contuse au globe oculaire gauche, coup de feu, Paris, 23 mai. — Perte de la vision de cet œil.

SENDRAL, Joseph-Marie-Victor, 67e de ligne. — Plaie contuse à la partie interne de la jambe droite, coup de feu, Forbach.—Gêne dans la flexion de la jambe, cicatrice douloureuse.

SÉNÉ, Pierre, garde mob. des Deux-Sèvres. — Plaie contuse à la partie inférieure de l'avant-bras droit, coup de feu, Varegs (Doubs), 22 octobre. — Ankylose anormale et incomplète des doigts, cicatrice adhérente.

SENEBIER, Germain-Elie, garde mob. de l'Isère. — Fracture du radius gauche, tiers inférieur, et plaie pénétrante de poitrine, coups de feu, Beaugency.

SÉNÉCAUT, Edmond, né le 1er avril 1848, Hasnon (Nord), 122e de ligne. — Rhumatisme articulaire aigu, captivité, privations. — Endocardite rhumatismale, rétrécissement de l'orifice mitral, insuffisance aortique.

SÉNÉCHAL, Charles-Louis, 37e de ligne. — Fracture du fémur droit, éclat d'obus, Sedan. — Cicatrice profonde, gêne des mouvements du membre inférieur droit.

SÉNÉCHAL, Charles-Emile-Joseph, né le 9 août 1846, la Gorgue (Nord), garde mob. du Nord. — Plaie à la main gauche, coup de feu, Saint-Quentin. — Perte des doigts indicateur et médius, ankylose des doigts auriculaire et annulaire en demi-flexion.

SÉNÉCHAL, Ernest-Paul-Désiré, 37e de ligne. — Désorganisation du globe oculaire gauche, coup de feu, Paris, 26 mai.

SÉNÉCHAL, François, 45e de ligne. — Plaie contuse à l'épaule (?), coup de feu, Frœschwiller. — Faiblesse très-grande du bras.

SÉNÉCHAL, Jean-Denis, 109e de ligne. — Fracture comminutive de l'humérus gauche, tiers inférieur, coup de feu, Chevilly, 30 septembre. — Ankylose incomplète du coude.

SÉNÉCHAL, Paul-Ernest, né le 3 juin 1843, Tôtes (Seine-Inférieure), 57e de ligne. — Perte des doigts indicateur et médius, main gauche, éclat d'obus, Saint-Privat. — Faiblesse des autres doigts.

SÉNÉCHAL, Pierre, 48e de ligne. —Plaie contuse à la partie antérieure droite de la poitrine, fracture de côtes, coup de feu, Wœrth. — Cicatrice adhérente : hémoptysies.

SÉNÉGAS, Etienne, garde mob. du Tarn. — Plaie contuse à la main (?), coup de feu, Chenebier. — Rétraction des doigts auriculaire et annulaire.

SÉNÉGAS, François-Jules, 36e de ligne, caporal. — Plaie contuse à l'épaule gauche, coup de feu, la Bourgonce. — Plaie fistuleuse au creux axillaire.

SÉNÉGAS, Jean-Robert, né le 23 avril 1843, Aussillon (Tarn), 93e de ligne. — Plaie pénétrante de poitrine et lésion du plexus brachial gauche, coup de feu, Saint-Privat.—Paralysie presque complète de tout le bras gauche.

SENELLIER, Jacques, garde mob. de la Loire-Inférieure. — Plaie pénétrante de poitrine, coup de feu, Champigny.

SENEY, Adolphe-Henry, né le 30 novembre 1850, Boussières (Nord), 24e de ligne.— Fracture comminutive de la main gauche, coup de feu, Bapaume. — Déformation de la main et atrophie des 4 derniers doigts.

SENEZ, Alfred-Charles-Hector, né le 27 mars 1836, Bevillers (Nord), 12e cuirassiers, brigadier. — Fracture double de la jambe (?), tiers inférieur, coups de pied de cheval, le Mans. — Cal saillant : diarrhée chronique et gastralgie.

SENGASSIE, Jean, né le 19 septembre 1847, Mortannes (Basses-Pyrénées), 14e artill. — Fracture comminutive des deux maxillaires, coup de feu, Bitche, 4 septembre. — Cicatrice vicieuse et adhérente de la langue.

SENGÈS, Jean-Marie, né le 28 octobre 1847, Lalouret (Haute-Garonne), garde mob. de la Haute-Garonne. — Congélation, Héricourt. — Perte du gros orteil, pied droit.

SENOUILLET, Prosper, né le 25 juin 1845, Saint-Alexandre (Gard), 22e de ligne. — Plaie contuse au genou droit, coup de feu, Sedan. — Atrophie de la jambe, gêne des mouvements du genou.

SENRENT, Jean, 54e de ligne. — Plaies contuses à la poitrine et au pied gauche, au-dessous de la malléole externe, coups de feu, Amanvillers. — Cicatrice indurée au pied, cicatrices adhérentes multiples au tronc.

SENTENAC, François, 34e de ligne. — Perte du doigt auriculaire gauche, éclat d'obus, Montbéliard. — Flexion à angle droit de l'annulaire.

SEPCHAT, Annet, 96e de ligne. — Plaie contuse au pied gauche, érosion du calcanéum, coup de feu, Frœschwiller.

SEPTIER, Louis, 6e artill. — Plaie à la partie externe supérieure de la cuisse droite, éclat d'obus, Montbéliard.

SER, Joseph-Pierre, né le 10 décembre 1847, Saint-Pierre-Toirac (Lot), garde mob. du Lot. — Fracture comminutive de l'avant-bras droit, coup de feu, Ourcelles, 10 décembre. — Cicatrice très-adhérente, impossibilité de fléchir les doigts.

SÈRE, Dominique, garde mob. de la Haute-Garonne. — Fracture de l'arcade zygomatique droite, coup de feu, Beaune-la-Rolande. — Affaiblissement de la vue, céphalalgies et vertiges.

SEREIN, Jean, 37e de ligne. — Perte des 2e et 3e phalanges du doigt médius gauche, coup de feu, Sedan.

SERET, Siméon, 26e de ligne. — Congélation, armée de la Loire. — Déformation du pied droit fixé dans l'extension : Perte d'un grand nombre de dents.

SEREY, Auguste-François-Henri, né le 4 juillet 1849, Montrouge (Seine), garde mob. de la Seine, caporal. — Fracture comminutive du poignet droit, coup de feu, Stains. — Ankylose du poignet et de toutes les articulations de la main.

SERGENT, Antoine-Pierre, né le 16 mai 1850, Bordeaux (Gironde), 41e de ligne. — Plaie pénétrante de l'articulation scapulo-humérale droite, coup de feu, Beaugency. — Nombreuses esquilles de l'humérus, ankylose scapulo-humérale.

SERGENT, Charles-Victor-Arsène, 10e de ligne. — Plaie contuse au pied droit, coup de feu, Chevilly, 30 septembre. — Gêne et douleur dans la marche.

SERGENT, Constant-Alphonse, garde mob. de Loir-et-Cher. — Plaie contuse à l'épaule droite, coup de feu, Coulmiers. — Ankylose scapulo-humérale, atrophie du membre.

SERGENT, François-Eugène, 10e chass. à pied, sergent. — Plaie contuse au pied gauche, coup de feu, le Mans, 11 janvier. — Ankylose tibio-tarsienne.

SERGENT, Jean-Charles, garde mob. de la Côte-d'Or. — Plaie pénétrante à la région fessière gauche, coup de feu, Jancigny, 27 octobre. — Gêne et douleur dans la flexion de la cuisse gauche.

SERGENT, Nicolas-Silvestre, né le 21 avril 1844, Lépanges (Vosges), 26e de ligne, caporal. — Fracture de l'humérus droit, tiers supérieur, coup de feu, Villiers-sur-Marne. — Cicatrices adhérentes, paralysie de la main.

SÉRIDON, Vitulis, 93e de ligne. — Plaie contuse à la main droite, coup de feu, Gravelotte. — Cicatrice adhérente, extension permanente du médius.

SERIEYS, Hyacinthe, 97e de ligne. — Fracture de deux métatarsiens, pied droit, coup de feu, Gravelotte. — Gêne des mouvements du gros orteil.

SERIEYS, Pierre, 30e de ligne. — Fracture de l'apophyse mastoïde gauche, coup de feu, Sedan. — Surdité à gauche.

SENIN, Jean-Auguste, né le 28 novembre 1847, Thouels (Aveyron), 76e de ligne. — Fracture de l'avant-bras droit, tiers inférieur, coup de feu, Gravelotte. — Ankylose du poignet, cicatrices profondes et adhérentes.

SERMONDADAZ, Jean, né le 17 septembre 1844, Fillinges (Haute-Savoie), 68e de ligne. — Fracture du fémur gauche, tiers supérieur, coup de feu, Beaumont (Ardennes). — Phlegmon diffus, abcès phlegmoneux multiples, consolidation incomplète, et raccourcissement considérable.

SÉNOT, Alexandre-Marie, 6e chasseurs. — Plaie contuse au coude gauche, coup de feu, Sedan. — Ankylose incomplète du coude, atrophie du membre.

SERRAZ, Joseph, garde nationale mobilisée de la Côte-d'Or. — Plaies contuses à la cuisse gauche, coups de feu, sous Dijon, 30 octobre. — Faiblesse et engourdissement du membre.

SERRE, Mary, né le 21 juin 1843, Salers (Cantal), 28e de ligne. — Plaie contuse à la tempe droite, éclat d'obus, Ladonchamps. — Surdité complète.

SERRE, Antoine-Jules, 57e de ligne. — Fracture du péroné gauche, éclat d'obus, Saint-Privat. — Cicatrice adhérente.

SERRE, Louis, né le 18 avril 1846, Issamoulène (Ardèche), 4e dragons. — Anévrisme de la crosse de l'aorte (voussure très-marquée des cartilages des 1re et 2e côtes à droite, frémissement pulsatif, isochrone aux battements du cœur), hypertrophie probable du cœur, fatigues, 1870-71.

SERRES, Armand, 3e de ligne. — Plaie contuse à la fesse gauche, éclat d'obus, Frœschwiller. — Perte considérable de substance musculaire, large cicatrice bridée et adhérente.

SERRES, Pierre, dit PÉRIMÉNO, né le 29 février 1844, Salies (Basses-Pyrénées), 91e de ligne. — Plaies à la partie supérieure de la cuisse et à la région inguinale droite, 2 coups de feu, Saint-Privat. — Plaies fistuleuses, atrophie du membre dans la demi-flexion permanente, émaciation générale.

SERRET, Jacques, né le 28 novembre 1847, Belvis (Aude), 17e chass. à pied. — Plaies contuses à l'avant-bras, érosion du cubitus, au-dessous du coude, à la partie inférieure du bras avec perforation de l'humérus, côté droit, 3 coups de feu, Borny. — Esquilles nombreuses, abcès multiples, ankylose du coude, atrophie du membre.

SERRIER, Antoine, né le 25 novembre 1831, Nancy (Meurthe), 62e de ligne. — Fracture comminutive de l'humérus gauche, coup de feu, Buchy, 5 décembre. — Issue de 22 esquilles, raccourcissement et atrophie du bras.

SERRIÈRES, Auguste, 83e de ligne. — Plaie contuse au thorax, côté droit, éclat d'obus, Ladonchamps. — Large cicatrice.

SERRURIER, César-Joseph, 86e de ligne. — Fracture de l'humérus gauche, tiers inférieur, coup de feu, Beaumont. — Flexion incomplète de l'avant-bras.

Servage, Jules, 36º de ligne. — Fracture du cubitus droit, coup de feu, Wœrth. — Gêne des mouvements du poignet.

Servant, Amand, garde mob. du Lot. — Perte de la phalange unguéale du gros orteil gauche, coup de feu, Villiers, 6 janvier.—Gonflement de tout le pied.

Servant, Jean, né le 4 avril 1846, Parentis-en-Born (Landes), 117º de ligne. — Fracture comminutive du calcanéum gauche, coup de feu, Paris, 2ª siége.—Paralysie du pied, atrophie progressive du membre.

Servant, Jean-Marcelin, 48º de ligne. — Fracture de la jambe droite, coup de feu, Sedan. — Cicatrice adhérente, gêne dans la marche.

Servant, Jean-Pierre, 64º de ligne.—Plaie contuse à la main gauche, coup de feu, Borny. — Semi-ankylose des quatre premiers doigts.

Servant, Pierre, 3º génie. — Fracture du temporal gauche, coup de feu, Saint-Quentin. — Cicatrice adhérente.

Servanton, Ferdinand-Pierre, né le 23 avril 1846, Suze-la-Rousse (Drôme), 3º chass. à cheval.—Contusion violente au genou droit, chute avec son cheval dans un fossé.—Arthrite chronique : Bronchite tuberculeuse au 2º degré.

Servanton, Jacques, né le 12 août 1844, Planfay (Loire), 36º de ligne. — Fracture du crâne, éclat d'obus, Neuilly-sur-Seine, 28 avril.—Perte de substance du cuir chevelu et d'une partie de l'os occipital, cicatrice profonde et adhérente.

Serveau, Jean-Jules, né le 3 octobre 1838, la Charité-sur-Loire (Nièvre), 1er zouaves. — Plaie à travers la face, au niveau des deux os malaires, coup de feu, Frœschwiller. — Perte de l'œil droit et affaiblissement de la vue à gauche.

Serventie, Jean-Baptiste, né le 16 juin 1846, Albussac (Corrèze), 35º de ligne. — Perte des doigts indicateur, médius et annulaire gauches, plaie pénétrante de poitrine, 2 coups de feu, Chevilly. — Balle non extraite du thorax, dyspnée.

Serventié, Joseph, né le 12 juillet 1848, Albussac (Corrèze), 47º de ligne. — Fracture comminutive de l'humérus droit, coup de feu, Wœrth. — Ankylose du coude dans l'extension, hypertrophie considérable de l'extrémité inférieure de l'humérus.

Servière, Auguste, 76º de ligne, caporal. — Plaie contuse à l'avant-bras gauche, coup de feu, Forbach. — Cicatrice adhérente, rétraction musculaire.

Servières, Pierre, né le 1er février 1850, Saint-Antonin (Tarn-et-Garonne), 42º de ligne. — Congélation, Mont-Valérien, 17 janvier. — Perte totale du gros orteil et partielle des 2º, 3º et 4º orteils, pied droit, perte de la 2º phalange du gros orteil, pied gauche.

Servoz, Henri-Ferdinand, né le 17 janvier 1849, Nîmes (Gard), 13º de ligne. — Fracture comminutive de l'humérus droit, tiers inférieur, coup de feu, Buzenval. — Nombreuses esquilles, nécrose des fragments, plaie fistuleuse persistante, pseudarthrose du bras, atrophie de l'avant-bras.

Sery, Pierre-Alexandre-Myre, né le 10 septembre 1843, Saintes (Charente-Inférieure), francs-tireurs saintois, sergent-major. — Plaie en séton à la partie interne supérieure de la cuisse gauche avec plaie pénétrante de l'abdomen, coup de feu, Nonancourt (Eure), 11 novembre. — Lésion de la vessie; paralysie du membre inférieur gauche.

Sesquès, Jean, né le 3 décembre 1835, Pau (Basses-Pyrénées), 3º chass. à cheval.—Fracture du péroné gauche, chute de cheval, Paris. — Chevauchement des fragments, gêne dans la marche.

Settelin, François-Joseph, né le 13 juillet 1840 (Haut-Rhin), 35º de ligne. — Plaie contuse au pied droit, lésion de l'astragale, coup de feu, Chevilly, 30 septembre.—Semi-ankylose tibio-tarsienne.

Settler, Jean-Aimé, né le 30 avril 1851, Savigny (Suisse), rég. étranger.—Perte des 3º phalanges des doigts indicateur, médius et annulaire main (?), éclat d'obus, Orléans, 11 octobre.

SEURRE, Jean-Baptiste-Louis, né le 3 mars 1849, Gray (Haute-Saône), garde mob. des Vosges. — Fracture comminutive de la jambe gauche, éclat d'obus, Belfort, 7 février. — Nombreuses esquilles, consolidation vicieuse, atrophie considérable de la jambe avec déviation de l'articulation tibio-tarsienne et flexion permanente des 5 orteils.

SÈVE, Jean, né le 1er octobre 1840, Moulins (Allier), 123e de ligne, caporal. — Plaie contuse à l'épaule droite, coup de feu, plateau d'Avron. — Vaste cicatrice de 30 centimètres de long du niveau de la tête de l'humérus à la pointe de l'omoplate, rétraction musculaire.

SÈVE, Pierre-Frédéric, 10e de ligne. — Plaie contuse à la joue gauche, coup de feu, Thorigny.

SEVENO, Jean, 25e de ligne. — Perte du pouce gauche, coup de feu, Champagné (Sarthe), 11 janvier.

SEVERAN, Paul, 4e de ligne. — Perte du doigt médius gauche, coup de feu à (?). — Rétraction permanente de l'indicateur.

SEVERIN, Jean, né en février 1839, Châteauroux (Indre), 23e artill. — Fracture de la paroi externe de l'orbite gauche, coup de feu, Gravelotte. — Amaurose de l'œil.

SEVEYRAC, Jean-Marcellin, garde mobile de l'Ardèche. — Perte du doigt médius gauche, coup de feu, Briosne (Eure), 15 janvier. — Cicatrice adhérente.

SÉVIE, Jean, né le 30 janvier 1844, Saint-Loubès (Gironde), 75e de ligne. — Plaie à travers le coude droit, coup de feu, Gravelotte. — Ankylose du coude à angle droit.

SEVIN, André-Léon, né le 22 novembre 1850, Garches (Seine-et-Oise), 99e de ligne. — Fracture de l'olécrane et plaie pénétrante du coude droit, coup de feu, Beaune-la-Rolande. — Ankylose du coude dans la demi-flexion.

SEVRIN, François, 1er chass. à pied, caporal. — Plaie contuse au côté droit du thorax, éclat d'obus, Sedan. — Pourriture d'hôpital, cicatrice adhérente horizontale de 23 centimètres.

SEVRIN, Prosper-Emile, né le 11 octobre 1848, Corcieux (Vosges), garde mob. des Vosges. — Plaie pénétrante du coude gauche, coup de feu, la Bourgonce. — Ankylose du coude dans la flexion à angle droit.

SEYET, Jean-Félix, 26e de ligne. — Plaie contuse au thorax, coup de feu, Morée-Saint-Hilaire. — Variole : Perte de la vision à gauche.

SEYFRIED, Emile-Antoine, né le 30 juillet, 1848, Strasbourg (Bas-Rhin), garde mob. du Bas-Rhin. — Plaie contuse à la main gauche, éclat d'obus, Strasbourg. — Cicatrices adhérentes et déprimées, amaigrissement de la main et extension permanente des doigts auriculaire et annulaire.

SEYLLER, François-Joseph, 3e zouaves. — Plaie contuse à la main gauche, coup de feu, Héricourt, 16 janvier. — Cicatrice adhérente, flexion permanente du médius, gêne dans la flexion des autres doigts.

SGHIR-BEN-AMOR, 3e tir. alg. — Plaie contuse à l'épaule gauche, coup de feu, Fœschwiller. — Cicatrice adhérente.

SI-AHMED-BEN-ABDALLAH, né en 1835, Agoussin (Alger), 1er tir. alg. — Fracture comminutive du fémur droit, coup de feu, Fœschwiller. — Raccourcissement de 10 centimètres.

SIBÉ, Vincent-Hippolyte, 50e de ligne. — Plaie contuse à la main gauche, coup de feu, Wissembourg. — Déformation et perte des mouvements du pouce, atrophie de la main.

SIBERT, Jules, 73e de ligne. — Fracture de l'humérus gauche, éclat d'obus, Saint-Quentin. — Cal difforme, déformation du bras.

SIBIUDE, Edmond, né le 19 novembre 1845, Millas (Pyrénées-Orientales), 3e de ligne, sergent. — Perte du globe oculaire gauche et de la paupière inférieure, coup de feu, Fœschwiller.

SIBUET, Joseph, né le 7 février 1843, Saint-Pierre-d'Alvéy (Savoie), 14e de ligne. — Plaie contuse au globe oculaire gauche, éclat d'obus, Sedan. — Cataracte et perte de la vision à gauche.

SIBUT, Pierre, né le 5 février 1846, la Buisse (Isère), 53e de ligne. — Fracture de l'extrémité inférieure du fémur droit, coup de feu, Sedan. — Ankylose du genou dans l'extension permanente, raccourcissement de 5 centimètres.

SICARD, Antoine, 26e de ligne. — Plaie contuse à la main gauche, coup de feu, Villiers-sur-Marne, 30 novembre. — Extension permanente du médius.

SICARD, Auguste, né le 8 août 1848, Sainte-Foi (Haute-Garonne), 61e de ligne. — Fracture du cubitus gauche, tiers moyen, coup de feu, Beaumont. — Esquilles, fracture non consolidée, plaie fistuleuse, soudure des deux os de l'avant-bras, demi-flexion permanente du poignet, et perte incomplète des mouvements des doigts.

SICARD, Pierre, 6e de ligne. — Perte presque totale du doigt médius gauche, coup de feu, Gravelotte.

SICARD, Pierre, né le 21 septembre 1849, Brux (Vienne), 17e de ligne. — Plaie profonde à la main gauche, éclat d'obus, Montmesly. — Flexion permanente des trois derniers doigts.

SICARD, Pierre-Victor, né le 31 mars 1828, Saint-Jean-d'Angély (Charente-Inférieure), artill. de la garde mob. de la Charente-Inférieure, capitaine. — Plaie contuse à la partie antérieure et inférieure de l'avant-bras droit, éclat d'obus, Autun, 1er décembre. — Cicatrices adhérentes, semi-ankylose du poignet.

SICARD, Thomas, né le 1er novembre 1845, Saint-Aquilin (Dordogne), garde mob. de la Dordogne, sergent. — Perte du doigt auriculaire, main gauche, coup de feu, le Mans, 11 janvier. — Phlegmon diffus, paralysie complète de la main et du pouce, amaigrissement considérable de l'avant-bras, ankylose presque complète du coude.

SICARD, Vincent, 9e chass. à pied. — Plaie contuse au mollet droit, éclat d'obus, Gravelotte. — Perte de substance musculaire.

SICART, Florent-Nicolas, 17e de ligne. — Plaie contuse à la cuisse gauche, coup de feu, Montmesly, 30 novembre. — Cicatrice irrégulière et adhérente.

SICÉ, Antoine-Auguste, 3e génie. — Engorgement multiples des ganglions cervicaux, fatigues, 1870-71.

SICHLER, Jean-Baptiste, né le 25 décembre 1850, Sainte-Croix-aux-Mines (Haut-Rhin), 1er zouaves. — Plaie profonde à la jambe gauche, coup de feu, Champigny. — Emaciation complète de la jambe.

SICILIANO, Jean, né le 15 août 1848, Ajaccio (Corse), 77e de ligne, sergent. — Fracture de la clavicule droite, lésion du deltoïde, coup de feu, Forbach. — Consolidation vicieuse, gêne dans l'élévation du bras.

SICOT, Jean, né le 19 octobre 1846, Civrac (Gironde), 27e de ligne. — Plaie pénétrante de la fesse gauche, lésion de la verge et du scrotum, coup de feu, congélation, Arthenay. — Perte des 1er et 5e orteils, pied gauche.

SICRE, Guillaume, né le 28 novembre 1845, Belvis (Aude), 16e de ligne. — Fracture comminutive du coude gauche, plaie en séton au mollet droit, 2 coups de feu. — Fracture comminutive du calcanéum et des os du tarse, pied droit, éclat d'obus, Gravelotte. — Ankylose complète du coude à angle obtus, et incomplète de la main et des doigts, atrophie et perte des mouvements de tout le bras, déformation du pied droit.

SICRE, Prosper, 30e de ligne. — Perte des 2e et 3e phalanges du doigt annulaire gauche, coup de feu, Mouzon, 30 août.

SICURANI, Jean, né le 15 avril 1846, Scata (Corse), 2e zouaves, caporal. — Fracture des 2e et 3e métacarpiens, main gauche, coup de feu, Fræschwiller. — Atrophie de l'indicateur, les métacarpiens sont tassés les uns sur les autres, perte partielle de la motilité de la main.

SIDAN, Louis-Onufre-Polycarpe, né le 12 juin 1850, Crézilles (Meurthe), 7e de ligne. —

Fracture comminutive du pied droit, coup de feu, Créteil, 17 septembre.—Perte de substance osseuse, déformation du pied, claudication.

SIDEL, Joseph, né le 12 juillet 1845, Badonviller (Meurthe), garde mob. de la Meurthe. — Fracture comminutive de l'ischion droit, coup de feu, Nompatelize. — Atrophie du membre, plaie fistuleuse persistante, volumineuses esquilles, douleurs dans les mouvements, et la station assise ne peut être prolongée.

SIÉ, Jacques, né le 9 juin 1849, Mirepoix (Ariége), 27e de ligne. — Plaies contuses aux deux jambes, coup de feu, Villersexel. — Larges cicatrices adhérentes, gêne dans la marche.

SIEGRIST, Georges, né le 27 octobre 1837 (Bas-Rhin), 2e de ligne. — Plaie contuse au creux poplité droit, coup de feu, Spickeren. — Extension permanente de la jambe.

SIEYÈS, Auguste-Pascal, 52e de ligne. — Perte des 2e et 3e phalanges de l'indicateur droit, coup de feu, Arthenay.

SIFFERMANN, Victor-Joseph, né le 21 juin 1852, Lyon (Rhône), 14e de ligne, caporal. — Fracture comminutive de l'olécrane droit, coup de feu, Sedan. — Ankylose du coude dans la flexion.

SIFFRE, Jean-Baptiste-Casimir, né le 16 décembre 1847, Galinagues (Aude), garde mob. de l'Aude. — Tumeur blanche du genou gauche, internement en Suisse.—Ankylose du genou dans la flexion à angle droit.

SIGNOUD, Claude-Lucien, garde mob. de la Haute-Savoie. — Plaie contuse à la jambe (?), coup de feu, Rolampont (Haute-Marne). — Induration des muscles de la partie inférieure.

SIGRIST, Jérôme, né le 25 mai 1846, Willer (Haut-Rhin), train des épuipages militaires. — Fracture de l'olécrane droit, coup de pied de cheval, Versailles. — Ankylose du coude dans l'extension.

SILLARD, François, 73e de ligne. — Perte du doigt médius gauche, coup de feu, Saint-Privat. — Gêne dans la flexion des autres doigts.

SILLON, Etienne-Pierre, 3e hussards. — Ablation du doigt auriculaire gauche et broiement des 4 derniers métacarpiens, morsure de cheval, le Havre, 15 janvier 1871. — Perte de la flexion des autres doigts.

SILVAIN, Jean, 32e de ligne. — Plaie à la main droite, éclat de son fusil, Paris, 25 mai. — Flexion du pouce dans la paume de la main, cicatrices adhérentes.

SILVAIN, Jean-Baptiste, 46e de ligne. — Plaie pénétrante du coude gauche, coup de feu, Cravant. — Ankylose du coude, atrophie du membre.

SILVANI, Paul-François, né le 19 avril 1846, Ucciani (Corse), 56e de ligne. — Plaie compliquée en séton à la partie inférieure de la cuisse droite, coup de feu, Frœschwiller. — Atrophie et paralysie de la jambe et du pied fixé dans l'extension avec flexion permanente des orteils.

SILVESTRE, Antoine, 32e de ligne. — Plaie contuse au bras gauche, coup de feu, Gravelotte. — Cicatrice profonde et adhérente du deltoïde à l'humérus, atrophie de l'avant-bras et de la main.

SILVESTRE, François, né le 17 mai 1849, Chénas (Rhône), 38e de ligne. — Plaie contuse au pied gauche, coup de feu, Paris, 2e siége. — Cicatrice transversale rétractée douloureuse indurée à la face plantaire, gêne dans la marche.

SILVESTRE, Louis-Charles, né le 17 février 1847, Apt (Vaucluse), 94e de ligne, caporal.— Fracture comminutive de l'humérus gauche, tiers inférieur, perte de la 3e phalange de l'auriculaire droit, plaies contuses à la cuisse gauche et à l'hypochondre droit, 3 coups de feu, Gravelotte. — Raccourcissement, atrophie et difformité du bras fixé dans l'extension.

SIMÉAN, Alexandre-Antoine-Hildever, 53e de ligne, caporal. — Plaie contuse à la jambe droite, coup de feu, Sedan. — Pourriture d'hôpital, large cicatrice adhérente, gêne dans la marche.

SIMÉAU, Charles-Louis-Ernest, né le 1er octobre 1847, Chéchy (Loiret), 64e de ligne. —

Plaie pénétrante de la fesse et fracture de l'ischion droit, coup de feu, Borny. — Gêne des mouvements du membre inférieur.

SIMÉON, Auguste, né le 14 mai 1849, Varcy (Nièvre), 83e de ligne. — Fracture de la main droite, coup de feu, Beaugency. — Rétraction des doigts, principalement des trois derniers.

SIMÉON, Benoît, né le 21 septembre 1844, Saint-Paul-en-Jairet (Loire), 113e de ligne, caporal. — Fracture comminutive du tarse, pied droit, coup de feu, Montrouge, 22 mai. — Esquilles, abcès nombreux, déformation considérable du pied, ankylose des articulations tarsiennes et métatarsiennes.

SIMÉON, Jean-François-Léopold, né le 24 juillet 1843, Jandun (Ardennes), 5e hussards. — Plaies à l'avant-bras gauche, coups de lance et de sabre, Gravelotte. — Exfoliation du radius au-dessus du poignet, perte de l'extension du pouce.

SIMON, Alexandre-Pierre, né le 12 janvier 1850, Grosbliederstroff (Moselle), 12e de ligne. — Plaie contuse à l'avant-bras gauche, coup de feu, Sainte-Barbe. — Rétraction de l'avant-bras et perte de ses mouvements de rotation.

SIMON, Auguste, 4e artill. — Congélation, gare de Neuilly, 19 janvier. — Paralysie et atrophie incomplète du bras droit.

SIMON, Henri-Marie-Denis-Jules, né le 12 mai 1846, Saint-Chartier (Indre), 183e bat. de la garde nationale de la Seine. — Fracture compliquée de l'humérus droit, coup de feu, Buzenval. — Paralysie de la main et de la partie inférieure de l'avant-bras, atrophie du membre.

SIMON, Jean, né le 8 février 1838, Voutezac (Corrèze), 98e de ligne. — Plaie contuse au bras droit, éclat d'obus, Gravelotte. — Ankylose incomplète du coude, atrophie et état variqueux du membre.

SIMON, Jean-Baptiste, né le 11 janvier 1851, Bourgoin (Isère), 3e zouaves. — Fracture intra-articulaire du coude gauche, coup de feu, Beaune-la-Rolande. — Ankylose du coude, paralysie de la main, fixée en demi-extension.

SIMON, Jean-Baptiste, 15e artill. — Fracture complète de la jambe droite, roue de caisson, Ervillers, 2 janvier. — Déviation et raccourcissement de la jambe.

SIMON, Jean-Bernard, 1er chass. à pied. — Plaie contuse à la main droite, coup de feu, Wœrth. — Ankylose des doigts médius et annulaire dans l'extension permanente.

SIMON, Joseph, né le 4 août 1843, Guénin (Morbihan), 35e de ligne. — Fracture comminutive de la jambe droite, coup de feu, Chevilly, 30 septembre. — Cal difforme, amaigrissement de la jambe et roideur tibio-tarsienne.

SIMON, Joseph-Achille, 2e zouaves. — Plaies contuses à la jambe et au pied droits et à la main gauche, coup de feu et éclats d'obus, Belfort. — Large cicatrice adhérente à a jambe, déformation du doigt médius.

SIMON, Jules-Joseph, 100e de ligne. — Plaies contuses aux deux pieds, 2 coups de feu, Gravelotte. — Cicatrices adhérentes.

SIMON, Julien, né le 21 mars 1848, Fresnes (Nord), 45e de ligne. — Plaie contuse à la hanche gauche, plaie à travers le coude gauche, 2 coups de feu, Frœschwiller. — Paralysie de la main.

SIMON, Louis-Isidore, 47e de ligne. — Fracture de la jambe droite, coup de feu, Beaumont (Ardennes). — Larges cicatrices adhérentes.

SIMON, Louis-Marie-Claude, 59e de ligne. — Plaie compliquée au bras droit, coup de feu, Borny. — Paralysie et atrophie de tout le bras avec gêne de la flexion et de l'extension de l'avant-bras et des doigts.

SIMON, Lucien-Joseph, né le 14 décembre 1847, Saint-Julien-de-Valgagnes (Gard), 2e zouaves, caporal. — Plaie compliquée à l'avant-bras droit, coup de feu, Frœschwiller. — Ankylose du coude dans l'extension, paralysie des fléchisseurs des doigts.

Simon, Paul-Julien, né le 7 avril 1848, la Neuville-au-Pont (Marne), garde mob. de la Marne. — Fracture du crâne, 3 coups de sabre, Passavant. — Esquilles, deux cicatrices transversales pariéto-temporales, troubles cérébraux, fourmillements dans les doigts et les orteils.

Simon, Philibert-Marie, né le 23 février 1847, Lyon (Rhône), 90ᵉ de ligne. — Fracture du scapulum gauche, coup de feu, Chevilly, 30 septembre. — Ankylose scapulo-humérale, atrophie de tout le membre (moins volumineux de 2 centimètres que l'autre).

Simon, Pierre, 86ᵉ de ligne, caporal. — Plaie à travers l'articulation tibio-tarsienne droite, coup de feu, Beaumont (Ardennes). — Ankylose tibio-tarsienne.

Simon, Théophile, 5ᵉ de ligne. — Plaie contuse à la cuisse droite, érosion du fémur, coup de feu, Loigny. — Plaie fistuleuse.

Simonet, Auguste, 24ᵉ chass. à pied. — Plaie contuse au bras (?), éclat d'obus, Sedan.— Cicatrice adhérente, l'avant-bras est dans la demi-flexion.

Simonet, Claude, né le 13 septembre 1847, Saint-Emiland (Saône-et-Loire), 3ᵉ de ligne. — Plaie contuse à la partie postérieure du cou, coup de feu, congélation, Beaune-la-Rolande. — Contracture des doigts de la main droite.

Simonet, François, 56ᵉ de ligne. — Perte de deux orteils, pied gauche, coup de feu, Sedan.

Simonet, Jules, né le 23 novembre 1836, Reims (Marne), 4ᵉ zouaves. — Mutilation de la face, éclat d'obus, Rezonville.—Perte partielle des deux maxillaires supérieurs avec retrait des portions restantes, destruction de l'os malaire gauche, enfoncement de la joue et ectropion de la paupière inférieure, altération très-prononcée de la parole, mastication très-difficile.

Simonet, Nicolas-Constant, né le 29 janvier 1845, Gironcourt (Vosges), 66ᵉ de ligne.—Fracture du poignet gauche, coup de feu, Gravelotte.—Ankylose du poignet avec extension permanente des doigts, atrophie du membre avec perte des mouvements de pronation et de supination.

Simonet, Pierre, né le 14 octobre 1843, Saint-Vaury (Creuse), 17ᵉ de ligne. — Fracture comminutive de la jambe gauche, tiers inférieur, coup de feu, Beaumont (Ardennes). — Cal difforme, raccourcissement de 4 centimètres et engorgement considérable des tissus.

Simoni, Toussaint, 7ᵉ dragons. — Fracture du fémur gauche, coup de feu, Mesly, 17 septembre. — Claudication.

Simonin, Basile-Jean-Jérôme, né le 8 janvier 1847, Breuches (Haute-Saône), 15ᵉ de ligne. — Arthrite chronique du coude gauche, froid humide 1870. — Ankylose du coude.

Simonin, Jean-Baptiste-Léon, né le 29 août 1848, Villacourt (Meurthe), 50ᵉ de ligne. — Fracture comminutive du péroné droit, coup de feu, Prauthoy, 28 janvier. — Perte de substance osseuse, plaies fistuleuses, paralysie de l'articulation tibio-tarsienne droite.

Simonnet, Jean, né le 4 décembre 1844, Orsennes (Indre), 84ᵉ de ligne. — Plaie compliquée à l'avant-bras droit, coup de feu, Gravelotte. — Paralysie de l'avant-bras et de la main, atrophie du membre.

Simonnet, Léon, né le 3 juin 1844, Niort (Deux-Sèvres), 96ᵉ de ligne. —Plaie contuse à la main droite, éclat d'obus, Sedan. — Atrophie de la main, rétraction de l'indicateur, perte presque complète des mouvements du pouce.

Simonnie, Jean, 68ᵉ de ligne. — Fracture de la main gauche, coup de feu, Beaumont (Ardennes). — Consolidation vicieuse, flexion incomplète des quatre derniers doigts.

Simonny, Pierre-Alexis, 85ᵉ de ligne, sergent. — Plaie pénétrante de poitrine à droite, coup de feu, Sainte-Barbe. — Dyspnée, adhérence pleurale et matité à droite.

Sinet, Alphonse-Edouard, né le 12 février 1848, la Capelle (Aisne), 15ᵉ de ligne, caporal. — Plaie compliquée à travers l'aisselle gauche, coup de feu, Saint-Privat. — Paralysie et atrophie de la main.

SINET, Victor-Eugène-Clovis, garde mob. de l'Aisne.—Fracture du fémur gauche, explosion de la citadelle de Laon, 9 septembre. — Raccourcissement de 3 centimètres.

SINGARAUD, Jean, né le 2 septembre 1837, Montbron (Charente), 95ᵉ de ligne. —Fracture comminutive de l'humérus et du coude droits, coup de feu, le Bourget. — Ankylose du coude dans l'extension à peu près complète, paralysie de la main.

SINGEOT, Hilaire-Casimir, 94ᵉ de ligne. — Perte du doigt médius droit, coup de feu, Flavigny (Moselle), 18 août.•— Gêne des mouvements des autres doigts.

SINJAN, Fraire-Eugène, 56ᵉ de ligne. — Plaie contuse à la jambe gauche, fracture du pariétal gauche, éclat d'obus et coup de feu, Frœschwiller. — Perte de substance du pariétal, cicatrice adhérente, cicatrice inodulaire à la jambe.

SINTURET, Antoine, né le 28 septembre 1847, Ecuras (Charente), 93ᵉ de ligne. —Plaie compliquée à la partie moyenne du bras droit, coup de feu, Saint-Privat. — Paralysie incomplète du membre, demi-flexion des doigts.

SION, Louis-Joseph, 17ᵉ chass. à pied. — Plaie contuse à la main droite, coup de feu, Saint-Quentin. — Gêne des mouvements des doigts.

SIPITRE, Henri-Aimé, 91ᵉ de ligne, — Fracture comminutive de l'acromion et de l'extrémité externe de la clavicule, coup de feu, Saint-Quentin.—Cicatrice adhérente.

SIRANTOINE, Charles, 51ᵉ de ligne. — Fracture du pied droit, coup de feu, Rezonville.—Cicatrice adhérente au tarse, gêne dans les mouvements des orteils et dans la marche.

SIRE, Alfred-Désiré, né le 15 mars 1848, Saint-Martin-l'Hortier (Seine-Inférieure), 4ᵉ artill., brigadier. — Plaie contuse à la partie postérieure de la jambe droite, éclat d'obus, Sedan. — Abcès.

SIRE, Charles-Eugène, né le 4 décembre 1846, Paris, 48ᵉ de ligne. — Plaie à travers l'épaule droite, fracture incomplète de la tête de l'humérus, coup de feu, Frœschwiller. — Ankylose scapulo-humérale, cicatrice profonde et adhérente.

SIRÉ, François, né le 10 juillet 1837, Montaigu (Vendée), garde nationale de la Seine, 127ᵉ bataillon, caporal. — Fracture complète de l'avant-bras droit, éclat d'obus, bombardement de Paris, Vaugirard, 6 janvier.

SIRÉ, Jean-Jacques, 37ᵉ de ligne.—Plaie contuse à la partie moyenne de la jambe gauche, coup de feu, Sedan. — Hernie musculaire externe, déviation du pied en dehors, cicatrices adhérentes.

SIRE, Vitalis, né le 5 août 1848, Rustiques (Aude), 48ᵉ de ligne.—Fracture comminutive de l'humérus gauche, tiers inférieur, coup de feu, Frœschwiller. — Cicatrice adhérente, ankylose incomplète du coude.

SIREAU, Henri, 2ᵉ zouaves.—Plaies contuses à la poitrine, au poignet et à la main droite, coups de feu, Frœschwiller. — Gêne des mouvements des doigts.

SIRET, Jules, né le 22 octobre 1833, Corps-Nuds (Ille-et-Vilaine), 75ᵉ de ligne, sergent. — Fracture comminutive de la main droite, coup de feu, Rezonville.—Perte des mouvements de la main et des doigts.

SIRLIN, Louis, né le 29 janvier 1847, Thann (Haut-Rhin), 62ᵉ de ligne. — Fracture comminutive de l'humérus droit, tiers supérieur, coup de feu, Sainte-Barbe. — Cicatrices larges et adhérentes, faiblesse de la main et des doigts.

SIROT, Jean-Placide, né le 6 mars 1850, Rye (Jura), 63ᵉ de ligne.—Congélation, Clerval, (Doubs). — Perte totale des cinq orteils, pied gauche, et des dernières phalanges des deux premiers orteils, pied droit.

SIRVEAUX, François-Victor, né le 4 juillet 1847, Saint-Bresson (Haute-Loire), 95ᵉ de ligne. — Perte de la 3ᵉ phalange de l'indicateur et des 2ᵉ et 3ᵉ du médius, main gauche, fracture du péroné droit, tiers supérieur, plaie contuse à la région orbitaire gauche, 3 coups de feu, Noisseville. — Perte de la vision à gauche, cicatrice adhérente à la jambe.

SIRVEN, Jean-Pierre, 2e zouaves. — Plaie contuse à la partie inférieure postérieure de la jambe droite, éclat d'obus, Frœschwiller. — Large cicatrice adhérente.

SIRY, Augustin-Siméon, 36e de ligne. — Fracture du cubitus droit, coup de feu, Changé. — Consolidation vicieuse.

SISKINT, Joseph, rég. étranger. — Congélation, Cercottes, 3 décembre. — Paralysie incomplète du bras gauche.

SMAGGHE, Louis-Auguste, 37e de ligne. — Plaie contuse à la partie supérieure du bras droit, coup de feu, Saint-Privat. — Cicatrice adhérente et déprimée, gêne dans l'extension de l'avant-bras.

SODREAU, François-Pierre, garde mob. de la Mayenne. — Arthrite suppurée du genou droit, fatigues, retraite d'Orléans, 4 décembre. — Ankylose incomplète du genou.

SOHIER, Jean-Marie-Edouard, né le 14 août 1844, Thugny-Trugny (Ardennes), 4e chass. à pied. — Fracture du maxillaire inférieur, coup de feu, Orléans, 11 octobre. — Pseudarthrose de la mâchoire inférieure dont l'arc est raccourci, et ne correspond plus avec l'autre.

SOHNLÉ, Marie-Lucien, né le 24 juin 1851, Brunstatt (Haut-Rhin), 12e chasseurs. — Plaies à la nuque et au coude gauche, coups de sabre, Buzancy, 27 août. — Affaiblissement notable de la vue, ankylose osseuse du coude.

SOICHEY, Claude-Paul-Victor, né le 3 avril 1849, Cussey-sur-l'Ognon (Doubs), francs-tireurs des Vosges. — Fracture comminutive de la main gauche, coup de feu, Abbevillers (Doubs). — Déformation et atrophie de la main, adduction du pouce, rétraction de l'indicateur, immobilité des autres doigts.

SOILLÉ, Jules, garde mob. du Nord. — Plaie contuse à la jambe droite, fracture de la 2e côte gauche, coup de feu, Saint-Quentin. — Faiblesse de la jambe droite, plaie fistuleuse au thorax.

SOIN, Alfred-Victor, né le 1er novembre 1848, Levroux (Indre), 47e de ligne. — Perte des 2e et 3e phalanges de l'indicateur droit, coup de feu, plaie contuse à la hanche droite, éclat d'obus, Beaumont.

SOIROT, Bertrand, 47e de ligne. — Plaies contuses à l'oreille et au bras gauches, éclats d'obus, Sedan. — Perte considérable de substance musculaire, cicatrices profondes et adhérentes.

SOLA, Pierre-Jean-André, né le 6 octobre 1848, Serrallongue (Pyrénées-Orientales), 28e de ligne. — Fracture du coude gauche, coup de feu, Saint-Privat. — Ankylose du coude.

SOLAIRE, Augustin, 45e de ligne. — Fracture du maxillaire inférieur, à droite, coup de feu, Cravant. — Ankylose incomplète temporo-maxillaire.

SOLAS, Pierre, 59e de ligne. — Plaie contuse au mollet droit, partie interne, coup de feu, Beaugency, 9 décembre. — Perte de substance musculaire, large cicatrice adhérente.

SOLEIL, Pierre, né le 16 juillet 1845, Sainte-Eulalie-en-Born (Landes), 77e de ligne. — Plaie compliquée au bras gauche, coup de feu, Gravelotte. — Atrophie excessive du bras, contracture du biceps, flexion forcée du coude, ankylose du poignet avec flexion permanente des doigts et de la main qui est déformée.

SOLÉO, Louis-Onésime-Jules, 95e de ligne. — Fracture de l'humérus gauche, tiers supérieur, coup de feu, Noisseville. — Cicatrice adhérente, roideur de l'articulation scapulo-humérale.

SOLICHON, Antoine, 19e ligne. — Fracture de la clavicule droite, éclat d'obus, Champigny, 30 novembre. — Cicatrice adhérente et déprimée.

SOLIGNAC, Edouard-Louis, 94e de ligne. — Plaie compliquée à l'avant-bras droit, coup de feu, Gravelotte. — Rétraction des doigts.

SOLILLAÉ, François, 42e de ligne. — Fracture du cubitus gauche, coup de feu, Mézières, 30 novembre. — Cicatrice profonde et adhérente, atrophie du membre avec perte des mouvements des doigts.

Solle, Guillaume, né le 23 janvier 1846, Lecussan (Haute-Garonne), 67e de ligne. — Variole, Rastadt (Allemagne). — Fonte purulente du globe oculaire droit.

Solle, Joseph-Marius, 33e de ligne. — Perte du doigt annulaire gauche, coup de feu, Borny.

Solomas, Eugène-Louis, 28e de ligne. — Plaie contuse aux deux épaules, coup de feu, Saint-Privat.

Solomas, Victor, né le 3 août 1834, Brianconnet (Alpes-Maritimes), 37e de ligne. — Plaie contuse à la jambe gauche, coup de feu, Sedan. — Perte de substance musculaire, vaste et profonde cicatrice adhérente, gêne et douleur dans la marche.

Solquer, Claude, 39e de ligne.—Plaie contuse à la jambe gauche, coup de feu, Arthenay. — Suppuration prolongée, gêne considérable des mouvements de la jambe.

Sombret, Charles-Maxime, né le 14 octobre 1828, Saint-Louis-du-Sénégal, 18e provisoire, capitaine. — Plaie contuse à la cuisse gauche, coup de feu (?).

Sommier, François, né le 3 mars 1847, Avaray (Loir-et-Cher), garde mob. de Loir-et-Cher. — Plaie pénétrante à la région temporo-maxillaire droite, coup de sabre, Loigny. — Paralysie des deux paupières de l'œil droit, occlusion de cet œil.

Sonnet, Victor-Charles, né le 12 février 1847, Torchamp (Orne), garde mob. de l'Orne. — Fracture comminutive de l'humérus gauche, coup de feu, Lorges, 8 décembre. — Raccourcissement et déformation du membre, balle non extraite.

Sonyri, Joseph-François, 66e de ligne. — Plaie contuse à la main droite, éclat d'obus, Josnes, 10 décembre. — Pourriture d'hôpital, perte de substance et de la phalangette de l'auriculaire, large cicatrice adhérente.

Sorais, Jean-Marie, né le 16 avril 1848, Saulnières (Ille-et-Vilaine), garde mob. d'Ille-et-Vilaine. — Plaie pénétrante à la région inguinale gauche, coup de feu, Montretout. — Carie de l'os iliaque gauche, plaie fistuleuse, anus contre nature (guéri), large cicatrice adhérente à l'intestin et à l'os iliaque.

Soreau, Louis-Félix, garde mob. d'Eure-et-Loir. — Plaies en séton à la jambe droite, et contuse à la jambe gauche, coup de feu, Connéré. — Atrophie légère des deux jambes.

Soreille, Pierre, 67e de ligne. — Plaie contuse à la cuisse gauche, coup de feu, Gravelotte. — Gangrène, vaste cicatrice à la partie externe du membre qui est amaigri, gêne dans la marche.

Sorel, Florimond-Armand, 32e de ligne. — Plaie contuse à l'épaule gauche, coup de feu, Poupry, 2 décembre. — Fausse ankylose de l'articulation scapulo-humérale.

Sorel, Paul-François, né le 31 janvier 1848, Nantes (Loire-Inférieure), 1er chass. d'Afrique, brigadier. — Fracture comminutive du fémur droit, coup de feu, Sedan. — Raccourcissement du membre, claudication.

Sorin, René-François, né le 4 février 1846, Manais-Sainte-Radegonde (Vendée), garde mob. de la Vendée. — Fracture comminutive du maxillaire supérieur à droite, coup de feu, Montretout — Destruction partielle des fosses nasales et du maxillaire, aplatissement des ailes du nez, ankylose incomplète temporo-maxillaire.

Sornet, Jean, né le 2 décembre 1841, Saint-Nicolas-des-Biefs (Allier), 17e de ligne. — Plaie compliquée en séton à la partie moyenne de la cuisse gauche, coup de feu, Châtillon sous Paris, 19 septembre. — Rétraction musculaire, ankylose du genou dans la flexion.

Sorriaux, Théotin, 26e de ligne. — Plaie contuse à la jambe gauche, coup de feu, Ladonchamps, 7 octobre.

Sotira, Fulbert, né le 10 avril 1843, Limoges (Haute-Vienne), 29e de ligne. — Perte du doigt médius droit, coup de feu, Sainte-Barbe.

Sotty, Emilland, né le 22 avril 1847, la Chapelle-au-Mans (Saône-et-Loire), garde mobilisée de Saône-et-Loire, caporal. — Plaies contuses au genou droit et à la main gauche,

2 coups de feu, Pouilly. — Ankylose incomplète du genou, gêne dans l'opposition du pouce, roideur de l'indicateur, ankylose métacarpo-phalangienne du médius.

SOUBAIGNE, Jacques, né le 15 novembre 1847, Sereslous (Landes), 25e de ligne. — Fracture du fémur gauche, tiers supérieur, coup de feu, Ladonchamps, 27 septembre. — Raccourcissement considérable du membre.

SOUBIE-HOUSSAT, Jean-Baptiste, né le 24 juin 1850, Cauterets (Hautes-Pyrénées), 35e de ligne. — Plaie contuse à l'épaule gauche, éclat d'obus, Beaugency. — Rétraction des fléchisseurs des trois premiers doigts, gêne des mouvements du bras.

SOUBIEUX, François, 7e de ligne. — Fracture du pouce droit, coup de feu, Loigny. — Déformation du pouce et ankylose des phalanges.

SOUBIROUS, Nicolas, 37e de ligne. — Fracture comminutive de l'avant-bras droit, coup de feu, Patay. — Gêne des mouvements de l'avant-bras et du poignet, rétraction de l'annulaire.

SOUBIT, Jacques-Hippolyte, né le 3 janvier 1846, Beaucens (Hautes-Pyrénées), garde mob. des Hautes-Pyrénées. — Variole épidémique, armée du Nord. — Atrophie du globe oculaire droit, perte de la vision de ce côté.

SOUBRIÉ, Arnaut, 30e de ligne. — Plaie contuse à la cuisse droite, coup de feu, Sedan.

SOUCARRE, Jean-Baptiste, dit BIDON, 100e de ligne. — Plaie contuse à la jambe droite, partie inférieure, coup de feu, Gravelotte. — Cicatrice adhérente.

SOUCHARD, Henri-Florentin-Antoine, né le 12 avril 1847, Loge-Fougereuse (Vendée), garde mob. de la Vendée. — Plaie en séton d'avant en arrière à l'avant-bras gauche, coup de feu, Chanteloup (Sarthe), 12 janvier. — Cicatrice adhérente, ankylose incomplète du poignet, atrophie et déformation de la main.

SOUCHE, Gilles, rég. étranger. — Plaie contuse à la cuisse (?), éclat d'obus, Montbéliard. — Perte de substance, vaste cicatrice adhérente à la partie externe et antérieure.

SOUCHET, Désiré-Albert-Marcel, 39e de ligne. — Fracture du fémur droit, coup de feu, Loigny, 2 décembre. — Consolidation vicieuse, raccourcissement, cicatrice adhérente, claudication.

SOUCHEY, Marie-Louis, 37e de ligne, sergent. — Perte de la 3e phalange de l'indicateur droit, plaie contuse à l'abdomen, coups de feu, Patay. — Hernie du côlon tranverse.

SOUCHOIS, Jean, né le 19 juin 1848, Quincy (Cher), garde mob. du Cher, caporal. — Fracture comminutive du fémur gauche, coup de feu, Juranville. — Raccourcissement de 8 centimètres.

SOUCHON, François, 3e de ligne. — Perte partielle de l'indicateur droit, Sainte-Barbe sous Metz.

SOUDAN, Jean-Baptiste, né le 24 juin 1848, Cercier (Haute-Savoie), 67e de ligne. — Fracture de l'humérus gauche (la balle entrée à la partie moyenne est sortie à la partie interne du coude), coup de feu, Saint-Privat. — Cicatrice adhérente, ankylose incomplète du coude, paralysie de la main.

SOUDEILLETTE, François-Léonard, né le 27 décembre 1845, Rodiers (Corrèze), 47e de ligne, caporal. — Fracture de la tête de l'humérus et de l'acromion droits, coup de feu, Beaumont (Ardennes). — Ankylose scapulo-humérale, abcès multiples, atrophie notable du membre.

SOUEIX, Jacques, 62e de ligne. — Plaie pénétrante à la hanche gauche, coup de feu, Changé. — Hernie inguinale légère.

SOULADIER, Jean-Pierre, 135e de ligne. — Fracture du radius et du doigt médius gauches, coup de feu, Epinay, 30 novembre. — Déviation de la main en dehors, ankylose du médius.

SOULAGES, Bertrand, 40e de ligne. — Plaie contuse à la main droite, coup de feu, Orléans, 11 octobre. — Ankylose des deux derniers doigts dans la flexion permanente.

SOULARD, Pierre, garde mob. de la Gironde. — Fracture comminutive du péroné droit, éclat d'obus, Chevilly, 3 décembre. — Saillie du fragment supérieur.

SOULÉ, Barthélemy-Marie-Bazile, 36e de ligne. — Plaie contuse à la jambe droite, érosion du tibia, coup de feu à (?). — Gêne des mouvements de l'articulation tibio-tarsienne.

SOULET, François-Auguste, 25e de ligne. — Fracture du 4e métacarpien, main droite, coup de feu, Gravelotte. — Atrophie de la main, gêne des mouvements des deux derniers doigts.

SOULEYRET, Henri, né le 22 novembre 1847, la Grand'Combe (Gard), 15e artill. — Plaie contuse au genou gauche, coup de feu, Villers-Bretonneux. — Arthrite chronique du genou, engorgement et ankylose incomplète de l'articulation fémoro-tibiale ; neutralisation des forces musculaires.

SOULFOUR, Claude, 20e de ligne. — Congélation, Patay, 4 décembre. — Perte partielle de l'annulaire, ankylose des phalanges du médius et de l'auriculaire.

SOULIAS, Gilbert, né le 10 juin 1848, Saint-Seine (Nièvre), 78e de ligne. — Fracture du poignet gauche, coup de feu, Wœrth.—Perte de substance, ankylose et déviation du poignet.

SOULICE, François-Emile, 26e de ligne. — Fracture du cubitus droit, coup de feu, Patay, 2 décembre. — Ankylose incomplète du coude, atrophie de l'avant-bras.

SOULIÉ, Antoine, 18e chass. à pied. — Plaie pénétrante de poitrine à gauche, coup de feu, Châtillon, 19 septembre. — Cicatrices adhérentes, dyspnée.

SOULIÉ, Jean, dit PETIT, né le 8 mai 1845, Laramière (Lot), garde mob. du Lot. — Fracture comminutive de la jambe droite, coup de feu, Beaugency. — Nombreuses esquilles, raccourcissement du membre dévié de son axe, ankylose tibio-tarsienne.

SOULIÉ, Paul, 3e de ligne.—Plaie contuse à la région cervicale droite, coup de feu, Frœschwiller.—Paralysie incomplète des membres thoracique et pelvien droits, rétraction de l'avant-bras, même côté.

SOULIÉ, Pierre, né le 1er avril 1843, Villebrunier (Tarn-et-Garonne), 55e de ligne.—Fracture du fémur gauche, coup de feu, Rezonville. — Consolidation vicieuse.

SOULIER, Elie, 72e de ligne. — Plaie contuse à la cuisse droite, coup de feu, Sedan.

SOULIER, Jean-Ellion, 62e de ligne. — Fracture de l'humérus droit, coup de feu, Changé. — Consolidation vicieuse.

SOULIER, Joseph-François-Auguste, 32e de ligne. — Perte des 2e et 3e phalanges des doigts indicateur, médius et annulaire gauches, coup de feu, Gravelotte. — Gêne dans la flexion du pouce et de l'auriculaire.

SOULIER, Louis, né le 1er mai 1838, Brives-Charensac (Haute-Loire), 57e de ligne.—Plaie s'étendant de la région cervicale postérieure gauche à la commissure labiale, même côté, fracture du maxillaire inférieur, coup de feu, Nuits, 18 décembre. — Nombreuses esquilles, perte des dents molaires, cicatrices adhérentes.

SOULIER, Sylvain, 71e de ligne.—Fracture d'une malléole, pied gauche, lésion du tendon d'Achille, coup de feu, Sainte-Barbe.

SOULIER, Victor, né le 15 février 1843, la Neuville-au-Rupt (Meuse), 34e de ligne. — Plaie à la face, éclat d'obus, Sedan. — Perte des os du nez, les fosses nasales sont à découvert, nombreuses cicatrices adhérentes.

SOULLIER, Louis, né le 5 août 1845, Chatte (Isère), 24e de ligne, caporal. — Perte des doigts indicateur et médius, main gauche, éclat d'obus, Loigny. — Rétraction permanente de l'annulaire avec ankylose de la 2e phalange sur la 3e.

SOULOU, Claude, né le 19 février 1848, Givors (Rhône), garde mob. de la Haute-Saône.— Perte des 2e et 3e phalanges des doigts indicateur et médius, main gauche.

SOUM, Julien, 17e de ligne, sergent. — Fracture partielle du fémur gauche, coup de feu, Bois-les-Dames, 29 août. — Esquilles, atrophie du membre.

SOUMILLE, Auguste, né le 20 juin 1843, Monteux (Vaucluse), 93e de ligne.—Fracture comminutive du poignet droit, coup de feu, Gravelotte. — Ankylose du poignet et de la main.

SOUMIREU, Anthelme, 17e de ligne, caporal. — Plaie contuse à la main gauche, coup de feu, Champigny, 3 décembre. — Demi-extension permanente des doigts annulaire et auriculaire.

SOUPLET, Paul-Amédée, né le 20 mars 1837, Bertancourt (Aisne), 25e de ligne, sergent.— Fracture des 1er et 2e métacarpiens, main gauche, coup de feu, Bry-sur-Marne. — Ankylose carpo-métacarpienne du pouce, amaigrissement et déviation de la main.

SOURD, Barthélemy, né le 9 novembre 1841, Saint-Germain-sur-l'Abresle (Rhône), 58e de ligne.—Plaie pénétrante du bassin, coup de feu, Beaugency.— Balle non extraite, plaie fistuleuse, affaiblissement considérable des membres inférieurs (nécessité de béquilles).

SOURD, François, 89e de ligne. — Plaie contuse à la région dorsale, supérieure gauche, Sedan. — Gêne des mouvements du bras gauche.

SOURD, Jean-Baptiste, 41e de ligne. — Plaie contuse à l'avant-bras droit, lésion osseuse, coup de feu, Borny. — Roideur du coude avec perte partielle des mouvements.

SOURDON, Auguste, 32e de ligne. — Plaie contuse à la main droite, coup de feu, Villersexel. — Ankylose et atrophie des 2e et 3e phalanges de l'indicateur.

SOURGET, Joseph, 72e de ligne. — Congélation, Chagny. — Perte partielle des deux gros orteils, gêne dans la marche.

SOURIGUES, Jean, 52e de ligne. — Perte totale du pouce gauche, coup de feu, Sedan.

SOUAIS, Jacques, né le 14 février 1842, Briare (Loiret), 3e zouaves. — Fracture de la paroi externe de l'orbite gauche, coup de feu, Frœschwiller. — Perte absolue de l'œil.

SOURISSEAU, Louis-Charles, né le 3 novembre 1850, les Herbiers (Vendée), 70e de ligne. — Fracture comminutive de l'avant-bras droit, coup de feu, Paris, 24 mai.—Soudure des os et des tendons extenseurs et fléchisseurs, ankylose du coude, perte des mouvements du poignet, de la main et des doigts.

SOURY, Michel, né le 15 août 1845, Rochechouart (Haute-Vienne), 29e de ligne.—Plaie en séton à la partie moyenne antérieure de l'avant-bras droit, coup de feu, Saint-Privat. — Atrophie de l'éminence thénar, paralysie des fléchisseurs des cinq doigts.

SOURZAC, François, né le 15 décembre 1847, Bétaille (Lot), 4e zouaves. — Fracture comminutive du fémur gauche, coup de feu, Champigny. — Consolidation vicieuse, raccourcissement considérable et atrophie du membre.

SOUS, Jean-Jacques-Auguste, né le 12 février 1840, Prat (Ariége), 16e de ligne. — Fracture comminutive de l'avant-bras droit, tiers inférieur, coup de feu, Coulmiers, 9 novembre. —Les mouvements du poignet sont limités, atrophie et paralysie des doigts.

SOUSTRE, Jean, né le 14 avril 1846, Cazillac (Lot), 42e de ligne. — Plaie contuse à la partie inférieure antérieure de la cuisse gauche, éclat d'obus, Mézières, 31 août. — Perte de substance, large cicatrice rayonnée et bridée, œdème du membre, extension et flexion incomplètes du membre.

SOUSTROT, Antoine, né le 12 décembre 1846, Saint-Paul (Corrèze), 35e de ligne. — Plaie en séton aux deux cuisses, fracture du maxillaire inférieur et de la symphyse du menton, 2 coups de feu, Chevilly, 30 septembre. — Ankylose temporo-maxillaire.

SOUTIL, Ernest-Marie, né le 1er mai 1848, Chauny (Aisne), garde mob. de l'Aisne. — Fracture comminutive de l'extrémité inférieure de l'humérus droit, explosion de la citadelle de Laon, 9 septembre. — Esquilles, plaies fistuleuses, ankylose du coude.

SOUVAIS, Nicolas-François, 42e de ligne.— Plaie contuse au pied (?), lésion osseuse, coup de feu, Juranville.—Claudication.

SOUGRY, Victor, né le 3 juin 1848, Malleville (Aveyron), 36e de ligne. — Plaie contuse au mollet droit, coup de feu, Frœschwiller. — Cicatrice adhérente au tibia, gêne et douleur dans la marche.

SOUZY, Jacques, né le 4 juin 1849, Nervieux (Loire). — Plaie contuse au bras droit, éclat d'obus, Héricourt. — Perte de substance du biceps, cicatrice profonde, rétractée, adhérente, flexion de l'avant-bras sur le bras.

SOYER, Jules-Ferdinand, 73e de ligne. — Plaie contuse au poignet droit, coup de feu, Gravelotte. — Déformation du poignet.

Soyez, Jean-Baptiste, né le 8 octobre 1845, Blangerval (Pas-de-Calais), garde mob. du Pas-de-Calais.—Fracture du doigt médius, main droite, coup de feu, Saint-Quentin. — Atrophie et extension permanente de ce doigt.

Spack, Michel, né le 27 juillet 1828, Strasbourg (Bas-Rhin), garde nationale de la Seine, 140e bataillon.— Fracture incomplète de l'épicondyle, humérus droit, coup de feu, Montretout.—Ankylose incomplète du coude.

Speliers, François-Jean, né le 8 janvier 1832, Gand (Belgique), rég. étranger.—Fracture comminutive des 2e et 3e métacarpiens, main droite, coup de feu, Montbéliard, 16 janvier. — Ankylose du poignet, perte du doigt indicateur.

Speter, Gustave-Adolphe, né le 19 mai 1850, Saint-Omer (Pas-de-Calais), 65e de ligne. — Fracture comminutive de l'avant-bras droit, coup de feu, Saint-Quentin. — Ankylose du coude avec flexion permanente, ankylose du poignet avec extension permanente, paralysie des doigts.

Spiegel, Joseph-Henri-Gustave, né le 8 mars 1853, à Bourg (Ain), 16e chass. à pied, sergent. — Fracture comminutive de la jambe droite, tiers inférieur, coup de feu, Bethoncourt.—Cal difforme et volumineux, plaies fistuleuses, engorgement et déviation de la jambe, amaigrissement du pied.

Spiess, Charles, 20e artill. — Fracture du 5e métatarsien, pied droit, éclat d'obus, Sedan. — Vaste cicatrice adhérente à la face dorsale du pied, flexion des 2e, 3e et 4e orteils.

Spiess, Jean-Charles, né le 6 août 1842, Colmar (Haut-Rhin), 39e de ligne, sous-lieutenant. — Fracture du calcanéum avec lésion de la malléole externe, pied droit, coup de feu, Arthenay.— Ankylose incomplète tibio-tarsienne, cicatrices adhérentes.

Spiess, Joseph, né le 19 mars 1849, Dettwiller (Bas-Rhin), 62e de ligne. — Fracture de la malléole interne avec plaie pénétrante de l'articulation tibio-tarsienne droite, fracture du 5e métatarsien, pied gauche, coup de feu, Changé. — Ankylose tibio-tarsienne droite en demi-flexion, gêne et douleur dans les mouvements du pied gauche.

Spinas, Pierre, garde mob. des Pyrénées-Orientales. — Fracture comminutive du cubitus gauche, coup de feu, Héricourt. — Esquilles, roideur du poignet.

Spindler, Jean-Baptiste, né le 28 février 1841, Ammerschwir (Haut-Rhin), 17e de ligne, sergent.—Fracture du péroné droit, coup de feu, Beaumont (Ardennes).—Perte de substance, cicatrices adhérentes et profondes sur toute la moitié externe inférieure de la jambe, gêne très-notable dans la marche.

Spire, Stanislas, 50e de ligne, caporal.—Plaie contuse à la cuisse gauche, partie externe moyenne, éclat d'obus, Beaune-la-Rolande. — Vaste cicatrice adhérente.

Squitter, Alphonse, né le 19 mars 1846, Paris (Seine), 91e de ligne, sergent. — Arthrite rhumatismale du genou droit, froids, 1870-71. — Hydarthrose récidivée et rebelle du genou qui est ankylosé.

Staat, Geoffroy, né le 30 janvier 1825, Wœrth (Bas-Rhin), 4e cuirassiers. — Fracture du cubitus droit, éclat d'obus, Sedan. — Consolidation peu régulière avec cal angulaire et dirigé en arrière, rigidité musculaire, les doigts ne peuvent s'étendre complétement, impossibilité de fermer le poing et de serrer fortement.

Staeg, Pierre-Emile, 29e de ligne.—Hernie inguinale double, en service commandé à (?).

Staelé, François-Joseph, né le 9 juillet 1844, Paris (Seine), 11e de ligne. — Fracture du maxillaire inférieur, coup de feu, Beaumont. — Consolidation vicieuse.

Stahl, François, 64e de ligne. — Plaie pénétrante (?), coup de feu, Azé-la-Galette, 6 janvier. — Chorée traumatique rebelle.

Stanislas, François, 46e de ligne. — Fracture comminutive des maxillaire supérieur et inférieur avec destruction de la voûte palatine, éclat d'obus, Châtillon, 4 avril.— Large communication de la bouche avec les fosses nasales, gêne considérable dans la mastication et la parole.

STAUDER, Antoine, sapeur-pompier de Paris. — Fracture des condyles du fémur et fracture du poignet gauches, chute d'un 2e étage, incendie, rue du Delta, Paris, 24 mai. — Raccourcissement du membre inférieur, roideur du poignet.

STÉBACH, Nicolas, né le 19 septembre 1844, Alsting (Moselle), 2e chass. d'Afrique. — Plaie contuse au coude droit, coup-de-feu, les Planches. — Gêne des mouvements de l'avant-bras.

STÉFANI, Mathieu, 91e de ligne, caporal. — Fracture comminutive des 3e et 4e métacarpiens, et perte de la 3e phalange de l'auriculaire, main droite, coup de feu, Gravelotte.

STÉFANOPOLI, Constantin, 56e de ligne, caporal. — Fracture de la tête de l'humérus gauche, coup de feu accidentel, Poitiers, 2 décembre 1870. — Gêne des mouvements de l'épaule et du bras.

STEHLIN, François, 3e zouaves. — Plaies contuses à l'épaule et à l'avant-bras gauches, éclat d'obus et coup de feu, Frœschwiller. — Cicatrices adhérentes, rétraction de l'indicateur.

STEINBACH, Joseph, né le 9 février 1843, Monswiller (Bas-Rhin), 22e artill., maréchal des logis. — Plaie pénétrante de la main gauche, coup de feu, Champigny, 30 novembre. — Ankylose du poignet avec luxation du trapèze, extension permanente des cinq doigts.

STEINER, Honoré, 22e de ligne, caporal. — Fracture de la jambe gauche, coup de feu, Verdun, 2 octobre. — Déviation de la jambe de son axe, cicatrice adhérente.

STEMPPLÉ, Georges-Octave, né le 17 mars 1845, Bourogne (Haut-Rhin), 1er bataillon d'inf. légère d'Afrique. — Plaie compliquée à l'avant-bras gauche, coup de feu, Beaune-la-Rolande. — Extension permanente et perte de tout mouvement des cinq doigts de la main, qui est en pronation forcée et inclinée sur le radius, avec lequel elle forme un angle obtus, atrophie du bras.

STÉPHAN, Adam, né le 22 avril 1848, Bacrenthal (Moselle), 84e de ligne. — Fracture comminutive du fémur droit, tiers supérieur, 4 coups de feu, Gravelotte. — Tous les fragments sont réunis en un cal volumineux et difforme qui fait une saillie considérable par suite de la soudure presque à angle droit des deux moitiés principales de l'os, raccourcissement de 8 centimètres.

STÉPHAN, Auguste, 48e de ligne, sous-lieutenant. — Bronchite chronique, hypertrophie du cœur, fatigues de la campagne.

STÉPHAN, Guillaume, 70e de ligne. — Fracture de la jambe droite, coup de feu, l'Hay, 29 novembre.

STÉPHAN, Henry, 12e de ligne. — Congélation à (?). — Perte du 4e orteil, pied droit.

STÉPHAN, Jean-Marie, né le 23 mars 1843, Plougasnou (Finistère), 14e de ligne. — Plaie à la région laryngo-cervicale, et lésion du creux axillaire droit, coup de feu, fort d'Issy, 2e siége. — Atrophie et paralysie du bras.

STÉPHAN, Jean-Marie, 73e de ligne. — Congélation, armée de la Loire, 23 janvier. — Perte de la 2e phalange des deux gros orteils.

STÉPHAN, Michel, né le 5 juin 1842, Langonnet (Morbihan), 29e de ligne. — Fracture des métacarpiens, main gauche, coup de feu, Pontarlier, 1er février. — Perte totale du pouce, de l'indicateur et du médius.

STÉPHAN, Pierre-François-Marie, né le 15 décembre 1852, Quimper (Finistère), 85e de ligne. — Fracture comminutive du fémur droit, coup de feu, Paris, boulevard Haussmann, 25 mai. — Consolidation vicieuse, ankylose coxo-fémorale.

STÉPHANT, Gouloen, 68e de ligne. — Plaie compliquée à l'avant-bras gauche, coup de feu, Beaumont (Ardennes). — Extension complète du pouce et de l'indicateur, et incomplète des trois autres doigts.

STERVINON, Antoine-François, 100e de ligne. — Plaie contuse à la face, coup de feu, Rezonville. — Cicatrice adhérente, épihora continuel.

STETTLER, Jean-Aimé, rég. étranger. — Perte des 3e phalanges aux doigts indicateur, médius et annulaire, main droite, éclat d'obus, Orléans, 11 octobre.

STEUX, Pierre-Joseph, né le 4 août 1850, Beaurevoir (Aisne), 44e de ligne. — Plaie pénétrante à la cuisse gauche, éclat d'obus, Beaune-la-Rolande. — Le projectile est enclavé dans le fémur, plaie fistuleuse entretenue, gêne dans la marche.

STEYER, Emile-Léon, 12e cuirassiers. — Fracture du fémur gauche, plaie contuse à la fesse, coups de feu à (?).

STEYER, Nicolas, né le 14 août 1849, Hayangé (Moselle), 73e de ligne. — Fracture comminutive du fémur droit, tiers inférieur, coup de feu, Saint-Quentin. — Cal difforme, chevauchement des fragments, raccourcissement de 11 centimètres du membre, incurvé en dehors avec flexion du genou.

STIEHLÉ, Laurent, né le 28 juillet 1830, Wihr-au-Val (Haut-Rhin), 18e chass. à pied. — Désorganisation du globe oculaire gauche, coup de feu, Saint-Privat.

STIERER, Xavier, né le 15 juillet 1849, Bossendorf (Bas-Rhin), 87e de ligne. — Fracture comminutive du fémur gauche, tiers moyen, fracture du péroné gauche, tiers inférieur, éclats d'obus, Strasbourg, 17 septembre. — Chevauchement considérable des fragments du fémur, cal volumineux difforme avec saillie externe, raccourcissement de 6 centimètres, engorgement chronique de l'articulation tibio-tarsienne.

STIÉVENARD, Henri, né le 19 octobre 1835, Anzin (Nord), francs-tireurs de Saint-Denis, lieutenant. — Plaie à la main droite, coup de sabre, Binas, 25 octobre. — Perte du doigt auriculaire, atrophie et ankylose de la main.

STIÉVENART, Jules-Désiré-Adolphe, 91e de ligne. — Fracture comminutive de l'humérus droit, coup de feu, Orléans, 11 octobre. — Ankylose du coude.

STILMANT, Alphonse, 1er chass. à pied. — Fracture comminutive de la jambe droite, coup de feu à (?). — Cicatrices adhérentes.

STIVAL, Jean-Joseph, né le 15 décembre 1843, Nantes (Loire-Inférieure), 18e de ligne. — Plaie contuse à la jambe gauche, érosion du tibia, coup de feu, Frœschwiller. — Esquilles, cicatrices adhérentes, semi-ankylose du genou, atrophie du membre.

STIVALET, Claude-Emile, né le 4 février 1850, Montigny (Côte-d'Or), 92e de ligne. — Fracture du maxillaire inférieur, coup de feu, Chenebier. — Difformité du maxillaire à droite avec déviation de la bouche, paralysie du côté droit de la face, difficulté dans la parole.

STOCK, Pierre, 46e de ligne. — Fracture comminutive de la jambe droite, coup de feu, Beaugency, 10 décembre. — Cal volumineux, gêne dans la marche, suppuration persistante.

STOEHR, Georges, 18e artill. — Plaie contuse au pied gauche, éclat d'obus, Gravelotte. — Exostose du 5e métatarsien.

STOUFF, Joseph, né le 20 juin 1845, Florimond (Haut-Rhin), 56e de ligne. — Plaie contuse à la cuisse droite, éclat d'obus, Sainte-Corneille. — Pourriture d'hôpital, perte de substance musculaire, cicatrice adhérente.

STRASSEL, Nicolas, né le 8 avril 1836, Tournac (Haut-Rhin), 1re légion du Rhône. — Plaie contuse à la jambe droite, coup de feu, Nuits, 18 décembre. — Hernie inguinale droite volumineuse.

STRINTZ, Léon, 110e de ligne, caporal. — Plaie contuse à l'épaule gauche, coup de feu, Moulineau, 26 août. — Large cicatrice adhérente, gêne dans l'abduction du bras.

SUAT, Joseph-Chrysostôme, 109e de ligne, sergent. — Plaie contuse à la cuisse droite, éclat d'obus, château d'Issy. — Vaste cicatrice adhérente.

SUAUDEAU, Pierre-Henri, 54e de ligne, clairon. — Fracture comminutive du métatarse, pied gauche, coup de feu, Amanvillers. — Cicatrices adhérentes, gêne considérable des mouvements du pied.

SUBILEAU, Félix, né le 22 février 1845, Cholet (Maine-et-Loire), 43e de ligne. — Plaie à travers le genou gauche, coup de feu, Villorceau. — Ankylose du genou, atrophie de la jambe et du pied.

SUBRA, Jean, né le 4 octobre 1845, Serres (Ariége), 3e de ligne. — Plaie contuse à la partie inférieure de la cuisse droite, coup de feu, Frœschwiller. — Cicatrice adhérente au fémur, ankylose du genou.

SUBRA, Vincent-Amiel, né le 13 décembre 1826, Rabat (Ariége), 55e de ligne. — Fracture des os temporal et pariétal droits, coup de feu, Styring-Wendel. — Perte de substance osseuse, affaiblissement de tout le côté gauche.

SUBRENAT, Jean, 45e de ligne. — Plaie contuse au coude (?), coup de feu, Paris-Montmartre, 22 mai. — Ankylose incomplète du coude.

SUBTIL, Etienne, né le 10 novembre 1843, les Sauvages (Rhône), 2e légion du Rhône. — Plaie pénétrante de poitrine à droite, coup de feu, Nuits, 18 décembre. — Dyspnée, amaigrissement extrême du blessé.

SUC, François, 24e de ligne. — Perte des 2e et 3e phalanges de l'indicateur droit, coup de feu, Montretout.

SUCHET, Pierre-Félix, 78e de ligne. —Plaie pénétrante de poitrine, coup de feu, Frœschwiller. — Dyspnée.

SUDOUR, Baptiste, 5e de ligne. — Plaie contuse à la hanche gauche, coup de feu, Sedan. — Cicatrice adhérente à l'os iliaque, gène dans la marche.

SUE, Amédée-Emile, 16e de ligne. — Plaie déchirée à la main droite, lésion des arcades palmaires, recul de la culasse de son chassepot, Paris, rue Saint-Sébastien, 26 mai. — Ligature des artères radiale et cubitale, paralysie incomplète des doigts.

SUGIER, Albert-Clodomir, né le 23 avril 1849, Saint-Florent (Gard), 53e de ligne. — Perte du doigt indicateur droit, coup de feu, Chagey.

SUGOT, Eugène-Sébastien, né le 13 septembre 1846, Reims (Marne), 16e de ligne, caporal. — Fracture du péroné gauche, coup de feu, Baccon, 9 novembre. — Cicatrice adhérente.

SUIRE, Emile-Alexandre, 73e de ligne. —Plaie contuse au creux poplité droit, coup de feu, Gravelotte. — Paralysie des extenseurs des orteils.

SUPERFIN, Anselme, 88e de ligne.—Plaie contuse à la région cervicale, lésion de la 5e vertèbre cervicale, coup de feu, Lansdorff, en captivité, 19 avril. —Faiblesse et fourmillements dans les membres supérieurs.

SUPPLICE, Louis-Gabriel, 16e de ligne. — Tuberculisation pulmonaire, fatigues, siége de Paris. — Dyspnée.

SUPRIN, Jules, né le 16 décembre 1850, Borvillet (Vosges), 110e de ligne.—Fracture comminutive du genou droit, coup de feu, l'Hay, 30 septembre. — Perte de substance osseuse, arthrite suppurée, ankylose du genou, atrophie de la jambe.

SURAIS, Adolphe, 39e de ligne. — Plaie compliquée au bras droit, coup de feu, Orléans, 11 octobre. — Rétraction musculaire, flexion permanente de l'avant-bras, paralysie du pouce, de l'indicateur et du médius.

SUREAU, Charles-Henry, né le 24 avril 1846, Chambelläy (Maine-et-Loire), 42e de ligne, sergent. — Plaie contuse au bras droit, éclat d'obus, plaie pénétrante de poitrine, par balle entrée près du sein droit et sortie dans la région de l'hypochondre gauche, coup de feu, Issy, 1er mai. — Tumeur molle à l'hypochondre de la grosseur d'un œuf et constituée par des organes splanchniques.

SURMONT, Théophile-Charles-Auguste, né le 5 avril 1833, Paris (Seine), garde nationale de la Seine. — Plaie pénétrante à la région axillaire droite, coup de feu, Montretout, 19 janvier. — Balle non extraite, gène des mouvements du bras.

SURRINGIN, Joseph-Clotaire, né le 14 janvier 1842, Epagne-Epagnette (Somme), 43e de ligne. — Plaie de tête, coup de feu, Villorceau. — Petites esquilles, cicatrice profonde et adhérente au cuir chevelu et à la partie moyenne du pariétal droit, accidents cérébraux.

Sursin, François, 50e de ligne. — Plaies contuses à la jambe droite, 3 coups de feu, Beaune-la-Rolande. — Amaigrissement et gêne des mouvements du membre, roideur de l'articulation tibio-tarsienne.

Sury, Louis, né le 30 avril 1850, Ham (Somme), 3e zouaves, caporal. — Fracture de la tête de l'humérus droit, de la cavité glénoïde et de l'apophyse coracoïde, coup de feu, Sedan. — Ankylose scapulo-humérale, cicatrice adhérente profonde, atrophie des muscles deltoïde, sus et sous-épineux.

Susini, Jean-Antoine, né le 3 mai 1849, Sari-di-Porto-Vecchio (Corse), 114e de ligne. — Fracture de la jambe gauche, tiers supérieur, coup de feu, Champigny. — Perte de substance des tubérosités du tibia, plaies fistuleuses, atrophie, déformation et affaiblissement du membre.

Susini, Noël, 11e chass. à pied. — Plaie contuse à la partie inférieure de la jambe gauche, coup de feu, Spickeren. — Cicatrice profonde et adhérente au tendon d'Achille.

Susini, Thomas-André, né le 21 décembre 1842, Renno (Corse), 5e chass. à pied. — Plaie pénétrante du plexus sacré, coup de feu, Saint-Privat. — Paralysie partielle du membre inférieur gauche, gêne dans la marche.

Suterre, Jules-Alphonse, né le 26 novembre 1843, Saint-Quentin (Aisne), 6e de ligne, caporal. — Fracture de l'os iliaque (?), coup de feu, Chauvency (Meuse), 28 août. — Cicatrice adhérente, gêne des mouvements du tronc.

Sutra de Germa, Louis, 32e de ligne. — Plaie à la partie supérieure et antérieure de la cuisse gauche, coup de baïonnette, Gravelotte. — Cicatrice adhérente aux parties profondes.

Sutter, Hubert, né le 21 mai 1845, Elsenheim (Alsace), 62e de ligne. — Perte du doigt indicateur gauche, coup de feu, Gravelotte. — Flexion presque complète du médius, larges cicatrices.

Suty, Joseph, né le 22 décembre 1846, Bondoncourt (Haute-Saône), 3e de ligne. — Fracture du cubitus droit, tiers supérieur, coup de feu, plaie contuse à l'épaule gauche, perte des doigts indicateur et médius de chaque main, éclats d'obus, Saint-Privat. — Perte de l'usage de l'annulaire droit.

Suzineau, Pierre, né le 20 octobre 1850, la Bouxière (Loire-Inférieure), 46e de ligne. — Fracture comminutive de l'avant-bras droit, coup de feu, Montbéliard. — Consolidation vicieuse et difforme, large cicatrice adhérente, ankylose incomplète du coude.

Suzzoni, Jacques-André, né le 13 septembre 1848, Avapessa (Corse), 1er zouaves. — Plaie pénétrante de poitrine à droite, coup de feu, Frœschwiller. — Dyspnée.

Sylvain, Jean-Baptiste, né le 26 septembre 1850, Limoges (Haute-Vienne), 46e de ligne. — Plaie pénétrante du coude gauche, coup de feu, Cravant. — Ankylose du coude, atrophie très-prononcée du bras.

Sylvestre, Pierre-Marie-Jean, né le 24 mai 1839, Saint-Brieuc (Côtes-du-Nord), francs-tireurs de Seine-et-Oise. — Plaie à travers le genou gauche, d'arrière en avant, fracture de la partie inférieure de la rotule, coup de feu, la Londe près Elbœuf, 4 janvier, — Ankylose du genou.

Syx, Henri-Louis, né le 31 mai 1851, Bailleul (Nord), 38e de ligne. — Fracture du maxillaire inférieur avec déchirure de la langue, coup de feu, Orléans. — Perte de dix dents molaires, ankylose incomplète temporo-maxillaire.

Tabournel, Victor, 4e de ligne, sergent. — Epanchement chronique considérable dans la plèvre gauche, œdème des extrémités inférieures, faiblesse générale.

Taburet, Louis-Auguste-Joseph, 3e train d'équipages. — Fracture de la jambe droite, chute de cheval, sous Metz. — Claudication et adduction du pied.

Tache, Pierre, né le 23 septembre 1845, Saint-Mathalène (Dordogne), 72e de ligne. —

Fracture du cubitus droit, éclat d'obus, Sedan. — Perte de substance osseuse, cicatrice adhérente, atrophie du membre, perte des mouvements des doigts.

TACHON, Benoît, 15e chass. à pied. — Plaies contuses à la jambe droite et à la fesse gauche, éclat d'obus et coup de feu, Bethoncourt, 16 janvier. — Ankylose incomplète tibio-tarsienne.

TACUSSEL, Joseph-Félix, né à Laudin (Gard), 77e de ligne. — Plaie contuse à la partie supérieure de la cuisse, et fracture de la jambe droite, tiers moyen, 2 coups de feu, Forbach. — Exostose du tibia, cal vicieux.

TADDEI, A.-Charles, 116e de ligne. — Plaie contuse à la jambe gauche, érosion du tibia, coup de feu, Montmesly, 30 novembre. — Plaie fistuleuse, gêne des mouvements du pied et de la jambe.

TAFFIN, Hippolyte, né le 9 juin 1850, Trith-Saint-Léger (Nord), 75e de ligne. — Fracture du maxillaire, à gauche, coup de feu, Saint-Quentin. — Surdité à gauche, semi-ankylose temporo-maxillaire.

TAFINE, Julien, 52e de ligne. — Fracture du radius droit, coup de feu, Arthenay. — Gêne des mouvements du bras et des doigts avec diminution de la sensibilité.

TAHAR-BEL-HADJ, né en 1839, Sbih (Algérie), 3e tir. alg., caporal. — Fracture comminutive de la jambe gauche, coup de feu, Frœschwiller. — Perte de substance osseuse, cicatrices adhérentes, atrophie et raccourcissement de la jambe avec claudication.

TAHAR-BEN-BRAHIM, francs-tireurs de Constantine. — Plaie contuse au mollet droit, coup de feu, Autun (Saône-et-Loire), 2 décembre. — Cicatrice adhérente, gêne dans la flexion de la jambe.

TAHAR-BEN-LAKHGAR, 3e tir. alg. — Fracture du pied droit, coup de feu, Sedan. — Perte de substance osseuse, cicatrice adhérente et déprimée, atrophie du pied.

TAIEB-BEN-ABDALLAH, 3e tir. alg. — Plaie contuse à la main (?), lésion du carpe, coup de feu, Montbéliard.

TAIEB-BEN-AHMED, 3e tir. alg. — Perte de deux doigts, main droite, coup de feu, Frœschwiller.

TAIEB-BEN-DJELLOUL, né en 1842, aux Ouled-Ali (Oran), 2e tir. alg. — Fracture comminutive de l'avant-bras droit, tiers supérieur, coup de feu, Wœrth. — Large cicatrice enveloppant tout le coude, ankylose incomplète du coude.

TAILLANDIER, François-Antoine, légion Alsacienne et Lorraine de la Gironde. — Plaie compliquée au bassin, légion osseuse : plaie contuse à la jambe gauche, coups de feu, Héricourt, 16 janvier. — Plaie fistuleuse à la jambe.

TAILLÉ, Dieudonné, 87e de ligne. — Plaie en séton au bras droit, au niveau du deltoïde, plaie contuse à la main gauche, à la face palmaire, coups de feu, Arthenay. — Ankylose métacarpo-phalangienne du pouce.

TAILLEFER, Baptiste, 3e train d'équipages. — Fracture du radius droit, chute de cheval, Chambéry. — Gêne des mouvements de l'avant-bras.

TAILLEFER, Jean, 54e de ligne. — Plaie pénétrante à la cuisse (?), coup de feu, Saint-Privat. — Claudication, déviation de la pointe du pied en dedans.

TAILLEFER, Joseph, 34e de ligne. — Perte de l'œil droit, instrument piquant, congélation, Besançon, 20 décembre. — Perte des orteils, pied droit, et de la 2e phalange du gros orteil, pied gauche.

TAILLEPIED, Emile, 26e de ligne. — Perte des trois phalanges des doigts indicateur et auriculaire, main gauche, coup de feu, Paris, 21 mai. — Gêne des mouvements du pouce.

TAILLEUR, Constant-Dornaye, né le 2 octobre 1848, Houry (Aisne), 76e de ligne, caporal. — Plaie pénétrante du coude droit, coup de feu, Champigny. — Ankylose du coude, cicatrice profondément adhérente.

TAILLEURQ, Jean, 14e de ligne. — Plaie contuse à la partie postérieure de la cuisse droite, coup de feu, Châtillon, 13 octobre. — Vaste cicatrice.

TAILLEZ, Emile-Alexandre, né le 26 mars 1844, Courrières (Pas-de-Calais), 4e chass. à pied. — Fracture de la jambe droite, éclat d'obus, Beaumont. — Cal volumineux et difforme, gêne dans la marche.

TAINE, Honoré, 135e de ligne. — Plaie contuse à la jambe droite, coup de feu, Paris, 25 mai, rue Riquet. — Gêne des mouvements de la jambe et du pied.

TAINTURIER, 2e de ligne, caporal. — Fracture de l'humérus gauche, coup de feu, Spickeren.

TAJAN, Jean-Baptiste, né le 11 avril 1838, Sariac (Hautes-Hyrénées), 32e de ligne. — Fracture comminutive de la jambe gauche, coup de feu, la Bourgonce. — Abcès nombreux, esquilles, déformation de la jambe, atrophie des fléchisseurs du pied.

TALABARDON, Hervé-Marie, 3e train des équipages. — Fracture de la mâchoire inférieure, coup de pied de cheval à (?), 7 février 1871.

TALAGRAND, Auguste, né le 23 juin 1848, Bleymard (Lozère), 35e de ligne. — Plaie à travers la face, de l'angle du maxillaire inférieur gauche à l'angle externe de l'œil droit, coup de feu, Champigny, 30 novembre. — Dilatation permanente de la pupille droite, impossibilité d'écarter complétement les mâchoires.

TALAGRAND, Auguste-Camille, né le 7 mai 1848, Bleymard (Lozère), 3e chass. à pied. — Fracture comminutive des 2e et 3e métacarpiens, main droite, coup de feu, Forbach. — Gêne des mouvements des doigts indicateur et médius.

TALAGRAND, François-Félix, né le 20 novembre 1853, Avignon (Vaucluse), francs-tireurs de Vaucluse, caporal. — Congélation, Laperrière, 2 janvier 1871. — Perte de tous les orteils, pied droit, avec rétraction du tendon d'Achille; rétraction incomplète de la face plantaire et du tendon d'Achille, pied gauche.

TALAGRAND, Louis-Camille, 30e de ligne. — Fracture du fémur gauche, au-dessus de la rotule, coup de feu, Gravelotte. — Gêne dans la flexion de la jambe.

TALAMAS, Augustin-Julien, né le 19 mai 1848, Craissac (Lot), 88e de ligne. — Fracture comminutive de la tête de l'humérus droit, éclat d'obus, Sedan. — Extraction de toute la tête de cet os par débris, ankylose scapulo-humérale.

TALAY, Pierre, né le 4 octobre 1850, Mandacou (Dordogne), 38e de ligne. — Fracture de l'humérus droit, tiers moyen, coup de feu, le Bourget. — Ankylose du coude, atrophie de l'avant-bras, paralysie de la main.

TALBOT, Louis, né à Saint-Denis-les-Ponts (Eure-et-Loir), garde mob. d'Eure-et-Loir. — Fracture du radius droit, coup de feu, Tréon, 17 novembre. — Chevauchement des fragments, déformation du poignet et gêne des mouvements de pronation et de supination de l'avant-bras.

TALBOT, Pierre-Jules, né le 24 juillet 1847, Sainte-Marguerite-d'Elle (Calvados), 4e chass. à pied. — Fracture du fémur gauche, coup de feu, Orléans. — Cal difforme, raccourcissement de 3 centimètres, gêne dans la marche.

TALLANDIER, Marie-Michel, 32e de ligne. — Plaie contuse au coude droit, coup de feu, le Mans, 11 janvier. — Ankylose incomplète du coude,

TALLET, Jean, 25e de ligne. — Plaie contuse à la partie antérieure inférieure de la poitrine, à droite, éclat d'obus, Saint-Privat. — Gêne dans les mouvements respiratoires.

TALLON, François-Alexandre, né le 1er août 1849, la Charpelle-Saint-Etienne (Deux-Sèvres), 115e de ligne. — Fracture intra-articulaire du genou gauche, coup de feu, Champigny, 30 novembre. — Déformation des extrémités osseuses, cicatrices enveloppant le genou ankylosé presque complétement avec flexion légère de la jambe sur la cuisse.

TALMANT, Honoré, né le 2 août 1850, Bruille (Nord), 67e de ligne. — Fracture de l'humérus droit, coup de feu, Saint-Quentin. — Consolidation vicieuse de l'humérus, rétraction de l'avant-bras, paralysie incomplète de la main.

TALMON, Jean-Louis, né le 30 août 1844, Saint-Thuriaux (Morbihan), 7e artill. — Perte des deux testicules, éclat d'obus, Sedan. — Très-larges cicatrices aux deux cuisses et très gênantes.

TALOBRE, Pierre-Jean, 20e de ligne. — Perte partielle du pouce gauche, coup de feu, Sedan.

TALOU, Jean, né le 28 septembre 1834, Maxon (Lot), garde mobilisée de la Gironde. — Ophthalmie, 1870-71. — Choroïdite grave : cécité complète.

TAMBRUN, Blaise, garde mob. du Nord. — Fracture du 2e métacarpien, main droite, et du doigt auriculaire, main gauche, 2 coups de feu, Longueau (Somme), 27 novembre. — Gêne des mouvements des deux mains.

TAMPAIRE, François, né le 29 juillet 1843, Saint-Genis-Terre-Noire (Loire), 55e de ligne. — Plaie contuse à la main gauche, coup de feu, Forbach. — Perte de la 3e phalange du médius, ankylose de ce doigt et de l'annulaire fortement atrophiés et fléchis dans le creux de la main, gêne des mouvements des doigts indicateur et auriculaire.

TANCHEL, Nicolas-Auguste, né le 11 avril 1847, Jévoncourt (Meurthe), 80e de ligne. — Fracture comminutive du fémur droit, tiers supérieur, coup de feu, Saint-Privat. — Saillie très-considérable à la partie supérieure externe de la cuisse fortement courbée en dehors, ankylose complète fémoro-tibiale et incomplète tibio-tarsienne avec extension permanente du pied, raccourcissement de 7 centimètres et amaigrissement du membre.

TANDY, Gilbert, né le 9 novembre 1849, Neuville (Nièvre), 84e de ligne. — Plaie à travers la partie inférieure de l'espace inter-osseux de l'avant-bras gauche, coup de feu, la Bourgonce. — Flexion permanente des doigts auriculaire et annulaire avec gêne des trois autres doigts.

TANGUY, Hervé, né le 26 octobre 1850, Saint-Martin-des-Champs (Finistère), 64e ou 58e de ligne. — Congélation, Yvré-l'Évêque, 11 janvier. — Perte de l'ongle et de la pulpe du gros orteil, des 3e phalanges aux 2e et 4e orteils, pied droit, perte de l'ongle et de la pulpe du gros orteil et du 5e orteil, pied gauche, perturbation dans la circulation des deux membres inférieurs avec douleurs persistantes.

TANGUY, Jean-Marie, 11e de ligne. — Fracture comminutive du pied gauche, coup de feu, le Bourget, 21 décembre. — Cicatrices adhérentes.

TANGUY, Mathurin-Marie, né le 7 avril 1847, Saint-Brandan (Côtes-du-Nord), garde mob. des Côtes-du-Nord. — Fracture du fémur gauche, chute, fort de Rosny, 19 septembre. — Raccourcissement de 6 centimètres.

TANGUY, Yves, né le 15 mars 1829, Saint-Martin-des-Champs (Finistère), gendarmerie, compagnie des Côtes-du-Nord. — Plaie à la région sous-claviculaire droite, coup de feu, Tavers, 2 décembre. — Ankylose scapulo-humérale.

TANGUY, Yves-Marie, né le 22 août 1844, Cléguerec (Morbihan), 54e de ligne. — Fracture du fémur droit, tiers moyen, coup de feu, Saint-Privat. — Raccourcissement très-notable du membre incurvé très-considérablement en forme de demi-lune, ankylose du genou et du cou-de-pied, paralysie de la jambe et du pied, œdème très-prononcée du membre.

TANIÈRE, Casimir, né le 13 avril 1829, Lavelanet (Ariége), 13e chass. à pied. — Plaie déchirée à la cuisse droite, éclat d'obus, Wœrth. — Paralysie complète du mouvement du membre.

TANTON, Jean-Joseph, né le 24 mai 1847, Biziat (Ain), 32e de ligne. — Fracture comminutive de l'avant-bras droit, coup de feu, Forbach. — Soudure des deux os de l'avant-bras, nombreuses plaies fistuleuses, atrophie de la main, ankylose incomplète du coude.

TAPPONIER, Jean-Pierre, né le 12 octobre 1844, Meyrin (Suisse), 68e de ligne. — Fracture du cubitus droit, coup de feu; Beaumont. — Ankylose incomplète des articulations phalango-phalangiennes des quatre derniers doigts, main droite.

TARADE, Pierre, 9e artill. — Plaie contuse au pouce gauche, coup de feu, Héricourt. — Large cicatrice vicieuse, flexion permanente de ce doigt dans l'adduction.

TARAIN, Adrien-Jules, 33e de ligne. — Plaie à travers l'épaule droite, coup de feu, Sedan.

TARAISON, Louis, 95e de ligne. — Plaies contuses au bras et au genou droits, coup de feu et éclat d'obus, Saint-Privat.—Lumbago chronique.

TARBOURIECH, Jacques, né le 25 mai 1844, Saint-Pons (Hérault), 98e de ligne. — Désorganisation du globe oculaire gauche, éclat d'obus, Saint-Privat. — Affaiblissement de la vision à droite.

TARDIEU, Antoine, né le 25 novembre 1849, Saint-Cyprien (Dordogne), garde mob. de la Dordogne, sergent. — Désorganisation du globe oculaire droit, coup de feu, Loigny.

TARDINAL, François-Adolphe, garde mob. de l'Ardèche. — Contusion du globe oculaire gauche, branche d'arbre, forêt de Vernon, 6 décembre. — Ophthalmie, opacité de la cornée et atrophie du globe oculaire.

TARDIVEL, Elie-Marie, 59e de ligne. — Plaie contuse à la cuisse droite, partie postérieure, coup de feu, Borny. — Rétraction musculaire, cicatrice très-adhérente, flexion de la jambe sur la cuisse.

TARDOS, Dominique-Paul, né le 25 janvier 1846, Bazeiller (Hautes-Pyrénées), 1er zouaves. — Fracture du cubitus gauche, coup de feu, Frœschwiller. — Déformation du membre, perte des mouvements de l'avant-bras et de la main.

TARDRES, Vincent-Junior, garde mob. de la Lozère.—Fracture de l'humérus gauche, coup de feu, Dijon, 30 octobre.

TARDY, Charles, né le 4 décembre 1840, Saint-Siméon-de-Bressieux (Isère), 47e de ligne. — Fracture de la jambe gauche, coup de feu, Frœschwiller. — Inflammation phlegmoneuse, ankylose tibio-tarsienne, extension du pied sur la jambe.

TARDY, Jean-Augustin, garde mob. de la Charente-Inférieure. — Fracture des 4e et 5e métacarpiens, main droite, coup de feu, Ruillé-sur-Loir, 8 janvier. — Cicatrice adhérente, perte de la flexion des doigts.

TARDY, Louis-François, 13e de ligne. — Plaie contuse à l'avant-bras droit, érosion du radius, coup de feu, Borny. — Atrophie de l'avant-bras.

TARDY, Pierre, 5e chass. à pied. — Fracture du fémur droit, coup de feu, Saint-Privat.— Raccourcissement léger du membre, plaie fistuleuse.

TARET, Jean-Joseph, 54e de ligne.—Perte du doigt médius gauche, coup de feu à (?).— Gêne des mouvements des autres doigts.

TARGE, François, 84e de ligne. — Plaie pénétrante de poitrine, plaie à la face, coups de feu, Gravelotte. — Diminution de la vision de l'œil droit.

TARILLON, Jean-Nicolas, né le 4 mai 1845, Béchy (Moselle), 13e chass. à pied, sergent.— Fracture comminutive du coude droit, coup de feu, Wœrth. — Ankylose du coude à angle droit.

TARLET, Jean, né à Saint-Pierre-le-Vieux (Saône-et-Loire), garde mob. de Saône-et-Loire. — Plaies contuses à la poitrine et au bras droit, coups de feu, Chenebier, 17 janvier.

TARRIS, Paul-Honoré-Joseph, 13e chass., brigadier. — Coxalgie chronique, côté (?), avec imminence de luxation spontanée de l'articulation coxo-fémorale, privations et fatigues en captivité.

TARTRIÈRE, Jean, 97e de ligne. — Fracture de l'indicateur, main gauche, coup de feu, Gravelotte. — Ankylose métacarpo-phalangienne dans la flexion oblique permanente de ce doigt.

TASSEIN, Ambroise, 76e de ligne. — Plaie contuse à la cuisse droite, coup de feu, Sedan. — Amaigrissement notable du membre, cicatrice adhérente.

TASSIN, Aimé-Joseph, né le 16 avril 1844, Havelay (Nord), 57e de ligne. — Double plaie au poignet gauche, 2 coups de feu, Saint-Privat. — Déformation du poignet qui est ankylosé, impossibilité absolue de la flexion des doigts, atrophie de la main.

TASSIN, Guillaume, 119e de ligne. — Plaie contuse au creux poplité gauche, coup de feu, Châtillon, 19 septembre. — Cicatrice adhérente.

TASSIN, Placide-Séraphin, né le 3 octobre 1846, Crespin (Nord), 5e de ligne. — Fracture comminutive du fémur gauche, tiers moyen, coup de feu, Sedan. — Cal volumineux et difforme, raccourcissement de 13 centimètres, plaies fistuleuses persistantes, ankylose du genou, atrophie de la jambe avec rotation en dedans.

TASTET, Jean, né le 19 juillet 1848, Bretagne (Landes). — Plaie perforante du calcanéum, pied droit, plaie pénétrante de la fesse droite, 2 coups de feu, Wissembourg. — Hypertrophie du calcanéum, marche très-pénible, cet os ne pouvant supporter le poids du corps, balle non extraite de la fesse.

TATRAUX, Jean-Baptiste, né le 12 février 1849, Saint-Cyr (Saône-et-Loire), garde mob. de Saône-et-Loire. — Plaie à la main gauche, piqûre en déchargeant un convoi de viande, Chagny, 3 novembre. — Phlegmon gangréneux, atrophie et rétraction permanente des cinq doigts.

TAULELLE, Joseph, né le 5 août 1848, Sabran (Gard), 77e de ligne. — Plaie contuse à la cuisse gauche, partie moyenne, coup de feu, Forbach. — Larges cicatrices douloureuses aux faces antérieures et postérieures.

TAULIER, Jules, 26e de ligne, caporal. — Plaie contuse à la partie antérieure et inférieure de la jambe droite, coup de feu, Ladonchamps, 7 octobre.

TAUREL, François-Georges, 17e de ligne. — Plaie contuse à la cuisse gauche, coup de feu, Sedan. — Cicatrice adhérente.

TAURIN, Edouard-Edmond, 1er train d'artill. — Plaie pénétrante à l'aine droite, coup de feu, Sedan.

TAURISSON, Pierre, 19e de ligne. — Plaie contuse à la main droite, coup de feu, Châtillon, 19 septembre. — Perte des mouvements de l'indicateur, gêne dans la flexion des trois autres.

TAUVEREAU, François, 15e chass. à pied. — Congélation, Bethoncourt, 15 janvier. — Perte par gangrène de la 3e phalange des quatre premiers orteils et des 2e et 3e phalanges du 5e orteil, pied droit, perte de la 3e phalange des trois premiers orteils, pied gauche.

TAUZIÈDE, Bernard, 72e de ligne. — Plaie contuse à la jambe gauche, éclat d'obus, Sedan. — Périostite de la crête du tibia, cicatrice adhérente.

TAUZIN, Germain, 88e de ligne. — Phthisie pulmonaire et carie du maxillaire inférieur gauche, fatigues et privations en captivité.

TAUZIN, Jean, 87e de ligne. — Plaie contuse à la cuisse droite, éclat d'obus, Strasbourg, 5 septembre. — Atrophie du membre, cicatrice adhérente.

TAVENAUX, Paul-Nicolas, 17e chass. à pied. — Plaie contuse à la jambe gauche, érosion du tibia, coup de feu, Pont-Noyelles.

TAVER, Nicolas, né le 7 janvier 1831, Valdwisse (Moselle), francs-tireurs de Blidah, sous-lieutenant. — Fracture comminutive de l'humérus droit, tiers supérieur, coup de feu, Loigny. — Cicatrice adhérente au deltoïde, amaigrissement de la main avec flexion permanente des quatre derniers doigts, diminution de l'extension de la main sur le poignet, flexion incomplète de l'avant-bras.

TAVERNE, Joseph, francs-tireurs de Paris. — Plaie pénétrante de la partie supérieure de la cuisse droite et du scrotum, coup de feu, Pont-des-Anglais, près Nanterre, 18 octobre. — Désorganisation du testicule droit.

TAVERNIER, Albert-Joseph, né le 29 janvier 1849, Saint-Germain (Haute-Saône), 119e de ligne. — Fracture comminutive du fémur gauche, tiers moyen, éclat d'obus, Paris, 26 mai.

— Cal volumineux et difforme, raccourcissement considérable, plaies fistuleuses persistantes, ankylose du genou, atrophie de la jambe.

TAVERNIER, François, né le 25 octobre 1825, Clermont-Ferrand (Puy-de-Dôme), 45º de ligne, sergent. — Fracture comminutive du maxillaire inférieur, coup de feu, le Mans, 11 janvier. — Perte de substance osseuse, mastication et parole difficiles.

TAVERNIER, François-Jean-Baptiste-Jules, né le 29 septembre 1847, Fresse (Haute-Saône), 4º de ligne. — Perte des 2º et 3º phalanges des doigts médius et annulaire, main gauche, éclat d'obus, Saint-Privat.

TAVERNIER, Joseph, né le 25 septembre 1849, Rive-de-Gier (Loire), 15º de ligne.— Variole, Soissons, octobre 1870. — Perte de la vision de l'œil droit.

TAVERNIER, Victor-Auguste, 7º de ligne, caporal. — Fracture de deux côtes à (?), plaie contuse à la main droite, 2 coups de feu, Servigny. — Cicatrice adhérente au thorax, rétraction des doigts indicateur et médius.

TAYSSANDIER, Jean-Charles, 42º de ligne, caporal. — Perte des 2º et 3º phalanges de l'annulaire gauche, coup de feu, fort d'Issy, 29 avril.

TAYTARD, Pierre, 36º de ligne. — Fracture de l'acromion et de la clavicule, côté droit, coup de feu, Frœschwiller. — Gêne des mouvements de l'épaule et du bras.

TÉCHOUEYRES, Pierre, 71º de ligne. — Plaie en séton à la cuisse droite, coup de feu, Borny.

TEICHÉNÉ, Pierre, né le 2 octobre 1845, Vic (Ariége), 97º de ligne. — Fracture du 2º métacarpien avec plaie contuse au poignet droit, coup de feu, Gravelotte. — Cicatrices adhérentes, ankylose du poignet.

TEILLARD, Pierre, 47º de ligne. — Plaie à travers les deux cuisses, coup de feu, Frœschwiller.

TEISSANDIER, Jean-Antoine, 17º de ligne. — Fracture de la jambe gauche, éclat d'obus, Beaumont (Ardennes). — Perte de substance du tibia, qui est hypertrophié.

TEISSIER, Charles-Edmond, né le 27 avril 1849, Rethel (Ardennes), 14º de ligne, sergent. — Plaie à travers la main droite, coup de feu, Châtillon sous Paris, 13 octobre. — Phlegmon diffus de l'avant-bras, déformation de la main, ankylose du poignet.

TEISSIER, Charles-Léopold, né le 28 février 1849, Villedieu (Indre), 14º de ligne, caporal. — Plaie pénétrante de poitrine, à droite, plaie contuse au pied droit, 2 coups de feu, Champigny. — Bronchite chronique, dyspnée.

TEIXIER, Jean, né le 5 octobre 1841, Saint-Yrieix (Haute-Vienne), 42º de ligne. — Fracture comminutive de l'avant-bras droit, coup de feu, Juranville. — Large cicatrice adhérente, atrophie de l'avant-bras avec perte des mouvements des quatre derniers doigts.

TELOTTE, Pierre-Joseph-Alphonse-Lycius, 91º de ligne. — Plaies contuses à la cuisse gauche et au niveau de la malléole externe, même côté, éclat d'obus, Gravelotte, coup de feu, Pont-Noyelles.

TEN, Arsène-Charles-Joseph, né le 17 octobre 1848, Estrées-les-Créey (Somme), 63º de ligne. — Fracture comminutive de l'humérus gauche, coup de feu, Spickeren. — Séquestre non mobile, plaie fistuleuse, difformité et hypertrophie du cal, faiblesse des mouvements du membre.

TENAUD, Jean-Baptiste, 75º de ligne. — Fracture du 2º métacarpien, main gauche, plaie contuse à la cuisse gauche, partie postérieure et supérieure, coups de feu, Gravelotte. — Perte partielle des mouvements de l'indicateur.

TÉPAZ, Joseph, garde mob. de la Savoie. — Plaie compliquée au bras gauche, coup de feu, Bethoncourt. — Paralysie incomplète de la sensibilité de la main et des doigts, atrophie du bras.

TEPPE, Joseph, né le 30 décembre 1844, la Terrasse (Isère), 45º de ligne. — Plaie contuse à la poitrine, fracture du coude droit, 2 coups de feu, Frœschwiller. — Ankylose du coude.

TEQUI, Jean, 19e de ligne, caporal. — Plaie contuse au bras gauche, coup de feu, Champigny, 30 novembre. — Rétraction du biceps, flexion forcée de l'avant-bras.

TERME, Antoine-Auguste, né le 11 juillet 1849, Izieux (Loire), garde mob. de la Loire.— Fracture du fémur droit, coup de feu, Beaune-la-Rolande. — Cal volumineux angulaire avec saillie des deux fragments à la partie interne, raccourcissement et atrophie du membre, extension permanente du pied.

TERME, Guillaume, 55e de ligne. — Plaie contuse à la main droite, éclat d'obus, Rezonville. — Atrophie des doigts indicateur et médius.

TERMOZ, Jean-Alexandre, né le 13 août 1844, Bévenais (Isère), 12e artill. — Fracture comminutive de la jambe gauche, tiers supérieur, coup de feu, Chevilly, 2 décembre.— Perte de substance osseuse, ankylose incomplète du genou, atrophie du membre avec gêne considérable dans ses mouvements.

TERRADE, François, né le 13 septembre 1844, Saint-Ignat (Puy-de-Dôme), 40e de ligne. — Fracture du radius droit, tiers supérieur, coup de feu, Spickeren. — Pseudarthrose, déformation et atrophie de l'avant-bras.

TERRAILLON, Benoît, né le 1er mai 1841, Violay (Loire), 22e de ligne. — Fracture comminutive de la jambe droite, coup de feu, Champigny, 2 décembre. — Consolidation incomplète, esquilles, plaies fistuleuses permanentes, cicatrices adhérentes, amaigrissement du membre.

TERRAMORSI, Jean-Baptiste, né le 13 janvier 1845, Carticasi (Corse), 37e de ligne. — Plaies contuses aux deux cuisses, coup de feu, Sedan. — Cicatrice adhérente et déprimée avec amaigrissement de la cuisse droite, cicatrice à la partie antérieure de la cuisse gauche.

TERRAS, Jean-Pierre, né le 29 avril 1850, Montélimar (Drôme), 60e de ligne. — Variole épidémique, janvier 1871. — Albugo varioleux, perte de la vision de l'œil droit.

TERRASSE, François, 7e de ligne. — Plaie contuse au pied droit, coup de feu, Servigny. — Ankylose du gros orteil, gêne dans la marche.

TERRASSE, Jean-François, né le 4 mars 1849, Saint-Laurent-d'Agny (Rhône), garde mob. du Rhône. — Fracture du radius, tiers inférieur, et du poignet droit, à sa partie externe, éclat d'obus, Belfort, fort de Bellevue, 16 janvier. — Ankylose du poignet avec perte des mouvements de la main et des doigts.

TERRASSE, Jules-Emmanuel, né le 14 avril 1849, Saint-Junien (Haute-Vienne), garde mob. de la Seine, sous-lieutenant. — Fracture du 2e métacarpien et de la 3e phalange de l'annulaire, main gauche, coup de feu, Stains, 21 décembre. — Fausse ankylose et raccourcissement considérable de l'indicateur, fixé dans l'extension.

TERRASSON, Antoine, garde nationale mobilisée du Rhône. — Plaie contuse à la partie antérieure de l'épaule droite, coup de feu, Nuits, 18 décembre. — Cicatrices adhérentes.

TERRASSON, Jean-André, 24e de ligne. — Plaie contuse à la main gauche, coup de feu, Spickeren. — Cicatrice profonde, irrégulière et adhérente à la base des doigts indicateur et médius, et ankylose métacarpo-phalangienne de ces doigts.

TERRÈNE, François-Jean-Baptiste-Jacques, 41e de ligne. — Plaie contuse à l'avant-bras droit, coup de feu, Borny. — Rétraction des fléchisseurs de l'avant-bras.

TERRIER, Amand, 62e de ligne. — Plaie contuse à la région orbitaire droite, coup de feu, Sainte-Barbe. — Perte de la vision à droite.

TERRIER, Aristide-Grégoire, né le 4 février 1850, Saint-Léonard (Loir-et-Cher), 8e artill. — Fracture du maxillaire supérieur avec perte totale de l'œil droit, éclat d'obus, Meudon, 5 mai. — Vaste cicatrice horizontale, profonde et adhérente.

TERRIER, Eugène, garde mob. du Rhône. — Fracture du radius gauche, coup de feu, Nuits, 18 décembre. — Consolidation vicieuse, cicatrice adhérente.

TERRIER, Jean-Baptiste-Auguste-Alexandre, né le 28 décembre 1843, Courcuire (Haute-

Saône), 19e artill. — Fracture de la jambe droite, éclat d'obus, Sedan. — Cicatrice adhérente; gêne des mouvements de la jambe.

TERRISIEN, Jean-Marie, 33e de ligne, caporal. — Plaie pénétrante du coude gauche, coup de feu, Saint-Quentin. — Ankylose du coude dans l'extension permanente, paralysie de la main.

TERTRE, Joseph-Victor, 62e de ligne. — Plaies contuses à la jambe et au talon gauches, coup de feu, Sainte-Barbe. — Claudication, amaigrissement du membre.

TESCH, Félix, 1er zouaves. — Congélation, Montbéliard. — Perte partielle du gros orteil, pied gauche.

TESNIÈRE, Louis-Edouard, né le 27 février 1843, Paris, 2e zouaves. — Fracture compliquée du coude droit, coup de feu, Sedan. — Ankylose du coude, paralysie du bras.

TESSEYRE, Antoine, 88e de ligne. — Plaie pénétrante de poitrine, partie supérieure gauche, coup de feu, Beaumont (Ardennes). — Dyspnée, gêne des mouvements du bras gauche.

TESSIAU, Désiré-Honoré, garde mob. de l'Orne. — Perte des 2e et 3e phalanges de l'indicateur gauche, coup de feu, Lorges, 8 décembre.

TESSIER, Alfred-Etienne, 1er chass. à pied. — Fracture comminutive du pouce droit, coup de feu, Wœrth. — Ankylose de ce doigt.

TESSIER, Martin-Jules, né le 11 novembre 1848, Droué (Loir-et-Cher), 14e de ligne. — Ophthalmie double en captivité. — Opacité de la cornée de l'œil droit avec perte de la vision, kératite chronique de l'œil gauche avec taie occupant un tiers de la cornée.

TESSIER, Pierre, né le 27 octobre 1843, Hiers-Brouage (Charente-Inférieure), 40e de ligne. — Plaie à la région cervicale gauche, éclat d'obus, le Mans, 11 janvier. — Atrophie du bras et spécialement du deltoïde, gêne notable dans les mouvements de l'épaule.

TESSIER, René-Joseph, 62e de ligne. — Plaies contuses à la jambe droite et au côté droit de la poitrine, 2 coups de feu, Gravelotte.

TESSIÈRE, Théodore-Cyprien, 33e de ligne. — Fracture de l'articulation tibio-tarsienne gauche, coup de feu, Trogny, 3 décembre. — Ankylose tibio-tarsienne, large cicatrice adhérente à la malléole externe.

TESTANIÈRE, Blaise-Georges, né le 27 septembre 1804, Saint-Etienne (Basses-Alpes), garde nationale sédentaire de Châteaudun, chef de bataillon. — Fracture du maxillaire supérieur avec perforation de la voûte palatine, coup de feu, Châteaudun, 18 octobre. — Consolidation incomplète, altération de la parole et gêne dans la déglutition.

TESTARD, Jean, né le 16 janvier 1841, Saint-Etienne (Loire), 74e de ligne, caporal. — Plaies contuses à la partie externe du coude droit et à la face dorsale du pied droit, 2 coups de feu, Wissembourg. — Cicatrices adhérentes au pied avec rétraction des orteils.

TESTARD, Pierre, 40e de ligne. — Plaie contuse à l'aisselle gauche, coup de feu à (?). — Atrophie du bras et paralysie incomplète des trois derniers doigts de la main.

TESTE, Auguste-Siméon, né le 28 mai 1845, Crillon (Vaucluse), garde mob. de Vaucluse. — Fracture comminutive de la jambe gauche, coup de feu, Montbéliard. — Saillie des fragments à la partie interne de la jambe qui est atrophiée et raccourcie de 6 centimètres.

TESTEFORT, Alphonse-Auguste, né le 7 janvier 1848, Blandy (Seine-et-Marne), 4e zouaves, sergent. — Plaie contuse au coude gauche, coup de feu, Champigny, 30 novembre. — Ankylose du coude dans la flexion, atrophie légère de l'avant-bras.

TESTON, Joseph-Etienne, né le 1er juillet 1840, Charpey (Drôme), 39e de ligne. — Plaie contuse à la main droite, coup de feu, Coulmiers. — Carie du 4e métacarpien, plaies fistuleuses, ankylose du poignet et des doigts dans l'extension.

TESTON, Régis, 56e de ligne. — Plaies contuses à la hanche gauche, à la cuisse droite et à la tête avec lésion du pariétal gauche, 3 coups de feu, Frœschwiller. — Plaie fistuleuse et douloureuse à la hanche, cicatrice adhérente au pariétal; longue de 4 centimètres.

TESTOUD, dit FAVE, Joseph, 53e de ligne. — Plaie contuse à la cuisse droite, coup de feu, Sedan. — Cicatrice adhérente, amaigrissement du membre, gêne dans la marche.

TESTUD, Victor-Antoine, né le 13 février 1849, le Béage (Ardèche), 53e de ligne. — Fracture de l'humérus droit, plaie contuse au coude gauche, ablation d'une partie des cartilages de la cloison et du lobule du nez, éclats d'obus, Chagey. — Nécrose et hypertrophie de l'humérus, ankylose du coude dans la demi-flexion et la demi-pronation, plaies fistuleuses, cicatrices vicieuses, déprimées et adhérentes, cicatrice douloureuse et adhérente au coude gauche.

TESTUT, Jean, garde mob. de la Dordogne. — Congélation à (?). — Perte de la dernière phalange de tous les orteils, gêne dans la marche.

TÉTAZ, François-Félicien, né le 5 janvier 1847, Argentine (Savoie), 71e de ligne. — Abcès multiples au coude gauche, rigueurs du froid, sous Metz. — Cicatrices autour du coude avec gêne dans ses mouvements.

TÉTÉ, Pierre, né le 8 novembre 1842, Mérigny (Isère), 37e de ligne. — Plaie contuse à la cuisse droite, partie postérieure, éclat d'obus, Coulmiers. — Perte de substance musculaire, vaste cicatrice.

TETET, Pierre-Hippolyte, né le 18 octobre 1837, Abbeville (Somme), 11e dragons, maréchal des logis. — Fracture de la jambe droite, chute de cheval, Thionville. — Consolidation vicieuse, claudication.

TÉTON, Pierre-Auguste, 3e génie. — Fracture de l'humérus droit, éclat d'obus, fort de Vanves, 6 janvier. — Consolidation vicieuse.

TÉTRY, Jacques-Emile, 14e de ligne. — Plaie contuse au bras droit, Sedan. — Perte de substance du biceps, rétraction de l'avant-bras à angle obtus.

TÉTU-DU-PÉRIER, Antoine-Victor, 3e de ligne. — Perte des 2e et 3e phalanges de l'indicateur droit, éclat d'obus, Saint-Quentin.

TEUBER, Frédéric, né le 23 août 1846, Bouxwiller (Bas-Rhin), 94e de ligne. — Plaie contuse au côté gauche de la tête, plaie pénétrante de l'abdomen et lésion de l'épine iliaque antérieure supérieure, 3 coups de feu, Saint-Privat. — Flexion permanente incomplète de la cuisse gauche sur le bassin, atrophie du membre, cicatrice adhérente profonde et déprimée.

TEULADE, Maurice-Antoine, 61e de ligne. — Plaie contuse au pied gauche, éclat d'obus, Villorceau. — Déformation du pied, longue cicatrice adhérente.

TEULIÉ, Auguste-Mélé, né le 7 octobre 1845, Flagnac (Aveyron), 46e de ligne. — Fracture comminutive du fémur droit, coup de feu, Beaumont (Ardennes). — Cal très-difforme et volumineux, plaie fistuleuse persistante, atrophie de tout le membre.

TEULIER, Louis-Arthemon, 82e de ligne, sergent. — Perte de la 2e phalange du pouce gauche, coup de feu, Beaumont (Ardennes).

TEURQUETY, Optat-Elie, né le 1er mai 1818, Boscroger (Eure), 95e de ligne, sergent. — Fracture comminutive de l'humérus gauche, tiers moyen, coup de feu, le Bourget, 21 décembre. — Ankylose du coude dans la demi-flexion, atrophie de l'avant-bras et de la main avec gêne des mouvements des doigts.

TEXIER, Augustin-François-Marie, 48e de ligne. — Fracture du 2e métacarpien, main gauche, éclat d'obus, Auxerre, 10 décembre. — Ankylose de l'indicateur dans la flexion.

TEXIER, Julien-Marie, 9e artill. — Perte partielle du doigt auriculaire gauche, éclat d'obus, Orléans, 4 décembre. — Flexion permanente de l'annulaire.

TEXIER, Léonard, né le 27 juillet 1841, Saint-Sylvestre (Haute-Vienne), 25e de ligne, caporal. — Fracture du maxillaire supérieur, coup de feu, Ladonchamps, 7 octobre. — Ankylose incomplète de la mâchoire, surdité incomplète, gêne dans la parole et la mastication.

TEXIER, Pierre-Etienne, 90e de ligne. — Fracture de l'os iliaque gauche, coup de feu, Borny. — Perte de substance musculaire et osseuse, cicatrice adhérente.

Texier, Théophile-Victor, né le 4 juillet 1847, Saint-Armel (Ille-et-Vilaine), 24ᵉ de ligne. — Fracture comminutive de l'avant-bras droit, coup de feu, Bapaume. — Cicatrice adhérente de douze centimètres de haut en bas et de dehors en dedans, ankylose incomplète du coude, déviation de l'avant-bras en dedans, avec paralysie partielle de la main.

Teychené, Jean, dit Madannet, 4ᵉ zouaves. — Plaie contuse à la jambe gauche, partie inférieure, coup de feu, Montretout. — Cicatrice adhérente.

Teyeran, Jean-Jules, 18ᵉ artill. — Variole confluente, Toulouse. — Paralysie incomplète du bras gauche.

Teyssandier, Guillaume, né le 23 décembre 1846, Montignac (Dordogne), 25ᵉ de ligne. — Plaie pénétrante de l'articulation tibio-tarsienne droite, coup de feu, Gravelotte. — Ankylose tibio-tarsienne et hypertrophie de cette articulation, amaigrissement du membre.

Teyssèdre, Jean, 92ᵉ de ligne. — Ophthalmie traumatique, accident en nettoyant son fusil. — Perte de la vision de l'œil droit.

Teyssèdre, Louis-Edmond, 13ᵉ chass. à pied. — Fracture du fémur gauche et plaie en séton à la cuisse droite, coup de feu, plaie à la main droite, coup de baïonnette, Wœrth. — Gêne dans la marche.

Teyssendier, Jean, 30ᵒ de ligne. — Fracture du fémur droit, coup de feu, Wissembourg. — Rétraction des tissus péri-articulaires du genou, extension incomplète de la jambe, gêne dans la marche.

Teyssier, Henri-François, 17ᵉ chass. à pied. — Plaie pénétrante du genou droit, coup de feu, Frœschwiller. — Gonflement du genou avec gêne dans l'extension de la jambe, claudication.

Teyssier, Jean, 7ᵉ de ligne. — Perte partielle du pouce droit, coup de feu, Petit-Bry, 2 décembre. — Ankylose métacarpo-phalangienne.

Teyssier, Jean-Antoine, né le 19 avril 1846, Estables (Haute-Loire), 60ᵉ de ligne. — Plaie pénétrante du coude gauche, fracture du condyle externe de l'humérus et de la tête du cubitus, coup de feu, Sainte-Barbe sous Metz. — Ankylose du coude dans la demi-flexion, atrophie du membre.

Thallinger, Georges, né le 17 janvier 1838, Beblenheim (Haut-Rhin), 18ᵉ de ligne, sergent. — Fracture de la clavicule droite, éclat d'obus, Sedan. — Esquilles, cicatrice indulaire de 15 centimètres de long, depuis l'extrémité externe de la clavicule jusqu'à l'insertion inférieure du deltoïde, perte de l'élévation du bras.

Thébaud, François, 26ᵉ de ligne. — Fracture de la jambe droite, éclat d'obus, Saint-Privat. — Consolidation vicieuse, gêne dans la marche.

Thébaud, Julien-Henri, 76ᵉ de ligne. — Plaie contuse à la partie externe du pied gauche, coup de feu, Gravelotte. — Cicatrice adhérente.

Thébault, Alexis, né le 17 août 1837, Montreuil-le-Gast (Ille-et-Vilaine), garde mobilisée d'Ille-et-Vilaine. — Ophthalmie, armée de la Loire. — Staphylôme de la cornée transparente de l'œil droit, staphylôme commençant de l'œil gauche.

Thébault, François, né le 9 avril 1835, Pigny (Cher), 32ᵉ de ligne. — Fracture du maxillaire inférieur, coup de feu, Styring-Wendel. — Perte des dents incisives et canines, difformité de la face.

Thébault, Henri, 11ᵉ artill. — Plaie contuse au pied droit, coup de feu, Champigny, 30 novembre.

Thébaut, Marie-Félix-Edouard, né le 12 mars 1847, Chantenay (Loire-Inférieure), 22ᵉ de ligne, tambour. — Perte de la 3ᵉ phalange de l'indicateur, fracture de la 3ᵉ phalange du médius, main droite, coup de feu, Champuy (?). — Rétraction incomplète de ces deux doigts.

Théberge, Gaston-Auguste, garde mob. de la Seine-Inférieure. — Fracture comminutive de l'avant-bras droit, coup de feu, Bosc-le-Hard, 4 décembre. — Esquilles, cicatrices adhérentes, paralysie incomplète de l'avant-bras et de la main.

THEILLOUT, Gaucher, né le 23 janvier 1848, Saint-Priest sous Aixe (Haute-Vienne), 64° de ligne. — Congélation, Metz. — Perte d'un orteil et rétraction des autres orteils, pied gauche, marche difficile.

TELLIER, Alphonse-Victor, né le 16 septembre 1848, Lille (Nord), 29° de ligne. — Plaie contuse au bras gauche, au niveau du deltoïde, coup de feu, Saint-Privat. — Gêne des mouvements d'élévation du bras.

THÉNÉGAL, Pierre-Auguste, né le 1ᵉʳ septembre 1846, Valence (Tarn), 114° de ligne, caporal.—Fracture de l'os iliaque gauche, coup de feu, Champigny.—Cicatrice adhérente.

THÉNIÈRE, Louis-Edouard, né le 14 février 1843, Paris (Seine), 2° zouaves. — Fracture compliquée du coude droit, coup de feu, Sedan. — Ankylose du coude dans la demi-flexion, atrophie et paralysie du bras, tremblement convulsif des muscles et douleurs irradiées.

THÉOLLIÈRE, Martial, 65° de ligne. — Fracture du fémur gauche, plaie contuse à la main gauche, 2 coups de feu, Sedan. — Ankylose des phalanges du médius.

THÉOME, Pierre-Alexis, 75° de ligne. —Plaies contuses à la cuisse et à la main gauches, 2 coups de feu, Gravelotte. — Ankylose de l'annulaire.

THÉOPHILE, François, 45° de ligne. — Fracture du maxillaire inférieur, coup de feu, Josnes. — Non consolidation.

THÉPAUT, Jean-François, né le 23 avril 1846, Bourg-Blanc (Finistère), 35° de ligne, caporal. — Fracture du maxillaire inférieur, coup de feu, Chevilly, 30 septembre. — Semi-ankylose des articulations temporo-maxillaires, gêne notable dans la mastication.

THEPENIER, Jules-Joseph, né le 23 janvier 1849, Rye (Jura), garde mobilisée de la Côte-d'Or. — Plaie perforante de l'angle inférieur de l'omoplate gauche, coup de feu, Dijon. — Gêne des mouvements de l'épaule.

THÉROL, Nestor-Joseph, né à Mattaincourt (Vosges), 4° cuirassiers. — Plaie contuse à la cuisse gauche, coup de feu, Frœschwiller. — Cicatrices adhérentes, gêne des mouvements d'adduction et d'abduction de la cuisse.

THÉRON, Cadet-Félicien-Edmond, 11° de ligne. — Plaie contuse au bras droit, érosion de l'humérus, coup de feu, Sedan. — Cicatrice adhérente.

THÉRON, Etienne, 71° de ligne. — Fracture de l'os iliaque gauche, coup de feu, Borny.— Cicatrices adhérentes, gêne dans la marche.

THÉRON, Michel, né le 25 octobre 1838, Lunel (Hérault), 51° de ligne. — Plaie contuse au coude droit, coup de feu, Cernay. — Ankylose du coude, atrophie de tout le membre.

THÉROUDE, Casimir-Auguste, né le 26 janvier 1845, Neuilly (Seine), 70° de ligne.—Plaies contuses au bras droit et à la main gauche, coup de feu, Saint-Privat. — Vastes cicatrices au niveau du deltoïde, rétraction très-prononcée des deux derniers doigts, main gauche.

THÉROULDE, Joseph-Edmond, 11° de ligne. —Fracture comminutive de l'avant-bras droit, plaie contuse à l'avant-bras gauche, 2 coups de feu, Poisly, 8 décembre.

THERRIER, Edmond, 33° de ligne. — Fracture comminutive du fémur gauche, coup de feu et éclat d'obus, Orléans, 11 octobre. — Plaies fistuleuses persistantes, ankylose du genou dans l'extension, atrophie du membre.

THÉRY, Grégoire-Jean-Baptiste-Joseph, 9° artill. — Plaie contuse à la partie antérieure de l'articulation tibio-tarsienne gauche, érosion de la malléole externe, éclat d'obus, Héricourt.

THÉTIO, Armand-François-Marie, né le 18 juin 1847, Josselin (Morbihan), 50° de ligne. — Fracture intra-articulaire du coude droit, coup de feu, Prauthoy, 28 janvier. — Ankylose du coude dans l'extension complète.

THEURÉ, Emon-Alcide, 31° de ligne. — Perte du doigt médius et des 2° et 3° phalanges de l'annulaire, main gauche, coup de feu, Beaugency.

THEUVENOT, Louis, né le 15 septembre 1837, Epiry (Nièvre), 138° de ligne. — Fracture comminutive du tarse, pied gauche, coup de feu, le Bourget. — Ankylose des articulations tarsiennes et tibio-tarsienne, plaies fistuleuses.

THÉVAUD, Jean, né le 15 novembre 1849, Saint-Julien-de-Caps (Puy-de-Dôme), 90e de ligne. — Plaie perforante de la région trochantérienne gauche et du pli de l'aine, coup de feu, Dijon. — Gêne des mouvements de la cuisse sur le bassin,

THÉVENET, Antoine, né à Saint-Christophe (Rhône), 10e de ligne. — Plaie contuse à la cuisse gauche, coup de feu, l'Hay, 30 septembre.

THÉVENET, Etienne, né à Lagé (Rhône), gendarme de la Seine. — Congestion cérébrale, insolation pendant une conduite de prisonniers. — Paralysie incomplète mais persistante du côté gauche, gêne de la parole, débilité générale.

THÉVENIN, Ernest-Gustave, né le 17 août 1835, Dôle (Jura), 53e de marche, capitaine. — Fracture comminutive du fémur droit, coup de feu, Beaune-la-Rolande. — Raccourcissement de 6 centimètres, claudication très-prononcée.

THEVENIN, François, né le 3 mai 1843, Menat (Puy-de-Dôme), 6e de ligne. — Plaie contuse à la poitrine, éclat d'obus, plaie contuse au bras gauche, érosion de l'humérus coup de feu, Saint-Privat. — Atrophie du bras, flexion permanente des doigts.

THIAUDIÈRE, Lucien, 23e de ligne. — Plaie pénétrante du genou gauche, coup de feu, Montretout. — Arthrite, ankylose incomplète du genou.

THIBAULT, Germain, né le 26 juillet 1843, Talmay (Côte-d'Or), 83e de ligne. — Fracture comminutive de la main droite avec destruction des tendons des trois derniers doigts, coup de feu, Raucourt, 30 août. — Paralysie de ces doigts.

THIBAULT, Jean, 61e de ligne. — Plaie contuse à la partie supérieure de la cuisse droite, éclat d'obus, Héricourt. — Cicatrice étendue très-fragile, atrophie légère du membre.

THIBAULT, Jean-Laurent, né le 5 août 1845, Vallières-les-Grandes (Loir-et-Cher), 84e de ligne. — Perte des doigts indicateur et médius, et de la moitié du 2e métacarpien, main gauche, coup de feu, Ladonchamps, 7 octobre. — Gêne des mouvements des autres doigts.

THIBAULT, Louis, né le 14 décembre 1840, Sérigny (Orne), 114e de ligne. — Fracture compliquée du cubitus gauche, coup de feu, Châtillon sous Paris, 13 octobre. — Esquilles, paralysie de l'avant-bras avec gêne des mouvements de la main et des doigts.

THIBAULT, Pierre-Léopold, 2e zouaves. — Plaie contuse au bras droit, coup de feu, Orléans, 3 décembre. — Cicatrice adhérente, rétraction de l'avant-bras.

THIBAULT, Victor-Marin, 54e de ligne. — Plaie contuse à la jambe gauche, partie moyenne, coup de feu, Amanvillers. — Cicatrice déprimée.

THIBAULT, Vincent-Marie, né le 7 août 1851, Vannes (Morbihan), 25e de ligne. — Perte d'une partie de la joue gauche, de la paupière inférieure, et désorganisation du globe oculaire de ce côté, fracture comminutive du coude gauche, éclats d'obus, plaie contuse à l'épaule droite, coup de feu, Gravelotte. — Ankylose du coude à angle droit, paralysie de la main.

THIBAUT, Emile-Alfred, 76e de ligne. — Plaie à la main droite, coup de sabre, Villeperche, 8 janvier. — Rétraction forcée de l'indicateur.

THIBEAU, Jean-Auguste, 59e de ligne. — Plaie compliquée à l'avant-bras gauche, coup de feu, Borny. — Flexion de l'avant-bras, et des doigts médius, annulaire et auriculaire.

THIBEAUD, François-Pierre, 80e de ligne. — Plaie pénétrante de la fesse droite, coup de feu, Saint-Privat. — Fourmillement dans le membre inférieur droit, et gêne dans la marche.

THIBEAULT, Jean, 60e de ligne, sergent. — Fracture du fémur, de la rotule et du tibia droits avec pénétration du genou, coup de feu, Sainte-Barbe sous Metz. — Ankylose du genou.

THIBERVILLE, Eugène, né le 9 novembre 1850, Jouy-le-Moutier (Seine-et-Oise), 45e de ligne. — Plaie pénétrante du bassin, fracture du sacrum et de l'os iliaque droit, coup de feu, Cravant.

THIBIER, Louis, né le 24 juillet 1843, Lurcy (Allier), 6e de ligne. — Plaie contuse à la poitrine, éclat d'obus, Saint-Privat. — Perte de substance des muscles grand et petit pectoral, côté droit, cicatrice adhérente, gêne dans l'adduction du bras droit.

THIÉBAUD, Pierre-Joseph-Jules, né le 31 octobre 1840, Froidecouche (Haute-Saône), 21e de ligne. — Fracture de l'os iliaque gauche, coup de feu, Frœschwiller. — La balle s'est logée dans le bassin, atrophie de la cuisse et de la jambe.

THIÉBAULT, Alphonse-Louis, 49e de ligne. — Perte des 2e et 3e phalanges du doigt médius gauche, coup de feu, Sedan.

THIÉBAULT, Ferdinand-Aristide-Gustave, 79e de ligne. — Plaie pénétrante de poitrine, à droite, coup de feu, Paris, 27 mai. — Dyspnée.

THIÉBAULT, Louis-François, 5e chass. à pied. — Fracture du fémur gauche, coup de feu, Borny. — Raccourcissement léger, gêne dans la marche.

THIÉBAUT, Charles-Auguste, né le 23 septembre 1849, Hadol (Vosges), 24e de ligne. — Fracture du radius gauche, coup de feu, Parigné-l'Evêque. — Gêne et faiblesse des mouvements de la main, et surtout du pouce.

THIÉBAUT, François-Joseph, né le 9 janvier 1843, Langres (Haute-Marne), 68e de ligne. — Plaie pénétrante de l'épaule droite, coup de feu, Beaumont (Ardennes). — Ankylose scapulo-humérale.

THIÉBAUT, Louis-Charles-François-Auguste, né le 23 janvier 1824, Nancy (Meurthe), 34e de ligne, capitaine. — Congélation, Sainte-Colombe (Doubs), 1er février. — Perte totale des orteils, pied gauche, et de la 2e phalange du gros orteil, pied droit.

THIÉBAUX, Alexis-Henri, né le 23 octobre 1845, Rozoy-sur-Serre (Aisne), 8e de ligne. — Fracture du cubitus droit, coup de feu, Forbach. — Déformation du membre et perte des mouvements de pronation et de supination.

THIENNOT, Henri-Alfred, né le 12 novembre 1847, Marcilly (Marne), garde mob. de la Marne. — Fracture de l'os iliaque droit avec plaie contuse à la cuisse, même côté, coup de feu, Buchy (Seine-Inférieure), 4 décembre. — Raccourcissement et empâtement du membre.

THIÉRY, Jean-Baptiste, 2e génie. — Fracture du doigt médius droit, coup de feu, Montmesly, 30 novembre. — Ankylose et raccourcissement de ce doigt.

THIÉRY, Jules-Joseph, né le 10 octobre 1832, Saint-Ghislain (Belgique), 35e de ligne, sergent. — Fracture comminutive de l'avant-bras gauche, plaie contuse à la main droite, 2 coups de feu, Champigny, 30 novembre. — Paralysie de la main gauche, ankylose complète du pouce droit.

THIÉRY, Mathieu, né le 27 juin 1840, Villey-sur-Trey (Meurthe), 40e de ligne. — Fracture comminutive de la jambe gauche, coup de feu, l'Hay, 30 septembre. — Cicatrices adhérentes, ankylose du genou gauche.

THIERRY, Charles-Nicolas, 94e de ligne. — Fracture de l'humérus droit, coup de feu, Saint-Privat. — Raccourcissement et déformation du bras, ankylose incomplète du coude.

THIERRY, Edouard, 4e de ligne (ex-34e de marche). — Plaie contuse au genou gauche, coup de feu, les Ormes. — Tumeur blanche.

THIERRY, Hilaire-Gustave, né le 10 avril 1842, Châteaudun (Eure-et-Loir), 23e de ligne, sergent. — Plaie de tête avec enfoncement du crâne à la partie moyenne de la suture sagittale, éclat d'obus, Servigny. — Trouble de la vision, céphalée persistante.

THIERRY, Jean-Achille, né le 24 juin 1844, Paris (Seine), 1er de ligne. — Fracture comminutive de l'os iliaque droit et du sacrum, coup de feu, Saint-Privat. — Abcès multiples, 6 plaies fistuleuses, affaiblissement de l'articulation vertébro-sacrée, station debout presque impossible.

THIERRY, Paul-Louis-Victor, né le 18 mars 1852, Vouziers (Ardennes), 26e de ligne, caporal. — Fracture comminutive du fémur droit, plaie à travers l'épaule gauche, 2 coups de feu, Gravelotte. — Nombreuses esquilles, raccourcissement de 8 centimètres, ankylose incomplète du genou.

THIÉVON, Isaac-Jean-Marie, garde mobilisée du Rhône. — Plaie contuse à la cuisse gauche, partie postérieure, coup de feu, Nuits. — Débridements multiples, cicatrices étendues.

THILLOIS, Daniel-Pierre, 24° de ligne. — Plaie compliquée au pied (?), éclats d'obus, Villiers-sur-Marne, 30 novembre. — Perte considérable de substance osseuse et musculaire, cicatrice étendue, profonde, déprimée et adhérente, œdème du pied.

THIMONIER, Jean-Marie, garde mob. du Rhône.—Plaie au périnée, mutilation du testicule gauche avec lésion du canal de l'urèthre, coup de feu, Nuits. — Fistule urinaire persistante.

THIOLLIER, Jean-Marie, 83° de ligne. — Plaie contuse au pied gauche, lésion de la malléole externe, éclat d'obus, Saint-Denis, 22 janvier.— Cicatrice adhérente au talon.

THIOLLIÈRE, Jean-Baptiste, 12° chass. à pied. — Plaie contuse au genou gauche, éclat d'obus, Gravelotte. — Large et mince cicatrice, flexion légère de la jambe.

THIOREAU, Adrien, 36° de ligne. — Plaie de tête, éclat d'obus, pont d'Asnières, 18 avril. — Cicatrices déprimées et adhérentes au pariétal gauche, troubles de la vue de ce côté.

THIOULOUZE, Jean-Marie, 4° de ligne.—Plaie contuse au pied droit, coup de feu, Frœschwiller. — Paralysie des extenseurs.

THIOUST, Adolphe, né le 3 avril 1842, Vincennes (Seine), 60° de ligne. — Plaie à travers l'articulation tibio-tarsienne droite, coup de feu, Arcey, 5 janvier. — Ankylose tibio-tarsienne.

THIRAT, Alphonse, 19° de ligne.— Perte des doigts auriculaire, annulaire et médius gauches, coup de feu, Formeries, 28 octobre. — Gêne des mouvements de l'indicateur.

THIRIET, Henri-Georges, né le 13 novembre 1849, Guebwiller (Haut-Rhin), garde mob. du Haut-Rhin. — Plaie pénétrante à la partie externe de la cuisse gauche, éclat d'obus, Neuf-Brisach, 2 novembre. — Abcès multiples, extraction du projectile, fin février 1871, ankylose du genou dans la flexion.

THIRIET, Joseph, né le 15 octobre 1846, Gibeaumeix (Meurthe), 23° de ligne.— Paralysie rhumatismale des deux pieds, humidité, Metz.

THIRIET, Joseph, garde mob. de la Meurthe. — Congélation, Héricourt. — Perte des deux derniers orteils, pied gauche, et des trois derniers, pied droit, perte partielle du 4° métatarsien, gêne considérable de la marche.

THIRION, Jean-Joseph, né le 28 juillet 1848, Raon-l'Etape (Vosges), 60° de ligne.—Plaies contuses à l'épaule (?) et à la région sacrée, coups de feu, Servigny sous Metz. — Ankylose scapulo-humérale, perte considérable de substance à la région sacrée, vaste cicatrice adhérente.

THIRION, Pierre, 97° de ligne, sergent. — Plaie contuse à la main droite, coup de feu, Coulmiers, 9 novembre. — Gêne des mouvements de la main.

THIRIOT, Alphonse, 95° de ligne. — Perte partielle du doigt indicateur droit, coup de feu, Beaugency.

THIROT, François, 5° de ligne. — Plaie contuse au coude droit, coup de feu, Beaugency. — Ankylose incomplète du coude.

THIRRION, Jean, 33° de ligne. — Fracture du cubitus droit, 2 coups de feu, Lessy, 1er octobre. — Consolidation vicieuse, cicatrices adhérentes.

THIS, Joseph, 67° de ligne. — Fracture comminutive du condyle externe du fémur droit, coup de feu, Gravelotte. — Ankylose du genou dans la flexion.

THISSELIN, Jean-Adolphe, né le 20 juin 1847, Beauzemont (Meurthe), 57° de ligne.— Plaie contuse à la main gauche, coup de feu, Gravelotte.— Gêne des mouvements d'opposition du pouce et de ceux de préhension des doigts.

THIVOLET, Jean, 93° de ligne. — Plaie contuse à la partie supérieure externe de la jambe droite, éclat d'obus, Gravelotte.

THOCABEN, Victor, né le 19 mars 1848, Montfaucon (Lot), 50° de ligne. — Fracture de l'os malaire gauche et perte du globe oculaire, même côté, éclat d'obus, Sedan.

THOISON, Louis-Jules, garde mob. du Loiret. — Perte du doigt annulaire gauche, coup de feu, Villiers, 30 novembre.

THOLLET, André, né le 11 novembre 1849, Lyon (Rhône), 95e de ligne. — Fracture comminutive de l'humérus droit, coup de feu, le Bourget, 21 décembre. — Ankylose du coude dans la demi-flexion, atrophie et paralysie de la main.

THOLLIER, François-Joseph, garde mob. de l'Isère.—Fracture comminutive de l'humérus gauche, tiers supérieur, coup de feu, le Mans, 11 janvier. — Saillie des fragments, ankylose scapulo-humérale.

THOLLOT, Jean-Baptiste, né le 18 juillet 1847, Saint-Symphorien-sur-Coisi (Rhône), garde mob. du Rhône. sergent. — Désorganisation du globe oculaire droit, coup de feu, Belfort, 5 décembre.

THOLOZAN, Flavien, 76e de ligne, sergent-major. — Plaie pénétrante de poitrine, à droite, fracture de côtes, coup de feu, Gravelotte.

THOMACHOT, Charles, né le 21 septembre 1844, la Clayette (Saône-et-Loire), 3e chass. à pied, sergent. — Fracture compliquée du radius droit, coup de feu, Gravelotte. — Ankylose du poignet, perte complète des mouvements de la main et des doigts.

THOMAIN, Jean-François, 11e de ligne. — Fracture des os du carpe droit, coup de feu, Beaumont (Ardennes). — Gêne des mouvements du pouce.

THOMAIN, Louis, 48e de ligne. — Fracture de l'humérus gauche, tiers supérieur, éclat d'obus, Josnes, 10 décembre. — Plaies fistuleuses, ankylose scapulo-humérale.

THOMAS, Alexandre-Honoré, né le 26 mars 1843, Ciry-Salsogne (Aisne), 70e de ligne. — Plaie perforante de la partie supérieure externe de l'arcade sourcilière gauche à la partie inférieure de l'arcade zygomatique droite, destruction de l'œil gauche et perforation du nez, coup de feu, Saint-Privat.

THOMAS, Alfred, né le 4 février 1844, la Celle-sur-Morée (Seine-et-Marne), 43e de ligne. — Plaie pénétrante de l'abdomen, coup de sabre, Villorceau. — Hernie de l'épiploon, cicatrice en forme de croissant.

THOMAS, Alfred-Augustin, né le 31 décembre 1849, Sancheville (Eure-et-Loir), 135e de ligne. — Fracture comminutive de l'articulation tibio-tarsienne gauche, coup de feu, Epinay. — Esquilles nombreuses, ostéite, plaies fistuleuses permanentes, ankylose tibio-tarsienne.

THOMAS, Alphonse, né le 27 novembre 1847, Courry (Gard), 22e de ligne, caporal. — Fracture comminutive de la jambe gauche, coup de feu, Champigny, 2 décembre. — Cicatrices adhérentes, atrophie de la jambe, gêne des mouvements du pied.

THOMAS, André, né le 10 janvier 1844, Saint-Just-sur-Loire (Loire), garde mobilisée de la Loire. — Congélation, armée des Vosges. — Perte du gros orteil et de la 3e phalange des autres orteils, pied droit; perte du gros orteil et de la 3e phalange du 2e orteil, pied gauche, cicatrices adhérentes aux pieds.

THOMAS, Antoine, né le 17 mai 1844, Saint-Quintin (Puy-de-Dôme), 40e de ligne.—Fracture compliquée de l'humérus droit, tiers supérieur, coup de feu, Spickeren. — Atrophie et perte des mouvements du membre et paralysie incomplète de la main.

THOMAS, Auguste-Victor, né à Saint-Denis (Seine), 51e de ligne. — Fracture de deux métacarpiens, main droite, coup de feu, Gravelotte. — Cicatrice adhérente.

THOMAS, Augustin, 94e de ligne. — Plaies contuses aux deux cuisses, coup de feu, Saint-Privat. — Paralysie de la partie postérieure de la cuisse droite avec cicatrice profonde et adhérente.

THOMAS, Augustin-Modeste, 93e de ligne. — Plaie contuse à la face dorsale de la main droite avec perte des 2e et 3e phalanges de l'indicateur, même main, éclat d'obus, Gravelotte.

THOMAS, Bernard, né à Clermont (Puy-de-Dôme), 72e de ligne. — Perte partielle de l'indicateur droit, éclat d'obus à (?), 6 mai.

THOMAS, Camille-Amédée, né le 4 septembre 1848, Somme-Suippe (Marne), garde mob. de la Marne. — Fracture du crâne, coup de sabre, Passavant. — Perte de substance osseuse intéressant les deux pariétaux, cicatrice adhérente, vertiges fréquents.

THOMAS, Charles, né le 14 mai 1847, Gérardmer (Vosges), 42e de ligne. — Fracture du maxillaire inférieur et de l'os malaire, à gauche, éclat d'obus, Champigny, 30 novembre. — Ectropion cicatriciel et perte de la vision à gauche.

THOMAS, Charles, 74e de ligne. — Plaie contuse à la cuisse droite, partie postérieure, coup de feu, Paris, mai 1871. — Large cicatrice adhérente.

THOMAS, Claude, né le 25 juin 1844, Saint-Etienne (Loire), 12e artill. — Fracture comminutive du fémur droit, tiers moyen, accident, Frœschwiller, 6 août. — Cal très-volumineux, raccourcissement de 5 centimètres, amaigrissement et gêne dans la flexion de la jambe.

THOMAS, Clément, né le 5 février 1837, Saint-Just, près Chomelix (Haute-Loire), 4e chass. à pied, caporal. — Congélation, Montbéliard. — Perte de la phalange unguéale du gros orteil, des 2e et 3e phalanges du 2e, et du 5e orteil avec son métatarsien, pied droit, ankylose métatarso-phalangienne du 5e orteil, pied gauche, et flexion permanente de la phalangine sur la phalange.

THOMAS, Denis, 75e de ligne. — Plaie contuse à l'articulation tibio-tarsienne gauche, coup de feu, Gravelotte. — Gêne des mouvements de cette articulation.

THOMAS, Denis, garde mob. des Vosges. — Fracture de la jambe droite, coup de feu, Cussey, 22 octobre. — Perte de substance de l'extrémité supérieure du tibia, cicatrice adhérente, gêne des mouvements de la jambe.

THOMAS, Edmond-Eugène-Alcide, né le 15 décembre 1849, Arvillers (Somme), 10e bat. de la garde mob. de la Seine. — Plaie contuse au bras droit, au niveau de l'insertion deltoïdienne, éclat d'obus, Moulin-de-Pierre, près Issy, 14 janvier. — Paralysie de la main.

THOMAS, Erie, 55e de ligne. — Plaie à travers l'espace inter-métacarpien des 2e et 3e doigts, main gauche, coup de feu à (?), 5 janvier. — Atrophie et gêne des mouvements des 4 derniers doigts.

THOMAS, François, né le 22 janvier 1847, Nantoin (Isère), garde mob. de l'Isère. — Fracture comminutive de l'avant-bras gauche, coup de feu, Yvré-l'Evêque. — Atrophie du bras et perte des mouvements de pronation et de supination.

THOMAS, François-Célestin, né le 14 novembre 1843, Pomoy (Haute-Saône), 4e lanciers. — Contusion violente à la région orbitaire droite, coup de feu, Sedan. — Amaurose, perte de la vision à droite.

THOMAS, Gabriel, né le 14 juillet 1842, Angoulème (Charente), 15e de ligne, caporal. — Fracture comminutive de l'humérus droit, tiers moyen, coup de feu, Sainte-Barbe. — Cinq cicatrices adhérentes, rétraction musculaire, semi-ankylose du coude, paralysie de la main, atrophie considérable et extension du membre.

THOMAS, Jean-Claude, né le 5 octobre 1847, Saint-Etienne (Loire), 27e de ligne. — Fracture de la jambe gauche, coup de feu, Sedan. — Déviation du membre, ankylose tibio-tarsienne, cicatrices adhérentes multiples.

THOMAS, Jean-Henri, 28e de ligne. — Plaie contuse à la main droite, coup de feu à (?), 11 janvier. — Flexion de la 2e phalange de l'indicateur.

THOMAS, Jean-Joseph-Arthémon, né le 15 juin 1841, Viala-du-Tarn (Aveyron), 1er de ligne. — Plaie compliquée au bras droit, coup de feu, Sainte-Barbe. — Ankylose du coude, extension permanente du membre avec paralysie de tous les doigts.

THOMAS, Jean-Marie, né le 20 avril 1835, Muzillac (Morbihan), garde mobilisée de la Loire-

Inférieure. — Plaie contuse au creux axillaire gauche, coup de feu, Champagné, 10 janvier. — Paralysie progressive, et atrophie du bras.

THOMAS, Jean-Marie, né le 7 juillet 1841, Marzan (Morbihan), 2e de ligne. — Plaie contuse à la partie inférieure externe du bras droit, coup de feu, Beaumont (Ardennes). — Cicatrice adhérente.

THOMAS, Joseph-Laurent, 25e de ligne, caporal. — Fracture de l'extrémité interne de la clavicule droite avec subluxation de l'articulation sterno-claviculaire, plaie contuse à la joue droite, éclats d'obus, Gravelotte.

THOMAS, Jules-Ferdinand, 5e de ligne. — Fracture comminutive de la jambe (?), Sedan.

THOMAS, Jules-Junior-Auguste, 87e de ligne. — Perte partielle du pouce droit, coup de feu, Paris, 2 décembre. — Déformation de la partie restante.

THOMAS, Laurent, 83e de ligne. — Plaie contuse au bras gauche, coup de feu, Ladonchamps, 7 octobre. — Perte de la sensibilité des trois premiers doigts.

THOMAS, Léon-Alexandre, 53e de ligne. — Perte partielle du doigt médius gauche, coup de feu, Héricourt. — Ankylose de la partie restante.

THOMAS, Léopold-Théodore-François, 33e de ligne. — Plaies contuses au mollet et à la cuisse gauches avec lésion du grand trochanter, coup de feu, Sedan. — Large cicatrice adhérente et peu résistante au mollet, esquilles et affaiblissement du membre.

THOMAS, Louis, né le 7 mai 1840, Cornimont (Vosges), 13e artill. — Fracture du coude droit, coup de feu, Gravelotte. — Phlegmon diffus de l'avant-bras et du bras, vastes et profondes cicatrices, ankylose du coude.

THOMAS, Louis, 23e de ligne. — Fracture du fémur gauche, coup de feu, Forbach. — Raccourcissement du membre.

THOMAS, Louis, 3e de ligne. — Perte du doigt auriculaire droit, coup de feu, plaie contuse à la jambe gauche, éclat d'obus, Frœschwiller. — Otorrhée chronique, surdité.

THOMAS, Louis, né le 15 mai 1841, Verosvres (Saône-et-Loire), 29e de ligne. — Fracture de la tête de l'humérus gauche et de l'acromion, coup de feu, fort de Joux, 1er février. — Nombreuses esquilles, ankylose scapulo-humérale, atrophie de tout le membre.

THOMAS, Louis-Marie, 2e chass. à pied. — Fracture du fémur gauche, coup de feu, Villers-Bretonneux. — Consolidation vicieuse, raccourcissement du membre.

THOMAS, Martial-Firmin, 15e chass. à pied. — Plaie compliquée à la jambe gauche, coup de feu, Borny. — Paralysie partielle du pied.

THOMAS, Mathieu-Jean, dit RODIER, 60e de ligne. — Perte des 2e et 3e phalanges de l'indicateur gauche, coup de feu, Servigny.

THOMAS, Nicolas, 2e zouaves. — Plaies contuses à la partie postérieure du bras gauche, à la main droite et au côté gauche de la poitrine, 3 coups de feu, Frœschwiller.

THOMAS, René, garde mob. du Finistère. — Plaie en séton à la poitrine, plaies pénétrantes à la jambe et à l'avant-bras gauches, coups de feu, l'Hay, 18 septembre. — Atrophie de l'avant-bras avec paralysie incomplète des extenseurs de la main.

THOMAS, Yves-Marie, né le 11 mai 1845, Langueux (Côtes-du-Nord), garde mob. des Côtes-du-Nord. — Fracture de la jambe droite, coup de feu, Yvré-l'Evêque. — Consolidation vicieuse, atrophie de la jambe avec difficulté dans ses mouvements.

THOMASSE, Gérôme-Ambroise, né le 20 mars 1847, Bazoque (Orne), garde mob. de l'Orne. — Plaie compliquée au coude droit, coup de feu, Saint-Célerin (Sarthe). — Ankylose du coude, paralysie des doigts auriculaire et annulaire.

THOMASSET, Jean-Frédéric, né le 8 juin 1840, Bayonne (Basses-Pyrénées), artill. mob. de la Seine. — Désorganisation du globe oculaire gauche, plaie contuse à la partie supérieure de la cuisse gauche, éclats d'obus, Paris, 27 janvier. — Large cicatrice adhérente, atrophie du membre.

THOMASSIN, François-Théophile, 33e de ligne. — Plaie contuse à la hanche droite, lésion osseuse, coup de feu, les Ormes, 11 octobre.

THOMASSONT, Jean-Achille, 10e de ligne. — Fracture du maxillaire inférieur, à gauche, coup de feu, l'Hay, 29 novembre. — Consolidation vicieuse, gêne dans la parole et la mastication.

THOMÉ, Antoine-Gustave-Napoléon, 72e de ligne. — Plaie contuse à la main gauche, éclat d'obus, Sedan. — Ankylose incomplète du médius.

THOMINET, Jean-François, 1er chass. à pied. — Plaie compliquée à l'avant-bras gauche, coup de feu, Frœschwiller. — Flexion permanente des quatre derniers doigts.

THOMINIAUX, Mathurin-Bazile-François, 71e de ligne. — Fracture incomplète du fémur droit, coup de feu, Saint-Privat. — Abcès multiples.

THOMMERET, Achille-Pierre, 119e de ligne, sergent-major. — Fracture des 2e et 3e côtes droites, coup de feu, Champigny, 30 novembre. — Pleurite traumatique, adhérences pleurales, dyspnée.

THONNELIER, Victor, né le 5 avril 1851, Bourg-Bruche (Vosges), 48e de ligne, caporal. — Fracture des 2e et 3e métacarpiens, main gauche, coup de feu, Villers-Bretonneux. — Perte des 2e et 3e phalanges de l'indicateur, atrophie et ankylose métacarpo-phalangienne des doigts médius et indicateur, gêne des mouvements des doigts annulaire et auriculaire.

THORAVAL, Allain-Marie, né le 29 avril 1843, Saint-Nicolas-du-Pelem (Côtes-du-Nord), 73e de ligne, caporal. — Plaie contuse à la main gauche, coup de feu, Saint-Privat. — Rétraction des doigts auriculaire et annulaire.

THOREL, Jean-Baptiste-Alexandre, né le 23 mars 1822, Paris (Seine), éclaireurs de la Seine. — Fracture comminutive de la jambe droite, plaie contuse à la cuisse, même côté, éclats d'obus, Sedan. — Consolidation vicieuse, cicatrice adhérente.

THORIGNÉ, Henri-Louis, 50e de marche, caporal. — Perte du pouce gauche, éclat d'obus, Voray, 22 octobre.

THOMOT, Charles-Henri, 6e de ligne. — Fracture du radius droit, tiers supérieur, coup de feu à (?). — Plaie fistuleuse, pronation permanente de l'avant-bras et du poignet.

THOUMINE, Jean-François-Alexandre, né le 10 décembre 1848, Montaigu (Manche), 26e de ligne, caporal. — Congestion pulmonaire, fatigues en captivité à Coblentz. — Hémoptysies, hypertrophie du cœur, rétrécissement de l'aorte.

THOURET, Alphonse-Aristide, 80e de ligne. — Plaie centrale de la cornée transparente de l'œil (?), corps étrangers projetés par éclat d'obus, Verdun, 14 octobre. — Perte presque complète de la vision de ce côté.

THOURIN, Jean-Antoine, né le 17 septembre 1844, Saint-Pierre-de-Colamine (Puy-de-Dôme), 51e de ligne, caporal. — Fracture comminutive du fémur gauche, tiers supérieur, coup de feu, Arthenay. — Perte de substance osseuse, abcès multiples, raccourcissement du membre.

THOURIN, Pierre-Joseph, né le 3 septembre 1845, Paris (Seine), garde mob. de la Seine. — Fracture comminutive de la jambe gauche, coup de feu, Stains, 21 décembre. — Esquilles, ankylose incomplète du genou, amaigrissement du membre.

THOURON, Charles, 33e de ligne. — Plaie contuse à la partie inférieure du mollet droit, coup de feu, Saint-Privat. — Cicatrice adhérente.

THOURONDE, Jean-Baptiste, 3e dragons. — Plaies à l'avant-bras et à la cuisse gauches, au front, au nez et à l'avant-bras droit et plaie compliquée à la main droite avec fracture des 3e et 4e métacarpiens, 9 coups de sabre, 2 coups de lance, Gravelotte. — Adhérence très-forte des extenseurs avec perte de la flexion des doigts.

THOUVENIN, dit AUGUSTE, 51e de ligne, caporal. — Plaie pénétrante à l'épaule droite, coup de feu, l'Hay, 30 septembre.

THOUVENIN, Pierre, 61e de ligne. — Plaie contuse au poignet gauche, coup de feu, Beaumont (Ardennes). — Roideur et gêne des mouvements des doigts.

THRÉMOURÉ, Denis-Marie, né le 17 septembre 1844, Maure (Ille-et-Vilaine), 28e de ligne. —Plaie contuse à la partie postérieure supérieure de l'avant-bras gauche, érosion du cubitus, coup de feu, Gravelotte. — Amaigrissement et gêne des mouvements de l'avant-bras.

THUANT, Jacques, 54e de ligne. — Plaie contuse à l'épaule gauche, coup de feu, Paris, rue des Lilas, 28 mai.

THUAU, Auguste-François, né le 13 septembre 1849, Néan (Mayenne), 114e de ligne. — — Fracture de l'os iliaque droit, avec lésions intestinales, coup de feu, Champigny, 30 novembre. — Fistule stercorale, gêne des mouvements du membre inférieur.

THUILIÈRE, Jean, né le 21 mai 1848, Celle-Frouin (Charente), 44e de ligne.— Plaie pénétrante du genou droit avec lésion osseuse, coup de feu, Saint-Privat.—Esquilles, ankylose incomplète du genou dans l'extension.

THUILLIER, François-Auriliatrix, 69e de ligne. — Fracture comminutive du cubitus gauche, tiers inférieur, coup de feu, Bapaume. — Perte de substance, faiblesse des mouvements de l'avant-bras.

THUILLIER, Jean-Adam, 16e de ligne. — Plaies contuses au niveau du condyle externe du fémur et au creux poplité droits, éclats d'obus, plaie pénétrante de la fesse droite près l'anus, coup de feu, Saint-Privat. — Balle non extraite, extension incomplète de la jambe droite, vaste cicatrice au creux poplité, rétraction du mollet.

THUILLIER, Oscar-Raoul, né le 28 décembre 1850, Heuzecourt (Somme), 57e de ligne. — Fièvre typhoïde épidémique, décembre 1870. — Hémiplégie droite avec paralysie de la langue et de la face, flexion permanente des doigts de la main droite.

THUREAU, Jean-Baptiste, né le 20 mai 1844, la Baconnière (Mayenne), 41e de ligne. — Fracture comminutive de la jambe droite, coup de feu, Beaugency. — Consolidation vicieuse, raccourcissement considérable, ankylose tibio-tarsienne, atrophie du pied.

THURIN, Denis-Théophile, né le 15 février 1850, la Feuillie (Seine-Inférieure), 48e de ligne. — Fracture comminutive de l'extrémité inférieure du cubitus, des os du carpe et du métacarpe, côté gauche, coup de feu, Patay. — Ankylose du poignet avec perte des mouvements des doigts.

THURNER, Aimé, né le 24 juin 1837, Annecy (Haute-Savoie), 35e de ligne. — Fracture comminutive des deux jambes, 2 coups de feu, Chevilly, 30 septembre.— Nécrose et perte de substance des deux tibias, plaies fistuleuses.

THYROUX, Gustave-Désiré, né le 27 septembre 1845, Fresne (Aisne), 19e de ligne.—Fracture comminutive de l'avant-bras droit, coup de feu, Champigny, 30 novembre. — Perte de substance osseuse, consolidation vicieuse, paralysie de la main dont les doigts sont presque inertes.

TICHIT, Etienne-Firmin, garde mob. de la Lozère.—Perte partielle de l'indicateur droit, Dijon, 30 octobre.

TIRCELIN, Louis, né le 17 octobre 1849, Celle-Lévécault (Vienne), garde mob. de la Vienne.—Plaie contuse au mollet droit, éclat d'obus, le Mans. — Perte de substance musculaire, cicatrice adhérente, gêne dans l'extension de la jambe.

TIERRY, Louis, 2e chass. à pied. — Fracture du maxillaire inférieur, éclat d'obus, Saint-Quentin.—Consolidation vicieuse, gêne dans la mastication et la parole.

TIGRANI, Paul, né le 24 novembre 1848, San-Sorvino (Corse), 29e de ligne. — Plaie contuse à la région lombaire, coup de feu à (?), armée du Rhin.—Large cicatrice adhérente aux vertèbres lombaires, gêne dans la flexion du tronc sur le bassin.

TILLAY, Alcide-Isidore, né le 26 mars 1849, Villampuy (Eure-et-Loir), 74e de ligne. — Albuminurie, froids intenses, Montélimar, 26 décembre. — Phlegmon gangréneux de la cuisse droite, perte de substance musculaire, large et profonde cicatrice, atrophie du membre.

TILLIER, Joseph, 2ᵉ zouaves. — Fracture de la jambe gauche, coup de feu, Champigny, 30 novembre. — Cicatrice adhérente.

TILLY, Charles, 9ᵉ de ligne. — Fracture du 5ᵉ métatarsien, pied droit, coup de feu, Gravelotte.

TIMON, Pierre-Ambroise, 79ᵉ de ligne. — Plaie contuse à la jambe gauche, lésion du tibia, coup de feu, Mouzon.

TINAT, Marie-Silvain, 61ᵉ de ligne, sergent. — Fracture compliquée du 3ᵉ métacarpien, main gauche, coup de feu, Beaumont (Ardennes). — Consolidation vicieuse, perte des mouvements du médius.

TINCHON, Emile-Joseph-Omer, né le 6 septembre 1849, Auchy-les-Hesdin (Pas-de-Calais), garde mob. du Nord. — Plaie pénétrante du bassin avec lésion du rectum, coup de feu, Pont-Noyelles. — Plaies fistuleuses à la cuisse droite et au périnée avec issue de matières fécales, amaigrissement du membre et ankylose incomplète du genou droit.

TINÉ, Alexandre, 66ᵉ de ligne. — Plaie contuse au creux axillaire droit, coup de feu, Rezonville. — Atrophie du membre.

TINLAND, Pierre-Henri, né le 5 février 1842, Saint-Fortunat (Ardèche), 65ᵉ de ligne, sergent-major. — Plaie compliquée à la région sacrée, coup de feu, Orléans, 4 décembre. — Paralysie des membres inférieurs et du sphincter, incontinence d'urine et de matières fécales.

TINSON, Alphonse, 37ᵉ de ligne. — Plaies contuses aux deux cuisses, éclat d'obus et 2 coups de feu, Sedan. — Perte de substance musculaire à la cuisse droite, cicatrice adhérente et déprimée, amaigrissement du membre pelvien gauche.

TINTELIN, Edouard-Marie-Nicolas, né le 30 décembre 1844, Outremécourt (Haute-Marne), aide-vétérinaire auxiliaire de 1ʳᵉ classe. — Insolation à (?). — Congestion cérébrale, hémiplégie du côté gauche.

TINTENIAL, Louis-Ermel, né le 7 novembre 1840, Saint-Ouen-Desalleux (Ille-et-Vilaine), 30ᵉ de ligne. — Fracture comminutive du coude droit, coup de feu, la Bourgonce. — Ankylose du coude dans le quart de flexion et dans la demi-pronation.

TIREL, Jean-Julien-François, 7ᵉ artill. — Plaie contuse à la cuisse droite, éclat d'obus, Sedan. — Cicatrices multiples, dont une adhérente, émaciation du membre et gêne dans la marche.

TIRLICIEN, Emile, 66ᵉ de ligne. — Perte partielle de l'indicateur droit, coup de feu, Orléans.

TIRONNEAU, Eugène, 20ᵉ de ligne. — Variole épidémique, Digne, 1870. — Perte de l'œil gauche.

TIROT, Emile, né le 13 décembre 1839, Paris, francs-tireurs de Paris, Châteaudun, sergent. — Paraplégie symptomatique avec œdème du membre inférieur gauche, fatigues, armée de la Loire.

TIS, Joseph, né le 7 octobre 1847, Berig (Moselle), 67ᵉ de ligne. — Fracture comminutive du condyle externe du fémur droit, coup de feu, Gravelotte. — Ankylose du genou dans la flexion.

TISON, Antoine-Joseph, né le 8 août 1840, Alnes (Nord), 65ᵉ de ligne. — Désorganisation du globe oculaire gauche, éclat d'obus, Villers-Bretonneux.

TISON, François-Joseph, né le 29 juin 1847, Hornaing (Nord), 57ᵉ de ligne. — Plaie horizontale à la partie inférieure antérieure de l'avant-bras droit, coup de feu, Saint-Privat. — Atrophie de la main avec diminution dans sa sensibilité et impossibilité de fléchir et d'étendre les doigts.

TISSANDIER, Claude, né le 20 août 1843, Trémouille (Cantal), 28ᵉ de ligne. — Plaie pénétrante de l'articulation scapulo-humérale droite, coup de feu, Saint-Privat. — Ankylose scapulo-humérale avec perte des mouvements du bras.

Tissandier, Jacques-Arthur, 69e de ligne, sergent. — Fracture de l'humérus gauche, coup de feu, Bapaume. — Cicatrice adhérente, gêne des mouvements de l'avant-bras.

Tissay, Michel-Ambroise, 24e de ligne. — Plaie contuse à l'avant-bras gauche, coup de feu, Champigny, 30 novembre. — Quatre cicatrices indurées et adhérentes, amaigrissement de la main avec flexion incomplète des quatre derniers doigts.

Tisserant, Jean-Baptiste-Honoré, né le 9 novembre 1845, Gérardmer (Vosges), 3e dragons, brigadier. — Fracture de l'humérus droit, tiers inférieur, éclat d'obus, Amanvillers. — Perte de substance, ankylose du coude dans la demi-flexion.

Tisserant, Nicolas-Joseph, né le 16 août 1827, Saint-Etienne (Vosges), 7e de ligne. — Perte du doigt médius droit, plaies contuses au mollet et au genou droits, plaie en séton à la cuisse gauche, 4 coups de feu, Borny. — Ankylose de l'annulaire, ankylose incomplète du genou.

Tisseront, Jean-Baptiste-Honoré, 17e artill. — Fracture du maxillaire inférieur, plaies à la tête et à la cuisse (?), éclats d'obus, Saint-Privat.

Tisset, Maximilien, né le 11 mai 1848, Saint-Laurent (Ardennes), francs-tireurs de la Presse. — Fracture comminutive de l'humérus droit, coup de feu, le Bourget. — Cal vicieux, ankylose incomplète scapulo-humérale.

Tissier, Auguste-Emile, 67e de ligne. — Plaie contuse à la partie externe moyenne de la jambe gauche, coup de feu à (?). — Perte de substance musculaire, large cicatrice déprimée et adhérente.

Tissier, Théodore, 38e de ligne. — Fracture de l'humérus droit, coup de feu, Loigny. — Ankylose du coude dans la demi-flexion et la demi-pronation.

Tissieux, Jean, 56e de ligne (59e de marche). — Plaie contuse à la partie inférieure du mollet droit, coup de feu, Beaumont (Sarthe). — Vaste cicatrice adhérente.

Tissinié, François, 3e de ligne. — Fracture de l'os iliaque gauche, coup de feu, Frœschwiller.

Tissolong, Jean-Pierre, 47e de ligne. — Plaies contuses à la cuisse gauche, coup de feu, et, au globe oculaire droit, éclat de pierre, sous Paris, 2 décembre.

Tissot, Charles-Marie-Joseph, 43e de ligne. — Plaie contuse à la main droite, éclat d'obus, Villorceau. — Cicatrice adhérente, ankylose métacarpo-phalangienne du pouce.

Tissot, Erman-Arthur, né le 1er juillet 1848, Pasquier (Jura), 54e de ligne. — Fracture comminutive de la jambe droite, tiers moyen, vaste plaie à la face dorsale du pied gauche et à la partie interne du genou, même côté, plaie contuse à la tête, éclats d'obus, Bitche, 11 septembre. — Atrophie complète de la jambe et du pied droits avec empâtement considérable du cou-de-pied avec perte des mouvements.

Tixier, Jean, né le 3 janvier 1831, Saint-Beauzire (Puy-de-Dôme), 41e de ligne. — Fracture du fémur droit à la partie sous-trochantérienne, coup de feu, Villechauve, 17 janvier. — Non-consolidation, pseudarthrose et raccourcissement de la cuisse.

Tixier, Joseph, 59e de ligne. — Plaie contuse au pied droit, coup de feu, Borny. — Ankylose presque complète tibio-tarsienne.

Tizon, Pierre-Marie, né le 28 novembre 1845, Chauvigné (Ille-et-Vilaine), 75e de ligne. — Fracture de la tête de l'humérus, coup de feu, Gravelotte. — Esquilles, atrophie du bras et perte presque complète des mouvements de l'épaule.

Toche, Léon-Julien, 5e de ligne. — Plaie à la jambe gauche, section du tendon d'Achille, coup de feu, Sedan. — Ankylose tibio-tarsienne.

Tondu, Alphonse-Elie, né le 12 novembre 1847, Batignolles (Seine), 2e rég. train d'artill. — Deux plaies contuses à la tête, et plaie compliquée à l'avant-bras gauche, 3 coups de feu, Arthenay. — Gêne des mouvements de l'avant-bras et des doigts auriculaire et annulaire.

Tonnelier, Jules-Adonis, 8e de ligne. — Plaie pénétrante du poignet droit, coup d'instrument tranchant (?) à Ingolstadt, 17 juillet 1871. — Phlegmon, flexion incomplète des doigts.

TONNELIER, Louis-Théophile, garde mob. du Loiret. — Fracture comminutive du tarse, pied gauche, coup de feu, Champigny, 30 novembre.

TONNELLIER, Hippolyte-Camille, né le 23 octobre 1843, Saint-Ouen-des-Toits (Mayenne), 87e de ligne. — Perte totale du pouce droit, coup de feu, Beaumont (Ardennes).

TONNERRE, Hippolyte, né le 11 avril 1829, Port-sur-Saône (Haute-Saône), 1re légion de la garde républicaine. — Rhumatismes, 1870-71. — Ostéite chronique avec hyperostose des métatarsiens, pied gauche et arthrite chronique de toutes ses articulations.

TONTE, Martial, né le 30 mai 1844, Eurville (Haute-Marne), 9e cuirassiers. — Fracture comminutive de la jambe droite, éclat d'obus, Reischoffen. — Disjonction des os du tarse et du métatarse avec luxation du pied, raccourcissement de la jambe.

TOPPENOT, Simon, 85e de ligne. — Perte des 2e et 3e phalanges de l'indicateur droit, éclat d'obus, Sainte-Barbe.

TORCHUT, Jean-Etienne, né le 28 janvier 1848, Landes (Charente-Inférieure), 1er hussards. — Fracture de la jambe gauche, coup de feu, Sedan. — Déformation et perte de l'usage du membre.

TORGUES, Louis, 12e chass. à pied. — Fracture de l'indicateur droit, coup de feu, Pusselange, 8 août. — Perte de ce doigt.

TORMEN, Lubas, 34e de ligne. — Plaie pénétrante de poitrine à gauche, coup de feu, Sedan. — Balle non extraite, dyspnée.

TORON, Adhelaïd-Elie-Angélie, 18e chass. à pied. — Plaie contuse à la cuisse droite, coup de feu, Saint-Quentin.

TORRE, Charles-Louis, 76e de ligne. — Plaie pénétrante de la face, coup de feu, Forbach. — Gêne et douleurs dans les mouvements du cou, dans la mastication et la déglutition.

TORRE, Jean-François, 14e de ligne, sergent. — Piqûre d'insecte à la main droite, garde du 17 mai 1871. — Phlegmon gangréneux, perte des doigts annulaire et médius, ankylose métacarpo-phalangienne des doigts indicateur et auriculaire.

TORREILLES, Hyacinthe, clairon, 7e de ligne. — Plaie contuse à la main droite, coup de feu, Petit-Bry, 2 décembre. — Perte du doigt annulaire.

TORTELLIER, François-Pierre, né le 1er avril 1845, Tresbœuf (Ille-et-Vilaine), 75e de ligne. — Fracture comminutive et compliquée du fémur droit, coup de feu, Saint-Quentin. — Raccourcissement de 8 centimètres, semi-ankylose du genou, rétraction du tendon d'Achille, avec paralysie du pied.

TOSTAIN, Jacques-Louis, né le 16 mars 1846, Montebourg (Manche), 3e zouaves. — Plaie s'étendant de la pointe de l'omoplate gauche à la partie gauche du cou, fracture de la clavicule avec lésion du plexus brachial, coup de feu, Sedan. — Paralysie de l'épaule, du bras, de l'avant-bras et de la main.

TOSTIVINT, François, né le 16 décembre 1848, Landujan (Ille-et-Vilaine), 49e de ligne. — Fracture comminutive du tarse, pied droit, coup de feu, Sedan. — Esquilles, déformation du pied et rétraction du tendon d'Achille.

TOT, Henri-Gustave, né le 17 janvier 1844, Poitiers (Vienne), 69e de ligne. — Plaie perforante de poitrine, du bord de l'aisselle gauche au niveau de la dernière vertèbre dorsale, coup de feu, Borny. — Hémoptysies, déformation du thorax.

TOTAIN, Edouard, 4e de ligne provisoire. — Plaie contuse à la jambe droite, coup de feu, Paris, 24 mai. — Large cicatrice adhérente.

TOTEL, Barthélemy, 79e de ligne. — Plaie pénétrante du coude gauche, coup de feu, Sedan. — Ankylose du coude.

TOUBERT, André-Michel-Paul, né le 19 octobre 1838, Montauriol (Pyrénées-Orientales),

3° zouaves. — Plaie compliquée à la cuisse gauche, coup de feu, Beaune-la-Rolande. — Amaigrissement du membre, roideur des mouvements du pied.

TOUCAS, Fortuné-Hippolyte-Lange, né le 29 septembre 1838, Hyères (Var), 56° de ligne, capitaine.— Plaie en sillon à la partie inférieure externe de la cuisse droite, plaies en séton à la partie inférieure et à la partie supérieure de la cuisse gauche, avec lésion du fémur à cette dernière partie, plaie en séton au poignet gauche avec lésion osseuse, 4 coups de feu, Conneré. — Cicatrice adhérente, gêne considérable dans la main.

TOUCHAIS, Pierre-Marie, né le 28 novembre 1841, Servon (Manche), 43° bataill., garde nationale, Seine, sergent. — Fracture comminutive et compliquée du péroné (?), coup de feu, Buzenval. — Roideur dans les mouvements et impossibilité absolue de la marche.

TOUCHARD, Pierre-Charles-Victor, né le 8 décembre 1849, Mayet (Sarthe), 71° de ligne. — Fracture de l'apophyse mastoïde et du conduit auditif externe gauches, coup de feu, Dijon, 30 octobre. — Surdité à gauche, ankylose temporo-maxillaire et hémiplégie faciale.

TOUGNE, Alexandre, né le 22 décembre 1848, Augiren (Ariége), éclaireurs volontaires de la Haute-Marne.— Plaie contuse au bras gauche, éclat d'obus, Brethenay. — Amaigrissement du membre, gêne des mouvements de la main.

TOUILLOU, Mathurin, né le 3 septembre 1834, Quimperlé (Finistère), 10° de ligne. — Plaie au bras gauche, coup de feu, Sainte-Barbe.—Ostéite de l'humérus, plaie fistuleuse à l'insertion deltoïdienne, gêne dans l'élévation du bras.

TOULLAN, François-Marie, né le 24 juillet 1846, Pommerit-le-Vicomte (Côtes-du-Nord), 42° de ligne. — Plaie compliquée au pli du coude gauche, coup de feu, Créteil. — Paralysie incomplète de la main.

TOULMET, Alexandre, né le 3 avril 1846, Montargis (Loiret), 16° de ligne. — Fracture comminutive des 2°, 3° et 4° métacarpiens, main droite, coup de feu, Champigny. — Difformité de la main, avec paralysie et perte de la flexion des quatre derniers doigts.

TOULOUSE, Michel-Julien, 93° de ligne.—Perte du pouce droit, coup de feu, Saint-Privat.

TOUMI-BEN-TAHAR, 1er tir. alg.—Fracture de la jambe gauche, tiers inférieur, coup de feu, Wissembourg.

TOUPET, Auguste-Alexandre, né le 2 août 1837, Conicy (Aisne), 1er artill. — Fracture du coude droit, éclat d'obus, Saint-Privat.—Ankylose du coude.

TOUR, Jean-Baptiste, né le 8 février 1850, Tudeils (Corrèze), 1er de ligne. — Congélation, Montbéliard. — Cicatrice étendue à la face dorsale du pied gauche qui est engorgé, gêne des mouvements des orteils et de l'articulation tibio-tarsienne.

TOURDIAS, Antoine, 77° de ligne. — Plaies contuses à la cuisse droite, 2 coups de feu, Forbach. — Rétraction musculaire, flexion de la jambe sur la cuisse.

TOURETTE, Firmin-Prosper, né le 6 décembre 1842, Vogué (Ardèche), 59° de ligne.—Plaie à travers les deux condyles du fémur gauche, coup de feu, Morée. — Plaies fistuleuses à chaque condyle, ankylose rectiligne du genou, amaigrissement de tout le membre.

TOURGNOL, Léon, 8° chass. à pied. — Fracture du 2° métacarpien, main (?), coup de feu, Sainte-Marie (Doubs), 13 janvier. — Flexion vicieuse et permanente de l'indicateur.

TOURINEL, Sébastien, 3° de ligne, caporal. — Plaie contuse à la face plantaire du pied gauche, coup de feu, Frœschwiller.

TOURLET, Magloire, né le 26 juin 1841, Saint-Julien-sur-Cher (Loir-et-Cher), 95° de ligne. — Plaie contuse au creux axillaire gauche, coup de feu, Saint-Remy, 6 octobre. — Contracture permanente des fléchisseurs de l'avant-bras sur le bras, atrophie de l'avant-bras et de la main avec paralysie des doigts.

TOURNAIRE, Jacques, né le 4 novembre 1842, Montmorin (Puy-de-Dôme), 11° chasseurs.— Plaie compliquée en séton au bras droit, tiers inférieur, coup de feu, la Flèche, 24 janvier.— Paralysie de l'avant-bras.

TOURNAL, Jean-Saturnin, 3ᵉ de ligne. — Perte du doigt auriculaire droit, coup de feu, Sedan. — Ankylose incomplète de l'annulaire.

TOURNAN, Antoine-Henri, né le 1ᵉʳ octobre 1848, Montadet (Gers), garde mob. du Gers.— Paraplégie rhumatismale, fatigues et refroidissements.

TOURNÉ, Joseph-Guillaume, 42ᵉ de ligne. — Plaie contuse au pied gauche, coup de feu, Josnes, 10 décembre. — Ankylose métatarso-phalangienne du gros orteil.

TOURNEIX, Jean-Léonard, né le 10 avril 1843, Corrèze (Corrèze), 114ᵉ de ligne.—Fracture comminutive de l'avant-bras gauche, coup de feu, Paris, 24 mai.—Perte de substance osseuse et musculaire, atrophie de l'avant-bras, rétraction des doigts.

TOURNEMINE, Alexandre-Joseph, né le 4 septembre 1844, Gondecourt (Nord), garde mobilisée du Nord. — Fracture comminutive de l'avant-bras gauche, tiers supérieur, coup de feu, Saint-Quentin.—Perte des mouvements de pronation et de supination de l'avant-bras, roideur du poignet et diminution considérable des mouvements des doigts.

TOURNIÉ, François, 85ᵉ de ligne. — Plaie contuse au creux axillaire gauche, coup de feu. Borny. — Atrophie incomplète du bras.

TOURNIER, Alexandre-Maurice, né le 5 octobre 1849, Bolandoz (Doubs), 30ᵉ de ligne. — Fracture du coude gauche, coup de feu, Cercottes (Loiret), 4 décembre.—Ankylose complète du coude et incomplète du poignet, cicatrice adhérente au niveau de la tête du radius.

TOURNIER, Charles, 1ᵉʳ chass. à pied. — Hémorrhagie cérébrale, fatigues et privations à Ingolstadt (Bavière). — Engourdissement des facultés morales, apathie.

TOURNIER, Jean, 9ᵉ de ligne. — Fracture intra-articulaire du pied droit, coup de feu, l'Hay, 30 septembre. — Ankylose du gros orteil.

TOURNIER, Jules-Joseph, garde nationale mobilisée du Rhône. — Plaies contuses au côté gauche de la poitrine et à la partie externe inférieure de la cuisse gauche, coup de feu et éclat d'obus, Nuits, 18 décembre.

TOURNIER, Just-Jean-Baptiste, 8ᵉ de ligne. — Plaie contuse au bras droit, au niveau du biceps, coup de feu, Spickeren. — Flexion incomplète de l'avant-bras et des doigts.

TOURNIER, Louis-Aimé, né le 7 septembre 1849, Andelot (Jura), 53ᵉ de ligne. — Plaie pénétrante au-dessus de la clavicule gauche, coup de feu, Chagey. — Perte de l'élévation du bras, amaigrissement du membre.

TOURNIER, Louis-Michel-Jean-Baptiste, né le 16 juin 1849, Villevêque (Maine-et-Loire), 114ᵉ de ligne, sergent-major. — Fracture des doigts auriculaire et annulaire, main gauche, coup de feu, Paris-Montrouge, 23 mai.—Rétraction de l'annulaire dans la paume de la main, grande gêne dans la main.

TOURNIER, Pierre, né le 18 octobre 1846, Annion (Haute-Savoie), 80ᵉ de ligne. — Fracture de la jambe droite et lésion du tendon d'Achille, coup de feu, Saint-Privat.— Rétraction du pied sur la jambe, gêne considérable dans la marche, claudication.

TOURNOIS, Jacques, 91ᵉ de ligne. — Fracture du radius droit, coup de feu, Bapaume. — Cicatrice adhérente.

TOURNON, André, né le 17 août 1848, Caraman (Haute-Garonne), 18ᵉ artill. — Plaie contuse à la partie inférieure de la jambe droite, éclat d'obus, Rezonville. — Arthrite tibio-tarsienne chronique avec engorgement considérable des tissus péri-articulaires, cicatrices adhérentes, amaigrissement du membre.

TOURNON, Maurice-Jules, né le 27 janvier 1843, le Bouchage (Isère), 66ᵉ de ligne.—Fracture comminutive du radius droit, coup de feu, Rezonville.—Atrophie de l'avant-bras avec perte des mouvements de pronation et de supination.

TOURNU, Joseph, 5ᵉ artill. montée, trompette. — Contusion au globe oculaire gauche, projection de terre à (?), 16 août. — Staphylôme de la cornée et diminution sensible de la vision de ce côté.

Touroux, Victor, 2e zouaves.—Plaie compliquée à la cuisse gauche, coup de feu, Frœsch-willer.—Atrophie du testicule gauche, ankylose du genou.

Tourre, Auguste-François-Léon, 56e de ligne. — Plaies contuses aux parties supérieure et inférieure de la cuisse droite, coup de feu et éclat d'obus, Frœschwiller. — Vastes cicatrices adhérentes.

Tourre, Charles, 83e de ligne. — Ablation du testicule droit, coup de feu, Beaugency. — Cicatrices profondes et adhérentes à la fesse, au scrotum et au périnée.

Tourrel, Jacques-Barthélemy, né le 3 octobre 1844, Auriol (Bouches-du-Rhône), 5e de ligne. — Fracture comminutive du péroné droit, coup de feu, Coulmiers. — Consolidation vicieuse, perte de substance osseuse, cicatrice adhérente, ankylose tibio-tarsienne, atrophie du membre.

Tourrenc, Antoine, 24e chass. de marche. — Plaies contuses au côté gauche de l'abdomen et du thorax, coups de feu, Villersexel. — Gêne des mouvements du tronc.

Tous, Guillaume, 97e de ligne. — Congélation, le Mans.—Perte de la phalange unguéale du gros orteil droit.

Toussaint, Charles-Joseph-André, né le 13 mai 1847, Nieul-sur-Mer (Charente-Inférieure), 3e batterie d'artill., garde mob. de la Charente-Inférieure. — Fractures multiples du radius et des doigts annulaire et médius droits, plaie des deux cornées, déflagration de poudre à canon, Fontaine, 23 janvier. — Luxation irréductible et permanente du poignet avec paralysie des extenseurs et des fléchisseurs de la main, albugo des deux yeux.

Toussaint, Désiré-Marie-Alexis, né le 10 avril 1846, Troyes (Aube), 4e inf. provisoire. — Plaie contuse à la main gauche, coup de feu à (?), armée de Versailles. — Larges cicatrices adhérentes et profondes entre les doigts indicateur et médius, qui sont ankylosés.

Toussaint, Jean-Nicolas, né le 14 avril 1846, Saint-Dié (Vosges), 15e de ligne.—Désorganisation du globe oculaire droit, coup de feu, Saint-Privat.

Toussaint, Nicolas, né le 14 mars 1821, Etival (Vosges), 1re légion de la garde républicaine. —Myélite chronique, fatigues du siége de Paris. — Paraplégie incomplète avec ataxie musculaire.

Toussaint, Nicolas-Joseph, 65e de ligne. — Plaie contuse à la main droite, coup de feu, Saint-Privat. — Rétraction des doigts auriculaire et annulaire.

Toussan, Joachim-Huret, 11e de ligne. — Plaie contuse à la jambe droite, coup de feu, Beaumont (Ardennes). — Cicatrice adhérente.

Toutain, Auguste-Ernest, né le 28 octobre 1844, Havre (Seine-Inférieure), 11e artill. — Plaie contuse au creux poplité droit, coup de feu, Paris, 2e siége. — Cicatrices étendues et adhérentes, gêne dans la marche.

Toutain, Ernest-Eugène, né le 5 juin 1850, Bolbec (Seine-Inférieure), 59e de ligne. — Fracture comminutive du fémur droit, tiers moyen, coup de feu, Conneré. — Cal vicieux, déformation, atrophie et raccourcissement du membre de 7 centimètres, ankylose incomplète du genou, cicatrices adhérentes.

Toutain, Théodore-Constant, 21e de ligne. — Fracture de la jambe droite, coup de feu, Sedan. — Cicatrices étendues et adhérentes.

Toutin, Clément-Pierre, 10e de ligne. — Plaie contuse à la cuisse droite, coup de feu, l'Hay, 29 novembre.

Touvet, Jean-Alfred, né le 4 mai 1846, Paris (Seine), 1er de ligne. — Plaie compliquée à la partie postérieure de la cuisse droite, coup de feu, Servigny. — Paralysie incomplète du pied.

Touyard, Jean, garde mob. du Jura. — Plaie contuse à l'épaule gauche, éclat d'obus, Beaune-la-Rolande.—Gêne des mouvements du bras.

Touzeau, Jacques, 54e de ligne. — Plaie contuse à la jambe droite, partie inférieure, éclat d'obus, Borny. — Plaie fistuleuse, ankylose incomplète de l'articulation tibio-tarsienne.

Touzet, Claude, né le 20 février 1849, Saint-Martin-d'Estréaux (Loire), 86ᵉ de ligne. —. Fracture partielle du grand trochanter gauche, coup de feu, Chevilly. — Cicatrice adhérente, gêne dans la marche.

Touzet, Jacques, 3ᵉ cuirassiers. — Plaie contuse à la cuisse gauche, coup de feu, Sedan. — Pourriture d'hôpital, larges cicatrices adhérentes.

Touzin, François, 79ᵉ de ligne. —Plaie contuse à la région sus-malléolaire externe droite, coup de feu, Mouzon. — Cicatrice adhérente.

Toye, Joseph-Numa, né le 12 février 1838, Saint-Martin-de-Boubaux (Lozère), 26ᵉ de ligne, lieutenant. — Fracture comminutive de l'humérus droit, coup de feu, Gravelotte. — Ankylose du coude, atrophie et paralysie de la main.

Tracou, Jean-Achille, garde nationale de la Seine, 211ᵉ bataillon, sergent. — Plaies contuses au bras et à l'avant-bras gauches, coup.de feu, Buzenval.

Trailin, Nicolas-Auguste, né le 6 février 1844, Terrou (Ardennes), 36ᵉ de ligne. — Fracture du péroné droit, coup de feu, Frœschwiller. — Cicatrice adhérente à la jambe.

Trainel, Henri-Aimé, 68ᵉ de ligne. — Plaie contuse à la main gauche, éclat d'obus, Neuilly, 15 avril. — Cicatrice adhérente et bridée, ankylose métacarpo-phalangienne de l'indicateur, gêne des mouvements du pouce.

Trambouze, François-Marie, né le 10 mai 1845, Saint-Jean-la-Bussière (Rhône), 3ᵉ zouaves. —Plaie pénétrante du creux axillaire et.de l'épaule droite, coup de feu, Frœschwiller. — Paralysie et atrophie presque complète de tout le membre, gêne des mouvements du coude, pronation forcée de l'avant-bras, inertie du poignet et de la main.

Tranchant, Jules-Joseph, 91ᵉ de ligne. — Plaie contuse à la partie inférieure de la cuisse gauche, coup de feu, Saint-Quentin. — Atrophie du membre.

Trappier, Marie-Alfred-François-Denis, 68ᵉ de ligne, caporal. — Plaie contuse au coude gauche, coup de feu, Beaumont (Ardennes). — Ankylose incomplète du coude dans la flexion prononcée.

Trappler, Jacques, né le 4 mai 1842, Gerstheim (Bas-Rhin), 91ᵉ de ligne, sergent. — Plaie en séton à l'avant-bras gauche, plaie compliquée à la hanche droite, coup de feu, Gravelotte. — Ankylose incomplète coxo-fémorale, les mouvements de flexion de la cuisse sur le bassin sont très-incomplets et très-douloureux : épanchement pleurétique à droite, anémie.

Trastour, Joseph-Constant, né le 4 juin 1837, Chantonnay (Vendée), garde mob. de la Vendée, capitaine. — Plaie pénétrante de l'abdomen avec lésion du gros intestin de gauche à droite, coup de feu, Champigny, 30 novembre. — Anus contre nature dans l'aine droite.

Travard, Benoist, 68ᵉ de ligne. — Plaie contuse à l'avant-bras droit, éclat d'obus, Beaumont (Ardennes). — Perte de substance musculaire, gêne des mouvements du coude avec extension incomplète de l'avant-bras.

Traverse, Julien, né le 21 mars 1843, Vitrac (Dordogne), 42ᵉ de ligne. — Fracture du 5ᵉ métacarpien et des doigts annulaire, médius et indicateur, coup de feu, Chevilly, 30 septembre. — Paralysie et ankylose de tous les doigts.

Travet, Denis-Edouard, né le 12 octobre 1848, Saint-Martin-les-Voulangis (Seine-et-Marne), 15ᵉ de ligne. — Perforation considérable de la membrane du tympan de l'oreille gauche avec surdité, masses ganglionnaires volumineuses des régions parotidiennes, sous-maxillaire, et cervicale gauches; emphysème pulmonaire avec sifflement bronchique et cyanose de la face : souffrances en captivité.

Traye, Joseph, 25ᵉ de ligne. — Fracture de l'omoplate droite, coup de feu, Saint-Privat. — Cicatrice adhérente.

Trebillon, Claude-Antoine-Joseph, né le 25 avril 1846, Traves (Haute-Saône), garde mob. de la Haute-Saône. — Variole confluente, Belfort. — Perte de la vision de l'œil droit.

Trecourt, Camille-Jules-Paul, 4ᵉ cuirassiers. — Plaie contuse à la partie interne de la cuisse droite et au creux poplité, éclat d'obus, Toul, 16 août. — Gêne dans la flexion et l'adduction du membre.

Trécul, Désiré-Célestin, né le 28 décembre 1843, Arron (Eure-et-Loir), 44e de ligne. — Fracture comminutive de l'humérus et de l'omoplate gauches, 2 coups de feu, Borny. — Esquilles, ankylose incomplète scapulo-humérale, cicatrices adhérentes.

Trécul, Henri-Auguste, né le 29 avril 1841, Langay (Eure-et-Loir), 39e de marche. — Fracture du calcanéum droit, coup de feu, Loigny. — Carie et perte de substance du calcanéum, plaies fistuleuses, gêne des mouvements du pied.

Trédoulat, Guillaume-Cyprien, né le 10 avril 1847, Thérondels (Aveyron), 22e de ligne. — Plaie pénétrante de la cuisse droite, partie supérieure, coup de feu, Sedan. — Gêne des mouvements du membre.

Tréguer, Jean-Marie, né le 29 mai 1844, Kerlouan (Finistère), 43e de ligne. — Fracture des 3e et 4e métacarpiens, main droite, coup de feu, Amanvillers. — Cicatrices adhérentes, rétraction des fléchisseurs et atrophie de la main.

Tréhel, Jean-Marie, 37e de ligne. — Fracture du 2e métacarpien, main droite, coup de feu, Loigny. — Flexion de l'indicateur.

Tréhin, Joseph, né le 8 juin 1844, Band (Morbihan), 58e de ligne. — Fièvre typhoïde, en captivité à Cologne. — Hémiplégie droite, paralysie complète du bras et incomplète de la jambe.

Tréhou, Jules-Joseph, 91e de ligne. — Plaie contuse à la main gauche, coup de feu, Pont-Noyelles. — Brides cicatricielles à la face palmaire, ankylose de l'indicateur dans l'extension, atrophie des doigts médius et annulaire.

Tréhoux, Désiré-Joseph, né le 8 février 1850, Ficheux (Pas-de-Calais), 68e de ligne. — Plaie pénétrante de la cornée de l'œil droit avec hernie de l'iris, éclatement du fusil, Neuilly-sur-Seine, 14 avril. — Perte complète de la vision.

Treilhes, François-Auguste, né le 19 février 1846, Tréban (Tarn), 17e de ligne. — Fracture comminutive des 3e, 4e et 5e métacarpiens, main gauche, avec destruction des extenseurs.

Treissède, Pierre, 77e de ligne. — Fracture du grand trochanter gauche, coup de feu, Forbach. — Phlegmon diffus, cicatrices adhérentes, atrophie du membre.

Treitt, Charles-Camille, né le 13 août 1837, Strasbourg (Bas-Rhin), 3e de ligne. — Plaie par balle entrée dans l'œil gauche et sortie à la partie antérieure de l'oreille droite, coup de feu, Frœschwiller. — Perte de la vision à gauche et affaiblissement de celle-ci à droite, perte de l'olfaction et de l'ouïe, à droite, mouvements convulsifs de la face.

Trejaut, Bernard, né le 5 novembre 1849, Saint-Sauveur-de-Meilhac (Lot-et-Garonne), garde mob. de Lot-et-Garonne. — Plaie compliquée en séton à la jambe droite, partie supérieure, coup de feu, le Mans. — Ankylose incomplète des articulations fémoro-tibiale et tibio-tarsienne, et gêne considérable dans l'extension du genou, atrophie de la jambe avec projection du pied, de sorte que dans la station l'orteil seul touche terre, flexion permanente du gros orteil avec engorgement du pied.

Trejet, Jean-Baptiste, né le 10 décembre 1834, Berganty (Lot), 99e de ligne, sergent. — Fracture comminutive de l'avant-bras droit, tiers inférieur, coup de feu, Montretout. — Adhérence des extenseurs et des fléchisseurs des doigts avec perte des mouvements de ceux-ci.

Tremblé, Jean-Louis, garde mob. des Deux-Sèvres. — Plaie contuse au pied gauche, coup de feu, la Bourgonce. — Arthrite chronique tibio-tarsienne, gêne considérable des mouvements du pied.

Trémeau, Honoré-Adolphe, né le 16 mai 1849, Huisseau-sur-Cosson (Loir-et-Cher), 22e de ligne. — Plaie contuse à la partie inférieure interne de la cuisse gauche, coup de feu, Sedan.

Trémentin, Pierre-Marie, 84e de ligne. — Fracture du cubitus gauche, coup de feu, Gravelotte. — Atrophie de l'avant-bras et de la main.

Trémolet, Pierre-Jean-Casimir, né le 20 mai 1847, Séverac-le-Château (Aveyron), 22e de ligne. — Fracture compliquée du fémur droit, coup de feu, la Malmaison. — Ankylose du genou avec extension permanente de la jambe.

Trenchant, Florimond, né le 8 mai 1850, Saint-Amand (Cher), 65e de ligne. — Plaie compliquée au bras droit, coup de feu, Saint-Quentin. — Issue périodique d'esquilles, extension permanente de l'avant-bras et des doigts.

Trépied, Pierre, 97e de ligne. — Plaie contuse au mollet droit, coup de feu, Gravelotte. — Pourriture d'hôpital, abcès multiples, cicatrice adhérente.

Trépoz, Marie-Joseph, dit Masson, 76e de ligne, tambour. — Fracture du maxillaire inférieur, coup de feu, Rezonville. — Perte de dents, ankylose incomplète temporo-maxillaire.

Tresallet, Auguste, 3e de ligne. — Plaie contuse à la jambe droite, coup de feu, Frœschwiller. — Roideur du genou, gêne dans la marche.

Tréton, Louis-Célestin, né le 24 janvier 1845, Beaugency (Loiret), garde mob. du Loiret. — Perte des 3e phalanges des doigts indicateur et médius droits, éclat d'obus, Champigny, 2 décembre. — (Ce blessé, a eu en 1871 les deux fémurs broyés par une roue de charrette sous laquelle il était tombé, et qu'il conduisait. — *Amputation de la cuisse gauche, consolidation vicieuse du fémur droit avec déviation du membre en dedans.*)

Trézeguet, Antoine, 82e de ligne. — Fracture comminutive du péroné gauche, coup de feu, le Mans. — Claudication.

Triat, Jean, 37e de ligne. — Plaie contuse au poignet gauche, coup de feu, Changé, 10 janvier. — Gêne et douleurs des mouvements du poignet.

Triboulet, Nicolas-Antoine, né le 9 novembre 1832, Besançon (Doubs), garde républicaine, 1re légion. — Apoplexie cérébrale, armée de Versailles. — Hémiplégie gauche.

Triboulet, Paul-Henri, 8e cuirassiers. — Plaie à la main droite, coup de sabre, Wœrth. — Gêne des mouvements des trois premiers doigts.

Tribout, Auguste, 12e de ligne. — Plaies contuses à la jambe droite, 2 coups de feu, Saint-Privat.

Tribout, François, né le 9 juin 1844, Bacourt (Meurthe), 7e artill. — Plaie à la région sacro-lombaire, éclat d'obus, Sedan. — Cicatrice déprimée, enfoncement de la paroi postérieure du thorax.

Tribout, Jules, né le 9 novembre 1850, Villemonble (Seine), 35e de ligne. — Plaie compliquée en séton à la cuisse gauche, partie moyenne, coup de feu, Paris, 25 mai. — Atrophie considérable de la jambe rétractée, ankylose incomplète du genou.

Tricard, Jean, né le 26 novembre 1835, Saint-Bonnet-la-Rivière (Haute-Vienne), 50e de ligne. — Plaie s'étendant de la partie postérieure du coude droit à la partie supérieure interne du bras, fracture comminutive de l'humérus, coup de feu, Prauthroy, 28 janvier. — Une portion de la balle n'a pas été extraite, ankylose du coude.

Trichard, François, garde mob. de la Loire. — Fracture du radius gauche, coup de feu, Héricourt, 16 janvier. — Cal vicieux, cicatrice adhérente, gêne des mouvements de pronation et de supination.

Tricheux, André-Ferdinand, né le 29 juin 1825, Hanches (Eure-et-Loir), garde nationale d'Eure-et-Loir. — Fracture comminutive du fémur droit, tiers supérieur, coup de feu, Epernon, 4 octobre. — Balle non extraite, consolidation très-vicieuse avec saillie du fragment inférieur, raccourcissement considérable du membre avec perte des mouvements de flexion, d'extension et de circumduction, ankylose coxo-fémorale.

Trichot, Jean-Louis, né le 30 décembre 1845, Montelus (Gard), 114e de ligne, caporal. — Fracture comminutive et compliquée du cubitus droit, coup de feu, Châtillon sous Paris, 13 octobre. — Atrophie de l'avant-bras, paralysie et rétraction des doigts en forme de griffe.

Tricoire, François, 30e de ligne. — Perte partielle de l'indicateur droit, coup de feu, Beaumont (Ardennes). — Ankylose de la partie restante.

TRICOT, Victorin-Irénée, 39ᵉ de ligne. — Fracture du condyle interne du fémur gauche, coup de feu, Orléans, 11 octobre. — Ankylose incomplète du genou, les mouvements de flexion sont très-bornés et se font à angle très-ouvert.

TRIGON, Michel, 2ᵉ dragons. — Plaie contuse à la main gauche, coup de feu, Borny. — Atrophie de la main, ankylose métacarpo-phalangienne de l'auriculaire dans l'extension.

TRILHA, Joseph-Isidore-Ange-Mathieu-Simon, né le 4 avril 1843, Perpignan (Pyrénées-Orientales), 114ᵉ de ligne, capitaine. — Désorganisation du globe oculaire droit, coup de feu, Paris, 23 mai. — Le globe oculaire a été complétement vidé, les paupières sont rétractées et bridées par des cicatrices, perte considérable de substance à la partie externe de l'arcade orbitaire, gêne des mouvements de la mâchoire, troubles sympathiques de la vision de l'œil gauche.

TRILLAUD, André-François, 31ᵉ de ligne. — Fracture de la malléole externe gauche, éclat d'obus, Sedan. — Arthrite chronique tibio-tarsienne, amaigrissement et déviation du pied en dedans.

TRILLAUD, Jean, né le 7 décembre 1849, Verteuil (Charente), 109ᵉ de ligne. — Fracture comminutive de l'humérus gauche, coup de feu, l'Hay, 30 septembre. — Nécrose de l'os, plaies fistuleuses persistantes, ankylose scapulo-humérale.

TRILLOT, Louis-Jacques, garde mob. de la Loire-Inférieure. — Plaie contuse à la main droite, éclat d'obus, le Mans. — Paralysie des doigts indicateur et médius avec gêne des mouvements de préhension.

TRILLOT, Joseph-Louis, né le 26 mars 1850, la Potherie (Maine-et-Loire), 59ᵉ de ligne. — Plaies contuses au genou droit et à la main gauche, 2 coups de feu, Beaugency. — Ankylose du genou dans la flexion, demi-flexion de l'indicateur.

TRIN, Antoine, né le 8 février 1848, Aurillac (Cantal), 95ᵉ de ligne. — Fracture du condyle externe du fémur gauche, coup de feu, Noisseville. — Ankylose du genou dans l'extension.

TRIN, Louis, 17ᵉ chass. à pied. — Mal vertébral de Pott, privations en captivité.

TRINCARD, François, 98ᵉ de ligne. — Plaie contuse à la partie supérieure du nez, coup de feu, Saint-Privat. — Perte incomplète de la vision à droite.

TRINIOLLES, Pierre, 87ᵉ de ligne. — Plaies contuses au bras, à l'épaule et à la partie supérieure de la cuisse droite, éclat d'obus, Strasbourg, 20 septembre. — Cicatrices adhérentes.

TRINQUANT, François-Victor, 33ᵉ de ligne. — Plaie pénétrante de la fesse gauche et de la cuisse droite, coup de feu, Gravelotte. — Claudication.

TRIOULEYRE, Jean-Marie, né le 1ᵉʳ novembre 1847, Bordeaux (Gironde), 2ᵉ zouaves. — Fracture comminutive de l'omoplate gauche, éclat d'obus, Sedan. — Perte d'une partie de l'omoplate, cinq abcès, cicatrices adhérentes, atrophie et ankylose de l'épaule avec perte des mouvements d'élévation et d'abduction du bras (détérioration de la constitution du blessé).

TRIOULIER, Jean-Baptiste-Louis, né le 16 avril 1843, Langogne (Lozère), 2ᵉ zouaves. — Fracture de l'humérus gauche, tiers inférieur, coup de feu, Montretout. — Ankylose presque complète du coude, demi-flexion de l'avant-bras sur le bras et de la main sur l'avant-bras, inertie des doigts dans la demi-flexion.

TRIPPIER-MERLIN, François, 2ᵉ artill. — Fracture comminutive du fémur gauche, accident, Beaumont. — Consolidation vicieuse, raccourcissement considérable du membre.

TRIQUARD, Xavier-Cyrille, né le 2 mai 1847, Boynes (Loiret), 24ᵉ de ligne. — Fracture de l'épine de l'omoplate droite, coup de feu, Spickeren. — Gêne des mouvements de l'épaule et du bras.

TRIQUET, Pierre-Marie, 55ᵉ de ligne. — Plaie contuse au mollet droit, coup de feu, Sedan. — Ankylose tibio-tarsienne, atrophie de la jambe, cicatrices adhérentes.

124

TRISTANI, Antoine-Simon, né le 24 février 1843, Arbellara (Corse), 97e de ligne. — Plaie perforante du condyle interne du fémur gauche, coup de feu, Rezonville. — Gêne des mouvements du genou.

TRISTANI, Charles-Vincent, né le 15 janvier 1839, Saint-Giovanni (Corse), 96e de ligne, sergent. — Plaie contuse à la jambe droite, perte du 3e orteil et de la 3e phalange du 2e orteil, pied droit, plaie s'étendant de l'épigastre à l'hypochondre droit, coups de feu, Frœschwiller. — Carie de la 9e côte, plaie fistuleuse, amaigrissement et troubles de la nutrition.

TRISTRAM, Isidore-Vincent, né le 19 juillet 1845, Nordausques (Pas-de-Calais), 26e de ligne. — Plaie compliquée à l'avant-bras droit, coup de feu, Gravelotte. — Paralysie du pouce, de l'indicateur et du médius.

TROADEC, Joseph-Marie, né le 7 janvier 1849, Plouezoch (Finistère), 26e de ligne. — Blessures sans gravité, 3 coups de feu, congélation, Changé. — Perte de la phalange du pouce gauche, ankylose dans l'extension de la phalange du pouce, et de tout le doigt indicateur, rétraction de la phalangette du médius sur la phalangine, atrophie de la main gauche, gêne dans l'indicateur droit.

TROADEC, Yves-Marie, né le 24 septembre 1847, Plévin (Côtes-du-Nord), 2e de ligne. — Plaie contuse au mollet droit, coup de feu, Spickeren. — Larges cicatrices adhérentes, amaigrissement de la jambe.

TROCHU, Joseph-Albert, né le 28 février 1849, Saint-Pierre (Manche), 41e de ligne. — Fracture comminutive de la jambe gauche, tiers supérieur, éclat d'obus, Paris, 2e siége. — Gêne douloureuse des mouvements du membre.

TROCHU, Pierre, 37e de ligne. — Plaie à la main droite, explosion de la culasse du fusil, rue Laval, Paris, 26 mai. — Vaste cicatrice adhérente, gêne considérable des mouvements de la main.

TROESTLER, Charles-Richard, 3e zouaves. — Plaie à travers l'épaule droite, coup de feu, Frœschwiller. — Gêne des mouvements de l'épaule.

TROGNO, Jean, 17e de ligne. — Plaie contuse au genou droit et érosion du fémur, coup de feu, Montmesly. — Rétraction du triceps, claudication.

TROHAY, Charles-Victorien, garde mob. de la Seine-Inférieure. — Plaie à travers l'épaule gauche, de l'aisselle à l'angle inférieur de l'omoplate, coup de feu, Champigny, 30 novembre. — Large cicatrice déprimée à la région dorsale.

TROMPETTE, Pierre, né le 15 août 1850, Charlieu (Loire), 3e zouaves. — Plaie compliquée au bras droit, coup de feu, Beaune-la-Rolande. — Ankylose du coude, atrophie de tout le membre avec gêne des mouvements des doigts.

TRONCHE, Bernard, 87e de ligne. — Plaie contuse à la cuisse gauche, coup de feu, Strasbourg, 21 septembre. — Gêne dans la marche.

TRONCHET, Noël, né le 15 août 1839, Chozeau (Loire), 6e artill. — Plaie compliquée à la main droite, coup de feu, Neuville-aux-Bois, 4 décembre. — Ankylose complète du pouce dans la flexion permanente et incomplète des autres doigts dans l'extension permanente, excepté l'indicateur qui est dans la flexion, atrophie de la main.

TRONEL, Jean-Baptiste, 49e de ligne. — Fracture comminutive de l'avant-bras (?), coup de feu, Mouzon. — Paralysie incomplète de la main.

TRONNET, Désiré-Isidore, né le 5 novembre 1845, Paris (Seine), 96e de ligne. — Plaie à travers les deux fesses, coup de feu, Wœrth. — Cicatrice adhérente au-dessous et en arrière du grand trochanter droit, gêne prononcée dans la marche.

TRONVILLE, Ernest, né le 12 août 1847, Houdainville (Meurthe), 7e de ligne. — Fracture de l'articulation scapulo-humérale droite, coup de feu, Servigny. — Ankylose scapulo-humérale.

TROPÉE, Jean-Marie, 31e de ligne. — Perte des 2e et 3e phalanges de l'indicateur droit, coup de feu, Courbevoie, 30 avril.

TROTOT, Louis-Eugène, 15e de ligne. — Fracture du cubitus gauche, éclat d'obus, Saint-Privat. — Déformation de l'avant-bras avec perte des mouvements de pronation et de supination.

TROTTIER, François, né le 5 février 1847, Ballée (Mayenne), 90e de ligne.—Fracture comminutive du pied droit, coup de feu, Paris, 22 mai. — Ankylose tibio-astragalienne.

TROUBAT, Félix, 36e de ligne. — Fracture du coude droit, chute, Lorcy, 28 novembre.— Ankylose du coude.

TROUILLET, Eugène-Pascal, 3e chass. à pied. — Perte des 2e et 3e phalanges de l'annulaire et de la 3e phalange de l'auriculaire, main gauche, éclat d'obus Gravelotte. — Gêne de la flexion de l'indicateur et du médius.

TROUILLET, Louis-Hyacinthe, 24e de ligne. — Fracture du maxillaire inférieur, coup de feu, Spickeren.

TROUPEL, Ernest-Ferdinand, né le 16 mai 1848, Alais (Gard), 32e de ligne. — Plaie compliquée à l'avant-bras gauche, coup de feu, Torsay, 19 novembre. — Ankylose incomplète du poignet, paralysie des doigts auriculaire et annulaire.

TROUTET, Claude-Marie, né le 26 mars 1846, Lyon (Rhône), 22e d'artill. — Désorganisation du globe oculaire droit, éclat d'obus, fort de Vanves, 19 janvier.

TROUVÉ, Jean, né le 30 octobre 1850, Pigny (Cher), rég. étranger, caporal. — Désorganisation du globe oculaire droit, éclat d'obus, Neuilly-sur-Seine, 18 avril.

TROUVÉ, Jules-Henri, 39e de ligne. — Fracture du 5e métacarpien, main gauche, coup de feu, le Mans. — Cicatrice adhérente, flexion permanente de l'auriculaire.

TROUVÉ, Louis, 7e artill.—Subluxation tibio-tarsienne gauche, chute de cheval, Sedan. — Déviation de la jambe en dedans.

TROUVILLE, Ernest, 7e de ligne. — Plaie pénétrante de l'articulation scapulo-humérale droite, coup de feu, Servigny.—Ankylose scapulo-humérale.

TROYAUX, Jean-Baptiste, né le 18 février 1848, Morvilles (Nord), garde mob. du Nord.— Amaurose des deux yeux, armée du Nord. — Cécité complète.

TRUBERT, Louis, né le 4 mars 1847, Saint-Arnould (Seine-et-Oise), 75e de ligne, caporal. —Fracture comminutive de la jambe gauche, tiers moyen, coup de feu, Saint-Privat.—Saillie du fragment supérieur, raccourcissement de 4 centimètres, large cicatrice adhérente.

TRUCCHI, François-Xavier, né le 31 mai 1837, Saint-Martin-Var (Alpes-Maritimes), 59e de ligne.—Fracture comminutive de la jambe droite, tiers supérieur, coup de feu, Morée, 16 décembre. — Perte de substance osseuse, déformation de la jambe qui est raccourcie avec déviation du pied en dedans, cicatrices adhérentes, douleurs dans la marche.

TRUCHI, Auguste-Jean-Baptiste, 36e de ligne. — Plaie contuse à la région sous-orbitaire gauche, coup de feu, Wœrth.—Amblyopie de l'œil.

TRUCHOT, Jean, 59e de ligne. — Plaie compliquée au bras gauche, coup de feu, Morée, 16 décembre. — Cicatrice adhérente, ankylose presque complète du coude, paralysie et extension des doigts indicateur et médius.

TRUDON, Joseph, né le 13 juillet 1848, Mormant (Seine-et-Marne), 2e de ligne. — Plaies compliquées à la hanche et à l'avant-bras droits, coup de feu, Spickeren.—Deux fortes cicatrices à la hanche, trois cicatrices adhérentes à l'avant-bras, atrophie de toute la main dont les doigts ne peuvent ni s'étendre ni se fléchir.

TRUEL, Philippe, 17e de ligne. — Fracture du pouce droit, coup de feu, Beaumont (Ardennes). — Consolidation vicieuse, cicatrice adhérente.

TRUEL, Urbain-Casimir, né le 11 septembre 1843, Palmas (Aveyron), 48e de ligne.—Fracture comminutive du poignet droit, coup de feu, Wœrth. — Ankylose du poignet avec déviation de la main et perte des mouvements des doigts.

TRUFFER, Louis-Auguste-Alexandre, 14e de ligne. — Plaie contuse à la main gauche, coup de feu, Villorceau. —Ankylose métacarpo-phalangienne de l'indicateur dans l'extension permanente.

TRUMELET, Jean-Emile, né le 2 mai 1840, Baulny (Meuse), 35ᵉ de ligne, sergent-major.— Plaie pénétrante du crâne, coup de feu, Champigny, 30 novembre. — BALLE PERDUE, éblouissements, vertiges, difficulté dans la mastication des aliments, surdité à droite et troubles notables dans l'intelligence.

TRUNEL, Joseph, garde mobilisée du Rhône. — Plaie compliquée au poignet gauche, coup de feu, Nuits. — Ankylose du poignet avec flexion de la main sur l'avant-bras.

TUAILLON, Joseph-Eugène, 100ᵉ de ligne. — Plaie pénétrante de la cuisse gauche, coup de feu, Rezonville. — Faiblesse et amaigrissement de la jambe.

TUAL, François-Marie, 57ᵉ de ligne. —Plaie de tête, éclat d'obus, Chenebier.—Perte de substance osseuse, cicatrice déprimée et adhérente au pariétal droit, gène des mouvements et diminution de la sensibilité du bras droit.

TUAL, François-Marie, né le 24 mai 1846, Izé (Ille-et-Vilaine), 18ᵉ de ligne, caporal. — Perte des 2ᵉ et 3ᵉ phalanges de l'indicateur gauche, coup de feu, Strasbourg, 13 septembre. —Gène des mouvements de la main.

TUAL, Louis-Henri-Joseph, 5ᵉ de ligne, sergent-fourrier. — Plaie contuse à la jambe droite, érosion du tibia, coup de feu, Coulmiers. — Perte de substance osseuse, esquilles.

TUFFERY, François, garde mob. de l'Aude. — Plaie contuse au coude gauche, coup de feu, Morée (Loir-et-Cher). — Ankylose incomplète du coude.

TUFFIER, François-Armand, né le 16 juin 1847, Saint-Aubin-des-Coudrais (Sarthe), 62ᵉ de ligne. — Fracture du fémur gauche, coup de feu, Montoy, 31 août. — Raccourcissement du membre, claudication, cicatrice adhérente.

TULASNE, Clément-Gilles-Eugène, né le 29 juillet 1851, Bordeaux (Gironde), tirailleurs girondins. — Fracture comminutive du péroné gauche, coup de feu, Varize. — Cicatrices adhérentes, gène dans la flexion du pied.

TULASNE, Louis-Victor, né le 21 décembre 1852, Baugé (Maine-et-Loire), volontaires de l'Ouest. — Plaie contuse au coude droit, lésion de l'olécrane, coup de feu, Patay. — Cicatrices adhérentes, ankylose du coude dans la flexion permanente.

TULLIEZ, Jean-Baptiste, né le 7 août 1850, Banteux (Nord), 67ᵉ de ligne. — Fracture comminutive de la jambe gauche, éclat d'obus, Villers-Bretonneux. — Perte notable de substance osseuse, vaste cicatrice adhérente, semi-ankylose du pied.

TUPIN, François, 36ᵉ de ligne. — Plaie contuse à la jambe droite, lésion osseuse, coup de feu, Wœrth.

TUPPO, Louis-Stanislas, né le 31 mai 1844, Herserange (Moselle), 9ᵉ de ligne. — Plaies contuses au bras gauche et au niveau du mamelon droit, fracture du cubitus gauche, tiers supérieur, éclats d'obus, Gravelotte. — Ankylose incomplète du coude.

TURC, Calixte-Jean-Louis, garde mob. de la Lozère. — Plaie pénétrante de poitrine, à droite, coup de feu, Dijon, 30 octobre. — Dyspnée, atrophie du grand pectoral et de l'aisselle droite.

TURC, Jean-Louis, né le 10 mars 1847, Rousset (Drôme), 75ᵉ de ligne. — Plaie à travers la partie supérieure de la cuisse gauche et la fesse droite, coup de feu, Saint-Privat. — Atrophie et paralysie incomplète du membre.

TUNCON, Benoît-Louis, 27ᵉ de ligne.—Plaie contuse au genou gauche, coup de feu, Arthenay, 2 décembre. — Semi-ankylose du genou.

TURE, Antoine, 87ᵉ de ligne. — Fracture de l'os malaire gauche, éclat d'obus, Patay. — Cal difforme, affaiblissement de la vision à gauche.

TURLAN, Jean-François, 94ᵉ de ligne. — Plaies contuses aux cuisses, éclat d'obus, Sedan.

TURON, François, 4ᵉ zouaves. — Plaie à la partie supérieure interne des deux cuisses, éclat d'obus, la Malmaison, 21 octobre. — Perte du testicule gauche.

TURPAULT, Emile, né le 8 mai 1853, Thouars (Deux-Sèvres), 59e de ligne. — Fracture comminutive du coude gauche, coup de feu, Morée. — Ankylose incomplète du coude dans la demi-flexion avec demi-pronation de l'avant-bras, flexion permanente des doigts, et amaigrissement de la main et de l'avant-bras, cicatrices adhérentes multiples.

TURPIN, Gilbert, né le 7 décembre 1849, Meudon (Seine-et-Oise), garde mob. de la Seine. — Fracture comminutive du bras gauche, coup de feu, Stains, 30 novembre. — Paralysie de la main.

TURPIN, Léopold, garde mob. du Nord. — Plaie contuse à la main droite, coup de feu, Saint-Quentin. — Phlegmon diffus, gêne des mouvements des doigts et perte de la 3e phalange de l'indicateur.

TURQUANT, Albert, né le 26 octobre 1851, Paris, 12e chass. à pied, caporal. — Plaie contuse à la partie supérieure du bras gauche, érosion de l'humérus, coup de feu, Chenebier. — Gêne des mouvements de l'épaule et du bras.

TURQUIN, Nicolas-Félix, 62e de ligne, caporal. — Plaie contuse à la région claviculaire droite, luxation de l'extrémité acromiale, éclat d'obus, Sainte-Barbe.

TUSSEAU, Henri, 91e de ligne. — Plaie contuse à la cuisse droite, lésion du condyle externe du fémur, éclat d'obus, Sedan. — Gêne des mouvements du genou.

TUTEAU, Charles, 42e de ligne. — Plaie contuse à la jambe droite, fracture du maxillaire inférieur, 2 coups de feu, Champigny, 30 novembre. — Rétraction musculaire et amaigrissement de la jambe.

TYRAND, Jean-Marie-Joseph, 62e de ligne. — Plaie pénétrante de l'épaule droite, coup de feu, le Mans. — Ankylose incomplète, cicatrices adhérentes.

TYREAU, Marin-Joseph, né le 13 mars 1847, Cuillé (Mayenne), 3e dragons. — Plaies au bras gauche, trois coups de sabre, fracture avec enfoncement du pariétal droit, coups de sabre, Gravelotte. — Paralysie partielle du bras gauche, convulsions épileptiformes.

TYZON, Pierre-Marie, 75e de ligne. — Fracture de l'humérus gauche, coup de feu, Gravelotte. — Esquilles, atrophie du bras et perte presque complète des mouvements du bras.

UFFLER, Joseph-Bernard, né le 24 avril 1852, Mutzich (Bas-Rhin), 50e de ligne (ex-39e de marche). — Plaie pénétrante de la fesse et de la hanche droites, plaie contuse à la jambe gauche, 2 coups de feu, Patay. — Exostose du tibia, cicatrice adhérente, gêne des mouvements des deux membres.

ULMANN, Aaron, né le 15 juin 1836, Luxeuil (Haute-Saône), garde mobilisée de la Haute-Saône, caporal. — Variole, Besançon. — Perforation de la cornée et staphylôme de l'œil droit.

ULRICH, Jean, né le 20 novembre 1842, Sundhoffen (Haut-Rhin), 44e de ligne. — Plaie compliquée à la jambe gauche, coup de feu, Juranville. — Ankylose des articulations fémoro-tibiale et tibio-tarsienne, perte des mouvements du membre. (Nécessité de deux béquilles pour la marche.)

ULRICH, Mathias, né le 10 avril 1840, Sundhoffen (Haut-Rhin), 45e de ligne. — Fracture comminutive du fémur gauche, tiers inférieur, 2 coups de feu, Sedan. — Ankylose du genou, avec déformation du membre.

ULTRÉ, Clément-Joseph, né le 21 novembre 1846, Bersée (Nord), garde mob. du Nord. — Fracture de la jambe gauche, coup de feu, Villers-Bretonneux. — Cal volumineux, raccourcissement et incurvation du membre en dehors, ankylose incomplète du genou, atrophie de la jambe avec rétraction du tendon d'Achille.

UMLOR, Georges, né le 11 novembre 1848, Neunkirch (Lorraine), 3e zouaves. — Plaie contuse au pied gauche, coup de feu, Sedan. — Cicatrice adhérente au-dessous de la malléole interne, gêne dans la marche.

UNTÉREIMER, Georges, né le 26 novembre 1846, Sierviller (Bas-Rhin), 4e de ligne. — Plaie à la jambe droite, coup de feu, Gravelotte. — Gêne considérable dans la marche.

Unternehr, Jean, né le 24 juin 1840, Colmar (Bas-Rhin), 91e de ligne. — Fracture comminutive de la main gauche, coup de feu, sous Metz, 3 septembre. — Rétraction des doigts.

Urien, Gustave, 72e de ligne.—Fracture de l'apophyse épineuse gauche de la 3e vertèbre dorsale, coup de feu, Arthenay, 2 décembre. — Cicatrice adhérente et transversale.

Urien, Jean-Baptiste, 67e de ligne.—Fracture de la malléole externe droite, éclat d'obus, Gravelotte. —Ankylose incomplète tibio-tarsienne.

Urien, Joseph-Marie, 25e de ligne. — Fracture de l'avant-bras (?), coup de feu, Coulmiers. — Cal volumineux.

Ussel, Denis-Jacques, né le 15 juillet 1844, Saint-Cybranet (Dordogne), 54e de ligne. — Désorganisation du globe oculaire gauche et lésion de l'œil droit sans désorganisation du globe, éclat d'obus, Amanvillers. — Cécité complète.

Usselmann, Jacques, né le 18 juillet 1843, Salmbach (Bas-Rhin), 16e de ligne.—Fracture du péroné gauche, coup de feu, Châtillon sous Paris. — Hernie musculaire de 15 centimètres de long, gêne dans la marche.

Uzon, Pierre, né le 13 novembre 1846, Saint-Privé (Yonne), 50e de ligne. — Plaie pénétrante de poitrine, coup de feu, Wissembourg.

Vaché, François-Marie, né le 31 mai 1844, Saint-Brieuc-de-Mauron (Morbihan), 44e de ligne. — Fracture double du maxillaire inférieur, coup de feu, Ladon. — Perte de plusieurs dents, cal difforme, gêne de la mastication et de la parole.

Vacher, Jean, né le 16 septembre 1843, Montpont (Dordogne), 93e de ligne. — Plaie de la face, destruction de la voûte palatine, coup de feu, Gravelotte. — Gêne de la déglutition et de la phonation.

Vacher, Jean, 72e de ligne. — Plaie pénétrante du genou gauche, coup de feu, Sedan.

Vacher, Jules-Fleury, 8e artill. — Plaie à la face, coup de feu, Sedan. — Gêne dans les mouvements de la mâchoire inférieure gauche, et troubles de la vue et de l'ouïe de ce côté.

Vacher, Louis, garde mob. du Nord. — Fracture partielle de l'humérus gauche, coup de feu, Nuits. — Cal volumineux.

Vacher, Louis-Aimé, 61e de ligne, caporal. — Congélation, Arcey (Doubs). — Perte partielle du gros orteil, pied gauche, cicatrice vicieuse, gêne des mouvements de ce pied.

Vachenot, Emile, 13e de ligne. — Plaie contuse au bras gauche, coup de feu, Rezonville.

Vacherot, Pierre, né le 19 mars 1840, Calmont (Haute-Marne), 85e de ligne. — Ophthalmie, froids en wagon, septembre 1870. — Extirpation du globe oculaire droit.

Vachet, Nicolas, né le 4 juillet 1848, Saint-Albands-Villards (Savoie), 15e artill. — Fracture compliquée du fémur gauche, tiers inférieur, choc produit par recul d'une pièce, Courbevoie, 2e siége. — Raccourcissement de 6 centimètres, et atrophie du membre.

Vachon-France, Jean-Louis, né le 21 février 1844, Saint-Laurent-du-Pont (Isère), 45e de ligne, sergent.— Plaie à travers l'articulation scapulo-humérale gauche, coup de feu, Frœschwiller. — Ankylose scapulo-humérale.

Vachot, Joseph, 56e de ligne, caporal. — Bronchite chronique avec craquements humides au sommet des deux poumons, privations en captivité.

Vacossin, Constant-Hippolyte, né le 23 août 1850, Aumont (Somme), 43e de ligne. — Fracture du fémur droit, tiers supérieur, coup de feu, Bapaume. — Raccourcissement de 6 centimètres.

Vacossin, Jean-Baptiste-Edouard-Jules, né le 8 novembre 1833, Puttelange (Moselle), 32e de ligne, caporal. — Fracture du fémur droit, coup de feu, la Bourgonce. — Déformation et raccourcissement de la cuisse, ankylose complète coxo-fémorale, et incomplète fémoro-tibiale.

Vacquand, Paul, 3e hussards. — Plaie au globe oculaire gauche, coup d'éperon, 11 décembre, le Havre. — Evacuation des humeurs de l'œil.

VACQUIER, Pierre, né le 1er juillet 1836, Escueillens (Aude), 34e de ligne. — Désorganisation du globe oculaire droit, coup de feu, Nompatelize, 6 octobre.

VAIDIS, Paul-Emile, né le 22 octobre 1843, Passais-la-Conception (Orne), 76e de ligne. — Plaie contuse à l'avant-bras (?), coup de feu, Rezonville. — Cicatrices profondes et adhérentes, atrophie et rétraction de l'avant-bras.

VAILLANT, Alexandre, 25e de ligne. — Plaie contuse à la main droite, coup de feu, Ladonchamps. — Ankylose de l'indicateur en extension forcée.

VAILLANT, Emile-Joseph, né le 6 juillet 1839, Saint-Quentin (Aisne), 52e de ligne. — Plaie contuse à la partie postérieure droite de la poitrine, éclat d'obus, Chenebier. — Large cicatrice mince et adhérente, dyspnée.

VAILLANT, Gustave-Amand, né le 31 janvier 1849, Neuville-sur-Vannes (Aube), 7e de ligne. — Fracture de la malléole interne gauche, coup de feu, Créteil, 17 septembre. — Longue cicatrice adhérente s'étendant jusqu'auprès du genou, escharre et déformation du talon, empâtement du pied et atrophie de la jambe,

VAILLANT, Jean-Marie, garde mob. d'Ille-et-Vilaine. — Fracture de l'humérus gauche, coup de feu, Patay. — Plaie fistuleuse, atrophie du bras.

VAILLIET, Hippolyte, 31e de ligne. — Fracture du bord alvéolaire gauche, coup de feu, Paris, 24 mai. — Perte des dents canines et des petites molaires, cicatrice adhérente.

VAILLOT, Joseph-Elie, 51e de ligne. — Fracture du cubitus gauche, coup de feu, Gravelotte. — Gêne dans l'extension des doigts.

VAILLY, Joseph, 67e de ligne. — Perte des doigts auriculaire et annulaire gauches, coup de feu, Gravelotte.

VALACHER, Pierre-Julien, né le 14 août 1846, Ségur (Aveyron), 4e cuirassiers, trompette. — Plaie à la face, éclat d'obus, Reischoffen. — Perte absolue de l'œil droit, occlusion des voies lacrymales à gauche, plaies fistuleuses persistantes à la face.

VALADAS, Pierre, 1er de ligne. — Fracture de l'humérus droit et de la partie postérieure de la 7e côte, coup de feu, Sedan. — Gêne des mouvements de l'épaule.

VALADE, Jean, 47e de ligne. — Plaie contuse au genou droit, éclat d'obus, Frœschwiller. — Cicatrices ovalaires à la partie interne du genou et au creux poplité.

VALADE, Jean, né le 30 novembre 1843, Ambazac (Haute-Vienne), 98e de ligne. — Plaie contuse à la cuisse droite, érosion du fémur, coup de feu, Saint-Privat.

VALADE, Louis, 13e de ligne. — Perte du doigt indicateur droit, coup de feu, Servigny sous Metz. — Gêne des mouvements du pouce.

VALAGEAS, Pierre, né le 25 juillet 1848, Saint-Laurent-sur-Gorre (Haute-Vienne), garde mob. de la Haute-Vienne. — Plaies contuses à la jambe et à l'avant-bras gauches, éclats d'obus, Terminiers. — Cicatrices adhérentes.

VALANCE, Maxime-Porphyre, 39e de ligne, caporal. — Fracture comminutive de la jambe gauche, coup de feu, Loigny. — Esquilles, cal difforme.

VALBY, Louis-Antoine, né le 4 décembre 1849, Auxonne (Côte-d'Or), 6e chass. à pied. — Fracture comminutive du frontal et du pariétal gauches, coup de feu, Coulmiers. — Perte de substance, éclampsie, incertitude de tous les mouvements de la vie de relation.

VALENCHON, Victor-Louis, né le 25 août 1850, Paris (Seine), 23e de ligne ou 17e chass. à pied. — Plaie contuse au mollet gauche, coup de feu, Issy, 17 mai. — Pourriture d'hôpital, perte de substance musculaire.

VALENTIE, Dominique, né le 19 novembre 1850, Castelbajac (Hautes-Pyrénées), 64e de ligne. — Plaie contuse à la hanche gauche, coup de feu, Yvré-l'Evêque. — Ankylose coxofémorale, atrophie du membre.

VALENTIN, Alfred, dit DÉCOMP, 75e de ligne. — Plaie pénétrante de poitrine, coup de feu, Saint-Quentin. — Altération de la constitution, dyspnée.

VALENTIN, François-Casimir, né le 5 mars 1849, Dieulefit (Drôme), 135e de ligne. — Contusion au globe oculaire droit, graviers lancés par éclats d'obus, Neuilly, 24 avril. — Déformation de la pupille, synéchie antérieure et taie sur la cornée.

VALENTIN, Jean, né le 16 août 1845, Bussière (Saône-et-Loire), 68e de ligne.—Plaie compliquée à la partie supérieure interne du bras gauche, coup de feu, Beaumont (Ardennes).— Perte de l'usage du membre.

VALENTIN, Jean-Baptiste-Louis, 21e de ligne. —Fracture du péroné gauche, coup de feu, Sedan. — Cicatrice profonde adhérente à la partie postérieure moyenne du mollet, claudication.

VALENTIN, Jean-Joseph, né le 24 février 1842, Freyssinousse (Hautes-Alpes), 87e de ligne. — Fracture du conduit auditif externe droit avec perte du pavillon de l'oreille et perforation du tympan, coup de feu, Strasbourg, 27 septembre. — Surdité à droite.

VALENTIN, 2ème, 94e de ligne. — Plaie contuse à la jambe droite, éclats d'obus, Gravelotte.

VALENTINI, Auguste-Vincent, 56e de ligne. — Plaie contuse à la partie supérieure de la cuisse gauche, coup de feu, Frœschwiller.

VALÈS, Ernest, 95e de ligne. — Plaie contuse à la jambe droite, coup de feu, le Bourget, 21 décembre. — Cicatrice adhérente.

VALÈS, Joseph, né le 4 mars 1850, Villefranche-de-Belvès (Dordogne), 80e de ligne, caporal. — Contusion au globe oculaire gauche, éclat d'obus, Saint-Privat.— Perte de la vision de ce côté.

VALET, Cyprien-Ernest, né le 8 septembre 1833, Moissac (Tarn-et-Garonne), éclaireurs de la Seine, capitaine. — Fracture de la malléole externe du cuboïde et du 5e métatarsien, pied gauche, coup de feu, Bondy, 18 octobre. — Ankylose tibio-tarsienne et tarso-métatarsienne.

VALET, François-Eugène-Aristide, né le 1er août 1850, Sept-Fontaines (Doubs), 38e de ligne. — Fracture des deux maxillaires supérieurs, coup de feu, Paris, 2e siége. — Perte absolue des deux yeux.

VALETTE, Baptiste, 52e de ligne. — Fracture du cubitus droit, coup de feu, Josnes. — Cicatrice adhérente.

VALETTE, Jean, 17e chass. à pied. — Plaie contuse au bras gauche, coup de feu, Gravelotte. — Gêne des mouvements du bras et de l'épaule.

VALETTE, Jean, né le 5 octobre 1848, Saint-Cernin (Corrèze), garde mob. de la Corrèze, sergent. — Variole, armée de la Loire. — Perte de la vision de l'œil droit.

VALETTE, Jean-Pierre, né le 23 septembre 1831, Salettes (Haute-Loire), 12e artill. — Plaie au coude gauche, chute, Frœschwiller, 6 août. — Cicatrice adhérente à la partie postérieure externe du coude, ankylose du coude avec extension et pronation de l'avant-bras.

VALETTE, Pierre-Antoine, 37e de ligne. — Plaie contuse à l'épaule droite, coup de feu, Sedan.

VALIBUS, Jean, 38e de ligne. — Plaie contuse au-dessus du poignet gauche, coup de feu, Champigny, 2 décembre. — Cicatrice bridée, flexion incomplète de l'indicateur et du médius.

VALIGNON, Philippe, 44e de ligne. — Plaie pénétrante de l'abdomen, lésion du foie, coup de feu, Champigny, 30 novembre. — Nécrose des 8e et 9e côtes, atrophie musculaire du côté droit de la poitrine, plaie fistuleuse postérieure.

VALLA, Jacques-Claude, 17e de ligne. — Plaie pénétrante de poitrine, partie moyenne, Bois-les-Dames, 29 août. — Dyspnée.

VALLADE, Pierre, né le 21 avril 1848, Nanteuil (Dordogne), 35e de ligne. — Fracture de l'articulation tibio-tarsienne droite et de tous les os du tarse, coup de feu, Chevilly, 30 septembre. — Perte de substance assez considérable du calcanéum, cicatrices profondes et adhérentes, ankylose de toutes les articulations du pied.

VALLANTIN, Georges-Valentin, né le 20 décembre 1846, Joigny (Yonne), 17e chass. à pied, sergent. — Fracture du fémur gauche, tiers supérieur, coup de feu, Saint-Quentin. — Balle non extraite, raccourcissement de 6 centimètres.

VALLAUDE, Jean, 26e de ligne. — Perte du doigt indicateur droit, coup de feu, Bry-sur-Marne.

VALLÉE, Adolphe-Edouard, né le 5 octobre 1839, Paris, 98e de ligne. — Plaie contuse à la cuisse gauche, coup de feu, Saint-Privat. — Rétraction musculaire.

VALLÉE, Auguste-Marie, 10e artill. — Fracture du 2e métacarpien et perte partielle du pouce, main gauche, coup de feu, Champigny, 2 décembre.

VALLÉE, Charles-Louis, garde mob. de la Seine. — Perte du doigt indicateur droit, coup de feu, Epinay, 30 novembre.

VALLÉE, Gustave-Louis, né le 21 mars 1847, Alençon (Orne), 92e de ligne, caporal. — Plaie compliquée au bras droit, coup de feu, Chenebier. — Ankylose du coude dans la demi-flexion, atrophie très-prononcée de tout le membre, paralysie des extenseurs des doigts.

VALLÉE, Honoré-Emmanuel, né le 1er juillet 1843, Saint-Jean-de-la-Haye (Manche), 27e de ligne. — Plaie à travers la face, fracture du maxillaire inférieur, coup de feu, Arthenay, 2 décembre. — Perte considérable de la voûte palatine, large communication de la bouche avec les fosses nasales.

VALLÉE, Joseph-Louis, né le 8 août 1843, Goven (Ille-et-Vilaine), garde mob. d'Ille-et-Vilaine. — Phlegmon diffus de la main gauche, fatigues, le Mans. — Flexion permanente des 4 derniers doigts de la main gauche et atrophie avec extension permanente du pouce.

VALLÉE, Jules, 82e de ligne. — Plaie contuse au coude gauche, coup de feu, Beaugency. — Ankylose du coude.

VALLÉE, Julien-Marie, 71e de ligne. — Fracture du cubitus gauche, coup de feu, Borny. — Gêne des mouvements de la main.

VALLÉE, Raoul-Antoine, né le 23 septembre 1850, Saint-Cyr (Seine-et-Marne), 39e de ligne. — Fracture de l'extrémité articulaire de l'humérus droit au niveau de l'épicondyle et de l'olécrane, coup de feu, Loigny. — Esquilles, ankylose du coude dans la flexion.

VALLET, Gilles, né le 14 septembre 1822, Roanne (Loire), 17e de ligne, capitaine. — Fracture du fémur gauche, tiers inférieur, coup de feu, Bois-les-Dames. — Déformation de la cuisse, amaigrissement et extension incomplète du membre, claudication.

VALLET, Louis-Joseph, 8e cuirassiers, brigadier. — Fracture du radius droit, coup de feu, Wœrth. — Perte partielle de l'usage du membre.

VALLET, Théodore-Victor, né le 13 juillet 1829, Reims (Marne), 29e de ligne, sergent. — Affection cérébrale, *émotions morales après la capitulation de Metz;* captivité à Minden. — Perversion des facultés intellectuelles.

VALLET, Vincent, né le 30 juillet 1845, Saint-Germain-sur-l'Aubois (Cher), 51e de ligne. — Désorganisation des deux globes oculaires, coup de feu, Gravelotte. — Cécité complète.

VALLETTE, Emile-Paul, né le 29 janvier 1847, Trappes (Seine-et-Oise), 59e de ligne, sergent-major. — Plaie contuse à la main droite, coup de feu, Poisly. — Cicatrices adhérentes multiples, ankylose dans la flexion des deux derniers doigts et du poignet, amaigrissement du membre.

VALLETTE, Clément-Eugène, 42e de ligne. — Fracture de la jambe droite, coup de feu, Clamart, 19 septembre. — Ankylose incomplète tibio-tarsienne.

VALLEUR, Louis-Antoine-François, 81e de ligne. — Plaie contuse à l'épaule droite, coup de feu, Spickeren. — Cicatrice profonde et adhérente à la partie interne de l'omoplate; hernie inguinale droite.

VALLEZ, Auguste-René, né le 15 juillet 1832, Bouchain (Nord), garde mobilisée du Nord, lieutenant. — Fracture comminutive de la jambe droite, tiers inférieur, éclat d'obus, Saint-

Quentin. — Raccourcissement de 5 centimètres, déviation de la jambe, ankylose tibio-tarsienne.

VALLIER, Lucien, 39° de ligne. — Plaie pénétrante de la cuisse droite et de l'abdomen, coup de feu, Beaugency, 9 décembre. — Fistule stercorale, troubles fonctionnels et douloureux de la digestion.

VALLIORGUE, Louis-Eugène, né le 1er mai 1848, Montrouge (Seine), garde mob. de la Seine. — Fracture comminutive du coude gauche, coup de feu, le Bourget. — Ankylose incomplète du coude dans la flexion.

VALLON, Joseph-Marie, né le 8 janvier 1846, Laurenan (Côtes-du-Nord), 38° de ligne. — Fracture comminutive du coude gauche, coup de feu, Chevilly, 30 septembre. — Ankylose demi-rectiligne du coude, larges cicatrices profondes et adhérentes.

VALOIS, Pierre-Marie, 35° de ligne. — Plaie contuse à la cuisse droite, coup de feu, congélation à (?), 22 janvier. — Perte partielle du gros orteil, pied droit, rétraction des quatre autres orteils.

VALOT, Charles, 11° de ligne. — Plaie contuse à la cuisse droite, érosion du fémur, coup de feu, Beaumont (Ardennes). — Cicatrices adhérentes.

VALOT, Félix-Marie, né le 14 janvier 1849, Plouguenast (Côtes-du-Nord), 26° de ligne, sergent-major. — Fracture du fémur droit, coup de feu, Gravelotte. — Cal très-volumineux, déformation considérable de la cuisse, cicatrices profondes et adhérentes, ankylose complète fémoro-tibiale et incomplète tibio-tarsienne.

VALTON, Arsène-Alexandre, né le 27 juillet 1850, Montlert (Loire-Inférieure), 39° de ligne, caporal. — Fracture comminutive de l'omoplate gauche, coup de feu, Paris, 23 mai.— Abcès multiples, cicatrices adhérentes, perte des mouvements d'extension du bras.

VAMPRAIT, Pierre, francs-tireurs des Ardennes.—Plaie à la région sus-claviculaire gauche, coup de feu, Bélair (Ardennes), 26 décembre. — Cicatrice adhérente.

VANACKER, Séraphin-Edmond, 58° de ligne. — Plaie contuse à la jambe droite, coup de feu, Sedan. — Cicatrices adhérentes, gêne des mouvements du genou.

VANDALLE, Amand-Alexis-Albert, né le 21 novembre 1850, Dunkerque (Nord), garde mob. du Nord.—Perte des doigts auriculaire et annulaire avec une partie des 4° et 5° métacarpiens main gauche, éclat d'obus, Saint-Quentin. — Cicatrices adhérentes, gêne dans les mouvements des autres doigts.

VANDAME, Alexandre-Louis-Joseph, né le 14 octobre 1836, Lille (Nord), 24° de ligne. — Fracture de l'humérus droit, tiers supérieur, coup de feu, Bapaume. — Phlegmon, cicatrices adhérentes, perte des mouvements du membre.

VANDANFLITE, Adolphe, 33° de ligne. — Perte partielle du doigt indicateur gauche, coup de feu, Arthenay, 2 décembre. —Ankylose de la partie restante, gêne des mouvements des autres doigts. ·

VANDANGES, Jean-Léonard, 4° zouaves. — Plaie contuse à la main gauche, coup de feu, Champigny, 30 novembre. — Ankylose dans l'extension de l'indicateur avec déviation à angle aigu de la phalangette sur la phalangine.

VANDE, Auguste-Charles, né le 10 avril 1849, Paris (Seine), 6° de ligne. — Plaie perforante de la main droite, coup de feu, Charleville, 18 août. — Pourriture d'hôpital, cicatrices adhérentes, ankylose du poignet avec soudure des deux premiers métacarpiens, impossibilité presque absolue de la flexion et de l'extension des doigts.

VANDENBERGHE, Amand-Benoît, né le 5 mai 1847, Oudezeele (Nord), 1er de ligne. — Fracture comminutive de l'avant-bras gauche, coup de feu, Sainte-Barbe sous Metz. — Déformation du membre avec flexion et déformation de la main.

VANDENBROUCK, Louis-Julien, garde mobilisée du Nord. — Plaies au bras droit et à la poitrine, coup de feu, Saint-Quentin. — Gêne des mouvements du bras, dyspnée.

VANDENKERKOVE, Henri-Fidèle, né le 30 octobre 1826, Staple (Nord), 7° hussards. — Myélite rhumatismale, fatigues de la campagne. — Paralysie et atrophie des muscles extenseurs.

VANDENKERCKOVE, Victor-Bernard, né le 6 mars 1841, Cherbourg (Manche), garde nationale de la Seine, 106e bataillon.—Plaie compliquée à la main droite, coup de feu, Buzenval. —Perte de l'usage des quatre derniers doigts.

VANDOORNE, Louis-Aimé-Désiré, 65e de ligne. — Plaie contuse au bras droit, coup de feu, Saint-Quentin. — Rétraction du biceps, ankylose radio-cubitale.

VAN-DOREN, Jean-François, né le 3 février 1833, Lyon (Rhône), 88e de ligne, capitaine. — Plaie pénétrante du genou gauche, coup de feu, Reischoffen. — Ankylose du genou dans la demi-flexion.

VANDOZ, Eugène, 55e de ligne. — Fracture des os du tarse et des 4e et 5e métatarsiens, pied droit, coup de feu, Rezonville. — Gêne des mouvements de la partie antérieure du pied.

VANEL, Jacques-André, garde mob. de la Lozère.—Plaie contuse à l'épaule gauche, coup de feu à (?). — Atrophie de l'épaule.

VANESTE, Henrion-Henri-Louis, 39e de ligne.—Fracture comminutive du pied gauche, coup de feu, Orléans, 4 décembre. — Esquilles, gêne et douleur dans les mouvements du pied.

VANGEON, Jean, 94e de ligne. — Plaie contuse à la cuisse gauche, accident, Metz, 26 septembre. — Cicatrice profonde et adhérente.

VANGREVELYNGHE, Jules-Alidore-Humile, né le 30 juillet 1844, Ochtezeele (Nord), 1er chass. à pied. — Fracture de la partie moyenne du maxillaire inférieur, éclat d'obus, Fræschwiller. — Perte des dents incisives.

VANHOVE, Frédéric-Charles, 68e de ligne. — Fracture partielle du fémur gauche, coup de feu, Beaumont (Ardennes).—Cicatrice adhérente.

VAN-HOVE, Jules-Auguste, né le 11 octobre 1850, Gand (Belgique), garde nationale de la Seine, 211e bataillon. — Fracture du coude droit, coup de feu, Buzenval. — Ankylose du coude dans la demi-flexion avec pronation de l'avant-bras.

VANHOYE, Dieudonné-Henri, garde mob. du Nord.—Plaie contuse à la cuisse droite, éclat d'obus, Saint-Quentin. — Perte de substance musculaire.

VAN-HYFTE, Ernest-Alexandre-Armand, né en 1847, Paris (Seine), garde nationale mob. de la Seine. — Plaie oblique au côté gauche de la poitrine, coup de feu, Buzenval. — Dyspnée.

VANNIER, Auguste-Hippolyte, né le 1er mars 1850, Conflans (Sarthe), 119e de ligne. — Fracture du fémur droit, tiers inférieur, coup de feu, Champigny. — Cal volumineux, raccourcissement de 9 centimètres.

VANNIER, Jean, 10e de ligne. — Plaie contuse à la fesse gauche, coup de feu l'Hay, 29 novembre. — Gêne douloureuse dans le membre inférieur.

VANNIER, Mathurien-Julien-Jean; né le 12 mars 1845, Thorigné (Ille-et-Vilaine), 15e de ligne. — Fracture du sacrum, de l'os iliaque et de l'extrémité supérieure du fémur droit, 4 coups de feu, Montmesly. — Cicatrices adhérentes, atrophie considérable du membre, raccourcissement et déviation en dehors.

VANSTAVEL, Edouard-Louis-Julien, 57e de ligne. — Plaie contuse à la région lombaire, coup de feu, Gravelotte. — Plaie fistuleuse, diminution de la sensibilité avec gêne des mouvements des extrémités inférieures.

VANTARD, Philippe-Célestin, garde mob. du Jura. — Plaie contuse au coude droit, coup de feu, Beaune-la-Rolande. — Ankylose incomplète du coude.

VAN-WAYEMBELGUE, Pierre, voltigeurs du Nord. — Plaies contuses au thorax, à droite, 2 coups de feu, Bapaume. — Gêne et douleurs des mouvements du bras droit.

Vapillon, Jean-Antoine, né le 30 juin 1841, Blacé (Rhône), 1re légion de marche du Rhône.—Désorganisation du globe oculaire gauche, coup de feu, Nuits.

Vapillon, Michel, né le 6 décembre 1845, Dénicé (Rhône), 66e de ligne. — Plaie compliquée à l'épaule gauche, coup de feu, Saint-Privat. — Esquilles, plaies fistuleuses, nombreuses cicatrices adhérentes, ankylose scapulo-humérale.

Vaquette, Constant-Edouard, né le 20 novembre 1848, Frières-Faillouël (Aisne), 49e de ligne. — Plaie pénétrante de l'articulation scapulo-humérale gauche, coup de feu, Mouzon. —Ankylose scapulo-humérale.

Vaquette, Jean-Baptiste-Isidore, 6e de ligne.— Fracture du radius droit, coup de feu, Sainte-Barbe sous Metz. — Atrophie de l'avant-bras et de la main.

Vaquez, Romain-Paul-Henri, 1er zouaves. — Congélation, Pontarlier. — Perte des phalanges unguéales des trois premiers orteils.

Vaquié, Joseph, né le 7 juin 1847, Montaillon (Ariége), 25e chass. à pied. — Plaies contuses à la partie supérieure de la jambe et à la partie inférieure de la cuisse droite, éclats d'obus, Gravelotte. — Large cicatrice adhérente, rétraction de la jambe et atrophie de tout le membre.

Varage, Alexis-Louis-Alphonse, né le 16 juin 1845, Paris, 26e de ligne. — Plaie compliquée à l'avant-bras droit, coup de feu, Terminiers. — Ankylose du poignet, atrophie du bras et de la main.

Varaine, Sébastien, 47e de ligne.— Plaie contuse à la jambe gauche, coup de feu, Frœschwiller. — Rétraction légère des fléchisseurs, gêne dans la marche.

Vardon, François-Emile, né le 18 août 1846, Flers (Orne), 21e de ligne.— Fracture compliquée du radius gauche, coup de feu, Sedan. — Atrophie et paralysie de l'avant-bras et de la main avec extension permanente des doigts.

Vareille, Jean, né le 20 janvier 1844, Sauveterre (Gironde), 22e de ligne. — Fracture comminutive de la jambe gauche, tiers inférieur, coup de feu, Champigny. — Consolidation vicieuse, roideur tibio-tarsienne.

Varénas, François, garde mob. de la Haute-Vienne. — Plaie contuse à la main droite, éclat dobus, Terminiers, 2 décembre. — Atrophie et ankylose de l'indicateur dans l'extension.

Varenne, Nicolas-Joseph, né le 6 décembre 1841, la Chapelle-aux-Bois (Vosges), garde mob. des Vosges, sergent.— Fracture comminutive de l'humérus gauche, coup de feu, la Bourgonce. — Nombreuses esquilles, non-consolidation, fausse articulation du bras.

Varennes, Joseph-Elysée, 8e chass. à pied. — Plaie compliquée à l'avant-bras gauche, éclat d'obus, Montbéliard. — Rétraction permanente des doigts.

Varey, Adolphe-Gustave, né le 14 juin 1846, Steenvorde (Nord), 26e de ligne. — Fracture compliquée du cubitus droit, coup de feu, Gravelotte. — Déformation de l'avant-bras, atrophie et paralysie de la main avec rétraction des doigts.

Varin, Alexandre-Désiré, 54e de ligne, caporal.— Fracture du fémur droit, coup de feu, Amanvillers. — Amaigrissement du membre, claudication.

Variot, Louis, 79e de ligne. — Plaie contuse au bras droit, coup de feu, Mouzon. — Flexion de l'avant-bras à angle droit.

Variot, Nicolas-Jean-Baptiste, né le 5 mai 1845, Paris, 55e de ligne. — Plaies contuses à la hanche et à la main gauches, coups de feu, Styring-Wendel.— Ankylose des doigts médius et annulaire dans l'extension.

Varlet, Victor-Wulfran, né le 30 mars 1842, Abbeville (Somme), 39e de ligne. — Fracture comminutive de l'humérus gauche, tiers inférieur, coup de feu, Loigny. — Carie, suppuration abondante, ankylose du coude.

Varnier, Maurice, né à Valence (Drôme), 2e zouaves. — Plaie contuse à la jambe droite, lésion du tendon d'Achille, coup de feu, Montbéliard, 17 janvier. — Claudication.

VAROQUI, Nicolas, né le 11 novembre 1846, l'Hôpital (Moselle), 14e de ligne. — Fracture des 4e et 5e métacarpiens, main droite, coup de feu, Sedan. — Perte du doigt auriculaire, flexion du doigt médius, atrophie de la main.

VAROQUIER, Désiré-Joseph, 71e de ligne. — Plaie pénétrante de poitrine, coup de feu Servigny. — Dyspnée.

VASCHALDE, Adrien, né le 23 février 1845, Beaumont (Ardèche), 67e de ligne, caporal. — Fracture comminutive des os du tarse et du métatarse, pied droit, coup de feu, Mézières, (Loiret). — Paralysie du pied ankylosé dans l'extension.

VASCHER, François, 44e de ligne. — Fracture double du maxillaire inférieur, coup de feu, Ladon, 24 novembre. — Perte de plusieurs dents, cal difforme.

VASLIN, Louis-Jean-Baptiste, 61e de ligne, caporal. — Plaie contuse à la cuisse gauche, partie inférieure, coup de feu, Bussurel (Haute-Saône). — Atrophie de la jambe.

VASSAL, Alphonse-Isidore-Victor, né le 13 octobre 1846, la Basouge-du-Désert (Ille-et-Vilaine), garde mob. d'Ille-et-Vilaine. — Fracture de l'humérus gauche avec plaie pénétrante de poitrine, coup de feu, Champigny. — Dyspnée et gêne des mouvements du bras.

VASSEUR, Aristide-Léon-Louis, 3e génie. — Plaie contuse à la cuisse gauche, coup de feu, Paris, 27 mai (rue de la Roquette). — Douleurs et gêne des mouvements du membre.

VASSEUR, Arsène, né le 25 mars 1847, Evergnicourt (Aisne), 8e artill. — Arthrite chronique du genou gauche, fatigues de la campagne, 1870-71.

VASSEUR, Jean-Baptiste-Firmin, né le 27 octobre 1843, Béalcourt (Somme), 13e artill. — Plaies contuses à la partie postérieure du coude droit et à la partie interne de l'avant-bras gauche, éclats d'obus, Rezonville. — Ankylose du coude, gêne dans la flexion des doigts auriculaire et annulaire gauches.

VASSEUR, Narcisse-Florian, né le 2 août 1848, Neuvillette (Somme), 6e de ligne. — Désorganisation du globe oculaire droit, coup de feu, Sainte-Barbe sous Metz.

VASSEUR, Paul, né le 18 juillet 1842, Achicourt (Pas-de-Calais), 1er zouaves. — Désorganisation du globe oculaire gauche avec perte de l'arcade sourcilière, coup de feu, Frœschwiller. — Cicatrice profonde et adhérente, névralgies.

VASSIAS, Jean-Jules, garde nationale de la Seine. — Plaie contuse au bras droit, coup de feu, Buzenval. — Atrophie du bras.

VASSON, Michel, 100e de ligne. — Perte des doigts indicateur et annulaire, main gauche, coup de feu, Chenebier.

VASSOT, Joseph, 21e de ligne. — Fracture comminutive de l'omoplate et de quelques côtes à gauche, coup de feu, Frœschwiller. — Gêne des mouvements de l'épaule.

VASTER, Jean-Nicolas, né le 20 mai 1832, Haraucourt-sur-Seille (Meurthe), 14e chass. à pied, sous-lieutenant. — Plaie contuse à la main droite, coup de feu, Héricourt. — Perte du doigt auriculaire, ankylose des doigts indicateur et annulaire, atrophie de la main.

VAUBOURG, Dominique-Joseph, né le 3 octobre 1845, Charmes (Vosges), 73e de ligne. — Fracture des 2e et 3e métacarpiens, main droite, coup de feu, Saint-Privat. — Cicatrices vicieuses, extension permanente des doigts.

VAUBOURG, Henri-Joseph, 14e de ligne. — Fracture du doigt médius gauche, coup de feu, Sedan. — Ankylose métacarpo-phalangienne de ce doigt.

VAUCHEZ, Henry-Eugène, né le 24 avril 1845, Lyon (Rhône), 98e de ligne, sergent. — Affection scorbutique, en captivité en Allemagne. — Paralysie incomplète du bras, et complète de la main, gêne considérable des mouvements de la main.

VAUDAINE, Joseph, 53e de ligne. — Fracture de l'annulaire avec plaie contuse à l'éminence thénar, main gauche, coup de feu sous Pontarlier, 1er février.

VAUDELEAU, Narcisse-Hippolyte, 28e de ligne. — Fracture de l'omoplate droite, coup de feu à (?), 10 décembre. — Esquilles, gêne des mouvements de l'épaule.

VAUDIN, Claude-François, né le 14 juillet 1843, Chaudefontaine (Doubs), 46e de ligne. —

Fracture du fémur droit, tiers supérieur, éclat d'obus, Beaumont. — Ostéite avec nécrose du bassin, ankylose coxo-fémorale, atrophie et rétraction considérable des muscles.

VAUDON, Louis, garde mob. de la Charente. — Plaie pénétrante de poitrine, à droite, fracture des 5e et 6e côtes, coup de feu, Grange-aux-Dames, 16 janvier. — Dyspnée, cicatrice adhérente.

VAURE, Henri-Paul, né le 21 mars 1847, Peaugres (Ardèche), 62e de ligne. — Fracture du maxillaire inférieur, plaie contuse à la fesse gauche, éclats d'obus, Sainte-Barbe. — Très-grande gêne dans l'écartement des mâchoires.

VAUTE, Joseph, 97e de ligne. — Fracture des 3e et 4e métatarsiens, pied droit, coup de feu, Gravelotte. — Perte de substance osseuse, cicatrices adhérentes.

VAUTHIER, François-Nicolas, né le 10 septembre 1848, Guernes (Seine-et-Oise), 61e de ligne, caporal. — Plaie à travers les deux mollets, coup de feu, Gravelotte. — Gêne dans la flexion des deux pieds.

VAUTHIER, Pierre-Eugène, né le 11 janvier 1847, Bessoncourt (Haut-Rhin), 4e chass. à pied. — Fracture de l'extrémité inférieure de l'humérus droit, coup de feu, Orléans. — Anky-lose incomplète du genou.

VAUTIER, Charles-François, 7e de ligne, caporal. — Perte des 2e et 3e phalanges de l'in-dicateur gauche, coup de feu, Bry, 2 décembre.

VAUTIER, Jean-Emile, né le 22 janvier 1849, Montchauvet (Calvados), garde mob. du Cal-vados. — Plaie à travers la partie supérieure du bras droit, la région supérieure du thorax et la partie inférieure du bras gauche, coup de feu, la Fourche. — Cicatrices adhérentes pro-fondes.

VAUTIER, Paul, 10e chasseurs. — Perte de la 3e phalange de l'indicateur gauche, éclat d'obus, Vermand, 18 janvier. — Extension permanente de ce doigt.

VAUTRIN, Jean-Sébastien, né le 16 juillet 1838, Belleau (Meurthe), 10e chass. à pied. — Plaie compliquée au cou, coup de feu, Spickeren. — Paralysie du bras droit.

VAUTRINOT, Jean-Baptiste, 35e de ligne. — Plaie contuse à la partie postérieure du tronc, éclat d'obus, Belfort. — Vaste cicatrice adhérente.

VAUVRECY, Anthime-Philippe, né le 1er mai 1840, Grosille-l'Heure (Seine-Inférieure), 4e cuirassiers, maréchal des logis. — Plaie compliquée au poignet droit, coup de feu, Frœsch-willer. — Ankylose du poignet avec roideur des doigts.

VAVON, Jacques, 56e de ligne. — Plaie pénétrante de poitrine, à droite, plaie à la face, côté gauche, coups de feu, Frœschwiller. — Dyspnée, perte de 9 dents des deux maxillaires, à gauche.

VEAU, Louis, né le 28 septembre 1847, Saint-Saulge (Nièvre), 33e de ligne. — Brulûres à la face, éclatement du fusil, Arthenay. — Ophthalmie, amaurose double incomplète, plus prononcée à gauche.

VEAUGEOIS, Louis-Désiré, né le 8 août 1838, Fontaines-en-Beaume (Loir-et-Cher), 58e de ligne. — Fracture comminutive de l'avant-bras gauche, coup de feu, le Mans. — Atrophie du membre et paralysie incomplète des doigts.

VEAUX, Antoine, né le 10 septembre 1846, Proissons (Dordogne), 5e de ligne. — Plaie pénétrante de poitrine, plaie compliquée à l'avant-bras gauche, coups de feu, Sedan. — Flexion permanente de l'avant-bras, atrophie de la main.

VEAUX, François, 12e dragons. — Fracture de la jambe gauche, coup de pied de cheval à (?). — Esquilles, cicatrices adhérentes.

VEBER, Nicolas-Martin, né le 11 avril 1836, Sainte-Croix-aux-Moines (Haut-Rhin), gen-darmes de l'Ain. — Plaie pénétrante de l'aisselle gauche, coup de feu, perte du pouce droit, éclat d'obus, Belfort. — Balle non extraite, gêne des mouvements du bras gauche.

VECCHIERINI, Antoine-François, 56e de ligne. — Plaie contuse à la jambe (?), érosion du tibia, coup de feu, Frœschwiller.

VEDRENNE, François, né le 21 octobre 1834, Saint-Yrieix-le-Déjalat (Corrèze), 2e de ligne. — Plaie à travers le genou droit, coup de feu, Beaumont, 7 décembre. — Ankylose du genou; marche impossible sans béquilles.

VEDRENNE, Simon, 3e zouaves. — Plaie pénétrante de poitrine à droite, coup de feu, Frœschwiller. — Dyspnée.

VÉDRINE, Antoine, né le 7 juillet 1838, Cerzat (Haute-Loire), 47e de ligne, tambour. — Deux plaies contuses à la région tibio-tarsienne gauche, 2 coups de feu, Frœschwiller. — Nombreux abcès, esquilles, arthrite, gonflement considérable de tissus, hypertrophie des os du tarse.

VÉDRINE, Jean, 38e de ligne. — Fracture comminutive de l'indicateur gauche, coup de feu, Vierzon, 11 décembre.

VEILLEUX, Louis, né le 24 juin 1849, Houx (Eure-et-Loir), 2 chass. à pied, caporal. — Perte des 2e et 3e phalanges du médius et de la 3e phalange de l'annulaire, main gauche, coup de feu, Paris, 2e siége. — Gêne dans la flexion des doigts.

VEILLON, Pierre-Marie, né le 6 août 1839, Meslin (Côtes-du-Nord), 67e de ligne. — Fracture du sacrum et de l'os iliaque droit, coup de feu, Forbach. — Balle non extraite, rétraction de la jambe, atrophie et paralysie du membre.

VEISSE, Jean-Baptiste, 23e de ligne. — Plaie contuse à la main gauche, coup de feu, Rezonville. — Ankylose des doigts auriculaire et annulaire.

VEISSELIER, Pierre, 46e de ligne. — Plaie contuse au mollet gauche, coup de feu, Pezou près Vendôme, 16 décembre. — Cicatrice adhérente, atrophie de la jambe.

VEIT, Michel, né le 6 décembre 1837, Paris, 8e de ligne. — Congélation, Villersexel. — Perte des cinq orteils, pied droit, et, des phalanges unguéales des quatre premiers orteils, pied gauche.

VELAY, Jean-Baptiste, 5e de ligne. — Plaie contuse à la jambe gauche, coup de feu, Sedan. — Cicatrice adhérente.

VELLAS, Marie-Ferdinand-Félix, 70e de ligne. — Plaie déchirée à la face palmaire de la droite, recul de la culasse du fusil, Vanves, 20 mai. — Flexion des doigts.

VELLY, Jacques-Marie, né le 1er juin 1848, Beuzec Cap-Sizun (Finistère), 50e de ligne. — Fracture comminutive de la jambe droite, coup de feu, Sedan. — Hypertrophie osseuse, atrophie et perte de l'usage du membre.

VELTZ, Antoine, 1er chass. à pied. — Fracture du calcanéum, pied gauche, coup de feu, Querrieux. — Cicatrice adhérente.

VELUT, Jacques-Eléonore, né le 28 novembre 1844, Paris (Seine), 2e zouaves. — Fracture du coude gauche, coup de feu, Frœschwiller. — Ankylose du coude, raccourcissement du membre, cicatrice profonde et adhérente.

VENARD, Gabriel, 19e de ligne, sergent. — Plaie contuse à la cuisse gauche, érosion du fémur, coup de feu, Champigny, 30 novembre.

VENDANGE, Louis-Charles, 57e de ligne. — Plaies contuses au bras gauche et à la région fessière, éclats d'obus à (?). — Cicatrices adhérentes.

VENDANGEAT, Pierre, né le 9 juin 1850, Monségur (Gironde), 82e de ligne. — Fracture de la rotule droite avec plaie pénétrante du genou, coup de feu, le Mans. — Raccourcissement de 3 centimètres, ankylose du genou.

VENDRE, Jean-Baptiste, garde mob. de l'Isère. — Perte du doigt médius gauche, éclat d'obus, Vendôme, 15 décembre. — Gêne des mouvements de l'avant-bras.

VENNIER, Gustave-Eugène, 11e cuirassiers. — Angine diphthéritique, fatigues, armée de la Loire. — Paraplégie incomplète.

VENOT, Pierre, né le 12 février 1846, Moroges (Saône-et-Loire), 7e cuirassiers. — Maladie (?) ophthalmie, siége de Metz. — Cécité complète.

VENTAJOL, Joseph-Hippolyte-Casimir, né le 22 novembre 1850, Aiguèze (Gard), 70ᵉ de ligne. — Fracture comminutive de la jambe gauche, chute d'un mur démoli par un obus, Châtillon sous Paris, 2ᵉ siége. — Ankylose tibio-tarsienne avec engorgement de l'articulation.

VENTÉJOUX, Annet, né le 3 décembre 1839, Saint-Cyr-la-Roche (Corrèze), 2ᵉ de ligne. — Fracture de la clavicule gauche, coup de feu, Conneré. — Cicatrices adhérentes.

VENTRE, Octave, né le 13 janvier 1848, Alger, garde mob. de la Seine. — Plaie à travers le creux axillaire gauche, coup de feu, Stains, 21 décembre. — Paralysie et atrophie des trois premiers doigts.

VERBOUD, François, 100ᵉ de ligne. — Fracture du maxillaire supérieur droit, éclat d'obus, Saint-Privat. — Esquilles, cal vicieux, plaie fistuleuse gonflement de la joue.

VERBREUQUE, Henri-Louis-Joseph, né le 4 avril 1849, Faches (Nord), garde mob. du Nord. — Fracture de la jambe gauche, éclat d'obus, Vermand, 18 janvier. — Cicatrice adhérente, ankylose tibio-tarsienne avec le pied dans l'extension, marche sur la pointe des orteils.

VERCHÈRE, Benoît-Marie, né le 18 mai 1840, Ecoche (Loire), 53ᵉ de ligne. — Plaie à travers le poignet droit, coup de feu, Sedan. — Ankylose du poignet avec gêne dans les mouvements.

VERCHÈRE, Jean-Léon, né le 8 janvier 1844, Bouvent (Ain), 15ᵉ artill. — Vaste plaie à la hanche, coup de feu, Sedan. — Esquilles, cicatrice adhérente, gêne considérable des mouvements du membre inférieur droit.

VERCHERIN, Etienne, 84ᵉ de ligne. — Plaie contuse au coude gauche, coup de feu, Gravelotte. — Ankylose presque complète du coude.

VERDAVOINE, Philadelphe-Honoré, né le 23 janvier 1844, Lappion (Aisne), 61ᵉ de ligne. — Plaies contuses à l'épaule et au bras droits, éclat d'obus et coup de feu, Beaumont. — Gêne des mouvements du bras.

VERDELHAN, Emilien-Calixte-Victor, né le 27 juin 1844, Saint-André-de-Lancize (Lozère), 46ᵉ de ligne. — Fracture comminutive de la jambe gauche, coup de feu, Sedan. — Plaie fistuleuse persistante, hypertrophie de l'os.

VERDET, Julien, né le 4 août 1849, Miribel (Isère), 2ᵉ de ligne. — Fracture du radius gauche, coup de feu, Arthenay. — Abcès périodiques, esquilles, cicatrices adhérentes.

VERDEYEN, Henri-François-Ferdinand, né le 22 décembre 1847, Anvers (Belgique), voltigeurs du Nord. — Plaie compliquée au coude gauche, coup de feu, Saint-Quentin. — Ankylose du coude à angle droit, perte des mouvements de pronation et de supination, cicatrices adhérentes, amaigrissement de tout le bras et de la main.

VERDIER, André, né le 19 septembre 1845, Saint-Etienne (Loire), 18ᵉ de marche. — Plaie à travers la cuisse gauche, coup de feu, Clamart, 19 septembre. — Paralysie de la jambe : Paralysie de la main gauche attribuée au froid.

VERDIER, Antoine, 18ᵉ de ligne. — Fracture du cubitus droit, coup de feu, Frœschwiller. — Flexion des trois derniers doigts.

VERDIER, Casimir, 46ᵉ de ligne. — Fracture de l'os iliaque gauche, coup de feu, le Mans. — Large cicatrice à la partie supérieure de la cuisse.

VERDIER, Etienne-Joseph, 54ᵉ de ligne. — Plaie contuse au genou droit, coup de feu, Saint-Privat. — Claudication.

VERDIER, Hilaire, 89ᵉ de ligne. — Plaie contuse au pied droit, coup de feu, Sedan. — Cicatrice adhérente aux orteils.

VERDIER, Jean-Nicolas, 23ᵉ de ligne. — Plaies au pli fessier droit et à l'aine gauche, coup de feu, Gravelotte. — Gêne des mouvements inférieurs.

VERDON, Louis-Alexis-François, 18ᵉ de ligne. — Plaie à la joue gauche, plaie compliquée à la jambe gauche, 2 coups de feu, Montmesly, 30 novembre. — Extension permanente du pied.

VERDOUX, Henri-Laurent, né le 15 août 1840, Bagnères-de-Bigorre (Hautes-Pyrénées), 61e de ligne. — Congélation, Besançon. — Cicatrices étendues et douloureuses aux deux pieds.

VERDOY, Isidore-Fernand-Eugène, 3e génie. — Plaie contuse au mollet gauche, coup de feu, Paris, 25 mai. — Cicatrice vicieuse.

VERDY, Eugène-Anatole, né le 3 avril 1846, Cléry (Somme), garde mob. de la Somme. — Plaie contuse au poignet gauche, éclat d'obus, Péronne. — Cicatrices adhérentes au poignet et à la main, ankylose incomplète du poignet.

VÉRETOUX, Félix, 14e de ligne. — Fracture de la 12e côte droite, coup de feu, Châtillon, 13 octobre. — Cicatrice adhérente, gêne dans la flexion du tronc.

VERGÉ, Pierre, né le 12 décembre 1846, Camarade (Ariége), 18e dragons. — Fracture du pariétal gauche, plaies au coude et au creux axillaire gauches, coups de sabre, plaie contuse au genou droit, coup de feu, Sedan.

VERGER, Antoine, 2e de ligne. — Fracture de l'humérus gauche, coup de feu, Ardenay (Sarthe), 9 janvier. — Cicatrice adhérente.

VERGER, Cyprien, 15e de ligne. — Fracture du 4e métatarsien, pied droit, coup de feu, Saint-Privat. — Cicatrice adhérente.

VERGER-MOLLARD, Joseph, 48e de ligne, caporal. — Plaie contuse à la jambe gauche, partie postérieure, coup de feu, Frœschwiller. — Cicatrice adhérente au tendon d'Achille.

VERGERS, Martin, 17e de ligne. — Plaie s'étendant depuis la région sus-épineuse droite jusqu'à la partie latérale gauche, coup de feu, Beaumont (Ardennes). — Gêne des mouvements du cou.

VERGEZ, Jean, né le 29 mars 1850, Laloubère (Hautes-Pyrénées), 35e de ligne. — Plaie compliquée à l'avant-bras droit, coup de feu, Yvré-l'Evêque. — Atrophie de l'avant-bras et paralysie de la main.

VERGNAUD, Eugène, né le 20 mars 1848, [Charny (Yonne), garde mob. de l'Yonne. — Luxation du cubitus droit sur l'humérus, chute, armée de l'Est. — Non-réduction, amaigrissement du bras : gêne dans la flexion et l'extension du coude.

VERGNAUD, Pierre, 73e de ligne. — Plaie contuse au coude gauche, coup de feu, Gravelotte. — Paralysie partielle des mouvements des doigts.

VERGNE, François, né le 1er avril 1850, Souillac (Lot), 1er train d'artill. — Plaie contuse à la face dorsale de la main gauche, accident, armée de Versailles. — Perte de la flexion des doigts.

VERGNES, François-Germain, 1er hussards. — Plaie contuse à l'avant-bras gauche, coup de feu, Sedan.

VERGNES, Joseph, 11e de ligne. — Plaie à l'articulation tibio-tarsienne gauche, coup de feu, les Buttes-Chaumont, 27 mai. — Ankylose tibio-tarsienne, atrophie du pied et gêne des mouvements des orteils.

VERGNET, Guillaume-Félix, 39e de ligne. — Fracture de l'omoplate droite, coup de feu, Orléans, 4 décembre. — Esquilles, faiblesse du bras.

VERHAEGHE, Henri-Benoît, né le 5 août 1849, Hazebrouck (Nord), garde mob. du Nord. — Fracture du col de la branche gauche du maxillaire et ablation de l'œil gauche, coup de feu, Saint-Quentin. — Ectropion cicatriciel, ankylose temporo-maxillaire gauche avec perte de l'ouïe de ce côté.

VERHAEGHE, Léon-Gustave, né le 10 novembre 1845, Wattrelot (Nord), 71e de ligne. — Plaie contuse à la partie supérieure de la cuisse droite, coup de feu, Châtillon (2e siége). — Plaie fistuleuse.

VERHOES, Jules-Constant-Isidore, né le 6 mars 1847, Oye (Pas-de-Calais), garde mob. du

126

Pas-de-Calais. — Fracture de l'extrémité inférieure de l'humérus gauche, coup de feu, Saint-Quentin. — Cicatrice adhérente, ankylose du coude dans la flexion.

VÉRIGEL, Claude-Etienne, 7e artill.—Plaie contuse à la cuisse droite, coup de feu, Beaugency, 8 décembre.

VÉRILHAC, Jacques Victor-Maurice, né le le 10 avril 1848, Saint-Agrève (Ardèche), garde mob. de l'Ardèche, sergent. — Fracture des 9e et 10e côtes, coup de feu, Bizy (Eure). — Carie des côtes fracturées, déformation du côté gauche du thorax, épanchement pleurétique.

VÉRITÉ, Isidore-Eugène, né le 25 mars 1848, Thoiré (Sarthe), francs-tireurs de Paris. — Fracture comminutive du cubitus droit, fracture de la branche horizontale gauche du pubis, 2 coups de feu, Alençon. — Cicatrice adhérente à l'avant-bras, plaies fistuleuses à la région pubienne.

VÉRITÉ, Pierre-Charles, garde mob. de la Sarthe. — Plaie contuse à la région lombaire, éclat d'obus, congélation, Loigny. — Perte de la phalange unguéale des deux gros orteils.

VERJUS, Jean-Marie, 77e de ligne. — Plaie compliquée au bras droit, coup de feu, Styring-Wendel. — Paralysie partielle du bras et de la main.

VERJUS, Victor, 65e de ligne. — Plaie contuse au bras droit, coup de feu, Coulmiers. — Atrophie du bras.

VERLIAC, Jean, né le 14 mars 1847, Paulin (Dordogne), garde mob. de la Dordogne. — Fracture comminutive du maxillaire inférieur, éclat d'obus, Coulmiers. — Déformation de la face, perte de toutes les dents, moins quatre, gêne considérable dans la mastication et la parole.

VERLIAC, Pierre, né le 5 février 1846, Aubazine (Corrèze), 7e artill.—Fracture comminutive de la jambe droite, accident, Sedan, 1er septembre. — Raccourcissement considérable du membre.

VERMARE, Etienne, 99e de ligne. — Fracture de la tête de l'humérus gauche, coup de feu, Frœschwiller. — Gêne des mouvements de l'articulation scapulo-humérale.

VERMEIL, François, 48e de ligne.—Plaie contuse à l'épaule gauche, coup de feu, Frœschwiller. — Cicatrice adhérente.

VERMESCH, Emile-Désiré, 75e de ligne. — Plaie contuse à la partie supérieure externe du bras gauche, éclat d'obus, Bapaume. — Cicatrices étendues.

VERMON, Jean-Théophile, 10e artill. — Plaie contuse à la main gauche, éclat d'obus, Sedan. — Cicatrice adhérente, flexion incomplète de l'indicateur et extension permanente du pouce.

VERNAY, Jean-Claude, né le 13 septembre 1844, Montremand (Rhône), 7e chass. à pied. — Plaie compliquée à la cuisse gauche, coup de feu à (?), armée du Rhin.—Amaigrissement et gêne des mouvements du membre.

VERNE, Marie-Joseph-Frédéric, né le 14 août 1841, Confrançon (Ain), 27e de ligne. — Fracture du radius droit, coup de feu, la Bourgonce. — Déviation de la main, ankylose du poignet.

VERNERET, Marie, 45e de ligne. — Plaie pénétrante du pied droit, et plaie contuse au bras droit, éclats d'obus, Sedan.

VERNET, Claude, né le 26 février 1849, la Clayette (Saône-et-Loire), 1er de ligne. — Fracture des extrémités articulaires de l'humérus et du radius droits, coup de feu, Sedan. — Ankylose du coude avec flexion de l'avant-bras.

VERNET, François-Victor, né le 16 juillet 1851, Paris, garde nationale de la Seine. — Plaie contuse au pli du coude, éclat d'obus, la Varenne-Saint-Hilaire. — Cicatrice adhérente, gêne dans la flexion et l'extension de l'avant-bras.

VERNET, Guillaume, 29e de ligne. — Fracture par écrasement des doigts indicateur et médius droits, coup de feu à (?). — Ankylose de ces deux doigts.

VERNET, Jean-André, 24e chass. à pied. — Plaie contuse au bras droit, coup de feu, Pierrefitte, 23 septembre. — Rétraction musculaire, cicatrice adhérente.

Vernet, Jean-Baptiste, né le 14 mai 1846, Doranges (Puy-de-Dôme), 12e de ligne. — Fracture de la jambe gauche, coup de feu, Saint-Privat. — Raccourcissement considérable de la jambe.

Vernet, Louis-Ursule, 37e de ligne. — Plaie contuse au creux poplité gauche, coup de feu, Morée-Saint-Hilaire.

Vernet, Philippe, né le 13 avril 1843, Lavernay (Doubs), 2e zouaves. — Congélation, Gien. — Perte des cinq orteils, pied droit.

Verneuil, François, né le 10 janvier 1849, Duranville (Eure), garde mob. de l'Eure, caporal. — Hémiplégie droite, fatigues et refroidissements.

Vernhes, Hubert-Henri-Joseph, garde mob. de l'Aveyron. — Fracture comminutive de l'humérus droit, coup de feu, Dijon, 21 janvier. — Cal volumineux.

Vernier, Stéphane-Emile, né le 17 septembre 1844, Vuillafans (Doubs), 18e dragons, maréchal des logis. — Fracture incomplète du radius gauche, coup de feu, Sedan. — Cicatrice adhérente, amaigrissement de la main, gêne dans l'extension des trois premiers doigts.

Vernine, Jean-Eugène, 49e de ligne. — Plaie pénétrante de l'articulation tibio-tarsienne gauche, coup de feu, la Fourche. — Paralysie du pied.

Véron, Eugène, garde nationale de la Seine. — Plaie déchirée au bras gauche, coup de feu, Buzenval. — Hernie du deltoïde.

Vérot, Julien, 44e de ligne, caporal. — Plaie pénétrante des deux cuisses, 2 coups de feu, Moimay, 9 janvier. — Balle enkystée dans la cuisse droite.

Verplaeste, Pierre-Alexandre, né le 16 avril 1849, Cassel (Nord), garde mob. du Nord. — Fracture comminutive du fémur droit, tiers moyen, coup de feu, Saint-Quentin. — Cal volumineux, raccourcissement de 5 centimètres avec incurvation en dehors, ankylose complète du genou et incomplète du pied dans l'extension et l'adduction.

Verpoix, Benoît, 53e de ligne. — Plaie pénétrante des condyles du fémur droit, coup de feu, Sedan. — Ankylose incomplète du genou, gêne dans la marche.

Verqueren, Rosalie-Fidèle-Célestine (femme Barbier). — Plaie contuse à la main droite, éclat d'obus, bombardement de Paris, 15 janvier. — Déformation du 2e métacarpien, ankylose du pouce et de l'indicateur, perte de l'usage de la main.

Verrier, Jean-Baptiste, né le 11 juin 1848, Paris (Seine), garde nationale de la Seine. — Plaie contuse au mollet gauche, coup de feu, Buzenval. — Cicatrice adhérente.

Verriez, Célestin, 109e de ligne. — Plaie contuse à la jambe droite, coup de feu, Villacoublay, 3 avril. — Exostose du tibia.

Verron, Adolphe-Hippolyte, garde mob. du Nord. — Fracture du tibia, tiers supérieur, coup de feu, Villers-Bretonneux. — Perte de substance osseuse, cicatrice adhérente.

Verroye, Désiré-Henri, né le 12 janvier 1830, Hazebrouck (Nord), 60e de ligne. — Plaie compliquée au coude droit, coup de feu, la Roche (Doubs) — Exfoliation d'une partie des os, ankylose du coude dans l'extension et paralysie incomplète des doigts en demi-flexion.

Verseil, (?), 64e de ligne — Fracture du cubitus gauche, 2 coups de feu, Amanvillers. — Esquilles, gêne des mouvements de l'avant-bras.

Versey, Jean-Baptiste, 9e de ligne, sergent. — Plaie pénétrante du bassin, coup de feu à (?). — Balle non extraite, gêne dans la marche.

Versmée, Tilman-Eugène, né le 17 octobre 1831, Saint-Omer (Pas-de-Calais), 1er chass. à pied, capitaine. — Plaie contuse au genou droit, coup de feu, Gravelotte. — Ankylose incomplète du genou avec flexion et atrophie du membre.

Vessière, Théodore-Cyprien, né le 12 janvier 1845, Sully-la-Chapelle (Loiret), 33e de ligne. — Fracture de l'articulation tibio-tarsienne gauche, coup de feu, Trogny. — Large cicatrice adhérente à la malléole externe, ankylose tibio-tarsienne.

Vessiller, Joseph-Louis, garde mob. de l'Isère. — Perte d'une partie du doigt médius droit, coup de feu, Vernon.

VESSILLIER, Joseph-Etienne, né le 19 juillet 1845, Crémieu (Isère), 72ᵉ de ligne, caporal. —Fracture de la jambe gauche, coup de feu, Saint-Quentin. — Consolidation pénible, cicatrice adhérente, gêne considérable dans l'extension du pied.

VÉTILLARD, Isidore-Pierre, né le 1ᵉʳ mars 1848, Saint-Aubin-du-Désert (Mayenne), garde mob. de la Mayenne. — Plaie contuse à l'avant-bras gauche, coup de feu, Borny. — Atrophie de l'avant-bras avec rétraction des fléchisseurs des doigts.

VÉROIS, Louis, garde mob. du Cher. — Fracture de la jambe gauche, coup de feu, Juranville.—Paralysie incomplète du pied.

VETTARD, Joseph, 17ᵉ de ligne, caporal. —Plaie contuse à l'épaule gauche, coup de feu, Bois-les-Dames, 29 août. — Atrophie partielle du membre.

VETZEL, Jean-Nicolas, né le 24 juin 1847, Mamerstroff (Moselle), 67ᵉ de ligne. —Fracture comminutive de la jambe gauche, coup de feu, Gravelotte.—Consolidation vicieuse, raccourcissement du membre, ankylose tibio-tarsienne.

VEUILLET, Antoine-Marie, né le 8 janvier 1848, Serrières (Savoie), 42ᵉ de ligne. — Plaie perforante de la main gauche, coup de feu, Champigny, 30 novembre. — Cicatrices aux faces dorsale et palmaire, atrophie de la main avec ankylose et extension permanente des doigts annulaire et médius.

VEUILLET, Claude-Joseph, 8ᵉ cuirassiers. —Fracture de l'indicateur droit, coup de feu, Wœrth.

VEYRE, Guillaume, né le 29 juillet 1850, Siccien-Saint-Julien (Isère), 23ᵉ chass. à pied.— Plaie compliquée à l'avant-bras droit, coup de feu, Neuilly-sur-Seine, 9 mai. — Paralysie de l'avant-bras.

VEYRE, Léonard, 23ᵉ de ligne. — Fracture du radius gauche, coup de feu, Gravelotte. — Ankylose du poignet.

VEYRENC, Joseph-Xavier, 19ᵉ artill. — Fracture de la clavicule droite, coup de feu, Sedan. — Balle non extraite, gêne considérable des mouvements du bras.

VEYRON, Hilarion-Joseph, né le 10 janvier 1848, Voiron (Isère), 63ᵉ de ligne. —Désorganisation du globe oculaire gauche, éclat d'obus, Toul, 23 septembre.

VEYSSET, Jean, 37ᵉ de ligne. — Fracture de la 9ᵉ côte, à la partie moyenne et postérieure du thorax, coup de feu, Gravelotte. — Cicatrice adhérente, atrophie de l'épaule et du bras.

VEYSSET, Joseph, né le 6 juin 1847, Clermont-Ferrand (Puy-de-Dôme), 24ᵒ de ligne, caporal. — Fracture de l'humérus droit, coup de feu, Boves, 26 novembre. — Plaie fistuleuse au pli du coude, cicatrices adhérentes, ankylose du coude à angle droit, paralysie et œdème de la main.

VEYSSI, Jean, garde mob. de la Dordogne. — Fracture de l'humérus gauche, coup de feu, Loigny. — Cicatrice adhérente, faiblesse et émaciation du membre.

VÉZIAT, Jean, né le 23 août 1842, Milhac-d'Auberoche (Dordogne), 47ᵉ de ligne. — Ophthalmie double, froids, Chambéry, 20 décembre. — Perte presque complète de la vue (le malade ne peut distinguer le jour de la nuit).

VÉZIEN, Clément-Louis, 50ᵉ de ligne. — Fracture de la clavicule gauche, coup de feu, Wissembourg.—Cal vicieux, pseudarthrose, abaissement de l'épaule.

VÉZIEN, Louis, garde mob. des Deux-Sèvres. — Fracture du fémur droit, coup de feu, Villersexel. — Raccourcissement du membre, plaie fistuleuse.

VEZINHET, Pierre, né le 11 novembre 1847, Millau (Aveyron), 96ᵒ de ligne. — Fracture de la jambe gauche, coup de feu, Frœschwiller. — Cal volumineux et difforme, engorgement de la jambe.

VIAL, André-Benoît, 18ᵉ de ligne. — Hernie inguinale double, efforts dans la traction d'une mitrailleuse, Frœschwiller, 6 août.

VIAL, Blaise, garde mob. des Hautes-Alpes. — Plaie contuse au creux poplité droit à (?), 22 octobre. — Cicatrice adhérente.

VIAL, Ferdinand, né le 9 janvier 1842, le Percy (Isère), 3e dragons. — Trois plaies sans gravité à la face, plaie à la main droite, fracture et arrachement de l'olécrane gauche avec section du nerf cubital, 3 coups de sabre, 2 coups de lance, Rezonville. — Ankylose presque complète du coude et paralysie du poignet et des doigts.

VIAL, Hippolyte-Paul-Zéphirin, 4e de ligne. — Plaie à travers le pied droit, perte du 5e orteil, coup de feu, Sainte-Barbe.

VIAL, Jean-Antoine, né le 12 novembre 1827, Rochebaudin (Drôme), 20e chass. à pied. — Fracture de l'extrémité inférieure de l'avant-bras droit, éclat d'obus, Amanvillers. — Perte de substance osseuse, ankylose du poignet et perte absolue de l'usage de la main.

VIAL, Jules-Ernest, né le 14 mai 1849, Charmes-la-Grande (Haute-Marne), 14e de ligne. — Fracture de l'humérus droit, tiers moyen, coup de feu, Châtillon, 13 octobre, — Non-con-solidation, plaie fistuleuse, large cicatrice.

VIALA, François-Abel-Joseph, né le 24 juillet 1845, Requista (Aveyron), 7e chasseurs. — Congélation, Auxonne. — Phlegmon diffus de l'avant-bras droit, contracture musculaire.

VIALELLES, Dominique-Joseph-Julien, garde mob. de l'Aveyron. — Plaies à l'abdomen, à la cuisse et à l'avant-bras droit, 3 coups de feu, Dijon, 21 janvier. — Difficulté assez grande dans la marche.

VIALIS, Jean-Baptiste, 72e de ligne, caporal. — Plaie contuse à la cuisse droite, coup de feu, Saint-Quentin.

VIALIS, Joseph-Emile, 91e de ligne. — Fracture comminutive de l'humérus droit, coup de feu, Saint-Quentin. — Esquilles.

VIALLARD, Jean, né le 27 décembre 1844, la Chaulme (Puy-de-Dôme), 40e de ligne. — Plaie pénétrante du poignet droit, coup de feu, Spickeren.—Ankylose du poignet, atrophie de la main.

VIALLE, Auguste, garde mob. de l'Ardèche. — Fracture des doigts indicateur et médius, main gauche, coup de feu, Château-Robert, 4 janvier. — Déformation de la main, cicatrice adhérente.

VIALLE, Henry, 82e de ligne. — Plaie compliquée à la main gauche, coup de feu, Paris, gare Montparnasse, 22 mai. — Flexion complète du médius et de l'annulaire et incomplète de l'indicateur et de l'auriculaire.

VIALLE, Jean-Baptiste, né le 23 avril 1848, Pandrignes (Corrèze), 47e de ligne. — Frac-ture comminutive de la jambe droite, coup de feu, Frœschwiller. — Déformation et raccour-cissement du membre, avec incurvation considérable à convexité externe.

VIAMMONT, Napoléon-Adolphe, 1er chass. à pied. — Plaie compliquée à la partie supé-rieure du bras droit, coup de feu, Saint-Quentin. — Paralysie du bras.

VIAN, Louis, 33e de ligne. — Ophthalmie, suite d'éclatement de son fusil, Arthenay. — Affaiblissement de la vue.

VIARD, Gaspard, né le 21 septembre 1846, Velloreille-les-Choye (Haute-Saône), 2e zouaves. — Fracture comminutive de la jambe gauche, coup de feu, Wœrth. — Cal difforme, atrophie et déformation de la jambe.

VIARD, Nicolas-Elisée, 6e de ligne (ex-33e de marche).—Plaie contuse à la cuisse gauche, coup de feu, les Ormes (Loiret).

VIARDOT, Louis-Marie, né le 28 septembre 1852, Vesoul (Haute-Saône), 2e zouaves, capo-ral. — Plaie à travers l'espace inter-osseux de l'avant-bras (?), coup de feu, Frœschwiller. — Gêne dans la flexion de la main.

VIAUD, Etienne, né le 15 février 1850, Saint-André-de-Cubzac (Gironde), 20e chass. à pied. — Plaie contuse au pied droit, éclat d'obus, Saint-Quentin. — Arthrite, ankylose incomplète tibio-tarsienne, avec engorgement des tissus péri-articulaires et insensibilité cutanée du côté externe du pied, amaigrissement de tout le membre.

VICAT, Jean-Pierre, né le 5 mai 1848, Chevrières (Isère), garde mob. du Rhône, caporal. —Pleurésie chronique, fatigues et souffrances en captivité. — Epanchement purulent qui s'est fait jour par deux ouvertures fistuleuses au-dessous du mamelon droit, affaiblissement général.

VICENTI, Joseph-Marie, né le 7 mars 1841, Pruno (Corse), 32e de ligne. — Fracture du coude gauche, coup de feu, Styring-Wendel.—Ankylose du coude.

VICERON, Pierre, né le 1er avril 1848, Servanches (Dordogne), 5e chass. à pied.—Fracture du maxillaire inférieur, coup de feu, Borny. — Ankylose presque complète de la mâchoire, gêne considérable de la mastication, de la déglutition et de la parole.

VICHARD, Marie-Joseph-Augustin, 37e de ligne.—Plaie contuse à la partie antérieure de la cuisse droite, coup de feu, Loigny. — Cicatrice adhérente.

VICTOR, Albert, 11e de ligne. — Fracture comminutive de la jambe gauche, coup de feu, Beaumont (Ardennes).—Consolidation vicieuse.

VICTOR, Eugène, né le 4 octobre 1838, Roux (Calvados), 1er chass. d'Afrique.—Plaie contuse au creux axillaire gauche, coup de feu, Sedan. — Atrophie et paralysie incomplète du bras, de la main et des doigts.

VICTOR, Henry, 46e de ligne. — Plaie pénétrante du bras (?), coup de feu, Beaumont (Ardennes).—Atrophie de l'avant-bras avec faiblesse des mouvements du membre.

VIDAL, Charles-François-de-Paule, né le 3 avril 1839, Toulon (Var), 4e zouaves. — Fracture comminutive du cubitus droit, coup de feu, Petit-Bry, 30 novembre. — Pseudarthrose, large cicatrice adhérente.

VIDAL, Jean, né le 25 mars 1837, Varetz (Corrèze), 2e génie. — Plaie perforante des condyles du fémur gauche, coup de feu, le Bourget, 30 octobre. — Arthrite suppurée et ankylose du genou dans l'extension.

VIDAL, Jean, 98e de ligne. — Fracture de la main droite, éclat d'obus, Saint-Privat. — Cicatrices adhérentes, ankylose métacarpo-phalangiennes de l'indicateur et du médius.

VIDAL, Joseph, 100e de ligne. — Plaie pénétrante des deux cuisses, coup de feu, Gravelotte. — Gêne considérable des mouvements.

VIDAL, Joseph-Augustin, né à Ecabry (Aveyron), 2e zouaves. — Fracture comminutive du maxillaire supérieur et de l'arcade sourcilière gauche, éclat d'obus, Arthenay, 3 décembre. — Difformité de la face à gauche.

VIDAL, Pierre, 30e de ligne. — Plaie contuse du bras gauche, au niveau du deltoïde, érosion de l'humérus, coup de feu, Orléans, 4 décembre. — Plaie fistuleuse.

VIDAL, Simon, né le 24 octobre 1846, Soula (Ariége), 36e de ligne. — Perte des doigts indicateur et médius gauches, coup de feu, Frœschwiller.—Gêne des mouvements des autres doigts.

VIDEAU, Jean-Oscar, 13e artill. — Plaies contuses à l'abdomen et au périnée, éclat d'obus, Saulce-au-Bois, 2 septembre. — Cicatrice périnéale.

VIDEBIEN, Etienne-Martin-Joseph, né le 31 décembre 1846, Adinfer (Pas-de-Calais), 15e artill. — Plaie contuse à la jambe droite, lésion de la tubérosité interne du tibia, coup de feu, Châtillon-sous Paris, 26 avril. — Nombreuses esquilles, ankylose du genou, atrophie et affaiblissement de la jambe.

VIDELOUP, Victor-Julien, né le 2 mars 1850, Vessey (Manche), 47e de ligne. — Plaies contuses au bras et à l'avant-bras droits, 2 coups de feu, Changé, 10 janvier. — Exostose de l'épitrochlée, flexion de l'avant-bras à angle droit.

VIDON, Claude, né le 24 février 1847, Creys-et-Patignieu (Isère), garde mob. de l'Isère.— Plaie contuse à la main droite, coup de feu, Beaugency. — Cicatrice adhérente et profonde à la face palmaire de la main, gêne des mouvements du pouce et immobilité des autres doigts.

Vié, Simon-Alexandre, 51e de ligne. — Fracture de la jambe gauche, coup de feu, Loigny. — Perte de substance et carie.

Vieillard, Alexandre-Edouard, né le 14 avril 1828, Paris, 8e chass. à cheval. — Luxation coxo-fémorale droite, chute de cheval, Tournoisy (Loiret), 28 novembre. — Raccourcissement de 8 centimètres du membre qui est atrophié, claudication.

Vieille, François-Napoléon, né le 17 avril 1837, Gilley (Doubs), 21e de ligne. — Plaie au creux axillaire gauche, coup de feu, Frœschwiller. — Atrophie et paralysie de la main avec flexion permanente des doigts.

Vieille, Modeste-Emile, 41e de ligne, caporal. — Plaie pénétrante de poitrine, coup de feu, Villebon, 5 novembre. — Hémoptysies avec altération de la constitution

Vieillefond, Jean, 25e de ligne. — Congélation, Magdebourg, janvier. — Perte de la 2e phalange des deux gros orteils, gêne dans la marche.

Viel, Louis-Désiré, né le 8 mai 1841, Saint-Martin-d'Andouville (Manche), 36e de ligne. — Fracture du 2e métacarpien, main droite, et plaie contuse à la cuisse gauche, coups de feu, Torcy, 18 novembre. — Rétraction de la cuisse.

Vielmon, Jean-Baptiste, 2e de ligne. — Perte des 2e et 3e phalanges du doigt indicateur gauche, coup de feu, Spickeren.

Viénet, Jules-Charles-Arthur, 1er train d'équipages. — Fracture comminutive de l'humérus gauche, balle de revolver, accident dans une auberge du Mans, après la bataille. — Raccourcissement du bras avec paralysie incomplète de la main.

Vienne, Pierre, garde mob. de la Dordogne. — Plaie contuse à la partie postérieure du bras droit, fracture comminutive du cubitus gauche, tiers supérieur, éclats d'obus, Loigny. — Pseudarthrose du cubitus.

Yiennois, Victor, né le 8 juillet 1841, Lyon (Rhône), 42e de ligne. — Plaie contuse à la main droite, éclat d'obus, Champigny, 30 novembre. — Extension permanente et atrophie des doigts indicateur et médius.

Vierecq, Charles, né le 22 février 1852, Schlestadt (Bas-Rhin), 18e dragons, brigadier. — Bronchite, captivité à Kœnigsberg. — Phthisie pulmonaire au 3e degré.

Vieuge, Emile, 41e de ligne. — Plaie pénétrante de la jambe droite, coup de feu, Beaugency, 8 décembre. — Amaigrissement de la jambe, gêne dans la marche.

Viéville, Charles-Henry, 2e zouaves. — Plaie à travers les deux fesses, coup de feu, Sedan. — Claudication de la jambe gauche.

Vigier, Jean-Désiré, né le 21 mars 1852, Lavoulte (Ardèche), 43e de ligne. — Plaie contuse à la cuisse gauche, partie inférieure, coup de feu, Villorceau, 8 décembre. — Cicatrices adhérentes, subluxation de la jambe en arrière sur la cuisse, l'axe de la jambe et celui de la cuisse forment un angle de 135°.

Vigier, Jacques, 6e section d'infirmiers militaires. — Plaies contuses à la fesse, à la cuisse et à la jambe droites, éclats d'obus, Belfort, 6 décembre. — Claudication, vaste cicatrice dure et adhérente au-dessus du tendon d'Achille.

Vigier, Jean, né le 19 septembre 1836, Picherande (Puy-de-Dôme), 59e de ligne. — Fracture comminutive du coude droit, coup de feu, Beaugency. — Cicatrice adhérente très-déprimée, ankylose du coude, amaigrissement notable du membre.

Vigier, Léonard, né le 13 septembre 1837, Grassac (Charente), 56e de ligne. — Fracture du péroné gauche, coup de feu, le Bourget. — Cicatrice adhérente, atrophie de la partie antérieure du pied.

Vignal, Casimir-Anselme, garde mob. du Gard. — Plaie contuse à la fesse (?), éclat d'obus, Saint-Quentin.

VIGNAL, Louis-Urbain, 37° de ligne. — Plaie pénétrante de la cuisse droite, partie supérieure postérieure, coup de feu, Sedan. — Perte légère de la sensibilité.

VIGNARD, Joseph-Marie, né le 16 juillet 1847, Hières (Isère), garde mob. de l'Isère. — Plaie contuse à la partie postérieure de la jambe gauche, coup de feu, Beaugency. — Atrophie de la jambe avec extension permanente du pied.

VIGNAUD, Blaise, 19° chass. à pied. — Fracture de l'humérus gauche, tiers inférieur, coup de feu, Beaumont (Ardennes).—Esquilles, ankylose presque complète du coude.

VIGNAUD, Jean, 27° de ligne.—Fracture du grand trochanter droit, coup de feu, Arthenay.

VIGNAUD, Jean, né le 16 mai 1850, Saint-Martial (Haute-Vienne), 64° de ligne. — Perte des 2° et 3° phalanges de l'indicateur, main droite, coup de feu, fort Nieulay.

VIGNE, Jean-Baptiste, né le 1ᵉʳ septembre 1843, Montrodot (Lozère), 78° de ligne.—Fracture du 1ᵉʳ et 2° métatarsiens, pied droit, coup de feu, Villersexel. — Consolidation vicieuse, voussure anormale du pied, gêne dans la marche.

VIGNÉ, Joseph, 5° de ligne. — Plaie contuse au pied gauche, coup de feu, Coulmiers. — Nécrose des os du métatarse.

VIGNELLONGUE, Jacques-Justin, né le 23 mars 1850, Ouzous (Hautes-Pyrénées), 14° artill. — Fracture comminutive de la jambe gauche, tiers supérieur, éclat d'obus, Héricourt. — Perte considérable de substance osseuse, large et profonde cicatrice adhérente au tibia, amaigrissement du membre.

VIGNERONT, Eugène-Marie, 84° de ligne.—Plaie en séton à la jambe droite, coup de feu, Gravelotte.—Cicatrice adhérente, ankylose tibio-tarsienne et diminution de la sensibilité du pied.

VIGNES, Jean, 27° de ligne.—Plaie contuse à la région dorsale, coup de feu, Arthenay, 2 décembre. — Vaste cicatrice.

VIGNIER, Charles-Henri, né le 20 mars 1848, Cateau (Nord), 29° de ligne. — Plaie contuse à l'épaule gauche; fracture de la branche horizontale du maxillaire inférieur, 2 coups de feu, Borny.

VIGNIER, Jean-Narcisse, garde mob. du Cher. — Plaies contuses à la cuisse et au mollet gauches, 2 coups de feu, Juranville. — Atrophie du membre.

VIGNON, Alexandre, 2° zouaves.—Plaie contuse à l'avant-bras droit, coup de feu Frœschwiller.

VIGNON, Désiré, 84° de ligne.—Plaie contuse à la cuisse droite, éclat d'obus, les Tappes, 7 octobre. — Cicatrice adhérente, gêne dans la marche.

VIGNON, Jean-Marie, 74° de ligne. — Fracture des os propres du nez, coup de feu, Frœschwiller. — Affaiblissement de la vue.

VIGNON, Nicolas-Marius, né le 19 avril 1831, Gap (Hautes-Alpes), 57° de ligne, capitaine. — Fracture du col du fémur droit, coup de feu, Gravelotte. — Déformation de la hanche, cicatrices adhérentes, raccourcissement considérable du membre.

VIGNOUD, Cyrille, 114° de ligne. — Perte partielle de l'indicateur droit, coup de feu, Champigny, 2 décembre. — Atrophie et gêne des mouvements des autres doigts.

VIGOT, Jean-Baptiste-Giles, né le 31 août 1846, Tocqueville (Manche), 4° de ligne. — Fracture comminutive de l'humérus droit, tiers inférieur, coup de feu, Saint-Privat. — Fracture non consolidée et non consolidable, ankylose du coude.

VIGOUREUX, Jean, soldat au (?). — Perte du doigt annulaire gauche, coup de feu, Brie, 30 novembre. — Rigidité des autres doigts.

VIGOUROUX, Jean-Baptiste, né le 12 mars 1849, Sainte-Radegonde (Aveyron), 14° de ligne. — Fracture compliquée de la jambe gauche, éclat d'obus, Champigny. — Raccourcissement et déviation en dedans de la jambe avec déformation du pied dans l'extension.

VIGROUX, Louis, né le 17 juin 1843, Parigné-l'Evêque (Sarthe), 15° de ligne.—Fracture de la crête iliaque droite et lésion de la partie postérieure de la cuisse, coup de feu, Saint-Privat. —Phlegmon, cicatrice adhérente, douleur et gêne des mouvements du tronc.

VIGUET-CARRIN, François, 51e de ligne. — Plaie contuse à la partie antérieure interne de l'avant-bras, coup de feu, Gravelotte.

VIGURÉ, François, né le 13 février 1848, Cours (Lot), 83e de ligne. —Fracture du coude gauche, coup de feu, Ladonchamps. — Ankylose du coude dans la flexion permanente.

VIGUIER, Pierre, né le 14 août 1838, Monclar (Tarn-et-Garonne), 7e de ligne. — Plaies contuses aux deux cuisses, coup de feu, Borny. — Cicatrices adhérentes.

VILAIN, Adrien-Ulysse, garde nationale de la Seine. — Plaie contuse au coude gauche, éclat d'obus, fort de la Briche, 23 janvier.

VILAIN, Jean-Baptiste-Sévère, 59e de ligne. — Variole confluente, Toulouse.—Ophthalmie variolique, désorganisation des deux yeux : Cécité complète.

VILAIN, Romain-Onésime, 61e de ligne. — Fracture de la 8e côte à droite, coup de feu, Beaumont (Ardennes).—Nécrose, suppuration persistante.

VILAIN, Victor-Auguste-Eugène, garde mob. du Loiret. — Plaie compliquée à la partie supérieure de la cuisse droite, éclat d'obus à (?), 14 octobre. — Atrophie et paralysie de la sensibilité du membre, large cicatrice profonde.

VILAR, Jacques-Louis-Jean, 8e chass. à pied. — Fracture de la 10e côte à droite, coup de feu, Frœschwiller. — Cicatrice étendue et adhérente.

VILARD, Auguste-François, né le 27 janvier 1848, Vannes-le-Chatel (Meurthe), 75e de ligne. — Fracture du crâne, coup de feu, Gravelotte. — Perte de substance de l'os pariétal gauche.

VILDY, Auguste-Théodore, 87e de ligne. — Plaie contuse à la cuisse gauche, coup de feu, Strasbourg, 1er septembre. — Atrophie du membre.

VILESPY, Jean, 99e de ligne. — Plaie pénétrante de la nuque et de l'omoplate à gauche, coup de feu, Sedan. — Roideur du cou.

VILLAIN, Auguste, né le 15 mars 1845, Caule-Saint-Beuve (Seine-Inférieure), 99e de ligne. — Fracture comminutive de l'olécrane gauche, coup de feu, Frœschwiller. — Ankylose du coude dans la demi-flexion.

VILLAIRE, Arsène, né le 2 avril 1847, Boureuilles (Meuse), 7e de ligne. — Fracture intra-articulaire de l'épaule droite, coup de feu, Servigny.—Nombreuses esquilles, cicatrices adhérentes et enfoncées, ankylose scapulo-humérale, atrophie profonde de l'épaule et de tout le membre qui est en pronation, perte des mouvements d'élévation du bras, gêne dans l'extension de l'avant-bras, la main est froide et faible au point de n'exécuter que des mouvements sans énergie et sans précision.

VILLARD, Alexandre-Auguste-Alphonse, né le 15 juillet 1850, Saint-Pierre-d'Entremont (Isère), 3e génie. — Grains de sable lancés par éclats d'obus dans les yeux, Paris, 2e siége. — Cécité complète.

VILLARE, Clodomir-Jean-Baptiste, 1er chass. à pied. — Plaie contuse à la main gauche, coup de feu, Saint-Quentin. — Perte des 2e et 3e phalanges de l'indicateur.

VILLARD, Henry-Léon, né le 1er décembre 1838, Paris (Seine), 1er zouaves. — Fracture comminutive du péroné gauche, coup de feu, Chilleurs-aux-Bois. — Larges cicatrices adhérentes et profondes au mollet.

VILLARD, Jean-Pierre, 19e de ligne. — Plaie contuse au côté gauche de la poitrine, coup de feu, Buzenval. — Carie costale, plaies fistuleuses.

VILLARD, Joseph, 12e artill. — Fracture de la 1re phalange du pouce gauche avec déchirure de son articulation, éclat d'obus, Pont-Noyelles. — Ankylose du pouce, atrophie de la main.

VILLARD, Joseph-Félicien, 89e de ligne. — Fracture de l'avant-bras (?), plaie contuse à la région dorsale, 2 coups de feu, Sedan.

VILLARD, Laurent, né le 26 novembre 1846, Moye (Haute-Savoie), 3º de ligne. — Fracture comminutive du tarse, pied droit, coup de feu, Saint-Quentin. — Plaie fistuleuse, cicatrices adhérentes, ankylose des articulations tarsiennes.

VILLARD, Simon, né le 17 octobre 1848, Saint-Etienne (Loire), 120º de ligne. — Fracture du 4º métacarpien et la 1re phalange de l'annulaire droit, coup de feu, Buzenval. — Déformation et perte des mouvements des doigts annulaire et auriculaire.

VILLARET, Stanislas-Silva-Philomen, corps-franc montévidien, sergent. — Plaie pénétrante du larynx, coup de feu, Briare (Loiret), 14 janvier. — Aphonie.

VILLARONGE, Jean-Antoine, 56º de ligne. — Plaie contuse au coude gauche, coup de feu, Connéré. — Ankylose incomplète du coude, gêne dans la flexion et l'extension de l'avant-bras.

VILLARS, Baptiste, 34º de ligne. — Plaie contuse à l'épaule droite, éclat d'obus, Bazeilles. — Cicatrice très-étendue à la partie supérieure interne de l'articulation de l'épaule.

VILLARY, Pierre, 9º de ligne. — Fracture de l'humérus gauche, coup de feu, Gravelotte. — Cicatrice adhérente.

VILLARZEL, François, 95º de ligne. — Fracture du maxillaire inférieur, coup de feu, Noisseville.

VILLATTE, Marie-Henri-Léon, 24º chass. de marche. — Plaie contuse à la main gauche, coup de feu, Ladonchamps. — Déformation de la main avec gêne dans ses mouvements.

VILLE, Baptiste, né le 28 avril 1832, Foix (Ariége), 2º train d'artill. — Fracture de la main gauche, coup de feu, Couthenans, 15 janvier. — Perte de la tête du 2º métacarpien, extension permanente de l'indicateur, flexion incomplète des autres doigts, atrophie de la main.

VILLE, Jules-Louis, né le 5 février 1849, Odonez (Nord), 1er train d'artill. — Rhumatisme, Beaugency, 8 décembre. — Ankylose presque complète du coude gauche avec renversement de la main en dehors, paralysie incomplète et atrophie du membre.

VILLECHAISE, Jean-Baptiste, 39º de ligne. — Fracture du doigt annulaire gauche, coup de feu, Morée, 16 décembre. — Déformation et ankylose de ce doigt dans la flexion.

VILLEFRANQUE, Marc-Antoine, né le 8 décembre 1848, Boutenac (Aude), garde mob. de l'Aude. — Variole épidémique, armée de l'Ouest. — Cécité complète.

VILLEIN, Benoît-Constant, 1er zouaves. — Fracture du cubitus gauche, plaie contuse à l'épaule droite, coups de feu, Sedan. — Vaste cicatrice adhérente à l'avant-bras avec gêne de ses mouvements et de ceux des doigts.

VILLEMAIN, Pierre-François, né le 10 mars 1846, Saint-Carreuc (Côtes-du-Nord), 64º de ligne. — Fracture du fémur gauche, au niveau du grand trochanter, coup de feu, Borny. — Déformation considérable et raccourcissement de 6 centimètres du membre, qui est atrophié.

VILLENAVE, Joseph, 67º de ligne. — Plaie contuse au pied gauche, coup de feu, Gravelotte. — Cicatrice adhérente au calcanéum et à la malléole externe.

VILLENEUVE, Clet, né en avril 1833, Rodez (Aveyron), 67º de ligne. — Plaie à travers le genou gauche et la jambe droite au-dessous du genou, coup de feu, Gravelotte. — Ankylose du genou gauche dans l'extension, faiblesse très-grande dans la jambe droite.

VILLENEUVE, Gaspard-Paul, né le 19 juillet 1849, Saint-Just-en-Chevalet (Loire), 50º de ligne, caporal. — Plaie à travers les os du carpe droit, coup de feu, Héricourt. — Ankylose du poignet, atrophie de la main, roideur du pouce.

VILLER, Claude-Nicolas, né le 4 décembre 1844, Ligny (Meuse), 21º artill. — Plaies contuses au bras droit, éclat d'obus et coup de feu, Villiers, 2 décembre. — Ankylose du coude dans la demi-flexion, cicatrices multiples, atrophie du membre.

VILLERET, François-Alexandre, né le 27 février 1836, Grand-Pressigny (Indre-et-Loire),

98e de ligne. — Plaie contuse au coude droit, éclat d'obus, Ladonchamps. — Flexion permanente de l'avant-bras, cicatrices adhérentes très-fortes.

VILLERS, Charles-Adolphe, né le 27 mars 1849, Comines (Nord), 64e de ligne. — Plaies contuses à la cuisse droite, coup de feu, Sedan. — Quatre cicatrices difformes et adhérentes, gêne dans la marche.

VILLERS, Edouard-Désiré-Joseph, 48e de ligne (ex-33e de marche). — Plaie contuse à la jambe gauche, écrasement de la 3e phalange du 4e orteil gauche, éclat d'obus, Orléans.

VILLESUZANNE, Jean, 10e de ligne. — Plaie contuse à la jambe gauche, coup de feu, Servigny.

VILLETTE (DE), Bernard-François-Auguste, né le 9 février 1832, Giez (Haute-Savoie), 47e de ligne, sergent. — Plaie perforante du bassin, fracture de l'os iliaque gauche, coup de feu, la Malmaison. — Cicatrice adhérente, gêne des mouvements du membre inférieur.

VILLETTE, Marie-Alexandre, 21e artill. — Fracture de la jambe gauche, éclat d'obus, le Bourget, 21 décembre. — Cal volumineux, déformation de la jambe.

VILLEVIELLE, Adrien-Bertry, 3e zouaves. — Plaie contuse à la main gauche, coup de feu, Sedan. — Rétraction des quatre derniers doigts dans la flexion.

VILLOT, Claude, né à Beuvrose (Saône-et-Loire), 37e de ligne. — Plaie contuse au pied droit, coup de feu, Changé. — Gêne des mouvements des articulations tarso-métatarsiennes et tibio-tarsiennes.

VILPREUX, Jean, né le 9 décembre 1849, Chalivoy-Milon (Cher), garde mob. du Cher. — Fracture comminutive de la jambe droite, coup de feu, Autray.—Consolidation vicieuse, large cicatrice adhérente, raccourcissement du membre, ankylose partielle tibio-tarsienne et amaigrissement du pied.

VILZIUS, Nicolas, né le 26 février 1846, Neunkirch (Moselle), 119e de ligne, caporal. — Fracture du fémur gauche, fracture du maxillaire inférieur à gauche, 2 coups de feu, Châtillon sous Paris.—Raccourcissement de 6 centimètres de la cuisse, consolidation vicieuse de la mâchoire.

VIMEUX, Jean-Baptiste-Hippolyte, né le 9 février 1842, Frenvillers (Somme), 93e de ligne. — Contusion au globe oculaire droit, éclat d'obus, Paris, 2e siége. — Perte presque complète de la vision à droite.

VIMONT, Ferdinand-Parfait, né le 5 juillet 1822, Saint-Jean-Froidmentel (Loir-et-Cher), 4e zouaves, sergent. — Plaie pénétrante de l'abdomen, coup de feu, Buzenval. — Balle non extraite, cicatrice adhérente entre l'intestin et l'arcade crurale, hernie inguinale volumineuse et difficile à maintenir réduite.

VINA, Louis, 83e de ligne.—Plaie contuse à la fesse gauche, fracture du calcanéum, éclats d'obus, Gravelotte. — Gêne dans la marche.

VINAND, Jean, 1er infant. provisoire. — Brûlure au 3e degré de la jambe et du pied gauches, eau bouillante, armée de Versailles, 17 avril.

VINATIER, Adolphe, 68e de ligne. — Fracture de l'épine de l'omoplate gauche, coup de feu, Beaumont (Ardennes).

VINAY, Michel, né en février 1845, Limoges (Haute-Vienne), 40e de ligne.—Plaie compliquée à la cuisse gauche, coup de feu, Loigny. — Atrophie du membre, semi-ankylose tibio-tarsienne.

VINCENDEAU, Michel, né le 19 septembre 1851, Tiffauges (Vendée), 39e de ligne. — Fracture comminutive de la jambe droite, coup de feu, Arthenay. — Ankylose du genou, atrophie de la jambe.

VINCENT, Alexis, né le 23 avril 1851, Vionemil (Vosges), 1er chass. à pied, caporal. — Fracture du fémur droit, coup de feu, Sedan. — Consolidation vicieuse, raccourcissement de 3 centimètres, ankylose du genou dans l'extension.

VINCENT, Antoine, né le 13 novembre 1841, Saulcy (Vosges), 73e de ligne. — Fracture de l'humérus droit, tiers supérieur, coup de feu, Saint-Privat. — Ankylose scapulo-humérale, atrophie du membre.

Vincent, François, né le 4 avril 1845, Cléon-Dandran (Drôme), 13e de ligne, caporal. — Plaie à travers la main droite, coup de feu, Amanvillers. — Gêne des mouvements de tous les doigts, ankylose des deux dernières phalanges du médius et de l'annulaire.

Vincent, François-Fortuné, né le 21 octobre 1849, Espagnac (Lozère), 2e génie. — Perte des 2e et 3e phalanges des doigts annulaire et auriculaire, main gauche, coup de feu, Gien, 8 décembre. — Perte des mouvements du médius, gêne de ceux de l'indicateur.

Vincent, Isidore, garde mob. de l'Yonne.—Plaie contuse au bras gauche, coup de feu, le Mans. — Amaigrissement du membre avec perte partielle de ses mouvements.

Vincent, Jean-Baptiste, 47e de ligne. — Fracture du maxillaire inférieur à gauche, coup de feu, Wœrth.—Consolidation vicieuse, perte de sept dents, cicatrice adhérente à la langue.

Vincent, Jean-Baptiste-Joly, 75e de ligne.—Plaie compliquée à la cuisse gauche, coup de feu, Gravelotte. — Atrophie et paralysie incomplète du membre.

Vincent, Jean-Eusèbe, 65e de ligne, caporal.—Plaie pénétrante de la cuisse gauche et du péroné, coup de feu, Bapaume.—Incontinence d'urine et des matières fécales.

Vincent, Jean-Honoré-Adolphe, né le 25 décembre 1849, Bordeaux, 36e de ligne, caporal. — Trois plaies contuses à la cuisse gauche, éclats d'obus, Wœrth.—Perte de substance musculaire, cicatrice profonde et adhérente, rétraction de la cuisse.

Vincent, Jean-Pierre, garde mob. de l'Isère. — Plaie contuse à la jambe gauche, coup de feu, Beaugency.—Vaste et profonde cicatrice adhérente, gêne dans la marche.

Vincent, Joseph, 21e de ligne. — Fracture du 3e métacarpien, main gauche, plaies contuses au côté gauche de la poitrine et au bras droit, coups de feu, Frœschwiller. —Ankylose du médius dans l'extension permanente, gêne des autres doigts.

Vincent, Joseph, 3e zouaves.—Fracture comminutive du fémur droit, coup de feu, écrasement du talon gauche, contusion, Beaune-la-Rolande. — Déformation considérable de la cuisse.

Vincent, Jules, né le 9 janvier 1847, Montereau (Seine-et-Marne), 16e artill. — Plaie à la face, éclat d'obus, Strasbourg, 12 septembre.—Esquilles, cicatrice bridée avec perte de la vue du côté gauche.

Vincent, Louis, dit Courtois, francs-tireurs de l'Isère.—Plaie à la tête avec perte partielle du pavillon de l'oreille gauche, coup de feu, Crépand (Côte-d'Or), 8 janvier.

Vincent, Louis-Eugène, né le 13 janvier 1849, Paris (Seine), 1er tir. alg., caporal. — Fracture comminutive de la jambe droite, éclat d'obus, Sedan. — Cal difforme, cicatrices adhérentes très-étendues.

Vincent, Louis-Eugène, né le 14 avril 1845, Chemilly (Orne), 93e de ligne. — Fracture du cubitus droit, tiers supérieur, coup de feu, Gravelotte.—Déformation de l'avant-bras avec incurvation et saillies osseuses, rétraction des trois derniers doigts en flexion permanente et paralysés.

Vincent, Louis-Joseph, 26e de ligne. — Perte partielle du doigt indicateur gauche, éclat d'obus, Saint-Privat. — Atrophie et paralysie de ce doigt.

Vincent, Maximin-Emile, garde mob. du Loiret, caporal. — Plaie contuse à la main gauche, coup de feu, Champigny. — Atrophie de l'indicateur.

Vincent, Narcisse-Louis, 11e de ligne. — Congélation, Conneré. — Perte des phalanges unguéales des trois premiers orteils, pied droit.

Vincent, Pierre-François-Emile, né le 29 décembre 1848, Annonay (Ardèche), 11e de ligne. — Fracture comminutive du fémur droit, coup de feu, Beaumont. — Semi-ankylose du genou, raccourcissement et atrophie du membre.

Vincent, Régis, 87e de ligne. — Fracture du fémur droit, éclat d'obus, Strasbourg, 11 septembre. — Cicatrice très-étendue et adhérente.

VINCENT, Victor-Bazile, garde mob. de l'Orne. — Plaie contuse à l'épaule droite, coup de feu, Thiron-Gardais (Eure-et-Loir), 21 novembre.

VINCENTI, Joseph-Marie, 32e de ligne.—Fracture du coude gauche, coup de feu, Styring-Wendel. — Ankylose du coude.

VINEL, Charles, 42e de ligne.—Plaie contuse à la région inguinale droite et plaie pénétrante de la jambe, 2 coups de feu, Champigny, 30 novembre.—Claudication.

VINET, Jean-Théophile, garde mob. de la Vendée. — Plaie contuse à la partie antérieure du bras droit, coup de feu, Champigny, 30 novembre. — Plaies fistuleuses, atrophie du bras et de la main.

VINSON, Jean, 71e de ligne. — Plaie contuse à la poitrine, fracture du pouce gauche, coups de feu, Borny. — Ankylose de ce doigt.

VINSONNAU, Augustin, 66e de ligne. — Fracture du 2e métacarpien, main gauche, coup de feu, Gravelotte.—Rétraction permanente de l'indicateur, cicatrice adhérente.

VIOLAIN, François, né le 17 septembre 1847, Gambon (Loire-Inférieure), 77e de ligne.—Désorganisation du globe oculaire gauche, éclat d'obus, Gravelotte.

VIOLAY, Claude, garde mob. du Rhône. — Plaie pénétrante de l'épaule gauche, coup de de feu, Bellevue, 12 décembre. — Ankylose incomplète scapulo-humérale, atrophie du membre.

VIOLÈS, Joseph. — Plaie contuse au bras gauche, érosion de l'humérus, éclat d'obus, Chenebier. — Perte de substance musculaire, cicatrices adhérentes, atrophie partielle avec extension incomplète de l'avant-bras.

VIOLLE, Antoine, 59e de ligne. — Plaies contuses à la jambe et au pied droits, et au creux poplité gauche, 3 coups de feu, Beaugency.

VIOLLET, Pierre-Joseph, né le 3 août 1848, Draillant (Haute-Savoie), 55e de ligne.—Plaie contuse à la fesse et fracture du radius droit, 2 coups de feu, Rezonville. — Amaigrissement de l'avant-bras.

VIOLTÉ, Stanislas, né le 13 août 1849, Fontainebleau (Seine-et-Marne), 7e artill. — Fracture de la jambe droite, coup de feu, Beaugency. — Cal vicieux, saillant et courbé, déformation de la jambe.

VIOT, Louis, né le 20 juillet 1847, Civaux (Vienne), 96e de ligne. — Fracture compliquée de la jambe gauche, coup de feu, Frœschwiller.—Plaie fistuleuse persistante, atrophie et rétraction de la jambe avec paralysie du pied.

VIRATELLE, Armand, né à Blois (Loir-et-Cher), 5e chass. à pied. — Fracture du péroné avec plaie contuse au pied gauches, éclats d'obus, Borny. — Cicatrices adhérentes au pied.

VIRAZELS, François, né le 20 mars 1834, Valence (Tarn), 6e de ligne, sergent.— Fracture comminutive de la tête et du col du fémur droit, coup de feu, Chauvancy-le-Château (Meuse). — Extraction de ces portions d'os, soudure très-vicieuse du grand trochanter avec la fosse iliaque externe, atrophie et raccourcissement considérable du membre fixé en demi-abduction; roideur du genou et du cou-de-pied.

VIRET, François, né le 5 décembre 1828, Sion (Haute-Savoie), 73e de ligne (ex-44e de marche). — Fracture de l'orbite gauche et des os propres du nez, coup de feu, Ladon, 24 novembre. — Perte complète du globe oculaire.

VIROS, Etienne, né le 27 avril 1844, Soulan (Ariége), 20e de ligne. — Perte du pouce droit, coup de feu, plaie contuse à la main gauche, éclat d'obus, Sedan. — Cicatrice adhérente à la main gauche.

VIRTZ, Jean-Ferdinand, 7e lanciers, maréchal des logis, trompette. — Artérite au pied gauche, gangrène, perte du 3e orteil de ce pied.

VIRY, Auguste, né le 4 février 1842, Rambervillers (Vosges), 27e de ligne. — Chute, Wissembourg, 4 août. — Déviation de la colonne vertébrale, paraplégie.

Viry, Charles, 50ᵉ de ligne. — Plaie pénétrante de la nuque, coup de feu, Prauthoy, 28 janvier. — Hémiplégie droite.

Viseux, Joseph, 65ᵉ de ligne. — Plaie en séton à la région dorsale, perte partielle de l'indicateur droit, 2 coups de feu, Saint-Privat.

Vissac (de), Louis-Adolphe-Auguste, né le 17 janvier 1843, Lasouche (Ardèche), 43ᵉ de ligne, sergent. — Fracture du cubitus droit, tiers moyen, coup de feu, Villorceau. — Atrophie de la main, cicatrice adhérente.

Vissière, Jean, né à Lozerte (Tarn-et-Garonne), 22ᵉ de ligne, caporal. — Fracture comminutive du pied droit, coup de feu, Champigny, 2 décembre. — Gêne de la partie antérieure du pied et dans la marche.

Vissière, Pierre, 64ᵉ de marche. — Plaie à la région orbitaire droite, Champigny, 3 décembre. — Perte de la vision de ce côté.

Vissiez, Martin, 33ᵉ de ligne. — Plaie à la région orbitaire gauche, éclat d'obus, Sedan. — Perte partielle de la vision de ce côté.

Vistorki, Alexandre, 11ᵉ de ligne. — Fracture de l'humérus gauche, tiers inférieur, coup de feu, Beaumont (Ardennes). — Ankylose incomplète du coude.

Vital, Antoine, 6ᵉ de ligne, clairon. — Fracture comminutive de l'humérus gauche, tiers inférieur, coup de feu, Saint-Privat. — Cicatrice profonde et adhérente, ankylose incomplète du coude.

Vitali, Joseph-Mathieu, né le 17 septembre 1837, Ajaccio (Corse), francs-tireurs des Vosges, sous-lieutenant. — Plaie à travers l'abdomen, coup de feu, Vougeot, 23 novembre.— Hernie des viscères abdominaux.

Vitally, Joseph-Antoine, né le 2 février 1837, la Chapelle-du-Bard (Isère), francs-tireurs de l'Isère. — Plaie contuse au mollet droit, éclat d'obus, Dijon. — Perte de substance musculaire, cicatrice profonde et adhérente, atrophie du membre avec flexion incomplète et paralysie de la jambe.

Vitaux, Placide, né le 2 avril 1848, Bertry (Nord), garde mob. du Nord. — Fracture comminutive du coude droit, coup de feu, Saint-Quentin. — Ankylose du coude dans la flexion.

Vite, Louis, 80ᵉ de ligne. — Fracture du 1ᵉʳ métatarsien, pied droit, coup de feu, Gravelotte.

Viton, Auguste-Félix, né le 5 février 1848, Saint-Jean-en-Royans (Drôme), 2ᵉ provisoire. — Plaie contuse au pied droit, éclat d'obus, fort d'Issy, 2ᵉ siége. — Large cicatrice transversale occupant toute la face plantaire du pied, gêne et douleur dans la marche.

Vitou, Maximilien-Gustave, 17ᵉ de ligne. — Fracture de l'épine de l'omoplate droite et de l'acromion, coup de feu, Montmesly.

Vitu, Célestin, 16ᵉ de ligne. — Plaie perforante du calcanéum gauche, coup de feu, Montmesly, 30 novembre. — Ostéite, cicatrice adhérente de chaque côté de l'os.

Vivent, François-Cyprien, 32ᵉ de ligne. — Plaie de tête, coup de feu, chute consécutive et luxation tibio-tarsienne droite, Champigny, 2 décembre. — Réduction vicieuse, déformation de cette articulation.

Vivent, Joseph, 81ᵉ de ligne. — Plaie contuse à la jambe gauche, éclat d'obus, Sainte-Barbe. — Cicatrice vicieuse.

Vivert, Jean-Marie, né le 3 mars 1833, Saint-Martin-Lastra (Loire), 23ᵉ artill. — Rétinite albuminurique, en captivité. — Affaiblissement considérable et graduel de la vision.

Vivet, Eugène, né le 26 décembre 1837, Granier (Savoie), 19ᵉ de ligne. — Fracture comminutive de la jambe droite, tiers inférieur, coup de feu, Borny. — Déformation et raccourcissement de 8 centimètres de la jambe.

Vivien, Edmond, 46ᵉ de ligne. — Perte du doigt auriculaire gauche, coup de feu, Issy, 12 mai. — Gêne dans la flexion des autres doigts.

VIVIEN, François-Alexandre, 21e de ligne. — Plaie contuse à la région plantaire droite, éclat d'obus, Sedan. — Gêne dans la marche.

VIVIEN, Victor-Alexis, gendarmerie du Loiret. — Fracture de l'humérus et du cubitus gauches, coup de feu accidentel à (?), 28 mars. — Ankylose du coude, atrophie de la main et perte des mouvements des doigts.

VIVIER, Arsène-Albert, né à Saint-James (Manche), 62e de ligne. — Fracture du péroné droit, coup de feu, Changé. — Consolidation vicieuse, déformation de la jambe.

VIVIER, Joseph-Marie, 8e de ligne. — Plaies contuses à la cuisse gauche et à la main (?), avec luxation métacarpo-phalangienne du médius, 2 coups de feu, Neuville-aux-Bois (Loiret), 24 novembre. — Extension permanente du médius dont la réduction a été très-vicieuse, gêne dans la flexion de la jambe.

VIVIÈS, Paul, né le 22 août 1845, Castres (Tarn), garde mob. du Tarn, sergent. — Plaie compliquée au bras gauche, coup de feu, Chenebier. — Rétraction des fléchisseurs de l'avant-bras, ankylose du coude.

VIVOR, Louis-Aimable, 8e de ligne. — Plaie contuse au bras droit, partie supérieure, coup de feu, Forbach. — Cicatrices profondes et adhérentes à l'humérus.

VIZADE, Paul, né le 30 juillet 1837, Langeac (Haute-Loire), 64e de ligne. — Fracture des 2e et 3e métacarpiens, main droite, coup de feu, Sedan. — Rétraction des quatre derniers doigts.

VIZIER, Sylvestre, 62e de ligne, caporal. — Plaies contuses au poignet et à la cuisse gauche, 2 coups de feu, Changé. — Cicatrices adhérentes.

VOEGELÉ, Jacques, né le 11 septembre 1845, Colmar (Haut-Rhin), 14e de ligne. — Plaie pénétrante du sommet du crâne, coup de feu, Sedan. — Balle non extraite, accidents épileptiques, hémiplégie gauche.

VOEGTLIN, Emmanuel, né le 12 mars 1847, Zimmersheim (Haut-Rhin), 23e de ligne. — Fracture comminutive du fémur (?), coup de feu, Rezonville. — Nécrose, plaies fistuleuses, atrophie du membre, ankylose incomplète du genou.

VOGELWEITH, François-Joseph, né le 6 mars 1829, Guebwiller (Haut-Rhin), 84e de ligne, capitaine. — Fracture de l'omoplate gauche avec lésion du plexus brachial, coup de feu, Rezonville. — Amaigrissement et paralysie incomplète du membre avec flexion du poignet et des doigts.

VOICELLE, Edouard, 49e de ligne. — Fracture des cinq métatarsiens, pied droit, éclat d'obus, Sedan. — Ankylose incomplète des os du pied.

VOILLARD, Edmond-Eugène, 3e cuirassiers. — Fracture de l'humérus droit, coup de feu, Reischoffen. — Cicatrice adhérente, ankylose incomplète scapulo-humérale.

VOILLARD, Nicolas, 60e de ligne. — Perte des 2e et 3e phalanges du doigt médius droit, coup de feu à (?). — Ankylose de la phalange restante.

VOILOT, Adrien-Antoine, né le 1er novembre 1830, Paris (Seine), 50e de ligne. — Fracture comminutive de l'avant-bras droit, tiers supérieur, coup de feu, Wissembourg. — Cal vicieux, cicatrice adhérente, gêne des mouvements du coude.

VOILQUÉ, Alexis, né le 16 décembre 1849, Nogent-le-Roy (Haute-Marne), francs-tireurs de la Meuse. — Plaie perforante de l'articulation tibio-tarsienne droite, coup de feu, Nogent-le-Roy. — Ankylose incomplète tibio-tarsienne.

VOINSON, Charles-François, né le 27 février 1846, Vaucourt (Meurthe), 57e de ligne. — Plaie à travers l'articulation tibio-tarsienne droite, coup de feu, Gravelotte. — Ankylose tibio-tarsienne.

VOIRAND, William-Ferdinand, 57e de ligne. — Plaie contuse à la région mastoïdienne droite, éclat d'obus, Saint-Privat. — Perte de substance osseuse, large cicatrice étendue et adhérente.

Voirin, Jean-Baptiste, né à Champ-le-Duc (Vosges), 39ᵉ de ligne. — Plaie perforante du calcanéum gauche, coup de feu, Loigny, 2 décembre. — Nécrose de cet os.

Voiry, Auguste, 9ᵉ chass. à pied. — Fracture du cubitus droit, éclat d'obus, Saint-Privat. — Perte de substance osseuse, cicatrice adhérente, atrophie de la main avec perte partielle des mouvements des doigts auriculaire et annulaire.

Voisin, Jean-Louis, 15ᵉ de ligne. — Fracture du péroné droit, coup de feu, Montmesly.— Cicatrices adhérentes.

Voisin, Jean-Marie, né le 24 mars 1836, Ancenis (Loire-Inférieure), 31ᵉ de ligne.—Fracture compliquée de l'humérus gauche, coup de feu, Loigny. — Plaies fistuleuses persistantes, ankylose du coude avec gêne notable des mouvements de l'avant-bras.

Voisin, Jean-Marie, 10ᵉ de ligne. — Plaie contuse à la jambe gauche, coup de feu, Saint-Privat.

Voisin, Louis-Jean, né le 14 juin 1841, Luceau (Sarthe), 88ᵉ de ligne. — Fracture comminutive intra-articulaire du coude droit, plaie perforante s'étendant du creux axillaire gauche au-dessous du creux axillaire droit avec lésion profonde des deux poumons, 2 coups de feu, Beaumont (Ardennes). — Ankylose du coude à angle droit avec atrophie de tout le membre, dyspnée considérable.

Voisin, Pierre-Joseph, né le 22 mars 1849, Belfort (Haut-Rhin), 67ᵉ de ligne. — Fracture comminutive des deux jambes, 2 coups de feu, Gravelotte. — Cicatrices adhérentes, paralysie et atrophie considérable des deux membres inférieurs.

Vole, Jean-Antoine, 1ᵉʳ de ligne.—Plaie contuse à la jambe gauche, coup de feu, Saint-Privat. — Cicatrice adhérente.

Vole, Victor-Antoine, 32ᵉ de ligne. — Fracture du cubitus droit, coup de feu, Gravelotte. — Esquilles, consolidation vicieuse, cicatrices adhérentes.

Volle, Louis-Auguste, 82ᵉ de ligne. — Fracture de l'omoplate gauche, éclat d'obus, Sedan. — Cicatrices adhérentes.

Volliot, Nicolas-Félix, 89ᵉ de ligne. — Plaies contuses aux deux mains, 2 coups de feu, Sedan. — Gêne considérable des mouvements des doigts et de la main droite, paralysie du doigt auriculaire gauche.

Volpilhac, François, né le 25 mai 1850, Reilhac (Cantal), 70ᵉ de ligne. — Fracture de la jambe gauche au-dessus des malléoles, coup de feu, Châtillon sous Paris, 2ᵉ siége. — Paralysie incomplète et amaigrissement de la jambe et du pied.

Voluet, Antoine, 32ᵉ de ligne.—Plaie pénétrante du coude gauche, coup de feu, Styring-Wendel. — Fausse ankylose du coude, gêne dans la flexion des doigts.

Vonner, Auguste, né le 22 mai 1837, Saint-Mihiel (Meuse), 1ᵉʳ zouaves. — Plaie contuse à la partie inférieure de l'avant-bras (?), coup de feu, Orléans, 4 décembre. — Atrophie du membre, flexion permanente du coude, du poignet et des doigts.

Vouillemont, Jean-Baptiste-Alexandre, né le 31 mars 1842, Bar-sur-Aube (Aube), 48ᵉ de ligne. — Fracture comminutive de l'avant-bras droit, coup de feu, Wœrth. — Ankylose complète de l'articulation radio-humérale et incomplète de l'articulation huméro-cubitale, ankylose incomplète de l'articulation radio-carpienne avec atrophie de la main et roideur des doigts.

Voulgre, Martial, né le 14 mai 1849, Menestréol-Montignac (Dordogne), 7ᵉ chass. à pied. —Fracture comminutive de la jambe gauche, tiers supérieur, coup de feu, Loigny.—Perte de substance osseuse, plaie fistuleuse, déformation de la jambe, vaste cicatrice adhérente, engorgement considérable du genou, ankylose tibio-tarsienne.

Vourloud, Pierre-Gustave-Jean-Zacharie, né le 29 décembre 1847, Lyon (Rhône), garde mob. du Rhône. — Fracture comminutive du fémur droit, tiers supérieur, coup de feu, Danjoutin, 8 janvier.—Raccourcissement du membre qui est arqué et raccourci, amaigrissement, engorgement et paralysie incomplète du pied.

Voux, Pierre, né le 6 juillet 1855, Toulouse (Haute-Garonne), francs-tireurs du Midi. — Congélation, Mont-sur-Monnet (Haute-Saône). — Perte des quatre derniers orteils du pied droit.

Voy, Alexis, né le 6 août 1844, Champdeniers (Deux-Sèvres), 76e de ligne.—Plaie à l'avant-bras droit, coup de feu, Gravelotte. — Plaies ulcéreuses, gêne dans la pronation et la supination.

Voyez, Ferdinand-Louis, 93e de ligne. — Plaies contuses au bras et fracture du péroné gauches, plaie en séton à la région dorsale, plaie pénétrante du cou, coups de feu et coups de sabre, Gravelotte. — Cicatrices adhérentes.

Vrain, Prudent-Désiré, garde mob. du Loiret. — Plaie contuse à la main gauche, coup de feu, Buzenval.—Atrophie de la main avec flexion incomplète des doigts auriculaire, annulaire et médius.

Vuagnat, Joseph-Alexandre, 17e chass. à pied. — Plaie pénétrante à la région tarsienne droite, coup de feu, Fræschwiller. — Gêne dans la marche.

Vuarchex, Michel, 29e de ligne, caporal. — Fracture des 2e, 3e et 4e métacarpiens, main gauche, coup de feu, Borny. — Perte partielle des mouvements des doigts.

Vuillamy, Auguste, 19e de ligne. — Plaie contuse à la main droite, coup de feu, le Bourget, 21 décembre. — Déformation et ankylose des doigts auriculaire et annulaire.

Vuillard, Joseph-Daniel, 75e de ligne. — Fracture de la clavicule gauche, coup de feu, les Tappes, 7 octobre. — Consolidation vicieuse, gêne considérable des mouvements du bras gauche.

Vuillaume, Charles, 65e de ligne, caporal. — Fracture comminutive du fémur gauche, coup de feu, la Marche (Vosges), 11 décembre. — Cal difforme, raccourcissement de 8 centimètres.

Vuillaume, François–Lucien, 13e artill. — Congélation, armée de la Loire. — Perte des 4e et 5e orteils, pied droit.

Vuillemard, François-Delphin, né le 19 novembre 1844, Esmoulière (Haute-Saône), 11e de ligne. — Fracture du coude gauche, coup de feu, Beaumont. — Ankylose du coude.

Vuillemenot, Léon-Jules, né le 25 décembre 1842, Besançon (Doubs), 7e de ligne. — Plaie contuse à la cuisse gauche, coup de feu, Bry-sur-Marne. — Phlegmon, cicatrices adhérentes multiples.

Vuillemet, Henry-Emile, né le 26 mars 1851, Chesnois-et-Aubencourt (Ardennes), 59e de ligne, sergent. — Fracture du fémur droit, tiers moyen, coup de feu, Conneré. — Déformation de la cuisse avec incurvation en dehors, et amaigrissement du membre.

Vuillemin, Alexandre-Eugène, né le 18 décembre 1839, Fontaine-les-Luxeuil (Haute-Saône), 47e de ligne. — Fracture du cubitus gauche, tiers supérieur, coup de feu, Villersexel. — Ankylose du coude en demi-flexion avec perte des mouvements de pronation et de supination.

Vuillemin, Auguste, né le 20 juin 1844, Pompierre (Doubs), 12e artill. — Fracture du maxillaire inférieur gauche, éclat d'obus, Champigny, 30 novembre. — Perte de toutes les dents de la branche droite et des deux canines avec déviation des trois incisives.

Vuillemin, Hippolyte-Augustin, 27e de ligne. — Plaie contuse à la jambe droite, coup de feu, Champigny, 30 novembre. — Cicatrices adhérentes multiples.

Vuillemin, Isidore-Virgile-Adolphe, 17e artill. — Plaie pénétrante du pied gauche, coup de feu, Gravelotte. — Roideur tibio-tarsienne, douleurs et faiblesse du membre.

Vuillerme, Julien–Victorien, né le 30 octobre 1835, Lavans (Jura), 21e de ligne. — Plaie compliquée à l'avant-bras droit, coup de feu, Sedan. — Paralysie de toute la main droite fixée dans la flexion, les doigts dans l'extension permanente.

Vuillin, Emile-Célestin, né le 7 octobre 1838, Russez (Doubs), 3e zouaves. — Fracture comminutive de l'avant-bras droit, coup de feu, Fræschwiller. — Cicatrice adhérente, contracture permanente des fléchisseurs de l'avant-bras et de la main avec pronation permanente du membre.

VULLIEZ, Joseph-François, 28e de ligne, caporal.—Plaie contuse à la jambe gauche, coup de feu, Pierrefitte, 19 septembre. — Atrophie de la jambe, cicatrice adhérente.

VULPILLAT, Jules-Prosper-Romain, garde mob. du Jura. — Fracture du maxillaire, coup de feu, Beaune-la-Rolande. — Perte considérable de dents, gêne des mouvements de la langue.

WACCA, dit BAUER, Adrien-Constantin, né le 5 août 1841, Aire (Pas-de-Calais), 19e de ligne. — Fracture du radius droit, plaies contuses à la partie supérieure interne du bras droit avec érosion de l'humérus et à la partie inférieure interne de la cuisse droite, 3 coups de feu, Borny. — Radius non consolidé, gêne dans la supination de l'avant-bras et la flexion des doigts.

WACRENIER, Jean-Baptiste, 91e de ligne. — Plaie contuse au coude droit, coup de feu, Patay. — Ankylose incomplète du coude.

WAGNER, François-Joseph, 2e zouaves. — Plaie pénétrante de poitrine à droite, coup de feu, Fræschwiller. — Large cicatrice adhérente, dyspnée.

WAGNER, Philippe, né le 12 août 1842, Brumath (Bas-Rhin), 4e de ligne. — Fracture du crâne, coup de feu, Sainte-Barbe sous Metz. — *Trépanation*, épilepsie.

WAHL, Georges, 28e de ligne. — Ecrasement de la main gauche, chute d'un arbre à (?), 15 janvier. — Phlegmon, perte des mouvements de la main.

WAILLE, Louis-Horace, 84e de ligne. — Fracture du radius droit avec luxation incomplète du poignet, coup de feu, Gravelotte. — Gêne des mouvements de l'avant-bras.

WALBROU, Edouard-Emile, né le 26 août 1850, Bailleul (Nord), 17e chass. à pied.—Fracture du 2e métacarpien, main gauche, coup de feu, Ham, 9 décembre. — Ankylose et extension permanente des doigts.

WALBROU, Jules-César, né le 11 mars 1848, Estaires (Nord), 93e de ligne.—Fracture comminutive de la jambe droite, coup de feu, Saint-Privat. — Perte considérable de substance osseuse, plaies fistuleuses, ankylose du pied à angle droit.

WALEAU, Louis-Jean-Baptiste, né le 25 août 1849, Verdun (Meuse), 49e de ligne (ex-37e de marche). — Plaie contuse au genou gauche, coup de feu, Loigny. — Claudication.

WALERS, Pierre-Joseph, né le 14 avril 1850, Saint-Amand (Nord), 67e de ligne.—Fracture comminutive de la jambe droite, coup de feu, Saint-Quentin. — Consolidation vicieuse, paralysie et atrophie de la jambe.

WALGENVITZ, François, 1er tir. alg. — Fracture de la jambe droite, coup de feu, Arthenay, 10 octobre. — Cicatrice adhérente, déformation de la jambe avec gêne dans la marche.

WALLART, Jules-Augustin, 33e de ligne. — Plaie contuse au genou droit, coup de feu, Boves, 27 novembre. — Semi-ankylose du genou.

WALLERAND, Hector, 2e zouaves. — Plaie contuse à la jambe droite, coup de feu, Chagny, 15 janvier. — Pourriture d'hôpital, cicatrice adhérente.

WALTER, Charles-Antoine, 11e artill. — Plaie pénétrante des deux cuisses, coup de feu, Villiers, 30 novembre. Atrophie de la jambe droite.

WALTER, Joseph, né le 1er octobre 1846, Reipertswiller (Bas-Rhin), 84e de ligne, caporal. — Plaie contuse au bras droit, coup de feu, Phalsbourg. — Atrophie partielle du bras : bronchite chronique spécifique en captivité, affaiblissement de la constitution.

WALTER, Joseph, né le 13 mars 1837, Kirtzbach (Haut-Rhin), 4e chass. à pied. — Fracture du fémur droit, coup de feu, Orléans. — Cal difforme, raccourcissement de 12 centimètres, ankylose du genou dans l'extension.

WALTER, Joseph, 62e de ligne. — Plaie contuse à la jambe droite, coup de feu, Saint-Privat. — Perte de substance musculaire, cicatrices adhérentes, claudication.

WALTER, Louis, né le 8 janvier 1834, Goëtzembruck (Moselle), 3e train d'équipages militaires. — Congélation, armée de la Loire, 12 janvier. — Perte incomplète des deux premiers orteils de chaque pied.

WAMPFLUG, Alfred, 69e de ligne. — Plaie contuse à la cuisse droite, coup de feu, Villers-Bretonneux. — Faiblesse et amaigrissement du membre.

WANSCHOOR, Louis, 40e de ligne. — Fracture du radius gauche, coup de feu, Saint-Quentin. — Atrophie du bras.

WARCOIN, Pierre-Constant, 71e de ligne. — Fracture de l'omoplate gauche, coup de feu, Borny. — Cicatrice adhérente.

WAREMBOURG, Louis, 62e de ligne, sergent. — Fracture de l'humérus gauche, coup de feu, le Mans. — Atrophie du membre.

WARIN, Alphonse, 15e de ligne. — Fracturé des 3e et 4e métacarpiens, main gauche, coup de feu, Gravelotte. — Perte des mouvements des doigts médius et annulaire.

WARIN, Vincent, né le 16 août 1833, Bastia (Corse), 10e de ligne, caporal. — Plaie contuse à l'abdomen, fracture comminutive de l'avant-bras droit, 2 coups de feu, Rezonville. — Ankylose des articulations du coude et du poignet.

WAROQUET, Prudent-Jean-Baptiste, né le 31 décembre 1846, Diéval (Pas-de-Calais), 26e de ligne. — Fracture des métatarsiens, pied gauche, coup de feu, Gravelotte. — Paralysie des orteils avec soudure osseuse de leurs articulations.

WAROUX, Ferdinand-Adolphe, 9e de ligne, sergent. — Plaie contuse à la jambe gauche, éclat d'obus, Mézières, 30 novembre. — Perte de substance musculaire, atrophie du membre.

WARRÉ, Adolphe-Vital, né le 15 mai 1848, Paris, 94e de ligne. — Plaie compliquée à la cuisse droite, coup de feu, Gravelotte. — Paralysie du membre et du pied.

WARTELLE, Achille-Auguste, 21e de ligne. — Fracture du calcanéum droit, coup de feu, Sedan. — Esquilles, gêne de l'articulation tibio-tarsienne et du pied.

WASQUEL, Alfred, 112e de ligne. — Fracture du col de l'humérus gauche, avec lésion du deltoïde, coup de feu, Choisy-le-Roi, 30 septembre. — Gêne des mouvements de l'épaule et du bras.

WATELET, Numa-Hyacinthe, 68e de ligne. — Plaie contuse à la jambe droite, coup de feu, Bapaume. — Cicatrice adhérente, gêne dans la marche.

WATERLOT, Vital-Joseph, 16e de ligne. — Plaie contuse au bras gauche, éclat d'obus, Coulmiers. — Large cicatrice adhérente, gêne des mouvements des doigts.

WATTEBLED, Nicolas-Alfred, né le 3 juin 1848, la Houssoye (Somme), artill. mob. de la Somme. — Plaie contuse à la jambe droite, éclat d'obus, Dury, 27 novembre. — Pourriture d'hôpital, vaste perte de substance musculaire, cicatrice adhérente, ankylose tibio-tarsienne.

WATTRÉ, Pierre-Médard, 16e artill. — Fracture de l'épine de l'omoplate, avec plaie contuse au bras droit, éclat d'obus, siège de Strasbourg. — Large cicatrice adhérente à l'épaule, ankylose incomplète du coude.

WATHIN, Jean-Baptiste, né le 23 février 1825, Metz (Lorraine), 112e de ligne. — Plaie à travers la partie inférieure de la cuisse gauche, coup de feu, l'Hay. — Gêne des mouvements du membre.

WAUQUIEZ, Achille-Hippolyte, garde mob. du Nord. — Fracture de l'humérus droit, coup de feu, Saint-Quentin. — Ankylose incomplète du coude.

WAUTIER, Hippolyte-Edmond, 9e cuirassiers. — Plaies pénétrantes des deux cuisses et de l'avant-bras droit, 2 coups de feu, Reischoffen. — Rétraction musculaire de la cuisse droite à sa partie interne, gêne des mouvements de la main.

WAYMEL, Louis-Emile, né le 6 février 1847, Lille (Nord), garde mob. du Nord. — Fracture des maxillaires, coup de feu, Saint-Quentin. — Perte considérable de substance et consolidation vicieuse, difformité irrémédiable des deux mâchoires.

WEBER, Auguste, 32e de ligne. — Fracture du condyle externe du fémur gauche, coup de feu, Loigny. — Ankylose incomplète du genou.

Wéber, Gaspard-Georges, 33ᵉ de ligne.—Plaies contuses aux deux pieds, 5 coups de feu, les Ormes, 4 décembre. — Hernie inguinale droite, fatigues de la guerre.

Wéber, Georges, né le 20 février 1836, Shorbach (Moselle), 66ᵉ de ligne. — Fracture du fémur gauche, tiers inférieur, coup de feu, Forbach. — Consolidation vicieuse, ankylose du genou, déformation et raccourcissement de tout le membre.

Weibeil, Joseph, 1ᵉʳ train d'artill. — Fracture de l'épine iliaque antérieure supérieure gauche, coups de feu, sous Paris, 2 décembre. — Esquilles.

Weiss, Marie, 5ᵉ chasseurs, maréchal des logis. — Fracture de la malléole interne droite, en service commandé, 30 avril. — Cal difforme, déformation et luxation irréductible du pied en dedans.

Weisse, Jean, garde mob. de la Moselle. — Congélation, sous Metz. — Perte totale des orteils des deux pieds et d'une partie du 1ᵉʳ métatarsien droit.

Wellecomme, Charles 48ᵉ de ligne. — Fracture de l'humérus gauche, coup de feu, Frœschwiller. — Cal volumineux, cicatrices adhérentes.

Welt, Nicolas, né le 24 juillet 1835, Bercy (Seine), 57ᵉ de ligne, sergent. — Fracture de l'omoplate gauche, coup de feu, Chenebier. — Cicatrices profondément adhérentes, atrophie du membre, mouvements d'élévation très-restreints.

Welt, Nicolas-Joseph, 70ᵉ de ligne. — Plaie contuse à l'avant-bras gauche, coup de feu, Montbéliard. — Cicatrice adhérente, dure, bridée et irrégulière, amaigrissement de l'avant-bras avec œdème de la main et difficulté dans l'extension et la flexion.

Weltz, Aloïse, né le 17 janvier 1845, Strasbourg (Bas-Rhin), 15ᵉ de ligne. — Fracture du maxillaire inférieur, plaie contuse à la région cervicale, éclats d'obus, Saint-Privat. — Consolidation vicieuse du maxillaire, inclinaison de la tête sur le cou, paralysie du bras gauche.

Werck, Jacques, 11ᵉ de ligne. — Plaie contuse au coude gauche, coup de feu, Beaumont (Ardennes).

Werklen, Joseph, 80ᵉ de ligne. — Plaies contuses à la région dorsale, coup de feu à (?). — Longue cicatrice adhérente allant d'une épaule à l'autre.

Werlings, Louis, garde mob. du Haut-Rhin. — Fracture du radius droit, coup de feu, Giromagny (Haut-Rhin), 2 novembre. — Cicatrice adhérente, ankylose du poignet dans la flexion.

Wermuth, Pierre, né le 16 avril 1844, Waldighoffen (Haut-Rhin), 79ᵉ de ligne. — Plaie à travers l'articulation tibio-tarsienne droite, coup de feu, Mouzon. — Ankylose tibio-tarsienne, œdème considérable et perte de l'usage de la jambe.

Westeel, Adolphe-Edmond-Alfred, né le 23 octobre 1844, Esquelbecq (Nord), 35ᵉ de ligne. — Plaie contuse au globe oculaire gauche, déchirure de l'iris et déplacement du cristallin, coup de feu, Champigny. — Atrophie de cet œil.

Weyh, Charles-François, né le 3 octobre 1850, Nancy (Meurthe), 42ᵉ de ligne. — Plaie compliquée au coude gauche, éclat d'obus, Champigny. — Vaste cicatrice longitudinale et adhérente, ankylose du coude dans la flexion, atrophie de l'avant-bras.

Wiart, François-Firmin, 78ᵉ de ligne. — Plaie contuse à la main gauche, éclat d'obus, Wœrth. — Perte de la 3ᵉ phalange de l'annulaire, ankylose de la 3ᵉ phalange avec la 2ᵉ du doigt médius.

Wiéder, Théophile, né le 16 mars 1850, Saint-Amarin (Haut-Rhin), 50ᵉ de ligne. — Plaie contuse à la partie moyenne de la cuisse droite, éclat d'obus, Beaune-la-Rolande. — Perte de substance musculaire, engorgement du genou, vaste cicatrice adhérente, grande gêne dans la marche.

Wildemann, Emile, né le 29 mai 1842, Hegenheim (Haut-Rhin), 54ᵉ de ligne. — Plaie à travers l'épaule droite, lésion du plexus brachial, coup de feu, Amanvillers. — Atrophie très-prononcée du bras, paralysie à peu près complète du bras et de la main.

WILHEM, Jean-Nicolas, 100e de ligne. — Plaie contuse au genou droit, coup de feu, Gravelotte. — Claudication.

WILLAEY, Eugène-Alfred-Fortuné, né le 26 décembre 1848, Spycker (Nord), 64e de ligne. — Plaie pénétrante de la hanche droite, coup de feu, Saint-Privat. — Large cicatrice adhérente occupant la fosse iliaque, fistule stercorale.

WILLART, François-Benjamin, né le 13 février 1848, Isbergues (Pas-de-Calais), 3e génie. — Contusion violente au genou (?), coup de pied de cheval, Metz. — Arthrite chronique avec présence d'un corps étranger dans l'articulation.

WILLIG, François-Joseph, né le 17 juillet 1845 à (?), (Bas-Rhin), 15e artill., brigadier. — Fracture comminutive de la jambe gauche, tiers inférieur, coup de feu, Forbach. — Ankylose tibio-tarsienne.

WINDHOLTZ, Louis, 2e zouaves. — Fracture comminutive de l'avant-bras droit, coup de feu, Sedan. — Perte de substance osseuse, gêne des mouvements du bras.

WITT, Louis, 100e de ligne. — Plaie pénétrante de l'œil droit, coup de feu, Gravelotte. — Epiphora, perte de la sensibilité de la région sous-orbitaire.

WOELFFEL, Georges-Louis, né le 23 janvier 1848, Audincourt (Doubs), 12e chasseurs. — Plaie pénétrante du coude gauche, plaies multiples à la région occipitale, coups de sabre, Buzancy, 27 août. — Ankylose du coude dans la flexion à angle droit.

WOELFLIN, Jacques, 4e lanciers. — Fracture du fémur gauche, chute de cheval, Lyon. — Claudication.

WOIRHAYE, Louis, né le 3 décembre 1848, Jouy-aux-Arches (Moselle), 43e de ligne, sergent. — Fracture du fémur droit, 3 coups de feu, Frœschwiller. — Cal difforme, trois plaies fistuleuses, raccourcissement de 4 centimètres du membre avec très-vaste cicatrice adhérente à la face antérieure, ankylose et déformation du genou.

WOLFER, François, né le 27 octobre 1848, Valenciennes (Nord), 72e de ligne. — Plaie à la région temporale gauche, éclat d'obus, Asnières, 2e siége. — Perte de substance osseuse, aphonie à peu près complète, hémiplégie du côté droit.

WOLFF, François-Joseph, né le 7 août 1845, Schweighausen (Bas-Rhin), 15e chass. à pied. — Plaie pénétrante du coude droit, coup de feu, Borny. — Ankylose du coude à angle droit.

WOLFF, Germain, 20e artill. — Rupture du ligament rotulien du genou gauche, chute à (?). — Gêne dans la flexion du genou.

WOREL, Albert-Gustave, né le 7 août 1851, Paris, 4e zouaves. — Plaie contuse au coude gauche, coup de feu, Brie-sur-Marne, 30 novembre. — Ankylose du coude dans l'extension permanente.

WURFFEL, Séverin, 16e artill. — Plaie contuse à la partie postérieure de la jambe droite, éclat d'obus, Strasbourg, 27 août. — Cicatrices adhérentes, rétraction du mollet et extension permanente du pied.

XARDEL, Basile, 6e artill. — Fracture comminutive de la jambe gauche, coup de feu, Sedan. — Gêne considérable des mouvements de la jambe et du pied.

XÈRES, Jean-Jacques, 8e cuirassiers. — Fracture de l'omoplate et de l'humérus droits, coup de feu, Frœschwiller. — Esquilles, cicatrices adhérentes.

YCHER, Antoine, 54e de ligne, caporal. — Plaie contuse à la partie interne de la cuisse gauche, coup de feu, Paris-Montmartre, 23 mai. — Cicatrice adhérente, plaie fistuleuse.

YÈCHE, François, 97e de ligne. — Plaie contuse à la main gauche, coup de feu, Sedan. — Ankylose de l'indicateur.

YHUEL, Jacques-Adolphe, né le 20 septembre 1829, Locminé (Morbihan), 12e artill. — Fracture comminutive du fémur gauche, tiers moyen, accident, Patay, 2 décembre. — Cal volumineux, raccourcissement du membre, ankylose du genou dans l'extension et l'adduction complète.

Yonnet, Baptiste, 30ᵉ de ligne. — Fracture comminutive des os du métatarse et du scaphoïde, coup de feu, Josnes, 10 décembre. — Cicatrice adhérente.

Youssef-ben-Biri, né en 1843, Douavis (Oran), 2ᵉ tir. alg. — Fracture de la malléole externe droite, coup de feu, Wœrth. — Fausse ankylose tibio-tarsienne avec subluxation du pied d'avant en arrière et projeté en avant et en bas.

Ysbux, Jules, francs-tireurs du Rhône. — Fracture des deux mains, coup de feu, la Bourgonce (Vosges), 6 octobre. — Déformation et perte des mouvements des doigts indicateur et médius droits, et des doigts auriculaire et annulaire gauches.

Yssef-ben-Mohamet, 3ᵉ tir. alg. — Plaie contuse au coude gauche, coup de feu, Montbéliard. — Ankylose incomplète du coude.

Yssertial, Fleury, 53ᵉ de ligne. — Fracture du radius gauche, tiers inférieur, plaie pénétrante des deux cuisses, 2 coups de feu, Sedan. — Perte des mouvements de pronation et de supination de l'avant-bras.

Yung, Pierre, 42ᵉ de ligne. — Fracture comminutive du fémur gauche, coup de feu, le Mans, 11 janvier. — Abcès multiples, nombreuses esquilles, arthrite et ankylose incomplète du genou.

Yven, Guillaume, 97ᵉ de ligne. — Congélation, le Mans. — Perte des phalanges unguéales des cinq orteils, pied droit.

Yvernault, Charles, né le 3 février 1848, Crévant (Indre), 47ᵉ de ligne. — Plaie à travers la main droite, coup de feu, Frœschwiller. — Ankylose du poignet et de l'articulation carpométacarpienne du premier métacarpien avec impossibilité de fléchir les doigts.

Yvon, Auguste, 72ᵉ de ligne. — Plaie contuse à la jambe droite, coup de feu, Sedan. — Suppuration persistante, esquilles, gêne dans la marche.

Yvon, Jean-Baptiste, né le 26 janvier 1834, Châlons-sur-Saône (Saône-et-Loire), gendarmerie d'Indre-et-Loire, capitaine. — Fracture comminutive de la jambe droite, tiers inférieur, éclats d'obus, Châtillon, 19 septembre. — Atrophie de la jambe, cicatrice adhérente.

Yvon, Louis-Marie-Alfred, 92ᵉ de ligne, caporal. — Congélation à (?). — Perte par gangrène des phalangettes des quatre derniers orteils, pied droit, anesthésie du pied.

Yvon, Victor, né le 13 août 1844, Pruillé-le-Chétif (Sarthe), 3ᵉ chass. à pied. — Plaie contuse à l'épaule gauche, coup de feu, Styring-Wendel. — Arthrite chronique et atrophie de l'épaule.

Zaharaoui-ben-Djilloul, 1ᵉʳ tir. alg. — Fracture de la clavicule droite, coup de feu, Frœschwiller. — Non-consolidation, très-grande gêne du bras droit.

Zalesky, Joseph-Jules, né le 13 août 1847, Migneville (Meurthe), 100ᵉ de ligne, caporal. — Fracture de l'humérus droit, fracture du fémur droit, tiers inférieur, 2 coups de feu, Gravelotte. — Cal difforme de l'humérus, perte de la flexion de l'avant-bras, cal difforme du fémur, raccourcissement de 4 centimètres.

Zée, Louis-Charles, né le 12 janvier 1847, Champigny (Seine-et-Oise), 2ᵉ zouaves. — Fracture de l'humérus droit, coup de feu, Frœschwiller. — Esquilles, plaie fistuleuse.

Zeller, Alfred-Pierre, né le 20 mars 1834, Bar-le-Duc (Meuse), 6ᵉ de ligne, caporal. — Fracture de la tête de l'humérus droit, coup de feu, Saint-Privat. — Ankylose scapulo-humérale.

Zeltner, Alfred-Marie, garde mob. du Doubs. — Plaie contuse à la région dorsale, commotion de la moelle épinière, coup de feu, Audimont, 23 novembre. — Hémiplégie du côté droit.

Zerouki-bou-Djemma, né en 1847, Mzila (Oran), 2ᵉ tir. alg. — Plaie à travers le coude gauche de dehors en dedans, coup de feu, Wœrth. — Cicatrices profondes et adhérentes, ankylose du coude dans le quart de flexion.

Ziani-ben-Meliani, né en 1846, Beni-Derguen (Oran), 2ᵉ tir. alg. — Plaie contuse à la partie postérieure du coude droit, coup de feu, Wœrth. — Déformation et fausse ankylose du coude, l'avant-bras fixé dans l'extension, cicatrices adhérentes profondes.

ZIEGELTRUM, Chrysostôme, né le 13 octobre 1848, Blotzheim (Haut-Rhin), 45e de ligne.— Plaie contuse à la cuisse gauche, coup de feu, le Fond-de-Givonne. — Amaigrissement du membre, claudication.

ZIEGLER, Auguste, né le 17 août 1838, Massevaux (Haut-Rhin), 2e chass. à pied. —Fracture comminutive de la jambe gauche, tiers supérieur, coup de feu, Villers-Bretonneux, 27 novembre. — Raccourcissement considérable de la jambe fortement déviée en dedans.

ZIMMER, Jacques, 10e chass. à pied. — Plaie contuse à l'avant-bras gauche, coup de feu, Spickeren.

ZIMMERMANN, Jean, né le 2 septembre 1847, Saint-Pavin-des-Champs (Sarthe), 2e zouaves. — Fracture compliquée de l'os iliaque droit, 2 coups de feu, Frœschwiller. — Paralysie et atrophie de tout le membre inférieur droit.

ZIMMERMANN, Victor-Auguste, 20e de ligne.—Plaie contuse au genou gauche, éclat d'obus, Sedan. — Ankylose du genou.

ZINCK, Charles-Antoine, né le 12 décembre 1846, Strasbourg (Bas-Rhin), 24e de ligne.— Perte du doigt médius et de la 3e phalange de l'indicateur, main gauche, coup de feu, Saint-Quentin. — Ankylose des doigts auriculaire et annulaire, perte de l'usage de la main.

ZITOUNI-BEN-YAHIA, 1er tir. alg. — Fracture de l'humérus droit, coup de feu, Frœschwiller. — Cal difforme.

ZIX, Léopold, né le 15 novembre 1858, Wantzenau (Bas-Rhin), 16e artill. — Fracture de la jambe droite, éclat d'obus, Strasbourg, 27 septembre. — Saillie très-prononcée du fragment supérieur, raccourcissement de 5 centimètres.

ZOUAOUI-BEN-MESSAOUD-BEN-MOUSSA, 3e zouaves. — Fracture du col du fémur gauche, coup de feu, Sedan. — Consolidation vicieuse, ankylose coxo-fémorale, raccourcissement du membre.

ZUBER, Eugène-François, né le 22 janvier 1848, Paris (Seine), 40e de ligne. — Plaie contuse à la cuisse gauche, éclat d'obus, Sedan. — Cicatrice adhérente.

ZWIBEL, Chrétien, né le 14 juillet 1845, Sausheim (Haut-Rhin), 53e de ligne. — Fracture de l'humérus droit, coup de feu, Sedan. — Atrophie du membre, cicatrices adhérentes très-étendues.

FIN DES BLESSURES DIVERSES ET MALADIES.

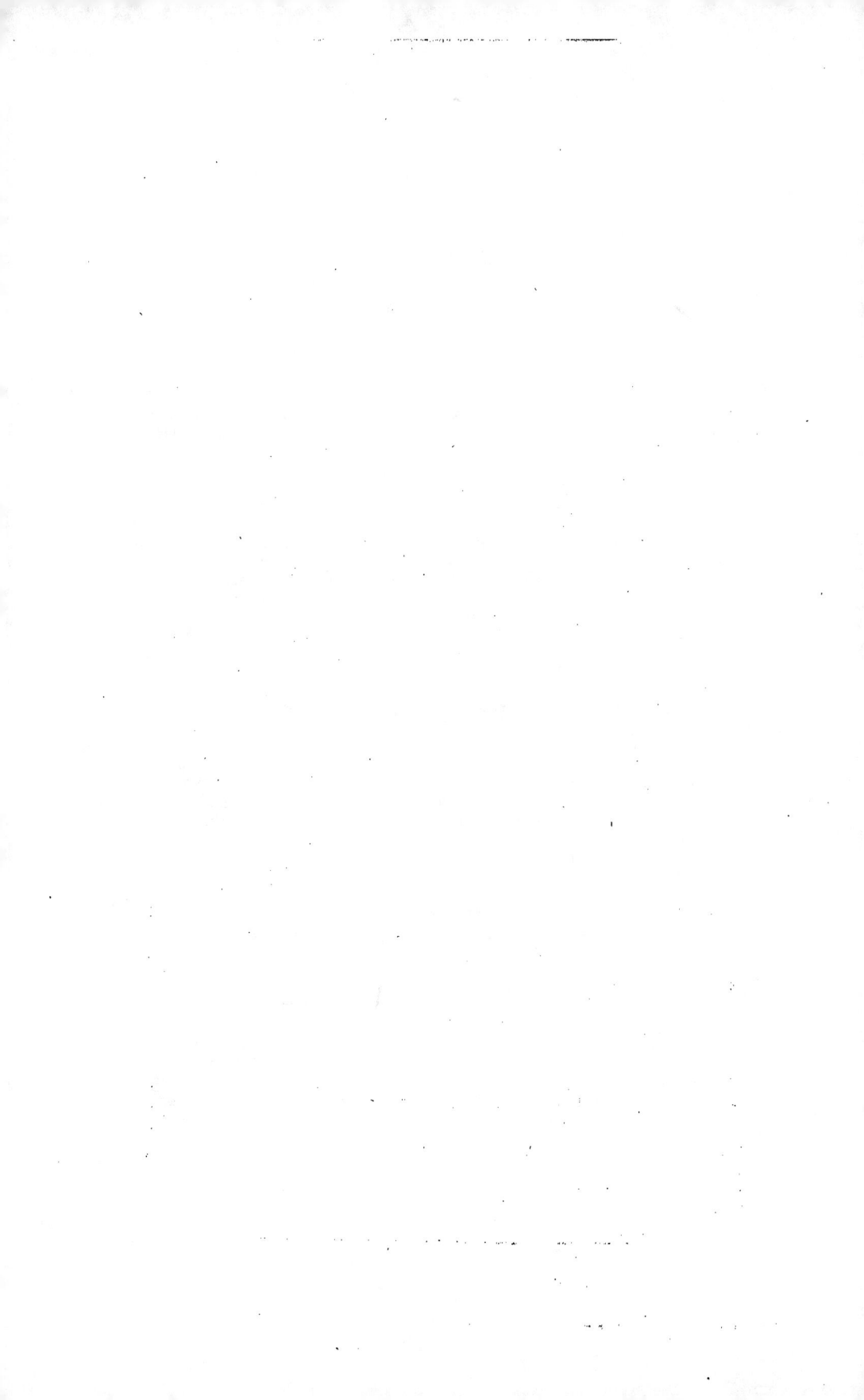

ÉTAT SUPPLÉMENTAIRE

DES AMPUTATIONS, DÉSARTICULATIONS ET RÉSECTIONS.

ALDRIN, Eugène, né le 14 juillet 1848, Aumetz (Moselle), 24e de ligne. — Plaie compliquée à la main droite, coup de feu, Spickeren. — Désarticulation de l'annulaire, déviation du médius.

ANJALBERT, Jean-Louis, né le 19 octobre 1850, Arifat (Tarn), 19e chass. à pied. — Plaie compliquée à la main gauche, coup de feu, Vendôme. — Désarticulation métacarpo-phalangienne de l'annulaire, extension permanente de l'annulaire et du médius.

ASTIMA, Ange-Gaëtan, né le 7 août 1826, Cervione (Corse), 49e de ligne, chef de bataillon. — Fracture de la table externe des deux pariétaux à leur partie supérieure, plaie contuse à la cuisse droite, plaie compliquée à la main droite, coup de feu et coup de crosse, Frœschwiller. — Dépression de la voûte crânienne, cicatrice profonde et adhérente à la cuisse : Résection d'une partie des 1er et 2e métacarpiens, atrophie et perte des mouvements de la main.

BARRE, Pierre-Henri, né le 5 août 1846, Lempant (Tarn), 67e de ligne. — Fracture du calcanéum, coup de feu, Gravelotte. — Résection du calcanéum, *en captivité.* — Pied équin, marche difficile et douloureuse.

BARTHÉLEMY, Auguste-Emile, né le 2 avril 1848, aux Islettes (Meuse), 10e chass. à pied. — Fracture comminutive de la jambe gauche, coup de feu, Paris, 2e siége. — Amputé de la jambe.

BASERQUE, Pierre, né le 17 juillet 1848, à (?) (Hautes-Pyrénées), 36e de ligne, caporal. — Plaie compliquée à la main gauche, fracture comminutive du 5e métacarpien, coup de feu, Sedan. — Amputation de l'annulaire et de son métacarpien, paralysie de l'annulaire.

BERNARD, Jacques, 85e de ligne. — Plaie compliquée à la main gauche, coup de feu, 7 avril, Neuilly, 2e siége. — Désarticulation des dernières phalanges du médius et de l'annulaire.

BERTEAUD, Arnaud, né le 23 mars 1846, Lansac (Gironde), 1er hussards. — Plaie compliquée à la main gauche, fracture du 1er métacarpien et du pouce, coup de feu, Sedan. — Désarticulation du pouce, atrophie de la main.

BESSET, Honoré-Joseph, né le 29 février 1844, Montelier (Drôme), 30e de ligne, caporal. — Fracture comminutive du tibia, partie moyenne, jambe droite, coup de feu, Beaumont. — Résection d'une portion considérable du tibia ; engorgement et diminution de la sensibilité de la jambe.

BEZARD, Pierre, né le 13 janvier 1845, Saint-Seine (Côte-d'Or), soldat au (?). — Fracture comminutive du tibia (?), coup de feu, Bagneux sous Paris. — Résection du tibia, ankylose du genou, engorgement de la jambe.

BICQUET, Eugène-Louis, né le 21 mars 1850, Tourcoing (Nord), 8e hussards, maréchal des logis. — Luxation de la tête du 1er métatarsien droit, chute de cheval, Versailles. — Résection du 1er métatarsien.

BIGEARS, Julien-Armand-Médéric, né le 6 juillet 1852, Fontaine-Saint-Denis (Marne), 14e chass. à pied. — Plaie en séton au bras droit, fracture de l'annulaire, 2 coups de feu, Héricourt. — Amputation des phalanges de l'annulaire.

BIGOT, Charles-Célestin, né le 29 janvier 1842, Tribehon (Manche), 60e de ligne. — Con-

129

gélation, Héricourt. — Ablation de tous les orteils du pied gauche avec résection du 5e métarsien.

BILLE, François-Xavier, 80e de ligne, caporal. — Fracture comminutive du pouce de la main gauche, coup de feu, Saint-Privat. — Désarticulation métacarpo-phalangienne du pouce.

BISIAUX, Emile, 33e de ligne. — Plaie compliquée à la main droite, éclat d'obus, Gravelotte. — Résection de la tête du 5e métacarpien, désarticulation des dernières phalanges de l'annulaire et de l'auriculaire.

BITTEUR, Antoine-Jules, né le 4 novembre 1843, Mareuil (Cher), 28e de ligne. — Plaie compliquée à la main droite, éclat d'obus, Saint-Privat. — Amputation des phalanges du pouce.

BLAISE, François-Théodore-Désiré, 57e de ligne, caporal. — Plaie compliquée à la main droite, coup de feu, Saint-Privat. — Perte de l'indicateur, amputation partielle de l'annulaire.

BLANC, François-Victor, né le 26 février 1834, Trausse (Aude), 32e de ligne, sergent. — Plaie compliquée au bras droit, coup de feu, Styring-Wendel. — Résection de l'extrémité supérieure de l'humérus, inertie du bras.

BLANCHARD, Henri, né le 15 novembre 1850, Saint-Quentin (Aisne), rég. étranger, sergent. — Plaie contuse au pied gauche, coup de feu, Orléans. — Désarticulation de la phalange unguéale du gros orteil et des deux dernières phalanges du 2e orteil.

BLOCH, Eugène, né le 10 avril 1835, Paris (Seine), 8e de ligne, lieutenant. — Fracture comminutive du coude gauche, coup de feu, Forbach. — Résection du coude, atrophie de l'avant-bras.

BOISSEUIL, Jean, garde mob. de la Corrèze ou de la Lozère. — Plaie compliquée à la main droite, coup de feu, Thorigné. — Amputation des deux dernières phalanges du médius.

BOLZE, Jean-Victor-Philogone, né le 20 décembre 1844, aux Vans (Ardèche), 24e chass. à pied, sergent. — Plaie compliquée au pied droit et fracture de la malléole externe de la jambe gauche, éclats d'obus, Bapaume. — Amputation des trois derniers orteils et des deux derniers métatarsiens, pied droit, déviation du pied en dedans, destruction de la malléole externe, déviation considérable du pied en dehors.

BONISCONTRO, Victor-Michel, né le 24 mars 1840, Chivasso (Italie), légion Garibaldi, sergent. — Fracture comminutive du bras gauche, coup de feu, Lantenay. — Amputé du bras.

BORDERIE, Laurent, né le 17 novembre 1849, Sainte-Anne (Dordogne), 89e de ligne. — Plaie compliquée à la main droite, éclat d'obus, Issy, 2e siége. — Amputation du pouce et des dernières phalanges de l'annulaire et de l'auriculaire.

BOULÉ, Charles-François, né le 22 août 1850, la Celle-les-Bordes (Seine-et-Oise), 44e de ligne. — Plaie compliquée à la main gauche, coup de feu, la Cluse. — Désarticulation métacarpo-phalangienne du médius, gêne des mouvements de l'annulaire.

BOURBOUJAS, Auguste, né le 3 janvier 1847, Octon (Hérault), 22e de ligne. — Fracture comminutive du fémur gauche, éclat d'obus, Sedan. — Amputé de la cuisse au tiers moyen.

BOURDON, Jean-Claude, né le 26 juin 1843, Navenne (Haute-Saône), francs-tireurs des Vosges. — Plaies contuses aux deux mains et à la tête, coups de feu, Châtillon-sur-Seine. — Amputation de l'indicateur gauche.

BOURSIER, Mathurin, né le 5 octobre 1843, Chalonne-sur-Loire (Maine-et-Loire), 100e de ligne. — Fracture de la jambe droite, éclat d'obus, Saint-Privat. — Amputé de la jambe.

BRACHET, Jacques, garde mob. de la Dordogne. — Plaie compliquée à la main droite, coup de feu, le Mans. — Amputation de l'indicateur.

BRACKE, Hippolyte-Etienne, né le 9 septembre 1848, Neuilly (Seine), 67e de ligne. — Fracture comminutive de la jambe droite, coup de feu, Gravelotte. — Résection du tibia, atrophie de la jambe.

BRAJOU, Antoine-Pierre, né le 12 octobre 1844, Paris (Seine), 115ᵉ de ligne. — Congélation, le Drancy. — Ablation ou désarticulation des orteils des deux pieds.

BRANDE, Pierre-Alexandre, né le 25 juillet 1830, Périgueux (Dordogne), 17ᵉ chass. à pied, capitaine. — Plaie en séton à la région précordiale, fracture de l'humérus à sa partie inférieure, coup de feu, Frœschwiller. — Résection de l'humérus.

BRÉDOIRE, Baptiste, né le 25 août 1845, Seneujols (Haute-Loire), 42ᵉ de ligne. — Fracture du maxillaire inférieur, fracture de la jambe droite et du péroné, jambe gauche, 3 éclats d'obus, Champigny. — Amputé de la jambe droite au lieu d'élection, résection du péroné au-dessus de la malléole.

BRÈS, Jean-Pierre, 57ᵉ de ligne. — Plaie compliquée à la main droite, éclat d'obus, Saint-Privat. — Désarticulation du médius et de la dernière phalange de l'indicateur.

BURTON, Claude-Marie, né le 14 avril 1845, Machezal (Loire), 2ᵉ de ligne. — Plaie contuse à la main droite, coup de feu, Spickeren. — Désarticulation de l'auriculaire, ankylose et flexion de l'annulaire.

CAILLOUX, Jean-Baptiste, né le 19 janvier 1843, Moneville (Oise), 61ᵉ de ligne. — Plaie contuse au bras droit et fracture comminutive de la cuisse droite, éclat d'obus, Beaumont, 30 août. — Amputé de la cuisse le même jour au tiers supérieur.

CALARNOU, René, né le 15 novembre 1849, Plounevez (Finistère), garde mob. du Finistère. — Plaie contuse à la cuisse droite, coup de feu, Savigné-l'Evêque (?). — Congélation du pied droit, amputation du 1ᵉʳ métatarsien et de son orteil, et de phalanges des autres orteils.

CAMILLE-PRIMAS, André, né en 1838, Bourg (Ain), 96ᵉ de ligne. — Plaie compliquée à la main droite, éclat d'obus, Ladonchamps. — Résection de la tête du 2ᵉ métacarpien et ablation de l'indicateur.

CANESSE, Nicolas, 53ᵉ de ligne. — Fracture comminutive de la jambe droite, coup de feu, Beaugency. — Amputé de la cuisse le 12 décembre 1870, nécrose du fémur dans une assez grande étendue, résection de 10 centimètres du fémur, le 25 mars 1871.

CAPELLI, Pompée, né le 25 janvier 1848, Milan (Italie), légion garibaldienne, sous-lieutenant. — Fracture du coude gauche, coup de feu, Dijon. — Résection du coude, inertie de l'avant-bras, extension permanente des doigts.

CARRIE, François, né le 19 septembre 1843, Propières (Rhône), 6ᵉ chass. à pied. — Fracture de la jambe gauche, coup de feu, Sedan. — Amputé de la jambe au lieu d'élection.

CAZENEUVE, Blaise, né le 3 juillet 1850, Fos (Haute-Garonne), 24ᵉ chass. à pied. —Fracture du coude droit, coup de feu, Grandvillars. — Résection du coude, ankylose à angle droit, et atrophie de l'avant-bras.

CHABALIER, Louis, 18ᵉ de ligne. — Fracture comminutive de la jambe gauche, coup de feu, 17 août, devant Strasbourg. — Tentatives de conservation, indocilité peu commune du blessé, phlegmon diffus, amputé de la jambe au lieu d'élection.

CHAILLOU, Jean, né le 9 avril 1848, Sainte-Radegonde (Charente), garde mob. de la Charente. — Plaie déchirée à la main droite, coup de feu, Sainte-Marie (Doubs). — Désarticulation des dernières phalanges de l'indicateur et du médius.

CHAMBÉRLIN, Prosper, né le 19 novembre 1842, Beauchamp (Manche), 121ᵉ de ligne. — Fracture du doigt indicateur droit, coup de feu, Champigny. — Désarticulation de l'indicateur.

CHAMPAUD, Léonard, 4ᵉ zouaves. — Plaies contuses aux deux mains, coup de feu, Petit-Bry. — Désarticulation de l'indicateur, main droite, et de la phalangette de l'indicateur, main gauche.

CHANELIÈRE, Jean-Benoît, 18ᵉ de ligne. — Plaie compliquée à la main droite, éclat d'obus, Frœschwiller. — Résection du 2ᵉ métacarpien.

CHARRIÉ, Jean-Joseph-Léon, 61ᵉ de ligne, caporal. — Plaie compliquée à la main droite, coup de feu, Montbéliard. — Désarticulation de l'indicateur.

CHARVET, François, né le 22 janvier 1845, Fitilien (Isère), 29ᵉ de ligne. — Fracture de l'indicateur gauche, coup de feu, Champigny. — Amputation de ce doigt.

CHEVALIER, Joseph-Marie, né le 5 janvier 1839, Mercury-Gevilly (Savoie), soldat au (?). — Fracture comminutive de la tête de l'humérus droit, coup de feu, Coulmiers. — Résection de la tête de l'humérus.

CHOLLET, Jean, né le 1ᵉʳ janvier 1847, Lyon (Rhône), 76ᵉ de ligne. — Plaie compliquée à l'avant-bras droit, coup de baïonnette, Gravelotte. — Amputé de l'avant-bras au tiers supérieur.

CHRISTOPHE, Joseph-Emile, né le 25 avril 1847, Metz (Moselle), 25ᵉ de ligne, lieutenant.— Fracture de l'articulation tibio-tarsienne gauche, chute de cheval, Saint-Privat. — Amputé de la jambe, au tiers inférieur.

CLÉDAT, Jean, né le 9 avril 1849, Saint-Quentin (Gironde), 46ᵉ de ligne. — Fracture de la jambe gauche, coup de feu, Paris, 2ᵉ siége. — Amputé de la jambe au tiers supérieur.

COCATRIX, Iréné-Mary, né le 12 novembre 1849, Routes (Seine-Inférieure), garde mob. de la Seine-Inférieure. — Fracture de la partie supérieure de l'humérus gauche, éclat d'obus, Champigny. — Résection de la tête de l'humérus.

COFFINIÈRES DE NORDECK, Léon-Gabriel, né le 30 janvier 1844, Montpellier (Hérault), 16ᵉ artill., capitaine. — Plaie compliquée à la main gauche, éclat d'obus, les Ormes. — Amputé du poignet.

COIFFE, Jean-Baptiste, né le 14 mai 1834, Limoges (Haute-Vienne), 87ᵉ de ligne. — Fracture de la jambe gauche, éclat d'obus, 2 septembre, Strasbourg. — Amputé de la jambe.

COLLIN, Pierre-Marie, né le 19 octobre 1845, Guérande (Loire-Inférieure), 110ᵉ de ligne. — Fracture comminutive de la jambe gauche, coup de feu, l'Hay. — Résection du tibia, fausse articulation au tiers inférieur de la jambe.

COMMERÇON, Etienne, né le 16 mai 1848, Montbellet (Saône-et-Loire), 93ᵉ de ligne, caporal. — Entorse, en captivité. — Désarticulation tibio-tarsienne

CORMIER, Jean-Marie, garde mob. d'Ille-et-Vilaine. — Plaie compliquée à la main gauche, coup de feu, Paris. — Amputation des deux dernières phalanges du médius et de l'annulaire.

COULON, Onésime-Désiré, né le 20 août 1844, Carnetin (Seine-et-Marne), (?). — Plaies à la face, fracture du pied droit, coup de sabre et coup de feu, Frœschwiller. — Amputation du pied droit.

COUSIN, Julien-Pierre, né le 23 octobre 1818, Dreux (Eure-et-Loir), artillerie de la garde, maréchal des logis. — Plaie compliquée à la main gauche, éclat d'obus, fort de Rosny. — Amputation du pouce et de son métacarpien.

CRINQUAND, Eugène-Bonaventure, né le 28 décembre 1836, Lamarre (Jura), 16ᵉ de ligne. — Congélation, Montbéliard, dégénérescence profonde des tissus. — Amputé de la jambe gauche.

CROZET, François-Maurice, né le 14 décembre 1841, Stockholm (Suède), 55ᵉ de ligne. — Fracture comminutive de l'humérus droit, coup de feu, Champigny. — Amputé du bras.

DABAUVAL, Arthur, 18ᵉ chass. à pied. — Fracture de la jambe droite à (?). — Amputé de la cuisse au tiers inférieur.

DANTAN, Louis-Frédéric, né le 17 mars 1847, Amfreville (Seine-Inférieure), 1ᵉʳ zouaves. — Plaie compliquée à la main gauche, éclat d'obus, Sedan. — Amputation de l'indicateur et du médius.

DARNIS, Louis, né le 19 octobre 1847, Issendoles (Lot), 22ᵉ de ligne. — Fracture de la jambe gauche, coup de feu, Beaumont. — Amputé de la jambe à la partie supérieure.

DAVID, Jean-Alfred, né le 9 octobre 1836, Angoulême (Charente), 45ᵉ de ligne, chef de bataillon. — Fracture de l'humérus droit, éclat d'obus, Sedan. — Amputé du bras au quart supérieur.

DEFER, Henri-Joseph, 41e de ligne. — Plaie contuse à la main droite, coup de feu, le Mans. — Amputation partielle de l'indicateur.

DELAHAYE, Amand-Saturnin, né le 13 novembre 1830, Saint-Antoine-la-Forêt (Seine-Inférieure), 4e artill. — Plaie compliquée à la main droite, coup de feu, Paris. — Amputation de l'indicateur et du médius, ankylose de l'annulaire.

DELALANDE, François, né le 7 juillet 1848, Rheu (Ille-et-Vilaine), 38e de ligne.—Fracture comminutive de la jambe gauche, coup de feu, Orléans. — Résection du tibia.

DELCOURT, Charles-César, né le 2 mai 1845, Valenciennes (Nord). 20e chass. à pied. — Plaie compliquée à la main gauche, éclat d'obus, Loigny.—Amputation du médius, ankylose de l'indicateur.

DELMAS, François, 47e de ligne.—Plaie déchirée à la main gauche, coup de feu, Sedan.— Amputation partielle du médius et de l'annulaire.

DESLAS, Jean, 89e de ligne. — Fracture comminutive du coude droit, coup de feu, à (?), 2 décembre 1870. — Amputé du bras au tiers supérieur.

DEVILLE, François, né le 25 avril 1849, Vayres (Haute-Vienne), 4e chass. à pied. — Plaie compliquée à la main gauche, éclat d'obus, Arthenay. — Amputation du pouce et de l'indicateur.

DIDIER, Joseph-Elie, né le 4 janvier 1848, Chaffal (Drôme), 60e de ligne. — Maladie (?) du coude gauche, contractée à Metz et aggravée en captivité. — Amputé du bras.

DOUSSET, François-Athanase, né le 3 décembre 1837, Bazoches-en-Dunois (Eure-et-Loir), garde nat. sédent. d'Eure-et-Loir, sergent. — Fracture de la partie supérieure de l'humérus droit, coup de feu, Varize. — Résection de la tête de l'humérus.

DRUGEON, infanterie de marine. — Fracture comminutive de l'humérus droit, éclat d'obus, Gare-aux Bœufs, 30 novembre. — Désarticulation scapulo-humérale le 10 décembre.

DUPUY, Jean-Marie, né le 16 mars 1846, Montrejeau (Haute-Garonne), 9e chass. à pied. — Ecrasement du pouce droit, éclat d'obus, Lorcy. — Amputation partielle du pouce.

DURAND, Arthur, né le 25 novembre 1854, Paris (Seine), garde nat. de la Seine. — Fracture comminutive de l'humérus, chute d'un mur le 21 janvier 1871. — Désarticulation de l'épaule le 8 avril suivant.

EGURBIDE, Armand, né à Saint-Palais (Basses-Pyrénées), 23e chass. à pied. — Fracture de l'indicateur droit, coup de feu, Asnières, 19 mai. — Désarticulation de l'indicateur.

EL-AÏDI-BEN-ABDALLAH, né en 1848, Tebessa (Constantine), 3e tir. alg. — Plaie à l'épaule gauche, coup de baïonnette, fracture de l'indicateur droit, coup de feu, Frœschwiller. — Désarticulation partielle de l'indicateur.

EL-HADJ-BEN-MOHAMMED, né en 1850, Khebalza, 1er tir. alg.—Ecrasement de la partie antérieure du pied gauche, éclat d'obus, Arthenay. — Amputation partielle du pied.

EL-MILOUD-BEN-EL-HADJ, né en 1837, Doui-Hasseni (Alger). — Fracture du pouce droit, coup de feu, Frœschwiller.—Désarticulation métacarpo-phalangienne.

ESMILAIRE, Jean-Pierre, né le 16 juin 1842, Croisman (Meurthe), 56e de ligne. — Fracture comminutive de la jambe droite ; plaie en séton à la jambe gauche, coups de feu, Frœschwiller.—Amputé de la jambe droite, à Haguenau, réamputé de la jambe au tiers supérieur, à Montpellier, après retour de captivité.

ETIENNE, Jean-Jacques, 25e de ligne. — Fracture comminutive de l'épaule droite, éclat d'obus, Saint-Privat.—Résection de l'humérus, ankylose, atrophie du membre.

EVRARD, garde mob. de la Savoie. — Fracture comminutive des deux jambes à (?). — Amputé des deux jambes.

FAUCHEUX, Joseph-Marie, né le 11 novembre 1845, Saint-Didier (Ille-et-Vilaine), garde mob. d'Ille-et-Vilaine. — Fracture du bras droit, éclat d'obus, Beaugency. — Amputé du bras droit.

FAVRE, Sylvain, né le 22 janvier 1848, Grandabergemont (Ain), 34e de ligne. — Congélation en captivité. — Amputation de l'indicateur gauche.

FAYE, Jean, né le 18 octobre 1841, Sers (Charente), 8e chass. à pied. — Plaie compliquée à la main gauche, coup de feu, Borny. — Amputation de l'indicateur, perte de l'usage de la main.

FONTAINE, Jules-Arsène, né le 24 décembre 1829, Aubepierre (Seine-et-Marne), francs tireurs de l'Aisne. — Fracture du coude gauche, coup de feu, Garches. — Résection des surfaces articulaires.

FORT, Joseph, né le 11 octobre 1843, Saint-Girod (Savoie), 14e de ligne.—Fracture comminutive de l'avant-bras droit, coup de feu, Sedan.—Désarticulation du coude.

FOUCAULT, Firmin-Antoine, né le 31 juillet 1849, Saint-Remy (Seine-et-Marne), garde mob. de Seine-et-Marne.—Plaie compliquée au pied gauche, coup de feu, Puteaux. — Désarticulation des trois orteils médians, déviation du gros orteils vers la 5e.

FOUQUET, Julien-Marie, né le 31 janvier 1850, Fougères (Ille-et-Vilaine), 86e de ligne. — Plaie contuse à la main droite, coup de feu, Yvré-l'Evêque.—Amputation du médius.

FRANÇOIS, Denis-Joseph, né le 13 février 1844, Perignan (Vaucluse), 1er zouaves, caporal. — Ecrasement de l'indicateur et du médius, main droite, plaies contuses à la jambe droite et au pied gauche, éclats d'obus, Montbéliard. — Amputation partielle de l'indicateur et du médius.

FRANÇON, Jean-Adrien, né le 23 octobre 1846, la Valla (Loire), 20e chass. à pied. — Fracture de la jambe gauche et écrasement du pied, déraillement d'un train près Rouen, nuit du 3 au 4 septembre 1870. — Raccourcissement de la jambe, amputation du gros orteil.

FREDON, Jean, 8e dragons. — Plaie compliquée à la main gauche, coup de feu, Belle-Epine, près Orly. — Désarticulation de l'annulaire.

GABRIELLI, Antoine, né le 14 janvier 1821 à (?), 8e de ligne, colonel. — Fracture comminutive du genou droit et plaie compliquée à la main droite, éclats d'obus, Spickeren, Forbach. — Amputation de la cuisse et du doigt indicateur.

GAILLARD, Marius, né le 15 juin 1848, Livron (Drôme), garde mob. de la Drôme. — Fracture du genou, coup de feu, Champigny. — Amputé de la cuisse au tiers inférieur.

GASPARD, Charles, né à Foix (Ariége), soldat au (?).—Fracture comminutive de l'avant-bras gauche, coup de feu, Gravelotte. — Amputé de l'avant-bras.

GASPARD, Gabriel, né à Holving (Moselle), 38e de marche. — Fracture comminutive de la jambe droite, Orléans. — Amputé de la cuisse au tiers inférieur, 14 janvier.

GAULTIER, François-Félix, né le 12 janvier 1846, Baïs (Mayenne), soldat au (?). — Fracture du coude gauche, chute des remparts de Thionville, 20 novembre 1870.—Abcès périarticulaire; amputé du bras au tiers moyen.

GAYRARD, Auguste, 136e de ligne. — Congélation des mains, tumeur blanche de l'articulation métacarpo-phalangienne de l'indicateur.—Amputation de ce doigt.

GENÈTRE, Frédéric-Nicolas, né le 22 mai 1843, Diges (Yonne), 69e de ligne. — Plaie à la main gauche, fracture de l'annulaire, coup de feu, Frœschwiller. — Amputation partielle de l'annulaire.

GIET, Joseph-Antoine, né le 28 janvier 1830, Vincey (Vosges), gendarmerie de l'Allier, brigadier. — Plaie compliquée à la main gauche, coup de feu, Beaugency. — Amputation partielle de l'annulaire, perte de l'usage de la main.

GIRARD, Louis-Baptiste, né le 19 octobre 1844, Gasville (Eure-et-Loir), 14e de ligne. — Ecrasement des quatre derniers doigts de la main gauche, éclat d'obus, Sedan. — Désarticulation de ces doigts.

GIRARD, Zacharie, né le 4 octobre 1844, Paris (Seine), 3e chass. à pied. — Fracture du coude gauche, coup de feu, Styring-Wendel. — Amputé du bras au tiers inférieur.

GONTHIER, Alphonse, né le 4 octobre 1851, à Mayenne, 20e chass. à pied. — Plaie compliquée à la cuisse droite, coup de feu, Amiens.—Amputé de la cuisse.

GOUDÉ, Aristide-Pierre, 1er de ligne. — Fracture du poignet gauche, coup de feu, Gravelotte. — Résection du 5e métacarpien.

GRENTE, Alexandre-Eugène, né le 7 juillet 1845, Tessy-sur-Vire, 65e de ligne. — Fracture comminutive de la jambe gauche, coup de feu, Saint-Privat. — Amputé de la jambe.

GROSJEAN, Ernest-Elizé, né le 8 décembre 1847, Sully-la-Tour (Nièvre), 41e de ligne. — Plaie contuse à la main droite, coup de feu, Saint-Privat. — Amputation partielle de l'indicateur.

GROSJEAN, Louis, né le 12 septembre 1830, Metz (Moselle), 21e de ligne, caporal. — Plaie compliquée au creux axillaire gauche, éclat d'obus, Strasbourg. — Désarticulation de l'épaule.

GUÉRET, François-Célestin, né le 17 juin 1848, Noirterre (Deux-Sèvres), garde mob. des Deux-Sèvres. — Plaie contuse à la main droite, coup de feu, Beaune-la-Rolande — Amputation de l'indicateur.

GUERRY, Claude, né le 7 février 1837, Rochetoirin (Isère), 1re légion de mob. du Rhône. — Fracture du bras droit, coup de feu, Nuits (Côte-d'Or). — Amputation du bras.

GUIHAIRE, Mathurin, né le 8 avril 1848, Bains (Ille-et-Vilaine), 75e de ligne, caporal. — Plaie déchirée à la main droite, coup de baïonnette, Sedan. — Amputation de l'auriculaire, flexion permanente de l'annulaire.

GUILLON, Léon, né le 19 janvier 1846, Chambord (Loir-et-Cher), 94e de ligne. — Fracture comminutive de la jambe droite, coup de feu, Paris, 2e siége. — Amputé de la jambe au lieu d'élection.

GUIO, Jean-Marie, né le 6 août 1846, Langast (Côtes-du-Nord), 4e zouaves. — Fracture comminutive de l'humérus gauche, coup de feu, Champigny. — Résection de la tête de l'humérus, inertie du bras.

HALLAIS, Alfred-Auguste, né le 7 décembre 1850, Avranches (Manche), 41e de ligne. — Plaie compliquée au coude gauche, coup de feu, Cravant. — Résection de l'olécrane, ankylose du coude.

HEINZLER, Joseph, 96e de ligne. — Fracture comminutive de la jambe gauche avec vaste plaie, éclat d'obus à (?).—Amputé de la cuisse au tiers inférieur, le lendemain de la blessure.

HENRY, Gustave, né le 5 février 1837, Reims (Marne), 26e de ligne, capitaine. — Fracture de l'extrémité inférieure de l'humérus gauche, éclat d'obus, Sedan. — Amputé du bras au tiers moyen.

HÉRICHER, François-Isidore, né le 12 janvier 1841, Anthieux (Seine-Inférieure), 31e de ligne. — Fracture comminutive du péroné, jambe droite, éclat d'obus, Coulmiers. — Résection de presque tout le péroné.

HOFFMANN, Georges, né le 26 février 1852, Strasbourg (Bas-Rhin), 21e artill. — Fracture du fémur gauche (?), éclat d'obus, Châtillon sous Paris. — Amputé de la cuisse au tiers moyen.

HORRENBERGER, Georges, né le 23 juillet 1837, Andolsheim (Haut-Rhin), 15e de ligne. — Fracture de l'avant-bras gauche, coup de feu, Amanvillers. — Amputé de l'avant-bras à la partie moyenne.

HOULETTE, Charles-Justin, né le 5 janvier 1823, Croissanville (Calvados), 3e zouaves. — Plaie compliquée à la main gauche, coup de feu, Villersexel. — Amputation des trois derniers doigts.

HUBERT, Louis-Achille, né le 13 mars 1849, Bray-sur-Seine (Seine-et-Marne), 59e de ligne. — Plaie contuse à la main gauche, coup de feu, Conneré. — Amputation du médius, ankylose de l'annulaire.

Hugin, Modeste, né le 9 novembre 1849, Annonville (?), soldat au (?). — Plaie compliquée à la jambe gauche, éclat d'obus, Villers-Bretonneux. — Amputé de la cuisse.

Ingelrans, Léon-Marie, garde mobilisée du Nord, caporal. — Fracture comminutive du péroné, jambe droite, coup de feu, Francilly, près Saint-Quentin. — Résection d'une partie du péroné, ankylose tibio-tarsienne.

Jalvy, Antoine, né le 18 octobre 1845, Toulouse (Haute-Garonne), 7e chass. à pied. — Fracture de l'auriculaire de la main gauche à (?). — Amputation de ce doigt, paralysie de la main.

Jean, Alphonse-Pierre, né le 2 février 1838, Paris (Seine), 125e de ligne. — Fracture de la jambe gauche, coup de feu, Montretout. — Amputé de la jambe.

Joubert, Antoine, né le 20 janvier 1849, Josat (Haute-Loire), garde mob. de la Haute-Loire. — Fracture comminutive de l'humérus gauche, coup de feu, Beaune-la-Rolande. — Résection de la moitié supérieure de l'humérus, inertie du bras.

Lafitte, dit Baptiste, Joseph, 8e chass. à pied. — Plaie compliquée à la main droite et à la malléole interne du pied droit, coup de feu, Beaugency. — Amputation de doigts (?) de la main droite.

Larrey, Laurent, 20e chass. à pied. — Plaie compliquée à la jambe gauche, éclat d'obus, Pont-Noyelles. — Résection du péroné.

Latapie, Jean, garde mob. du Lot. — Plaie contuse à la main gauche, coup de feu, Vendôme. — Amputation partielle de l'indicateur.

Lecerf, Ernest-Paul, né le 2 juin 1844, Rouen (Seine-Inférieure), 44e de ligne. — Plaie compliquée à la main gauche, coup de feu, Gravelotte. — Amputation de l'annulaire.

Léchine, Jules-Constant, né le 16 mars 1845, Censeau (Jura), 72e de ligne, caporal. — Plaie compliquée à la main gauche, éclat d'obus, Asnières, 2e siège. — Amputation du pouce et de la moitié de son métacarpien.

Lecouvreur, Alexandre-Théophile, né le 26 novembre 1850, Fontaine-le-Pin (Calvados), 48e de ligne. — Fracture de l'indicateur, main droite, coup de feu, Josnes. — Amputation de l'indicateur.

Lefèvre, Cléophas-Théodore, né le 31 juillet 1844, Sury-aux-Bois (Loiret), 21e de ligne. — Plaie contuse à la main gauche, coup de feu, Frœschwiller. — Amputation partielle du médius, gêne des mouvements de l'avant-bras.

Legrix, Pierre-Armand, né le 14 juin 1826, Lieurey (Eure), 42e de ligne. — Congélation, armée de l'Est. — Amputation des cinq orteils du pied droit et des trois derniers orteils du pied gauche.

Leguilloux, Jean-Guillaume, 12e de ligne. — Plaie contuse à la main droite, coup de feu, Montbéliard. — Amputation partielle de l'annulaire.

Lelièvre, Louis-François, né le 7 février 1850, Saint-Germain-d'Elle (Manche), 62e de ligne. — Fracture du coude droit, coup de feu, Changé. — Amputation du bras, partie supérieure.

Leuret, Jean-Baptiste-Camille, né le 20 août 1843, Vitry-le-Croisé (Aube), garde mob. de l'Aube. — Tumeur blanche tibio-tarsienne gauche. — Amputé de la jambe.

Levasseur, Stanislas-Césaire, né le 13 juin 1839, Saint-Gilles-de-Crétot (Seine-Inférieure), 3e zouaves. — Plaie contuse à la main droite, coup de feu, Frœschwiller. — Amputation du médius.

Louis, François-Laurent, né le 22 octobre 1846, aux Tourettes (Haute-Vienne), 2e chass. à pied. — Plaie à la cuisse droite, coup de baïonnette, Sedan. — Amputé de la cuisse.

Mahé, François-Marie, né le 16 octobre 1848, Bais (Mayenne), 6e de ligne. — Luxation et carie de la seconde phalange de l'indicateur de la main droite, Charenton-le-Pont, travaux du siége. — Amputation partielle de ce doigt.

MARCEL, Jean, 44ᵉ de ligne. — Fracture comminutive de l'avant-bras gauche, coup de feu, Beaune-la-Rolande. — Résection des deux os à la partie supérieure, inertie de l'avant-bras.

MARCHAU, François, 9ᵉ de ligne. — Congélation, le Mans, 9 janvier. — Désarticulation de tous les orteils du pied droit.

MAROTEL, Victor, 3ᵉ chass. à pied. — Fracture de la jambe gauche, coups de feu, Loigny. — Amputé de la cuisse, suscondylienne.

MARTIN, Justin, né le 5 janvier 1843, Rougeux (Haute-Marne), 17ᵉ de ligne. — Plaie compliquée à la main droite, coup de feu, Châtillon sous Paris. — Amputation du pouce, atrophie de la main.

MARTINI, Jean-Augustin, né le 10 juin 1838, Asco (Corse), 67ᵉ de ligne. — Plaie contuse à la main gauche, éclat d'obus, Forbach. — Amputation partielle de l'indicateur.

MARY, Charles-Toussaint, né le 21 octobre 1848, Bullion (Seine-et-Oise), 51ᵉ de ligne. — Fracture du médius, main droite, coup de feu, Gravelotte. — Amputation du médius, flexion permanente de l'annulaire.

MELIN, Maurice, né le 23 septembre 1847, Clermond-Ferrand (Puy-de-Dôme), 29ᵉ de ligne. — Plaie contuse à la main gauche, coup de feu, armée du Rhin. — Désarticulation des deux dernières phalanges de l'indicateur.

MOHAMED-CHEICK-EL-HADJ, né en 1837, Tikobaïn (Alger). — Plaie compliquée à la main gauche, coup de feu, Frœschwiller. — Amputation de l'auriculaire, déviation de l'annulaire.

MOREAU, Amédée, né le 18 mai 1850, Malay-le-Vicomte (Yonne), 95ᵉ de ligne. — Congélation. — Désarticulation des dernières phalanges des orteils du pied gauche.

MORIN, Victor-Anatole-Emile, né le 24 février 1847, Allemagne (Calvados), 85ᵉ de ligne. — Plaie compliquée à la main gauche, éclat d'obus, Saint-Privat. — Amputation du médius.

MOURAILLE, Marius-Alfred, né le 25 décembre 1848, Marseille (Bouches-du-Rhône), garde mob. des Bouches-du-Rhône. — Plaie contuse à la main droite, coup de feu, Azay-la-Galette. — Désarticulation des deux dernières phalanges de l'indicateur.

MUGNIER, Étienne, né le 9 septembre 1828, Chalancey (Haute-Marne), chasseurs du Havre. — Plaie à la main droite, coup de feu, Alençon. — Désarticulation de l'auriculaire, ankylose de l'annulaire, dans l'extension.

OUELARD, Louis-Joseph, né le 5 septembre 1849, Paris (Seine), 123ᵉ de ligne. — Fracture comminutive de la jambe gauche, éclat d'obus, Champigny. — Résection du tibia au tiers moyen, consolidation vicieuse, ankylose du pied.

PAILLAC, Jean-Baptiste, né le 2 janvier 1836, Condom (Gers), 34ᵉ de ligne. — Plaie compliquée à la main droite, éclat d'obus, le Bourget. — Amputation de l'indicateur.

PAULY, Claude-Marie, né le 2 février 1848, Cuiseaux (Saône-et-Loire), garde mob. de Saône-et-Loire. — Fracture comminutive de l'humérus gauche, coup de feu, Beaune-la-Rolande. — Résection de 7 centimètres de l'humérus, plaie fistuleuse à la partie supérieure du bras.

PETIT, Victor-Désiré, né le 23 novembre 1846, Paris (Seine), 4ᵉ de ligne. — Plaie compliquée à la main droite, coup de feu, Gravelotte. — Amputation de l'indicateur.

PIEDOZ, Jules-Désiré-Camille, né le 27 juillet 1850, Vertambaz (Jura), 22ᵉ artill. — Entorse du pied droit, chute du haut d'un caisson. — Amputation de la jambe au lieu d'élection.

POURON, Alexandre, né le 23 septembre 1845, Champcevrais (Yonne). — Fracture du pied gauche, coup de feu, Ladonchamp (Metz). — Amputé de la jambe.

QUENOUILLÈRE, Pierre-Marie, né le 9 mars 1850, Saint-Gilles (Ille-et-Vilaine), 13ᵉ chass.

à pied. — Hydarthrose du genou gauche, chute, armée de la Loire. — Amputé de la cuisse.

QUÉNIOT, Jean, garde mob. du Cher. — Plaie contuse à la main droite, coup de feu, Juranville. — Amputation partielle de l'indicateur.

QUÉRÉ, Jean-Marie, 12e de ligne. — Congélation. — Désarticulation de la phalange unguéale du gros orteil, pied gauche.

QUINET, Claude, né le 13 septembre 1843, Sully (Saône-et-Loire), garde mobilisée de Saône-et-Loire, sergent. — Plaie compliquée à la main droite, coup de feu, Fontaine-les-Dijon. — Amputation de l'auriculaire, ankylose métacarpo-phalangienne de l'annulaire.

RACLOT, Jean-Baptiste-Pierre, né le 3 août 1849, Gevigney (Haute-Saône), 125e de ligne. — Plaie contuse à la main droite, coup de feu, Paris, 2e siège. — Désarticulation des deux dernières phalanges de l'indicateur.

RAFFNER, Valentin, né le 4 février 1844, Fréland (Haut-Rhin), 45e de ligne. — Plaie compliquée au poignet et à la main gauches, éclat de bombe, Belfort. — Désarticulation des trois derniers doigts, ankylose du poignet.

RAMBERT, Louis, né le 21 avril 1850, Bordeaux (Gironde), 44e de ligne. — Plaie contuse à la main droite, coup de feu, Beaune-la-Rolande — Désarticulation de l'annulaire, extension permanente du médius.

REVOL, Jean-Baptiste, né le 30 mars 1846, Saint-Etienne (Loire), 18e de ligne, caporal. — Fracture du fémur droit, éclat d'obus, Strasbourg. — Amputé de la cuisse au tiers supérieur.

RIBONT, Jean, né à Bannoncourt (Meuse), francs-tireurs de Paris. — Fracture de l'humérus, coup de feu, Châteaudun. — Amputé du bras au tiers supérieur.

RICHARD, Jean-Pierre, né le 22 janvier 1848, Giriviller (Meurthe), 7e artill.—Congélation, Laval. — Désarticulation de l'auriculaire.

RIVET, Pierre-Gustave-Romain, né le 9 août 1845, Metz (Moselle), 85e de ligne, sous-lieutenant. — Fracture de l'avant-bras droit, coup de feu, sous Metz. — Amputé de l'avant-bras.

ROBERT, Charles-Félicien, né le 5 octobre 1847, Boulay (Vosges), garde mob. des Vosges. — Fracture comminutive du coude droit, coup de feu, Villersexel. — Résection du coude, ankylose.

ROGER, Aimable-Emmanuel, né le 1er mars 1844, Chenedollé (Calvados), 57e de ligne. — Plaie déchirée à la main droite, éclat d'obus, Saint-Privat. — Désarticulation des deux dernières phalanges de l'indicateur.

RONGÈRE, Pierre, né le 11 février 1847, Châtres (Dordogne), 97e de ligne. — Fracture des quatre derniers métacarpiens de la main gauche, coup de feu, Sainte-Barbe sous Metz. — Amputation des quatre métacarpiens et des doigts correspondants.

ROULIER, Adolphe-Alexandre, né le 9 mai 1850, Allonnes (Sarthe), 15e artill. — Fracture du poignet gauche, éclat d'obus, Paris, 2e siége. — Amputé de l'avat-bras.

ROUZIER, François-Gustave, né le 10 juillet 1848, Nevers (Nièvre), 10e artill. — Fracture de l'humérus gauche, éclat d'obus, Courbevoie, 2e siége. — Désarticulation de l'épaule.

ROYER, Charles, né le 10 juin 1848, la Rivière (Haute-Marne), 20e chass. à pied. — Plaie contuse à la main gauche, coup de feu, Gravelotte. — Amputé de la phalangette du médius, complication, atrophie de l'avant-bras et de la main.

SALAH-BEN-ABED, né en 1839, Babalouxn (Alger), 1er tir. alg. — Plaie contuse à la main gauche, coup de feu, Wissembourg. — Amputation du médius.

SASSI, Louis-Jules, né le 13 février 1851, Port-Marly (Seine-et-Oise), 28e de ligne. — Écrasement du gros orteil, pied gauche, éclat d'obus, Pontarlier. — Désarticulation du gros orteil.

SEMOUX, François, 4e de ligne. — Fracture comminutive du 1er métatarsien, pied droit, plaie au bras droit et au poignet gauche, coup de sabre et coup de feu, Saint-Privat. — Amputé du 1er métatarsien et de son orteil.

Sonis (de), Louis-Gaston, général de division, armée de la Loire. — Fracture de la cuisse gauche, coup de feu, Loigny. — Amputé de la cuisse au tiers supérieur.

Soule, Guillaume, né le 19 avril 1850, Liozargues (Cantal), 82e de ligne. — Plaie contuse à la main droite, coup de feu, Montbéliard. — Désarticulation des dernières phalanges de l'indicateur.

Stoerck, Jean, né le 28 janvier 1851, Bouxviller (Bas-Rhin), francs-tireurs du Haut-Rhin. — Fracture comminutive du coude droit, coup de feu, Beaune-la-Rolande. — Résection des extrémités articulaires de l'humérus et du cubitus.

Sumpt, Louis-Joseph, né le 13 novembre 1816, Nancy (Meurthe), général de brigade. — Les deux mains emportées par un obus, Sedan. — Amputé immédiatement des deux avant-bras.

Thierry, Charles, 69e de ligne. — Fracture du doigt médius, main droite. — Amputation de ce doigt, plaie à la cuisse droite.

Tonnelier, Hippolyte, né à Saint-Ouen (Mayenne), 87e de ligne. — Fracture comminutive de l'humérus gauche (?). — Amputé du bras.

Tribet, Jean-Baptiste, né le 18 septembre, Crevant (Indre), 94e de ligne. — Fracture comminutive de la jambe gauche, et forte contusion à la jambe droite, écrasement en wagon, Toul. — Amputé de la jambe gauche, perte des mouvements de la jambe droite.

Vaillant, Cyrille, né le 4 mars 1845, Fitz-James (Oise), 2e provisoire. — Plaie compliquée à la main gauche, coup de feu, 24 mai, rue Lafayette. — Amputation des dernières phalanges de l'indicateur.

Virieux, Jean-Marie, né le 2 août 1846, Saint-Chamond (Loire), 72e de ligne. — Plaie contuse à la main droite, coup de feu, Arthenay. — Désarticulation de la phalangette du médius, ankylose de ce doigt.

Vorizaut, François, né le 9 avril 1846, Tulle (Corrèze), 47e de ligne. — Fracture comminutive de la jambe gauche, éclat d'obus, Wœrth. — Amputé de la jambe au lieu d'élection.

Weber, Jacques, né à Mauge (Haut-Rhin), 40e de marche. — Fracture comminutive de l'omoplate droite, coup de feu, Neuvilliers. — Résection sous-périostée de l'omoplate (voir l'observation du Dr Chipault).

Wilmot, Hector, né le 16 octobre 1847, Iwuy (Nord), 4e chass. à cheval. — Tumeur blanche tibio-tarsienne et de l'articulation métacarpo-phalangienne de l'indicateur droit, captivité. — Amputé de la jambe.

Woillet, Alexis, né le 21 janvier 1846, Jaulmy (Meurthe), 29e de ligne. — Plaie contuse à la cuisse gauche et plaie compliquée à la main gauche, amputation des deux derniers métacarpiens et des doigts correspondants.

SUPPLÉMENT AUX BLESSÉS.

ABDALLAH-BEL-HACEN, né en 1838, Beni-Mered (Alger), 1er tir. alg., sergent.—Vaste plaie contuse à l'épaule droite et au dos, éclat d'obus, Wissembourg. — Cicatrice large et adhérente limitant les mouvements du bras.

ABDELKADER-BEN-DAOUD, né en 1842, Djebel-Ameur (Alger), éclaireurs algér.—Plaies à la tête, à la face et à la jambe droite, coup de feu et coup de sabre, Ormes. — Cicatrice de la jambe, indurée et très-épaisse.

ACHÉ, Jean-Théodore, né le 28 octobre 1849, Fleury (Aude), garde mob. de l'Aude. — Perte de l'auriculaire, main droite, coup de feu, Chénebier.—Flexion permanente de l'annulaire.

AHMED-BEN-MOHAMED, né en 1842, Bou-Azouna (Alger), 1er tir. alg., caporal. — Plaie pénétrante du thorax, côté droit, lésion grave du poumon, fracture de deux côtes, coup de feu, Wissembourg. — Plaies fistuleuses persistantes.

ALQUIER, Joseph, né le 23 juin 1837, Maisons (Aude), 24e bat. de chass. à pied. — Fracture comminutive du fémur droit et plaie contuse au talon droit, 2 coups de feu sous Metz.— Consolidation vicieuse, avec plaie fistuleuse et raccourcissement considérable.

AVIZEAU, Louis-Léon, né le 6 novembre 1847, Cravant (Yonne), garde mob. de l'Yonne. —Plaie contuse à la partie postérieure du thorax, coup de feu, Dijon.—Engorgement de tout le poumon gauche.

BABERT, Félix, né le 8 janvier 1847, Montmorillon (Vienne), 96e de ligne.—Plaie contuse à la partie inférieure de la jambe droite, éclat d'obus, Strasbourg.—Cicatrice adhérente près de la malléole externe.

BACINO, Jacques-Antoine, né le 21 juillet 1848, Castelletto-d'Aro (Italie), régiment étranger. — Fracture comminutive du fémur droit au niveau du grand trochanter, coup de feu, Orléans. — Esquilles nombreuses, raccourcissement de 10 centimètres, atrophie de tout le membre et ankylose du genou.

BAILLY, Pierre-Théodule, né le 25 janvier 1828, Meaux (Seine-et-Marne), garde mobilisé de la Somme.—Plaie contuse à l'arcade sourcilière gauche, éclat d'obus, Péronne. — Atrophie du globe oculaire, opacité, perte de la vision.

BANSEPT, Célestin, né le 6 avril 1846, Urbeis (Bas-Rhin), 2e train d'artill.—Congélation, Montbéliard. — Engorgement considérable des deux pieds, gêne douloureuse dans la marche.

BANSEPT, François, né le 10 septembre 1843, Urbeis (Bas-Rhin), 78e de ligne. — Plaie contuse à la partie postérieure de la jambe gauche, éclat d'obus, Strasbourg. — Cicatrice large et adhérente.

BAQUÉ, Jean, né le 11 janvier 1848, Sainte-Colombe (Lot-et-Garonne), garde mob. du Lot-et-Garonne.—Perte du pouce droit, éclat d'obus, Beaugency.

BARBIER, Jean-Joseph, né le 19 mars 1843, Doncières (Vosges), 37e de ligne. — Fracture comminutive du radius, avant-bras gauche, coup de feu, Sedan. — Perte de substance osseuse, déviation en dehors du poignet, plaie fistuleuse persistante.

BABRÉ, Adolphe-Jean, né le 26 juillet 1846, Champs (Yonne), garde mob. de l'Yonne, sergent. — Myélite rhumatismale, paraplégie incomplète avec incontinence d'urine, froid et fatigues.

BARSACQ, Jean-Pierre, né le 24 novembre 1849, Lesperon (Landes), 17e de ligne.—Fracture du 5e métacarpien et plaie déchirée, main gauche, coup de feu, 1870? — Cicatrice adhérente, atrophie et paralysie de l'auriculaire et de l'annulaire.

BAUD, Louis, né le 6 mai 1838, Villefagnan (Charente), 89e de ligne.—Affection organique du cœur, insuffisance aortique, captivité, fatigues, privations.

BAUDOT, Pierre-Paul, né le 7 juillet 1851, Esmons (Haute-Marne), 60e de ligne. — Plaie perforante du coude gauche, coup de feu. — Ankylose consécutive à angle droit.

BAUDRY, Pierre, né le 4 novembre 1838, Fontaine-d'Ozillac (Charente-Inférieure), 18e artill. — Fracture comminutive de l'omoplate droite, coup de feu, Saint-Privat. — Large cicatrice adhérente.

BÉALAY, François-Étienne, né le 16 avril 1846, Lammay (Sarthe), 6e chass. à cheval. — Phthisie pulmonaire, fatigues de la campagne.

BERLUTEAU, Arthur-Joseph-Victor, né le 4 mars 1846, Guérante (Loire-Inférieure), 39e de ligne, sous-lieutenant. — Large plaie contuse à la partie interne et supérieure de la cuisse droite, éclat d'obus, Neuilly, 2e siége. — Perte de substance musculaire, pourriture d'hôpital.

BERNARD, Jean, né le 7 mai 1847, Dordives (Loiret), 124e de ligne. — Exophthalmie de l'œil droit, plaie contuse à la région temporale; plaie contuse à la jambe droite, éclats d'obus, bois de Boulogne, 2e siége. — Perte presque complète de la vision de l'œil droit.

BERNE, Joseph, né le 17 novembre 1833, Chatte (Isère), francs-tireurs, franco-américains. — Atrophie progressive des muscles des deux bras et des deux jambes, fatigues et froid, armée de l'Est. — Rétraction permanente des muscles fléchisseurs des quatre membres.

BERTHELEMY, Lucien-Félix, né le 19 avril 1843, Ambly (Meuse), 5e de ligne. — Plaies contuses aux deux fesses, coup de feu, Sedan. — La balle a traversé les deux fesses; gêne dans les mouvements de l'articulation coxo-fémorale gauche.

BERTHOIX, Jean, né le 16 septembre 1844, Monistrol (Haute-Loire), 50e de ligne. — Plaie compliquée à la main droite, perte de l'annulaire, coup de feu, Wissembourg. — Paralysie, atrophie et extension permanente des doigts, semi-ankylose du poignet.

BÈS, Jacques, né le 2 octobre 1848, Villasavary (Aude), 48e de ligne. — Plaie contuse à la partie inférieure et postérieure de la jambe gauche, coup de feu, Frœschwillers. — Cicatrices adhérentes de chaque côté du tendon d'Achille.

BESSE, Jean, né le 28 mai 1850, Loudes (Haute-Loire), 16e de ligne. — Perte du gros orteil gauche, congélation, Montbéliard.

BESSIÈRE, Jean-Pierre-Paul, né le 16 mars 1849? Lacaze (Landes), 4e zouaves. — Plaies contuses à la cuisse gauche, coups de feu, Villiers-sur-Marne. — Une balle traverse la cuisse, l'autre pénètre au-dessous de l'épine iliaque antérieure. — Atrophie incomplète du membre.

BESSON, Etienne-Zéphirin, né le 26 août 1827, Montrichard (Loir-et-Cher), 49e de ligne, capitaine. — Désorganisation du globe de l'œil droit, perte de substance de la cavité orbitaire et de la racine du nez, coup de feu, Saint-Privat.

BEUSLAY, Pierre-Augustin, né le 11 décembre 1848, Binas (Loir-et-Cher), garde mob. de Loir-et-Cher. — Plaie compliquée au pied droit, coup de feu, Coulmiers. — Rétraction du tendon d'Achille, déviation en dedans du pied.

BEYLAC, Jean, né le 10 juin 1841, Caupennes (Landes), 35e de ligne. — Plaie compliquée de fracture du 4e métacarpien, main gauche, coup de feu, la Bourgonce. — Cicatrices aux faces dorsale et palmaire, extension permanente du médius, flexion complète de l'annulaire, perte complète de l'auriculaire.

BIET, Jean-Charles, né le 10 octobre 1845, Chemery (Loir-et-Cher), 2e provisoire d'infanterie. — Plaie pénétrante de poitrine, coup de feu, Paris, mai 1871. — Affaiblissement général.

BILLY, Pierre-Alexandre, né le 18 juin 1847, Bressuire (Deux-Sèvres), 68e de ligne. — Plaies contuses aux deux pieds, coup de feu, Beaumont. — Nodosités variqueuses aux deux jambes, engorgement œdémateux persistant.

BLAIRE, François-Marie, né le 12 mai 1847, Combourg (Ille-et-Vilaine), 14e de ligne. — Plaie contuse au pied droit, éclat d'obus, Morée-Saint-Hilaire. — Ostéïte du tarse et du métatarse, pied droit; tumeur blanche du gros orteil, pied gauche, froid et fatigue.

BLANC, Gabriel-André, né le 5 février 1840, au Cannet (Var), 106e de ligne. — Plaie contuse à la jambe gauche, éclat d'obus, Gravelotte. — Plaie ulcéreuse à l'articulation tibio-tarsienne.

BLANCHON, Henri-Auguste, né le 10 août 1849, Bracieux (Loir-et-Cher), mob. de Loir-et-Cher. — Fracture comminutive de l'humérus droit, éclat d'obus, Loigny. — Esquilles, séquestre. — Ankylose du coude.

BONNET, Jean-Joseph, né le 12 septembre 1848, Bonnieux (Vaucluse), 57e de ligne. — Plaie à la hanche gauche, coup de feu, Gravelotte, balle entrée à la hanche et sortie à la partie interne de la jambe.

BOUSQUET, Jean, 88e de ligne, tambour. — Fracture comminutive du radius droit, coup de feu, Sedan. — Cicatrice adhérente, atrophie de l'avant-bras.

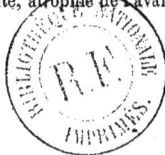

TABLE DES MATIÈRES DU TOME DEUXIÈME.

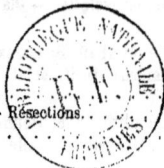

PARIS. — IMPRIMERIE J. DUMAINE, RUE CHRISTINE, 2.